心肺与重症康复
——基础与临床

 戴若竹　周伟倪　丁荣晶　编著

清华大学出版社

北京

图书在版编目（CIP）数据

心肺与重症康复：基础与临床/戴若竹，周伟倪，丁荣晶编著. —北京：清华大学出版社，2023.8
ISBN 978–7–302–62390–8

Ⅰ．①心⋯　Ⅱ．①戴⋯　②周⋯　③丁⋯　Ⅲ．①心脏血管疾病 – 康复医学　②肺疾病 – 康复医学　Ⅳ．①R540.9 ②R563.09

中国国家版本馆CIP数据核字（2023）第012955号

责任编辑：孙　宇
封面设计：吴　晋
责任校对：李建庄
责任印制：丛怀宇

出版发行：清华大学出版社
　　　网　　　址：http://www.tup.com.cn，http://www.wqbook.com
　　　地　　　址：北京清华大学学研大厦 A 座　　　　邮　　编：100084
　　　社 总 机：010-83470000　　　　　　　　　　邮　　购：010-62786544
　　　投稿与读者服务：010-62776969，c-service@tup.tsinghua.edu.cn
　　　质量反馈：010-62772015，zhiliang@tup.tsinghua.edu.cn
印 装 者：河北鹏润印刷有限公司
经　　销：全国新华书店
开　　本：210mm×285mm　　　印　张：56.25　　　字　数：1805 千字
版　　次：2023 年 10 月第 1 版　　　　　　　印　次：2023 年 10 月第 1 次印刷
定　　价：568.00 元

产品编号：094661-01

编委会

郭　琪	上海大学健康学院	斯琴高娃	内蒙古自治区人民医院
郭书宏	台湾高雄荣民总医院	韩　亮	四川大学华西医院
郭建军	国家体育总局体育科学研究所	喻鹏铭	四川大学华西医院
黄伟春	台湾高雄荣民总医院	曾　斌	广东省人民医院
黄秀品	台湾高雄荣民总医院	曾秋萍	台湾高雄荣民总医院
曹鹏宇	吉林大学附属第一医院	潘燕霞	福建医科大学健康学院康复医学系
龚圣淳	台湾台南奇美医院	戴若竹	福建医科大学附属泉州第一医院

学术秘书　李德隆　许秀丽

　　我国人口快速老龄化，非传染性疾病（慢病）包括心血管疾病患病率增加，发病年轻化。政府不断的医疗投入主要是在患病后和疾病复发及疾病终末期的高成本治疗。病前的一级预防和病后康复/二级预防基本缺失，补好病前、病后的这两个短板不仅使全民获得更多健康实惠，也为国家减轻不必要的医疗负担。

　　发达国家的心肺康复起于20世纪60年代中期。我国改革开放后，在20世纪80年代中期开始心肺康复的探索，但发展极为缓慢。至2012年春节后我再次倡导发展心脏康复事业，并将针对心血管疾病患者病后的康复/二级预防拓展为心肺预防（一级预防）/康复（二级预防），把以运动处方为单一或核心预防康复的措施拓展为药物、运动、营养、精神心理/睡眠（双心医学）和戒烟限酒（健康生活行为）的五大处方，并倡导创办了过好支架人生等专病医患及患患间互动随访的俱乐部。在不到10年时间，心肺预防与康复中心由2012年全国仅有的6家（限心脏康复）增至272家（注：至本书出版时已增加到362家），申报成立心肺预防与康复建设中心的医疗机构已逾千家，但目前发展现状与心肺疾病预防与康复的现实需求仍差距很大。即使在发达国家，对心肺康复转诊并完成的比例也还不足50%，我国大概低于5%。

　　医患双方对心脏预防与康复的必要性认识不足，以心脏为代表的脏器康复在我国尚无医保支持，即使非疫情期间，患者病后半年到医疗机构完成36次二期康复训练也极不方便，依从性很差。况且因医保限制，大部分地区需安排患者住院做康复，才能获取部分医保付费。尚在改革中的医疗体制、医院管理者普遍认为做慢病预防难以获取较快的大额经济收入，因此对预防与康复口头上不反对，行动上不积极支持。

　　全世界和我国心肺预防康复的发展大趋势是探索家庭康复、社区康复以及远程康复模式。欧洲、北美近年的临床研究显示，居家、社区和远程康复的效果不差于医疗机构的康复，并有利于提高患者参与康复的依从性，降低医疗成本。

　　发展我国的心肺预防与康复事业迫切需要培养一大批和一代代后继的全新的人才。传统的医学教育防治与分离，局限于单纯生物医学技术培训，而开展心肺预防与康复的专业团队需要复合型人才，包括具备防治结合、体医融合、双心医学等的综合能力，从根本上突破单纯生物-医学模式的局限，实现向生理-生物-社会综合医学模式的转变，实现从以治病为中心向人民健康为中心的转移。

　　福建的戴若竹团队是国内较早开展心肺康复的团队，在心肺与重症康复领域积累了较丰富的临床经验，他组织海峡两岸的相关方面的专家和著名学者编撰了这本基础与临床相结合的专著，是很值得推荐的工具书。

　　我衷心期望该书的出版对推动我国心肺预防康复事业发展做出贡献。我也期望我国的心肺预防与康复团队能够不忘初心，为实现健康中国的宏伟目标努力奋斗！

2022年2月19日

欧亚科学院院士

北京大学人民医院心研所所长

康复医学是综合运用医学、教育、心理等方法和手段，使有残障、疾病及功能障碍的患者能够最大限度恢复和重建已经丧失的功能的一门学科。其目的是帮助患者的身体与精神功能得到恢复，回归正常的生活状态，回归家庭和社会。而心肺康复则指通过康复评定、在生命体征检测下的各种心肺功能训练、生活方式指导和接受健康教育等手段，改善患者生活的治疗方法，使其回归正常社会生活，并预防心肺血管事件的发生。有研究显示，适宜的心脏康复能够使总病死率降低20%，心血管病死亡率降低30%～35%，并可减少患者再住院率，能有效地改善患者的生活质量，尽可能使他们回归到社会、家庭和工作岗位。就心脏病而言，经过约20年的技术发展，中国已经给患者植入非常多的支架，介入手术的水平已经达到世界先进水平。但是植入支架以后能不能预防患者冠心病的再次发作？这个问题是心脏的康复问题。康复不是简单的疗养保健，更不是按摩娱乐，它是有独特理论基础和治疗手段的独立医学学科，在世界范围内被广泛认可和接受，被认为是与预防、保健、临床医学并驾齐驱的第四类医学。康复可以让瘫在床上的人再具备行动能力，康复可以让术后的效果更好！由于中西方差异，我国民众关于康复意识较为薄弱。欧美国家患者术后如果不进行康复训练，医保将拒绝支付，而我国绝大多数本该进一步进行康复的患者却没能继续治疗，自身功能障碍难以恢复，家属也大多缺乏照护知识和技巧。康复医学在患者治疗中占有重要地位，正逐渐向多极化方向发展并向临床各学科延伸，成为现代医学不可缺少的组成部分，康复医学要和临床密切结合的需求越来越迫切。

在重症患者方面，人们往往只重视休息，忽略了由于缺乏运动所带来的伤害。事实上，卧床休息会增加心脏负担，不利于身心健康。其一，人类由于直立行走，血液主要积聚在下肢，心脏受血液回流负担较小，一旦卧床，从直立位转向平卧位时，500～700 mL血液回流到心脏，导致心脏压力过大，易发生血栓，不利于心血管健康。其二，卧床会导致心脏收缩能力下降。绝对卧床一天，相当于生理性心功能衰老一年，卧床30天，相当于心肺功能衰退了30年。其三，卧床会导致呼吸功能衰退。肺的呼吸要靠横膈下移，而卧床会阻止横膈下移，损伤呼吸功能。其四，卧床会导致骨质疏松。沃尔夫定律（Wolff's Law）认为骨骼的密度取决于她所承受的力，而卧床会降低这种施加在骨骼上的力量，长期如此会导致骨骼疏松。鉴于此，既然休息卧床带来如此多的伤害，人们在能动的时候应尽力、尽早动起来，因为运动本身就具有医疗的功能；多休息、增加卧床时间反而会导致一系列疾病。

心血管系统与呼吸系统的基本功能是维持细胞呼吸，它们在生理、病理方面关系密切。心肺康复主要是脏器康复和心肺耐力康复，全面考虑全身适应性恢复，从心肺功能的恢复到体能的恢复。康复治疗时应注意兼顾两者，单独进行心脏康复或肺康复往往达不到理想效果。一体化心肺康复应被视为心脏与重症康复计划的关键组成部分。

预防、治疗、康复不是简单的时间顺序过程，预防和康复本身之间的关系，我们也有所误解。过去我们一直把"预防、治疗、康复"看作一个时间顺序，先预防，出问题了就治疗，治疗完了还不行就做康复，而实际上这个时间概念是有问题的。预防的意义，不仅是在疾病发生之前预防疾病的发生，还包括在疾病发生之后预防疾病进一步的发展和再次的发作，而预防进一步的发展和再次的发作又与康复紧密地交集在一起，因此康复与治疗也是紧密交集在一起的，这就是早期康复的概念。所以"防、治、康"应该是三个交织在一起的环，而不是一个简单的时间流程。

全社会应该提倡体医融合，通过增强运动来减少疾病的发生。康复的目的不是从患者身上挣钱，而是让患者的健康状况处在尽可能好的程度。医务人员的价值不是通过单个服务来体现，而是通过对患者人群健康状况的整体改善而体现，比如发病率的降低、运动能力的提升等。随着学科的发展，今后患者在诊疗过程中，不仅会有临床医生给出专业诊疗方案，还有康复医生评估功能状态，制订围手术期康复计划，规范术后活动的安全性等，尽早实现患者功能改善。客观地讲，中国心肺康复发展与国际的确存在差距，而这种差距主要是由我国当前医疗经济的基本模式所决定的，政府投入、医疗保险体制都注重治疗，而对预防和康复就没那么重视。因此大量的经费，特别是医疗保险体制的经费都被用于治疗过程。

福建医科大学附属泉州第一医院的戴若竹医生团队，在国内较早地开展心肺康复和重症康复，他召集了国内众多的心肺康复医生，包括中国台湾心肺康复方面的专家，共同撰写了《心肺与重症康复：基础与临床》一书。该书从理论出发，结合临床实践，将各自中心的实践经验无偿地分享给大家，为广大从业者提供了很好的资料，是一本详细阐述心肺康复和重症康复的书，对于大家了解心肺康复和重症康复治疗技术应该能有较大的帮助，希望能进一步推进心肺康复一体化的发展，使更多的患者获益，因此我乐于将该书介绍给大家。

是为序。

南京医科大学附属第一医院康复医学院

美国医学科学院院士

2022 年 1 月 17 日

前　言

我从21岁当医生，到今年已经有37个年头了。闽南地区有个说法，做医生就是做善事，是在为子女、父母积德行善。我理解那是因为医生这个职业针对的是"你"生病了（无论大病、小病，甚至危及生命），"我"来"看"（当然划分了各个专业科室），帮你消除躯体上和心理上的痛苦，甚至在危及生命时尽力挽救生命。1988年夏天，有一个急性心肌梗死的患者问我一个问题，什么是"MET"？我查遍图书馆也找不到什么是MET！当时医院图书馆没有网络，也没有那么多的书籍期刊。1990年我到广州的中山医科大学第一附属医院（现中山大学附属第一医院）进修，终于在图书馆找到了MET，也许是有缘，碰巧在进修快结束时到对面的广东省人民医院英东楼学习，看到八楼有一个心脏康复病区，遂通过冯建章教授在病区里学习了1个月，终于与心脏康复结下了不解之缘。

然而，当时我国的心脏康复发展并不令人满意，即使是心血管病专业的医生也知之甚少，每次全国的学术年会上参加者寥寥无几。2012年年底，国际著名的心脏病学专家、临床教育家胡大一教授接手中国康复医学会心血管病专业委员会主任委员后，心脏康复的普及和推广获得了显著的成效，逐渐得到了临床各界的重视和认可，使得心血管病患者由此能有更多的获益。通过胡大一教授总结的五大处方的推广，让冠心病的二级预防落到实处，甚至延伸到疾病的一级预防、0级预防，通过上游的预防来减少冠心病的发生率，降低搭桥或支架植入患者的复发率、再狭窄率和再住院率，应该说心脏（肺）康复及二级预防是一项值得推广和普及的治疗方法。

改革开放以来国内心血管病学专业发展的重要标志就是心脏介入技术的崛起，我也满怀热情和憧憬地投入"介入拯救心血管病患者"的洪流中，希望通过精益求精的努力、磨练手上的技术来拯救更多的患者。然而，随着介入患者人数的不断攀升，我的热情慢慢被浇灭了，而且越来越困惑，越来越没有成就感。与广大同仁不断跟进国际上的新技术，加班加点、夜以继日（如开通急性心肌梗死救治的绿色通道）地对患者实施手术，换来的却是更多的等待接受介入治疗的患者。胡大一教授在他的文章中就此做了形象的描述："美国心脏协会做了一个非常生动的比喻，心血管内、外科医生都聚集在一条经常泛滥成灾河流的下游，拿了国家很多基金去研究打捞落水者的先进器具，同时不分昼夜苦练打捞本领。结果却事与愿违，坠入河中的人一半死了，被打捞上岸的也是奄奄一息，更糟糕的是坠入河中等待救援的人还越捞越多。"那是大家不明白一个非常浅显、明确的道理：为什么不到上游去植树造林、筑堤修坝，像大禹治水运用疏导的方法去预防河流的泛滥？应该把研究和工作放在上游预防上，而不是把所有的精力放在支架、搭桥、治疗心力衰竭……不能只有'落水者'才能唤起医生的关注"——《胡大一医生浅谈心脏健康》。胡大一教授讲："医生一定要走出狭隘的'等人得病'的概念，走向'大健康'的概念，强调参与'治疗、预防和康复'，打破'坐堂医生'的陈旧观念和传统。"

我喜欢胡大一教授对于临床医生的定位，即解决临床问题。"治病救人""救死扶伤"没错，但是，同时注重预防，把关口移至发病前的0级、一级预防，能够更进一步地减少发病，这更符合"行善积德"的朴素的民间思维，能更好地"为人民服务"，也更像古人讲的"大医治未病"，唤起更多的临床医生关注心肺康复和二级预防，为老百姓的身体健康带来更多的益处，也为"健康中国"2030目标的早日实现带来希望。

心肺与重症康复的开展，不但有利于心脏病患者功能的提高和重新参与社会，同时具有缩短患者在CCU或ICU的驻留时间和患者的住院时间，帮助重症患者早活动、早离床、早脱机，减少住院费用，还能减少并发症、提高患者的生活质量。目前国内系统阐述心肺与重症康复的书籍不多，因此我们牵头组织了海峡两岸四十几名专家，把各自心肺重症康复中心的经验汇集成册，从基础理论到临床实践，希望能对广大从业者有所裨益。

特别感谢胡大一教授一直以来对本书编委会的关心支持和指导，感谢长春中医药大学附属医院心脏康复中心的孟晓萍教授和原同济大学附属同济医院院长王乐民教授为本书提供了很多宝贵的意见和建议，感谢诸多专家的精心写作和无私奉献，特别是台湾高雄荣民总院复建医学部的林克隆教授团队、台南奇美医院佳里院区院长周伟倪教授团队、台北荣民总院复建医学部周正亮教授、台湾辅仁大学附设医院复健科主任陈思远教授将他们数十年的经验无私地分享给大家。还要感谢美国医学科学院外籍院士、南京医科大学康复医学院励建安教授的支持和鼓励，笔者所在的福建医科大学附属泉州第一医院心肺康复中心的李德隆、许秀丽医生的辛勤劳动以及易玲凤医生对图表所做的修改工作，才能使这部著作得以面世。

最后感谢笔者家人和朋友在工作中的一贯支持，也希望本书能够成为心肺康复和重症康复医生、治疗师和护士的重要参考书籍。

戴若竹

福建医科大学附属泉州第一医院

2022年4月18日于泉州

目 录

第一部分　呼吸循环系统的解剖功能学

第一章　心肺康复一体化的现状与展望⋯⋯⋯ 3
　　第一节　心肺脏器一体化⋯⋯⋯⋯⋯⋯⋯ 3
　　第二节　心肺康复一体化的现状和挑战⋯ 5
　　第三节　心肺康复一体化的展望⋯⋯⋯⋯ 7
第二章　以运动治疗为基础的物理治疗实践⋯ 12
　　第一节　心肺康复常用的运动治疗种类与目的⋯ 12
　　第二节　运动治疗的安全性⋯⋯⋯⋯⋯ 17
　　第三节　运动治疗的效益⋯⋯⋯⋯⋯⋯ 21
第三章　物理治疗学基础——心肺系统的
　　　　氧运输⋯⋯⋯⋯⋯⋯⋯⋯⋯⋯⋯ 28
　　第一节　氧气运输的基础与途径⋯⋯⋯ 28
　　第二节　氧气运输途径的步骤⋯⋯⋯⋯ 36
　　第三节　影响氧气运输的常见因素⋯⋯ 38
第四章　肌肉活动与运动反应⋯⋯⋯⋯⋯⋯ 41
　　第一节　肌肉活动和能量来源⋯⋯⋯⋯ 41
　　第二节　运动生理⋯⋯⋯⋯⋯⋯⋯⋯⋯ 43
　　第三节　运动反应⋯⋯⋯⋯⋯⋯⋯⋯⋯ 45
第五章　呼吸系统的解剖与生理学⋯⋯⋯⋯ 49
　　第一节　胸腔解剖生理学⋯⋯⋯⋯⋯⋯ 49
　　第二节　呼吸道和肺的解剖结构⋯⋯⋯ 53
　　第三节　呼吸生理⋯⋯⋯⋯⋯⋯⋯⋯⋯ 55
　　第四节　气体交换⋯⋯⋯⋯⋯⋯⋯⋯⋯ 60
　　第五节　气体在血液中的运输⋯⋯⋯⋯ 62
　　第六节　呼吸控制⋯⋯⋯⋯⋯⋯⋯⋯⋯ 66
第六章　循环系统的解剖和生理学⋯⋯⋯⋯ 71
　　第一节　心脏的解剖结构⋯⋯⋯⋯⋯⋯ 71
　　第二节　心肌细胞和心脏传导系统⋯⋯ 75
　　第三节　心脏循环和心脏输出量⋯⋯⋯ 79
　　第四节　血管生理⋯⋯⋯⋯⋯⋯⋯⋯⋯ 83
第七章　常见心肺系统疾病的病理生理学和
　　　　临床症状⋯⋯⋯⋯⋯⋯⋯⋯⋯⋯ 90
　　第一节　高血压⋯⋯⋯⋯⋯⋯⋯⋯⋯⋯ 90
　　第二节　冠状动脉粥样硬化性心脏病⋯ 92
　　第三节　心力衰竭⋯⋯⋯⋯⋯⋯⋯⋯⋯ 94
　　第四节　心律失常⋯⋯⋯⋯⋯⋯⋯⋯⋯ 97
　　第五节　慢性阻塞性肺疾病⋯⋯⋯⋯⋯ 98
　　第六节　呼吸衰竭⋯⋯⋯⋯⋯⋯⋯⋯⋯ 100
第八章　心肺系统常见实验室检查和辅助检查⋯ 103
　　第一节　心血管系统常见实验室检查和辅助检查⋯ 103
　　第二节　呼吸系统疾病常见实验室检查⋯ 109
　　第三节　心肺疾病患者的运动耐量检查⋯ 111

第二部分　运动处方的原则、制定与效果
　　　　　　评估

第九章　心肺疾病规律体力活动和（或）
　　　　运动的益处⋯⋯⋯⋯⋯⋯⋯⋯⋯ 115
　　第一节　心肺疾病运动康复获益的循证医学证据⋯ 115
　　第二节　不同运动方式对心肺疾病的运动康复
　　　　　　效益⋯⋯⋯⋯⋯⋯⋯⋯⋯⋯⋯ 120
第十章　运动前健康筛查和心血管疾病患者的
　　　　危险分层⋯⋯⋯⋯⋯⋯⋯⋯⋯⋯ 123
　　第一节　运动前健康筛查⋯⋯⋯⋯⋯⋯ 123
　　第二节　心血管疾病患者危险分层⋯⋯ 130
第十一章　健康相关体适能的测试和分析⋯⋯ 132
　　第一节　体适能相关术语概述⋯⋯⋯⋯ 132
　　第二节　健康相关体适能测试与分析⋯ 134
第十二章　临床心肺运动测试和肺功能评定⋯ 147
　　第一节　临床心肺运动测试⋯⋯⋯⋯⋯ 147
　　第二节　心肺运动测试的应用现状与未来⋯ 152
第十三章　心肺运动处方的制定⋯⋯⋯⋯⋯ 154
　　第一节　运动处方的基本原则⋯⋯⋯⋯ 154
　　第二节　个体化运动处方制定⋯⋯⋯⋯ 156
　　第三节　不同康复时期运动处方的制定原则⋯ 157
　　第四节　心肺疾病处方的制定原则⋯⋯ 158
第十四章　有氧运动计划和效果评估⋯⋯⋯ 165
　　第一节　心肺疾病患者有氧运动计划的制订⋯ 165
　　第二节　心肺疾病患者有氧运动的效果评估⋯ 170
　　第三节　特殊人群心肺疾病的有氧运动处方⋯ 172
第十五章　抗阻训练计划和效果评估⋯⋯⋯ 177
　　第一节　抗阻训练的生理学基础⋯⋯⋯ 177
　　第二节　抗阻训练运动处方制定⋯⋯⋯ 179

第三节　效果评估 ················ 184

第十六章　柔韧性训练计划和效果评估 ··· 188
　第一节　抗阻训练的生理学基础 ······· 188
　第二节　柔韧性训练 ·············· 191

第十七章　呼吸肌力评估、训练和效果评估 ··· 194
　第一节　呼吸肌力评估 ············ 194
　第二节　呼吸肌训练 ·············· 200
　第三节　呼吸肌训练效果评估 ········ 203

第十八章　运动相关心血管事件的预防 ··· 208
　第一节　运动相关的心血管事件 ······· 208
　第二节　运动相关心血管事件的病理生理机制 ··· 208
　第三节　运动前的风险筛查 ·········· 210
　第四节　紧急情况的应急预案和处理流程 ··· 213

第十九章　心肺康复中心和家庭心肺康复 ··· 219
　第一节　设置心肺康复中心的基本标准 ··· 219
　第二节　家庭心肺康复中心 ·········· 227

第二十章　常见药物对运动的影响 ······ 235
　第一节　常用降压药对运动的影响 ····· 235
　第二节　调脂药对运动的影响 ········ 239
　第三节　呼吸系统药物对运动的影响 ··· 240

第三部分　心肺康复和物理治疗评估

第二十一章　心脏康复概论 ·········· 247
　第一节　心脏有氧运动训练原则 ······· 248
　第二节　心脏康复可达到的效益与转归 ··· 248
　第三节　心肺运动测试 ············ 250
　第四节　心脏康复的分期 ··········· 254

第二十二章　呼吸康复概述 ·········· 263
　第一节　呼吸康复的定义与概念 ······· 263
　第二节　呼吸康复历史与展望 ········ 264

第二十三章　可干预的心肺疾病危险因素与
　　　　　　管理 ················ 268
　第一节　心肺疾病可干预的危险因素 ··· 268
　第二节　危险因素的管理 ··········· 274

第二十四章　心脏康复患者的评定 ······ 284
　第一节　初始评估 ··············· 284
　第二节　专科评估 ··············· 287

第二十五章　呼吸康复患者的评估 ······ 291
　第一节　呼吸康复历史与展望 ········ 291
　第二节　呼吸康复评估的框架 ········ 292
　第三节　呼吸康复患者的症状评估 ····· 295
　第四节　运动能力评估 ············ 296
　第五节　肌肉功能的评估 ··········· 297

第六节　呼吸肌功能评估 ············ 298
　第七节　量表评估 ··············· 300
　第八节　营养评估 ··············· 311
　第九节　心理评估 ··············· 316

第二十六章　个体化康复干预与综合管理 ··· 323
　第一节　康复干预与综合管理总体目标 ··· 323
　第二节　个体化运动处方干预策略 ····· 323
　第三节　行为生活方式干预综合管理 ··· 329

第二十七章　紧急医学情况的应急预案与流程 ··· 335
　第一节　心跳呼吸骤停 ············ 335
　第二节　心绞痛 ················· 337
　第三节　心肌梗死 ··············· 339
　第四节　急性心力衰竭 ············ 343
　第五节　高血压急症 ·············· 347
　第六节　心律失常 ··············· 349
　第七节　其他 ·················· 351

第二十八章　心脏康复与患者教育 ······ 358
　第一节　概论 ·················· 358
　第二节　宣教过程 ··············· 362

第二十九章　心肺物理治疗的辅助治疗——
　　　　　　双心治疗与正念治疗 ······ 375
　第一节　双心医学及其发展 ·········· 375
　第二节　双心疾病的识别与诊断 ······· 376
　第三节　常见的双心疾病 ··········· 377
　第四节　双心治疗 ··············· 380
　第五节　正念治疗 ··············· 382

第三十章　体外反搏在心血管康复中的应用 ··· 388
　第一节　体外反搏的工作原理和作用机制 ··· 388
　第二节　体外反搏在心血管康复领域的应用 ··· 393
　第四节　体外反搏应用的适宜人群与禁忌证 ··· 396
　第五节　治疗前评估、操作流程、注意事项、
　　　　　疗程和疗效评价 ··········· 397

第三十一章　心肺康复中的膳食营养 ···· 402
　第一节　心肺健康的营养因素 ········ 402
　第二节　心肺康复的营养干预流程及内容 ··· 409

第四部分　心肺康复物理治疗基本技术

第三十二章　活动和运动：评估、评价及训练的
　　　　　　生理学基础 ··········· 419
　第一节　活动、运动和体力活动的定义 ··· 419
　第二节　运动前的评估 ············ 420
　第三节　长期制动的危害和早期活动的益处 ··· 421
　第四节　活动和运动的长期影响 ······· 427

第三十三章　体位摆放 433
　第一节　重力与正常生理功能：物理治疗的作用 433
　第二节　特殊体位与常规体位 435
　第三节　不同体位的生理学效应 435
　第四节　频繁变换体位的生理学效应 446
　第五节　治疗性体位及体位变换处方 447
　第六节　患者体位摆放的注意事项 448
　第七节　监测体位和体位变换的生理反应 448

第三十四章　改善气道廓清的物理治疗 455
　第一节　气道廓清技术的适应证、禁忌证和
　　　　　注意事项 455
　第二节　气道廓清技术构成 457

第三十五章　改善通气模式的物理治疗 472
　第一节　被动干预措施 472
　第二节　主动参与措施 473

第三十六章　呼吸肌训练 481
　第一节　呼吸肌的评估 481
　第二节　呼吸肌训练方法 488
　第三节　不同患病人群呼吸肌训练 489

第三十七章　重症康复早期活动的流程 495
　第一节　重症康复的早期历史 495
　第二节　长期卧床的生理与心理变化 495
　第三节　适合重症康复早期活动的筛选标准 496
　第四节　重症康复的施行 497

第三十八章　常用心肺疾病的运动训练 501
　第一节　心血管疾病住院患者的运动处方 501
　第二节　心血管疾病门诊患者的运动处方 501

第三十九章　量表个体化的应用、评估和
　　　　　　制定干预措施 505
　第一节　如何选定适合的测量工具 505
　第二节　功能性评估 506
　第三节　生活质量评估 510

第四十章　中医心肺康复 515
　第一节　中医心肺康复概说 515
　第二节　中医心肺康复八大法 521

第五部分　心肺重症康复

第四十一章　重症监护病房内的监测系统、
　　　　　　管路及其他设备 553
　第一节　重症监护病房的设置及环境 553
　第二节　ICU病房的监测系统及整合临床医疗
　　　　　信息系统 555
　第三节　重症监护病房常见的管线 556
　第四节　ICU病房的其他设备 560

第四十二章　血流动力学监测在重症监护病
　　　　　　房康复中的应用 571
　第一节　生命征象 571
　第二节　评估工具 572
　第三节　早期病危警示系统 574
　第四节　血流动力学监测设备 574

第四十三章　重症心肺康复的早期康复、
　　　　　　介入时机和应遵循的原则 580
　第一节　常见重症患者制动的生理结果 580
　第二节　重症患者常见问题物理治疗介入前考虑 588
　第三节　重症患者的早期活动 589
　第四节　重症患者体位改变的效益 593
　第五节　呼吸运动 595
　第六节　作业治疗师于重症病房中的角色 595

第四十四章　机械辅助装置支持下康复的
　　　　　　注意事项 598
　第一节　主动脉内气囊反搏 598
　第二节　体外氧合系统 601
　第三节　心室辅助装置 603

第四十五章　心肺重症疾病的康复流程 610
　第一节　重症患者的简介 610
　第二节　高质量心肺康复中心早期活动计划 612
　第三节　早期活动的障碍和限制 615
　第四节　不同工种的康复人员在重症早期活动
　　　　　计划中的角色 617
　第五节　早期活动计划 618
　第六节　早期活动辅具选择流程机制 618

第四十六章　心肺重症疾病的康复评估 620
　第一节　病史评估 620
　第二节　物理检查 622
　第三节　身体成分测试 626
　第四节　运动能力评估 627

第四十七章　心肺重症疾病的物理治疗技术 630
　第一节　早期活动 630
　第二节　呼吸运动与训练 634
　第三节　气道清洁技术 638

第四十八章　机械通气患者的重症康复 646
　第一节　自发性呼吸和有创性正压通气的定义 646
　第二节　输送呼吸的类型 646
　第三节　完全通气支持和部分通气支持 647
　第四节　机械通气适应证 647
　第五节　机械通气主要目标 647
　第六节　机械通气临床目标 648
　第七节　呼吸的四个阶段和阶段变量 648
　第八节　常见正压通气模式 649

第九节 机械通气初始设定 ……………… 656
第十节 呼吸机脱机 ……………………… 657

第四十九章 心源性休克患者的重症康复 666
第一节 概论 …………………………… 666
第二节 心源性休克患者的生命稳定策略 … 667
第三节 心源性休克患者的机械循环辅助装置 … 667
第四节 心源性休克的 ICU 并发症 ……… 668
第五节 心源性休克的 ICU 的 PADIS 临床实践及
ABCDEF 集束化管理 ……………… 669
第六节 心源性休克患者的 ICU 康复 …… 670
第七节 心肌梗死导致的心源性休克患者的康复 … 673
第八节 安宁姑息治疗与预防心源性休克策略 … 674

第五十章 呼吸衰竭患者的重症康复 676
第一节 呼吸衰竭的定义与症状 ………… 676
第二节 氧疗 …………………………… 676
第三节 氧气输送系统 …………………… 677
第四节 呼吸衰竭患者的评估 …………… 679
第五节 呼吸衰竭患者的康复计划 ……… 682

第五十一章 爆发性心肌炎患者的重症康复 687
第一节 ICU 康复技术 ………………… 688
第二节 COVID-19 导致的爆发性心肌炎的康复 … 689
第三节 出院期康复建议 ………………… 689
第四节 爆发性心肌炎患者在急性期可否
接受 CPET ………………………… 689

第五十二章 心肺重症康复中的膳食营养指导 692
第一节 心肺重症患者的代谢改变 ……… 692
第二节 心脏重症患者的代谢与营养支持 … 696
第三节 呼吸重症患者的营养支持 ……… 704
第四节 心肺重症患者的膳食营养指导 … 706

第六部分 常见心肺疾病患者的康复

第五十三章 心绞痛的康复 711
第一节 心绞痛的病理生理学机制 ……… 711
第二节 心绞痛患者 I 期康复的目标 …… 712
第三节 心绞痛患者心脏康复流程 ……… 712
第四节 出院后活动指导及社会回归 …… 714

第五十四章 急性心肌梗死的康复 716
第一节 心肌梗死的运动康复 …………… 717
第二节 功能评定和危险分层 …………… 724
第三节 日常生活和自我管理 …………… 728
第四节 AMI 的心理社会康复 …………… 734
第五节 AMI 的职业康复和宣传教育 …… 737

第五十五章 高血压的综合康复 745
第一节 生活方式的综合管理 …………… 745

第二节 运动防治高血压的机制 ………… 748
第三节 运动前风险评估 ………………… 749
第四节 运动的类型 …………………… 749
第五节 个体化运动处方的制定 ………… 750

第五十六章 慢性心力衰竭康复 753
第一节 慢性心力衰竭病理生理机制 …… 753
第二节 慢性心力衰竭康复效果与机制 … 754
第三节 慢性心力衰竭康复方法 ………… 755

第五十七章 心房颤动的心肺康复 766
第一节 心房颤动的发病机制 …………… 766
第二节 心房颤动心肺康复目标和流程 … 767
第三节 心房颤动患者运动处方制定 …… 768
第四节 心房颤动患者药物、营养、戒烟、心理和
睡眠处方制定 …………………… 769

第五十八章 其他心律失常的心脏康复 774
第一节 室性心律失常的心脏康复 ……… 774
第二节 PSVT 和预激综合征的心脏康复 … 775
第三节 心脏电子设备植入的心脏康复 … 775
第四节 长 QT 综合征的心脏康复 ……… 778
第五节 Brugada 综合征的心脏康复 …… 778

第五十九章 肥厚型心肌病的心脏康复 781
第一节 肥厚型心肌病的病理生理学机制 … 781
第二节 肥厚型心肌病 I 期康复的目标 … 782
第三节 肥厚型心肌病心脏康复流程 …… 782
第四节 出院后活动指导及社会回归 …… 786

第六十章 先天性心脏病的康复 789
第一节 先天性心脏病的病理生理学机制 … 789
第二节 先天性心脏病 I 期康复的目标 … 791
第三节 先天性心脏病 I 期康复的流程 … 791
第四节 出院后活动指导及社会回归 …… 795

第六十一章 心脏瓣膜病手术的快速康复 800
第一节 心脏瓣膜病的病理生理学机制 … 800
第二节 心脏瓣膜病 I 期康复的目标 …… 802
第三节 心脏瓣膜病 I 期康复流程 ……… 803
第四节 心脏瓣膜病 II 期康复流程 …… 813
第五节 居家康复 ……………………… 817

第六十二章 外周动脉疾病的康复 821
第一节 外周动脉疾病的病理生理和临床表现 … 821
第二节 外周动脉疾病的评估和治疗 …… 824
第三节 外周动脉疾病的康复治疗 ……… 825

第六十三章 糖尿病的心肺康复 832
第一节 糖尿病的病理生理学机制 ……… 832
第二节 糖尿病患者运动康复的目标 …… 833
第三节 糖尿病患者运动康复流程 ……… 833
第四节 糖尿病患者的其他康复治疗 …… 836

第六十四章　慢性阻塞性肺疾病·············· 840
　　第一节　慢性阻塞性肺疾病的生理病理学机制······· 840
　　第二节　慢性阻塞性肺疾病的康复目标制定······· 841
　　第三节　慢性阻塞性肺疾病的住院康复········· 842
　　第四节　慢性阻塞性肺疾病出院后居家康复指导··· 849

第六十五章　肺动脉高压的康复·············· 851
　　第一节　概述························· 851
　　第二节　肺动脉高压患者的功能障碍········· 851
　　第三节　肺动脉高压患者的康复评估········· 853
　　第四节　肺动脉高压患者的康复实施········· 855

第六十六章　胸部外科手术的围手术期康复····· 859
　　第一节　常见胸部外科手术方式与损伤机制····· 859
　　第二节　胸部外科患者的康复目标·········· 861
　　第三节　基于术后并发症风险分层管理策略与

围手术期康复治疗················· 861
　　第四节　出院前准备与院外随访············ 867

第六十七章　经导管介入心脏瓣膜处置术患者的
　　　　　　心肺康复·················· 869
　　第一节　经导管主动脉瓣膜置入术后的心肺康复··· 869
　　第二节　经导管二尖瓣膜修补 / 置换术········ 872
　　第三节　相关手术的并发症及临床观点········ 872

第六十八章　心脏移植与肺移植的康复········· 875
　　第一节　前言························· 875
　　第二节　心脏移植患者手术后之运动心肺功能
　　　　　　变化······················· 875
　　第三节　心脏移植患者的康复建议·········· 878
　　第四节　肺移植患者的康复建议············ 879

第一部分

呼吸循环系统的解剖功能学

第一章
心肺康复一体化的现状与展望

引　言

　　随着社会经济的发展、医疗卫生事业的进步、人们生活方式的改变以及人口老龄化进程加快，我国居民的疾病谱已发生了巨大变化，慢性病的发病率与病死率不断上升。心脑血管病、恶性肿瘤、呼吸系统疾病等慢性病已成为主要死因，我国慢性病导致的死亡人数已占全国总死亡人数的87%，其疾病负担约占我国疾病总负担的70%，慢性病的防治工作面临严峻挑战。

　　我国心血管病的患病率处于持续上升阶段，国家心血管病中心《中国心血管健康与疾病报告2020》调查显示，我国心血管病现患人数约有3.3亿，包括2.45亿高血压以及1139万冠心病患者、500万肺源性心脏病患者。与此同时，心血管病的相关医疗费用也在快速增加，近年来其增长速度更超过了GDP的增长速度。2018年，心血管病死亡率仍居首位，高于肿瘤及其他疾病。农村心血管病死亡率自2009年起超过并持续高于城市水平。心血管病给居民和社会带来的经济负担日益加重，已成为重大的公共卫生问题。

　　与此同时，我国居民以慢性阻塞性肺疾病（COPD）为主的慢性呼吸系统疾病患病率亦持续升高，且增长迅速，并且由于病程长、反复发作，对全身多个器官产生严重影响，导致沉重的经济负担，严重影响患者的健康。2019年《慢性阻塞性肺疾病急性加重抗感染治疗中国专家共识》指出，我国40岁以上居民COPD的患病率为13.7%，60岁以上老年人群已超过27.0%，估算约有1亿COPD患者；COPD已经成为与高血压、糖尿病一样的常见慢性病。到2019年，COPD成为全世界第三位的死亡病因，仅次于缺血性心脏病和脑血管疾病。

　　2016年10月，中共中央、国务院印发《"健康中国2030"规划纲要》明确提出，"共建共享、全民健康"是建设健康中国的战略主题，核心是以人民健康为中心，转变服务模式，坚持预防为主、防治结合，中西医并重，构建整合型医疗卫生服务体系，提高健康服务水平。在国家决策层高度重视的背景下，人民的健康管理已上升为重要的国家战略。国务院办公厅印发的《中国防治慢性病中长期规划（2017—2025年）》确立了我国慢性病防治原则，将降低重大慢性病过早死亡率作为核心目标，提出到2020年和2025年，力争30～70岁人群因心脑血管疾病、癌症、慢性呼吸系统疾病和糖尿病导致的过早死亡率分别较2015年降低10%和20%。

　　慢性循环系统和呼吸系统疾病等慢性病要早防早诊早治，要从过去以治病救命为基本医疗需求，转变至要覆盖防病、治病、康复、保健等各个方面。心肺康复作为一个综合学科，包括预防、治疗、康复全程管理，其疗效及安全性已得到大量临床研究的验证，欧美多国指南更把心脏康复作为Ⅰ类推荐。

第一节　心肺脏器一体化

一、心肺功能一体化

　　心脏和肺脏是维持人体生命的两个重要脏器，是影响供氧的核心器官。心肺功能泛指有氧运动系统通过肺脏呼吸和心脏活动推动血液循环向机体输送氧气和营养物质，从而满足各种人体生命活动物质与能量代谢需要的生理学过程。正常的心肺功能是人体新陈代谢和运动耐力的基础，与人体健康和竞技运动能力有着极为密切的关系。

　　心脏病学家 Weber KT 指出"心脏病学家和肺病学家不是把注意力集中于左心室，就是把注意力集中于肺泡。这种局限性不能恰当地理解和较全面地观察心肺单元"，因而提出"心肺单元"的概念。呼吸病学家 Wasserman K 更进一步提出"单独给心或肺增加负荷是不可能的，所有的运动均需要心脏功能和肺脏功能的协调，以及周围循环和肺循环的协调作用来完成生存和工作所需要的气体交换作用"，任何疾病扰乱了正常气体交换任一环节均为运动受限的原因；并提出了"Wasserman 齿轮"理念，强调了外呼吸 - 细胞呼吸正常耦联（normal coupling of external to cellular respiration）即肺 - 心 - 活动肌群；因而心肺运动试验反映了人体的最大有氧代谢能力和心肺储备能力，特别强调心肺联合功能测定。

　　2016 年美国心脏病协会公布了人体有第五生命体征——心肺功能，其与我们寿命长短和死亡风险息息相关，可以说是一个生死攸关的生命体征。临床上通过运动耐力来判断心肺功能的强弱。运动耐力指机体持续活动的能力，取决于心肺功能及骨骼肌的代谢。氧运输功能通过心脏循环，把氧气及能量物质运送到全身组织进行新陈代谢。心脏功能减退会导致循环功能障碍产生缺氧缺血状态。气体交换功能包括肺通气功能和换气功能，主要通过外呼吸和内呼吸两个基本过程来实现。心肺功能下降会影响运动能力，长期制动和缺乏运动也会导致心肺功能减退。运动可以促进气体交换。运动过程中呼吸频率、心率加快，每分钟通气量及每搏输出量、心输出量增加，改善心肺功能，提高机体能量储备，改善和维持体力，增加运动耐力。

二、心肺疾病一体化

　　慢性阻塞性肺疾病（chronic obstructive pulmonary diseases，COPD）与心力衰竭（heart failure，HF）在临床经常并存，是导致老年人残疾和生活质量低下的重要原因。随着预期寿命逐渐增长，COPD-HF 共病的患病率高于预期的各自发病率，特别是在老年人中。COPD 和 HF 共存是因为它们有共同的病因和病理生理因素，如吸烟和系统性炎症。心力衰竭患者合并 COPD 可达 30%，慢性阻塞性肺疾病的患病率因心力衰竭住院的患者为 10%，住院期间因 COPD 失代偿发生心力衰竭的风险为 4.5%。除了影响心脏和肺脏外，这些疾病也有相关的系统性成分广泛影响着肌肉骨骼系统。心力衰竭时心输出量降低，体循环灌注减少，交感神经兴奋增加，从而损害了肌肉血流量和氧供，腿部肌肉费力程度增加。肌肉能量受体的过度兴奋和早期乳酸性酸中毒，加上神经体液激活和肺充血，都是呼吸动力的强大刺激物（呼吸神经驱动）。同时因为合并 COPD，大部分的呼吸都浪费在死腔样通气（V_D），呼吸神经驱动进一步增加了。有些患者为了克服增加的 V_D 而过度通气，导致低碳酸血症，降低脑血流量。反之，低脑血流量可能会减少运动输出到肌肉，并干扰脑血管对二氧化碳分压变化的反应，导致持续的呼吸刺激。COPD 患者肺过度充气，胸腔内平均压力增加和呼吸中胸膜压力波动，可能分别影响静脉回流和增加左心室后负荷。在给定的功率和通气下，因为高呼吸神经驱动和异常的肺动力（部分与充血导致的低肺顺应性相关）共同作用，呼吸困难加剧。由于高通气量和肺动力异常，较弱的吸气肌肉做功增加，患者呼吸困难进一步加剧。在出现另一种令人痛苦的症状时，有些患者可能会高估不适感觉，因此，腿用力和呼吸困难可能相互增强。

　　心脏疾病是一种全身性的系统疾病，由于心脏功能变差，机体的活动明显受限，从而引起机体的整体抵抗力的下降和心理活动的变化，导致人体心理和生理的变化。心脏重症是心血管疾病发展的危重阶段，主要包括各种原因引起的心源性休克和终末期心力衰竭，患者往往出现严重的血流动力学紊乱，发病率和病死率极高。心血管因素被认为是 HF 患者呼吸困难的主要原因。然而，尽管药物干预，如血管扩张剂或改善中枢血流动力学的变力性药物，心力衰竭患者仍有劳力性呼吸困难的症状。显然，呼吸困难并不仅仅取决于心脏因素，但很可能依赖于复杂的、综合的心肺、神经内分泌、外周因素的相互作用。长期以来，HF 患者中呼吸肌疲劳问题未受到应有的重视。HF 患者出现呼吸肌疲劳由以下几个因素造成：①心输血量减少使呼吸肌血流量减少；②患者骨骼肌萎缩，其能量合成与氧化代谢率下降，肌肉纤维易于疲劳，使辅助呼吸肌力减弱；③气道阻力增加，肺顺应性下降，使严重心力衰竭患者的呼吸负荷增加呼吸肌疲劳；④营养障碍；⑤膈肌质量下降等。呼吸因素已被证明限制了 HF 患者的运动。心肺康复包括呼吸训练、吸气肌肉训练以及运动康复，能有很大程度改善运动和心脏的功能表现。

心血管系统与呼吸系统的基本功能是维持细胞呼吸，它们在生理、病理方面关系密切。心肺康复主要是脏器康复和心肺耐力康复，全面考虑全身适应性恢复，从心肺功能的恢复到体能的恢复。康复治疗时应注意兼顾两者，单独进行心脏康复或肺康复往往达不到理想效果。一体化心肺康复应被视为心脏与重症康复计划的关键组成部分。

三、中医理论——心肺同源

当代心肺康复是通过全面、规范的评定，采取包括运动训练、呼吸训练、气道廓清、药物、心理、营养、生活方式指导等综合医疗干预手段，提高患者的心肺功能，改善患者的生活质量，促进其回归家庭和社会生活。中医学的特点就是整体观念和辨证论治，强调天人相应的统一性和一个人的整体性，采取望闻问切四诊合参，根据疾病的本质"异病同治"或"同病异治"，在诊治的过程中，又体现了五行的生克制化。西医是微观医学，在疾病的发生发展方面，都是细化到细胞和分子生物学，因此在心脏和肺疾病治疗上都是心病治心，肺病治肺。中医强调从宏观角度看问题，将人看作一个有机整体，强调辨证论治。

中医学者观点表明心之与肺，一则为君，一则为相，各为气血所主，二者密切相关。生理方面：心肺的关系主要体现在心主血脉，肺主气、司呼吸。《素问·灵兰秘典论》有"肺者，相傅之官，治节出焉"。就是说肺是辅佐之官，是帮助心脏治理调整身体的。位置方面《类经》亦云："心肺居于隔上，二阳脏也，心为阳中之阳，肺为阳中之阴"。心肺同居胸中，位于上焦。心为五脏之首，与肺相邻最近。心阴与肺阳互为体用关系，心阴得肺阳而血化，气益顺畅，肺阳为心阴之用，肺阳得心阴而肺自静。阴阳方面：心肺阴阳互相滋养，心阴有赖于肺阴的滋养，以防心火偏亢。心阳不足，肺金失于温煦，肺气失宣降可发生喘息、咳唾的疾病。五行方面：心属火，肺属金。由于火能胜金，故心与肺为相克之脏，即火克金。各种原因引起的心火内盛，火灼肺金而病于肺。正常情况下，肺金受心火的制约，以维持两脏之间的生理平衡，而这种平衡若遭到破坏，则两脏之气必见偏颇。心肺在人体中位置毗邻，气血是心肺相关的信息单元，心血肺气互为体用，经络是心肺相联系的信息通路，形神关系是心肺相关的最高概念。中医心肺相关理论形成了心病治肺、肺病治心、心肺同治的治疗指导思想。从心肺同治出发治疗疾病，临床上收到了较好的效果，治疗肺与心往往出现协同作用，治肺可以起到养心、宁心、醒神的作用；治疗心可以起到益肺、敛肺、助肺的恢复功能。在治疗肺的同时固护心，则治疗肺的功效倍增。因此心肺同源同治是心肺康复的一个大前提。

康复医学是近代新兴的一门学科，但在传统祖国医学中早已蕴含着康复的理念，并在人类的医疗生活实践中不断积累、发展。我国中医康复历史悠远，强调整体康复和辩证康复，应用中医心理、针灸、气功、太极拳、八段锦、五禽戏、饮食调理、环境疗养等多种手段，这些传统医疗方法在现代康复医学中能发挥独特的作用，显示我国康复医学的特色，对心肺疾病患者的全面康复和防治起着重要作用。

第二节 心肺康复一体化的现状和挑战

尽管多国指南已将心脏康复作为Ⅰ级推荐，但全球参与率仍较低。与国外相比，我国心肺康复起步较晚，整体发展不均衡，缺乏专业的心肺康复团队和医保资源支持，是制约心肺康复发展的主要因素。目前在运动康复领域，运动康复方式、流程及模式尚未统一；饮食、戒烟、职业康复、心理干预等领域研究报道较少，尤其对女性及需尽快重返工作岗位的人群关注度有限。中医心脏康复方兴未艾，但循证证据不足，衡量标准不明确，且反馈评估机制缺乏。

一、医院层面对心肺康复重视程度不够

全面心肺康复可降低心肺疾病发病率和病死率，但只有一小部分患者进行心肺康复治疗。一项调查显示，

全球只有38.8%的国家有开展心脏康复。Moghei等在2018年对全球心脏康复项目进行在线调查，结果显示世界上有54.68%的国家或地区提供了心脏康复治疗。发达国家的参与率低于50%，发展中国家的参与率低于40%。截至2017年美国心脏康复的参与率通常也只有20%～30%。加拿大的一项研究招募了661名冠心病住院患者，通过心脏康复推荐共有276名（54.5%）参与者转诊进行心脏康复治疗，共有208名（41.1%）参与者出勤。英国心脏康复审计局数据显示只有41.5%的心肌梗死患者参加了康复项目，而其中只有37.2%的患者完成了8周康复疗程。2014年日本的门诊心脏康复参与率估计为3.8%～7.6%，2016年日本门诊心脏康复的实施率达到18%，虽有增长，但仍然很低。2016年一项针对中国991家医院（870家三级医院、107家二级医院、14家社区医院）的调查发现，23.0%的医院开展了心脏康复服务，其中22.0%的三级医院和30.0%的二级医院开展了心脏康复服务；13.3%的医院开展了院内Ⅰ期康复，17.3%开展Ⅱ期康复。迄今为止，得到国家卫健委认证的心脏康复中心仅362家。医院主要分布在城市，郊区和农村开展得非常少。中国心肺预防与康复注册平台数据从2016年6月20日起至2017年2月28日止，全国已有30家医院与学会签订安全协议进驻使用平台，2115例患者进入心脏康复治疗程序，164例患者完成心脏康复治疗，21例患者完成随访。平均心脏康复治疗次数为20.1次。接受心脏康复治疗的患者年龄段35～59岁比例为45.96%，大于60岁比例为52.1%，超过70%的患者为低危患者；其中52.62%的患者接受院内心脏康复治疗，29.03%的患者接受院外心脏康复治疗，8.23%的患者接受家庭心脏康复治疗，10.12%的患者接受院内和院外心脏康复治疗；接受心脏康复治疗的患者中心绞痛和接受PCI治疗的患者比例最高，在40%以上，但心肌梗死、心力衰竭、慢性阻塞性肺疾病、冠状动脉搭桥术后的患者比例不到10%接受心脏康复的患者多为冠状动脉疾病［主要为心绞痛和经皮冠状动脉介入治疗（PCI）术后］患者，而心力衰竭、心肌梗死、肺部疾病、冠状动脉旁路移植术后患者参加心脏康复的人数非常少（图1.1.1）。我国尚未形成系统的心肺康复模式，且干预性研究质量参差不齐。医院重视程度不足，绝大部分医院还没有心肺康复专科；另外，院内心肺康复业务开展不够全面，患者院内康复质量得不到保障。此外，医院与社区联系不足，患者院外康复质量得不到保证。

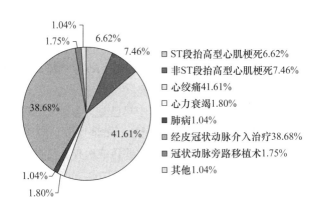

图1.1.1   中国心肺预防与康复注册平台数据显示接受心脏康复患者的比例

（引自：中国心血管健康与疾病报告2021概要［J］. 中国循环杂志，2022，36（6）：553-578.）

二、专业医务人员心肺康复一体化理念薄弱、专业康复诊疗行为有待加强

临床医务工作者对心肺康复一体化概念不深、了解不够，甚至存在误解。一是将心脏康复和肺康复割裂开来，尚未形成整体脏器康复观念；二是心肺康复的应用存在一定的局限性。目前心肺康复应用局限在心肺疾病，未充分理解"心肺康复是一切康复基础"的内涵。研究表明对于脑卒中患者，心肺和混合训练，包括步行在脑卒中康复计划中被证明可以改善功能性活动。早期活动可以减少ICU外伤患者、脓毒症、肾脏替代治疗患者的并发症。另外，ICU重症患者院内和院外早期活动是安全的，并且可以增强身体机能肌肉力量，减少呼吸机使用天数，还有缩短ICU和医院的住院时间，降低院内死亡率，降低再入院率，提高患者的生活质量。心肺

康复的应用广泛，涉及心内科、心外科、呼吸科、ICU、肾内科、骨科、神经内科、内分泌科、肿瘤科等。心肺康复是其他康复的基础，有了良好的心肺功能，才能更好地完成其他康复治疗。

目前没有针对心肺康复一体化明确的、操作性强的统一标准。一是心肺康复评定缺乏规范性，包括康复评定内容、时间、频次和流程；二是康复治疗过程缺乏规范性，运动康复是心肺康复的基石，医生对于康复处方的临床应用不够规范和统一，导致患者普遍不能接受较为科学、有效的心脏康复治疗，也降低了患者的信赖感和依从性；三是经常缺乏对康复效果的评估，包括临床指标、体适能的评估等，导致对患者身心康复情况没有及时反馈和调整方案，康复质量得不到保证。心肺康复的效果与康复质量密切相关，操作的任一环节若不能很好执行，心肺康复的获益都会明显降低。

三、患者知晓率、参与度低及依从性差

虽然心脏康复的益处很多，但目前心脏康复普遍存在患者知晓率与参与度低以及依从性差的现象。研究表明，患者转诊到心脏康复中心的主要预测因素是医生对该方案有效性的认可。一项综述研究结果显示，在欧美国家，年龄较大、女性、有合并症的、失业、未婚、受教育程度较低者和收入较低的人心脏康复参与度和依从性较低。此外，那些住得离心脏康复中心较远、没有交通工具或不会开车的患者参加心脏康复也比较少，依从性也差。综上所述，医务人员自身对心肺康复认识不足，与患者沟通较少、不能很好地进行宣传和教育；患者及患者家属本身经济、距离或年龄，抑或对心肺康复的不认可等种种因素，加上医疗资源分布有限、心肺康复中心建设和业务开展不够，使得患者对心肺康复的知晓率、参与度低及依从性差。患者出院后多以自我护理为主，系统的社区、家庭心肺康复干预仍相对欠缺，不利于患者的康复。

第三节 心肺康复一体化的展望

心肺康复是一项迄今为止成本效益最高但又未被充分利用的干预措施。让更多的医生、患者参与其中并持续坚持，需要政策引导和绩效激励，需要创新的思维和与时俱进的技术手段来拓展心肺康复相关的服务可及性。目前在心肺康复学科体系中，欧美体系建立得比较完整，包括临床和科研都具备一整套成熟的互动体系，我们需要借鉴和学习欧美的成功经验，以此推动我国心肺康复学科的建设和临床发展，让更多的患者获益。

一、医院层面

医院领导层应重视心肺康复，加强心肺康复中心建设和业务开展，并完善相关技术支持，如工作程序改进及进行定期质量管理、完善临床路径方案等，规范工作流程，提高医疗质量。

目前心肺康复更重视患者的整体康复与长期康复，这就依赖于三级医院康复科、专业康复机构及社区康复机构三级网络的密切合作。完善区域医疗卫生信息平台，实现专业公共卫生机构、二级及以上医院和基层医疗卫生机构之间信息的互联互通和共享。社区心肺康复是常见心肺疾病综合管理的重要治疗措施之一，是完善心肺疾病预防、治疗和康复治疗链的基础。社区心肺康复让心肺疾病二级预防落地于二级或三级医院支持下的社区医院。因其数量大、分布广、费用低、便捷的特点越来越突显其优越性，尤其利于长期康复。

医院主导的家庭心脏康复模式可能是一种有效的策略。与医疗监督下的心脏康复中心模式服务不同，医院主导的家庭心脏康复模式依靠远程指导和间接的运动监督，患者接受康复的场所在家庭而不在传统的心肺康复中心。最近美国心肺康复协会/美国心脏病学会/美国心脏协会（AACVPR/ACC/AHA）基于循证医学证据的家庭心脏康复的科学声明强调了家庭康复可以作为康复中心的补充或替代。随着可穿戴技术和新的通信策略不断地发展，心肺康复肯定会扩大到包括工具和策略以帮助监督患者每天24小时，每周7天的康复和预防工作。

二、专业医务人员层面

鉴于我国心脏康复仍处于飞速发展阶段，需要积极培养和储备心肺康复专业人才。一些专科的大型会议上可以设置心脏康复专场，加强心肺康复的认识。同时也要注重科普工作，通过科普小册子、网络（特别是微信公众号、微博、抖音）、电视等加深对心肺康复的认知。也可对医务工作者进行培训，使其意识到心肺康复的重要性。

心肺康复治疗是以心血管科和呼吸科医生为主导的多学科团队治疗模式，强调整体和全程治疗理念，包括预防和治疗两个医学目的。心肺康复人员的构成有康复医生、康复护士、心肺康复治疗师、营养师、心理咨询师、药剂师等。以循证医学为基础构架方法，制定标准化的管理流程，形成"评估-康复处方-治疗-再评估-康复处方调整-再治疗"模式，推广心肺功能评价和治疗一体化理念，将评估和治疗一体化理念渗透到参与心肺康复的每一位医务人员心中。专业心肺康复人员可进行继续教育和国际化、标准化培训，进行心肺康复知识的授课或讲座，对心肺康复提出的标准和指南进行学习和讨论，关注心肺康复的进展和新的研究成果，以便为临床提出建议和指导。

三、患者层面

患者对心肺康复的认知决定了其对疾病和心肺康复的态度。强化患者及其家属对心肺康复的认知，能使患者能更充分理解其重要性和益处并更好地配合和完成，家属通过接受教育提高对患者的家庭关怀，给予患者更多的鼓励和支持，增加患者信心，从而提高患者心肺康复的依从性。

住院期间可能是患者接受心肺康复教育和干预的最佳时间，患者刚刚经受疾患的打击，对自身的疾病及今后的生活工作没有概念，此时灌输疾病的知识，心肺康复的获益及如何进行心肺康复都将对患者康复起到事半功倍的效果。患者住院期间疾病信息大多来源于医务人员，其依从情况与健康知识水平呈正相关。医务专业人员应尽早介入并加强心肺康复的宣传和对患者及其核心家属的教育，并应意识到不愿参与心肺康复项目的患者，调整他们的信息并重新设计康复项目，以促进患者的参与积极性和依从性。医护人员可通过每周课堂或健康教育手册向患者和核心家属讲解心脏康复的获益、最终目的、具体过程、注意事项及配合要点，展现成功案例，让他们深深认识到心肺康复的重要性以及他们在其中扮演的重要角色，让更多的患者及其核心家属知道并参与到心肺康复中。尽量为所有符合条件的患者设定36次心脏康复1个疗程的"全剂量"作为康复目标；心肺康复的时间也应可以灵活变动，满足患者的不同的时间需求；另外，尽量减少心肺康复的自付费用，从而进一步提高患者的依从性。

鉴于疾病的复杂性和特殊性，可以充分利用"互联网+"的医疗科普功能，充分开发人工智能在健康领域的应用。患者通过网络，可以直观地了解疾病的发生、发展及其转归过程，充分理解社会环境、生活方式和基因表达三者间的辩证关系，自觉成为自我健康管理的第一责任人。

医院和社区也要联系起来，发展持续性医疗模式，从住院和门诊心脏康复到长期二级预防，帮助患者完成院内、居家或社区心脏康复。

让心肺康复家喻户晓，可触可及，消除患者经济不便、距离不便、安全疗效等顾虑，从而提高患者对心肺康复的知晓率、参与度与依从性。

四、科技层面

现在互联网+和人工智能（artificial intelligence，AI）技术的发展，会对将来心肺及重症康复带来革命性的变化，比如国外的云技术、虚拟技术会为医技人员事先模拟如何训练患者，在ICU或心脏重症监护室模拟各种生活场景和康复训练，给患者有更多的体验，减少在重症监护室的各种精神压力，增加体力活动和能量消耗，加速心血管功能恢复，缩短住院时间，提高患者的舒适度，增强康复意识，改善生活质量等，对于提高患者依从性（服药、锻炼、随访等的依从性）有益。AI技术是在计算机科学、控制论、信息论、心理学等学科的基础上发展起来的融合性技术，通过对海量数据的训练和学习，使模型具有良好的决策判断能力、适应能力和自我完善能力。AI模型的建立需要基于一定数量的既有数据，而一旦有效的模型得以确立，将帮助人们做出快速、稳定的决策。尽管过去AI技术在医疗领域应用的尝试已经全面展开，但在心肺与重症康复方面的应用依然处于初始阶段，仍缺乏大量的临床证据证实，一些问题仍然有待探讨和解决。科技的不断发展将优化AI技术的功能，也为将来AI技术能在心肺康复领域发挥更强大的作用提供坚实的基础。

五、社会层面

立足于我国国情，政府的大力支持对心肺康复的发展至关重要，通过纳入医保、扶持社区医院等措施来提高患者和医疗机构的积极性，从而推动我国心肺康复的发展。应加强医保支持力度，减轻患者经济负担。让国家公共卫生资源回归到维护健康上来，变"医保基金"为"健康基金"，把基金使用范围逐步扩大到维护健康相关的领域，从"重治轻防"向"预防为主"转变，而不再以"病有所医"为重点。如向烟民提供戒烟药物治疗、提倡健康生活方式以及用于预防疾病的费用等。预防为主的策略，可以先从通过加强心肺康复即能有效控制冠心病、心力衰竭、COPD、高血压、糖尿病等心肺疾病及心血管危险因素开始，做好心肺血管疾病的二级预防甚至一级预防，待成熟后再逐渐扩大到其他病种，如肾脏疾病、危重症等，并将此政策向社会公布，提醒群众要积极预防疾病的发生发展，变被动维持健康为主动维护健康。一旦人们认识到健康问题的重要性，就会逐渐主动选择健康的生活方式。

结　　语

目前国内心肺康复还在比较初级的阶段，注重患者的五大处方落实，而患者的心理问题、心理感受、生活质量提高重视不足，将来应该会更人性化地开展各种有利于提高生活质量的技术和方法，使患者在躯体上和精神上有更多、更好的体验和感受。持续的实践、政策变化、不断的研究将继续促进我国心肺康复事业发展。

（福建医科大学附属泉州第一医院　戴若竹　许秀丽）

参考文献

［1］ 中华人民共和国国家卫生和计划生育委员会. 中国疾病预防控制工作进展 (2015 年) [J]. 首都公共卫生, 2015, 9 (3).
［2］ 中国心血管健康与疾病报告 2021 概要 [J]. 中国循环杂志, 2022, 36 (6): 553-578.
［3］ 慢性阻塞性肺疾病急性加重抗感染治疗中国专家共识编写组. 慢性阻塞性肺疾病急性加重抗感染治疗中国专家共识 [J]. 国际呼吸杂志, 2019, 39 (17): 1281-1296.
［4］ 傅卫. 推进健康中国建设促进健康经济发展 [J]. 中国卫生, 2017, 11 (1): 38-39.
［5］ 国务院办公厅. 中国防治慢性病中长期规划 (2017—2025 年) [EB/OL] [M]. (2017-01-22) [2019-01-05].
［6］ 郑杨, 林琳, 张静. 心肺相关理论探讨 [J]. 辽宁中医学院学报, 2002 (4): 84-85.
［7］ 李海霞. 同源同治—中医理论指导下的心肺康复 [J]. 中西医结合心脑血管病杂志, 2016, 14 (16): 1942-1944.
［8］ 张元贵. 中医心肺相关理论及其临床应用探讨 [D]. 广州：广州中医药大学, 2009.
［9］ 赵冬琰, 武亮, 胡菱. 当代心肺康复一体化现状与展望 [J]. 中国老年保健医学, 2018, 16 (1): 13-16.
［10］ 中国康复医学会心血管病预防与康复专业委员会. 医院主导的家庭心脏康复中国专家共识 [J]. 中华内科杂志, 2021, 60 (3).
［11］ 邵枫, 张邢炜, 吴琪, 等. 冠心病患者心脏康复参与意愿的质性研究 [J]. 当代医学, 2019, 25 (31): 15-18.
［12］ 陈桂英, 王旭, 韩开宇, 等. 心肺康复一体化的临床实践 [M]. 北京：人民卫生出版社, 2020: 6.

［13］ Global health estimates 2019: Disease burden by Cause, Age, Sex, by Country and by Region [M]. 2000-2019. Geneva, World Health Organization; 2020. (https: //www. who. int/data/gho/data/themes/mortality-and-global-health-estimates, accessed 1 May 2021).

［14］ Goel K, Lennon R J, Tilbury R T, et al. Impact of cardiac rehabilitation on mortality and cardiovascular events after percutaneous coronary intervention in the community [J]. Circulation, 2011, 123 (21): 2344-2352.

［15］ Dunlay S M, Pack Q R, Thomas R J, et al. Participation in cardiac rehabilitation, readmissions, and death after acute myocardial infarction [J]. Am J Med, 2014, 127 (6): 538-46.

［16］ Anderson L, Oldridge N, Thompson D R, et al. Exercise-based cardiac rehabilitation for coronary heart disease: Cochrane systematic Review and meta-analysis [J]. J Am Coll Cardiol, 2016, 67 (1): 1-12.

［17］ The European Society of Cardiology. 2020 ESC Guidelines on sports cardiology and exercise in patients with cardiovascular disease. European Heart Journal, 2020, 1-80.

［18］ Garvey C, Bayles M P, Hamm L F, et al. Pulmonary Rehabilitation Exercise Presiption in Chronic Obstructive Pulmonary Disease: Review of Selected Guidelines: AN OFFICIAL STATEMENT FROM THE AMERICAN ASSOCIATION OF CARDIOVASCULAR AND PULMONARY REHABILITATION [J]. J Cardiopulm Rehabil Prev, 2016, 36 (2): 75-83.

［19］ Ries A L, Bauldoff G S, Carlin B W, et al. Pulmonary Rehabilitation: Joint ACCP/AACVPR Evidence-Based Clinical Practice Guidelines [J]. Chest, 2007 May; 131 (5 Suppl): 4S-42S.

［20］ Spruit M A, Singh S T, Garvey C, et al. An official American Thoracic Society/European Respiratory Society statement: key concepts and advances in pulmonary rehabilitation [J]. Am J Respir Care Med, 2013 Oct 15; 188 (8): e13-64.

［21］ Global Initiative for Chronic Obstructive Lung Disease. Pocket Guide to COPD Diagnosis, Management and Prevention. Global Initiative for Chronic Obstructive Lung Disease [J]. 2018. Available from: http://www. goldcopd. it/materiale/2018/GOLD_Pocket_2018. pdf.

［22］ Beghé B. Verduri A, Bottazzi B, et al. Echocardiography, spirometry, and systemic acute-phase inflammatory proteins in smokers with COPD or CHF: an observational study [J]. PLoS One, 8, 2013, 11 (8): e 80166.

［23］ Sin D D. Man S F P. Chronic obstructive pulmonary disease as a risk factor for cardiovascular morbidity and mortality. [J]. Proc. Am. Thorac. Soc, 2005, 2 (1): 8-11.

［24］ Griffo R. Spanevello A, Temporelli P L, et al. Italian survey on prevalence and disease management of chronic heart failure and chronic obstructive pulmonary disease comorbidity in ambulatory patients. SUSPIRIUM study rationale and design [J]. Monaldi Arch. Chest Dis, 2014, 82 (11): 29-34.

［25］ Ni H, Nauman D J, Hershberger R E. Managed care and outcomes of hospitalization among elderly patients with congestive heart failure [J]. Arch Int Med, 1998, 158 (11): 1231-1236.

［26］ Gosker H R, Lancer NHMK, Franssen FME, et al. Striking similarities in systemic factors contributing to beased exercise capacity in patients with severe chronic heart failure or COPD [J]. Chest, 2003, 123 (5): 1416-1424.

［27］ Dumitru L, Iliescu A, Dinu H, et al. Disability in COPD and Chronic Heart Failure Is the Skeletal Muscle the Final Common Pathway? [J]. Maedica, 2013, 8 (2): 206-213.

［28］ Neder J A, Rocha A, Berton D C, et al. Clinical and Physiologic Implications of Negative Cardiopulmonary Interactions in Coexisting Chronic Obstructive Pulmonary Disease-Heart Failure [J]. Clin Chest Med, 2019, 40 (2): 421-438.

［29］ Turk-Adawi K, Sarrafzadegan N, Grace SL. Global availability of cardiac rehabilitation [J]. Nat Rev Cardiol 2014, 11 (10): 586-596.

［30］ Saunders D H, Sanderson M, Hayes S, et al. Physical fitness training for stroke patients [D]. Cochrane Database Syst Rev 2016, 3 (3): CD003316.

［31］ Chao P W, Shih C J, Lee Y J, et al. Association of postdischarge rehabilitation with mortality in intensive care unit survivors of sepsis [J]. Am J Respir Care Med 2014, 190 (9): 1003-1011.

［32］ Nydahl P, Sricharoenchai T, Chandra S, et al. Safety of Patient Mobilization and Rehabilitation in the Intensive Care Unit. Systematic Review with Meta-Analysis [J]. Ann Am Thorac Soc, 2017 May; 14 (5): 766-777.

［33］ Lai C C, Chou W, Cheng A C, et al. The effect of early cardiopulmonary rehabilitation on the outcomes of intensive care unit survivors [J]. Medicine, 2019, 98 (11): e14877.

［34］ Okada Y, Unoki T, Matsuishi Y, et al. Early versus delayed mobilization for in-hospital mortality and health-related quality of life among itically ill patients: a systematic review and meta-analysis [J]. J Intensive Care, 2019, 7: 57.

［35］ Kayambu G, Boots R, Paratz J. Physical therapy for the ill in the ICU: a systematic review and meta-analysis [J]. Crit Care Med 2013, 41 (6): 1543-54.

［36］ Jackson L, Leclerc J, Erskine Y, et al. Getting the most out of cardiac rehabilitation: review of referral and adherence predictors [J]. Heart, 2005 Jan; 91 (1): 10-14.

［37］ Ruano-Ravina A, Pena-Gil C, Abu-Assi E, et al. Participation and adherence to cardiac rehabilitation programs. A systematic review. [J]. Int J Cardiol, 2016, 223: 436-443.

［38］ Thomas R J, Beatty A L, Beckie T M, et al. Home-based cardiac rehabilitation: a scientific statement from the American Association of Cardiovascular and Pulmonary Rehabilitation, the American Heart Association, and the American College of Cardiology [J]. Circulation, 2019 Jul 2; 140 (1): e69-e89.

［39］ Lee H, Chung H, Ko H, et al. Dedicated cardiac rehabilitation wearable sensor and its clinical potential [D]. PLoS One. 2017, 12 (10): e018710.

［40］ Maciołek J, Wąsek W, Kamiński B, et al. The impact of mobile virtual reality-enhanced relaxation training on anxiety levels in patients undergoing cardiac rehabilitation [J]. Kardiol Pol. 2020, 78 (10): 1032-1034.

［41］ Gerber S M, Jeitziner M M, Knobel S E J, et al. Performance on a Virtual Reality Cognitive Stimulation for Use in the Intensive Care Unit: A Non-randomized Trial in Critically Ill Patients [J]. Front Med (Lausanne), 2019, 6: 287.

［42］ Chuang T Y, Sung W H, Chang H A, et al. Effect of a virtual reality-enhanced exercise protocol after coronary artery bypass grafting [J]. Phys Ther, 2006, 86 (10): 1369-1377.

［43］ Bond S, Laddu D R, Ozemek C, et al. Exergaming and Virtual Reality for Health: Implications for Cardiac Rehabilitation [J]. Curr Probl Cardiol, 2021 Mar; 46 (3): 100472.

［44］ Higgins S D, Erdogan M, Coles S J, et al. Early mobilization of trauma patients admitted to intensive care units: A systematic review and meta-analyses [J]. Injury, 2019, 50 (11): 1809-1815.

［45］ Wang Y T, Haines T P, Ritchie P, et al. Early mobilization on continuous renal replacement therapy is safe and may improve filter life [J]. Care Med, 2014 Jul 28; 18 (4): R161.

第二章
以运动治疗为基础的物理治疗实践

引 言

心肺康复的内容根据美国心肺康复医学会建议，包括预防早期的并发症、控制危险因子、改善长期的心肺功能。在预防早期的并发症部分，为了避免ICU获得性虚弱、长期不活动造成的系统疾病，都会在安全无虞之下进行坐立、站立或甚至行走、呼吸运动等早期的活动，以避免急重症时期所产生的并发症。在改善长期的心肺功能方面，心肺康复专家也会在监测生命征下，采用等张性运动、抗阻运动、柔韧性运动等来促进心脏良好重构、增加心搏量、降低心脏输出阻力、提高运动骨骼肌摄氧能力、爆发力与柔韧性，以提升心肺功能。

第一节 心肺康复常用的运动治疗种类与目的

将运动治疗依照疾病的类别与实施的时期分类如下。

一、心脏疾病运动训练

1. 急性住院期间 此时患者生命现象尚未完全稳定，医生和治疗师必须要先确认患者血压、心律、心电图等生命现象是否已达稳定状态（此部分会在文章后半段运动治疗的安全作解说），再开始早期活动的运动训练。改变患者的姿势，例如从躺到坐、从坐到站，既可以避免体位性低血压，也可以避免心肌、四肢骨骼肌废用退化产生的肌无力（图1.2.1）。尚未能够行走或不方便行走，可予于床上使用上肢与下肢自行车训练，以增加四肢关节活动与肌肉耐力训练，此时最主要的目的在于避免ICU肌无力症，维持发病前的运动功能。在ICU

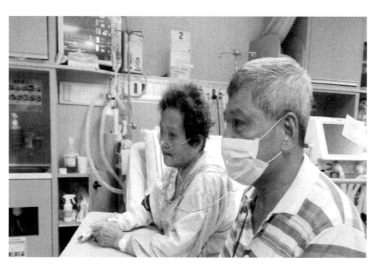

图1.2.1 早期改变患者的姿势，避免体位性低血压、心肌四肢骨骼肌废用退化产生

期间，也可介入作业治疗来改善患者自我照顾、日常生活独立的能力。在安全无虞之下，让患者自己完成清洁、梳洗、穿衣等活动，其目的在维持自我照顾能力，避免未来需要依赖他人处理日常生活活动。

2. 病情稳定期间　在这一期间，部分心脏疾病尚未完全复原，例如心肌梗死患者需要6～8周的结缔组织成熟，在这期间心肌也在重构中，过度的运动有时候会带来患者生命的危险，例如产生动脉瘤甚至破裂、心律失常、不稳定心绞痛、心脏扩大、心力衰竭等，因此这一段时间会强调给予等张性的运动训练，其中以走路训练尤佳，运动的过程建议要有心电监护，例如心电图、血压等，以确保运动的安全性。每日2～3次，每次15～30 min的步行训练，一方面可以逐渐提升回心血量，产生更多的心脏输出，另一方面可以对心脏本身提供适当的压力，促进结缔组织生长，还可减低梗塞部位收缩不良的并发症。依照过去学者的研究，在这一段期间给予适当的运动训练，可提高患者的左室射血分数，减少心力衰竭的产生。待心脏疾病恢复完全后，就应该给予适度的有氧运动，用于提升心脏的中心及周围效应。这时最常使用的运动训练模式是以等张性的运动为主，例如跑步机、直立式自行车等运动。会增加胸腔内压的运动，例如阻力式的重力训练、憋气式的活动，因为让四肢血液不易回流，不建议贸然给予。建议在给予患者心肺功能检查之后，再来制定其运动强度。多年的研究均建议，应该采用40%～85%的最大运动耐量来训练患者，一方面可以提升患者的无氧阈值，也可产生更大的最大耗氧量率。过低强度的运动训练只适合在初期或年纪较大的患者使用，长期而言，要改善运动耐量，需要提升其运动强度才能达到效果。许多研究也显示，8周以上的中高强度运动训练，可以有效提升患者最大耗氧量。如果没有心肺功能检查相关设备，也可以考虑其他的运动测试方式，例如6 min步行试验、来回折返跑测试，依照学者提出的换算公式来间接预测最大运动耐量，以作为运动强度的依据。许多患者因为使用影响心率的药物，例如β受体阻滞剂、毛地黄等药物则心率无法作为运动强度的判断，建议可以改采自觉疲劳分级法11～13（表1.2.1），在患者觉得有点累，但不至于非常累的强度下来训练，也是可以达到不错的训练效果。运动处方也要考虑运动的时间，通常整个运动训练中有热身运动5～10 min，让身体相关的组织准备好运动训练，以避免运动训练中的伤害，再予30～50 min的运动强度训练，结束后给予5～10 min的放松活动，避免运动突然停止，血液存留在运动肢体造成心肌缺氧、心律失常等并发症。运动时间也会随着运动强度调整，要达到有效的运动训练效果，当强度越高时，运动时间可以相对减少。近年来有许多研究都建议只要在患者病情允许之下，可以给予间歇性高强度运动训练，其训练期间有机会可以缩短，其训练效果也会较佳。许多运动生理学家研究发现，有效地运动训练之后，其运动效应可以维持48～72 h，因此只要在运动效应停止之前给予再一次的运动训练可以有累积加成效果，因此运动频率建议每周不要少于3次，以每周3～5次尤佳。前述的抗阻运动训练，对于心脏患者并非无效，而是必须要在心脏能够承受更大对抗力量之后，才能够安全地训练，学者提出，应该要达到5个METs的运动耐量时，再加上抗阻运动，可提升患者无氧阈以上的运动耐量及四肢的爆发力。抗阻运动训练建议给予10～15 RM的重量，每次训练10～20次，维持15～30 min。治疗师可以给予哑铃、弹力带，针对四肢大肌肉群作渐进式的抗阻训练，训练中建议不要连续闭（憋）气超过30 s，而应该适度地调整呼吸。过去的研究指出，抗阻训练除可以改善心脏患者的心肺功能外，还可降低患者在日常生活中的不适感，提升患者更高强度的活动，让患者更有愉悦感及自信心。伸展运动则建议针对四肢、躯干作每周2～3次，每次20～30 min的肌肉伸展运动，伸展的强度以酸紧感即可，不需要做到疼痛发生，以免造成肌肉撕裂伤。过去的学者认为，伸展运动虽然不能改善患者的心肺功能，但是可以降低生活中的身体伤害产生，也可以让运动训练进行得更加顺畅（表1.2.2）。

表1.2.1　**Borg量表与1-10（强度）量表自觉劳累系数**（rating of perceived exertion，RPE）比较表

博格（Borg）量表	自觉劳累程度	1-10（强度）量表
19	非常非常累/非常非常强	10
17	非常累//非常强	9
15	累/	8
	/很强	7
13	稍微累/	6

续表

博格（Borg）量表	自觉劳累程度	1-10（强度）量表
	/强	5
11	轻松/有些强	4
	/适度	3
9	非常轻松/弱	2
7	非常非常轻松/非常弱	1

表1.2.2　心脏疾病病情稳定期运动训练

运动训练	有氧	肌力	柔韧性
方式	行走、跑步、自行车等四肢大肌肉群等张收缩运动	渐渐增重之重力训练器材	针对四肢关节、躯干核心肌群、呼吸肌肉作伸展
强度	50%～85%最大摄氧率/自觉疲劳分级法11～13分	以约1RM的50%力量10～15次	伸展至肌肉肌腱酸紧但不致疼痛
时间	30～50 min，含5～10 min热身与缓和运动	2～3组	每组肌肉维持10～15秒，各5次
频率	每周3～5次	每周2～3次	每周2～3次

3. 维持自我运动　接受8～12周运动训练之后的心脏病患者，大部分可以明显改善心肺适能，运动训练中的生命现象也趋于稳定，不需要再使用医疗的心电生理监护，可以在家中、小区持续运动训练，以保持良好的心肺功能。运动训练的方式仍然如病情稳定后期方式，挑选自己习惯或喜欢的运动训练方式，强度、频率、时间都与前述标准一致。许多学者提醒，中止运动训练3～6个月之后，心脏功能会持续下降，甚至在1年之后恢复到训练前之心肺功能状态，因此持续维持性的运动训练是有其必要的。

二、肺脏疾病运动训练

1. 急性住院期间　肺脏疾病的患者在急性期住院期与心脏疾病的患者一样，早期的运动训练介入目的是在预防ICU获得性虚弱的产生。因此在评估安全性无虞（在后续的运动安全性章节说明）之下，过去的研究都建议要在48 h之内开始患者的早期活动。在呼吸机仍然使用的时候，开始让患者克服地心引力，在病床上半坐卧，施予被动性的四肢关节活动，来预防未来的体位性低血压与肌肉废用性萎缩。当患者病情改善，意识开始恢复后，可以适当响应医疗人员的口头指令，就应该可以尝试床上坐立、床沿坐立、床边椅子坐立来增加患者的活动量与躯干核心肌群的刺激（图1.2.2）。与此同时，进行许多物理与作业治疗活动，包括主动上肢拍水球、呼吸运动、床上的上下肢踏步活动、自行处理日常生活训练等，以预防肌无力、改善患者自我独立照顾能力。当患者呼吸机已经进入人机呼吸同步（synchronize）模式时，患者就可以站立训练与行走训练，有些医院已经在ICU设置悬吊系统，提早让患者能够站立与行走训练。这些运动训练可以让患者尽早离开ICU，对于改善四肢关节与躯干、呼吸肌肉力量与耐力均有明显的效应。当患者感染控制稳定、血流动力学稳定之后，快浅呼吸指数达105以下，可考虑拔除呼吸机。许多研究证实，早期活动可以让ICU中的呼吸衰竭患者更容易达到计划性拔管的标准，还可减少住ICU的天数。拔管后患者可以进行更积极的上、下肢肌力与耐力训练，如果担心血氧浓度下降或引发心脏病发症，就该考虑在心电监护下来执行。这些监护包含心电图、血压以及血氧浓度监测，用来提早获知患者运动训练中的危险性。离开ICU之后，患者往往会先接受渐进式的行走训练，每日2～3次，每次20～30 min，除了增加行走距离之外，还要加快行走的速率，在没有血压、血氧浓度、心电图异常的前提下，甚至可以加大运动量到让患者进行爬梯训练。当患者可以上下各1层楼、呼吸频率不超过30次/min、血氧浓度不低于90%以下、没有心电图的异常反应，例如心肌缺氧、严重心律失常甚至血流动力学不稳定，患者回家接受门诊治疗应该是安全的。

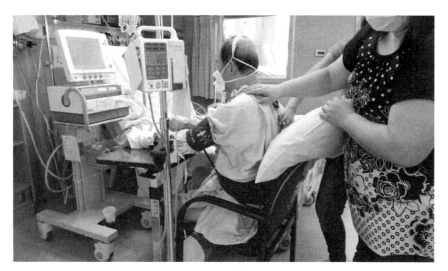

图1.2.2　当患者病情改善，可以尝试床上坐立、床沿坐立、床边椅子坐立来增加患者的活动量与躯干核心肌群的刺激

2. 病情稳定期　急性期过后患者需要门诊随访，还需要进一步接受相关的运动训练，这些运动训练包括呼吸运动训练、上肢及下肢的耐力训练、呼吸肌及四肢肌肉的肌力训练、柔韧伸展运动训练、其他辅助运动训练。

针对不同类型的胸腔疾病，给予患者差异的呼吸运动训练。阻塞型的肺病，例如慢性阻塞性肺病，由于造成呼吸功能异常的原因是肺泡失去弹性，或是支气管上有阻力或阻塞呼吸道的痰液，导致呼气不顺畅，无法将肺部的空气顺利排出。因此在运动训练上会强调尽可能增加呼气量。依照物理学白努利定律，流速快容易导致压力下降，因此在呼气的流速上若能够适当地控制，可以避免小支气管的塌陷，而阻碍了呼气。因此若能够在呼气的过程中，将嘴唇作圆唇状，来增加呼气时的阻力，一方面可以维持呼吸道的正压，也可以控制呼气时空气的流动速度，就可以把空气呼出更为完整，这就是缩唇吐气法（pursed lip expiration）。以往的研究，缩唇呼吸（吐气）法可以提升呼气量，以利于后续吸气时的吸气量提升。另外，鼓励患者把呼气时间加长，最好的呼气：吸气比率是（2～3）：1，这称为节律（韵律）呼吸法（rhythmic breathing method），可以训练患者改善呼吸的习惯，也可以借由有节奏的呼吸，降低呼吸的耗氧率，更有效地节能呼吸。当能够把肺泡存留的空气呼出之后，可进一步鼓励患者作膈肌吸气法（diaphragmatic inspiration）。吸肌中最有效率的是膈肌的收缩，它顺着地心引力收缩下沉，可以增加胸腔的容量，降低胸内压，让空气顺利进入呼吸道中。但是一般患者，尤其女性患者都习惯利用外肋间肌的收缩，以作为吸气之用。然而外肋间机的收缩需要对抗地心引力，并且增加胸腔的容量也有限，无法大量地提升吸气量，往往是在患者急需换气时所作的吸气运动，但是这个运动方法比较耗能，容易造成患者情绪的紧张、增加自主神经系统活性，进而产生呼吸困难的窘境。因此我们应该训练患者用膈肌收缩来产生吸气运动，本方法尤其对于胸腔或上腹部手术的患者，可以减少呼吸产生伤口疼痛，能较顺利呼吸，减少对呼吸机的依赖，可以提早移除呼吸机的依赖。以上的呼吸运动方法称为呼吸再训练运动（breathing retraining exercise）。然而在限制型的胸腔疾病患者，例如高位脊髓神经损伤、周围神经肌肉病变等导致胸廓扩张不全者，其呼吸训练会比较强调训练使用与加强遗存有功能的呼吸肌。比较常训练的是颈肩肌肉，例如胸锁乳突肌、胸小肌、缩颈肌群等，可以提供微量的扩胸，增加吸气量。另一个方法，模仿青蛙吸气方式的舌咽呼吸法，也是物理治疗师常常运用在患者吸气的运动训练。如果患者仍然在使用呼吸机，必须要保持支持模式，关掉呼吸机，再开始训练。为了避免患者错误使用训练方式，通常会让患者吸饱气，再请患者利用舌头将空气卷入呼吸道的舌咽数次，之后将空气吐出。使用这个技巧会鼓励患者利发出GARP的声音，将空气咽入呼吸道中，但是如果患者误将空气吞入食道中，训练多次会产生打嗝的现象，代表训练方式不对。另一个可以使用的技巧是，在发出GARP声音的时候，可以将下巴肌肉下沉，增加口腔容量，以方便舌头向后卷入空气，并且提高会厌软骨，打开呼吸道。训练有效的患者，平均可以每次将空气咽入约250 mL，以作为紧急呼吸使用。

如果患者长期使用呼吸机，或因为神经肌肉病变，导致呼吸肌无力或萎缩，可以进行呼气肌训练。吸气时会用到的肌肉包括膈肌、肋间肌、斜角肌、胸小肌、前锯肌、胸锁乳突肌、提肋肌、斜方肌、背阔肌及锁骨下肌；呼气时会用到的肌肉包括肋间内肌、腹内斜肌、腹外斜肌、提肛肌、胸横肌腹横肌、锥状肌及腹直肌。目前常用的方法包括扩胸运动、上腹部压沙包运动训练、仰卧起坐运动等传统的肌力训练方式，另外也利用一些相关的呼吸肌训练辅具，例如三球呼吸肌训练器、舒呼乐呼吸肌训练器等，它的原理是利用视觉回馈三球提高的数量、呼吸孔大小的调整，渐进式地来增加呼吸肌的负担，达到加强呼吸肌的训练。呼吸肌的训练原理与抗阻性或称为等长肌力训练原理一样，都必须要靠着渐进阻力的方式，来增加呼吸肌肉的爆发力或耐力。然而有些研究表明，呼吸肌的训练并不会改善患者的呼吸功能或增加心肺适能，可能是疾病的种类、训练的模式、训练的时间长短影响了结果。

　　除了改善患者的呼吸肌力、耐力之外，四肢的运动训练，包括耐力、爆发力、柔韧度训练，也是肺部疾病患者提升运动功能不可或缺的训练项目。与心脏患者改善运动耐力的原理一样，胸腔疾病的患者在病情稳定之后，进行心肺功能检查，来作为运动强度训练的依据。其运动的处方如心脏康复训练一样，包括运动方式，也是采用四肢大肌肉群的有氧运动方式，例如跑步机、自行车、游泳等张运动训练；运动强度则考虑以中低强度开始，约为心肺功能测试出来最大强度的40%～60%，在改善之后，逐渐增加运动强度到中高强度（60%～85%）；运动的频率也是建议每周3～5次，以维持运动效益；运动时间再开始运动训练时，如果患者的耐力仍然不佳，建议先使用间歇性运动方式，每3～5 min的运动强度训练之后，有1～2 min的缓和运动，再逐渐增加运动目标强度时间、减少间歇的次数或时间，然而总运动训练强度时间最好都维持在约30 min，以确保运动训练效果。大约每8～12周，应该重复接受1次心肺功能检查，来确定患者训练效果是否达到目标，或是作为下一次运动训练强度的依据。抗阻训练方面，可以使用重训机器（器材）、支撑自己的体重或弹力带；建议频率每周2～3次，采用的阻力强度是1 RM的60%～70%；训练的肌肉群每次2～4组，每组8～12下。柔韧训练方面建议使用动态或静态的牵引或是本体感觉神经肌肉伸展运动每周2～3 d以上，如果能够每天都做更好；牵引的力量以感到紧绷或略为酸痛不适即可，过度的伸张产生的剧烈疼痛，可能造成肌肉肌腱拉伤，应避免；每个动作要维持伸张10～30 s，重复2～4组训练（表1.2.3）。

表1.2.3　肺脏疾病病情稳定期运动训练

运动训练	有氧	肌力	柔韧性
方式	行走、跑步、自行车等四肢大肌肉群等张收缩运动	渐渐增重之重力训练器材	针对四肢关节、躯干核心肌群、呼吸肌肉作伸展
强度	40%～85%最大摄氧率/自觉疲劳分级法11～13分	以约1 RM的60%～80%力量	伸展至肌肉肌腱酸紧但不致疼痛
时间	30～50 min，含5～10 min热身与缓和运动；开始以间歇性运动，逐渐增加连续时间	2～3组，每群肌肉各10～15次	每组肌肉维持10～20秒，各5次
频率	每周3～5次	每周2～3次	每周2～3次

　　3. 维持自我运动　　与心脏患者运动训练相似，经过训练的患者可以明显改善心肺适能，如果确认没有危险性，患者也达到训练的高峰期之后，可以在自己家中、住宅小区进行持续运动训练，以保持良好的心肺功能。运动训练的方式建议持续的呼吸运动训练，以保持良好的呼吸功能，以避免肺扩张不全或积留空气产生的肺炎。耐力训练方式可以采用自己习惯或喜欢的运动训练方式，强度、频率、时间都与前述一样。要告知患者回家后还要继续给自己维持性的抗阻训练、柔韧性运动训练。近年来也特别强调许多的变通训练方式，包括使用神经肌肉电刺激，将电击片贴在四肢的大肌肉群，以电流刺激产生肌肉收缩作训练。许多的研究发现，可以增加肌肉的耐力与爆发力，进而改善运动耐量，降低患者呼吸困难的严重度。也有学者提出使用太极拳训练，借由调节呼吸与控制四肢肌肉的收缩活动，可以改善运动功能与肺功能。部分学者也建议可以使用瑜伽训练，借由更佳的姿态与胸廓活动，来改善呼吸功能。长期的呼吸肌训练，虽然可以增加呼吸肌的肌力、改善运动耐量，进而提升生活质量与降低呼吸呼吸困难，但却有许多研究发现，呼吸肌的训练无法明显改善呼吸肌肉的爆发力与耐力。

第二节 运动治疗的安全性

运动训练对于潜在高危险的心肺疾病患者，首先要考虑的是安全性。Bailey 与 Morris 等研究发现，在 ICU 早期介入运动训练，对于患者不会产生更高的危险性，尤其是在管道脱落、产生伤害需要增加治疗或增加医疗费用与住院天数等重大事件上都没有不良影响。实时产生的异常心率、血压、血氧浓度、心电图反应，也都是在可以控制的范围内，患者不会因为早期运动训练介入而产生进一步的危害。在台湾奇美医学中心多年医院 ICU 运动训练的经验中，早期运动训练介入的患者，所产生的轻微事件包括异常血压反应、异常心跳反应、心律失常、心肌缺氧等，与观察组并没有显著差异；所产生的重大事件包括增加升压剂剂量、管道脱落、心肺复苏急救与死亡几乎都没有发生。在 ICU 住院的天数上，早期运动训练组反而可以减少住院天数。在稳定期的运动训练，包括有氧运动训练、抗阻运动训练、伸展运动训练、呼吸肌力训练，相关的研究都证实，这些训练并不会增加心肺疾病患者的风险，所产生的不良反应或事件也都没有比观察组高。2006 年，Pavy 等针对冠状动脉心脏疾病患者运动训练的研究发现，在 8484 次的心肺功能测试中，只有 1 位患者产生心脏相关事件，在 50 000 h 的运动训练中，只有一个心脏相关事件发生，在每百万小时的运动训练中只有 1.3 次的心脏停止发生。依照我个人临床的经验与专业的看法，要能够控制这些心肺患者接受运动训练所产生的危险性，应该要考虑下面几个重点。

一、运动治疗应基于疾病的病理生理变化

心肺康复的专业人员应该要熟悉相关心肺疾病的病理与生理变化，才能够随时掌控病情的进度，安排适当且不伤害患者的运动训练。

1. 心脏康复 常见的疾病是心肌梗死，依据 1936 年 Mallory 与 White 的病理报告，心肌梗死患者在发病的第 1 周会观察到梗塞处的心肌水肿，许多白细胞从血管中渗出，梗塞区域的心肌逐渐凋零与坏死，在这个时期，心肌无法做有效地收缩，而且可能会造成心脏电波传导的阻断，如果给予过大的运动量，增加心肌对于氧气的需求，可能会恶化，造成梗塞范围扩大，因此仅能接受轻微的活动，例如坐立、自理日常生活（如刷牙、洗脸、梳头发等），建议的运动强度不可以超过 2 METs。第 2 周则可以看到坏死的心脏细胞逐渐被白细胞吞噬清除，此时可以看到梗塞区有许多白细胞、巨噬细胞，但却看不到丰富的纤维细胞来填充。此时如果给予憋气式的活动（如排便）或强烈的活动，有可能会产生心脏动脉瘤或增加心肌负担，增大梗塞的范围。因此，要谨慎地安排运动内容，尤其要有相关的生命体征监测（如心电图、血压、血氧浓度）之下，及早发现危险征象，或是以血压、心电图、心率与血氧浓度对于运动反应，设定适度的运动量。此时患者比较适合的活动应该是变换姿势（卧到坐、坐到站）、呼吸运动、与适度的踏车运动。从第 3 周开始，在病理上会看到明显的结缔组织产生，这些含有高量细胞核的结缔组织会逐渐形成硬化且不含细胞核的瘢痕，逐步地把梗塞区域建立成收缩力不良（hypokinesia）的心脏瘢痕。这个时候可予逐渐增加强度的运动训练，对形成瘢痕的心脏肌肉可以产生良好重构的趋势，提高梗塞区心脏肌肉的延展性与单一方向性，降低未来心肌运动减弱的程度。此时心脏仍然处于高度恶化危险的时期，适度的运动量与危险的控制是有必要的，专业医生都会建议在有血压、心电图的监视之下给患者逐渐增加强度的等张性运动，例如行走、直立式自行车、上下阶梯运动。运动强度的控制多半建议以不超过休息心率每分钟增加 20 次的范围来运动，血压也都会建议控制在收缩压上升小于 40 mmHg 的变化下来训练患者。尤其不能产生更严重的心肌缺氧、或其他冠状动脉缺氧的事件，因此心电图中的 ST 段压低不得超过 2 mm 是能够接受的安全范围。如果运动的强度上升，会造成患者血压下降或是需要使用更多的升压剂，都是代表着患者产生无法代偿的心力衰竭，再增加运动量很容易会产生运动中的危险性。整个瘢痕组织的成熟，大约会在第 8 周，此时再发生心肌缺氧或严重心律失常的概率已经大大下降。但是由于急性期的不活动，产生的心脏功能减退，需要有测试生理反应依据的心肺功能检查来确定患者的最大心肺功能、无氧阈值、运

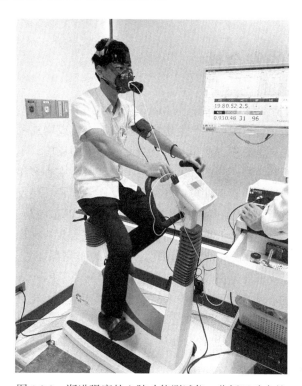

图 1.2.3　渐进强度的心肺功能测试仪，分析运动中的耗氧与产生二氧化碳的速率，用来决定无氧阈值的强度，以作为稳定期运动训练的依据

动中的不良反应（如心肌缺氧、心律失常、血压异常变化等），以作为心肌梗死稳定后之运动训练处方依据。专业人员会使用渐进强度的心肺功能测试设备（图1.2.3），并且分析运动中的耗氧与产生二氧化碳的速率，用来决定无氧阈值的强度，以作为稳定期运动训练的依据。有效的运动训练强度必须超过无氧阈，才能够产生建立更高心肺功能的效果。依照过去的研究发现，无氧阈值会落在最大强度的40%～60%，这也是为什么我们会建议心肺康复处方的运动强度要定在60%～85%的极限值。并且由于患者会经由运动训练提高其最大摄氧率与无氧阈值，定期的心肺功能检查，来确认运动训练效果与设定未来运动处方是有其必要的。其他的心脏疾病，例如瓣膜关闭不全或狭窄接受瓣膜置换手术、心力衰竭、心脏移植患者，也应该要考虑其实际的病理生理变化来安排运动训练。例如心脏手术的患者就应该要考虑伤口愈合的状态，是否影响患者的吸气，会导致换气不良而需要长期依赖呼吸机，因此要使用膈肌呼吸法来降低伤口痊愈前的疼痛，提升患者适当的换气，降低呼吸机的依赖。至于瓣膜置换手术或是心脏移植手术的组织愈合，通常都在1～2周之内，只要没有产生组织愈合不良的并发症，在愈合之后都可以进行逐渐增加运动强度的有氧运动训练。不同的手术常常要考虑不同的并发症，二尖瓣的瓣膜置换术，常见的是产生心律失常，因此利用心率来作为运动强度的设定往往不可行，需要以其他的生理变化来制定，例如自觉疲劳分级法，最好设立在有点累与不会太累之间（为11～14分）。心脏移植则要考虑急性与慢性的排斥反应，因此在运动训练中常常要注意患者是否有无法代偿的心力衰竭征象或是逐渐的心肌缺氧等表现，可能代表着患者已经出现排斥，症状严重还必须要终止运动训练，因此血压的测量与心电图的监测非常必要。心脏移植另外一个常见的生理变化是去神经化的心率表现。由于接受移植者不再借由自主神经来调节心率，而是由肾上腺素的内分泌激素来控制，休息时心率会比一般人高，运动训练心率的反应通常会比正常人慢2～3 min增加，因此在运动心肺功能测试或是运动强度的设定，都要考虑这个生理变化。

2. 至于肺脏疾病的患者，尤其是急性呼吸衰竭，首先要考虑的是传染性疾病的控制，治疗师更要能够先保护自己，才能够进行急性期的运动训练　最近流行的新冠肺炎传染力强，随着变种病毒的增加，传染力与重症者提升，病死率也增加。在ICU中的呼吸衰竭患者，当病情得到适当的控制，呼吸频率、给氧浓度、灌流呼吸道的呼吸机压力到达稳定的标准，才能够积极地协助患者运动训练。在稳定的条件之下，呼吸机才能够放在支持模式，或是改为高流量的鼻导管给氧，治疗师才有机会给予患者积极的康复治疗。在这个之前，多半给予调整患者体位、姿势，克服长期卧床所产生的体位性低血压，或是四肢被动关节活动，避免关节挛缩。近日的研究也指出，1 min的坐站测试如果会让患者的血氧浓度下降3%以上，或是患者休息时的氧气低于94%，即使患者意识清楚或没有不舒服的症状，也是要注意会有加重病情、产生严重低氧血症的可能。因此在急性期给予运动训练时，除了与心脏患者一样要关注患者的血压、心电图变化之外，更要注意血氧浓度的变化，期待能够及早注意到潜在的"快乐缺氧"危险。此外，为了提升氧合能力，新冠肺炎的患者特别被建议要俯卧治疗。然而俯卧治疗有很多的禁忌证，包括胸肋骨受伤、严重心力衰竭、过度肥胖患者、使用引流管患者、脑伤合并脑压过高者，都不适合维持俯卧的姿势。在患者能够稳定离开ICU之后，多半可以给予更积极的运动训练，只要有接受心肺功能测试，获取相关的数据作为运动处方的参考一般而言是没有太大的危险性。除非有怀疑肺高压或心脏引发的肺部并发症，给予运动训练不一定要在生命体征监测之下进行。如果有运动引发的低氧血症，可以考虑在训练中给予氧气，降低并发症发生的概率与肺高压的产生。

二、危险分层筛查

古人说，知己知彼，百战百胜。如果能够在进行心肺疾病患者运动训练之前，事先筛查其危险性，确认患者的安全，就可以大量降低运动训练中的危险。

1. 急性期的危险评估 在评估任何系统之前，首先应该确定患者的意识状态是否已经可以配合接受医疗人员简单的指令，RASS评估分数落在+1到-2，患者不至于意识不清或躁动不安而无法配合运动训练。此时我们认定为神经系统的稳定，才会进一步去评估心脏血管与呼吸系统。对于心脏疾病的患者，美国心肺康复医学会就有提出，患者在开始ICU运动训练之前，应该要确定患者是否已经停止胸闷胸痛或没有产生新的胸闷胸痛超过8 h；没有新的异常心电图，例如严重心律失常影响到心脏有效供血或产生新的区域ST段变化；患者不需要升压剂或不增加升压剂剂量超过2 h，也可以维持稳定的血压；患者也没有相关心脏缺氧衰竭的临床症状，例如胸闷胸痛、呼吸呼吸困难、虚弱无力、心悸等。我们就会把它定义为心脏血管系统稳定状态，此时适合启动心脏患者的运动训练。针对胸腔疾病入住ICU的患者，我们也会考虑他们的呼吸频率是否小于每分钟35次；呼吸机呼气正压已经要低于10 cmH$_2$O，氧浓度低于60%；血氧浓度维持在88%以上。如果合乎上述标准，我们就会认定呼吸系统在稳定的状态，可以启动胸腔患者早期运动训练（图1.2.4）。

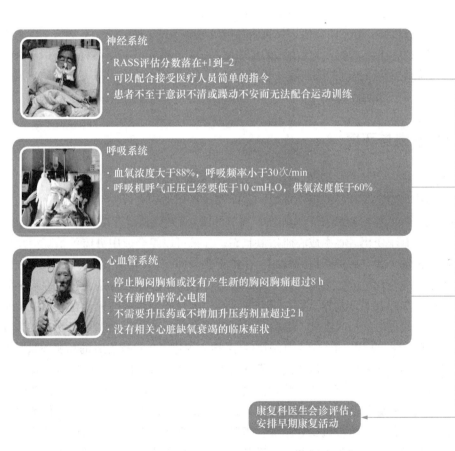

神经系统
· RASS评估分数落在+1到-2
· 可以配合接受医疗人员简单的指令
· 患者不至于意识不清或躁动不安而无法配合运动训练

呼吸系统
· 血氧浓度大于88%，呼吸频率小于30次/min
· 呼吸机呼气正压已经要低于10 cmH$_2$O，供氧浓度低于60%

心血管系统
· 停止胸闷胸痛或没有产生新的胸闷胸痛超过8 h
· 没有新的异常心电图
· 不需要升压药或不增加升压药剂量超过2 h
· 没有相关心脏缺氧衰竭的临床症状

康复科医生会诊评估，安排早期康复活动

图1.2.4 急性期心肺康复运动治疗的危险评估

2. 长期运动训练的危险评估 当患者经历急性监护救治之后，病情稳定可以离开医院开始运动训练时，应该要先接受完整的运动训练前评估。首先要了解患者的病史，包括过去是否有慢性疾病、使用药物种类、运动习惯与方式；进一步要做身体检查，包括患者的意识、神经系统、肌肉骨骼系统、呼吸系统、心血管系统，以确定适合的运动训练项目、找出潜在的危险因子。除了一般的常规检查，例如实验室检查、X光片、心电图、超声波等检查之外，应该要安排一次的心肺功能检查，找出患者运动训练中的危险因素，决定运动最大耗氧量率、无氧阈值、运动最大阻抗，可以作为制订运动处方的依据，也可以事先知道某一个运动强度之下的可能并发症。如果在心肺功能测试中发现了心律失常、心肌缺氧、血压异常反应、血氧浓度异常变化，就应该考虑在运动训练中加上血压、心电图、血氧浓度的监测，以确保运动训练的安全性。

三、培训优秀的专业团队

优秀专业人员的组成与培训是心肺康复治疗成功与否的最主要关键，这个团队往往包括专科医师、物理治疗师、作业治疗师、护士、营养师、心理治疗师等专业人员，他们必须要在治疗患者之前，充分地了解心肺疾病患者的解剖、生理病理、运动训练效应、危险因子控制、健康饮食专业知识、心理健康与戒烟方式，并且要具备心肺复苏培训证照与能力，才能够在各类心肺疾病患者运动治疗上提供患者实时到位的专业协助。他们也要能够彼此熟练掌握医疗运作流程并配合默契，让患者能够早期顺利接受运动训练，避免过早或延误患者运动训练的时机。对于心电监护设备的操作与解读也必须要有专业训练，知道如何或何时反映患者的病情变化。团队成员要随时更新相关的知识，并且以自己的文化背景与专业知识进一步做科学研究，开创各种不同疾病患者的治疗。在医院方面，要主动成立项目团队，让不同的专业，例如心脏内外科医师、胸腔科医师、重症专科医师、康复专科医师等熟悉标准作业流程，不要因为个人的英雄主义妨碍或延迟了患者的治疗权益。在中国台湾很多医疗院所已经有云端信息系统，AI人工智能系统来管控患者专业治疗合作的信息。如入住ICU患者的血压、血氧浓度、呼吸机的各项指标、心电图等监护设备组合确定患者病情稳定，就会在病历系统上提醒需要提请心肺康复专科医师来进行会诊评估，确定安排患者的早期运动治疗。在世界各国有许多的医院文化，过度强调英雄主义的医疗，尤其特别标榜明星医师的医院，相对而言，比较不容易促成有效专业团队的成立来协助心肺疾病患者的运动训练。

四、完善的训练设施与环境

古人云："工欲善其事，必先利其器。"前述的运动训练危险控制，就必须要有相应的心电血压监护仪，比较能够及时发现问题和风险。而且好的运动环境，才能够让运动训练有效安全地进行。运动训练的场所为了控制运动中的危险性（如前述），就需要具备血压、血氧浓度、心电图等监护设备，随时了解患者目前的生命体征，是否符合安全的血压变化、心率或心肌供氧状态，如果可以组合成中央监护系统，并且可以设立每位患者的安全生理反应范围，并且有提醒报警机制，在给予患者的运动训练时，在未产生重大危险之前，可以早期提醒专业人员是否应该调整或停止患者运动训练。过去也有学者比较有是否有监护系统的运动训练场所其患者危险概率、不良事件有明显差异。虽然机会并不高，但是心肺疾病的患者在运动训练时仍然需要备有标准急救设备，包括氧气提供、抽吸系统、除颤仪、呼吸道插管系统与完整急救药物，并且应该有专人负责维护、查验管理与更新（图1.2.5）。依照美国心肺康复医学会的建议，治疗患者的场所如果是在ICU中，建议可予于患者转位设备、协助患者维持坐位或站立平衡的辅具、让患者可以用上肢或下肢踩踏的运动设备，甚至辅助患者行走训练的悬吊系统，可以让治疗师在进行早期ICU活动时，有更好的工具来协助他们。如果已经是病情稳定，可以到心肺康复治疗室来接受运动训练，比较适当的设备要包括可量化运动强度的有氧运动训练仪器，例如直立式自行车、跑步机、划船机、爬梯等上下肢大肌肉群的等张运动训练器材。如果经费许可，在这里的监护设备尽量采用远距无线的监护设备，比较不会妨碍患者运动训练的进行。至于运动训练场地的高度、温度、湿度、明亮度也应该有完善的规划，场地的高度至少超过10英尺，患者比较不会有压迫感，运动训练的场地建议要宽广，可以让治疗师一目了然监控所有患者。运动训练的温度建议维持在21 ℃左右，湿度以不超过60%为佳（图1.2.6），让患者在运动训练中可以保持好地散热与排汗，可以提升训练中的安全性。

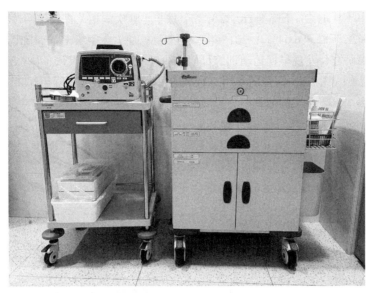

图 1.2.5 心肺疾病的患者在运动训练时需要配备有标准急救设备

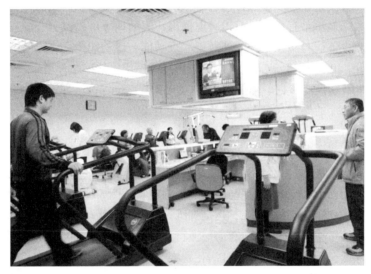

图 1.2.6 运动训练场地的高度、温度、湿度、明亮度也应该有完善的规划

第三节 运动治疗的效益

以下将心肺疾病患者的运动训练效益分为急性ICU运动训练效益与稳定期患者运动训练效益来作说明。

一、急性ICU运动训练效益

在许多作者的研究中发现，不论是心脏、呼吸疾病患者在ICU中提供早期的活动、运动训练，都不会增加患者的重大事件风险，反而可以带来许多效益，包括患者使用呼吸机的天数、急性医疗的费用、出院后3 d再急诊或14 d再住院的比例，甚至死亡率都有明显下降。2019年，国际康复医学会年会上周氏、陈氏等人就提出，在相同疾病严重程度的ICU心肌梗死患者研究中，早期的运动训练不会产生管道脱落、需要急救或产生死亡的重大事件，并且可以减少3 d再急诊率（从13.4%下降至5.1%）、14 d再入院率（从10.7%下降至3.7%）、6个月的心脏疾病相关再入院率（从41.7%下降至16.7%）、6个月非心脏疾病相关再住院率（从43.9%下降至20.9%）、3年内的病死率（从10.86%下降至6.64%）；2017年，美国康复医学会年会上周、陈氏针对急性呼吸衰竭入住ICU患者做运动训练效果研究，发现早期运动训练可以减少呼吸机的使用天数（从6.3 d下降至4.5 d）、住ICU的天数（从10.0 d下降至6.1 d）、减少医疗的费用（从平均每人10 967美元下降至6200美元），提升了计划性拔管率（从92.0%上升至95.1%）、员工的成就感与家属的信赖度。执行当中也没有产生管道脱落、患者跌倒等重大事件。2019年，在另外一个针对慢性阻塞性肺病发生急性呼吸衰竭的研究中，周、赖氏等人发现，早期运动训练组的患者住ICU平均可以减少3.4 d（从9.2 d下降至5.8 d）。2008年，Morris等人的研究也发现，早期的ICU运动训练可以让69%的患者离开ICU即可行走30 m以上，减少ICU的平均住院天数（从6.9 d降至5.5 d），提升其独立自主活动功能（从35%上升至59%）、巴氏量表分数（从55分上升至75分），患者可以拥有更高的存活概率（OR 1.77）。

二、稳定期患者运动训练效益

过去学者对于运动训练的效果已经有一些共识，美国运动咨询委员会在2008年提出，运动训练可以降低病死率、改善心肺功能、改善代谢的健康程度、降低体重、降低肥胖，对于骨骼关节或肌肉均有好处，也可以降低结肠癌与乳腺癌的发生，还可改善压力与忧郁。虽然目前对于体重的维持或焦虑、认知、睡眠质量改善的证据不足，但也有数据显示是有益的。ACRM也提出，运动训练可以改善心脏血管与呼吸功能、降低心血管疾病的危险因子、减少罹病与病死率，此外对于心理功能、运动能力、工作效率均有相对好处，也可以减少老年人的跌倒与损伤。2006年，Lear等人针对心脏康复的广泛生活形态管理介入效应中指出，运动训练可以改善患者的总胆固醇、低密度脂蛋白、降低收缩压。2017年，Sunamura等针对急性心肌梗死接受心导管治疗后的患者，有运动训练治疗的患者10年的存活率可以上升39%。以下将运动训练分述心脏与呼吸运动训练效应。

1. 心脏运动训练效益　在生理方面，运动训练可以提升最大耗氧量、肌肉与肌耐力，可以增加血液纤维蛋白溶解活性、降低血小板凝集性，减少血管栓塞，降低血中肾上腺素浓度与血管炎症指数，并且提高心肌血流灌注。症状方面，运动训练可以减少心绞痛与心力衰竭的症状，例如胸闷胸痛与运动呼吸困难，让患者能够适应增加活动量时的耐受力。在解剖结构方面，运动训练可以降低冠状动脉的阻塞程度。心理方面，运动训练可以减少焦虑与沮丧，提升患者的自信心和自尊心。流行病学方面，运动训练可以降低非致死性心肌梗死，可以提升血管内皮功能，降低全因性死亡率与心脏病死亡率。在控制危险因子方面，运动训练也可以减少吸烟率、降低胆固醇、降低三酸甘油酯、减少肥胖、降低血压、降低胰岛素抵抗及血糖。对于左室射血分数是否能够因为运动训练而改善，目前曾有许多不一样的看法，以前的研究大多请倾向无法改善，但是近年来的研究却发现，运动训练可以明显改善左室射血分数。回顾与探讨之间的差异，多半在于是否能够早期运动训练介入，可能因为心肌的重构效应必须要在梗塞心肌或急性疾病发作时造成的心肌损伤完全恢复之前，就施行有效改善心脏活动的运动训练，避免等到心脏瘢痕成熟之后，这时就不容易改变心肌运动减弱，因此也就不容易改善左室射血分数。从推动早期ICU运动训练之后，所发表的研究成果，才有比较多的比率可以改善左室射血分数并得到佐证。

2. 呼吸运动训练效益　肺脏疾病的患者接受运动训练与心脏疾病患者相同，在生理、心理、流行病学、危险因子控制方面都有相同的效益。呼吸运动训练可以改善患者活动引发的呼吸困难，提高患者对于低氧状态时的适应与运动耐力，并改善其症状。适度的呼吸运动，也可以减少肺中痰液、降低呼气的困难、减少呼吸的阻力，进而改善呼吸道的畅通，在呼吸系统结构方面改善占有重要的角色。呼吸肌力的训练，也是让患者感到轻松呼吸、减少忧郁紧张、提升自信心的重要方式。

近年来在运动与基因结构上的相关性研究中，有许多的研究也发现，长期运动训练会改善基因的结构，可以让人类染色体倾向于更高摄氧能力的族群排列方式，应该值得更进一步地研究。

三、存在问题

对于心脏或肺部疾病的患者而言，运动治疗是康复医疗的一部分，借由对于运动生理学的了解与运用，可以在不同的时期给予患者适当的治疗。早期的心脏与肺脏疾病的患者，都必须要在能够控制危险的条件下，尽早给予患者需要的运动治疗，才能避免因为长期卧床、不活动所造成的ICU获得性虚弱，一方面运动治疗的施行不会增加危险性，例如管道脱落、跌倒或需要急救；另一方面可以带来相当多的益处，例如增加患者的运动功能、减少再住院与再急诊、降低病死率、改善心肌的重构。稳定期之后，在适当的心肺功能评估之下，给予适合患者的运动处方，包括四肢肌力及耐力运动训练、呼吸肌训练、呼吸再训练、其他辅助训练，长期效果是可以改善患者的生理状态、心理健康，并且可以提升患者的日常生活独立性。然而在许多国家的医疗体系中，以运动治疗为基础的物理治疗却很难充分实践，追究其原因不外乎如下：

1. 患者与家属的认知错误与不足 许多心肺疾病患者经过与生命搏斗的医疗过程后，均认为好不容易能够稳定生命，都不愿意再冒险来接受运动训练，或是认为运动训练并不是必要的。有些患者或家属因为就医的不便、安排运动训练的麻烦与耗费时间，常常在出院后就停止了下一阶段的运动训练，导致长期的运动功能不佳。在中国台湾即使有相当多的医疗质量改善计划方案，针对心脏和肺脏疾病患者提升医疗质量的促进下，仍然有很高比例的患者不愿意再回到门诊接受运动训练。有统计显示，住院中接受运动训练的患者可以高达九成以上，但是大约只有一至两成的患者会回到门诊接受第二阶段的运动训练，使患者失去获得更好运动功能提升的机会。

2. 专业医疗的传统错误观念 直至现今，仍然有许多治疗心肺疾病的医生，保持着传统错误的观念，认为患者应该要多休息，以提供恢复的机会、避免过度的活动造成危险，因此早期活动或运动在许多国家的医院都被摒除在急性治疗的项目之内，患者由此留下很多急性期的并发症，导致长期多年的运动功能不良，甚至缩短他们的存活时间。即使是美国，在1950年代之前，心脏科医生对于急性心肌梗死患者的处方仍然是以"绝对卧床"为优先。许多ICU的专科医师，往往认为早期的活动有可能造成管路的滑脱、生命危险，往往禁止康复科医生的介入与合作。这些医生在患者出院时，多半不会再安排患者所需要的运动训练，也因此失去了改善这些患者长期心肺功能的机会。

3. 医院文化的阻碍限制 各国或各地区的医院文化有其发展的背景，依照研究统计发现，崇尚英雄主义的医疗文化，讲求高超的手术医疗技术来救治患者的生命，通常就不太重视团队合作，因此康复医疗团队介入就不在考虑之列，很难考虑患者的最大利益，安排其他科室的医疗介入，因此运动训练就不容易获取。更不要提及是否能够配备好相关的完整运动训练设备，这些设备还需要包括心电监护仪、定量的运动器材、急救设备等。

4. 医疗保险的提供不足 并不是每个国家都有推行国家健康保险制度，或是这些健康与医疗保险给付不涵盖心肺康复治疗，因此要提供长期的运动训练，由于相关的医疗费用不低，会变成患者长期的负担，因而造成康复医疗的可行性下降，心肺疾病的患者无法取得适当的运动训练。

5. 专业运动治疗医疗团队的缺乏 往往在没有医疗资源充足的地方，要推行专业的运动治疗康复团队是不容易的，相关人员的培训，包括专业、知识、技术等培训更难达成，专业的运动治疗团队更需要长期的配合与合作，才能建立好良好的标准作业流程与默契，在提供患者运动治疗上才能适时到位。在遇到治疗困难或突发状况的时候，才能互相配合、支持。以上这些困难，往往阻碍了心肺疾病患者接受运动锻炼的契机，有待我们努力去改善，才能有效地推广以运动治疗为基础的物理治疗实践。

结　语

由于心肺疾病的患者多半有一定的危险性，在运动训练时要先确认其安全性，才能够确保患者生命稳定。

此外，每一项不同的运动治疗都有其运动生理的基础，施行时所改善的生理机能也各有不同。心肺康复从业者都应该在兼顾患者安全之下，提供适当有效的运动训练，来改善患者的心肺功能，进而预防疾病的复发。

（台湾台南奇美医院　周伟倪）

参考文献

［1］　Amorim H, Cadilha R, Parada F, et al. 'Progression of aerobic exercise intensity in a cardiac rehabilitation program' [J]. Rev Port Cardiol (Engl Ed), 2019, 38: 281-286.

［2］　Anderson L, Nguyen T T, Dall C H, et al. 'Exercise-based cardiac rehabilitation in heart transplant recipients [J]. Cochrane Database Syst Rev; 2017, 4: Cd012264.

［3］　Anderson L, Oldridge N, Thompson D R, et al. Exercise-Based Cardiac Rehabilitation for Coronary Heart Disease: Cochrane Systematic Review and Meta-Analysis [J]. J Am Coll Cardiol, 2016, 67: 1-12.

［4］　Bailey P, Thomsen G E, Spuhler V J, et al. Early activity is feasible and safe in respiratory failure patients [J]. Crit Care Med, 2007, 35: 139-145.

［5］　Baptistella A R, Sarmento F J, da Silva K R, et al. Predictive factors of weaning from mechanical ventilation and extubation outcome: A systematic review [J]. J Crit Care, 2018, 48: 56-62.

［6］　Bhatt A S, Ambrosy A P, and Velazquez E J. 'Adverse Remodeling and Reverse Remodeling After Myocardial Infarction [J]. Curr Cardiol Rep, 2017, 19: 71.

［7］　Bianchi C, Grandi M, and Felisari G. Efficacy of glossopharyngeal breathing for a ventilator-dependent, high-level tetraplegic patient after cervical cord tumor resection and tracheotomy [J]. Am J Phys Med Rehabil, 2004, 83: 216-219.

［8］　Borg, G. A. Psychophysical bases of perceived exertion [J]. Med Sci Sports Exerc, 1982, 14: 377-381.

［9］　Bravo-Escobar R A, González-Represas A M, Gómez-González, A. et al. Effectiveness and safety of a home-based cardiac rehabilitation programme of mixed surveillance in patients with ischemic heart disease at moderate cardiovascular risk: A randomised, controlled clinical trial' [J]. BMC Cardiovasc Disord, 2017, 17: 66.

［10］　Brouwers R W M, van Exel H J, van Hal J M C, et al. Cardiac telerehabilitation as an alternative to centre-based cardiac rehabilitation [J]. Neth Heart J, 2020, 28: 443-451.

［11］　Cameron-Tucker H L, Wood-Baker R, Owen C, et al. Chronic disease self-management and exercise in COPD as pulmonary rehabilitation: a randomized controlled trial [J]. Int J Chron Obstruct Pulmon Dis, 2014, 9: 513-523.

［12］　Chen R C, Li X Y, Guan L L, et al. Effectiveness of neuromuscular electrical stimulation for the rehabilitation of moderate-to-severe COPD: a meta-analysis [J]. Int J Chron Obstruct Pulmon Dis, 2016, 11: 2965-2975.

［13］　Cheng, Y Y, Chen C M, Huang W C, et al. 'Rehabilitation programs for patients with COronaVIrus Disease 2019: consensus statements of Taiwan Academy of Cardiovascular and Pulmonary Rehabilitation [J]. J Formos Med Assoc, 2021, 120: 83-92.

［14］　Chou W, Lai C C, Cheng K C, et al. Effectiveness of early rehabilitation on patients with chronic obstructive lung disease and acute respiratory failure in intensive care units: A case-control study [J]. Chron Respir Dis, 2019, 16: 1479973118820310.

［15］　Clark R A, Conway A, Poulsen V, et al. Alternative models of cardiac rehabilitation: a systematic review [J]. Eur J Prev Cardiol, 2015, 22: 35-74.

［16］　Corcoran J R, Herbsman J M, Bushnik T, S. et al. Early Rehabilitation in the Medical and Surgical Intensive Care Units for Patients With and Without Mechanical Ventilation: An Interprofessional Performance Improvement Project [J]. Pm r, 2017, 9: 113-119.

［17］　Cornish A K, Broadbent S, and Cheema B S. Interval training for patients with coronary artery disease: a systematic review [J]. Eur J Appl Physiol, 2011, 111: 579-589.

［18］　Desveaux L, Lee A, Goldstein R, et al. Yoga in the Management of Chronic Disease: A Systematic Review and Meta-analysis [J]. Med Care, 2015, 53: 653-661.

［19］　Doiron K A, Hoffmann T C, and Beller E M. Early intervention (mobilization or active exercise)for critically ill adults in the intensive care unit [J]. Cochrane Database Syst Rev, 2018, 3: Cd010754.

［20］　Dowman L, Hill C J, and Holland A E. Pulmonary rehabilitation for interstitial lung disease [D]. Cochrane Database Syst

Rev: 2014, Cd006322.

［21］ Dubb R, Nydahl P, Hermes C, et al. Barriers and Strategies for Early Mobilization of Patients in Intensive Care Units [J]. Ann Am Thorac Soc, 2016, 13: 724-730.

［22］ Dun Y, Smith J R, Liu S, et al. High-Intensity Interval Training in Cardiac Rehabilitation [J]. Clin Geriatr Med, 2019, 35: 469-487.

［23］ Effron M B. Effects of resistive training on left ventricular function [J]. Med Sci Sports Exerc, 1989, 21: 694-697.

［24］ Eidenberger M, and Nowotny S. Inspiratory muscle training in patients with Amyotrophic Lateral Sclerosis: A systematic review [J]. NeuroRehabilitation, 2014, 35: 349-361.

［25］ Ferreira G D, Costa A C, Plentz R D, et al. Respiratory training improved ventilatory function and respiratory muscle strength in patients with multiple sclerosis and lateral amyotrophic sclerosis: systematic review and meta-analysis [J]. Physiotherapy, 2016, 102: 221-228.

［26］ Garvey C, Carlin B, and Raskin J. Program organization in pulmonary rehabilitation [J]. Clin Chest Med, 2014, 35: 423-428.

［27］ Ghannem M, and Ghannem L, Rehabilitation of valvular patient [J]. Ann Cardiol Angeiol (Paris), 2019, 68: 490-498.

［28］ Gloeckl R, Schneeberger T, Jarosch I, et al. Pulmonary Rehabilitation and Exercise Training in Chronic Obstructive Pulmonary Disease [J]. Dtsch Arztebl Int, 2018, 115: 117-123.

［29］ Grazioli E, Dimauro I, Mercatelli N, et al. Physical activity in the prevention of human diseases: role of epigenetic modifications [J]. BMC Genomics, 2017, 18: 802.

［30］ Guiraud T, Labrunée M, Besnier F, et al. Whole-body strength training with Huber Motion Lab and traditional strength training in cardiac rehabilitation: A randomized controlled study [J]. Ann Phys Rehabil Med, 2017, 60: 20-26.

［31］ Gutierrez G. Artificial Intelligence in the Intensive Care Unit [J]. Crit Care, 2020, 24: 101.

［32］ Hannan A L, Harders M P, Hing W, et al. Impact of wearable physical activity monitoring devices with exercise prescription or advice in the maintenance phase of cardiac rehabilitation: systematic review and meta-analysis [J]. BMC Sports Sci Med Rehabil, 2019, 11: 14.

［33］ Hashem M D, Parker A M, and Needham D M. Early Mobilization and Rehabilitation of Patients Who Are Critically Ill [J]. Chest, 2016, 150: 722-731.

［34］ Haskell W L, Lee I M, Pate R R, et al. 'Physical activity and public health: updated recommendation for adults from the American College of Sports Medicine and the American Heart Association [J]. Circulation, 2007, 116: 1081-1093.

［35］ Huang S C, Wong M K, and Wang J S. Systemic hypoxia affects cardiac autonomic activity and vascular hemodynamic control modulated by physical stimulation [J]. Eur J Appl Physiol, 2009, 106: 31-40.

［36］ Huonker M, König D, and Keul J. Assessment of left ventricular dimensions and functions in athletes and sedentary subjects at rest and during exercise using echocardiography, Doppler sonography and radionuclide ventriculography [J]. Int J Sports Med, 1996, 17 Suppl 3: S173-9.

［37］ Ji H, Fang L, Yuan L, et al. Effects of Exercise-Based Cardiac Rehabilitation in Patients with Acute Coronary Syndrome: A Meta-Analysis [J]. Med Sci Monit, 2019, 25: 5015-5027.

［38］ Jolley S E, Bunnell A E, Hough C L. ICU-Acquired Weakness [J]. Chest, 2016, 150: 1129-1140.

［39］ Kavanagh, T. Exercise rehabilitation in cardiac transplantation patients: a comprehensive review [J]. Eura Medicophys, 2005, 41: 67-74.

［40］ Kirolos I, Yakoub D, Pendola F, et al. Cardiac physiology in post myocardial infarction patients: the effect of cardiac rehabilitation programs-a systematic review and update meta-analysis [J]. Ann Transl Med, 2019, 7: 416.

［41］ Löllgen H, and Leyk D. Exercise Testing in Sports Medicine [J]. Dtsch Arztebl Int, 2018, 115: 409-416.

［42］ Lai C C, Chou W, Chan K S, et al. Early Mobilization Reduces Duration of Mechanical Ventilation and Intensive Care Unit Stay in Patients With Acute Respiratory Failure [J]. Arch Phys Med Rehabil, 2017, 98: 931-939.

［43］ Lancellotti P, Ancion A, and Piérard L. Cardiac rehabilitation, state of the art 2017 [J]. Rev Med Liege, 2017, 72: 481-487.

［44］ Lang J K, Paykel M S, Haines K J, et al. Clinical Practice Guidelines for Early Mobilization in the ICU: A Systematic Review [J]. Crit Care Med, 2020, 48: e1121-e28.

［45］ Lear S A, Spinelli J J, Linden W, et al. [J]. 'The Extensive Lifestyle Management Intervention (ELMI) after cardiac rehabilitation: a 4-year randomized controlled trial' [J]. Am Heart J, 2006, 152: 333-339.

［46］ Liu X, Fu C, Hu W, et al. The effect of Tai Chi on the pulmonary rehabilitation of chronic obstructive pulmonary disease: a systematic review and meta-analysis [J]. Ann Palliat Med, 2021, 10: 3763-3782.

[47]　Mampuya W M. Cardiac rehabilitation past, present and future: an overview [J]. Cardiovasc Diagn Ther, 2012, 2: 38-49.

[48]　Markovitz G H, and Cooper C B. Rehabilitation in non-COPD: mechanisms of exercise limitation and pulmonary rehabilitation for patients with pulmonary fibrosis/restrictive lung disease [J]. Chron Respir Dis, 2010, 7: 47-60.

[49]　Medrinal C, Combret Y, Prieur G, et al. Comparison of exercise intensity during four early rehabilitation techniques in sedated and ventilated patients in ICU: a randomised cross-over trial [J]. Crit Care, 2018, 22: 110.

[50]　Meurin P, and Pavy B. Benefits and risks of exercise training in coronary artery disease patients [J]. Ann Cardiol Angeiol (Paris), 2006 55: 171-177.

[51]　Mezzani A. Cardiopulmonary Exercise Testing: Basics of Methodology and Measurements [J]. Ann Am Thorac Soc, 2017, 14: S3-S11.

[52]　Mezzani A, Hamm L F, Jones A M, et al. Aerobic exercise intensity assessment and prescription in cardiac rehabilitation: a joint position statement of the European Association for Cardiovascular Prevention and Rehabilitation, the American Association of Cardiovascular and Pulmonary Rehabilitation and the Canadian Association of Cardiac Rehabilitation [J]. Eur J Prev Cardiol, 2013, 20: 442-467.

[53]　Miranda Rocha A R, Martinez B P, Maldaner da Silva V Z, et al. Early mobilization: Why, what for and how [J]? Med Intensiva, 2017, 41: 429-436.

[54]　Moreira J B N, Wohlwend M, Fenk S, et al. Exercise Reveals Proline Dehydrogenase as a Potential Target in Heart Failure [J]. Prog Cardiovasc Dis, 2019, 62: 193-202.

[55]　Morris P E, Griffin L, Berry M, et al. Receiving early mobility during an intensive care unit admission is a predictor of improved outcomes in acute respiratory failure [J]. Am J Med Sci, 2011, 341: 373-377.

[56]　Needham D M, Korupolu R, Zanni J M, et al. Early physical medicine and rehabilitation for patients with acute respiratory failure: a quality improvement project [J]. Arch Phys Med Rehabil, 2010, 91: 536-542.

[57]　Nygren-Bonnier M, Wahman K, Lindholm P, et al. Glossopharyngeal pistoning for lung insufflation in patients with cervical spinal cord injury [J]. Spinal Cord, 47: 2009, 418-422.

[58]　Oates G R, Niranjan S J, Ott C, et al. Adherence to Pulmonary Rehabilitation in COPD: A qualitative exploration of patient perspectives on barriers and facilitators [J]. J Cardiopulm Rehabil Prev, 2019, 39: 344-349.

[59]　Ozemek C, Berry M J, and Arena R. A Review of Exercise Interventions in Pulmonary Arterial Hypertension and Recommendations for Rehabilitation Programing [J]. J Cardiopulm Rehabil Prev, 2019, 39: 138-145.

[60]　Podlogar M A C, and Dolansky M A. Cardiac Rehabilitation as Part of Management in Postacute Care: Opportunities for Improving Care [J]. Clin Geriatr Med, 2019, 35: 561-569.

[61]　Price K J, Gordon B A, Bird S R, et al. A review of guidelines for cardiac rehabilitation exercise programmes: Is there an international consensus [J] Eur J Prev Cardiol, 2016, 23: 1715-1733.

[62]　Qadri S K, Ng P, Toh T S W, et al. Critically Ill Patients with COVID-19: A Narrative Review on Prone Position [J]. Pulm Ther, 2020, 6: 233-246.

[63]　Ramos Dos Santos P M, Aquaroni Ricci N, Aparecida Bordignon Suster É, et al. Effects of early mobilisation in patients after cardiac surgery: a systematic review [J]. Physiotherapy, 2017, 103: 1-12.

[64]　Rawstorn J C, Ball K, Oldenburg B, et al. Smartphone Cardiac Rehabilitation, Assisted Self-Management Versus Usual Care: Protocol for a Multicenter Randomized Controlled Trial to Compare Effects and Costs Among People With Coronary Heart Disease [J]. JMIR Res Protoc, 2020, 9: e15022.

[65]　Reid W D, and Samrai B. Respiratory muscle training for patients with chronic obstructive pulmonary disease [J]. Phys Ther, 1995, 75: 996-1005.

[66]　Richardson C R, Franklin B, Moy M L, et al. Advances in rehabilitation for chronic diseases: improving health outcomes and function [J]. BMJ. 201; 9365: 12191.

[67]　Ries A L, Bauldoff G S, Carlin B W, et al. Pulmonary Rehabilitation: Joint ACCP/AACVPR Evidence-Based Clinical Practice Guidelines [J]. Chest, 2007, 131: 4s-42s.

[68]　Santos-Gallego C G, Garcia-Ropero A, Mancini D, et al. Rationale and Design of the EMPA-TROPISM Trial (ATRU-4): Are the "Cardiac Benefits" of Empagliflozin Independent of its Hypoglycemic Activity [J] Cardiovasc Drugs Ther, 2019, 33: 87-95.

[69]　Santos C, Rodrigues F, Santos J, et al. Pulmonary Rehabilitation in COPD: Effect of 2 Aerobic Exercise Intensities on

Subject-Centered Outcomes—A Randomized Controlled Trial [J]. Respir Care, 2015, 60: 1603-1609.

[70] Shenoy M A, and Paul V. 'Pulmonary Rehabilitation. [M]. in, *StatPearls* (StatPearls Publishing Copyright © 2021, StatPearls Publishing LLC. : Treasure Island (FL), 2021.

[71] Sibilla A, Nydahl P, Greco N, et al. Mobilization of Mechanically Ventilated Patients in Switzerland [J]. J Intensive Care Med, 2020, 35: 55-62.

[72] Siddiq M A B, Rathore F A, Clegg D, et al. Pulmonary Rehabilitation in COVID-19 patients: A scoping review of current practice and its application during the pandemic [J]. Turk J Phys Med Rehabil, 2020, 66: 480-494.

[73] Silber T C, Tweet M S, Bowman M J, et al. Cardiac rehabilitation after spontaneous coronary artery dissection [J]. J Cardiopulm Rehabil Prev, 2015, 35: 328-333.

[74] Simonson T S, Baker T L, Banzett R B, et al. Silent hypoxaemia in COVID-19 patients [J]. J Physiol, 2021, 599: 1057-1065.

[75] Singh A, Khanna P, and Sarkar S. High-Flow Nasal Cannula, a Boon or a Bane for COVID-19 Patients? An Evidence-Based Review [J]. Curr Anesthesiol Rep: 2021, 1-6.

[76] Spruit M. A. Pulmonary rehabilitation [J]. Eur Respir Rev, 2014, 23: 55-63.

[77] Stringer W, and Marciniuk D. The Role of Cardiopulmonary Exercise Testing (CPET)in Pulmonary Rehabilitation (PR)of Chronic Obstructive Pulmonary Disease (COPD)Patients [J]. Copd, 2018, 15: 621-631.

[78] Sunamura M, Ter Hoeve N, Geleijnse ML, et al. Cardiac rehabilitation in patients who underwent primary percutaneous coronary intervention for acute myocardial infarction: determinants of programme participation and completion [J]. Neth Heart J, 2017, 25: 618-628.

[79] Talman V, and Ruskoaho H. Cardiac fibrosis in myocardial infarction-from repair and remodeling to regeneration [J]. Cell Tissue Res, 2016, 365: 563-581.

[80] Thomas R J, Beatty A L, Beckie T M, et al. Whooley. Home-Based Cardiac Rehabilitation: A Scientific Statement From the American Association of Cardiovascular and Pulmonary Rehabilitation, the American Heart Association, and the American College of Cardiology [J]. J Am Coll Cardiol, 2019, 74: 133-153.

[81] Thomas R J, King M, Lui K, et al. AACVPR/ACCF/AHA 2010 Update: Performance Measures on Cardiac Rehabilitation for Referral to Cardiac Rehabilitation/Secondary Prevention Services Endorsed by the American College of Chest Physicians, the American College of Sports Medicine, the American Physical Therapy Association, the Canadian Association of Cardiac Rehabilitation, the Clinical Exercise Physiology Association, the European Association for Cardiovascular Prevention and Rehabilitation, the Inter-American Heart Foundation, the National Association of Clinical Nurse Specialists, the Preventive Cardiovascular Nurses Association, and the Society of Thoracic Surgeons [J]. J Am Coll Cardiol, 2010, 56: 1159-1167.

[82] Tian Y, Deng P, Li B, et al. Treatment models of cardiac rehabilitation in patients with coronary heart disease and related factors affecting patient compliance [J]. Rev Cardiovasc Med, 2019, 20: 27-33.

[83] Tibaut M, Mekis D, and Petrovic D. Pathophysiology of Myocardial Infarction and Acute Management Strategies [J]. Cardiovasc Hematol Agents Med Chem, 2017, 14: 150-159.

[84] Vanhorebeek I, Latronico N, and Van den Berghe G. 'ICU-acquired weakness' [J]. Intensive Care Med, 2020, 46: 637-653.

[85] White P D, Mallory G K, and Salcedo-Salgar J. 'The Speed of Healing of Myocardial Infarcts' [J]. Trans Am Clin Climatol Assoc, 1936, 52: 97-104. 1.

[86] Wouters E F M, Wouters B, Augustin I M L, et al. Personalised pulmonary rehabilitation in COPD [J]. Eur Respir Rev, 2018, 27 (147): 170125.

[87] Zeng Y, Jiang F, Chen Y, et al. Exercise assessments and trainings of pulmonary rehabilitation in COPD: a literature review [J]. Int J Chron Obstruct Pulmon Dis, 2018, 13: 2013-2023.

[88] Zheng K, Sarti A, Boles S, et al. Impressions of Early Mobilization of Critically Ill Children-Clinician, Patient, and Family Perspectives [J]. Pediatr Crit Care Med, 2018, 19: e350-e57.

[89] Zullo M D, Dolansky M A, Josephson R A, et al. Older Adult Attendance in Cardiac Rehabilitation: impact of functional status and postacute care after acute myocardial infarction in 63092 medicare beneficiaries [J]. J Cardiopulm Rehabil Prev, 2018, 38: 17-23.

第三章
物理治疗学基础——心肺系统的氧运输

引　言

　　本章节对氧气运输系统（包括其途径及步骤）进行了详细介绍，提供了心肺物理治疗的概念基础。氧气运输是生命活动的基础，而物理治疗是针对受损的氧气运输或心肺功能障碍患者的首选方法。

　　氧气运输对于生命运动及日常生活是必不可少的，这与《国际功能、残疾和健康分类》的观点相吻合。最大限度地提高氧气运输的效率，能为人体提供最佳的运动和独立性，是保证生命活动和生活质量的基础。不管工作是否为临床领域，氧气运输始终是物理治疗师关注的核心，包括氧气不足和影响氧气运输的因素。鉴于物理治疗师能够直接地接触患者及与生活方式相关的疾病有越来越流行的趋势，而它们直接或间接地影响着氧气的运输，因此，关注氧气运输对物理治疗师来说就显得尤其重要。

　　心肺物理治疗能逆转或减缓侵入性氧气运输的非侵入性措施，从而可以消除、延迟或减少医学干预的必要，如辅助供氧、气管插管、机械通气、吸痰、支气管镜检胸腔引流、外科手术和药物治疗。为实现这些目标，物理治疗师必须充分地评估氧气运输能力并制定最佳的干预措施。只有充分掌握氧气运输及其影响因素，才能够制订出最佳方案。

第一节　氧气运输的基础与途径

　　氧气运输是指充满氧气的血液流动到外周组织、细胞摄取氧气、氧气在组织内的利用以及氧饱和度降低的血液流回肺部的过程。氧气运输的基本步骤、功能及相互依赖关系如下所述。影响氧气运输的因素有：继发于体位变换的自重应力，继发于肌肉工作时需氧量增加的运动压力，情绪应激及觉醒。为了精确评估并治疗缺氧，对这些影响因素的透彻理解显得尤为重要。

　　氧气运输途径包括了从外界空气到外周组织中动脉血气的灌注的多个步骤（图 1.3.1）。氧气运输是心肺功

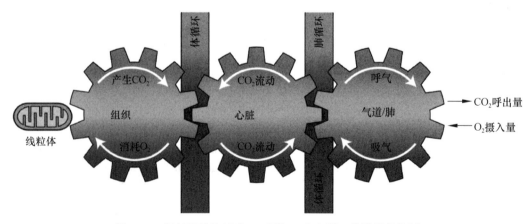

图 1.3.1　氧气运输的基础——通气‐心血管‐代谢偶联机制

（改编自：Wasserman KK, et al. Principles of exercise testing and interpretation including pathophysiology and clinical applications, 4th ed, Philadelphia, 2005, Lippincott Williams & Wilkins.）

能概念化的基础，也是诊断和治疗心肺功能障碍的基础。氧气运输的变量包括氧输送（oxygen delivery，D_{O_2}）、耗氧量（oxygen consumption，V_{O_2}）和氧摄取率（oxygen evolution reaction，OER）以及利用系数。需氧量是指细胞有氧代谢的需要量，通常由 V_{O_2} 决定。但是，如果心肺疾病破坏氧气运输，V_{O_2} 可能无法满足机体的氧气需求。氧气运输的变量，包括 D_{O_2}、V_{O_2} 和 OER（图 1.3.2）。D_{O_2} 由气体氧含量和心输出量决定，V_{O_2} 由动静脉氧含量差和心输出量决定，氧摄取率由 D_{O_2} 和 V_{O_2} 比值决定。氧气运输反映了其运输途径的组成部分，其测量指标见表 1.3.1。

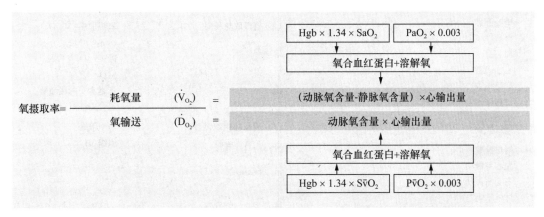

图 1.3.2 决定氧输送（D_{O_2}）、耗氧量（V_{O_2}）和氧提取率（OER）的公式

（改编自：Epstein CD, et al. Oxygen transport variables in the identification and treat- ment of tissue hypoxia, Heart Lung 22: 328-348, 1993.）

表 1.3.1 氧气运输各步骤的功能测量指标

变量	测量指标	变量	测量指标
通气控制	气道闭合压（PO.1）（呼吸中枢驱动的指标）	肺部变量	分钟通气量
	缺氧或高碳酸血症的通气反应		潮气量
	PaO_2 和 SaO_2 的运动反应		呼吸频率
吸气	肺泡氧分压		无效腔气量
	肺泡二氧化碳分压		肺泡体积
	肺泡氮分压		肺泡通气量
	血红蛋白		换气分布
	血浆蛋白及其浓度		静态和动态肺顺应性
	红细胞计数		气道阻力
	白细胞计数		功能残气量
	血小板		闭合容积
	凝血因子		肺活量
	凝血时间		用力呼气量和流量
	血细胞比容		其他肺容积、容量和流速
	PaO_2		吸气与呼气压
	$PaCO_2$（呼气末 CO_2）		呼吸做功
	$P(A\text{-}a)O_2$		呼吸肌的肌力和耐力
	CaO	肺部血流动力学变量	心输出量
	$C\bar{v}O_2$		总灌注
	$C(a\text{-}\bar{v})O_2$ 差		灌注分布
	HCO_3^-		解剖分流
	SaO_2		生理性分流
	pH		收缩期和舒张期的肺动脉压
	PAO_2/PaO_2		肺毛细血管血流量
	PaO_2/FiO_2		肺毛细血管楔压
	血清乳酸		肺血管阻力
			肺血管阻力指数

续表

变量	测量指标	变量	测量指标
全身血流动力学变量	心率	气体交换	耗氧量($\dot{V}_{O_2}$)
	心电图		二氧化碳生成量($\dot{V}_{CO_2}$)
	全身血压		换气比值($\dot{V}_{CO_2}/\dot{V}_{O_2}$)
	平均动脉压		通气/灌注比
	全身血管阻力		PaO_2/PaO_2
	全身血管阻力指数		$P(A\text{-}a)O_2$
	中心静脉压	氧摄取与利用	氧提取率($\dot{V}_{O_2}/D_{O_2}$)
	楔压		$C(a\text{-}\bar{v})O_2$差
	血容量		$P(a\text{-}\bar{v})O_2$差
	心输出量		$S\bar{v}O_2$
	心脏指数		细胞水平的代谢酶
	每搏输出量		氧合血红蛋白解离
	每搏指数	适当的组织灌注和氧气运输	组织氧合
	分流分数		组织pH
	射血分数		
	左心室做功		
	右心室做功		
	体液平衡		
	肾输出量		
	肌酐清除率和血尿素氮（BUN）		
弥散	$D(A\text{-}a)O_2$		
	弥散能力		
	弥散能力/肺泡容积		

一、能量转化和细胞氧化

细胞代谢和生存有赖于腺苷三磷酸（adenosine triphosphate，ATP）的持续合成与分解，即生物运动的主要能量来源。生物系统工作是为了骨骼、心脏和平滑肌的收缩（如运动、消化、腺体分泌和温度调节），以及神经冲动传递。

这些过程要求连续提供ATP，而ATP主要由有氧（需氧）代谢提供。当氧气运输不足时，无氧（厌氧的或不需氧的）能量转化过程也能提供ATP。然而，无氧提供新陈代谢的代价较高：它效率低，供应有限的，而且由于乳酸（细胞无氧代谢的一种副产物）对生理过程的破坏作用而不能持续供应。代谢性酸中毒是乳酸堆积的结果。病危患者由于无氧代谢而产生的代谢性酸中毒严重威胁生命。长时间无氧代谢的致命性体现在两个方面：第一，由于外周组织的D_{O_2}缺乏，机体对无氧代谢的依赖性会越来越高；第二，代谢性酸中毒会干扰正常的细胞运动和稳态，它们要求最佳pH是7.4。

ATP分子是由1个腺嘌呤、1个核糖分子和3个磷酸连接组成的，最后1个或最后2个磷酸键的断裂会产生巨大的能量，这些能量用来驱动各种各样与代谢相关的化学反应。这些代谢过程在细胞中一个特殊的细胞器，即线粒体内进行。最初产生ATP的环节就是三羧酸循环和电子传递链。

三羧酸循环和电子传递链是线粒体内的生化途径，对细胞利用氧进行有氧代谢和确保连续性供氧过程起着重要作用。最初，葡萄糖被磷酸化产生2分子ATP（糖酵解），葡萄糖被氧化产生2分子丙酮酸，同时1分子葡萄糖净产2分子ATP。2分子丙酮酸分子进入三羧酸循环，被氧化成二氧化碳和水。这个过程产生30分子ATP。此过程释放的氢键被转移到电子传递链中，产生4分子ATP供细胞代谢。电子从氢中被移除，由特殊的电子载体——5种细胞色素，在电子链中运输。这些细胞色素中只有最后的细胞色素，即细胞色素氧化酶，可以将分子氧还原为水。这个过程被由高到低的势能所驱动。这种能量以电子形式传递，从H_2到O_2，最终聚集并储存为高能磷酸键。氧气只在电子传递链的结尾参与代谢过程，它是电子的最终受体，与H_2结合形成H_2O。90%以上的ATP通过电子传递链的氧化反应和氧化磷酸化合成。个体有氧代谢能力的峰值由电子传递链末尾的氧气量所决定。

参与代谢的每分子葡萄糖，可产生36分子ATP：4分子由底物水平磷酸化作用（无氧）产生，32分子由氧化磷酸化（有氧）产生。无氧代谢产生的ATP少，这就可以解释为什么无氧代谢只能作为短期的能量来源。

这个复杂的、酶催化学反应通过三羧酸循环和电子传递链形成并储存能量，并利用这些能量进行生命运动。从食物中摄取的碳水化合物、脂肪和蛋白质，被氧化后为腺苷二磷酸：（trihydrogen diphosphate，ADP）提供能量（也就是说，ATP是由ADP和磷酸构成的）。这些物质被分解，在丙酮酸或乙酰辅酶A（acetoacetyl coenzyme，CoA）水平进入三羧酸循环（图1.3.3）。一些氨基酸能够直接进入三羧酸循环。三羧酸循环将乙酰CoA分解为二氧化碳（carbon dioxide，CO_2）和氢（hydrogen，H_2）分子。这个循环是为电子传递链产生氢离子，并提供给主要的2个电子受体——烟酰胺嘌呤二核苷酸（nicotinamide adenine dinucleotide，NAD）和黄素腺嘌呤二核苷酸（flavin adenosine dinucleotide，FAD）。三羧酸循环中由许多酸类物质催化着大量反应。

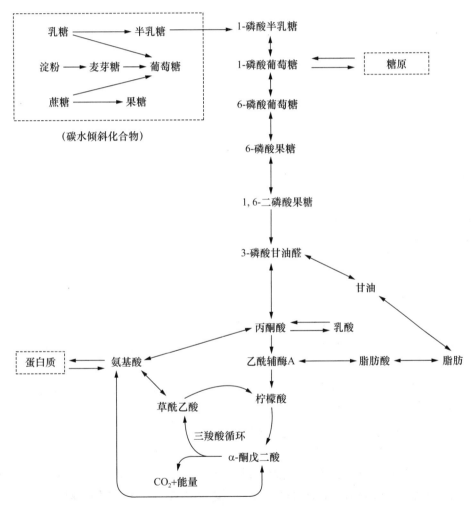

图 1.3.3　碳水化合物、脂肪、蛋白质代谢的相互关系及其进入三羧酸循环的位置

（引自：Mougios V. Exercise biochemistry，Champaign，Ⅲ，2006，Human Kinetics.）

细胞氧化，或者说呼吸，指的是在电子传递链中释放少量能量并以高能键储存能量的作用。正是这个过程确保了代谢过程所需的连续的能量供应（图1.3.4）。3个主要的能量传递系统在运动全过程中持续供能。虽然这些系统是分离的，但它们也有所重叠。细胞ATP和磷酸肌酸（creatine phosphate，CP）是运动前10 s的即刻能量来源。从30 s到60 s，糖酵解提供短期的能量来源。ATP-CP系统和糖酵解系统是无氧过程。当运动持续几分钟，长期的有氧系统占据上风。因此，为了持久性的身体运动和锻炼，能量主要由有氧代谢提供。在这个过程中，氧气由氧气运输途径供给；碳化合物以碳水化合物、脂肪和蛋白质的形式进入人体，在线粒体基质内进行有氧酵解的氧化代谢。

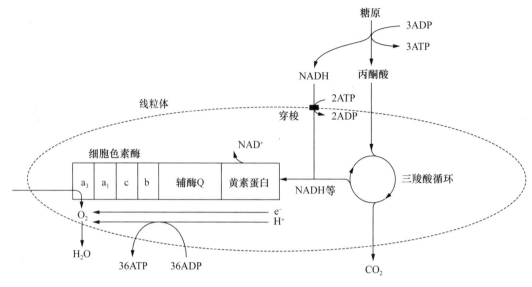

图1.3.4　电子传递链及其与三羧酸循环的关系

（引自：Mougios V. Exercise biochemistry，Champaign，Ⅲ，2006，Human Kinetics.）

二、肌肉收缩和新陈代谢

　　肌肉收缩的基本机制是兴奋收缩耦联。动作电位通过中枢或者脊髓介导，在肌细胞膜（肌纤维膜）去极化，刺激肌浆网的侧囊释放钙。肌浆网是包裹肌纤维（肌原纤维）返折处和管道的强大网络状结构。肌节内，钙流入肌纤维的肌丝。肌丝包括肌动蛋白和肌球蛋白。它们互相交叉，构成典型的条纹状的骨骼肌形态（图1.3.5）。肌动蛋白是螺旋形的分子，其间有原肌球蛋白缠绕。原肌球蛋白通常抑制肌动蛋白和肌球蛋白的相互作用。钙引起原肌球蛋白分子构象改变，使得沿肌动蛋白分布的肌钙蛋白与钙结合。钙与肌钙蛋白的结合促使肌动蛋白和肌球蛋白交错结合（肌肉收缩的肌丝滑行理论）。肌肉收缩即是在一定循环方式下，肌球蛋白的头（横桥）与肌动蛋白接触和分离，造成肌动蛋白与肌球蛋白肌丝互相滑动。这样，肌肉在肌丝没有缩短的情况下，也可以收缩了。

　　肌肉收缩的能量在肌原纤维的线粒体中以ATP的形式产生。肌球蛋白ATP酶分解ATP，能量得以传递并使肌肉收缩。需特别说明的是，ATP酶在肌动蛋白和肌球蛋白结合时才有活性。ATP能够结合到横桥上，使横桥与肌动蛋白分离。电兴奋停止、迅速消失或钙进入肌浆网侧囊被阻止时，肌肉处于静息状态。

　　肌肉特定的代谢特性取决于肌纤维的组成类型。3种主要的肌纤维分别是快肌纤维、慢肌纤维和中间纤维（兼有快肌纤维和慢肌纤维的特征）。快肌纤维（快酵解纤维）在短期冲刺类的运动中被募集，主要依赖无氧代谢。这些纤维适合于快速、力量性的收缩，因为它们有大量的肌球蛋白ATP酶，快速的钙释放及摄取速度，以及高速的横桥循环。慢肌纤维（慢氧化纤维）在长时间的有氧运动中被募集，同时氧化酶也被调动。与快肌纤维相比，慢肌纤维抗阻能力弱。中间纤维有无氧和有氧代谢酶，使得这些纤维可以参与2种肌肉工作。虽然几种纤维的特征是不同的，但是运动与锻炼能募集2种纤维。某种特定的运动或锻炼决定了哪种纤维的募集优先于另一种。

三、氧气运输的原理

　　机体需要连续的供氧来满足每时每刻的氧均衡需要，与之对应的是不断变化的细胞水平的新陈代谢需求和基础代谢需求。氧气运输通过对流或弥散发生。氧气的对流是指氧气从肺泡到组织毛细血管的运动，它主要由

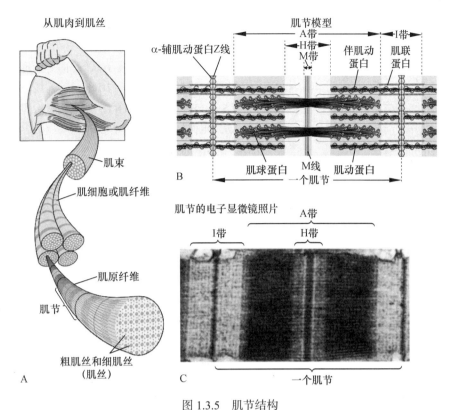

图 1.3.5　肌节结构

（引自：Boron WF. Medical physiology，St Louis，2005，Saunders.）

血红蛋白浓度、氧饱和度和心输出量决定。氧气的弥散是指氧气从毛细血管到线粒体的运动，它由代谢速率、血管阻力、毛细血管募集和组织耗氧量及摄取率来决定。

正常情况下，D_{O_2}由组织代谢和氧气总需要量调节。休息时，D_{O_2}是需氧量的3～4倍，V_{O_2}不直接依赖于D_{O_2}。在健康的个体中，因运动增加的代谢需要对氧气运输系统是一个更大的挑战，V_{O_2}可以增加20倍。为了适应增强的肌肉代谢，外周肌肉的血流通过血管舒张和毛细血管募集增加，从而增加了工作组织的氧气利用和从动脉血中的氧气摄取。当D_{O_2}和V_{O_2}增加时，静脉回心血量、每搏输出量和心率也增加，从而增加了心输出量（cardiac output，CO）。心输出量会在剧烈运动时增加5倍以上。心输出量增加的能力反映出个体的整体有氧代谢能力。

休息时，心输出量在身体器官的局部组分差别反映出器官的功能，并且不一定与代谢率相吻合。比如，肾的血流量占心输出量的20%，到肠系膜、脾和门脉组织占20%～30%。相对地，肌肉在静息时接受10%的心输出量，大脑和心肌则各少于5%。

1. 血氧含量　大部分氧气从动脉血运至组织。氧气大部分（98%）与血红蛋白结合，极少一部分（2%）溶解在血液中。血红蛋白解离曲线代表氧气与血红蛋白结合的紧密程度与动脉氧分压的关系。氧气与血红蛋白结合的紧密程度取决于组织的需氧量。在健康个体中，锻炼中的肌肉对氧的需求增加。运动过程中做功肌肉产生的热量以及酸性环境导致氧合血红蛋白亲和力下降，氧气释放增加，这可以通过氧合血红蛋白解离曲线的右移反映出来；若运动停止，血红蛋白与氧气的紧密程度增加，曲线左移。

2. 氧气运输至组织　氧气运输的最后一步是氧气从血红蛋白中解离和氧气从毛细血管向组织细胞弥散。弥散取决于血流量和流速、毛细血管与组织氧分压差、毛细血管表面积、毛细血管通透性以及弥散距离。随着组织需氧量的增加，毛细血管的扩张和募集增大了毛细血管表面积，减少了血管阻力和弥散距离，促进氧气进入细胞，从而使组织氧含量增加。

氧气运输的效率主要由两种弥散梯度决定：一种是在肺毛细血管和肺泡之间；另一种在外周毛细血管和组织细胞之间。氧气弥散发生在血液从主动脉流至小动脉的过程中。主动脉中的平均氧分压大约为95 mmHg，小

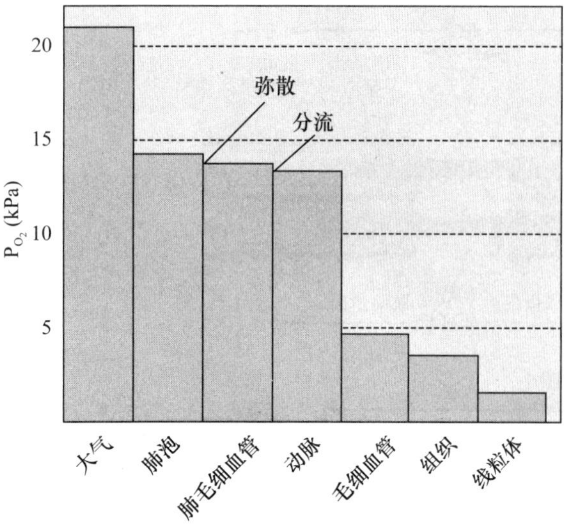

图 1.3.6　从空气到组织的氧分压机制

（引自：Ronco C，Bellomo R，Kellum J. Critical Care Nephrology，
2nd ed，Philadelphia，2009，Saunders.）

动脉则是 70～80 mmHg。主动脉和细胞间的氧气梯度是最大的。毛细血管中的平均氧分压小于 50 mmHg。毛细血管中的氧含量取决于氧气弥散至细胞的速率。细胞内最佳的弥散梯度是 1～10 mmHg。线粒体中的氧分压小于 0.5 mmHg。这种 PaO_2 在氧气运输，即从气道到组织的递减，叫作氧阶梯（图 1.3.6）。

3. 心输出量　除了动脉氧含量，心输出量也是决定 D_{O_2} 的主要因素。氧合血红蛋白进入组织的运输过程有赖于心输出量的对流血液流动。心输出量是每分钟血液从右心室或左心室泵出的血液量。心输出量的组成是每搏输出量（stroke volume，SV）和心率（heart rate，HR）（即 CO=SV×HR）。SV 是每次心室收缩或心搏时从左心室射出的血液总量，它由前负荷、心肌扩张性、心肌收缩性和后负荷决定。通过治疗处理前负荷、心肌收缩性、后负荷和心率后增加心输出量，住院患者的 D_{O_2} 可到达最佳状态。

前负荷是心室舒张末期，收缩射血前的肌纤维长度。在左侧，它反映左心室舒张末期容量（left ventricular end diastolic dimension，LVEDV）。LVEDV 依赖于静脉回心血量、血容量和左心室收缩。心室容量增加时心肌纤维拉长，心肌收缩性加强（Starling 效应），每搏输出量增加。这个效应可被心肌扩张性的生理极限所限制。心肌纤维拉伸过度，比如心脏中血流过剩，会导致肌动蛋白与肌球蛋白不恰当地叠加，损害收缩过程。

后负荷是射血过程中心室收缩的阻力。左心室的后负荷主要由 4 个因素决定，即主动脉的扩张性、血管阻力、主动脉瓣的开放和血黏度。

心肌收缩力反映了肌动蛋白与肌球蛋白在收缩中的耦联，依据射血分数、外周肌纤维收缩的速率、压力与容量的关系和随时间的心室压力的变动速率进行评估。

4. 氧债　组织氧债，或耗氧恢复，是氧气需要量和氧气消耗之间的差。在健康个体，氧债可在剧烈运动时持续较短时间。这种情况下，无氧代谢被激活，产生 ATP。对患者而言，氧债程度与生存相关。

5. 氧摄取率或利用系数　氧摄取率或利用系数（oxygen extraction ratio，OER）反映了氧气传递与被利用的比例。OER 的计算是 V_{O_2} 除以 D_{O_2}。通常，OER 在静息状态时为 23%。

6. 氧供依赖性氧耗　通常，D_{O_2} 的减少不会使 V_{O_2} 减少。随着 D_{O_2} 的减少，组织会从血液中摄取相应量的氧气。重病患者中，D_{O_2} 可能被限制，以至于不能满足基础代谢需氧量 [300 mL/（min·m^2）]。V_{O_2} 降低的临界水平与组织无氧代谢和乳酸积累及 pH 降低有关（图 1.3.7）。血清乳酸相应增加，为多脏器衰竭的患者提供无氧代谢的有效指标。镇静效应可能暗示了 D_{O_2} 和 V_{O_2} 之间相互依赖，因此当分析氧气运输数据时，在这种关系中，必须考虑药物的作用。

7. 氧气运输途径　氧气运输依赖于几个相连的步骤，从经鼻吸入含氧的空气到为满足细胞水平代谢需要而进行的氧气摄取，都会产生变化（图 1.3.1）。图中这些步骤提供了通气、心血管和代谢偶联的机制。另外，血液在机体内对氧气运输有重要作用，因此它的组分和黏稠度直接影响着这个过程。

8. 血液质量和总量　血液是一种黏稠的液体，包含细胞和血浆。因为 99% 的血液都包含红细胞，所以，白细胞对血液的生理特征几乎毫无作用。

血细胞比容是红细胞在血浆中所占的比例。正常的血细胞比容是女性 38%，男性 42%。血液比水黏稠好几倍，这使得血液泵出心脏、流经血管的难度增加；细胞越多，血液层中的摩擦力就越大，血液的黏稠度就会增加。因此，血液黏稠度的增加会随着血细胞比容的增大而明显增加，如红细胞增多症会导致血黏稠度成倍上升。血浆中蛋白质的浓度和种类也会影响血黏度，但是影响小一些。

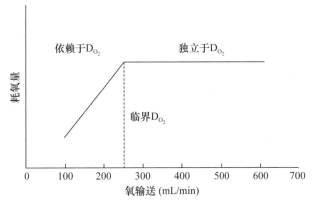

图 1.3.7 耗氧量（V_{O_2}）和氧输送（D_{O_2}）的关系

（改编自：Phang PT，Russell JA. When does V_{O_2} depend on D_{O_2}? Respiratory Care，1993，38：618-630.）

　　成人的红细胞由骨膜内的骨髓产生，如脊椎、胸骨、肋骨和骨盆。红细胞在这些组织中的产生会随年龄增加而减少。组织氧合是调节红细胞产生的基础。血氧不足通过促红细胞生成素刺激红细胞生成增加。红细胞的主要功能是运输血红蛋白，也就是将氧气从肺携带至组织。红细胞也含有大量碳酸酐酶，可以催化 CO_2 和 H_2O 的反应，该快速反应使得血液与大量的 CO_2 反应，从而使得组织中的 CO_2 运输到肺并将其清除。

　　血红蛋白位于红细胞内，浓度高达 34 g/L。每克血红蛋白能结合 1.34 mL 氧气（图1.3.2）。健康女性的血液能携带 19 mL 氧气（已知女性全血的平均氧浓度为 1.4 g/L）；健康男性血液能够携带 21 mL 氧气（假定男性全血的平均氧浓度为 1.6 g/L）。

　　血黏度在小血管中作用最强。小血管中血流大量减少，导致红细胞聚集与血管壁的附着性降低。这一效应不会随血液在小血管中黏稠度的下降而抵消（血细胞通过血管时聚集，减小了血流层中细胞间的摩擦力）。在小毛细血管中，血细胞会被卡住，尤其是内皮细胞核突出时，会随时阻塞血流。

　　血液中凝血因子的浓度通常不会引起凝血。能够引起凝血（促凝）和抑制凝血（抗凝）的物质随着血液循环。若血管破裂，凝血素转变为凝血酶，催化纤维蛋白原转变为纤维蛋白。这种纤维蛋白捕获血小板、血细胞和血浆，形成血凝块。

　　异常凝血的极端例子是弥散性血管内凝血（disseminated intravascular coagulation，DIC），即出血和凝血同时发生。这一综合征发病的严重急性表现是多器官衰竭。发病机制与损坏血管壁的组织因子和促进血小板聚集的因子有关。DIC 的慢性表现形式是慢性症状，如肿瘤疾病。

　　血浆是血液中的细胞外液，包含 7% 的蛋白质，即白蛋白、球蛋白和纤维蛋白原。白蛋白与作用程度次一级的球蛋白、纤维蛋白原的主要功能是增加毛细血管膜的渗透压，阻止液体漏入间隙。球蛋白能运输血液中的物质，为机体提供免疫力，如抗体能抵御感染和中毒。纤维蛋白原是血液凝固的基础物质。大部分血液蛋白质包括血红蛋白，也是很好的酸碱缓冲剂，占全血缓冲物质的 70%。

　　血流量（blood flow，Q）取决于压力梯度（pressure，P）和血管阻力（resistence，R）（即 Q＝P/R）。因此，血流量等于压力梯度除以血管阻力。此外，一段血管的长度和血液的黏稠度也可以决定血流量。人体的平均血容量是 5000 mL。大约 3000 mL 是血浆，2000 mL 是红细胞。这些值根据性别、体重和其他因素的变化而变化。通常，血容量的变化反映了液体失衡（过少或过剩），这种失衡由皮肤与呼吸丢失、排尿、排汗和排泄引起。锻炼和炎热是液体平衡的主要干扰因素。血浆包含大量的钠和氯离子，少量的钾、钙、酶、磷和硫酸盐及有机酸离子。血浆也含有大量的蛋白质。组成血浆的大量离子是调节细胞内外液体容量、引起液体在细胞内外变化的原因。

　　9. 氧合血红蛋白解离　细胞水平的需氧量每时每刻都在变化。氧合血红蛋白解离的特性确保了细胞水平足够的连续供氧。肺循环中，氧气与血红蛋白结合，在组织毛细血管被释放，动脉血氧分压降低。组织 pH 降低、CO_2 增加、温度升高，以及二磷酸甘油酸（diphosphoglycerate，DPG）增加，使 S 形的氧合血红蛋白解离曲线向右移。

　　血液传递和运输氧气是氧气运输途径中的核心步骤，在解决临床问题和做出决策时应予考虑。

第二节　氧气运输途径的步骤

一、第一步：吸入氧气和外周氧气的质量

　　健康个体中，吸入的氧气大约占21%。如果人体位于高海拔地区，吸入的氧气比例随高度增加而减小。大气含有79%的N_2、20.97%的O_2和0.03%的CO_2。氮气是惰性气体，因此不会被吸入肺，它在维持肺泡扩张中起重要作用。因为环境恶化、污染和臭氧层稀薄，导致空气质量下降、有毒氧气自由基增加、大气氧分压降低，所以气体的组成已经成为一个越来越重要的社会、环境和健康问题。

　　许多因素会影响空气质量，如地理位置、季节、城市与农村、高海拔与低海拔、家庭环境、工作环境、室内与室外环境、通气水平、空调使用、封闭的建筑、有微粒聚集的高层区域、能吸入气态物质与有毒物质的区域以及吸烟与非吸烟环境。空气质量低下会使上呼吸道的过滤能力及气道敏感性降低，造成急性或长期的肺损害。恶劣的空气质量对肺的慢性刺激会导致过敏、慢性炎症反应、纤维化和毛细血管膜变厚。在肺泡水平，吸入气被水蒸气所饱和。然而在干燥环境中，即便空气会随着到达下呼吸道和肺泡而被湿润，但是上呼吸道可能脱水，失去其保护性黏液层而损坏，从而为感染提供了可能。

二、第二步：气道

　　贯穿呼吸道的气道，其结构因功能的不同而不同。作为主气道的气管，包含软骨环、结缔组织和少量的平滑肌。这一结构至关重要，它提供了非常坚实而稳固的气体导管，使气体从鼻孔经头颈进入肺，并防止气道塌陷。随着气道越来越小，分支入肺组织，它们的主要组成变为平滑肌。气道狭窄、阻塞或气流阻力增加，由多种因素引起，如水肿、黏液、异物、钙化、微粒物和占位性病变以及支气管平滑肌的高反应性。气道侧壁生有纤毛，它们是微小的头发样物质，可以将微尘、细胞和微生物从肺排入主气道，再被转移并排出。气道内还有黏液，包含2层，上层为凝胶层，下层为溶胶层，纤毛借此发挥作用。

三、第三步：肺和胸壁

　　空气进入肺取决于呼吸肌的完整性，尤其是膈肌、肺实质和胸壁。膈肌的收缩和下降会产生胸膜腔负压，使肺膨胀。通气分布主要依赖于肺的胸膜压力梯度。胸膜负压梯度导致肺部通气不均衡和区域差异。但是，还有其他原因会导致肺局部通气不均。这些局部差异反映了局部的肺顺应性和气道阻力。在局部气道阻塞的患者中，肺顺应性降低、气道阻力增加，肺泡充气的时间随之增加。如果肺泡充气或排气时间不足，则气体交换受累（即时间常量增加）。贯穿肺单位（也即肺泡）的不同时间常量造成了吸气过程中不均衡的通气模式。若肺单位的时间常量长，那么它充气和排气的速度慢，可能会在周围肺单位排气的时候还在充气。另一个造成通气不均的因素是弥散距离的变化，某些疾病使弥散距离增加，肺单位的通气也会不均衡。

　　肺和胸膜壁层有丰富的淋巴管薄层。淋巴管有平滑肌，因此能主动收缩，推动淋巴液流动。这种流动被淋巴管上的瓣膜强化。胸内负压在呼吸中的升高和降低使淋巴管随之压缩，增加了淋巴液的连续流动。呼气时，胸内负压增加，淋巴液被推入淋巴管。脏胸膜不断地从肺摄取淋巴液。这就产生了胸膜腔负压，使肺扩张。这个压力超过了肺实质的弹性回位压，造成肺塌陷的趋势。

　　腹膜腔由容纳内脏的脏腹膜和衬于腹腔内的壁腹膜构成。许多淋巴管连接于腹腔和胸导管；另一些则起自

膈肌。随着吸气与呼气的循环，大量淋巴液通过静脉系统从腹腔流入胸导管。静脉高压和血管高阻力会干扰腹腔内正常的液体平衡。这会引起含高蛋白的液体渗出进入腹腔。这种液体聚积称为腹水。大量液体在腹腔内聚积，首先会危害心血管和肺功能，其次会增加膈下的腹内压。

最佳的膈肌运动需要胸廓内压和腹内压的平衡。腹压增加和液体聚积等因素会损害膈的下降和胸壁扩张。其他因素还有膈下积气、胃肠道梗阻、占位损伤和麻痹性肠梗阻。

四、第四步：弥散

氧气从肺泡腔到肺动脉循环的弥散取决于4个因素：肺泡毛细血管膜的表面积、肺泡毛细血管膜的弥散能力、肺毛细血管血容积和通气/灌注比。血流流经肺泡毛细血管膜的时间也是决定通气的重要因素。血液在肺毛细血管中停留0.75 s。在0.25 s内，也就是1/3的时间内，血液完全饱和。这提供了锻炼或其他情况下的安全系数，此时心输出量（CO）增加，通过肺毛细血管的时间减少。血液可以完全氧化，甚至可以继续缩短氧化时间。

五、第五步：灌注

肺部血液灌注的分布主要与重力相关，因此下肺较上肺血流灌注更充分。在上肺中、底部比顶部更易灌注。在上肺中部，通气与灌注匹配最佳。在健康个体中，通气/灌注比是动脉氧化的主要决定因素。上肺中部的比值为0.8。

六、第六步：心肌功能

最佳的心肌功能和心输出量取决于心脏电兴奋的同步耦合和机械收缩。窦房结位于右心房，是正常的心脏起搏点，引发正常的窦性心律，产生多组分的P-QRS-T形波。这种电兴奋波通过特殊的心房神经传导系统、室间隔和心室传递，引起心房与心室收缩。右侧与左侧心室的收缩将血液分别射入肺循环和体循环。

除传导系统的完整性与心肌的完全去极化（变导作用）外，心输出量由几个因素决定。回心血量（前负荷）决定射血量（Starling效应）。与血容量相适应的心室扩张性必须达到最佳，既不僵硬又不过度顺应。心肌的力量与收缩性必须足以射出血液（分别是收缩能效应和变速性效应）。心输出量由克服外周血管阻力的大动脉压和心室射血到肺循环与体循环的能力决定（后负荷）。

心包腔，类似于胸膜腔和腹膜腔，是含有薄层液体的潜在腔隙。心包腔通常为负压。呼气时，心包腔压力增加，液体被挤出，流入纵隔淋巴管。这个过程通常由心脏增加的血容量和心室的收缩促进。

七、第七步：外周循环

当含氧血液射出心脏时，外周循环提供了管道来将血液供应给代谢活跃的组织。全身血管连续并行。动脉和毛细血管先被血液灌注，因此将氧气供给组织。脉管系统的结构如下：大血管周围结缔组织和弹性成分较多，而末梢血管和小动脉则平滑肌较多。这种结构使大动脉承受血液在心室收缩期贲张时产生的高压。心脏收缩时，大量的势能储存在这些血管的弹性管壁中。在舒张期，血液被血管的弹性回位向前推动。管壁薄的肌性动脉在循环中起活塞作用，在血液通过局部血管床时起调节作用（如皮肤、内脏、肌肉和器官），维持外周血管阻力来调节全身血压。流经这些血管床的血液由神经和体液刺激（外因）以及局部组织因子（内因）引起。血压的控制主要由外周循环的局部血管床的神经刺激进行。

微循环包括前毛细血管小动脉、毛细血管和小静脉。Starling效应管理着毛细血管内和周围组织的流体静力学及胶体渗透压，其平衡压为0.3 mmHg，它的净效果是微血管到间质内液体的外向滤过。任何液体过多或血浆蛋白缺乏都会导致液体流入周围淋巴管，淋巴管内通常呈负压，组织间隙也是如此。微循环的组织间隙对调节氧气从组织毛细血管膜的弥散和移除CO_2及代谢废物至关重要。

血管组分中肌肉越多，它们对外源神经刺激和内源循环体液中的神经递质如儿茶酚胺和局部组织因子的反应就越强烈。这种应答对周围循环调节至关重要，尤其是在组织灌注和氧化、均衡组织代谢需要和控制外周总阻力与全身血压等方面。

八、第八步：组织摄取和氧气利用

组织被含氧血液灌注以满足代谢需要是氧气运输系统的主要目的。氧气被身体中的所有细胞连续利用，因此，它从循环系统至细胞膜的弥散是非常快的，以此来满足多变的代谢需求。弥散依从由高到低的压力梯度。毛细血管和细胞的距离各有不同，因此我们需要一个更有保障的因素来确保组织的动脉氧含量。细胞内的PO_2变化范围为 $5\sim60$ mmHg，平均 23 mmHg。支持代谢只需要 3 mmHg 的氧分压，23 mmHg 的氧分压确保了可靠供氧。这些机制保证了供氧能够满足无论是健康还是疾病造成运氧受损时的最大范围的氧气需求。通常，细胞的氧气摄取速率由细胞的需氧量决定（即ATP形成ADP的速率），而不是由氧气的量来决定。

三羧酸循环和电子传递链需要的足量优质的线粒体酶以及肌红蛋白的含量，可能会限制氧气运输途径，这种限制作用仅次于营养不良和肌肉酶缺乏。肌红蛋白是一种类似于血红蛋白的蛋白质，位于肌肉线粒体内。当代谢需要增加时，肌红蛋白与氧气可逆性结合，提供即时的氧气，促进氧气在线粒体内的运输。

通常，静息时，组织的氧摄取是23%（即氧气消耗和氧气传递的比例）。这个比例确保了当代谢需求增加时，组织能够摄取更多的氧气。

对于早期诊断组织缺氧，尤其是患者病情恶劣时，胃黏膜PCO_2和pH这类局部评估比V_{O_2}和D_{O_2}的评估更有效。局部氧气测量能够提高由组织决定的治疗的明确性。

九、第九步：不饱和血回流和CO_2返回肺

局部不饱和血和CO_2从细胞回流，通过静脉循环进入右心和肺。CO_2通过肺泡毛细血管膜弥散，通过呼吸系统从体内排出，不含氧的静脉血则再次被氧化。氧气运输循环的调整非常敏感，以便适应各个器官系统代谢需要的变化，如胃肠道系统内的消化及心脏和骨骼肌在运动时的工作。

影响组织氧化和组织用氧能力的因素包括需氧量异常、血红蛋白和肌红蛋白减少、水肿以及细胞酶中毒。

第三节　影响氧气运输的常见因素

基础代谢率（BMR）反映了个体在完全静息水平的代谢速率：数小时内没有食物摄入、夜间休息良好、无情绪大幅起落变化、舒适的外界温度。通常，如果在标准状况下测量，BMR在个体中是一个常数。BMR反映了身体细胞通过能量消耗来维持静息时的功能，包括呼吸运动、心脏、肾脏和脑功能，以及温度调节。

通常，在一天内，人体处于外界温度与湿度、消化状态、运动水平（运动负荷）、身体姿势和体位变化（重力负荷）、情感状态（情感压力）以及觉醒状态的波动中。这些因素极大地影响和能量消耗，因此会增加代谢速率。

一些与疾病相关的因素能够增加氧耗和BMR之上的代谢率，包括由焦虑或疼痛、失眠、医学和手术干预、体液失衡和药物治疗引起的发热、病程本身、康复过程和从损伤或疾病中恢复、温度调节干扰、觉醒状态降低、觉醒状态增加。这些因素可能有助于全身BMR增加或反映组织代谢的局部变化。局部血管床的自动调节通过促进局部血流的增加来适应局部组织代谢需要。

由于重力负荷和运动负荷对正常心肺功能和氧气运输是必不可少的，所以我们应该重视重力和运动的作用

这两个因素通过刺激脑干和自主神经系统（autonomic nervous system，ANS）网状激动系统来提升觉醒状态。脑干和ANS在情绪低落时极大地损害氧气运输。情感压力也能显著刺激ANS，从而影响氧气运输。

一、重力负荷

人类能够在1 g的重力场内运转。人体60%的体重是血管内外的液体，这些液体质量很大，身体姿势的变化导致体液的迅速转换，这可能会影响血流动力学的稳定性。为维持身体姿势变化时的意识和正常身体功能，心脏和外周脉管系统能够监测这些液体变化并迅速适应，防止机体功能恶化（如每搏输出量、CO、循环血容量和脑灌注的减少）。体液调节机制中的潴留对于体位变化引起的血流动力学效应至关重要。斜靠这一姿势会损害该效应，因为斜靠常见于卧床休息失去适应能力的患者与老年人群中。患者重新以坐位来适应重力负荷是维持体液调节机制唯一的途径，直立耐受不能和短期、长期的后遗症也可避免。

二、运动负荷

运动是对人体内稳态和氧气运输最大的干扰。CO会增加5倍以适应运动负荷下的代谢需要。运动负荷会影响氧气运输途径中的所有步骤。通气增加，通气/灌注比达到最佳以最大限度地氧化血液。心率和SV增加以使CO增加，更多含氧血进入组织。在组织水平，氧气摄取也会增加。

三、情感压力

身体对情感压力的应答方式与运动负荷相当，即通过交感神经压力反射进行。感知到威胁，即情感压力的基础，能够引发应急反应和一系列交感神经参与的生理反射。这个反应使身体处于应急状态，包括身体循环中激素、心率、血压、心输出量、血糖、肌力的增加、精神觉醒、细胞代谢和局部血流进入某些肌群以及非自主功能的抑制。

结　语

本章描述了氧气运输系统这一生命运动和社会参与必不可少的系统，它的组成步骤以及互相关系非常重要。这个框架提供了心肺物理治疗实践的概念基础。

氧气运输系统将外周空气中的氧气传导入身体细胞以支持细胞呼吸（即氧气在细胞水平的代谢利用）。血液是将氧气从心肺单元运至外周组织的细胞与肺细胞组分的重要载体。本章还介绍了氧气运输途径的基本组成，这些成分包括外周空气的质量、气道、肺、胸壁、肺循环、淋巴循环、心脏、外周循环和身体器官的外周组织。

在健康成人中，干扰氧气运输最重要的因素是体位变化引起的重力负荷的变化、肌肉工作时需氧量增加引起的运动负荷的变化以及觉醒和情感压力的变化。为了了解氧气运输途径中的不足，对重力和运动负荷以及觉醒正常作用的理解是必不可少的。

（上海大学康复医学院　郭　琪）

参考文献

[1]　Dantzker D R. The influence of cardiovascular function on gas exchange [J]. Clin Chest Med, 1983, 4: 149-159.

［2］ Dantzker D R, Boresman B, Gutierrez G. Oxygen supply and utilization relationships [J]. American Review of Respiratory Disorders, 1991, 143: 675-679.

［3］ Katherine M, Stephen T, Puri Nitin K. Assessment of the adequacy of oxygen delivery [J]. Curr Opin Crit Care, 2016, 22: 437-443.

［4］ Alys C, Merryn T. Pulmonary Vascular Dynamics [J]. Compr Physiol, 2019, 9: 1081-1100.

［5］ Ionescu M F, Mani-Babu S, Degani-Costa L H, et al. Cardiopulmonary Exercise Testing in the Assessment of Dysfunctional Breathing [J]. Front Physiol, 2021, Jan 27; 11: 620955.

［6］ McArdle W D, William D, Katch F I, et al. Essentials of exercise physiology [M]. 3rd ed, Baltimore, 2006, Lippincott Williams & Wilkins.

［7］ Hernández-Ochoa E O, Schneider M F. Voltage sensing mechanism in skeletal muscle excitation-contraction coupling: coming of age or midlife crisis? [J]. Skelet Muscle, 2018, 8: 22.

［8］ Boushel R, Gnaiger E, Larsen F J, et al. Maintained peak leg and pulmonary V_{O_2} despite substantial reduction in muscle mitochondrial capacity [J]. Scand J Med Sci Sports, 2015, 1: 135-143.

［9］ Ghofrani Hossein-Ardeschir. Cardiopulmonary haemodynamics in portopulmonary hypertension [J]. Lancet Respir Med, 2019, 7: 556-558.

［10］ Ehrman J K, Gordon P M, Visich P S, et al. Clinical exercise physiology, ed 2, Champaign, Ill, Human Kinetics, 2009.

［11］ Boyes N G, Eckstein J, Pylypchuk S, et al. Effects of heavy-intensity priming exercise on pulmonary oxygen uptake kinetics and muscle oxygenation in heart failure with preserved ejection fraction [J]. Am J Physiol Regul Integr Comp Physiol, 2019, 316: 199-209.

［12］ Wolff C B, Collier D J, Shah M, et al. A Discussion on the Regulation of Blood Flow and Pressure [J]. Adv Exp Med Biol, 2016, 876: 129-135.

［13］ Guinot P-G, Guilbart M, Hchikat A H, et al. Association Between End-Tidal Carbon Dioxide Pressure and Cardiac Output During Fluid Expansion in Operative Patients Depend on the Change of Oxygen Extraction [J]. Medicine (Baltimore), 2016, 95: e3287.

［14］ He H, Long Y, Xiang Z, et al. Oxygen-Flow-Pressure Targets for Resuscitation in Critical Hemodynamic Therapy [J]. Shock, 2018, 49: 15-23.

［15］ Boyd O, Grounds M, Bennett D. The dependency of oxygen consumption on oxygen delivery in critically ill postoperative patients is mimicked by variations in sedation [J]. Chest, 1992, 101: 1619-1624.

［16］ Houstis N E, Eisman A S, Pappagianopoulos P P, et al. Exercise Intolerance in Heart Failure With Preserved Ejection Fraction: Diagnosing and Ranking Its Causes Using Personalized O Pathway Analysis [J]. Circulation, 2018, 137: 148-161.

［17］ Celaya-Alcala J T, Lee G V, Smith A F, et al. Simulation of oxygen transport and estimation of tissue perfusion in extensive microvascular networks: Application to cerebral cortex [J]. J Cereb Blood Flow Metab, 2021, 41: 656-669.

［18］ Ried-Larsen M, Aarts H M, Joyner M J. Effects of strict prolonged bed rest on cardiorespiratory fitness: systematic review and meta-analysis [J]. J Appl Physiol (1985), 2017, 123: 790-799.

第四章
肌肉活动与运动反应

引　言

骨骼肌是人体内最大的组织，约占体重的40%，骨骼肌由大小不等的肌束组成，肌束又是由肌纤维构成。骨骼肌的主要功能是收缩与舒张、完成各种动作和运动，并引起一系列反应。同时，肌肉活动需要消耗能量，能量来源与代谢成了制约肌肉活动持续性的关键因素。本章主要介绍肌肉活动的能量来源、运动生理和运动反应等内容。

第一节　肌肉活动和能量来源

一、肌肉的类型与特性

骨骼肌纤维根据其结构和功能特点，分为慢肌纤维（slow twitch，Type Ⅰ）和快肌纤维（fast twitch，Type Ⅱ），快肌纤维进一步分为a、b亚型（Type Ⅱa和Type Ⅱb）。慢肌纤维色泽较红，称为红肌，快肌色泽较淡，称为白肌。表1.4.1列出3种肌纤维的结构与功能上的差异。

表1.4.1　3种肌纤维的特性

特性	Type Ⅰ	Type Ⅱa	Type Ⅱb
肌纤维类型	慢	快	快
肌纤维直径	小	中	大
肌红蛋白含量	高	中	低
线粒体数量	多	多	少
毛细血管密度	高	中	低
运动神经元体积	小	大	大
收缩力量	小	大	大
收缩速度	慢	快	快
疲劳速度	慢	中	快
糖酵解酶活性	低	中	高
ATP酶活性	低	高	高
有氧代谢能力	高	中	低
无氧代谢能力	低	中	高

（修改自：吴英黛. 呼吸循环系统物理治疗——基础实务［M］. 台北：金铭图书有限公司，2016；第4版：P18表2-1，以及田野. 运动生理学高级教程［M］. 北京：高等教育出版社，2003；P59，表3-3.）

（一）形态学特征

1. 慢肌纤维（Type Ⅰ）　直径小、线粒体数量多、有氧代谢酶活性高，周围毛细血管数量较多，血液供应丰富，血红蛋白含量高。支配慢肌的运动神经元是小细胞，传导速度慢，这个特点决定了慢肌纤维收缩反应慢。

2. 快肌纤维（Type Ⅱb）　其结构特点与慢肌纤维截然相反，Type Ⅱb 肌纤维直径粗、体积大，所以收缩力量比慢肌大。Type Ⅱb 肌纤维线粒体数量相对较少，周围毛细血管数量也较少，快肌纤维由大的运动神经元支配，传导速度快、收缩反应也快。

3. 快肌纤维（Type Ⅱa）　具有 Type Ⅰ 和 Type Ⅱb 肌纤维的形态学特征，属于快慢混合肌。

（二）功能特征

1. 慢肌纤维（Type Ⅰ）　有氧代谢能力高，无氧代谢能力低，收缩时以有氧代谢功能为主，所以收缩反应较持久、不易疲劳，主要在耐力运动中被募集。

2. 快肌纤维（Type Ⅱb）　糖酵解能力和 ATP 酶活性较高，无氧代谢能力优于慢肌。快肌收缩反应速度和收缩力量明显高于慢肌纤维，力量性运动中主要是快肌纤维被募集。

3. 快肌纤维（Type Ⅱa）　具有 Type Ⅰ 和 Type Ⅱb 肌纤维的功能特征，无论是有氧运动还是力量运动都会被募集。

二、肌肉活动的能量来源

在不同类型的肌肉活动（爆发力、速度和耐力）中，其能量来源各不相同。肌肉活动的能量主要来自三大系统：一是贮存的高能磷酸物如：三磷酸腺苷（ATP）和磷酸肌酸；二是糖的无氧酵解；三是糖的有氧代谢。不同类型肌肉活动的能量来源详见表1.4.2。

表1.4.2　不同类型肌肉活动的能量来源

	爆发力活动	速度活动	耐力活动
活动持续时间	0～3 s	4～50 s	>2 min
活动项目举例	铁饼、举重	100～400 m 赛跑	>1500 m 赛跑
代谢酶系	单个酶	单一的代谢途径	复杂的代谢途径
酶的位置	胞浆	胞浆	胞浆和线粒体
能量储存位置	骨骼肌	骨骼肌	胞浆、血液、肝脏、脂肪
产生速度	快	快	慢而持久
能量储存形式	ATP、磷酸肌酸	肌糖原、葡萄糖	肌糖原、葡萄糖脂肪酸
氧的参与	无	无	有

（引自：吴英黛. 呼吸循环系统物理治疗——基础实务［M］. 台北：金铭图书有限公司，2016；第4版：P19表2-2.）

（一）ATP 和磷肌肌酸

ATP 是细胞能直接利用的能量形式，骨骼肌中 ATP 和磷肌肌酸主要参与骨骼肌收缩时的快速供能，但这两种能源物质贮存量很少，一般在运动开始后的极短时间内用完，需要在数秒内完成的活动，具有高强度、爆发性的特点，主要由骨骼肌中贮存的高能磷酸系统供能。

（二）糖酵解（无氧代谢）

糖酵解的底物主要是葡萄糖和肌糖原，1 mol 葡萄糖经无氧代谢只能产生 2 mol ATP，虽然糖酵解途径产生的ATP量很少，但产生的速度很快，大约在1 min之内完成运动的能量供应，是快肌纤维主要的能量来源。1～2 min内的快速活动，主要由肌肉中的糖酵解系统提供。

（三）有氧代谢

有氧代谢是骨骼肌获得能量的最主要方式，1 mol葡萄糖经有氧氧化可产生36～38 mol ATP。有氧代谢的底物种类较多，葡萄糖、脂肪和蛋白质的分解产物都可以进入有氧代谢，产生较多的能量。大肌群、长时间的活动，主要靠肌肉中的有氧代谢提供较多的ATP，这也提高了肌肉的耐力。

三、能量消耗

肌肉活动的能量消耗与活动强度成正比，根据能量消耗的多少，肌肉活动分为低、中和高三种强度。大多数的日常活动都是低强度的，能量消耗少，有氧代谢完全能够满足活动需要。而中等强度或高强度活动，能量消耗急剧增加，导致能量需求相应增加，需要有氧和无氧代谢共同提供能量。肌肉活动时的能量消耗会随着个体熟练程度的提高、是否有节奏和体适能状况而改变。

能量消耗的单位是千卡（kilocalories，kcal）和代谢当量（metabolic equivalents，METs），METs也称为梅脱。千卡是能量或热量的一种表示法，1 kcal是指1 kg的H_2O上升1 ℃所需的热量。若用相等的氧量（oxygen equivalent）来表示，5 kcal约等于1 L的摄氧量（5 kcal＝1 liter O_2）。而METs是根据每分钟、每公斤体重消耗的氧量来计算，1 MET＝3.5 mL O_2/kg/min，相当于清醒、安静、坐位时能量或氧气的消耗，稍高于基础代谢（3.3 mL O_2/kg/min）。

第二节 运 动 生 理

肌肉活动中能量代谢通常伴随着O_2摄入和CO_2呼出以及乳酸等代谢产物的生成，引起机体一些生理参数的变化，例如摄氧量、心率和呼吸贮备、呼吸交换率（respiratory exchange rate，RER），这些生理指标反映了机体的运动强度和运动状态。

一、摄氧量（oxygen uptake，V_{O_2}）与最大摄氧量（maximal oxygen uptake，V_{O_2}max）

（一）V_{O_2}

V_{O_2}是指单位时间内机体摄入的氧量。正常情况下，氧气供需平衡，摄入的氧量与机体消耗的氧量相等，即摄氧量＝耗氧量。摄氧量会随运动强度增加而增大，达到极限运动时摄氧量也达到最大，即V_{O_2}max。运动生理学上用摄氧量或其与最大摄氧量的比值表示该运动的强度。

摄氧量反映了身体对氧的摄取和利用的能力，摄氧量等于每分钟心脏输出含氧的血量（即心输出量）与肌肉利用O_2能力的乘积，用公式表示即：V_{O_2}＝CO×(a-v)O_2 diff，(a-v)O_2 diff代表动脉和静脉血之间氧含量差值。心输出量（cardiac output，CO）等于心脏每搏输出量（stroke volume，SV）乘以心率（heart rate，HR）。所以摄氧量也可以表示为：V_{O_2}＝HR×SV×(a-v)O_2 diff。

（二）V_{O_2}max

V_{O_2}max又称为有氧容量，代表一个人心血管系统的功能容量，主要受性别、年龄、体型、疾病、运动习惯以及是否参加体能训练等因素影响。有呼吸、循环、代谢系统疾病的患者和许多慢性疾病，其最大摄氧量较同年龄、性别、体型的健康者为低。

二、心率储备和呼吸储备

（一）心率储备率

心率储备率是运动时的最大心率与预期最大心率之间的差值百分比。心率储备率＝（年龄预期的最大心率－实际最大心率）/年龄预期的最大心率，一般成人心率储备率在15%以下。

（二）呼吸储备率

呼吸储备率是运动时最大通气量与最大通气量差值的百分比，呼吸储备率＝（最大通气量－运动时最大通气量）/最大通气量，一般不低于20%，通常会在30%～50%。通常情况下，根据呼吸贮存量初步判断受试者运动受限的原因是来自循环系统还是呼吸系统。

三、运动生理指标

（一）呼吸交换率（respiratory exchange ratio，RER）

RER是指肺部每分钟CO_2产生量除以摄氧量（V_{CO_2}/V_{O_2}），若发生在其他组织，则称为呼吸商（respiratory quotient，RQ）。正常情况下，肺部呼吸交换率与组织的呼吸商相等。在运动初始阶段，V_{CO_2}增加稍低于V_{O_2}增加，此时RER＜1（0.7～0.8）。运动达到无氧阈时，V_{CO_2}增加与V_{O_2}增加相等，RER＝1；运动后期，V_{CO_2}增加大于V_{O_2}增加，RER＞1，最高可达1.2～1.5。

（二）氧脉搏

氧脉搏是每一次心搏时摄取氧的量，即摄氧量与心率比值（V_{O_2}/HR），等于每搏输出量与动脉和静脉血之间氧含量差值的乘积，即$V_{O_2}/HR＝SV×(a-v) O_2 \, diff$，单位：mL/beat。运动过程中随耗氧量增加，与动脉和静脉血之间氧含量差值逐渐增加，因而氧脉搏也增加。

（三）氧通气当量（V_E/V_{O_2}）和二氧化碳通气当量（V_E/V_{CO_2}）

氧通气当量是指每分通气量（V_E）与V_{O_2}的比值，CO_2通气当量等于每分通气量（V_E）与CO_2排出量（V_{CO_2}）的比值。氧通气当量是反映氧摄取效率，运动时其最低点反映无氧阈的位置，是确定无氧阈最敏感的指标。

（四）无氧阈（anaerobic threshold，AT）/通气阈（ventilatory threshold，LT）

AT是指机体能量供给从有氧代谢过渡到无氧代谢时血液乳酸升高的临界点，也称为乳酸阈。当运动量超过乳酸阈之后，运动便不能持久，这是因为细胞内碳酸盐与乳酸反应产生大量CO_2，通过增强肺通气排出体外，此时会出现呼吸增强、疲乏和呼吸困难，此时通气量称为通气阈，它代表细胞无氧代谢的发生。

总之，当运动负荷或身体摄氧量超过无氧阈或通气阈，将产生以下几个变化：①血液中乳酸增加、碳酸盐降低；②发生代谢性酸中毒；③摄氧量不容易达到稳定状态，运动难以持久；④通气量明显增大，呼吸频率明显加快。

判断无氧阈或通气阈的简易方法：

①摄氧量随运动时间或运动负荷呈线性增加，但二氧化碳产生量或每分钟通气量却没有线性增加时；②呼吸商约等于1；③V_E/V_{O_2}开始增加，而V_E/V_{CO_2}仍未增加时；④当潮气末呼出气氧分压（end-tidal O_2 partial pressure，$P_{ET}O_2$）开始增加，而潮气末呼出气二氧化碳之分压（$P_{ET}CO_2$）仍未下降时。

无氧阈是运动生理的重要指标，常用于评价有氧运动强度。但无氧阈和最大摄氧量相似，受很多因素影响，如年龄、性别、个体运动能力、测定工具、是否受过运动训练等。一般正常人无氧阈的阈值约为最大摄氧量的40%～60%。

第三节 运动反应

肌肉活动引起各种运动，这些运动依赖于呼吸、心血管、神经骨骼肌系统的功能状态，也不同程度地影响这些系统的功能。适度的运动反应可以改善身体功能、发挥正向作用。相反，过度的运动反应则导致身体功能失调，反而引发疾病或运动损伤。

一、正常运动反应

（一）心脏和血管功能变化

1. 心脏反应 运动刺激交感神经，引起心脏和血管收缩加强，心脏射血量增多，收缩压正常或轻度升高。心脏射血量增多为肌肉或重要脏器提供更多的O_2和能量供应，以满足运动需求。但运动一段时间后肌肉产热增加，因散热和能量供应需求，局部血管（肌肉和皮肤）舒张、血流加速。若参与运动的肌肉群很多，大量外周血管舒张导致循环系统的总外周阻力（total peripheral resistance，TPR）降低，舒张压也降低。

就心脏而言，运动引起窦房结去极化速度加快、心率增加；迷走神经刺激减少、交感神经刺激增加，支配心脏的交感神经引起正性肌力反应，心肌收缩力增强。外周阻力下降意味心脏后负荷减少，也会增加每搏心脏输出量。心率和每搏输出量均增加导致每分心输出量增加，与每搏心输出量相比，心率增加得更显著。在亚极量运动中，正常人心跳、心输出量和摄氧量和运动量呈线性正相关。当运动量达到极限时，心跳、心输出量和摄氧量也达到峰值，此时的摄氧量称这最大摄氧量，摄氧量的增加不超过100 mL O_2/min。最大心率＝220-年龄或210-年龄×0.65。

2. 血压反应 轻至中等强度的运动时，收缩压正常或稍高。极量和亚极量运动时，心输出量可增加5～7倍，所以血压会大幅升高，以维持非运动肌肉的血液灌流和功能。所以，当运动量增加，正常人的收缩压会随之上升，在最大运动量时可能会略降一些，舒张压可能稍高、不变或略降。血压的变化值在±10 mmHg之间。

运动反应的大小与收缩肌肉的质量和运动强度有关。当心率超过190次/min，因为心脏舒张时间减少导致心脏充盈时间缩短、回心血量减少，心输出量因此下降，故在最大运动量时收缩压会略降一些。而舒张压的变化则依赖于心脏和外周血管的反应，若是年轻运动员，极量和亚极量运动引起舒张压下降比较明显，脉压差增大，亦属正常现象。

（二）呼吸功能变化

运动时，呼吸系统的变化很迅速，运动初期肺部气体交换就已增加。静脉血的氧饱和度开始下降、二氧化碳分压（CO_2 partial pressure，PCO_2）和H^+增加、体温上升、肾上腺素增加以及肌肉和关节内接受器的刺激增加，以上任何一个因素或组合因素都会刺激呼吸系统。压力反射、保护反射、疼痛、情绪和呼吸的自主控制也都可能使每分钟通气量、呼吸频率和潮气量增加。在高强度运动时，气体在微血管、肺泡间质和肺泡的扩散能力可增加10～20倍，以满足运动需求。

（三）肌肉功能变化

运动的肌肉得到更多的血流和O_2供应，但也消耗较多的O_2，使得局部组织氧分压（O_2 partial pressure，PO_2）下降，促使O_2分子从血红蛋白分离出来。运动产生较多的CO_2增加局部组织氢离子浓度，使得pH值下降、温度上升，这2个因素促使氧从血红蛋白中释放出来。同时，运动时红细胞内葡萄糖分解产生2,3二磷酸甘油酸（2,3-DPG）增多，也加强O_2的释放。所以运动的肌肉可以从血液中获取更多的O_2。

肌肉内血管增生、肌纤维的分布、线粒体的数目，以及肌纤维内线粒体氧化酶活性高低代表肌肉的氧化能力的状况，氧化能力的高低反映在动静脉氧差的指标中。

空气中氧的浓度、空气湿度和所处的海拔高度、女性月经周期等因素都会影响运动的生理反应。在评估运动反应时，应尽可能地控制这些因素。

图1.4.1为运动量增加时之心输出量、摄氧量、心搏量、心跳、血压（包括收缩压和舒张压）、动静脉血氧差和通气量的正常反应，而V_E/V_{O_2}、V_E/V_{CO_2}、$P_{ET}O_2$和$P_{ET}CO_2$随运动增加发生的正常反应列于图1.4.2作为参考。

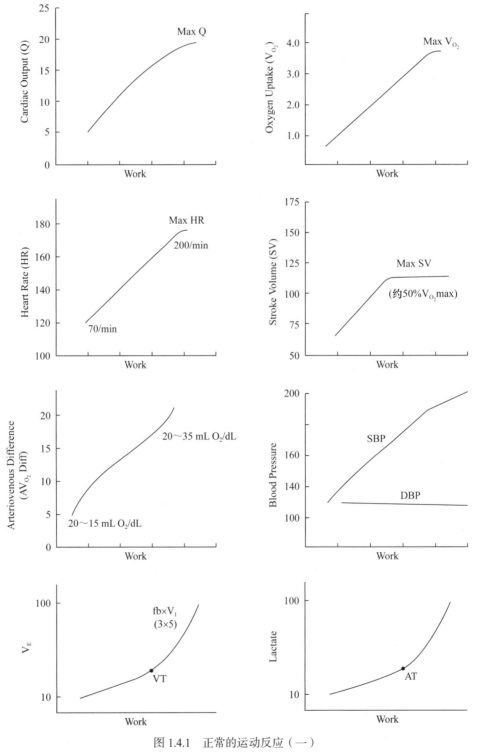

图 1.4.1　正常的运动反应（一）

（引自：吴英黛. 呼吸循环系统物理治疗——基础实务［M］. 台北：金铭图书有限公司，2016；第4版：P29.）

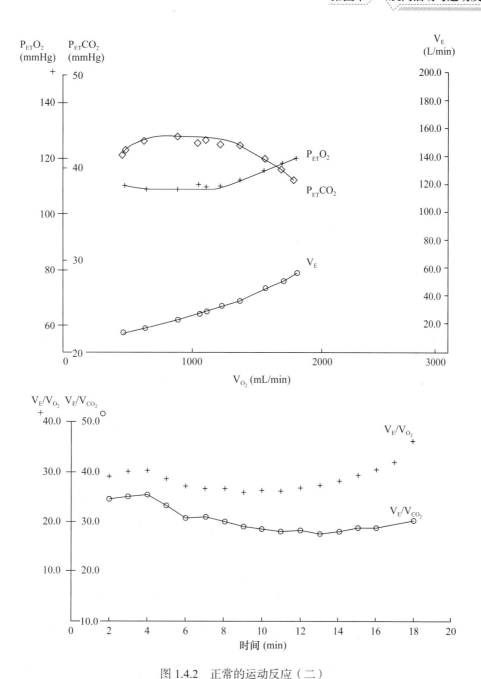

图 1.4.2　正常的运动反应（二）

（引自：吴英黛. 呼吸循环系统物理治疗——基础实务［M］. 台北：金铭图书有限公司，2016；第4版：P30.）

二、不同年龄阶段的运动反应

影响最大运动能力的因素很多，主要受到循环系统影响而非呼吸系统，因为呼吸的贮备功能很强大，周围肌肉的血流也会影响运动能力，但不是主要的因素。

12岁以下儿童的基础心率比成年人高，血压则偏低，呼吸频率较高。到青春期，心率与血压与成人相似。从5～15岁，体重、肺容量、心脏容量和最大摄氧量会增加3倍。男孩与女孩在青春期之前 V_{O_2}max 没有差别，之后，V_{O_2}max 的性别差异才逐渐明显。在20岁以前，V_{O_2}max 随年龄增加而增加，约在20岁达到峰值。25岁以后，V_{O_2}max 每年约下降0.4 mL/kg/min，每10年约下降10%。

老年人安静时的心率一般不受年龄影响，心脏每搏输出量和动静脉氧差的值较成年人低，血压则因周围阻力增加而升高，主要是舒张压收缩明显。呼吸频率增快，肺活量降低。最大运动时，老年人的心率随年龄增加而下降，心输出量和$V_{O_2}max$也下降，80岁老人其$V_{O_2}max$较高峰时期约下降了40%～50%。有学者认为中年之后的身体活动度较年龄更会影响其功能容量或$V_{O_2}max$。

随年龄增长，不同年龄段人群的呼吸、循环和代谢的生理参数和运动能力变化见于表1.4.3。

表1.4.3　不同年龄段人群的心肺功能

	儿童	青少年	成年	老年
每搏心输出量	↑	↑	0	↓
每分心输出量	↑	↑	0	↓
肺活量	↑	↑	↓	↓
最大心率	↑	0	↓	↓
最大摄氧量	↑	↑	↓	↓

注：↑表示随年龄增加而增加；0表示没有改变；↓表示随年龄增加而减少。

结　语

本章介绍了骨骼肌纤维的类型及其特性、不同类型肌肉活动时的能量来源与消耗，ATP是骨骼肌细胞活动时能直接利用的能量物质，肌肉活动时有氧代谢和无氧代谢（糖酵解）提供ATP的比例决定了各种活动的持续性，代谢当量是衡量能量消耗的最常用指标。还着重讨论了V_{O_2}、$V_{O_2}max$、AT、V_{O_2}/HR、RER、HRR和BR等，这是运动过程变化最明显的、最常用的运动生理指标，反映了机体的运动强度和运动状态。最后对运动过程心脏、血管、呼吸和骨骼肌等器官和组织发生的功能变化和心率、血压、血氧饱和度、骨骼肌线粒体等运动反应做了阐述。然而，不同年龄段的人，其运动引起的反应并不相同，尤其是心肺功能的反应可能会出现大相径庭的变化。因此，了解不同年龄段的运动反应有助于判断正常或异常的运动状况。

（福建医科大学健康学院　潘燕霞）

参考文献

[1] American College of Sport Medicine. ACSM's Guidelines for Exercise Testing and Prescription [M]. 8th ed. Philadelphia: Lippincott Williams & Wilkins, 2010.

[2] Brown S P, Miller W C, Eason J M. Exercise Physiology: Basis of Human Movement in Health and Disease [M]. Philadelphia: Lippincott Williams & Wilkins, 2006.

[3] Caiozzo V J, Davis J A, Ellis J F, et al. A comparison of gas exchange indices used to detect the anaerobic threshold [J]. J Appl Physiol: Respir Environ Exerc Physiol, 1982, 53: 1184-1189.

[4] Gibbons R J, Balady G J, Bricker J T, et al. ACC/AHA 2002 guideline update for exercise testing: summary article: A report of the American College of Cardiology/American Heart Association Task Force on Practice Guidelines (Committee to Update the 1997 Exercise Testing Guidelines) [J]. Circulation, 2002, 106: 1883-1892.

[5] Jones N L. Normal values for pulmonary gas exchange during exercise [J]. Am Rev Respir Dis, 1984, 129: s44-s46.

[6] Mahler D A, Franco M J. Clinical applications of cardiopulmonary exercise testing [J]. J Cardiopulm Rehabil 16; 357-365, 1996.

[7] McArdle W D, Katch F I, Katch V L. Exercise Physiology: Energy, Nutrition, and Human Performance [M]. 7th ed., Philadelphia: Lippincott Williams and Wilkins, 2010.

[8] Tallarida G, Baldoni F, Peruzzi G, et al. Different patterns of respiratory reflexes originating in exercis- ing muscle [J]. J Appl Physiol: Respir Environ Exerc Physiol, 1983, 155: 84-91.

[9] Wasserman K, Hansen J E, Sue D Y, et al. Principles of Exercise Testing and Interpretation [M]. 4th ed. Philadelphia: Lippincott Williams & Wilkins, 2005.

[10] Younes M, Burks J. Breathing pattern during and after exercise of different intensities [J]. J Appl Physiol, 1985, 159: 898-908.

第五章
呼吸系统的解剖与生理学

引　言

呼吸系统由呼吸道和肺组成，呼吸道包括鼻、咽、喉、气管及支气管等。肺组织由肺泡、支气管树以及肺间质构成，肺间质含有丰富的结缔组织，血管、神经、淋巴管等穿行在其中。呼吸系统的主要功能是进行气体交换，即吸入氧气，呼出二氧化碳。通过呼吸人体不断从外界环境摄取氧气供组织细胞进行新陈代谢，同时将代谢过程中产生的二氧化碳排出体外，一旦呼吸停止，生命便将终结。

第一节　胸腔解剖生理学

肺组织不含有骨骼肌，无法随意进行收缩与舒张运动，但外界气体如何进出肺泡？胸腔在协助肺部完成呼吸运动中具有重要作用。本节主要介绍胸腔的骨骼和肌肉的组成以及如何协助呼吸运动。

一、胸腔的功能

胸腔是指从颈部到横膈的躯干部分，包括胸廓及其内部结构，如肺、心脏与纵隔等。胸椎、肋骨、肋软骨和胸骨构成胸腔的骨性结构，称为胸廓，如图1.5.1所示。肋间肌、胸膜和纵隔等构成胸腔的软组织部分。胸腔具有保护和可塑形功能，其中胸廓的骨骼部分可以保护心脏与肺，肋骨及其关节部分、肋间肌在呼吸过程发生形变，有利于胸腔的形状和容积变化，具有可塑性。这些形变产生胸腔内压力的变化对于肺的被动扩张是必不可少的。

二、胸腔的解剖结构

胸廓的前壁是由肋骨与胸骨构成，胸廓的后壁由肋骨与胸椎构成，肋间肌与上下肋骨相连构成胸腔侧壁，膈肌构成胸腔的底部。胸腔有两层胸膜，脏层紧贴肺表面，壁层紧贴胸廓内壁，两层胸膜共同构成一个密闭的、潜在的腔隙，称胸膜腔。

（一）胸椎

典型的胸椎结构，是由椎体、椎间盘、椎孔、横突、脊突、上下关节突等组成，胸1～胸9的椎体活动度小、相对稳定，是胸腔的支撑点。胸椎与肋骨交接处形成胸肋关节，在呼吸运动中具有重要作用。

（二）肋骨与肋软骨

12根肋骨呈弯曲形，肋骨通过肋软骨前连胸骨、后连胸椎，构成桶状的胸廓骨架（图1.5.1）。胸廓的左右径大于前后径。胸廓上口由胸骨、第一肋骨和第一胸椎组成，肺尖部突出于锁骨和胸腔上口。锁骨骨折时，骨

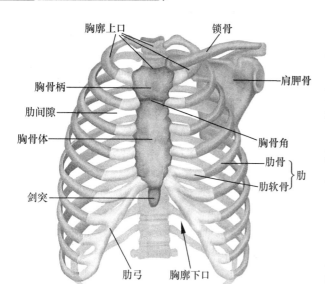

图 1.5.1　胸廓的结构

（引自：丁文龙，刘学政. 系统解剖学［M］. 北京：人民卫生出版社，2018，第9版，P44.）

折端极有可能刺破肺尖引起气胸，应引起足够的重视。进行低位颈部穿刺时，也应避免伤及肺尖部。

12根肋骨的后方与胸椎相连，前方的连结差异较大，第1～7肋骨通过肋软骨与胸骨相连，第8～10肋骨通过肋软骨与第7肋软骨相连形成肋弓（图1.5.1），第11、12肋骨无连接，称为游肋，游肋并非完全自由活动，其肋骨末端仍被肌肉固定住，由肋弓、腹壁和胸椎构成胸腔下口，具有保护肺部下端和肾脏作用。

（三）胸骨

胸骨呈短剑形，上端与锁骨形成胸锁关节。胸骨自上而下分为胸骨柄、胸骨体与剑突三个部分（图1.5.1）。胸骨柄上缘有个切迹，称为胸骨上切迹，相当于第3胸椎水平。胸骨柄侧缘为锁骨切迹和肋软骨切迹。胸骨柄与胸骨体相连的部分叫胸骨角（图1.5.1），对应第2肋软骨位置，以此为标志用于计数肋骨。

剑突在胸骨最下端，它与腹部肌肉相连，大约在第10～11胸椎水平（图1.5.1）。

（四）胸腔的关节

胸腔关节是指胸骨、肋骨与肋软骨、胸椎等相互连接处形成关节，主要包括：肋脊关节、肋软骨关节、胸肋关节等（图1.5.2）。

肋脊关节是肋骨头与胸椎小面之间的关节，主要起固定作用。肋软骨关节位于肋软骨与肋骨的交界处，这部分关节的活动性可以增加胸廓弹性。肋软骨间关节是从第5到第8、9肋软骨相互连接，在肌肉拉动时，软骨间关节得以提高或降低，增加胸廓的活动度。

胸肋软骨关节是胸骨侧面与第1～7肋软骨形成的关节，在胸廓运动时提高或降低，增加胸廓前方适当的弹性。

三、胸廓运动

胸廓的形状和大小会随着呼吸运动发生改变，由第1～6根肋骨组成的胸廓上半部分的运动方式不同于第7～12根肋骨组成的胸廓下半部分的运动。

（一）胸廓上半部分的运动

第1～6根肋骨的走向是从背侧往前方向下倾斜，侧方的肋骨相对于中轴并无向下倾斜。在呼吸运动中，胸廓上半部分的运动是以肋脊关节横轴为中心进行上下运动，即吸气时肋骨上举、胸骨端往前提起，使胸廓前后径增加20%，但左右径无明显增加，呼气时复位。这种现象类似于手握一根下垂棍子，手用力下压，并使棍子的另一端向上翘起，因为下垂棍子的另一端是从低处往高处升起，类似水泵把水从低处升至高处，而手握棍子的那一端类似一个把手。所以把这种胸廓上抬与下压的现象比喻为泵与手把运动（图1.5.3）。

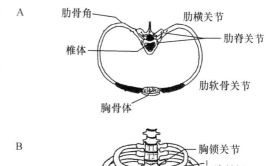

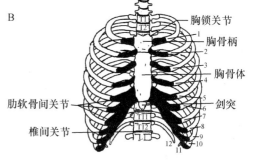

图 1.5.2　胸腔关节的组成

（引自：陆希平，等译. 心肺解剖生理学［M］. 台北：合记图书出版社，2011；P11.）

（二）胸廓下半部分的运动

第7～12根肋骨也是从背侧往前方向下倾斜，但在前方与胸骨相连，肋骨走向转为向上，同时侧方肋骨相对于中轴也向下倾斜。在呼吸运动中，胸廓下半部分是以胸肋关节的连线为轴心进行运动。故吸气时肋骨上举，增加胸廓左右径，但胸骨端没有往前提起，所以前后径没有明显变化，胸廓象水桶状，故称为水桶与手把运动（图1.5.3）。

总体而言，上方肋骨的肋软骨部分较少，故其活动与胸骨同步，容积改变幅度较小。下方肋骨因其软骨部分较多，可作较大幅度的改变。

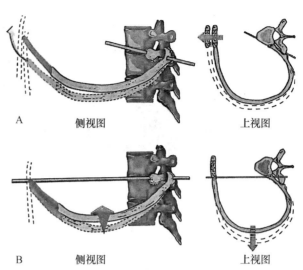

A 侧视图 上视图

B 侧视图 上视图

图1.5.3 胸腔运动的生物力学特征
A. 泵与手把运动；B. 水桶与手把运动
（引自：陆希平，译. 心肺解剖生理学［M］. 台北：合记图书版社，2011；P13.）

四、呼吸肌

肺的通气来自胸腔容积的变化，后者源于呼吸肌的收缩与舒张运动。呼吸肌分为吸气肌、呼气肌和辅助吸气肌，主要吸气肌是膈肌和肋间外肌，主要呼气肌是肋间内肌和腹肌。还有一些辅助吸气肌，如胸锁乳突肌、前锯肌、胸大肌、胸小肌、斜角肌和斜方肌等。

（一）吸气肌

1. 膈肌 是最重要的呼吸肌，也是最主要的呼吸肌。膈肌位于胸腹之间，构成胸腔的底部，又称为横膈膜。膈肌由周边辐射状排列的肌纤维和中心肌腱部分共同组成。膈神经的传入冲动可以刺激膈肌收缩，使中心肌腱张力受到牵拉作用增加，膈肌的穹窿顶部下压变得比较扁平，增加胸腔内上下径。

膈肌上有3个裂孔（图1.5.4），分别是主动脉裂孔、食道裂孔、腔静脉裂孔。主动脉裂孔位于左右膈脚与脊柱之间，有主动脉和胸导管通过；食道裂孔位于主动脉裂孔左前上方，有食道和迷走神经通过；腔静脉孔位于食道裂孔右前上方的中心腱内，有下腔静脉通过。

食道两边由不同膈神经支配，当一侧膈神经出问题时，不会影响膈肌的运动。支配膈肌的神经纤维有3种：运动神经负责膈肌收缩；感觉神经传递膈肌及附近肋膜与腹膜的感觉刺激；自主神经引起膈肌内血管的收缩与舒张。

2. 肋间外肌 共11对，位于肋间隙的浅层，起自上位肋骨下缘、止于下位肋骨上缘，肌束的走向是从外上斜向内下（图1.5.5），所以肋间外肌收缩时，上抬肋骨，扩大胸腔的前后径及左右径，正因为它的收缩能够增加胸腔容积，所以是吸气肌。

（二）呼气肌

1. 肋间内肌 位于肋间外肌深层，起自下位肋骨上缘、止于上位肋骨下缘，肌束的走向是从后下斜向前上（图1.5.5）。它收缩时主要是降低肋骨、帮助呼气，所以是呼气肌。

2. 腹肌 由数层扁平状肌肉组成，主要由腹外

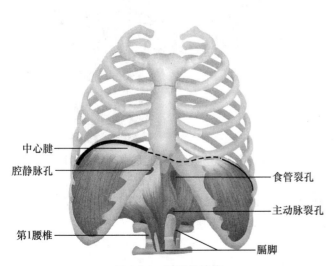

中心腱
腔静脉孔
第1腰椎

食管裂孔
主动脉裂孔
膈脚

图1.5.4 膈肌的结构
（引自：丁文龙，刘学政. 系统解剖学［M］. 北京：人民卫生出版社，2018；第9版，P70.）

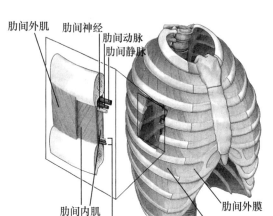

图 1.5.5　肋间外肌和肋间内肌

（引自：王怀经，译. 人体解剖彩色图谱［M］. 北京：人民
卫生出版社，2005；第3版，P167.）

斜肌、腹内斜肌、腹直肌组成（图1.5.6）。其肌肉呈不同走向，在用力呼气时，腹肌收缩下拉肋骨压迫腹部，促进呼气。腹直肌有保护腹腔内器官的作用，但对呼气没有帮助。此外，腹部肌肉收缩会增加腹内压，上抬膈肌促进呼气。

（三）辅助吸气肌

1. 胸锁乳突肌　肌肉上端与连颅骨的乳突，下方与锁骨与胸骨相连（图1.5.6）。平静呼吸时，该肌处于自然状态，只有在用力呼吸时，该肌收缩可以抬高胸骨，增加胸廓前后径，是最主要的吸气辅助肌。

2. 斜角肌与斜方肌　斜角肌是吸气辅助肌，起自第2～6颈椎、止于第1～2肋骨（图1.5.6）。用力呼吸时，斜角肌收缩可抬高第1、第2肋骨，增大胸廓横径。斜方肌位于上背部，呈斜方形（图1.5.7），用力呼吸时，斜方肌收缩上抬第7～12胸椎，增加胸廓前后径。

3. 前锯肌　位于胸腔前方，用力呼吸时，上抬第8～9肋骨（图1.5.7）。

4. 胸大肌和胸小肌　胸大肌呈扇形（图1.5.7），用力呼吸时，胸大肌收缩可提高胸廓，增加前后径。胸小肌位于胸大肌深层（图1.5.7），连接肩胛与第2～5肋骨，用力呼吸时，与胸大肌一起收缩提高肋骨，增加胸廓的前后径和横径。

总之，平静呼吸时，吸气是主动、呼气是被动。吸气主要是膈肌的作用，不需要动用辅助肌。用力呼吸时，吸气辅助肌（胸锁乳突肌等）和呼气肌（肋间内肌与腹肌）都参与其中。

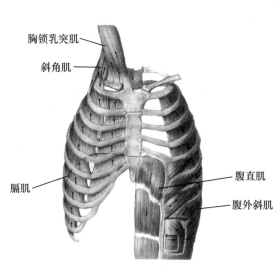

图 1.5.6　辅助吸气肌（胸锁乳突肌、斜角肌、腹直肌、腹外斜肌）

（引自：王怀经，译. 人体解剖彩色图谱［M］. 北京：人民卫生出版社，2005；第3版，P191.）

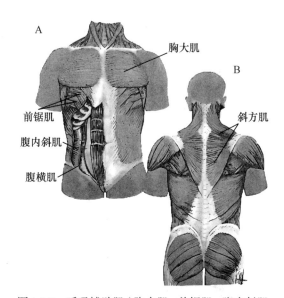

图 1.5.7　呼吸辅助肌（胸大肌、前锯肌、腹内斜肌、腹横肌、斜方肌）

A. 前面观；B. 后面观

（引自：陆希平，译. 心肺解剖生理学［M］. 台北：合记图书版社，2011；P15.）

第二节 呼吸道和肺的解剖结构

呼吸道是呼吸系统的传导部分，是气体进出肺的通道，呼吸道以声带为界，鼻、咽到喉为上呼吸道，气管和各级支气管是下呼吸道。各级支气管在肺叶内反复分支直达肺泡，共23～25级，形状如树，称为支气管树。

一、上呼吸道

（一）鼻

鼻腔是气体进入呼吸道的第一站，前端与外界相通，后端连接咽部。鼻腔被鼻中隔分为两半，鼻前庭有鼻毛，对吸入的空气起滤过和净化作用。鼻腔内侧有鼻泪管开口，眼泪可以从鼻泪管流到鼻腔。鼻腔内还有鼻旁窦开口。

鼻旁窦分别位于额骨、筛骨、蝶骨和上颌骨内，称为额窦、筛窦、蝶窦和上颌窦，具有温暖、温润空气及对声音产生共鸣等作用。

（二）咽

咽部可分为鼻咽、口咽和喉咽。

1. 鼻咽部 在鼻腔末端，主要是湿润吸入空气，阻挡粉尘进入气管。鼻咽部有耳咽管开口，局部炎症肿胀时，可能会堵塞耳咽管开口。

2. 口咽部 位于软腭与舌骨之间，口咽兼有消化和呼吸功能，咽后侧壁有扁桃体，具有免疫防御功能。

3. 喉咽部 位于舌骨与喉之间，是呼吸道与消化道共用的区域，在舌骨后方有一个薄的、呈树叶状的会厌软骨，吞咽运动时，喉会随咽上提向前移动，会厌封闭喉的开口，阻止食团入喉，并引导食团进食道。

（三）喉

喉是发音器官，也是呼吸的通道。上界是会厌上缘、下界是环状软骨下缘，上与咽相连、下与气管相接。

二、下呼吸道

气管起自环状软骨下缘（约第6颈椎体下缘），向下至胸骨角平面分为左右主支气管。气管软骨呈C形，后方没有软骨组织，是由结缔组织和平滑肌构成。气管内壁是假多层柱状上皮细胞，富含腺体具有分泌功能，其顶端有纤毛，呼吸道分泌物通过纤毛摆动从下端移动到上端。

左、右主支气管是从气管分叉处到左、右肺门之间的通气管道，左主支气管细而长，斜行，嵴下角大（气管中线与主支气管下缘间的夹角）；右主支气管短而粗，嵴下角小，异物落入气管后比较容易进入右主支气管。左右主支气管进一步分为肺叶支气管、肺段支气管、细支气管以及终末细支气管等，细支气管和终末细支气管的管壁没有软骨支持，但有两层呈螺旋走向、相互垂直的平滑肌纤维，管壁内衬单层立方上皮细胞，无纤毛、不含腺体。细支气管直径约1 cm，终末细支气管直径约1 cm，细支气管和终末细支气管依靠支气管平滑肌张力和周边肺实质的支撑保持开通状态。

三、肺

肺的外观呈圆锥形，肺的顶端称肺尖、略高于锁骨，肺底与横膈肌相接触。左肺分为上、下两叶，右肺分

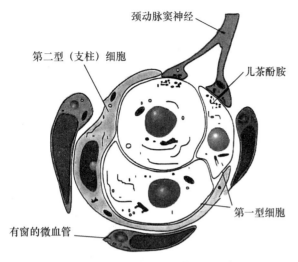

颈动脉窦神经

第二型（支柱）细胞

儿茶酚胺

有窗的微血管

第一型细胞

图1.5.8　肺泡Ⅰ和Ⅱ型上皮细胞示意图

（引自：陆希平，译. 心肺解剖生理学［M］. 台北：合记图书版社，2011，P105.）

上、中、下三叶。肺部中央呈椭圆形凹陷，称肺门，是支气管、血管、神经和淋巴管等进出肺的门户，这些结构被结缔组织包绕，称为肺根。

（一）肺泡

肺泡是终末细支气管末端的囊状结构，构成了肺实质部分。肺泡呈多边形、蜂窝状。肺泡上皮细胞是单层、扁平状的，分为Ⅰ型和Ⅱ型（图1.5.8）。Ⅰ型细胞的数量只有Ⅱ型的一半，却占据95%的肺泡表面积，是肺泡气体扩散的屏障。Ⅱ型上皮细胞主要分泌肺泡表面活性物质，在降低肺泡表面张力和促进肺成熟方面具有重要作用。

（二）表面张力

表面张力是指液-气交界面存在的一种张力，它是一种内缩力。肺泡内壁有一薄层液体，与肺泡内的气体形成了液-气界面，产生了表面张力。球形的表面张力是指向球心的，所以肺泡表面张力是指向肺泡中央，使肺泡内压力增高。根据Laplace定律，$P = 2T/r$，P是肺泡内压力；T是表面张力；r是肺泡半径。这个定律表示，肺泡内压力与表面张力成正比，与肺泡半径正反比。当大小不等的两个肺泡相互连通时，如果大小肺泡的表面张力相等，则小肺泡内的压力大于大肺泡，气体将从小肺泡内流向大肺泡，导致小肺泡塌陷而大肺泡进一步扩张，大小肺泡将失去稳定性（图1.5.9）。然而，正常人体内，这种情况是不会发生的，因为肺泡内存在肺的表面活性物质，后者降低了肺泡表面张力（图1.5.9）。

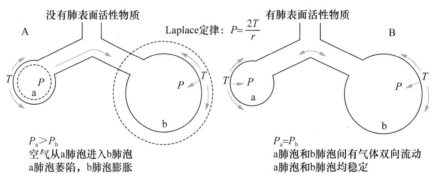

没有肺表面活性物质

Laplace定律：$P = \dfrac{2T}{r}$

有肺表面活性物质

A

B

$P_a > P_b$
空气从a肺泡进入b肺泡
a肺泡萎陷，b肺泡膨胀

$P_a = P_b$
a肺泡和b肺泡间有气体双向流动
a肺泡和b肺泡均稳定

图1.5.9　肺表面活性物质与肺泡表面张力的关系

（引自：王庭槐. 生理学［M］. 北京：人民卫生出版社，2018；第9版，P153.）

（三）表面活性物质

肺表面活性物质由肺泡Ⅱ型细胞合成和释放，其主要作用是降低肺泡表面张力。表面活性物质分子的一端是非极性疏水的脂肪酸，另一端是极性的，易溶于水。这些分子垂直排列于肺泡液-气界面，极性端插入液体层，非极性端朝向肺泡腔。表面活性物质在肺泡内的密度随肺泡的舒缩而改变。例如，吸气时肺泡扩张，表面活性物质在肺泡内的密度减少，使肺泡表面张力增大，防止肺泡过度扩张（图1.5.9）。呼气时肺泡缩小，表面活性物质在肺泡内的密度增加，肺泡表面张力降低，可以防止肺泡塌陷。

足月的新生儿第一次呼吸后，肺泡壁存在表面活性物质，则再次呼吸只需-2 cmH$_2$O柱的压力。而早产儿因肺泡表面活性物质极少，导致肺泡表面张力过大，肺泡扩张受限，再次呼吸需要10倍的力量（-20 cmH$_2$O柱），而且容易出现新生儿呼吸窘迫综合征。

（四）肺间质

肺间质是肺泡周围的结缔组织，由胶原纤维与弹力蛋白交织而成，一方面具有支撑肺泡的作用，另一方面随肺泡的扩张和缩小，胶原纤维随之拉长绷紧或放松。肺间质内有微血管、神经穿行，肺间质与肺泡上皮细胞共同构成呼吸膜。

第三节 呼 吸 生 理

呼吸是机体与外界气体交换的过程，由外呼吸、内呼吸和气体运输3个基本环节组成。外呼吸是指肺与外界之间的气体交换，包括肺通气和肺换气。气体运输是通过血液循环将肺部的O_2运输到各级组织，同时将CO_2从组织中运到肺部，而内呼吸是指各组织细胞与血液之间的气体交换，也称为组织换气。

一、肺通气

肺通气是指肺泡与外界环境之间进行的气体交换过程，外界大气进入肺内称为吸气，而肺内气体排出体外称为呼气。吸气和呼气周而复始，构成呼吸运动。

（一）呼吸运动的方式

1. 平静呼吸 平稳而均匀的呼吸，节律12～18次/min，这种呼吸运动称为平静呼吸。在这个过程，吸气是主动、呼气是被动。

吸气主要依靠膈肌和肋间外肌收缩使胸廓扩大来完成的。膈肌收缩时，膈肌穹窿顶下移，胸廓上下径增大。肋间外肌收缩时，肋骨上抬、胸骨推向前上方，使胸廓前后径和左右径扩大。肺随胸廓的扩大而扩大，肺容积增大导致肺内压降低，当肺内压＜大气压时，气体进入肺内，形成吸气。

呼气是膈肌和肋间外肌的舒张、扩大的胸廓弹性回缩的过程。胸廓缩小引起肺容积也缩小，肺内压随之升高，当肺内压＞大气压时，气体从肺泡排出体外，完成呼气。

2. 胸式呼吸和腹式呼吸 平静呼吸过程，膈肌和肋间外肌参与这个过程，但膈肌起主要作用。膈肌的收缩与舒张引起腹腔脏器的位移，造成腹部的起伏，这种以膈肌舒缩活动为主的呼吸运动，称为腹式呼吸。肋间外肌的收缩与舒张主要引起胸部的起伏，这种呼吸方式称为胸式呼吸。正常情况下，呼吸是混合式的、兼有腹式和胸式，只有在胸部或腹部活动受限时，才出现单一的呼吸形式。

3. 用力呼吸 当呼吸运动加深、加快时，这种形式的呼吸运动称为用力呼吸或深呼吸。用力吸气时，除膈肌和肋间外肌收缩外，辅助吸气肌也参与收缩，使胸廓进一步扩大。用力呼气时，除吸气肌舒张外，肋间内肌和腹肌同时收缩。肋间内肌是主要呼气肌，肋间内肌的走向与肋间外肌相反，收缩时使肋骨和胸骨下移，肋骨还向内侧旋转，使胸廓前后径和左右径缩小。腹肌收缩增加腹压，使膈肌上移，胸廓进一步缩小，加强呼气。在缺氧或CO_2增多较严重的情况下，会出现呼吸困难，不仅呼吸加快加深，而且出现鼻翼扇动。

（二）呼吸运动的动力

如前所述，吸气时肺内压低于大气压，呼气时肺内压高于大气压。所以，肺泡与大气之间的气压差是推动气体进出肺的直接动力，即呼吸运动的动力。由于大气压相对恒定，只有肺内压的变化才能使肺内压与大气压之间产生压力梯度。

1. 肺内压变化 肺泡内的压力简称肺内压。肺内压在呼吸过程呈周期性变化（图1.5.10）。吸气时，肺容积扩大、肺内压降低，气体进入肺泡。随着肺泡内气体量逐渐增加，肺内压逐渐升高，吸气末，肺内压＝大气压，气流停止。随后转为呼气，肺容积变小、肺内压升高，超过大气压时，气体从肺泡排出。肺内气体排出后，使肺内压逐渐下降，呼气末，肺内压＝大氧压。

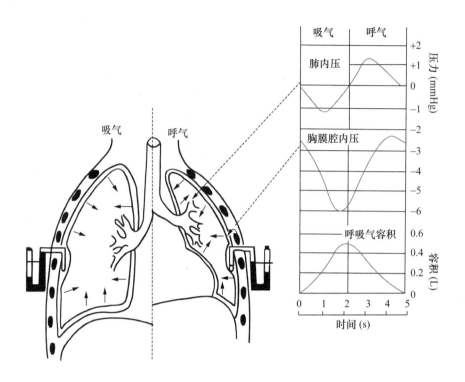

图 1.5.10　呼吸过程肺内压、胸膜腔内压和呼吸气容积变化
（引自：王庭槐. 生理学［M］. 北京：人民卫生出版社，2018；第9版，P149.）

平静呼吸时，吸气时肺内压比大气压低1～2 mmHg，呼气时肺内压比大气压高1～2 mmHg（图1.5.10）。用力呼吸时，肺内压变化幅度增大。若紧闭声门，再用力做呼气动作（憋气），此时肺内压可高于大气压60～140 mmHg，用力呼气之后紧接着做用力吸气动作，肺内压可低至-100 mmHg～-30 mmHg。

当自然呼吸停止时，可用人工方法建立起肺内压与大气压之间的压力差，以维持肺通气，这种呼吸方式称为人工呼吸。人工呼吸方法很多，例如：口对口人工呼吸，呼吸机正压通气、节律性举臂压背或挤压胸廓等。施行人工呼吸时，要保证呼吸道通畅，否则人工呼吸对肺通气是无效的。

2. 胸膜腔内压变化　在呼吸过程中肺随胸廓的运动而运动，这是因为肺和胸廓之间存在一个潜在的、密闭的腔隙，称为胸膜腔。胸膜腔由两层胸膜构成，脏层胸膜紧贴于肺的表面，壁层胸膜紧贴于胸廓内壁。正常情况下，胸膜腔内无空气存在，仅有少量黏稠润滑液体，叫胸膜腔液，可以减少肺部与胸廓在呼吸运动时产生的摩擦力，并且使两层胸膜互相黏附在一起，对维持肺的扩张状态和肺通气十分重要。一旦空气进入胸膜腔，就会形成气胸，此时两层胸膜彼此分开，肺泡因弹性回缩而塌陷，胸廓进一步增大。

自然状态下，胸膜腔受到两种力的作用：一是肺内压，使肺泡扩张；二是肺的弹性回缩力，使肺泡缩小。用公式表示：胸膜腔内压＝肺内压-肺回缩力。在吸气末或呼气末，肺内压＝大气压，所以，胸膜腔内压＝大气压-肺回缩力。若以大气压为0，则：胸膜腔内压＝-肺回缩力。由此可见，胸膜腔内压为负压，这有利于肺的扩张，也有利于胸腔内腔静脉和胸导管的扩张，促进静脉和淋巴回流。气胸时，不但肺通气功能受影响，血液和淋巴液回流也受阻。

平静呼吸过程，胸膜腔内负压也发生变化，但始终都是负压。吸气末，胸膜腔内压约为-10～-5 mmHg，呼气末，胸膜腔内压约为-5～-3 mmHg（图1.5.10）。但是，若紧闭声门，用力呼气，胸膜腔内压可升高到110 mmHg；再用力吸气，胸膜腔内压可降至-90 mmHg。

（三）呼吸运动的阻力

肺通气的动力必须克服肺通气的阻力，才能使气体进入肺泡。肺通气的阻力分为弹性阻力和非弹性阻力。

1. 弹性阻力 主要来自胸廓和肺的弹性阻力，约占总阻力的70%。弹性阻力大，表示不易发生变形；反之，则易变形。通常用顺应性来表示弹性阻力大小。

① 肺的弹性阻力与肺的顺应性 肺顺应性（compliance，C）表示单位跨壁压变化（ΔP）所引起容积变化（ΔV），公式表示为：

肺顺应性（C_L）=肺容积的变化（ΔV）/跨肺压的变化（ΔP），单位是L/cmH$_2$O。

式中跨肺压是指肺内压与胸膜腔内压之差。C_L越高说明肺部容易受到压力的增减而舒缩，是较为"柔软"的肺。反之，C_L越低表示肺部比较"僵硬"。例如，肺气肿时，肺的顺应性增加，肺部过度充气。相反，肺纤维化失去弹性，肺的顺应性明显降低。

肺静态顺应性曲线 在吸气或呼气末，受试者屏气并保持呼吸道畅通的情况下测定肺容积和胸膜腔内压的变化，也称为肺的压力-容积曲线（图1.5.11）。因为测定是在屏气时进行，此时气道无气流，所以代表肺的静态顺应性。正常成人平静呼吸时，肺顺应性约为0.2 L/cmH$_2$O，位于曲线中段斜率最大的部分，表示肺的弹性阻力小。（图1.5.11）是吸气和呼气肺顺应性曲线，2条曲线无法重叠，这种现象称为滞后现象。产生这种现象的主要原因是肺的扩张和收缩并非所有肺泡一起活动，而是先后进行的，肺呼气的容积变化大于吸气的容积变化。

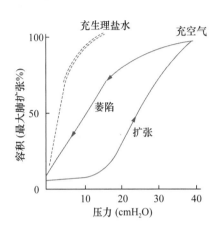

图 1.5.11 肺的压力-容积曲线
（引自：王庭槐. 生理学［M］. 北京：人民卫生出版社，2018；第9版，P152.）

肺的弹性阻力，除了来自肺组织弹性回缩力外，还来自肺泡的表面张力。肺泡表面张力在上一节已经叙述，肺泡表面张力的方向指向肺泡中央（球面向内缩小），对抗肺的扩张，所以也构成肺的弹性阻力。图1.5.11显示离体的肺，在充气和充满生理盐水状态下测定肺的顺应性，结果发现：充气的肺其跨壁压是充满生理盐水肺的3倍，这是因为充气的肺，肺泡内壁存在液-气界面，从而产生表面弹性；而充满生理盐水的肺没有液-气界面，因此没有表面张力。比较这两条肺顺应性曲线，可知肺本身的弹性阻力只占总弹性阻力的1/3，表面张力占2/3。因此，肺充血、肺组织纤维化或肺表面张力增加，都导致肺的顺应性降低，患者表现为吸气困难。而在肺气肿，肺弹性成分大量破坏，肺弹性回缩力减少，顺应性增大，患者表现为呼气困难。这些情况都会导致肺通气功能降低。

② 胸廓弹性阻力和顺应性 胸廓弹性阻力来自胸廓的弹性成分。根据顺应性公式，胸廓顺应性（C_{chw}）=胸腔容积的变化ΔV/跨胸壁压的变化（ΔP）。

平静吸气末，肺容量约为肺总量的67%，胸廓处于自然位置，弹性阻力近乎于零。平静呼气末，肺容量小于肺总量的67%，胸廓被牵拉缩小，由此产生的弹性阻力是向外，促使胸廓复原。深吸气时，肺容量大于肺总量的67%，胸廓被牵张扩大，此时弹性阻力是向内，促使胸廓复原。此外，胸廓弹性阻力也会因在肥胖、胸廓畸形、腹内压增高而增大，导致胸廓顺应性降低。

2. 非弹性阻力 约占总阻力的30%，包括气道阻力、惯性阻力和组织的黏滞阻力。

气道阻力来自气体流经呼吸道时气体分子间和气体分子与气道壁之间的摩擦，是非弹性阻力的主要成分，约占80%~90%。气道阻力受气流速度、气流形式和管径大小的影响。流速快，阻力大；流速慢，阻力小。气流形式有层流和涡流，层流阻力小，涡流阻力大。气道管径大，阻力小；反之，则阻力大。呼吸运动加深、加快时，气流加快，涡流增多，非弹性阻力增大。运动时，交感神经兴奋，呼吸道平滑肌舒张，支气管口径增大，非弹性阻力降低。

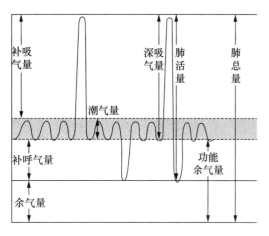

图 1.5.12 肺容积和肺容量

（引自：王庭槐. 生理学［M］. 北京：人民卫生出版社，
2018；第9版，P155.）

惯性阻力是气流在发动、变速、换向时，因气流和组织的惯性所产生的阻力。平静呼吸时，呼吸频率低、气流速度慢、惯性阻力小，可忽略不计。黏滞阻力来自呼吸时组织相对位移所发生的摩擦，平静呼吸时亦较小。

（四）呼吸运动量的变化

呼吸过程中，吸入或呼出气体量的变化通常用肺容积、肺容量和肺通气量来等指标表示，除残气量和功能残气量外，其他指标都可以用肺量计来测定。

1. 肺容积和肺容量 肺容量是指肺所容纳的气体的体积，是肺活量、功能余气量、余气量的总和（图1.5.12）。

① 潮气量 每次吸入或呼出的气量称为潮气量（tidal volume，TV）。正常成人平静呼吸时，潮气量为400～600 mL，平均500 mL。运动时，潮气量增大。

② 补吸气量和深吸气量 平静吸气末，再做最大吸气，所增加的吸入气量，称为补吸气量（inspiratory reserve volume，IRV），正常成人约1500～2000 mL。补吸气量大小反映了吸气的贮备功能。补吸气量与潮气量之和，称为深吸气量，深吸气量是衡量最大通气能力的一个重要指标，胸廓的形态、胸膜和吸气肌等病变是影响深吸气量的重要因素。

③ 补呼气量 平静呼气末，再做最大呼气，所增加的呼出气量，称为补呼气量（exspiratory reserve volume，ERV），成人约900～1200 mL。补呼气量大小反映了呼气贮备功能。

④ 功能余气量和余气量 平静呼气末，尚存留在肺内的气量，称为功能余气量（functional residual capacity，FRC）。做最大呼气后，仍停留在肺内的气量，称为余气量（residual volume，RV）。正常成年人余气量，男性约为1500 mL，女性约为1000 mL。功能余气量是补呼气量和余气量之和，正常成人约2300 mL，占肺总容量40%左右。由于功能余气量的存在，对吸入或呼出气体起到稀释作用，使肺内P_{O_2}和P_{CO_2}不会随呼吸而发生大幅的波动。肺气肿时，由于肺弹性回缩力减弱，导致功能余气量增加。

⑤ 肺活量 做最大深吸气后，再做最大呼气，所能呼出的气量，称为肺活量（vital capacity，VC），它是潮气量、补吸气量和补呼气量之和。肺活量反映一次肺的最大通气能力。正常成年男性约3500 mL，女性约为2500 mL。肺活量大小与性别、年龄、体表面积、胸廓和肺的弹性和呼吸肌强弱等因素有关，有较大的个体差异，运动锻炼能提高肺活量。

⑥ 用力肺活量和用力呼气量（时间肺活量） 由于肺活量测定不限制呼气时间，患有呼吸道狭窄或者肺气肿的患者，在延长呼气时间后，测得的肺活量仍可在正常范围内。所以，单纯只测肺活量，不能充分反映通气功能和气道通畅情况。

如果在测定肺活量，要求被试者在做最大深吸气后尽力尽快呼气，所能呼出的最大气量称为用力肺活量（forced vital capacity，FVC）。

正常情况下，用力肺活量几乎等于肺活量，但在气道阻力增高时，用力肺活量低于肺活量。若在最大深吸气后再尽力尽快呼气，在一定时间内所能呼出的气量，称为用力呼气量（forced expiratory volume，FEV），也称为时间肺活量（timed vital capacity，TVC）。用力呼气量通常测定1 s、2 s、3 s末呼出的气体量（FEV_1、FEV_2、FEV_3），为了排除肺容积差异可能造成的影响，通常以用力呼气量占用力肺活量的百分数（FEV_1/FVC）来表示，FEV_1/FVC、FEV_2/FVC、FEV_3/FVC的正常值分别为83%、96%和99%（图1.5.13）。发生限制性通气功能障碍时，FEV_1/FVC正常或增高。但发生阻塞性通气障碍时如气道狭窄，FEV_1/FVC则明显降低（图1.5.13）。临床上肺功能检查时，通常检测FEV_1/FVC百分比，用于通气障碍的类型。

⑦ 最大通气量 单位时间内尽力作深、快呼吸时，每分钟所能吸入或呼出的最大气体量称为最大通气量。通常测定10 s或15 s的最深最快的吸入或呼出量，再乘以4。最大通气量一般可达150 L，是肺通气量的25倍。

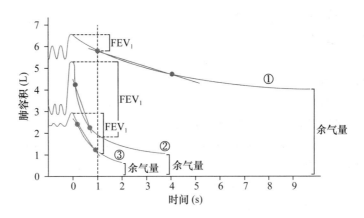

图 1.5.13 用力肺活量（FVC）和用力呼气量（FEV）示意图
① 阻塞性肺疾病患者；② 正常人；③ 限制性肺疾病患者；曲线顶点位置降低表示用力肺活量减少；FEV₁表示第1秒内的用力呼气量
（引自：王庭槐. 生理学［M］. 北京：人民卫生出版社，2018；第9版，P156.）

最大通气量是衡量通气功能的重要指标，可以用来评价通气贮备能力。通气贮量百分比＝（最大通气量−安静时通气量）/最大通气量×100%，其正常值大于或等于93%。

⑧ 肺总容量　肺所能容纳的最大气量称为肺总容量（total lung capacity，TLC）或肺总量，是肺活量与余气量之和，成年男性平均为5000 mL，女性平均为3500 mL。

2. 肺通气量和肺泡通气量

① 肺通气量　每分钟吸入或呼出的气体总量称为肺通气量（ventilation volume，VE），等于潮气量和呼吸频率的乘积，反映了肺的通气功能。成年人潮气量约为500 mL，呼吸频率约为12次/min，每分通气量为500 mL×12次/min＝6000（mL）。

② 无效腔　每次吸入的气体有一部分停留在呼吸道内，不参与肺泡与血液之间的气体交换，这部分呼吸道的容积称为解剖无效腔。正常成人解剖无效腔约150 mL，呼吸频率12次/min，每分钟无效腔的气体为150 mL×12次/min＝1800（mL），这说明每分通气量6000 mL中，有1800 mL没有到达肺泡，这部分气体被浪费掉了。

另外，进入肺泡的气体，因肺内血流分布不均，有一部分不能与血液进行气体交换，这部分未进行交换的气体，称为肺泡无效腔。肺泡无效腔和解剖无效腔合称为生理无效腔。

③ 肺泡通气量　由于无效腔的存在，每次吸入的气体不能全部到达肺泡，故肺泡通气量等于潮气量与无效腔量之差再乘以呼吸频率，即肺泡通气量＝（潮气量−无效腔）×呼吸频率。

举例1：潮气量500 mL，呼吸频率12次/min，无效腔量150 mL，请问每分通气量是多少？每分肺泡通气量是多少？

每分通气量＝500×12＝6000（mL/min），每分肺泡通气量＝（500−150）×12＝4200（mL/min）。

（五）呼吸运动的型式

不同的呼吸型式反映了正常或异常的情况，以下是几种常见的通气型式和动作。

1. 正常呼吸　由延髓呼吸中枢发出冲动，经运动神经传到膈肌，引起膈肌节律性的收缩与舒张，呼和吸的节律为12～18次/min，如图1.5.14所示。

2. 呼吸暂停　是指通气活动的短暂停止。正常情况下可在唱歌、说话、咳嗽或打喷嚏时发生。在病理情况下，通常见于中枢神经系统损伤的患者或睡眠呼吸暂停综合征的患者，若暂停时间较长，会造成缺氧和CO_2升高。

3. 呼吸过强　呼吸深度增加、呼吸次数不增加或稍有增加（图1.5.14），这种呼吸主要见于CO_2潴留，是P_{CO_2}升高刺激延髓呼吸中枢所致。

4. 呼吸过速　是一种不正常的、快速的呼吸运动，会造成CO_2排出过多，影响血液酸碱平衡。

  5. 过度通气　是同时存在呼吸过深和过快，使肺泡通气量增加，这种情况也会造成CO_2过多排出，对身体造成的影响与呼吸过速情况相似。

  6. 通气不足　是指呼吸深度减小、次数减少或两者均有，使肺泡通气量减少，这种情况会造成CO_2在体内潴留、肺泡和血液中P_{CO_2}增高。

  7. 呼吸困难　是一种呼吸短促的感觉，这其实是一种症状，并非呼吸动作，常因呼吸道阻力增加所致。哮喘发作的患者常感到严重的呼吸困难，造成他们过度通气。

  8. Kussmaul's 呼吸　呼吸次数和深度同时增加（图1.5.15），肺泡和血液P_{O_2}增加，P_{CO_2}减少。这种情况主要见农药中毒和糖尿病酮症酸中毒。

  9. Biot's 呼吸　短暂、快速、深度一致的呼吸，常伴有呼吸暂停（图1.5.15），主要见于颅高压患者。

  10. Cheyne-Stokes 呼吸　是呼吸暂停与深而大的呼吸交替进行的过程，呼吸暂停可达10～60 s（图1.5.15），主要见于头部创伤后昏迷的患者，镇静剂过量或脑血流量减少的患者。

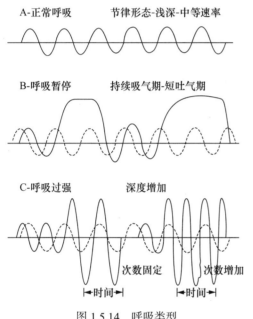

图 1.5.14　呼吸类型

（引自：陆希平，等译. 心肺解剖生理学［M］. 台北：合记图书版社，2011；P114.）

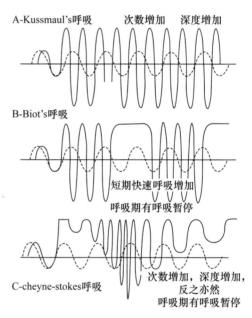

图 1.5.15　病理性呼吸类型

（引自：陆希平，等译. 心肺解剖生理学［M］. 台北：合记图书版社，2011；P115.）

第四节　气 体 交 换

  肺泡与肺毛细血管血液之间进行气体交换称为肺换气，气体交换是以扩散方式，从分压高的地方向分压低的地方移动。

一、气体成分与气体分压

  外环境的空气中含有O_2、CO_2、N_2和微量惰性气体的混合气，各气体所占比例分别是：O_2 20.93%，CO_2 0.04%，N_2 79.03%。惰性气体极微量，所占比例可以忽略不计。根据Dalton's分压定律，总的大气压等于所有气体分压的总和：

$$P_{total} = PO_2 + PCO_2 + PN_2\cdots\cdots$$

在一个大气压（760 mmHg）下，混合气中各气体分压的计算公式为：

气体分压＝总压力×气体的容积百分比

例如：PO_2＝20.93%×760 mmHg＝159（mmHg），PCO_2＝0.04%×760 mmHg＝0。

虽然海拔升高，大气压减少，但各气体在大气中的百分比不变，改变的是各气体的分压。例如，在珠穆朗玛峰，其高度约8000米，此处大气压不是760 mmHg，而是247 mmHg，故这里的PO_2＝20.93%×247 mmHg＝51.7（mmHg），与平原地区PO_2为159 mmHg相差甚远。其次，空气中气体通常被认为是干燥气体，吸气时，呼吸道黏膜对干燥气体起到过滤、加温、加湿等作用。这样到达肺泡的气体就变成了37 ℃的含有水蒸汽称为饱和气体，其饱和程度随气体温度而变。37 ℃的饱和气体，水蒸气分压（PH_2O）大约为47 mmHg。因此，肺泡内PO_2＝（760 mmHg-47 mmHg）×20.93%＝149（mmHg），比空气中的PO_2又降低了10 mmHg，表1.5.1表示呼吸气体的分压。

表1.5.1 呼吸气体的分压（mmHg）

气体成分	容积百分比	大气（干燥）	吸入氧（饱和）	呼出气（饱和）	肺泡气（饱和）
PO_2	20.93%	159	149	116	100
PCO_2	0.04%	0	0	28	40
PN_2	79.03%	601	564	569	573
PH_2O	0	0	47	47	47
总计	100%	760	760	760	760

二、肺换气

肺换气是指肺泡与肺毛细血管之间的气体交换。气体从分压高的一侧向分压低的一侧转移称为扩散，肺换气和组织换气都是以气体扩散方式进行的，单位时间内气体扩散的容积，称为气体扩散速率（Diffusion rate，D），气体扩散量受下列因素影响。

1. Fick's 扩散定律 膜两侧的分压差（ΔP）是气体扩散的动力，气体扩散速率与分压差有关，分压差越大，扩散速率越快。气体的扩散量与膜的面积（area，A）成正比，与膜的厚度（thickness，T）成反比。扩散系数（diffusion coefficient，d）也会影响气体扩散量（volume，V），扩散系数和气体溶解度与正比，Fick's定律用公式表示：

$$\dot{V}=\frac{Ad}{T}\times\Delta P$$

式中,$\dot{V}$为单位时间气体扩散量（mL/min）；A为膜的面积（cm^2）；d为扩散系数（cm^2/mmHg/min）；T为膜的厚度（cm）；ΔP为膜两侧分压差（mmHg）。

2. 呼吸膜 从肺泡到肺毛细血管，呼吸膜的6层结构分别是：表面活性物质液体层、肺泡上皮细胞层、上皮基底膜、肺泡上皮与毛细血管之间的基质层、毛细血管基膜、毛细血管内皮细胞层（图1.5.16）。这6层结构平均厚度0.35 μm，有的部位只有0.2 μm，气体易于扩散。在病理情况下，如肺纤维化、肺水肿等，呼吸膜增厚和扩散距离增加，都会降低扩散速率，减少气体交换量。

正常成人两肺约有3亿个肺泡，呼吸膜总面积达70 m^2，但平时只使用40 m^2，有相当大的贮备面积。运动时，肺毛细血管开放的数量和开放程度增加，气体扩散面积增加。肺叶切除或肺毛细血管阻塞、肺不张等，呼吸膜面积减少，严重的会影响肺换气。

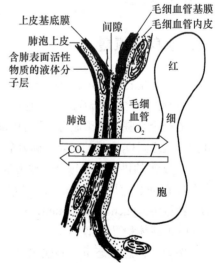

图 1.5.16 呼吸膜结构示意图

（引自：王庭槐. 生理学［M］. 北京：人民卫生出版社，2018，第9版，P161.）

3. Graham's定律 气体扩散速率（diffusion rate，D）和气体分子量（molecular weight，MW）平方根成反比。O_2 和 CO_2 分子量分别为 32 和 44，根据以下公式计算得知，O_2 扩散速率是 CO_2 的 1.17 倍。

$$\frac{O_2 扩散速率}{CO_2 扩散速率} = \frac{\sqrt{gmw\,CO_2}}{\sqrt{gmw\,O_2}} = \frac{\sqrt{44\,g}}{\sqrt{32\,g}} = \frac{6.63}{5.66} = \frac{1.17}{1} = 1.17$$

4. Henry's定律 气体扩散速率与气体可溶性成正比。例如，在 37 ℃，一个大气压下，CO_2 在 1 mL H_2O 中的溶解度为 0.592 mL，而 O_2 的溶解度仅为 0.0244 mL。CO_2 与 O_2 的溶解度之比是 24.3∶1，表示 CO_2 在 H_2O 中溶解度比 O_2 大 24 倍。

$$\frac{CO_2 溶解度}{O_2 的溶解度} = \frac{0.592}{0.0244} = \frac{24.3}{1.0} = 24.3$$

综合 Graham's 和 Henry's 定律计算出 CO_2 扩散速率与 O_2 扩散速率之比=20.7∶1。

5. 通气／血流比值（ventilation/perfusion ratio） 是每分钟肺泡通气量（V_A）与每分钟肺血流量（Q）之间的比值。正常成人安静时，$V_A=4.2$ L，$Q=5$ L，$V_A/Q=0.84$，提示肺泡气量与肺血液量相匹配。若 V_A/Q 比值增大，意味着通气过剩，血流相对不足；反之，V_A/Q 比值下降，说明通气不足，血流相对过多，此时部分血液流经通气不良的肺泡，静脉血中的气体得不到更新，犹如发生了功能性动—静短路。由此可见，V_A/Q 增大或减小都会妨碍有效的气体交换，导致机体缺 O_2 或 CO_2 潴留。

肺气肿时，一部分肺泡壁过度充气，但肺毛细血管血流相对不足，不能进行充分的气体交流，另一部分细支气管或终末细支气管阻塞，使可交换的肺泡面积减少，是引起肺换气功能降低的最常见原因，故 V_A/Q 是衡量肺换气功能的指标。

正常情况下，姿势会影响肺各部分 V_A/Q。例如，直立位时，由于重力作用肺尖的血流量少，而肺泡气体量多，$V_A/Q>0.84$；在肺底部肺血流量增多，但肺泡通气增多不明显，$V_A/Q<0.84$。但总体上，呼吸膜面积远远超过肺换气的实际需要，所以姿势并不影响肺换气效果。

第五节 气体在血液中的运输

组织代谢过程产生的 CO_2 通过血液运送到肺排出体外，肺部富含 O_2 的血液被输送到各组织，供给组织新陈代谢。本节主要介绍动静脉血 O_2 含量和组织的耗氧量、这 2 种气体在血液中的运输方式、相互关系以及在肺和组织中释放的影响因素。

一、全身耗氧量

血液流经全身组织时，所携带的 O_2 没有全部释放出来，也没有摄取所有的 CO_2。同样地，血液流经肺循环时，不会将所含的 CO_2 全部释放到肺泡中，也不会摄取肺泡中的全部 O_2。通常情况下，动脉血中氧分压是 100 mmHg，血液流经全身脏器的微血管回到静脉时，氧分压仅剩下 40 mmHg，这部分 O_2 随血液回到心脏和肺部。动脉血和静脉血之间 O_2 含量的差异，称为全身耗氧量或摄氧量。

全身 O_2 的供应量是每分心输出量（Q）和动脉血的氧含量（content of arterial oxygen，CaO_2）的乘积，而全身 O_2 的回心量是每分心输出量（Q）乘以静脉血的氧含量（content of venous oxygen，CvO_2）。因此，组织 O_2 的消耗量（oxygen consumption，V_{O_2}）是全身 O_2 供应量与全身 O_2 回心量的差异，即 $V_{O_2}=Q\times(CaO_2-CvO_2)$，单位 mL/dL 或体积百分比（vol%）。

例如，休息状态下，心输出量为 5 L/min，血液经过某组织，动脉血氧的含量 20 vol%，静脉血氧含量 14 vol%，那么组织的耗氧量 $V_{O_2}=5\times(20-14)=300$（mL/min）。

二、氧的运输

（一）氧气的运输形式

血液中O_2主要以化学结合的形式进行运输，占血液总氧量98.5%，血液中的血红蛋白（Hb）是运输O_2的重要工具，1分子Hb可以结合4分子O_2，形成氧合血红蛋白（HbO_2）。所以红细胞的数量和功能直接影响O_2的运输。

1. Hb与O_2结合的特征 O_2与Hb的结合是可逆的、反应快、受PO_2影响比较明显。在肺部PO_2比较高，O_2与Hb结合形成HbO_2；在组织PO_2比较低，HbO_2迅速解离，释放出O_2供组织利用。二价铁离子（Fe^{2+}）与O_2结合后仍然是二价铁，所以该反应是氧合作用，不是氧化作用。

2. 血氧含量、血氧容量和血氧饱和度 100 mL血液中，Hb所能结合的最大O_2量，称为血氧容量，而Hb实际结合的O_2量，称为血氧含量，血氧含量与血氧容量的百分比，称为血氧饱和度。理论上，1gHb可以结合1.39 mL O_2量，但由于含有极少量不能结合O_2的高铁Hb，所以1g Hb最多能结合1.34 mL O_2量。当Hb浓度为15 g/100 mL，血氧饱和度为100%，则每100 mL血液的氧容量是1.34 mL/g×15 g=20.1（mL）。但正常PaO_2在100 mmHg时，血氧饱和度大约是97%。因此，当PaO_2为100 mmHg时，正常人的血氧容量=20.1 mL×97%=19.5（mL）。如果某人实测的氧含量是15 mL，那么他的血氧饱和度是15/19.5×100%=76.9%。

3. 物理溶解 O_2以物理形式溶解于血液中的量很少，仅占血液总氧量的1.5%。根据Henry's定律，在一定温度下气体在溶液中溶解的量与气体分压成正比。动脉血中O_2的溶解量等于PO_2和O_2溶解度的乘积。在体温37 ℃下，每mmHg PO_2、每100 mL血液中O_2的溶解度约为0.00304 mL。当动脉PO_2为100 mmHg时，100 mL血液中氧的溶解量为100 mmHg×0.00304 mL/mmHg=3.04（mL），即动脉血氧的溶解量为0.3 vol%。

（二）氧合血红蛋白解离曲线

氧合血红蛋白的解离曲线(简称氧解离曲线)是反映血液PO_2与HbO_2饱和度的关系，该曲线表示在不同PO_2下，O_2与Hb的结合或HbO_2解离的情况。HbO_2解离曲线呈S型，如图1.5.17所示。

1. HbO_2解离曲线上段，PO_2在60~100 mmHg，这段曲线比较平坦，表明在这个范围内PO_2变化对HbO_2饱和度影响不大。例如：PO_2从60 mmHg升至100 mmHg，增加了40 mmHg，但HbO_2饱和度从90%增加到97%，仅增加了7%。尽管在高原或高空肺泡气PO_2有所下降，但只要动脉血压PO_2不低于60 mmHg，HbO_2饱和度还可以达到90%，基本上可以满足身体对氧气的需求，不会发生明显的低氧血症。所以这段曲线主要反映肺部O_2与Hb结合情况。

2. HbO_2解离曲线中段，PO_2在40~60 mmHg，这段曲线比较平陡峭，PO_2稍微变化，HbO_2饱和度明显下降。PO_2从60 mmHg降至40 mmHg，HbO_2饱和度从90%降至75%，反映了HbO_2解离情况。组织的PO_2大约在40 mmHg，这段曲线主要反映血液流经组织时，HbO_2释放出O_2供组织摄取。

3. HbO_2解离曲线下段，PO_2在10~40 mmHg，这是曲线最陡的一段，PO_2下降能引起HbO_2饱和度显著降低，反映了剧烈运动时组织HbO_2的解离情况。剧烈运动时，组织PO_2可降至10~15 mmHg，HbO_2快速解离释放出更多的O_2，满足机体代谢需要，这段曲线也反映了血液中O_2的贮备。

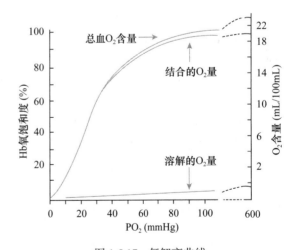

图1.5.17 氧解离曲线

在血液pH 4.7，PCO_2 40 mmHg，温度37 ℃，Hb为15 g/100 mL时测定

（引自：王庭槐. 生理学［M］. 北京：人民卫生出版社，2018，第9版，P164.）

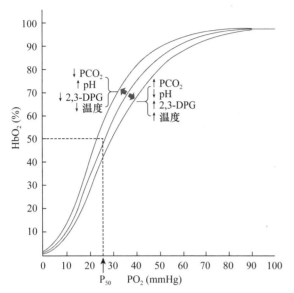

图 1.5.18　氧解离曲线的影响因素

（引自：王庭槐. 生理学 [M]. 北京：人民卫生出版社，2018，第9版，P165.）

（三）氧解离曲线的影响因素

O_2 与 Hb 的结合与解离受多种因素影响，使得氧解离曲线的位置发生左移或右移，这表明 Hb 对 O_2 亲和力发生了变化。通常用 P_{50} 表示 Hb 对 O_2 的亲和力。用 P_{50} 表示 HbO_2 饱和度达 50% 时的 PO_2，正常值为 27 mmHg（图 1.5.18）。P_{50} 增大表示 Hb 对 O_2 亲和力降低，说明 HbO_2 在组织中很容易释放 O_2，氧解离曲线是右移。相反，P_{50} 减小表示 Hb 对 O_2 亲和力增加，氧解离曲线左移。若左移发生在肺部，可增加 Hb 与 O_2 的结合；若在组织，氧解离曲线左移表明 O_2 被 HbO_2 牢牢握住，不容易释放出来。影响氧解离曲线左移和右移的因素主要有血液的 pH、PCO_2、温度、2,3-二磷酸甘油酸（2,3-DPG）等。

1. pH 和 PCO_2 的影响　pH 降低或 PCO_2 升高时，Hb 对 O_2 亲和力降低，P_{50} 增大，氧解离曲线是右移。反之，pH 升高或 PCO_2 降低，Hb 对 O_2 亲和力增加，P_{50} 降低，氧解离曲线是左移（图 1.5.18）。酸度对 Hb 氧亲和力的这种影响称为波尔效应。波尔效应的生理意义，它既可以促进肺毛细血管血液的氧合，又利于组织毛细血管血液释放氧。

当血液流经肺时，CO_2 从血液向肺泡扩散，血液 PCO_2 降低，H^+ 浓度也降低，二者均使 Hb 对 O_2 亲和力增加，血液中 O_2 含量增加。

当血液流经组织时，CO_2 从组织扩散进入血液，血液 PCO_2 和 H^+ 浓度随之升高，Hb 对 O_2 亲和力降低，促进 HbO_2 解离，为组织提供更多的 O_2。

2. 温度的影响　温度升高氧解离曲线右移，促进 O_2 释放；温度降低氧解离曲线左移，不利于 O_2 释放（图 1.5.18）。剧烈运动时，骨骼肌温度短时间内升高，温度升高增加 Hb 分子构型的变化，氧解离曲线右移使得运动的骨骼肌获得更多的 O_2。低温时氧解离曲线左移促进肺部毛细血管内 Hb 对 O_2 亲和力增加，增加血液中 O_2 含量。

3. 2,3-DPG 的影响　2,3-DPG 是红细胞无氧糖酵解的产物，2,3-DPG 浓度升高，Hb 对 O_2 亲和力降低，解离曲线右移。相反，2,3-DPG 浓度降低，Hb 对 O_2 亲和力增加解离曲线左移。2,3-DPG 可以提高 H^+ 浓度，通过波尔效应影响 Hb 对 O_2 的亲和力。另外，血库贮存的血常用枸橼酸-葡萄糖保存，若保存 3 周，则红细胞的糖酵解停止，红细胞内 2,3-DPG 含量下降，Hb 与 O_2 结合比较牢，O_2 不易被释放出来。因此，输血时尽量不用贮存 3 周以上的库血。

三、CO_2 的运输

成人安静时，组织产生 CO_2 约为 200 mL/min，这些 CO_2 被运输到肺部排出体外。CO_2 从组织细胞间液进入血浆取决于两者之间的分压差。正常动脉血 CO_2 分压（Pa CO_2）约 40 mmHg。当 CO_2 扩散进入毛细血管，血中 PCO_2 升高，且 CO_2 含量也增加，所以携带 CO_2 的血液离开组织的毛细血管时，静脉血 CO_2 分压（Pv CO_2）升至 45~47 mmHg，CO_2 被送到肺部通过呼吸排出体外。

（一）CO_2 在血液中的运输形式

CO_2 在血液中运输有 3 种形式：物理溶解、碳酸氢盐、氨基甲酰血红蛋白。物理溶解的 CO_2 约占总量 10%，碳酸氢钠形式约占 70%，氨基甲酰血红蛋白形式占 20%，故碳酸氢钠是 CO_2 主要运输形式。

1. 碳酸氢盐形式 CO_2是细胞新陈代谢产生的，经组织间液扩散进入血浆，引起静脉血CO_2升高，与红细胞内H_2O结合生成H_2CO_3，这个反应在碳酸酐酶作用下非常迅速。H_2CO_3解离为HCO_3^-和H^+，HCO_3^-顺着浓度梯度从红细胞进入血浆，与血浆中的Na^+结合生成碳酸氢钠（图1.5.19）。因为红细胞内有较高浓度的碳酸酐酶，所以上述反应非常迅速。HCO_3^-移出使红细胞内带负电的离子减少，必须要有等量的正离子向外扩散，才能维持细胞内电荷平衡。但是，红细胞膜不允许正离子自由通过，但可以通过负离子。于是Cl^-便从血浆扩散进入红细胞，这种现象称为氯离子转移。$NaHCO_3/H_2CO_3$是血液中重要的缓冲对，两者比例为20∶1，主要功能是维持血中pH相对稳定。

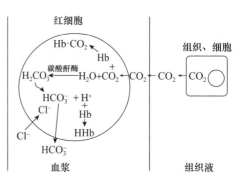

图 1.5.19　CO_2在血液中运输的示意图
（引自：王庭槐. 生理学［M］. 北京：人民卫生出版社，2018，第9版，P167.）

CO_2生成H_2CO_3，并解离出HCO_3^-和H^+，这个过程是可逆反应。在组织中，这个反应向右进行，CO_2以HCO_3^-形式被运输到肺。而在肺部，这个反应向左进行，因为血液PCO_2比肺泡气高，血浆中溶解的CO_2首先扩散入肺泡，红细胞内HCO_3^-与H^+重新生成H_2CO_3，并进一步分解成CO_2和H_2O，CO_2从红细胞扩散到血浆，血浆中的HCO_3^-源源不断进入红细胞，使反应向左持续进行。因此，在肺部以HCO_3^-形式运输的CO_2被重新释放出来并排出体外。

2. 氨基甲酰血红蛋白形式 组织产生的CO_2进入血浆，有一部分与红细胞中Hb氨基结合生成氨基甲酰血红蛋白（$HHbNHCOOH$），这一反应无须酶促催化，迅速且可逆的。调节这一反应的主要因素是氧合作用。HbO_2与CO_2结合形成$HHbNHCOOH$的能力比去氧Hb小。在组织，HbO_2解离释放出O_2之后，HbO_2变成了去氧Hb，后者与CO_2结合生成$HHbNHCOOH$。去氧Hb的酸性比HbO_2弱，去氧Hb与H^+结合，促进反应向右进行，缓冲血液pH变化。但是，在肺部，HbO_2的生成增多，促使$HHbNHCOOH$解离，释放CO_2和H^+，反应向左进行。虽然氨基甲酰血红蛋白形式运输CO_2仅占总运输量的20%，但在肺部排出的CO_2中却有17.5%是从氨基甲酰血红蛋白释放出来的。

$$HbNH_2O_2 + H^+ + CO_2 \underset{\text{在肺}}{\overset{\text{在组织}}{\rightleftharpoons}} HHbNHCOOH + O_2$$

（二）CO_2解离曲线

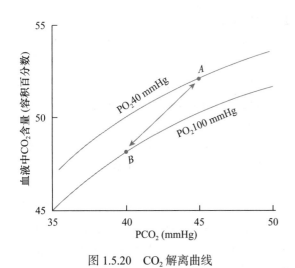

图 1.5.20　CO_2解离曲线
A. 静脉血；B. 动脉血
（引自：王庭槐. 生理学［M］. 北京：人民卫生出版社，2018，第9版，P168.）

CO_2解离曲线是表示血液中CO_2含量与PCO_2关系的曲线。血液中CO_2含量随PCO_2升高而增加，与氧解离曲线不同的是，CO_2解离曲线很接近线性，而且没有饱和点。因此，CO_2解离曲线的纵坐标不同饱和度而用浓度表示。图1.5.20中A点是静脉血PO_2为40 mmHg、PCO_2 45 mmHg时，每100 mL血液中CO_2含量约为52 mL。B点是动脉血PO_2为100 mmHg、PCO_2 40 mmHg时，每100 mL血液中CO_2含量约为48 mL。说明，血液流经肺部时，每100 mL血液释放出4 mL CO_2。

（三）O_2与Hb结合对CO_2运输的影响

O_2与Hb结合可促使CO_2释放，而去氧Hb容易与CO_2结合，这一现象称为何尔登效应。在相同PCO_2下，动脉血（HbO_2多）携带CO_2比静脉血少，因为HbO_2酸性较强，而去氧Hb酸性较弱，所以去氧Hb容易与CO_2结合生成$HHbNHCOOH$，也容易与H^+结合，使H_2CO_3解离过程中产生的H^+被及时中和，有利于反应向右进行，提高血液运输

CO_2量。因此，在组织中由于HbO_2释出O_2而成为去氧Hb，通过何尔登效应促进血液摄取并结合CO_2。相反，在肺部，Hb与O_2结合何尔登效应表现为促进CO_2释放。可见，O_2和CO_2运输不是孤立进行的，而是相互影响的。CO_2通过波尔效应影响O_2与Hb结合和释放，O_2又通过何尔登效应影响CO_2与Hb结合和释放。

这一节讨论了血液中O_2和CO_2运输机制，比较了这2种气体协同作用的相关性，以及在肺及组织的毛细血管处这2种气体的摄取与释放。

第六节　呼 吸 控 制

一、呼吸中枢与呼吸节律

（一）呼吸中枢

中枢神经系统中控制呼吸运动、产生呼吸节律的神经细胞群，称为呼吸中枢。从大脑皮层、下丘脑、脑干以及脊髓等均有呼吸神经细胞群，各级呼吸中枢在呼吸节律产生和调节中所起作用不同。

在动物中脑和脑桥之间横断脑干，呼吸节律无明显变化；在延髓和脊髓之间横断，呼吸运动停止，说明呼吸节律产生于低位脑干。在脑桥上部为呼吸调整中枢，有抑制吸氧、调整呼吸节律的作用。脑桥下部为长吸中枢，可加强吸气。延髓既有吸气中枢，也有呼气中枢，能自动产生节律性的呼吸，所以延髓称为呼吸基本中枢。

图1.5.21显示脑干呼吸中枢有三个呼吸细胞群，分别是延髓背侧呼吸群，腹侧呼吸群和脑桥呼吸群（pontine respiratory group，PRG）。背侧呼吸群位于延髓孤束核（nucleus tractus solitarius，NTS），大部分是负责吸气的神经元，引起膈肌收缩，产生吸气。腹侧呼吸群在延髓的腹面，分为头、中间和尾3个部分。头侧呼吸群（rostral ventral respiratory group，rVRG）包含疑核的头侧和与吞咽有关的运动神经元；中间呼吸群由疑核和副疑核组成，主要控制咽喉运动神经元，具有调整气道阻力的作用；尾侧呼吸群（caudal ventral respiratory group，cVRG）位于后疑核，主要是呼气神经元和少数吸气神经元高度集中的地方。

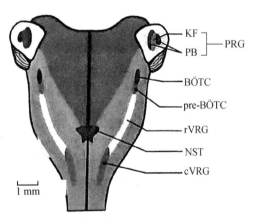

图1.5.21　脑干呼吸中枢背面观

PB.臂旁核；KF. Kolliker-Fuse核；PRG. 脑桥呼吸群；
rVGR. 头侧呼吸群；cVGR. 尾侧呼吸群；NTS. 孤束核
（引自：陆希平，等译. 心肺解剖生理学［M］. 台北：合记
图书版社，2011，P198.）

呼吸运动还受脑桥以上高位中枢的影响，如大脑、下丘脑、小脑等，最主要是大脑皮层通过皮层脊髓束和皮层脑干束调节延髓呼吸中枢的活动，以保证与呼吸相关的其他活动完成，例如：说话、咀嚼、吞咽时，高位中枢的活动可以防止食物或液体吸入呼吸道，避免呛咳。例如唱歌、哭笑时，会发生屏气或呼吸加深加快，需要依靠大脑皮层来调节呼吸运动。

支配膈肌的运动神经元位于颈段$C_3 \sim C_5$的脊髓前角，支配肋间肌和腹肌的运动神经元位于胸段脊髓前角。

（二）呼吸节律的形成

呼吸节律来自延髓和脑桥的呼吸运动神经元，迄今为止比较公认的是神经元网络学说，该学说认为，在呼吸控制系统中，神经网络连结脑、脊髓及胸廓和腹壁肌肉等不同部分，形成一个高度协调与整合的神经肌肉系统，这个神经网络的中心位于脑干，称为中枢呼吸节律发生器（central pattern genertors，CPGs）（图1.5.22）。这个模型20世纪70年代是提出的，主要观点是延髓内存在"吸气活动发生器"和"切断吸气活动"的2类神经元。中枢吸气活动发生器兴奋时，引起吸气神经元放电渐增性增强，传出冲动到达脊髓运动神经元和头颅运

动神经元。脊髓运动神经元支配呼吸肌，如膈肌、肋间肌和腹肌；头颅运动神经元支配控制呼吸阻力的肌肉，这些肌肉的收缩或舒张产生吸气过程。吸气活动发生器传出信息还增强脑桥臂旁PB-KF神经元群和切断吸气活动的神经元。切断吸气活动的神经元在接受吸气神经元、PB-KF神经元和肺牵张感受器的传入信息后活动增强，转而抑制吸气活动发生器神经元的活动，使吸气活动终止转为呼气。

在呼气过程中，切断吸气活动的神经元因各部分兴奋性传入冲动减少而活动减弱，对吸气活动发生器神经元的活动抑制作用也逐渐减弱，吸气活动发生器神经元的活动逐渐恢复，导致吸气活动再次发生。如此周而复始，形成节律性的呼吸运动，这种方式也称为内部振荡。该模型仍有许多不完善之处，尚待进一步研究。

二、呼吸反射

虽然呼吸节律起源于脑，但呼吸运动受多种因素的调节，包括血液PO_2、PCO_2、H^+的化学感受性反射、呼吸肌本体感受性反射、肺牵张反射和防御性反射。

（一）化学感受性反射

化学感受器能接受O_2、CO_2和H^+等化学物质的刺激，参与呼吸反射的化学感受器分为：外周化学感受器和中枢化学感受器。

1. 外周化学感受器 位于颈动脉体和主动脉体（图1.5.23），动脉血液中PO_2降低、PCO_2升高或H^+浓度升高时，均可刺激受外周化学感受器，后者发放冲动，经窦神经和迷走神经传入延髓的呼吸中枢，反射性地引起

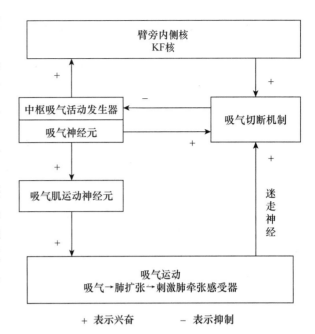

图1.5.22 呼吸节律形成机制示意图
（引自：姚泰. 生理学［M］. 北京：人民卫生出版社，2006，第6版，P160.）

呼吸加深、加快和血液循环功能的变化。虽然颈动脉体和主动脉体两者都参与呼吸和循环的调节，但是颈动脉体主要参与呼吸调节，而主动脉体在循环调节方面较为重要。

颈动脉体含Ⅰ型细胞（球细胞）和Ⅱ型细胞（鞘细胞），它们周围包绕毛细血管窦，血供丰富。Ⅰ型细胞呈球形，内含大量囊泡，囊泡的递质有甲乙酰胆碱、儿茶酚胺、神经活性肽等，是主要的感受细胞。Ⅱ型细胞没有囊泡，功能上类似神经胶质细胞。窦神经的传入纤维末梢分支穿插在Ⅰ和Ⅱ型细胞之间，与Ⅰ型细胞构成一种反馈环路，通过释放神经递质调节化学感受器的敏感性。

2. 中枢化学感受器 动物外周化学感受器被破坏或切断其传入神经后，吸入CO_2仍能增加肺通气；增加脑脊液CO_2和H^+浓度，也能刺激呼吸。最初认为这是CO_2直接刺激呼吸中枢所致，但后来大量的动物实验研究表明中枢化学感受器位脑干延髓腹外侧的浅表部位，左右对称，主要感受脑脊液和局部细胞外液中H^+浓度，而血液中的H^+基本上不能通过血-脑屏障，故脑脊液中的H^+是来自H_2CO_3。

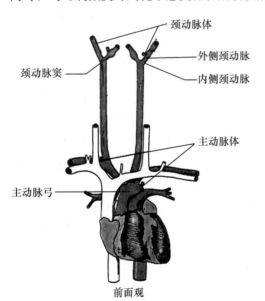

图1.5.23 外周化学感受器（颈动脉体和主动脉体）
（引自：陆希平，等译. 心肺解剖生理学［M］. 台北：合记图书版社，2011，P104.）

CO_2能自由通过血–脑屏障，CO_2进入脑脊液后与H_2O结合，在碳酸酐酶催化下生成H_2CO_3，H_2CO_3解离出H^+，H^+刺激了中枢化学感受器，参与呼吸调节。由于脑脊液中碳酸酐酶的含量很少，CO_2与H_2O的反应较慢，CO_2对中枢化学感受器的刺激不如对外周化学感受器来得快。

中枢化学感受器对低O_2刺激不敏感，但对H^+的敏感性比外周化学感受器高。所以中枢化学感受器最主要的刺激是脑脊液H^+浓度，而外周化学感受器最主要刺激是低O_2。

3. CO_2升高引起的化学性感受性反射　CO_2对呼吸有很强的刺激作用，使呼吸加深加快。若PCO_2过低，对呼吸化学感受刺激减弱，会引起呼吸暂停。例如过度通气时，CO_2排出过多，导致血液PCO_2下降，对呼吸中枢的刺激减弱，可能导致呼吸暂停。因此，CO_2对维持呼吸中枢的基本活动是必需的。

在一定的范围内，吸入气中CO_2增加时，肺泡气的PCO_2升高，动脉血PCO_2也随之升高，引起呼吸加深加快，肺通气量增加，以呼出过多的CO_2，使肺泡气和动脉血PCO_2维持在正常范围内。但是，当吸入气CO_2含量超过10%时，则会抑制呼吸中枢，通气量不能再作相应的增加，致使肺泡气和动脉血PCO_2明显升高，产生呼吸困难、不安、头痛、头晕，甚至昏迷等症状。所以动脉血PCO_2超过一定限度则有抑制和麻醉效应。

CO_2对呼吸的刺激作用是通过两条途径实现的：一条是刺激外周化学感受器，冲动传入延髓呼吸中枢，使其兴奋，反射性加深加快呼吸。另一条是通过刺激中枢化学感受器，再经神经联系兴奋延髓呼吸中枢，使呼吸加深、加快。去除外周化学感受器的作用之后，CO_2引起的通气反应仅下降20%左右，所以刺激中枢化学感受器起主要作用。但因为中枢化学感受器的反应较慢，所以当动脉血PCO_2突然增高时，外周化学感受器在引起快速呼吸反应中起重要作用。

4. 低O_2引起的化学性感受性反射　低O_2对呼吸的刺激作用完全是通过外周化学感受器实现的，切断动物外周化学感受器传入神经后，低O_2加强呼吸的作用完全消失。低O_2对呼吸中枢的直接作用是抑制的，这是因为低O_2使呼吸中枢神经元得不到充分O_2，从而降低了呼吸中枢的功能反应。轻度低O_2时，通过外周化学感受器对呼吸中枢的兴奋作用可以对抗其对呼吸中枢的抑制作用。但严重低O_2时，外周化学感受器的反射效应不足以对抗其对呼吸中枢的抑制作用，将导致呼吸抑制，严重的可引起死亡。

5. H^+引起的化学感受性反射　H^+升高能够刺激外周化学感受器和中枢化学感受器，但血液中的H^+几乎无法通过血–脑屏障。因此，血液中H^+升高主要刺激外周化学感受器，引起呼吸运动加深、加快。而脑脊液中的H^+是由H_2CO_3解离出来的，兴奋中枢化学器。

6. CO_2、O_2和H^+在呼吸运动调节中的相互作用　在自然呼吸情况下，CO_2、O_2和H^+3种因素中任何一种因素改变都会引起其他因素的同时改变，三者间相互影响、相互作用，对肺通气的影响可能因相互加强而增大，也可能因相互抵消而减弱（图1.5.24）。例如：PCO_2升高时，H^+也随之升高，两者的作用总和起来，使肺通气较单独PCO_2升高时为大。H^+增加时，因肺通气量增大排出更多的CO_2，PCO_2下降，抵消了一部分H^+的刺激作用，结果使肺通气的增加较单独H^+升高时要小。PO_2下降时，也因肺通气量增加，呼出较多的CO_2，使PCO_2和H^+下降，而减弱了低PO_2的刺激作用。

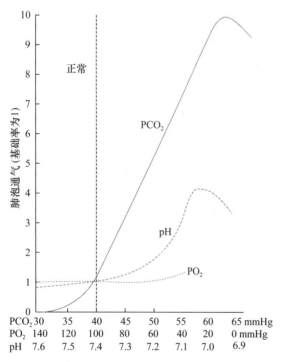

图1.5.24　动脉血PCO_2、PO_2、H^+相互作用对肺通气的影响
（引自：王庭槐. 生理学［M］. 北京：人民卫生出版社，2018，第9版，P174. ）

（二）肺牵张反射

由肺扩张或缩小引起吸气抑制或吸气兴奋的反射，称为肺牵张反射或黑–伯反射，这是一个负反馈调节。肺牵张反射包括肺扩张反射和肺萎陷反射。

1. 肺扩张反射 是指肺扩张时抑制吸气活动的反射。感受器位于从气管到细支气管的平滑肌中，是牵张感受器，其阈值低、适应慢。吸气时呼吸道扩张，刺激呼吸道平滑肌牵张感受器，神经冲动经迷走神经传入延髓的吸气中枢，使吸气中枢产生抑制作用，终止吸气并转为呼气。这个反射的生理意义在于促进吸气运动转换为呼气运动，使呼吸频率增加。在动物实验中，将两侧的迷走神经切断后，动物的吸气过程延长，吸气加深，呼吸变得深而慢。

与动物相比，人的肺牵张反射敏感性较低。成年人吸入气量超过1500 mL时，才可能激活肺扩张反射。所以在平静呼吸时，肺扩张反射一般不参与呼吸运动的调节。在病理情况下，肺顺应性降低，肺扩张时对气道的牵拉刺激较强，可引起该反射，使呼吸变浅、变快。

2. 肺萎陷反射 肺萎陷时引起吸气活动增强的反射。感受器也是位于呼吸道平滑肌内。一般发生较大程度的肺萎陷时，才能激活该反射，所以平静呼吸时并不参与呼吸调节，其生理意义在于促进呼气运动转换为吸气运动。

（三）呼吸肌本体感受性反射

由呼吸肌本体感受器受刺激引发的反射性呼吸加强，是一种正反馈调节。呼吸肌的本体感受器是肌梭，适宜刺激是机械牵拉。当呼吸肌被动拉长时，呼吸肌中的肌梭受到牵拉刺激而产生兴奋，神经冲动经脊神经到达脊髓，反射性增强呼吸肌的收缩，引起呼吸加强。切断相应的脊神经传入背根，该反射活动减弱或消失。除了呼吸肌外，躯干和四肢的肌肉和关节都存在本体感受器。运动或劳动时，可通过刺激躯干和四肢的本体感受器，引起反射性呼吸加强。

（四）肺毛细血管旁感受器引起的呼吸反射

肺毛细血管充血或肺泡壁间质积液时，刺激肺毛细血管旁感受器（juxtacapillary receptor，简称J感受器），传入冲动经迷走神经上传至延髓，引起反射性呼吸暂停，继而出现浅快的呼吸，血压降低、心率减慢。J感受器在呼吸调节中的作用可能与肺充血、肺水肿时呼吸急促的发生有关。

（五）防御性呼吸反射

1. 咳嗽反射 最常见的防御性反射，感受器位于喉、气管和支气管的黏膜，对机械刺激很敏感，传入冲动经迷走神经传入延髓，激发咳嗽反射。

咳嗽时，先是一次短促的吸气，紧接着声门紧闭、呼吸肌强烈收缩，肺内压和胸膜腔内压急剧上升，然后声门突然打开，由于肺内压很高，气体高速从肺内冲出，将呼吸道内的异物或分泌物排出。

2. 喷嚏反射 类似于咳嗽的反射，不同的是刺激作用于鼻粘膜的感受器，传入神经是三叉神经，反射效应是腭垂下降，舌压向软腭，呼出气从鼻腔喷出，以清除鼻腔中的刺激物。

结　语

本章讨论了肺泡与肺毛细血管之间的气体交换的方式及影响因素，介绍了呼吸膜的组成与结构特点，以及肺通气/血流比值的临床意义。对于呼吸中枢的神经网络与作用、呼吸节律的类型及其形成机制、多种呼吸反射以及O_2、CO_2、和H^+引起的化学感受性反射的作用及其影响因素做了着重的介绍。

（福建医科大学健康学院　潘燕霞）

参考文献

［1］　丁文龙, 刘学政. 系统解剖学 [M]. 第9版. 北京: 人民卫生出版社, 2018.

［2］　王庭槐. 生理学 [M]. 第9版. 北京: 人民卫生出版社, 2018.

［3］　姚泰, 生理学 [M]. 第6版. 北京: 人民卫生出版社, 2006.

［4］　Bianchi A L and Pásaro R. Organization of central respiratory neurons [M]. In Miller AD, Bianchi AL, and Bishop BP et al. Neural Control of the Respiratory Muscles. CRC Press, Boca Raton, FL, 1997.

［5］　Beachey W. Respiratory Care Anatomy and Physiology: Foundations for Clinical Practice [M]. Mosby-Year Book, St. Louis, 1998.

［6］　Cottrell G P and Surkin H B. Pharmacology for Respiratory Care Practitioners [M]. FA Davis, Philadelphia, 1995.

［7］　Dick T E, Van Lunteren E and Kelsen SG. Control of respiratory motor activity [M]. In Roussos C. The Thorax-Part A Physiology, 2nd ed. Marcel Dekker, New York, 1995.

［8］　Frank H Netter. 人体解剖彩色图谱 [M]. 王怀经, 译. 北京: 人民卫生出版社, 2005.

［9］　Gonzalez C, Dinger B G, and Fidone S J. Mechanisms of body carotid body chemoreception [M]. In Dempsey JA and Pack AI. Regulation of Breathing. Marcel Dekker, New York, 1995.

［10］　Gregory P. Cottrell. Cardiopulmonary anatomy and physiology for respiratory care practitioners [M]. 陆希平, 许丽芬, 陈慧秦, 译. 台北: 合记图书出版社, 2011.

［11］　Harper R M. Higher brain areas involved in respiratory control [M]. In Miller AD, Bianchi AL, and Bishop BP et al. Neural Control of the Respiratory Muscles. CRC Press, Boca Raton, FL, 1997.

［12］　Jean A, Car A, and Kessler J P. Brainstem organization of swallowing and its interaction with respiration [M]. In Miller AD, Bianchi. Neural Control of the Respiratory Muscles. CRC Press, Boca Raton, FL, 1997.

［13］　Marieb E N. Human Anatomy and Physiology [M]. 4th ed. Benjamin/Cummings, Menlo Park CA, 1998.

［14］　Richter D W, Ballanyi K, Ramirez J. Respiratory rhythm generation [M]. ln Miller AD8. Bianchi AL, and Bishop BP. Neural Control of the Respiratory Muscles. CRC Press, Boca Raton, FL, 1997.

［15］　Shier D, Butler J, Lewis R. Hole's Human Anatomy and Physiology [M]. 7th ed. Wm C Brown, Dubuque, IA, 1996.

［16］　Thibodeau G A, Patton K T. Anatomy and Physiology [M]. 3rd ed. Mosby-Year Book, St Louis, 1996.

［17］　Tortora G J, Grabowski S R. Principles of Anatomy and Physiology [M]. 8th ed. HarperCollins, New York, 1996.

［18］　West J B. Respiratory Physiology: The Essentials [M]. 6th ed. Williams & Wilkins, Baltimore, 1998.

第六章
循环系统的解剖和生理学

引　言

　　循环系统由心脏和血管组成，故称为心血管系统，它分为肺循环和体循环，这两大循环在心脏交汇（图1.6.1）。血液在肺循环和体循环中周而复始地流动，将氧气和营养物质运送到全身各器官、组织和细胞，同时将代谢产物运送到肺、肾和皮肤等处排出体外，以保证机体功能正常。本章主要介绍心脏和血管的结构与组成、心脏肌肉和传导系统、心脏循环和心输出量、血流动力学及其测量方法。

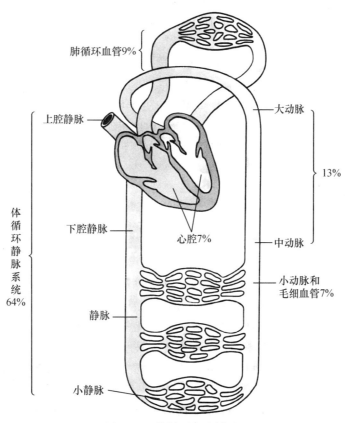

图 1.6.1　体循环和肺循环

（引自：王庭槐. 生理学［M］. 北京：人民卫生出版社，2018，第9版，P113.）

第一节　心脏的解剖结构

　　心脏是由心肌组织和瓣膜构成的空腔器官，是循环系统的动力。心脏位于纵膈，由4个腔室组成，外面包绕心包膜。

一、心包和心脏壁

（一）心包

心包是心脏表面密闭的腔隙，由两层纤维浆膜组成，内有少量浆液，起润滑作用。心包膜外层是纤维心包，称壁层心包膜，内层是浆膜心包，紧贴在心脏表面，称为脏层心包膜。

（二）心脏壁

心脏壁有三层结构，分别是：心外膜，肌层和心内膜（图1.6.2）。

1. 心外膜　是浆膜性心包脏层，包裹在心脏表面。

2. 肌层　构成心脏壁的主体，不同部位的心脏，其肌层厚度也不一样，如左心室和右心室。左心室需要克服大血管阻力将血泵入主动脉，因此左心室肌层的厚度是右心室的3倍。心肌的肌纤维呈螺旋交织排列，当心肌收缩时，心脏就会发生轻度的旋转，这种独特的结构排列形成了心脏的纤维状骨架。这种骨架在心脏瓣膜和大血管附近密度较大，除了提供坚硬的结构支持外，还能对抗血流对心肌纤维的牵拉和撕扯。这种骨架缺点是会限制心脏的电流活动从心房传到心室，但有利于左右心房或左右心室电流的同步活动。

3. 心内膜　是心腔内面一层滑润的膜，由内皮和内皮下层构成。内皮与大血管的内皮相延续，内皮下层由结缔组织构成，较厚且靠近心肌层，又称心内膜下层，含有小血管、淋巴管和神经。

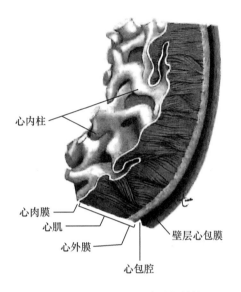

图 1.6.2　心包和心脏壁的结构
（引自：陆希平，等译. 心肺解剖生理学［M］. 台北：合记图书出版社，2011，P193.）

心内柱
心肉膜
心肌
心外膜
心包腔
壁层心包膜

二、心脏的腔室与瓣膜

（一）心脏的腔室

心脏有4个腔室，分别是左右心房和左右心室。

1. 左右心室　图1.6.3显示左心室（left ventricle，LV）与主动脉相接，右心室（right ventricle，RV）与肺动脉相连，左右心室同时起收缩将血液射入动脉。由于主动脉内压力比肺动脉高6倍，所以左心室壁厚度大于右心室。左右心室被室间隔分离，室壁上许多纵横交错的肌性隆起，称心肉柱（图1.6.2），故心室腔面凹凸不平。

2. 左右心房　图1.6.4显示右心房（right atrium，RA）与上下腔静脉相连，静脉血二氧化碳含量高；左心房（right atrium，RA）与肺静脉相连，肺静脉血富含氧。心房外有一个衍生物，形状似小耳朵，称心耳，心房收缩时心耳内血液也进入心室，增加心室血量。由于心房射血不像心室那样会遇到较大阻力，故心房的肌层比心室薄。左心房和右心房共同收缩时，将心房内的血液挤入心室，使心室在收缩前体积增加。

3. 心脏表面标记　大致分为：①房室冠状沟，环绕在心房和心室之间（图1.6.4）；②前室间沟，从房室冠状沟垂直延

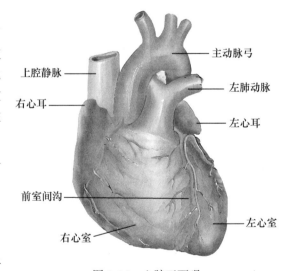

主动脉弓
上腔静脉
左肺动脉
右心耳
左心耳
前室间沟
左心室
右心室

图 1.6.3　心脏正面观
（引自：丁文龙，等. 系统解剖学［M］. 北京：人民卫生出版社，第9版，2018，P183.）

伸在心脏前表面上，分隔左右心室（图1.6.3）；③后室间沟垂直在心脏后表面上，分隔左右心室（图1.6.4）。

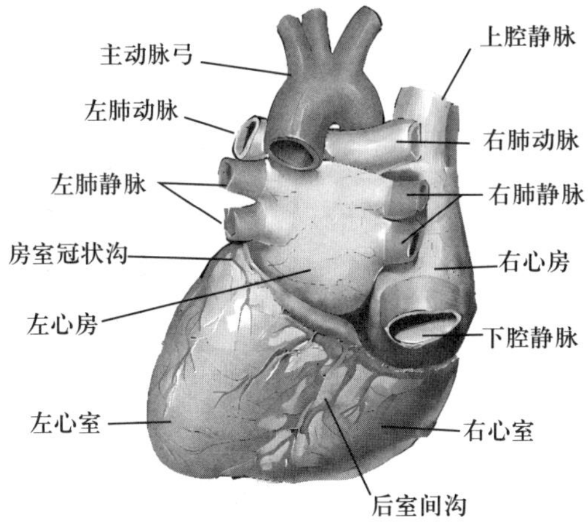

（二）心脏的瓣膜

心脏瓣膜（valves of the heart）可以控制心腔内血流方向，房室瓣控制血液从心房流到心室，而半月瓣则控制血液从心室流到动脉。

1. 房室瓣 心脏有2个房室瓣，左侧是二尖瓣，右侧是三尖瓣（图1.6.5）。心室舒张时心室压力降低，当心房压力高于心室压力时，房室瓣开放，血液经心房进入心室，心室压力逐渐升高。当心室压力超过心房压力时，房室瓣关闭，左右心室是一起跳动的，2个房室瓣近乎同时关闭。房室瓣的关闭是由房室瓣尖端腱索与乳头状肌相连（图1.6.5），乳头肌固定在心室壁的肉柱上。

当心室舒张时，心室壁扩大，乳头状肌和腱索呈拉紧状态，增加拉紧有助于房室瓣打开。心室收缩时，心室壁挤压动作解除乳头状肌和腱索拉紧状态，使房室瓣朝心房方向拍动。房室瓣脱垂使这个机械装置受到限制，发生血液倒流到心房，降低心室射血量。

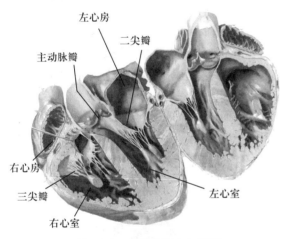

图 1.6.5　心脏的腔室与瓣膜
（引自：Frank H Netter, 王怀经，译. 人体解剖彩色图谱［M］. 北京：人民卫生出版社，2005, P111.）

图 1.6.4　心脏背面观
（引自：丁文龙，等. 系统解剖学［M］. 北京：人民卫生出版社，2018, 第9版，P184.）

2. 半月瓣 由3个半月形的瓣膜组成，分为肺动脉瓣和主动脉瓣（图1.6.5）。半月瓣与主动脉壁之间的袋状间隙称为主动脉窦。半月瓣关闭发生在2个时期：心脏射血后心室压力降低、心室立即舒张，此时心室内压减少使半月瓣尖端关闭，阻止动脉内血液倒流回心脏。当心室收缩、心室内压上升超过动脉压时，半月瓣打开，此时房室瓣仍处于关闭状态，血液就从心室流向动脉。因为左右心室一起收缩和舒张，所以2个半月瓣的开与闭也是相互关联的。

三、心肌组织的血液供应

（一）氧气需求量大

心脏的重量只占体重的0.5%，血液供应却占心输出量的5%，才能满足其巨大的代谢需求。当氧气供应不能满足心肌需求时，就会出现心肌缺血，这种情况见于供应心肌的血管堵塞或心脏工作负荷增加，暂时缺血产生心绞痛，心肌缺血时会产生大量的代谢废物如乳酸，乳酸堆积也会引起心绞痛。如果缺血的心肌未经处理，心肌就会坏死，称为心肌梗死（myocardial infarction, MI），梗死的心肌会削弱心脏壁收缩的一致性，并且可能破坏心脏电活动，甚至引起心脏骤停。

（二）心脏舒张期是心肌组织的血液供应期

图1.6.6显示心率分别为60、120、180次/min时收缩期与舒张期的比例，可以看出心率增加时，收缩期缩短不明显，主要是舒张期缩短。由于心肌本身血液供应发生在舒张期，舒张期过短会使心肌的氧气供应和代谢产物运输随之减少。对于健康的心脏，心肌血液供应暂时减少可能不产生明显的影响，但在冠状动脉血流受限的患者，心肌血液供应减少可能是诱发心绞痛的主要原因。

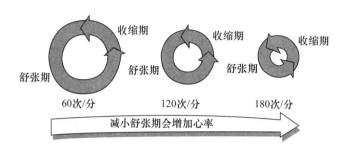

图 1.6.6 心率增加与心脏舒张期的关系
（引自：陆希平，译. 心肺解剖生理学［M］. 台北：合记图书出版社，2011，P197.）

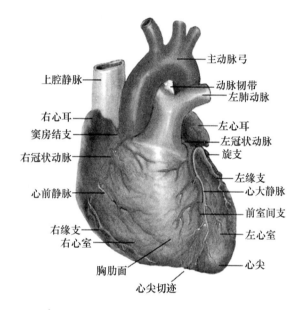

图 1.6.7 心脏冠状动脉及其分支正面观
（引自：丁文龙，等. 系统解剖学彩色图谱［M］. 北京：人民卫生出版社，第9版，2018，P183.）

2. 右冠状动脉 起于主动脉的主动脉右窦，沿冠状沟右行，可分为窦房结支、右缘支、后室间支、右旋支和房室结支（图1.6.7、图1.6.8）。右冠状动脉供应右心房、右室前壁大部分、右室侧壁和后壁的全部，左室后壁的一部分和室间隔后1/3。

冠状动脉分支可以互相吻合形成侧支循环，这个特殊的循环提供并行的血液供应。当一条分支堵塞时，另一条分支具有替代作用。常见的侧支循环有：①左冠状动脉回旋支的分支和右冠状动脉后室间支的分支在心室后壁的吻合；②左冠状动脉前室间支和右冠状动脉后室间支在心尖处的吻合。

（四）冠状静脉

心脏的静脉血大部分经心大静脉和心中静脉汇入冠状窦后回到右心房（图1.6.9）。心大静脉主要收集来自心脏前侧的血液，心中静脉主要收集心脏后侧的血液。冠状窦

（三）冠状动脉

冠状动脉（coronary arteries）是供应心肌的血管，分为左、右冠状动脉。左、右冠状动脉开口于主动脉窦内主动脉瓣游离缘以上，当心室收缩、主动脉瓣开放时，血液进入主动脉，也进入主动脉窦，并形成小涡流，这样不仅有利于射血后主动脉瓣关闭，还能保证无论在心室收缩或舒张时，都有足够的血液流入冠状动脉。

1. 左冠状动脉 起于主动脉的主动脉左窦，经左心耳下行，分为前室间支和回旋支（图1.6.7）。前室间支也称为前降支，沿前室间沟下行，在心尖处其末梢分出小分支，部分止于心尖切迹，多数分支绕过心尖切迹与后室间支末梢吻合，供应室间隔、两个心室的前壁和心尖部。左冠状动脉的回旋支行走于左冠状沟内，绕心脏左缘至左心室膈面，回旋支及其分支供应左心房和左心室的后壁（图1.6.8）。

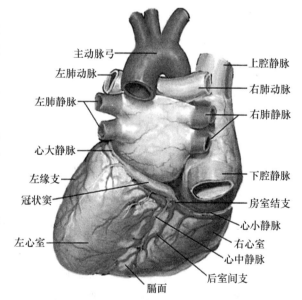

图 1.6.8 心脏冠状动脉及其分支（背面观）
（引自：丁文龙，等. 系统解剖学［M］. 北京：人民卫生出版社，2018，第9版，P184.）

还收集一些零星的小静脉支的血液，而起源于心肌层的深静脉血液直接汇入心腔，以流入右心房居多。

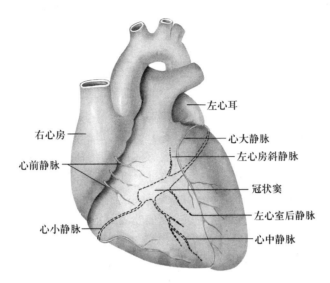

图 1.6.9 心脏冠状静脉正面观

（引自：丁文龙，等. 系统解剖学［M］. 北京：人民卫生出版社. 2018，第9版，P197.）

第二节 心肌细胞和心脏传导系统

人体有3种类型的肌肉：横纹肌、平滑肌和心肌，它们具有共同特征：一是兴奋性，对刺激产生反应的能力；二是收缩性，受刺激时长度发生改变。

一、心肌细胞的结构特点

根据组织学和电生理学特点，将心肌细胞分为2类：一类是工作心肌，主要是心房肌和心室肌，具有收缩功能。另一类是自律细胞，包括窦房结细胞、房室结、左右束支和蒲肯野细胞，构成心脏特殊传导系统，能自动产生节律性兴奋。

（一）工作心肌

1. 心肌纤维　心肌细胞内有大量肌纤维，呈短柱状，相互连接呈网状。与骨骼肌纤维相比，心肌细胞的肌浆网不太发达，肌浆网释放钙离子较少。因此，心肌细胞的收缩几乎完全依靠细胞外钙离子内流。心肌细胞胞浆含丰富线粒体，约占细胞体积25%，为细胞有氧代谢提供充足的ATP。

2. 闰盘　是心肌细胞之间的缝隙连接，由相邻两心肌纤维分支处伸出的短突、相互嵌合而成。闰盘是心肌细胞之间的界限，在该处相邻两细胞膜在横向上的连接方式有桥粒和中间连接（黏合带），保证心肌纤维之间的紧密连接；纵向上有缝隙连接，允许电流快速通过，是一种电突触。因此，当一心肌细胞兴奋时，动作电位会迅速传遍整个心肌，使全部心肌细胞同时收缩，像一个巨大的肌细胞，这种现象称为功能性合胞体。心脏有一个心房合胞体和一个心室合胞体，这2个合胞体靠心脏纤维骨架分隔开来。

（二）自律细胞

心肌细胞每一次跳动都来自心肌本身，即心肌细胞在没有外来刺激的情况下能自发地、有节律地跳动。这些心肌细胞被称为自律细胞，它们不参加心肌收缩，而是专门负责发动、传递和扩散电活动。具有自律性的细胞组成心脏的传导系统，包括窦房结、房室结、希氏束和蒲肯野纤维（图1.6.10）。不同部位的自律细胞，其自律性存在差异。窦房结细胞兴奋频率最高，蒲肯野纤维兴奋频率最低，房室结和希氏束介于两者之间。

1. 窦房结（sinoatrial node, SA） 位于上腔静脉注入右心房开口的右后壁上（图1.6.10），是第一个节律点，每分钟自动发放60～100次兴奋，其他位置的自律性比窦房结低，所以整个心脏总是依靠兴奋频率最高的部位所发出的节律来进行活动。由窦房结发出的兴奋引起整个心脏节律性兴奋，所形成的心脏跳动节律称为窦性心律，也称为正常起搏点。

2. 房室结 是第2个节律点，位于心房下端房中隔附近的三尖瓣，其发放的动作电位，每分钟40～50次。正常情况下，心脏起搏点是窦房结，因为它产生动作电位的速度比其他心脏部位快，此时房室结在传导系统中作为一个中间传递站，将动作电位传递到心室。房室结是兴奋由心房传到心室的唯一通道，兴奋在房室结传导速度较慢，大约0.05 m/s，因此，兴奋从心房传至心室要经过大约100 ms的延搁时间，这个现象称为房室延搁。由于房室延搁的存在，保证了心房和心室收缩的顺序性，这对心房排空和心室填充非常重要。

3. 希氏束、蒲肯野氏纤维 希氏束又称为房室束，起自房室结前端，在房中隔下缘经过短距离到达房室束，房室束分为左右束支进入室间隔到达心尖部（图1.6.10），这些特殊传导系统象神经纤维那样以非常快的速度传递电信号。左右束支到达心尖时，在心内膜下分成许多细支，相互交织成蒲肯野纤维网，它的功能是高效传导心脏动作电位到心室，发动整个心室肌细胞兴奋，使其成为一个功能合胞体。

蒲肯野纤维的传导速度极快，大约为4 m/s，比心室肌纤维0.3～0.5 m/s的传导速度的8～10倍，确保窦房结冲动快速传导到心室所有部分，左右心室协调收缩。如果心脏特殊传导系统在传导冲动过程中发生冲动中断、失效，称为心脏传导阻滞，是引起心律失常的原因之一。另一种心律失常是来自异位起搏点，例如心房扑动，心房率可达到达200次/min以上。最严重的是心室纤颤，心室的心肌杂乱无章的兴奋，无法协调收缩和射血，危及生命。

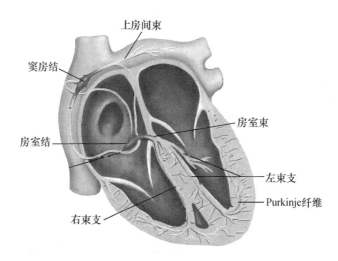

图 1.6.10　心脏自律细胞组成的特殊传导系统

（引自：丁文龙，等. 系统解剖学. 北京：人民卫生出版社. 2018，第9版，P192.）

二、心肌生物电的生理机制

在学习心肌细胞电生理特性之前，先了解细胞膜的电学特性。可兴奋的细胞，如神经细胞、腺体和各种肌细胞，其细胞膜上存在Na^+、K^+、Ca^{2+}、Cl^-离子通道，细胞膜两侧各种离子存在浓度差。安静状态时某种离子通道开放，离子顺浓度差流入或流出细胞膜直至达到两侧平衡，这时细胞膜电位称为静息膜电位（resting membrane potential，RMP）。当细胞受刺激时，原先关闭的离子通道开放，离子顺着浓度差流入/流出细胞，当阳离子流入细胞时，细胞膜产生去极化和动作电位（action potential，AP）。兴奋过后，细胞膜两侧离子恢复正常的过程称为复极化。细胞膜上离子通道的开放与关受膜电位控制，所以又称为电压依赖性门控通道。

（一）心室肌细胞的电生理特性

心室肌细胞主要功能是收缩，需要细胞内钙离子升高触发收缩，而心肌细胞内肌浆网少，含钙量少，钙离子主要由细胞外流入，所以心室肌细胞动作电位有一个长 100～150 ms 的平台期，是钙内流时期，也是心室肌细胞区别于骨骼肌细胞和神经细胞的主要特征。

1. 静息电位 心室肌细胞的静息膜电位一般约 $-80\sim-90$ mV（图 1.6.11）。静息电位的形成与 K^+ 流出细胞有关，静息时心室肌细胞膜对 K^+ 的通透性较高，对其他离子通透性很低，K^+ 顺着浓度梯度从细胞内流出，直至膜两侧 K^+ 的浓度相等，达到 K^+ 的平衡电位，构成静息电位的主要成分。静息时，心室肌细胞膜对 Na^+ 也有一定的通透性，有少量 Na^+ 流入细胞。同时，心室肌细胞膜上 Na^+-K^+-ATP 酶选择性将 Na^+ 从细胞内泵出细胞外，而将细胞外 K^+ 细胞泵入细胞内。因此，心室肌细胞实际测得的静息电位数值是 K^+ 的平衡电位、少量 Na^+ 内流和 Na^+-K^+-ATP 酶活动的综合结果。

2. 动作电位 心室肌细胞动作电位从去极化到复极化分为 5 期，分别是 0 期去极化和复极化 1、2、3、4 期（图 1.6.11），其中 2 期又称为平台期，是心室肌动作电位的特征。

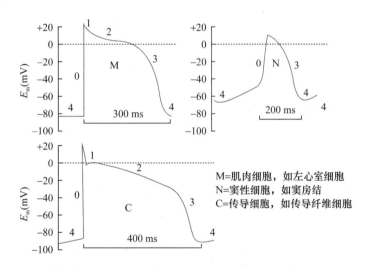

图 1.6.11 工作心肌细胞和自律细胞的生物电机制
（引自：陆希平，等译. 心肺解剖生理学［M］. 台北：合记图书出版社，2011，P208.）

① 去极化 当蒲肯野纤维将冲动传导到心室肌细胞时，导致心肌细胞上电压门控 Na^+ 通道开放，Na^+ 快速流入细胞内，细胞膜呈现去极化，称为 0 期，构成动作电位的上升支。

② 复极化 心室肌细胞去极化达到峰值时，Na^+ 通道失活关闭，从去极化转为复极化，复极化分为 1～4 期。

1 期是快速的膜电位下降，主要是电压门控 K^+ 通道开放，K^+ 从细胞内快速流出。

2 期是平台期，历时 100～150 ms，此时膜电位约在 0 mV，这是心室肌细胞动作电位区别于骨骼肌和神经细胞动作电位的主要特征。平台期的形成主要是 K^+ 外流与 Ca^{2+} 内流达到平衡。平台期 Ca^{2+} 不断进入细胞，触发了心肌收缩。

3 期是在 2 期末，复极化速度加快，膜电位快速下降到 -90 mV，主要是 Ca^{2+} 通道失活关闭，K^+ 外流进一步增加所致。

4 期膜电位恢复到静息电位水平（-90 mV），但细胞膜两侧离子浓度梯度尚未恢复正常，此时细胞膜上 Na^+-K^+-ATP 酶仍在活动，将动作电位期间进入细胞内的 Na^+ 和 Ca^{2+} 排出，将流出细胞外的 K^+ 摄入。3 个 Na^+ 排出和 2 个 K^+ 摄入使得这个过程是生电性的。Ca^{2+} 的排出主要通过细胞膜上 Na^+-Ca^{2+} 交换体和 Ca^{2+} 泵，其转运过程也是生电性的。

心房肌细胞的动作电位形状与心室肌细胞相似，只是动作电位时程较短，历时仅150 ms左右。

（二）窦房结细胞的电生理特性

窦房结细胞具有自律性，静息电位不稳定、缓慢去极化是窦房结细胞的特点，也与心室肌细胞的最大区别点，窦房结细胞电位分为4期、0期和3期（图1.6.11）。

4期膜电位只有$-60 \sim -70$ mV，此期不稳定，能自发地去极化，其产生原因是细胞膜上电压门控K^+通道关闭，细胞内K^+流出与Na^+缓慢流入不相等，而且Na^+流入逐渐增强，导致窦房结细胞去极化到达阈电位（-40 mV）产生动作电位。窦房结在所有自律心肌细胞中具有最高的自律性，所以成为心脏的主导起搏点。

0期去极化，主要是电压门控Ca^{2+}通道开放，Ca^{2+}内流，由于Ca^{2+}通道开放和关闭都比较慢，所以窦房结0期去极化过程比较缓慢。窦房结细胞去极化达峰值后直接进入3期，没有1期和2期。

3期是复极化，电压门控Ca^{2+}通道关闭，Ca^{2+}内流停止。另外，电压门控K^+通道开放，K^+离子流出，逐渐增强的K^+外流是窦房结3期复极的主要原因。

（三）蒲肯野纤维的电生理特性

蒲肯野纤维和窦房结均为自律细胞，窦房结是慢反应自律细胞，蒲肯野纤维是快反应自律细胞，除4期外，蒲肯野纤维的动作电位的形状和形成机制与心室肌细胞相似（图1.6.11）。蒲肯野纤维4期膜电位会自动去极化，主要是Na^+内流逐渐增强和K^+外流逐渐减弱造成的结果。其余各期形成机制与心室肌细胞相似。

三、心电图（electrocardiogram，ECG）

一个心动周期中会产生几个独特的动作电位，融合了这些动作电位，在体表通过测量电极记录到电活动的图形，称为ECG。记录电极安放在肢体上，称为标准导联，记录电极安放在胸前称为胸导联。常用的标准Ⅱ导联ECG是将测量电极置于患者的右臂和左腿，记录到正常的ECG（图1.6.12），其波形和意义如下：

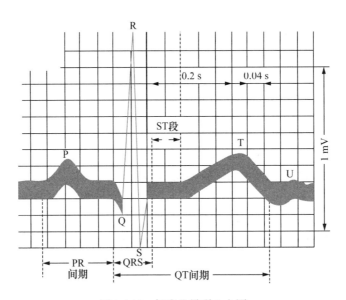

图1.6.12　标准Ⅱ导联心电图

（引自：王庭槐. 生理学［M］. 北京：人民卫生出版社，2018，第9版，P111.）

P波代表左右心房的去极化。QRS波是由几个正的和负的波形混合在一起，代表心室去极化。T波代表心室复极化，也是心室开始舒张的过程。

从P波起点到QRS波起点的时程，称为PQ间期（或称为PR间期），代表窦房结兴奋从心房传到心室，引起心室肌细胞兴奋所需要的时间，PR间期延长说明房室传导阻滞。

QT间期是指从QRS波起点到T波终点的时程，代表从心室去极化开始到复极化结束所经历的时间。

ST段代表心室肌细胞处于动作电位的平台期，各部分之间电位差很小，所以曲线位于基线水平。

第三节　心脏循环和心脏输出量

一、心脏循环

心脏一次收缩和舒张就是一个心动周期。心动周期的各时期分别是：静止期、心房收缩期、心室等容收缩期、心室射血期、心室等容舒张期和心室充盈期（图1.6.13）。

1. 静止期　2次心跳之间有一个短暂的时间，称为静止期，此期的特点是各腔室都没有收缩，2个心房和心室的压力为零。此时心室处于舒张期、房室瓣开放，血液通过静脉回到心房，再从心房进入心室。

2. 心房收缩期　此期特点是心房内压力迅速升高。此时心室处于舒张末期。心室舒张末期容积（end-diastolic volume，EDV）约为120～130 mL，其中70%在静止期充盈，30%在心房收缩期充盈。

3. 心室等容收缩期　心房收缩后转为舒张，心室开始收缩。当心室内压超过心房压时房室瓣关闭。但此时心室内压仍然低于主动脉压，半月瓣也处于关闭状态，心室暂时成为一个密闭的腔室，心室肌的收缩但心室容积不变，称为等容收缩。此期特点是心室体积不变、心室内压力急剧升高。

4. 心室射出期　当心室内压升高超过主动脉压和肺动脉压时，半月瓣开放，血液射入肺动脉和主动脉。此期特点是心室压力上升并达到峰值，射入主动脉的血量较多，主动脉压也随着升高。然而，心室射血后大约有60 mL血

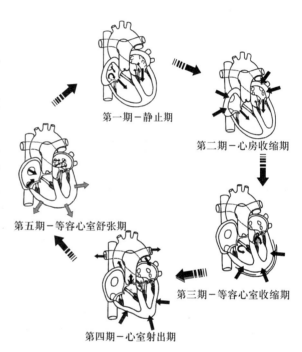

第一期－静止期

第二期－心房收缩期

第五期－等容心室舒张期

第三期－等容心室收缩期

第四期－心室射出期

图1.6.13　心动周期与心脏泵血功能

（引自：陆希平，等译. 心肺解剖生理学［M］. 台北：合记图书出版社，2011；P216.）

液停留在心室，这个血量被称为心室收缩末期容积（end-systolic volume，ESV）。即使在最强大的收缩，这个血量仍然留在心室。心室舒强末期容积（end-diastolic volume，EDV）和收缩末期容积（end-systolic volume，ESV）之间的差值就是心脏每搏输出量，称为心搏量（stroke volume，SV）。SV占心室舒张末期容积的百分比，称为心脏射血分数，计算公式如下：

$$射血分数 = \frac{心搏量（SV）}{心室舒张末期容积（EDV）} = \frac{70 \text{ mL}}{130 \text{ mL}} \times 100 = 54\%$$

射出分数是一个重要心脏健康指标。正常情况下，搏出量和心室舒张末期容积相适应，射血分数约为55%～65%。在心脏衰竭状态下，心收缩力微弱心搏量很小，心室舒张末期容积增加，心脏变得扩大，此时心脏射血分数降低。

5. 心室等容舒张期　射血后，心室开始舒张，室内压下降，主动脉和肺动脉内血液向心室方向反流，推动肺动脉瓣和主动脉瓣关闭。此时心室内压仍高于心房压，房室瓣仍处于关闭状态，心室暂时又成为一个封闭

的，被称为等容舒张期。此期特点是心室容积不变、心室内压急剧降低，半月瓣和房室瓣关闭，仍然没有血液进入心室。

6. 心室填充期 由于舒张期持续下去，当心室压力下降到低于心房压时，血液冲开房室瓣进入心室，心室容积迅速增大，称为快速充盈期，心室充盈血量占总充盈量的2/3。随后血液进入心室速度减慢，称为减慢充盈期。心室舒张期最后1/3，下一个心动周期的心房收缩期开始，心房收缩使心室充盈量再增加10%～30%。

二、心输出量与心脏储备

（一）心输出量和心脏储备

心室每分钟射出的血液量，称为心输出量（cardiac output，CO）。用公式表示：CO=HR×SV，CO=心输出量，HR=心率，SV=心脏每搏输出量（简称心搏量）。安静时，心输出量=70次/min×70 mL/次=4900（mL/min）（≈5 L/min）。心输出量不是固定的，它会随着机体代谢的需要自动调整。一个健康成年人安静时的心输出量约为5 L/min，剧烈运动时心输出量可达25～30 L/min，比安静时增加了4～5倍，大多数人有种生理储备使心血管系统以应对需求的增加，这种储备功能称为心脏储备。

一个健康成年人的心脏储备约为安静时的3～4倍，而长跑运动员心脏储备可能是安静时的7倍，例如世界级的马拉松选手或自行车选手心脏储备量为35～40 L/min。相反，心脏病患者的心脏储备减少，对体力活动和运动的耐受降低，严重心脏病患者甚至无法进行日常生活活动。

1. 心率储备 心脏储备大小取决于心率储备和心搏量的储备，最高心率与安静心率之间的差异就是心率储备，正常成年人最高心率为160～180次/min，可以使心输出量增加2～2.5倍。

2. 心搏量储备 由心脏收缩末期和舒张末期储备共同构成的。安静时舒张末期容积约125 mL，舒张末期最大容积一般只能达到140 mL，舒张期储备只有15 mL。安静时收缩末期容积为60 mL，心肌做最大收缩时收缩末期容积可小至15～20 mL，舒张期储备为35～40 mL。

（二）影响心输出量的因素

1. 心率 受自主神经系统、激素和药物等因素影响（表1.6.1）。例如交感神经活动增强时心率加快，副交感神经活动增加时心率减慢。血液中的激素水平升高，如肾上腺素、去甲肾上腺素和甲状腺素等心率也加快。抑交感神经药或抑副交感神经药通过影响自主神经增加或减少心率。此外，心率还受到体温影响，体温每升高1 ℃，心率可增加12～18次/min。

① 心动过速 安静时，成年人心率超过100次/min，可认为属于心动过速，这种情况可发生在剧烈运动、体温升高（热疗）、失血、焦虑、心脏病和使用副交感神经阻滞剂等。

② 心动过缓 如果安静时心率持续低于60次/min，则可认为是心动过缓，见于运动员、体温降低（低温）、拟副交感神经药物和心脏病等。

在一定范围内，心率加快可使心输出量增加。但如果心率过快，超过160～180次/min，因为心室舒张期明显缩短，心室充盈不够，心搏出量反而减少，此时心输出量不升反降。另外，当心率在40～60次/min，心搏出量反而增加，心输出量不变。例如运动员。但是，当心率<40次/min，心输出量也降低，因为心室舒张期的充盈已接近最大限度，所以心搏出量不再增加。

2. 自主神经系统 支配心脏的自主神经系统即交感神经和副交感神经，自主神经控制心脏活动的中枢位于延髓，分为心脏加速中枢和心脏抑制中枢，两者合称脑干心脏控制中心。心脏控制中心接收各种外周感受器的传入信息，感受器常见于主动脉弓、颈动脉、肌肉和关节等处，并对传入信息进行整合处理，然后通过支配心脏的交感神经和副交感神经影响心脏活动（表1.6.1、表1.6.2）。

表1.6.1　神经和化学因素以及静脉回流对心率的影响

影响因素	心率加快	心率减慢
自主神经影响（化学接受器、感觉接受器、本体接受器）		
• 心交感神经兴奋	√	
化学感受器受刺激（↓pH，↑PaCO$_2$，↓PaO$_2$）	√	
压力感受器受刺激（↓BP）	√	
本体感受器受刺激增强（↑本体活动）	√	
• 心迷走神经兴奋（副交感神经）		√
化学感受器受刺激（↑pH，↓PaCO$_2$，↑PaO$_2$）		√
压力感受器受刺激（↑BP）		√
本体感受器（↓本体活动）		√
化学物质影响		
• 激素：儿茶酚胺激素、肾上腺素、	√	
去甲肾上腺素、多巴胺	√	
• 药物影响		
拟肾上腺素能药物	√	
β$_1$-肾上腺素能阻断剂		√
拟胆碱性药物		√
• 电解质影响		
高血钠		√
高血钾		√
高血钙	√	
低血钠		√
低血钾		√
低血钙		√
静脉回流影响		
• 窦房结和右心房被动的牵拉直接作用在心跳速率	√	
• 右心房壁容量感受器受刺激（右心房壁的被动牵张）	√	

表1.6.2　神经、化学因素以及药物对心搏量的影响

影响因素	心搏量↑	心搏量↓
自主神经影响（化学接受器、感觉接受器、本体接受器）		
• 心交感神经兴奋	√	
化学感受器受刺激（↓pH，↑PaCO$_2$，↓PaO$_2$）		√
压力感受器受刺激（↓BP）	√	
本体感受器受刺激增强（↑本体活动）	√	
• 心迷走神经兴奋（副交感神经）		√
化学感受器受刺激（↑pH，↓PaCO$_2$，↑PaO$_2$）		√
压力感受器受刺激（↑BP）		√
本体感受器（↓本体活动）		√
化学影响		
• 激素：儿茶酚胺激素、肾上腺素、去甲肾上腺素、多巴胺、胰高血糖素	√	
• 药物影响	√	
拟β$_1$肾上腺素能药物		
β$_1$-肾上腺素能阻断剂	√	
拟胆碱性药物		√
洋地黄类药物		√
• 电解质影响	√	
高血钠		
高血钾		√
高血钙	√	
低血钠	√	
低血钾		√
低血钙		√

① 交感神经　支配心脏的窦房结、房室结、房室束、心房和心室肌。心交感神经的冲动来自延髓心脏加速器中心，其节后纤维释放去甲肾上腺素（norepinephrine，NE），与心肌细胞膜上β_1型肾上腺素能受体结合，产生心率加快、从窦房结到心室的传导加快、心肌收缩力增强等正性影响作用。

② 副交感神经　也称为迷走神经，主要支配窦房结、心房肌、房室交界、房室束及其分支。心室肌也有迷走神经支配，但纤维末梢数量明显少于心房肌。心迷走神经冲动来自心脏抑制中心，其神经末梢释放的递质是乙酰胆碱（acetylcholine，Ach），与心肌细胞膜上M型胆碱能受体结合，产生心率减慢、心肌收缩力减弱、房室传导速度减慢等负性影响作用。

③ 感受器　各种外周感受器将信息传到心脏控制中心，通过影响心脏控制中心改变心率和心输出量（表1.6.1、表1.6.2）。

颈动脉窦和主动脉弓上的压力感受器是机械感受器，监测动脉壁受牵张的程度，间接感知动脉血压。当血压下降时，压力感受器发出较少的神经冲动到心脏控制中心，心脏加速中枢的反应是增加心交感神经活动，加强对心脏的刺激作用，增加心率和心输出量，使血压恢复到正常范围。相反，如果血压上升，压力感受器传到心脏控制中心的信息增多，心脏抑制中枢通过增加心迷走神经上的神经冲动，使心率减慢、心输出量减少，血压回降到正常范围。

颈动脉体和主动脉体上有化学感受器，监测血液中化学物质的变化。酸中毒、高碳酸血症或低氧血症等情况会刺激颈动脉体的化学敏感细胞（即化学感受器）发放冲动到心脏控制中心，激活心脏加速中枢，导致心率、心输出量和组织灌流增加，以恢复酸碱度、二氧化碳分压和氧分压的平衡。反之，就会导致心率、心输出量和组织灌流的减少。

本体感受器是位于在关节和肌肉中，姿势的改变或肌肉张力的变化都能刺激本体感受器，这些信息传到心脏控制中心，心脏加速中枢会增加心率和心输出量，以补偿运动增加后的代谢需求。

3. 化学物质的影响　包括激素、药物和电解质等。

① 激素　儿茶酚胺包括：去甲肾上腺素、肾上腺素和多巴胺，是由肾上腺髓质合成。运动刺激和焦虑均导致肾上腺髓质增加这些激素的分泌，而在应急反应中肾上腺素释放大量释放应对压力。儿茶酚胺对心脏产生非常强大的正性影响（表1.6.1、表1.6.2）。

② 药物　儿茶酚胺类药物具有拟心脏交感神经作用，对心脏产生正性影响。例如，治疗支气管哮喘的吸入药沙丁胺醇是支气管扩张剂，也是肾上腺素促进剂，它的主要作用是舒张支气管平滑肌，但也产生刺激心脏的副作用。胆碱能药物具有拟副交感神经作用，在刺激胃肠道或膀胱的平滑肌活动的同时，对心脏产生负性影响。大多数用于治疗心脏疾病的药物是通过影响心脏交感神经或副交感神经活动，使心脏的功能得到加强或抑制。

③ 电解质　电解质平衡失调也能影响心率。例如，高钠血症能阻止钙离子流入窦房结，从而减少窦房结发放冲动、减慢心率。高钾血症使窦房结细胞超极化，阻止窦房结发放冲动。而高钙血症则引起心动过速，因为高钙会增加钙离子流入心肌细胞，增加心肌的收缩力和收缩速率。

4. 静脉回流　静脉回流增加导致右心房扩张或向外膨胀，使窦房结和右心房受到牵拉刺激，直接影响窦房结的节律，使心率增加10%～15%。同时，右心房壁的被动牵张又会刺激容量感受器反射性增加心率和心输出量，这有助于排出增加的静脉回流血液。

5. 心搏量　成年人安静时心脏每次跳动，从左心室射出大约70 mL的血液，这个量称为心搏出量，受心肌收缩力、心室前负荷和心室后负荷影响。

① 心室前负荷　静脉血液在心脏舒张期回流到心室，产生一个充盈压，这个充盈压在心室舒张末期达到峰值，称为心室舒张末期压力（end-diastolic pressure，EDP），是心室肌收缩前的负载称心室前负荷。心室前负荷取决于心肌纤维的受牵张程度，在一定范围内心肌受牵张程度越大，表示心室前负荷越大，收缩力就越强，称为心定律。即在一定范围内静脉回心血量增加，心室舒张期容积增加，对心肌纤维的牵张程度也增加，心肌纤维被拉长了，心室收缩时收缩力更大，这一现象最早是生理学家Frank和Starling分别在不同的动物实验中观察到，所以又称为Frank-Starling定律。临床工作中无法直接测定左心室舒张末期压力，主要应用带球囊的特殊导管（Swan-Ganz导管）测定肺毛细血管楔压代表左心室压力。测压时，将Swan-Ganz导管插入到肺动脉分

支末端，然后导管前端气囊充气堵塞肺小动脉，管尖并口与肺毛细血管相通，通过肺毛细血管、肺静脉与左心房、左心室相通，故测得的压力值间接反映左心室压力。

② 心室后负荷　心肌开始收缩时才遇到的血管阻力，称心室后负荷。大动脉的血压是心室射血时所遇到的阻力，即心室的后负荷。当动脉血压升高，心室射血阻力增大，射血量减少；动脉血压降低则有利于心脏射血。但是，健康人动脉血压在90～170 mmHg范围内波动时，心输出量并无明显改变。这是因为心室后负荷增加会引起心肌收缩力增强，以适应动脉血压升高、保持正常的心搏出量。但这种适应是一种代偿反应，最终会导致心肌肥厚、充血性心力衰竭。当动脉血压超过170 mmHg时，心输出量开始下降。而肺部的疾病，如慢性阻塞性肺疾病（COPD）会引起肺小血管收缩、变细，导致肺动脉内压力增高，增加右心室的后负荷，最终导致右心衰。

③ 心肌收缩力　是指心肌内在的一种特性，反映心肌收缩的强度和速度。在整体心脏，心室内压上升/下降的最大速率（d_p/d_{tmax}）是评定心肌收缩速度的常用指标。射血分数反映心室肌纤维缩短程度，是评估心肌收缩强度的主要指标。

从心肌细胞收缩的内在机制分析，心肌收缩强度取决于细胞内Ca^{2+}浓度升高，决定心肌缩短速度则取决于横桥ATP酶的活性，后者控制横桥摆动的速度。肾上腺素、去甲肾上腺素可促使肌膜和肌浆网Ca^{2+}通道开放，提高心肌兴奋后胞浆Ca^{2+}浓度，增强心肌收缩力（表1.6.2）。酸中毒时，胞浆中H^+浓度增加，H^+与Ca^{2+}竞争肌钙蛋白结合位点，并提高Ca^{2+}与肌浆网的结合力，使肌浆网Ca^{2+}释放量减少，导致心肌收缩力降低。

横桥ATP酶的活性受激素影响明显，如甲状腺功能低下患者或老年人的横桥ATP酶的活性降低，心肌缩短速度减慢。心肌收缩能力降低是心力衰竭发生的主要原因。

第四节　血 管 生 理

一、血管系统的构成

体内血管系统由动脉、毛细血管和静脉组成。动脉和静脉结构相似，含有3层膜结构：最外层称为外膜，是一层结缔组织，中层是中膜，由平滑肌、弹性组织和胶原蛋白组成，血管壁厚度主要取决于中膜厚度。最内层称为内膜，由内皮细胞组成，内皮细胞层与中膜之间有基底膜和固有层。内膜使血管壁光滑，便于血液在血管内流动，内皮细胞也分泌多种血管活动性物质。

（一）动脉

不仅接受心脏射出的血液，也承受来自心室的高压力波动，所以大动脉和中动脉的中膜层比较厚、弹性纤维较多。

① 弹性动脉　是指靠近心脏的大动脉，如主动脉和肺动脉的主干，这些动脉的管壁富含弹性纤维，弹性好、顺应性高，可以吸收射血时大动脉所产生的波动。心室射血时，一部分血液流向外周，另一部分血液停留在大动脉内，使大动脉血压升高，同时大动脉扩张、容积增大，将血液的动能转化为势能贮存在大动脉弹性纤维中。心室舒张期，大动脉弹性回缩将射血期容纳的那部分血液继续推向外周，又将势能转化为动能。因此，弹性动脉的作用是保持血液在血管系统中连续流动，减少血压的波动幅度。

② 分配动脉　是弹性动脉和小动脉之间的动脉管道，其功能是输送血流到各器官组织。主要有：支气管动脉、股动脉、桡动脉。分配动脉的管壁3/4是平滑肌。相比之下，弹性动脉的管壁只有1/3是平滑肌。

③ 阻力血管　小动脉的管壁有较厚的平滑肌，相对于管腔，其平滑肌占了很大比例，称为阻力血管。血管内径8～30 μm的阻力血管称为小动脉。这些小动脉平滑肌收缩会导致血管直径减少，对调节血管阻力和血压有非常显著的作用。小动脉再分为微动脉，这些微小动脉与毛细血管床直接连接，帮助控制血液通过毛细血管

床。另外，微小动脉和微小静脉之间存在一个直接通路，在特定条件下，微小动脉的血液可以不经过毛细血管床直接流入微小静脉。

④ 毛细血管　毛细血管的结构与动脉和静脉有明显不同，最明显的差别是毛细血管口径非常小，平均直径约为 5 μm，红细胞通过时需要折叠或变形，这种缓慢的血流使红细胞通过毛细血管时有足够的时间让养分、气体和废物与细胞进行交换。毛细血管壁由单层内皮细胞构成，外面有一层薄的基底膜，通透性很高。由于毛细血管有广泛的分支，构成毛细血管网，体内毛细血管总面积可达 6300 m²，为细胞与血液之间的物质交流提供了极为广泛的交流场所。

⑤ 毛细血管括约肌　毛细血管近端与微小动脉相连、远端与微小静脉相连。每一个毛细血管网起始部有一个回形的平滑肌，其收缩时可使毛细血管关闭，调节血管网的灌流，所以称为毛细血管前括约肌，它的收缩或舒张决定其后毛细血管开放的数量。

（二）静脉

静脉血流方向是回心的，毛细血管收集血液汇集到小静脉，小静脉再逐级汇入大静脉。与动脉相比，静脉有三大特点：壁薄、易扩展、静脉压低。与相同直径的动脉相比，静脉可以容纳更多的血液，总血量的 60% 可以存储在全身静脉，所以静脉被称为容量血管。

中等口径以上的静脉内含大量静脉瓣，静脉瓣朝向心脏方向单向开放，保证静脉血向心脏的单向流动，称为肌肉泵。静脉瓣在四肢骨骼肌内静脉较多见，骨骼肌收缩时挤压静脉壁，驱动血液回流到心脏；当肌肉放松时静脉瓣关闭，防止血液倒流。

二、血流

血液在血管中流动具有流体力学的特点，流量与血管阻力和压力之间存在一定的关系，属于血流动力学范畴。由于血液含有血细胞和血浆蛋白等成分，且血管具有弹性和可扩张性，而不是硬质管道，所以血流动力学除了与一般流体力学有共同特点外，又有它自身的特点。

（一）流量、压力和阻力之间的关系

血流量是指在单位时间内流经血管的血液量。血流量与血管两端的压力差（ΔP）成正比，与血管阻力（R）成反比。用公式表示：

$$F = \Delta P / R$$

$$F = 血流，\Delta P = 血管两端的压力差，R = 阻力$$

安静状态下，血管的总流量等于心输出量，因此：$Q = \Delta P / R$。流经某一器官的血流量称为组织灌注量，常常以灌注率表示，即单位时间流经某一组织横截面积的速率，其单位通常以 mL/min/g 来表示。每个组织灌注是不一样的，有些组织灌注高，另一些组织灌注低。例如：颈动脉和主动脉组织灌注率每 100 g 组织、每分钟约为 2000 mL。相比之下，肾脏组织灌注率每 100 g 组织、每分钟约为 420 毫升。

1. 泊肃叶定律　是指单位时间内液体的流量（Q）与管道两端的压力差（ΔP）以及管道半径（r）的 4 次方成正比，与管道长度（L）成反比。用公式表示：

$$Q = \pi (\Delta P) r4 / 8 \eta L$$

式中，Q 为血流量；π 为圆周率；r 为血管半径；η 为血液黏度；L 为血管长度。

虽然血液黏度和血管长度可以影响血液流动，但血管半径的改变是最重要的影响因素，因为血流量与血管半径的 4 次方成正比，如果血管半径减少一半，血流量会减少 16 倍。

2. 层流和涡流　血液在血管内流动的方式有两种：层流和涡流。层流是指血液在血管内流动的方向一致，与血管长轴平行，从轴心到管壁，液体是分层的，处于同一层液体的流速是相同的，血管轴心处流速最快，各层液体的流速依次递减。当血液流速明显增加时或血管内壁粗糙、有障碍物，或在血管分叉和急转弯处，血液中各质点的流动方向不一致，血液的层流转为涡流，这些涡流增加了血液各层之间的摩擦，也加大了血液阻力，泊肃叶定律不适用涡流。涡流的发生与血管直径（D）、血液平均流速（μ）和血液密度（ρ）成正比，和血液黏度（η）成反比。Reynolds用一个公式表示这些变量：

$$Re = D\mu\rho/\eta$$

式中，Re为雷诺数（reynolds' number，Re），没有单位；μ为血液的流速（cm/s）；D为管腔直径（cm）；ρ为血液密度（g/mL）；η为血液黏滞度（g/s/cm）。

当雷诺数（Re）>2000，就会发生涡流。形成湍流的部位因局部振动产生杂音，临床上可用听诊方法判断心血管系统的异常。

（二）血流阻力

血液在血管内流动所遇到的阻力，称为血流阻力。血流阻力的产生是血液与血管壁的摩擦和血液流动时发生摩擦，受血液黏度、血管的长度和血管管径等因素影响。血流阻力不能用仪器直接测量，可以用公式计算得出：

$$R = 8\,\eta L/r^4$$

式中，R为阻力；η为血液黏度（g/s/cm）；L为血管长度（cm）；r为血管半径。

由于血管长度很少变化，血流阻力大小主要与血管口径和血液黏滞度有关。当血管口径增大时，血流阻力降低，血流量就会增多；反之，血管口径缩小一半，血流阻力增大16倍，血流量就会明显减少。因此，通过控制各器官阻力血管口径来调节器官之间的血液分配。血液黏滞度是决定血流阻力的另一个因素，正常情况下血液黏滞度约为水的黏滞度4~5倍，比较稳定。在某些疾病情况下，血液黏滞度会发生改变，例如红血球增多症增加血液中有形成分，或者脱水减少了血浆成分。这2种方式都会使血液变得黏稠，血流变慢、外周阻力增大，血液通过血管的流量就降低了。相反，贫血降低了红血球的数量，或者低蛋白血症减少血液中的蛋白质，二者均可降低血液黏滞度，也降低外周阻力。

（三）血压

血压（blood pressures，BP）是血管内血液对血管壁产生的侧压力，临床上血压测量是使用血压计检测靠近心脏的动脉内压力，所测量的血压反映全身循环时动脉的收缩压和舒张压。心室收缩时，主动脉内血压达最高点，称为收缩压，通常约120 mmHg。舒张压是心脏舒张时主动脉内血压降到最低点，一般约60~80 mmHg。收缩压与舒张压的差值称为脉压。在一个心动周期中，动脉血压的平均值称为平均动脉压，它不是简单的收缩压+舒张压除以2，而是舒张压+1/3脉压，因为舒张期比收缩期长。例如：收缩压和舒张压为120/80 mmHg，平均动脉压=80+（120-80)/3=93（mmHg）。

当血液从主动脉流向外周时，需要克服血流阻力而消耗能量，血压逐渐降低，脉压也逐渐减小。在主动脉和大动脉段，血压降落幅度较小。例如：一个人的血压是120/80 mmHg时，其脉压为40 mmHg，这个脉压差在肱动脉或桡动脉处可以触摸到血管搏动。但在小动脉段时，血流阻力增大，血压降落幅度也变大；到了微动脉，血流阻力最大，血压降落最明显，在毛细血管几乎不存在脉压差，这有利气体、养分和代谢产物的交流。

（四）影响血压的因素

影响血压的因素主要有心输出量、外周阻力和血容量等。

1. 心输出量 当心输出量增加时，主动脉和大动脉的血量增多，收缩压就升高。而舒张压可能无变化或略有升高，脉压增大。这是因为收缩压升高，血流加快，心脏舒张期主动脉和大动脉内存留的血量中增加不多，所以舒张压变化不大。相反，当心输出量减少时，收缩压降低，脉压减少。所以，一般情况下，收缩压高低主要反映心输出量的多少。

值得注意的是，主动脉和大动脉具有弹性贮器作用，可以减少动脉血压的波动幅度，老年人因大动脉硬化可导致大动脉弹性贮器作用减弱，可出现收缩压升高，脉压增大。老年人高血压中，有一种是单纯收缩压升

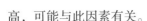

高，可能与此因素有关。

2. 外周阻力　如果心输出量不变，外周总阻力增大，将造成心脏舒张期血液流入毛细血管和静脉的速度减慢，心舒期停留在主动脉内血量增多，故舒张压升高。在心脏收缩压，由于动脉血压升高使血流速度加快，因此，收缩压升高不如舒张压升高明显，脉压减少。反之，当外周阻力减少时，舒张压下降比收缩压降低更明显，故脉压加大。由此可见，舒张压高低主要反映外周阻力大小。

3. 血容量　正常情况下，血量与血管容量相适应，产生一定的体循环平均充盈压，才能保持血管充盈。失血后，血量减少，如果血管容量不变，则体循环平均充盈压降压，血压也降低。然而，正常情况下失血导致血量减少，会激活交感神经使血管收缩，使血管容量与血量相匹配，保持血压正常，这是失血后机体的代偿反应。另一种情况是使用血管扩张剂使血管容量增大，而血量不变，也会造成动脉血压下降。临床上使用硝普钠降压就是这个原理。

（五）影响组织灌流的因素

1. 自动调节　当组织血液灌注不足时，会造成缺O_2和CO_2、H^+和乳酸堆积，这些代谢产物引起局部血管舒张，以提高血液灌注，清除代谢产物。当组织代谢浓度下降，血管收缩以减少血液灌注，这种通过负反馈机制控制血管直径和局部灌注，称为自我调节。局部组织还可以分泌一些活性物质，如组织胺、前列腺素、缓激肽等，控制血管张力而改变血流量。血管内皮细胞和血小板也产生血管活性物质产生局部效应。例如：内皮素和一氧化氮（nitric oxide，NO），前列腺素I_2（PGI_2），血栓素A2，5-羟色胺（5-HT）等。

2. 神经控制　血管受自主神经支配，主要是交感缩血管神经纤维和舒血管神经纤维，二者统称为血管运动神经纤维，延髓血管运动中枢通过血管运动神经纤维控制血管口径（表1.6.3）。皮肤和胃肠道血管平滑肌上主要是α_1肾上腺素能受体，交感神经兴奋引起皮肤和胃肠道血管收缩，β_2肾上腺素能受体主要分布在骨骼肌血管，交感神经兴奋引起骨骼肌血管舒张。血管运动中枢是压力感受器反射、化学感受器反射和延髓缺血性反射的整合中枢。

压力感受器性反射：压力感受器位于主动脉弓和颈动脉窦，颈动脉窦是薄壁囊状结构，位于颈总动脉分叉处，压力感受器反射以负反馈机制控制血管直径和血压。例如，当动脉血压升高，牵拉了感受器所在的血管壁，压力感受器传入冲动增多，到达延髓后引起以下变化：①降低心脏加速中枢的活动，减少心交感传出冲动，降低心率和心肌收缩力；②增强心脏抑制中枢的活动，增加心迷走神经活动，减慢心率和心肌收缩力；③降低血管运动中枢的活动，使交感缩血管神经的紧张性活动下降，血管平滑肌紧张性降低，血管舒张（表1.6.3）。

表1.6.3　神经反射和血管运动中枢对血管运动的调控

影响因素	血管收缩	血管舒张	影响因素	血管收缩	血管舒张
延髓血管运动中枢			• 化学感受器反射		
• α_1-交感神经（皮肤血管）	√		↓PaO_2，↓pH，↑$PaCO_2$	√	
β_2-交感神经（骨骼肌血管）		√	↑PaO_2，↑pH，↓$PaCO_2$		√
温度、情绪、运动	√		• 延髓缺血反射		
• 压力感受器反射			延髓血管运动中心↓PaO_2，↑$PaCO_2$	√	
增加血管壁张力（血压升高）	√				
减少血管壁张力（血压降低）		√			

（引自：陆希平.《心肺解剖生理学》表18-2，P249.）

化学感受器反射：化学感受器位于主动脉体和颈动脉体，主要监测全身动脉血液化学成分变化，例如：当动脉低氧血症、高碳酸血症或酸中毒时，化学感受器发放传入冲动到达血管运动中枢使血管收缩，增加血管运动张力使血压升高、改善肺灌注以恢复血液pH值、O_2和CO_2水平（表1.6.3）。

延髓缺血性反射：当延髓脑血流量减少，PO_2下降或PCO_2升高时，直接兴奋延髓血管运动中枢，交感缩血管中枢发放冲动增多，外周血管强烈收缩，动脉血压升高，从而改善脑干的血流量、降低脑干缺血

（表1.6.3）。

此外，延髓血管运动中枢接受脑干以上高级神经中枢的控制。例如下丘脑体温调节中枢的温度变化，体温调节中枢发放冲动影响血管运动中枢，从而改变皮肤散热和肌肉产热以恢复正常体温。情感变化如恐惧、愤怒、运动或性刺激，都可引起血管运动中枢兴奋，引起外周血管收缩和血压上升（表1.6.3）。

3. 激素控制 神经控制对血压和组织灌注的影响是短暂的，而对外周阻力和血压的长期影响主要通过各种激素发挥作用，这些激素有的通过血液循环，广泛作用于心血管系统，有的则在组织中形成，主要作用于局部血管，对组织灌注起调节作用。这些激素主要有：肾素-血管紧张素-醛固酮系统（renin-angiotensin-aldosterone system，RAAS）、抗利尿激素（antidiuretic hormone，ADH）和心房利钠肽（atrial natriuretic peptide，ANP）。

（1）RAAS 各种原因引起低血压时，肾脏分泌肾素增多，它是肾近球细胞合成和分泌的一种酶，肾素经肾静脉进入血液作用于一个血管紧张素原，把它换成血管紧张素I，当血管紧张素I通过肺血管内皮细胞时，肺毛细血管分泌血管紧张素转换酶（angiotensin-converting enzyme，ACE），后者将血管紧张素I转换成血管张力素II（angiotensin II，Ang II），Ang II是RAAS主要活性物质，对血压起调节作用。首先，Ang II能直接引起血管收缩，增加全身血管阻力（systemic vascular resistance，SVR）。其次，Ang II刺激肾上腺皮质释放醛固酮，后者使肾脏重吸收钠和水增加，增加血浆容量，尿量减少。这样RAAS通过收缩血管和增加血容量以增加心输出量和提升血压图。肾素由肾脏分泌，通过肾脏重吸收水钠，所以这项调节也称为肾机制，在长期血压控制中扮演重要作用。

（2）ADH 也称为血管加压素，是由下丘脑视上核和室旁核合成，并运输到垂体后叶，从垂体后叶释放到血液中。ADH在肾小管和集合管促进水的重吸收，血浆容量扩大，故称为ADH。ADH作用于血管可引起血管强烈收缩、升高血压。在整体情况下，血浆中ADH升高，首先出现抗利尿效应，只有当血浆浓度明显高于正常时，才引起血压升高。

血细胞比容也可以引起血量的长期变化。高原生活在高原的人，长期低氧可刺激肾脏分泌促红细胞生成素（erythropoietin，EPO），这种激素作用于骨髓干细胞，激发红细胞合成和成熟，这个过程被称为红细胞生成。由于红细胞数目增加使血液容量增加。

（3）ANP 是右心房细胞合成和分泌的一种多肽类激素，简称心房肽。当回心血量增加时，心房壁受到牵张就释放此激素。ANP可使血管舒张、外周阻力下降，也可使心脏每搏输出量减少、心率减慢。ANP作用于肾脏，可使肾脏排水和排钠增多。此外，ANP还能抑制肾素、醛固酮和ADH的释放，增加尿液排放、降低血浆量，从而减少回心血量。

（六）静脉血压和静脉回流机制

1. 静脉血压和静水压 心脏射出的血液，经过动脉和毛细血管到达静脉时，压力已经降至15～20 mmHg。体循环的血液最终通过静脉回到右心房，此时右心房压力接近于0 mmHg。通常将右心房胸腔内大静脉的血压，称为中心静脉压，各器官静脉的血压称外周静脉压。

血管内血液因受地球重力作用，产生一定的静水压。静水压的高低取决于血管所处位置与右心房的垂直距离。平卧时，各器官内血管与心脏处于同一水平，静水压也一致相同。站立足部血管内的压力比卧位时明显增高，增加的部分相当于从足到心脏这段的静水压。站立或坐着时，头部和颈部高于心脏水平面，其血管内的压力较平卧时为低。

静水压对机体的影响最常见于两种情况，一是静脉扩张（或曲张），二是体位性低血压。直立位手臂下垂时，手背皮下静脉充盈鼓起；将手举过头，手背的皮下静脉就塌陷。这是因为静脉管壁较薄、管壁中弹性纤维和平滑肌均较少，具有可扩张性。如果下肢浅静脉瓣膜受损，站立位下肢静脉血倒流，潴留在静脉中就会形成静脉曲张。另一种情况是，当人体从平卧位转为直立位时，下肢静脉充盈扩张，比卧位时多容纳400～600 mL血液，导致回心血量减少，心输出量减少，最终导致血压降低，这种因体位改变导致暂时性低血压，称为体位性低血压。

正常情况下，静脉回心血量与心输出量相等。静脉回流最主要取决于外周静脉与中心静脉的压力梯度，还受到呼吸泵和肌肉泵的影响。

2. 外周静脉与中心静脉之间的压力梯度　当心脏射血功能正常时，收缩期心脏将大多数血液射入动脉，心室排空较完全，舒张期心室内压力较低，对心房和腔静脉的抽吸作用也较大，中心静脉压（central venous pressure，CVP）大约为0～2 mmHg，而外周小静脉的压力约为12～18 mmHg，这个压力梯度是驱动静脉血回流的关键机制。右心衰竭时，右心室射血力量显著减弱，心舒期右心室内压力升高，血液淤积在右心房和腔静脉内，回心血量减少，造成下肢水肿、颈外静脉怒张、肝充血等。左心衰竭时，但左心房和肺静脉压升高，造成肺淤血和肺水肿。

3. 呼吸泵　呼吸运动能影响静脉回流，因为胸膜腔是负压，胸腔内大静脉受负压牵拉呈扩张状态。吸气时，胸膜腔负压进一步增大，胸腔内大静脉和右心房更加扩张，压力进一步降低，有利于外周静脉血回流到右心房。呼气时，胸膜腔负压减小，静脉回流入右心房的血量也相应减少。此外，吸气时膈肌向下运动增加腹部压力，但减少胸部压力，这样也可以促进静脉回流，这一机制被称为呼吸泵或胸腹泵（图1.6.14）。

下腔静脉（inferior vena cava，IVC）穿过隔肌中央的肌腱膜，吸气时产生压力差挤压血液到心脏。相反，呼气时胸部压力增加，血液向下流到腿部，但腿部有静脉瓣关闭以防倒流。这种有节律的呼吸泵的作用，使吸气时血液回流加速。吸气时中心静脉压低至2 mmHg，呼气时中心静脉压升至6 mmHg。

4. 骨骼肌的肌肉泵　手臂和腿部肌肉内的静脉在肌肉收缩时，就会受到来自肌肉的挤压作用，使静脉回流加快。同时，因静脉瓣膜的存在，静脉内血液只能向心脏方向流动而不能倒流，这种机制称为肌肉泵（图1.6.15）。下肢肌肉进行节律性运动时，例如步行、踩自行车等，肌肉收缩时，可将静脉内血流挤向心脏；肌肉舒张时，静脉内压力降低有利于微静脉和毛细血管内的血液流入静脉，使静脉充盈。

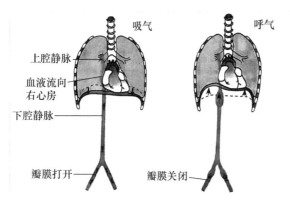

图1.6.14　呼吸泵和静脉瓣对静脉回流的影响

（引自：陆希平，等译. 心肺解剖生理学［M］. 台北：合记图书出版社，2011；P252.）

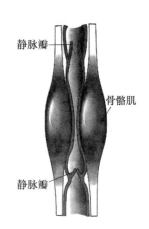

图1.6.15　肌肉泵的作用

（引自：陆希平. 心肺解剖生理学，P253.）

骨骼肌肌肉泵的作用对站立情况下降低下肢静脉压和减少下肢静脉内血液潴留十分重要。例如，站立不动时足部静脉压可达90 mmHg，而走路时则降至25 mmHg以下。在跑步时，两下肢肌肉泵每分钟挤出数升血液，加速全身血液循环，对心脏泵血起到辅助作用。反之，如果肌肉不进行节律性运动，而是维持在收缩状态，则肌肉中静脉持续受压，导致静脉回流减少，容易引起下肢水肿。

结　　语

心脏大体的解剖结构、冠脉循环和心肌血液供应特点、心脏内部的腔室及压力变化等是心脏实现泵血功能的基础，心肌细胞间的缝隙连接、生物电现象以及电传导特性是左右心房或左右心室同步收缩的生理学基础，也有助于理解心律失常的成因。通过学习不同类型血管的结构特点与功能、血流动力学以及影响血压和组织灌流量的因素等，对理解心血管系统稳态的维持及其临床意义非常有益。

（福建医科大学健康学院 潘燕霞）

参考文献

［1］ 丁文龙, 刘学政. 系统解剖学 [M]. 第9版. 北京: 人民卫生出版社, 2018.

［2］ 王庭槐. 生理学 [M]. 第9版. 北京: 人民卫生出版社, 2018.

［3］ Gregory P Cottrell. Cardiopulmonary anatomy and physiology for respiratory care practitioners [M]. 陆希平, 译. 台北: 合记图书出版社, 2011.

［4］ Berne R M, Levy M N. Physiology, 4th edition, St. Louis, mosby, 1998.

［5］ Beachey W. Respiratory Care Anatomy and Physiology: Foundaions for clinical practice. Mosby-Year Book, St. Louis, 1998.

［6］ Des Jardins T. Cardiopulmonary Anatomy and Physiology: Essentials for Respiratory Care, 3rd ed. Delmar Publishers, Albany, NY, 1998.

［7］ Frank H Netter. 人体解剖彩色图谱 [M]. 王怀经, 译. 北京: 人民卫生出版社, 2005.

［8］ Guyton A C, Hall J E. Textbook of Medical Physiology, 10th ed. WB Saunders, Philadelphia, 2000.

［9］ Ganong W F. Review of Medical Physiology, 17th ed. Appleton & Lange, Norwalk CT, 1955.

［10］ Martini F H. Fundamentals of Anatomy and Physiology, 4th ed. Prentice Hall, Upper Saddle River, NJ, 1998.

［11］ Shier D, Butler J, Lewis R. Hole's Human Anatomy and Physiology, 7th ed. Wm C Brown, Dubuque, IA, 1996.

［12］ Tortora G J, Grabowski S R. Principles of Anatomy and Physiology, 8th ed. HarperCollins, New York, 1996.

第七章
常见心肺系统疾病的病理生理学和临床症状

引　言

心肺系统包括心血管系统和呼吸系统。心血管系统由心脏和血管（动脉、静脉和毛细血管）组成。呼吸系统由肺和呼吸道（鼻、咽、喉部、气管和支气管）组成。血液在心血管系统内连续不断、周而复始地按一定方向流动，通过体循环和肺循环，把氧气和营养物质送达到细胞和组织，把二氧化碳和其他代谢废物排出细胞和组织，确保机体新陈代谢的不断进行。本章主要介绍包括心力衰竭、高血压、慢性冠状动脉综合征、急性冠状动脉综合征、心肌病、心律失常、慢性阻塞性肺部疾病和呼吸衰竭在内的常见心肺系统疾病的病理生理学和临床症状。

第一节　高　血　压

一、概念与分类

血管内血液对血管壁所产生的侧压力称为血压，分动脉血压、静脉血压和毛细血管血压。高血压是指以体循环动脉血压升高为特征的疾病或病理过程。由于正常时动脉血压不但受情绪、应激、体位、时间、种族、性别、体力活动等因素的影响，还随着年龄的增长而升高。根据病因分类是在临床上最常用的高血压分类方法，可分为原发性高血压和继发性高血压。前者是指病因尚不清楚而以血压高为主要表现的一种独立性疾病，故又称高血压病；后者的发生与多种因素有关，故亦称多原因性高血压，多见于肾脏疾患、神经内分泌障碍、血流机械受阻以及妊娠中毒等时，其发生原因比较简单而清楚，故又称单原因性高血压。

二、高血压的病理生理和临床表现

（一）高血压时血液动力学改变

1. 心输出量的改变

（1）心输出量增高　心输出量（cardiae output，CO）增高的机制各有不同。原发性醛固酮增多症和某些肾性高血压（如急性肾炎等引起的高血压）时主要是由于血容量增加；嗜铬细胞瘤时，是因为肾上腺髓质激素对心脏的正性肌力和正性变时作用；原发性高血压时心输出量增高的机制尚不清楚，可能与交感神经兴奋、肾上腺髓质激素分泌增多和（或）血管对加压物质的敏感性增高，使外周容量血管收缩，促使回心血量增加有关。

（2）心输量降低　常见于严重高血压和高血压心脏病时。CO降低的原因，或者是因为心脏射血阻抗过大，或者是因为肥大心肌舒缩功能和（或）顺应性降低，或者是由于冠脉供血不足使心肌收缩性减弱，可能是上述诸因素综合作用的结果。一旦CO降低，即可加重外周血管的代偿性收缩，外周血管阻力进一步增大，从而促进高血压的发展，并可进一步影响重要器官的血液供应。

2．血管阻力的改变 血管阻力升高是外周血管功能和（或）结构改变的结果。血管功能性改变主要是血管平滑肌对各种神经、体液加压因素作用的敏感性增高，多发生于血压升高之前，故为引起高血压的原因。待高血压发生后，由于血管的持续痉挛和高血压的长期作用，可发生血管结构改变。

3．细胞外液的改变 某些高血压时细胞外液容量可以增多，部分原发性高血压尤其是伴有心力衰竭时，细胞外液容量都可增加。血容量增加可通过加大心输出量而使血压升高。

（二）高血压对机体的影响

高血压对机体的影响取决于血压升高和血液动力学改变的速度、程度、持续时间以及原发性疾病的情况等各种因素。其影响主要表现在心、脑、肾等重要器官的功能和结构的改变以及眼底血管的变化上。

1．高血压对心脏的影响表现在两个方面 一是适应代偿性改变，如心脏高功能状态和心肌的肥大；二是代偿失调性改变和损害，如冠状动脉粥样硬化、心力衰竭和心律失常等。开始时多为适应代偿性改变，随着高血压的发展逐渐转为代偿失调和损害性变化。

（1）心脏的高功能状态 主要表现是前负荷增加、心肌收缩力加强和心脏输出量增大，前负荷增加或者是由于血浆容量的增加，或者是因交感-儿茶酚胺系统的兴奋，使外周容量血管收缩，迫使回心血量增多。心脏收缩力加强主要是因为交感神经兴奋和肾上腺髓质激素的作用。心脏前负荷增中和肾上腺髓质激素的作用。心脏前负荷增神以兴奋和肾上腺髓质激素的作用。心脏前负荷增加和收缩力加强可使心输出量增大，从而使心脏能在较高的射血阻力下，保证各重要器官的血液供应。

（2）心肌肥大 是心脏长期对压力负荷过度发生的一种慢性适应代偿性改变。主要表现是向心性肥大。早期的代偿性心肌肥大和心功能适应性改变一般是可逆的，即当血压恢复正常时，这些改变可恢复正常。

（3）心力衰竭 是高血压时常见的严重合并症。发生心力衰竭的主要原因是：①压力负荷过度、心肌耗氧量增多和冠脉供血减少导致心肌缺血缺氧和能量利用障碍；②心肌向心性肥大引起心脏舒张充盈障碍。

2．对大脑的影响 对大脑的影响是通过高血压对脑血管损害（包括功能和结构）和压力本身的作用引起的。

（1）脑血管自身调节障碍（高血压脑病） 是因脑血管在血压持续性升高时，发生自身调节失控而导致的一种可逆性脑血管综合征。主要临床表现是剧烈头痛、呕吐、抽搐、意识模糊、视力障碍等。

（2）脑小血管阻塞 脑微动脉在长期痉挛和高血压的机械性冲击的影响下，可发生纤维性坏死、管腔阻塞，其支配的脑组织乃因血供被阻断而发生梗死，出现直径为 $0.5\sim15$ mm 大小的小灶性空腔病变，即腔隙性脑梗塞。临床的表现取决于病变数目和部位，有的出现相应的临床症状，有的则无。

（3）小动脉破裂 脑小动脉和微动脉在高压长期作用下，发生机械性扩张，造成动脉瘤或动脉壁纤维性坏死，在此基础上，当血压突然升高时，即可引起这小血管的破裂而出血。发病前多无预兆，发病后常伴有剧烈头痛、呕吐和意识丧失等。

（4）动脉粥样硬化与脑血栓形成 高血压可促进本病变的发生和发展。由于动脉粥样硬化，致使管腔狭窄，可引起脑缺血。如在这些病变的基础上形成脑血栓堵塞血管，则出现支配区脑组织坏死，患者突然出现失语、偏瘫、半身感觉缺失、同侧偏盲等。

3．对肾的影响高血压与肾的相互关系

（1）高血压引起肾病变 持续性高血压可引起肾小动脉和微动脉的硬化、纤维组织增生，促进肾大血管的粥样硬化与血栓形成，从而使肾缺血、肾单位萎缩和纤维化。轻者可致肾功能降低，出现多尿，夜尿和等渗尿等；重者可导致肾功能衰竭。

（2）肾病变引起高血压 高血压发生后，又可通过肾小血管的功能和结构改变，加重肾缺血，促进肾病变和肾功衰竭。

4．对视网膜血管的影响 高血压时视网膜血管出现不同程度的改变和损害如血管痉挛、硬化、渗出和出血等，有时还发生视神经乳头水肿。

第二节　冠状动脉粥样硬化性心脏病

一、概念与分类

冠状动脉性心脏病简称冠心病，是指因冠状动脉狭窄、供血不足而引起的心肌功能障碍和（或）器质性病变，故又称缺血性心肌病。冠心病是多种冠状动脉病变的结果，但冠状动脉粥样硬化占冠状动脉性心脏病的绝大多数（95%～99%）。心肌的短暂性缺血可引起心绞痛，持续性缺血可引起心肌梗死，甚至猝死。

从病理生理学角度，冠心病可以分为稳定型冠心病和不稳定型冠心病，前者包括慢性稳定型心绞痛，无症状心肌缺血，陈旧性心肌梗死和血运重建后的冠心病，2019年ESC《慢性冠状动脉综合征诊疗和管理指南》将稳定型冠心病定义为慢性冠脉综合征（chronic coronary syndromes，CCS）。不稳定性冠心病包括急性ST段抬高型心肌梗死（ST-segment elevation myocardialinfarction，STEMI），非ST段抬高性心肌梗死（non-ST-segment elevation myocardial infarction，NSTEMI））和不稳定心绞痛（unstable angina，UA），统称为急性冠脉综合征（acute coronary syndrome，ACS）。

二、CCS的病理生理与临床症状

（一）CCS的病理生理

当冠脉的供血与心肌的需血之间发生矛盾，冠脉血流量不能满足心肌代谢的需求，就可引起心肌缺血缺氧。暂时缺血缺氧引起心绞痛，而持续严重的心肌缺血可引起心肌坏死即为心肌梗死。

决定心肌耗氧量的主要因素包括心率、心肌收缩力和心室壁张力，临床上常以"心率×收缩压"估计心肌耗氧量。由于冠状动脉血流灌注主要发生在舒张期，心率增加时导致的舒张期缩短及各种原因导致的舒张压降低显著影响冠状动脉灌注。冠状动脉固定狭窄或微血管阻力增加也可导致冠状动脉血流减少，当冠状动脉管腔存在显著的固定狭窄（>50%～75%），安静时尚能代偿，而运动、心动过速、情绪激动造成心肌需氧量增加时，可导致短暂的心肌供养和需氧量间的不平衡，这是引起大多数CCS发作的机制。

患者在心绞痛发作之前，常有血压增高、心率增快、肺动脉压和肺毛细血管压增高的变化，反映心脏和肺的顺应性减低。发作时可有左心室收缩力和收缩速度降低、射血分数减慢、左心室收缩压下降、心搏量和心排血量降低、左心室舒张末期压和血容量增加等左心室收缩和舒张功能障碍的病理生理变化。左心室壁可呈收缩不协调或部分心室壁有收缩减弱的现象。

（二）CCS的临床症状

CCS的最常见症状是稳定型心绞痛，特征是在相同程度的诱因条件下，心绞痛的性质、程度、持续时间和缓解方式都相对恒定。还有一部分老年患者因痛觉敏感性降低，表现为无症状的心肌缺血。陈旧性心肌梗死患者如果没有梗死区外的心肌缺血，通常没有症状，但也可以出现心律失常，或慢性心力衰竭的表现。

判断胸痛的性质是否为心绞痛应详细了解以下3方面特征。

（1）诱因　心绞痛的发作多与劳累或情绪激动有关，如快步行走、爬坡、劳动时诱发，饱食、受寒、阴雨天气、急性循环衰竭等也是常见诱因。

（2）胸痛的部位，性质和持续时间　①部位：典型的心绞痛部位是在胸骨后或左前胸，范围常不局限，可以放射到颈部、咽部、颌部、上腹部、肩背部、左臂及左手指内侧，也可以放射至其他部位，心绞痛还可以发生在胸部以外如上腹部、咽部、颈部等。每次心绞痛发作部位往往是相似的。②性质：常呈紧缩感、绞榨感、压迫感、烧灼感、喘憋、胸闷或有窒息感、沉重感，有的患者只表述为胸部不适，主观感觉个体差异较大，有的表现为乏力、气短，但一般不会是针刺样疼痛。③持续时间：呈阵发性发作，持续数分钟，一般不会超过10 min。

（3）缓解方式 停止活动可逐渐缓解，胸痛多发生在劳累当时而不是劳累之后。舌下含服硝酸甘油可在2～5 min内迅速缓解症状。

如果3个方面均符合心绞痛的临床特点，定义为典型的心绞痛。如果仅有2条符合上述特征则定义为不典型（可疑的）心绞痛。如果仅符合1条，或者完全不符合3条为非心源性胸痛。胸痛的性质对于冠心病诊断评估是非常重要的。

三、ACS的病理生理与临床症状

（一）ACS的病理生理

心肌缺血引起心肌细胞坏死即发生ST抬高的或非ST抬高的心肌梗死（myocardial infarct，MI）。虽然UA并不引起心肌坏死，但如果不及时纠正其基本的病理生理学状况，则可能会发生MI。心肌缺血引发一系列的不良事件，由可逆的心肌缺血逐渐发展到不可逆的心肌细胞坏死，MI则代表了这一系列事件的最终点。完全闭塞的血管供血的心肌很快发生死亡，邻近组织由于有未闭塞血管同时供血不会立即坏死。然而，由于供氧量减少，随着时间的推移，邻近细胞的缺血会进行性加重，导致梗死区域逐渐向外延展。因此，最终因血管闭塞而坏死的组织范围取决于下列因素：①闭塞血管灌注的心肌范围大小；②冠状动脉血流减少的程度和持续时间；③受影响区域的需氧量；④邻近血管的侧支供血是否充足；⑤组织对缺血的适应能力。

MI过程中的病理生理学改变为判断有效的治疗和可能出现的并发症提供了依据。通常，这种改变分为急性心肌梗死早期和后期心肌愈合、重构2个阶段。

1. 早期改变 早期变化包括梗死的组织学演变和缺氧对心肌收缩功能的影响，这种改变在梗死后2～4 d心肌凝固性坏死期达到高峰。由于冠状血管突发堵塞，心肌供氧量下降，糖代谢由有氧代谢转变为无氧酵解。线粒体不能再氧化脂肪和糖酵解产物，高能磷酸产物急剧减少，而糖酵解导致乳酸积聚，pH值降低。

急性缺血后有氧代谢障碍，细胞内ATP迅速耗竭，继而细胞内酸中毒，ATP依赖的细胞活动受损，导致细胞内钙积聚，细胞水肿和死亡。而且，高能量物质如ATP的缺乏，影响跨膜的Na^+/K^+ATP酶，结果导致细胞内Na^+和细胞外K^+的升高。Na^+的升高将引起细胞水肿。细胞膜的通透性增高及细胞外K^+浓度升高，导致跨膜电位的变化，诱发致命性的心律失常。心肌细胞受损后，细胞内蓄积，这可以激活脂肪酶和蛋白酶，参与最终的细胞裂解通路。

总而言之，血栓堵塞后2 min，这些代谢上的变化就会影响到心肌的功能。如果不进行干预，20 min内细胞将发生不可逆性损伤，最明显的表现便是细胞膜逐渐出现损伤。细胞膜受损后，释出蛋白水解酶损伤邻近的心肌细胞，同时释放特异性的大分子物质进入血循环，可作为急性心肌梗死的临床标志物。

由于血管通透性增加，细胞内蛋白释放导致细胞间质胶体渗透压升高，心肌梗死后4～12 h内将出现心肌水肿。由于细胞间水肿将心肌细胞隔开，加上周围正常心肌细胞的牵拉，出现不可逆损伤后，最早的组织学变化便是心肌纤维呈波浪状。通常还可以在梗死边缘附近见到收缩带：肌节收缩，实变，成为一条嗜伊红亮带。

心肌梗死后大约4 h开始出现急性炎症反应和中性粒细胞浸润，这可进一步促进组织损伤。18～24 h内将发生凝固性坏死，光镜下可以见到核固缩和胞浆轻度嗜伊红改变。虽然某些染色方法能让病理学家发现早期的梗死灶，但冠脉堵塞后18～24 h才出现形态学变化。通常缺血和梗死一般都是从心内膜下开始，然后逐渐向心外膜发展。

2. 晚期改变 急性心肌梗死过程中的后期病理改变包括坏死心肌被巨噬细胞清除，以及胶原沉积形成瘢痕组织。不可逆损伤的心肌细胞不能再生而被纤维组织取代，中性粒细胞渗入后不久巨噬细胞便侵入有炎性反应的心肌，清除坏死的组织。被破坏的结缔组织连同坏死的心肌细胞一起被清除，这个组织再吸收的阶段被称为黄色软化。这一阶段中，吞噬性的清除伴随着坏死区的变薄和扩张，使心室壁结构薄弱，甚至有可能出现室壁的破裂。接着心肌不断纤维化，梗死后约第7周，瘢痕形成。

（二）ACS 的临床症状

1. UA 可表现为3种形式的缺血症状加重：①逐渐加重型：表现为慢性稳定型心绞痛突然在发作频率、持续时间和（或）疼痛程度上加重；②安静时心绞痛：没有任何诱发因素的情况下，在休息时发作心绞痛；③新发心绞痛：过去没有冠心病症状，新近发生严重的心绞痛。

2. NSTE-ACS 典型临床症状表现为胸骨后压榨性疼痛，并且向左上臂（双上臂或右上臂少见）、颈或颌放射，症状可为间歇性或持续性。不典型表现包括上腹痛、类似消化不良症状和孤立性呼吸困难，常见于老年人、女性、糖尿病和慢性肾脏疾病或痴呆症患者。临床缺乏典型胸痛，特别是当心电图正常或临界改变时，常易被忽略和延误治疗，应注意连续观察。服硝酸酯类药物能缓解不是心绞痛的特异性表现，因为部分其他原因的急性胸痛应用硝酸酯也有效。心绞痛发作时伴低血压或心功能不全，常提示预后不良。

以加拿大心血管病学会（CCS）的心绞痛分级为判断标准，NSTE-ACS患者的临床特点包括：长时间（＞20 min）静息型心绞痛；新发心绞痛，表现为自发性心绞痛或劳力型心绞痛（CCS Ⅱ 或Ⅲ级）；过去稳定型心绞痛最近1个月内症状加重，且具有至少CCS Ⅲ级的特点（恶化性心绞痛）；心肌梗死后1个月内发作心绞痛。

3. STEMI 典型的缺血性胸痛为胸骨后或心前区剧烈的压榨性疼痛（通常超过10～20 min），可向左上臂、下颌、颈部、背或肩部放射；常伴有恶心、呕吐、大汗和呼吸困难等，部分患者可发生晕厥。含服硝酸甘油不能完全缓解。应注意典型缺血性胸痛等同症状和非特异性症状。

第三节　心力衰竭

一、概述与分类

慢性心力衰竭可能由多种心血管损伤引起。病因可分为心室收缩力减弱，后负荷增加，心室舒张和充盈减弱（图1.7.1）。由心室排空异常引起的心力衰竭（由于收缩力受损或后负荷过大）称为收缩功能障碍，而由舒张期舒张或心室充盈异常引起的心力衰竭称为舒张功能障碍。然而更多患者表现出的收缩和舒张异常的重叠。左室射血分数是衡量心脏功能的指标，通常根据左室射血分数（LVEF）将心力衰竭患者分为两大类，即射血分数降低的心力衰竭（主要是收缩功能障碍）和射血分数保持不变的心力衰竭（主要是舒张功能障碍）。约一半的心力衰竭患者属于这两类。

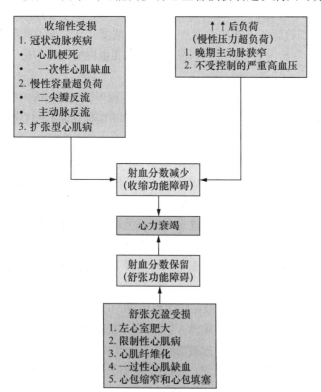

图1.7.1　通过心室收缩或舒张功能受损导致左侧心力衰竭的病症

二、心力衰竭的病理生理

（一）射血分数降低的心力衰竭

在收缩功能障碍的状态下，受影响的心室由于心肌收缩能力受损或压力超负荷（即后负荷过大）而使其排出血液的能力减弱。收缩力的丧失可能是由于肌细胞的破坏、肌细胞功能异常或纤维化。压力超负荷会显著增加血流阻力，从而损害心室射血功能。

图1.7.2A描述了收缩力受损引起的收缩功能障碍对压力-容积环路的影响。收缩末期压力-容积关系向下移动，使得收缩期排空在高于正常的收缩末期容积时停止。结果，心排量下降。当正常肺静脉回流加上因排空不全而留在心室的收缩末期容积增加时，舒张室容积增加，导致心室舒张末期容积和压力高于正常。虽然预负荷的增加会导致心排量的补偿性增加（通过Frank-Starling机制），但收缩性受损和射血分数降低会导致收缩末期容积保持升高。

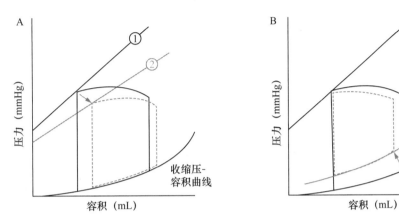

图 1.7.2 收缩和舒张功能障碍中的压力-容积曲线

将正常的压力-容积环路（实线）与显示收缩功能障碍的环路（虚线）进行比较。A在由心脏收缩力降低引起的收缩功能障碍中，收缩末期压力-容积关系向下和向右移动（从线1到线2）。结果，收缩末期容积增加（箭头）。当正常的静脉回流增加到大于正常的ESV时，舒张末期容积和压力（预负荷）必然增加，这通过Frank-Starling机制部分地将冲程容积提高到正常来提供补偿功能。图B舒张功能障碍的压力-容积环路是由心室僵硬度增加引起的（虚线）。被动舒张压-容积曲线向上移动（从线1到线2），使得在任何舒张压下，心室压力都高于正常值。结果是EDV（箭头）降低，因为在高于正常的舒张末期压力下，硬化心室的充盈减少。

在心脏舒张期间，持续升高的左心室压力被传递到左心房（通过开放的左心室）以及肺静脉和毛细血管。当肺毛细血管静水压力足够高（通常大于20 mmHg）时，会导致液体渗出到肺间质中，出现肺充血症状。

（二）射血分数保留的心力衰竭

射血分数保留的心力衰竭（heart failure with preserved EF，HFpEF）患者经常表现出心室舒张功能异常：早期舒张功能受损（一种主动的、能量依赖的过程）、心室壁僵硬度增加（一种被动特性）或两者兼有。急性心肌缺血是短暂抑制能量传递和舒张性舒张的一种情况。相反，左心室肥大、纤维化或限制型心肌病会导致左心室壁长期硬化。某些心包疾病呈现限制心室充盈的外力，并表现出潜在的可逆形式的舒张功能障碍。舒张功能受损的影响反映在压力-容积环路中（见图1.7.2B）：在舒张期，心室的充盈发生在高于正常的压力下，因为由于心室顺应性降低，环路的下部向上移动。舒张功能不全的患者通常表现出血管充血的迹象，因为升高的舒张压逆向传递到肺静脉和全身静脉。

（三）右侧心力衰竭

尽管上述生理学原理可以应用于右侧和左侧心力衰竭，但2个心室之间的功能存在明显差异。与左心室相比，右心室是一个薄壁、高顺应性的腔室，在低压下接受其血液量，并抵抗低肺血管阻力排出。由于其高顺应性，右心室在没有明显填充压力变化的情况下接受大范围的血液充盈几乎没有困难。相反，在后负荷突然增加的情况下，如急性肺栓塞，右心室则很容易出现故障。右侧心力衰竭最常见的原因实际上是左侧心力衰竭的存在。在这种情况下，由于左室功能障碍导致的肺血管压力升高，右心室面临过度的后负荷。孤立性右心衰竭不太常见，通常反映出由于肺实质或肺血管疾病引起的右心室后负荷增加。由原发性肺过程引起的右侧心脏病被称为肺心病，它可能导致右心衰竭的症状。

当右心室衰竭时，升高的舒张压逆向传递到右心房，随后全身静脉充血，伴有右侧心力衰竭的迹象，如下所述。间接来说，孤立性右心衰竭也可能影响左心功能：右心室输出量的减少减少了血液返回左心室（即前负荷减少），导致左心室室上性心动过速下降。

心力衰竭患者体内有几种自然的代偿机制发挥作用，它们可以缓冲一氧化碳的下降，并有助于保持足够的血压来灌注重要器官。这些补偿包括Frank-Starling机制，神经激素改变，心室肥大和重塑的发展（图1.7.3）。

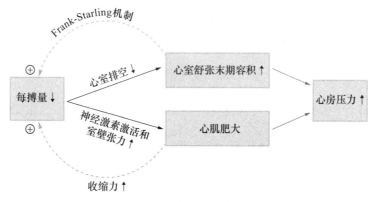

图 1.7.3   心力衰竭的代偿机制

Frank-Starling机制（由心室舒张末期容积的增加引起）和收缩力的增加（由于壁应力增加和神经激素激活引起的心肌肥大）都有助于维持前向心搏量（绿色虚线箭头）。然而，舒张末期容量的慢性上升和心肌肥大被动地增加心房压力（红色箭头），这反过来可能导致心力衰竭的症状（例如，左侧心力衰竭的肺充血）。

Frank-Starling机制如图1.7.4所示，左心室收缩功能受损引起的心力衰竭导致心室性能曲线下移。因此，在给定的预载荷下，与正常情况相比，心搏量降低。室上性心动过速的降低导致心室不完全排空，因此舒张期心室中积聚的血液量高于正常水平（见图1.7.4，b点）。这种肌纤维拉伸的增加，通过Frank-Starling机制起作用，在随后的收缩中诱导更大的室上性心动过速，这有助于排空增大的左心室并保持向前的一氧化碳。然而，这种有益的补偿机制有其局限性。在收缩力显著降低的严重心力衰竭的情况下，在较高的舒张容量下，曲线可能几乎是平的，减少了由增加的心室充盈所实现的一氧化碳增加。同时，在这种情况下，EDV和压力的显著升高（逆向传递到左心房、肺静脉和毛细血管）可能导致肺充血和水肿（见图1.7.4，c点）。

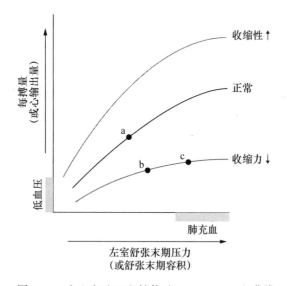

图 1.7.4   左心室（LV）性能（Frank-Starling）曲线将以左心室舒张末期容积（EDV）或压力（EDP）测量的前负荷与以心室搏出量或心输出量测量的心脏性能相关联

（引自：Pathophysiology of Heart Disease An Infroduetion to Cardiovascular Medicine）

在正常心脏的曲线上（中线），心脏表现作为预负荷的函数不断增加。收缩力增加的状态（例如，去甲肾上腺素输注）的特征是在任何水平的预负荷（上线）下的每搏输出量增加。相反，左室收缩力下降（与主要形式的心力衰竭相关）的特征是曲线向下移动（下线）。a点是一个正常人休息的例子。b点代表发生收缩功能障碍和心力衰竭后（如大面积心肌梗死后）的同一个人：心搏量下降，左室排空减少导致EDV升高。因为b点在曲线的上升部分，升高的EDV起着补偿作用，因为它导致随后的冲程容积增加，尽管比在正常曲线上操作时要少。心力衰竭患者左心室充盈的进一步增加（如循环容量增加）由c点表示，该点位于曲线相对平坦的部分：每搏输出量仅轻微增加，但明显增加的EDP导致肺充血。

三、心力衰竭的临床表现

① 患者最先突发严重的症状是呼吸困难，呼吸频率常达30～50次/分，咳白色或粉红色泡沫痰，气急、咳嗽、喘息、大汗、颜面发绀。

② 强迫坐位、面色灰白、发绀、大汗、烦躁，同时频繁咳嗽。极重者可因脑缺氧而致神志模糊。发病伊始可有一过性血压升高，病情如未缓解，血压可持续下降直至休克。听诊时两肺满布湿性啰音和哮鸣音，心尖部第一心音减弱，率快，同时有舒张早期第三心音奔马律，肺动脉瓣第二心音亢进。

③ 心源性休克主要表现：持续性低血压，收缩压降至90 mmHg以下持续30 min以上，PCWP18 mmHg，CI＜2.2（n·m²），伴组织低灌注状态，如皮肤湿冷、苍白和发绀，尿量显著减少，意识障碍，代谢性酸中毒。

④ 胸部X胸片显示：早期间质水肿时，上肺静脉充盈、肺门血管影模糊、小叶间隔增厚；肺水肿时表现为蝶形肺门；严重肺水肿时，为弥漫满肺的大片阴影。重症患者采用漂浮导管行床旁血流动力学监测，肺毛细血管楔压随病情加重而增高，心脏指数则相反。

第四节　心　律　失　常

一、概念与分类

正常情况下，心脏以一定范围的频率发生有规律的搏动，这种搏动的冲动起源于窦房结，以一定的顺序和速率传导至心房和心室，协调心脏各部位同步收缩、形成1次心搏，周而复始，为正常节律。心律失常是指各种原因导致心脏冲动的频率、节律、起源部分、传导速度或激动次序的异常。其可见于生理情况，更多见于病理性状态，包括心脏本身疾病和非心脏疾病。

心律失常按发生部位分为室上性（包括窦性、房性、房事交界性）和室性心律失常两大类；按发生时心率的快慢分为快速型和缓慢型心律失常两大类；按发生机制分为冲动形成异常和冲动传导异常两大类。

二、心律失常的病理生理学

心律失常的发生机制包括冲动形成异常和（或）冲动传导异常。冲动形成异常包括自律性异常和触发活动。自律性异常是指具有自律性的心肌细胞如窦房结、结间束、房室结和希氏束、蒲肯野纤维系统等因自主神经兴奋性改变或其内在病变，导致不适当的冲动发放；或无自律性的心肌细胞，如心房和心室肌细胞，在病理状态下出现异常自律性，如心肌缺血、药物、电解质紊乱、儿茶酚胺增多等均可导致自律性异常增高而形成各种快速型心律失常，前者为正常节律点的自律性异常，后者为异常节律点形。触发活动是指心房、心室与希氏束、蒲肯野组织在动作电位后产生的除极活动，又称为后除极。若后除极的振幅增高并达到阈值，便可引起一次激动，持续的反复激动即形成快速型心律失常。它可见于局部儿茶酚胺浓度增高、心肌缺血再灌注、低血钾、高血钙和洋地黄中毒时。

冲动传导异常包括折返激动、传导阻滞和异常传导等。折返是快速型心律失常的最常见发生机制。折返形成与维持的3个必备条件是折返环路、单向传导阻滞和缓慢传导。心脏两个或多个部位的传导性与不应期各不相同，包括传导速度快而不应期长的快径和传导速度慢而不应期短的慢径，快径与慢径相互连接形成一个闭合环；其中一条通道发生单向传导阻滞，另一条通道传导缓慢，使原先发生阻滞的通道有足够时间恢复兴奋性，原先阻滞的通道再次激动，从而完成一次折返激动，冲动在环内反复循环，产生持续而快速的心律失常。折返机制形成的心动过速的特征是发作呈突发突止，且常由期前收缩诱发，也易被期前收缩或快速程序刺激终止。另外，冲动传导至某处心肌时，如适逢生理性不应期，可形成生理性阻滞或干扰现象。传导障碍由非生理性不应期所致者，称为病理性传导阻滞。异常传导主要是传导途径异常，房室旁道是最常见的异常途径。窦性或房性冲动经房室旁道传导引起心室预激，房室旁道和正常房室传导途径之间折返则形成房室折返性心动过速。

三、心律失常的临床表现

心律失常按发生时心率的快慢分为快速型和缓慢型心律失常两大类。缓慢型心律失常患者可出现与心动过缓有关的心、脑等脏器供血不足的症状，如发作性头晕、心悸、乏力和运动耐力下降等；严重者可出现心绞痛、心力衰竭、短暂意识障碍或晕厥，甚至猝死。快速型心律失常患者可出现心悸、胸闷等症状，严重者可出现心源性晕厥、心脏骤停。

（一）快速型心律失常

1. 心房颤动/扑动　临床症状的轻重受心室率快慢的影响，心室率不快时，患者可无症状，当心室率大于150次/min，可诱发心绞痛和充血性心力衰竭。

2. 阵发性室上性心动过速　心动过速发作突发突止，持续时间长短不一。患者可出现心悸、胸闷、焦虑不安，头晕，少数可出现晕厥、心绞痛等症状，症状的轻重取决于发作时心室率的快慢以及持续时间，也与原发病的严重程度相关。

3. 室性心动过速　室速常发生于各种器质性心脏病患者，症状的轻重取决于发作时心室率、持续时间，心脏病变不同而异。非持续性室速（发作时间短于30 s，能自行终止）的患者通常无症状，持续性室速（发作时间大于30 s，需药物或电复律能终止）患者常表现为低血压、气促、心绞痛、晕厥，严重时可导致心脏骤停、猝死。

4. 心室颤动/扑动　临床症状包括意识丧失、抽搐、呼吸停顿甚至死亡，听诊心音消失、脉搏触不到。

（二）缓慢型心律失常

Ⅰ度房室传导阻滞患者通常无症状。Ⅱ度房室传导阻滞可引起心搏脱漏，可有心悸、胸闷等症状，也可无症状。Ⅲ度房室传导阻滞的症状取决于心室率的快慢与伴随病变，症状包括疲倦、头晕、晕厥、心绞痛、心力衰竭，严重时可因心室率过慢导致脑缺血，出现短暂性的意识丧失、抽搐，甚至猝死。

第五节　慢性阻塞性肺疾病

一、概念

慢性阻塞性肺疾病（chronic obstructive pulmonary disease，COPD）简称慢阻肺，是一种常见的、可预防和治疗的慢性气道疾病，其特征是持续存在的气流受限和相应的呼吸系统症状；其病理学改变主要是气道和（或）肺泡异常，通常与显著暴露于有害颗粒或气体相关，遗传易感性、异常的炎症反应以及与肺异常发育等众多的宿主因素参与发病过程；严重的合并症可能影响疾病的表现和病死率。上述因素决定了COPD存在明显的异质性。

二、COPD的病理生理

COPD主要病理生理学改变包括气流受限、气体陷闭和气体交换异常。可伴有黏液高分泌、气道上皮纤毛功能障碍、全身的不良效应等。严重者可合并肺动脉高压、慢性肺源性心脏病和呼吸衰竭。COPD患者往往同时存在多种全身合并症，并与疾病严重程度相关。

（一）气流受限及气体陷闭

进行性发展的不可逆的气流受限为COPD病理生理的核心特征，表现为FEV_1/用力肺活量（FVC）及FEV1

第七章 常见心肺系统疾病的病理生理学和临床症状 99

的降低，与小气道阻力增加和肺泡弹性回缩力下降相关。气流受限使呼气时气体陷闭于肺内，致肺过度充气和胸内压增高，导致肺泡通气量下降及心室充盈异常，进而引起劳力性呼吸困难和活动耐量的下降。过度充气在COPD早期即可出现，是劳力性呼吸困难的主要机制。

（二）气体交换异常

COPD的气体交换异常存在多种机制。气流受限致肺过度充气和肺容量增加，降低吸气肌肉力量；气道阻力增加导致呼吸负荷增加；两者的共同作用可导致呼吸负荷与肌肉力量之间的失衡，通气驱动力减弱，使肺泡通气量明显下降。肺实质的广泛破坏，肺毛细血管床减少，使通气/血流比率失调，气体交换进一步恶化，出现低氧血症常同时伴有高碳酸血症。这一系列的病理生理改变在COPD急性加重时会进一步紊乱，导致患者出现严重的呼吸困难。

（三）黏液高分泌和纤毛功能失调

烟草烟雾和其他有害物质刺激导致杯状细胞数量增加，黏膜下腺体增大，进而出现黏液高分泌；吸烟可使柱状上皮鳞状化生，纤毛变短而不规则，引起纤毛运动障碍。黏液高分泌和纤毛功能失调是导致慢性咳嗽咳痰的重要原因。但并非所有的COPD患者都有黏液高分泌，黏液高分泌也不一定都伴随气流受限。

（四）肺动脉高压

随着COPD的进展，慢性缺氧导致肺小动脉缺氧性收缩，内皮细胞功能障碍以及平滑肌肥大、增殖，共同参与了缺氧性肺动脉高压的发生发展，进而出现慢性肺源性心脏病和右心衰竭，提示预后不良。

三、COPD的临床症状

（一）症状

1. 主要临床表现 COPD的主要症状是慢性咳嗽、咳痰和呼吸困难。早期COPD患者可以没有明显的症状，随病情进展日益显著；咳嗽、咳痰症状通常在疾病早期出现，而后期则以呼吸困难为主要表现。

2. 症状特征及演变

（1）慢性咳嗽 是COPD常见的症状。咳嗽症状出现缓慢，迁延多年，以晨起和夜间阵咳为主。

（2）咳痰 多为咳嗽伴随症状，痰液常为白色黏液浆液性，常于早晨起床时剧烈阵咳，咳出较多黏液浆液样痰后症状缓解；急性加重时痰液可变为黏液脓性而不易咳出。

（3）气短或呼吸困难 早期仅在劳力时出现，之后逐渐加重，以致日常活动甚至休息时也感到呼吸困难；活动后呼吸困难是COPD的"标志性症状"。

（4）胸闷和喘息 部分患者有明显的胸闷和喘息，此非COPD特异性症状，常见于重症或急性加重患者。

（二）并发症

1. 右心功能不全 当COPD并发慢性肺源性心脏病失代偿时，可出现食欲不振、腹胀、下肢（或全身）浮肿等体循环淤血相关的症状。

2. 呼吸衰竭 多见于重症COPD或急性加重的患者，由于通气功能严重受损而出现显著的低氧血症和二氧化碳潴留（Ⅱ型呼吸衰竭），此时患者可有明显发绀和严重呼吸困难；当CO_2严重潴留，呼吸性酸中毒失代偿时，患者可出现行为怪异、谵妄、嗜睡甚至昏迷等肺性脑病的症状。

3. 自发性气胸 多表现为突然加重的呼吸困难、胸闷和（或）胸痛，可伴有发绀等症状。

（三）体征

COPD的早期体征可不明显，随着疾病进展，胸部体检可见以下体征。

1. 视诊及触诊 胸廓前后径增大、剑突下胸骨下角（腹上角）增宽；呼吸变浅、呼吸频率增快、呼气时相延长、辅助呼吸肌（如斜角肌和胸锁乳突肌）参加呼吸运动，重症患者可见胸腹呼吸矛盾运动，部分患者在呼吸困难加重时采用缩唇呼吸方式和（或）前倾体位；合并低氧血症时可见患者黏膜和皮肤发绀；触诊可有剑突下心脏抬举感等。

2. 叩诊 胸部叩诊可呈过清音，心浊音界缩小，肺肝界降低，均系肺过度充气所致。

3. 听诊 双肺呼吸音减低，呼气延长，可闻及干性啰音或哮鸣音和（或）湿啰音；心音遥远，剑突下心音较清晰响亮。

此外，合并肺心病时患者可见下肢水肿、腹水和肝脏肿大并压痛等体征；合并肺性脑病时偶可引出神经系统病理体征。

第六节 呼 吸 衰 竭

一、概念与分类

肺不仅具有呼吸功能，通过外呼吸不断给机体提供 O_2 和排出 CO_2，以维持机体血气平衡和内环境稳定。呼吸衰竭指外呼吸功能严重障碍，导致 PO_2 降低伴有或不伴有 PCO_2 增高的病理过程。当吸入氧气浓度（FiO_2）不是20%时，可将呼吸衰竭指数（RFI）作为诊断呼吸衰竭的指标：$RFI＝PO_2/FiO_2$ 如 RFI≤300 可诊断为呼吸衰竭。

分类：①根据 PCO_2 是否升高，可将呼吸衰竭分为低氧血症型呼吸衰竭（Ⅰ型呼吸衰竭）和高碳酸血症型呼吸衰竭（Ⅱ型呼吸衰竭）；②根据主要发病机制不同，分为通气性和换气性呼吸衰竭；③根据原发病变部位不同，分为中枢性和外周性呼吸衰竭；④根据发病的缓急，分为慢性和急性呼吸衰竭。

二、呼吸衰竭的病理生理

外呼吸包括肺通气和肺换气，前者指肺泡气与外界气体交换的过程，后者是肺泡气与血液之间的气体交换过程。任何引起肺通气或（和）肺换气功能严重障碍的病因都会导致呼吸衰竭。

（一）肺通气功能障碍

正常成人在静息时有效肺通气量约为 4 L/min。当肺通气功能障碍使肺泡通气不足时可发生呼吸衰竭。肺通气功能障碍包括限制性和阻塞性通气不足。

1. 限制性通气不足 限制性通气不足是指吸气时肺泡的扩张受限引起的肺泡通气不足。通常吸气运动是吸气肌收缩引起的主动过程，呼气则是肺泡弹性回缩和肋骨与胸骨借重力作用复位的被动过程。主动过程更易发生障碍。如各种原因引起的呼吸肌活动障碍，胸廓的顺应性降低，肺的顺应性降低和胸腔积液和气胸。

2. 阻塞性通气不足 阻塞性通气不足是指气道狭窄或阻塞所致的通气障碍。影响气道阻力的因素有气道内径、长度和形态、气流速度和形式等其中最主要的影响因素是气道内径。气管痉挛管壁肿胀或纤维化，管腔被黏液、渗出物、异物等阻塞，肺组织弹性降低以致对气道管壁的牵引力减弱等，均可使气道内径变窄或不规则而增加气流阻力，从而引起阻塞性通气不足。

（二）肺换气功能障碍

肺换气功能障碍包括弥散障碍肺泡通气与血流比例失调以及解剖分流增加。

1. 弥散障碍弥散障碍 是指由肺泡膜面积减少或肺泡膜异常增厚和弥散时间缩短引起的气体交换障碍。肺泡气与肺泡毛细血管血液之间的气体交换是一个物理弥散过程。气体弥散速度取决于肺泡膜两侧的气体分压差、气体的分子质量和溶解度、肺泡膜的面积和厚度。气体弥散量还取决于血液与肺泡接触的时间。当肺实变、肺不张、肺叶切除等原因导致肺泡膜面积减少，以及当肺水肿、肺泡透明膜形成、肺纤维化和肺泡毛细血管扩张或稀血症导致血浆层变厚时，均可发生弥散障碍弥散障碍。

2. 肺泡通气与血流比例失调 血液流经肺泡时能否获得足够的氧和充分地排出二氧化碳使血液动脉化，还取决于肺泡通气量与血流量的比例。如肺的总通气量和总血流量正常，但肺通气或（和）血流不均匀，造成部分肺泡通气与血流比例失调，也可引起气体交换障碍，导致呼吸衰竭。这是肺部疾患引起呼吸衰竭最常见和最重要的机制。

3. 解剖分流增加 生理情况下，肺内也存在解剖分流，即一部分静脉血经支气管静脉和极少的肺内动-静脉交通支直接流入肺静脉。支气管扩张症可伴有支气管血管扩张和肺内动静脉短路开放，使解剖分流量增加，静脉血掺杂异常增多，而导致呼吸衰竭。

（三）常见呼吸系统疾病导致呼吸功能衰竭的机制

在呼吸衰竭的发病机制中，单纯通气不足，单纯弥散障碍，单纯肺内分流增加或单纯死腔增加的情况较少见，往往是几个因素同时存在或相继发生作用。

1. 慢性阻塞性肺部疾病（COPD）与呼吸衰竭 由慢性支气管炎和肺气肿引起的慢性气道阻塞，简称"慢阻肺"，其共同特征是管径小于 2 mm 的小气道阻塞和阻力增高。COPD 是引起慢性呼吸衰竭的最常见的原因。其机制涉及：①阻塞性通气障碍，因炎细胞浸润、充血、水肿、黏液腺及杯状细胞增殖、肉芽组织增生引起的支气管壁肿胀；因气道高反应性、炎症介质作用引起的支气管痉挛；因黏液分泌多、纤毛细胞损伤引起的支气管腔堵塞；因小气道阻塞、肺泡弹性回缩力降低引起的气道等压点上移；②限制性通气障碍，因 I 型上皮细胞受损及表面活性物质消耗过多引起的肺泡表面活性物质减少；因营养不良、缺氧、酸中毒、呼吸肌疲劳引起的呼吸肌衰竭；③弥散功能障碍，因肺泡壁损伤引起的肺泡弥散面积减少和肺泡膜炎性增厚；④肺泡通气与血流比例失调，因气道阻塞不均引起的部分肺泡低通气；因微血栓形成引起的部分肺泡低血流。

2. 急性呼吸窘迫综合征（acute respiratory distress syndrome，ARDS）与呼吸衰竭 ARDS 是由急性肺损伤引起的一种急性呼吸衰竭。急性肺损伤的发生机制很复杂，但尚未完全明确。急性肺损伤引起呼吸衰竭的机制是：①由于肺泡-毛细血管膜的损伤及炎症介质的作用使肺泡上皮和毛细血管内皮通透性增高，引起渗透性肺水肿，致肺弥散功能障碍；②肺泡 II 型上皮细胞损伤使表面活性物质生成减少，加上水肿液的稀释和肺泡过度通气消耗表面活性物质，使肺泡表面张力增高，肺的顺应性降低，形成肺不张。肺不张、肺水肿引起的气道阻塞，以及炎症介质引起的支气管痉挛可导致肺内分流，致肺泡通气与血流比例失调；③肺内 DIC 及炎症介质引起的肺血管收缩，可导致死腔样通气。肺弥散功能障碍和肺泡通气与血流比例失调均使 PO_2 降低，导致 I 型呼吸衰竭。在上述机制中，肺泡通气血流比例失调是 ARDS 患者呼吸衰竭的主要发病机制。患者由于 PO_2 降低对血管化学感受器的刺激，和肺充血、水肿对肺泡毛细血管旁肺毛细血管旁 J 感受器的刺激，使呼吸运动加深加快，导致呼吸窘迫和 PCO_2 降低。故 ARDS 患者通常发生 I 型呼吸衰竭；极端严重者，由于肺部病变广泛，肺总通气量减少，可发生 II 型呼吸衰竭。

三、呼吸衰竭的临床表现

急性呼吸衰竭的临床表现主要是低氧血非所致的呼吸困难和多脏器功能障碍。

（一）呼吸困难

呼吸困难是呼吸衰竭最早出现的症状。多数患者有明显的呼吸困难，可表现为频率、节律和幅度的改变。较早表现为呼吸频率增快，病情加重时出现呼吸困难，辅助呼吸肌活动加强，如三凹征。中枢性疾病或中枢神经抑制性药物所致的呼吸衰竭，表现为呼吸节律改变，如潮式呼吸、比奥呼吸等。

（二）发绀

发绀是缺氧的典型表现，当动脉血氧饱和度低于 90% 时，可在口唇、指甲等处出现发绀。发绀还受皮肤色素及心功能的影响。

（三）精神神经症状

急性缺氧可出现精神错乱、躁狂、昏迷抽搐等症状。如合并急性 CO_2 潴留，可出现嗜睡、淡漠、扑翼样震颤，甚至呼吸骤停。

（四）循环系统表现

多数患者有心动过速，严重低氧血症和酸中毒可导致心肌损害，亦可引起周围循环衰竭、血压下降、心律失常、心搏停止。

（五）消化和泌尿系统表现

严重呼吸衰竭对肝肾功能都有影响，部分病例可出现丙氨酸氨基转移酶与血浆尿素氮升高，个别患者尿中可出现蛋白、红细胞和管型。因胃肠道粘质屏障功能受损，导致胃肠道黏膜充血水肿、糜烂渗血或发生应激性溃疡而引起上消化道出血。

结　语

循环呼吸系统的高血压、冠心病、心力衰竭、慢性阻塞性肺疾病、呼吸衰竭等各具有自己的临床体征和症状，其病理生理学机制各具不同或不尽相同，认识好相应的病理生理学机制和掌握好临床症状对于如何对这些患者进行康复治疗非常必要。

（第一节　福建医科大学附属第一医院　苏津自　罗斯琦

　　第二节　福建医科大学附属第一医院　苏津自　李坤晖

　　第三节　福建医科大学附属第一医院　苏津自　李旻彦

　　第四节　福建医科大学附属第一医院　苏津自　杨毅勇

　　第五节　福建医科大学附属第一医院　苏津自　李梦梦

　第六节　福建医科大学附属第一医院　苏津自　吴祥树）

参考文献

[1]　中国高血压防治指南 (2018年修订版)[J]. 中国心血管杂志, 2019, 24 (1): 24-56.

[2]　王华, 梁延春. 中国心力衰竭诊断和治疗指南 2018 [J]. 中华心血管病杂志, 2018, 46 (10): 760-789.

[3]　2020室性心律失常中国专家共识解读 [J]. 中华心律失常学杂志, 2020, 24 (4): 348-350.

[4]　Oparil S, Acelajado M C, Bakris G L, et al. Hypertension. [J]. Nat Rev Dis Primers, 2018, 4: 18014.

[5]　Knuuti J, Wijns W, Saraste A, et al. 2019 ESC Guidelines for the diagnosis and management of chronic coronary syndromes. [J]. Eur Heart J, 2020, 41: 407-477.

[6]　Fihn S D, Blankenship J C, Alexander K P, et al. 2014 ACC/AHA/AATS/PCNA/SCAI/STS focused update of the guideline for the diagnosis and management of patients with stable ischemic heart disease: a report of the American College of Cardiology/American Heart Association Task Force on Practice Guidelines, and the American Association for Thoracic Surgery, Preventive Cardiovascular Nurses Association, Society for Cardiovascular Angiography and Interventions, and Society of Thoracic Surgeons. [J]. J Am Coll Cardiol, 2014, 64: 1929-49.

[7]　Rabe K F, Watz H. Chronic obstructive pulmonary disease. [J]. Lancet, 2017, 389: 1931-1940.

第八章
心肺系统常见实验室检查和辅助检查

引　言

心肺疾病患者实验室检查包括血常规、尿常规、血液各种生化检验等常规检查和疾病特殊检查，辅助检查则分为非侵入性检查和侵入性检查，或根据目的分为结构检查或功能检查。心肺疾病患者进行实验室检查和辅助检查的目的为：明确诊断和鉴别诊断；了解导致疾病的危险因素及其严重程度；评估心肺疾病的发展阶段和严重程度；指导临床干预措施的实施；了解有无合并症；评估疾病对患者功能的影响；预测疾病的长期预后；评价干预措施的效果。在疾病的管理过程中，应根据目的选择实验室检查和辅助检查项目。心肺系统检查有共同项目也有疾病特殊项目，现按心血管系统和呼吸系统分述如下。

第一节　心血管系统常见实验室检查和辅助检查

一、心血管系统常见实验室检查

（一）常规实验室检查

心血管疾病患者为明确疾病诊断，了解疾病的危险因素和严重程度，需要进行一些常规实验室检查包括血尿粪常规、电解质、血脂、肾功能等，常见的检查项目及检查意义见表1.8.1。

表1.8.1　心血管系统常规实验室检查项目及意义

项目	临床异常情况	临床意义
红细胞计数 血红蛋白	降低	① 血液携氧能力降低，可导致心绞痛、运动耐量降低、运动时气促、头晕症状 ② 感染性心内膜炎可合并贫血 ③ 服用抗血小板药物和抗凝药物时出现进行性贫血需了解有无出血情况
白细胞总数及分类	总数上升及中性粒细胞比例升高	提示感染和（或）炎症及应激状态，见于感染性心内膜炎、感染性心包炎、急性心肌梗死24~48 h内
血小板计数	降低	① 需注意常用的心血管病药物诱发的药源性血小板减少情况，包括：肝素、抗血小板药物（替罗非班、西洛他唑、氯吡格雷、阿司匹林、曲克芦丁）、利尿药（呋塞米、氢氯噻嗪） ② 可出现在严重感染情况 ③ 某些抗菌素如万古霉素、利奈唑胺、青霉素类也可导致药源性血小板减少
尿蛋白	阳性	高血压患者需要评估尿蛋白情况，用于鉴别肾性高血压和了解高血压靶器官损害
尿糖	阳性	① 合并糖尿病的患者 ② 慢性心力衰竭患者服用SGLT-2抑制剂（恩格列净、达格列净）时尿糖阳性
尿钾离子、钠离子	升高	见于肾性高血压、醛固酮增多症及服用排钾利尿药

项目	临床异常情况	临床意义
尿量	增加或减少	①心力衰竭患者常规监测尿量 ②尿量增加见于尿液葡萄糖增加导致的溶质性利尿；服用利尿药导致的药物性利尿；高血压肾损害导致的肾小管功能受损 ③心力衰竭、高血压肾损害肾功能不全，可导致尿量减少
粪便隐血及血红蛋白检测	阳性	服用抗血小板和抗凝药物常规监测项目，如阳性需注意药物导致的消化道出血
出血凝血检测 凝血酶原时间比值（PTR） 或国际标准化比值（INR）	升高	口服华法林常规监测项目，需调整药物剂量将INR控制在2.0～2.5，一般不超过3.0
D二聚体或血浆纤维蛋白（原）降解产物（FDPs）	升高	见于深静脉血栓形成和肺动脉栓塞，为术后患者、长期卧床患者、制动患者常规监测项目
空腹血糖	升高或降低	①升高见于各种类型糖尿病 ②升高还见于内分泌疾病如甲亢、皮质醇增多症、嗜铬细胞瘤；应激状态如急性心肌梗死；长期应该噻嗪类利尿药 ③降低见于饥饿、药物导致低血糖、恶液质
口服葡萄糖耐量试验（OGTT）	异常	心血管疾病患者，随机血糖异常或FBG异常，或有家族糖尿病史，或有糖尿病症状但FBG未达到诊断标准，或尿糖异常，均应常规检测以了解有无合并糖尿病
糖化血红蛋白	升高	①糖尿病患者常规监测项目 ②心血管疾病患者常规筛检和预测糖尿病 ③预测血管并发症，$HbA_{1c} > 10\%$血管并发症严重 ④可用于鉴别糖尿病性高血糖和应激性高血糖，后者HbA_{1c}正常
血钾测定	升高或降低	①血钾升高或降低均可导致严重的心律失常，因此是心血管疾病患者的常规检测项目，是重症患者的常规监测项目 ②血钾升高见于高钾饮食，静脉输入钾盐、长期使用保钾利尿药（螺内酯）、长期服用ACEI和ARB降压药；长期服用β受体阻滞剂、洋地黄类；肾功能不全；重症心血管疾病患者缺氧和酸中毒 ③血钾降低见于：心力衰竭细胞外液稀释；应用排钾利尿药；低钾饮食；进食少；大量输入无钾盐液体；醛固酮增多症钾丢失过多等
血钠测定	升高或降低	①血钠升高见于水分摄入减少、大量出汗腹泻呕吐丢失水分；进食过量钠盐；输注高渗盐水；心肺复苏时输入过多的碳酸氢钠等 ②血钠降低见于大量应用利尿剂；皮肤和胃肠道丢失；心力衰竭细胞外液稀释；长期消耗性低钠见于慢行心力衰竭、营养不良、长期低钠饮食等
血钙测定	升高或降低	①血钙升高可导致严重的心动过缓，因此有心动过缓者需常规检测血钙 ②血钙降低可见于慢行肾功能不全
甘油三酯测定	升高	见于高脂饮食、冠心病、原发性高脂血症、肥胖症、其他动脉粥样硬化性疾病、糖尿病、痛风、甲状腺功能减退等
总胆固醇测定	升高或降低	①升高见于各种动脉粥样硬化性疾病、各种高脂蛋白血症、糖尿病、甲状腺功能减退等 ②降低见于甲亢、严重肝病、营养不良等
高密度脂蛋白测定（HDL）	降低	①HDL增高可防治动脉粥样硬化 ②HDL降低与动脉粥样硬化发展有关
低密度脂蛋白（LDL）	升高	①LDL升高与动脉粥样硬化发展密切相关，检测用于早期识别动脉粥样硬化的风险以及疾病管理过程的监测，是动脉硬化性疾病包括冠心病及脑血管疾病的主要监测指标 ②冠心病患者LDL目标值为<70 mg/dL（1.8 mmol/L）。
脂蛋白（a）测定［LP（a）］	升高	LP（a）升高是动脉粥样硬化的独立危险因素，升高者冠心病和脑卒中发生风险升高
载脂蛋白A（apoAⅠ）	升高	apoAⅠ反映HDL水平，其增高与冠心病发病风险降低有关
载脂蛋白B（apoB）	升高	apoB反映LDL水平，其增高与冠心病发病风险升高有关
尿微量白蛋白尿$β_2$-微球蛋白；尿$α_1$-微球蛋白	升高	高血压、糖尿病患者早期发现肾损害的指标，应定期检测

续表

项目	临床异常情况	临床意义
血清肌酐（Cr）	升高	① 反映肾小球滤过功能，血 Cr>178 μmol/L 为肾衰竭失代偿 ② 用于计算肌酐清除率以评估肾功能及肾功能不全的分期指标 ③ 用于鉴别肾前性少尿和肾性少尿，前者如心力衰竭、脱水等导致的血容量不足时，血 Cr 上升不超过 200 μmol/L，后者则常常超过此数值
血尿素氮（BUN）	升高	① 血 BUN 升高反映肾功能损害，高血压患者应常规检测 ② 心力衰竭导致肾前性少尿时 BUN 也升高，BUN/Cr（mg/dL）>10∶1 称为肾前性氮质血症
血尿酸（BUA）	升高或降低	① 心血管疾病患者常规检测项目 ② 血尿酸升高见于体内尿酸生成异常增多，见于原发性痛风，心血管疾病患者、代谢综合征患者常合并高尿酸血症，同时也是导致肾功能损害的因素 ③ 血 BUA 升高还反映肾小球滤过率降低，较血 Cr 和 BUN 更敏感
肝功能（AST、ALT等）	升高	① 由于心力衰竭可导致肝脏缺氧，或回心血量减少血流淤滞，均可导致肝脏功能受损，因此肝功能是心力衰竭患者的常规检查项目 ② 肝硬化可导致心肌病的发生，需同时评估 ③ 肝脏功能与多种药物之间存在相互影响，需监测
铁代谢标记物（血清铁、铁蛋白、血清转铁蛋白饱和度等）	降低或升高	① 所有新诊断的心力衰竭患者，无论是否贫血，均应评估铁代谢状态。在慢性心力衰竭患者中，铁缺乏很常见，大约占30%～50%，多数为绝对铁缺乏。无论是否存在贫血，铁缺乏心力衰竭患者的死亡率、住院率和早期再住院率明显增加 ② 心力衰竭患者病程中随时可能发生铁缺乏，因此所有慢性心力衰竭患者无论血红蛋白水平如何，都应定期监测铁代谢状态，至少一年评估1～2次 ③ 慢性心力衰竭且射血分数（EF）<45%者，经最佳药物治疗或器械植入治疗（如CRT）至少3个月后仍有活动耐力下降和疲乏等症状，应筛查铁代谢状态
甲状腺功能	升高或降低	甲状腺功能亢进和低下都可影响心功能，应常规检测
同型半胱氨酸检测	升高	高同型半胱氨酸血症是动脉硬化的危险因素，应常规测
高敏C反应蛋白（hs-CRP）	升高	炎症指标hs-CRP是动脉硬化和心血管疾病的预测因子，应常规检测

（二）反映心肌细胞损害的实验室检查

1. 心肌肌钙蛋白检测肌 钙蛋白（Tn）是一种异三聚体复合物，包含TnC、TnT、TnI3个亚基，是肌肉兴奋收缩耦联中重要的结构蛋白。cTnI和cTnT特异地表达于心肌细胞中，心肌损伤或坏死时以单体和复合物等多种形式释放到外周血，是心肌损伤的生物标志物，两者在AMI诊断中具有同等价值。cTn是诊断AMI的首选标志物，TnT、TnI诊断价值相同。cTn水平出现上升和下降，且至少有1次高于第99百分位值参考上限，同时具有任意临床缺血证据可诊断急性心肌梗死。如无心肌缺血的表现和证据，则应诊断为心肌损伤。

所有可疑急性冠脉综合征的患者均应该测定肌钙蛋白。首选高敏肌钙蛋白，其敏感性和特异性显著优于肌酸激酶（CK）、肌酸激酶同工酶（CK-MB）、肌红蛋白（Myo）。症状出现后cTn可快速升高并持续数天，尤其hs-cTn水平通常在症状出现后1 h内即可升高。连续采血动态监测肌钙蛋白浓度变化是诊断非ST段抬高急性心肌梗死的重要手段。

心肌损伤的诊断标准：cTn高于99th URL诊断为心肌损伤，如果伴随着上升或下降考虑为急性心肌损伤；如持续升高状态，且增幅变化<20%则可能为慢性心肌损伤。心肌损伤可见于多种心脏和非心脏疾病。

慢性、小幅升高的hs-cTn常见于慢性肾病、糖尿病、左室显著肥厚、慢性心力衰竭和结构性心脏病等。hs-cTn的中等程度升高常见于快速心律失常、急性心力衰竭、高血压危象、危重症、心包心肌炎、Takotsubo心肌病、主动脉夹层、主动脉狭窄或肺栓塞。急诊疑似非ST段抬高AMI患者hs-cTn水平超过10倍99th URL，常见于非ST段抬高型AMI、Takotsubo综合征和心肌炎。无论哪种原因所致的hs-cTn升高均与不良预后相关，临床应展开包括症状、体征、心电图、负荷试验、超声心动图、胸部CT、心脏磁共振和冠状动脉造影等检查手段进行鉴别诊断，查找hs-cTn升高和水平变化的原因，并进行积极干预。

2. 心肌酶学检查 心肌酶和心肌蛋白都是反映心肌损伤的生物化学指标，常用的心肌酶学检查指标包括：

肌酸激酶（CK），肌酸激酶同工酶（CK-MB）和乳酸脱氢酶（LDH），与心肌蛋白比较，其临床意义见表1.8.2。

表1.8.2　心肌损伤生物化学指标及意义

心肌损伤生物化学指标	临床意义
肌红蛋白、脂肪酸结合蛋白	最早出现
cTn1、cTnT、CK-MB	特异性高、风险划分
cTn1、cTnT、LDH	广泛性诊断价值
肌红蛋白、cTn1、cTnT	再灌注损伤标志
CK-MB	2～4 d后再次梗死的标志

（三）利钠肽检测

利钠肽是目前心力衰竭诊断最重要的生物标记物。所有疑似急性心力衰竭的患者都应进行BNP/NT-proBNP的监测。当患者出现呼吸困难，BNP/NT-proBNP的监测能够帮助临床医生鉴别是心源性和非心源性原因导致。急性心力衰竭时，BNP＞100 ng/L（阴性预测值90%），NT-proBNP＞300 ng/L（阴性预测值98%～99%）。如检测结果显示BNP＜100 ng/L时，则可认为心力衰竭可能性不大。对于急性心力衰竭的诊断BNP＞500 ng/L（阳性预测值90%），则可认为存在心力衰竭或者心功能不全，应尽早治疗心力衰竭。当500 ng/L＞BNP＞100 ng/L，则需根据临床症状进行判断。

对于没有急性症状的门诊患者，慢性心力衰竭诊断的界限为，BNP＜35 ng/L，NT-proBNP＜125 ng/L，阴性预测值高，低于此值心力衰竭诊断可能性较小。

射血分数保留的心力衰竭（HFpEF）患者多表现为心室肌的增厚、心室容量降低和室壁张力的轻度增高。目前推荐将BNP≥100 ng/L或NT-proBNP ≥800 ng/mL定为HFpEF的诊断界值。

BNP/NT-proBNP的水平还与心力衰竭的严重程度呈正相关，患者的NYHA心功能分级、舒张末压、血流动力学紊乱程度均与BNP/NT-proBNP水平密切相关。因此，BNP/NT-proBNP可作为评估心力衰竭患者预后的标志物。并且可以BNP/NT-proBNP为治疗靶点指导慢性心力衰竭的治疗强度。

另外BNP的上升见于多种临床情况，包括高龄、急性冠脉综合征、肾功能不全、房颤、肺高压、急性肺栓塞、贫血、脓毒血症、二尖瓣反流、贫血、重症肺炎和严重全身疾病等。不论何种情境的BNP升高，均提示心脏的容量负荷出现升高，即使当时不能诊断为心力衰竭，也属于出现心力衰竭的高危因素。目前多推荐BNP大于400 ng/L或NT-proBNP大于各年龄层界值应考虑心力衰竭的诊断。

二、心血管系统常见辅助检查

（一）非侵入性检查

1. 血压测定　包括诊所血压、动态血压监测和家庭自测血压。血压计推荐使用经认证的上臂式医用电子血压计，血压计应定期校准。不建议使用传统的台式水银柱血压计；不推荐使用腕式或手指式电子血压计。

（1）诊所血压包括传统的医生测量血压和诊所自测血压，诊所自测血压比医生测量要低。目前仍以诊室血压作为确诊高血压的主要依据。

（2）家庭自测血压　作为患者自我管理的主要手段，也可用于辅助诊断。

（3）动态血压监测　作为辅助诊断及调整药物治疗的依据，有助于早期高血压的诊断，可协助鉴别原发性、继发性、难治性高血压、白大衣高血压以及隐匿性高血压，指导合理用药。

2. 心电图检查　包括常规心电图、24 h动态心电图、心电图运动负荷试验、遥测心电图、心室晚电位和心率变异性分析等。

（1）常规心电图　分析内容主要包括心率、节律、各传导时间、波形振幅、波形形态等，了解是否存在各种心律失常、心肌缺血或梗死、房室肥大或电解质紊乱等。

（2）动态心电图　又称Holter监测，可连续记录24～72 h心电信号，与普通心电图相比，动态心电图于24 h内可连续记录多达10万次左右的心电信号，这样可以提高对非持续性心律失常，尤其是对一过性心律失常及短暂的心肌缺血发作的检出率。临床上主要用于以下情况：①捕获偶发、短阵的心电异常；②对心律失常进行定性定量分析；③辅助诊断缺血性心脏病。常规心电图对心肌缺血漏诊率较高。动态心电图24 h全程记录患者工作、休息、睡眠以至大小便等日常活动状态下的心电变化，不仅能显著提高心肌缺血的检出率，还能显示缺血发生的时段、持续时间、出现频率、缺血程度及其与患者活动、症状之间的关系，从而为缺血性心脏病的诊断和治疗提供更全面的切实可靠的客观依据；④评定抗心律失常、抗心肌缺血药物疗效和人工心脏起搏器性能等。

（3）植入式循环记录仪（implantable loop recorders，ILR）　是一种改良的可植入皮下的动态心电图监测系统，主要功能是长期、持续地监测心电活动，记录异常心电事件。医生可以查看存储的心电图，了解患者的心脏状况。目前临床上主要应用于晕厥的诊断、隐源性卒中患者房颤的筛查以及房颤的管理。

（4）负荷试验心电图　可采用运动负荷和药物负荷。运动负荷可采用运动平板或功率自行车。药物负荷通常采用多巴酚丁胺。其中运动负荷心电图是目前诊断冠心病、评估心血管功能、评估预后、了解患者在负荷情况下的血流动力学反应及心肌缺血和心律失常发作情况，指导运动处方、评估患者运动中心血管事件的发生风险，和心脏康复中最常用的辅助检测手段。详细参考本书相关章节。

3. 心脏超声检查

（1）M型超声心动图　把心脏各层的解剖结构回声以运动曲线的形式予以显示，有助于深入分析心脏的活动。目前主要用于重点检测主动脉根部、二尖瓣和左心室的功能活动。

（2）二维超声心动图　是各种心脏超声检查技术中最重要和最基本的方法，也是临床上应用最广泛的检查。它能实时显示心脏的结构和运动状态。

（3）实时三维超声心动图　可直观显示心脏结构的空间关系，用于诊断结构性心脏病，包括但不限于瓣膜病、室间隔缺损、房间隔缺损、左心耳结构、主动脉疾病、心腔内占位等；可进行左室各节段室壁运动的同步性测量；可用于负荷超声、瓣膜反流定量并且可较准确地进行各心腔容积和左室射血分数测量。三维超声心动图还可用于手术中对异常病变进行定位，还可指导某些心导管操作包括右心室心肌活检等。

（4）多普勒超声心动图　包括彩色多普勒血流显像（color doppler flow imaging，CDFI）和频谱多普勒，可分析血流发生的时间、方向、流速以及血流性质。在二维超声基础上应用多普勒技术可很好地观察心脏各瓣膜的功能。组织多普勒超声心动图（tissue doppler imaging，TDI）是评价心脏收缩、舒张功能以及左心室充盈血流动力学的主要定量手段。

（5）经食管超声　由于食管位置接近心脏，因此提高了许多心脏结构，尤其是后方心内结构如房间隔、左侧心瓣膜及左侧心腔病变（如左房血栓等）的可视性和分辨率。

（6）心脏声学造影　心脏声学造影或称造影超声心动图是在常规超声心动图检查的基础上，经静脉或心导管注入含微气泡的超声造影剂，使心脏图像发生改变，以显示心腔或心肌内的血流状态，判断心腔内有无分流与返流，确定解剖结构，准确测量心腔大小和心室功能及评价心肌微循环灌注状态等。右心系统声学造影在发绀型先天性心脏病诊断上具有重要价值。而左心系统与冠状动脉声学造影则有助于确定心肌灌注面积、了解冠状动脉血液状态及储备能力、判定存活心肌、了解侧支循环情况以及评价血运重建的效果。

（7）负荷超声心动图　即通过运动或药物增加心脏负荷后观测超声心动图的变化，主要评估心室功能、心腔大小、室壁运动厚度、主动脉根部以及瓣膜活动情况。用于冠状动脉疾病的诊断、已确诊患者的预后评估及危险分层（如心肌梗死后）、术前危险性评估、劳力性呼吸困难的病因学评估、再血管化治疗后的评估、缺血部位的评估、瓣膜狭窄程度的评估、冠状动脉储备功能评估。

运动负荷包括平板运动、踏车运动负荷、二级梯运动试验、等长握力，对于可以运动的患者，推荐采用运动负荷而非药物负荷。平板运动可获得更高的工作负荷和最大心率，可提供运动耐量、血压反应和心律失常等对临床诊断或预后评估有价值的信息，但图像采集困难，要求操作者在运动终止后1.0～1.5 min内迅速采集图像，若未在有效时间内采集到图像，可能出现假阴性结果。半卧位或直立位操作的踏车负荷试验可在运动期间（低剂量及峰值剂量时）持续不间断成像，评估局部室壁运动，此外还可提供更多的多普勒信息。

对于不能运动的患者，可采用药物负荷试验，主要有多巴酚丁胺、双嘧达莫两种药物，当基于评估局部室壁运动时则倾向使用多巴酚丁胺。

对于植入永久性起搏器的患者，可通过增加起搏频率达到目标心率实现负荷测试，诊断冠心病和预测预后准确性较高。对于不能运动的冠心病患者，也可采用经食管心房起搏负荷试验。

此外还可进行冷负荷试验。将双手浸于冰水内（浸至腕部）3~4 min，因寒冷低温使外周血管收缩，增大外周血流阻力，即增加后负荷，使心肌收缩力增强，心肌耗氧量增大，诱发心肌缺血。

4. X线胸片 能显示出心脏大血管的大小形态位置和轮廓，观察心脏与毗邻器官的关系和肺内血管的变化。对疑似、急性、新发的心力衰竭患者应行胸片检查，以识别/排除肺部疾病或其他引起呼吸困难的疾病，提供肺淤血/水肿和心脏增大的信息，但X线胸片正常并不能除外心力衰竭。

5. 心脏及冠状动脉CTA 心脏CT主要用于观察心脏结构、心肌、心包和大血管改变。冠状动脉CT造影（CTA）是评估冠状动脉粥样硬化的有效的无创成像方法，是筛查和诊断冠心病的重要手段。

6. 心血管MR 心血管MRI（cardiovascular MRI，CMRI），心脏MRI除了可以观察心脏结构、功能、心肌心包病变外，采用延迟增强技术可定量测定心肌瘢痕大小，识别存活的心肌，也用来鉴别诊断各种心肌疾病。CMRI以其高时间和空间分辨力、最佳软组织对比度、大视野、无辐射危害、成像参数多、获得信息量大等优势，在心血管疾病的早期诊断、鉴别诊断以及评估病情严重程度、风险和预后等方面均具有独特价值，具有"一站式"检查潜力，为心脏大血管结构测量和功能评价的"金标准"。

7. 心脏核素检查 正常或有功能的心肌细胞可选择性摄取某些显像药物，摄取量与该部位冠状动脉灌注血流量成正比，也与局部心肌细胞的功能或活性密切相关。采用核素检查可以定量分析心肌灌注、心肌存活和心脏功能。显像技术包括心血池显像、心肌灌注显像、心肌代谢显像等。临床上常用的显像剂包括^{201}TI、^{99}Tc-MIBI及FDG等。常用的成像技术包括单光子发射计算机断层显像（single photon emission computed tomography，SPECT）和正电子发射计算机断层显像（positron emission tomography PET）。

（二）侵入型检查

1. 右心导管检查 将心导管经周围静脉送入上、下腔静脉、右心房、右心室、肺动脉及其分支，在腔静脉及右侧心腔进行血流动力学、血氧和心排血量测定，经导管内注射对比剂进行腔静脉、右心房、右心室或肺动脉造影，以了解血流动力学改变，用于诊断先天性心脏病、判断手术适应证和评估心功能状态。

临床上可应用漂浮导管在床旁经静脉（多为股静脉或颈内静脉）利用压力变化将气囊导管送至肺动脉的远端，可持续床旁血流动力学测定，主要用于急性心肌梗死、心力衰竭、休克等有明显血流动力学改变的危重患者的监测。

2. 左心导管检查

（1）左心导管检查 在主动脉、左心室等处进行压力测定和心血管造影，可了解左心室功能、室壁运动及心腔大小、主动脉瓣和二尖瓣功能。

（2）选择性冠状动脉造影 是目前诊断冠心病的"金标准"。可以动态观察冠状动脉血流及解剖情况，了解冠状动脉病变的性质、部位、范围、程度等。用于疑似冠心病患者诊断、冠脉介入手术前、急性心肌梗死患者开通血管前、心脏外科术前明确冠状动脉情况以及冠脉介入术后的随诊复查。

3. 心脏电生理检查 心脏电生理检查是以记录标测心内心电图和应用各种特定的电脉冲刺激，借以诊断和研究心律失常的一种方法。是导管射频消融治疗心律失常前的必须检查。

4. 腔内成像技术

（1）心腔内超声 将带超声探头的导管经周围静脉插入右心系统，显示心脏结构图像清晰，用于瓣膜介入及房间隔穿刺前。

（2）血管内超声（intravascular ultrasound，IVUS） 将小型超声换能器安装于心导管顶端，送入血管腔内，可显示冠状动脉的横截面图像，评价冠状动脉病变的性质，定量测定其最小管径面积、斑块大小、血管狭窄百分比以及病变性质等，对估计冠脉病变严重程度、指导介入治疗等有重要价值。

（3）光学相干断层扫描（optical coherence tomography，OCT） 将利用红外线的成像导丝送入血管内，可显示冠状动脉的横截面图像，其成像分辨率较血管内超声提高约10倍。

5 血管狭窄功能性判断血流储备分数（fractional flow reserve，FFR） 是指在冠状动脉存在狭窄病变的情况下，该血管所供心肌区域能获得的最大血流与同一区域理论上正常情况下所能获得的最大血流之比。通过置入压力导丝测定病变两端的压力获得。常用于临界病变的评估。

6. 心内膜和心肌活检 利用活检钳夹取心脏组织，以了解心脏组织结构及其病理变化。一般多采用经静脉右心室途径，偶用经动脉左心室途径。对于心肌炎、心肌病、心脏淀粉样变性、心肌纤维化具有确诊意义。还可用于心脏移植后的排斥反应的判断及疗效评价。

第二节 呼吸系统疾病常见实验室检查

一、呼吸系统常见实验室检查

1. 常规实验室检查 呼吸系统疾病患者为明确疾病诊断，了解疾病的发病原因和严重程度，需要进行一些常规实验室检查包括血常规、电解质、病原学检查等，常见的检查项目及检查意义见表1.8.3。

表1.8.3 呼吸系统常规实验室检查及临床意义

项目	结果	临床意义
血白细胞计数	升高 严重时也可降低	升高提示细菌感染 病毒感染时可正常
中性粒细胞计数	升高	提示细菌感染
嗜酸性粒细胞	升高	寄生虫感染、真菌感染
血培养	细菌或真菌	提示脓毒血症
G试验	阳性	提示深部真菌感染
GM试验	阳性	提示深部霉菌感染
病毒、支原体、结核杆菌血清抗体检测	阳性	提示相应病原体感染
降钙素原（PCT）	升高	提示细菌、真菌或寄生虫感染
γ-干扰素释放试验	阳性	提示结核分枝杆菌感染
痰液病原学检测	细菌、真菌	提示相应病原菌感染
痰嗜酸性粒细胞计数	升高	评价哮喘气道炎症指标之一，也是评估糖皮质激素治疗反应性的敏感指标

2. 动脉血气分析和酸碱测定 当患者有呼吸困难，或低氧血症的临床表现如发绀、神经精神症状等，为了解时耦存在呼吸衰竭及其严重程度，以及是否存在酸碱平衡紊乱，需进行动脉血气分析及酸碱测定。常见的血气分析指标及临床意义见表1.8.4。

表1.8.4 血气分析指标及临床意义

指标	正常值	临床意义
pH	7.35～7.45	pH<7.35 酸血症，pH>7.45 碱血症 血pH在7.35～7.45 正常参考范围时，可能为酸碱内稳状态正常，也可能代偿性酸碱失衡或混合性酸碱失衡
动脉血氧分压（PaO_2）	80～100 mmHg	<60 mmHg 为呼吸衰竭
动脉血二氧化碳分压（$PaCO_2$）	35～45 mmHg	>50 mmHg Ⅱ型呼吸衰竭

指标	正常值	临床意义
动脉血氧饱和度（SaO$_2$）	95%~100%	使用指脉氧监测，<95%为缺氧
实际HCO$_3^-$（AB）与标准HCO$_3^-$（SB）浓度	22~27 mmol/L	AB代表患者血浆中实际碳酸氢根浓度；SB代表患者在标准状态下的碳酸氢根浓度，即表示排除了呼吸因素影响，AB与SB的数值在正常状态下是基本一致的。在机体酸碱失衡时，AB与SB的数值既受呼吸因素影响，又受代谢因素影响。 AB与SB 2项数值变化的临床意义如下： AB=SB 2项数值均在正常参考范围内 提示：正常 AB=SB 2项数值均低于正常参考范围 提示：代酸 AB=SB 2项数值均高于正常参考范围 提示：代碱 AB>SB 提示：呼酸 AB<SB 提示：呼碱
剩余碱（BE）	0±2.3 mmol/L	BE<-6 mmol/L代酸 BE>2.3 mmol/L代碱
二氧化碳总量（TCO$_2$）	22~30 mmol/L	反映HCO$_3^-$含量。
阴离子间隙（AG）	8~16 mmol/L	升高见于代谢性酸中毒

二、呼吸系统疾病辅助检查

（一）非侵入性检查

1. 影像学检查

（1）胸部X线检查 X线检查对确定肺部病灶和疾病性质具有重要意义。慢阻肺主要X线征象为肺过度充气，肺容积增大，胸腔前后径增长，肋骨走向变平，肺野透亮度增高，横膈位置低平，心脏悬垂狭长，肺门血管纹理呈残根状，肺野外周血管纹理纤细稀少等，有时可见肺大疱形成。并发肺动脉高压和肺源性心脏病时，除右心增大的X线特征外，还可有肺动脉圆锥膨隆，肺门血管影扩大及右下肺动脉增宽等。对于哮喘的患者，哮喘发作时胸部X线可见两肺透亮度增加，呈过度通气状态，缓解期多无明显异常。肺部的感染性炎症，可因感染的病原体不同，表现为肺纹理增粗、受累肺段肺叶炎症浸润性阴影或实变影，支气管充气征，空洞或胸腔积液表现等。

（2）胸部CT 能发现胸片不能发现的病变，对于明确肺部病变部位、性质以及有关气管、支气管通畅程度有重要价值。高分辨率CT对辨别慢阻肺患者小叶中心型和全小叶型肺气肿以及确定肺大疱的大小和数量，有较高的敏感度和特异度，多用于鉴别诊断和非药物治疗前评估。可预测肺大泡切除或外科减容手术等的效果。利用高分辨率CT计算肺气肿指数、气道壁厚度、功能性小气道病变等指标，有助于慢阻肺的早期诊断和表型评估。造影增强CT对淋巴结肿大、肺内占位性病变有重要的诊断和鉴别诊断意义。CT肺血管造影（CTPA）是确诊肺栓塞的重要手段。胸部高分辨CT（HRCT）是诊断间质性肺疾病的主要工具。低剂量CT应用于肺癌早期筛查，减少辐射。

（3）正电子发射型计算机层显像（positron emission tomography，PET）可以较准确地对肺癌、纵隔淋巴结转移及远处转移进行鉴别诊断。

（4）支气管动脉造影术和栓塞术 对咯血有较好的诊治价值。

（5）磁共振成像（MRI）对纵隔疾病和肺栓塞诊断有重要意义。

（6）放射性核素扫描 应用放射性核素作肺通气/灌注显像检查，对肺栓塞和血管病变的诊断价值较高，对肺部肿瘤及其骨转移的诊断也有较高的参考价值。

（7）胸部超声检查 可用于胸腔积液的诊断与穿刺定位，以及紧贴胸膜病变的引导穿刺等。

2. 呼吸生理功能测定 通过测定可了解呼吸系统疾病对肺功能损害的性质及程度对某些肺部疾病的早期诊断具有重要价值。

（1）肺通气功能测定 肺通气功能检查是判断气流受限的客观指标，适用于慢阻肺的诊断、严重程度评估、预测疾病进展、预后及评估治疗效果。常用的反映气流受限的指标为FEV_1占用力肺活量（forced vital capacity，FVC）百分比（FEV_1/FVC）和FEV_1占预计值%。FEV_1/FV是慢阻肺的一项敏感指标，可检出轻度气流受限。FEV_1占预计值%是评价中、重度气流受限的良好指标，是慢阻肺的肺功能检查基本项目。患者吸入支气管扩张剂后的FEV_1/FVC<0.7，可以确定为持续存在气流受限。肺纤维化、胸廓畸形、胸腔积液、胸膜增厚或肺切除术后均显示限制性通气功能障碍。这些变化常在临床症状出现之前已存在。

（2）肺容量测定　包括肺总量、肺活量、功能残气量和残气容积测定。慢阻肺患者肺总量、功能残气量和残气容积增高，肺活量减低。是评估慢阻肺患者肺功能的常用指标。深吸气量与肺总量之比可反映肺过度膨胀，也可用于评估慢阻肺呼吸困难程度以及预测慢阻肺生存率。

（3）弥散功能测定　弥散功能测定有助于明确换气功能损害的情况如间质性肺疾病、肺血管疾病多表现弥散功能障碍。慢阻肺患者也出现弥散功能受损，表现为一氧化碳弥散量降低。

（4）呼吸肌功能和呼吸中枢敏感性反应测定　结合血气分析，可对呼吸衰竭的性质、程度以及防治和疗效等作出全面评价。

（5）呼气峰流速（peak expiratory flow，PEF）测定　是患者可以自行监测有无气流受限的一种常规方法。由于哮喘有通气功能时间节律变化的特点，监测PEF日间、周间变异率有助于哮喘的诊断和病情评估。

（6）支气管激发试验　用于测定气道反应性。常用激发剂为乙酰甲胆碱和组胺。其他激发剂包括变应原、单磷酸腺苷、甘露醇、高渗盐水等，也有用物理激发因素如运动、冷空气等作为激发剂。观察指标包括FEV_1，PEF等。

（7）支气管舒张试验　用于测定气道的可逆性改变。常用吸入支气管舒张剂有沙丁胺醇、特布他林。当吸入支气管舒张剂20 min后重复测定肺功能FEV较用药前增加>12%，且其绝对值增加≥200 mL，判断结果为阳性，提示存在可逆性的气道阻塞。

3. 脉搏氧饱和度（SpO_2）监测　当患者临床症状提示有呼吸衰竭或右心衰竭时应监测SpO_2。如果SpO_2<92%，应该进行动脉血气分析检查。

（二）侵入性检查

1. 胸腔穿刺和胸膜活检　胸腔穿刺，常规胸液检查可明确渗出性还是漏出性胸液，生化、溶菌酶、腺苷脱氨酶、癌胚抗原及进行染色分析，有助于结核性与恶性胸液的鉴别。脱落细胞和胸膜穿刺病理活检对明确肿瘤或结核有诊断价值。

2. 支气管镜胸腔镜检查　纤维支气管镜（纤支镜）能弯曲自如深入亚段支气管，能直视病变，还能做黏膜刷检和活检、经支气管镜肺活检、经支气管镜冷冻肺活检、经纤支镜对纵隔肿块或淋巴结穿刺针吸活检、经纤支镜支气管肺泡灌洗等。对取得的组织及回收的灌洗液进行检查分析，有助于明确疾病的诊断。还可以结合支气管内超声完成对纵隔肿块或淋巴结的穿刺针吸活检，提高检查的成功率并减少风险。纤支镜还能发挥治疗作用，可通过它取出异物、止血，用高频电刀、激光、微波及药物注射治疗良、恶性肿瘤。借助纤支镜的引导还可以做气管插管。

3. 胸腔镜　可以直视观察胸膜病变，进行胸膜、肺活检，用于诊断胸膜和部分肺部疾病的诊断，并可实施胸膜固定术。

第三节　心肺疾病患者的运动耐量检查

一、运动心肺功能测试

结合标准的运动试验和气体代谢技术，来精确评估心肺储备功能。临床用于呼吸困难和运动耐量下降的鉴别诊断、心肺疾病患者运动耐量评价、指导运动处方的制订和优化、评估各种干预措施的疗效、外科术前心肺能力的评估，进行心力衰竭严重程度分级以及预测慢性肺疾病患者的预后等。详细内容参考本书相关章节。

二、运动心电图试验

采用运动平板或功率自行车，通过分级递增运动负荷方案，根据患者的病情，进行极量或症状性运动试验，可评估患者的功能能力水平。详细内容参考本书相关章节。

三、6 min 步行试验

用于评估心肺疾病患者的次极量运动耐力，能较好地反映患者的日常活动能力和生理状态，是一种无创、简便易行的测试方法。详细内容参考本书相关章节。

结　　语

实验室检查和辅助检查对于心肺疾病患者的诊断和康复治疗都是非常重要的评估手段，康复治疗人员无论是医生、治疗师还是护士都需要详细了解、认真评估。

（中山大学附属第一医院　梁　崎）

参考文献

[1]　葛均波, 徐永健, 王辰.《内科学》[M]. 9 版. 北京. 人民卫生出版社, 2018.

[2]　国际心血管磁共振协会中国区委员会. 心血管磁共振成像技术检查规范中国专家共识 [J]. 中国医学影像技术, 2019, 35 (2): 161-166.

[3]　万学红, 卢雪峰.《诊断学》[M]. 9 版. 北京. 人民卫生出版社, 2018.

[4]　中华医学会超声医学分会超声心动图学组. 负荷超声心动图规范化操作指南. 中国医学影像技术 [J]. 中国医学影像技术, 2017, 33 (4): 632-638.

[5]　中华医学会心血管病学分会心力衰竭学组. 中国心力衰竭诊断和治疗指南 2018 [J]. 中华心血管病杂志, 2018, 46 (10): 760-788.

[6]　中华医学会心血管病学分会介入心脏病学组. 中国经皮冠状动脉介入治疗指南 (2016) [J]. 中华心血管病杂志, 2016, 44 (5): 382-400.

[7]　中华医学会心血管病学分会介入心脏病学组. 稳定性冠心病诊断与治疗指南 [J]. 中华心血管病杂志, 2018, 46 (9): 680-689.

[8]　中华医学会, 中华医学会杂志社. 慢性阻塞性肺疾病基层诊疗指南 (2018 年) [J]. 中华全科医师杂志, 2018, 17 (11): 856-869.

[9]　中国高血压防治指南修订委员会　高血压联盟 (中国). 中国高血压防治指南 (2018 年修订版) [J]. 中国心血管杂志, 2019, 24 (1): 1-45.

第二部分

运动处方的原则、制定与效果评估

第九章
心肺疾病规律体力活动和（或）运动的益处

引　言

　　体力活动/运动可以获得较好的心肺疾病益处。目前，全球约有1/3的人群处于体力活动不足的状态。现在人们静坐少动等行为方式直接导致了慢性非传染性疾病的高发，并呈现低龄化趋势，成为现代社会主要公共健康问题。适当增加规律体力活动/运动、减少久坐是解决该问题的主要应对策略。

　　来自体育学和预防医学领域的临床和动物实验表明，适度的体力活动/运动可以降低早期死亡率、心肺疾病、中风、高血压、Ⅱ型糖尿病、肥胖、代谢综合征、结肠癌、乳腺癌、阿尔兹海默病等多种疾病的进程和相关的风险因素，以及改善抑郁症人群的情绪调节能力等均具有显著效果。与同等病情的患者相比，体力活动活跃的人群，危重和死亡的风险更低，并可以提高生活质量。

　　对于心肺疾病而言，各国指南及共识明确推荐体力活动/运动可以作为二级预防措施，并证实是有效并且安全的。WHO推荐的体力活动/运动量为每周至少进行150 min中等强度的有氧运动，或者75 min高强度运动，或组合相等能量消耗的活动，并且平均分布在每周中，可以获得相应的心肺健康益处。在适宜范围内，更多的体力活动带来的效果会更大。当心肺疾病患者从久卧状态变为适度活动状态，即使运动量没有达到WHO的推荐标准，但也会获得较大益处。

第一节　心肺疾病运动康复获益的循证医学证据

　　越来越多的研究结果表明，规律的体力活动/运动是心肺疾病预防和康复的主要手段。Piepoli在2005年提出了"运动是多效药"（exercise is the real polypill）这一概念，而到了2013年，Fiuza-Luces C等人又在《生理学杂志》再次提出"运动是多效药"，这一理念正受到越来越多的关注。心肺疾病体力活动/运动健康效益是多方面的，主要包括提高心肺疾病患者的身体素质、改善心肺疾病人群的疾病进程和危险因素等。

一、改善心肺疾病人群的身体素质

　　1. 对心肺耐力的影响　心肺疾病人群普遍存在心肺耐力（cardiorespiratory fitness，CRF）的明显下降，维持良好的氧气运输功能是心肺疾病人群的迫切需求。增加体力活动和（或）运动可有效使心肺耐力提高15%～30%。身体活动水平高者比久坐全身心肺耐肺力好。心肺耐力越低，心肺疾病发病率越高，死亡率也会越高，因此AHA2016年把CRF作为除了体温、呼吸、脉搏、血压之外的第五生命征（a clinical vital sign）。体力活动/运动提高心肺耐力的主要机制如下。

　　（1）提高心肌供氧量　提高心肌供氧量，即心血管系统的中心适应作用。通过6周以上的有氧运动可以获得以下健康效益：①通过增加心脏舒张末期容积，增加心肌收缩力和减轻心脏后负荷，提高了心脏泵血功能；②促进冠状动脉侧枝循环；③减少冠状动脉管壁胆固醇的沉积，减轻冠状动脉狭窄；④增加心肌毛细血管的密度；⑤血红蛋白释放氧的能力提高，心绞痛、症状性ST段压低、症状跛行等体征可能出现在约60%的心率储备，而通过有规律的运动，当运动强度超过60%储备心率时并未出现上述症状或超过60%时的体征。

内皮功能是心肺疾病发生发展的主要危险因素，体力活动/运动对心血管内皮细胞功能有恢复、改善作用，主要表现在：通过改善内皮细胞活性物质的分泌，改善内皮细胞收缩和舒张功能，缓解内皮细胞炎症等。

（2）降低心肌耗氧量　降低心肌耗氧量，即心血管系统的外周适应作用。主要表现在：①通过体力活动/运动使人体可出现外周的节省化现象，表现为同等运动负荷时每分钟通气量、心肌耗氧量降低，心率降速，收缩压降低，肌肉对血液需求量减少，骨骼肌有氧代谢能力增强，骨骼肌机械效率提高；②规律运动使得人体神经内分泌系统的调节能力提高，外周血管阻力下降，血管口径增加，血管动脉粥样硬化减轻，从而减轻心脏的后负荷，降低心肌耗氧量。

一般来说，成年后随着年龄的增长，心肺耐力逐渐下降，在45岁以后下降速度加快。心肺耐力的变化还受到其他诸多因素的影响，如越肥胖心肺耐力越差；吸烟者比不吸烟者的心肺耐力明显要差，因此保持健康体重，养成规律运动的习惯，不吸烟，会有助于提高心肺耐力，促进健康。

2. 对身体成分的影响　体力活动/运动可预防体重增加，可显著减轻体重，并且预防减重后的体重反弹，使人维持稳定的体重和体质百分比，保持良好的瘦体重，特别是保持足够量的骨骼肌，延缓因心肺疾病缺乏运动引起的骨骼和肌肉量的减少。大量研究证明，骨骼肌不仅是支撑器官和运动器官，而且是重要的代谢器官。身体活动/运动可作为体重管理的有效手段。

有氧运动可有效减少身体脂肪量，促进脂肪分解。运动引起交感神经兴奋，儿茶酚胺分泌释放增加，使脂肪细胞内甘油三酯脂肪酶活性增加，从而加快脂肪分解。运动还能使脂肪细胞对胰岛素的敏感性增强，也促进了脂肪的分解。有氧运动使肌肉细胞线粒体内有关脂肪氧化的酶活性增高，也促进了脂肪分解。从而增强机体利用脂肪供能的能力。

抗阻运动能够直接增加肌肉体积、肌肉力量和肌肉耐力，提高基础代谢率，增加能量消耗，加速脂肪氧化，使体脂率下降。

身体活动/运动结合能量控制可促进减体重。身体活动与体重下降和抵御体重反弹之间存在着剂量效应关系，有效运动量相当于每周中等强度运动250~300 min，能耗相当于2000 kcal。运动对体脂百分比的影响建立在能量负平衡的基础上，而运动促进瘦体重增加则建立在正平衡的基础上。通过增加身体活动/运动增加来能消耗，配合减少热能吸收的生活方式干预，可以减少初始体重的9%~10%。在干预的最初6个月中，与减少能量摄入相比，身体活动/运动影响相对较少；随着时间的延长，身体活动/运动的作用越来越显著，还能有效地防止体重反弹。因此，将适当减少热能摄入和足够的运动量结合起来，对超重和肥胖人群最大限度地减重是很有必要的。

控制体重时，必须时同时考虑身体活动/运动和热量摄入。由于身体活动/在能量平衡方面的作用，它是决定一个人能否保持健康体重、能否减掉多余体重或能否成功减肥的关键因素。研究表明，身体活动/运动可以帮助人们在一段时间内保持稳定的体重，可以并降低体重过度增加的风险和肥胖的发生率。通过身体活动/运动来达到和保持健康的体重有很大的个体差异。许多人每周需要超过150 min的中等强度运动来保持体重，运动与预防体重增加之间的关系通常是在中等强度或较大强度的有氧运动中观察到的。对于想大幅度降低体重（体重的5%以上）和试图在减重后最大程度保持体重的人，可能需要每周完成超过300 min的中等强度运动。在减控体重过程中，肌肉力量练习不仅有助于减重，而且可以保持瘦体重。限制能量摄入和身体活动/相运动结合是最有效值的减肥方法，而不是单一地限制能量摄入或进行身体活动/运动。

3. 对肌肉力量，肌肉耐力和骨骼的影响　递增负荷肌肉力量练习能保持或增加肌肉量、肌肉力量和肌肉做功能力。更大的运动量（通过更高的频率、更重的重量或更大的负荷实现）能在更大程度上改善肌肉功能，这些改善可作用于心肺疾病不同进程人群。抗阻运动还能改善中风、多发性硬化、脑瘫和脊髓损伤等疾病患者的肌肉力量。虽然有氧运动不会像肌肉力量练习那样增加肌肉量，但它也可以帮助减缓随着年龄增长而引起的肌肉量下降。

随着年龄的增长，保持骨骼、关节和肌肉的健康是十分必要的。研究表明，体力活动/运动可以随着年龄增长而导致骨密度快速下降。此效果在增加中等或较大强度的有氧运动、抗阻练习的人群身上能观察到。获得此健康益处的身体活动量有很大的个体差异性。每周进行90 min中等强度的身体活动可维持骨密度，此健康效果随着运动量的增加而增加。

4. 对柔韧性和平衡能力的影响 它是一项重要的身体素质，也是日常生活中的重要能力。因此，保持关节柔韧性有助于完成运动或动作。但若当某项运动使关节结构远离最大活动范围时会导致组织损伤。

心肺疾病人群以老年人居多，可以通过柔韧性练习提高关节的最大活动范围或柔韧性，可以使人们更容易地完成对灵活性有较高要求的活动。关节的最大活动范围会在柔韧性练习后即刻就得到提高，如果坚持3～4周，每周2～3次的规律拉伸之后，关节的最大活动范围会得到长期改善。柔韧性练习还可提高韧带的稳定性和平衡性，特别是与抗阻训练相结合进行时更明显。

平衡能力是指在不同环境和情况下，如静止或运动中维持姿势的能力。平衡能力受多种因素影响，在中枢神经系统的整合下，平衡能力与骨骼肌、躯体、视觉和前庭感受器有关。平衡能力练习可以提高个体在静止或运动过程中抵抗身体内部或外部力量进而防止失去平衡的能力，以及减少摔倒后受伤的风险，这对于体弱者和老年人特别重要。倒走、单腿站立或使用摆动板是平衡能力练习的常用方法，增强背部、腹部和腿部的肌肉力量也能改善平衡能力。

二、改善心肺疾病的危险因素

久坐的生活方式、血脂异常、高血压、高血糖、肥胖、吸烟等是促使心肺疾病发展的主要危险因素。危险因素的数量越多，病变程度越重，病变进展速度越快。心肺疾病和代谢疾病有许多共同的危险因素，减少其中一种疾病的危险因素，就可以减少另一种疾病的风险。

增加身体活动或者运动，可有效地预防和减缓心肺疾病的危险因素，改善包括血脂、降低血压、调节血糖、减轻肥胖等。较高的身体活动/运动水平可降低冠状动脉疾病的死亡率，降低冠心病、脑血管疾病、糖尿病等疾病的发生率。身体活动/运动充足的人群，冠心病危险性只有久坐人群的50%。对于冠心病患者而言，规律运动预防心绞痛、心肌梗死等急性心血管事件的再次发生。

1. 运动对血压的影响

（1）有效降低血压 高血压患者进行科学运动不仅可以改善心血管系统的功能，而且可以有效地缓解和治疗高血压。对于高血压前期状态和高血压患者来说，在结束锻炼后，多数人们会经历运动后血压下降的现象，或者说血压降低。在低强度锻炼（运动中心率小于50%HRmax）的情况下，即使只有10 min的运动，也会发生这种现象。运动后降压效果可持续22～24 h，基础血压值越高的人，血压下降幅度越大。最理想的运动剂量是30 min中等强度（64%～76%HRmax）的有氧运动。在这种强度下进行有氧运动后，收缩压和舒张压可分别下降10～20 mmHg和6～10 mmHg。如以每分钟110～120步速度30 min，在运动结束15 min后，收缩压较运动前至少可下降10 mmHg，并且能够维持约10 h，最长可以维持22 h。

（2）减少运动中血压升高及波动幅度 在运动中收缩压随着运动强度的增加而升高。运动强度每增加1MET，运动中的收缩压会升高8～12 mmHg。缺乏运动的人，在开始锻炼时运动中的血压反应比较剧烈，高血压患者的反应更为突出。血压正常者在中等强度运动时，收缩压可以升高约30 mmHg，而初次参加运动的高血压患者收缩压可以升高约50 mmHg时，参加随着次数的增加，运动可以降低同等负荷下血压升高的幅度，使其在运动中血压升高的幅度逐渐接近正常人。初次参加运动的高血压患者运动中血压波动幅度较大，随着参加次数的增加，可使同等运动负荷下运动中血压明显下降，缓解运动中的血压波动。例如，安静时收缩压为150 mmHg的高血压患者在开始运动的第1周，采用3METs的强度运动，运动中的收缩可能超过180 mmHg，随着运动时间的延长，运动中血压可能会逐渐接近或低于或180 mmHg。数周规律运动后就会产生良好的降压效果。对于原发性1级、2级和没有临床并发症的3级高血压患者、接受药物治疗和无药物治疗的患者，参加运动都有良好的降压效果。

规律的身体活动/运动会对血压产生很大的影响，且影响是立竿见影的。血压正常的人也可降低患高血压的风险，高血压患者则受益于收缩压和舒张压的降低。有氧运动和肌肉力量练习都是改善血压的有效方式。即使是低于WHO的《关于身体活动有益全球健康的建议》中最低推荐量的身体活动/运动也有利于改善血压，而进行更多的身体活动/运动可能会带来更多大的益处。

适量运动可以降低高血压患者运动中血压的升高幅度，减少在身体活动/中运动由于血压升高或波动幅度过大而诱发的心脑血管事件。高血压患者如果能够坚持遵循良好的运动处方，可以最大限度地获得运动带来的益处。

有规律的运动可以预防高血压，缓解轻度高血压，可以与药物共同治疗轻中度高血压。重度血压患者应在使用药物治疗后，评估是否有心脏、大脑或肾脏的疾病之后再合理安排运动，若有器官损伤，则应按照相应器官的康复疗法实施运动干预。对于高血压患者而言，单一的规律运动锻炼效果可能接近或略低于运动与药物组合的锻炼效果，运动与药物组合对于降压作用更有效。

2. 对运动血脂的影响 国内外大量研究表明，经常性运动更有效降低血脂和脂肪酶活性发生有益性改变，中等至较大强度（77%～95%最高心率）有氧运动对血脂有良好的调节作用，使血浆高密度脂蛋白（high density liptein，HDL）升高，低密度脂蛋白（low density liptein，LDL）和总胆固醇（total cholesterol，TC）下降，脂蛋白脂酶（lipase lipoprotein，LPL）活性升高，肝脂酶（HL）活性下降，胆固醇清除率升高。经常运动还可使高密度脂蛋白和低密度脂蛋白亚型的分布发生改变，使高密度脂蛋白2（HDL2）亚型增加，而具有强烈的致动脉粥样硬化作用的小而密的低密度脂蛋白胆固醇（small dense low density lipoproteill，sdLDL）亚型减少。运动强度和跑步距离的增加与血浆高脂蛋白蛋白胆固醇（high density liptein cholesterol，HDL-C）升高之间存在线性剂量反应关系，在大多数成年人中都能观察到上述改变。但在少数研究中，脂蛋白低密度胆固醇和总胆固醇并无明显改变。在绝大多数研究中，甘油三酯（TG）无明显改变，只有极少数研究表明，经常运动可使甘油三酯显著下降。

较长时间的规律运动才会对血脂产生上述影响。运动对TG的影响具有即刻效应，而对TC、LDL-C和HDL-C及脂蛋白的有益性改变发生在规律运动8周以后。每周总的运动持续时间在运动干预中对血脂、脂蛋白改变方面具有重要作用。运动强度过高或过低均不易引起血脂、脂蛋白明显改善。大多数有益性的改变发生于运动强度在60%～90%的最高心率，更高强度的运动似乎并不能较中低强度的运动带来更多的有益性改变。运动加控制饮食对血脂的影响显著高于单纯运动对血脂的影响。与运动强度相比，运动量的影响更大，即使是在没有体重显著降低的情况下，运动量对脂质、脂蛋白和脂蛋白亚组分的影响最大。美国医学会建议血脂异常人群每周的运动强度控制在中等至较大强度，运动时间控制在250～300 min，同时与控制饮食相结合。

运动对改善超重肥胖个体的脂代谢有重要作用。运动可以改善血浆脂质和脂蛋白组成，提高蛋白酶的活性，使血浆总TG、总胆固醇、LDL-C浓度降低，HDL-C升高，使肥胖者导致动脉粥样硬化的血浆脂蛋白组成向良好的方向转变。此外，适当地减轻体重可使伴随肥胖的异常脂代谢向正常转变。

3. 降低血液黏稠度、预防血栓形成 规律运动可以使血液黏稠度下降。影响血液黏度的因素主要有血浆黏度和容量，血细胞比容变形能力（red cell deformability，RCD）和沉降率等血液流变学指标，这些指标可以通过运动得到改善。规律运动可以使得血容量增加，包括血浆容量和红细胞容量的增加，但由于血浆容量增加相对于红细胞容量增加更显著，所以造成血细胞比容减少和单位容积中红细胞数和血红蛋白含量减少，血液相对稀释。运动使人体血浆容量相对增加更多的机制是因为血浆蛋白总量增多，尤其是白蛋白总量增多，胶体使渗透压升高，促使更多的水分潴留在血液循环中。血浆容量增加提高了红细胞的变形能力，使红细胞流变性能力得到改善，携氧能力提高。规律运动使血脂得到良好的调节，也是使血液黏稠度下降的因素之一。血液黏稠度的下降有利于血液对各器官和肌肉的灌注，改善微循环，增强血液携氧能力和运输营养物质的能力，也加快了代谢废物的排出率，从而使人体体质增强，生活质量提高。适量运动可以主动地促进血液流动，从而提高血液剪应力，达到调整血管内皮细胞功能的效果。长期有规律的运动可以提高血液纤维溶解能力，产生抗血栓能力的作用。

增加身体活动/运动水平可以减少与血栓相关的心血管事件，如非致命的心肌梗死、中风和死亡率，规律运动的好处已经超出了减少传统心肺疾病危险因素方面的作用。

4. 运动对血糖的影响规律 身体活动/运动大大降低各种体型的人群患Ⅱ型糖尿病的风险。因为身体活动/

运动可以降低超重的风险，而超重是Ⅱ型糖尿病的独立危险因素。规律进行中等强度及以上的有氧运动的成年人要比久坐的成年人患Ⅱ型糖尿病的风险低得多。这些益处可在世界卫生组织《关于身体活动有益健康的全球建议》中的最低身体活动推荐量以下（每周150～300 min）就开始累积，而更多的中等或较大强度身体活动可以进一步降低风险，而且仅进行一次身体活动就能提高胰岛素的敏感性。

此外，身体活动/运动还有助于控制Ⅱ型糖尿病患者的血糖。研究表明，规律运动可使血糖、糖化血红蛋白（HbA1c）水平整体地下降。分析表明，无论是有氧运动、抗阻训练，还是有氧和抗阻训练相结合的模式，都可使糖化血红蛋白水平下降。以控制饮食和规律运动为主的非药物治疗的效果优于预防糖尿病的药物干预。多项大型糖尿病预防项目结果显示，良好的生活方式可以使糖尿病发病风险下降28.5%～67.4%。

规律运动可以预防或延缓Ⅱ型糖尿病的发展，可改善Ⅱ型糖尿病患者的心肺耐力，控制血糖、降低心血管危险因素，减轻体重，提高生活质量。

糖代谢异常者进行有氧运动，可以增加骨骼肌中线粒体密度，提高胰岛素敏感性、葡萄糖氧化能力、血管的顺应性，改善内皮功能、肺功能、心输出量和免疫功能，从而降低糖化血红蛋白，降低甘油三酯，降低血压，缓解胰岛素抵抗。

肌肉力量和肌肉体积下降是糖尿病发病原因之一，而糖尿病是肌肉力量降低的独立危险因素，并且易加速肌肉力量和功能的减退。抗阻运动可以改善成年人的肌肉重量和肌肉力量，改善身体成分、身体活动能力、脑健康、血压、胰岛素敏感性、血脂谱和心血管健康。

有氧运动和抗阻运动均有改善胰岛素活性的作用。单次运动和运动的身体活动都可以改善肌肉和肝脏内胰岛素的活性。运动2 h后，可使非胰岛素依赖组织的葡萄糖摄取增加，这一作用可持续数小时或数天。小于20 min的较大强度的运动，或持续60 min以上的有氧运动，也可以改善胰岛素活性，作用可持续至运动后24 h。规律活动/运动可以增加肌肉毛细血管密度，提高葡萄糖氧化能力和脂代谢能力，增加胰岛素信号通路中的蛋白。即使体重不变，有氧运动和抗阻运动也可以通过增强胰岛素作用改善骨骼肌、脂肪和肝脏的适应性。久坐者每周消耗400 kcal能量消耗的运动量，也可以增强胰岛素敏感性。每周运动量在2500 kcal范围内，可以都观察到剂量依赖性的胰岛素敏感性增强。相关研究表明，有氧运动与抗阻运动相结合对缓解胰岛素抵抗糖尿病患者的效果更好。

糖尿病患者往往表现出关节活动度下降、衰老，这与糖基终末产物（advanced glycation end products，AGEs）相关，高血糖会加重减退速度。柔韧性和平衡能力练习有助于改善这种状况，但不改善血糖控制，不能替代其他运动方式。

每30～60 min进行1～5 min后站立或低强度身体活动/运动，有利于超重、肥胖并久坐的患者控制血糖。参与并坚持进行身体活动/运动，是糖尿病前期及糖尿病患者血糖控制整体健康管理的重点。糖代谢异常人群应每天进行30～60 min中等至较大强度的身体活动/运动。不同针对糖尿病类型，活动类型和糖尿病相关并发症及用药情况制订运动处方是一种有效的管理模式。

三、降低全因死亡率和心肺疾病的发病率

1. 降低全因死亡率 有研究表明，身体活动/运动可以延缓各种原因导致的死亡，每周运动约150 min人的比不运动的人的全因死亡率低33%。不需要做大量的活动或较大强度的活动就可以降低全因死亡的风险，中等强度或较大强度的身体活动/运动则能带来更多的健康益处。不管身体活动/运动者是正常体重，还是超重、肥胖，都比久坐者全因死亡风险更低。

2. 降低心肺疾病的发病率和死亡风险 身体活动/运动对心肺健康的益处是显而易见的。心肺健康包括心脏、肺和血管的健康。心脏病和中风是慢性疾病患者的两大主要死因。增加心肺疾病发病率的危险因素包括吸烟、高血压、Ⅱ型糖尿病和某些血脂（如LDL-C）成分增高，心肺耐力低下也是心脏病的主要危险因素。

身体活动/运动可以大大降低包括心脏病、中风、心力衰竭在内的心肺疾病的死亡风险和发病风险。经常运动的成年人患心脏病、高血压中风的概率更低，血脂更好。在相当于每周150 min中等强度身体活动/运动的

活动量水平上，心肺疾病的风险显著降低。更多的身体活动/运动则可以进一步降低心肺疾病的发病风险。基于 Meta 分析发现，心肌梗死患者参与心脏康复性运动训练可显著降低再次心梗的风险，降低心肺疾病和全因死亡率。

有氧运动能改善功能障碍患者的心肺健康，降低心肺疾病的发病率和死亡风险，其健康效益同样作用于多种类型的多发性硬化，中风和脊髓损伤患者。

四、其他益处

《2018年美国人身体活动》专家咨询委员会科学报告全面梳理了近10年发表的重要文献，特别指出规律运动可以：①改善3～5岁儿童的健康和健康状况；②改善6～13岁儿童的情绪功能；③降低8种癌症的风险和延长癌症患者的寿命；④减少老年性痴呆；⑤降低成年人体重过度增加的风险；⑥提高成年人的睡眠质量和生活质量，中等到较大强度的身体活动可以提高睡眠质量，减少入睡所需的时间和醒来再次入睡的时间，还可以增加深度睡眠时间，以及白天嗜睡；⑦改善认知，降低或减少抑郁情绪；⑧显著增加特定人群，包括各种慢性病患者或产妇的生活质量。

随着时间的推移年龄的增长，多种慢性疾病发病率升高，其受家族史、经济状态、酗酒、吸烟等各种因素影响，但是随着身体活动水平的提高，多种慢性疾病的发病率下降。由此可见，规律运动是一种多效药，能够有效地提高人体的健康水平，预防、延缓和治疗多种慢性疾病，提高人体的功能状态，提高生活质量。

第二节　不同运动方式对心肺疾病的运动康复效益

一、有氧运动

有氧运动是通向全面身心健康的桥梁，是指在氧气供应充足情况下，主要通过有氧代谢完成的体力活动。大量研究均已得到证实。

定期的有氧运动可以防止内皮依赖性血管扩张的损失（如扩张血管反应对乙酰胆碱的反应），增加内皮细胞一氧化氮的分泌，改善内皮依赖性血管收缩和舒张功能。

有氧运动还可有效减少身体脂肪量，促进脂肪分解。运动引起交感神经兴奋，儿茶酚胺分泌释放增加，使得脂肪细胞内甘油三酯脂肪酶活性增加，从而加快脂肪分解。运动还能使脂肪细胞对胰岛素的敏感性增强，也促进了脂肪的分解。有氧运动使肌肉细胞线粒体内有关脂肪氧化塔的酶活性增高，也促进了脂肪分解，从而增强机体利用脂肪供能的能力。

虽然有氧运动不会像肌肉力量练习那样增加肌肉量，但它也可以帮助减缓随着年龄增长而引起的肌肉量下降。

最理想的运动剂量是30 min 中等强度（64%～76% HRmax）的有氧运动。在这种强度下进行有氧运动后，收缩压和舒张压可分别下降10～20 mmHg 和6～10 mmHg。如以每分钟110～120步速度30 min，在运动结束15 min 后，收缩压较运动前至少可下降10 mmHg，并且能够维持约10 h，最长可以维持22 h。

二、抗阻训练

抗阻运动能够直接增加肌肉体积，肌肉力量和肌肉耐力，提高基础代谢率，增加能量消耗，加速脂肪氧化，使体脂率下降。

抗阻运动还能改善心肺疾病合并中风，多发性硬化、脑瘫和脊髓损伤等疾病患者的肌肉力量。

抗阻运动可以改善心肺疾病患者的肌肉重量和肌肉力量，改善身体成分、身体活动能力、脑健康、血压、胰岛素敏感性、血脂和心血管健康。

三、柔韧性练习

柔韧性是一项重要的身体素质，也是日常生活中的重要能力。因此，保持关节柔韧性有助于完成运动或动作。但若当某项运动使关节结构远离最大活动范围时会导致组织损伤。

心肺疾病的多为关节活动度受限的老年人，可以通过柔韧性练习提高关节的最大活动范围或柔韧性，可以使患者更容易地完成对灵活性有较高要求的活动。关节的最大活动范围会在柔韧性练习后即刻就得到提高，如果坚持3~4周，每周2~3次的规律拉伸之后，关节的最大活动范围会得到长期改善。柔韧性练习还可提高韧带的稳定性和平衡性，特别是与抗阻训练相结合进行时更明显。

四、平衡能力练习

平衡能力是指在不同环境和情况下，如静止或运动中维持姿势的能力。平衡能力受多种因素影响，在中枢神经系统的整合下，平衡能力与骨骼肌、躯体、视觉和前庭感受器有关。平衡能力练习可以提高个体在静止或运动过程中抵抗身体内部或外部力量进而防止失去平衡的能力，以及减少摔倒后受伤的风险，这对于心肺疾病的患者尤其是老年人特别重要。倒走、单腿站立或使用摆动板是平衡能力练习的常用方法，增强背部、腹部和腿部的肌肉力量也能改善平衡能力。

结　语

规律的体力活动/运动能够充分改善心肺疾病人群的氧运输功能，提高心肺耐力、肌肉耐力等身体素质，调整身体成分，维持能量代谢平衡。另外，规律的体力活动/运动还可以改善心肺疾病的危险因素，降低心肺疾病患者的全因死亡率。不同的运动形式、运动强度针对不同方面带来不同的运动健康效益，提高心肺疾病人群的生活质量，延缓疾病的进程，对患病人群具有重要的意义。

（首都体育学院　白　爽）

参考文献

［1］　冯振伟, 韩磊磊. 融合·互惠·共生: 体育与医疗卫生共生机制及路径探寻 [J]. 体育科学, 2019, 39 (1): 35-46.

［2］　祝莉, 王正珍, 朱为模. 健康中国视域中的运动处方库构建 [J]. 体育科学, 2020, 40 (1): 4-15.

［3］　步斌, 侯乐荣, 周学兰, 等. 运动处方研究进展 [J]. 中国循证医学杂志, 2010, 10 (12): 1359-1366.

［4］　王正珍, 周誉. 运动、体力活动与慢性疾病预防 [J]. 武汉体育学院学报, 2013, 47 (11): 69-75.

［5］　严翊, 王正珍, 谢敏豪. 运动与心血管风险 [J]. 北京体育大学学报, 2013, 36 (8): 40-44, 66.

［6］　张爽, 陈影, 王希, 等. 个体化运动处方对心血管疾病的康复效果研究进展 [J]. 中国康复理论与实践, 2019, 25 (1): 60-63.

［7］　中国心血管病风险评估和管理指南编写联合委员会. 中国心血管病风险评估和管理指南 [J]. 中国循环杂志, 2019, 34 (1): 4-28.

［8］　Bayego E S, Vila G S, MartÍnez I S. Exercise prescription: Indications, dosage and side effects [J]. Med Clin (Barc), 2011 (1): 18-24.

［9］　Sallis R. Developing healthcare systems to support exercise: Exercise as the fifth vital sign [J]. Br J Sports Med, 2011 (6): 473-474.

［10］　Gormley J H. Exercise therapy: Prevention and treatment of disease [M]. Oxford: Malden, 2005.

［11］ Jang S, Park S R, Jang Y, et al. Automated individual prescription of exercise with anXML‑based expert system [J]. Conf Proc IEEE Eng Med Biol Soc, 2005, 1 (4): 882-885.

［12］ Ignaszewski M, Lau B, Wong S, et al. The science of exercise prescription: Martti Karvonen and his contributions [J]. British Columbia Medical Journal, 2017, 59 (1): 38-41.

［13］ Pedersen B K, Saltin B. Exercise as medicine evidence for prescribing exercise as therapy in 26 different chronic diseases [J]. Scand J Med Sci Sports, 2015, 25 (3): 1-72.

［14］ Scottjm, Nilsen T S, Gupta D, et al. Exercise therapy and cardiovascular toxicity in cancer [J]. Circulation, 2018, 137 (11): 1176-1191.

［15］ Beck B R, Daly R M, Singh M A F, et al. Exercise and Sports Science Australia (ESSA) position statement on exercise prescription for the prevention and management of osteoporosis [J]. J Sci Med Sport, 2017, 20 (5): 438-445.

［16］ Crookham J. A guide to exercise prescription [J]. Prim Care, 2013, 40 (4): 801-820.

［17］ Clarke H. Application of measurement to health and physical education [M]. 2nd ed. New York: Prentice‑Hall, 1950.

［18］ Powell K E, JR RSP. Workshop on epidemiologic and public health aspects of physical activity and exercise: A summary [J]. Public Health Rep, 1985, 100 (2): 118-126.

［19］ Rissanen A E, Tikkanen H O, Koponen A S, et al. One‑year unsupervised individualized exercise training intervention enhances cardiorespiratory fitness but not muscle deoxygenation or glycemic control in adults with type 1 diabetes [J]. Appl Physio lNutr Metab, 2017, 43 (4): 387-396.

［20］ Lia A, Yau S, Machado S, et al. Adult neurogenic and antidepressant effects of adiponectin: A potential replacement for exercise? [J]. CNS Neurol Disord Drug Targets, 2015, 14 (9): 1129-1144.

［21］ Almeida C, Rodrigues C, Solva D, et al. Frailty in the elderly: Prevalence and associated factors [J]. Rev Bras Enferm, 2017, 70 (4): 747-752.

［22］ Zhu W, Owen H. Sedentary behavior and health: Concepts, assessments, and interventions [M]. Champaign‑Urbana: Human Kinetics, 2017.

［23］ Service (HHS)HAH. Physical activity guidelines for American [M]. 2nd ed. Washington: HHS, 2018.

［24］ Kwan R Y C, Salihu D, Lee P H, et al. The effect of e‑health interventions promoting physical activity in older people: A systematic review and meta ‑analysis [J]. Eur Rev Aging Phys Act, 2020, 17 (1): 20-25.

［25］ Fuller D, Colwelle E, Loe J, et al. Reliability and validity of commercially available wearable devices for measuring steps, energy expenditure, and heart rate: Systematic review [J]. JMIR MhealthUhealth, 2020, 8 (9): 55-60.

第十章
运动前健康筛查和心血管疾病患者的危险分层

引　言

规律的体力活动可以促进身体健康并令人愉悦，从而促使越来越多的人参与到运动中。对于大多数人来说，运动是安全的。但是对于某些人来说，运动可能意味着一定的风险，特别是较大强度运动可能导致暂时性运动风险增高，包括猝死和急性心肌梗死。因此在增加体力活动之前，为保证运动的安全性及有效性，应该对计划参加运动的人进行运动前健康筛查，特别是对于心血管疾病患者，不仅需要进行健康筛查，还应进行更细致的危险分层，为运动的安全提供更好的保障。

第一节　运动前健康筛查

一、概述

美国运动医学会（american college of sport medicin，ACSM）在第十版《ACSM运动测试与运动处方指南》中引用大量研究证据后明确了最新的运动前健康筛查方案，即根据参加运动个体的体力活动水平，确诊的心血管、代谢或肾脏疾病及其症状或体征，以及参与或预期的运动强度进行医学筛查推荐的筛查流程。鼓励计划开始运动或提高运动水平或参与其他体力活动项目的人们进行运动前健康筛查，为适应活跃的生活方式去除不必要的障碍。

ACSM运动前健康筛查流程的目标是确定：①在开始运动计划前或在增加运动频率、强度和（或）运动量前，是否需要进行医学筛查；②有临床疾病的患者是否能在参与有医务监督的运动计划中获得健康益处；③存在医学问题的患者是否需要停止运动计划，直到问题得到较好的控制或解决。

运动前健康筛查流程中不推荐有肺部疾病的个体进行医学筛查，因为肺部疾病并不会增加运动中或运动后即刻非致死性或致死性心血管事件并发症的风险，实际上，许多肺部疾病患者心血管事件风险的增加是由其静坐少动的生活方式引起的，而不是运动本身。

进行运动前健康筛查包括2个步骤：①在没有专业人员指导的情况下，计划开始运动者可以使用自我健康筛查，如在筛查中发现指征，再寻求专业人士的帮助；②在有专业人员指导的情况下，计划开始运动或运动增量者可以依据ACSM运动前健康筛查流程明确是否需要进行医学筛查。

二、自我健康筛查

自我健康筛查是指没有或几乎没有运动或健康专业人士指导的初始的、自我实践的筛查方式。个体在计划开始进行一项运动时，可能对这项运动是否适合、是否安全并不确定，在这个过程中需要一种便于操作的筛查工具来进行指导。ACSM在第九版和第十版分别介绍了2个版本的体力活动准备问卷，分别是PAR-Q问卷和PAR-Q$^+$问卷，前者更简单，后者在前者基础上增加了一些附加问题，一定程度上减少运动障碍和筛查的假阳性率，可以更好地指导运动前筛查，但是所需要的认知能力高于前者，所以有些人群可能需要帮助才能完成。

1. PAR-Q问卷 体力活动准备问卷（PAR-Q）（表2.10.1）是目前国际上公认的在运动测试和运动前必须进行调查的问卷，适用于15～69岁人群。通过问卷调查，可以明确在运动测试和运动前是否需要咨询相关的专业医生。如果受试者超过69岁且无规律的身体活动习惯，在运动测试和运动前一定要咨询相关的专业医生。

表2.10.1　体力活动准备问卷

是□　否□　1. 医生是否告诉过你患有心脏病并且只能参加医生推荐的体力活动？
是□　否□　2. 当你进行体力活动时，是否感觉胸痛？
是□　否□　3. 自上个月以来，你是否在没有参加体力活动时也感觉胸痛？
是□　否□　4. 你是否曾因头晕跌倒或曾失去过知觉？
是□　否□　5. 你是否有因为体力活动变化而加重的骨或关节疾病（如腰背部、膝关节或臀部等）？
是□　否□　6. 最近医生是否因为血压或心脏问题给你开过药（如静脉输液、口服药物）？
是□　否□　7. 你是否知道一些你不能进行体力活动的其他原因？

如果对上述一个或更多问题回答了"是"，需要向相关的专业医生咨询，告诉医生哪些问题回答的是"是"，希望参加哪些类型的运动锻炼，然后听从医生的建议，有针对性地制订安全有效的运动测试方案和运动处方。

如果对问卷的全部问题回答都是"否"，可以参加运动测试和运动锻炼，但要注意应循序渐进地进行，先从事适度和轻度的活动，再逐渐增加负荷或强度。建议参加一次运动测试，以评价机体的基础心肺耐力。运动前建议先量血压，如果超过144/94 mmHg，从事运动测试或运动之前，应先请教医生的建议。如果身体不适或生病（如感冒或发烧），应延迟运动测试或运动。

需要注意的是，本问卷的有效期是从完成问卷开始后12个月之内，如果其间身体状况发生变化，有回答"是"的问题出现，之前的问卷结果就无效，需要重新回答问卷内容。

2. PAR-Q+问卷（表2.10.2）　PAR-Q+问卷在PAR-Q问卷的基础上增加的附加问题完善了关于医学史和症状的资料，可以作为自我运动前健康筛查工具，也可以作为专业人员的辅助工具用于收集运动前健康筛查流程以外的相关信息。

3. 2014 PAR-Q+　规律体力活动的获益十分明确，更多的人应该参与到每日的体力活动中。多数人参加体力活动是十分安全的。这个问卷将提示你在参加更多的体力活动前是否需要进一步咨询医生或有资质的运动专家。

表2.10.2　整体健康问题

请认真阅读下列7个问题并如实回答：选择"是"或"否"	是	否
1）医生是否曾经说过你患有心脏病或高血压？	□	□
2）你休息时、日常活动时或运动时是否感觉到胸痛？	□	□
3）你是否因头晕失去平衡而跌倒或近12个月内出现过意识障碍？ 如果是因为过度通气导致的头晕请选择"否"（包括剧烈运动时过度通气）	□	□
4）你是否诊断过其他需要药物治疗的慢性疾病(除心脏病和高血压外)？ 请列出 ＿＿＿＿＿＿＿＿＿＿＿＿＿＿＿＿＿＿＿＿＿＿＿	□	□
5）你是否规律服用慢性病的药物？ 请列出疾病和药物 ＿＿＿＿＿＿＿＿＿＿＿＿＿＿＿＿＿	□	□
6）你最近(或近12个月内曾有)是否存在骨、关节或软组织(肌肉、韧带或肌腱)的问题，活动多了会加重？如果曾经 有过但不影响现在的体力活动，请回答"否"。请列出相关问题 ＿＿＿＿＿＿＿＿＿＿＿＿	□	□
7）医生是否说过你应该在医务监督下活动？	□	□

> **如果以上问题你的答案均为"否"，你可以安全的参加体力活动。**
> **请至第4页签署参与声明。你不需要完成第2～3页。**
> • 开始参与更多的体力活动——循序渐进的开始

- 请遵循国际体力活动指南中你的年龄对应的推荐意见
  （www.who.int/dietphysicalactivity/en/）。
- 你可以参加健康及体适能评估。
- 如果你大于45岁且没有进行剧烈运动的习惯，在你想参与剧烈运动时请咨询有资质的运动专家。

如果以上问题你有一个或更多问题回答"是"，请完成本问题的第2～3页。

推迟参与更多的活动，如果出现下列问题：
- 你突发某些疾病，如感冒或发烧；请好转后再开始运动。
- 如果你怀孕了，在参与更多活动前请与你的医生或有资质的运动专家沟通，或在
  www.eparmedx.com完成ePARmed-x$^+$问卷。
- 如果你的健康状况发生变化请完成本问卷第2～3页，或与医生/有资质的运动专家沟通。

疾病补充问题

1. 你是否患有关节炎、骨质疏松或腰背部疾病？ 如果上述问题存在，请回答1a-1c　　　　如果选择"否"□请跳至问题2		
1a. 你的健康问题通过用药或其他处方的治疗方法很难控制？ （如果不是规律服药或其他治疗方法，请回答"否"）	是□	否□
1b. 你是否存在引起疼痛的健康问题. 近期骨折或因骨质疏松或癌症导致的骨折，椎体异位（如腰椎滑脱），和（或）峡部裂、部分缺失（脊柱背侧骨性环状结构缺损）？	是□	否□
1c. 你是否注射过类固醇或连续服用类固醇药物超过3个月？	是□	否□
2. 你是否患有任何类型的癌症？ 如果上述问题存在，请回答2a-2b　　　　如果选择"否"□请跳至问题3		
2a. 你的肿瘤是否为以下几类：肺/支气管、多发性骨髓瘤（浆细胞肿瘤）、头和劲部肿瘤？	是□	否□
2b. 你的肿瘤是否规律治疗（如化疗或放疗）？	是□	否□
3. 你是否患有心脏或心血管疾病？包括冠状动脉疾病、心力衰竭、心律失常 如果上述问题存在，请回答3a-3d　　　　如果选择"否"□请跳至问题4		
3a. 你的健康问题通过用药或其他处方的治疗方法很难控制？ （如果不是规律服药或其他治疗方法，请回答"否"）	是□	否□
3b. 你是否存在需要药物治疗心律失常？（如房颤、室性早搏）	是□	否□
3c. 你是否有慢性心力衰竭？	是□	否□
3d. 你是否已诊断冠状动脉（心血管）疾病并且近2个月没有参加规律的体力活动？	是□	否□
4. 你是否患有高血压？ 如果上述问题存在，请回答4a-4b　　　　如果选择"否"□请跳至问题5		
4a. 你的健康问题通过用药或其他处方的治疗方法很难控制？ （如果不是规律服药或其他治疗方法，请回答"否"）	是□	否□
4b. 无论是否服药，你是否出现过安静血压等于或超过160/90 mmHg的情况？ （如果安静血压不详，请回答"是"）	是□	否□
5. 你是否患有代谢性疾病？包括1型糖尿病、2型糖尿病或糖尿病前期 如果上述问题存在，请回答5a-5e　　　　如果选择"否"□请跳至问题6		
5a. 你是否很难通过饮食、药物或其他处方的治疗方法控制血糖？ （如果不是规律服药或其他治疗方法，请回答"否"）	是□	否□
5b. 你是否经常在运动或日常体力活动时出现低血糖症状？低血糖症状包括：发抖、紧张、易怒、多汗、头晕或头重脚轻、神智不清、难以说话、乏力或嗜睡。	是□	否□
5c. 你是否出现一些糖尿病并发症的症状或体征，如心脏或血管疾病、影响眼、肾或足部和脚趾感觉的并发症？	是□	否□

续表

5d. 你是否存在其他代谢疾病（如妊娠相关糖尿病、慢性肾脏病或肝病）？	是□	否□
5e. 你近期是否计划参与较高（剧烈）强度的运动？	是□	否□
6. 你是否患有精神问题或学习障碍？包括阿尔兹海默病、痴呆、抑郁、焦虑症、进食困难、精神障碍、智力残疾或唐氏综合征		
如果上述问题存在，请回答6a-6b　　　　　如果选择"否"□请跳至问题7		
6a. 你的健康问题通过用药或其他处方的治疗方法很难控制？	是□	否□
（如果不是规律服药或其他治疗方法，请回答"否"）		
6b. 你是否同时患有腰背部问题影响神经或肌肉？	是□	否□
7. 你是否患有呼吸系统疾病？包括慢性阻塞性肺疾病、哮喘、肺动脉高压		
如果上述问题存在，请回答7a-7d　　　　　如果选择"否"□请跳至问题8		
7a. 你的健康问题通过用药或其他处方的治疗方法很难控制？	是□	否□
（如果不是规律服药或其他治疗方法，请回答"否"）		
7b. 医生是否说过你安静或运动时的血氧水平下降，或指出你需要吸氧？	是□	否□
7c. 如果患有哮喘，你是否经常出现胸闷、哮鸣音、呼吸困难、持续咳嗽（大于2天/周），或在过去的1周内使用急救药物超过2次？	是□	否□
7d. 医生是否说过你有肺动脉高压？	是□	否□
8. 你是否患脊髓损伤疾病？包括四肢瘫痪和截瘫		
如果上述问题存在，请回答8a-8c　　　　　如果选择"否"□请跳至问题9		
8a. 你的健康问题通过用药或其他处方的治疗方法很难控制？	是□	否□
（如果不是规律服药或其他治疗方法，请回答"否"）		
8b. 你是否经常出现低血压而引起明显的头晕、头重脚轻或晕倒？	是□	否□
8c. 医生是否指出你存在一过性血压升高（被称作自主神经功能异常）？	是□	否□
9. 你是否患过中风？包括一过性脑缺血发作或脑血管事件		
如果上述问题存在，请回答9a-9c　　　　　如果选择"否"□请跳至问题10		
9a. 你的健康问题通过用药或其他处方的治疗方法很难控制？	是□	否□
（如果不是规律服药或其他治疗方法，请回答"否"）		
9b. 你是否存在行走或活动障碍？	是□	否□
9c. 最近6个月你是否罹患过中风或神经肌肉损伤？	是□	否□
10. 你是否患有以上没有列出的疾病或患有两个及以上疾病？		
如果上述问题存在，请回答10a-10c　　　　　如果选择"否"□请阅读第4页的建议		
10a. 近12个月你是否因头部外伤而出现头晕、晕倒或意识丧失或近12个月内诊断过脑震荡？	是□	否□
10b. 你是否患有上述未列出的疾病（如癫痫、神经系统疾病或肾脏疾病）？	是□	否□
10c. 你是否持续存在两种或更多健康问题？	是□	否□

请列出健康问题 _____

及任何相关用药 _____

请翻阅本问卷第4页有关你的健康问题的相关建议并签署参与声明

如果以上问题你的答案均为"否"，你可以开始参与更活跃的体力活动——请签署参与声明：

· 你是否被建议应咨询运动专家来协助你制订一份安全有效的体力活动计划来满足你健康需求？

· 你是否被建议从较缓慢的运动开始，逐渐从20分钟达到60分钟低至中等强度的运动，每周3～5天，其中包括有氧运动和肌肉力量运动？

· 随着运动计划的推进，你的目标是累计达到每周150分钟或更长时间的中等强度体力活动。

· 如果你大于45岁且没有进行剧烈运动的习惯，在你想参与剧烈运动时请咨询有资质的运动专家。

如果以上问题你有一个或更多问题回答"是":

你应在参与更多体力活动或开始健身计划前进一步咨询。你应在www.eparmedx.com完成特制的在线运动建议调查问卷——ePARmed-X+和（或）咨询有资质的运动专家帮你解读ePARmed-X+问卷并提供更多信息。

推迟参与更多的活动，如果出现下列问题：

·你突发某些疾病，如感冒或发烧；请好转后再开始运动。

·如果你怀孕了，在参与更多活动前请与你的医生或有资质的运动专家沟通，或在www.eparmedx.com完成ePARmed-X+问卷。

·如果你的健康状况发生变化，请在继续运动前与医生或有资质的运动专家沟通。

PAR-Q问卷可以复印使用。请使用问卷的全部内容并且不允许更改。

作者、PAR-Q团队、组织参与者及代理人对使用PAR-Q+或ePARmed-X+评估后参与体力活动的个人不负有相关责任。如果问卷评估后仍有疑问，请咨询医生后再参与体力活动。

参与声明

所有完成PAR-Q问卷的个人请仔细阅读并签署下列声明。

如果你未达到法定年龄或需要他人照顾，监护人或健康照顾人需签署下表。我，签字人，已经阅读、理解并自愿完成这份问卷。我已知这份体力活动调查的最大有效期为自完成之日起12个月，如果我的健康状况发生变化则失效。我亦知晓受托人会收到此份记录的副本。据此，受托人应遵守地区、国家或国际个人健康信息储存的相关指南以保证信息的私密性且不会滥用或错误公开本信息。

姓名　　　　　　　　　日期　　　　　　　　　签名
见证人　　　　　　　　父母/监护人/健康看护人签名

三、运动前健康筛查流程

基于2014年ACSM组织的科学圆桌会议讨论结果确定了运动前健康筛查流程。运动前健康筛查流程包括如下几个方面：①个体当前的体力活动（PA）水平；②确诊的心血管、代谢或肾脏疾病及其症状和体征；③预期的运动强度。这3个方面已被证明是运动相关心血管事件的重要危险因素。

ACSM运动前健康筛查是一个新的用于确定运动者在有氧运动中或运动后即刻是否存在心血管并发症风险的工具。需要说明的是，此项筛查仅针对有氧运动。尽管抗阻训练越来越流行，但目前有关抗阻训练心血管并发症风险的证据仍然不足，尚无法建立相关的运动前筛查方案。

首先，需要判断运动者当前有无规律运动习惯。当前有规律运动习惯者应在过去的3个月里有规律的运动锻炼习惯，即每周至少有3 d进行30 min中等及以上强度的运动锻炼；反之则为当前无规律运动习惯者。进行这一判断的目的是更好地确定运动者是否已经适应了规律运动的用力程度，对于还没有适应者，运动可能会对其心血管系统产生过度的负荷并增加心血管并发症的风险。

（一）当前无规律运动习惯者

①无心血管、代谢或肾脏疾病，且无相关症状或体征→无须医学检查→推荐低到中等强度运动，可根据ACSM指南逐渐提升至高强度运动；②确诊过心血管、代谢或肾脏疾病，但无症状→建议进行医学检查→依据

医学检查结果，推荐低到中等强度运动，可根据ACSM指南逐渐提升至可耐受强度的运动；③有心血管、代谢或肾脏疾病相关症状或体征（无论疾病状况如何）→建议进行医学检查→依据医学检查结果，推荐低到中等强度运动，可根据ACSM指南逐渐提升至可耐受强度的运动。

（二）当前有规律运动习惯者

①无心血管、代谢或肾脏疾病，且无相关症状或体征→无须医学检查→继续中等或高强度运动，可根据ACSM指南逐渐提升运动负荷；②确诊过心血管、代谢或肾脏疾病，但无症状→中等强度运动前无须医学检查，高强度运动前建议进行医学检查（如过去12个月内症状/体征无改变）→继续中等强度运动，依据医学检查结果，可根据ACSM指南逐渐提升运动负荷至可耐受程度；③有心血管、代谢或肾脏疾病相关症状或体征（无论疾病状况如何）→暂停运动，进行医学检查→依据医学检查结果，可继续运动，可根据ACSM指南逐渐提升运动负荷至可耐受程度。

此处需要解释说明的是：

心血管疾病：心脏、外周血管或脑血管疾病。

代谢疾病：Ⅰ型和Ⅱ型糖尿病。

症状和体征：安静或活动时的下列表现：可能由缺血引起的胸、颈、下颌、手臂或其他部位的不适或疼痛；安静或轻度用力时呼吸困难；眩晕或晕厥；端坐呼吸或夜间阵发性呼吸困难；脚踝水肿；心悸或心动过速；间歇性跛行，确诊的心脏杂音；常规运动时出现异常疲劳或呼吸困难。

医学检查：由专业医疗机构提供的体检结果及运动许可证明。

低强度运动：30%～39%HRR或$V_{O_2}R$；2～2.9METs，RPE9～11，HR和呼吸略加快。

中等强度运动：40%～59%HRR或$V_{O_2}R$；3～5.9METs，RPE12～13，HR和呼吸明显加快。

高强度运动：60%HRR或$V_{O_2}R$；≥6METs，RPE≥14，HR和呼吸显著加快。

四、运动前评估

运动前评估是联系运动前健康筛查和健康体适能测试的桥梁，可以更全面了解运动参加者的健康状况，掌握更多健康相关信息，从而更加科学合理地制订运动计划。运动前评估包括医学史、心血管疾病危险因素评估、体检和实验室检查等方面。

（一）医学史

①医学诊断：心血管疾病危险因素，包括高血压、肥胖、血脂异常和糖尿病；心血管疾病，包括心力衰竭、瓣膜功能障碍（如主动脉狭窄、二尖瓣病变）、心肌梗死和其他急性冠状动脉综合征；经皮冠状动脉介入治疗，包括血管成形术和冠状动脉支架、冠状动脉旁路移植术和其他心脏手术（如瓣膜手术、心脏移植、心脏起搏器和（或）植入式复律除颤器）；心律失常射频消融术；外周血管疾病；肺部疾病（包括哮喘、肺气肿和支气管炎）；脑血管疾病，包括脑卒中和一过性脑缺血；贫血及其他血液系统异常（如红斑狼疮）；静脉炎、深静脉血栓形成或栓塞；癌症；妊娠；骨质疏松症；肌肉骨骼疾病；情绪障碍；进食障碍；②以前的体检结果：心脏听诊有杂音、喀喇音、奔马律和其他异常心音，以及其他心脏血管异常；肺部异常（例如哮鸣音、水泡音、爆破音），高血压，水肿；③实验室检查结果：血糖、糖化血红蛋白、高敏C反应蛋白、血脂和脂蛋白或其他实验室检查异常；④症状：身体不适（如胸、下颌、颈、背或上肢等处压榨感、麻木、疼痛、沉重感、烧灼感、紧缩感、挤压感）；轻度头痛、头晕眼花或晕厥，暂时性视觉或语言能力丧失；单侧肢体一过性麻木或虚弱；呼吸困难；心动过速或心悸，特别是在体力活动、饮食过量、心情沮丧时或暴露于寒冷环境（或这些因素的综合作用）时出现的心悸；⑤近期患病史、住院史、医疗诊断或外科手术史；⑥骨关节异常，包括关节炎、关节肿胀、移动障碍或运动测试困难等情况；⑦用药史（包括饮食和保健品）、过敏史；⑧其他生活习惯：如咖啡因、饮酒、吸烟、烟草，或出于娱乐需要服用违禁药物；⑨运动习惯：为改变生活方式所做的准备和日

常体力活动水平FITT（运动类型、运动强度、运动时间和运动频率）；⑩工作经历：强调当前的情况或期望达到的身体要求，记录最高或最低限度的要求；⑪家族史：心脏病、肺部疾病、代谢性疾病、脑卒中或猝死。

（二）心血管疾病危险因素评估

建议按照下表进行心血管疾病危险因素评估，通常计算正性危险因素的总和，高密度脂蛋白胆固醇具有保护作用，被认为是负性危险因素，可以从正性危险因素总和中减去1，见表2.10.3。

表2.10.3 心血管疾病危险因素及判断标准

危险因素[a]	判断标准
年龄	男性≥45岁，女性≥55岁
家族史	心肌梗死、冠状血管重建，父亲或其他一级男性亲属55岁前猝死；母亲或其他一级女性亲属65岁前猝死
吸烟	吸烟或戒烟不足6个月或吸二手烟
静坐少动的生活方式	至少3个月没有参加每周至少3次、每次至少30 min的中等强度体力活动（40%～60% $V_{O_2}R$）
肥胖	BMI≥30 kg/m²；或男性腰围>102 cm，女性腰围>88 cm
高血压	收缩压≥140 mmHg或/和舒张压≥90 mmHg，至进行2次不同时间测量确定，或正在服用降压药
血脂异常	低密度脂蛋白胆固醇≥130 mg/dL（3.37 mmol/L）或高密度脂蛋白胆固醇（HDL-C）<40 mg/dL（1.04 mmol/L）或正在服用降脂药物。血清总胆固醇≥200 mg/dL（5.18 mmol/L）
糖尿病	空腹血糖≥126 mg/L（7.0 mmol/L）或口服糖耐量试验（OGTT）2 h血糖≥200 mg/dL（11.1 mmol/L）或HbA$_1$C≥6.5%
负性危险因素	判断标准
HDL-C[b]	≥60 mg/dL（1.55 mmol/L）

（三）体格检查

体检项目主要包括以下内容：

1. 体重：在大多数情况下，测定BMI、腰围和（或）身体成分（体脂百分比）。
2. 脉率和心律。
3. 安静血压：坐位、仰卧位、站立位。
4. 肺部听诊，特别注意肺部各个区域的呼吸音是否一致（是否有啰音、哮鸣音和其他呼吸音）。
5. 心尖搏动和搏动最强点触诊。
6. 心脏听诊，特别注意杂音、奔马律、喀喇音、摩擦音。
7. 颈动脉、腹主动脉、股动脉触诊和听诊。
8. 肠鸣音、腹部肿块，内脏体积和软硬度评价。
9. 下肢水肿和外周动脉搏动的触诊和检查。
10. 是否存在肌腱黄色素瘤和（或）皮肤黄色素瘤。
11. 与骨关节或其他可能影响运动测试的医学检查相关的后续检查。
12. 神经功能检查，包括反射和认知能力测试（特定人群）。
13. 皮肤检查，特别是糖尿病患者的下肢皮肤检查。

（四）实验室检查

针对不同人群，实验室检查侧重点不同。

1. 所有人群

①空腹血清总胆固醇、低密度脂蛋白胆固醇、高密度脂蛋白胆固醇和甘油三酯；②空腹血糖。所有的患者，尤其是超重、肥胖者，应该在45岁开始测试。对于超重肥胖并且有1个以上其他2型糖尿病危险因素的成年人来说，无论年龄多大，都应该进行此项测试。

2. 有心血管疾病症状/体征或患有心血管疾病的人群

①上述检查结合相关的心血管实验室测试（如安静12导心电图、Holter心电图监测、冠状动脉造影、放射性核素检查或超声心动图、运动测试）；②颈动脉和其他的外周血管超声检查；③存在或怀疑心力衰竭者应进行胸部X线检查；④既往史和体格检查发现需要进行全面的血清化学成分和血常规测试。

3. 肺部疾病患者

①胸部X线检查；②肺功能测试；③一氧化碳扩散能力；④其他特殊的肺部检查（如血氧饱和度或血气分析）。

第二节　心血管疾病患者危险分层

一、心血管疾病患者危险分层的意义

已确诊的心血管疾病患者不同于普通人，他们既需要以运动为基础进行心脏康复，同时面临运动时较大的潜在风险，因此建议对他们进行更为细致严格的危险分层流程。

肺部疾病并不会增加运动中或运动后即刻非致死性或致死性心血管事件并发症的风险，因此并不需要进行严格的危险分层，但需要关注慢性阻塞性肺部疾病患者心血管和代谢疾病的症状和体征。

二、心血管疾病患者危险分层的内容

依据美国心肺康复协会的心血管疾病患者危险分层标准，心血管疾病患者参与运动的风险可分为低运动风险、中运动风险和高运动风险3个等级。

（一）低运动风险的判断

满足以下全部条件的心血管疾病患者可判断为低运动风险者：①运动测试和恢复期间没有复杂的室性心律失常；②运动测试和恢复期间没有心绞痛或其他明显症状（例如异常的呼吸困难、头晕或晕厥）；③运动测试和恢复期间血流动力学变化正常（即运动负荷增加时心率和收缩压适度上升，进入恢复期心率和收缩压适度下降）；④最大运动强度≥7METs。

低运动风险者在非运动测试中还具有如下特征：①安静状态下射血分数≥50%；②无复杂性心肌梗死，未经历血管重建术；③安静状态下没有复杂的室性心律失常；④没有充血性心力衰竭；⑤发病后/手术后没有心肌缺血的症状或体征；⑥没有抑郁症。

（二）中运动风险的判断

满足以下条件中的1条或以上的心血管疾病患者可判断为中运动风险者：①有心绞痛或其他明显症状（例如只在运动强度≥7METs时，出现异常的呼吸困难、头晕或晕厥）；②运动测试或恢复期间有轻到中等程度的无症状心肌缺血（ST段比基线压低<2 mm）；③最大运动强度<5METs。

中运动风险者在非运动测试中还具有如下特征：

安静状态下射血分数为40%～49%。

（三）高运动风险的判断

满足以下条件中的1条或以上的心血管疾病患者可判断为高运动风险者：①运动测试或恢复期间有复杂的室性心律失常；②有心绞痛或其他明显症状（例如在低强度运动（<5METS）或恢复期间有异常的呼吸困难、头晕或晕厥）；③运动测试或恢复期间有严重的无症状心肌缺血（ST段比基线压低≥2 mm）；④运动测试时

（随着运动负荷的增加，心率变化异常、心率不增或收缩压下降）或恢复期有血流动力学异常（严重的运动后低血压）。

高运动风险者在非运动测试中还具有如下特征：①安静状态下射血分数＜40%；②有心脏骤停或猝死史；③安静状态下有复杂的心律失常；④发生过复杂性心肌梗死或经历过血管重建术；⑤有充血性心力衰竭；⑥发病后/手术后有心肌缺血的症状或体征；⑦有抑郁症。

结　语

运动前健康筛查是为了确定计划参加运动的人是否存在运动相关的风险，系统性地判断在开始运动计划前是否需要医学筛查。是否需要医学筛查取决于运动习惯，心血管、代谢或肾脏疾病史，心血管、代谢或肾脏疾病相关症状或体征，以及预期的运动强度。刚开始运动的人，如果没有专业人士指导，可以选择使用身体活动准备问卷（PAR-Q）或PAR-Q⁺问卷作为自我筛查的工具；如果有专业人士指导，可以按照ACSM运动前健康筛查流程进行判断。医学或健康管理专业人员决定计划参加运动的人进行医学筛查的内容和方法，鼓励心血管疾病患者在进行危险分层后进行心脏康复和合适的体育锻炼。

（首都体育学院　王　超）

参考文献

［1］　王正珍. ACSM运动测试与运动处方指南 (第十版) [M]. 北京：北京体育大学出版社, 2019.
［2］　王正珍, 徐峻华. 运动处方 (第二版) [M]. 北京：高等教育出版社, 2018.
［3］　郎朝春. 健康体适能与运动处方 [M]. 北京：北京理工大学出版社, 2013.
［4］　李红娟. 体力活动与健康促进 [M]. 北京：北京体育大学出版社, 2012.
［5］　黄力平. 运动保健处方 [M]. 北京：人民军医出版社, 2013.

第十一章
健康相关体适能的测试和分析

引　言

　　社会机械化、信息化程度的提高不仅带给人们更舒适的生活环境及诸多便利，也给人们的健康带来一些隐忧。由于运动不足、营养过剩及不平衡所致的慢性疾病发病率显著增加，严重危及人们的健康水平。体适能是指人体所具备充沛的精力从事日常生活工作而不感到疲劳，同时有余力享受休闲活动的乐趣，能够适应突发状况的能力，是服务于人类健康、实现美好生活的基本模式。体适能概念的提出以及体适能的测试与分析对慢性疾病的防治具有十分重要的意义。

第一节　体适能相关术语概述

一、体适能的兴起与发展

　　体适能（physicalfitness）的概念最早出现于1897年，但作为一门学科真正引起学术界的重视始于20世纪50年代。1950年，美国政府针对200多万名21～35岁青年进行征兵体检时发现，所招募之新兵有90万人因心脏问题无法服兵役，随后成立"青年体适能总统委员会"。1957年，美国健康、体育、娱乐协会（american association of health，physical education and recreation，AAHPER）组织和制定的《国家青年适应能力测试》（national youth fitness test），并进行了第一次全国性的体适能普查，测试项目包括仰卧起坐、引体向上、立定跳远、垒球掷远、折返跑、60码快跑、600码跑走7项。之后不少学者和学术组织就体适能一词给出不尽相同的定义和解释。

　　1971年，美国总统体能和竞技委员会将"体适能"定义为"以旺盛的精力执行每天的事务而没有过度的疲劳；以充足的活力去享受闲暇时间的各种休闲，并能适应各种突发状况"。1980年，Jensen和Hirst认为个人适应能力是指外在与内在活动能力的总和，而运动适应能力（体适能）只是其中的一部分。1984年，Lamb从运动生理学的角度分析体适能，认为体适能是促使对目前及未来生活挑战得以成功的能力。1986年，Greenberg及Pargman认为体适能是指一个人的工作能力及有余力从事休闲活动的能力。1996年，美国健康与服务部将体适能定义为"人们具有的或者获得的与其完成体力活动能力有关的一组身体要素"，认为具有良好体适能的人通常是能够"以旺盛的精力执行每天的事务而没有过度的疲劳，以充足的活力去享受闲暇时间的各种休闲活动并能适应各种突发事件"，这一定义得到了迄今为止众多学者的认可。1997年，Howley和Franks又将体适能定义为具有低患病风险和具有足够的精力参加各种体力活动的身体完好状态。

　　WHO对体适能的定义为：指人体所具备的有充沛的精力从事日常活动（学习）而不会感到疲劳，同时有余力享受娱乐休闲活动的乐趣，以及应对突发事件的能力。美国运动医学会（american college sports medicine，ACSM）则认为体适能是指机体在不过度疲劳状态下，能以旺盛的精力愉快地从事日常工作和休闲活动，以及能从容地应对不可预测紧急情况的能力。

我国学者季浏和胡增荦于2000年认为，体适能是使每个人在各种不同的状况下，选择最适合自己的运动方式和运动量来增强自己体能，以保持最佳的健康状态，因人、因时、因地而异地获得健康。李建芳和陈汉华于2001年认为，体适能是人们从事需要速度、耐力、力量和柔韧性等身体活动的能力。邓树勋于2003年在综合了国内外学者对体适能的定义后认为，体适能是指个人适应生活需要的自身体能，其发展的目的，不仅能促进个人身体健康，而且能提高个人身体活动的适应能力。陈佩杰等于2005年认为体适能是从体育学角度评价健康的一个综合指标，是机体有效与高效执行自身机能的能力，也是机体适应环境（包括自然环境和心理环境）的一种能力，它与生活质量密切相关。

综上所述，虽然各国学者对体适能的理解和表述有所不同，定义也不尽相同，但"将体适能视为人类为适应生活需要所应具备的完成各种体力活动的能力"这一核心思想基本一致。它在内涵上存在层级性，即有能力完成基本的生理功能，如生存、保持健康、抵御外界刺激等；有能力完成日常生活功能，如购物、洗衣、做饭等；有能力进行职业工作和社会交往。此外，还有能力进行闲暇时间的锻炼和各种休闲活动。它在外延上存在多维性，即体适能各个构成要素对健康、劳动和工作能力以及竞技运动水平的影响并不完全相同。人体各组织器官在正常情况下能发挥其有效的机能，以适应日常的工作及生活环境，并有适应紧急事件的体适能，是心血管、肺脏、肌肉、关节等功能的综合体现。可以把它概括为身体适应生活、工作、运动和环境等因素的一种应变能力，故体适能也是身体适应能力的一种简称。

总之，体适能的定义无外乎包含2个分类，一是定义为"体适能是人体各器官系统的机能在身体活动中表现出来的一系列能力或特征"，二是定义为"体适能是一种精力充沛的良好状态，处于这种状态的人们将能够有活力地完成各种日常活动，而不会因过早出现健康问题发生而危及生命。"二者从不同角度对体适能进行阐述，互为补充。

二、体适能的分类及构成要素

对体适能的分类主要有三分法和两分法，其中以两分法的划分代表性更强，并得到广泛认同。

1. 三分法 陈佩杰等于2005年将体适能分为与健康相关（health-related）体适能、技能相关（skill-related）体适能及代谢相关（metabolic-related）体适能三方面内容。与健康相关的体适能直接与个体从事日常生活和工作能力有关，主要是评价机体的呼吸循环系统、身体成分（主要为体脂）和肌肉骨骼系统（包括肌肉耐力、肌肉力量和柔韧性）三方面机能。台湾学者林正常于2001年将体适能也分为三种，即与健康有关的体适能（health-related physical fitness）、与基本运动能力有关的一般运动体适能（sports-related physical fitness），以及与运动项目有关的专项技术体适能（skill-related physical fitness）。

2. 两分法 钱伯光将体适能分为与健康相关的体适能（health-related physical fitness）和运动相关的体适能（sports-related physical fitness），这也是国际通用的分类方法。美国健身体育休闲舞蹈协会于1980年将体适能分为"健康体适能"（health fitness）和"竞技体适能"（skill motor fitness）。其中"健康体适能"由心肺耐力、柔韧性、身体成分、肌肉力量和肌肉耐力，而运动体适能则包含平衡、协调性、敏捷性、速度、爆发力等。Corbin于1991年认为，体适能包含身体成分、心肺适能、柔韧性与肌肉耐力等。一个拥有良好的健康体适能者并不一定具有优秀的竞技体适能，竞技体适能需要进行适当的训练，但拥有优秀竞技体适能的前提是具有良好的健康体适能。

目前国际上对体适能的分类，通常采用WHO和ACSM对体适能的两分类法，即分为健康体适能（health-related physical fitness）和竞技体适能（skill-related physical fitness）。

为了能够与世界体适能研究相统一，本书采用WHO对体适能所下的定义：指除了应付日常工作之余，身体又不会感到过度疲劳，并有余力去享受休闲及应付突发事件的能力。主要分为健康体适能和竞技体适能，其中健康体适能包括身体成分、心肺耐力、柔韧性、肌肉力量和肌肉耐力5个组成要素，竞技体适能包括灵敏（agility）、平衡（balance）、协调性（coordination）、爆发力（power）、速度（speed）和反应时（reaction time）

等组成要素。

　　健康体适能的发展目标在于保持和维护健康,拥有健康体适能的良好状态,提高生活质量,享有优质人生。竞技体适能建立在健康体适能的基础之上,其构成要素对提高人体的竞技运动能力具有重要作用。越高水平的竞赛,对竞技体适能的要求越高,但有时候不一定合乎健康的原则。因此,竞技体适能的发展目标是在各竞技运动项目中创造优异成绩,获取比赛的胜利,但目前并没有证据表明它们与健康和疾病有直接关系。对于非运动员群体而言,健康体适能体系更为适用。

　　(1)心肺耐力　健康体适能主要由与人体健康水平密切相关的体适能要素组成,通常主要包括心肺耐力、肌肉力量、肌肉耐力、柔韧性和身体成分。其中,心肺耐力是健康体适能中最基础、最重要的要素,也是评估体适能优劣最重要的指标。它能反映由心脏、血管、肺脏和血液组成的血液运输系统向肌肉运送氧气、能源物质同时维持机体从事体力活动的能力。

　　(2)身体成分　人体是由脂肪组织与非脂肪组织(如肌肉、水分、骨骼等)组成,保持合理的体重和维持适当的身体成分对人体健康具有重要作用。身体成分中,脂肪的比例变化对健康的影响较大,当人体的体脂比例过高时,健康和体适能会受到相当大的威胁,同时患心脏病、高血压、糖尿病、中风、脂肪肝、高脂血症等疾病的概率显著升高,而过低的体脂比例也会导致诸如闭经、不孕、免疫力低下等健康风险增加。

　　(3)肌肉力量和肌肉耐力　肌肉力量是指肌肉一次收缩产生的最大力量,通常以对抗和克服最大阻力的重量、力矩或做功功率表示。肌肉耐力是指骨骼肌受到阻力时持续收缩和反复收缩或维持固定用力状态的能力,一般以定量运动负荷的次数、负荷持续时间或者输出功率变化来表示。肌肉力量和肌肉耐力是机体正常工作的基础。

　　(4)柔韧性　柔韧性是身体各关节能有效地活动到最大范围的能力,即在无疼痛的情况下,关节所能活动的最大范围。良好的柔韧性在运动中表现出高自由度和轻松感,它对于保持人体运动能力,防止运动损伤有重要意义。影响柔韧性的因素除了关节本身的结构外,还有肌肉、肌腱、韧带、软骨组织和皮肤。柔韧性好的人,其肢体的活动范围较大,且在不借助外力的情况之下,身体扭转、回旋、弯曲、伸展都比较轻松,而且能更多地避免因用力而造成肌肉拉伤或关节扭伤等运动损伤。

第二节　健康相关体适能测试与分析

　　体适能与人体健康状态、生活和工作能力以及竞技运动水平等密切相关,是从不同角度反映了机体的健康状况,被视为人类为适应生活需要所应具备的完成各种体力活动的能力。分为健康体适能和竞技体适能,前者主要由与人体健康相关的体适能要素组成,如心肺耐力、肌肉力量、肌肉耐力、身体成分和柔韧性;后者由与运动技能有关的体适能要素组成,如灵敏性、协调性、平衡性、速度、爆发力和反应时组成。为了达到终身健康的目标,在对个体进行健康管理时,应首先对自身健康体适能各项要素进行评估,即心肺耐力、肌肉力量、肌肉耐力、身体成分、柔韧性。由于平衡能力、协调性竞技体适能指标也与健康密切相关,因此也对其进行评估。

一、心肺耐力

　　心肺耐力与心脏、血管、肺脏以及肌肉利用氧的能力有关。良好的心肺耐力不仅能保证机体长时间有效地工作,同时也能保证机体工作后快速消除疲劳和机能有效恢复。通过心肺耐力的测试可以评价受试者的心血管机能状况,为制定运动处方提供依据。一般情况下,心肺耐力的测试和评价是以安静状态、定量负荷状态、最大负荷状态以及恢复过程中生理、生化水平及其变化为依据,结合运动成绩等指标对其进行全面的分析和诊断。安静状态的机能水平,可反映长期运动训练使机体产生的适应性变化特征;定量负荷下机体机能的变化,反映机体对运动负荷的适应能力,常以机体的机能节省化为典型特征;最大负荷运动过程中机体所表现的最大机能能力，则反映机体的最大机能潜力。

1. 心率、血压的测试 心率和血压是心肺机能测试最常用的指标，在运动实践中常用于了解运动强度和运动量对人体的影响，以及评价运动员的训练水平。因其方法简单易行，又能客观地反映心脏和血管的机能的水平，因而被广泛应用。

（1）心率 安静心率是指空腹安静状态下的心率。常用的测试方法有动脉触诊法、听诊法、心电图法。通常高水平耐力项目的运动员安静心率比一般人低。无运动经历的普通人安静时心率为60～100次/min。随着机体耐力水平的提高，安静时心率会逐渐减少。高水平耐力项目运动员（如自行车和马拉松运动员）安静时心率可以降至40～50次/min，甚至更低。安静心率的大小可在一定程度上反映机体的机能状态以及心血管系统机能的变化情况，是评价心血管系统机能状态及运动效果的参考指标，可采用自身前后比较的方法对其机能变化进行评定。

运动时的心率与运动强度成正比，因此在运动实践中，常用运动前、中、后的心率来了解运动负荷的强度、运动训练后的恢复以及运动员的训练水平。

（2）血压 血压是指血液在血管内流动时对血管壁的侧压力。它是在血流充满血管的前提下，由心脏收缩射血、外周阻力和大动脉的弹性等因素的协同作用下形成的。安静时正常成年人收缩压为90～140 mmHg，舒张压为60～90 mmHg。动脉血压的测试方法有直接测试法和间接测试法，由于间接测试法具有无创、易测试的特点，因而在临床上被广泛应用。

测试原理：通常血液在血管内流动时并没有声音，当利用压脉带给血管施加压力，并使其压力超过收缩压时肱动脉血流被完全阻断，此时利用听诊器在肱动脉远端听不到任何声音。然后，徐徐放气减低压脉带内压力，当压脉带内压力等于或略低于肱动脉的收缩压时，才有少量的血液流过受压血管狭窄处形成涡流而发出声音，于是用听诊器可在肱动脉远端听到声音，此时压脉带内的压力即为收缩压。如果继续放气，当压脉带内的压力等于或略低于舒张压时，则血管内的血流由断续变成连续，声音突然由强变弱或消失，此时压脉带内的压力即为舒张压。

测试方法：令受试者脱去一侧衣袖，前臂自然前伸平放于桌面上，掌心向上，将袖带绑在受试者上臂部，其下缘应在肘关节以上2～3 cm处（袖带应与心脏处于同一水平），松紧应适宜，肘窝暴露，将听头放在肱动脉上。松开血压计打气阀螺栓，驱除袖带内残留气体后关闭打气阀。然后，用打气球向袖带内打气，随袖带内的压力升高，逐渐可以听到有节奏的"咚咚"声，继续打气，等声音消失时，再使压力升高20～30 mmHg，然后旋开气阀徐徐放气。放气至第一次听到搏动声时，此时水银柱的高度即为收缩压。继续放气，搏动声突然从洪亮声变为模糊声时，水银柱的高度为舒张压变音点。继续放气至搏动声消失，此时水银柱高度为舒张压的消音点。记录所得结果，单位为毫米汞柱，以收缩压/舒张压毫米汞柱表示。世界卫生组织规定，年龄<14岁儿童舒张压以变音点为准，年龄>15岁少年和成人舒张压以消音点为准。现在多数国家不推荐使用水银的血压计。

采用此测试方法还可以测试运动中和运动后的血压，具体方法如下：首先将袖带绑在受试者上臂部。运动时，将袖带和血压计的连接断开，袖带仍捆扎在受试者上臂由受试者手托打气球。待运动至机能稳定时快速连接袖带与血压计，测试该负荷时的动脉血压，即为运动中血压；待运动结束后，快速连接袖带与血压计，分别测试运动结束后第1、2、3 min的血压，即为运动后血压。

（3）布兰奇心功指数测试

测试设备：秒表、血压计、听诊器；

测试方法：受试者取坐位，待完全安静后，测1 min的心率，然后测量血压。将数据代入公式：

$$布兰奇心功指数＝心率×(收缩压＋舒张压)/100$$

这一方法不仅考虑了心率的因素，也考虑了血压的因素，因而较全面地反映心血管机能。布兰奇指数在110～160范围内为心血管机能正常，平均数为140；如果超过200应进行心血管机能检查。

2. 定量负荷试验 一般情况下，心血管系统的机能常随机体代谢水平的变化而变化。由于安静状态下机体的代谢水平相对较低，所以，心血管机能状态并不能有效反映心血管系统的机能潜力。通常采用定量负荷试验测试定量负荷下心血管机能状态以评价心血管系统机能的潜力。即令受试者承受一定的定量负荷后，然后根据恢复期的脉率、血压等生理指标的不同变化，评定受试者心血管系统机能状态。常用测试方法如下：

（1）30 s 30次蹲起　30 s 30次蹲起，是瑞典体育联合会制定的一种测试运动员心脏机能的简易方法，其特点是简便实用。

测试器材：秒表、节拍器；

测试方法：①令受试者静坐5 min，测试受试者15 s脉搏数然后乘以4，即得1 min的脉搏数，标为p_1；②令受试者30 s内完成30次蹲起动作（每秒1次）。要求双手前平举，全蹲时脚跟不离地，站立时站直，最后一次站起来时，测试即刻15 s脉搏数乘以4，记为p_2；③测试最后一次站起后1 min～1 min 15 s的脉搏数乘以4，记为p_3。按以下公式计算心功能指数。

$$心功指数 = \frac{(p_1+p_2+p_3)-200}{10}$$

评价标准：心功指数小于或等于0，心脏机能为最好；1～5为较好；11～15为较差；6～10为一般；大于或等于16为最差。此标准较适用于运动员，在评价一般人的心脏机能时应制定新的评价标准。

（2）台阶试验　台阶试验是一种简易的评价心血管系统机能的定量负荷实验。主要是通过观察定量负荷持续运动的时间、运动中心血管的反应以及负荷后心率恢复速度（台阶指数）评定心血管系统机能水平。

测试器材：台阶（成人测试台阶高度，男子50 cm，女子42 cm）、节拍器、秒表。

测试方法：受试者从安静状态开始，以每分钟30次的节律连续登台阶150次。从预备姿势开始：当听到第1响时，一只脚踏在台上；第2响时踏台腿伸直，另一只脚跟上在台上站立；第3响时，先踏台的脚下来；第4响时另一只脚下地还原成预备姿势。在测试中采用每2 s上、下踏台一次的速度，连续做5 min。每次上下台阶时，须伸直双腿，挺直躯干。运动完毕后，令受试者立刻静坐在椅子上，将测试仪的指脉夹夹在受试者的中指前方，测试仪将自动采集受试者运动后2 min～2 min 30 s、3 min～3 min 30 s、4 min～4 min 30 s的3次脉搏数，并计算出台阶指数。如果受试者在运动中坚持不下去或跟不上节律3次者，应立即停止运动。需要人工测试脉搏时，需测试运动停止后2 min～2 min 30 s、3 min～3 min 30 s、4 min～4 min 30 s的3次脉搏数，然后根据以下公式进行计算。

台阶指数计算公式：

$$台阶指数 = \frac{踏台上、下运动持续的时间 \times 100}{2 \times（3次测定的脉搏的和）}$$

评价表如表2.11.1所示。

表2.11.1　哈佛台阶实验评价标准

哈佛台阶指数	评价等级	哈佛台阶指数	评价等级
<55	差	80～90	良
55～64	中下	>90	优
65～79	中上		

3. 最大负荷试验　最大运动负荷试验包括Bruce跑试验和20 m往返跑试验，测试中均要求受试者运动至力竭。可评定受试者在不同做功水平心、肺和肌肉对氧气的摄取、运输、利用以及CO_2的排出情况，从而判断心、肺、肌肉等的功能储备。

（1）Bruce运动试验

测试器材：跑台、秒表；

测试方法：受试者按照预先设定好的运动程序（见表2.11.2）在跑步机上完成跑步运动，直至运动力竭，记录受试者最大运动时间，然后分别依据以下的预测公式（表2.11.3）计算最大摄氧量（V_{O_2}max）。

表2.11.2 Bruce运动试验方案

级别	速度		坡度（%）	持续时间（min）
	mile/h	km/h		
0	1.7	2.7	0	3
1/2	1.7	2.7	5	3
1	1.7	2.7	10	3
2	2.5	4.0	12	3
3	3.4	5.5	14	3
4	4.2	6.7	16	3
5	5.0	8.0	18	3
6	5.5	8.8	20	3
7	6.0	9.6	22	3

表2.11.3 Bruce试验中$V_{O_2}max$的推算公式

人群	推算公式
经常运动男性	$V_{O_2}max=3.778\times$运动时间（min）$+0.19$
不经常运动男性	$V_{O_2}max=3.298\times$运动时间（min）$+4.07$
心脏患者	$V_{O_2}max=2.327\times$运动时间（min）$+9.48$
健康成年人	$V_{O_2}max=6.70-2.82\times$（性别）$+0.056\times$运动时间（s）

注：$V_{O_2}max$单位为mL/（kg/min）；健康成年人性别男性=1，女性=2。

（2）20 m往返跑试验

测试器材：平坦场地（长度大于20 m）、音响设备；

测试方法：20 m往返跑试验是让受试者在两条相距20 m的所画线内往返跑，跑速受音频节拍指挥，初级速度为8 km/h，每1 min增加1级（即增加0.5 km/h）。测试过程中，受试者通过间隔双音信号来控制并调整速度，尽自己最大努力跟上节拍到达终点线，如果连续3次不能跟上节拍到达终线，或自我感觉确实难以完成时即停止测试，记录最后阶段的速度级别，代入Leger回归方程式推算$V_{O_2}max$：

$$V_{O_2}max\ [mL/（kg/min）]=31.025+3.238\times Vmax-3.248A+0.1536\times A\times Vmax$$

其中：Vmax（最大跑速km）=8+0.5×最高级别；A为年龄（岁）。

王翔等以20 m往返跑的最后一级跑速Vmax为自变量，建立了适合我国学生的$V_{O_2}max$预测公式，即：

$$V_{O_2}max\ [mL/（kg/min）]=5.691\times Vmax(km/h)-21.672$$

其中：Vmax（最大跑速km）=8+0.5×最高级别。

4. 亚极量运动试验 亚极量运动实验包括12 min跑试验和1英里步行试验。

（1）12 min跑试验 12 min跑是一种无须任何专门设备、简便、易行的亚极量运动试验。测试时，要求受试者以均匀的速度，尽力连续跑12 min，记录完成跑步的总距离。如果受试者完成12 min跑有困难，可以根据自身体能状态，采用"跑走交替"的方式完成。

测试设备：标准田径场或篮球场、秒表；

测试方法：受试者在热身运动后，测试者发令"预备""开始"，尽量在12 min内完成最多距离。测试中，测试者每圈都要报告圈数，然后在12 min终止时计算最后一圈完成的距离，加上之前所跑圈数的距离，便得到他所完成的总距离。12 min内跑步距离越长，其心肺耐力越好。可以参照表2.11.4的距离参照表评价心肺耐力，也可以根据如下公式推算$V_{O_2}max$。

$$V_{O_2}max\ [mL/（kg/min）]=[12 min跑的距离（米）-506]/45$$

此公式适用于跑完 12 min 的成年人。由于儿童在跑步时会消耗更多的氧气，对于儿童该公式的估计值可能会偏低。对于训练有素的运动员，由于他们能更好地实现能量节省化，该公式的估计值可能会偏高。

表2.11.4　12 min 耐力跑评价标准

性别	年龄（岁）	欠佳	尚可	一般	良好	优异
男性	13～19	＜1900	1901～2100	2101～2400	2401～2600	＞2601
	20～19	＜1900	1901～2100	2101～2400	2401～2600	＞2601
	30～19	＜1800	1801～2000	2001～2300	2301～2500	＞2501
	40～49	＜1700	1701～1900	1901～2200	2201～2450	＞2451
	50～59	＜1600	1601～1800	1801～2100	2101～2300	＞2301
	＞60	＜1300	1301～1600	1601～1900	1901～2100	＞2101
女性	13～19	＜1400	1401～1600	1601～1800	1801～2000	＞2001
	20～19	＜1500	1501～1700	1701～2000	2001～2200	＞2201
	30～19	＜1450	1451～1650	1651～1900	1901～2100	＞2101
	40～49	＜1400	1401～1550	1551～1800	1801～2000	＞2001
	50～59	＜1300	1301～1400	1401～1700	1701～1900	＞1901
	＞60	＜1200	1201～1300	1301～1500	1501～1700	＞1701

（2）1 英里步行试验

测试设备：标准田径场或篮球场、秒表；

测试方法：受试者在跑道上尽可能快地步行，步行距离为 1 英里（1.609 km），运动结束即刻心率（取 15 s 的心率，然后乘以 4）。然后按照如下公式推算 $V_{O_2}max$。该方法适用于所有年龄和体适能水平的人群。

$$V_{O_2}max = 132.853 - 0.0769 \times 体重 - 0.3877 \times 年龄 + 6.315 \times 性别 - 3.2649 \times 时间 - 0.1565 \times 心率$$

公式中体重单位为磅（1 磅＝0.4536 kg），年龄单位为岁，性别赋值女性为 0，男性为 1，心率单位为次/分。

5. 最大摄氧量的直接测试法　$V_{O_2}max$ 是指人体在进行有大肌肉群参加的力竭性运动中，当心血管的氧运输功能和肌肉氧的利用能力达到个人的极限水平时，单位时间内所能摄取的最大氧量，通常以 O_2L/min 或 O_2L/（kg/min）表示。

$V_{O_2}max$ 直接测试法有 2 种：心血管测试法和呼吸测试法。心血管测试法是在获取最大心输出量和动静脉氧差的基础上测试 $V_{O_2}max$，具有一定损伤性；而呼吸测试法则是通过对吸入和呼出气体分析从而测试 $V_{O_2}max$，因而是一种非损伤性的直接检测法。目前，实验室 $V_{O_2}max$ 的测试多采用后者，该测试通常在实验室条件下进行。测试时让受试者在负荷工具上进行递增负荷的运动负荷试验，运动过程中定量测试分析吸入和呼出气体的容量，即肺通气量、氧气和二氧化碳气体含量，计算各级运动时的吸氧量，然后根据 $V_{O_2}max$ 的判断标准确定 $V_{O_2}max$。一般情况下，递增负荷运动中摄氧量是否达到最大值，是以摄氧量-负荷关系强度曲线上摄氧量达到平台或下降为判别标准的。但在实际测试中发现，只有不足 5% 的人能够达到这一标准，大部分受试者在递增负荷运动实验终止时，摄氧量处于峰值状态，因此，当受试者达到以下 3 条标准时也判定为达到 $V_{O_2}max$：①继续运动后，摄氧量的递增值小于 150 mL/min 或 2 mL/（kg/min）；②呼吸商＞1.15；③心率达到本人预测的最高值。

测试器材：CORTEX 气体分析系统，POLAR 表、电动跑台（或功率自行车）、酒精棉球；

测试方法：①打开气体分析系统分析软件，输入受试者相关资料；②根据不同的受试对象选择适宜的运动负荷方案；③受试者在跑台上进行 4～5 min 的准备活动；④受试者戴好呼吸面罩，装好自动心率记录仪；⑤按所选负荷方案在跑台或功率车上进行递增负荷运动，直至力竭；⑥存储测试数据，进入数据分析界面。

二、肌肉力量和肌肉耐力

骨骼肌是由具有收缩功能的肌细胞构成的人体最大的组织，约占体重的40%。人体各种形式的运动，如劳动、体育运动和各种日常生活中的运动等，都是通过骨骼肌收缩和舒张实现的。肌肉力量是指肌肉对抗阻力的能力，一般是指肌肉在一次收缩时所产生的最大力量。肌肉耐力则是指肌肉维持对抗某种阻力时，能持续用力的时间或重复次数。

1. 肌肉力量和肌肉耐力的测试类型 肌肉所对抗的阻力可以是静态的（无明显肌肉或肢体动作），也可以是动态的（有明显的肢体动作，肌肉长度发生改变），据此，将肌肉收缩形式分为等长收缩、等张收缩和等动收缩。依据肌肉收缩的形式，肌力的测试也可分为等长测试、等张测试和等速测试。

等长测试是肌肉力量测试的主要手段，通常包括握力、背力、臂力和腿部力量等测试。通常用的测试手段有握力计、背力计等。测试过程一般进行2~3次，取最好成绩。等长测试也是评价肌肉耐力的常用方法，通常是测试肌肉持续工作的时间，所选择的负荷重量一般介于30%~60%最大肌力（maximum voluntary contraction）之间，也可以通过测试机体维持某一身体姿势的时间长短评价肌肉耐力。等长测试的优点是方便、省时且不需要昂贵的设备，但其缺点是易受关节角度大小的影响。老人、心血管疾病等慢性病患者不宜采用此类方法检测。为了排除体重因素对最大等长肌肉力量评价的影响，一般以单位体重的最大等长肌肉力量作为个体间比较和群体评价的指标。

等张肌力的测试通常用1 RM（one-repetition maximum）评价。1 RM，即在正确姿势和一定规范下全关节活动范围内所完成的最大阻力值。1 RM为常用的动态力量的评价标准。根据检测肌肉的不同，常用测试方法有：仰卧蹬腿、卧推杠铃、半蹲起、俯卧提膝等。等张肌肉耐力测试方法较多，如引体向上、仰卧起坐、蹲起等，通常以有效完成练习的数量评价肌耐力，也可选择70%1 RM的负荷强度重复运动，以完成重复动作的次数评价肌肉耐力。

等速测试是1969年由Perrine等提出并建立的一种关节运动角速度恒定而外加负荷阻力呈顺应性变化的动态肌力测试评价方法。测试时，等速肌力测试仪所产生负荷阻力与肌肉收缩的实际力矩输出相匹配，进而使肌肉在整个关节活动范围内均能承受相应的最大阻力，产生相应的最大张力和力矩输出。与传统的等长、等张力量测试方法相比，等速肌力测试有效地克服了等长和等张肌力评价存在的"关节角度效应"和肌肉力量现场测试存在的"运动技术效应"等因素的影响，是一种比较理想的肌肉力量和肌肉耐力的测试方法。利用等速测试实施肌肉耐力的检测与评价通常是在180°/s以上的关节运动角速度状态下进行的，由于此时加载于肢体的运动负荷阻力较小，关节运动速度较快，因此常被用于检测和评价肌肉的耐力。

2. 肌肉力量和肌肉耐力的测试方法

（1）握力

目的：主要反映人体前臂和手部屈肌群的静力性力量，是上肢力量测试的常用指标之一。

测试器材：握力计。

测试方法：测试时，受试者转动握力计的握距调节钮，调至适宜握距（以第二手指节紧握手柄为宜），然后用优势手持握力计，身体直立，两脚自然分开（同肩宽），两臂自然下垂，开始测试时，用最大力紧握上下两个握柄。测试两次，取最大值，记录以千克为单位，保留小数点后1位。

注意事项：用力时，禁止摆臂、下蹲或将握力计接触身体。

（2）引体向上

目的：主要反映肩臂肌肉的力量和耐力。

场地器材：高单杠或高横杠，杠粗以手能握住为准。

测试方法：受试者跳起双手正握杠，两手与肩同宽成直臂悬垂。静止后，两臂同时用力引体（身体不能有附加动作），上拉到下颌超过横杠上缘此为完成1次引体向上动作，记录引体次数。

注意事项：受试者应双手正握单杠，待身体静止后开始测试；引体向上时，身体不得做大的摆动，也不得借助其他附加动作撑起；2次引体向上的间隔时间超过10 s停止测试。

（3）俯卧撑

目的：反映人体上肢、肩背部肌肉耐力。

测试器材：垫子。

测试方法：测试时，受试者双手撑地，手指向前，双手间距与肩同宽，身体挺直。当测试者发出"开始"口令后，受试者屈臂使身体平直下降至肩与肘处在同一水平面，然后将身体平直撑起，此为完成1次俯卧撑动作。按上述方法反复做至力竭。测1次，以"次"为单位记录完成次数。

注意事项：测试时，如果身体未保持平直或身体未降至肩与肘处于同一水平面该次不计数。

（4）跪卧撑

目的：测试上肢、肩背部肌肉力量和肌肉耐力。

测试器材：垫子。

测试方法：女子可选择跪卧撑测试。受试者跪于垫子上，双脚离地；两臂伸直撑于垫子上，略宽于肩；髋关节挺直，呈斜卧撑姿势。然后两臂尽量弯曲，使肘部高于背部，胸部贴近支撑面，然后用力撑起，此为完成1次跪卧撑动作。记录受试者1 min所完成的动作个数。如果受试者出现提臀、塌腰、屈膝、未保持身体平直或身体未下降至肩肘处于同一平面时，该次动作不计数。

（5）背力

目的：主要反映背部肌群的静力性力量。

测试器材：背力计。

测试方法：打开电源开关，显示屏上出现闪烁信号，最后定格在"0"数值上，表明背力计进入工作状态。受试者两脚尖分开约15 cm，直立在背力计的底盘上，两臂和两手伸直下垂于同侧大腿的前面。测试人员调整背力计握柄与受试者两手指尖接触，测试时，受试者两臂伸直，掌心向内，紧握握柄，两腿伸直，上身绷直抬头，尽全力做背伸动作（应向上用力，非向后用力）。测试2次，记录最大值，以千克为单位，不计小数。

注意事项：测试前受试者应做好准备活动；测试时，受试者不能屈肘、屈膝。

（6）仰卧起坐

目的：反映人体腰腹部肌肉耐力。

测试器材：垫子、秒表。

测试方法：测试时，受试者仰卧于水平放置的垫子上，双腿稍分开，屈膝呈90°，双手手指交叉置于脑后，一名辅助者压住双脚以固定下肢。测试者发出"开始"口令时开表计时，受试者快速起坐，双肘触及或超过双膝，然后还原为仰卧，双肩胛触垫为完成1次。记录1 min完成次数。

注意事项：测试时，如果受试者借用肘部撑垫或臀部上挺后下压的力量完成坐起，或双肘未触及/未超过双膝，该次不计数。

（7）俯卧背伸

目的：主要反映背部肌肉耐力。

测试器材：垫子、秒表。

测试方法：受试者俯卧于垫子上，双手背于身后，一名辅助者双手握住受试者的足踝，并向下压住。受试者尽力上抬躯干离开垫子，随机还原，此为完成1次动作。记录受试者在1 min内完成动作的个数。

（8）半蹲起（负重）

目的：评价下肢肌肉力量和肌肉耐力。

测试器材：杠铃。

测试方法：1 RM为动态力量的评价标准。1 RM测试的基本步骤如下：①完成1组10次力量的热身练习，练习的负荷超过预期50%的1 RM重量；②完成另1组5次力量的热身练习，练习的负荷超过预期75%的1 RM重量；③休息3～5 min；④完成1次预期90%～95% 1 RM重量的练习；⑤休息3 min；⑥增加重量，尝试1 RM；⑦如果尝试不成功，增加重量并重新尝试新的1 RM；⑧继续这个方案，直到成功。开始测试时，受试者两脚平行开立与肩同宽或略比肩宽，立于凳前，杠铃重量调好后，测试者辅助将杠铃置于受试者肩颈后。令受试者两手抓稳杠，下蹲端坐于凳上，然后用力站起，恢复站立姿势，两助手抬下杠铃，调整重量后按上述步骤重测。所有重复动作在运动速度和关节活动范围上要保持测试的一致性，最后记录成功举起1 RM的绝对值，以此评价下肢肌肉的最大力量。也可选择某一负荷强度（如70% 1 RM）重复运动，用完成重复动作的次数评价肌肉耐力。

注意事项：测试时应注意保护帮助，选择的重量要适当，尽量减少测试次数。

三、柔韧性

柔韧性是指关节活动范围的大小，其受肌肉长度、关节结构及其他因素的影响。柔韧性测试与评价的目的在于确定一个关节活动范围的基线水平。这一基线水平可用于与标准值进行比较，或留作干预练习后个体再测试时的参考，或在损伤后的康复期作为参考值。在实际应用当中，柔韧性在测试项目与测试方法的选择上应该与测试目的相符合。

柔韧性的测试分为直接测试和间接测试法。直接测试具有准确的优点，适用于进行个体和组间比较，或评价关节活动范围以确定是否有关节损伤；间接测试具有简易、快速的优点，适用于大规模调查或专门的柔韧性训练。无论是直接测试还是间接测试，为了得到更为客观可靠的结果，都应做准备活动，且所做的准备活动就要求标准化，包括准备活动的类别、持续时间等都应在测试方案中进行详细的说明和限定。

1．直接测试

测试工具：各种量角器。

测试方法：关节量角器由半圆形的量角器、固定臂与活动臂3个主要部件构成，活动臂的顶端连接指针，指针可以测试指示活动臂移动的角度。如测某关节的运动幅度，首先要根据骨性标志确定邻近肢体上的关节夹角的测试轴线及关节转动轴的位置，然后将量角器的轴固定于关节转动轴，并使用量角器的两个臂与轴线重叠成一条直线，当肢体的一端以关节轴为中心转动时，活动臂即随之转动（注意量角器的轴心不能移动），转动至最大限度时，指针所示角度即为该关节的运动幅度。通常测2次，记录测得的最大值作为特定关节的柔韧性。

2．间接测试 柔韧性间接测试方法包括坐位体前屈试验、持棍转肩试验、双手背勾试验以及臂夹棍转体试验等，其中坐位体前屈是应用最多的一种间接测试方法。

（1）坐位体前屈

目的：主要反映受试者躯干和下肢各关节柔韧性。

测试器材：坐位体前屈测试仪。

测试方法：测试时，受试者脱鞋后坐于坐位体前屈测试仪的垫子上，两腿并拢，膝关节保持伸直状态，脚尖向上，双手尽量伸直，以指尖触及测试仪滑板，身体带动手臂指尖向前缓慢推动，直到不能继续前伸为止，不得做突然下推动作，以cm为单位记录滑板读数，精确至0.1 cm，测2次，取最佳成绩。指尖超过测试计"0"点为正值，未超过"0"点为负值。

坐位体前屈是一种应用最多的柔韧性测试方法，众多国家的健康体适能测试方案多采用此方式，但需要注意的是，肢体和躯干的长度也会影响柔韧性的测试结果。在坐位体前屈测试中，较长的躯干和手臂与较短的腿可以提高测试得分，而较短的躯干和手臂与较长的腿正好相反。目前，在经典的坐位体前屈测试方案基础上已发展了许多改良测试方案，比如通过对手指伸出到箱的距离进行标准化来减小臂长度和腿长度差异的影响。

（2）俯卧抬臂

目的：主要反映肩关节和腕关节的柔韧性。

测试器材：垫子、木棍、直尺。

测试方法：受试者直立，双手下垂于体侧，测试其右臂长。受试者俯卧，下颌着地，两腿伸直，双臂前伸，两手正握木棍与肩同宽，然后两臂尽力上抬，肘伸直，双臂保持在同一水平面上。当受试者两臂上抬至最高点时，迅速测量地面至小棍中央下缘的距离。测2次，以cm为单位记录最佳成绩。俯卧抬臂的成绩=臂长-抬臂高。俯卧抬臂的成绩越小，则受试者肩关节和腕关节的伸展能力越好。

（3）持棍转肩

目的：主要反映肩关节的柔韧性。

测试器材：长度1.5 cm左右、直径2～2.5 cm的圆棍。

测试方法：受试者身体直立，双脚与肩同宽，两臂向前伸直，双手虎口相对在体前握棍；然后双臂直臂上抬至头顶，从头顶处开始向体后下方做翻转动作，保持双臂自然伸直状态至体后，呈体后握杆姿势。测试能够完成转肩动作时两手虎口间的最小握距。

该法还可以用皮尺来测试。受者直立，测试肩宽后，令受试者两手正握皮尺（左手的虎口与皮尺"0"位对齐），两臂同时上抬，经头上绕至体后。两臂保持同一平面，两手间距应刚好能使两臂绕到体后绕至体前，以cm为单位记录两虎口之间的距离，测2次，取最佳成绩。转肩成绩＝握距－肩宽。转肩成绩越小，受试者肩关节的柔韧性越好。

（4）双手背勾

目的：主要反映肩关节的柔韧性，适用于40～59岁受试者。

测试器材：直尺。

测试方法：受试者自然直立，抬头挺胸，首先一侧臂伸至头顶，屈肘，手掌贴在背部向下尽力伸展；同时另一侧臂向后夹肩屈肘，手背贴在背部，尽力向上伸展，触及上方的手指。测试双手中指之间的最短距离。

（5）俯卧背伸

目的：主要反映脊柱和颈部的柔韧性。

测试器材：垫子、直尺。

测试方法：受试者俯卧丁垫上，两手置于脑后，两腿伸直，两脚分开与肩同宽。由一名辅助者固定受试者下肢，受试者尽力仰体抬头。测试人员用直尺测试受试者下颌至垫面的垂直距离，以cm为单位记录。距离越长，伸展性越好。

四、身体成分

身体成分是指肌肉、脂肪、骨骼及其他组成机体成分所占体重的百分比。其中体脂是评价身体成分的主要指标，适当的体脂百分比是理想体适能的一个重要方面。身体各组成成分的数量及其分布，不但影响体质的强弱，并且其异常的数量增长和分布还会对人体的健康产生不利影响。因此，身体成分被认为是与健康相关的体质评价指标，用它可以监测营养状态、体液平衡状态和评价生长发育。目前能够进行身体成分检测手段多种多样，如皮褶厚度法、围度法、生物电阻抗分析法、双能X线测试法、空气置换法等。

目前有关身体成分的评价主要是对身体脂肪百分比的评价。我国青年男性平均体脂百分比10%～15%，女性为20%～25%，随着年龄的增加，体脂百分比有所增加，中年时期最高。ACSM建议：男性体脂百分比＞25%，女性＞32%可初步确定为肥胖；WHO建议：年轻男性体脂百分比＞20%，女性＞30%可定义为肥胖。我国对成年人体脂百分比的建议为：成年男性理想体脂百分比为10%～20%，成年女性的理性体脂百分比为15%～25%。

1. 皮褶厚度法　人体脂肪分布具有一定规律，皮下脂肪与身体总脂肪量成一定的比例，通过测试皮下脂肪的厚度，不仅可以判断人体的肥瘦情况，而且可以用所测的皮褶厚度推测全身脂肪的比例，此种身体成分测试方法称为皮褶厚度法。具体方法是：首先用皮褶厚度计测试身体某些部位的皮褶厚度，再根据日本学者长岭提出的体密度推算回归方程计算体密度，最后计算体脂百分比。此方法简便易行，仪器轻便容易携带，比较适宜于群体测试。

测试仪器：皮褶厚度计。

测试方法：受试者自然站立，暴露测试部位。测试者选准测试点，用左手拇指和食指、中指将皮褶捏起，右手持皮褶厚度计将卡钳张开，卡在捏起部位下方约1 cm处，待指针停稳，立即读数并做记录。测试3次，取中间值或取其中两次相同的值。以毫米为单位，取小数点后1位记录。

测试部位：

①臂部：上臂后部肩峰与尺骨鹰嘴连线中点处，皮褶走向与肱骨平行；②肩胛部：肩胛骨下角点下约 1 cm 处，皮褶走向与脊柱呈 45° 方向斜下；③腹部：脐水平线与锁骨中线相交处，皮褶走向竖直；④髂部：髂棘上缘与腋中线相交处上方约 1 cm 处，皮褶走向稍向前下方；⑤大腿部：大腿前部股骨中点处。皮褶走向与股骨平行。

计算方法：

① 计算身体密度：将测得皮褶厚度数值代入人体密度推算回归方程式计算体密度（见表2.11.5）。

表2.11.5 体密度推算回归方程式（日本长岭）

年龄（岁）	男子	女子
9~11	$D=1.0879-0.00151X_1$	$D=1.0794-0.00142X_1$
12~14	$D=1.0868-0.00133X_1$	$D=1.0888-0.00153X_1$
15~18	$D=1.0977-0.00146X_1$	$D=1.0931-0.00160X_1$
成人	$D=1.0913-0.00116X_1$	$D=1.0897-0.00133X_1$
成人	$D=1.0863-0.00176X_2$	$D=1.0709-0.00105X_2$
成人	$D=1.0872-0.00205X_3$	$D=1.0711-0.00164X_3$

注：D 为体密度；X_1 为肩胛部和臂部皮褶厚度之后；X_2 为腹部皮褶厚度；X_3 为髂部皮褶厚度。

②将身体密度代入如下公式推算体脂百分比。

$$体脂百分比（F\%）=\left(\frac{4.570}{D}-4.142\right)\times100$$

2. 围度测试法 围度的测试可以用来预测身体成分，适用于不同性别及不同年龄人群。

测试仪器：软带尺。

腰围测试方法：受试者自然站立，两肩放松，双臂交叉抱于胸前。测试人员面对受试者将软带尺经脐上 0.5~1 cm 处（肥胖者可选择腰部最粗处）水平绕 1 周，测试围度。臀围测试方法：受试者自然站立，双臂交叉于胸前，脚跟并拢，臀部肌肉放松。测试人员面对受试者，软带尺置于臀部向后最突出的部位，水平绕行 1 周，测试围度。

腰围尺寸大，表明脂肪存在于腹部，是危险较大的信号；而臀围尺寸大，则表明下半身肌肉发达，对人的健康有益。腰臀比即用腰围除以臀围，是评价身体脂肪分布并确定个体是否具有腹型肥胖简单常用的方法，健康风险随腰臀比增加而增加。年轻男性腰臀比参考标准为<0.90，年轻女性腰臀比参考标准为<0.85。

3. 生物电阻抗法 非脂肪组织比脂肪组织具有更高的电荷容量，更易于导电。电流传导速度越慢，则说明身体所含脂肪越多，因此，生物电阻抗法是通过测试电流通过身体脂肪和非脂肪组织的差别来计算身体成分的一种方法。

测试器材：电阻抗体成分分析仪。

实验方法：受试者着背心及短裤光脚站立于电极上，整个足底应该与足电极紧密接触；在分析仪面板上输入受试者姓名、年龄、身高等基本参数；受试者 4 个手指接触电极的表面，大拇指轻轻地放在拇指电极上；测试者按下开始键，开始测试（在整个检查和分析过程中，受试者应该始终轻柔地握住手部电极）；打印报告，直接显示总体脂重、瘦体重、身体脂肪百分比等数据。

4. 双能X线测试法 双能X线测试的原理是2种能透过机体的不同能量的X线，在不同密度的组织中，X线能量衰减的程度不同。通过记录2种不同能量X线在不同组织衰减的程度即可计算出各种组织的含量，即获得身体脂肪量、瘦体重量以及骨矿盐含量。

测试器材：双能量X线骨密度仪。

测试方法：测试之前确保受试者在 7 d 之内没有做过钡餐检查、放射性同位素注射及用于CT及MRI检查的注射或口服造影剂。测试步骤如下：①打开仪器进行校准；②受试者空腹，穿着短袖T恤和贴身单裤，去除鞋和其他可能会影响结果的物品（如佩戴的首饰、拉链、纽扣等金属及高密度物品），仰卧于检查床上，面部朝上；③打开enCORE）软件，按照软件提示输入姓名、性别、年龄、身高等参数，扫描臂从头向足侧逐层扫描。记录受试者全身的脂肪含量和瘦体重（精确到0.1 kg），计算身体脂肪百分比（body fat percentage，Fat%），Fat%＝脂肪含量/体重×100%（精确到0.1%）。

5. 空气置换测试法 空气置换测试法（air displacement plethysmography，ADP）的工作原理与水下称重法基本相同，是通过受试者进入测试舱前后舱内空气体积变化来计算人体体积，结合精确测试的体重来计算人体密度，然后根据体密度估算体成分。

测试器材：BOD POD身体成分分析仪。

测试方法：①打开BOD POD身体成分分析仪，预热90 min，待仪器预热完毕后，进行测试；②测试前需要进行体积校准，点击"QC"模块选择"Volume"，将体积校准桶放入舱内，连续进行5次体积测试，校准通过后进行测试；③点击系统"Test"模块的"Body Composition"，填写测试者基本信息后，选择人体密度模型（density model），一般人群选择"Siri"模型，身体强壮的运动员可以选择"Brozek"模型。胸腔气体体积（thoracic gas volume）可以选用"输入法（entered）""推测法（predicted）"或"实测法（measured）"。以选择"实测法"为例，受试者进行体重测试，然后进入舱内开始体积测试。根据系统提示进行测试，并最终完成测试；④受试者在测试舱内戴着鼻塞通过一个带有消毒滤网的塑料管系统提示平静呼吸，几次正常呼吸后，呼吸管中的电子阀门将通气口关闭约2 s，受试者在通气口关闭的状态下快速轻轻呼气3次。这一步骤中，受试者要求配合测试人员的手势提示。当给第1次手势时，受试者把呼吸管放入嘴中，用嘴唇包紧呼吸管防止漏气，仍根据系统提示正常呼吸；当给第2次手势时（即通气口呈关闭状态时）受试者快速轻轻呼气3次。若选择"推测法"或者"输入法"，本步骤可省略；⑤测试完成后保存测试结果，打印测试报告。

注意事项：①测试系统要求置于相对封闭的环境中，环境温度在20～27 ℃范围内，整个测试过程中，避免大声喧哗，切勿触摸舱体表面；②测试前2 h禁食，排空大小便，无剧烈运动、重体力劳动、抽烟等情况；③测试时应换上贴身泳衣、戴泳帽，去除身上所有饰物。

五、平衡

平衡是人体在某种状态下维持身体姿势及动作稳定性的能力。它反映了身体对来自前庭器官、肌肉、肌腱、关节内的本体感受器以及视觉等各方面刺激的协调能力，可分为静力性平衡和动力性平衡两种。静力性平衡是指身体处于相对静止状态下，控制身体重心的能力；动力性平衡是指在运动状态下，调整和控制人体重心及姿势的能力。动力性平衡功能涉及感受器敏感性、感受信息传入通路、中枢的整合和神经-骨骼肌传出通路等部分的功能的综合。

1. 静力性平衡

（1）闭眼单脚站立

目的：主要反映静态平衡能力。

测试器材：秒表。

测试方法：受测者闭眼，用习惯脚单脚站立，另一条腿屈膝，脚离开地面，使小腿贴靠在站立腿的膝部。从离地脚离开地面开始计时至离地脚落地或站立脚移动停表，计算闭眼单脚站立的时间。记录以秒为单位，不计小数。

注意事项：受测者离地脚可以离开站立腿；整个测试过程中受测者不得睁开眼睛。

（2）踩木测验 静态平衡与支撑面的大小、重心的高低有着直接的关系。通过减小支撑面，提高重心，进一步测试受试者保持静态身体姿势的平衡能力。

目的：主要反映人体静态平衡能力。

测试器材：3 cm×3 cm×30 cm的窄木条、秒表、胶布。

测试方法：听到信号后，受试者以单脚的前脚掌踩木（踩木可分为纵向和横向2种），另一只脚离地，记录受试者维持平衡的时间。左右脚各测3次，6次测验的总时间即为测验成绩。

注意事项：受试者支撑足的足尖或足跟着地，即停止计时；在头3 s内受试者如失去平衡，可重测；要用胶布把木条粘贴在地板上，以免滑动。

2. 动力性平衡能力

（1）平衡木行走

目的：反映动态平衡能力。

测试器材：高度适当、长3～5 m、宽由10 cm逐渐变窄至6 cm的平衡木1副，秒表。

测试方法：令受试者由平衡木的最宽处中速行至最窄处，维持平衡姿势不变，身体任何部位触及地面即停表。重复2次，取两次时间最小值。记录以s为单位，精确到小数点后2位有效数字。

（2）3 m折返走

目的：反映动态平衡能力。

测试设备：秒表、钢尺、胶带和椅子。

测试方法：用钢尺丈量出3 m的直线距离，用胶带做好标记，受试者坐于椅子上，双脚脚尖置于3 m的起点位置，以最快速度走到3 m标记处，转身走回来并坐于椅子上，用秒表记录往返时间，重复2次，取两次时间最小值。记录以s为单位，精确到小数点后2位有效数字。

3. 动静态平衡能力综合测试

测试器材：动静态平衡仪。

测试原理：动静态平衡仪主要由测试平台、计算机分析系统以及操作显示系统3部分组成。在测试时，根据实验设计设定测试模式：静态测试时，测试平台静止不动，受试者维持自身平衡；动态测试时，测试平台失去固定，依靠受试者主动控制平台维持自身平衡。计算机系统记录重心位置的偏移轨迹并计算出平均值。测试完成后在显示器上显示出测试所得总体稳定指数（stability index，SI）、前后方向稳定指数（anterior/posterior stability index，APSI）及左右方向稳定指数（medial/lateral stability index，MISI）3种指标数值，数值越低，表示重心偏移程度越小，平衡能力越好。

测试方法：受试者脱鞋后，按设定状态站立于检测平台中央，以保持自身的平衡状态为目的进行测试，启动程序测试时保持室内安静。如完成左脚（静态闭眼状态）下的测试，受试者须左腿单腿站立于测试平台中央，提示音响起开始，受试者需闭上双眼，在身体其他部位不借助外力的情况下，维持自身的平衡，每次测试时间为20 s，每组3次。系统自动取平均值，分别显示出SI、APSI、MLSI3项指标的数值；双脚状态测试时，双足内踝相距8～10 cm，与矢状面呈15°夹角。

六、灵敏

灵敏素质是指人体在各种复杂的条件下快速、准确、协调地改变身体姿势、运动方向和随机应变的能力，是运动技术和各种身体素质在运动中的综合表现。

1. 象限跳

目的：测试受试者在快速跳跃中，支配肌肉运动和克服身体惯性的能力。

测试器材：平坦场地、秒表、粉笔、卷尺。

测试方法：受试者站在起点线后，听信号即以双脚跳入第"1"象限，然后跳入第"2、3、4"象限。按此法反复跳10 s，每跳入一个象限1次计1次。要求，双脚同时跳起、同时着地。踏线或跳错象限不计次数，测2～3次，取最佳成绩（图2.11.1）。

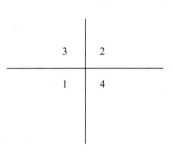

图2.11.1 象限跳测试

2. 侧跳

目的：测试受试者快速变向移动的能力。

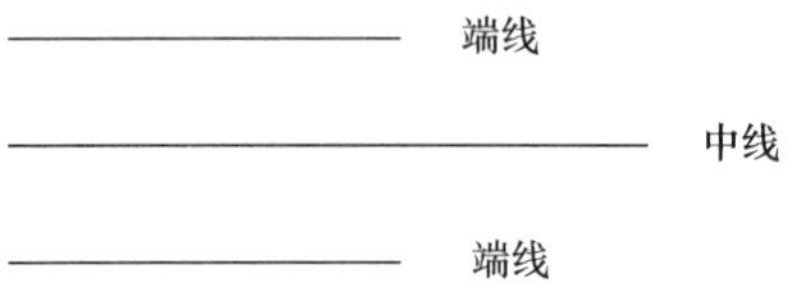

———————　端线

———————————　中线

———————　端线

图 2.11.2　侧跳测验

测试器材：平坦场地上画3条平行线（各线相距1.2 m）、秒表、哨子、粉笔、卷尺。

测试方法：受试者双脚跨在中线上（图2.11.2）。听信号后即向左侧线跨跳，双脚落地骑跨于端线上。然后跨回中线，接着再向右侧线端线跨跳，双脚落地骑跨于端线上。以此往复连续跨跳10 s，每骑跨一线计1次（包括中线）。双脚未骑跨线或踏线（包括中线）不予计数，测2～3次，取最佳成绩。

结　语

半个多世纪以来，随着人们对健康与体适能关系认识的逐步深入，健康体适能测试与评定方法也得到发展和提高，逐步建构起较为系统的科学理论体系和实践规范。健康相关体适能的测评为运动处方的制定提供了基础，有效提高心肺慢性疾病的康复效果。

（首都体育学院　陈晓红）

参考文献

［1］　李春艳，熊晓玲.健康体适能测量理论与方法 [M].武汉：武汉大学出版社，2019.
［2］　陈佩杰，王人卫，张春华，等.健康体适能评定理论与方法 [M].上海：上海教育出版社，2008.
［3］　毋张明.体适能研究发展综述 [J].体育科技文献通报，2005, 23 (11): 130-131.
［4］　王健.健康体适能 [M].北京：人民体育出版社，2008.
［5］　袁尽州，黄海.体育测量与评价 [M].北京：人民体育出版社，2011.

第十二章
临床心肺运动测试和肺功能评定

引　言

心肺运动能力作为患者维持基本生存能力和生活质量的重要指标，在心血管疾病、肺部疾病以及免疫系统疾病等的作用逐渐凸显，如何安全、科学和客观地进行评估，是每个临床医务工作者亟须掌握的必备技能。

第一节　临床心肺运动测试

一、心肺运动测试的基本概念

心肺运动测试（cardiopulmonary exercise testing，CPET或CPX），是一项有着约50年历史的运动负荷压力测试，可以阐明各种不同症状或状况下的病理生理学机制。在我国最早是由呼吸科的专家们引进并应用于临床。近年来，由于其在评定心血管疾病患者的有氧运动耐力和指导心脏运动康复中具有较高的价值，因此逐渐被广泛地应用在心血管疾病领域。

2003年开始，美国胸科学会（ATS）、美国胸科医师协会（ACCP）在《美国呼吸和危重症医学杂志》联合发布了关于"心肺运动试验的声明"较早阐述了心肺运动试验的广泛应用。2006年欧洲心脏协会（ESC）心脏康复与运动生理工作组委托意大利心脏康复与预防特别工作组在欧洲心脏预防与康复杂志对慢性心力衰竭患者的心肺运动试验，从操作到参数解读进行了详细的阐述。2010年美国心脏协会（AHA）发表了有关成年人的CPX应用指南的文章，指出针对心血管疾病和呼吸系统疾病，CPX能够提供具有重要意义的临床诊断和预后价值。2012年欧洲心血管预防与康复协会（EACPR）和AHA联合发表"针对特定患者群体的心肺运动试验数据评估的临床建议"，文章认为CPX具有广泛地应用于临床的潜能。V_{O_2}、V_E、V_E/V_{CO_2}等参数已成为心血管疾病、呼吸系统疾病、线粒体肌病等的诊断分层和预后评估的重要指标。2016年EACPR和AHA联合发布了对2012年版的"针对特定患者群体的心肺运动试验数据评估的临床建议"的更新。进一步阐明通气阈值下的氧消耗的概念，根据新的分析方法，进一步阐明通气阈值（ventilatory threshold，VT）、耗氧量（oxygen consumption，V_{O_2}）的应用。以更多的新证据描述CPX变量、CPX与其他评估手段的协同作用。指出CPX是冠脉造影、冠脉搭桥和心脏移植等侵入性操作之前的有效筛查工具。可用于心脏移植进行危险分层，还可以对多种胸腹外科手术进行术前风险评估和预后的预测，以及心力衰竭等心血管疾病、呼吸系统疾病及健康体检等危险分层。

1. 心肺运动测试　心肺运动测试，是在递增的运动负荷试验中，通过测定人体在静息、运动及恢复阶段的V_{O_2}、二氧化碳排出量（carbon dioxide output，V_{CO_2}）和通气量（ventilation，V_E），以及血压、血氧、心电图和受试者运动时出现的症状等，全面客观地综合评价人体呼吸系统、心血管系统、血液系统、神经生理、骨骼肌系统以及代谢系统的整体反应，阐明在不同运动负荷水平下进行活动时发生的病理生理性变化。它是心肺功能评估的金标准，它能精确地量化心肺功能储备和功能受损程度，是心肺康复的客观的综合性评价指标。

2. 心肺运动测试的基本原理　人体组织器官有很大的功能储备，轻度的功能障碍以及调节功能的异常，在静息状态下往往不易被一般性的检查所发现。而当机体在运动时，各组织器官的血液将重新分布，肺脏吸入氧气和排出二氧化碳的效率提高，心输出量增加、毛细血管氧分压增加、心血管系统的通气/血流灌注改善，肌肉的线粒体对氧的利用效率提高，神经体液系统协同调节以保证运动时对血液供应和能量代谢的需求。心肺运动测试利用心、肺、肌肉藕联的原理，通过外呼吸对氧的摄入和二氧化碳的排出的变化，了解内呼吸的线粒体对氧的利用和二氧化碳生成的变化。测试中，利用气体分析技术测量呼吸时气体的流速、氧和二氧化碳浓度，计算出 V_{O_2}、V_{CO_2} 以及通气量等一系列参数。通过对这些参数的联合分析，能够了解血液动力的变化、解释受试者运动耐量下降和运动过程中发生诸如呼吸困难、心绞痛、下肢疲劳等症状的原因。

二、心肺运动测试的常用参数

心肺运动测试可以直接获得的无创参数主要有7个，分别是：吸气或呼气的气体流速、氧的浓度、二氧化碳浓度、心电图、血压、血氧和负荷量。通过这些直接测得的参数，可以计算得到每分通气量、潮气量、耗氧量、二氧化碳通气当量、氧通气当量、呼吸频率等二级参数，再通过二级参数的互相组合与计算，得到 $\Delta V_{O_2}/\Delta Watt$、呼气末二氧化碳分压、呼吸交换比率、氧脉搏、呼吸储备等三级参数。

1. 最大耗氧量　V_{O_2} 由细胞对氧的需求决定，当运动负荷递增加到一定程度时，耗氧量会出现一个平台（即随着负荷的继续增加而耗氧量不再增加的状态），此时的耗氧量即称为最大耗氧量（max V_{O_2}）。它反映了人体最大的有氧代谢和心肺储备能力，是评价有氧运动能力的金标准。然而很多受试者往往在平台出现之前，就因疲劳等原因终止了运动，因此临床上更常用测试过程中耗氧量的峰值，即峰值耗氧量（peak V_{O_2}）代替最大耗氧量，用以评价有氧能力和心肺储备能力。通常耗氧量可从静息状态下的 3.5 mL/（kg/min）增加到运动状态下的 30～50 mL/（kg/min）（为静息状态的10～15倍）（图2.12.1）。

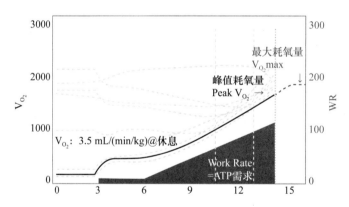

图 2.12.1　心肺运动测试中耗氧量的示意图

2. 无氧阈值的耗氧量　无氧阈值（anaerobic threshold，AT），也称作气体交换阈值或通气阈值。它表示随着负荷增加，肌肉组织开始利用无氧代谢供能；无氧代谢产生的乳酸经由血清中的碳酸氢盐系统缓冲，导致 CO_2 生成量的增加，产生反射性的通气增加亢进。它是反映心肺功能、运动耐量和机体利用氧能力的一个良好指标。正常男性平均无氧阈值为峰值耗氧量的49%～63%，其最低值为峰值耗氧量的40%；女性和老年人无氧阈值占峰值耗氧量的比值略高。

3. $\Delta V_{O_2}/\Delta Watt$　$\Delta V_{O_2}/\Delta Watt$ 是每增加单位功率负荷，所需增加的耗氧量。在踏车递增负荷运动试验中，正常人的 $\Delta V_{O_2}/\Delta Watt$ 是：（10.2±3.1）mL/（min/watt），最低正常值为：8.6 mL/（min/watt）。

4. 二氧化碳通气当量（V_E/CO_2）、**呼气末二氧化碳分压**（$P_{ET}CO_2$）　二氧化碳通气当量（V_E/V_{CO_2}），为每排出1L的二氧化碳所需要的通气量，反映肺通气血流灌注比的状况。如果患者没有严重的肺功能障碍，这一个参数是反映肺动脉血流灌注和心输出量的良好指标。V_E/V_{CO_2} 斜率与死腔的增大、肺血流的减少以及肌肉动力感受器的激活等相关。V_E/V_{CO_2} 斜率的增高，提示过度通气、死腔量增加。

呼气末二氧化碳分压（$P_{ET}CO_2$），反映的是肺通气血流灌注比的情况，可间接地反映心脏的收缩功能。它的正常值范围是：静息状态下36～42 mmHg，在中等强度运动期间有3～8 mmHg的升高。它的最大值出现在呼吸代偿点，若测试在呼吸代偿点前停止时，这一个参数则并不能充分地反映心输出量的状况。

5. 呼吸交换比率（respiratory exchange ratio，V_{CO_2}/V_{O_2}：RER） 呼吸交换比率（RER）是V_{CO_2}与V_{O_2}的比值，高于"1"则意味着已经进入无氧代谢状态。它是目前极量运动或亚极量运动强度的最佳的非侵入性指标。在测试中，RER≥1.10是被接受的极量运动的负荷强度指标。

6. 氧脉搏（V_{O_2}/HR） 氧脉搏是V_{O_2}与心率的比值，反应每次心搏的耗氧量。运动早期，V_{O_2}/HR随着功率的递增呈线性增加，在峰值运动强度为50%～60%时，线性增加的斜率略减小。如果随着功率增加，氧脉搏曲线低平不变化（图2.12.2），则反映心脏每搏输出量的降低，和（或）骨骼肌氧利用效率的受限，这种现象常发生在心脏收缩功能障碍、舒张功能障碍、中重度心肌缺血、二尖瓣或三尖瓣返流的患者中。

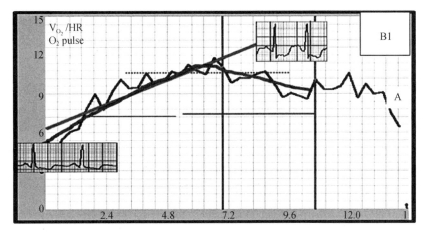

图2.12.2 心肺运动测试中氧脉搏曲线低平的示意图

7. 运动心率（exercise HR） 运动心率指运动时心率变化，通常V_{O_2}每增加3.5 mL·min^{-1}·kg^{-1}，心率增加10次/min。心血管病患者的心率往往受服用β受体阻滞剂因素的影响，因此最大心率并不代表运动负荷的终极目标。当心率达到85%最大预测心率时可考虑停止运动试验。

运动后1 min心率恢复或心率储备（1 min heart rate recovery，HRR1）（次）：最大运动心率和恢复1 min心率的差值，用来评估副交感神经再激活的速度，通常大于12次。

8. 运动血压（exercise BP） 运动血压是运动试验过程中的血压，用来评估运动中心血管反应及左心室后负荷。通常情况下，V_{O_2}每增加3.5 mL·O_2·kg^{-1}·min^{-1}，收缩压上升10 mmHg。运动中舒张压基本没有变化或降低。若收缩压随运动负荷增加反而下降，往往提示有严重的心功能障碍。

9. 循环功率 峰值循环功率是峰值收缩压（peak SBP）与峰值耗氧量（peak V_{O_2}）的乘积，是反映心脏收缩功能的一个强有力的指标，反映了心率、心搏出量、血压和动静脉氧差对运动的反应。这一个参数，在许多病理状态下均可以出现改变，特别是慢性心力衰竭。心肺运动测试通过测定峰值循环功率，可以无创地评估运动中左心室的收缩功能。

10. 每分通气量（minute ventilation，VE）**和潮气量**（tidal volume，VT） 运动时，每分钟通气量（VE）的增加必然包含潮气量（VT）和呼吸频率的增加。健康人群在低强度的运动时，主要依赖于VT的增加，当运动增加到峰值运动强度的70%～80%时，通气量的增加则主要依赖于呼吸频率的增加。安静时，VE在7～9 L/min；在最大运动强度时，运动员可以达到200 L/min。

11. 呼吸储备（breathing reserve，BR） 呼吸储备（BR），是运动期间最大分钟通气量（max VE）占静息时最大自主通气量（MVV）的比值，和"1"做差值，反映机体剩余的呼吸储备的状况。BR的正常值>0.20，即至少还有20%的呼吸储备。这一个参数对于和肺功能相关的运动性呼吸困难的诊断有着重要的意义。

12. 代谢当量（metabolicequivalents，METs） METs是评估心功能和心脏康复中重要的指标，可用于各种活动定量及运动强度判断。$1MET = 3.5 \text{ mL} \cdot \text{kg}^{-1} \cdot \text{min}^{-1}$。

13. 其他参数 运动中的最小的氧通气当量（mini V_E/V_{O_2}），为心肺藕联的最优点（cardiorespiratory optimal point，COP）。它是亚极量运动的重要参数，可以反映呼吸系统和心血管系统的最佳整合状态。呼吸代偿点（respiratory compensation point，RCP），运动强度超过AT后，机体酸性物质增加，通气功能亢进始点。

氧摄取效率的斜率（oxygen uptake efficiency slope，OUES）近年来被广泛研究，它是通过 V_{O_2} 与 "V_E 的10的对数"之间的关系来测得的。这一参数，类似于 V_E/V_{CO_2} 斜率，它也不需要进行极量的运动就可以获得。

三、肺功能评定

临床肺功能评定是呼吸系统疾病的必要检查之一。主要用于检测呼吸道的通畅程度、肺容量的大小，对于早期检出肺、气道病变，评估疾病的病情严重程度及预后，鉴别呼吸困难的原因，诊断病变部位、评估肺功能对手术的耐受力，评定药物或其他治疗方法的疗效等方面有着重要的临床价值。检测方法，通常包括肺容积测定、通气功能测定和换气功能测定3方面。

1. 肺容积测定

（1）潮气容积（tidal volume，VT） 平静呼吸时，1次吸入和呼出的气量。成年人的参考值约为500 mL。影响潮气容积的主要是呼吸肌功能，呼吸肌功能不全时VT降低，其中吸气肌膈肌的运动功能对VT的影响显著。

（2）补吸气容积（inspiratory reserve volume，IRV） 平静吸气末再尽最大力量吸气所能吸入的气体量。成年人的参考值：男性2160 mL、女性1400 mL。IRV水平受吸气肌功能的影响。

（3）补呼气容积（expiratory reserve volume，ERV） 平静呼气末再尽最大力量呼气所能呼出的气体量。成年人的参考值：男性（1609±492）mL，女性（1126±338）mL。ERV水平受呼气肌功能的影响。

（4）残气容积（residual volume，RV） 最大呼气末尚留存在肺内不能被呼出的气体量。这些气量足够进行气体交换（弥散呼吸）。成年人的参考值：男性（1615±397）mL，女性（1245±336）mL。

（5）功能残气量（functional residual capacity，FRC） 平静呼吸末留存在肺内的气体量。它等于残气容积（RV）和补呼气容积（ERV）之和（RV+ERV）。成年人的参考值：男性（3112±611）mL，女性（2348±479）mL。FRC相当于肺总量的40%。肺弹性回缩力下降可导致FRC增高，提示肺内充气过度如阻塞性肺气肿、气道部分阻塞等。而弥漫性限制性肺疾病（肺间质纤维化）、急性呼吸窘迫综合征则导致FRC下降。

（6）深吸气量（inspiratory capacity，IC） 为平静呼气末尽力吸气所能吸入的最大气量。等于潮气容积（VT）和补吸气容积（IRV）之和（VT+IRV）。成年人的参考值：男性（2617±548）mL，女性（1970±381）mL。当呼吸功能不全时，特别是吸气肌功能障碍，胸廓、肺活动度减弱，以及气道阻塞时IC都会降低。

（7）肺活量（vital capacity，VC） 为最大吸气后所能呼出的最大的气量。等于潮气容积（VT）、补吸气容积（IRV）、补呼气容积（ERV）三者之和（VT+IRV+ERV），也等于深吸气量（IC）和补呼气容积（ERV）之和（IC+ERV）。成年人的参考值：男性（4217±690）mL，女性（3105±452）mL。实测值/预测值<80%为降低：60%～79%为轻度降低，40%～59%为中度降低，<40%为重度降低。右侧肺的肺活量占全肺的肺活量的55%。肺活量降低主要见于各种限制性通气障碍的疾病，其次见于呼吸肌功能障碍；气道阻塞对肺活量也有轻度影响。肺活量是肺功能检测中简单易行而又最有价值的参数。

（8）肺总量（total lung capacity，TLC） 最大限度吸气后肺内所含的气体量。等于肺活量（VC）和残气容积（RV）之和（VC+RV）。成年人的参考值：男性（5766±782）mL，女性（4353±644）mL。TLC减少，见于广泛肺部疾病，如肺水肿、肺不张、肺间质性疾病、胸腔积液、气胸等限制性肺疾病。TLC增加，主要见于阻塞性肺气肿（也可表现为TLC正常）。

2. 通气功能测定

（1）每分钟静息通气量（rest minute ventilation，VE） 静息状态下每分钟的通气容积，等于潮气容积（VT）×每分钟呼吸频（RR/min）。成年人的参考值：（6663±200）mL，女性（4217±160）mL。每分钟静息通气量＞

10 L/min，提示过度通气，可引起呼吸性碱中毒；每分钟静息通气量<3 L/min，提示通气不足，可导致呼吸性酸中毒。

（2）最大自主通气量（maximal voluntary ventilation，MVV）　1 min内最大的呼吸幅度和最快的呼吸频率所能获的通气量。其是临床上通气储备能力的考核指标。成年人的参考值：男性（104±2.71）L/min；女性（82.5±2.17）L/min，低于预计的80%为异常。MVV降低：可见阻塞性或限制性通气功能障碍等。MVV作为通气储备能力的考核指标，常常用来计算通气储备百分比。通气储备百分比，常常在胸部手术前用于判断肺功能状况、预计肺并发症的发生风险等，以及用于职业劳动能力的鉴定等。通气储备百分比的计算公式：通气储备%＝（MVV－VE）/MVV×100%。静息状态下，正常值>95%，<86%提示通气储备不足，气急阈值为60%～70%。

（3）用力肺活量（forced vital capacity，FVC）　深吸气至肺总量位后以最大力量、最快速度所能呼出的全部气量。第1 s用力呼气容积（forced expiratory volume in one second，FEV_1），是指最大吸气至肺总量位后，开始呼气的第1 s内所能呼出的气体量。正常人通常在3 s内可将肺活量全部呼出。一秒率（FEV_1/FVC），用于表示第1 s内所能呼出的气体量占用力肺活量的百分比。FEV_1/FVC，是测定呼吸道有无阻力的重要指标。在慢性阻塞性肺疾病、支气管哮喘的患者中，FEV_1和FEV_1/FVC都降低；但可逆性气道阻塞如支气管哮喘，在应用支气管扩张剂后，FEV_1和FEV_1/FVC可改善。对于限制性通气功能障碍的患者，如弥散性肺间质疾病、胸廓畸形等患者可正常。

（4）最大呼气中段流量（maximal mid-expiratory flow，MMF）　根据用力肺活量曲线计算得出的用力呼出25%～75%气体时的平均流量。MMF降低可用来评价早期小气道阻塞的状况。

3. 换气功能测定　肺有效的气体交换与通气量、血流量、吸入的气体的分布，以及通气/血流比值等都有着密切的关系。肺泡弥散是指肺泡内的氧和二氧化碳，与肺泡壁毛细血管中的氧和二氧化碳，通过肺泡壁毛细血管膜进行气体交换的过程。弥散量（diffusing capacity，DL），是指肺泡膜两侧气体分压差1 mmHg条件下，气体在单位时间（1 min）所能通过的气体量（mL）。由于二氧化碳的弥散速率是氧的弥散速率的21倍，因此实际上不存在二氧化碳的弥散障碍，临床上的弥散障碍是指氧的弥散障碍。鉴于一氧化碳和氧的相类似特性，临床上弥散功能通常采用一氧化碳进行。DL值与年龄、性别、身材、体位等都相关；一般而言男性大于女性，青年人大于老年人。当弥散量小于正常预计值的80%时，提示弥散功能障碍。弥散量降低，常见于肺间质纤维化、肺气肿、肺结核、肺部感染、气胸、肺水肿、贫血、心脏疾病等；弥散量增加，可见于红细胞增多症、肺出血等。

四、心肺运动测试的临床意义

1. 心肺运动测试与运动平板试验的区别与联系　心肺运动测试与运动平板试验既有共同点，又有着本质的差别。首先，与传统的运动平板试验一样，心肺运动测试也是在递增的运动负荷下，同时记录模拟12导心电图，分析运动时的心率、心肌缺血和心律失常等的状况。运动方案根据运动负荷增加的方式，分为递增运动负荷和固定运动负荷两大类。其次，心肺运动测试又不同于传统的运动平板试验，因为它可以对呼出的气体进行分析。设备配有专门的气体分析装置，主要由O_2、CO_2传感器和气体流量计组成。O_2、CO_2传感器和气体流量计必须进行校正后方可进行检测。基于实时的呼吸模式（breath by breath），可以对受检者吸入和呼出的气体通过O_2、CO_2传感器和气体流量计进行测定，并根据计算机程序，描绘出气体在运动过程中的曲线变化，从而客观而精准地评价运动心肺功能和运动耐量等的状况。综上所述，相比运动平板试验，心肺运动测试在临床疾病诊断及鉴别中更加精准，在评估疾病进展、治疗效果及指导康复训练中更加个体化。

2. 疾病的诊断与危险分层　当前美国医学会在肺功能分级标准中，根据心肺运动测试中的峰值耗氧量制定了心肺诊断标准，按>25、20～25、15～20、<15 mL/（kg/min）由轻至重分为4个等级。根据AT值和峰值的V_{O_2}/kg/min，可进行Weber运动心功能分级，见表2.12.1。

表 2.12.1　Weber 运动心功能分级

心功能	VO$_2$peak［mL/（kg/min）］	AT［mL/（kg/min）］	CI峰值［L/（min/kg）］
A	>20	>14	>8
B	16～20	11～14	6～8
C	10～16	8～11	4～6
D	<10	<8	<4

心肺运动测试的运动耐量评价，还可为心血管疾病患者提供明确的严重程度评估与危险分层。用于科学的精准化管理，指导患者的日常生活与运动疗法的治疗。

3. 运动处方制定　心肺运动测试被认为是评估有氧能力的金标准，对有氧运动处方的制定有着重要的指导价值。健康人及心脏病患者或高水平的运动员均可从中获益。运动处方不适宜（包括不足或过量），将对预期的结果产生负面的影响。

临床上制定运动处方的方法有很多，其中AT法最常用，即以AT值下心率或运动强度作为制定运动处方的直接依据。AT下的运动强度，是中等水平的运动强度，可以持续很长时间；AT和RCP之间，运动强度较高，但通常仍能耐受较长时间，但个体差异较大；RCP之上，是非常激烈且难以长时间维持的运动强度，可以是间歇式的。服用β受体阻滞剂的患者，应在最接近测试的时间段内，开展基于心率法的运动处方的锻炼。对于安装起搏器、再同步装置及心房纤颤的患者，普通的可穿戴的脉搏心率传感器测得的心率，往往是不准确的，对于这一人群的运动处方应以AT之下的运动强度，结合自主感觉进行有氧运动处方的锻炼。

4. 康复评价　目前康复训练已经涉及众多领域，康复治疗已从以往的肢体康复向脏器康复转变，比如心脏康复、呼吸康复、肾脏康复等。而心肺运动测试在康复治疗的评价中有着不可代替的地位。在康复治疗的前后开展心肺运动测试，可进行疾病的危险分层、运动处方的制定、运动康复效果的评价等，从而根据病情的演变以及康复效果的状况，调整康复的策略与方案，可持续性地开展全面全程的疾病管理。

第二节　心肺运动测试的应用现状与未来

从证据的角度来看，心肺运动测试是一种良好的动态评估技术。虽然，当今的诊断测试技术和成像技术飞速发展并日益普及，但这些影像学检查往往都是在静态的静息状态下进行的。而心肺运动测试是从静息状态开始到运动状态反应的动态评估，从而可以有效提高对是否患有心血管疾病或肺病的诊断准确性。

2020年，美国胸科学会专门撰写文章，从受试者的视角介绍和普及心肺运动测试的常识。文章指出了为什么要进行心肺运动测试，哪些人需要做心肺运动测试，以及心肺运动测试可以提供哪些有价值的临床信息。但在我国，目前心肺运动测试仍未得到充分利用和普遍认可，这不仅是因为人们对它在心肺和肌肉骨骼疾病的功能评估中的价值认识不够，而且也与其技术参数的纷繁复杂过于烦琐不利于临床医生的解读有关。这些，都需要在未来的临床实际工作中改进和提高，以便使这种辅助检查手段更易于使用，从而更好更广泛地服务于临床工作。

结　　语

心肺功能是人体新陈代谢的基础，也是人体运动能力的基础，掌握科学可操作的心肺评估方法是治疗的前提，更是进一步预防疾病的有效监测手段。

（吉林大学附属第一医院　曹鹏宇，北京协和医院　范晓绵）

参考文献

［1］ Adachi H. Cardiopulmonary Exercise Test: The Most Powerful Tool to Detect Hidden Pathophysiology [J]. Int Heart J, 2017, 58: 654-665.

［2］ ATS/ACCP statement on cardiopulmonary exercise testing [J]. Am J Respir Crit Care Meel, 2003, 167: 211-277.

［3］ Thomas R J, King M, Lui K, et al. AACVPR, ACC, AHA 2007 performanee measures on cardiac rehabilitation for referral to and deliveryof cardiac rehabilitation/secondary prevention services [J]. Circulation, 2007, 116: 1611-1642.

［4］ Balady G J, Arena R, Sietsema K, et al. Clinician's guide to cardiopulmonary exercise testing in adults-A scientific statement from the American Heart Association [J]. Circulation, 2010, 122: 191-225.

［5］ EACPR/AHA Joint Scientific Statement 2012: Clinical recommendations for eardiopulmonary exercise testing data assessment in specific patient populations [J]. European Heart Journal, 2012, 23: 2917-2927.

［6］ Marco Guazzi, Ross Arena, Martin Halle 2016 focused update: clinical recommendations for eardiopulmonary exemise testing data assessment in specific patient populations [J]. Eur Heart J, 2016, 37: 2315-2381.

［7］ 车琳, 王乐民. 心肺运动试验的临床应用 [R]. 中国康复医学会第七次全国老年医学与康复学术大会, 2012.

［8］ Herdy A H, Ritt L E, Stein R, et al. Cardiopulmonary Exercise Test: Background, Applicability and Interpretation [J]. Arq Bras Cardiol, 2016, 107: 467-481.

［9］ Mezzani A. Cardiopulmonary Exercise Testing: Basics of Methodology and Measurements [J]. Ann Am Thorac Soc, 2017 Jul; 14 (Supplement_1): S3-S11.

［10］ 刘锦铭, 刘海舰. 心肺运动试验的基本概念及其临床意义 [J]. 中华结核和呼吸杂志, 2012, 35 (12): 954-956.

［11］ 刘杰, 李寿霖, 编译, 胡大一, 审校. 左室功能不全所致的慢性心力衰竭患者心肺运动试验声明实施和解释建议 (1) [J]. 中国康复理论与实践, 2010, 16 (5): 401-404.

［12］ Kass D A, Beyar R. Evaluation of contractile state by maximal ventricular power divided by the square of end-diastolic volume [J]. Circulation, 1991, 84: 1698-1708.

［13］ Cohen-Solal A, Tabet J Y, Logeart D, et al. A non-invasively determined surrogate of cardiac power ('circulatory power')at peak exercise is a powerful prognostic factor in chronic heart failure [J]. Eur Heart J, 2002, 23: 806-814.

［14］ Ramos P S, Ricardo D R, Araújo C G. Cardiorespiratory optimal point: a submaximal variable of the cardiopulmonary exercise testing [J]. Arq Bras Cardiol, 2012, 99 (5): 988-996.

［15］ DeCato T W, Haverkamp H, Hegewald M J. Cardiopulmonary Exercise Testing (CPET) [J]. Am J Respir Crit Care Med, 2020, 201 (1): P1-P2.

［16］ 孙兴国. 心肺运动试验的规范化操作要求与难点——数据分析图示例与判读原则 [J]. 中国应用生理学杂志, 2015, 31 (4): 361-365.

［17］ 沈逸华. 心肺运动试验的指标和结果解读 [J]. 中华高血压杂志, 2019.

［18］ 王磊. 心电图运动负荷试验在心肺康复中的应用 [N]. 365医学网, 2015-1-25.

［19］ 中华医学会呼吸病学分会肺功能专业组. 肺功能检查指南 (第一部分)——概述以及一般要求 [J]. 中华结核和呼吸杂志, 2014 (6): 402-405.

［20］ Bruce H. Culver. Recommendations for a Standardized Pulmonary Function Report An Official American Thoracic Society Technical Statement. Am J Respir Crit Care Med Vol 196, Iss 11, pp 1463-1472, Dec 1, 2017. T.

［21］ Dancer R, Thickett D. Assessment of pulmonary function, Medicine (2016).

［22］ Sylvester K P, et al. ARTP statement on pulmonary function testing 2020 [J]. BMJ Open Resp Res 2020, 7 (1): e000575.

［23］ 陈志斌. 临床疾病概要 [M]. 2 版. 北京: 人民卫生出版社, 2013.

［24］ 周蕾. 临床疾病概要 [M]. 3 版. 北京: 人民卫生出版社, 2018.

［25］ 柴田正庆. スパイロトリーの基本と秘訣 [M]. 日本: 克诚堂出版株式会社.

第十三章
心肺运动处方的制定

引　言

心肺疾病的运动处方，是以临床心肺疾病患者为研究对象，以运动康复为研究内容，基于人体解剖学、生理学，探索人体内部运动规律，经严格的医学评估以达到缓解和改善疾病症状和预后，提高身体整体功能能力的目的而设计的运动内容。

制定运动处方的原则为FITT～VP原则，包括频率（frequency，每周进行多少次）、强度（intensity，费力程度）、时间（time，持续时间或总时间）、方式（type，模式或类型），以及总量（volume，量）和进度（progression，进阶）。

对于大多数成年人，一份以保持和提高体适能和健康为目的的运动计划必须包括以下几部分：有氧运动、抗阻运动、柔韧性练习和神经动作练习。

面对不同的心肺疾病的康复，因疾病机理不同，则需要注意的要点不同，临床上需要进一步明确。

第一节　运动处方的基本原则

一、安全性

安全性指合理的运动治疗改善心血管病的同时，避免发生因不恰当的运动形式或强度造成的心血管事件（心绞痛发作、猝死等）、代谢紊乱以及骨关节韧带损伤。因此，心血管病的运动治疗要严格掌握适应证和禁忌证（表2.13.1），并在运动前对患者进行危险分层（表2.13.2）。

表2.13.1　运动治疗的禁忌证

相对禁忌证	禁忌证
1. 电解质紊乱	生命体征不平稳、病情危重需抢救
2. 心动过速或心动过缓	静息心电图显示明显的心肌缺血、不稳定型心绞痛、近期心肌梗死或者急性心血管事件病情未稳定者
3. Ⅱ度房室传导阻滞	血压反应异常，直立引起血压：明显变化并伴有症状、运动中收缩压不升反降>10 mmHg或血压过高收缩压>220 mmHg
4. 未控制的高血压（静息收缩压≥160 mmHg或舒张压>100 mmHg）	存在严重的血流动力学障碍，如重度或有症状的主动脉瓣狭窄或其他瓣膜病、严重主动脉弓狭窄、梗阻性肥厚型心肌病（左室流出道压力阶差为50 mmHg）等
5. 低血压（舒张压<60 mmHg或收缩压<90 mmHg）	未控制的心律失常（如心房颤动伴快速心室率，阵发性室上性心动过速，多源、频发性室性期前收缩）
6. 血流动力学障碍，如梗阻性肥厚型心肌病（左室流出道压力阶差<50 mmHg），中度主动脉瓣狭窄（压力阶差25～50 mmHg）	Ⅲ度房室传导阻滞

续表

相对禁忌证	禁忌证
7. 未控制的代谢性疾病，如糖尿病、甲亢、黏液水肿	急性心力衰竭或慢性失代偿性心力衰竭
8. 室壁瘤或主动脉瘤	动脉瘤（夹层）
9. 有症状的贫血	急性心肌炎或心包炎
	可能影响运动或因运动加重病情的非心源性疾病（如感染、甲状腺毒症、血栓性疾病等）

表 2.13.2　心脏病患者的危险分层

低危组	中危组	高危组
运动负荷试验指标如下 • 运动中及运动后：无复杂的室性心律失常，无典型的心绞痛或其他主观症状（气促、头晕等），心血管反应性正常（随着运动负荷的增减，心率和收缩压适当升高和降低） • 运动功能储备≥7.0 METs 非运动负荷试验指标如下 • 静息射血分数≥50% • 心肌梗死后血运重建过程顺利，无并发症 • 静息时无复杂的室性心律失常 • 无充血性心力衰竭 • 心血管事件后或血运重建后，无心肌缺血表现 • 血运重建（急性心肌梗死溶栓、PCI或CABG术）后血运顺利再通且无并发症 • 无抑郁、焦虑等心理障碍	运动负荷试验指标如下 • 运动至中高强度时（≥5.0 METs）或恢复期出现心绞痛、气促、头晕等症状，或无症状性心肌缺血（ST段压低<2 mm） • 运动耐量5～7 METs 非运动负荷试验指标如下 静息射血分数：40%～49%	运动性指标如下 • 低水平运动（<5 METs）或者恢复期出现心绞痛或气促、头晕等症状 • 运动中或恢复期出现重度心肌缺血（ST段压低≥2 mm） • 运动中出现血流动力学异常（如在高负荷运动时，收缩压不升反降）或者运动恢复期出现显著的运动后低血压 非运动性指标如下 • 静息射血分数<40% • 有心搏骤停或猝死病史 • 静息时出现复杂的心律失常 • 心肌梗死患者病情复杂或血运重建不顺利 • 充血性心力衰竭 • 心血管事件或血运重建后，遗留心肌缺血的症状或体征 • 存在严重的焦虑、抑郁等心理障碍

二、科学性、有效性

提倡患者进行中等强度以下的运动。以有氧训练为主，适当辅以力量训练，对于肥胖的心血管病患者，建议以消耗能量为目的，用长时间、低中强度的有氧耐力运动；而骨骼肌萎缩的以重建骨骼肌为主，用抗阻训练，并且运动间隔时间不宜超过3 d。心血管病患者应每周至少进行中等强度有氧体力活动（50%～70%最大心率）150 min。

三、个体化

个体化的运动治疗是指根据心血管病患者的病程、严重程度、合并症等心血管病本身的特征，并综合考虑患者的年龄、个人条件、社会家庭情况、运动环境等多种因素制订运动方案。

四、专业人员指导

专业人员包括心血管医师、康复医师、运动治疗师，依并发症不同可有选择性，如神经科医师、肾科、眼科、心理科等。作为运动治疗的专业指导人员必须具有心血管知识、基础疾病知识、运动生理学、运动生化学、运动营养学、运动医疗监督、运动损伤预防和处理等知识结构和应用技能，才能确保运动治疗的有效性和安全性。

第二节　个体化运动处方制定

一、个人状况

包括：年龄、性别、健康状态、生活及运动习惯及爱好。

二、运动处方内容

主要包括：运动强度、运动项目、运动时机、运动持续时间、运动频率等。

三、运动处方制定的FITT～VP原则

运动的频率（F）、强度（I）、时间（T）、方式或模式（T）以及量（V）和进度（P）。

FITT～VP的具体组成取决于运动者的身体特点和训练目标。运动处方的FITT～VP需要根据运动者的运动反应、需要、限制、适应情况以及运动计划目的改变而进行调整。

四、运动处方制定

内容包括：运动方式、运动强度、运动持续时间、运动频率及运动中的注意事项。

1. 有氧运动处方　常用的有氧运动方式有行走、慢跑、骑自行车、游泳、爬楼梯，以及在器械上完成的行走、踏车、划船等。每次运动20～40 min，建议从20 min开始，根据患者运动能力逐步增加运动时间，运动频率一般3～5次/周，有氧运动的适宜强度因人而异。体能较差的患者，运动强度水平可设定为最大运动能力的50%，随着体能改善，逐步增加运动强度，对于体能好的患者，如心血管神经官能症患者，运动强度可高至最大运动能力的80%。心率是常用且可靠的评估运动强度的变量。常用的确定运动强度的方法见表2.13.3。其中前3种方法需通过"运动负荷试验"（运动负荷心电图、心肺运动试验）获得相关参数。推荐联合应用上述方法，尤其是应结合自我感知劳累程度分级法。

表2.13.3　运动强度的方法

方法	内容
无氧阈法	无氧阈水平相当于最大摄氧量的约60%，此水平的运动能产生较好训练效果，同时不会导致血液中乳酸大量堆积。此参数需通过运动心肺试验或血乳酸阈值获得，需一定设备和熟练的技术人员
心率储备法	此法不受药物（β受体阻滞剂等）的影响，临床上最常用，储备心率＝最大心率～静息心率
目标心率法	目标心率＝（最大心率～静息心率）×运动强度（%）+静息心率。例如，患者最大心率160次/min，静息心率70次/min，选择的运动强度为60%，目标心率＝（160－70）×60%+70＝124次/min。此方法简单方便，但欠精确
自我感知劳累程度分级法	多采用Borg评分表，患者根据自己感觉的劳累程度打分，由最轻至最重分别对应6～20分。通常建议患者在12～16分范围内运动

2. 抗阻运动处方　与有氧运动比较，抗阻运动引起的心率反应性较低，其主要增加心脏的压力负荷，有利于增加心肌血流灌注。另外，抗阻运动还有提高基础代谢率、改善运动耐力、刺激骨质形成、改善糖脂代谢等作用，每组肌肉群的训练负荷不尽相同，需通过测定后变化量避免过高强度引发并发症。可通过表2.13.4法进行测定。其中I～RM指在保持正确手法且没有疲劳感情况下，一个人一次能举起（仅一次重

复）的最大重量。

表2.13.4　抗阻训练负荷与重复次数之间的关系

%1～RM	次数	%1～RM	次数
100%	1	80%	10
95%	3	75%	12
90%	5	70%	15
85%	7		

每次训练8～16组肌群，躯体上部和下部肌群可交替训练，每周2～3次或隔天1次，初始推荐强度为：上肢为1～RM的30%～40%，下肢为50%～60%，Borg评分11～13分。应注意，训练前必须有5～10 min的有氧运动热身，最大运动强度不超过50%～80%，切记运动过程中用力时呼气，放松时吸气，不要憋气，避免Valsalva动作。

3. 柔韧性训练处方　柔韧性训练宜每天进行，训练前应热身以避免损伤，热身运动为不少于5 min的有氧训练；训练原则应以缓慢、可控制的方式进行，并逐渐加大活动范围，每次训练8～10个主要肌群；训练方法：每一部位拉伸时间6～15 s，逐渐增加到30 s，如可耐受可增加到90 s，期间正常呼吸，强度为有牵拉感觉同时不感觉疼痛，每个动作重复3～5次，总时间约10 min，每周重复3～5次。

4. 平衡功能与协调性训练处方　平衡能力指在不同的环境和情况下维持身体姿势的能力，可通过功能性前伸、单脚站立及器械评定等方法进行评定。平衡功能的训练可以提高和恢复平衡功能，降低跌倒风险以及减轻跌倒的后果，并提高日常生活能力及生活质量。平衡功能训练原则为：双足至单足、睁眼至闭眼、静态至动态，强度由易至难，运动频率为每次5～10 min、3～5组/d、2～3 d/周。

第三节　不同康复时期运动处方的制定原则

一、Ⅰ期（住院期）运动处方

治疗目标：促进患者功能恢复，改善患者心理状态，帮助患者恢复体力及正常生活能力，出院时达到生活基本自理，避免卧床带来的不利影响（如运动耐量减退、低血容量、血栓栓塞性并发症）。在缩短住院时间的同时，为Ⅱ期康复奠定心理基础和体力基础。

开始运动治疗的参考标准：①过去8 h内无新发或再发胸痛；②心肌损伤标志物水平（肌酸激酶同工酶和肌钙蛋白）无进一步升高；③无明显心力衰竭失代偿征兆（静息时呼吸困难伴肺部湿啰音）；④过去8 h内无新发严重心律失常或心电图改变。

运动方案需循序渐进：从床上被动运动开始，逐步过渡到床上坐位、坐位双脚悬吊在床边、床旁站立、床旁行走，病室内步行，上1层楼梯或踏车训练。这个时期患者运动康复和恢复日常活动指导必须在心电监护和血压监护下进行（推荐使用遥测运动心电监护系统，每个分机的显示屏具备独立的心率、心律及心电图显示，方便患者活动及医护人员监护运动量宜控制在较静息心率增加约20次/min，同时患者感觉不大费力（Borg评分＜12）。如果运动或日常活动后心率增加＞20次/min，患者感觉费力，宜减少运动量或日常活动。另外需指出，开胸手术患者术后需进行呼吸训练，用力咳嗽，促进排痰，预防肺部感染。应在术前教会患者咳嗽和呼吸训练方法，避免患者术后伤口疼痛影响运动训练效果。为防止用力咳嗽时，手术伤口被震裂，让患者手持定制的小枕头，保护伤口。

二、Ⅱ期（门诊）运动处方

运动治疗的目标：在Ⅰ期康复的基础上进一步改善患者的身心状况、功能状态。

康复运动程序：

第一步：准备活动，即热身运动。多采用低水平有氧运动，持续5～10 min，目的是放松和伸展肌肉、提高关节活动度和心血管的适应性，降低运动中发生心脏事件及运动损伤的风险。

第二步：训练阶段，包含有氧运动、抗阻运动、柔韧性运动、平衡功能等各种运动方式。其中有氧运动是基础，抗阻运动、柔韧性运动是补充。

第三步：放松运动，有利于运动系统的血液缓慢回到心脏，避免心脏负荷突然增加诱发心脏事件。放松方式可是慢节奏有氧运动的延续或是柔韧性训练，根据患者病情轻重可持续5～10 min，病情越重，放松运动的持续时间宜越长。

三、Ⅲ期（社区及家庭）运动处方

Ⅲ期康复运动处方的内容主要是Ⅱ期运动处方的延续，应嘱患者定期复诊、积极参与随访计划，以便于及时更新运动处方。建议可采取一些运动强度适宜且容易开展的运动形式，如太极拳、八段锦、健身操等。

第四节　心肺疾病处方的制定原则

一、高血压病

2021年《JAMA cardiology》研究指出，中等强度有氧运动对顽固性高血压有降压的效果，高血压患者血压的运动处方应包括以有氧运动为主，辅以动态阻力运动训练的混合运动。建议每周至少5 d以中等强度（心率储备的40%～60%）进行每天至少30 min的有氧运动训练（连续或间歇性至10 min）；低CVD风险的患者可以考虑中等运动训练强度（心率储备的60%～80%）。

中等强度的动态阻力运动训练（一次最大重复次数的50%～70%），包括针对大肌肉群的8～10次练习（1组/练习：每组8～12次重复，循序渐进训练达到每次运动2到3组），可以每周增加2次。

高血压患者运动训练安全注意事项：①高血压患者应了解心脏前驱症状的性质和运动相关的警示症状，如胸痛或不适、异常呼吸困难、头晕或不适，如果出现此类症状，应及时就医；②根据高血压的严重程度和风险类别进行定期随访。高强度举重，看起来是动态的（例如一些肢体和关节运动），通常包括大量的等距（静态）肌肉工作，这会产生显著加压效应，应该避免；③特别需要避免Valsalva动作。这种操作的特点是当肌肉收缩屏气时胸腔内压力显著增加，导致收缩压和舒张压升高；④如果高血压控制不佳（静息收缩压>160 mmHg），应不鼓励或推迟进行高强度运动训练和最大运动试验，直到采取适当的药物治疗并降低动脉血压；⑤除了普遍推荐的评估测试外，运动试验的适应证还取决于患者的风险状况和运动特征（如对于即将进行高强度运动的高血压患者，有必要在医学监督下进行亚极量或症状限制的运动试验，同时进行心电图和血压监测，有必要进行带有心电图和血压监测的运动测试）；⑥如果在运动（测试）期间收缩压升至>220 mmHg或舒张压>110 mmHg，应终止训练/测试，并建议患者及时就医，需要进行调整药物治疗。

二、冠心病支架术后

心脏康复能降低急性缺血性冠状动脉疾病的发生率和再住院率，使急性心肌梗死患者1年内猝死风险降低

45%，降低心肌梗死患者全因死亡率8%～37%，降低心血管病死率7%～38%。心肌梗死心脏康复治疗五大处方：药物处方、运动处方、营养处方、心理处方、戒烟处方，而五大处方中的运动处方居于核心部分。

1. 治疗时间 急性心肌梗死患者住院期间进行院内Ⅰ期康复，急性ST段抬高心梗急诊再灌注治疗病情稳定后8 h开始，急性非ST抬高心梗急诊再灌注治疗后24 h开始，如错过急诊再灌注时机未行再灌注治疗及多种合并症或慢性心力衰竭患者NYHA分级＜Ⅲ级则48 h后进行。Ⅱ期心脏康复（院外早期康复或门诊康复期）正式启动时间在出院后即可开始，一般在出院后1～3周之内，持续3～6个月，Ⅲ期心脏康复（院外长期康复）为心血管事件1年后的院外患者提供预防和康复服务，这个时期，部分患者已恢复工作和日常活动，此期的关键是维持已形成的健康生活方式和运动习惯，仍需继续纠正心血管危险因素和加强心理社会支持。

2. 运动处方制定内容

（1）运动形式 有氧耐力训练（散步、慢跑、骑自行车、游泳等）抗阻训练（弹力带、哑铃及器械训练等）。

（2）运动强度 最为重要，要关注患者是否存在血管并发症、残余心肌缺血、危险分层、基础运动耐力、认知功能。依据危险分层分为：①低风险患者：有氧训练，CPET指导个体化高强度自行车运动，或先从低于无氧域起步后递增，然后视患者情况逐步达到超过无氧域20%～50%功率，60%～80%峰值功率，55%～70%最大运动当量。抗阻训练，40%～80%1 RM，RPE分级11～16级；②中/高风险患者：有氧训练，CPET指导个体化高强度自行车运动，或先从低于无氧域起步后递增，然后视患者情况逐步达到超过无氧域20%～50%功率，60%～80%峰值功率，运动平板指导＜50%最大运动当量，RPE分级10～11级。

（3）运动时间 ①热身：5～10 min；②有氧训练：超过无氧值20%～50%功率，60%～80%峰值功率，或低于无氧域值，达靶心率的有氧运动。低风险患者5～10 min/次起始，视情况延长至30～60 min/次，中/高风险患者：15～30 min/次起始，视情况延长至30～60 min/次；③抗阻训练：10～15个/组，1～3组/（肌群次）；④放松至少5 min。

（4）运动频率 有氧训练：每周至少3次，抗阻运动每周1次起始，视情况调整。

（5）注意事项 呼吸的调整，安全性要求，运动的动作要求，器械的正确使用，（percotaneous coronary intervention，PCI）穿刺部位的保护，注意可能存在的出血倾向，存在PCI并发症的要求。

对于急性心肌梗死患者完成3～6个月的心脏康复程序后应长期坚持适当强度的有氧运动，医生完成对心脏康复患者初始评估，康复治疗30 d，60 d，90 d和制定处方后，视为完成整个心脏康复计划，此后每3个月进行1次运动能力评估随访，1年后每12个月进行心血管综合评估，在心脏病二级预防用药的基础上进行长期安全有效的生活方式医学治疗和随访，进一步提高患者生活方式治疗的相关性和自我管理冠心病的能力（参见《2020年冠心病心脏康复基层指南》）。

三、心力衰竭

在美国心脏病学会/美国心脏协会关于心力衰竭的管理指南中，心脏康复是Ⅰ类推荐的（证据等级：A）。NYHA分级Ⅱ级或Ⅲ级的稳定的心力衰竭的患者在接受指导医学治疗的同时，应考虑医生监督下的心脏康复。这可以提高患者身体能力和生活质量、促进心理健康以及减少心力衰竭患者入院率。

1. 运动处方制定内容

（1）有氧或耐力训练 有氧或耐力训练仍然是运动训练的核心，有氧训练已被证明可以逆转临床稳定的心力衰竭患者的左心室重塑，从而改善有氧能力和最大摄氧量，并改变心血管疾病的危险因素。中等强度持续训练是被评价最多的运动训练模式，因为它有效、安全、耐受性良好。

（2）抗阻训练 在心力衰竭患者中，耐力～抗阻联合训练显著提高了患者运动能力、肌肉力量和生活质量。力量训练在改善心力衰竭患者的身体功能和减少功能受损方面起着重要作用。虽然在大型荟萃分析中，联合训练对左心室重塑没有显著的获益，不过较少的研究表明，抗阻训练对骨骼肌功能和周围血管反应性会产生有益影响。

（3）高强度间歇训练和中等强度持续训练 小型研究表明，高强度间歇训练（high intensity interval training，HIIT）在逆转心脏重塑、增加峰值摄氧量和有氧能力方面是安全且优于中等强度持续训练（moderate contiuous traiuing，MCT）。在比较两者的Meta分析发现：在稳定的射血分数降低性心力衰竭患者中，HIIT对运动耐受性有更大的改善，但对左室射血分数没有显著影响。

MCT对患者和一般人来说更熟悉，适合身体素质较低的患者。对于身体素质很低、虚弱的患者，MCT实际上可以被认为是HIIT。考虑到身体状况、自主神经功能和血液循环迟缓，MCT可能更适合那些有左室辅助装置或最近接受移植的患者。然而，与HIIT相比，MCT的安全性数据似乎更多，未来研究来需要更好地描述HIIT在心力衰竭患者中的疗效和安全性。

（4）吸气肌训练 在心力衰竭患者中吸气肌无力是普遍存在的。吸气肌训练有利于改善稳定性心力衰竭和呼吸肌无力患者的呼吸肌力量和呼吸困难症状。多项研究已经证明了吸气肌训练对心力衰竭患者的安全性和额外的获益。在身体状况严重下降的患者中，吸气肌训练可能有助于帮助患者过渡到常规康复，同时提高心肺能力和生活质量。在有氧训练中加入吸气肌训练也被证明可以减少呼吸困难、增加峰值摄氧量和运动时间。一项Meta分析表示，吸气肌训练组与对照组相比，心力衰竭患者的6 min步行距离、峰值摄氧量和通气得到了明显改善。

（5）局部肌肉训练 在不增加心输出量的情况下，局部肌肉训练可以显著改善肌肉结构、氧弥散速度和利用率。局部肌肉训练可能是改善心力衰竭患者运动能力的一种重要训练类型，尤其是针对那些心肺储备极低的严重的患者。

临床稳定的心力衰竭患者的目标是在1周的大部分时间进行有氧中强度连续运动训练（即达到峰值摄氧量的50%～80%）持续45 min。运动模式可根据基线的水平和运动能力选择，并根据持续时间和强度增加。

2. 经典的心力衰竭运动程序包括以下3个阶段（见表2.13.5）

表2.13.5 心力衰竭患者运动程序三阶段

运动处方	第一阶段	第二阶段	第三阶段
运动阶段	热身	训练	放松
运动形式	低水平有氧运动、太极、站桩	有氧运动、力量运动、柔韧性运动	低水平有氧运动
形式举例	拉伸	行走、慢跑、骑自行车、游泳、哑铃操、托举矿泉水瓶	拉伸
时间	5～10 min	5分钟慢走开始，合计30～60 min	5～10 min，病情越重放松时间延长

适宜的运动使房颤风险降低。房颤风险随运动量增加呈U形曲线，变化的影响因素：性别、运动类型、年龄、基因，如图2.13.1和表2.13.6所示。

表2.13.6 运动与房颤的关系

未达到指南推荐的运动量房颤风险高	原因：①心脏疾病危险因素↑；②生理性心肌重构↓；③内皮功能下降↓；④迷走神经张力↓；⑤炎症水平↑；⑥virchow三要素（影响血栓）～血流异常，血管壁异常和血液成分异常
达到推荐运动量房颤风险低	原因：①心脏疾病危险因素↓；②生理性心肌重构↑；③内皮功能↑；④迷走神经张力↑；⑤炎症水平↓；⑥virchow三要素（影响血栓）影响↓～血流异常，血管壁异常和血液成分异常
超过推荐量风险高	原因：①心脏疾病危险因素↓↓；②生理性心肌重构↑↑，病理性心肌重构↑（房颤发生的基础）；③内皮功能↑；④迷走神经张力↑↑；⑤炎症水平↑；⑥virchow三要素（影响血栓）影响↓～血流异常，血管壁异常和血液成分异常

3. 运动处方基本原则 由于房颤患者的运动训练的一个主要目标是改变运动不耐受（以峰值V_{O_2}测量），具体训练的原则建议进行可以刺激心肺系统的大肌肉群训练和全身活动为主（如步行、骑自行车）。对于大多数患者来说，达到最初的目标运动量需要2到3周。

4. 运动强度 对于心力衰竭和心房颤动患者，美国运动医学学院建议，在自觉用力程度量表（Borg量表）上，指导运动强度为11～14。这是一种可行且有效的方法来指导各种患者群体的运动强度，自觉用力量

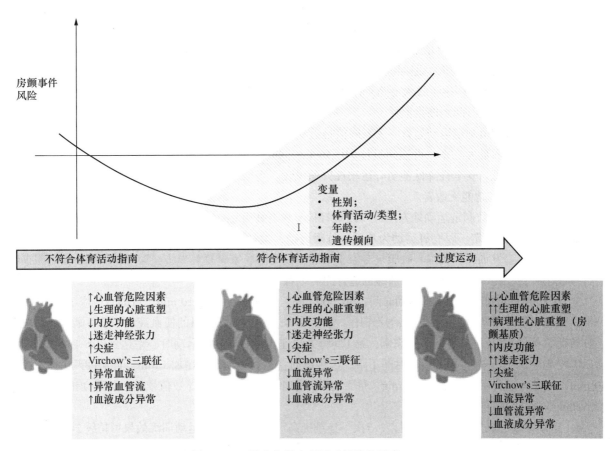

图 2.13.1 影响房颤患者运动风险的因素

表的评级要求患者被正确地教导并展示出对如何正确表达他们的运动强度的理解。另一种指导房颤患者运动强度的策略是谈话测试，该方法在其他临床人群和自由生活条件下得到了广泛的应用和验证。因此，这代表了指导患者以最高强度运动的基础，他们仍然可以舒适地进行对话。对于大多数患者来说，这代表在 V_{O_2} 峰值的 60%～75% 的强度下进行训练。

5. 阻力训练　在对房颤进行导管消融治疗后，Risom 等人在术后 1 个月随机抽选 210 名患者进行康复训练，其中包括一些力量训练和常规治疗。与常规治疗相比，心脏康复治疗可改善峰值 V_{O_2}，但没有提供任何数据表明骨骼肌功能受到了影响。对于那些希望将抗阻训练纳入房颤患者治疗的临床医生来说，应该谨慎考虑采用对健康个体和其他心血管疾病患者采用的方法。

四、稳定型心绞痛

COURAGE 研究表明，即使经过 PCI+最佳药物治疗后，仍有超过 1/3 的患者有心绞痛发作。心绞痛残余症状和运动耐量下降严重影响稳定型心绞痛患者生存质量。美国 IHD 治疗指南及 ESC 稳定性冠心病诊治指南均指出：心脏康复是治疗稳定型心绞痛患者的 IA 推荐。以运动处方为核心的心脏康复治疗，是全面管理稳定型心绞痛的有效途径。

现已证实，医学运动治疗尤其是达到靶强度的运动训练，有抗炎症、抗动脉粥样硬化、抗血栓的作用，并且延缓了动脉粥样硬化板块以及并发症的进展。就稳定型心绞痛患者而言，医学运动治疗不仅可以提高缺血阈值，还可减少心绞痛发作的次数和减轻严重程度，提高生存率。

1. 运动处方强度的制定

（1）根据运动耐量制定运动处方　运动处方中，最重要的是制定适合患者自身情况的运动强度。一般为运动耐量的50%～80%，体能差的患者运动强度设定为50%，体能好的患者运动强度设定为80%。

（2）根据靶心率法制定运动处方 根据年龄预测靶心率＝170（180）-年龄。安静时心率+20次/min。运动心率增加＜10次/min时，次日增加运动量，运动心率增加20次/min时，保持同一级别运动量，运动心率增加＞20次/min或出现不良反应时，退回前一段运动或停止运动训练。通过6 min步行试验来制定运动处方时，可根据心率储备法：目标心率＝（最大心率-静息心率）×（0.5～0.7）+静息心率。（需要佩戴心率表，记录运动总时间，目标心率运动时间，能量消耗）。

（3）根据无氧阈值制定运动处方 无氧阈值是运动中无氧代谢代替有氧代谢时的摄氧量，相当于60%最大摄氧量或60%～70%最大心率，可达到最佳训练效果，同时运动的危险最低。当强度＞AT时，血乳酸、儿茶酚胺升高，血钾降低，安全性降低甚至有运动性猝死风险。当强度接近AT时，心肺功能明显改善，无不适感，当强度＜AT时，心肺功能无改善。

（4）根据Borg指数制定运动处方 11～13级轻松～稍有疲劳感，建议在12～16分范围内运动。

2. 运动形式的制定 以有氧运动为基础，抗阻运动，柔韧性、平衡性训练为必要补充，依据患者具体情况可增加间歇力量性训练。我国心脏康复专家丁荣晶教授提出居家康复五步法：深呼吸训练、抬足跟训练、半俯卧撑或小哑铃、蹲马步训练、步行训练也适合此类患者。

3. 运动时间的制定 每次总运动时间：30～60 min，热身活动：5～10 min，目的是适应（心血管、关节、韧带、肌肉）训练活动：30 min，达治疗作用。整理活动：5～10 min，目的使血液从四肢逐渐返回心脏，避免心脏负荷突然增加。（可参考的形式举例：第1周每天快速步行10 min，运动时心率达到90～100次/min，运动前后需慢走各5～10 min，平时慢走时间不限，以后每周将每天运动时间增加5 min，直至每天快速步行时间达30 min，加上运动前后各慢走5～10 min，每天运动时间40～50 min）具体数值依据心肺运动试验/平板运动试验/6 min步行试验来制定。

4. 运动频率的制定 3～5次/周，＞5次不连续提高训练效果（1次运动训练效果可持续24～48 h）起效时间：6～8周，维持时间：停训4 d血脂恢复从前（可逆效应），所以运动要坚持不懈。

运动适宜的主要标志：运动时稍有出汗，轻度呼吸加快，不影响对话。运动结束，心率在休息后5～10 min恢复，运动后轻松愉快，食欲和睡眠良好，无持续的疲劳感或其他不适感（疲乏、肌肉酸痛、短时间休息可消失）。

注意事项：对于具有多重危险因素以及中～高危患者（如近期血运重建、有心力衰竭症状和体征），建议医疗监护下运动训练，有劳力型心绞痛患者，在运动训练开始时可以预防性服用硝酸甘油或硝酸异山梨酯。

五、慢性阻塞性肺疾病

慢性阻塞性肺疾病（COPD）是一种常见病，临床上COPD目前依据GOLD分级，即肺功能检查提示第一秒用力呼气容积（FEV_1）占预计值的百分比进行划分，如图2.13.2所示。

COPD气流受限严重程度分类（基于使用支气管扩张剂后的FEV_1）		
$FEV1/FVC<0.70$的患者		
GOLD1	轻度	$FEV_1 \geqslant 80\%$预计值
GOLD2	中度	$50\% \leqslant FEV_1 < 80\%$预计值
GOLD3	重度	$30\% \leqslant FEV_1 < 50\%$预计值
GOLD4	极重度	$FEV_1 < 30\%$预计值

图2.13.2 COPD气流受限严重程度分类

在治疗层面，戒烟，药物治疗则是基础，运动治疗也会起到独特的作用以进一步控制炎症，临床上常规治疗会配合运动疗法，通过加强腹式呼吸的功能，增加横膈活动度，提高呼吸效率，有助于促进咳嗽排痰，加大肺活量，减少残气量，同时通过改善呼吸肌力，增加肺血流和增强二氧化碳移除能力，改善气道通畅性。

1. 改善功能能力

运动形式：有氧运动。

运动强度：采用靶心率计算法。

最大心率＝220−年龄

靶心率＝[（最大心率−静息心率）×X%]+静息心率

老年人（70 y↑）＝50%；中年（40～70 y）＝60%；青年（18～40 y）＝80%

持续时间：每次20～40 min

准备活动：5～10 min

靶心率：10～20 min

整理运动：5～10 min

运动频率：3～5天/周

运动中要进行全面地监测，包括心率（低于靶心率）、心电图（是否有异常的心律失常事件），血氧：$SpO_2 \geqslant 90\%$；

安静血压低于140/90 mmHg；运动中血压上升：高压≤180 mmHg；低压≤100 mmHg。

2. 运动疗法中的氧疗 吸氧用于纠正缺氧，提高动脉血氧分压和氧饱和度的水平，促进代谢。运动中耗氧增加，为避免机体缺氧，保证氧合及通气，可以吸氧运动。

给氧方式：氧气面罩、鼻导管等。

3. 深呼吸训练 ①深吸气练习（鼻吸）：双手交叠置于腹前，（深吸气）感受腹部慢慢隆起；②深呼气练习（嘴呼）：缩唇呼吸，做慢而匀速的呼气。

4. 整体呼吸肌的调整和功能性提升 ①肩关节开合训练：站立位，屈膝收臀，上体保持直立，进行颈肩关节的神经肌肉调节性训练；②躯干功能调节训练：站立位，屈膝收臀，上体保持直立，进行胸腹等躯干部位的神经肌肉调节性训练。

结　语

临床治疗是一项综合性的治疗管策略，当下的运动治疗已经越来越关注患者作为身心整体的功能状态在不同时期（包括急性期、稳定期）的个性化调整。运动治疗作为独特的治疗方法，未来有待更进一步突破。

（江苏省中医院　王　磊，北京协和医院　范晓绵）

参考文献

［1］ 励建安. 冠心病和高血压患者的力量训练 [J]. 国外医学物理医学与康复学分册, 1993, 31 (3): 113-115.

［2］ 丁荣晶, 胡大一. 冠心病心脏康复与二级预防 [J]. 中华全科医师杂志, 2021, 20 (2): 150-165.

［3］ 胡大一. 心血管疾病康复指南 [M]. 北京：人民卫生出版社, 2020: 169-179.

［4］ GOLD 2020慢阻肺指南. https://www. medsci. cn/article/show_article. do? id=6d7918302301.

［5］ Lopes S, Mesquita-Bastos J, Garcia C, et al. Effect of Exercise Training on Ambulatory Blood Pressure Among Patients With Resistant Hypertension: A Randomized Clinical Trial [J]. JAMA Cardiol, 2021 Aug 4. doi: 10. 1001/jamacardio, 2021, 2735.

［6］ Dominique Hansen1, 2. Sports Med Exercise Prescription in Patients with Different Combinations of Cardiovascular Disease

Risk Factors: A Consensus Statement from the EXPERT Working Group, 2018, 48: 1781-1797.

［7］　Cardiac Rehabilitation for patients With Heart Failure. JACC Expert Panel.

［8］　Benjamin J R Buckley. The counterintuitive role of exercise in the prevention and cause of atrial fibrillation [J]. Am J Physiol Heart Circ Physiol, 2020, 319 (5): H1051-H1058.

［9］　Keteyian S J, Ehrman J K, Fuller B, et al. QR. Exercise Testing and Exercise Rehabilitation for Patients With Atrial Fibrillation [J]. J Cardiopulm Rehabil Prev, 2019 Mar; 39 (2): 65-72.

第十四章
有氧运动计划和效果评估

引 言

有氧运动训练是心脏康复计划中运动部分的基础，它可以改善心肺系统的功能能力，减少疾病相关症状的发展，减少并发症发生，提高生活质量。目前国际各心脏康复科学协会以及世界卫生组织建议心肺疾病患者坚持长期、有规律地进行中等强度到高强度的有氧运动，不同心肺疾病患者的有氧运动计划依据疾病特点和病情特点存在个性化差异。

第一节 心肺疾病患者有氧运动计划的制订

一、什么是有氧运动

1. 有氧运动的概念 在制订有氧运动的运动计划前，首先要先明确3个概念，有氧运动、无氧运动和耐力运动。有氧运动是指以有氧运动为主的运动，通常涉及以大肌肉群参与为主，至少持续几分钟。有氧运动可以改善心肺系统和代谢系统对氧气的运输和吸收效率，为工作的肌肉提供能量，常见的有氧运动如步行、游泳、骑自行车、跳舞、某些球类运动等。无氧运动不依靠氧气向工作的肌肉提供能量，直接利用三磷酸腺苷和无氧糖酵解来获取能量，因此运动时间短，但是无氧运动通常强度非常高，包括最大和次高强度运动，常见的无氧运动如短跑和举重。耐力运动是一种为了改善和提高身体的有氧工作能力，提高心肺功能的运动方法。

有氧运动包含无氧运动，耐力运动就是有氧运动，大多数运动同时涉及有氧和无氧运动，如高强度间歇训练就属于无氧运动和有氧运动的结合，目的是提高有氧运动能力。有氧运动的主要运动形式包括高强度（无氧阈值）运动、中等强度运动和低强度运动，其中高强度有氧运动主要通过有氧氧化糖类提供能量（糖酵解、脂肪代谢等），中等强度有氧运动通过有氧氧化糖类和脂肪提供能量，而低强度有氧运动则通过有氧氧化脂肪提供能量。

2. 有氧运动的获益机制 有氧运动对于心肺疾病患者获益巨大，其获益机制有以下几点。①改善血管内皮功能：有氧运动通过增加动脉壁的血流改善血管内皮功能，其机制是通过上调贯穿于整个血管的一氧化氮合成酶，从而增加内皮依赖性血管舒张功能，促进内皮祖细胞和间充质干细胞的调动，促进血管更新和内皮修复，增加一氧化氮的合成、释放和活性；②促进抗炎：有氧运动训练可以降低血液中的C反应蛋白水平，促进还原型烟酰胺腺嘌呤二核苷酸磷酸盐的产生，增加机体抗氧化能力；③延缓动脉粥样硬化：有氧运动可以减少Ⅰ型和Ⅲ型胶原纤维的表达，减少糖基化终产物的生成，延缓动脉硬化；④减少心肌重塑：有氧运动可以减少心肌梗死后的心肌组织重塑，改善心肌组织的顺应性，改善钙离子调节和受损心肌的收缩性，降低心肌组织氧化应激水平心脏诱导，促进线粒体增殖，改善循环炎症因子（如白细胞介素10、C反应蛋白等）表达。长期有氧运动可以减少血液中羧甲基赖氨酸复合物的表达，防止与年龄有关的心肌胶原交联，延缓心肌纤维化；⑤调节血压，降低脑卒中风险：对于血压正常者，有氧运动可以减弱血压的波动反应，减弱血压对应激源的刺激反应，减少脑卒中的风险；对于有脑卒中风险者，有氧运动可以作为脑缺血时的一种强有力的预防策略，可以加快血液流速并减少脑组织损伤；对于脑卒中发病患者，有氧运动可以明显降低脑梗死面积和功能缺陷，改善其内皮依赖性血管舒张功能；⑥减少血栓栓塞风险：长期规律的有氧运动可以增加血浆容量，降低血液黏度，减少血小板聚集，增加血浆组织纤维蛋白原激活剂水平，减少组织纤维蛋白原抑制剂水平，以及降低血浆纤维蛋白原水平，增加纤维蛋白溶解能力，从而降低血栓栓塞风险；⑦改善心肌缺血，降低猝死风险：长期规律的有氧运动通过改善体能，降低最大或次最大强度运动时的心率、收缩压和心率血压积，减少冠心病患者的心肌耗氧量，提高运动诱发心肌缺血的阈值，增加冠状动脉血流量，提高心肌对缺氧的耐受性，减少心肌损伤和潜在的致命心律失常的风险。除此之外，有氧运动还通过减少交感神经兴奋、减慢心率和增加副交感神经兴奋、心率变异性和压力受体敏感性来降低猝死的风险。

3. 提高有氧能力常用训练方法　提高有氧运动能力的方法很多，适用于心肺疾病患者的方法有持续训练法、间歇训练法和乳酸阈训练法。

（1）持续训练法　指运动强度较低、运动持续时间较长且不间歇地进行有氧运动的训练方法，用于提高心肺功能和发展有氧代谢能力。这种训练方法安全性高，适用于康复早期，通过小剂量持续不断的运动刺激，使机体产生正向反馈，打破内脏器官的生理机能惰性，提高神经肌肉的兴奋性，提高心肺功能和$V_{O_2}max$，帮助患者形成运动习惯。一般要求持续训练时间不少于5 min，可持续到20～30 min以上。

（2）间歇训练法　指重复的、短时间的（10 s～5 min）、较高强度（>80%$V_{O_2}max$）的运动，间歇为短暂的低强度有氧运动或休息，但是鼓励主动恢复。间歇训练法最大的优势就是在较短的时间（4～15 min）可以完成的很大的运动量，因为在进行较高强度的有氧运动时心肺系统和运动系统都处于较高的兴奋状态，而间歇期可以让运动系统得以休息恢复，而心肺系统仍能保持较高的激活水平，所以机体的总运动量累计起来更高。目前将间歇训练发挥到更高水准的训练方式是高强度间歇训练（high-intensity interval training，HIIT），HIIT会增强迷走神经的张力，从而减少患者发生心律失常事件的可能性，还可以提高总运动量。由于间歇训练对练习强度和间歇时间的设定有较为严格的规定，所以对机体要求更高，不适合康复早期。

（3）乳酸阈训练法　在渐增负荷运动中，血乳酸浓度会随着运动负荷的增加而增加，当运动强度到达某一负荷时，血乳酸出现急剧增加的拐点称为乳酸阈，该拐点所对应的运动强度即为乳酸阈强度，乳酸阈值反应在血乳酸持续升高的情况下可以维持的最大摄氧量的能力，是心肺耐力的重要指标。以个人乳酸阈为运动强度进行有氧耐力训练可以显著提高有氧能力，而有氧能力提高的标志之一就是个体乳酸阈值的提高。该训练方法对机体有一定要求，不适合康复早期。

二、有氧运动处方的制定

进行运动前必须制定运动处方，一个优秀的运动处方要像制定药物处方的一样强调个性化和针对性，要充分考虑患者的独特性和特殊性，以实现效果的最大化。心肺疾病患者的有氧运动处方应基于以下因素决定：①患者的临床和病理生理学情况（包括运动风险筛查结果）；②已有该疾病的相关循证结果和临床指南为理论依据；③患者的康复目标。

心肺疾病患者制定运动处方同样基于"FITT"原则，包括运动频率（frequency，F）、运动强度（intensity，I）、运动持续时间（time，T）和运动类型（type，T），并计算出总运动量，除此之外还要根据疾病特点和患者预期来规划运动训练的具体实施过程和实时进度。心肺疾病患者由于病情特殊性，在制定运动处方前，首先要判断患者所处的康复阶段，只有明确患者的实际生理情况，才能制定出最符合的有氧运动干预方案，并且更有利于实施和效果评价。

1. 心肺康复的康复阶段　有人根据患者疾病的发展情况可分为4个阶段（目前指南分好了期），分别为急性期、住院期、恢复期和维持期，住院期和恢复期也就是平稳期，维持期也就是康复后期（表2.14.1），不同心肺系统疾病会根据疾病发展情况进行调整。康复环境依次从医院为主导，逐渐过渡到社区为主导，家庭和个人为主导。

表2.14.1　心肺康复的康复阶段

阶段	描述	心肺康复
Ⅰ期（急性期）	急性医疗情况	急性期或术后6周内
Ⅱ期（住院期）	在医院或康复中心监督下进行为主，或以社区为基础的计划或一对一计划	急性发作或出院后6周~6个月 运动复测 回顾危险因素：生活方式行为及修改生活方式建议
Ⅲ期（恢复期）	在医院或康复中心监督下进行，或以社区为基础的计划或一对一计划	6~12个月 运动复测 回顾危险因素：生活方式行为及修改生活方式建议 退出复测，为四期自我管理提供建议
Ⅳ期（维持期）	自我管理	大于12个月 按规定随访

（改编自Donna Frownfelter，Elizabeth Dean编著．郭琪，曹鹏宇，喻鹏铭，主译．心血管系统与呼吸系统物理治疗：证据到实践［M］．北京：科学技术出版社，2017.）

（1）急性期心脏康复　即心脏康复Ⅰ期，指患者处于疾病急性期或术后阶段，一般为发病或术后6周内，主要康复目的是促进患者早日出院，避免卧床休息的不良影响。这个阶段的患者往往比较虚弱，心肺系统机能不足以满足训练要求，所以在病情稳定前不建议实施有氧运动干预；并且在运动处方制定前要完整收集患者的个人情况和病史和病情（手术记录），避免意外发生。当患者发病8 h内病情稳定，基线生命体征正常，病情稳定并符合相应的临床指征，可以在床上和床旁进行恢复性有氧运动，并以安全为前提。

（2）平稳期心脏康复　包括住院期和恢复期，即患者发病或手术1年内，该阶段是从急性期转为平稳期，从医院康复过渡到社区康复最终到自我康复的关键时期，起到承上启下的作用。这个阶段真正开始实施康复干预，所以在运动处方干预前应进行全面的运动风险筛查，建立康复档案，以月或季度为单位制定和调整运动处方，并建议患者在此阶段接受医院定期的医学监督和随访。

（3）康复后期心脏康复　即心脏康复Ⅳ期，指患者要持续终身的康复阶段，主要康复目的是稳定病情，避免复发，维持Ⅱ期和Ⅲ期的康复效果，恢复家庭和社会生活，其核心是防治结合。这个阶段的康复内容可以更丰富和全面，鼓励患者更多参与社会和家庭生活，并鼓励患者恢复正常工作和生活。

目前，我国冠心病患者的住院时间约为3 d，急性心肌梗死患者的平均住院时间控制在约7 d，所以急性期的心脏康复是有限的，主要目的是减少心肌梗死急性期的并发症和健康教育，床上的有氧运动如床旁踏车等设备可以尝试使用。平稳期的心脏康复是核心阶段，既是I期康复的延续，又是Ⅳ期康复的基础，这个阶段可以在患者耐受的情况下增加有氧运动的强度和时间，鼓励患者养成规律运动的习惯。Ⅳ期也就是康复后期的要继续维持Ⅱ期和Ⅲ期的康复效果，要在社区和家庭的持续康复。目前国际上多数指南以三期法来分期，将Ⅱ、Ⅲ合并为一个期。

2. 心肺疾病患者的有氧运动处方

（1）运动频率　$V_{O_2}max$的改善值随着训练频率的增加而增加，目前研究认为每周3次才能产生效果，少于2次通常不会出现显著增加，但当训练频率超过每周5次，$V_{O_2}max$的附加改善值没有显著差异但是损伤的发生率成比例地增加。但是运动频率至少运动处方的元素之一，还需要结合运动强度、运动时间综合考虑。对于康复Ⅰ期和Ⅱ期的患者，建议每天多次，进展到康复Ⅲ期的患者，对于运动强度和运动量的耐受度更好，可以采取每周3~5次的运动频率。

（2）运动强度　运动强度的设定目标是要在规定地限度内最大化地诱发氧运输能力的适应性增加，是运动处方中最重要的部分，可以用最大摄氧量、最大心率和最大心率储备的百分比表示。$V_{O_2}max$是心血管健康的一项指标，随着健康水平的提高而提高，是指在人体进行最大强度的运动。最大强度或次最大强度运动负荷下的心率百分比来表示最为常见，即用最大心率（heart rate maxim，HRmax）的百分比，HRmax与静息心率（resting heart rate，RHR）的比率可以用以估计$V_{O_2}max$；但是要注意预测的最大心率有±10次/min的误差。心率储备（heart rate reserve，HRR）为最大心率与基础心率的差值，正常人的运动强度可设定在65%~85%HRR，心肺疾病患者可以设定在30%～50%HRR。但是必须注意，由于病理和药物的原因，患者的一些客观指标可能是假性的或低效的（如服药后心率和血压变化），所以HR对于心肺疾病的患者来说不是一个完全可靠有效的运动强度指标，应在实际操作中配合主观感觉指标如Borg量表（RPE得分）来制定运动强度，低强度的RPE得分一般为10～11分，中高强度可到13～15分。另外一种强度设定方法利用运动项目消耗的梅脱值（METs）进行设定，比如低强度建议选择能量消耗为3～4 METs的运动，如功率踏车、散步、广场舞等；中等运动强度建议选择5～8 METs的运动，如慢跑、游泳、划船、快速骑行等；高运动强度建议选择大于9 METs的运动，如跳绳、爬山、快跑等，见表2.14.2。

表2.14.2　运动强度、评估指标和有氧运动类型的对应关系

运动强度	V_{O_2}max（%）	HRmax（%）	HRR（%）	RPE得分	有氧运动类型
低强度，轻松运动	<40	<55	<40	10～11	有氧运动
中等强度	40～69	55～74	40～69	12～13	有氧运动
高强度	70～85	75～90	70～85	14～16	有氧运动+乳酸运动
最大强度	85	>90	>85	17～19	有氧运动+乳酸运动+无氧运动

注：V_{O_2}max. 最大摄氧量；HRmax. 最大心率；HRR. 心率储备；RPE. 主观费力感觉。

以较高的相对强度进行的有氧运动干预可能更有利于使患者更早恢复到以前的状态，所以建议病情稳定、属于低危风险的患者增加运动强度。但是，运动强度设定时要注意避免患者在运动中出现客观和主观的不良反应，如劳累感、气短、心绞痛、不适或疼痛、全身疲劳等。急性期和术后患者的运动强度的制定要更为谨慎，要从床上自主运动开始，逐渐过渡到床旁运动，到床下运动。以METs为单位，运动强度从轻度到中度依次为：2 METs，卧床休息，床上进食，床旁移动，坐在床边；2～3 METs，体位转移，床旁站立；3 METs，尝试房间内散步；4METs，3～3.5 m/h速度在走廊内散步。

（3）运动时间　运动时间包括1次运动的持续时间和1 d累计总运动时间两种设定形式，运动时间的设定取决于患者的功能水平、机体生理储备能力和对有氧运动的反应。对于当前身体功能能力水平较低但是有足够生理运动潜能的患者，可以通过缩短运动持续时间来保证运动强度的更快进阶，从而加快康复进程；对于身体功能能力水平低且机体生理储备潜能有限的患者，可以暂缓增加运动强度，而通过增加运动时间的方式来提高。对于低风险患者，可以从5～10 min/次起始，随能力提高延长至30～60 min/次；中高风险患者的运动强度下降，所以可以延长运动时间至15～30 min/次，后延长至30～60 min/次。

（4）运动类型　运动类型的选择要考虑到患者的康复目标，以大肌肉群参与为主的有氧运动更具有功能性，比如步行、骑自行车、跑步、游泳。心肺疾病患者要注意血流动力学相关指标，所选择的运动方式可考虑根据到其疾病状况和运动前评估的血流动力学反应来选择。例如，在相同的负荷下，划船机测得的上肢和下肢的心率反应要比跑步时低，但是划船机练习的静脉回心量、最大摄氧量和氧脉搏都较高。由于运动的特殊性，不建议采用单一模式的有氧运动，尤其是心肺疾病患者往往存在肌耐力差的问题，单一模式的有氧运动会由于参与肌肉快速疲劳而导致运动量不能保证，同时也能避免患者由于枯燥乏味而不能坚持。还要充分考虑患者的日常生活习惯和工作环境。对于有静坐少动生活习惯的患者，针对日常生活中进行有氧运动应作为主要运动类型，比如"每日1万步计划"和"爬楼梯计划"，这些有氧运动可以减少摄氧量，降低心率和减少乳酸，从而提高有氧适应，对改善心肺疾病患者健康有很大的潜力。此外，对于伴随有其他障碍或问题的心肺疾病患者，在运动类型的选择上也要基于个性化考虑，最常见的就是伴随有脑卒中后跛行和老年髋/膝关节骨性关节炎的患者，其有氧运动的选择上优先考虑上肢参与的手摇车练习以及水中运动。对于身体较为衰弱且为高危风险、慢性阻塞性肺疾病或脑卒中后等特殊患者，提高运动强度的一种有效练习方法是采用单边运动替代双边运动。有研究发现，在总训练量一样的前提下，单侧肢体蹬车的递增负荷踏车练习相较于双腿骑行V_{O_2}max显著增加，并且两侧肢体可以交替进行，避免了由于疲劳无法完成运动计划的情况，提高了患者对运动强度的耐受性；①高强度间歇训练（HIIT）是间歇有氧运动的一种特殊形式，要在短时间交替进行高强度的剧烈运动和中

低强度的恢复运动并多次重复。这种训练方法可改善心脏移植后患者的心率和携氧能力、内皮功能和心肺储备功能，已成功应用于心血管和呼吸系统疾病患者。越来越多的证据表明，HIIT比中等强度连续训练在改善心脏人群的心肺功能方面更加有效，例如，慢性阻塞性肺病患者的通气受限，无法进行持续有氧运动，但是可以进行HIIT训练，利用间歇期给呼吸系统恢复的时间，同时可以在短时间内积累更多的总运动量。但是与连续训练相比，HIIT对心肺系统、外周系统和代谢系统提出了更大的挑战，所以只建议在稳定的心脏患者中使用；②太极拳和中国传统养生功法对于心肺疾病患者的是可以优先推荐的，这些传统功法要求身体在运动中与松弛且有节奏的呼吸相配合，是一种高效的呼吸训练方法，并且运动强度可以通过动作幅度和身体位置进行调整，对老年和女性患者更具有吸引力。与其他运动方式相比，太极拳和养生功法是安全的、可行的和令人愉快的，对于那些由于安全性顾虑拒绝参加心脏康复的心肺疾病患者来说，这是一种值得推荐的运动方式；③水疗康复具有广泛的康复潜力，充分利用水动力学的基本原理，使心肺疾病患者的有氧运动更加合理。水环境康复主要利用到的基本物理特性是水的密度、比重、静水压、浮力、黏性和热力学，所以水中运动优势明显。例如，水中运动对血流动力学指标的影响主要体现在心率和血压，水中运动期间全身大部分浸泡在水中，心率会降低，而每搏输出量会增加；中心血容量增加影响肾血流量和右心房充盈压，抑制精氨酸加压素和血浆肾素活性，激活心房利钠因子会引起尿钠排泄和利尿，从而降低血压。对于患心肺疾病同时伴随有骨关节炎、肥胖等问题以及老年患者来说陆上运动是痛苦的，而水中运动是可行的替代方案。水环境能提供浮力，静水压还可以缓解关节肿胀疼痛，减少脊柱压力和下肢负荷，减少肌肉酸痛，控制温度还有热效应的理疗效果，所以这类患者更容易坚持，耐受性好，从而获得更好的运动表现。除此之外，水中运动可以相对增加运动强度，从长期效果来看比陆上有氧运动其血容量和心心输出量等指标改善更快，例如在水中跑步的耗氧量在一定的速度下（53 m/min）是陆地的3倍，因此为了达到与陆地同等的训练效果在水中跑速可以慢很多。水中的代谢可以通过监测心率来预测，水深、水温都会对其产生影响。在锁骨深度的浸泡中，每搏输出量增加大约100 mL/次，心输出量增加约1500 mL/min，心肌工作量增加，心率能达到86次/min。随着温度的升高心输出量也会增高，从33 ℃的30%到39 ℃的121%。当浸泡到颈部时，交感神经兴奋性下降，在正常水温下，全身血管阻力可降低30%，在浸泡的第一个小时内开始下降并持续数小时，血压下降，钠敏感的高血压患者反应更加明显。

（5）总运动量 运动强度与运动时间成反比，它们的乘积定义了每个训练单位的体积，再乘以频率，就可以估算出该训练的能量消耗，即总运动量。训练的总量是决定康复疗效的主要因素，例如要满足低强度（40% HRmax）与高强度（80% HRmax）运动获得相似的运动效果，只要增加低强度运动的持续时间。由此，运动持续时间和运动频率可以根据运动强度进行调整，目的是完成总运动量目标，见表2.14.3。

表2.14.3 不同运动强度运动处方建议

康复阶段	运动强度	运动持续时间	运动频率
Ⅰ & Ⅱ期	低强度自主运动（床上活动，床旁活动，房内散步，走廊内散步等） <2～3METs/d	5 min 20 min	1次/1～2 h 4～6次/d
Ⅱ期	有间歇地持续有氧运动 2～3METs/d	5 min 20 min	1次/1～2 h 4～6次/d
Ⅲ期	低强度持续有氧运动 3～5METs/d	5 min 20 min	1次/1～2 h 4～6次/d
Ⅲ & Ⅳ期	中强度持续有氧运动 5～8METs/d	10 min 30 min	1次/2～3 h 1次/1～2 d
Ⅲ & Ⅳ期	高强度持续有氧运动 >8METs/d	20 min 30～45 min	1次/d 3～5次/w

（改编自Donna Frownfelter，Elizabeth Dean. 心血管系统与呼吸系统物理治疗：证据到实践［M］. 郭琪，曹鹏宇，喻鹏铭，主译. 北京：科学技术出版社，2017.）

在总运动量确定后，借鉴周期性训练安排的方法制定运动处方，可以通过每日或每周为1个小周期、每月、每半年为1个大周期来制定康复目标，这样做不仅有助于患者更快形成运动习惯，产生生理和心理适应，还可以避免过度运动。首先，对于患者来说，有规律的有氧运动是更加安全的，可以帮助心肺系统在有序不断的运动负荷刺激下更快适应运动强度，也不会因为多日停训造成心肺系统生理惰性，更快地让患者感受到运动获得的健康效益，才能够更积极地参与运动训练。另外，周期性训练计划在实施过程中更具有操作性，可以在患者适应该运动强度后，更快地提示医生和治疗师修订运动处方，从而获得更大的运动收益。考虑到实际运动处方的训练内容和患者兴趣，以周为单位进行训练安排会更加从容，内容可以更加丰富多元（有氧运动、力量运动、柔韧性运动交替安排），并且每周制定一个总训练量可以避免由于死板的运动强度和运动时间设置出现过度训练。

（6）运动注意事项　一个完整的运动处方必须包括运动前热身和运动后恢复，尤其是对于没有运动习惯的患者和身体生理功能较差者，通过5～10 min的渐进性递增负荷的低强度热身运动帮助患者在运动前提高神经肌肉兴奋性，打破心肺系统的生理惰性；5 min低强度的恢复运动有助于运动后静脉回流，以及心率等基线运动参数的恢复。

部分患者的用药情况可能会对运动产生影响，如使用β受体阻断剂患者会出现心率下降，所以在以HRmax计算运动强度是HRmax要乘以0.62；糖尿病患者要注意运动前补糖，避免运动中发生低血糖现象。

为了获得最佳训练效果，患者的依从性非常重要，运动处方应结合患者本人的生活习惯、兴趣爱好和职业特点，并制定小目标和大目标，小目标实现会提高患者信心，更有助于实现最终康复目标。另外，患者及其家属的健康教育不容忽视，患者的有效康复需要医院/社区－家庭－个人的共同合作，在患者刚入院时医生要负责对患者进行健康教育，讲解有氧运动的好处；回归家庭后，家人要主动陪伴，并鼓励家人一起参与运动。

第二节　心肺疾病患者有氧运动的效果评估

普通人进行有氧运动的心率储备（HRR）为40%～85%，建议运动频率为每周3～5次，每次持续时间不少于20 min，其训练效果通常持续两个月内可观察到。心肺疾病患者由于康复阶段不同，康复目标不同，运动处方也不同，所以要评价心肺疾病患者的有氧运动是否达到康复目标，必须进行科学全面的效果评估，这也为接下来运动处方的进阶提供依据。

心脏康复的目的是帮助心肺疾病患者最大程度恢复功能，处在不同的病情阶段康复目标会随之变化，所以效果评估的指标和内容也会不同，比如，相比于亚急性期和慢性期的患者更关注长期效果，而急性期患者在有氧运动后获得的直接效果或积极的急性反应同样具有临床意义；与此同时，对于急性病患者，运动刺激也有一定概率诱发同样快速的不良反应。所以，敏感的效果评估和监测对治疗的反应是至关重要的，运动处方必须基于患者的反应来决定。运动训练过程越短，重新评估的频率就越高，目的是保证运动处方的训练参数符合康复目标，而运动处方训练参数修订的依据必须来自可靠的效果评估，以确保患者运动处方实施的安全性和最佳性能。

一、有氧运动常用评估指标

当患者病情稳定，即可建议患者进行有氧运动干预，在干预前进行运动风险评估，并在运动前、运动中和运动后进行监测，评估内容包括客观指标和主观指标。常用的客观指标主要为最大摄氧量（$V_{O_2}max$）和峰值摄氧量（$peakV_{O_2}$）、心率（HR）、血压（BP）、代谢当量（METs）、氧通气当量（V_E/V_{O_2}）和二氧化碳通气当量（V_E/V_{CO_2}）、乳酸阈（LT）、氧脉搏（V_{O_2}/HR）、血氧饱和度（HbO_2）、心电图（ECG）等。实际评估中不能忽视疾病的特殊情况和用药情况导致客观指标出现偏差，所以患者反映出来的一些主观感受和运动异常值得重视，常见的主观反应包括不适、疼痛、疲劳、呼吸困难、运动迟缓等；常用的主观指标包括Borg量表（RPE得分）等。

除了直接反应有氧运动能力提升的生理测试外，通过有氧运动提高患者身体机能帮助患者回归社会生活和家庭生活同样意义重大，所以一些反应生活质量的量表和问卷也建议进行定期评估，目前常用的包括健康调查简表（the MOS item short from health survey，SF-36）、健康相关生活质量问卷（health-related quality of life，HRQoL）等。①峰值摄氧量（peakV_{O_2}）指在运动过程中出现的摄氧量的最高值，是心肺功能的一个可量化的指标，正常人的peakV_{O_2}与V_{O_2}max值相近。peakV_{O_2}每增加1 mL/（kg×min），冠心病患者的死亡风险就会降低15%；②HR、HRR、血压等指标是评价心血管功能的基础指标，在患者静息时、运动中和运动后的变化和恢复速度可以用来评价有氧运动效果；③METs是反映各种活动时相对能量代谢水平的指标，当患者有氧运动能力改善，其参与的运动所消耗的METs值会增加，每日或每周总消耗的METs值也会增加。④RPE得分主要反映参与某次有氧运动后即刻主观疲劳程度，随着心肺有氧能力的提高，参与相同总运动量的运动患者主诉的RPE得分会下降。⑤有氧运动后生活质量的改善用SF-36简表或HRQoL问卷的得分来反映，得分越高表示生活质量越高。这些生活质量问卷往往是多维度的，并且具有时变性，可以较为准确的有氧运动对患者实际生活的改善情况。

二、有氧运动的常用评估方法

评估患者有氧运动能力目前常用的评估测试包括心肺功能运动测试（cardiopulmonary exercise testing，CPET）、6 min步行测试（6 minute walk test，6 MWT）等。

1. 心肺功能运动测试 CPET是评估心肺疾病患者运动耐力的金标准，它可以无创地评估患者在运动生理状态下的心血管功能、肺功能和肌肉能力。患者需要在功率踏车上或运动平板上进行特定负荷运动，测试中记录摄氧量、二氧化碳产生量和通气指标，并持续监测其心电图、血压等指标的变化。CPET适用于计划进行大手术的患者、参加心肺疾病诊断测试的患者和大病后康复中的患者，详细的内容可参见本书的"第十二章 临床心肺运动测试和肺功能评定"。

2. 6 min步行测试 6 MWT是用于评估心肺疾病患者常用的功能能力试验，具有出色的可靠性和有效性。六分钟结果可以较为准确地反映患者身体各机能的临床变化，同时也适用于运动干预后的效果评估，所以通常建议使用6 MWT来评估心脏康复中的有氧运动能力训练效果。

3. 恒定负荷运动试验 恒定负荷运动试验是规定一定时间（一般为6 min）内、维持恒定负荷下持续运动累计的总运动量（功或公里），常以递增负荷运动试验中70%的运动强度作为其运动负荷，主要用于评价治疗干预后疗效的判断。

三、大数据时代的评估——远程医疗

随着互联网和技术的发展，移动医疗设备开始应用于心脏康复领域，远程家庭康复模式也在不断出现，提供以患者为中心的服务，满足不同患者群体的需求。使用信息和通信技术来进行运动处方干预，称为远程医疗，可以提供额外的反馈、教育和咨询。远程医疗的前提是安全和高效，研究证实其可以改善心血管风险因素、提高健康相关的生活质量、降低不良事件发生率和成本效益。各种互联网媒介的介入和生理信号接收设备的发展，使远程心脏康复成为可能，更使基于医院-社区-家庭三结合的心脏康复模式的实现成为可能。远程康复不仅具有传统康复一样的优点，还能更好帮助优化运动处方，如市场上出售的像手表一样的可穿戴设备可以准确地测定人体四肢的速度、加速度和姿势，为个性化的运动康复提供了有用的监测方法；实时监控，一旦发生意外反应更迅速，可以无时间延迟立即报警并联系相关医院和医生，提高患者的救治率。

远程医疗通过电话、移动/智能手机、移动应用（App）、便携式计算机、互联网、生物传感器等来提供或监测结构化的运动训练，评估和监测内容包括有氧运动处方的所有内容，包括运动频率、运动强度和运动时间，并且可以根据每次的运动情况进行效果评估，医生和治疗师可以据此随时调整，也就是动态调整运动处方。

第三节　特殊人群心肺疾病的有氧运动处方

一、冠心病

　　冠心病是最常见的心脏病之一，由于患者血胆固醇和甘油三酯升高，在动脉血管里堆积产生动脉粥样斑块，当其部分堵塞在冠状动脉内可导致心肌缺血，部分心肌细胞因缺氧而死亡，即心肌梗死。有规律的体育活动对于改善心脏病患者的身体健康至关重要。据报道，在3～6个月的监督下进行康复锻炼可将患者的peakV$_{O_2}$提高11%～36%。有氧运动可以改善冠心病症状，促进冠状动脉口径增加，促进梗死区的微血管再生；降低交感神经的兴奋性，提高副交感神经的兴奋性，放松心脏血管；增加心肌力量，心肌收缩力增强，心率下降，而每搏输出量增加；降低血液中胆固醇含量，减肥减脂，纠正脂代谢，减轻心脏负担。

　　冠心病患者心脏康复的运动处方按照FITT原则进行制定。通常冠心病患者可以参与的有氧运动包括步行、慢跑、爬楼梯和游泳，以及借助训练器材如功率踏车、划船机等相对安全的运动；运动频率从2～3次/天进阶到3～5次/周；通常采用心率和自我感知劳累程度来监测运动强度，急性期以床上和床旁有氧运动为主，出院1个月建议以低强度运动（40%～60% HRmax）为主的运动如散步，逐渐增加到80% HRmax，或从RPE得分11～13分进阶到14～16分；运动时间从10 min开始，每周逐渐增加1～5 min的运动时间，最终达到40～60 min；运动前后要进行热身和放松运动至少5 min；运动处方建议根据出院前、出院1个月、出院3个月，以及之后每6～12个月的心肺功能评估来进行不断调整。对于病情稳定的患者建议采用HIIT训练，目的是达到85%～95% HRmax的运动强度，训练安排通常包括60%～70% HRmax的运动强度的热身10 min，然后进行以85%～95% HRmax的高强度运动和50%～75% HRmax的中等强度间歇组合交替共4 min，最后以5 min强度为50%～75% HRmax的恢复运动结束。中等强度的训练是在心率峰值的60%～70%时进行的，这也是涉及心脏病患者的通常使用的强度。在中度运动期间，患者连续工作，强度为HR峰值的70%。

二、高龄

　　年龄本身是心血管疾病的一个强大的风险因素。因此，老年人往往容易发生心脏事件，也容易发生隐性的心血管疾病，高龄老人的风险倍增。临床上定义"高龄"指年龄≥75周岁人群，这个年龄段的老年人身体各项机能迅速退化，除了各个脏器的功能衰退，运动系统的退化更为明显，骨密度下降甚至骨质疏松，肌肉减少甚至患有肌少症，大关节退化疼痛影响运动还可能出现心理认知功能障碍，生理和心理健康状况更为复杂。而患有心肺疾病的高龄老人要承受衰老带来的退化，多病共存，互相限制。目前推荐的运动风险筛查测试方法主要为心电图运动负荷试验、CPET及6 MWT等，但是对于高龄老年人往往不能完成上述测试方法，所以目前推荐采用运动当量快速判断表间接地判断运动耐量，见表2.14.4。

表2.14.4　运动当量快速判断表

你是否能够完成以下内容	代谢当量（METs）
照顾自己吗？	1METs
吃饭穿衣或上厕所吗？	2METs
以2～3 km/h的速度在平地步行1～2个街区吗？	3METs
在家做些轻度体力劳动如扫地或者洗碗吗？	4METs
爬一层楼梯或者攀登一座小山吗？	5METs
以4 km/h的速度平地步行吗？	6METs

续表

你是否能够完成以下内容	代谢当量（METs）
跑一小段距离？	7METs
在住宅周围进行重体力劳动，如刷地板提起或挪动重家具吗？	8METs
参加适度的娱乐活动，如打高尔夫球、打保龄球、跳舞、网球双打、投篮或射门吗？	9METs
参加紧张的运动，如游泳、网球、足球、篮球或滑雪吗？	10METs

注：METs＝代谢当量，依据患者回答确定METs水平，＞10METs为优秀，7～10METs为良好，4～6METs为中等，＜4METs为差。

（引自：中华医学会老年医学分会75岁及以上稳定性冠心病患者运动康复中国专家共识写作组，朱平，王磊，范志清，等. 75岁及以上稳定性冠心病患者运动康复中国专家共识［J］. 中国综合临床，2018，34（2）：97-104.）

运动强度和运动时间的调整要从老龄患者的安全性、科学性、有效性、个体化出发，循序渐进。对于低风险患者有氧训练的限制相对较少，鼓励其主动运动，可选择中等至高等运动强度的、更复杂的运动形式，如运动平板、划船机等，适当安排一些理疗和放松治疗加速恢复避免运动过量。中高风险患者的有氧训练建议安排以坐位和站立位的运动为主，如功率踏车、手摇车、太极拳、养生功法等，鼓励患者坚持主动运动，配以定期定量的理疗和放松治疗。对于高危患者的有氧训练多以卧位和坐位为主，鼓励尽可能进行主动运动，有氧运动强调安全性所以以运动设备为主，如卧位踏车和卧位手摇车，同时交替做一些坐位的老年有氧操等。

三、慢性心力衰竭

慢性心力衰竭患者的主要标志症状是运动不耐受或劳累时呼吸困难。与年龄匹配的健康正常人相比，心力衰竭患者的峰值运动能力下降了40%～50%，峰值心输出量的减少（约40%）。目前的证据表明，适度运动对于心力衰竭患者是有益的，能使生活质量、自律神经平衡（即副交感神经活动）、运动耐力、内皮功能、计时反应能力和骨骼肌功能都得到改善。即使是低强度运动也已被证明可以改善慢性心力衰竭患者自主神经张力和对迷走神经与交感神经兴奋的反应性。所以，对于所有病情稳定的慢性心力衰竭患者，原则上都应参与心脏康复。慢性心力衰竭患者的效果评估测试可以选择6 min步行测试，主要的监测指标是HR和RPE得分。

慢性心力衰竭患者是很特殊的一类人群，其运动处方相对于其他心肺疾病最大的不同是运动时间的设定。对于慢性心力衰竭患者来说，通过调整运动时间和按自己的节奏运动，以保证使其有更多的机会休息而不会引发不良反应，建议采用间歇有氧运动：＜3METs的患者建议从持续3～5 min的间歇有氧运动开始，运动强度控制在60%的心率储备，2～3次/d，注意避免疲劳；3～5METs的患者从5～10 min的间歇有氧运动开始，1～2次/d；鼓励心力衰竭患者在可以忍受的情况下逐步增加运动时间，直到能够达到4～6次/周，30～40 min/次的间歇有氧运动。是否使用ECG监测取决于患者的运动相关事件的风险，对于稳定的慢性心力衰竭患者进行锻炼时，可能没有必要进行心电图监测。HIIT训练对于低风险患者效益更高，可在短期内显著降低改善射血分数降低，提高峰值摄氧。HIIT以较高的相对运动强度进行短暂运动，并穿插较低强度的主动运动，这与被动休息恢复相比能使患者积累更多的运动时间，更接近peakV$_{O_2}$，还能保持相对较低的疲劳感，以及完成规定的运动课程的可能性更大。

四、合并高血压

持续的收缩压（systolic blood pressure，SBP）≥140 mmHg和（或）舒张压（diastolic blood pressure，DBP）≥90 mmHg的人被认为是高血压。高血压患者的有氧运动处方制定要考虑其心血管状况和年龄，因素将决定运动的频率、强度、持续时间和类型，以及是否需要运动测试和监测。

建议合并高血压的患者每周5～7 d参加至少30 min的中等强度的有氧运动，如步行、慢跑、骑自行车或游泳，这样的运动处方可以使SBP平均降低7 mmHg，DBP降低5 mmHg。如果患者希望参加高强度的有氧运动，必须进行运动前心脏功能评估。尤其是冠心病合并高血压的患者在参加运动前需要进一步评估和优化医学治疗，如果静息SBP＞160 mmHg，要先控制血压再进行运动风险测试。

五、合并糖尿病

有氧运动可以帮助糖尿病患者改善血糖控制，减少内脏脂肪和胰岛素抵抗，促进骨骼肌、脂肪组织和肝脏对胰岛素作用的长期适应。在糖尿病前期或代谢综合征患者中，有氧运动还可以防止明显的糖尿病发展。每周至少150 min的中等强度运动，Ⅱ型糖尿病的发病率显著降低。糖尿病患者心脏运动康复的禁忌证包括：糖尿病酮症酸中毒、空腹血糖＞16.7 mmol/L、增殖性视网膜病变、肾病（血肌酐＞1.768 μmmol/L）、急性感染。避免在服用降糖药物/胰岛素的高峰期进行训练，并监测患者的血糖水平（如果＞16.7或＜3.9 mmol/L，则不能进行运动训练）。

糖尿病患者如果目前病情稳定，没有严重的低血糖和糖尿病的其他器官并发症，就适合进行心脏康复。合并糖尿病的心肺疾病患者要坚持每周至少150 min的中等强度有氧运动（最大心率的50%～70%），或每周至少90 min的高强度有氧运动（大于最大心率的70%），这个总运动时间可以被划分到每周进行多次，最好是每天。运动强度似乎比运动量更重要，相对于进行低强度运动的患者，进行中度或高度运动强度的患者发生代谢损害的风险更低。糖尿病患者在运动中要注意避免出现运动后低血糖的发生，为了最安全地进行运动，使用胰岛素或口服降糖药的患者应在运动前监测其血糖；如果此时血糖低于100 mg/dL，建议在开始活动前摄取15 g碳水化合物；建议Ⅰ型糖尿病患者在剧烈运动前和每运动20～30 min摄入1次葡萄糖，在餐前胰岛素注射后60～90 min内避免运动；建议Ⅱ型糖尿病患者不要空腹训练，最好在餐后2 h后开始训练；此外，医院、社区和康复机构必须备有葡萄糖片、葡萄糖凝胶和注射用胰高血糖素，以便在低血糖发生时进行处理。

六、合并肥胖

身体质量指数＞28 kg/m² 或男性腰围＞94 cm，女性腰围＞80 cm的人被认为是肥胖。对于心肺疾病的患者来说，大体重会对心肺机能提出更大的挑战。要想最大限度地减少肥胖者的脂肪量，需要累积较高的有氧运动训练量。每周至少150 min的中等强度有氧运动可以对机体产生积极影响，包括腹内脂肪量减少，肌肉和骨骼质量增加，减轻减肥引起的静息能量代谢的下降，降低血压和慢性炎症，并改善葡萄糖耐量、胰岛素敏感性、脂质状况和身体素质。

肥胖人群由于身体质量大对运动系统要求更高，所以在有氧运动处方的制定上要给予充分考虑。研究发现对于没有运动习惯的肥胖人群，突然增加的训练量会增加肌肉骨骼的损伤概率。因此，合并肥胖的患者应该限制在硬地上进行有氧运动的运动量，如柏油路跑步，直到体重有了显著减少，这可能是合理的。良好的身体和肌肉素质以及神经肌肉的协调性可以保护肥胖者免受肌肉骨骼的伤害，如骑自行车或游泳可能是获益更多。此外，2次较大运动量的有氧运动之间应该保证足够的恢复时间（最好是48 h）。

七、慢性阻塞性肺疾病

症状限制性爬楼梯试验可被用于评估心肺储备能力。基于心率的个性化训练计划，如气体交换阈值（无氧阈值）的个性化训练计划等能产生较好的疗效，即它们能降低通气要求并且更安全。6 MWT最初是为慢性阻塞性肺疾病（chronic obstructive pulmonary disease，COPD）患者研发的，对于COPD患者的评估和治疗很有用。一般的有氧耐力训练产生心肺压力，提高心率和肺通气量。常用的效果评估指标通常为心肺压力测试和6 MWT获得。

推荐COPD患者的有氧耐力运动包括步行、划船、游泳、水中有氧运动、骑自行车、爬楼梯等。运动强度要能够产生足够的心肺压力，但是不能超过患者的能力。利用手臂进行手摇车运动产生的最大功率输出是腿部踏车运动的50%～70%，使患者不容易快速产生疲劳，所以推荐在患者康复早期选用。当患者开始适应运动干预，就要逐渐增加运动强度，以运动心率作为心肺压力的衡量标准，如果前一次运动的RPE得分＜15分且运动时心率低于评估运动测试时达到的心率，就可以考虑增加运动强度。什么是COPD患者有氧运动的目标负荷一直存在争议，如果可能的话，建议COPD患者的运动强度尽可能高甚至能达到70%～80% HRmax，因为即使是呼吸或气体交换受限的患者不能达到这些目标心率，也能从较高强度的有氧运动中获得远多于低强度运动带来的效果。因此，建议把运动压力测试中的最大心率作为目标负荷。

结　　语

对于症状稳定的心肺疾病患者，基于患者的生理情况和不同心肺疾病的疾病特点，为其量身定制制个性化的有氧运动处方是必要的，并尽可能参与更高运动强度的有氧运动以获得更高的运动效益。借助更先进的监测手段进行医务监督和效果评价，保证了有氧运动的安全性和可靠性，并为优化有氧运动计划提供了数据指标的依据。

（首都体育学院　杨一卓）

参考文献

[1] Donna Frownfelter, Elizabeth Dean. 心血管系统与呼吸系统物理治疗：证据到实践 [M]. 郭琪, 曹鹏宇, 喻鹏铭, 译. 北京：科学技术出版社, 2017.

[2] 王瑞元. 运动生理学 [M]. 北京：人民体育出版社, 2002.

[3] 李海霞, 李军, 范玉杰, 等. 关于心血管疾病开展以社区家庭为主的心脏康复管控模式的探讨 [J]. 心脑血管病防治, 2017, 17 (2): 141-143.

[4] 沈玉芹. 互联网+三级医院与社区卫生服务中心心脏康复转诊模式解析 [J]. 中国全科医学, 2019, 22 (21): 2548-2550.

[5] 冠心病心脏康复基层指南 (2020年) [J]. 中华全科医师杂志, 2021, 20 (2): 150-165.

[6] 中华医学会老年医学分会. 75岁及以上稳定性冠心病患者运动康复中国专家共识 [J]. 中国综合临床, 2018, 34 (2): 97-104.

[7] Cardiac rehabilitation [M]. Springer Science & Business Media, 2007.

[8] American College of Sports Medicine. ACSM's guidelines for exercise testing and prescription [M]. Lippincott Williams & Wilkins, 2013.

[9] Becker B E. Aquatic therapy: scientific foundations and clinical rehabilitation applications [J]. PM&R, 2009, 1 (9): 859-872.

[10] Piepoli M F, Corra U, Benzer W, et al. Secondary prevention through cardiac rehabilitation: from knowledge to implementation. A position paper from the Cardiac Rehabilitation Section of the European Association of Cardiovascular Prevention and Rehabilitation [J]. European Journal of Cardiovascular Prevention & Rehabilitation, 2010, 17 (1): 1-17.

[11] Balady G J, Williams M A, Ades P A, et al. Core components of cardiac rehabilitation/secondary prevention programs: 2007 update: A scientific statement from the american heart association exercise, cardiac rehabilitation, and prevention committee, the council on clinical cardiology; the councils on cardiovascular nursing, epidemiology and prevention, and nutrition, physical activity, and metabolism; and the american association of cardiovascular and pulmonary rehabilitation [J]. Circulation, 2007, 115 (20): 2675-2682.

[12] Pelliccia A, Sharma S, Gati S, et al. 2020 ESC Guidelines on sports cardiology and exercise in patients with cardiovascular disease: The Task Force on sports cardiology and exercise in patients with cardiovascular disease of the European Society of Cardiology (ESC) [J]. European Heart Journal, 2021, 42 (1): 17-96.

[13] Rognmo Ø, Moholdt T, Bakken H, et al. Cardiovascular risk of high-versus moderate-intensity aerobic exercise in coronary heart disease patients [J]. Circulation, 2012, 126 (12): 1436-1440.

[14] Mezzani A, Hamm L F, Jones A M, et al. Aerobic exercise intensity assessment and prescription in cardiac rehabilitation: a joint position statement of the European Association for Cardiovascular Prevention and Rehabilitation, the American Association of Cardiovascular and Pulmonary Rehabilitation and the Canadian Association of Cardiac Rehabilitation [J].

European Journal of Preventive Cardiology, 2013, 20 (3): 442-467.

[15] Hannan A L, Hing W, Simas V, et al. High-intensity interval training versus moderate-intensity continuous training within cardiac rehabilitation: a systematic review and meta-analysis [J]. Open access Journal of Sports Medicine, 2018, 9: 1.

[16] Price K J, Gordon B A, Bird S R, et al. A review of guidelines for cardiac rehabilitation exercise programmes: Is there an international consensus? [J]. European Journal of Preventive Cardiology, 2016, 23 (16): 1715-1733.

[17] Besnier F, Labrunee M, Pathak A, et al. Exercise training-induced modification in autonomic nervous system: An update for cardiac patients [J]. Annals of Physical and Rehabilitation Medicine, 2017, 60 (1): 27-35.

[18] Fang J, Huang B, Xu D, et al. Innovative application of a home-based and remote sensing cardiac rehabilitation protocol in Chinese patients after percutaneous coronary intervention [J]. Telemedicine and e-Health, 2019, 25 (4): 288-293.

[19] Piepoli M F, Corra U, Adamopoulos S, et al. Secondary Prevention in the Clinical Management of Patients with Cardiovascular Diseases. Core Components, Standards and Outcome Measures for Referral and Delivery [J]. Kardiologiia, 2014, 54 (11): 87-104.

[20] Long L, Mordi I R, Bridges C, et al. Exercise-based cardiac rehabilitation for adults with heart failure [J]. Cochrane Database of Systematic Reviews, 2019.

[21] Haykowsky M J, Daniel K M, Bhella P S, et al. Heart failure: exercise-based cardiac rehabilitation: who, when, and how intense? [J]. Canadian Journal of Cardiology, 2016, 32 (10): S382-S387.

第十五章
抗阻训练计划和效果评估

引　言

对于心肺疾病及重症患者来讲，在手术治疗前因生理及心理上的障碍未能进行有效的运动训练，造成心肺机能低下，肌力不足等常见现象。而手术期及术后，长时间的卧床及伤痛原因，如无法进行有效抗阻训练，致使最典型的表现就是患者肌肉力量下降、骨骼肌萎缩等。而康复过程中，如未能有意识加强抗阻训练，严重影响患者回归生活的康复速度。因此，作为呼吸循环系统及重症患者，从入院开始，就应该进行针对性的抗阻训练。

第一节　抗阻训练的生理学基础

一、力量的分类

抗阻训练可以提高肌肉力量和肌肉爆发力，减少肌肉疲劳程度。肌肉力量被定义为一块肌肉或一组肌肉群最大力量（对抗外力或者阻力），肌肉功能表现出来的力量分为绝对力量和肌肉耐力，而爆发力被定义为在既定速度下产生最大收缩力，每种力量分类有不同的意义，如表2.15.1所示。

表2.15.1　肌肉力量的分类与举例

分类	定义与评估	生活举例
肌肉力量	有限次数内完成的最大力量。例如能完成1次的最大重量。又分为绝对力量（不考虑体重）和相对力量（考虑体重，每公斤体重的力量）	移动或举起物体。如年轻时可扛起80 kg的东西，而现在扛起40 kg的东西就吃力
肌肉耐力	一段时间内持续发力的能力。一种是保持某一静态位置的时间，如站桩；另一种是反复完成某一强度或重量，达到疲劳前（不能有效完成）的次数（如连续仰卧起坐的次数）	搬梯子，手臂和背部肌肉一段时间保持静态收缩；爬楼梯，要求肌肉反复收缩
肌肉爆发力	迅速发力的能力。取决于肌肉力量和肌肉收缩速度。表现为力量和速度的交互作用。运动项目中的投掷铅球	移动中打击网球，蹬地是移动脚的速度；蹲下来抱起孩子并站起来。踢打

正常的日常家务、工作和娱乐活动的顺利、安全、有效执行，在一定程度上取决于骨骼肌（肌肉）力量产生能力。但肌肉力量可能会随着年龄的增长而显示出逐渐减少的变化，就如前面说所使得某项特定活动可能变得越来越困难，或者力量可能达到一个阈值，使得某项活动不再能够进行（如在没有帮助的情况下从椅子上站起来）。肌肉力量减少与跌倒、活动能力下降、步行速度、功能依赖和残疾有关。研究表明，随着年龄增长，骨骼的老化伴随肌肉力量的流逝，肌肉功能减退，造成老年人行动能力减退，甚至跌倒引起骨折、瘫痪等，造成老年人居家照顾的社会问题和医疗成本的增加。尤其是60岁以后，没有进行规律的力量训练的话，老年人自感在此阶段力量大幅度下降。人的肌肉力量在20岁以后逐渐达到峰值，肌肉力量保持在30～50岁，50岁以后大约每10年下降12%～15%，65岁以后下降速度明显加快。对120名46～78岁的受试者进行膝关节、肘关节

伸肌和屈肌的等速肌力、肌肉质量、体力活动和健康状况的纵向变化的研究表明。男女膝伸肌等速肌力下降率平均为每10年14%，屈膝肌等速肌力下降率平均为每10年16%。女性肘部伸肌和屈肌的下降率（每10年2%）低于男性（每10年12%）。老年受试者的力量下降率更高。并且体力活动下降与力量变化没有直接关系，尽管随着时间的推移，肌肉质量的变化会影响力量变化的幅度，尽管肌肉质量保持或甚至增加（如体重不变），但力量还是会下降。也就说并不是因为日常活动多力量就不下降，力量需要针对性训练，如我们很多人日行万步，但没有针对性进行力量训练，还是无法阻止力量快速下降。

二、力量训练的生理学适应与效益

一般来讲，长时间有规律训练可以引起肌肉形态和机能发生改变。抗阻训练的效应和适应变化主要包括短时效应和长时间效应。通过运动训练，骨骼肌功能会有所提高，短时效应其中包括小血管扩张能力增强，以致能够使局部血流增加25%~30%。这样可以有效地通过营养代谢加强肌肉。另外，骨骼肌功能提高相关机制除了来源内皮细胞的舒张因子水平的增加和血流介导的内皮功能的改善之外，运动训练还导致血浆去甲肾上腺素和其他缩血管物质水平下降。抗阻训练所带来的益处包括提高肌肉力量和爆发力，对抗患者肌萎缩及力量下降、减少日常生活中的体力不支，减少跌倒风险等，改善身体成分，降低血压，改善糖耐量与血脂水平等，这些都间接或者直接影响心肺疾病患者的治疗效果及水平。

抗阻力量训练的长期效应，包括：①肌肉耐力为主的抗阻训练，可以增加肌细胞线粒体密度、大小。增加氧化代谢酶的活性，提高氧化代谢速率；②改善肌肉脂肪比例，提高肌肉工作效率。在骨骼肌表面及肌纤维、肌束之间存在大量脂肪组织，脂肪组织增加肌肉收缩之间的摩擦力，减少肌肉工作效率。长时间耐力性力量训练可以有效改善身体成分；③力量训练可使骨骼肌中的结缔组织明显增加。主要表现为肌束膜及肌内膜的增厚、肌腱和韧带的增粗等，这些变化可以提高肌肉的抗拉力；④长期训练可使骨骼肌中的肌红蛋白、三磷酸腺苷、磷酸肌酸和肌糖原等化学成分明显增加，特别是有氧代谢的酶活性（如细胞色素氧化酶）活性提高幅度高达40%。另外，肌纤维类型也可以发生一些改变，包括一些肌球蛋白重链Ⅰ型纤维少量增加。有研究报道指出，心力衰竭患者经过8周有氧和抗阻训练，其下肢伸展力增量了31%，而只接受有氧训练的患者则没有变化。

抗阻训练对机体产生如上有益影响，这种影响是否让心血管获益，其机制相比有氧运动来讲比较少，已明确的机制包括增加心脏压力负荷、提高左心室舒张压，进而增加心内膜下血流灌注，增加RPP和心肌耗氧量，实现改善心肌缺血的目的。当然，前述效应如增加骨骼肌质量、提高新陈代谢率，增加骨骼肌力量和耐力，提高运动耐力，从而起到帮助患者尽快回归生活和工作。当然，运动对健康的影响是广泛而非特定或者具有针对性，这样可能会降低对具体系统影响的评估。

对于慢性呼吸系统疾病，可能会导致整体骨骼肌功能障碍。已证实，COPD患者的外周和全身肌肉力量均下降，而力量的下降伴随着肌肉横截面、肌肉质量和活动能力的减少。外周肌肉萎缩和力量下降，加上呼吸肌无力、毛细血管化不全，共同导致日常能量消耗下降，基础代谢率低下、静坐少动生活方式等一系列问题。再加上皮质类固醇类药物的使用，引起骨质减少和骨质疏松。这些因素共同导致肌肉力量下降、跌倒风险增加，而这些问题均可通过抗阻训练获得益处。抗阻训练还可以增加基础性ADLs能力，增强自信和自我效能等作用。

三、抗阻训练遵循的原则

抗阻训练一般大肌群先进行，小肌群后进行。如果先进行小肌群，大肌群就可能提早疲劳。抗阻训练，像其他训练类型一样，不同的训练类型产生的适应不同。如1RM的力量训练以提高绝对力量为主，而15RM以上训练以提高肌肉耐力为主。一些特定的训练可能产生特定的效果，但这些特定训练模式对于健康及慢性病、临床意义并不大。但这些人群通过标准的、ACSM建议的抗阻训练，骨骼肌功能有较大改善。循环训练在抗阻训练中会对心血管施加适宜刺激，应用较为广泛。但是肌肉力量的明显提高，其心肺功能收益如果存在，也只能达到中等水平。当然，患者的抗阻训练同样需要遵循下属原则：①训练的专一性原则　抗阻训练能使个体获得一般的效益或者专一的适应。对专一性来说，如举物这个动作只能发展所动用的肌肉。优于骨骼肌功能时分开的，任何形式的训练实际上只对施加力量的肌肉群产生影响或者受益。因此抗阻训练应该针对不同肌肉制定不同的针对性训练动作。并且尽可能动用更多的肌群，且应以胸、背、臀、下肢和上肢为主要目标肌群。此外抗阻训练应该包含腰腹肌、小腿三头肌、腘绳肌、股四头肌、肱二头肌、肱三头肌的单关节活动；②训练的超负荷原则 对于正常人或者一般肌肉适能的人群，或者无训练或者进行业余训练的人群，ACSM 的建议是，适宜的抗阻运动应该是每周对全身主要大肌群进行 2~3 d 的训练，并且对同一肌群的练习应至少间隔48 h；而对于心脏、外周血管、脑血管所推荐的运动处方中，抗阻训练 1~2 d/周，负荷强度从上肢 40% 1 RM，逐渐过渡到下肢的 60% 1 RM，直至 70%1 RM；而呼吸系统疾病，抗阻训练至少 2 d/周，从 50% 1 RM 增加耐力到 60%~80% 增加力量为宜。通常情况下，超负荷越多获取效益越好，但过量或者长时间超负荷，对于患者来讲，可能存在过渡训练风险和骨骼肌损伤风险；③训练的可逆性 研究表明，一般通过 8~12 周的训练，神经和肌肉力量与耐力可出现普遍的适应，肌肉力量增长 25%~30%。肌肉力量早期的增长与神经肌肉募集增加有关，而后期增长与肌纤维改变有关。与有氧训练一样，抗阻训练总量减少，但没有停止训练，仍能维持大部分原有效果。一般一周维持一次的力量训练，可显著减少力量下降的速度。

四、注意事项

一般来讲，力量训练主要关注的是肌群，如弯举、蹲起、俯卧撑、推举、蜷腕等。合适抗阻器械可以有效降低选风险，提高运动效果，临床抗阻训练建议如下：①易全关节范围的推举除非特殊说明；②举起或者发力过程呼吸，恢复过程吸气，减少憋气；③不要拱背，塌腰挺胸；④进行下一次前的恢复阶段，不要消极回位，要控制速度，克服物体重量（控制恢复时）；⑤加强日常生活化抗阻力训练，如床前的蹲起、上肢持物的抬举、握拳，当然，结合我国传统养生气功，应该可以取得不错效果，但当前缺乏相关研究。

另外，临床患者抗阻训练注意事项：①确保救护设备及救护人员随时可到；②运动前、中、后监控血压，有氧运动中血压异常终止指标同样适用于抗阻训练；③在熟悉运动处方指导的专业医务人员指导下完成抗阻训练，至少前几次熟悉前如此进行；④运动中不断评估耐受水平的体征或者一些表现；⑤患者要始终在陪伴下进行训练，防止单独运动。

除此之外，针对不同治疗期和康复期的患者，要在遵循医生安全要求下进行科学运动，尤其是外科手术伤口愈合期，防止过大的抗阻动作影响伤口的愈合等。

第二节 抗阻训练运动处方制定

一、抗阻训练

抗阻力量训练一般分为静态抗阻、动态抗阻和等动抗阻训练。马步站桩、曲臂悬垂、平板支撑等属于静态抗阻训练，一般训练肌肉的耐力。在健身房的肱二头弯举（臂屈伸）、卧推、俯卧撑等属于动态抗阻力训练。等动抗阻训练一般需要专业等动抗阻训练设备。静态抗阻多用于临床康复训练中，对抗力量损失和肌肉萎缩，尤其是在住院、无法活动情况下的肢体萎缩下使用。但是，因为静态收缩可能会导致胸腔内压力大量增加，这样会使静脉回流心脏减少，增加心脏的负担，导致血压大幅上升。尤其不适用有冠心病或者高血压的人。

动态抗阻训练适合各年龄段健康男性或女性。因动态抗阻的外加阻力可调节所以形式多样。在健身房可以是杠铃、哑铃凳，居家生活训练可以是 1 个米袋、1 瓶矿泉水或者 1 个弹力带等，也可以借助自身肢体重量，称为自重训练如引体向上、俯卧撑等。患者可以在保护支持下完成自重训练或者低抗阻训练。抗阻训练几个关键概念要明白，即强度重复次数，组数，休息间隔、训练量和练习顺序。

强度：用个人最多1个重复（%1-RM）的百分比表示，或者最大重复次数（n-RM），即该人可以举起给定重量的最大重复练习次数（例如，8-RM等于该人可以最多能重复举起8次的最大重量）。1 RM表示最大重量（重复1次），1-10 RM和最大力量的百分比存在等值，如表2.15.2和表2.15.3所示。

表2.15.2　重复次数和1RM之间关系

重复次数	%1-RM	重复次数	%1-RM
1-RM	100	6-RM	85
2-RM	95	7-RM	83
3-RM	93	8-RM	80
4-RM	90	9-RM	77
5-RM	87	10-RM	75

表2.15.3　健康人群抗阻力量练习指导

目标	强度	重复次数	组数[①]	训练频率	练习数[②]
增加肌肉力量和体积	60%～80% 1-RM	6～12	2～4	2～3 d/周（非连续）	8～10
增加肌肉耐力	≤50% 1-RM	15～25	≤2	2～3 d/周（非连续）	8～10

75% 1-RM以下强度的重复次数和1 RM的关系如下：

$$60\% \text{ 1-RM} = 15\text{-to } 20\text{-RM}$$

$$65\% \text{ 1-RM} = 14\text{-RM}$$

$$70\% \text{ 1-RM} = 12\text{-RM}$$

强度与重复次数成反比，也就是说，重量增加，举起的次数就减少，增加举起的次数就减少重量。一个抗阻练习中，应该包括几组连续的重复，组间适当休息。运动总量就是在训练过程中举起的总重量，它应该是单次举起的重量×重复次数×组数。如卧推10 RM，重量是40 kg，做了3组，总运动量就是10 RM×40 kg×3组。刺激肌肉力量增长的最佳训练刺激至今依然有争议，但是基本上认为高强度（大重量）少重复次数发展肌肉力量，小强度（低重量）多重复次数发展肌肉耐力。既增长肌肉力量又增加肌肉体积的运动强度为8-12 RM/组。要增加肌肉耐力，建议以≤50% 1-RM强度，重复15-25 RM。①每组之间休息2～3 min；②同一肌肉或肌群在2～3个训练单元（2～3周）执行不同运动的数量或者执行的训练动作数。

运动新手的建议如表2.15.4所示。

表2.15.4　运动新手力量训练指导

目标	强度	运动量	速度	频率	休息间隔
力量	60%～70% 1-RM	2～3组 8～12 RM	中-慢速	2～3 d/周	多关节：2～3 min 单关节：1～2 min
增肌	70%～85% 1-RM	1～3组 8～12 RM	中-慢速	2～3 d/周	1～2 min
耐力	≤50% 1-RM	≤2组15～20 RM	慢速	2～3 d/周	<1 min
爆发力	绝对爆发力： 85%～100% 1-RM 相对爆发力： 上肢：30%～60% 1-RM 下肢：30%～60% 1-RM	2～3组 8～12 RM	中速	2～3 d/周	多关节：2～3 min 单关节：1～2 min

美国ACSM建议，每周对每个大肌群（胸部、肩部、上背部、腹部、臀部和下肢）训练2～3 d，并且同意肌群练习时间至少间隔48 h，也是同一大肌群，隔天训练，让训练的肌肉在间隔48 h中充分休息恢复，这种频率适用于未经训练或进行业余训练的运动者。可以根据时间安排，在1次训练中练习所有大肌群，或者把身体

分为多个部分，每次训练仅对部分肌群进行训练。例如，周一和周四以下肢肌群为主，做蹲起动作，而周三周五以上肢和躯干为主，训练者需要每周4 d的时间把肌群练习2次，只要保证每周对每个肌群能够训练2～3 d，不管是一次性训练还是分开训练，其效果都是一样的。力量训练一定要持之以恒。力量和肌肉维度的增长，需要8～12周，但是力量的下降及肌肉的消退在运动停止1周就开始出现。

对于康复期的老年患者来讲，力量训练既可以穿插到日常训练中，也可以单独安排，不管怎么样，力量训练过程中要保证安全。在运动的开始阶段可以从自重训练开始。而对于心肺患者的抗阻训练，ACSM建议如表2.15.5所示。

表2.15.5 心肺患者抗阻训练FIIT推荐

疾病	频率	强度	时间	方式
心力衰竭	1～2 d/周，隔天进行	从上肢40% 1RM和下肢50%1RM开始，通过几周到数月，逐渐增加到70% 1RM	2组，每组10～15次；重点段落全身大肌群	最好选择阻力器械（因平衡和力量下降）
门诊CR患者	2～3 d/周	在没有明显疲劳的情况下每个动作重复10～15次；RPE11～13（6～20评分）或40%～60% 1RM	1～3组；8～10个训练全身大肌群的不同动作	使用患者使用安全舒适的设备
哮喘	2～3 d/周	无力量训练者60%～70% 1RM；有力量训练者≥80% 1RM	力量：2～4组，8～12次重复；耐力：≤2组，15～20组	器械、自由负重或自身重量
COPD	2～3 d/周	力量：习惯者60%～70% 1RM；无习惯者≥80% 1RM 耐力：<50% 1RM	力量：2～4组，8～12次重复；耐力：≤2组，15～20组	器械、自由负重或自身重量

二、训练方式

关于抗阻训练的概念很多临床医师并不清楚。这里的力量训练指的是抗阻力训练，指的是让肌肉群对抗阻力的运动。如持重从凳子上的连续起来，就是负重力量训练。从凳子站起来这个动作我们经常做，但没有额外地加大对抗的阻力，很难称为抗阻力量训练。健身房很多练习器械可以有效提高肌肉力量，这里有自由负重的，外加负重的，或者空气阻力的，以及拉力绳等。最典型的训练大腿前侧肌肉群的器械叫史密斯架，其动作称为史密斯深蹲（图2.15.1）。当然，很多训练方式可以练习腿部，踏台阶也是一种不错的方法。抗阻性力量训练可以是单关节针对某块肌肉的，也可以是多关节针对多块肌群的。如上臂前侧的肌群训练叫肱二头肌弯举，后侧的肱三头肌伸展，负重提踵训练后侧肌群等。

对于老年人和COPD患者，居家及社区康复阶段有不少器械是训练力量的，如训练腿部力量的蹬伸器械、坐位推器械，分别是起到训练腿部和躯干的作用，俯卧撑也是很好训练下肢力量的方式。但居家或者社区康复的心肺患者一定要获得医生允许并且对抗阻运动有基本的认识。

对于临床治疗的患者，医院或者康复中心一般配备简要康复器材就可以使用，如果缺乏专业抗阻器材，也可以依靠自身肢体重量阻力完成早期的康复训练，如上肢的抬举、平卧下肢的抬起及蹬伸，扶护栏的蹲起等，见图2.15.1和图2.15.2。

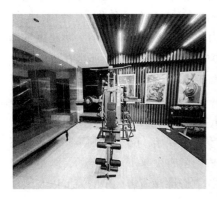
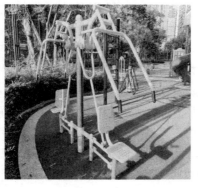
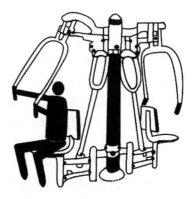

图2.15.1 生活化抗阻训练器械　　　　　　　　　　图2.15.2 病房抗阻训练

肌肉对抗阻力收缩是有效抗阻训练的基础，这个阻力可以是拉升重物、拉弹力带、抗自身重量（移动或者固定）等，这个取决于自身爱好、身体体能水平及训练的条件等，如表2.15.6所示，它们有不同的优缺点，可以结合实际选择使用。

表2.15.6　不同类型抗阻训练优缺点

类型	优点	不足	举例
对抗自身体重	方式多样 成本低 动作简单，可随时进行	对抗阻力不可调； 体重过大或是受伤者难以完成； 仅仅依靠自身体重发展全身所有肌群存在一定困难和挑战	俯卧撑 仰卧起坐 引体向上 蹲起
组合器械	动作可控 负荷重量能更好保持 负荷易调节 易学易练 多人群练习增加社交	需要进行专业指导和训练计划 需要使用专业器械，成本高 动作固定，微调重量较难。一些器械设计不负荷人体特点， 　易受伤	健身中心常用的器械 康复中心的气泵阻力器械等
自由（器械）选择重量	可模仿身体功能性活动；训练 　环境要求不高；坐位和站位 　都可以；可进行单双侧训练	需要掌握动作的操作方法；配重不同费用不同；训练动作 　难以覆盖所有肌群	哑铃 杠铃 自制负重容器：装沙子的矿 　泉水瓶等
弹力带或弹力管	练习动作多样 坐位、站、卧位均可；成本相 　对较低，但易老化，需定期 　检查更换	难以定量设定负荷重量；需要多组配置重量；需要配备握 　柄等	瑜伽带 橡胶管 橡胶带

三、力量训练

抗阻力量训练每个部分一般练习2~4组，可以用同一个动作重复完成组数，来刺激训练部位肌肉，也可以通过不同动作来刺激训练同一肌群。如训练大腿力量，可以是负重从凳子上蹲起，完成4组，也可以蹬楼梯2组，从凳子上蹲起两组。在训练胸部肌肉时可以2组卧推加上2组俯卧撑。2组时间休息的时间间隔在2~3 min。对于开胸手术的患者，注意上肢练习的ROM活动。训练时通过变换花样练习同一肌肉，既增加训练的有效性，也防止运动时的无趣，提高训练的兴趣。当然，我们这里推荐2~4组每个肌群或者动作，那是2组好还是4组好，我们认为只要能坚持做1组，对提高我们的力量都是有帮助的，尤其是平时没有训练的患者。如果采用不同动作训练同一肌群，每个动作训练1组，3个不同动作，相当于3组。一般建议，建议2~4组，效果更好。

关于每组次数的考虑，阻力越大意味强度越大，重复的次数越少，也就是负重的强度或者力量和重复次数相反。阻力越大，能坚持的次数越少；如果想提高肌肉力量和体积及肌肉耐力水平，抗阻练习中每组重复约8~12次，这个相当于最大力量的60%~80%。8~12 RM，就是做到8~12个时，已经不能做了，做不动了，所以就要考虑阻力的大小。太小阻力，做到12个时还很轻松，那就是阻力太小，也是强度太小。因此重量选择非常重要。如果运动者做同一个动作的练习，第一组疲劳前最多能重复数达到将近12个，那么在最后一组练习中，这个数值可能下降到约8个。力量训练时，尤其要注意，每组训练时都应该感到瞬时疲劳，就是觉得最后几个很吃力，但这时的疲劳不是肌肉真正的疲劳。

如果力量训练时目的是提高肌肉耐力，而不是力量和体积，那么应该重复次数更多，如每组重复15~25个，对于大部分老年朋友来说，力量和爆发力下降最快，特别是下肢力量，40岁以后开始，65岁后则下降更多。因此，老人力量训练以提高肌肉力量和爆发力为主，同时兼顾肌肉耐力。肌肉力的丧失是不可避免的，既是顶级运动员，无论怎么保持高强度训练也难以回到巅峰状态。而对于多数有损伤、慢性病或者久坐的人群以及因年龄增长引起的肌肉功能下降，抗阻力量训练来帮助他们恢复肌肉量和肌肉力量是非常有效办法的，尤其是年老体弱者或者久坐不动者。研究显示，抗阻训练可以适当改善老年人及慢性病患者的步行速度、坐起时间及长时间行走能力，爆发力训练则有助于改善日常生活能力。

四、力量训练计划

力量训练计划可以分3个阶段进行，每个阶段有不同目标和运动量。初始阶段，一般以掌握基本练习动作，了解训练目标肌群为主，该阶段可持续1～2个月。

1. 初始阶段

目标：掌握基本动作、了解体会目标肌群用力；

运动频率：每周2～3次；

组数：1～2组；

强度：重复10～15个；

间歇时间：每组间歇3 min。

举例：

上肢及胸部训练（胸部外科手术早期慎用）：卧推，每周2～3次，每次2组（每组到力竭）；

小区健身器材（胸推器）：每周2～3次，每次2组（每组到力竭）；

大腿前侧肌群训练：上楼梯，爬4楼，每次重复2组（每组到力竭）；

小区健身器材（蹬腿）：每周2～3次，每次重复2组（每组到力竭）；

康复中心或者医院：每周1～2次，每次重负2组（无明显不适）。

2. 晋级阶段 晋级阶段是在充分学会各部分训练方法的基础上，进一步系统力量训练阶段，也是养成力量训练的重要阶段。该阶段需保持一定的训练频率，具备一定训练条件，可以在小区进行，也可以在家进行。该阶段一般持续3～6个月。

目标：加强全身肌肉力量训练，进一步掌握练习动作，体会肌肉发力；

运动频率：每周3次以上；

组数：每次每个动作3～4组；

每次练习动作数：每次2～3个动作或者每次2～3个肌群训练；

强度：每次每组能重复8～12个；

间歇时间：2～3 min。

举例：

腿部训练：爬楼梯（1步2台阶）；

高度：3～5楼（疲劳）；

组数：重复3～4组；

间歇时间：2 min（爬上，电梯下）；

频率：每周3次；

俯卧撑：胸部及上肢力量；

组数：3～4组；

重复次数：至疲劳次数；

休息间隔：2～3 min；

频率：每周3次以上；

引体向上：上肢力量，躯干肌肉；

频率：每周3次；

组数：3～4组；

次数：完成设定固定数，如累计20次（大约控制4组内完成）；

休息间隔：2～3 min。

3. 保持阶段 是在指在前面完成晋级阶段后，已经建立比较好的力量训练习惯，掌握多种力量健身方法，身体各部位肌肉明显增加并已经体会到力量训练带给自己的益处。

目标：保持力量训练习惯，维持肌肉力量处于较高水平；

训练频率：每周2～3次；

组数：3～5组；

强度：8～12次最大重复，或者6～8次重复（大强度）；

训练动作数：3～4个动作或者肌群；

休息间隔：2～3 min。

举例：

周一：卧推、爬楼梯、仰卧起坐；

周四：俯卧撑、负重蹲起、引体向上。

第三节 效 果 评 估

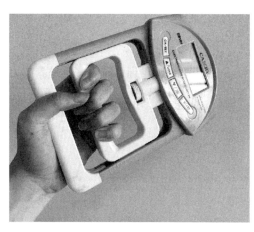

图2.15.3 握力测试

一、力量评估方法

1. 国民体质测定标准手册（老年人部分）评价办法

握力：反映人体前臂和手部肌肉力量；

测试设备：使用握力计测试（图2.15.3）。

测试时，受试者转动握力计的握距调节钮，调至适宜握距，然后用力手持握力计，身体直立，两脚自然分开（同肩宽），两臂自然下垂，开始测试时，用最大力紧握上下2个握柄。测试2次，取最大值，记录以kg为单位，保留小数点后1位。

注意事项：用力时，禁止摆臂、下蹲或将握力计接触身体；如果受试者分不出有力手，双手各测试2次。

表2.15.7 60～69岁老年人握力评分标准（kg）

年龄	性别	1分（很差）	2分（差）	3分（中）	4分（良）	5分（优）
60～64岁	男	21.5～26.9	27.0～34.4	34.5～40.4	40.5～47.5	>47.5
60～64岁	女	14.9～17.1	17.2～21.4	21.5～25.5	25.6～30.4	>30.4
65～69岁	男	21.0～24.9	25.0～32.0	32.1～38.1	38.2～44.8	>44.8
65～69岁	女	13.8～16.2	16.3～20.3	20.4～24.3	24.4～29.7	>29.7

研究表明（表2.15.7）：①老年人握力强度下降者发生认知功能障碍的比例高，握力强度下降与认知功能障碍存在明显的相关性，握力强度对认知功能障碍有一定的评估价值；②老年人握力强度下降与认知功能中记忆功能、执行功能、视觉空间功能、语言功能区域有相关性，而对注意力评估无明显影响；③年龄、受教育年限、血清白蛋白水平均为认知功能障碍的影响因素，但血清白蛋白水平在握力强度正常时对认知功能障碍无明显影响。

2. 国际常用测试方法 根据ACSM建议，力量项目还可以按照下表述评估（表2.15.8～表2.15.10），这也是国际上老年人力量评估常用方法。

表2.15.8 老年人常用力量测试方法

测试名称	评价内容	测试方法	器材
坐站测试	下肢力量	30 s内尽可能从椅子上站起坐下	秒表，椅子（坐高43 cm）
臂弯举测试	上肢力量	30 s尽可能完成正确的次数，手臂尽可能弯曲	秒表，5英镑（2.27 kg）的哑铃，椅子

表2.15.9 女性评价标准（正常区间）

年龄段	60～64	65～69	70～74	75～79	80～84	85～89	90～94
坐站测试（次）	12～17	11～16	10～15	10～15	9～14	8～13	4～11
臂弯举（次）	13～19	12～18	12～17	11～17	10～16	10～15	8～13

表2.15.10 男性评价标准（正常区间）

年龄段	60～64	65～69	70～74	75～79	80～84	85～89	90～94
座椅站立（次）	14～19	12～18	12～17	11～17	10～15	8～14	7～12
臂弯举（次）	13～19	12～18	12～17	11～17	10～16	10～15	8～13

注：下肢力量（腿部）和是否能经常参体育训练有密切联系，一方面，腿部力量好的老年人，一般腿部力量较好；另一方面，腿部力量好的也促使他们进一步训练。有多数老年人，总担心自己腿部力量不足，怕运动伤害膝盖、受伤等，进而影响自己参加运动的主动性，这样就更加促使腿部力量下降，形成恶性循环。

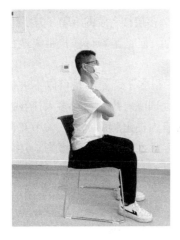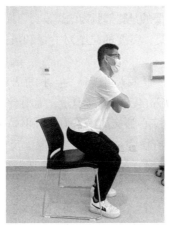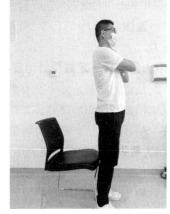

图 2.15.4 坐起测试

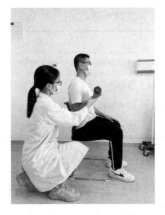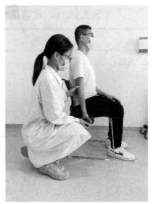

图 2.15.5 臂弯举测试

二、抗阻训练

1. 适度的肌肉抗阻训练是帮助快速恢复肌肉功能最有效途径 力量和爆发力前面已经提到，约40岁开始下降，到65岁下降最多。如何克服力量的下降，就是通过抗阻训练来延缓这种退行性改变。什么是抗阻训练，就是让肌肉承担一定的负荷，这个负荷可以是自身体重，也可以使外加的重量。我们也应该知道，肌肉力量的下降是不可避免的，一些国际级水平的运动员，也无法通过高强度抗阻训练来维持其巅峰状态。而对于久坐（看电视、打麻将等）、体质差（久病）造成的静态生活方式老人来讲，适度的肌肉抗阻训练帮助快速恢复肌肉功能是非常有效的，尤其是对于一些年老体衰的老人，甚至可以解决一些很棘手的问题。例如同事的妈妈超重，属于肥胖人群，再加上有风湿性关节炎一直不敢运动，怕引起膝关节疼痛加剧。后在指导下开始进行以下肢抗阻训练的力量训练，后来没有引起膝关节疼痛加剧，反而多年的风湿性关节炎引起的疼痛得到有效缓解。通过训练，原来不敢进行家务活动的人，现在可以步行去接送自己孙子上下学。

研究显示，抗阻训练可适度改善老年人群的步行速度、缩短坐站起立时间及增加长时间步行时间。而爆发力训练则有助于提高日常生活能力。随着衰老，肌肉力量和速度共同衰退会导致爆发力明显下降。将传统的抗阻训练和爆发力抗阻训练相比较，发现前者可以发展肌肉力量，而后者可以改善平衡能力、缩短椅子上坐起时间和步速。反过来，当你步行速度下降、步行缓慢时，也意味着肌肉爆发力的减退。因此、抗阻练习中，阻力负荷与动作速度对于身体的功能非常重要。

抗阻训练能针对性地发展上述3种肌肉工作能力的某一种，而多数运动和日常身体活动通常是综合性的肌肉功能训练，如：

爬楼梯时单独一个台阶的快速蹬起，需要的是腿部肌肉的爆发力，而连续多层楼台阶的蹬爬，需要的肌肉耐力。

搬运时迅速搬起30 kg的行李到行李架，需要的是绝对力量和爆发力，但是搬着行李长距离地行走，则是需要肌肉耐力。

2. 抗阻力量训练一定需要针对安排 很多人可能认为，我每天走了很多了，是不是可以不进行力量训练了？如果我们是走的平路，并不能有效改善自己的腿部力量，需要针对性训练。当然，很多人让我推荐都可以兼顾的，我比较推荐爬山、爬楼梯，既训练心肺又训练了力量。但是也有人提出爬山对老人关节有损伤，本人认为，只要控制好运动量，不会对膝关节有伤害，倒是过多走路，反而无意之间可能造成膝关节劳损。

3. 抗阻力量训练要注意力量大小的平衡 这里的平衡指的是一组肌肉群，特别是相互协作的一组肌肉群，特指某一个关节的屈肌群和同一关节的屈肌群，如膝关节，有主伸的肌肉群，主要在大腿前侧，有主屈的肌肉群，在大腿后侧，这2个肌肉群的力量要平衡。不能只锻炼前侧而忽视后侧，我们经常只注意屈关节的肌肉群训练而忽视使关节伸的肌肉群训练，只注意身体关节前侧肌肉训练而忽视后侧肌肉群训练。这种力量平衡对预防各关节损伤非常重要。全身主要关节屈伸肌肉（前后）合适的力量如表2.15.11所示。

表2.15.11　全身主要关节肌群力量平衡比

肌群	平衡比	肌群	平衡比
髋伸肌和屈肌（腰腹前部和臀部后侧肌力）	1:1	肩屈肌和伸肌（前伸手臂和后伸手臂）	2:3
肘伸肌和屈肌（屈肘力和伸肘力）	1:1	膝盖伸肌和屈肌（大腿前后力量）	3:2
躯干伸肌和屈肌（腰腹肌和背肌）	1:1	肩内旋和外旋肌	3:2
踝关节内旋外旋肌（脚踝内扣和外展力）	1:1	踝足屈肌和背屈肌（蹬脚和勾脚力）	3:1

结　语

抗阻练习是心肺疾病患者除了有氧训练外的另一重要运动康复内容。在具体康复实践工作中，可根据本章所讲的基础性康复理论与方法，结合患者实际病情、康复阶段进行具体指导。对于心肺患者的康复，要遵循前期安全评估并且在早期进行医疗监控显得尤为重要。抗阻训练动作尽量简单、易于学习；设备简便，便于获取；内容尽量多样，易于引起兴趣。

（华侨大学体育学院　胡国鹏）

参考文献

[1]　席家宁. 呼吸康复指南：评估、策略和管理 [M]. 北京：北京科学技术出版社，2020, 7.

[2]　胡大一. 心血管疾病康复指南 [M]. 北京：人民卫生出版社，2020, 11.

[3]　王正珍. ACSM运动测试与运动处方指南 [M]. 北京：北京体育大学出版社，2019, 6.

[4]　刘润. 慢性疾病运动康复 [M]. 3 版，北京：人民军医出版社，2015, 7.

[5]　Gibson A L, Vivian H. Advanced Fitness Assessment and Exercise Prescription [M]. 8th ed. Champaign: Human Kinetics, 2018, 9.

[6]　Haff G G, Triplett N T. Essentials of strength training and conditioning [M]. 4th ed, Champaign: Human Kinetics, 2015, 11.

[7]　Ehrman J K, Gordon P M, Visich P S, et al. Clinical Exercise Physiology [M]. 4th ed, Champaign: Human Kinetics, 2018.

[8]　Hillegrass E A, Sadowsky H S. Section 5 Pharmacology (Cardiovascular&pulmonary Medications). Essentials of Cardiopulmonary Physical Therapy [M]. 4th ed. WB Saunders Co. 2016.

[9]　Thomas R J, Beatty A L, Beckie T M, et al. Home-Based Cardiac Rehabilitation: A Scientific Statement From the American Association of Cardiovascular and Pulmonary Rehabilitation, the American Heart Association, and the American College of Cardiology [J]. Circulation, 2019 Jul 2; 140 (1): e69-e89.

第十六章
柔韧性训练计划和效果评估

引 言

因心肺疾病导致少动多静会加剧机体柔韧性的下降，而柔韧性下降同时也影响患者治疗前后的运动康复。一些开放性手术后，瘢痕的形成可能加剧患者部分关节活动度的减少。因此对于急慢性心肺疾病患者来讲，柔韧性锻炼都应该纳入日常体育活动的组成部分。对于康复期的患者，可结合有氧和力量锻炼，制订针对性的柔韧性锻炼计划。

第一节　抗阻训练的生理学基础

一、柔韧性与健康

提到柔韧性，我们不得不提韧带，俗称"筋"。我们的老祖宗有句俗话说："老筋长，寿命长。""运动强筋骨，吐纳肺腑良"。中国民间很早就把筋与人的健康、寿命紧密联系起来。人过久不动就容易筋缩，而筋缩是导致各类骨伤科疾病的根源。香港名医朱增祥从中医学角度创编了一套拉筋的理论与方法，专栏作家钟健夫对其整理并出版《筋长一寸，寿延十年》一书。该书从中医与养生角度谈拉伸与健康，并提供大量翔实的病例来说明。而作为运动康复技术手段之一，拉伸手法是治理很多肌肉韧带疼痛的重要手段。

柔韧性可以用关节活动度（range of motion，ROM）表示，与关节结构（47%）、肌肉及其筋膜（41%）、韧带和肌腱（10%）和皮肤（2%）有关。从生理解剖学上来讲，通过拉伸来改变的柔韧性，即拉筋，主要是指肌肉及其结缔组织（如韧带）的长度问题。这里的结缔组织，既包括肌纤维（肌细胞）外结缔组织，如肌纤维膜、肌束膜，也包括这些结缔组织的延伸部分——肌腱韧带，这些结缔组织在肌肉伸缩中发挥重要的作用，辅助肌肉发力见图2.16.1。

关节活动度正常是运动功能正常的前提。对于慢性心血管疾病的患者，尤其老年人，除骨关节疾患和神经系统疾病，影响关节活动度的因素主要是关节周围粘连组织形成、长时间制动或者缺乏运动、慢性疼痛及痉挛，这些问题的具体表现为柔韧性降低。因长期姿势不正确或者老化等问题，造成肌肉韧带缩短，影响肌肉力量的发挥，更重要的是容易造成运动损伤，另外，这些挛缩的肌肉韧带增加了对穿过的神经末梢的压力，引起疼痛增加。一个最常见的病例是腰部筋膜损伤造成的腰部疼痛，属于腰肌劳损的一种。腰肌因过度使用，造成一些无菌性炎症，这些炎症物质刺激肌肉、筋膜挛缩，一方面致痛物质刺激神经末梢，另外一方面挛缩的筋膜卡压神经末梢，二者一并加剧腰部疼痛，甚至因单侧疼痛造成两侧肌肉力量不平衡，进而引起臀部、大腿不适等。一个简单的治疗方法就是通过按摩放松腰部，疼痛得以缓解。所以现在有一种流行的运动康复治疗手段称为

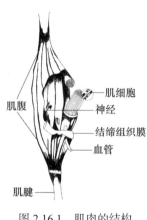

图 2.16.1　肌肉的结构

肌腹——
肌细胞
神经
结缔组织膜
血管
肌腱——

"肌筋膜活化术"，就是这样的原理。

拉伸对于体型塑造非常有意义：通过拉伸可以增加肌肉长度，防止肌肉横向增加，使大腿修长而有力，肌肉线条明显。腰部的拉伸可以减少腰围，增加腰部筋膜对腰腹的束缚能力，增加核心爆发力。

腰部活动度及稳定性对腰部疼痛及预防具有重要意义：增加腰部的柔韧性，增加其活动度，同时增加稳定性（肌肉韧带力量），对预防下腰部疼痛（腰肌劳损）有积极意义。这里需要注重两方面的练习，一是背部伸肌群（躯干后、后背）的伸展练习（如坐位体前屈等）和力量锻炼（如平卧挺髋或俯卧挺身）。二是屈髋肌群（躯干前）的伸展练习（如跪撑后倒等）及力量锻炼（如仰卧卷起等）。

柔韧性锻炼对心肺患者的意义：虽然柔韧性训练的有效性大部分证据基于有氧或者抗阻运动，但大部分呼吸康复计划及新增康复计划都包含柔韧性训练。对于呼吸疾病患者来讲，保持良好的柔韧性和良好的姿态是呼吸康复计划的重要组成部分。瑜伽和太极拳等运动可以帮助患者维持良好的柔韧性。另外每次热身和整理活动中应含有ROM练习，来帮助患者克服姿势异常带来的影响，这些异常会限制胸廓活动，并进一步导致肺功能受限。

二、柔韧性评价

1. 国民体质测定标准手册（老年人部分）评价办法 坐位体前屈：反应躯干和下肢柔韧性。测试时，受试者坐在垫上，双腿伸直，脚跟并拢，脚尖自然分开，全脚掌蹬在测试仪平板上；然后掌心向下，双臂并拢平伸，上体前屈，用双手中指指尖推动游标平滑前移，直至不能移动为止（图2.16.2）。测试两次，取最大值，记录以cm为单位，保留小数点后1位，测试评分表见表2.16.1。

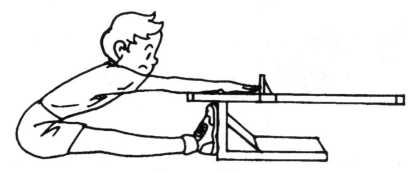

图2.16.2 坐位体前屈测试

注意事项：

测试前，受试者应做准备活动，以防肌肉拉伤；

测试时，膝关节不得屈曲，不得有突然前振的动作；测试时注意零点位置。

表2.16.1 60～69岁老年人坐位体前屈评分表

年龄（岁）	性别	差（1分）	一般（2分）	中等（3分）	良好（4分）	优秀（5分）
60～64	男	-12.6～7.8	-7.7～0.9	1.0～6.7	6.8～13.1	>13.1
60～64	女	-7.5～2.0	-1.9～5.2	5.3～11.3	11.4～17.7	>17.7
65～69	男	-13.6～9.4	-9.3～-1.6	-1.5～4.6	4.7～11.7	>11.7
65～69	女	-8.2～3.1	-3.0～4.0	4.1～10.0	10.1～16.4	>16.4

［引自：国民体质测定标准手册（老年人部分）标准。］

2. 国际常用测试方法 根据美国运动医学会（ACSM）建议，力量项目还可以按照下表述测试和评估（表2.16.2～表2.16.4，图2.16.3），这也是国际上老年人力量评估常用方法。

表 2.16.2　国际老年人常用柔韧性测试方法

测试名称	评价内容	测试方法	器材
座椅前伸试验	下肢柔韧性	坐在椅子上，用手指摸脚趾，测试脚、手中指之间距离	43 cm坐高的椅子、尺子
抓背试验	上肢柔韧性	用双手在背后触摸或者双手尽可能接触或者重叠，脚、手中指之间距离	尺子

表 2.16.3　评价标准（正常范围）（女性）

年龄段	60～64	65～69	70～74	75～79	80～84	85～89	90～94
座椅前伸试验（cm）	−1.3～12.7	−1.3～11.4	−2.5～10.2	−3.8～8.9	−5.1～7.6	−6.4～6.4	−11～3
抓背试验（cm）	−7.6～3.8	−8.9～3.8	−10.2～2.5	−12.7～12.7	−14～0	−17.8～2.5	−20～3

表 2.16.4　评价标准（正常范围）（男性）

年龄段	60～64	65～69	70～74	75～79	80～84	85～89	90～94
座椅前伸试验（cm）	−6.4～10.2	−7.6～7.6	−7.6～7.6	−10.2～5.1	−14～3.8	−14～1.3	−17.1～1
抓背试验（cm）	−16.5～0	−19.1～2.5	−20.3～2.5	−22.9～5.1	−24.1～5.1	−24.1～7.6	−27～10

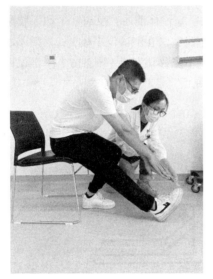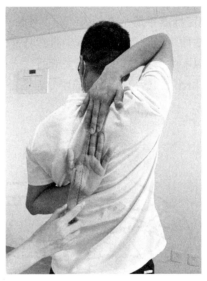

图 2.16.3　国际老年人常用柔韧性测试方法

（左图：座椅前伸试验；右图：抓背试验）

三、注意事项

对于心肺患者的临床及康复期柔韧性练习，并无较多证据研究；而对于普通人群的拉伸，同样适用心肺的临床康复。

1. 重视运动前拉伸而忽视运动后拉伸　运动后拉伸可以促进疲劳恢复，尤其是对锻炼部位充分地拉伸。例如跑步后对大腿前后及臀部拉伸。运动后拉伸可以使收缩的肌肉拉长，防止肌肉僵硬，恢复肌肉线条。肌肉运动后尤其是力量运动后，肌肉会产生生理性收缩，长期没有拉伸，影响肌肉初始长度。

2. 拉伸方法单一，重视动态拉伸而忽视静态拉伸　拉伸分为动态的弹性拉伸和静态拉伸。我们经常进行动态弹性拉伸，即快速振动式拉伸，这种拉伸可以最大拉伸肌肉韧带长度，但是易受伤，应该和静态拉伸相结合。静态拉伸就是保持某一拉伸状态5～10 s，运动前静态拉伸持续不可太长。

3. 重视下肢拉伸而忽视躯干及上肢拉伸　在运动前进行腿部拉伸是大部分人的选择，但是往往忽视躯干及上肢拉伸。躯干包括腰腹、背部拉伸对预防腰部疼痛具有重要意义，同时腰腹部拉伸可以增加腰腹筋膜弹性，可以更好塑造腰腹肌群。

4. 肌肉韧带拉伤忽视拉伸 肌肉韧带损伤后，损伤部位初步愈合后（约48 h后），就需要对受伤部分进行适度拉伸，拉伸的目标就是尽快使生成的疤痕（内生型）尽量保持和周围肌纤维同样的力学特性。拉伸以产生酸、胀、痛为主，幅度以不出现刺痛为主。

专家建议：重视运动前拉伸也要重视运动后拉伸；既要拉伸上肢，也要拉伸躯干及下肢；动态静态拉伸相结合；拉伸作为每次运动的重要一部分。

腰部的稳定性对预防腰部疼痛有着重要意义，既要注意腰部的活动幅度，也要加强腰部肌肉耐力，增加其腰部稳定性。

第二节 柔韧性训练

一、训练方案

柔韧性训练每周安排至少2次（d），每次约10 min。柔韧性锻炼可以放在热身活动之后，进行动力性拉伸，也就是弹动式拉伸，但需要循序渐进，注意每次弹动的速度。而静力性拉伸一般放在运动结束后的恢复阶段，每个练习动作保持15～60 s，重复进行不超过4次。

各主要关节的柔韧性练习每周进行2～3次，隔日进行，每个关节每周选择2～3 d进行一次全方位的柔韧性练习。如要拉伸的关节包括肩关节、髋关节、踝关节、膝关节及腰部等。一般来讲，柔韧性训练一般放在体内温度上升之后开始，这样能获得最佳的训练效果和感受。但是值得注意的是，许多老人过度注重柔韧性练习而占用大部分时间，进而造成其他训练内容不足。因此，我们并不建议进行专门的柔韧性训练，一定是放在完整的锻炼计划中。也就说，每天的训练内容结构中柔韧性练习是其中的一部分。

（一）拉伸运动处方

- 拉伸方式：对大部分老年人来讲，静态、动态或本体感觉神经肌肉促进（PNF）拉伸；
- 练习动作数量：10～12次；
- 每周频率：每周最少2 d，最好每天进行；
- 每个练习强度：缓慢拉伸肌肉至轻度不适的位置；
- 每个动作拉伸时间：静态或动态拉伸10～30 s；收缩3～6 s，然后收缩10～30 s的PNF辅助拉伸；
- 每个练习重复次数：每个练习2～4个，这样每个伸展练习的总持续时间至少为60 s；
- 每个拉伸练习持续时间：每个柔韧性练习总时间为60 s；
- 拉伸锻炼总时间：每次15～30 min。

同样，平衡训练也很容易纳入日常训练中，一般也不单独进行，除非确实需要，如受伤后的平衡训练等。

（二）拉伸注意事项

- 伸展运动前先进行一般的热身运动，以提高体温并使肌肉温暖被拉伸。
- 伸展所有主要的肌肉群以及对抗侧（拮抗肌）的肌肉群。
- 专注于伸展运动中的目标肌肉，放松目标肌肉并最大程度地减少运动其他身体部位。
- 老年人应保持每个拉伸动作控制动作30～60 s的时间。
- 伸展到运动的极限（终点），而不是疼痛的地方。
- 保持伸展时保持缓慢而有节奏的呼吸。
- 在不同平面上拉伸目标肌肉群，以改善关节的整体柔韧性。

- 尽管伸展运动可能无法防止受伤或减轻肌肉酸痛，但这样做是合理的做法。
- 包括在锻炼程序的主动热身和放松阶段之后进行伸展运动。

二、运动处方（AMI Ⅱ期）

柔韧性能扩大关节韧带的活动范围。有利于提高身体的灵活性和协调性，让患者的关节活动度维持在应有的范围内，保持躯干部和下部、颈部和臀部的灵活性，在意外发生时有可能避免最大限度避免和减轻损伤。

训练的原则应以缓慢、可控制的方式进行，并逐步扩大活动范围。训练方法：每一部位拉伸6～15面，逐渐增加到30 s，如可耐受，可增加到90 s。期间正常呼吸，强度为有牵拉感觉同时不感觉疼痛。每个动作重复3～5次。总时间约10 min。着重增强肩、腰和腿部柔韧性。

柔韧性训练注意事项：要持之以恒，循序渐进；训练前要充分做好准备活动，提高肌肉温度，避免肌肉韧带拉伤。柔韧性的联系要适度，要注意全面协调发展，防止过分发展柔韧性，引起关节韧带变形。以增加肩部协调性的训练处方举例如下。

1. 运动形式：肩部绕环直立双臂上举为起始位。一臂直臂向前、向下、向后、向上画圆摆动。同时，另外一臂反向，向后、向下、向前、向上画圆摆动。均以肩关节为轴。如协调性差的，双臂无法反向运动，可由双臂同时同向运动开始。

2. 运动强度：（10～20）圈×（2～3组）。

3. 运动时间：15 min。

4. 运动频率：3～4次/周。

通过Ⅱ期心脏康复的多方位训练，可让AMI患者尽快恢复日常生活和回归工作。主要包括以下几种常见情况：①病情稳定1周后可以开始尝试驾驶活动；②AMI 2周后由医生确定无并发症可乘坐飞机；③通常建议患者出院2～4周后，低危患者PCI治疗出院后1周、CABG后6～8周可重新回归社会生活，建议最大心脏负荷超过5 METs后就可以进行，需备硝酸甘油。

恢复工作指导也是Ⅱ期心脏康复的重要内容，目的是促进患者早日回归社会，避免青壮年患者提前退休或者病休。内容包括根据运动负荷试验所测得的实际运动能力，结合不同工作性质所需要的氧摄取量和运动能力，指导患者回归工作。

结　语

柔韧性康复锻炼，既是运动本身重要的环境，也是运动处方的内容之一。柔韧性锻炼既可以放到具体其他运动处方的前后进行，也可单独编制运动处方，虽然心肺患者的康复研究并不同，但当前具体康复操作中，大多涉及柔韧性锻炼。除去本身的生理价值外，良好的柔韧性也有利于其他运动处方的实施。

（华侨大学体育学院　胡国鹏）

参考文献

[1] 席家宁. 呼吸康复指南：评估、策略和管理 [M]. 北京：科学技术出版社, 2020.
[2] 胡大一. 心血管疾病康复指南 [M]. 北京：人民卫生出版社, 2020, 11.
[3] 王正珍. ACSM运动测试与运动处方指南 [M]. 北京：北京体育大学出版社, 2019.
[4] 刘洵. 慢性疾病运动康复 [M]. 第3版, 北京：人民军医出版社, 2015.
[5] Gibson A L, Vivian H. Advanced Fitness Assessment and Exercise Prescription [M]. 8th ed, Champaign: Human Kinetics, 2018.
[6] Haff G G, Triplett N T. Essentials of strength training and conditioning [M]. 4th ed, Champaign: Human Kinetics, 2015.

［7］ Ehrman J K, Gordon P M, Visich P S, et al. Clinical Exercise Physiology [M]. 4th ed, Champaign: Human Kinetics, 2018.

［8］ Hillegrass E A, Sadowsky H S. Section 5 Pharmacology (Cardiovascular&pulmonary Medications). Essentials of Cardiopulmonary Physical Therapy [M]. 4th ed. WB. Saunders Co, 2016.

［9］ Thomas R J, Beatly A L, Beckie T M, et al. Home-Based Cardiac Rehabilitation: A Scientific Statement From the American Association of Cardiovascular and Pulmonary Rehabilitation, the American Heart Association, and the American College of Cardiology [J]. Circulation, 2019 Jul 2; 140 (1): e69-e89.

第十七章
呼吸肌力评估、训练和效果评估

引 言

呼吸肌是呼吸运动的动力（呼吸泵），通常呼吸肌的划分可分为2种，一是按其功能划分，可分为吸气肌和呼气肌，吸气肌主要是膈肌、肋间外肌和胸锁乳突肌，呼气肌主要有肋间内肌和腹肌；二是从其主次地位划分，呼吸肌可分为固有呼吸肌和辅助呼吸肌2种。固有呼吸肌包括：膈肌、肋间外肌、肋间内肌、胸横肌等。辅助呼吸肌又分为助吸气肌和助呼气肌，助吸气肌包括背阔肌、胸大肌、胸小肌、前锯肌、胸锁乳突肌等；助呼气肌包括竖脊肌、腹直肌、腹外斜肌、腰方肌、髂肋肌等。其中膈肌是最主要的呼吸肌，也是维持腹内压的重要肌肉。呼吸肌的能力对于呼吸系统中使气体流动达到气体交换水平是至关重要的。呼吸肌的损害会使通气、气体交换和组织呼吸受到影响。

第一节 呼吸肌力评估

肌肉有发展力量和收缩两个功能。在呼吸系统中，力通常被估计为压力，而收缩则是随着肺容积的变化或胸壁结构的位移。因此，呼吸肌的定量描述通常依赖于体积、位移、压力以及这些变量随时间的变化率的测量。

呼吸肌功能测定包括对呼吸肌力量（respiratory muscle strength，RMS）和耐力（respiratory muscle endurance，RME）的评估。RMS是指呼吸肌的最大收缩能力。而RME则是指呼吸肌维持一定水平通气的能力。

一、呼吸肌力量评估

目前较为常见的RMS测定指标主要包括最大口腔吸气压（maximum inspiratory pressure，MIP或PImax）、最大口腔呼气压（maximum expiratory pressure，MEP或PEmax）、跨膈压（transdiaphragmatic pressure，Pdi）和最大跨膈压（maximum transdiaphragmatic pressure，Pdimax）。MIP是功能残气位，气道阻断情况下的最大口腔吸气压，可评估吸气肌肌力量；MEP是肺总量位，气道阻断情况下最大呼气口腔压，可评估呼气肌肌力，二者反映了呼吸肌整体力量。

1. MIP MIP是指在功能残气量位（functional residual capacity，FRC），气流阻断状态下，用最大努力吸气能产生的最大吸气口腔压。

（1）检测方法 受试者口含连接三通阀的咬口器，三通阀先通空气，夹上鼻夹，注意口角勿漏气。受试者先做几次自然呼吸，然后在平静呼气过程中旋转三通阀，通向单向呼气活瓣（只允许呼气，吸气时则阻断气管），在呼气末嘱受试者做最大努力吸气，持续1.5～3 s。记录最大的吸气负压。

（2）正常值 成人男性为（11.8±3.63）kPa［（118.4±37.2）cmH$_2$O］，成人女性为（8.00±2.94）kPa［（84.5±30.3）cmH$_2$O］。MIP变异较大，临床上作粗略估计时，以最低值为标准，男性≥7.36 kPa（75 cmH$_2$O），女性≥4.90 kPa（50 cmH$_2$O），属于正常范围。

（3）临床意义　由于MIP的检测简易、无创，所以是常用的吸气肌功能检测的指标。MIP值<-5.88 kPa（-60 cmH$_2$O）［即绝对值>5.88 kPa（60 cmH$_2$O）］时，可排除呼吸肌无力引起的呼吸困难。当MIP$<$正常预计值的30%，易出现呼吸衰竭。对于人工通气患者，MIP值<-2.94 kPa（-30 cmH$_2$O）［即绝对值>2.94 cmH$_2$O（30 cmH$_2$O）］脱机容易成功，MIP值>-1.96 kPa（-20 cmH$_2$O）［即绝对值<1.96 kPa（20 cmH$_2$O）］时，多数脱机失败。

（4）注意事项

①MIP测定时，对用力的依赖性强，受患者努力程度和操作人员的影响。容易有低估患者的MIP值的情况，在危重病患者的检测中尤为明显。所以强调反复多次检查，其误差应<20%。重复性好的结果的可靠性较大。临床应用时需要综合分析结果的可靠性；②为保证吸气时声门开放和避免面颊肌肉对MIP测定的影响，连接咬口器的管壁上需要有一个内径为1.5～2.0 mm的小孔与大气相通；③MIP与肺容积有密切关系，在残气量时测定值最大，在肺总量时则近于0。所以，要注意控制在平静呼气末功能残气位测定。

2．MEP　MEP是指在肺总量位（total lung capacity，TLC），气管阻断条件下，用最大努力呼气能产生的最大口腔压，它反映全部呼气肌的综合呼气力量。

（1）检测方法　与MIP测定基本类似。主要区别是：①要求受试者吸气至肺总量位后阻断气管状态下，嘱受试者做最大努力呼气，持续1～2 s；②也可测定咳嗽时食管压来推算MEP。

（2）正常值　健康成人男性为（13.2±2.94 kPa）［（139.8±30.2）cmH$_2$O］，健康成人女性为（9.11±1.96）kPa［（95.3±20.1）cmH$_2$O］。临床上简易判断，通常在男性MEP>9.81 kPa（100 cmH$_2$O），女性MEP>7.85 kPa（80 cmH$_2$O），即表示在正常范围，再高也无更多的临床意义。

（3）临床意义　可用于评价神经肌肉疾病患者的呼气肌功能，也用于评价患者的咳嗽及排痰能力。

（4）注意事项　同MIP测定。MEP需要在接近肺总量位测定。测定中，因口腔压及胸内压明显增大而使受试者感到不适，所以每次用力呼气的时间不宜>2 s。

3．最大跨膈肌压Pdimax　Pdi为腹内压（abdominalpressure，Pab）与胸内压（pleuralpressure，Ppl）的差值（Pdi＝Pab－Ppl）。在实际测定中，常用胃内压（gastricpressure，Pga）来代表Pab，用食管压（esophagealpressure，Peso）来代表Ppl，所以Pdi＝Pga－Peso。Pdimax是指在FRC、气管阻断状态下，以最大努力吸气时产生的Pdi最大值。

（1）检测方法　鼻腔及咽部表面麻醉和用1%的麻黄碱收缩鼻黏膜后，经鼻孔插入两条末端带有气囊的聚乙烯导管（气囊预先抽空，压力接近大气压）放置到胃（深度约60 cm）。分别从两条导管注入6 mL气体，再回抽气体使胃气囊保留1.5 mL，食管气囊保留0.5 mL气体。让受试者间断吸鼻和监测压力变化的同时，逐渐将食管囊管从胃往回拉，当压力从正压变为负压时，代表囊管到达食管贲门。再将囊管往上拉10 cm，使囊管位于食管中下1/3交界处（深度为40～45 cm）。正常情况下，当气囊位置适中时，压力波形应显示两个相反的波形（吸气时食管内为负压；胃内为正压）。测定时，受试者口含连接三通阀的咬口器，三通阀先通空气，夹上鼻夹，注意口角勿漏气。让受试者平静呼气至功能残气位时，转动三通阀阻断气管，立即嘱受试者做最大努力吸气，记录的Pdi最大值为Pdimax。做最大努力吸气的方法可以用自然用力吸气法、鼓氚法、收腹吸气法和荧光屏显示压力反馈指导法等。另一测定方法为最大吸鼻跨膈肌压（sniff trausdiaghragmatic pressure，Pdi sniff），受试者呼气至功能残气位，嘱其以最大的力量吸鼻，记录Pdi值。不同方法测量的结果有一定的差异。通常建议测定5～10次，起码有3次的变异<15%。

（2）正常值　至今尚无公认的Pdimax正常预计值公式。Milic-Emili等报道男性为（10.6±2.89）kPa［（108±30）cmH$_2$O］，女性为（6.4±3.0）kPa［（65±31）cmH$_2$O］。广州呼吸疾病研究所对26例40岁以上的正常男性测定结果为（13.2±2.8）kPa［（136±29）cmH$_2$O］。由于Pdimax在正常人群中的变异较大，所以比正常平均值降低40%以上才能肯定为异常。在同一病例的动态观察中，Pdimax降低20%代表膈肌疲劳。

（3）临床意义　Pdimax特异性地反映膈肌做最大收缩时所能产生的压力。当Pdimax明显下降代表有膈肌无力或疲劳的存在，多见于重度慢性阻塞性肺疾患、神经肌肉疾患及膈神经麻痹等患者。在动态观察中Pdimax明显降低是膈肌疲劳的直接依据。

（4）注意事项　①当胃囊和食管囊放置合适后，要在鼻孔处加以固定，防止位置移动；②肺容量对Pdimax有明显的影响，一般统一在功能残气位测定；③通常宜同时测定Pdimax和Pdisniff，取最大值作为Pdimax。

4. 膈神经刺激诱发的跨膈肌压（Twith fransdiaphragmatic pressure，Pdict）　用电或磁波刺激颈部膈神经诱发膈肌收缩时产生的跨膈肌压为诱发跨膈肌压。通常采用足够的（超强）刺激强度使所有的神经纤维兴奋；用单次、短时（0.1～0.2 ms）刺激（颤搐性刺激）。此法可避免主观用力程度的影响，也有助于鉴别膈肌疲劳的类型（中枢性和外周性）和检查膈神经功能，是临床上比较容易应用和比较可靠的检测膈肌功能的方法。

（1）检测方法　检查时受试者口含阻断阀上的咬口做安静自然呼吸。在平静呼气末（FRC位）阻断气管（阻断的方法与MIP测定类似），并给予单次颤搐性刺激，记录诱发的Pdi即为诱发跨膈肌压［Pdi（t）］。刺激方法可采用电或磁波刺激。电刺激采用经皮无创刺激法。把左右2个阳极（参照电极）用粘贴电极置于上胸部（常选用胸锁关节处）；而2个阴极（刺激电极）用柱状金属电极，在胸锁乳突肌后缘、锁骨上方4 cm附近往内轻压刺激膈神经。根据刺激的效果，在局部调整位置及选用不同直径的电极（2～10 mm，常用6 mm），既保证对膈神经的刺激效果，又不会引起明显的颈部肌肉收缩为标准。磁波刺激可以采用颈前部（部位同电刺激）、颈背部或胸前（胸骨上段）刺激法。颈背部刺激时，受试者的头部尽量前屈，使第7颈椎充分后凸，将刺激线圈的中央孔对准第7颈椎，紧贴颈背部，在平静呼气末给予刺激。用体表电极法（第6、7肋间前端距肋缘上下各1 cm处）记录诱发的膈肌动作电位（actionpotential，AP）。观察显示器上诱发的AP输出来判断刺激的效果和刺激量的恒定。电刺激强度通常用20 mA（电流型），每次放电时间为0.1～0.2 ms；磁波刺激用100%的强度（即2.0～2.5 Tesla，放电持续时间50 μs）。

（2）正常值　电刺激和磁波刺激诱发的Pdi（t）结果有很好的相关性，多数的报道磁波刺激法的Pdi（t）略高于电刺激法。目前缺乏正常预计值。多数的报道正常志愿者的Pdi（t）为1.77～3.33 kPa（18～34 cmH$_2$O）之间。广州呼吸疾病研究所的报道，在13例正常志愿者中，电刺激法的Pdi（t）为（2.25±0.37）kPa［（22.9±3.8）cmH$_2$O］，而磁波刺激法为（2.40±0.41）kPa［（24.5±4.2）cmH$_2$O］。当Pdi（t）<1.47 kPa（15 cmH$_2$O）时，提示膈肌功能下降。动态监测其变化，Pdi（t）下降20%即可反映膈肌疲劳。Pdi（t）与Pdimax之间存在一定的比率。电刺激法Pdi（t）占Pdimax的17%～21%。磁波刺激法Pdi（t）占Pdimax的24%±6%。

（3）临床意义　①可以较客观地测定膈肌力量，不受自主努力程度或呼吸方式的影响；②反映外周性疲劳，不受中枢的影响，因而有利于对外周性与中枢性疲劳的鉴别诊断；③测得的Pdi（t）可反过来推算Pdimax的大小；④判断膈神经功能和神经传导时间。

（4）注意事项　①采用经皮电刺激时，易由于肩颈部肌肉收缩使电极移位，影响刺激的效果。所以，应选用合适的电极，同时注意刺激点与柱状电极压按的角度，保证有效的膈神经刺激。监测诱发的膈肌动作电位（action potential，AP），一旦AP下降则代表膈神经兴奋不完全，要对电极位置进行调整；②自主努力呼吸对Pdi(t)的测定有一定的影响。应在平静呼气末放松状态下给予刺激；③肺容量的改变对Pdi(t)有明显的影响，因此，动态监测时要在相同体位和肺容量位（FRC位）下测定，才有较好的可比性。

5. 其他

（1）0.1秒口腔闭合压（inspired pressure at early 0.1 second，P0.1）　是在功能残气位阻断气道下，测定受检者吸气开始0.1 s时的口腔压力，其与膈神经以及膈肌肌电图的改变具有线性相关的关系。它是反映呼吸中枢驱动兴奋性的非创伤性指标，具有简便易行的特点。有的学者将P0.1作为呼吸衰竭患者停用呼吸机的一项指标，当P0.1<4～6 cmH$_2$O时，脱离呼吸肌的成功率较大。

（2）鼻吸气压（sniff nasal inspiratory pressure，SNIP）　SNIP为非侵入性呼吸肌强度测定指标，其操作简单，且准确性较高。测定SNIP与MIP测定方法类似，所不同的是受试者手持一次性鼻用橄榄头塞住一侧鼻孔（受试者自由选择），对侧鼻孔开放，坐位，背部挺直，指导其从平均呼气末吸入气体，抵达峰值后保持1 s，用力吸气，重复3～5次，每次间隔30 s，取3次有效、重复性高的数值（差异<20%）中最大值为SNIP。有学者研究发现SNIP诊断肌无力准确率高达42%，与Pdisniff相近，且高于MIP、MEP。

（3）胸廓活动度　患者取坐位，嘱患者双臂放松，软尺在第四肋间隙水平，测量时软尺紧贴患者胸壁嘱进行深呼吸，测深呼气和深吸气间的差值，即为胸廓活动度。连续测3次，取平均值。胸廓活动度可用于评定吸气肌肌力，与MIP中等程度相关，可用于临床徒手评估呼吸肌肌力。

（4）平均最长发音时间（mean maximum phonation time，MMPT）　患者深吸气后发"啊"音，鼓励平稳和尽可能最长时间发音，记录时间。连续测3次，取平均值。MMPT可用于评定呼气肌肌力和发声功能评定。与MEP中等程度相关，可用于临床徒手评估呼吸肌肌力。

（5）最大通气量和肺活量　最大通气量（maximal voluntary ventilation，MVV）是被检查者在短时间内（12 s内）通过最快速度、最大幅度地呼吸所产生的呼气流量，它涉及患者神经肌肉系统情况、气道宽窄程度及肺组织的弹性，当患者胸廓与肺组织弹性正常，气道通畅时，也可以作为间接反映患者呼吸肌肉力量的指标。正常人MVV：男性约104 L，女性约82 L。

改进肺活量（vital capacity，VC）测量法对单纯膈肌无力是有用的。它是在直立位和仰卧位时比较VC测量，仰卧位VC减少20%以上表明膈肌功能障碍，需进一步评定。VC逐渐减少预示呼吸衰竭即将来临，随着疾病恢复呈进行性增加。VC>15 mL/kg就能成功中断呼吸机。

（6）呼吸频率和其他综合指标　呼吸肌功能障碍者其呼吸模式将发生改变，尤其在有呼吸衰竭时。最常见的表现是快而浅的呼吸。呼吸频率增加而潮气量（tidal volume，TV）低，是无效的气体交换模式，将导致CO_2潴留和呼吸性酸中毒。有学者表示用呼吸频率（f，次/分）与VT（L）的比值给快而浅的呼吸定量，比值越大，快而浅的呼吸程度越深。f/VT为100者可作为中断机械通气指标。

（7）超声评估膈肌位移和厚度　通过超声评估膈肌与呼吸功能直接相关的包括膈肌位移（diaphragm excursion，DE）和膈肌增厚分数（diaphragm thickening fraction，DTF）。DE：使用2～5 MHz超声探头，在M超声模式下，于腋前、中线8～10肋找到膈肌，取样线与膈肌垂直，截取超声二维图像膈肌运动幅度最大处为DE。DTF：使用6～13 MHz的高频探头，置于右侧腋中线第8～10肋找到膈肌，胸膜和腹膜中间无回声区域为膈肌，测量吸气末和呼气末膈肌厚度，计算DTF。DTF=（吸气末-呼气末膈肌厚度）/呼气末膈肌厚度×100%。健康人的厚度分数在28%～96%，而膈肌麻痹患者的膈肌厚率在5%～35%。

（8）深吸气量-时间曲线（IC-t曲线）　FRC用力快速深吸气到肺总量（TLC）位时，由肺量计所记量的深吸气量（inspiratory capacity，IC）与时间相关的曲线称为IC-t曲线。该吸气曲线的中段可视为直线，其斜率（Si）以及IC均可反映吸气肌力的大小。其中Si受上气道阻力的影响，上气道阻塞时Si可降低；IC则受肺容积的影响，限制性肺胸疾病使肺容积减少时可致IC降低。因此在排除以上影响因素的情况下，Si和IC可作为反映吸气肌力的指标。

（9）Powerbreathe呼吸评定仪　其主要评定指标为：①MIP，最大吸气压的预测值，反映吸气肌所能提拉的最大重量；②吸气流速峰值（peak inspiratory flow，PIF），能够反映吸气肌快速收缩、克服阻力的能力以及呼吸系统的弹性；③吸气体积（VC），吸入空气的量。主要反映呼吸能力。有学者证实Powerbreathe呼吸评定仪在吸气肌训练及效果评估中的信度。它主要用于健康志愿者反复冲刺运动所致吸气肌肉疲劳性的评价，脑卒中、慢性阻塞性肺疾病、高位脊髓损伤患者肺功能评价等。Powerbreathe呼吸评定仪能对健康人或呼吸功能障碍群体的吸气肌功能进行直观的评定。它对患者的体位及所伴有的基础疾病没有特殊限制，较肺功能仪操作更简单、应用范围更广。

二、RME评估

1. 呼吸肌耐受时间（Tlim）　是指呼吸肌在特定强度的吸气负荷下收缩所能维持而不发生疲劳的时间，Tlim越长代表耐力越好。

（1）检测方法　Tlim测定时首先要测定Pdimax或MIP。然后按照一定的百分比给予吸气负荷。受试者在负荷下用力呼吸，直至到出现疲劳的表现。常用的吸气负荷方法有：①吸气阻力法：最常用，通过缩小吸气通道而产生阻力；②吸气阈值负荷法　采用带重力的活塞、电磁阀或其他吸气阈值负荷装置，受试者必须用力吸气使气管压力降低到阈值压力以下时才能把阀门打开产生吸气气流。所以整个吸气过程压力比较恒定。通过调整打开阀门的阈值压力而调节吸气负荷。此法应用较容易；③其他：持续最大通气负荷（等CO_2）法、反复的最大用力吸气法、最大的可维持的恒定流量法等。

检测时，调节好给予的吸气负荷、吸气时间和呼吸频率（常用15次/min），观察可以耐受的呼吸时间。采用节拍器指导受试者按节奏呼吸，通过示波器上的压力波形进行自我调整，控制潮气量在正常水平。保证每次吸气的负荷恒定。通常用平均Pdi（mPdi）与Pdimax的比值或平均气管负压与MIP的比值（常选用50%～60%）作为设定的负荷指标。直到受试者即使尽最大努力也不能达到设定的压力水平并连续3个呼吸周期以上时，即表示呼吸肌出现疲劳，记录疲劳出现的时间，即为Tlim。

（2）正常值　因不同的实验室的实验条件而异。广州呼吸疾病研究所采用mPdi为Pdimax的50%，吸气时间占呼吸周期时间的50%的条件，在40～65岁的正常男性中测得Tlim为9～12 min，而中、重度慢性阻塞性肺疾患者的Tlim为2～5 min。

（3）临床意义　Tlim是反映呼吸肌耐力的重要指标。

（4）注意事项　①对负荷条件的标化。为了使Tlim在不同的人群或疾病中具有可比性，需要在相同的负荷的状态下检测Tlim。由于受试者的基础的呼吸肌力量和呼吸周期不一致，所以，有必要采用标化的指标。对于膈肌，可用每次吸气产生的mPdi和Pdimax的比值作为标化的膈肌收缩强度；用吸气时间（inspiratory time，Ti）与呼吸周期总时间（the total time of the respiratory cycle，Ttot）的比值作为标化的收缩持续时间。两者综合得出膈肌张力时间指数（time index of diaphragm tension，TTdi）＝mPdi/Pdimax×Ti/Ttot。根据TTdi的原理，也可用口腔压来计算张力时间指数（TTI）。即用平均吸气口腔压（mPm）和MIP代替mPdi和Pdimax，可以计算TTI（TTI＝mPm/MIP×Ti/Ttot）。TTdi反映膈肌的负荷，而TTI反映吸气肌的整体负荷；②为了保证在吸气阻力条件下还能维持正常潮气量，可采用潮气量监测和呼气末二氧化碳浓度监测。

2. 驱动时间常数（drive time constaut，DTC）　由于TTdi指标的测定对受试者有一定的创伤性，有学者将无创伤、测试简便的口腔闭合压（P0.1）和最大口腔吸气压（PImax）指标引入公式，把P0.1/PImax替代Pdi/Pdimax，即DTC＝P0.1/PImax×Ti/Ttot，结果显示DTC与TTdi高度相关，说明DTC也可以反映呼吸肌耐力。肌张力时间指数和驱动时间常数两种参数多用于评价危重病患者和慢性阻塞性肺疾病等慢性病患者的呼吸肌耐力情况。

3. 2 min递增阈值负荷试验　根据实际测定MIP的30%选取起始加载负荷。即根据吸气负荷与吸气阈值口腔压关系曲线确定吸气负荷的大小。正常人吸气负荷≥150 g。肺气肿和肺心病患者起始负荷通常为50～100 g，测试时嘱受试者含口器、加鼻夹，按节拍器频率以15次/min进行呼吸。如果受试者在2 min内能完成吸气负荷呼吸，则继续增加负荷。每隔2 min增加1次吸气负荷，直至连续3次呼吸持续吸气压（sustainable inspiratory pressure，SIP）不能达到预定水平为止。如果不能耐受加载负荷发生在1 min之内，则取上次吸气负荷值及其参数；如果不能耐受加载负荷发生在1 min之后，则取本次的吸气加载负荷值及其参数。用最大吸气负荷、最大负荷时平均口腔压和最大负荷时最大持续吸气压占MIP的百分数（SIPm/MIP）3项指标表示呼吸肌耐力。

4. 最大可耐受通气容量（maximal sustained ventilation capacity，MSVC）　指能维持15 min 60% MVV动作时的通气量，是评价对肺康复很有用的方法。年青人和无症状者能耐受的通气量为MVV的75%～80%，老年人为MVV的60%～65%。

5. 最大持续吸气压（SIP）　不受气道阻力影响，在反映呼吸肌耐力上较MSVC更有特异性。具体测定方法为以30%MIP为起始负荷进行呼吸，每2 min增加10%MIP，直至不能维持。也可记录在80%MIP压力负荷下呼吸时间长短来观察呼吸肌耐力。

6. 连续5次肺活量测试　每次间隔时间15 s，包括吸气时间在内，分别记录每次的肺活量。该测试可以反映受试者的最大通气量和呼吸肌功能状态，各次肺活量数值基本相同甚至逐渐上升，说明功能良好，各肺活量逐渐下降，说明呼吸肌耐力较差。该方法操作简便，是实验室研究常用方法之一。

三、呼吸肌疲劳评估

呼吸肌的疲劳主要是指膈肌的疲劳，但是所有的呼吸肌都会发生疲劳，因此对呼吸肌疲劳的测评也分为

2类，使用比较多的是对膈肌疲劳性的测量，另一类针对所有呼吸肌疲劳的测量也逐渐得到重视。

1. MIP评估膈肌疲劳 在膈肌功能测定中，MIP的测量比较常见。膈肌疲劳时，MIP显著降低；当MIP下降到40%时，可判断为膈肌疲劳。也可以在超大电刺激双侧膈神经引起膈肌痉挛时测量跨膈压，这种方法可以不受主观因素的影响，但容易受肺容量、胸廓外形及受检者熟练程度的影响，并且患者有一定的痛苦，临床使用受限。用膈肌肌电频谱分析测定膈肌疲劳可以避免这些缺陷，方法有食道电极和体表电极两种。

2. 膈肌肌电图（eletromyography，EMG） 膈肌EMG可通过食管电极、体表电极和经皮穿刺肌肉内电极测定，目前多数用食管电极检测。EMG由不同的频率组成，其频率主要在20～350 Hz。根据频率分布规律的变化可发现早期呼吸肌疲劳。

（1）检测方法 常用食管电极法。EMG测定一般是与跨膈肌压测定同时进行。用带多个电极（常用7～8个电极，组成3～5对的组合，取最好的信号做分析）的双腔聚乙烯塑料囊管。放置方法同Pdi测定。电极引出的信号经过差分放大器后，同步输出到记录系统和显示器。必要时调整囊管的位置，使EMG的信号振幅最大。然后将管在鼻孔处固定。信号记录系统可以用计算机数据采集或磁带记录器。通常同时录入体表心电讯号，以便在分析时去除心电对EMG的干扰。选择吸气相肌电信号做频谱分析。膈肌EMG结果的分析方法包括活动强度的分析和频率组成（功率谱）的分析。活动强度的分析可以采用滤波后的平均信号强度（FRA）或信号平方均值的根（root mean square，RMS）作为评价指标。将最大吸气努力时的FRA或RMS作为最大活动强度参考值。实际的数据占最大参考值的百分比作为膈肌活动强度的指标。跨膈压与膈肌肌电活动强度的比值反映膈肌活动的效能。功率谱的分析可以通过快速傅里叶转换（FFT）分析，测定在不同频率范围的肌电的强度。膈肌疲劳时其EMG频谱的低频成分（L：30～50 Hz）增加，高频成分（H：130～250 Hz）减少；相应地，质心频谱（centroidfrequency，Fc，即全部功率谱分隔成高低各50%的频率数值）降低。

（2）正常值 膈肌EMG的正常值受到不同的实验室条件及个体差异的影响，Fc和高频/低频（H/L）的正常值差异甚大。根据多个实验室的报道，Fc为70～120，而H/L多为0.5～1.2。动态监测较有意义。在吸气阻力或运动试验中，当Fc或H/L较试验前降低20%，即表示有显著性改变，提示存在早期的膈肌疲劳。此改变先于肌力的下降。膈肌活动强度和活动效能的指标目前缺乏正常参考值，主要用于比较前后的变化。

（3）临床意义 膈肌EMG是预测膈肌疲劳和反映呼吸中枢驱动的常用指标。在人工通气撤机、吸气阻力实验或运动实验中，均可观察到在出现膈肌力量下降之前，先有EMG的改变。

（4）注意事项 ①去除心电对EMG分析的干扰：心电干扰EMG的低频成分，可通过避开心电法，波形相减或QRS间期信号取零等办法来除去心电的干扰；②减小Fc和H/L测定值的波动：对同一吸气周期EMG讯号进行2～3次不同时间段的取样分析，1对3～5个呼吸周期的数据取平均数，可获得较准确及重复性较高的数据；③电极移动干扰的消除：在试验过程中（尤其是运动试验），食管电极的轻微移动，会造成EMG低频成分的干扰，所以，要滤去20 Hz以下的信号。EMG容易受到干扰，将人体通过粘贴电极与地线连通，可以减少噪声。

3. 膈神经刺激评估膈肌疲劳 EMG能证实肌疲劳的存在，但不能测定其水平。对颈部单或双侧隔神经行超大刺激，可作为此种疲劳的定量分析。在正常人可用疲劳性吸气活动或以阻力呼吸使之疲劳。有学者发现，1次猛烈的膈神经刺激所诱发的Pdi，如大于Pdimax的17%，表明膈肌功能未受损害，如受刺激的Pdi小于12%，则可能存在功能不全。但此法患者不舒服，伴有其他肌群的刺激作用，以及膈神经刺激的变异性等原因，导致无法在临床上广泛开展。

4. 膈松弛率 膈疲劳也能以Pdi回到基线的速度——膈松弛率来评估。最大松弛率（maximal relaxation rate，MRR）是由Pdi压力衰减的峰率而来，Pdi发生在此种衰减过程的早期。由小于Pdi衰减曲线50%～65%的单指数衍化来的衰减时间常数（T）表示同样的信息。有学者发现MRR的改变是横膈疲劳的早期指标，以降低指数方式作为疲劳的进展；并发现与横膈EMG的H/L（即高频/低频）比率降低呈正相关，还注意到横膈受刺激时MRR和T与疲劳有关。当T<65 ms，意味着无疲劳；T>75 ms，表明有疲劳或疲劳即将发生。

5. 全部呼吸肌疲劳评估 对抗恒定阻力的呼吸至不能克服阻力负荷或达到目标口腔压或每分通气量下降10%所持续的时间可以用来评价全部呼吸肌的疲劳，其中恒定的阻力由维持3分钟的MEP决定。MIP也可用来测量全部呼吸肌的疲劳。

第二节　呼吸肌训练

呼吸肌力量不足是很多肺部疾病患者呼吸困难的主要原因。呼吸肌训练（ventilatory muscle training，VMT）有助于改善呼吸运动期间膈肌、肋间肌等肌肉的协调性，增强呼吸肌的肌肉力量，达到有效扩张气道，减少阻力，提高呼吸质量的效果。呼吸肌训练能改善肺功能和呼吸肌强度，减轻呼吸困难的严重程度，改善运动耐受性以及提高功能和生活质量。呼吸肌的训练包括吸气肌训练和呼气肌训练，目前对于吸气肌训练的研究较多。训练的方式主要包括两种类型，一种是阻力训练，另一种是耐力训练。

呼吸肌训练的适应证：急/慢性肺病如慢性阻塞性肺疾病、肺炎、肺扩张不全、肺栓塞、急性呼吸窘迫；因手术外伤所造成的胸部或肺部疼痛；支气管痉挛或分泌物滞留造成的继发性气道阻塞；中枢神经系统损伤后无力高位脊柱损伤、急性/慢性/进行性的肌肉病变或神经病变；严重的骨骼畸形（脊柱侧弯等）。

一、吸气肌训练（inspiratory muscle training，IMT）

吸气肌训练是利用渐进性阻力为吸气肌提供负荷，以达到加强肌力的效果。吸气肌力量训练方法多种多样，主要包括吸气肌抗阻训练（inspiratory resistance training，IRT）和等碳酸过度通气训练（isocapnichyperpnoea training，IHT）。根据抗阻的方式不同，IRT又分为吸气气流阻力负荷（inspiratory flow resistance load，IFRL）和吸气阈值压力负荷（inspiratory pressure threshold load，IPTL）。这3种方式都增加了呼吸耐力，同时增加了膈肌厚度和最大吸气肌力量、耐力、输出功率。

IHT属于耐力训练方法，IRL利用抗阻原则进行吸气肌训练。较常用的IMT是阈值负荷训练，通过阈值负荷训练器调节负荷值的大小来调节阻力。IMT已被证明可以通过最大吸气压力的增加来增强吸气肌肉功能。

1. 等碳酸过度通气训练（isocapnichyperpnoea training，IHT）　IHT属于呼吸肌耐力训练，主要是自主过度换气训练。它需要通过维持大约30 min的积极过度换气来提供超负荷刺激。但是由于过度换气会导致体内二氧化碳损失（低碳酸血症），引发头晕，因此需要使用特殊的设备维持体内二氧化碳的正常含量。训练周期通常预定为一周3～5次，以60%～90% MVV进行。一些研究者发现，过度换气能够增强呼吸肌的耐力，也增加了MSVC、VC和MVV。

自主性过度呼吸耗时相对较长，每次大概30 min，是一种对体能要求较高的呼吸肌训练模式，训练者需要调动很强的积极性。尽管这种训练能够提高呼吸肌的耐力指标，但是它并不能提高呼吸肌的力量。因此，与力量训练不同，自主性过度换气训练不会产生双重锻炼效果。此外，在高强度的过度通气过程中，容易引起训练者的气管干燥，对于那些容易受到锻炼引起的支气管狭窄的训练者来说存在较大健康隐患。

IHT代表设备是Spirotiger肺功能训练仪，其优点是能显著提高患者的MIP和MVV，避免换气过度导致头晕，减少肺部并发症，延缓呼吸肌疲劳。

2. 吸气气流阻力负荷（inspiratory flow resistance load，IFRL）　IFRL训练需要受试者通过相应仪器选择不同表面积的呼吸气道孔口。表面积越小，呼吸的阻力越大。研究表明，通过此方法，吸气肌的力量可增加18%～54%，肺活量也会提升约5%。但是IFRL有一个固有的限制在于，训练负荷不仅与孔口大小有关，也随着气流速率转变而转变，呼吸速度越快，吸气越困难。因此控制呼吸模式非常重要，事实上这种训练方法很难得到准确的监测。有学者的研究表明在IFRL时没有控制吸气气流，吸气肌的功能并没有得到改善。

具体操作：患者手持阻力训练器吸气，每天进行阻力吸气数次，训练时间逐渐增加到每次20～30 min。当患者的吸气肌肌力/耐力有改善时，逐渐将训练器的管径减小。假如没有吸气阻力训练器，患者也可以选择自己制作。如采用一次性针管或者不同管径的吸管等。

3. 吸气阈值压力负荷（inspiratory pressure threshold load，IPTL）　IPTL需要训练者产生一个负压来对抗阈值负荷。训练者使用含有一个吸气加压阀和一个呼气卸压阀进行呼吸，压力负荷与速率无关，并且负荷可调至任意水平。现有的研究表明，IPTL训练能够提高肌肉的最快收缩速度，同时改善了最大输出功率与吸气肌的耐力。由于使用IPTL设备训练与呼吸气流无关，所不需要调节呼吸模式即可进行有效的锻炼。此外，IPTL设备配件是成本较低的机械提升阀，便于携带且利于使用。目前常用的阈值压力训练器为Powerbreathe K5吸气肌训练器。

具体操作：患者取舒适坐位，身体前倾10°~15°，手持呼吸训练器，缩唇缓慢呼气。自觉呼尽后用嘴对准吸气肌训练仪吸嘴，快速用力吸气。自觉直至最大程度后拿开训练器，缩唇缓慢呼气。利用腹式呼吸模式调整呼吸，待呼吸平稳后使用阈值负荷训练器测量MIP（30次呼吸，取平均值）。调节阈值负荷训练器的阻力为30% MIP。每周训练结束后重新测量MIP，根据最新的MIP结果进行下一周的训练负荷调整。

注意事项：呼吸训练器一人一器，注意防止医源性交叉感染；训练时应量力而行，不断询问患者不适症状，如出现头晕、胸闷等过度通气症状应立即停止使用；每天训练不能超过2组，或每组超过30次，免造成呼吸肌过度疲劳。

4. 腹式呼吸训练（膈肌呼吸） 腹式呼吸在改善肺通气方面有着较好的影响，此方式可使中下肺叶的肺泡在换气中得到强化，保持肺的良好弹性，防止肺纤维化。横膈每活动增加1 cm，可增加肺通气量250~300 mL，深而慢的呼吸可减少呼吸频率和每分通气量，提高血氧饱和度，增加潮气量和肺泡通气量。缓慢膈肌呼吸还能防止气道过早萎缩，减少空气滞积，减少功能残气量。

具体方法：患者取仰卧位或坐位，指导其将左右手分别放在胸部和腹部。先用鼻缓慢地深吸气，患者的肩部及胸部保持平静，只有腹部鼓起。在腹部隆起后指导其使用右手对其腹部适当加压。然后用口呼气收腹，将空气缓慢排除体外。以鼻吸气，以口呼气。反复训练，2~3次/d，每次训练10~20 min。

5. 体外膈肌起搏器呼吸 促进膈肌活动的设备有膈肌起搏器，主要分为植入式膈肌起搏器（implanted diaphragm pacer，IDP）和体外膈肌起搏器（external diaphragm pacer，EDP）。IDP直接将电极置于体内膈神经或者膈肌，帮助膈肌运动，使患者脱离机械通气。但是IDP属于有创操作，可能会损害膈神经。EDP直接将电极贴于双侧胸锁乳突肌外缘下1/3处，此处是膈神经最准确最表浅的体表定位点，电流信号直接通过与信号发射器相连的电线传递，EDP在体表定位点间刺激膈神经，促进膈肌收缩。使用低频通电装置或EDP，刺激电极位于胸锁乳突肌外侧，锁骨上2~3 cm处。先用短时间低强度刺激，当确定刺激部位正确时，即可用脉冲波进行刺激治疗，1~2次/d，每次30~60 min。

二、呼气肌训练（expiratory muscle training，EMT）

EMT主要指的是使用呼气阻力装置呼气，阻力装置可以是阈值负荷训练器或任何其他旨在增加呼气期间气流阻力的设备，提升呼气肌力量以及耐力，改善呼气肌功能。EMT通常在阈值装置中以MEP的百分比进行，目的是增加呼气肌力量。

1. 阈值负荷呼气肌训练 阈值负荷呼气肌训练同ITRL。以每周测定的MEP的80%作为训练负荷，呼气到预定负荷时再保持5 s为一次，然后将吹嘴移开进行平静呼吸等待下1 min的训练。每分钟训练一次，共30次，每天训练30 min。每天训练1次，每周训练5 d。

2. 抗阻呼气训练 呼气肌的抗阻训练还可以进行吹气球、吹泡泡，吹纸条等训练，开始每天训练3~5 min，记录数值，逐步增加到10~15 min，3次/d。

（1）吹纸条法 患者手拿着纸条放于嘴前30 cm，然后吸气，用力把纸条吹至飘起来，吹气时把另一只手放在腹部，感受腹部紧张。

（2）吹气球法 患者取坐位或斜坡卧位，放松腹部肌肉及所有的辅助呼吸肌群，深吸气后，嘱患者缓慢地将容量在800~1000 mL的气球吹大，注意不要漏气，吹气时腹部慢慢放松。

3. 缩唇呼吸训练 缩唇呼吸主要强调嘴巴呈缩唇状缓慢呼吸的过程，可以增加潮气量，降低呼吸速率，适当地给予呼吸道压力，有助于增加肺泡内的气体交换，增强运动耐力。

具体方法：患者采取坐姿，舌尖位于上颌牙齿的底部，舌体在上颌和软腭交界处附近略微拱起。为了增加呼气流动的阻力，唇部缩成"吹哨声"形状。吸气时，让气体从鼻孔进入，吸气后不要忙着呼气，稍微屏气一会儿。呼气时，嘴唇呈吹口哨状，每次呼气持续4~6 s。每天练习3~4次，每次15~30 min，逐渐延长呼气时间，降低呼吸频率。缩唇的大小程度可以通过练习吹蜡烛来训练。注意呼气量以能使距口唇15~20 cm处，与口唇等高点水平的蜡烛火焰随气流倾斜又不至于熄灭为宜。训练时应避免用力呼气，因为在缩唇呼吸的模式下用力呼气会增加气道的乱流，以致细支气管功能进一步受限。

4. 深呼吸时增加呼气练习 患者屈膝仰卧位姿势下呼吸，然后呼气时将双膝屈曲靠近胸部（先屈曲一侧膝关节以保护脊柱）。该动作将腹部的脏器推向横膈以协助辅助呼气。

三、辅助呼吸肌训练

用力吸气时，除了膈肌、肋间外肌的收缩，胸锁乳突肌、背部肌群、胸部肌群等发生收缩，参与扩张胸廓。用力呼气时，除了膈肌、肋间外肌的舒张，肋间内肌、腹肌等发生收缩，参与收缩胸廓。

1. 颈部牵伸 患者取坐位，身体放松，双手置于身体两侧，随后做颈部左、右侧屈和旋转并保持数秒，以颈肩部肌肉有牵伸感为度。

2. 上臂后伸 患者取坐位，曲肘，双侧上臂紧贴两侧胸壁，随后做肘后撤动作至最大角度，15~20个/组，3~4组/d，组间休息1 min。完成所有训练后需要进行牵伸。（以左手为例）牵伸时将左手手臂向前伸平，用右手慢慢将左手压向自己前胸并保持数秒，至后背有牵伸感为度。

3. 胸廓的放松训练 胸廓的放松训练有助于增大胸廓的活动性，缓解辅助呼吸肌的紧张。

（1）松动上胸部及牵张胸肌 患者坐位，两手在头后方交叉握，深吸气时做手臂水平外展的动作；患者呼气时将手、肘相互靠近，并且身体向前弯。

（2）松动一侧的胸腔 患者坐位，在吸气时朝胸腔紧绷的相反侧弯曲—牵拉绷紧的组织，并且扩张该侧的胸腔。患者朝紧绷侧侧屈并呼气时，用握拳的手退紧绷侧胸壁。患者上举胸腔紧绷侧的上肢过肩，并朝一侧弯曲。使紧绷侧组织做额外的牵张。

（3）松动上胸部及肩关节 患者坐位，吸气时上肢伸直，掌心朝前举高过头。然后呼气时身体前弯，手着地。

4. 腹肌的锻炼

（1）仰卧蹬踏运动 仰卧位，下背部紧贴地面，手臂打开，屈髋屈膝，双脚离开地面在空中持续蹬踏的动作，类似于"蹬自行车"动作，呼气，抬起上体，用右手左肘关节触碰左膝，保持2 s然后还原，再用左肘关节触碰右膝，同样保持2 s。能有效锻炼腹肌。

（2）举腿卷腹 仰卧在地板上，下背部紧贴地面。双手放在头侧，手臂打开。双腿抬起与上身呈90°，双腿交叉，膝关节微屈。呼气，收缩腹肌，抬起上身，下背部不能离地，保持2 s，然后慢慢回到开始姿势。要注意保持下颏向胸前微收。

（3）腹肌弹发练习 用腹肌爆发弹力将气集中成束送到口腔前部，发出类似哈（ha）、嘿（hei）的声音。开始需一声一声的发，注意腹肌弹发和舌根发ha时的配合。舌根、下巴均需放松，软腭需上挺，咽壁也需收紧挺直。发出的声音，应该有力度。配合有一定基础后可以连续发音。当能连续稳定在一定力度状态发音后，可以再改变音强、音高、力度强弱等。

四、呼吸肌训练的装置

呼吸肌训练的设备包括施加阻力训练刺激的设备和施加耐力训练刺激的设备。阻力训练设备使呼吸肌肉组织承受类似于举重的外部负荷，通过吸气气流阻力（IFRL）或吸气压力阈值（IPTL）实现。耐力训练设备则要求呼吸肌以较高的缩短速度工作一段较长的时间。

大多数呼吸肌训练计划均使用吸气阈值负荷装置，也有部分使用流速依赖装置。目前国际常用的阈值负荷装置有：Threshold IMT，Power Breathe，PowerLung，Respifit S和ORYGENDUAL。目前尚未有证据表明哪种训练装置更好。因此选择训练方式的主要因素是考虑患者的喜好、价格、操作难易程度。目前研究中多采用设备 Threshold IMT，因为 Threshold IMT 整个吸气期间能提供更稳定的阻力，同时能够减少2次呼吸之间的休息间期。

五、推荐呼吸气肌训练处方

呼吸肌在训练时可产生适应性生理反应，开展训练时应把握超负荷、特异性和可逆性原则，为达到满意的呼吸肌训练效果，需选择适宜的训练技术并保证训练的强度、频率和时间。

Liaw 等对脑卒中6个月内的患者开展为期6周，每周5 d 的吸气肌联合呼气肌训练，阈值负荷为吸气肌 30%～60% MIP，呼气肌 15%～75% MEP。Menezes 等对居家的脑卒中患者开展为期8周，每周7 d，每天40 min 高强度的呼吸肌训练，初始阈值负荷为 50% MIP 或 MEP。操作者每周评估新的呼吸压力，并以新数值的 50% 设定负荷。

目前建议呼吸肌训练强度通常取 MIP 或 MEP 的 30%～60%，渐进性周期递增。大部分荟萃分析建议的时间和频率是6～12周，每周3～5次、每天1～3组，每组5～30 min。

第三节　呼吸肌训练效果评估

效果评估，即结局评估，是指一系列用于评估预期目标是否达到的测试。呼吸康复有2种广泛使用的结局分析方法：以患者为中心的临床结局评估和项目绩效评估。前者是对呼吸系统疾病患者至关重要的领域实施康复干预效果的评估，后者是对康复项目在实现其品质目标方面的效果评估。两者都是呼吸康复所必需的，对获得美国心肺康复协会（AACVPR）认证是必不可少的。

一、呼吸肌训练提高机体运动能力

研究表明，通过呼吸肌训练运动员踏车时间提高了，另外可以使70%最大耗氧量的呼吸耐力时间从5.2 min 延长到38.1 min。呼吸肌训练通过降低大强度运动中血乳酸的浓度而提高机体的耐力水平，延长运动耐力时间，但呼吸肌训练不能提高最大摄氧量和做功。呼吸肌训练干预后，受试对象的12 min 跑距、YO—YO 测试、TimeTrial（定距离的计时位移运动，如1500～10 000 m 跑，400～3000 m 游泳等）、运动至力竭测试（tlim）等指标成绩均有提升。运动员在相同时间或相同的距离下运动成绩显著提升，以及在相同强度下机能节省化提高。一项 Meta 分析显示，呼吸肌训练之后运动员的有氧耐力水平显著提高。有学者报道经过4周的呼吸肌耐力训练后，6.4 km 的跑步时间减少4%。介入呼吸肌训练比单独的运动训练更能改善运动的能力。

二、呼吸肌训练改善呼吸功能

1. 呼吸肌训练提高呼吸肌的力量　强有力的证据表明，在呼吸时加载吸气负荷会增加最大吸气压和吸气肌的耐力。有报道称呼吸肌训练会使仓鼠横膈的 I 型和 II A 型肌纤维显著增粗。COPD 患者在经过吸气肌训练后肋间外肌 I 型纤维所占比例和 II 型纤维的大小增加了，呼吸困难症状、夜间缺氧时间也减少了，同时运动能力也有所改善（表2.17.1）。常规运动训练加入吸气肌训练之后能够提高吸气肌无力 MIP＜60 cmH_2O 患者的 MIP 和运动能力。当 COPD 患者持续进行每周3次的高强度 60% PImax 训练计划时，患者的运动能力和呼吸困难程度表现出长期的改善。一项随机对照实验结果显示，自主过度通气法能够增强呼吸肌的耐力和运动能力，并且改善 COPD 患者的生活质量。

（1）呼吸肌训练方案大多数都是针对吸气肌的训练（表2.17.1）。吸气肌训练负荷采用50%最 MIP 且以高速进行，能够提升吸气肌的力量。此外呼气肌的力量也有所增加。荟萃分析发现，训练频率是影响 MIP 的主要因素。在亚组分析中，6～10次，优于2～5次及11～14次。此外，在干预周期、训练方式、运动项目中亚组发现，干预8周好于4～7周及9～12周。

表2.17.1 基于荟萃分析的吸气肌训练的效应值（n=32）

项目	效应值	P值	项目	效应值	P值
MIP	13	0.001	$V_{O_2}max$ [mL/ (kg·min)]	+1.3	0.06
耐力（s）	261	0.001	CRDQscore（分）	+3.8	0.007
耐力（cmH$_2$O）	13	0.001	呼吸困难（Brog）	-0.9	0.001
6MWD（m）	32	0.001	呼吸困难（TDI）	+2.8	0.001
MW（L）	3	0.37			

注：MIP表示最大吸气压；6MWD表示6 min步行距离；MVV表示Maximum voluntary ventilation，最大自主通气量；V_{O_2}max表示最大摄氧量；CRDQ表示Chronic Respiratory Disease Questionnaire，慢性呼吸系统疾病问卷；Borg表示呼吸困难评分；TDI表示Total dyspnea index，总呼吸困难指数

（引自：Gosselink R, De Vos J, van den Heuvel SP, et al: Impact of inspiratory muscle training in patients with COPD: What is the evidence? Eur Respir J 2011, 37: 416-425）

（2）呼吸肌训练提高通气功能 呼吸肌训练可以对呼吸系统产生专门性的适应，通过对呼吸肌的训练，可提高运动员的肺通气功能，如TC、FEV$_1$、MVV等。在同等强度下，呼吸肌训练后每分通气量和呼吸频率下降，呼吸急促现象减弱，呼吸肌疲劳程度下降。每分通气量的下降必然会减少呼吸的能耗和耗氧量。而呼吸频率的下降会减少无效腔的通气量，从而在相同的每分通气量时，每分肺泡通气量上升。使呼吸效率提高、使呼吸肌的能耗量和耗氧量随之下降，达到工作肌的氧量增多，对运动产生有利的影响。

吸气肌无力使肺活量减少，增强其力量就能使肺活量的不利变化逆转。MIP和Pdimax评定证明，肺活量改善是由于吸气肌功能改善所致，这是吸气肌和膈肌的训练效果。

（3）呼吸肌训练改善呼吸困难 其途径可能是感觉适应，呼吸肌无力减轻，呼吸效率改善，从而使呼吸中枢输出的量减少之故。能减轻疲劳，改善耐力，减少或防止呼吸衰竭。呼吸肌类似肢体肌肉，训练能改善其功能，增加日常活动能力，使高碳酸血通气衰竭逆转。COPD者吸气肌耐力训练比力量训练重要得多。有学者发现呼吸肌训练明显改善了COPD患者的呼吸肌耐力、运动成绩、与健康有关的生活质量和日常活动中的呼吸困难等症状。研究中，经过呼吸肌训练患者12 min跑成绩提高了10%，peakV$_{O_2}$提高了19%，MSVC从34 L/min增加到44 L/min，提高了29%。

有学者对健康久坐者进行呼吸肌训练（每天30 min，90 L/min，共4周）后呼吸肌耐力增加了50%。在未进行呼吸肌训练时，受试者持续通气至呼吸困难程度达到96.9 L/min，而呼吸肌训练后，他们的持续通气到呼吸困难的情况达到一个稳定状态即63.3 L/min。健康久坐者经过呼吸肌训练，呼吸困难程度的减小是运动能力提高的原因。

（4）呼吸肌训练是中断机械通气的辅助手段 不能中断机械通气者经10～46 d训练后大多数都能完全脱机。高强度训练负荷能募集更多的肌纤维做功。负荷训练可促进膈肌细胞变化，如线粒体密度增加，脂质糖元基质储存增加，毛细血管密度增大。但若负荷过重可能出现呼吸肌损伤。

（5）呼吸肌训练改善呼吸肌代谢反射 在高强度剧烈运动中，当膈肌以及其他呼吸肌疲劳收缩时，反射代谢被激活，传入神经纤维兴奋，引起交感神经活动性增强。从而引起全身性血管收缩，氧气运输下降，运动肌肉疲劳，进一步引起呼吸困难增强。此外，在颈动脉分叉处和主动脉弓区域，存在着对血液中化学成分的变化非常敏感的感受器，当缺氧、CO$_2$和H$^+$浓度增加时，化学感受器可反射性地引起呼吸加快，同时间接引起心输出量增加，血液重新分配，使更多血液流向呼吸肌。Archiza研究发现，呼吸肌训练后股外侧肌的氧合血红蛋白［O$_2$Hb］显著增加和训练后组织中的O$_2$提取减少，［O$_2$Hb］增加表明肌肉的氧气供应量充足。该结果说明，呼吸肌肉代谢反射现象延迟，使更多血液流向运动肌。

（6）呼吸肌训练减少呼吸系统并发症 吸气肌力量的提升可以减少无效咳嗽，使得气道分泌物及时排出，预防肺部坠积性肺炎、渗出和感染。另外吸气肌力量训练能增强胸廓的扩张能力及改善肺顺应性，这有利于肺

的膨胀，预防肺萎缩和肺不张，保障有效的通气，在增加通气量和肺泡换气的同时，使二氧化碳排出增加，改善缺氧症状，减轻患者的呼吸困难，提高生存质量。

三、呼吸肌训练降低疲劳的感觉

一些研究认为呼吸肌耐力训练改变了对呼吸的知觉，比如呼吸吃力感的消失或气喘感的减弱而延长了踏车耐力时间。一些研究者认为反射性通气活动的程度是气喘感强弱的重要决定因素，但有学者发现化学感受器的敏感性没有改变，因此低氧通气反射保持不变，呼吸肌耐力训练是通过提高相关的中枢神经系统调节机制来达到延长踏车时间。

有研究发现，完成20个训练期的每个训练期进行30 min的过度呼吸训练，运动前膈肌或腹肌疲劳＞10%的受试者训练后疲劳程度显著减少，结果显示，过度呼吸训练能减少高强度运动时的呼吸肌疲劳。

Downey等对12名健康受试者进行4周的呼吸肌训练（50%MIP），分别在常氧和低氧的条件下进行85% V_{O_2}max运动至力竭的测试，呼吸肌训练后膈肌厚度增加了8%～12%，MIP显著增加24.5%。在常氧和低氧条件下，运动后的膈肌疲劳在呼吸肌训练后减少了约10%，V_{O_2}减少8%～12%。增加了动脉血氧饱和度和肺弥散量，RPE值和呼吸困难感觉显著下降。

四、呼吸肌训练提高运动成绩

Romer的研究得出，吸气压力阈值训练提高了动态吸气肌功能，减小了主观用力感觉和外周努力感觉，20 km和40 km的运动成绩分别提高了3.8%和4.6%。这些结果为特殊呼吸肌训练减弱最大递增负荷运动时外周反应提供了证据，进一步证明了自行车运动员进行吸气肌训练后提高了运动成绩。

五、呼吸肌训练加快康复进程

伴有呼吸肌无力的患者更易出现疲劳和呼吸困难，从而导致康复训练疗程延长，康复效果下降。另外，呼吸肌是维持人们进行相关活动和言语的主要肌群。当其力量下降，协调性变差时，患者言语功能及日常生活能力亦会受到影响，这也会阻碍康复治疗计划的进展。因此及时进行呼吸肌训练不仅可以改善吸气肌功能，增强吸气肌的持续力，强化携氧能力，纠正"窃血"现象，相对提高运动时肢体及躯干骨骼肌血流的供应，从而将无氧运动时间向后延长，延迟肌肉疲劳的发生，增加运动耐力，同时可以改善患者的言语交流功能、日常生活活动能力，加快康复进程。

结　语

呼吸肌功能评估主要从呼吸肌力量和耐力两方面进行评估。通过吸气肌、呼气肌和辅助呼吸肌的训练，能显著改善通气功能，增强呼吸肌的力量，达到有效扩张气道，提高呼吸质量。呼吸肌训练还能减轻呼吸困难的严重程度，改善运动耐受性，达到改善心肺功能、提高生活质量的目的。

（北京大学第三医院　周　华，首都体育学院　刘　华）

参考文献

[1]　王佳媛. 核心肌肉与呼吸肌肉性能表现之间的关系研究 [D]. 大连：辽宁师范大学，2012.

［2］　谢福志, 刘艳明, 黄莹. 呼吸肌训练对运动员有氧耐力影响的 Meta 分析 [J]. 吉林体育学院学报, 2020, 36 (4): 55-64.

［3］　张庆苏, 李胜利, 庞子健, 等. 连续用力吹气练习对于健康青年人发声功能的即时影响 [J]. 中国康复理论与实践, 2015, 21 (4): 464-466.

［4］　黄佳茹. 超声评估正常人群膈肌功能的研究 [D]. 银川 : 宁夏医科大学, 2016.

［5］　刘钢, 胡少华, 段宗浩, 等. 多学科协作模式下早期分级呼吸重症康复训练应用于机械通气患者效果研究 [J]. 中国呼吸与危重监护杂志, 2021, 20 (4): 254-260.

［6］　黄克武, 王辰. 呼吸肌疲劳与撤机 [J]. 中华内科杂志, 2002, 41 (2): 137-139.

［7］　赵建平, 牛汝楫. 呼吸肌疲劳 [J]. 医学新知杂志, 2001, 11 (1): 9 -11.

［8］　黄芳. 膈肌肌电评价阻塞性睡眠呼吸暂停患者上气道阻力 [D]. 广州 : 广州医科大学, 2014.

［9］　李丽, 朱蕾, 陈琪, 等. 最大呼气流量 - 容积曲线下降支夹角在慢性阻塞性肺疾病和支气管哮喘评估中的价值 [J]. 中国呼吸与危重监护杂志, 2011, 10 (2): 181-185.

［10］　荆志成. 六分钟步行距离试验的临床应用 [J]. 中华心血管病杂志, 2006, 4 (4): 381-384.

［11］　American Thoracic Society/European Respiratory Society. ATS/ERS Statement on respiratory muscle testing [J]. Am J Respir Crit Care Med, 2002, 166 (4): 518-624.

［12］　Chlif M, Keochkerian D, Temfemo A, et al. Relationship Between Electromyogram Spectrum Parameters and the Tension-Time Index During Incremental Exercise in Trained Subjects [J]. J Sports Sci Med, 2018, 17 (3): 509-514.

［13］　Roldán A, Monteagudo P, Cordellat A, et al. Inspiratory Muscle Strength and Cardiorespiratory Fitness Association With Health-Related Quality of Life in Healthy Older Adults [J]. Front Sports Act Living, 2021, 3: 624947.

［14］　Costa R, Almeida N, Ribeiro F. Body position influences the maximum inspiratory and expiratory mouth pressures of young healthy subjects [J]. Physiotherapy, 2015, 101 (2): 239-241.

［15］　Johnson P H, Cowley A J, Kinnear W J. Incremental threshold loading: a standard protocol and establishment of a reference range in naive normal subjects [J]. Eur Respir J, 1997, 10 (12): 2868-2871.

［16］　Scherer T A, Spengler C M, Owassapian D, et al. Respiratory muscle endurance training in chronic obstructive pulmonary disease: impact on exercise capacity, dyspnea, and quality of life [J]. Am J Respir Crit Care Med, 2000, 162 (5): 1709-1714.

［17］　Bretonneau Q, Pichon A, de Bisschop C. Effect of expiratory loaded breathing during moderate exercise on intercostal muscle oxygenation [J]. Multidiscip Respir Med, 2020, 15 (1): 702.

［18］　Hosokawa T, Tanami Y, Sato Y, et al. A novel sonographic sign of paradoxical movement of diaphragmatic paralysis in pediatric patients after cardiovascular surgery [J]. Radiol Case Rep, 2021, 16 (4): 777-784.

［19］　Santana P V, Cardenas L Z, Albuquerque A L P, et al. Diaphragmatic ultrasound: a review of its methodological aspects and clinical uses [J]. J Bras Pneumol, 2020, 46 (6): e20200064.

［20］　Laghi FA Jr, Saad M, Shaikh H. Ultrasound and non-ultrasound imaging techniques in the assessment of diaphragmatic dysfunction [J]. BMC Pulm Med, 2021, 21 (1): 85.

［21］　George U Z, Moon K S, Lee S Q. Extraction and Analysis of Respiratory Motion Using a Comprehensive Wearable Health Monitoring System [J]. Sensors (Basel), 2021, 21 (4): 1393.

［22］　Cicero G, Mazziotti S, Blandino A, et al. Magnetic Resonance Imaging of the Diaphragm: From Normal to Pathologic Findings [J]. J Clin Imaging Sci, 2020, 10: 1.

［23］　McCool F D, Tzelepis G E. Dysfunction of the diaphragm [J]. N Engl J Med, 2012, 366 (10): 932-942.

［24］　Fayssoil A, Behin A, Ogna A, et al. Diaphragm: Pathophysiology and Ultrasound Imaging in Neuromuscular Disorders [J]. J Neuromuscul Dis, 2018, 5 (1): 1-10.

［25］　Caleffi-Pereira M, Pletsch-Assunção R, Cardenas LZ, et al. Unilateral diaphragm paralysis: a dysfunction restricted not just to one hemidiaphragm [J]. BMC Pulm Med, 2018, 18 (1): 126.

［26］　Sanchez de Toledo J, Munoz R, Landsittel D, et al. Diagnosis of abnormal diaphragm motion after cardiothoracic surgery: ultrasound performed by a cardiac intensivist vs. fluoroscopy [J]. Congenit Heart Dis, 2010, 5 (6): 565-572.

［27］　Chavhan G B, Babyn P S, Cohen R A, et al. Multimodality imaging of the pediatric diaphragm: anatomy and pathologic conditions [J]. Radiographics, 2010, 30 (7): 1797-1817.

［28］　Lorca-Santiago J, Jiménez S L, Pareja-Galeano H, et al. Inspiratory Muscle Training in Intermittent Sports Modalities: A Systematic Review [J]. Int J Environ Res Public Health, 2020, 17 (12): 4448.

［29］　Anttalainen U, Tenhunen M, Rimpilä V, et al. Prolonged partial upper airway obstruction during sleep-an underdiagnosed phenotype of sleep-disordered breathing [J]. Eur Clin Respir J, 2016, 3: 31806.

[30] Chen K S, Keng L T, Kuo Y T, et al. Ultrasound-Guided Needle Electromyography for Assessing Diaphragmatic Myoclonus [J]. Mov Disord Clin Pract, 2020, 7 (7): 870-871.

[31] Laghi F, Shaikh H, Littleton S W, et al. Inhibition of central activation of the diaphragm: a mechanism of weaning failure [J]. J Appl Physiol, 2020, 129 (2): 366-376.

[32] Parsons R, Schembri D, Hancock K, et al. Effects of the Spirometry Learning Module on the knowledge, confidence, and experience of spirometry operators [J]. NPJ Prim Care Respir Med, 2019, 29 (1): 30.

[33] Xue X, Shen J, Zhang J, et al. An analysis of thoracic cage deformities and pulmonary function tests in congenital scoliosis [J]. Eur Spine J, 2015, 24 (7): 1415-1421.

[34] erger-Estilita J, Haenggi M, Ott D, et al. Accuracy of the end-expiratory lung volume measured by the modified nitrogen washout/washin technique: a bench study [J]. J Transl Med, 2021, 19 (1): 36.

[35] Zhang C, Liu X, Hu T, et al. Development and psychometric validity of the perioperative anxiety scale-7 (PAS-7) [J]. BMC Psychiatry, 2021, 21 (1): 358.

[36] Wright R J. Perinatal stress and early life programming of lung structure and function [J]. Biol Psychol, 2010, 84 (1): 46-56.

[37] Marino P, Sirey JA, Raue P J, et al. Impact of social support and self-efficacy on functioning in depressed older adults with chronic obstructive pulmonary disease [J]. Int J Chron Obstruct Pulmon Dis, 2008, 3 (4): 713-718.

[38] Neves, L F, Reis M H, Plentz R D M, et al. Expiratory and expiratory plus inspiratory muscle training improves respiratory muscle strength in subjects with COPD: systematic review [J]. Respir Care, 2014, 59 (9): 1381-8.

[39] Kim, C Y, Lee J S, Kim H D, et al. Effects of the combination of respiratory muscle training and abdominal drawing-in maneuver on respiratory muscle activity in patients with post-stroke hemiplegia: a pilot randomized controlled trial [J]. Top Stroke Rehabil, 2015, 22 (4): 262-70.

[40] Holland A E, Spruit M A, Troosters T, et al. An official European Respiratory Society/American Thoracic Society technical standard: field walking tests in chronic respiratory disease [J]. Eur Respir J, 2014, 44 (6): 1428-1446.

[41] Wise R A, Brown C D. Minimal clinically important differences in the six-minute walk test and the incremental shuttle walking test [J]. COPD, 2005, 2 (1): 125-129.

[42] Ngai S P C, Spencer L M, Jones A Y M, et al. Repeatability of the endurance shuttle walk test in people with chronic obstructive pulmonary disease [J]. Clin Respir J, 2017, 11 (6): 875-880.

[43] Chen Y W, Camp P G, Coxson H O, et al. A Comparison of Pain, Fatigue, Dyspnea and their Impact on Quality of Life in Pulmonary Rehabilitation Participants with Chronic Obstructive Pulmonary Disease [J]. COPD, 2018, 15 (1): 65-72.

[44] Jniene A, Achachi L, El Bakkali M, et al. Factors associated with discrepancies between poor dyspnea perception and abnormal lung function in 65 asthmatic patients [J]. Afr Health Sci, 2020, 20 (3): 1471-1477.

[45] Chen T, Tsai A P Y, Hur S A, et al. Validation and minimum important difference of the UCSD Shortness of Breath Questionnaire in fibrotic interstitial lung disease [J]. Respir Res, 2021, 22 (1): 202.

[46] Prior T S, Hoyer N, Shaker S B, et al. Validation of the IPF-specific version of St. George's Respiratory Questionnaire [J]. Respir Res, 2019, 20 (1): 199.

[47] Partridge M R, Miravitlles M, Ståhl E, et al. Development and validation of the Capacity of Daily Living during the Morning questionnaire and the Global Chest Symptoms Questionnaire in COPD [J]. Eur Respir J, 2010, 36 (1): 96-104.

[48] Meek P M, Banzett R, Parsall M B, et al. Reliability and validity of the multidimensional dyspnea profile [J]. Chest, 2012, 141 (6): 1546-1553.

[49] Barile J P, Horner-Johnson W, Krahn G, et al. Measurement characteristics for two health-related quality of life measures in older adults: The SF-36 and the CDC Healthy Days items [J]. Disabil Health J, 2016, 9 (4): 567-574.

[50] Yamaguchi M, Nakao M, Obata H, et al. Application of the COOP/WONCA charts to aged patients with chronic obstructive pulmonary disease: a comparison between Japanese and Chinese populations [J]. BMC Public Health, 2013, 13: 754.

[51] Bulcun E, Arslan M, Ekici A, et al. Quality of Life and Bronchial Hyper-Responsiveness in Subjects With Bronchiectasis: Validation of the Seattle Obstructive Lung Disease Questionnaire in Bronchiectasis [J]. Respir Care, 2015, 60 (11): 1616-1623.

第十八章
运动相关心血管事件的预防

引 言

安全是一切治疗和干预的前提，安全和有效是临床工作追求的两大目标。要确保安全，需尽可能全面掌握疾病情况、干预措施的效果和负面作用。运动是心血管疾病康复中的重要手段，在制定、实施运动处方时需提前了解运动相关的心血管事件，时刻警惕、及早预防，以促使患者安全有效地执行运动方案，达到安全康复的目的。

第一节　运动相关的心血管事件

目前人们已经认识到规律运动有提高心肺功能、降低心血管疾病发生等益处，故越来越多的人开始加入运动训练，但多数人尤其是心脏病患者对运动的风险并不了解，对如何规范、安全地运动没有概念，由不合理运动导致的心血管事件也不容忽视。因此，全面认识运动的益处和风险、重视评估运动风险、科学有效地预防运动相关的心血管事件显得尤为重要。

运动风险是指运动负荷的刺激对不同的健康状况带来的风险。运动中心血管风险是指在运动中或运动后出现的急性心肌缺血、心肌梗死、心脏骤停、心室纤颤等危急心血管事件。规律性体力活动可减少冠心病事件，可使人体以更低的心率和血压做更大强度的体力活动。轻中度体力活动发生心血管事件的风险极低，与静息状态下的发生率相似。在高中和大学运动员中运动相关的死亡率仅为男性 1/133 000，女性 1/769 000。休闲体育活动中，每 1124 200 小时和 887 526 h 分别仅发生 1 起非致命事件和 1 起致命事件。而剧烈运动会明显增加易感人群发生心源性猝死和急性心肌梗死（AMI）的风险。竞技性运动员中心脏猝死的发生率明显高于非运动员的普通人群，意大利一项对 12～35 岁人群中心源性猝死（sudden cardiac death，SCD）的报道中显示运动员猝死风险是非运动员的 2.5 倍。在罗德岛研究中，久坐活动期间的 SCD 率是每小时死亡率的 7.6 倍；在西雅图既往无症状个体中，用力运动期间的 SCD 发生率是静息/轻度活动期间的 25 倍，SCD 的相对风险（relative rate，RR）在长期不运动的个体中最高，CHD 患者中剧烈运动期间心脏骤停的 RR 是不用力阶段的 6～164 倍。4%～10% 的 AMI 患者在 AMI 1 小时内进行了剧烈的体力活动，活动量最少个体进行剧烈运动的 AMI 风险是活动量最大队列的 50 倍。北美 30 个心脏康复调查中报告了每 34 673 和 116 402 h 分别发生 1 起非致命性和 1 起致命性心血管并发症，这种较低死亡率仅适用于配备处理紧急情况的医疗监督机构，因为如果不成功复苏心脏骤停，死亡率会高出 6 倍。

运动参与者和运动机构从业人员需要全面认识运动的益处和风险，了解运动引起心血管事件的病理生理机制，运动前筛查出高风险人群，及时识别风险预警信号，快速做出应急处理，以保证运动安全，防止心血管事件发生。

第二节　运动相关心血管事件的病理生理机制

运动中心血管风险往往来自对运动的不适应，高强度体力活动尤其是突然、偶尔或涉及高水平无氧代谢时，会迅速增加易感个体 AMI 和 SCD 的风险。运动相关的急性心血管事件通常发生在患有结构性心脏病的个体中，遗传性或先天性心血管异常是年轻人心脏事件的主要原因，而动脉粥样硬化疾病是中老年人心脏事件的主要原因；在能量消耗一样的情况下，高强度体力活动的急性心血管事件的风险明显高于中低强度体力活动；平时无运动习惯的人发生运动相关心血管事件的风险最高，长期静坐的心血管患者进行不适应的剧烈运动时，急性心血管事件风险显著增加。

运动时血液重新分配，肌肉和皮肤血管大量扩张，内脏血流下降，肾上腺髓质分泌的儿茶酚胺增多，循环加快；体内脂肪转化为脂肪酸进入血液供能，血液中游离脂肪酸浓度增高，呈高凝状态；运动超过无氧阈后，交感神经活性显著增强，血乳酸堆积、体内酸碱失衡，均导致心脏骤停和肌肉损伤的风险明显增加，见表 2.18.1。

表 2.18.1　高强度运动引发急性心肌梗死的潜在促发机制

[高强度运动是指≥60%的 FC 或≥6 METs（1 MET＝3.5 mL $O_2 \cdot kg^{-1} \cdot min^{-1}$）]

通过以下因素导致斑块破裂	通过以下方式使斑块裂缝更易血栓形成	通过以下途径直接诱导血栓形成
心率、血压、血流剪切力增加	加深裂缝	儿茶酚胺诱导的血小板聚集
冠脉动脉内径改变	增加血栓形成	
运动诱发的病变动脉段痉挛		

1. 青年人（＜30/40岁）中运动相关心血管事件的病理生理机制　运动死亡病例中的尸检结果发现心血管结构异常占多数。青年人中最常见的遗传/先天性的心血管异常包括：肥厚型心肌病、冠状动脉异常（冠状动脉起源异常，锐角开口和开口嵴，肌内走行）、主动脉狭窄、主动脉夹层和破裂；二尖瓣脱垂；致心律失常性右室心肌病；心律失常，包括由房室旁道和通道病［如长QT综合征（long QT syndrome，LQTS）］引起的心律失常；心肌炎也与年轻人的运动相关死亡有关。在这些情况下，室性心律失常是死亡的直接原因，马凡综合征中主动脉破裂（结缔组织缺损）通常是直接原因。其中，肥厚型心肌病（hypertrophic cardiac myopathy，HCM）在男性中更常见，冠状动脉异常、致心律失常性右心室心肌病（arrhythmogehic right ventricular cardiomyopathy，ARVC）和长QT综合征（LQTS）在女性中占主导地位。

2. 中老年人群中运动相关心血管事件的病理表现　成年人尤其老年人中，冠状动脉疾病是运动性猝死病理结果中最常见的原因，急性斑块破裂伴随急性血栓形成是其常见的病理表现。

运动中心率、血压增加会引起管壁应力增加；运动会诱发病变脉段的冠状动脉痉挛、动脉粥样硬化心外膜冠状动脉活动度增加，导致斑块破裂和血栓形成；剧烈运动也可能通过加深现有的冠状动脉斑块的裂隙、增加儿茶酚胺诱导的血小板聚集引发急性血栓形成；缺血可改变去极化、复极和传导速度，从而触发恶性室性心律失常；心肌缺血/运动引起的钠钾转换、循环中儿茶酚胺及游离脂肪酸增加都可能增加室性心律失常的风险。同时，运动骤停造成静脉回流减少进而带来动脉灌注减少，也是运动中心血管事件的原因之一，具体病理生理过程如图 2.18.1 所示。

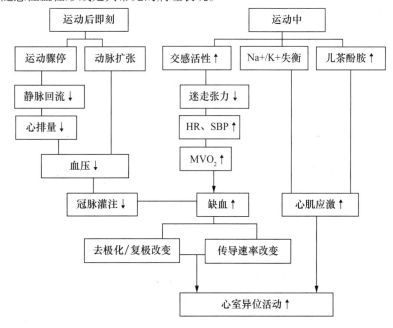

图 2.18.1　运动引起心血管事件的流程图

第三节　运动前的风险筛查

运动相关心血管事件多发生在确诊/隐匿性心脏病患者中，在健康个体中的发生率很低，因此进行运动前的心血管风险筛查尤为重要，AHA（American heart association）/ACSM（American college of sport medicine）均建议应对所有运动参与者进行心血管筛查。重视运动前的心血管风险筛查，利于更多的运动参与者了解健康评估和医学评估的重要性和未参与评估的潜在风险。对心血管疾病人群运动猝死的预防，首要任务是筛查出不同心血管风险的人群，进行高危、中危、低危等级分层，针对不同人群采取不同的预防措施，制定不同运动强度和运动处方，既能够充分利用运动促进健康，又能有效避免运动带来的心血管事件风险。

在运动训练之前，指南推荐使用健康评估问卷对运动者进行分类和初步决策。在进行初步健康评估后，可根据个体情况对运动者进行进一步分类，以进行运动训练。准备阶段心血管筛查的主要目的是识别已知心血管疾病、有心血管疾病症状和（或）疾病危险因素的人，这些人在开始运动之前应接受医学评估。另外，目前心脏康复的趋势之一是将低风险、临床稳定的患者"主流化"到社区机构康复锻炼，而不是在相对昂贵的心脏医疗中心。机构主管应预计到将有越来越多的运动者有疾病史且需要专业人员监督运动。对于需要进一步医学评估的患者，社区医师应及时与患者的主治医师沟通讨论，必要时转诊。

实践操作中有两种实用的运动前问卷筛选工具对识别心血管高风险个体有效。PARQ（physical activity readiness questionnaire）是一份自填问卷，可有效识别运动高危人群，提高无监督运动的安全性，具体内容如表2.18.2所示。AHA/ACSM运动前筛查问卷也是一份自填问卷，采集了病史、症状及危险因素等内容，通过划出所有正确的陈述来评估健康需求，可帮助筛选出哪些人在开始锻炼计划或进行运动试验之前是需要进一步医学评估的，问卷的具体条目如表2.18.3所示。

表2.18.2　体力活动准备问卷（参见本篇第十章运动前的健康筛查和心肺疾病患者的危险分层）

是□	否□	1. 有没有医生说过你有心脏病，只建议你在医学监督下活动？
是□	否□	2. 你有没有因运动引起的胸痛？
是□	否□	3. 你在过去的一个月里有过胸痛吗？
是□	否□	4. 你是否有1次或多次因头晕而失去知觉或跌倒？
是□	否□	5. 您是否有骨骼或关节问题，可能会因建议的体力活动而加剧？
是□	否□	6. 医生有没有为你的血压或心脏病推荐过药物？
是□	否□	7. 你是否通过自己的经验或医生的建议，意识到任何其他身体原因会禁止您在没有医疗监督的情况下进行锻炼？

表2.18.3　AHA/ACSM健康/健身机构运动筛查问卷

病史 你有以下病史吗？ ____心脏病 ____心脏搭桥 ____心脏导管手术 ____冠状动脉血管成形术（PTCA） ____起搏器/植入式心脏除颤器/心律失常 ____心脏瓣膜病？ ____心力衰竭 ____心脏移植 ____先天性心脏病	如果您标记了本节中的任何陈述，请在进行锻炼之前咨询您的医疗保健提供者。您可能需要使用配备有医疗人员的健身机构

续表

症状	其他健康问题：
____在用力时会感到胸部不适	____有肌肉骨骼问题
____不常规的呼吸困难	____你担心锻炼的安全性
____头晕、晕厥、昏厥	____服用处方药
____服用心脏病药物	____在孕期

心血管危险因素	如果您在本节中的标记≥2个语句，请在进行锻炼之前咨询您的医疗保健提供者。您可以使用配备有专业运动资质人员的机构来指导您的运动计划
____你是一个45岁以上的男性	
____你是55岁以上的女性，或者你做过子宫切除术，或者你是绝经后的女性	
____你吸烟	
____你的血压＞140/90 mmHg	
____你不知道你的血压	
____你的胆固醇水平＞240 mg/dL	
____你不知道你的胆固醇水平	
____你的近亲在55岁（父亲或兄弟）或65岁（母亲或姐妹）之前心脏病发作	
____你患有糖尿病或服用药物来控制血糖	
____你不运动（你每周没有达到至少3 d进行30 min的身体活动）	
____你超重	
____以上都不是正确的	您应该能够在几乎任何满足您锻炼计划需求的机构中安全地进行锻炼，而无须咨询您的医疗保健提供者

根据风险筛查问卷对运动参与者进行初步分类和初步决策，初步可分为健康者（A1）、风险增加者（A2/A3）、已知心血管疾病者（B/C/D），所有年龄段的明显健康的人和风险增加的无症状的人（A-1至A-3级）可以参加中等强度的运动，而无须首先接受体检或医学监督的症状限制运动测试。明显健康的年轻人（A-1级）也可以参加剧烈运动，而无须首先接受体检和医学监督的运动测试。被归类为A-2级，特别是A-3级的人员在进行剧烈运动之前需要进行医学评估，并有可能进行极量运动试验。所有其他人员（B类和C类）在参加中等或剧烈运动之前，应接受医学评估并进行极量运动试验，除非运动被禁止（即D类）。除非临床状态发生变化，否则可接受1年内进行的医疗评估的数据。

根据ACSM指南，推荐的运动建议如下：没有已知冠心病、代谢疾病、慢性肾脏病（chronic kidney disease，CKD）的长期运动的无症状个体可以继续他们通常的中等或剧烈运动，并在耐受的情况下逐渐进步；出现CKD体征或症状的人应立即停止运动，并在恢复任何强度的运动之前寻求医疗专业人员的指导；在12个月内接受过医学评估的已知CKD的体力活动无症状的个体可以继续中等强度的运动计划，除非他们出现体征或症状，这需要立即停止运动和医学重新评估；没有已知CKD体力活动少的人可以在没有医疗指导的情况下开始轻到中等强度的运动，如果他们保持无症状，按照当前ACSM指南的建议逐渐增加强度；患有已知CKD或提示这些疾病的体征/症状的体力活动少的人，无论强度如何，都应在开始锻炼计划之前寻求医疗指导；建议患者在运动前热身和运动后做恢复运动，减少因突然、用力的运动引起的心肌缺血；避免运动停止后中心血量的突然减少；避免无运动习惯的个体突然进行高强度训练；识别潜在的预警信号和症状；根据环境调整运动；潜在冠心病高风险患者做高强度运动前需评估运动试验。具体内容如表2.18.4所示。

表2.18.4 根据筛查结果的分类

项目	健康者（A1）	风险增加者（A2/A3）	已知心血管疾病者（B）	已知心血管疾病者（C）	已知心血管疾病者（D）
风险分层	没有证据表明运动会增加心血管风险	没有证据表明运动会增加心血管风险	存在已知的、稳定的心血管疾病，剧烈运动的风险低，但略高于明显健康的人	运动中出现心脏并发症的中高风险人群	活动受限 运动中出现心脏并发症的高风险人群

续表

项目	健康者（A1）	风险增加者（A2/A3）	已知心血管疾病者（B）	已知心血管疾病者（C）	已知心血管疾病者（D）
特征	健康	健康 极量运动试验结果正常	心脏病稳定期 NYHA Ⅰ/Ⅱ级 运动能力＞6 METs 无心力衰竭证据 静息/≤6 METs无缺血或心绞痛 运动中SBP适当升高 无室性心动过速 能满足自我监测活动强度	MI≥2次 NYHA≥Ⅲ级 运动能力＜6 METs 运动中SBP下降 既往心脏骤停 室性心动过速＜6 METs	不稳定性缺血 失代偿心力衰竭 未控制的心律失常 严重主动脉狭窄 肥厚型心肌病 重度肺动脉高压 血栓性静脉炎 夹层动脉瘤
运动建议	可以参加剧烈运动	可以参加中等强度的运动 进行剧烈运动之前进行医学评估/运动试验	参加中等或剧烈运动之前，应接受医学评估并进行运动试验	参加中等或剧烈运动之前，应接受医学评估并进行运动试验，医学监测下运动	不建议运动
	运动训练强度可单独使用感知劳累等级和（或）特定目标心率 BORG等级为12～16级（中度至重度）	根据Borg等级/运动试验来规定目标心率	根据运动试验来规定目标心率	根据运动测试来规定目标心率	

对于需要在医疗机构进行医学评估和运动试验者，根据心肺运动试验结果可以进行运动危险分层（见表2.18.5），对中高危患者需要在医学监测和专业人员指导下运动。

表2.18.5　危险分层

高危（存在下列任何1项）
1. 广泛严重心肌缺血伴心绞痛（3个或以上导联ST段压低＞2.0 mm）
2. 因恶性心律失常终止试验
3. Duke评分＜11，伴心绞痛病史
4. 运动时伴症状和（或）缺血性心电图改变
5. 峰值Mets＜4.25［峰值V_{O_2}＜15 mL/（kg/min）男性］；或Mets＜3.15［峰值V_{O_2}＜11 mL/（kg/min）女性］；并且V_E/V_{CO_2}≥35

中危（存在下列任何1项）
1. 广泛心肌缺血，不伴心绞痛（3个或以上导联ST段压低＞2.0 mm，在没有Q波的导联ST段抬高＞1.0 mm）
2. 至少1个导联ST段压低＞2.0 mm或3个以上导联ST段压低＞1.0 mm
3. 明显的心律失常
4. Duke评分-11～+5，合并有多种病史
5. 功能性有氧耐力＜预测值的50%
6. 峰值Mets＜4.25［峰值V_{O_2}＜15 mL/（kg/min）男性］；或Mets＜3.15［峰值V_{O_2}＜11 mL/（kg/min）女性］；或V_E/V_{CO_2}≥35
7. 运动高血压
8. 1分钟心率恢复受损≤12次/分

低危
　DTS≥+5

Duke评分（DTS）：

运动时间（min）-（5×ST段偏移程度）（mm）-（4×心绞痛指数）

　心绞痛指数：无心绞痛发生0分；
　　　　　　　发生运动心绞痛1分；
　　　　　　　心绞痛终止运动为2分。

　低危：DTS≥+5，中危（-10≤DTS≤+4），高危（DTS≤-11）

第四节　紧急情况的应急预案和处理流程

如果运动相关的专业人员和机构准备好处理心脏紧急情况，运动相关心血管事件的死亡率会相对降低。一项对65所健康俱乐部的调查显示28%的俱乐部没有进行心血管风险筛查、没有书面的应急预案，90%没有进行过应急演练，只有3%的俱乐部有自动体外除颤器。从侧面反映出指南建议和实际落地之间存在很大差距，制定完备的预案并促进落实也是有效预防运动相关心血管事件的重要环节。

1. 紧急情况的识别　心脏康复人员须准备好通过评价患者的状况变化来预测和识别紧急事件，并提供相应的干预措施。在很多紧急事件发生前，患者都会表现出相应的警示症状和体征，提示可能发生了相应的临床问题。从业人员应该早期识别这些问题，及时做出相应处理。常见的心血管事件的风险调节因子见表2.18.6，运动相关心脏事件的特征见表2.18.7。

表2.18.6　运动相关急性心血管事件的潜在风险调节因子

风险因子分类
个体目前的活动水平
"积极"，定义为进行有计划的、结构化的中等至剧烈强度的体力活动≥30 min至少3 d/周，分别定义为40%～59%或≥60%的运动能力（FC）
存在提示CVD的体征和症状
休息时或运动时胸部、颈部、下巴、手臂或可能由心肌缺血引起的其他区域的疼痛或不适
异常的呼吸急促
头晕目眩
脚踝肿胀
意识到快速或不规则的心跳
短距离步行时下肢有灼烧感或绞痛感
已知的CVD、代谢疾病或肾脏疾病
糖尿病（1型和2型糖尿病）
肾病
心血管疾病包括心绞痛、既往心肌梗塞、冠状动脉血运重建、心脏手术、起搏器、瓣膜病、心力衰竭、结构性心脏病或上述疾病的组合
期望的运动强度
轻度：引起心率和呼吸轻微增加（2到2.9 MET）或<40% FC的强度
中等：引起心率和呼吸明显增加（3到5.9 MET）或40%～59% FC的强度
剧烈：引起心率和呼吸大幅增加（≥6 METs）或≥60% FC的强度

表2.18.7　运动相关心脏事件的特征

临床特征	运动试验
多发心梗	低运动耐力和高运动耐力（≤4 METs/≥10 METs）
左室功能受损（EF<35%）	药物引起的变时性损害（<120次/分）
静息或不稳定型心绞痛	正性肌力障碍（运动负荷增加时的血压下降）
静息时严重的心律失常	心肌缺血
重度左前降支病变和（或）显著的多支冠脉粥样硬化（≥75%）	恶性心律失常
低钾	
运动参与者	其他
忽略适当的热身和恢复运动	吸烟
持续超过规定的训练心率（即强度超量者）	男性
不经常锻炼的人	肥胖
	高血脂

2. 紧急情况的处理　心脏康复训练过程中，可能会出现各种各样的问题，有些临床问题是有一定风险的，心脏康复人员需了解相应的临床问题，并及时做出处理。康复治疗师或护理人员如果发现患者出现新的或有变化的症状和体征，应该报告给上级医师或（和）心脏专科医师。需要及时进行干预的常见临床问题见表2.18.8。

表2.18.8　需要及时干预的临床问题

指南5.2　需要及时干预的临床问题

在训练康复方案的策略和步骤中，应该对下面临床情况采取急诊干预措施。
- 新发的或有劳累恶化的心绞痛；
- 新发的心律失常，尤其是室性心律失常；
- 失代偿性心力衰竭；
- 低血糖或高血糖；
- 晕厥或近乎晕厥发作；
- 低血压或高血压急症；
- 突发呼吸困难；
- 运动耐力明显下降；
- 出现跛行；
- 严重焦虑抑郁状态；
- 心脏或呼吸骤停；
- 发生骨折等外科情况；
- 心动图出现广泛导联ST段压低或抬高；
- 活动性出血或检查发现严重凝血功能异常

（1）心绞痛和心肌缺血　稳定性劳力型心绞痛不是心脏康复训练的禁忌证。记录胸部不适或心绞痛等症状的发作次数、程度、频率、持续时间和诱因（如强体力活动、暴露于寒冷、饱餐后和情绪应激）。如果在监护训练中发生了心绞痛或心肌缺血，应该记录发生相关症状和体征时的训练负荷量和心率血压乘积，包括相关的症状和体征，如头晕、出汗、血压等。出现不稳定型心绞痛则建议患者及时心血管专科就诊。

（2）心律失常　心律失常的发生频率、持续时间和类型包括伴随的症状、体征（如心电图的缺血表现、头晕、呼吸困难等）应该全部记录下来。包括静息时和运动诱发的各种房性或室性心律失常等。

（3）心力衰竭　尽管慢性心力衰竭患者的总体发病率和死亡率都很高，但在心力衰竭患者训练过程中不良事件的发生率却很低。最常见的事件包括训练后的高血压、房性和室性心律失常和心力衰竭症状的恶化。重点记录体重、浮肿等。如果发现患者心力衰竭失代偿则应该终止训练，联系心血管专科医师进行评估和治疗。

（4）低血糖或高血糖　合并糖尿病患者应该在训练前后记录血糖异常，是否有低血糖症状。训练场所应该常规准备血糖检测仪、葡萄糖或其他的碳水化合物。正在使用降糖药的患者在训练之前和之后的血糖水平应该大于5.6 mmol/L。发生低血糖昏迷或经常发生低血糖的患者需要更高的血糖值或更频繁的血糖监测。1型糖尿病患者在血糖高于16.7 mmol/L时应避免参加训练，以避免酮症酸中毒等并发症。2型糖尿病患者血糖在高于此水平时参加训练应该慎重。

（5）发作晕厥　记录晕厥的发病、持续时间、发作的严重程度，发作时的血压和心律等。建议此类患者暂时终止训练并到专科门诊明确诊断。

（6）低血压或高血压　记录运动之前或之后的症状性低血压、持续的静息高血压或异常升高的运动后血压。

（7）呼吸困难　呼吸困难或气短可能是心绞痛、心力衰竭或肺部急症的表现。应该记录发生呼吸困难时的活动水平、呼吸音和氧饱和度，同时记录心律、心率、血压及心电图变化，并建议患者到心血管专科门诊就诊。

（8）运动耐力下降　在进行相似的训练负荷量时，疲劳感增加或主观劳累度分级的级别升高；对通常活动量的不能耐受；对疲劳的不正常血流动力学反应等；建议此类患者心脏专科医师就诊或重新进行心肺运动能力测定。

（9）间歇性跛行　当患者出现新的跛行症状时应该就诊于专科医师并进行评估，建议行下肢血管超声和踝臂指数检查。记录跛行的发病、持续时间、严重程度和发生症状时的训练负荷量。发生间歇性跛行的患者应该继续训练直到出现中到重度的不适，然后进行短暂的休息使症状缓解。一旦发生严重的肢体缺血症状，如静息痛、溃疡或坏疽时，应该终止训练并就诊血管外科就诊。

（10）抑郁状态 建议对所有进行心脏康复训练患者常规进行焦虑抑郁状态评价，可以使用住院患者焦虑抑郁量表（HADS）评价。对初期筛查不正常、持续抑郁状态或有情绪变化的患者应该尽快进行评价，确定是否需要进行治疗以排除自杀的风险。对有需要的患者建议转诊到有资质的专业人员进行抑郁状态的诊断和治疗。

（11）心脏或呼吸骤停 建议在康复训练之前对患者进行全面的评价和筛查识别病情不稳定的患者。对于从事心脏康复工作人员来说，及时识别患者在训练课程中的不良症状和体征对能够在更严重事件发生之前及时修改或终止课程十分关键。建议对所有人员定期进行心肺复苏培训，并对除颤器使用进行培训。

（12）发生骨折或活动性出血 合并严重骨质疏松的老年人进行心脏康复训练有发生骨折的风险，如果出现需要积极寻求骨科等相关专科诊治；口服华法林等抗凝药或肝功能异常者有活动性出血的风险，如果出现出血倾向等情况，建议暂时终止训练，相关专科就诊。

（13）心电图广泛ST段变化 患者在康复训练过程中，如果出现心电图广泛ST段改变，提示心肌缺血严重，建议暂时终止训练，及时心血管专科医师就诊，明确冠脉情况，及早进行血运重建。

3. 紧急情况的记录 每次发生紧急医学情况都应该详细记录在患者的病历中。还应该有相应的不良事件报表。建议从事心脏康复的社区医院或康复中心建立康复患者不良事件报告制度及相应的应急预案流程。

当心脏康复患者出现紧急医学情况时，应该重点对患者的下列情况进行评价和记录：
- 主诉（患者主要症状、程度、类型、加重和缓解因素和模式的变化）；
- 心率和心律；
- 动脉压；
- 心电监护情况（最好选用有诊断意义和多个导联的监测）；
- 12-导联心电图检查；
- 近期心电图运动试验（ET）或心肺运动试验（CPET）结果；
- 心脏和肺部体征；
- 评价外周脉搏和灌注，测定踝臂指数；
- 指（趾）血氧饱和度；
- 评价意识状态；
- 血糖水平。

在上述评估结果的基础上，建议采取相应的干预措施：
- 调整或终止训练课程；
- 安慰患者，协助患者更换到舒服的体位或平卧；
- 监测患者血压和心率，有条件进行心电血氧监护；
- 给予吸氧；
- 给予舌下含服硝酸甘油片（注意含服后不要直接站立行走，防止体位性低血压）；
- 需要时给予口服或静脉葡萄糖，或进食糖块等碳水化合物；
- 建立静脉通路，给予静脉液体；
- 紧急电除颤；
- 给予心肺复苏；
- 给予高级心血管生命支持；
- 将患者转移到心脏导管室、重症监护病房或综合医院急诊科；
- 通知上级医师、心血管专科医师；
- 通知患者家属。

4. 急救设备 所有从事心脏康复的场所都应备有相应的急救设备。AHA指南5.3（表2.18.9）中列出了心脏康复场所所需的急救设备。对抢救推车、复苏设备和药品必须定期进行检查。必须使用专用的表格来记录设备的检测和维修。

表2.18.9　心脏康复场所所需急救设备及维护

指南5.3　心脏康复场所所需急救设备及维护
心脏康复场所的急救设备应该常规处于备用状态，主要包括以下方面：
• 紧急联系方式：心脏康复场所显著位置标明急救电话（120/999），转诊联系电话，心脏专科医师联系电话及最近的综合医院急诊科联系电话。
• 在有中高危患者参与的训练中需要配有便携式除颤仪、心电图机、有体外起搏功能的监护仪。所有设备处于备用状态，设备旁有维修联系电话。
• 建议在条件允许的社区康复中心，建议配备自动体外除颤仪（AED）来替代手动除颤仪，有助于早期电除颤达到能在发病3 min内实施放电的目标。但是在有手动除颤仪或现场救助者能够判断心律时，不建议连续使用自动除颤模式。
• 移动式氧气管道、鼻导管和面罩，定期消毒备用。
• 所有急救推车必须标准配有各个型号的成人口咽通道、气囊活瓣面罩和便携式面罩。
• 气管插管设备包括喉镜、联合导管、喉罩。建议社区康复中心配有简易呼吸器；二级以上医院心脏康复中心配备呼吸机及气管插管组套。
• 常用急救设备应该还包括：
• 便携式负压吸引器。
• 锐器垃圾箱。
• 心肺复苏药品（肾上腺素等）。
• 血压计和听诊器。
• 心脏按压板。
• 个人保护设备—手套、口罩、隔离衣、面罩等。
• 一般的医疗用品。
• 急救记录表格。
• 急救设备和药品应该妥善存放、锁好、专人管理，以保证安全。
• 建议每3个月对设备进行检查、维护和操作，或者按照相关规章制度的要求进行。有相关的维护记录。
• 应该每天检查除颤仪的放电性能。
• 由指定的专业人员检查药品是否过期。

5. 心脏康复人员的应急培训及要求　建议所有从事心脏康复工作人员参加心肺复苏培训和高级生命支持培训，人员的急救技术要求见表2.18.10。

表2.18.10　急救技术要求和人员要求

指南5.4　医院和门诊心脏康复机构中的专业人员和急救技术要求
• 所有从事心脏康复工作人员参加由专业协会组织的心肺复苏培训。
• 对中高危患者的心脏康复建议先在专科医院或综合医院的心脏康复中心进行评估和康复训练，康复过程建议心脏康复专科医师或其他经过培训人员进行监督。
• 所有急救场所的制度、策略和步骤都必须实际有效，需要由工作人员和训练医师定期进行审查。
• 要求所有工作人员每3个月进行应急事件演练1次，康复师及相关护理人员每月进行心肺复苏演练。
• 要求每月1次检查急救设备、急救药品和用品并记录。

　　标准的心肺复苏对改善住院和门诊训练方案中的复苏结果非常重要。当心脏康复患者在训练中发生心跳骤停时，心肺复苏和电除颤是第一目击者的主要责任。尤其是专科抢救人员不能立刻到达现场时，持续的标准心肺复苏对患者的预后非常重要。应该对这些工作人员进行授权、训练、配备并指导他们操作使用自动除颤器。

　　根据我国医师法规定，患者在医院外发生心跳骤停时，紧急心肺复苏实施医务人员不需要限定执业地点。具有资格、持有执照且能成功完成高级心脏生命支撑（advanced cardiac life support，ACLS）的专业工作人员可以在紧急情况下为心肺复苏患者配发药物。气管插管只能由有经验且定期进行该项操作的人员实行，大部分心脏康复训练的工作人员应该使用其他非侵入性的技术来管理气道，比如，面罩设备、喉罩导管以及成人口咽通道等。高质量胸外按压或者对室颤进行电除颤是最有效的抢救措施。

　　在所有心脏康复机构中，急救计划必须有转运流程，例如，转运至急诊室、导管室、冠心病监护室等。对于不在医院内进行的康复训练，工作人员应该熟悉当地的急救中心及联系方式，同时需要一位工作人员全程直接监护需要急救的患者。住院患者的康复计划有很多固定的医疗急救程序，住院患者一旦发生意外，工作护士和联系小组需要立刻做出急救反应。

6. 非传统训练方案　随着移动医疗及互联网的发展，由网络、社区或家庭提供的非传统训练方案近年得到迅速发展。目前我国尚无对网络等远程指导的心脏康复风险责任相应的法律支持。目前这些心脏康复患者的训练主要以门诊指导后患者自我管理为主。

远程心电监护主要用于那些需要参加监护的训练方案而又不方便去门诊训练机构的患者。这种监护主要用在家庭训练方案中，但也可以用在其他训练机构，包括社区中心、健康俱乐部或者健身房。由专业工作人员监督传入的心电信号，负责发现可能的问题，通过病史、症状和心电图来判断患者的状态变化，从而给患者提供指导，并尽可能避免发生更严重的问题。建议此类患者如果在社区等进行康复训练时，最好配备受过专业培训的康复人员陪同监督。

7. 家庭训练及社区训练 家庭实施的心脏康复及二级预防服务在实施救治中应该遵守不同的人员要求标准。考虑到普通的家庭保健护士和物理治疗师不具备 ACLS 的能力，而且一般不会随身携带心电监护仪或除颤仪，对于这些从事心脏康复的人员要求很难完全达到医院或门诊服务人员相似的标准。对这些人员的具体要求参考表2.18.11。

表 2.18.11 家庭康复中对参与急救人员的要求

指南 5.6 在家庭康复中对参与急救的人员要求

• 所有参与患者训练和教育的人员需要参加相应心肺复苏培训。
• 所有参加家庭康复的护士需要有心脏护理的相关实践经验，并且需要参加心肺复苏培训。
• 所有参加家庭心脏康复的护士或治疗师应该熟悉当地的急救电话，以及最近专科或综合医院急诊室的位置及联系方式。
• 急救设备应该包括血压计、听诊器、相应的急救计划流程表。

其他相关的建议如下：

● 教育患者家属识别心脏骤停，联系急救电话，实施胸外按压，因为早期的心肺复苏对患者预后非常重要。

● 需要判断患者的家在急救时能否抬入担架。制订急救计划时要考虑到患者的家庭环境及具体家庭地址，紧急求助时可以提供有效地址信息。

社区训练是鼓励患者终身进行训练康复的主要方式之一，所以很多人需要使用社区训练机构。我国目前缺乏对社区训练机构的指南要求，建议参照门诊及心脏康复中心心脏康复的要求设立相应的应急预案及流程。

无论心脏康复的实施地点在哪里，为患者提供急救最终都由医学专业人员负责。心脏康复人员需要定期回顾制订的急救计划并根据需要做出适当的调整。心脏康复过程中持续的评估和筛查对于早期发现潜在的风险尤为重要。在心脏康复中急救的基础是对患者进行连续的评估，及时发现患者状况的变化并进行处理，避免发生更严重的紧急事件。标准的心脏胸外按压和电除颤对发生心脏骤停的康复患者是最重要的，可以改善心脏康复发生意外患者的预后。所有心脏康复训练方案都需要备有一个急救计划来早期识别和实施救治，根据具体情况提供心肺复苏和高级生命支持。

结 语

低中强度的运动较少发生心血管事件，进行剧烈运动前需评估后进行。运动相关心血管事件多发生在有心脏病的患者中，运动前进行心血管风险筛查是合理和必要的。根据筛查结果对康复锻炼者进行风险分层，针对性的制订运动方案，运动中早期识别预警信号，及时处理紧急情况均是预防心血管事件的重要措施。

（中国医学科学院北京协和医院 丁荣晶 袁 洁；首都体育学院 吴 峥）

参考文献

［1］ 丁荣晶，胡大一．中国心脏康复与二级预防指南2018精要 [J]．中华内科杂志，2018, 57 (11): 802-810.
［2］ 苏浩，谢敏豪，曹建民，等．40～49岁成年人运动中心血管风险预测研究 [J]．体育科学，2013, 33 (9): 36-45, 84.

［3］　张武军, 杨胜旺. 运动中心血管事件风险评估与预防体系研究 [J]. 河北师范大学学报（自然科学版）, 2018, 42 (4): 363-368.

［4］　Ackerman M J, Zipes D P, Kovacs R J, et al. Eligibility and Disqualification Recommendations for Competitive Athletes With Cardiovascular Abnormalities: Task Force 10: The Cardiac Channelopathies: A Scientific Statement From the American Heart Association and American College of Cardiology [J]. Circulation, 2015, 132 (22): e326-329.

［5］　Borjesson M, Dellborg M, Niebauer J, et al. Recommendations for participation in leisure time or competitive sports in athletes-patients with coronary artery disease: a position statement from the Sports Cardiology Section of the European Association of Preventive Cardiology (EAPC) [J]. Eur Heart J, 2019, 40 (1): 13-18.

［6］　Braverman A C, Harris KM, Kovacs R J, et al. Eligibility and Disqualification Recommendations for Competitive Athletes With Cardiovascular Abnormalities: Task Force 7: Aortic Diseases, Including Marfan Syndrome: A Scientific Statement From the American Heart Association and American College of Cardiology [J]. Circulation, 2015, 132 (22): e303-309.

［7］　Harmon K G, Zigman M, Drezner J A. The effectiveness of screening history, physical exam, and ECG to detect potentially lethal cardiac disorders in athletes: a systematic review/meta-analysis [J]. J Electrocardiol, 2015, 48 (3): 329-338.

［8］　Mont L, Pelliccia A, Sharma S, et al. Pre-participation cardiovascular evaluation for athletic participants to prevent sudden death: Position paper from the EHRA and the EACPR, branches of the ESC. Endorsed by APHRS, HRS, and SOLAECE [J]. Europace, 2017, 19 (1): 139-163.

［9］　Thompson P D, Myerburg R J, Levine B D, et al. Eligibility and Disqualification Recommendations for Competitive Athletes with Cardiovascular Abnormalities: Task Force 8: Coronary Artery Disease: A Scientific Statement from the American Heart Association and American College of Cardiology [J]. Circulation, 2015, 132 (22): e310-314.

［10］　Van Hare G F, Ackerman M J, Evangelista J A, et al. Eligibility and Disqualification Recommendations for Competitive Athletes With Cardiovascular Abnormalities: Task Force 4: Congenital Heart Disease: A Scientific Statement From the American Heart Association and American College of Cardiology [J]. Circulation, 2015, 132 (22): e281-291.

［11］　Zipes D P, Link M S, Ackerman M J, et al. Eligibility and Disqualification Recommendations for Competitive Athletes With Cardiovascular Abnormalities: Task Force 9: Arrhythmias and Conduction Defects: A Scientific Statement From the American Heart Association and American College of Cardiology [J]. Circulation, 2015, 132 (22): e315-325.

第十九章
心肺康复中心和家庭心肺康复

引　言

心肺康复是一门融合心血管医学、呼吸系统医学、运动医学、肺康复治疗技术、营养医学、心身医学和行为医学的多学科体系，为心血管病和（或）肺疾病患者在急性期、恢复期、维持期以及整个生命过程中提供生理、心理和社会的全面和全程管理服务。心血管系统和呼吸系统在病理、生理上关系密切，是维持人体生命、影响血供氧供的核心系统，因此康复治疗时需要两者兼顾，是心肺一体化协同康复的概念。

心肺康复中心（cardiac and pulmonary rehabilitation center，CPRC 或 CBCPR）和家庭心肺康复（Home-based cardiac and pulmonary rehabilitation，HBCPR 或 HBCR）是目前心肺康复治疗的两大重要医学模式，能够大规模增加患者的康复依从性，安全有效地提高康复质量，从实际出发解决医院建设和运营心肺康复的困难，真正意义上参与到《健康中国2030规划纲要》提出的让康复医学更早介入患者整个疾病治疗过程中，成为疾病预防重要干预的要求。

心肺康复中心是以患者在医院做系统评估和康复治疗为主，尤其适用于在住院的急性期和恢复期患者，也适用于部分不能完全实现家庭康复的门诊患者。家庭心肺康复将医院和家庭链接起来，患者的系统评估和阶段评估在医院完成，患者实施心肺康复的场所在家庭，通过自我监测和管理实现心肺康复。2019年年初，美国心脏学会（ACC）/美国心脏病协会（AHA）/美国心肺康复学会（AACVPR）联合发布《以家庭为基础的心脏预防康复专家共识建议》，再次明确家庭心脏预防康复的价值。

第一节　设置心肺康复中心的基本标准

Meta分析显示，以运动为基础的心肺康复可使冠心病患者的全因性死亡率下降15%～28%，心源性死亡率下降26%～31%，并通过运动方式的改善，控制心血管疾病的危险因素，延缓动脉硬化粥样硬化进程，降低急性缺血性冠脉事件的发生及再住院率。心肺康复存在一定风险，尤其是心脏康复，这就要求从事心肺康复的专业人员应具备广泛扎实的知识，包括心血管疾病、呼吸疾病、心肺紧急救助流程、营养、运动生理学、药理学、行为改变学、健康心理学、管理心血管及呼吸系统危险因素和所需的医学和教育策略，根据进行心肺康复的不同人群特点、需求及危险分层，对其做出评估、制定康复策略，在保证安全的前提下，指导、监护完成心肺康复。中国各地心肺康复发展迅猛，但没有现成的心肺康复模式，心肺康复流程、运行模式也存在地域性差异。结合我国国情，在社区医院、二级、三级医院开展康复与预防相结合的心肺康复。根据心肺康复机构的人员配置、场地、心肺康复内容、评估及运动设备以及数据化管理等的不同，将心肺康复机构划分为初级、中级、高级心肺康复机构。

一、心肺康复机构（初级）准入标准

1. 科室设置　①门诊设立心肺康复诊室可兼作健康教育室及功能评估室；②心肺康复机构可不设康复病

房，病情需要住院的患者可仍收住原科室，心肺康复机构协助住院科室开展相关康复服务；③人员至少配备1名心血管专业或/和兼具呼吸专业的心肺康复医师、1名护士（师），运动治疗师（士），心理师、营养师可兼职；④医疗用房有心肺康复场地不少于20 m²。

2. 康复设备要求

（1）健康教育相关　具有健康教育相关的幻灯、材料、模拟器材如食品图谱、病理生理图片等。

（2）功能测评工具　体重计、握力计、量尺、秒表、心电图机，日常生活能力评定量表、生活方式量表、SF-36生活质量量表、心理量表、营养膳食结构测评量表、烟草依赖度量表等。

（3）心肺康复区急救设备　①心脏电除颤仪；②血压计；③抢救车（肾上腺素，硝酸甘油，多巴胺，阿托品等）；④供氧设施；⑤心电图机。

（4）运动疗法常用设备　训练用瑜伽垫、脚踏板、哑铃、沙袋、弹力带、呼吸训练器等小型运动器材及可穿戴心电监护设备。

3. 心肺康复内容　能够开展院外Ⅱ期康复治疗和Ⅲ期康复（家庭康复治疗），能够协助心血管和呼吸内、外科开展院内Ⅰ期康复治疗。

（1）心肺康复人群特征　①Ⅲ期康复：慢性疾病患者的稳定期，如冠心病、高血压病、糖尿病、代谢综合征、慢性阻塞性肺气肿、肺动脉高压等；②院外Ⅱ期康复：已经在中、高级心肺康复机构进行评估并制订康复方案的低、中危人群；③院内Ⅰ期康复：急性心血管事件或呼吸系统事件的中、高危人群，主要是协同内、外科进行早期床边康复评估及治疗。

（2）心肺康复评估内容　①量表测评：生物学病史和治疗、心血管危险因素、呼吸危险因素生活方式、心理筛查量表、SF-36生活质量量表、烟草依赖度评估量表；②体质：身高，体重，腹围，臀围，计算BMI；③心肺运动耐力：6 min步行试验，推荐到上级医院运动试验测评；④肌力评估：握力计，30 s内坐下起立次数，30 s内单手举哑铃次数；⑤平衡性、柔韧性和协调性评估：柔韧性使用评价量表或徒手检测（髋关节：双腿伸直，双手向前与脚尖的距离；肩关节：双手与后背之间的距离），平衡性使用静态平衡（单腿站立）、动态平衡（1 min内双腿高抬腿交换次数）、移动动作测定（2把椅子距离3 m，测试从坐起至来回时间）；⑥睡眠状况：使用匹兹堡睡眠质量评定量表；⑦心理测评：心理量表（推荐PHQ-9，GAD-7，HADS）。

（3）心肺康复治疗内容　①风险评估：运动风险评估，房颤血栓栓塞风险评估，抗凝治疗出血风险评估，呼吸困难评估；②药物治疗：为患者提供规范的二级预防治疗药物，治疗个体化，使患者充分理解药物治疗的必要性，评估患者对药物治疗的依从性，评估患者使用药物可能出现的副作用，评估患者药物治疗是否达标；③耐力运动：踏板操、步行、慢跑、高抬腿运动等；④抗阻运动：弹力带、沙袋、哑铃、瑜伽垫等徒手练习；⑤柔韧性与平衡性运动：一字步、单腿站立等徒手练习；⑥呼吸锻炼：腹式呼吸、缩唇呼吸、膈肌呼吸、呼吸运动与活动技巧、胸廓松动等；⑦心理治疗：健康教育、药物治疗；⑧膳食营养指导；⑨戒烟指导；⑩太极拳、八段锦等；⑪氧疗：按需给予低浓度吸氧、鼻导管吸氧等；⑫健康教育讲座：定期在社区医院开展健康教育讲座，建立社区居民慢病档案；⑬在康复治疗期间，监护病情演变及时做出调整，必要时向上级医院转诊。

4. 安全和质量保证

（1）心肺康复医师保证在医院内，有心血管或呼吸等急性事件发生能立即到现场组织抢救。

（2）准备心肺急救应急预案。所有参加心肺康复的医务人员需定期接受心肺急救训练，定期参与病例讨论。

（3）由心肺康复医师开具运动处方，康复治疗师/运动治疗师执行康复处方并记录（包括实施时间，训练内容，监测指标），和医师运动处方记录统一保管，供复核和审查。每月至少1次康复团队不同岗位病案讨论会，并将讨论记录保存。

（4）制定科室管理各项规章制度、各级人员岗位职责制度、病员须告知制度、仪器维修保养制度、消毒隔离制度等，有卫生部门认可的仪器操作常规、心肺康复诊疗常规等。

（5）搭建心肺康复数据记录平台，所有接受心肺康复治疗患者的评估数据均应录入数据库，使心肺康复的治疗效果评价有据可依，保证心肺康复治疗的效果和质量。

二、心脏康复机构（中级）准入标准

1. 科室设置 ①机构中设有康复诊室、康复功能评估治疗室、咨询室（用于心理、营养及行为干预）、健康教育室；②可不设康复病房，需要住院康复的患者可收入内、外科病房，与原病区共同开展相关康复服务；③人员至少配备1名心血管专业和（或）兼具呼吸专业的心肺康复医师和1名运动治疗师（士）、1名护士（师），心理师和营养师可兼任；④医疗用房康复用房建筑面积不少于30 m²。

2. 康复设备要求

（1）健康教育相关 具有健康教育相关的幻灯、材料、模拟器材如食品图谱、病理生理图片等。

（2）功能测评工具 运动试验（平板或踏车）、握力计、体重计、量尺、秒表、日常生活能力评定量表、生活方式量表、SF-36生活质量量表、心理量表、营养膳食结构测评量表、烟草依赖度量表等。

（3）心肺康复区急救设备 ①除颤仪；②血压计；③抢救车（肾上腺素，硝酸甘油，多巴胺，阿托品等）；④供氧设施；⑤心电图机；⑥血气分析仪。

（4）运动疗法常用设备 ①运动设备：训练用医疗级功率自行车或跑步机、脚踏板、训练用瑜伽垫、训练用平衡球、沙袋、哑铃、弹力带、呼吸训练器等；②运动监测设备：心率表，运动心电监护仪或无创动态血流动力学监测设备，血压计、血氧仪、医疗运动康复远程心电监护设备等。

3. 心脏康复治疗

● 能够开展院内Ⅰ期康复治疗；

● 能够开展院外Ⅱ期康复治疗和Ⅲ期康复治疗（家庭康复治疗）；

● 协助初级心肺康复机构完成心肺耐力测试，并指导其开具运动处方对低、中危人群进行心肺康复训练；并可协助高级心肺康复机构完成科研项目并向上级机构转诊。

（1）心肺康复人群特征 ①心血管疾病危险分层为中、高危组患者；②已经在高级心脏康复机构进行评估、制定康复策略后的Ⅰ、Ⅱ期心脏康复的稳定期患者；③稳定期呼吸系统疾病患者。

（2）心肺康复评估内容 ①量表测评：生物学病史和治疗、心血管危险因素、生活方式、心理筛查量表、生活质量、烟草依赖度评估量表、呼吸困难度量表；②身体体质：身高，体重，腹围，臀围，计算BMI；③心肺运动耐力：运动试验，6 min步行试验；④肌力评估：握力计，30 s内坐下起立次数，30 s内单手举哑铃次数；⑤平衡性、柔软性和协调性评估：柔韧性使用评价量表或徒手检测（髋关节：双腿伸直，双手向前与脚尖的距离；肩关节：双手与后背之间的距离），平衡性使用静态平衡（单腿站立）、动态平衡（1 min内双腿高抬腿交换次数）、移动动作测定（两椅子距离3 m，测试从坐起至来回时间）；⑥睡眠状况：使用匹兹堡睡眠质量评定量表；⑦心理测评：心理量表软件；⑧呼吸功能：呼吸模式、呼吸通气功能、肺活量、呼吸肌力量等。

（3）心肺康复治疗内容 ①风险评估：运动风险评估，心脏手术围手术期心脏风险评估，非心脏手术围手术期心脏风险评估，房颤血栓栓塞风险评估，抗凝治疗出血风险评估；②药物治疗：为患者提供规范的二级预防治疗药物，治疗个体化，使患者充分理解药物治疗的必要性，评估患者对药物治疗的依从性，评估患者使用药物可能出现的副作用，评估患者药物治疗是否达标；③耐力运动：使用功率自行车、跑步机、踏板操；④抗阻运动：使用弹力带、沙袋、哑铃等运动器具及徒手练习；⑤柔韧性与平衡性运动：使用瑜伽垫、平衡球及徒手练习；⑥呼吸锻炼：腹式呼吸、缩唇呼吸、膈肌呼吸、呼吸运动与活动技巧、胸廓松动等；⑦心理治疗：健康教育、药物治疗；⑧膳食营养指导；⑨戒烟指导；⑩太极拳、八段锦等；⑪氧疗：按需给予低浓度吸氧、鼻导管吸氧、高压氧治疗等；⑫健康教育讲座；⑬随访：在心脏康复过程中，定期根据康复效果做出调整，提高心肺康复的完成率。

4. 安全和质量保证 ①心肺康复医师保证在医院内，有心血管急性事件发生能立即到现场组织抢救；②准备心脏急救应急预案。所有参加心肺康复的医务人员需定期接受心肺急救训练，定期参与病例讨论；③建立心肺康复评估和随访管理数据库，保留患者所有评估记录和治疗记录；④由心肺康复医师开具运动处方，康复治疗师/运动治疗师执行康复处方并记录（包括实施时间，训练内容，监测指标），和医师运动处方记录统一保管，供复核和审查。每月至少1次康复团队不同岗位病案讨论会，并将讨论记录保存；⑤ 制定科室管理各项规章制度、各级人员岗位职责制度、病员须知告知制度、仪器维修保养制度、消毒隔离制度等，有卫生部门认可的仪器操作常规、心肺康复诊疗常规等。

三、心脏康复机构（高级）准入标准

1. 科室设置　①心肺康复机构设有康复诊室、康复功能评估及治疗室包括运动训练室、理疗室、咨询室（用于心理咨询、营养指导、戒烟指导）、健康教育室等；②心肺康复机构可设立病区，也可在心内科、心外科设立心肺康复病房开展相关心肺康复服务；③人员配备至少1名心血管专业及兼具呼吸专业的心肺康复医师，至少1名运动治疗师（士）、1名护士（师），1名心理师和1名营养师（可兼职）；④医疗用房，业务用房建筑面积不少于100 m²；⑤建设心肺康复评估和随访数据库。

2. 康复设备要求

（1）健康教育工具　具有健康教育相关的幻灯、材料、模拟器材如食品图谱、病理生理图片等。

（2）功能测评设备　心肺运动试验（平板或踏车）、肌力平衡测评器械、体重计、量尺、秒表，日常生活能力评定量表、生活方式量表、SF-36生活质量量表、心理量表、营养膳食结构测评量表、烟草依赖度量表、呼吸睡眠监测设备、呼吸功能评估设备、心率表、体脂测定仪、身体成分分析仪、动脉硬化检测仪等。

（3）心肺康复区急救设备　①医院心内外科具备急诊PCI和急诊CABG手术能力或者保证能在60 min内到达有急诊PCI和急诊CABG手术能力的医院；②心脏电除颤仪；③血压计；④抢救车（肾上腺素，硝酸甘油，多巴胺，阿托品等）；⑤供氧设施；⑥心电图机；⑦具备呼吸急症的急救能力，包括肺栓塞的急救和并发肺性脑病的急救。

（4）运动疗法常用设备　①运动设备：训练用医疗级功率自行车和跑步机（4～6台）、医疗级上肢和下肢肌力训练设备或医用多功能训练器、医用平衡测定训练仪、脚踏板、训练用瑜伽垫、训练用平衡球、沙袋、哑铃、弹力带、呼吸训练器等；②运动监测设备：心率表，运动心电监护仪或无创动态血流动力学监测设备，血压计、血氧夹医疗运动康复远程心电监护设备，院内运动软件管理系统。

3. 心肺康复治疗内容

- 能够开展院内Ⅰ期康复治疗。
- 能够开展院外Ⅱ期康复治疗和Ⅲ期康复治疗（家庭康复治疗）。
- 能够指导下级医院开展心肺康复或接受转诊。
- 能够开展心肺康复相关研究。

（1）心肺康复人群特征　心血管疾病危险分层低、中、高危组均可；外科术后的高危患者的Ⅰ期、Ⅱ期心肺康复；接受下级心肺康复机构转诊的心肺康复患者；帮助下级机构对中、高危组康复人群进行评估并制定康复策略。

（2）心肺康复评估内容　①量表测评：生物学病史和治疗、心血管危险因素、生活习惯、心理筛查量表、生活质量、烟草依赖度评估量表；②身体体质：身高、体重、腹围、臀围、计算BMI；③心肺运动耐力：心肺运动试验、运动试验、6 min步行试验；④肌力评估：握力计、膝伸展肌力测定计、30 s内坐下起立次数、30 s内单手举哑铃次数；⑤平衡性、柔韧性和协调性评估：柔韧性使用评价量表或徒手检测（髋关节：双腿伸直，双手向前与脚尖的距离；肩关节：双手与后背之间的距离），平衡性使用静态平衡（单腿站立）、动态平衡（1 min内双腿高抬腿交换次数）、移动动作测定（2把椅子距离3 m，测试从坐起至来回时间）；⑥睡眠状况：睡眠呼吸暂停测定仪；⑦体质成分测定：体质成分测定仪；⑧心理测评：自律神经测定仪，心理量表软件；⑨呼吸功能评估：呼吸肌力、肺功能、呼吸模式等。

（3）心肺康复治疗内容　①风险评估：运动风险评估，心脏手术围手术期心脏风险评估，非心脏手术围手术期心脏风险评估，房颤血栓栓塞风险评估，抗凝治疗出血风险评估、肺功能评估、胸腹部手术围手术期风险评估等；②药物治疗：为患者提供规范的二级预防治疗药物，起始治疗个体化，使患者充分理解药物治疗的必要性，评估患者对药物治疗的依从性，评估患者使用药物可能出现的副作用，评估患者药物治疗是否达标。③耐力运动：功率自行车、跑步机、踏板操及徒手耐力运动；④抗阻运动：弹力带、沙袋、哑铃、抗阻运动的力量器械及徒手运动；⑤柔韧性与平衡性运动：瑜伽垫、平衡球、平衡训练器及徒手运动；⑥物理疗法：低频或中频电针治疗刺激仪、体外反搏治疗仪、无创呼吸机、氧疗治疗仪；⑦心理治疗：肌肉放松训练、减压训练、健康教育、药物治疗，理学疗法；⑧营养指导；⑨戒烟指导；⑩传统中医治疗技术如太极拳、八段锦等；⑪健康教育讲座；⑫呼吸锻炼：腹式呼吸、缩唇呼吸、膈肌呼吸、呼吸运动与活动技巧、胸廓松动、振荡排痰治疗等。

（4）心肺康复师要在患者心肺康复的开始到结束中，进行汇总数据、间断重新评估，根据康复效果做出策略性调整，提高心肺康复的完成率。

（5）建立数据化管理体系，加强随访，完成心肺康复。

4. 安全和质量保证 ①心肺康复医师保证在医院内，有心血管急性事件或肺疾病急性事件发生能立即到现场组织抢救；②准备心肺急救应急预案，所有参加心脏康复的医务人员需定期接受心脏急救训练，呼吸急症急救训练，定期参与病例讨论；③建立心肺康复评估和随访管理数据库，保留患者所有评估记录和治疗记录；④由心肺康复医师开具运动处方，康复治疗师/运动治疗师执行康复处方并记录（包括实施时间，训练内容，监测指标），和医师运动处方记录统一保管，供复核和审查。每月至少一次康复团队不同岗位病案讨论会，并将讨论记录保存；⑤制定科室管理各项规章制度、各级人员岗位职责制度、病员须知告知制度、仪器维修保养制度、消毒隔离制度等，有卫生部门认可的仪器操作常规、心肺康复诊疗常规等。

四、心肺康复专业技术人员组成和准入标准

1. 心肺康复治疗所需医务人员组成 ①心肺康复医师负责推荐患者、风险评估、运动处方制定、管理患者和紧急事件急救，并负责康复团队管理；②护士负责接待患者、健康教育、康复随访和医疗急救措施的执行；③心肺康复治疗师/运动治疗师负责制订运动方案，指导患者具体运动；④营养师；⑤心理师；⑥药剂师。

基本组成包括：心脏康复医师、护士、心脏康复理疗师/运动治疗师。

2. 心肺康复医师准入标准 具有我国医师执业资格证书以及中级以上职称；有心血管专业工作经验至少1年；或者在中国康复学会心血管病预防与康复专业委员会认证的心脏康复培训单位接受培训并通过考试；具有一定的组织协调能力和科研能力。

3. 心肺康复护士准入标准 护士工作经历5年及以上，有心血管急症救治经验至少1年，既具有心血管专业的基本理论知识（心血管病学基础知识、人体解剖学、运动生理学以及人类生长与发育等），也具有心脏康复基础知识，有较好的沟通能力。

4. 心肺康复治疗师/运动治疗师准入标准 心肺康复治疗/运动治疗师属于医学相关领域专业技术人才，不属于医师范畴。

（1）学历要求 要求大学康复治疗或体育医学专业专科以上（含大专）毕业，取得相应的高等教育毕业文凭，或护士专业有专科以上学历，参加由中国康复学会心血管病预防与康复专业委员会认证的心脏康复培训单位培训，通过考试，获得培训证书。

（2）理论知识 ①具有心血管专业的基本理论知识（心血管病学基础知识、人体解剖学、运动生理学、人类生长与发育等）；②具有与运动功能障碍、日常生活活动障碍、认知障碍等有关的功能评定的基本理论知识；③具有呼吸专业的基本理论知识（肺病学基础知识、人体解剖学、运动生理学、人类生长与发育等）；④具有康复医学专业理论知识。

（3）专业技能

①物理治疗方面的技术能力：

a. 能够正确理解和执行心肺康复医师开具的运动处方。

b. 能进行肢体运动功能评估，如肌力、肌肉柔韧性、平衡能力等的评估，并根据评估结果，制订功能训

练计划。

c. 能根据心肺运动处方指导患者进行增强肌肉力量和耐力的练习。

d. 能根据心肺运动处方指导患者进行有氧运动，如健身步行、健身跑、功率自行车或步行机练习、改善心肺功能、调整精神状态、增强体质。

② 作业治疗方面的技术能力：

a. 能进行有关日常作业能力的评估，如日常生活活动能力、认知能力、职业能力及社会生活能力等的评估，并根据评估结果制订作业治疗计划。

b. 能指导患者进行日常生活活动训练，改善日常生活自理能力。

5. 心肺康复医师、护士、心肺康复治疗师/运动治疗师培训建议　①由政府部门与相关学会一起，或由政府委托学会，建立康复治疗专业人员准入的考核、登记、注册制度或机制，以便落实人才标准，按人才准入标准办事；②专业人才准入标准希望能得到政府各有关部门（如人事部、劳动部、教育部等）的审核认可，尤其是职业称谓（如"心脏康复治疗师"）上的审核认可；③申请心肺康复医师、护士、治疗师资格需首先申请成为中国康复医学会心血管病预防与康复专业委员会会员，并完成中国康复医学会认证的心脏康复培训机构面授和临床实习；④符合上述三、四要求的人员可申请心肺康复医师、护士、治疗师资格，资格考试1年1次，与全国心肺康复年会一起，报名时提交10例心肺康复病例报告。考试合格率70%。通过后头3年需完成线上继续教育项目，并在5年内完成50例心肺康复指导。

五、心肺康复/二级预防管理与质量控制

1. 心肺康复团队组成及质控

（1）建立多学科管理团队　良好的心肺康复体系，必须建立多学科管理团队，包括心血管兼具呼吸专业的康复医师、护士、心理师、营养师、运动治疗师、临床药师等，团队各成员均应具有整合性专业知识技术、良好的团队组织能力、良好的沟通协调能力以及团队之间的合作，心肺康复效果与其密切相关。心肺康复/二级预防项目的核心功能包括提供和协调广泛的服务和适当的急救反应能力，团队中每一个项目专业人员都应该掌握一定的心血管基础知识、肺疾病相关知识、改善危险因素的策略、运动学、康复学、营养学知识，必须经过严格的心血管急救知识及心肺复苏术培训等，所有康复工作人员应该了解和熟悉相关策略和程序、专业指南的应用。

（2）心肺康复团队成员应掌握的知识结构与定位　①心肺康复医师：是整个团队的核心与灵魂人物，是团队中的领导者与管理者，除扎实的医学基本功外，还应具备丰富的运动医学知识及一定的康复、心理、营养学知识，负责推荐患者、风险评估、制定个体化心脏康复处方、康复期间急性心血管事件的救治、病情变化患者的实时评估和康复指导、康复团队的运营和管理；②心肺康复治疗师：是运动训练的具体指导者，除康复治疗、运动医学相关知识外，还应该掌握心血管系统和呼吸系统的解剖、生理、病理生理别及导致动脉粥样硬化性心脏病的危险因素，肺疾病的发病因素，负责协助心肺康复医师患者评估、运动处方制定，指导患者具体训练，避免运动损伤和并发症；③心肺康复护士：在患者教育、训练、监护、管理中均发挥着重要作用，除负责接待患者、制定病例档案、健康教育、风险评估、康复随访和医疗急救措施的执行，还负责患者训练过程中对患者进行心率、心电、血压、血氧监测等各项生理、心理指标进行监护，及时反馈给医生与治疗师，调整运动方案，同时护理还兼顾各成员的协调者作用，协调营养师给予患者饮食指导和营养配餐计划。在Ⅲ期康复中，护士还可以兼顾医师、治疗师部分功能，指导患者在家进行适当练习，如散步和慢跑，对患者用药给予指导和监督等；④营养师：心肺康复患者的一般性营养咨询可以由心肺康复医生、护士、运动治疗师执行，营养师对复杂病例进行咨询治疗，特别是对血脂异常、肥胖、糖尿病和高血压的饮食治疗，营养师应定期参与团队培训及患者教育；⑤心理师：心肺康复患者的一般性心理咨询可以由心肺康复医生、护士、运动治疗师执行，团队中成员应该掌握一定的心理学知识，并应用于患者沟通、交流、指导、教育等方面，对于中重度心理障碍及其他复杂病例需请求或转诊至心理医师进行咨询治疗，心理医师应定期参与团队培训及患者教育；⑥临床药师：

心肺康复患者的药物处方由心肺康复医生或临床医生制定，当患者需要多种药物联合或同患多种疾病时，需临床药师积极参与，指导患者用药，临床药师应定期参与团队培训及患者教育。

2. 康复流程质控（过程质控）　患者成功的康复以及康复计划的推广，需要完善的流程控制、康复过程中的安全保障、理想的治疗效果，康复中健康教育、评估、制定处方和训练、全面管理质控，建立各项康复制度、流程，针对数据记录、分析、绩效评估是心肺康复/二级预防获得社会认同的最佳手段。

（1）康复评定　康复评定是康复医学的基石，没有评估就无法制订康复计划、评价康复治疗效果。心肺康复/二级预防需要对临床评定和功能评定进行全面质控，前者对疾病、功能障碍和临床全部资料机型综合的过程，包括症状、体征、疾病诊断、各种辅助检查的结果以及患者总体的身心状况等，重点是患者的健康状况、接受康复服务的能力和风险的判断；后者描述个体能力及其是否受限的过程，如心肺功能、体适能、日常生活活动能力评定、职业评定等，重点是个体生活自理能力评定。通过康复评定不仅能够掌握患者心肺功能障碍情况、制订康复计划、评估治疗效果、判断预后，还可以分析卫生资源的使用效率（具体评估详见心血管疾病康复/二级预防的评估），见图2.19.1。

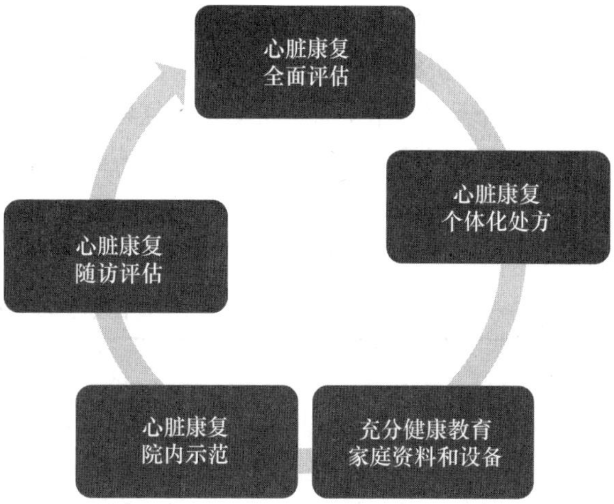

（2）康复管理　针对患者全面管理，数据记录、分析十分重要，因此各康复机构应该建立心肺康复数据管理系统及相关制度，康复前必须向患者说明病情、诊疗计划及医保报销情况，签署相关文件。对患者康复过程中临床变量进行数据收集、结果比对、分析能够为患者、社会提供有价值的反馈。大量证据表明，与出院患者联系会促进患者治疗效果的持续性。因此，强烈建议收集出院12个月后的结果数据，通过电话、邮件、随访等各种方式对患者进行长期管理，有利于患者康复方案的后续执行，因为，开始治疗的3～6个月里，坚持健康生活方式的行为会慢慢减少。

图2.19.1　心脏家庭康复流程图

（3）健康教育　心肺康复机构应该提供充分的患者教育，建立规范的健康教育制度，指导患者了解所患疾病的基础知识及用药情况，提供心理干预、戒烟指导、睡眠及鼾症管理，提供患者生活及职业指导，尤其是平素运动过程中身体的警告信号，包括胸部不适或其他类似心绞痛症状、轻度头痛或头晕、心悸等，给予出院后的日常生活及运动康复的指导，告诉患者出院后应该做什么和不应该做什么，提醒患者根据环境的变化调整运动水平，运动过程中应根据运动前的临床状态调整运动处方的强度和持续时间。一旦出现意外事件，立即停止活动及必要的急救处置。

3. 康复设施和设备及其质控　开展心肺康复/二级预防，针对设施管理的策略和程序，应当着眼于提供一个安全、功能齐全、有效率的环境，应该以五大处方为基础，建立独立的健康教育与咨询（包括心理、戒烟、慢病管理、行为干预等）、评测评估、运动等区域，支持建立独立的营养、心理、戒烟区域。项目工作人员应该不断完善流程设置，积极评价执行情况及患者满意度。具体设施要求如下：

（1）张贴项目信息及安全信息；

（2）开放式流通空间，避免死角，减少不必要的门和无意义的分区、防止其他危害给用户带来安全风险；

（3）项目操作的空间、存储和维护独立体力活动的空间；体力活动区域地面硬度合适、防滑，以减少碰撞跌倒受伤风险；

（4）地面运动空间每人2.3～4.6 m²，供有氧运动、阻力训练和伸展运动使用；

（5）在体力活动空间，保持室内空气流通和室外空气质量，注意活动期间安全舒适的室内温度和湿度；

（6）咨询室应有足够的空间，能保护隐私、愉快交谈、讨论、指导和体格检查；

（7）独立的卫生间，包括淋浴间应配备有定期清洁和消毒的防滑表面；

（8）在更衣室和淋浴间均应配有定期测试的紧急呼叫系统。

根据应根据医院条件与开展业务购置相关康复设备及提供相应要求场地，同时应遵循国家相关制度。这些设备主要包括评估设备和训练设备，如心肺运动试验仪、能够控制速度和级别的跑步机、卧式或立式功率自行车、椭圆机、划桨式训练机、可调式阻力训练器，以及哑铃、弹力带、握力器、测力计、健身球、地垫等能够提供多样性运动选择，具有无障碍且宽度足够的运动步道。有设备的维护和清理计划，并记录在案；设备应该保持完好状态，出现损坏应标明；所有设备应该定期按照制造商的建议校准和维护；所有设备使用之前，工作人员应该接受培训，而且备有正确的使用、校准、维修故障的资料。

为保证患者安全有效运动，所有康复机构还应配备以下设施和设备：

（1）突发事件的应急设备，并能够实施基础急救；

（2）有心电或心率监护设备；

（3）所有康复运动场所均应常规配备紧急呼叫系统；

（4）运动区域应该能够提供血糖、血压、心率表、体重计和其他一些小型设备（如皮尺、体脂测试仪）等；

（5）运动区域应该提供合适的水、饮料和食品；

（6）建议健康教育区提供丰富的图书、模型、图表、视听设备及互联网设施。

4. 康复机构管理及其质控　建立有心肺康复/二级预防的康复机构，应在遵循国家相关法律法规和医疗常规指导下开展工作，建立完善的康复各级人员职责、康复流程管理、设备维护与保养、急诊急救、培训与学习、定期评定会、随访、院感控制等各项基础制度。

附录：

国家标准化心脏康复中心评估标准

序号	评估指标	分值	序号	评估指标	分值
1	系统指标	440		1～2种有氧运动设备（功率自行车、跑步机、椭圆机或划船机等）	20
1.1	机构要求	50			
1.1.1	成立心脏康复中心	30	1.3.5	抗阻设备	30
1.1.2	任命心脏康复中心负责人，负责心脏康复中心建设及管理	20		至少1种上和下肢运动抗阻设备	30
				1种上肢或下肢运动抗阻设备	20
1.2	团队要求	60	1.3.6	急救设备	15
1.2.1	心血管专科医生和护士至少1人	30		除颤仪	15
	参加心脏康复培训和3个月以上临床进修实习，或有心脏康复临床工作6个月以上	30	1.4	心血管专科条件	35
			1.4.1	有心血管专科门诊	10
	未参加3个月以上心脏康复培训和临床进修实习，没有心脏康复临床工作经验	10	1.4.2	有心血管专科病房	10
			1.4.3	有急诊PCI能力	15
1.2.2	康复师或运动康复师至少1人	30	1.5	随访与数据管理	90
	参加心脏康复培训和3个月以上临床进修实习	30	1.5.1	加入中国康复医学会"心肺预防与康复注册平台"	30
	未参加3个月以上心脏康复培训和临床进修实习	10	1.5.2	实施国家标准化心脏康复中心制订的管理随访方案	30
1.3	场地设备	205	1.5.3	实施与CDQI心血管大数据平台对接	30
1.3.1	专用场地	30	2	过程指标	480
	>60 m²	30	2.1	心脏康复评估	180
	30～60 m²	20	2.1.1	评估营养状况（营养餐盘或食物频率问卷）	30
1.3.2	有心脏康复门诊	30		>90%	30
	有心脏康复专科号	30		70%～90%	15
	有心脏康复门诊标识	20	2.1.2	评估精神心理、睡眠质量	30
1.3.3	评估设备	70		>90%	30
	运动心电监护系统	15		70%～90%	15
	心肺运动试验	20	2.1.3	评估吸烟状态和烟草依赖	30
	6 min步行试验	15		>90%	30
	人体成分测定仪	10		70%～90%	15
	呼吸肌功能评定和训练仪	10	2.1.4	评估心肺耐力	30
	有氧设备	30		>90%	30
1.3.4	≥3种有氧运动设备（功率自行车、跑步机、椭圆机或划船机等）	30		70%～90%	15
			2.1.5	运动专项能力评估（肌力、柔韧性、平衡功能等）	30

续表

序号	评估指标	分值	序号	评估指标	分值
	≥90%	30		>90%	30
	70%～90%	15		70%～90%	15
2.1.6	完成三次评估（包括结局评估），资料录入数据库，并有专人负责管理	30	2.4	建立心脏康复中心网络，与基层或社区医院签署合作协议	30
	≥90%	30		省级（地市级或县级参加单位≥15家）	30
	70%～90%	15		地市级（县级参加单位5家）	15
2.2	心脏康复干预	240		县级（社区参加单位≥10家）	10
2.2.1	高血压患者降压药物治疗率	30	3	结局指标	80
	>80%	30	3.1	结果指标	30
	70%～80%	15	3.1.1	心脏康复患者例数：启动心脏康复评估并录入数据库病例数	30
2.2.2	高血压患者降压药物联合用药率	30		≥200例/年	30
	>70%	30		50～200例/年	15
	61%～70%	15	3.2	疗效指标	50
2.2.3	他汀药物治疗率	30	3.2.1	康复治疗有效性（CPET评估）=公斤摄氧量百分比预计值增长5%以上的患者数/结局评估患者的病例总数×100%，干预前后增长5%	10
	>70%	30			
	61%～70%	15			
2.2.4	LVEF<40%患者，ACEI/ARB/ARNI治疗率	30	3.2.2	康复治疗有效性（6MWT评估）=6 min步行试验距离增长10%的患者数/完成结局评估患者的病例总数×100%，干预前后增长5%	10
	>80%	30			
	71%～80%	15			
2.2.5	糖尿病合并ASCVD，使用GLP1-RA或SGLT-2i	30	3.2.3	康复治疗有效性（LDL-C）=［血脂达标患者数/完成结局评估患者的病例总数×100%］干预前后增长5%	10
	>50%	30			
	30%～50%	15			
2.2.6	制定运动处方（包括FITT-VP原则）	30	3.2.4	康复治疗有效性（体重）=［标准体重达标患者数/完成结局评估患者的病例总数×100%］干预前后增长5%	10
	>90%	30			
	70%～90%	15			
2.2.7	制定营养处方	30	3.2.5	康复治疗有效性（血压）=［血压达标患者数/完成结局评估患者的病例总数×100%］干预前后增长5%	5
	>90%	30			
	70%～90%	15			
2.2.8	首次戒烟指导时间不少于30 min	30	3.2.6	康复治疗有效性（血糖）=［血糖达标患者数/完成结局评估患者的病例总数×100%］干预前后增长5%	5
	>70%	30			
	50%～70%	15			
2.3	紧急事件的应急预案（包括心肺复苏、低血压、高血压、低血糖、心肌梗死、心绞痛、晕厥、外伤）	30			

注：本标准总分1000分，达到850分为示范中心，达到700分为心康中心

第二节　家庭心肺康复中心

一、家庭心肺康复中心建设

家庭心肺康复（home-based cardiac and pulmonary rehabilitation，HBCPR）模式不排斥心肺康复中心（cardiac and pulmonary rehabilitation center，CPRC）模式，可在CPRC基础上开展，称为医院-家庭心肺康复复合模式。传统心脏康复中心的建设，请参考2018年发表在中华内科杂志上的《中国心血管疾病康复与二级预防指南2018精要》；没有场地和运动设备的医院，同样可开展心肺预防与康复工作，可选择家庭心肺康复模式。

1. 科室设置　家庭心肺康复中心的建设包括设立心肺康复门诊、心肺功能评估室、模拟运动训练室和物理治疗室，具体建议如下：

（1）心肺康复门诊　有单独的诊室、有明确固定的出诊时间和心肺康复专业医生出门诊。

（2）心肺功能评估室基础设施　心电监测：心电图、运动用心电监护；急救设备：心肺急救包和除颤仪；

危险因素评估：心理、睡眠、生活质量、饮食、代谢异常等评估量表及体成分测试仪；运动风险评估：心肺耐力评估实验室和6分钟步行试验场地、肺功能评估；其他：血压计、量尺、秒表、血氧仪。

（3）模拟运动训练室　场地不做要求，但需适合运动治疗，避免跌倒损伤，可与其他医疗用地联合使用。场地基础配置：纸质版和电子版健康教育资料，便携式心电监测设备或心率表，配有弹力带、哑铃、瑜伽垫、平衡球、呼吸肌训练器等便携式运动器械。

（4）物理治疗室　为可选配置，包括体外反搏、低中频治疗仪、生物反馈治疗仪和传统中医治疗技术等适宜技术。

2. 人员要求　家庭心肺康复中心建议具备心肺康复专业能力的医生至少1人，接受过心肺康复专业培训合格护士和技师至少各1人，心肺运动治疗师1人或兼职，营养师、心理师和精神科医师可兼职。

（1）心肺康复医生责任　全面负责心肺康复工作，筛选有适应证患者，负责全面评估和制定心肺预防康复处方，向患者解读评估结果和处方内容，定期组织心肺康复专业培训，负责特殊病例会诊，负责把控心肺疾病和运动风险，组织开展科学研究，组织实施心肺康复质量控制。

（2）护士责任　建立和维护患者档案，根据医生制定的运动处方，监护患者在模拟运动训练中的心率、心电、血压、血氧情况，监督训练计划执行情况，定期随访患者，定期开展健康教育。

（3）运动治疗师　根据心肺预防康复医生制定的运动处方，在模拟运动训练中为患者制订具体运动方案并指导运动实施，可兼职。

（4）营养师、心理师、精神科医师　参与健康教育和指导有特殊需求患者，如营养师针对肥胖、营养不良患者的营养指导，心理师开展个体和团体心理干预，精神科医师针对中度以上焦虑抑郁患者的专科治疗等，可兼职。

二、家庭心肺康复的适应证和禁忌证

1. 适应证　基本要求：①运动危险分层为低危和中危。②无影响运动的因素。③能够与医务人员正常交流，愿意接受心肺康复指导。④启动家庭心肺康复时机：急性心肌梗死病情稳定2周后、冠状动脉支架植入术1周后、慢性心力衰竭病情稳定4周后、冠状动脉旁路移植术1周后；心脏瓣膜置换术（包括微创TAVI手术）2周后；稳定型心绞痛、下肢动脉闭塞症及一级预防人群，包括糖尿病、高血压、肥胖、血脂异常、代谢综合征、老年人群，时间不受限；慢性阻塞性肺疾病；肺动脉高压；心脏移植和肺移植；胸部外科手术的围手术期物理治疗。

2. 禁忌证　①不稳定型心绞痛状态；②安静时收缩压>200 mmHg（1 mmHg=0.133kPa）或舒张压>110 mmHg；③直立后血压下降>20 mmHg并伴有症状；④有症状性重度主动脉瓣狭窄；⑤有症状性肥厚梗阻性心肌病；⑥急性全身疾病或发热；⑦心率超过120次/分的房性心律失常；⑧频发多源室早和室性心动过速；⑨未控制的明显窦性心动过速（>120次/分）；⑩未控制的心力衰竭；⑪高Ⅱ度或Ⅲ度房室传导阻滞且未置入起搏器；⑫活动性心包炎或心肌炎；⑬血栓性静脉炎；⑭近期血栓栓塞；⑮安静时ST段压低或抬高（>2 mm）；⑯严重的可限制运动能力的运动系统异常以及其他代谢异常；⑰如急性甲状腺炎、严重低血钾、高血钾或血容量不足、重度贫血；⑱运动危险分层高危。

三、家庭心肺康复核心内容

与门诊心肺康复方案相同，家庭心肺康复包括全面细致的系统评估和全面的个体化处方，包括：运动处方、药物处方、戒烟处方、营养处方和精神心理处方，以及能启发患者思考的健康教育。

1. 患者评估　家庭心肺康复强调初始评估和阶段评估在医院完成，强调尽可能全面精准，在整个心肺预防康复过程中评估次数推荐至少3次，评估时间点如下：初始评估、1～1.5个月的2次评估和结局评估（见图2.19.2）。规范化评估包括如下三个部分内容：病史、体格检查和心肺功能测试。

（1）病史　既往心血管事件、肺疾病事件、心肺相关危险因素、手术史、并发症情况（例如，精神健康和物质滥用）、当前有无症状（例如，胸痛、呼吸急促和下肢水肿）以及生活方式状态（文化程度、疾病认知、饮食、睡眠、体力活动、烟草和酒精使用习惯、生活质量）。

（2）体格检查　一整套全面综合的以心血管和肺为核心的体格检查，包括双上肢血压和心率、颈动脉杂音、心肺望触叩听、肝脏和腹部血管杂音、双下肢有无浮肿、下肢足背动脉有无搏动、有无呼吸困难、咳痰、咯血等。

（3）心肺功能测试　心肺耐力评估（通常以心肺运动试验或运动平板试验测试最大运动耐力，6 min步行评估患者日常最大活动能力）、肺功能和其他帮助评估心肺健康的内容，包括12导联心电图、静态和动态血压、静息和动态心率、体重指

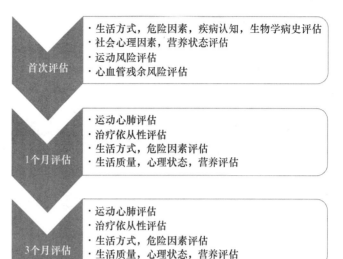

图2.19.2　家庭心肺康复患者评估流程图

数、腰围、腰臀比、血脂、空腹血糖、糖化血红蛋白、虚弱程度（包括神经肌肉状态、平衡和认知功能）、血氧情况等。

2. 心肺康复个体化处方

（1）运动处方/运动训练　家庭心肺康复中如何保证运动训练的安全性、有效性和依从性，目前有2种模式，一种模式为4周心肺康复中心训练后接续家庭运动训练模式，另一种模式为护士电话咨询或电子设备指导下的家庭运动训练模式，其中有3项研究应用心率表监测运动训练过程，有2项研究应用远程心电遥测技术监测运动训练过程，提示心电或心率表监测下的运动训练安全有效。

HBCPR的运动处方构成与CBCPR相同，均包括运动强度、运动形式、运动频率、持续时间和渐进性。HBCPR的运动处方中运动强度和运动频率制定与CBCPR相同，但运动形式和运动时间与CBCPR设计有所不同。其中运动时间应体现渐进性原则，即出院第一周运动时间（不包括热身和整理时间）从每日5～10 min开始，在1～1.5个月逐渐增加至每日40 min运动目标。居家运动康复通常不具备踏车、跑步机和上下肢力量训练仪器，可替代的有氧运动形式有快走、慢跑、爬山、游泳、骑车等，其中快走运动简单易行，推荐作为首选，运动频率推荐每周5～7 d；居家的力量训练形式，可以采用哑铃、弹力带、俯卧撑、蹲马步、撑平板、拱桥运动、抬足跟等训练上肢、下肢和核心肌群的力量，运动频率推荐每周2～3次，隔日1次。

居家运动康复由于没有医务人员监督指导，保证安全性和有效性的前提包括如下2个部分：①要求患者配备居家运动康复心率监测设备。②医务人员应在院内指导患者掌握居家运动康复的技巧，包括如何进行热身和整理运动、如何监测心率和运动强度、如何进行有氧运动、力量训练和柔韧性训练、如何做自我监测、如何识别运动风险和风险自救能力等，医院内运动康复模拟训练至少1次，见图2.19.3。

（2）营养处方/体重管理　大多数CBCPR方案通过教育课程或由营养师提供饮食咨询。HBCR方案中饮食建议，对于没有特殊营养问题（如肥胖、糖尿病或营养不良）的人群，可提供健康餐盘原则性建议，包括：每餐八分饱，食物多样化，低盐和低糖，蔬菜水果占50%，碳水化合物优质蛋白质各占1/4。可通过手机APP、咨询课程、家庭访问、饮食咨询和实践烹饪课程、健康教育资料、网站或智能手机，向患者推送健康饮食的科普知识。对有特殊营养问题的患者，需要请营养师会诊评估和制定营养处方。有关营养建议的具体内容可参考《心血管病患者营养处方中国专家共识》。

（3）精神心理处方/压力管理　既往研究显示，HBCPR同样提供精神心理社会支持或应激管理，在初始评估和随访评估中，包含评估焦虑抑郁、睡眠质量、生活质量的自评量表，量表选择和干预原则可参考《在心血管科就诊患者心理处方专家共识》。家庭心脏康复中患者接受治疗和治疗依从非常重要。动机访谈是以患者为

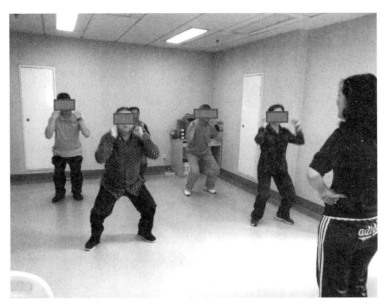

图2.19.3　HBCPR的运动现场

中心，把决定权交给患者，强调患者的自我成长，通过探索和解决患者内心的矛盾和犹豫，来增强内在的改变动机，促使患者自己改变问题行为，是提高患者治疗依从性的重要措施。动机访谈技术的操作原则包括：表达共情、展现冲突、避免争论、处理阻抗、提高自我效能。在家庭心脏预防康复模式中，建议动机访谈技术贯穿始终。

（4）药物处方/治疗安全性、有效性和依从性　药物处方中安全性、有效性和依从性是决定药物治疗效果非常重要的前提。既往研究中并未报告药物治疗依从性对预后的影响，但药物治疗依从性是决定药物治疗有效性的前提。建议家庭心脏预防康复初始和随访评估中，对药物处方如下问题重点关注：是否遵循指南使用药物，危险因素控制是否达标，是否出现药物副作用，有无药物相互作用的风险，患者对药物使用的理解程度。药物处方中其他需要注意的内容可参考《稳定性冠心病患者药物处方专家共识》。

（5）烟草依赖评估和戒烟处方　烟草（包括二手烟和电子烟）是导致心血管疾病发生发展的重要危险因素，有大量证据证实，戒烟是心脏预防康复治疗中的重要组成部分。对吸烟患者应常规评估烟草依赖度，并明确建议戒烟，戒烟干预方法包括药物和非药物治疗，多项研究支持通过家庭参与和移动互联网模式推送戒烟措施，掌握戒烟过程中对患者的心理支持和戒断症状的预判，并提供具体指导措施，具体措施可参考《心血管病患者戒烟干预中国专家共识》。

（6）呼吸康复训练　呼吸康复训练是指为保证呼吸道通畅、提高呼吸肌功能、促进排痰和痰液引流、改善肺和支气管组织血液代谢、加强气体交换效率的训练方法，包括缩唇训练、腹式呼吸训练、呼吸肌训练、排痰训练、吹气球、使用呼吸训练器等。

四、家庭心肺康复有效实施需要注意的环节

家庭心肺康复实施包括3个阶段，分别是建设阶段、实施阶段和质量控制。建设阶段主要包括适应证人群的确定、心肺康复专业团队的建设、家庭心肺康复设置以及心肺康复标准化流程的制定；实施阶段需要考虑转诊流程、工作流程、评估与处方制定流程和患者在家庭的执行能力（即有效性和安全性把控）。家庭心肺康复有效实施，与3个阶段的工作密切相关。

1. 家庭心肺康复建设阶段需要注意的环节　建设阶段主要需要考虑如何选择适应证人群、如何建设HBCPR专业团队、HBCPR康复设置以及心脏预防康复标准化流程的制定。HBCPR适应证人群的优势、困难和解决方法见表2.19.1；家庭心肺康复专业人员的优势、困难和解决方法见表2.19.2；家庭心脏预防康复基础

设置的优势、困难和解决方法见表2.19.3；HBCPR工作流程见图2.19.1，与CBCPR流程完全一致，包括如下内容：心脏预防康复全面评估、心脏预防康复个体化处方、充分健康教育并提供家庭康复资料和设备建议、医院内模拟训练和随访评估及处方更新。

表2.19.1 家庭心肺康复适应证人群的优势、困难和解决方法

适宜人群	优势和困难	解决方法

• 运动危险分层为中危或低危
• 病情稳定后启动HBCPR时间：
  • STEMI急诊再灌注治疗后2周
  • 心脏开胸术后1周
  • PCI术后1周
  • 慢性心力衰竭病情稳定4周
• 其他心血管疾病时间不受限，包括但不限
  于稳定型心绞痛、高血压、肥胖、失眠、
  糖尿病患者
• 慢性阻塞性肺疾病
• 肺动脉高压
• 心脏移植和肺移植
• 胸部外科手术的围手术期物理治疗
	• 优势：患者不受时间、空间、距离、工作和
	  家人时间限制
	• 困难：如何识别出高危患者，如何提高治疗
	  的有效性、安全性和依从性
		• 根据运动危险分层识别高危患者
		• 培养提高患者的自我管理能力
		• 使用远程心率监测工具
		• 使用动机访谈技术和SMART管理技术，提
		  高治疗意愿和依从性

表2.19.2 家庭心肺康复专业人员的优势、困难和解决方法

人员	优势和困难	解决方法
心肺康复医生	优势： 每个岗位1位工作人员即可以开展工作。 困难： • 是否有能力挖掘患者 • 是否有能力识别风险 • 是否有能力预测风险	强调基本技能培训： • 心血管、呼吸专业综合知识 • 心血管、肺影像学知识 • 指南要点掌握 • 五大处方评估和制定 • 动机访谈技术
心肺康复护士，运动治疗师； 可兼职：物理治疗师，心理 师，营养师，药师	• 是否有能力制定科学处方 • 是否有能力把控运动安全 • 是否有能力有效沟通协调	• 心血管、呼吸专业基础知识 • 心电图、胸片识别 • 五大处方基础知识 • 动机访谈技术 • 沟通协调能力

表2.19.3 家庭心肺康复基础设置的优势、困难和解决方法

基础设置	优势和困难	解决方法
场地 评估	优势：不受限于场地大小，因地制宜，有心肺复门诊和 心肺康复评估室，即可开展工作 困难：缺乏整体架构	① 做好功能重建； ② 建立心肺康复门诊和心肺功能评估室； ③ 制定标准化评估流程，评估内容尽可能精准全面
模拟训练	优势：因地制宜，充分利用医院现有空间 困难：没有大型运动器械，治疗设备散在各处	① 使用徒手训练和小器械训练 ② 使用物理治疗技术：体外反搏，中医治疗，物理治疗，睡 眠治疗

2. 家庭心肺康复实施阶段的难点 家庭心肺康复在实施阶段，主要的难点包括：有心肺康复适应证患者是否能接触到心肺康复，如何保证家庭心肺康复的有效性、安全性和依从性。可能的解决措施如下。

（1）建立好院内转诊流程和工作流程 目的是让患者能够及时找到心肺康复治疗，科室同事能够知道如何转诊患者，心肺康复团队之间能够很好配合工作。根据国外研究文献显示，院内有明确的心肺康复转诊流程，尤其是自动转诊流程，可提高参与率和依从性。患者在出院前接触心肺康复，出院后接受心肺康复治疗的比例最高。随着距离发病时间的延长，每延迟1 d，患者接受心肺康复治疗的可能性降低1%。建议在出院前完成患者转诊和首次心肺康复评估以及处方制订，并提供随访方案。

（2）提高患者自我管理能力 医生向患者以明确、科学且通俗易懂的方式介绍心肺康复处方，包括如何在家中进行运动康复，遵从运动处方的重要性，如何自我监测运动效果，如何识别心血管风险，如何在家中自救，并确保患者真正掌握上述知识。同时，在患者回到家中进行心肺康复之前，应在院内至少带领患者完成一次完整的运动康复训练程序，这是保证患者在家中进行心肺康复有效性和安全性的前提。

（3）配备居家运动康复的安全性工具 要求患者准备家庭运动强度监测工具，如心率表或便携式远程心电监测及血氧夹，向患者提供心脏康复健康教育手册和家庭心肺康复日记本，康复日记包括运动康复的日期、运动前后的血压和心率、每次运动达到的Brog分级和心率、有无不适症状等。

（4）心脏预防康复治疗依从性 包括是否坚持治疗，是否坚持有效的运动强度，是否定期评估，是否完成结局评估。治疗依从性是决定心脏康复治疗效果的关键因素，2019年ACC/AHA/AACVPR家庭心脏预防康复专家共识对此提出系统解决方案，详细内容见表2.19.4。

表2.19.4 促进患者接受CR转诊、加入和参与心脏预防康复项目的8项策略

- 出院时自动将所有符合条件的患者转至CR中心
- 在出院前，由心脏预防康复医护人员向住院患者提供CR信息和教育
- 制作一个简短的（5～10 min）宣传视频或手册，介绍CR的价值，并在医院期间向所有住院患者展示
- 在出院时为低至中等风险患者提供HBCPR计划的选择
- 针对不可能参与CR的特定亚群体患者，通过多样化的网络方式参与和完成心脏康复（例如，种族/少数民族、妇女、老年人、农村居民和经济状况不佳的个体）
- 通过移动应用程序、电话、微信、计算机技术或网络方式，提供CR指导、安全性和生活方式监督
- 将药物治疗安全性、有效性和依从性作为CR的质量保证措施
- 定期评估CR对降低心血管风险的效果，包括体育活动/运动耐力

CR：心脏预防康复/二级预防计划；HBCR：以家庭为基础的心脏康复

［经允许改编自：希金斯等人的al75（2018年）。经梅奥医学教育和研究基金会批准，澳大利亚医学杂志拥有版权，经批准改编自：Ades等人的al76（2016年）］

3. 家庭心肺康复质量控制和安全策略

（1）医疗安全规范 ①至少有1次面对面、一对一的患者教育，时间30 min，向患者详细介绍心肺康复处方内容和依从运动处方的必要性；②要求患者每次开始运动康复前、中、后做血压、心率、血氧测量并记录；③要求患者运动康复时携带硝酸甘油，佩戴心率监测设备，并严格按照运动处方进行运动；④要求患者按照预定时间回到医院接受心肺康复评估和更新处方；⑤每一位患者需完成结局评估和分析报告，患者数据应形成电子化档案留存。

（2）患者安全性教育 ①指导患者了解自己在运动康复过程中身体的警告信号，包括胸部不适或其他类似心绞痛症状、轻度头痛或头晕、心律不齐、体质量增加和气喘等；②对于患者出现的身体不适及时给予评估和治疗。患者在运动中若出现如下症状，如胸痛、头昏目眩、过度劳累、气短、出汗过多、恶心呕吐以及脉搏不规则等，应马上停止运动，停止运动后上述症状仍持续，应及时处理。如果感觉到有任何关节或肌肉不寻常疼痛，可能存在骨骼、肌肉的损伤，也应立即停止运动；③强调遵循运动处方运动的重要性，即运动强度不超过目标心率或自感用力程度，并应注意运动时间和运动设备的选择；④强调运动时热身运动和整理运动的重要性，与运动安全性有关；⑤提醒患者根据环境的变化调整运动水平，比如冷热、湿度和海拔变化。

（3）质量控制 家庭心肺康复的获益与心脏康复质量密切相关，因此质量控制非常重要，家庭心肺康复的质量指标可包括以下内容：①家庭心肺康复转诊、加入和完成百分比；②健康行为方式：体育活动、饮食习惯、压力管理、药物依从性和烟草使用；③心血管危险因素：运动能力、血压、血脂水平、血糖控制、烟草使用和体重/组成；④功能能力、生活质量和焦虑/抑郁症状；⑤二级预防：再入院、复发性心血管事件和死亡率。

（4）健康教育 经历急性心脏事件（如急性冠状动脉综合征、经皮冠状动脉介入治疗和心脏开胸手术）或常年受慢性阻塞性肺气肿困扰，以及诱发肺高压或做肺部手术后，大多数患者对自己的疾病和治疗经过并不了解，而不了解疾病以及错误信息的误导，是导致患者治疗不依从和出现焦虑抑郁情绪的直接原因。临床上，多数患者希望了解自己得的什么病，目前接受治疗后效果如何，今后需接受什么治疗，还需注意什么，预后转归

怎么样。既往有3项研究报告对冠心病和心力衰竭患者提供有关症状和体征的健康教育课程，有2项研究对加入HBCPR治疗的患者及其家庭成员，提供健康教育支持课程，具有显著的临床价值。

① 宣教内容 首次健康教育方式建议一对一且面对面，由心肺康复医生或护士执行，内容包括：评估患者的文化程度、理解能力和识字能力，向患者介绍心血管解剖或肺解剖、疾病症状、治疗方法、预后转归和自救方法，介绍心肺康复的价值和治疗方法，包括药物、运动、营养、心理及睡眠、戒烟的相关知识宣教。对运动的不确定和对运动风险的担忧导致患者回避运动，临床医师需向患者解释运动对患者身体有利和可能不利的影响，帮助患者辨别和评估症状与运动的联系。教会患者感觉和观察自己局部和全身性反应（例如心率、呼吸增快、胸痛症状、肌力增加和主观幸福感），学会将症状与客观的运动状态相联系。通过指导患者开始运动，并逐渐增加运动强度，增强患者参与运动的信心。这种启蒙教育将减少患者的焦虑情绪，增强患者在工作、娱乐及日常生活中的体力，促进患者参与和坚持运动。

② 宣教方式 可采取多种渠道，包括新媒体和传统媒体，2017年一项针对大众的健康科普知识获取方式调查显示，倾向获取健康知识的渠道前7名依次是：微信订阅号、专家推送的微信、浏览网页、网络直播媒体、传统电视广播、报纸杂志、医生举办健康教育讲座（如病友会，冠心病俱乐部）。

③ 宣教时机 急性期患者对健康和生命有更多思考，容易接受医务人员提供的各种健康信息，改变不良行为习惯。因此，住院期间对患者进行健康宣教非常重要，包括入院时、介入术前后或开胸术前后、急性心肌梗死病情稳定期、出院前等。不同心血管疾病的健康宣教内容略有不同，建议出院后3个月内完成系统的疾病健康教育。

④ 宣教频率 至少每月1次，每次1～2 h。具体可根据实际情况而定。

（5）如何提供有效的沟通和社会支持 在心肺康复项目中，医务人员和患者之间的沟通、咨询和患者教育至关重要。在心脏预防康复中心模式中，医务人员和患者之间的沟通常常是通过面对面的交流方式解决，而家庭心肺康复则主要是通过电话、短信、微信或基于互联网的方法进行。专病俱乐部是链接心肺康复中心模式或心肺康复门诊与家庭心肺康复的桥梁，是发动广大患者参与度、提高依从性、发挥广大患者自我管理健康及医患互动的创新模式，应加强对专病俱乐部模式在心肺康复中价值的时效性研究。

五、电子技术在家庭心肺康复中的应用

电子技术有扩大心肺康复覆盖面的潜力，有望提高患者的参与积极性，并使患者与医务人员保持沟通成为可能。许多电子技术可在家庭心肺康复的实施中发挥作用，包括网站、邮件、短信、微信、手机应用程序和体动传感器、远程心率、心电、血氧、血压监护和其他健康措施。有3项研究探讨了电子技术设备在家庭心肺康复服务中的价值，包括可穿戴式心率监测、远程便携式心电监护和移动远程监控系统。结果显示，基于电子技术的家庭心肺患者的依从性、运动能力和心率控制均等于或优于接受心肺康复中心模式的患者。人工智能和互联网加技术的发展使获得患者生命体征、体质指标等不受时间和空间的限制，有望实现对患者远程、实时的心血管和运动功能的评估、分析、预警及康复指导，在节省人力、场地、设备和资金的前提下有效实施心血管预防和康复。但仍需要更多的研究来评价电子技术支持的家庭心肺康复是否对项目参与、依从性和远期心血管事件具有长期的有利影响。

结　语

结合家庭心肺康复自由、便捷、主动自我管理的优势，家庭心肺康复将会成为长期坚持心肺康复的主流方式。在中国康复医学会心血管病预防与康复专业委员会胡大一教授等专家的引领下，家庭心肺康复的规范性指导和临床研究证据支持在不断完备，相信我国的家庭心肺康复发展的前景是光明和充满活力的。

（中国医学科学院北京协和医院　丁荣晶　范晓绵　张亚丽）

参考文献

［1］ 赵冬琰, 武亮, 胡菱. 当代心肺康复一体化现状与展望 [J]. 中国老年保健医学杂志, 2018, 16 (1): 13-16.

［2］ Thomas R J, Beatty A L, Beckie T M, et al. Home-Based Cardiac Rehabilitation A Scientific Statement From the American Association of Cardiovascular and Pulmonary Rehabilitation, the American Heart Association, and the American College of Cardiology [J]. Circulation, 2019, 139: 00-00. DOI: 10. 1161/CIR. 0000000000000663.

［3］ 王玉龙, 张秀花. 康复评定技术 [M]. 北京: 人民卫生出版社, 2014: 1-4.

［4］ Brogger J, Bakke P, Eide G E, et al. Comparison of telephone and postal survey modes on respiratory symptoms and risk factors [J]. Am J Epidemiol, 2002 (155): 572-576.

［5］ 中华医学会心血管病学分会. 冠心病康复与二级预防专家共识 [J]. 中华心血管病杂志, 2013, 41 (4): 267-275.

［6］ Tharrett K J, McInnis K J, Peterson J A. Health/fitness facility design and construction. In: ACSM's Health/Fitness Facility Standards and Guidelines[M]. 3rd ed. Champaign, IL: Human Kinetics, 2007: 31-43.

［7］ Thomas R J, Balady G, Banka G, et al. 2018 ACC/AHA Clinical Performance and Quality Measures for Cardiac Rehabilitation: A Report of the American College of Cardiology/American Heart Association Task Force on Performance Measures [J]. J Am Coll Cardiol, 2018, 71 (16): 1814-1837. DOI: 10. 1016/j. jacc. 2018. 01. 004.

［8］ Dalal H M, Zawada A, Jolly K, et al. Home based versus centre based cardiac rehabilitation: Cochrane Systematic Review and Meta-Analysis [J]. BMJ, 2010, 340: b5631. doi: 10. 1136/bmj. b5631.

［9］ Piepoli M F, Hoes A W, Agewall S, et al. ESC Scientific Document Group. 2016 European guidelines on cardiovascular disease prevention in clinical practice: the Sixth Joint Task Force of the European Society of Cardiology and Other Societies on Cardiovascular Disease Prevention in Clinical Practice (constituted by representatives of 10 societies and by invited experts)developed with the special contribution of the European Association for Cardiovascular Prevention & Rehabilitation (EACPR) [J]. Eur Heart J, 2016, 37: 2315-2381. doi: 10. 1093/eurheartj/ehw106.

［10］ 中国康复医学会心血管病专业委员会, 中国营养学会临床营养分会, 中华预防医学会慢性病预防与控制分会, 等. 心血管疾病营养处方专家共识 [J]. 中华内科杂志, 2014, 53 (2): 151-158. DOI: 10. 3760/cma. j. issn. 0578-1426. 2014. 02. 021.

［11］ 中国康复学会心血管病专业委员会, 中国老年学学会心脑血管病专业委员会. 在心血管科就诊患者的心理处方中国专家共识 [J]. 中华心血管病杂志, 2014, 42 (1): 6-13. DOI: 10. 3760/cma. j. issn. 0253-3758. 2014. 01. 003.

［12］ 中国康复医学会心脏康复专业委员会. 稳定性冠心病心脏康复药物处方管理专家共识 [J]. 中华心血管病杂志, 2016, 44 (1): 7-11. DOI: 10. 3760/cma. j. issn. 0253-3758. 2016. 01. 004.

［13］ 心血管病患者戒烟处方中国专家共识专家组. 心血管病患者戒烟处方中国专家共识 [J]. 中华心血管病杂志, 2013, 41 增刊: S10-15.

［14］ Russell K L, Holloway T M, Brum M, et al. Cardiac rehabilitation wait times: effect on enrollment [J]. J Cardiopulm Rehabil Prev, 2011, 31 (6): 373-377. DOI: 10. 1097/HCR. 0b013e318228a32f.

［15］ Cowie A, Thow M K, Granat M H, et al. Effects of home versus hospital-based exercise training in chronic heart failure [J]. Int J Cardiol. 2012, 158: 296-298. doi: 10. 1016/j. ijcard. 2012. 04. 117.

［16］ Varnfield M, Karunanithi M, Lee C K, et al. Smartphone-based home care model improved use of cardiac rehabilitation in postmyocardial infarction patients: results from a randomised controlled trial [J]. Heart, 2014, 100: 1770-1779. doi: 10. 1136/ heartjnl-2014-305783.

［17］ Carlson J J, Johnson J A, Franklin B A, et al. Program participation, exercise adherence, cardiovascular outcomes, and program cost of traditional versus modified cardiac rehabilitation [J]. Am J Cardiol, 2000, 86: 17-23.

［18］ Marchionni N, Fattirolli F, Fumagalli S, et al. Improved exercise tolerance and quality of life with cardiac rehabilitation of older patients after myocardial infarction: results of a randomized, controlled trial [J]. Circulation, 2003, 107: 2201-2206. doi: 10. 1161/01. CIR. 0000066322. 21016. 4A.

第二十章
常见药物对运动的影响

引　言

《中国居民营养与慢性病状况报告（2020年）》指出，我国超重和肥胖问题日益严重，高血压、糖尿病、慢性阻塞性肺病等慢性病的患病率与2015年相比均呈上升趋势，重要原因之一是不健康的生活方式。我国专家根据循证医学证据针对心脏康复提出了运动处方、营养处方、心理处方、戒烟处方和药物处方五大处方概念，旨在强调药物与改变生活方式联合应用在心脏康复中的重要性。呼吸循环系统疾病患者在康复过程中多数需要长期服用药物，因此在运动、药物处方制定过程中需注意运动与药物相互作用导致疾病恶化或增加运动风险。本章针对呼吸循环系统常用药物对运动的影响展开讨论，主要包含常用降压药、调脂药、支气管扩张药等。

第一节　常用降压药对运动的影响

一、β受体阻滞剂

1. β受体阻滞剂的药理学特点　β受体阻滞剂通过抑制交感神经活性、降低心肌收缩力和减慢心率发挥降压作用，根据受体选择性可分为以下3类：非选择性β受体阻滞剂，如普萘洛尔、纳多洛尔；心脏选择性β受体阻滞剂，高度选择性作用于β_1受体对β_2受体作用微弱，如美托洛尔、阿替洛尔、比索洛尔；第三代β受体阻滞剂，兼具α_1和β受体阻滞作用，如奈比洛尔、卡维地洛、阿罗洛尔和拉贝洛尔；另外，某些β受体阻滞剂对β受体有较弱激动作用的具有内在拟交感活性（intrinsic sympathomimetic activity，ISA），如吲哚洛尔。

2. β受体阻滞剂对运动的影响　随着运动强度的增加，交感神经活动增加，循环中的肾上腺素和去甲肾上腺素水平增加。然而，β受体阻滞剂会拮抗交感神经系统及循环中的肾上腺素和去甲肾上腺素，削弱运动引起的生理变化。当β受体阻滞剂抑制心率时，使用目标心率来监测运动强度是有问题的。

（1）β受体阻滞剂对心血管的影响　最大耗氧量（maximal oxygen consumption，$V_{O_2}max$）是衡量运动能力常用的指标之一，其大小与心输出量和动静脉血氧浓度差有关，其中心输出量等于心率乘以每搏输出量。由于长期规律锻炼对人体心脏功能的积极影响，每搏输出量增加、心率（包括静息心率）降低，心输出量和最大摄氧量增加。运动时，随着运动强度的增加，交感神经活性增强、心率增加，然而β受体阻滞剂可以抑制交感神经从而降低心率的增加，因此，使用受体阻滞剂的患者其运动方案的制订不应采用心率为目标，或者将他们的目标心率调低。

研究发现，轻度运动时，具有内在拟交感活性的β受体阻滞剂降低心率的效果较弱；然而高强度的运动时这种差异逐渐减小。对于长期训练的运动员来说，静息心率相对较低，服用含有ISA的β受体阻滞剂较好，可减少心动过缓的可能性。长期研究表明，低、中等强度运动时，具有强ISA的药物对心率的影响可能略低于其他受体阻滞剂，但高等强度运动时，几类受体阻滞剂降低心率的差异很小。另外，长期使用β受体阻滞剂均可以抑制运动时血压的升高，不同类型的受体阻滞剂对运动血压影响的差异很小。

（2）β受体阻滞剂对肺的影响　β受体阻滞剂抑制平滑肌的松弛和细支气管的扩张，降低呼气流速和潮气量，削弱了交感神经兴奋改善的运动通气功能。当服用β受体阻滞剂时，机体通过增加呼吸频率抵消上述消极影响，导致呼吸变快变浅，从而会加重哮喘。因此，β受体阻断剂不适用于患有哮喘或运动性支气管收缩的运动员。

（3）β受体阻滞剂对代谢的影响　高强度运动（通常超过75%的$V_{O_2}max$）时，脂肪氧化速率无法满足能量需求，碳水化合物无氧酵解比例增加。在肌肉细胞中，β_2受体刺激糖原分解、脂解和K^+再摄取，然而β受体阻滞剂不同程度地损害了交感神经刺激脂肪细胞脂解的能力。研究发现，服用普萘洛尔或安慰剂后，以最大工作量的70%运动时，普萘洛尔引起甘油或葡萄糖动员显著减少，血液乳酸和K^+水平升高，这意味着肌肉细胞更依赖无氧代谢。非选择性和心脏选择性药物对脂肪组织有类似的抑制作用，但心脏选择性药物对肌细胞脂解的影响小于非选择性药物。第三代β受体阻滞剂对代谢的影响减弱，与阿替洛尔相比，奈比洛尔对血压有类似的作用，但对甘油和自由脂肪酸的抑制作用较小，并且对脂质或乳酸水平没有显著影响，然而阿替洛尔在治疗24周后导致血糖和血脂水平升高。

（4）β受体阻滞剂对运动耐力的影响　β受体阻滞剂可能降低患者的运动能力。次极量运动时，β受体阻滞剂不影响糖原分解但阻碍脂肪分解，其中非选择性阻滞剂还能减少骨骼肌中的脂肪分解。然而，极量运动时，糖原分解随着肾上腺素水平的升高而降低。另外，β受体阻滞剂阻断了肾上腺素能刺激骨骼肌K^+的再摄取，使血浆K^+水平升高，肌肉K^+的减少是导致疲劳的一个因素。β受体阻滞剂显著降低了正常血压和高血压患者的最大表现和耐力，非选择性β受体阻滞剂比心脏选择性β受体阻滞剂对患者最大运动能力的消极影响更明显。经过一周的阿替洛尔、纳多洛尔或安慰剂治疗后，纳多洛尔比阿替洛尔显著降低耐力，衰竭时间分别降低了6%和4%。在耐力运动中，此种影响可能与β受体阻滞剂对脂肪代谢的负面影响及肌肉细胞的K^+损失有关。

长期使用β受体阻滞剂的患者其最大摄氧量的的改善程度与不服用药物的患者不同。长期服用受体阻滞剂并定期锻炼的人仍然可以得到健康水平的改善，并且第三代β受体阻滞剂如奈必洛尔，对此负面影响的可能性较小。

3. β受体阻滞剂的注意事项　β受体阻滞剂禁用于心动过缓（脉搏小于60次/min）或症状性低血压（血压小于90/60 mmHg）导致头晕、眩晕或昏厥的患者。运动性支气管收缩和哮喘患者也应避免使用β受体阻滞剂，因为尽管心脏选择性阻滞剂对哮喘的潜在危害不如非特异性药物，但心脏选择性药物对肺和外周组织中的β_2受体也有一定的活性。此外，β受体阻滞剂不推荐用于糖尿病患者，若坚持应用应密切监测血糖。因为在胰岛素依赖型糖尿病患者中，β受体阻滞剂可能掩盖低血糖的症状，如血糖过低时发生的心跳加快或震颤。最新研究显示第三代β受体阻滞剂如卡维地洛尔和拉贝洛尔对糖尿病患者较为友好（相对于"不友好的"阿替洛尔和美托洛尔）。

在制定运动处方时，服用β受体阻滞剂的患者应尽量避免以心率为目标。对于此类患者，建议静息心率加20bpm以计算运动期间无氧阈值的心率。在亚急性心肌梗死患者中，卡维地洛治疗并没有显著改变无氧阈下的心率，制定运动处方时可基于心率增加30次/min。

二、利尿剂

1. 利尿剂的药理学特点　利尿剂的主要作用部位是肾脏，通过促进Na^+、Cl^-和K^+等电解质和水的排出实现利尿作用，常用于治疗水肿性疾病，如心力衰竭、肾衰和肝硬化等；也可用于非水肿性疾病，如高血压等。利尿剂可分为袢利尿剂、噻嗪类及类噻嗪类利尿剂、保钾利尿剂、渗透性利尿剂和碳酸酐酶抑制剂5类。循环系统疾病常用的利尿剂有噻嗪类利尿剂，主要作用于远曲小管近端Na^+-Cl^-转运体，如氢氯噻嗪、吲达帕胺等；袢利尿剂，主要作用于髓袢升支粗段Na^+-K^+-$2Cl^-$转运体，如呋塞米、托拉塞米等；保钾利尿剂，主要作用于远曲小管远端和集合管，如螺内酯等。

2. 利尿剂对运动的影响　利尿剂的使用可能导致容量的减少和电解质的流失两个问题。这两个问题都与运动密切相关，当机体容量不足时，尽管循环系统可以做出适应性的改变，但是机体的散热能力会受到损害，导致温度调节障碍；利尿剂和运动都会导致电解质的流失，电解质紊乱不仅增加心律失常的风险，并且可能降低运动耐力。

（1）利尿剂对温度调节的影响　运动时体温调节机制主要有两种：辐射散热和蒸发散热。运动时机体血液重新分布，内脏血管收缩，肌肉和外周血管舒张，血液从内脏流向骨骼肌和皮肤，热量通过皮肤表面辐射散热，此种散热方法依赖于环境温度，当气温较高时散热效果较差；剧烈运动时尤其在环境温度较高时，汗液大量增加，血液流向体表增加出汗的速度，汗液从皮肤表面蒸发时带走热量，这种蒸发散热模式是运动过程中散热的主要机制。

长期服用利尿剂的患者血容量维持稳定，但非法使用利尿剂的运动员则会短期内血容量急剧减少。利尿剂和汗液蒸发的双重作用导致血容量短时间内急剧下降，回心血量减少，运动时的心血管系统压力增加；血浆容量减少约10%会降低每搏量、心输出量和$V_{O_2}max$。为了维持心输出量和血压，心率加快，动脉收缩，导致流向皮肤的血液减少，出汗量减少，最终辐射散热和蒸发散热均减弱，体温升高，甚至出现热衰竭或死亡。

（2）利尿剂对运动能力的影响　长期服用利尿剂影响运动表现的相关研究很少，但研究发现短期使用利尿剂会降低运动耐力，原因可能与利尿剂导致的脱水以及电解质紊乱有关。

脱水本身会影响运动表现。在运动过程中，热应激会引起脱水，短期使用利尿剂则会进一步加重脱水。运动热应激引起的脱水会导致运动表现变差，即使补充水分后运动表现仍低于对照组。研究发现，脱水时无氧运动能力显著降低。脱水运动员在跑步机运动时，最大速度降低6.5%，最大耗氧量降低6.7%，运动至疲劳状态的持续时间显著减少12.4%。

利尿剂导致的脱水比运动热应激引起的脱水更加阻碍运动表现。在一项研究，运动员被分为呋塞米组、蒸桑拿组和减少液体摄入组以及运动对照组，研究对象通过不同方法减少4%的体重，与运动治疗组相比，因利尿剂或桑拿而缺水的组的$V_{O_2}max$显著降低。

短期使用利尿剂可影响长时间运动的运动耐力，可能与利尿剂引起的K^+的流失及血容量减少有关。长期规律运动使水分从血管外流入血管内，血浆体积增加，从而形成运动性高血容量。血浆体积的扩大是运动带来的有益适应，有助于改善心血管功能和体温调节能力，然而利尿剂的使用消减了运动锻炼带来的益处。研究发现，使用呋塞米的运动员其血浆体积减小约10%，1500 m的跑步时间未受影响，但5000 m和10 000 m的成绩明显下降。室内跑步机运动中发现，极量和次极量运动时V_{O_2}未受影响，但利尿剂组的运动至疲劳的平均时间显著减少。由此可见，利尿剂可能损害长时间运动中的运动耐力。

3. 利尿剂的注意事项　利尿剂被广泛用于治疗高血压和其他心血管疾病，其常见副作用与血容量减少和电解质紊乱有关，如尿频、头晕、脱水、恶心、呕吐、低钠血症、低钾血症、疲劳、心律不齐等。老年人、参与运动的高血压患者和使用利尿剂的运动员均是需要关注的特殊人群，建议定期监测电解质。老年人由于肝肾功能衰退、饮食习惯较差等，上述副作用的发生风险较高；而服用利尿剂的高血压患者和运动员，应注意运动过程中出现脱水、中暑（尤其是炎热潮湿条件时）、抽筋和心律失常等不良事件，以及利尿剂对运动持续时间的潜在损害，可备有含有电解质的水果或运动饮料。

三、其他降压药

1. 其他降压药的药理学特点　除了上述β受体阻滞剂和利尿剂被广泛用于心血管疾病的治疗外，血管紧张素转换酶抑制剂（angiotensin-converting enzyme inhibitors，ACEI）、血管紧张素受体拮抗剂（angiotensin receptor blockers，ARB）、钙通道阻滞剂（calcium channel blockers，CCB）和α受体拮抗剂也是心血管疾病常用的治疗药物。

ACEI和ARB均作用于肾素-血管紧张素系统。ACEI可有效降低血管紧张素转化酶的活性，减少血管紧张素Ⅱ的生成而降低外周阻力，对心输出量或心率几乎没有影响，常见药物有卡托普利、依那普利、贝那普利和赖诺普利等。另外，ACEI类药物被推荐用于慢性肾脏病、糖尿病方等患者，这些药物被认为可以降低毛细血管压力，因为此类药物可以改善肾脏血流动力学，并抑制血管紧张素Ⅱ对心肌重塑的作用。ARB通过阻断血管紧张素Ⅱ与AT_1受体的特异性结合，降低外周阻力发挥降压作用，其疗效与ACEI相似，常见药物如缬沙坦、氯沙坦等，这些药物现在被广泛用于高血压、充血性心力衰竭，某些药物已被批准用于糖尿病肾病和心肌梗死等。与ACE抑制剂相比，ARB对血管紧张素Ⅱ活性的抑制更完全，并且对缓激肽活性没有影响。ACEI通常是一线选择，如果患者无法耐受如出现干咳，可选择ARB替代。

CCB类药物通过阻断钙离子通道，减缓钙离子进入细胞的速度，使肌纤维收缩减少，血管平滑肌松弛，血管舒张，外周血管阻力降低；钙通道阻滞也会导致心肌收缩力的减少和心脏负荷的降低。主要分为二氢吡啶和非二氢吡啶类，常见二氢吡啶类药物有氨氯地平、硝苯地平，非二氢吡啶类药物有维拉帕米和地尔硫卓。不同类型钙通道阻滞剂对心肌、房室结和窦房结以及血管平滑肌影响不同。维拉帕米比二氢吡啶类药物对心脏功能的抑制程度更大，其对心肌细胞、房室结和窦房结的抑制作用，可导致心率轻度下降，心输出量减少。二氢吡啶类药物对血管肌肉细胞的松弛作用比维拉帕米或地尔硫卓更有效。地尔硫卓的活性介于维拉帕米和硝苯地平之间。CCB通过阻断钙内流导致动脉壁平滑肌细胞松弛，降低外周阻力降低血压。钙通道阻滞剂对骨骼肌几乎没有影响，因为与使用细胞外钙的平滑肌不同，骨骼肌使用储存在肌浆网中的细胞内钙进行兴奋-收缩耦合。在骨骼肌受到刺激后，钙从这些细胞内储存物中释放出来，开始收缩。

α受体阻滞剂通过抑制去甲肾上腺素刺激血管平滑肌上的α_1受体从而抑制血管收缩和血压升高，常见药物如哌唑嗪和多沙唑嗪。目前是治疗高血压的二线药物，常用于治疗嗜铬细胞瘤引起的继发性高血压和血液循环不良等疾病。

2. 其他降压药对运动的影响

（1）ACEI/ARB对运动的影响　ACEI/ARB类药物对心脏有保护和修复功能，运动使其对心血管的有益作用得到增强。并且此类药物对交感神经系统没有影响，虽然其可能对运动耐力有潜在损害，但影响弱于β受体阻滞剂。ACEI/ARB类药物可以降低静息状态下的血压，并缓和运动过程中血压的升高。研究发现，9名高血压患者服用卡托普利7 d，进行次极量运动试验，血液中的去甲肾上腺素和肾上腺素水平的上升程度与对照组无差异，2组研究对象在休息和运动时血压均得到控制，并且心率无显著差异。关于ACEI/ARB类药物与运动表现的相关研究发现，ACEI抑制剂西拉普利可降低静息和握力等距运动时的总外周阻力，极量运动水平和乳酸浓度基本不受影响。另一项研究发现，ACEI卡托普利对极量运动过程中的血压和心率以及最大负荷和最大摄氧量几乎没有影响，而β受体阻滞剂阿替洛尔使上述指标均显著降低。在次极量耐力测试中，两种药物都缩短了运动时间，但阿替洛尔的缩短时间更大。

ARB类药物相对CCB类药物可能对运动的高血压患者提供保护作用。此类药物对心脏和血管重塑的有益作用可能会随着定期有氧运动而增强，并且对能量代谢基本没有负面影响。研究表明，服用此类药物的运动持续时间可能会有所减少，但不会达到β受体阻滞剂所观察到的程度。研究比较了ACEI和CCB对高血压患者运动期间的炎症和血栓反应的影响，结果发现血压稳定后6个进行极量跑步机运动试验，ACEI组在休息和最大运动时的运动性炎症标志物更少。

（2）ACEI/ARB与骨骼肌减少症　骨骼肌减少症是由于Ⅱ型骨骼肌纤维和整体肌肉质量的丧失而导致的骨骼肌力量的进行性损害。最新研究发现，ACEI/ARB类药物对肌少症存在潜在益处。肾素-血管紧张素系统可调节骨骼肌的灌注和再生能力。应激激素升高会增加血管紧张素Ⅱ，通过AT_1受体使机体发生肌肉萎缩疾病和肌少症。血管紧张素受体阻滞剂阻断AT_1受体可以改善肌肉重塑，防止废用性萎缩。当血管紧张素被抑制时，第二种酶（ACE2）产生更短的血管紧张素片段，称为血管紧张素（1-7），它结合并刺激AT_2受体和Mas受体而不是AT_1受体从而刺激肌肉细胞的生长。此外，ACEI对AT_1受体的阻断会导致血管紧张素Ⅱ的增加（机体通过制造更多的血管紧张素Ⅱ来补偿被阻断的受体），并可能溢出来增加AT_2受体的活性。因此，ACEI/ARB类药物有治疗肌少症的潜力，因为它们减缓或阻断AT_1受体的功能，并促进AT_2受体的活性。一项老年人群的试验发现，氯沙坦不影响单次重阻力运动后肌肉纤维中的卫星细胞的数量，但降低了抑制肌肉生长的特异性激素肌生成素的表达。ACEI/ARB类药物相关研究仍在继续，可能为肌肉萎缩疾病和肌少症提供一种治疗方法。

（3）CCB对运动的影响　钙通道阻滞剂可以抑制运动时的血压，其程度与静息时的血压相似，但不会改变运动或最大运动时的正常血流动力学反应，且对脂肪或碳水化合物代谢的影响也很少。患者服用CCB类药物并维持有规律的锻炼计划，可获得积极有益的效果。钙通道阻滞剂中，氨氯地平被广泛用于治疗高血压，研究发现，正常人服用氨氯地平两周后，其静息心率以及运动时的血压和儿茶酚胺反应均不受影响，在无氧运动或极量运动时的摄氧量也无显著变化。高血压患者的研究发现，服用氨氯地平11个月后可降低极量运动和长时间次极量运动的静息和运动血压均降低，而心率没有变化，且不影响V_{O_2}和游离脂肪酸、血乳酸或血糖浓度。地尔硫卓和拉西地平也表现出相同的结果。

氨氯地平可提高心绞痛患者的运动能力。当心脏供血不足以满足氧气需求时，会发生心绞痛。在运动时耗氧量增加，则引起运动性心绞痛。维拉帕米对心脏抑制作用可减少心脏的氧气需求，从而减轻心绞痛。研究发现，服用氨氯地平的心绞痛患者心肌缺血程度较低，这与该药降低全身阻力和改善心脏血流增加心脏供氧有关。与安慰剂组相比，服用10 mg氨氯地平的患者到心绞痛发作时的运动时间增加了48%，总运动时间增加了31%，每周心绞痛发作的次数也更少。另有研究表明，单独服用氨氯地平的患者左心室功能可有轻微改善，运动耐量和生活质量方没有显著差异，但是运动联合氨氯地平比单独药物治疗更能减少左室肥厚。

（4）α受体阻滞剂 α受体阻滞剂可降低运动舒张压，但对心输出量影响不大。大多数研究报告显示其对乳酸浓度、V_{O_2}、持续时间或运动表现几乎或没有影响。近年来，随着ACEI/ARB等新药物的引入，此类药物作为高血压治疗的作用已经被掩盖，其是否可能产生其他的有益影响仍需进一步研究。

3. 其他降压药的注意事项 ACEI/ARB类药物对运动中的心率、氧气利用以及能量代谢没有负面影响，并且对肌肉减少症或肌肉萎缩疾病的治疗可能有积极影响，但需注意的是妊娠妇女禁用，因为它们有致畸的潜力。另外，ACEI可引起干咳和血管性水肿。血管性水肿类似于荨麻疹，但在皮肤下面的真皮深处迅速肿胀，通常在眼睛和嘴唇周围，可能与缓激肽有关。这些副作用在ARB中不那么明显。

CCB可以控制运动和静息血压，而不会对心率、运动能力或新陈代谢产生负面影响。此类药物的副作用通常与钙通道阻断有关。过度抑制钙内流会导致严重的心脏问题，包括心动过缓、心脏骤停或充血性心力衰竭，其他毒性较小的副作用，通常不需要停止治疗，如恶心、头晕、水肿和便秘等。

α受体阻滞剂最常见的副作用时首剂现象，如恶心、头晕、头痛、心悸、嗜睡、体位性低血压，通常在几次剂量后可好转，因此建议在睡前服用此药。当患者维持坐姿一段时间后突然站立时可能发生体位性低血压导致头晕或昏厥，服药后尽量避免突然的体位改变，以防发生摔倒。

第二节 调脂药对运动的影响

一、调脂药的药理学特点

降脂药主要用于降低血液中的低密度脂蛋白（low density lipoprotein，LDL）和甘油三酯水平，常见的有他汀类、贝特类和烟酸类三类药物。他汀类药物阻断HMG-CoA还原酶，降低胆固醇的生成，降低LDL的形成，由此增加向肝脏反向运输胆固醇导致高密度脂蛋白水平的增加。烟酸能抑制脂肪组织中的脂肪酶活性，减少游离脂肪酸的释放，减缓血液中脂蛋白的形成，还能有效地增加高密度脂蛋白。贝特类能刺激脂蛋白脂肪酶（在脂蛋白中水解甘油三酯的酶）的活性，并增强富含甘油三酯颗粒的分解代谢，从而有效降低甘油三酯，但对降低低密度脂蛋白和或增加高密度脂蛋白的作用较小。

二、调脂药对运动的影响

1. 运动与血脂 长期运动可以增加脂蛋白脂肪酶的表达、数量和活性。脂蛋白脂肪酶的增加导致血浆甘油三酯减少、低密度脂蛋白减少和高密度脂蛋白增加。有氧运动中加入阻力训练可以增强对血脂的改善，从而防治动脉粥样硬化等心血管疾病。运动和许多药物干预在冠心病二级预防、中风后康复、心力衰竭治疗和糖尿病预防方面的益处是相似的。

运动可以降低甘油三酯，而饮食联合运动可降低低密度脂蛋白、总胆固醇和甘油三酯。高度训练受试者与久坐对照组相比，甘油三酯、总胆固醇和低密度脂蛋白含量显著降低，并且总胆固醇与高密度脂蛋白的比值有所改善，其中耐力运动员的总胆固醇与高密度脂蛋白比值改善更加明显。

低强度的有氧运动中机体更多利用脂肪代谢产生的能量，而在高强度的无氧运动中则更加依赖碳水化合物。随着次最大运动的进行，血液中游离脂肪酸的浓度增加，显示出对脂解的依赖。因此，在运动中找到强度和能量消耗之间的平衡可能是改变脂蛋白谱的重要因素。研究发现，相对较短的时间内进行高强度短暂间歇运动（如 HIIT 方案）可以改善血脂水平。与低能量消耗相比，高能量消耗点的运动更加能改善高密度脂蛋白水平。中等强度（50%～75% 1RM）阻力运动试验中同样观察到高密度脂蛋白增加。

2. 降脂药对运动的影响　综上所述，脂质调节剂均可以不同程度地改变血脂，另外运动和饮食控制也可改善血脂水平而预防动脉粥样硬化的发生。当饮食控制和运动不足以使血脂水平控制在目标范围内，则需要添加药物治疗。因此，保持良好的饮食习惯和规律的体育锻炼可以减少对药物的需求或剂量。

目前，降脂药物与运动能力的研究有限。较早的研究发现，分别服用他汀类（辛伐他汀）、贝特类（吉非尔齐）和烟酸类（阿昔莫司）5 d 后进行 50% 最大摄氧量运动，与安慰剂相比，他汀类药物组运动时的血液游离脂肪酸水平没有差异，贝特类表现出降低运动时血液游离脂肪酸水平的趋势，但没有统计学意义，阿昔莫司则显著降低游离脂肪酸的动员，这与之前报道的其抑制脂肪细胞脂肪酶活性的结果类似，在总脂肪氧化和甘油浓度方面也观察到类似的结果（他汀类药物对脂肪氧化供能没有影响，贝特类影响轻微但不显著降低，阿昔莫司显著降低脂肪氧化供能）。另一项研究则发现，血脂正常的健康志愿者在运动试验前分别服用他汀（氟伐他汀）、贝特（贝扎贝特）或安慰剂 21 d，他汀（氟伐他汀）和安慰剂治疗在脂肪氧化方面没有差异，然而贝扎贝特（贝扎贝特）治疗后脂肪氧化量显著降低。因此，调脂药物是否会影响脂肪代谢而导致运动中的过早疲劳仍需进一步研究

最近研究对他汀类药物治疗后肌病产生了关注。研究认为他汀类药物对运动时骨骼肌的能量消耗如脂肪酸氧化率、$V_{O_2}max$ 或厌氧阈值没有影响。但是，他汀类药物治疗可能会干扰训练，因为肌肉不适可能导致依从性降低。他汀类药物联合规律运动比单独服药或运动更有助于降低全因死亡率，并且运动强度是改善血脂水平及预防心血管疾病风险的要素之一，然而，高强度的运动联合服用他汀类药物的安全性是一个问题。他汀类药物作用于肌肉的许多机制已被提出，线粒体的损害以及胆固醇中间体（如糖蛋白、辅酶 Q）的生成减少可能是肌病的原因。

3. 调脂药的注意事项　为降低血管疾病发生风险，保持合理的血脂水平是必要的。在保证健康的生活习惯的基础上，如戒烟、控制饮食和规律锻炼，血脂仍然升高，则需要配合药物治疗。肌肉疼痛，是一种他汀类药物与剧烈运动无关的副作用，患者可逐渐耐受或通过减少剂量缓解症状，若无法耐受则需停用。血浆肌酸激酶是衡量肌肉损伤的指标，一般来说，不锻炼的人与长期进行体育锻炼人相比，运动后血液中的血浆肌酸激酶水平相对较高，身体状况不佳、体重超标的人在开始锻炼时可能会出现肌肉损伤和疼痛。对于此类服用降脂药的患者，应该密切监测剧烈运动时的相关症状。烟酸和贝特类通常较为安全且耐受性良好。

第三节　呼吸系统药物对运动的影响

一、呼吸系统药物的药理学特点

关于呼吸系统药物与运动相互作用的相关研究较少，本章只讨论目前已有研究的常用药物，如支气管扩张药、抗炎药和茶碱类药物。支气管扩张药物包含 β_2 受体激动剂和 M 受体阻断剂，分别通过模拟交感神经输入或拮抗副交感神经输入舒张气管平滑肌；抗炎药物包含糖皮质激素和肥大细胞稳定剂，分别通过模仿肾上腺皮质激素（如皮质醇）的抗炎作用和减缓肥大细胞释放组织胺或拮抗组织胺受体来抑制过敏反应。茶碱类药物通过阻断腺苷在过敏原刺激中的促炎作用被用于哮喘和慢性阻塞性肺病的长期治疗。

二、呼吸系统药物对运动的影响

1. 吸入β₂受体激动剂对运动的影响 β₂受体在骨骼肌中也普遍存在，主要控制骨骼肌中甘油三酯的分解，运动可增加β₂受体在骨骼肌中的表达。由于吸入用β₂激动剂全身生物利用度相对较低，极量运动时，内源性儿茶酚胺处于高水平状态，急性吸入β₂激动剂的附加作用是难以凸显，并且研究发现吸入性β₂激动剂治疗数周后会产生耐受性，因此吸入性β₂激动剂的能源效应是有限的。一项大型荟萃分析表明，β₂激动剂以推荐剂量吸入时不能提供能源性益处，大剂量吸入沙丁胺醇对健康运动男性的摄氧量或有氧能力没有急性影响，即使每天服用沙丁胺醇的剂量达到世界反兴奋剂组织（world anti-doping agency，WADA）允许的上限，也并不能提高5 km跑步的成绩。

然而，β₂激动剂特布他林可提高训练后男性的肌肉力量和短跑表现。研究发现，高剂量吸入特布他林15 mg，受过中等训练的男性进行10 s冲刺运动时，可增加能量输出，这与糖原分解和糖酵解速率增加相关，表明特布他林可能延缓肌纤维的疲劳。然而，在另一项研究中，超生理极量口服特布他林并没有改变非哮喘运动员的摄氧。沙丁胺醇、沙美特罗和福莫特罗按允许剂量吸入时，游泳运动的冲刺表现和最大自主收缩能力得到改善。然而，在力竭游泳中的运动表现没有得到改善。WADA认为可以允许吸入低于指定剂量的β-2激动剂并需要监测尿液中的药物浓度预防滥用。

2. 全身性β₂受体激动剂对运动的影响 慢性全身性β₂激动剂可对骨骼肌能源利用产生影响。口服沙丁胺醇对短跑运动有机能增进的影响，伴有血乳酸浓度明显更高，并且急性治疗比3周治疗更有效。长效β₂激动剂福莫特罗比沙美特罗更能够引起骨骼肌肥厚和轻微心脏肥厚，这可能与肌肉蛋白质合成增加和肌肉蛋白质降解减少有关，此类药物也可能因为引起心肌肥厚导致心脏功能障碍。

克伦特罗可能用于人类肌肉萎缩性疾病，然而，长期使用克伦特罗或其他β₂激动剂可导致快骨骼肌纤维肥大，并对慢骨骼肌纤维产生毒性作用，这可能是由于影响钙稳态。研究发现，克伦特罗注射治疗14 d后，静坐的大鼠尽管肌肉质量增加，出现快骨骼肌细胞的表型变化，但表现出更快的疲劳。盐酸克伦特罗治疗的大鼠与8周进行性等距力运动的大鼠比较，二者均可导致肌肉质量的增加，并诱导肌纤维从慢到快的表型变化，但不增加糖酵解酶的活性。

3. 其他呼吸系统药物对运动的影响 异丙托溴铵对哮喘患者和健康人的心脏、肺和其他运动参数均无影响。白三烯拮抗剂可治疗运动性支气管收缩，无机能增进效果且不影响心率或V_{O_2}。肥大细胞稳定剂对优秀运动员的最大摄氧量也无影响。

目前无相关研究表明吸入性糖皮质激素对心血管、代谢或运动时的肺功能有影响。然而，其可能通过下丘脑-垂体-肾上腺轴（hypothalamic-pifuitary-adrenal axis，HPA）轴产生全身性影响。研究表明，健康男性经过两周的吸入皮质激素（每天2次氟替卡松）治疗后，进行以大约70%的最高工作效率进行了30 min自行车运动，与对照组相比，皮质醇、促肾上腺皮质激素和生长激素对运动的响应变弱。因此，儿童和运动员长期使用吸入糖皮质激素应受到监测。

茶碱以剂量依赖的方式抑制运动诱导的支气管狭窄，同时可增加循环中肾上腺素的水平，促进游离脂肪酸动员，增加心输出量，刺激中枢神经系统，因此茶碱具有一定的机能增进性。此外，茶碱具有利尿作用，并减少红细胞生成素的产生等。茶碱类药物虽然增加静息心率，但对运动心率影响不大，并且该药物对非哮喘患者的V_{O_2}没有影响，因此茶碱对运动的影响是以上作用的综合。

三、呼吸系统药物的注意事项

β₂激动剂可诱发骨骼肌震颤，除此之外副作用有头痛、焦虑、恶心和心律失常。全身β₂激动剂可影响骨骼肌功能，并对心脏有负面影响。全身长效β₂激动剂可能具有兴奋剂作用，许多运动员因克伦特罗阳性而未通过药检。抗胆碱能药会增加心率，导致视力模糊。一些抗组胺药引起的嗜睡会影响运动表现，当与酒精混合时，情况会恶化。长期使用高剂量的皮质激素可能会影响骨密度。然而，运动对骨密度有好处，所以在吸入低剂量的维持治疗中，运动有助于减少并发症。吸入糖皮质激素的其他副作用包括鼻腔刺激和可能的鼻出血（鼻出血）。茶碱存在潜在副作用，因为其治疗窗口相对狭窄，高剂量茶碱可导致厌食、恶心、头痛、焦虑、心律失常和可能的癫痫发作，应密切监测血药浓度。

结　语

常用降压药均可以降低运动血压，其中β受体阻滞剂可降低运动心率，应尽量避免使用目标心率监测运动强度，并且不适用于患有哮喘或运动性支气管收缩的运动员。另外，此类药物可能影响运动时的能量代谢，对运动能力可能具有损害作用，第三代β受体阻滞剂对代谢的影响较弱。尽管如此，长期服用β受体阻滞剂并定期锻炼仍可得到健康获益。利尿剂由于对血容量和电解质的影响，可增加运动时体温调节障碍和电解质紊乱的风险，并可能影响长时间的运动耐力，老年人、运动员及运动爱好者需密切关注运动中的不适症状。ACEI/ARB和CCB类药物对高血压患者有潜在的保护作用，并且对运动能力和运动中的能量代谢无显著影响。α受体阻滞剂对运动也无显著影响，但需注意防范运动时发生体位性低血压。

三类降脂药物对运动功能的影响各不相同，他汀类药物对脂肪氧化供能无影响，贝特类轻微或显著降低脂肪氧化目前仍存在争议，烟酸类则显著阻碍了脂肪氧化供能。另外，他汀类药物治疗后肌病可能会干扰运动训练，如何合理联合使用他汀类和高强度运动仍需进一步研究。

目前研究认为，异丙托溴铵、白三烯拮抗剂、肥大细胞稳定剂和茶碱类药物对运动无明显影响。吸入用糖皮质激素弱化了运动过程中HPA轴中各类激素的应激变化，运动过程中此类药物的应用应受到监测。吸入用β_2激动剂具有提高运动能力的作用，此类药物受到WADA的监管，应注意避免运动员的滥用。尽管全身性β_2激动剂具有机能增进作用，但应注意其对骨骼肌和心脏的负面影响。

（首都医科大学附属北京胸科医院　李茜茜）

参考文献

[1] Van Baak M, BÖhm R, Arends B, et al. Long-term antihypertensive therapy with beta-blockers: submaximal exercise capacity and metabolic effects during exercise [J]. International Journal of Sports Medicine, 1987, 8 (5): 342-347.

[2] Badar V, Hiware S, Shrivastava M, et al. Comparison of nebivolol and atenolol on blood pressure, blood sugar, and lipid profile in patients of essential hypertension [J]. Indian Journal of Pharmacology, 2011, 43 (4): 437-440.

[3] Van Bortel L, Van Baak M. Exercise tolerance with nebivolol and atenolol [J]. Cardiovascular Drugs and Therapy, 1992, 6 (3): 239-247.

[4] Nemoto S, Kasahara Y, Izawa K, et al. Effect of carvedilol on heart rate response to cardiopulmonary exercise up to the anaerobic threshold in patients with subacute myocardial infarction [J]. Heart and Vessels, 2019, 34 (6): 957-964.

[5] Caldwell J, Ahonen E, Nousiainen U. Differential effects of sauna-, diuretic-, and exercise-induced hypohydration [J]. Journal of Applied Physiology: Respiratory, Environmental and Exercise Physiology, 1984, 57 (4): 1018-1023.

[6] Webster S, Rutt R, Weltman A. Physiological effects of a weight loss regimen practiced by college wrestlers [J]. Medicine and Science in Sports and Exercise, 1990, 22 (2): 229-234.

[7] Convertino V. Blood volume: its adaptation to endurance training [J]. Medicine and Science in Sports and Exercise, 1991, 23 (12): 1338-1348.

[8] Van BaakK M, Koene F, Verstappen F, et al. Exercise performance during captopril and atenolol treatment in hypertensive patients [J]. British Journal of Clinical Pharmacology, 1991, 32 (6): 723-728.

[9] Liakos C, Vyssoulis G, Michaelides A, et al. The effects of angiotensin receptor blockers vs. calcium channel blockers on the

acute exercise-induced inflammatory and thrombotic response [J]. Hypertension Research: Official Journal of the Japanese Society of Hypertension, 2012, 35 (12): 1193-1200.

[10] Heisterberg M, Andersen J, Schjerling P, et al. Effect of Losartan on the Acute Response of Human Elderly Skeletal Muscle to Exercise [J]. Medicine and Science in Sports and Exercise, 2018, 50 (2): 225-235.

[11] Taylor S. Usefulness of amlodipine for angina pectoris [J]. The American journal of cardiology, 1994, 73 (3): 28A-33A.

[12] Igarashi Y, Nogami Y. Response of Lipids and Lipoproteins to Regular Aquatic Endurance Exercise: A Meta-Analysis of Randomized Controlled Trials [J]. Journal of Atherosclerosis and Thrombosis, 2019, 26 (1): 14-30.

[13] Head A, Jakeman P M, Kendall M J, et al. The impact of a short course of three lipid lowering drugs on fat oxidation during exercise in healthy volunteers [J]. Postgrad Med J, 1993, 69 (809): 197-203.

[14] Eagles C J, Kendall M J, Maxwell S. A comparison of the effects of fluvastatin and bezafibrate on exercise metabolism: a placebo-controlled study in healthy normolipidaemic subjects [J]. Br J Clin Pharmacol, 1996, 41 (5): 381-387.

[15] Thompson P D, Parker B. Statins, exercise, and exercise training [J]. J Am Coll Cardiol, 2013, 62 (8): 715-716.

[16] Bonetti P, Lerman L, Napoli C, et al. Statin effects beyond lipid lowering--are they clinically relevant? [J]. European Heart Journal, 2003, 24 (3): 225-248.

[17] Pluim B, De Hon O, Staal J, et al. β_2-Agonists and physical performance: a systematic review and meta-analysis of randomized controlled trials [J]. Sports Medicine (Auckland, NZ), 2011, 41 (1): 39-57.

[18] Dickinson J, Hu J, Chester N, et al. Acute impact of inhaled short acting b2-agonists on 5 km running performance [J]. Journal of Sports Science & Medicine, 2014, 13 (2): 271-279.

[19] Kalsen A, Hostrup M, Soderlund K, et al. Inhaled Beta2-Agonist Increases Power Output and Glycolysis during Sprinting in Men [J]. Med Sci Sports Exerc, 2016, 48 (1): 39-48.

[20] Sanchez A, Borrani F, Le Fur M, et al. Acute supra-therapeutic oral terbutaline administration has no ergogenic effect in non-asthmatic athletes [J]. European Journal of Applied Physiology, 2013, 113 (2): 411-418.

[21] Kalsen A, Hostrup M, Bangsbo J, et al. Combined inhalation of beta2 -agonists improves swim ergometer sprint performance but not high-intensity swim performance [J]. Scand J Med Sci Sports, 2014, 24 (5): 814-822.

[22] Sanchez A M, Collomp K, Carra J, et al. Effect of acute and short-term oral salbutamol treatments on maximal power output in non-asthmatic athletes [J]. Eur J Appl Physiol, 2012, 112 (9): 3251-3258.

[23] Ryall J, Sillence M, Lynch G. Systemic administration of beta2-adrenoceptor agonists, formoterol and salmeterol, elicit skeletal muscle hypertrophy in rats at micromolar doses [J]. British Journal of Pharmacology, 2006, 147 (6): 587-595.

[24] Ryall J, Schertzer J, Murphy K, et al. Chronic beta2-adrenoceptor stimulation impairs cardiac relaxation via reduced SR Ca2 +-ATPase protein and activity [J]. American Journal of Physiology Heart and Circulatory Physiology, 2008, 294 (6): H2587-2595.

[25] Dodd S L, Powers S K, Vrabas I S, et al. Effects of clenbuterol on contractile and biochemical properties of skeletal muscle [J]. Med Sci Sports Exerc, 1996, 28 (6): 669-676.

[26] Mounier R, Cavalie H, Lac G, et al. Molecular impact of clenbuterol and isometric strength training on rat EDL muscles [J]. Pflugers Arch, 2007, 453 (4): 497-507.

[27] Schwindt C D, Zaldivar F, Eliakim A, et al. Inhaled fluticasone and the hormonal and inflammatory response to brief exercise [J]. Med Sci Sports Exerc, 2010, 42 (10): 1802-1808.

第三部分

心肺康复和物理治疗评估

第二十一章
心脏康复概论

引　言

根据美国心脏协会的定义："心脏病患者的康复需要整合性的介入治疗，以确保他们恢复到最佳的生理、心理及社会状态，所以慢性或亚急性的心脏病患者可以通过自己的努力，在社会中维持或恢复适当功能，并经由健康行为的改善，推迟或逆转疾病的进展。"因此，心脏病患者需要全方位的治疗策略，其宗旨在于帮助患者在疾病进程的限制范围内，尽可能长时间地恢复积极和富有生活质量的生活。心脏康复内容包括：个体化的有氧运动训练、危险因素纠正、心理和职业咨询。以规律运动配合血压、血脂控制、血糖控制、戒烟、摄取均衡营养、体重控制等，来达到下列目标：①帮助患者达到最佳生理、心理、社会、职业和休闲娱乐状态；②预防潜在动脉粥样硬化进程的恶化；③降低再心肌梗死和猝死的风险；缓解心绞痛。

根据文献回顾，心脏康复及预防性危险因素介入处理的证据建议等级如表3.21.1所示，活动量与预后的等级如表3.21.2所示。

表3.21.1　心脏康复及危险因素介入处理的证据等级建议

身体活动量与改善预后对剂量的反应效果
第一级（Class Ⅰ）
所有符合条件的患者，包括患有急性冠心症或是其状况为刚接受紧急冠状动脉搭桥手术，或是经皮冠状动脉介入治疗手术患者，在出院前或第一次回诊前应被转入整合性的门诊患者心脏康复计划（循证医学证据等级A）。
所有符合条件的门诊患者在过去几年被诊断出为急性冠状动脉综合征、接受过冠状动脉搭桥手术，或是经皮冠状动脉介入治疗术（循证医学证据等级A）慢性心绞痛（循证医学证据等级B），及或周围血管闭塞（循证医学证据等级A）应被转入整合性门诊患者心脏康复计划。
对于低风险患者，居家型心脏康复计划可取代监护治疗中心为主的心脏康复计划（循证医学证据等级A）。
第二级（Class Ⅱa）
整合性的运动为主的门诊患者心脏康复计划对于曾患有心脏衰竭病史而病情稳定的患者是安全且有益的（循证医学证据等级B）。

（引自：AHA/ACCF secondary prevention and risk reduction therapy for patient with coronary and other atherosclerotic vascular disease [J]. Circulation, 2011, 124: 2458-2473.）

表3.21.2　身体活动量与预后的证据等级

改变因子	是否改变	强度改变的情况	改变因子	是否改变	强度改变的情况
死亡率	是	强	关节	是	强
心肺功能健康促进	是	强	肌肉	是	强
代谢健康促进	是	中	功能性健康	是	中
体重平衡状况	数据不足	弱	结肠癌与乳癌	是	中
体重维持			心理健康	是	中
体重减少	是	强	压力与忧郁		
体重减轻后持续维持体重	是	中	自我感觉良好	数据不足	弱
腹部型肥胖	是	中	焦虑，认知健康促进及睡眠状态		
肌肉骨骼健康促进骨骼	是	中			

第一节　心脏有氧运动训练原则

一、超负荷原则

在一般的生活活动中，身体负荷是持续一致的，如果想要增加有氧运动能力，必须要让身体额外增加负担才行。比如规律地上班且不常运动之人群，要增加其有氧运动能力，就必须开始进行运动训练，借此来增加额外负担，例如每周3～5次之慢跑或骑脚踏车，如此在有计划训练数个月之后，就可达到较好之有氧运动能力。

二、特异性原则

每种训练仪器及不同部位的肢体肌耐力训练各有其不同效应而无法互相取代。如训练上肢有氧肌耐力就无法期待下肢有氧肌耐力随之改善，需上下肢同时接受训练方能同时改善上下肢功能。在测定训练效果时，用来检测的工具必须与训练方式相同，才能准确测出体能进步情形，如果是做跑步机上的慢跑训练，在训练结束时，一定要以跑步机的运动方式来测定有氧运动能力；相同道理，若是以踏车作为训练方式，最后必须用踏车运动方式检测，否则无法精确测出进步情况。

三、个体差异性

每个人因年龄性别及日常生活需求不同，因此心脏康复介入治疗需个别评估并与患者讨论日常生活所需，如此才能容易达到预期合理的目标。不同的个体，在开始训练前的有氧运动能力各不相同，不常运动的人群，其基本有氧能力较低，故运动训练的强度要较低。反之，常运动的人群，其起始点的基本有氧运动能力较强，故运动训练之强度要较高，这样才能达到训练的效果。

四、可逆性原则

在长时间规律有氧运动训练后，最大摄氧量及最大心输出量、有氧代谢酶活性、肌肉组织内的微血管比例、肌耐力等皆会增加，但训练后，在停止规律运动后的数周内，所有上述训练效果皆会回到原来未接受运动训练的起点。所以说运动是良药，要将运动融入治疗与生活，持之以恒。每一个人，不论年龄，都要有持续且规律的运动习惯才能维持和拥有运动的益处。

第二节　心脏康复可达到的效益与转归

心脏康复改善生活质量的主要机制有2种，而短期且明显的生活功能改善主要是因为周围训练的效果。

一、心脏效应或中心效应

1. 改善心室功能；
2. 改善心肌灌注；
3. 改善心肌血管分布；
4. 扩大主要冠状血管。

二、周围效应或外周效应

1. 可增加周边肌肉组织对氧气摄取和增大动静脉血氧差（arteriovenous oxygen difference＝A-V$_{O_2}$ difference）。

2. 增加运动肌肉对氧气利用率；

3. 增加最大摄氧量和体能活动能力；

4. 降低运动生理反应，产生较慢的心率，较低的血压反应及较低的心率收缩压乘积值（rate pressure product，RPP；也即心肌耗氧量的指标）。

心脏康复带来的效益如图3.21.1及表3.21.3、表3.21.4所示，而效益维持关系如图3.21.2所示。

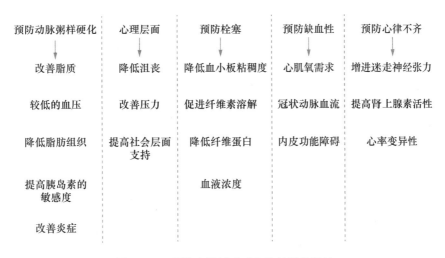

预防动脉粥样硬化	心理层面	预防栓塞	预防缺血性	预防心律不齐
改善脂质	降低沮丧	降低血小板粘稠度	心肌氧需求	增进迷走神经张力
较低的血压	改善压力	促进纤维素溶解	冠状动脉血流	提高肾上腺素活性
降低脂肪组织	提高社会层面支持	降低纤维蛋白	内皮功能障碍	心率变异性
提高胰岛素的敏感度		血液浓度		
改善炎症				

图3.21.1 规律定期活动对心肺效果的保护

表3.21.3 冠心患者运动训练潜在益处

抵消缺乏身体活动的有害影响	减少复发性冠心病事件
提高身体功能效率	减少动脉硬化危险因素对冠心病的影响
提高心血管效率	改善心理健康和生活质量
改善冠状动脉血流量	

表3.21.4 规律运动对心理状态的潜在益处

降低焦虑状态	专业治疗重度忧郁症的辅助治疗
减轻轻度至中度忧郁症	改善情绪，自尊和自我概念
降低神经质特性（须经长期运动）	降低各种压力指数

三、心脏康复要求规律地运动主要原因

规律的运动可使：

1. 心率降低，可能是交感神经活性下降、副交感神经活性增加和窦房结的激发频率下降的结果。但个人预估最大心率不会因运动训练而改变（此值与年龄相关）。

2. 每搏量因心肌收缩力增加而增加。

3. 休息时的心输出量和耗氧量不变，而 V$_{O_2}$max 会增加。

4. 血压正常的人，规律运动不会改变休息时或运动时的血压，但高血压的患者，规律运动可以使休息时

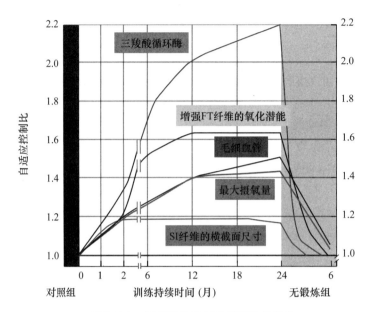

图3.21.2　组织结构受运动训练的关联性

的血压下降。

5. 总血量会因为红细胞数量增加和血浆量增加而增加。

6. 高胆固醇血症的人可使胆固醇下降；高密度脂蛋白上升；低密度脂蛋白下降；三酸甘油酯高的人配合减重，可使TG下降。

7. 总体重通常会下降，去脂体重大多不变，而体脂肪比例会下降。

8. 对于心理方面的益处：降低焦虑、轻至中度的忧虑；改善神经质倾向；协助重度忧郁的治疗；改善心情、自尊、自我认同；减轻压力。

9. 储存的肌糖原会增加。

10. 快肌和慢肌肌纤维的比例不变，但它们占的面积比会因为训练造成肥大而改变。

11. 运动只会影响在训练中有运用到的肌肉与能量系统。

12. 慢的无氧训练使用的是磷酸肌酸系统，借由增强酶的活性和增加肌肉中的ATP和磷酸肌酸含量，而改善这个系统。

13. 使用无氧糖酵解这个系统的训练，借由增强酶活性和增加肌肉中的糖原含量，而改善这个系统。

14. 规律的有氧训练会改善$V_{O_2}max$，它会增加肌肉内糖原和脂肪的储存量，也会增加碳水化合物和脂肪的代谢。

规律运动训练造成的改变，在停止训练后4～8周就会消失。如果重新开始训练，训练效果也不会比较快出现。

第三节　心肺运动测试

运动是身体最常见的生理负荷，挑战心肺系统、血管循环系统、骨骼肌肉系统等组织的极限，因此，运动被用作测试心肺功能最实用的方法。另外，运动功能测试（cardiopulmonary exercise testing，CPET或CPX）可以非侵入性地评估运动时心肺系统变化，周围血流供应及肌肉摄取氧气的效率反应。而在运动测试时，身体产生调适改变，可允许身体从休息状态之基础代谢率提升至约20倍，心率增加2～3倍，而心输出量可提升约6倍，上述调整幅度会受到年龄、性别、运动类型、健康状态，或有无心肺疾病，周围血流供应量等因素而改变；另外，内分泌系、呼吸系统、神经肌肉系统也扮演重要角色。

进行CPX时，要考虑受试者的年龄、体能健康状态，而选用不同运动方案，运动过程中渐渐增加运动强度，同时测量血压、血氧浓度、呼吸及心率，并进行气体分析，借此找出$V_{O_2}max$及无氧呼吸阈值。

CPET主要目的就是要确定个人在运动压力下的生理反应。主要是定量评估下列几个因素：①有氧运动能力（即评估$V_{O_2}max$）；②运动时血流及气体交换变化（主要评估心率、血压、血氧浓度及通气量变化的反应）；③运动时心脏的电生理反应（有无心律不齐或ST段变化）；④限制运动的征兆或症状。

一、运动测试的作用

1. 帮助鉴别诊断引起运动受限的原因；

2. 评估运动有氧能力及器官移植的适应规定［如心脏移植建议为最大摄氧量需低于14 mL/kg/min而又服用β受体阻滞剂需小于12 mL/（kg/min）］；

3. 手术前心肺功能之危险程度评估，心肺功能太差，麻醉及手术对心肺功能的压力反应的风险会很高，先做测试来确定是否适宜接受手术；

4. 评估初期介入治疗或药物治疗的疗效及后续追踪治疗的成效；

5. 制订"运动处方"及订立运动训练计划；

6. 残障程度及失能的评估；

7. 建立危险分层：危险性高的患者，在运动训练期间是需要监测的，以确保运动的安全性；

8. 各类心肺疾病预后的评估。

运动测试案例简易说明如图3.21.3所示，无氧呼吸阈值的测定如图3.21.4所示。

完成测试我们会得到一些数据和图表，可以看到测试过程中的心率、摄氧量，还有呼吸频率、血氧等。可以订出最大摄氧量。

这位患者是心脏移植后，典型的去神经心脏，所以可以看到：

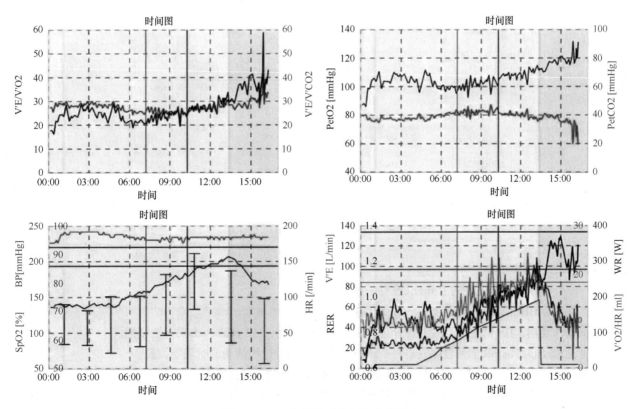

图3.21.3　心脏移植后的心肺运动测试

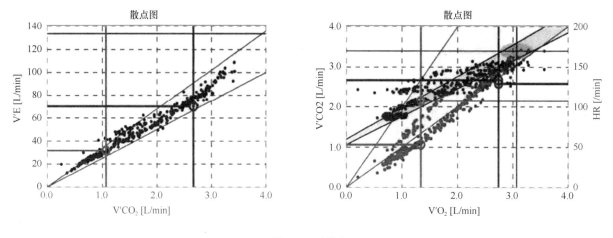

图3.21.3（续）

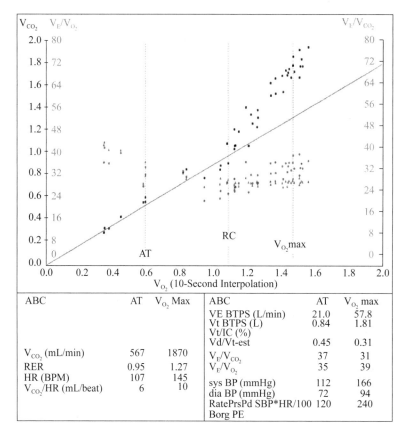

ABC	AT	V_{O_2} Max	ABC	AT	V_{O_2} max
			VE BTPS (L/min)	21.0	57.8
			Vt BTPS (L)	0.84	1.81
			Vt/IC (%)		
			Vd/Vt-est	0.45	0.31
V_{CO_2} (mL/min)	567	1870	V_E/V_{CO_2}	37	31
RER	0.95	1.27	V_E/V_{O_2}	35	39
HR (BPM)	107	145	sys BP (mmHg)	112	166
V_{CO_2}/HR (mL/beat)	6	10	dia BP (mmHg)	72	94
			RatePrsPd SBP*HR/100	120	240
			Borg PE		

图3.21.4 心肺运动测试计算AT值方法说明

（1）休息时心搏动速。

（2）一开始随着运动强度的上升HR没有明显增加。

（3）到后期HR才忽然快速往上爬→ steep HR。

（4）在恢复期，HR仍上升，因为要看儿茶酚胺的代谢速度，HR peak会出现在恢复期。

（5）去神经心脏的HR上升慢恢复也慢，所以热身和运动后放松活动的时间要拉长。

无氧呼吸阀值（AT）就是由有氧运动开始进入无氧运动时的运动强度。

到了无氧呼吸阀值，无氧运动比例显著增加，乳酸开始堆积，身体会启动缓冲系统：$HCO_3^- + H^+ \rightarrow H_2O + CO_2$，我们就可以借由气体分析结果，来找出每个人的AT值。

（1）通气效率斜率（V_{slope}） V_{O_2}对V_{CO_2}作图的斜率转折点（耗氧量的增加减缓，而二氧化碳仍持续生成）。

（2）双准则（Dual Criteria） V_E/V_{O_2}开始上升而V_E/V_{CO_2}仍维持恒定处（通气量随着运动强度上升而上升，而耗氧量的增加减缓，所以V_E/V_{O_2}开始上升；二氧化碳的生成尚未减缓，所以V_E/V_{CO_2}仍维持恒定）。

注V_E：每分钟通气量

详细的CPX评估可参见第二部分第四章临床心肺运动测试和肺功能评定的有关内容。

二、心脏康复适应证与禁忌证

需要接受心脏康复的对象（表3.21.5）包含：稳定型心绞痛、心肌梗死、心导管介入、冠状动脉搭桥手术、心脏瓣膜修复或置换、先天性心脏病、心力衰竭、糖尿病、神经或肌肉骨骼系统导致心肺功能不足者、心脏移植等患者。只要有相关疾病造成的心肺功能问题，所有性别、年龄都应接受心脏康复。

表3.21.5 住院患者和门诊患者心血管康复的适应证和禁忌证

适应证
一心肌梗死后病情稳定
一稳定型心绞痛
一冠状动脉搭桥术（coronary artery bypass graft surgery，CABG）
一经皮冠状动脉球囊扩张术（percutaneous transluminal coronary angioplasty，PTCA）或其他心导管手术
一由心脏收缩或舒张功能异常引起的稳定型心力衰竭
一心脏移植
一瓣膜性心脏病/手术
一周围动脉疾病（peripheral arterial disease，PAD）
一具有冠状动脉疾病（coronary artery disease，CAD）患病风险且诊断患有糖尿病、血脂异常、高血压、肥胖
一由医师转介和（或）康复小组的共识，认为能从结构化的运动和（或）患者教育中获益的其他患者

禁忌证
一不稳定型心绞痛
一未控制的高血压：休息时收缩压（SBP）>180 mmHg和（或）舒张压（DBP）>110 mmHg
一站立时血压下降>20 mmHg并伴有症状者
一严重的主动脉狭窄（主动脉瓣口面积<1.0 cm^2）
一未控制的心房或心室心律不齐
一未控制的窦性心动过速（sinus tachycardia>120次/min）
一失代偿的心力衰竭
一3°房室传导阻滞且未植入起搏器者
一心包炎或心肌炎发作
一急性血栓性静脉炎
一主动脉夹层
一急性系统性疾病或发烧
一未控制的糖尿病
一限制运动的严重骨科疾病
一其他代谢异常，例如急性甲状腺炎、低血钾、高血钾或低血容量
一严重的心理精神异常

（译自：ACSM's Guidelines for Exercise Testing and Prescription. 11th ed, 2022）

心脏病康复是借由运动来改善中枢和周围组织对氧气的利用，增加最大摄氧量且减少运动时的症状（例如：心绞痛、跛行），也可提升心输出量，藉此提升患者的运动有氧能力、增强身体功能与独立生活的能力。除了改善功能外，运动能减缓焦虑和沮丧，增加幸福感、帮助控制三高（血压、血糖、血脂）、减少炎症反应、降低死亡率与患病率、减少再住院率及相关并发症。对于心脏疾病的患者来说，运动锻炼与药物治疗一样重要，是不可缺少的治疗选择。

三、心脏病患者的危险分层

如果运动指导专家在指导患者做运动时，应采用严谨的危险分层标准，来建立合理的运动练计划及设定目标。美国心肺康复协会（american association of cardiovascular and pulmonary rehabilitation，AACVPR）有制订出危险分层标准指南（可参见第二部分第十章内容）见表3.21.6。

表3.21.6　美国心肺康复协会（AACVPR）对心脏患者者的危险分层

低危人群
参与运动危险性最低的患者特征（患者应该要具备所列出的特征才算是低危人群）
—运动测试和恢复期间没有复杂的室性心律不齐
—运动测试和恢复期间没有心绞痛或其他重要症状（例如异常的呼吸短促、或头晕、眼花）
—运动测试和恢复期间有正常的血流动力学反应（随着工作负荷的增加和恢复时心率和收缩压有适当的上升和下降）
—功能储量≥7 METs
非运动测试的结果：
—休息时左室射血分数≥50%
—非复杂性心肌梗死且/或完全性血运重建术
—休息时没有复杂的室性心律不齐
—没有充血性心力衰竭
—发病过后/手术过后没有缺血的体征或症状
—没有临床定义的忧郁症状

中危人群
参与运动危险性中等患者的特征（下述任何一项或合并几项时患者处于中度危险）
—有心绞痛或其他重要症状［例如只在高强度运动时（≥7 METs）出现的异常的呼吸短促，或头晕、眼花］
—运动测试或恢复期间有轻微到中等程度的无症状缺血（ST段从基线压低<2 mm）
—功能储量<5 METs
非运动测试的结果：
—休息时左室射血分数为35%～49%

高危人群
参与运动危险性最高患者的特征（下述任何一项或合并几项患者处于高度危险）
—运动测试或恢复期间有复杂的室性心律不齐
—有心绞痛或其他重要症状，例如在低强度运动时（<5 METs）或恢复期间有异常的呼吸短促、头晕或头晕、眼花
—运动测试或恢复期间有严重的无症状缺血（ST段从基线压低≥2 mm）
—运动测试时（随着工作负荷增加而心率变时性功能不全或收缩压不变或下降，或恢复期间有异常的血流动力学改变）
—功能储量≤3 METs
非运动测试的结果：
—休息时左室射血分数<35%
—心跳骤停病史或猝死
—休息时复杂的心律不齐
—复杂的心肌梗死或不完全的血运重建术
—有充血性心力衰竭
—发病过后/手术过后有缺血的症状或体征
—有临床定义的忧郁症状
—植入心脏除颤器

（译自：AACVPR. Guidelines for Cardiac Rehabilitation and secondary prevention. 6th ed, 2020）

第四节　心脏康复的分期

心脏康复分为3个时期，心脏康复团队会根据不同时期与个别患者情况，安排不同的康复治疗计划（参见第二部分第十四章有氧运动计划和效果评估表2.14.1）。

一、第一期：住院患者康复计划

尚未出院前的住院期，就应该开始康复计划。这个时期的训练目标为：协助医疗管理、预防失能、提供心理支持与给予基础的卫生宣传教育。

开始活动前，医护团队要先做临床状况与危险因素的评估、身体活动的咨询、患者与家属的教育，何时可以开始下床活动的适应证与需要终止运动的情况，都要有详细的计划与规范。患者和家属要能了解哪些是不适当的或应避免的活动，也要能辨识运动时的异常体征与症状。

第一期住院患者的心脏康复是从住院第 1 d 如病情稳定就可以开始进行心脏康复，而患者通常是先住入重症监护病房（ICU）。在 ICU 停留的时间因病情不同而有不同的停留时间，如长时间停留而无积极的心脏康复介入则容易发生 ICU 后遗症的恶性循环如图 3.21.5 所示，因此在 ICU 病房一旦病情稳定，则应及早进行心脏康复，其评估流程如图 3.21.6 所示，其中 RASS 分数说明如表 3.21.7 所示。

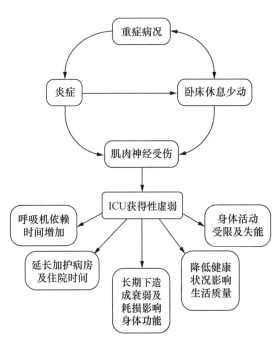

图 3.21.5　长时间滞留 ICU 后遗症的相关影响

（译自：Handbook of ICU therapy, 3rd ed）

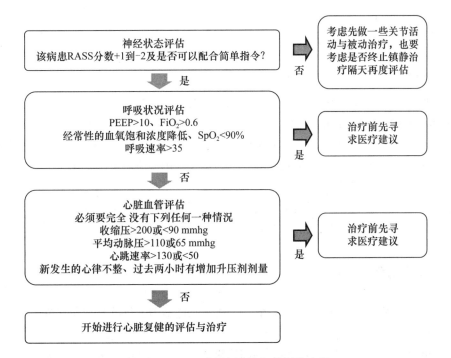

图 3.21.6　ICU 进行心脏康复的评估流程

表 3.21.7　RASS 镇静程度评估表

+4	有攻击性	有暴力行为	−1	昏昏欲睡	没有完全清醒，但可维持清醒超过 10 s
+3	非常躁动	试着拔除呼吸管、鼻胃管或静脉点滴	−2	轻度镇静	无法维持清醒超过 10 s
+2	躁动焦虑	身体剧烈移动，无法配合呼吸机	−3	中度镇静	对声音有反应
+1	不安焦虑	焦虑紧张、但身体只有轻微移动	−4	重度镇静	对身体刺激有反应
0	清醒平静	清醒，自然状态	−5	昏迷	对声音及身体刺激都没有反应

ICU的康复计划，主要就是早期活动，从被动的肢体活动到主动的肢体活动，纵使有使用呼吸机（可同时进行呼吸康复来协助呼吸机撤离）也可以进行心脏康复，其原则就是能坐就不要躺，能站就是不要坐，能行走就进行步行训练（也可以推着呼吸机进行），如患者病情改善，脱离呼吸机转入普通病房，在病房评估如表3.21.8，如符合表3.21.8叙述的要求则可持续在病房进行心脏康复，其康复内容及方式如表3.21.9所示。

表3.21.8　心脏病住院患者日常活动规范（AACVPR）

8小时内没有新发生或是再发的胸痛	没有未代偿之心力衰竭，例如：休息时呼吸困难或是双下侧啰音（bibasal rales）
心肌酶及肌钙蛋白的数值下降或是已稳定	8小时内的心电图及心律皆正常或是稳定

表3.21.9　住院患者心脏康复的运动处方

	有氧运动	柔韧性运动
频率	住院后的前3 d每天2~4 session	≥每天1次，能忍受则经常做
强度	MI后的患者：坐姿或站姿HR_{rest}+20次/min，心脏手术后的患者则+30次/min。 上限：≤120次/min，等同于RPE≤13分	伸展到非常轻度的不适
时间	开始时在承受范围内中断式走路持续3~5 min；渐进增加时间。休息时可以慢走或完全休息，时间要比运动时间短。尝试运动：休息＝2∶1。 目标连续走10~15 min	所有主要关节的每个关节＞30 s
类型	走路，也可以选择其他有氧运动类型，只要场地设施允许（如跑步机、脚踏车）	着重于ROM和动态运动。特别注意下背和大腿后侧 卧床无法起身的患者可由医护人员（如CEP、PT）做被动伸展来获益

注：抗阻训练在住院患者的心脏康复是不建议的。CEP：clinical exercise physiologist，临床运动生理治疗师；HR_{rest}：resting heart rate，休息时心率；ROM，range of motion，关节活动度；RPE：rating of perceived exertion，主观疲劳感知评估表；PT：physical therapist物理治疗师。
（引自：ACSM's Guidelines for Exercise Testing and Prescription, 11th ed, 2022）

先从床上的活动开始，再到早期下床，从坐、站、到走，逐渐增加活动，在监护下活动，要控制心率介于80~125次/min、收缩压介于90~150 mmHg、心率收缩压乘积值（RPP）介于7000~15 000（不可超过20 000）。若出现舒张压≥110 mmHg、运动中收缩压下降＞10 mmHg、明显的室性或房性心律不齐、Ⅱ度或Ⅲ度的房室传导阻滞、对运动不能耐受的体征或症状，包含心绞痛、明显的呼吸困难或心电图变化显示为缺血，等等，任何一种不良反应，都需终止住院患者的运动。

心脏康复运动可预防在住院期间心肺有氧耐力的恶化，同时协助进行生活自理活动（例如：坐起、穿脱衣服、上厕所），目标是能从事低强度的活动，并拥有基本生活自主功能，为患者出院回家做好准备。

二、第二期：门诊患者康复计划

出院后的门诊患者，康复团队仍要协助医疗管理、提高功能能力、继续心理和支持卫生宣传教育、改善生活方式和减少疾病相关危险因素。

在急性期稳定出院后，患者到康复科门诊开始门诊康复，门诊患者的心脏康复计划包括：心血管危险因素的评估和建立积极健康生活方式以减少疾病复发率、监测血压、血糖、血脂的达标、规划安全有效的个体化有氧运动、心理与压力的评估与咨询、逐步返回适当的工作与休闲活动。

要进行第二期心脏康复则需先安排CPX（或CPET），CPX可以评估患者在运动过程中的生理变化、评估目前的病情状态、帮助鉴别引起运动受限的原因、预测患者的预后、评估运动能力、评估手术或药物治疗的疗效。最重要的是借由运动测试结果来开运动处方及运动训练计划，因为运动强度太低则训练效果不佳，强度太高又有风险，利用CPX结果来制定的运动处方，加上在康复科有完善监测系统（血氧浓度测定器、血压计、心电图监测）下的运动训练，能让患者接受有效且相对安全的康复训练。心脏病患者也不用担心自己能不能做运动测试，有关运动测试的禁忌证见表3.21.10。

表3.21.10 运动测试的禁忌证

绝对禁忌证	相对禁忌证
—2 d内的急性心肌梗死	—冠状动脉左主干狭窄
—持续性不稳定心绞痛	—中至严重主动脉瓣狭窄，但与症状关系不明确
—有血流动力学改变而未控制的心律失常	—心动过速性心律不齐，未控制的室性心动过速
—心内膜炎活动期	—最近中风或短暂缺血发作
—有症状的严重主动脉狭窄	—高度或完全房室传导阻滞
—失代偿的心力衰竭	—智力受损或精神疾病，不能有效配合
—急性肺栓塞、肺梗塞或深静脉栓塞	—休息时高血压：收缩压>200 mmHg或舒张压>110 mmHg
—急性心肌炎或心包炎	—疾病未治疗的情况：例如严重贫血、严重电解质失衡和甲状腺机能亢进
—急性主动脉夹层	
—身体失能导致无法安全完整的测试	

（译自：ACSM's Guidelines for Exercise Testing and Prescription. 11th ed, 2022）

第二期门诊心脏康复内容包含：有氧耐力运动（包含运动前的预热暖身运动及运动后的放松运动）、抗阻运动与柔韧性运动，每项运动都会根据患者情况、发病前身体活动水平、患者的目标和需求与心肺运动测试结果，订出适宜的运动处方来进行训练。

运动处方是借由减少慢性疾病的危险因素、并确保运动参与期间的安全，来增强体适能并促进健康。处方的根本目的是改变个人健康行为，包括养成良好的身体活动习惯。理想的运动处方是借由评估个体对运动的反应来制定，包含心率（HR），血压（blood pressure），自觉用力系数或称自觉劳累系数（rating of perceived exertion，RPE），心电图（EKG），和V_{O_2}max等从CPET所得到的参数为依据。除此之外还要考虑个体的健康状态、使用的药物、疾病相关危险因素、行为特征、个人目标和个人喜好的运动。

要如何运动及运动到什么程度才是正确合适且不会对身体有不良影响？一个理想的运动处方，要考虑个人身体健康状态、运动功能、身体及周围环境来设计运动训练项目，以达到健康及体能促进的目标。

目前医学上采用美国运动医学会（ACSM）建议的运动处方设计。具体内容是以运动频率、运动强度、运动时间、运动方式、运动总量、渐进负荷原则的运动处方为原则（FITT-VP原则），作为运动指导。对绝大部分成年人而言，一个运动处方内容包含有氧运动、阻力运动及柔韧性训练。

在运动处方中，最难决定的就是适宜的运动强度，因运动强度过高，恐超出心肺负荷，造成生命危险；但训练强度不足，则无法改善心肺有氧能力。运动强度的决定有几种建议的方式，而最常采用的做法如下：

心率储备（heart rate reserve，HRR）或称Karvonen formula

训练目标心率（Target HR）＝（最大心率HR_{max}－休息时心率HR_{rest}）×% 强度+休息时心率

最大心率可由CPX测试结果得知，如未接受CPX测试则可采用220减年龄来推算。理想的训练强度比率可由初期40%～60%逐渐进展至60%～80%。

案例说明如图3.21.7所示。

$$HR_{max}=220-age$$

$$HR_{reserve}（HRR）method=（HR_{max}-HR_{rest}）× 强度\%+HR_{rest}$$

例如：20岁男性，休息时心率为70次/min。

$$HR_{max}=220-20=200次/min$$

中强度之心率目标为：122～148次/min。

$$（200-70）×40\%+70=122. （200-70）×60\%+70=148$$

在有些情况不适宜用心率作为运动强度（如心脏移植者，服用影响心率药物的患者，明显有心律不齐或植入心脏起搏器者）则可辅以自感劳累分级表（rating of perceived exercise，RPE）（表3.21.11）。

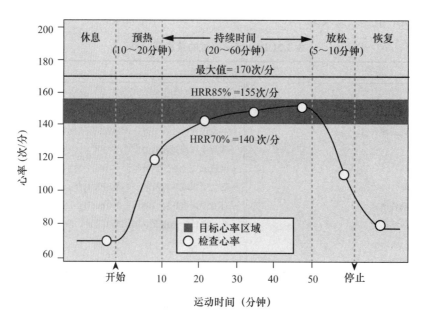

图3.21.7 运动强度说明

表3.21.11 Borg scale（RPE）自感劳累分级表

Level	Perceived Exertion	Level	Perceived Exertion	Level	Perceived Exertion
6	—	11	相当轻松	16	
7	非常非常轻松	12		17	非常困难
8		13	有些困难	18	
9	非常轻松	14		19	非常非常困难
10		15	困难	20	

一般运动训练强度的建议RPE在ICU里为7～9，普通病房为9～13，而门诊训练则为13～15（如有氧运动耐力不佳者可从11开始）；也有文献指出正常年轻人RPE值乘以10就是当时运动时的心率。

其他建议运动强度的方式及案例说明不同计算方式所得的建议运动强度，如表3.21.12所示。

表3.21.12 不同方法所计算的建议运动强度

- HRR法：目标HR（THR）=[（$HR_{最大值/峰值}{}^a$ − $HR_{休息时}$）×%期望强度]+HR
- $\dot{V}_{O_2}R$法：目标$\dot{V}_{O_2}R^c$=[（$\dot{V}_{O_2最大值/峰值}{}^b$ − $\dot{V}_{O_2休息时}$）×%期望强度]+$\dot{V}_{O_2休息时}$
- HR法：目标HR=$HR_{最大值/峰值}{}^a$×%期望强度
- $\dot{V}_{O_2}$法：目标$\dot{V}_{O_2}{}^c$=$\dot{V}_{O_2最大值/峰值}{}^b$×%期望强度
- MET法：目标MET^c=[（$\dot{V}_{O_2最大值/峰值}{}^b$）/3.5 mL · kg^{-1} · min^{-1}]×%期望强度

....

[a]$HR_{最大值/峰值}$是在最大运动/峰值时获得的最高心率，也可以通过220-年龄或其他预测方程来估计

[b]$\dot{V}_{O_2最大值/峰值}$是最大运动/峰值时获得的最高摄氧量，或可通过所有最大运动试验估计。关于$\dot{V}_{O_2最大值}$和$\dot{V}_{O_2峰值}$请参见相关章节最大摄氧量的概念。

[c]目标$\dot{V}_{O_2}$和MET的活动可以通过身体活动纲要或代谢计算

$HR_{最大值/峰值}$：最大或峰值心率；$HR_{休息时}$：静息心率；HRR，心率储备；$\dot{V}_{O_2}R$：氧摄取储备

方法1	例1	例2
Karvonen的心率	RHR=97 bpm	RHR=70 bpm
reserve方法	PHR=137 bpm	PHR=138 bpm
	137−97=40	138−70=68
	40×60%=24	68%×60%=54
	97+24=121	70+41=111
	40×80%=32	68×80%=54
	97+32=129	70+54=124
THR=(PHR−RHR)×%+RHR	THR范围=121−129 bpm	THR范围=111−124 bpm

续表

方法2		
峰值心率	137×70%＝96	138×70%＝97
time fixed percentage	137×85%＝116	137×85%＝117
THR＝PHR×%	THR 范围＝96－116 bpm	THR 范围＝97－117 bpm

方法3		
心率/摄氧量	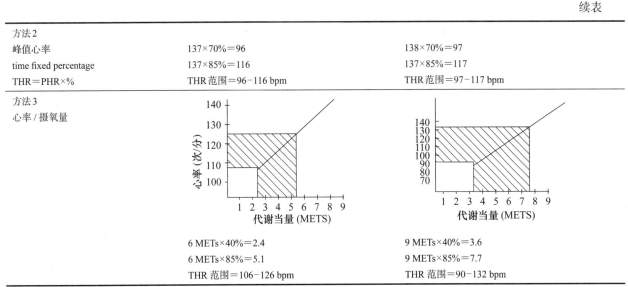	
	6 METs×40%＝2.4	9 METs×40%＝3.6
	6 METs×85%＝5.1	9 METs×85%＝7.7
	THR 范围＝106－126 bpm	THR 范围＝90－132 bpm

（引自：ACSM's Guidelines for Exercise Testing and Prescription 11th ed 2022）

一般门诊心脏康复的建议内容如表3.21.13所示。

表3.21.13　门诊患者心脏康复的运动处方

指标	有氧运动	阻力运动	柔韧性运动
频率	≥每周3 d，最好≥每周5 d <3 METs：多个短的节段/每天 3～5 METs：1～2节/d >5 METs：3～5节/周	非连续每周2～3 d	≥每周2～3 d，每天做最有效
强度	有做运动测试： 使用40%～80%HRR/V_{O_2}R，或V_{O_2}peak 没有做运动测试： 坐位或站位 HR_{rest}＋20到30次/min 或 RPE 12～16 min	每个动作10～15次反复，没有明显疲劳；RPE 11～13 min 或 40%～60% 1-RM	伸展到感觉紧或有点不适
时间	20～60 mm	1～3组；8～10种主要肌群动作	静态伸展15s；每个动作≥4次反复
类型	功率手摇车、上下肢功率车（双重功能）、立位、半斜躺式脚踏车、半斜躺式登阶机、划船机、椭圆机、登阶机、跑步机	选择对患者安全舒适的设备	静态或动态伸展，强调肢体的主要关节和下背；可考虑使用PNF技术

注：1-RM：one repetition maximum，在正确姿势和一定规则下全关节活动范围所遇到的最大阻力；HRR：heart rate reserve，心率储备；HR_{rest}：resting heart rate，休息时心率；PNF：proprioceptive neuromuscular facilitation，神经肌肉本体感觉促进技术；RPE：rating of perceived exertion，自感劳累分级指数；V_{O_2}R：Oxygen uptake reserve，摄氧量储备；V_{O_2}peak：peak Oxygen uptake，峰值摄氧量。

（译自：ACSM's Guidelines for Exercise Testing and Prescription 11th ed, 2022）

　　训练计划中的进展可包括增加举起的重量，增加反复次数或增加训练的速度。一次反复最大重量（One-repetition maximum，1-RM）常被用来表示目前的训练强度，其定义为只能举起1次的最大重量。可以用multiple RM来表达训练项目的力量的适能水平，例如10-RM代表可以举起这个重量10次。

　　增加肌肉力量的关键是运动到疲劳的程度。只要有达到肌肉疲劳，不管是高重量、低重复次数还是低重量、高重复次数都可以有效地增加肌肉力量。低重量运动要达到运动疲劳的程度，当然重复次数要比较多。实际上，低重量、高重复次数要达到肌肉疲劳所做的功可能比高重量运动要来的多些。虽然有些情况下，比较适合使用低重量、高重复次数来训练（像是受伤期间或高度重复性任务的训练时），但是一般而言，高重量运动比较有效。

　　肌力和耐力可以借由动态和静态运动来训练。两种运动都有其适应证，但对于大多数人来说，比较建议进行动态运动。肌力运动应该有节奏的、以低到中速的速度，并且要关节的全活动范围来进行训练。运动期间应保持正常呼吸，憋气进行重度抗阻训练会导致收缩压和舒张压的显著升高。

在有氧运动训练过程中，如出现表3.21.14所示的现象，则须停止训练，要进一步评估心脏功能无虑后才可再开始训练。

表3.21.14　运动训练应注意的不良症状与症候

运动过程中出现不良症状	运动结束后24 h内出现不良症候	运动过程中出现不良症状	运动结束后24 h内出现不良症候
心绞痛	失眠	快要晕倒	骨骼肌肉疼痛
胸部不适	过度兴奋	昏厥	肠胃不适
心跳过快	过度愉悦爽快	冒冷汗	恶心
过度的运动喘息	衰弱无力	过度的肌肉酸痛	呕吐
协调能力变差	疲乏	疲乏	
头晕目眩	肌肉痉挛		

运动进展速率：每2周约增加1 MET，如患者达到预估训练效果（需24～36次的训练）就可安排第二期心脏康复结束前的CPET，如果能达到7～8 METs活动量就可改进行第三期心脏康复计划。

三、第三期：居家社区维持期康复计划

经过门诊2～3个月的康复训练后可转回家庭或小区持续治疗追踪，定期回医院门诊评估病情。但若回家后没有养成持续维持运动的习惯，心肺功能就会逐渐退步。借由门诊训练结束前的CPET结果，制订出适合患者日常生活所需且安全有效的运动计划，让患者可以持续的进行日常居家运动，维持体能与规律良好的生活方式。要持续维持第二期门诊心脏康复所得益处，则须保持康复运动维持终生的习惯，定期评估病情，减少疾病危险因素和持续接受卫生宣传教育信息。可以通过病友会互动或组成互助团体来获得同伴支持和情谊，有助于提高生活质量。

"运动即良药（Exercise is Medicine）"，要将运动融入治疗与生活。每一个人，不论年龄，都要有规律持续的运动习惯，而居家康复运动训练强度如表3.21.15所示。

表3.21.15　居家运动训练强度建议

运动心电图（TM）结果	建议运动处方强度
	心率
无ST压低/心绞痛或ST压低<1.5 mm	心率：70%～85%最大心率
ST压低>2 mm，心率>135次/min	TM试验中出现ST段压低1.5 mm的发生率为70%～85%
ST压低>2 mm，心率<135次/min	高危：建议心导管术或最大医疗管理处方，刚好到
有或无ST段压低的心绞痛	心绞痛发作时HR的70%～85%
其他类别：解除条件的患者（4～5 MET容量）	假如TM时HR峰值的60%～75%
非心脏限制（PVD、肺部疾病、骨科问题）	TM时HR峰值的60%～85%
应用β阻滞剂	标准处方——减少10次/min的范围

（引自：ACSM's Guidelines for Exercise Testing and Prescription. 11th ed, 2022）

四、心理因素对于心脏康复的影响

心血管疾病向来高居主要死因的前几名，对健康及医疗成本的影响极大。随着医学研究的进展，心理因素越来越受到关注。实证研究显示敌意是影响心血管疾病发生与预后的危险因素；而忧郁、焦虑及D型人格则亦被证实为影响死亡率的危险因素（图3.21.8）。这些心理社会危险因素可直接地影响心血管生理病理机制，包括

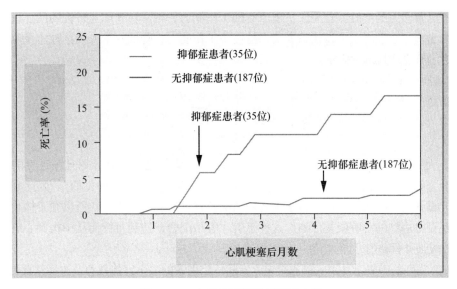

图3.21.8　心肌梗死后的累积死亡率

通过自主神经、血压、血糖、血脂、免疫与内皮细胞功能的机制，增加心血管疾病的风险；或是间接地经由不健康行为习惯，例如抽烟、喝酒或不遵从医嘱，进而造成心血管的不良预后。

　　常见的心脏康复计划除了包含医疗处置（如药物治疗、冠状动脉扩张术、冠状动脉搭桥手术等）之外，亦针对传统危险因素以及心理社会危险因素进行介入。传统危险因素介入包括降低血压、改善血清胆固醇、戒烟、限钠、限制酒精摄取、改变饮食降低脂肪摄取、运动、改变生活方式等。而心理社会危险因素介入则包括减少生气、敌意、忧郁与焦虑等负面情绪或人格特质，以及改善人际冲突、增加社会支持与可利用的资源等。提供心脏病的相关信息，如心脏的结构与功能、传统的危险因素，以及压力与情绪对心脏病的影响等；教导其降低情绪波动、调节压力的管理技巧，以及改变行为和认知的方法。美国心脏学会以及美国心肺康复学会，都已将心理康复列入心脏康复核心要点之一。针对这些心理社会因子进行介入，不仅能够降低心理与情绪困扰，提升健康行为，同时能够改善内皮细胞与自主神经功能。

　　随着实证研究（循证研究）的累积，心理社会危险因子对于心血管疾病的发展与预后的重要性日益受到重视。因此，结合心理社会服务的心脏康复，能提供全方位的医疗照护。借由对心理社会危险因子的认识，包括急慢性压力、忧郁、焦虑、敌意、D型人格等，临床医师可以对患者的心理社会状况进行初步的了解，辨识出高危险人群的患者，及早进行预防与心理介入。

五、心脏康复与性行为能力

　　心脏疾病也会影响患者的性行为能力。一般性行为的耗氧量为5～6 METs［1MET是指消耗3.5 mL/（kg/min）氧气的活动量］，若为强烈或情绪激动的状态，则为7～8 METs。若无法进行CPX评估有氧耐力的METs值，可用简易的方法让患者以每秒爬两阶梯的速度爬两层楼，其运动量为5～6 METs，如无任何不适，才可建议恢复性行为。

　　性行为死亡容易发生在：①非法性关系；②陌生的环境；③在饱餐和大量饮酒之后。以上3种情况。如能避免上述3种情况，则心肌梗死后患者在性行为中猝死的机率与正常人相当。

　　性行为的恢复会影响患者的幸福感和能否成功重新融入家庭。运动训练可以降低性行为时的最大心率，可减轻症状与改善性功能而使患者更乐在其中。

六、职业评估与工作强化

　　部分心脏病患者在生病或手术后，虽然积极参加心脏康复计划，仍无法恢复罹病前的日常生活，尤其年轻或中年患者，正值有劳动力的年龄，若无法从事原有的工作能力，则需转介职业咨询团队，进行工作强化训练及职业评估（包含生理及心理因素）以让患者仍保持经济工作能力，降低对个人经济冲击及家庭依赖，减少社会成本，也可让患者有尊严地继续生活。

结　语

如同心脏康复大师 Jan Kellerman 在 1978 年所提出的"心脏康复是一个有计划且渐进性的运动计划，在患者自己的努力配合下得到最佳的身体功能及社会心理益处而获得主动且积极的生活"。因此心脏康复需患者自己有意愿配合才能得到良好的成效，且因每个患者的情况及日常生活需求不同，所以须个体化评估且并与患者充分沟通讨论，制订出适宜的心脏康复计划，这样患者才容易配合，达到目标而从中得到心脏康复的利益，并持之以恒进行，养成终身运动的习惯。

由上所述得知，完整的心脏康复团队服务应包含疾病危险因素的卫生宣传教育及生活饮食习惯的改善、有氧运动训练介入、药物咨询、心理干预、职业评估及工作强化的提供，因此心脏康复团队应包含医师、物理/作业治疗师、药师、心理/职业治疗师、护士及营养师的密切合作，才能为患者提供高质量及有价值的医疗服务。

（台湾台北荣民总院/华杨医院桃园院区　周正亮）

参考文献

［1］　ACSM's Guideline for Exercise Testing and Prescription[M]. 11th ed, 2022.
［2］　连倚南教授康复医学教育基金会文库：康复及物理学, [M]. 2 版, 2020.
［3］　Cardiovascular and Pulmonary Physical Therapy: evidence and Proactive[M]. 6th ed, 2020.
［4］　ACSM's. Resource Manual for Guideline for Exercise Testing and prescription[M]. 8th ed, 2018.
［5］　Guideline For Cardiac Rehabilitation and Secondary Prevention Programs[M]. 5th ed, 2013.
［6］　De Araújo Pio C S, Beckie T M, Varnfield M, et al. Promoting Potential utilization of outpatient Cardiac Rehabilitation: A joint international couacil and Canadian Association of Cardio vascular Prevention and kehabilitation position statement [J]. Int J Cardio: Epub, 2020, 298: 1-7.
［7］　Piepolli M S, Comà U, Benzerw, et al. Secdonary Preventing Through Cardiac Rehabilitation [J]. Eur J Cardiovas Prev Rehabil, 2010, 17: 1-17.

第二十二章
呼吸康复概述

引　言

1974年美国胸科医师协会（American college of chest physician，ACCP）发表声明，首次对呼吸康复进行了官方定义，定义的内容是：呼吸康复可以定义为一种个体化的、多学科医疗实践的技术方案。该方案是对肺部疾病患者提供精准诊断、治疗、情感支持以及宣教，稳定及逆转患者生理心理状态，最大程度地改善其受损肺功能及整体生活质量。在这个定义中着重强调要对呼吸系统疾病患者进行个性化、多学科参与的干预。

第一节　呼吸康复的定义与概念

20世纪末以来，慢阻肺已经成为主要的健康问题，活动后的呼吸困难是患者最为痛苦的症状，这类患者往往被要求减少活动来减少这些症状的发生。而呼吸康复能够缓解上述症状，因此，呼吸康复在美国各地发展迅速，受到越来越多的重视，但对于康复的定义普遍存在争议。在1979年美国胸科协会（American thoracic society，ATS）对呼吸康复进行了重新定义，提出了呼吸康复的2个目标分别是：①尽可能地控制和缓解呼吸道受损的症状和病理生理并发症；②指导患者在力所能及的范围内最大限度完成日常生活活动。新的定义在1981年完成，广义上理解为对肺部疾病患者提供全面良好的呼吸治疗。

国外学者提出呼吸康复的顺利执行需要包括选择患者、评估患者并确定其需求、制定康复目标、确定治疗的内容、评估治疗效果及进展、并安排长期随访。

1995，ATS更新了慢性阻塞性肺疾病（chronic obstructive pulmonary disease，COPD）患者诊断和治疗，内容里涵盖了COPD患者康复治疗的流程。

2006年ATS/欧洲呼吸学会（European respiratory society，ERS）发表联合声明，基于不断增多的临床研究结论，将呼吸康复定义为"呼吸康复是一种治疗有症状、日常生活活动经常减少慢性呼吸系统疾病患者的循证、多学科和综合的干预措施。在这些患者中，往往有相关症状且日常活动减少的表现，呼吸康复计划的实施是为了通过稳定或者扭转系统性疾病的临床表现，从而达到减少症状，优化功能状态，增加社会参与度，减少卫生保健费用的目的"。

2013年，ATS/ERS再次发表关于呼吸康复的声明，对呼吸康复的定义进行了进一步完善，最新的呼吸康复定义是"呼吸康复是一个建立在患者全面的评估的基础上的综合干预方案，随后是为患者量身打造的治疗，包括但不限于运动训练、教育和行为改变，旨在改善慢性呼吸系统疾病患者的生理和心理状况，并促进对增强健康行为的长期坚持"。

所有这些定义的变化，离不开对呼吸康复的认识的逐渐深入，同时也体现了呼吸康复在呼吸系统慢性疾病中的地位逐渐得到重视。从其内涵上看，呼吸康复结合了不同的治疗方法，但呼吸康复本身就是一个结合体。所有的治疗方法由不同的专业人员进行整合。但是，呼吸康复的效果远远超过了它的各个部分的总和。

2019年5月17日，ATS进行了定义现代呼吸康复研讨会，认为2013年ATS/ERS声明中对呼吸康复的定义仍然使用，为各种环境实施项目提供了灵活性。

呼吸康复的过程，其重点和成分因患者的目标、功能障碍和残疾而不同。这种方法需要一个专门的跨学科团队来执行，团队成员存在不同的职业背景，其中包括医生、护士、护士从业者、呼吸治疗师、物理治疗师、职业治疗师、心理学家、行为学家、运动生理学家、营养学家和社会工作者以及患者的主要照料者（家属或者护工）。

呼吸康复要求全面的患者评估。为了有效地针对个别慢性呼吸系统疾病患者问题的复杂性，疾病的特殊问题（如疼痛、骨质疏松）。所以，必须首先确定这些疾病存在哪些健康问题。例如，COPD患者的运动限制通常反映了多种因素，如通气限制、肌肉功能障碍、心血管障碍、关节疾病以及心理和认知问题，此外慢阻肺患者还会合并骨关节疾病、心脏疾病以及其他系统功能问题。对这些问题进行评估，将能更全面、精准地发现具体的问题及严重程度，并组织多学科团队进行干预。

呼吸康复强调个性化的治疗方案，干预措施必须根据患者的独特的治疗需求进行个性化治疗，这是由于呼吸系统疾病本身、共病、治疗方法及其心理和社会后果的结果。应整合这些疗法，在患者疾病过程中提供有针对性的干预。

呼吸康复强调综合的干预手段，综合性的呼吸康复干预措施包括多种治疗方法。然而，改变促进健康行为的运动训练和教育是其基本组成部分。虽然运动训练仍然是呼吸康复的基石，但单独的运动训练本身并不足以提供最佳和长期的好处。它必须与提高自我管理技能和健康行为的积极改变的教育努力相结合。

呼吸康复的目标旨在改善慢性呼吸系统疾病患者的身心状况。它对呼吸困难、运动能力、健康相关生活质量和保健利用方面有重大获益。这些获益通常比药物，如支气管扩张剂这样的其他医学疗法更大，但是，既往的研究显示，呼吸康复对肺功能的改善却并不明显。

呼吸康复需要长期的坚持，一个6～12周的锻炼，会对患者产生重大的影响是其带来的促进健康行为的变化，将对慢病的管理起到积极的作用，促进长期对增强健康行为的坚持，这方面已成为实施呼吸康复的一个重点。

理想情况下，需要考虑整个疾病过程中对慢性肺疾病患者提供跨环境（医院、家庭）和保健提供者（如专科医生、社区医生、护士）的全程照料。呼吸康复，在其本质上，旨在在正确的时间为正确的患者提供正确的治疗。这些治疗可能包括在必要时提供戒烟治疗，促进家庭和社区的定期锻炼和体育活动，促进协作的自我管理策略，优化药物治疗和药物依从性，以及在需要时提供姑息治疗和临终关怀服务。

这种方法需要医疗保健提供者、患者及其家人之间的合作、沟通和协调。因为呼吸康复包含了所有这些策略，所以它完全符合这个综合医疗的概念。

第二节　呼吸康复历史与展望

一、呼吸康复的历史

在过去的30年里，呼吸康复已经成为COPD的管理标准。全球阻塞性肺疾病倡议（GOLD）指南和ATS/ERS联合发布COPD声明均体现了这一点，这两项声明都在其COPD综合管理中突出了这一干预。然而，这并不是20世纪80年代和90年代的主流思想。肺部疾病康复的迅速发展在很大程度上是由于科学研究的出现证明了它的有效性。此外，研究人员还证实了在运动耐受性和呼吸困难方面的改善——这是非常重要的，因为它对FEV_1没有直接影响，可能阻碍了它在医学界的接受。今天，很明显，呼吸康复在运动耐受性、呼吸困难和生活质量方面的改善比任何可用的干预措施都要大。新的数据还表明，呼吸系统疾病治疗费用也大大减少。

临床医生在1960年就开始认识到（即使那时还没有强有力的循证支持）综合护理项目（通常包括呼吸技术、散步和其他形式的运动、氧疗和支气管卫生技术）对他们的慢性阻塞性肺病患者有益。这应该是现在呼吸康复的原型。例如，Thomas Petty在1974年报道说，在他的机构参加综合护理的患者的症状和医院资源利用率似乎比那些没有参加的患者少。该领域的其他先驱者还报道了"综合管理"对疾病进展、日常生活活动和生活质量的有利影响。那时的一些比较分析表明，呼吸康复似乎还可能带来生存益处。但是，那时的结论一般基于个人观察、与类似未治疗组的比较研究（不是前瞻性的临床试验设计），或没有随机或对照组的前后研究。因此，支持这些结论的数据基础是有限的。

1987年，Gordon Guyatt及其同事报告了他们开发的与健康相关的生活质量问卷——慢性呼吸系统问卷（CRQ）。这一进展是非常重要的，因为随后的呼吸康复临床试验经常在这一结果领域显示非常令人印象深刻的改善。时间-步行距离试验的发展也证明对呼吸康复非常有用，这为后来的研究者奠定了两个独立的结果区域——身体功能和症状来研究呼吸康复对呼吸系统疾病的改善效果。

1991年，Casaburi和同事报道了19例COPD患者运动训练的生理效应。此前，一个主流的想法是，由于COPD患者呼吸系统"泵量有限"，他们无法从运动训练中获得有意义的生理益处。这项规模虽小但设计良好的研究证明，运动训练确实可以改善生理状况，而且，这些改善与活动程度有关。随后的一系列研究证明了运动训练在呼吸康复中的生理基础。

1994年，Reardon和他的同事证明，与未接受此干预的对照组相比，呼吸康复后在踏车测量到的劳力性呼吸困难得到改善。这是第一个证明呼吸康复可减轻呼吸困难的对照试验。随后由O'Donnell和他的同事进行的一项研究提供了这种改善背后的一些生理变化。最近，Porszasz和他的研究团队证明，经过7周的运动训练，在运动测试中，在相同活动强度下，动态恶性过度通气降低了。据推测，使用训练过的活动肌肉进行锻炼，可以减少对呼吸系统的需求，使呼吸频率更慢，有更多的时间呼气，并减少动态的过度肺充气。由于过度充气是呼吸困难的一个重要因素，这也可以解释呼吸康复后运动耐量和呼吸困难的改善。此外，1994年Goldstein和他的同事在一项随机对照试验中证明呼吸康复可以改善生活质量。这进一步支持了呼吸康复对患者预后的重要性，尽管它对肺功能没有显著影响。

1995年，Ries和他的同事报道了他们对119名COPD患者的研究，这些患者随机分为8周门诊综合呼吸康复组和仅接受8周教育组。呼吸康复导致运动耐力、症状和步行自我效能的改善。积极的结果往往在1年后减弱。1996年，Maltais及其同事报道，COPD患者骨骼肌的氧化能力低于正常受试者。类似的研究表明，慢性阻塞性肺病确实是一种肌肉疾病，这种疾病有可能通过呼吸康复的运动训练部分得到治疗。Griffiths和同事报道了迄今为止最大的随机试验。研究证实，对照组是标准的医疗管理的患者，呼吸康复确实可以改善COPD患者行走能力和健康状况。

2001年，全球阻塞性肺病倡议（global initiative for chronic obstructive lung disease，GOLD）提出了一份关于COPD的研讨会共识报告。这项合作努力是在美国国家心肺血液研究所和世界卫生组织的共同支持下于1997年发起的。2001年的文件将呼吸康复列为COPD的一种既定治疗方法，2003年的更新将这一干预措施突出地放在了他们管理稳定型COPD的算法中。这是接受呼吸康复作为COPD护理的黄金标准的一大步。2003年，Bourbeau和他的同事提供的证据表明，门诊患者自我管理教育计划有积极的益处，包括因COPD加重住院的人数减少了约40%，非预约就诊的医生人数减少了59%。虽然这种干预不是呼吸康复（它没有提供结构运动训练），但它确实表明教育的组成部分也很重要。到目前为止，肺部康复的教育部分受到许多人的忽视。自那时以起，慢性阻塞性肺病的协作自我管理的概念有了实质性的发展。

二、呼吸康复的现状

今天，呼吸康复在慢性呼吸系统疾病的管理和急性加重后应提供的护理中已经获得了坚实的地位，成为基石。康复不仅再是学术和研究实践，而是已经成为一门成熟的呼吸医学学科。主要的呼吸学会已经将呼吸康复作为一个科学工作组或其社会结构中的一个整体，为康复在该领域或呼吸医学的广泛接受提供了进一步的证据。所有的指南都同意呼吸康复对患者带来的益处。GOLD战略提倡对有症状的患者和那些恶化的患者进行康复对于呼吸系统疾病患者，能够在运动耐量、症状和与健康相关的生活质量方面提供类似整体效益的干预措施（如果有的话）很少。在一些国家，康复治疗得到适当的资助和公平的补偿。呼吸系统疾病的康复是一项综合性的多学科干预措施，目前认为建立一个"典型的"多学科康复团队至少包括1名具有康复专业知识的呼吸科医生、1名物理治疗师和（或）运动训练专家、1名呼吸科护士。其他专业还可能包括营养专家、心理学家、社会工作者、职业治疗师等。

三、呼吸康复存在的问题

现在呼吸康复已经成为一种被接受的治疗方法。但关于方案的最佳持续时间、基本组成部分、地点、患者类型等方面尚缺乏明确统一的指导。在世界各地，甚至在一个国家内，呼吸康复的内容、组成和时长都各不相同，很难达成共识。有人可能会说，方案应该是个性化的，因此不能提出"标准"方案。但是，在试图提出呼吸康复的要求时，就方案持续时间、频率、基本组成部分和适合的患者等方面商定一些标准将大有裨益。这可能随后成为制定标准的基础，并与监管机构和医保支付者达成一致。今天，这些项目往往是根据当地的可能性量身定制的，尽管这确实是一种务实的方法，但它导致了一种无法持续的呼吸康复现状，即所有的呼吸康复计划较短或缺乏长期监管，也缺乏真正的多学科参与。

结　　语

综上所述，呼吸康复的前景是光明的。呼吸康复是为了让更多的患者参与更有针对性的方案。要达到这个目的，需要广泛宣传各项方案，需要对保健专业从业人员进行良好地培训，以处理患者的个人需求和偏好。运动疗法应该是在患者能力边缘的以提供尽可能有效训练刺激的个体化方案。在方案即将结束时，患者需要发展自我管理技能，使他们能够处理自己的疾病，维持方案的获益，并将其转化为提高自身活动的能力。

（第一节　中日友好医院　赵红梅　段亚景

第二节　中日友好医院　王思远）

参考文献

［1］　Spruit M A, Singh S J, Garvey C, et al. An official American Thoracic Society/European Respiratory Society statement: key concepts and advances in pulmonary rehabilitation [J]. Am J Respir Crit Care Med, 2013, 188: 13-64.

［2］　Nici L, Zu Wallack R L. Pulmonary Rehabilitation [J]. Clinics in Chest Medicine, 2014, 35 (2): 279-282.

［3］　Nici L, Lareau S, ZuWallack R L. Pulmonary rehabilitation in the treatment of chronic obstructive pulmonary disease [J]. Am Fam Physician, 2010, 82: 655-60.

［4］　Casaburi R. A Brief History of Pulmonary Rehabilitation [J]. Respir Care, 2008, 53 (9): 1185-1189.

［5］　Holland A E, Cox N S, Wolloff L H, et al, Defining Modern Pulmonary Rehabilitation. An Official American Thoracic Society Workshop Report [J]. Ann Am Thorac Soc, 2021 May, 18 (5): 12-29.

［6］　Celli B, Goldstein R. A historical perspective of pulmonary rehabilitation[M]. In: Clini E, Holland AE, Pitta F et al. (eds) Textbook of Pulmonary Rehabilitation. Cham, Springer Imprint, 2018: 3-18.

［7］　Belman M J, Kendregan B A. Exercise training fails to increase skeletal muscle enzymes in patients with chronic obstructive pulmonary disease [J]. Am Rev Respir Dis, 1981, 123: 256-261.

［8］　Casaburi R, Patessio A, Ioli F, et al. Reductions in exercise lactic acidosis and ventilation as a result of exercise training in patients with obstructive lung disease [J]. Am. Rev. Respir. Dis, 1991, 143: 9-18.

［9］　Maltais F, LeBlanc P, Simard C, et al. Skeletal muscle adaptation to endurance training in patients with chronic obstructive pulmonary disease [J]. Am J Respir Crit Care Med, 1996, 154: 442-447.

［10］　Goldstein R S, Gort E H, Stubbing D, et al. Randomised controlled trial of respiratory rehabilitation [J]. Lancet, 1994, 344: 1394-1397.

［11］　Ries A L, Kaplan R M, Limberg T M, et al. Effects of pulmonary rehabilitation on physiologic and psychosocial outcomes in patients with chronic obstructive pulmonary disease [J]. Ann. Intern. Med, 1995, 122: 823-832.

[12] Griffiths T L, Burr M L, Campbell I A, et al. Results at 1 year of outpatient multidisciplinary pulmonary rehabilitation: a randomised controlled trial [J]. Lancet, 2000, 355: 362-368.

[13] Griffiths T L, Phillips C J, Davies S, et al. Cost effectiveness of an outpatient multidisciplinary pulmonary rehabilitation programme [J]. Thorax, 2001, 56: 779-784.

[14] McCarthy B, Casey D, Devane D, et al. Pulmonary rehabilitation for chronic obstructive pulmonary disease [J]. Cochrane Database Syst. Rev, 2015: CD003793.

[15] Lacasse Y, Cates C J, McCarthy B, et al. This Cochrane review is closed: deciding what constitutes enough research and where next for pulmonary rehabilitation in COPD [J]. Cochrane Database Syst. Rev, 2015: ED000107.

[16] Vogelmeier C F, Criner G J, Martinez F J, et al. Global Strategy for the Diagnosis, Management, and Prevention of Chronic Obstructive Lung Disease 2017 Report: GOLD Executive Summary [J]. Eur. Respir. J, 2017, 195: 557-582.

[17] Rochester C L, Vogiatzis I, Holland A E, et al. ATS/ERS Task Force on Policy in Pulmonary Rehabilitation. An official American Thoracic Society/European Respiratory Society policy statement: enhancing implementation, use, and delivery of pulmonary rehabilitation [J]. Am J Respir Crit Care Med, 2015, 192: 1373-1386.

[18] Janssens W, Corhay J L, Bogaerts P, et al. How resources determine pulmonary rehabilitation programs: a survey among Belgian chest physicians [J]. Chron. Respir. Dis, 2018, 16: 1479972318767732.

[19] Spruit M A, Singh S J, Garvey C, et al. ATS/ERS Task Force on Pulmonary Rehabilitation. An official American Thoracic Society/European Respiratory Society statement: key concepts and advances in pulmonary rehabilitation [J]. Am. J. Respir. Crit. Care Med, 2013, 188: 13-64.

[20] Troosters T, Gosselink R, Cattaert A, et al. Decramer M. Multidisciplinary Pulmonary Rehabilitation, The Patient's Opinion [J]. Am J Respir Crit Care Med, 2004, 169: A892.

[21] Spruit M A, Pitta F, Garvey C, ZuWallack R L, et al. ERS Rehabilitation and Chronic Care, and Physiotherapists Scientific Groups; American Association of Cardiovascular and Pulmonary Rehabilitation; ATS Pulmonary Rehabilitation Assembly and the ERS COPD Audit Team. Differences in content and organisational aspects of pulmonary rehabilitation programmes [J]. Eur. Respir. J, 2014, 43: 1326-1337.

[22] Blair S N, Sallis R E, Hutber A, et al. Exercise therapy-the public health message [J]. Scand J Med Sci Sports, 2012, 22: 24-28.

第二十三章
可干预的心肺疾病危险因素与管理

引　言

随着社会经济的发展，国人生活方式的变化，人口老龄化及城镇化进程的加速，心肺疾病发病率及死亡率持续升高，已经成为威胁我国人民生命和健康的重大公共问题，防治形势日益严峻。其中我国心血管病死亡占城乡居民总死亡原因的首位，农村为46.66%，城市为43.81%。慢性呼吸系统疾病作为危害人类健康的常见病多发病，我国的总患病人数近1亿，严重影响着国民的生活质量和健康水平，给居民和社会带来的经济负担日渐加重。很重要的原因是引起心肺疾病的相关危险因素控制不佳，因此对危险因素实施控制对实现我国慢性病的有效防控，保障人民健康有着重大意义。

心肺疾病除了遗传、性别、年龄等不可干预的危险因素外，许多危险因素都是可以通过生活方式及药物、康复控制的，本章就心肺疾病可干预的危险因素及管理进行分析。

第一节　心肺疾病可干预的危险因素

一、高血压

高血压是导致我国居民心血管病发病和死亡增加的首要且可改变的危险因素，流行病学调查表明，约50%的心血管病发病和20%的心血管病死亡归因于高血压。《2021 ESC心血管疾病预防临床实践指南》中指出，血压升高是心血管疾病的主要原因，导致的死亡人数达940万且占全球残疾调整寿命年的7%，心血管疾病的死亡风险与收缩压和舒张压呈线性增加的关系。

《中国心血管健康与疾病报告2020》中指出，虽然我国高血压防治已取得长足进步，但最新数据仍显示我国≥18岁成人高血压加权患病率为23.2%，估计现患人数2.45亿，而其中仅46.9%的人知晓，40.7%的人服用降压药，15.3%的人血压得到控制。特别是35～44岁人群高血压患病率已达到15.0%，但知晓率、治疗率和控制率分别仅为31.7%、24.5%和9.9%。此外，我国有高达23.2%的成年人血压处于130～139/80～89 mmHg（1 mmHg＝0.133 kPa）水平，此类中青年人群15年内将有2/3发展为高血压，其心血管病发病风险是血压＜130/80 mmHg人群的3.01倍。因此，高血压的防控力度仍需提高。

高血压和房颤也有着密切相关，调查发现，有80%的房颤患者合并高血压，高血压也是房颤最常见的独立危险因素，占房颤病因的15%以上。一项队列研究表明，亚裔人群中高血压患者房颤的患病率高达34.6%。Framingham心脏研究也表明，高血压患者较健康人群房颤发生风险增加1倍。房颤患者的血压达标和心血管临床结局研究结果发现，房颤患者收缩压每升高5 mmHg与脑卒中、外周栓塞事件、短暂性脑缺血发作、心肌梗死、大出血等风险增加相关。

二、高血脂

我国近年来的研究证据显示，冠心病死亡与胆固醇最为密切，美国和东芬兰地区多项研究也显示，降低胆固醇可降低冠心病死亡风险。血脂和动脉粥样硬化性心血管疾病（atherosclerotic cardiovascular disease，ASCVD）的相关性最早来源于一些大规模临床研究，结果显示血脂和ASCVD密切相关。研究显示，与ASCVD关系最为密切的是LDL-C。大量临床试验及荟萃分析证实：LDL-C每降低1 mmol/L，主要心血管事件（major adverse cardiac event，MACE）发生率降低约20%。中国人群中血脂异常的发生率超过40%，预计人群血清胆固醇的升高将导致2010～2030年我国心血管事件增加约920万。以ASCVD关系最密切低密度脂蛋白胆固醇（LDL-C）为例，仅39%的人LDL-C处于理想水平（≤2.6 mmol/L）。目前我国18岁及以上人群血脂异常知晓率、治疗率和控制率仅为31%、19.5%和8.9%。基于较低的知晓和控制比例，指南强调了需要规范血脂异常等危险因素的检出、诊断和治疗，提升其知晓率、治疗率和控制率。

近年来有研究提示，除LDL-C之外，TG和富含TG的其他脂蛋白也与心脑血管风险有关。例如有研究提示，与非空腹TG为0.8 mmol/L（70 mg/dL）的人群相比，非空腹TG为6.6 mmol/L（580 mg/dL）的人群，发生心肌梗死的风险升高5.1倍，缺血性心脏病风险升高3.2倍，缺血性卒中风险升高3.2倍，全因死亡风险升高2.2倍。

三、糖尿病

糖尿病不仅是心血管病的独立危险因素，而且因糖尿病患者一旦发生ASCVD，其病变弥漫复杂、预后差，国内外指南均将糖尿病患者列为心血管病的高危人群。来自欧洲的EUROASPIRE Ⅳ研究结果显示，既往未诊断糖尿病的冠心病患者中约25%可检出糖尿病，即新确诊的糖尿病，另有46%～66%的患者处于糖尿病前期，而糖代谢完全正常者仅占10.5%～26.6%。近年我国多项大型人群研究发现，心血管病与糖代谢异常存在高度"共病"关系，且这种"共病"进一步增加了心血管风险。中国慢性病研究（China kadoorie biobank，CKB）对51万成人进行了长达7年的随访，结果显示糖尿病患者全因死亡风险是非糖尿病者的2倍，缺血性心血管病死亡风险增加更为显著，达2.67倍，以此推算中国每年归因于糖尿病的心血管死亡人数约为50万。中国心血管疾病医疗质量改善项目（CCC项目）显示，急性冠状动脉综合征（acute coronary syndrome，ACS）患者糖尿病/可能糖尿病患病率高达37.6%，且45岁以下ACS患者的糖尿病/可能糖尿病患病率也高达26.9%，而合并糖尿病/可能糖尿病的ACS患者MACE风险增加1.5倍、全因死亡风险增加2倍。

在全球范围内，2型糖尿病发病率和患病率呈持续增长的态势，近年来中国的糖尿病流行病学调查数据亦呈现相同的趋势。2型糖尿病是冠心病的等危症，超过70%的2型糖尿病患者死于心血管疾病。其中，ASCVD已经成为2型糖尿病患者健康和生命的最大威胁，中国超过30%的2型糖尿病患者首发临床症状是心血管疾病。因此，必须强调对心血管疾病（高血压、冠心病及心力衰竭）患者的血糖检查和监测，及早启动进行规范的2型糖尿病筛查，以及时诊断和处理2型糖尿病。

四、吸烟

烟相关疾病导致死亡前三位依次是肺癌、慢性阻塞性支气管炎、冠心病，是我国居民的主要死亡原因。吸烟是心血管疾病的独立危险因素，并且也是患者能够自我控制的致病因素。烟草烟雾中的尼古丁、一氧化碳（NO）氧自由基、多环芳香烃及丁二烯与心血管系统的损害直接相关。

吸烟导致内皮功能损害，主要表现为内皮舒张功能受损、促炎症状态和促血栓形成。促进白细胞和单核细胞粘附到血管壁，导致内皮细胞分泌的促凝因子（PAI-I）和抗凝因子（tPA）失衡以及抗栓因子（NO、前列腺素）分泌减少，血管内皮功能损伤与烟草烟雾中的氧自由基和尼古丁相关。

吸烟导致血栓形成，是急性心血管事件的重要因素。流行病学研究显示，吸烟导致心肌梗死的风险和心源性猝死的风险远高于心绞痛风险。具体机制可能包括：内皮细胞分泌NO减少致血小板激活；内皮细胞tPA生成减少，PAI-I生成增加；动脉粥样硬化斑块内组织因子、血管细胞间黏附分子（VCAM-1）生成增加，单核-巨噬细胞聚集增加；血小板释放大量的血栓素A2，促进血小板黏附聚集；动脉粥样硬化斑块中基质金属蛋白酶（MMP）活性增加，导致斑块不稳定。

吸烟导致机体处于炎症状态，炎症与动脉粥样硬化密切相关，吸烟使体内白细胞、C反应蛋白（CRP）、纤维蛋白原增加；促进白细胞向血管壁的黏附，激活单核细胞，导致动脉粥样硬化发生发展。上述病理变化与吸烟加剧氧化应激密切相关。尼古丁提高白细胞和血小板间的相互作用，促进白细胞黏附，增加白介素12（IL-12）分泌，刺激T细胞增殖和细胞因子释放。提示尼古丁参与吸烟对机体的免疫反应。但将吸烟改为尼古丁贴剂用于人体，体内白细胞计数明显下降，提示尼古丁在促炎状态中不是发挥主要作用。

吸烟导致动脉粥样硬化性血脂异常，包括低高密度脂蛋白胆固醇血症（低HDL-C血症）、高甘油血症、极低密度脂蛋白胆固醇（VLDL）升高和氧化低密度脂蛋白胆固醇（oxLDL）增加。烟草烟雾中的尼古丁与血脂异常密切相关，其机制包括尼古丁加速脂溶解导致游离脂肪酸增加，尼古丁导致胰岛素抵抗。

吸烟导致冠状动脉痉挛，临床研究发现，吸烟者冠状动脉痉挛风险增加2.41倍。冠状动脉内超声研究显示，吸烟促进冠状动脉收缩，增加总冠状动脉血管阻力。另一研究显示，冠心病患者吸烟后冠状动脉阻力增加，α受体阻滞剂可阻断这种反应，提示冠状动脉阻力增加至少部分是因为交感神经兴奋性增加引起。此外，吸烟导致内皮NO生成减少，增加冠状动脉血管平滑肌细胞RhoA/Rho肌酶（ROK）表达，均与冠状动脉痉挛密切相关。

吸烟导致机体胰岛素抵抗，吸烟者糖尿病发病风险增加，糖尿病患者胰岛素使用量增加，糖尿病大血管并发症风险和微血管并发症风险增加。其机制未完全阐明，一部分证据显示与尼古丁相关，氧化应激和交感神经激活以及皮质醇和生长激素分泌增加可能是其作用机制。

吸烟造成心血管疾病发病年轻化，使首次发生心肌梗死时间提前10年，使冠心病的患病危险增加2倍，使急性心肌梗死患病风险增加最高达7倍，且与吸烟量呈线性关系，即使每日吸烟<5支，急性心肌梗死风险增加40%。人群越年轻，吸烟的相对危害越大。60岁以上吸烟者冠心病相对危险增加2倍，而50岁以下吸烟者冠心病的相对危险增加5倍。吸烟使猝死的相对危险升高3倍以上，是猝死最重要的危险因素。

烟草烟雾是一种有毒和致癌的混合物，含有大约7000种化学物质，可能是人体中毒性化学物质暴露和化学介导的疾病的最重要因素之一。香烟烟雾对肺细胞的直接毒性和身体对这种损伤的炎症反应会引起对大气道、小气道、肺泡壁和肺泡腔的可逆和不可逆损伤。虽然所有吸烟者在呼吸道中都有一定程度的炎症，但只有少数吸烟者患有临床上显著的弥漫性肺病。诱导疾病可能需要其他因素，无论是内源性如遗传因素，还是外源性如感染性病原体或过敏原。

电子烟产生的气溶胶含有多种有毒有害物质。2019年，针对2项干预性研究的荟萃分析提示吸入电子烟会损伤血管内皮功能、增加动脉僵硬度；针对2项横断面研究的荟萃分析提示吸入电子烟与心肌梗死患病风险增加有关。

早在1870年人类就认识到吸烟与肺部疾病的相关性，1950年确认吸烟与肺癌的关系，至20世纪70年代明确吸烟与肺气肿的关系，80年代正式提出吸烟为慢性阻塞性肺病（COPD）的主要发病因素。21世纪初，医学界明确了吸烟与哮喘发生发展的关系。现代研究发现，吸烟与呼吸系统慢性炎症性疾病的发生发展及预后密切相关。

吸烟是COPD发病的最主要的危险因素，两者之间存在因果关系。吸烟量越大、时间越长、烟草烟雾吸入气道越深、开始吸烟的年龄越早患COPD的危险性越大。吸烟参与COPD发病机制主要涉及氧化应激和炎症反应，其中吸烟参与COPD炎症反应包括肺局部炎症反应及全身系统性炎症反应。COPD患者如果持续吸烟，急性加重的频率、门诊就诊率、住院率增加，慢性缓解期时需要控制病情的药物增加，且呼吸道症状较不吸烟者更重。

吸烟与哮喘的发生明显相关。儿童哮喘的发生与被动吸烟明显相关。当吸烟同时患有哮喘时，对肺功能下降的影响明显高于单一因素。吸烟哮喘患者喘息症状更严重，需要更多的药物治疗，完成哮喘自我管理教育的依从性差，生活质量更差，门诊就诊率、住院率明显增加。吸烟哮喘患者对糖皮质激素（以下简称激素）治疗的反应差，无论是吸入激素还是口服激素，吸烟者的晨间呼气峰流量、哮喘控制评分、第1s用力呼气容积（FEV_1）改善程度均较不吸烟者低；吸烟哮喘患者茶碱清除率较不吸烟者明显增加。被动吸烟导致哮喘患者症状加重，急性发作次数增加，对药物治疗反应降低。吸烟哮喘患者戒烟后能减轻咳嗽、咳痰等呼吸道症状，减少呼吸道感染频率，延缓肺功能下降速度，减少急性加重次数。

吸烟也是与某些间质性肺病（ILDs）发展相关的最明确的病因，即呼吸性细支气管炎-ILD（RB-ILD），脱屑性间质性肺炎（DIP），肺部朗格汉斯细胞组织细胞增生症（PLCH），急性嗜酸性粒细胞性肺炎（AEP），也是纤维化的危险因素。与吸烟有关的肺损伤是一个连续的病理过程。病理学家经常在活组织检查样本中发现组织病理学模式的混合物，并且通常难以进行单一的病理诊断。吸烟可以明显增加慢阻肺的发病率，80%～90%的慢阻肺患者为吸烟者。吸烟为COPD重要发病因素。吸烟者肺功能的异常率较高，FEV_1 的年下降率较快，吸烟者死于COPD的人数较非吸烟者为多。被动吸烟也可能导致呼吸道症状以及COPD的发生。孕期妇女吸烟可能会影响胎儿肺脏的生长及在子宫内的发育，并对胎儿的免疫系统功能有一定影响。

吸烟史还是COPD患者合并焦虑及抑郁的危险因素，这可能与下列原因有关：吸烟导致患者病情加重，反复出院次数增多，生活质量下降，从而引起焦虑情绪；长期吸烟导致肺功能降低，且吸烟与社会环境、个人遗传及心理障碍等相互作用，进一步加重患者心理负担，从而诱发焦虑及抑郁。COPD为慢性病，病程越长，肺功能下降越多，反复住院次数增加，生活质量下降，从而极易导致患者焦虑及抑郁。体质指数对COPD患者心理行为的影响主要通过生理功能下降而出现，COPD患者多存在一定程度二氧化碳潴留甚至氧分压下降，体质指数越大的患者，呼吸困难症状可能更重，因而更易产生焦虑及抑郁情绪。

五、超重

随着生活方式和饮食结构的变化，超重或肥胖患病率在世界范围内呈上升趋势。《中国居民营养与慢性病状况报告（2020年）》指出，我国年龄≥18岁居民超重或肥胖人数占比已经超过一半，已经成为我国最严重的公共卫生问题之一。研究发现，保持正常的体质指数（BMI）可预防5.8%的主要冠心病事件、7.8%的缺血性心脏病、4.5%的缺血性脑卒中和34.4%的2型糖尿病。与非中心性肥胖者（腰围：男性<85.0 cm，女性<80.0 cm）相比，中心性肥胖者（腰围：男性≥90.0 cm，女性≥85.0 cm）发生缺血性心脏病风险增加29.0%、急性冠心病事件风险增加30.0%、缺血性心脏病死亡风险增加32.0%。肥胖及超重人群心血管病风险增加。大量研究发现通过限制热量摄入、增加身体活动等方式减轻并维持体重，有助于降低心血管病风险，甚至可减少全因死亡。因此，控制超重人群，降低心血管危险因素，有着重要意义。

六、心理问题

《AHA双心医学科学声明2021》显示，研究表明，心理健康障碍会影响心血管健康。越来越多的证据表明，心理健康与心血管疾病和风险之间存在明确的联系，改善心理健康的干预措施可以对心血管健康产生有益的影响。愤怒等消极心理可能急剧增加不良心血管事件的风险，一项病例交叉研究的系统回顾显示，在愤怒爆发后2 h内，心血管事件的发生率较高，慢性愤怒和敌意也与冠心病风险增加有关。在一项包含25项研究的荟萃分析中，愤怒和敌意与健康人群中CHD事件的增加，长期暴露于更大的愤怒和敌意的人格特征可能导致心血管疾病的过早发展。在医学院期间招募的416名医生的队列中，自我报告的高水平敌意和攻击性指标预示着55岁时心血管病和冠心病的发病率增加。已经发表了几项关于焦虑和心血管疾病之间关系的研究的荟萃分析显示，焦虑与心血管疾病死亡率和特定类型的心血管疾病相关心血管疾病，包括冠心病、中风和心力衰竭等发病增加。一些专家提出，焦虑和抑郁还会通过冠状动脉血管痉挛导致局部缺血。在中国台湾的一项研究中，使用来自保险数据库的健康记录证实了冠状动脉痉挛的存在模型，对一系列潜在混杂因素进行校正后表明，焦虑与冠状动脉痉挛事件风险显著增加相关。大量研究发现，患有抑郁症的人患心血管疾病和死于心血管疾病的风险增加。抑郁症和心血管疾病的多项荟萃分析分析中，抑郁症与心肌梗死和冠心病风险增加相关。既往的研究强调了不良心理功能、心理压力、创伤、愤怒和敌意以及心理健康障碍对心血管健康的潜在不利影响。积极心理健康包括幸福、乐观、感恩、目标感、生活满意度、自我实现（道德）幸福感和正念等积极心理因素的存在。在GRACE研究（急性冠脉事件中的感恩研究）中，评估了164名ACS患者的乐观程度，然后对这些患者进行了6个月的随访，较高的乐观程度与心脏病再入院风险的降低相关。在一项以人群为基础的队列研究中，6025名基线时无CHD的成年人在基线访谈后平均随访15年，与活力水平较低的人相比，情绪活力水平较高的人发生CHD的多变量校正相对风险较小，具有明显的剂量-反应关系。在英国老龄化纵向研究（$N=4925$）中，经历了较高心理健康水平的老年人更有可能在8年随访的3个时间点上保持良好的心血管健康（定义为不吸烟，无糖尿病，血压、胆固醇和身体质量指数处于健康水平）。在多变量调整模型中，心理健康也与心血管相关死亡率风险降低29%相关。许多积极的心理属性与较低的心血管疾病风险和死亡率相关，行为和生物因素也可能是这些显著关联的调节因素。这些积极的心理因素应被视为独立因素，至少在改善心血管健康方面起到一些因果作用。

心理因素导致影响心血管健康的特定生物学改变。愤怒和敌意与血小板聚集和炎症增加有关。大多数形式的心理困扰（如愤怒、焦虑、抑郁、创伤后应激障碍）都会导致下丘脑-垂体-肾上腺轴的激活，从而导致自主神经系统失调和下游效应的级联，从而增加发生心血管疾病的风险。急性痛苦可导致儿茶酚胺的立即变化，甚至急剧升高。一项实验研究比较了50名健康的高痛苦和低痛苦个体在急性应激任务后的心血管恢复情况，发现高度痛苦的参与者在压力反射敏感性和其他表明心脏迷走神经再激活受损的标记物方面表现出差异。精神压力与心理痛苦相结合的急性事件（例如，抑郁）也与冠状动脉疾病患者的诱导性心肌缺血有关。这些生物过程有可能干扰副交感神经/交感神经心脏神经支配，增加心肌氧需求，加速心肌缺血，增加心律失常的风险，并可能加速冠状动脉斑块破裂。积极的心理因素可以通过对炎症等生物过程的健康促进作用或缓冲作用来促进更健康的心血管功能，从而减轻或降低对压力体验的反应。积极的心理因素包括有效调节情绪的能力与更健康的自主神经参数基础水平（如心率和心率变异性、更强的迷走神经张力和更健康的生物应激反应）相关，其他研究也同样发现了积极的心理因素与健康的免疫反应或较低的炎症水平之间的关系。炎症是目前公认的动脉粥样硬化进展和斑块破裂的风险。

《中国心血管健康与疾病报告2020》显示，一项荟萃分析发现，在基于医院的23项研究中，中国住院冠心病患者抑郁患病率为51%（95% CI：0.43～0.58），0.5%～25.44%为重度抑郁症。上海精神卫生中心对中国32家医院3273例抑郁症患者分析发现，约31.3%的抑郁症患者以循环系统疾病为首发症状。中国健康与养老追踪调查（CHARLS）评估了6810名无心血管病居民的抑郁症状，发现与没有任何抑郁症状者相比，持续抑郁症状与心血管病风险（$RR=1.77$，95% CI：1.38～2.26）和死亡风险（$RR=1.63$，95% CI：1.01～2.64）升高显著相关。

七、睡眠障碍

流行病学调查发现，中国居民阻塞性睡眠呼吸暂停（OSA）患病率为3.5%～5.1%，男性患病率（4.7%～7.91%）高于女性（1.5%～3.88%）。约30%的高血压患者存在OSA，50%的OSA患者存在高血压；冠心病患者中OSA的患病率为38%～65%，OSA患者中冠心病发病率为普通人群的2倍。说明OSA与心血管疾病有着密切关系。

除了OSA之外，睡眠时间不足及过长，睡眠质量差，睡眠规律差均与心血管疾病有关。研究表明，睡眠不足会增加炎症性白细胞产生，这些白细胞已知是动脉粥样硬化的主要原因。研究小组对遗传编程的小鼠进行了动脉粥样硬化测定并反复中断睡眠，结果与同一品种的动物相比，睡眠破碎者会出现更大的动脉斑块并且单核细胞和中性粒细胞水平更高。哈佛大学的研究着眼于睡眠剥夺如何导致心血管疾病风险增加。睡眠质量差和睡眠不足会减少hypocretin（一种蛋白质）的产生，这种蛋白质会促使血液中的骨髓产生一种叫作CSF-1的不同蛋白质。增加的CSF-1然后导致白细胞增加，这导致在睡眠剥夺的小鼠中具有更多白细胞的更大"斑块"的发展，说明睡眠不足会增加患心血管疾病等严重问题的风险。

一项纳入15项队列研究的荟萃分析结果显示，睡眠时间少于6 h，冠心病和脑卒中发病风险分别增加48%和15%，当睡眠时间多于8 h，冠心病和脑卒中发病风险下降38%和65%。另一项纳入11项队列研究的荟萃分析发现，睡眠时间与糖尿病发病风险也呈U型关联，糖尿病风险最低组为7～8 h。与每天睡眠时间为7 h的人群相比，每天减少 1 h 睡眠，2 型糖尿病风险增加9%；每天增加 1 h 睡眠，2 型糖尿病风险下降14%。另外，针对队列研究的荟萃分析还表明，入睡困难和睡眠维持障碍分别增加27%和11%的心脑血管事件发生风险。研究表明睡眠时长6～8 h具有较好的心血管健康保护作用。

美国心脏协会（AHA）的一篇科学声明，指出劣质睡眠，即睡眠不足或过长、睡眠障碍，可导致心脏代谢风险，引发心脑血管疾病和代谢障碍，对心脏代谢风险及预后产生不利影响。《欧洲心脏杂志》（EHJ）发表了北京大学和美国杜兰大学联合团队开展的一项开创性新研究。他们分析了英国生物样本库（UK Biobank）中超过38.5万名健康受试者的数据，发现与那些睡眠不健康的人相比，拥有良好睡眠习惯的人患心血管疾病的风险降低35%，冠心病和卒中风险均降低34%。即使人们有心脏病或卒中的高遗传风险，但健康的睡眠模式也有助于降低或抵消这种风险。

《中国心血管健康与疾病报告2020》中表明，一项荟萃分析显示，在115 988名年龄28～49.4岁（平均年龄43.7岁）的中国居民中，失眠患病率约为15.0%，青少年患病率为16.1%，青年人患病率为20.4%。另一项荟萃分析显示，中国老年人失眠患病率为35.9%。失眠可使心血管病发生风险增加20%，并且发病风险与失眠症状的数量呈正相关。

八、空气污染

空气污染是全球关注的重要公共卫生问题，大量流行病学研究证实，室外空气污染物浓度升高与心血管病发病及死亡增加存在显著关联，总悬浮颗粒物（TSP）、SO_2、NOx 和 PM2.5显著增加全因死亡和心血管病死亡风险。大量证据表明空气污染已成为一项重要的且可干预的心肺疾病危险因素，一项基于中国22.6万名城市居民的前瞻性队列研究显示，与一直使用清洁燃料做饭的居民相比，使用固体燃料做饭的居民全因死亡、心血管死亡和呼吸系统疾病死亡风险分别增加了19%、24%和43%。

目前已证实，$PM_{2.5}$ 和 PM_{10} 浓度升高均可增加心血管疾病死亡风险，而且无论暴露水平高低，这种关联关系都存在，即使在 $PM_{2.5}$ 浓度 $<10\ \mu g/m^3$ 的极低水平也是如此。但在较低暴露水平和较高暴露水平的暴露-反应关系并不一致。与低浓度颗粒物暴露相比，在高浓度暴露下，颗粒物单位浓度增加产生的超额死亡的短期效应较弱。然而，对于全因死亡和心血管死亡，与低浓度颗粒物暴露相比，在高浓度暴露下，颗粒物单位浓度增加的慢性健康效应较强。空气污染短期暴露即可显著增加心血管病的死亡风险。就全球范围而言，$PM_{2.5}$ 短期暴露每增加 $10\ \mu g/m^3$，非意外全因死亡平均增加1%，心血管疾病死亡平均增加0.8%。

一项在我国5个农村地区开展的大型队列研究对27万余人平均随访8年，发现使用固体燃料（煤、柴、炭）烹饪和取暖分别使全因死亡风险增加11%和14%，分别使心血管疾病死亡风险增加20%和29%。与一直使用固体燃料者相比，转换为清洁能源（天然气、电或集中供暖）者全因死亡和心血管疾病死亡风险都降低。在使用固体燃料者中，炉子能通风排烟者也比不能排烟者全因和心血管疾病死亡风险都降低。

空气污染导致心血管疾病的病理生理机制主要包括六个方面，一是炎症反应、氧化应激反应及血管内皮功能紊乱；二是血液高凝状态及血栓形成；三是血压升高、动脉粥样硬化及心脏重构；四是自主神经调节功能紊乱；五是心脏电生理改变及心律失常；六是代谢综合征及胰岛素抵抗。

《慢性阻塞性肺疾病诊治指南（2021年修订版）》指出，除烟草外，燃料烟雾和空气污染、职业粉尘均为COPD的可干预危险因素。柴草、煤炭和动物粪便等燃料产生的燃料烟雾中含有大量有害成分，例如碳氧化物、氮氧化物、硫氧化物和未燃烧完全的碳氢化合物颗粒与多环有机化合物等。燃烧时产生的大量烟雾可能是不吸烟女性发生COPD的重要原因。燃料所产生的室内空气污染与吸烟具有协同作用。空气污染物中的颗粒物质（PM）和有害气体物质（二氧化硫、二氧化氮、臭氧和一氧化碳等）对支气管黏膜有刺激和细胞毒性作用，空气中 $PM_{2.5}$ 的浓度超过 $35\ \mu g/m^3$ 时，COPD的患病危险度明显增加。空气中二氧化硫的浓度可随着PM的升高而升高，且与COPD急性加重次数呈正相关。当职业性粉尘（二氧化硅、煤尘、棉尘和蔗尘等）的浓度过大或接触时间过久，可导致COPD的发生。职业环境接触的刺激性物质、有机粉尘及过敏原等可导致气道反应性增高，通过这一途径参与COPD的发病。

九、感染

呼吸道感染是COPD发病和加剧的重要因素，病毒和（或）细菌感染是COPD急性加重的常见原因。儿童期反复下呼吸道感染与成年时肺功能降低及呼吸系统症状的发生有关。有学者观察到，慢性支气管炎增加发生COPD的可能性，并可能与急性加重的次数和严重程度有关。

第二节　危险因素的管理

一、生活方式的干预

1. 合理膳食　合理膳食包括增加新鲜蔬菜、全谷物、粗杂粮等纤维摄入，减少饱和脂肪，减少烹饪、调味品用盐（包括食盐、酱油及酱制品），控制胆固醇、碳水化合物摄入，避免摄入反式脂肪等措施，有助于逆转或减轻肥胖、高胆固醇血症、糖尿病和高血压以及心血管病预防。

中国营养学会建议的"中国居民平衡膳食"模式强调食物多样化，并注意能量平衡，每日摄入大米、小麦、玉米、马铃薯等谷薯类食物250～400 g（其中全谷物和杂豆类50～150 g，薯类50～100 g），蔬菜300～500 g，水果200～350 g，鱼、禽、蛋、瘦肉120～200 g（其中蛋类40～50 g，相当于1个鸡蛋），奶类300 g。根据不同的心血管危险因素可以个体化选择膳食。

（1）腹型肥胖个体　①总体原则：通过改变膳食结构和食用量减少能量摄入。②基本要点：低能量、低脂肪、低盐、避免饮用含糖饮料、减少甜食摄入；适量摄入优质蛋白质和含复杂碳水化合物食物（如谷类）；增加新鲜蔬菜和水果在膳食中的比重。③搭配比例：约一半是蔬菜，四分之一是富含蛋白质的食物（肉、鱼、蛋、奶制品和豆类），最后四分之一是碳水化合物。水果（苹果、草莓等）可以在两餐之间食用。④专业评估：减少食量（能量限制）应考虑个体化原则，兼顾营养需求、身体活动强度、伴发疾病以及原有饮食习惯；最好在专业人员指导下，将每天膳食中的能量减少15%～30%，以减少脂肪为主，同时减少谷类主食量，但不改变谷类食物占比。⑤饮食日志：有助于定量估计每天进食情况，促进健康饮食的行为管理。

（2）血压升高个体　高钠、低钾膳食是我国人群重要的高血压发病危险因素，限制钠盐的摄入对不同种族人群均有降压作用，对亚裔人群更为显著。①限制钠盐：每日食盐（氯化钠）摄入应逐渐减少至小于5 g，除了减少烹饪时添加的食盐，还要减少使用含钠的调味品（酱油、味精、鱼露等）；另外，少吃加工类食物（如糕点、火腿、罐头等），这些食物通常高脂、高糖、高盐。②搭配推荐：多吃蔬菜、水果、低脂乳制品、鱼、全谷类、纤维类、富含钾和其他矿物质食物，同时减少红肉和加工肉类、饱和脂肪酸、胆固醇、添加糖和钠的摄入，有利于控制血压。

（3）血脂异常个体　①血脂异常的个体：需要控制膳食胆固醇摄入，更应限制摄入富含饱和脂肪酸的食物，包括大部分饼干、糕点、薯条、土豆片等油炸食品和加工零食，这些食物含有较高的饱和脂肪酸以及反式脂肪酸。②TC和LDLC升高的个体：更要尽量减少或避免上述食物的摄入，增加膳食纤维摄入。碳水化合物摄入以谷类为主、粗细搭配，注意添加糖的摄入不应超过总能量的10%；植物固醇广泛存在于植物性食物中，植物油、豆类、坚果等含量较高，摄入富含植物固醇的食物也有利于降低LDLC。③TG升高的个体：更应减少每天摄入脂肪的总量，减少烹调油的用量；烹调油选择菜籽油、玉米油、葵花籽油、橄榄油等植物油，并调换使用。

（4）糖代谢异常个体　①专业支持：对于糖代谢异常者，需要在专业营养（医）师或团队指导下接受个体化医学营养治疗，在全面评估个体营养状况前提下调整总能量的摄入，使血糖、血压、血脂达标。②体重管理：超重、肥胖个体应当使体重指数达到或接近24 kg/m²，或者体重降低5%～10%；对于消瘦个体，应当增加能量摄入达到并维持适宜体重。③食物选择：日常应尽量多选择低血糖生成指数（GI）的食物，又要考虑血糖负荷（GL），GI与GL都低的食物（如四季豆、豆腐、柚子等）有利于血糖的控制。④其他：膳食中适当增加富含n3多不饱和脂肪酸的食物，有助于控制血糖及预防心血管病。⑤补充建议：糖尿病患者长期服用二甲双胍者应预防维生素B_{12}缺乏；目前尚不推荐食用含有复合维生素、矿物质、鱼油等成分的保健品来控制血糖或预防心血管病。

膳食中胆固醇的来源包括肉类、鸡蛋等。其中肉类（包括家禽、红肉、加工肉制品及海鲜）对胆固醇贡献约占42%，鸡蛋约占25%，其他约占1/3。在遵循当前健康膳食模式的基础上，普通人每日食用1个鸡蛋（585 mg胆固醇/100 g鸡蛋）或等量胆固醇；素食者如无其他胆固醇来源，可适当增加奶制品及蛋摄入量；高脂血症的患者，尤其是2型糖尿病或心力衰竭高风险人群摄食高胆固醇食物需谨慎；非高胆固醇血症的老年人可适当增加鸡蛋摄入，不超过每日2个。摄入反式脂肪（酸）可增加ASCVD风险。研究表明反式脂肪与高全因死亡率有关，不建议摄入。

高碳水化合物（糖）摄入可能增加ASCVD风险。每日饮用1份含糖饮料可使患糖尿病的概率增加20%。中国健康与营养调查的数据表明，高碳水化合物饮食可能与心血管病的危险因素有关，建议每天摄入适量的碳水化合物。此外，饮用添加人工甜味剂的饮料增加卒中、冠心病及全因死亡风险，应避免饮用。

2. 身体活动 定期适量进行身体活动有助于心血管代谢疾病的预防。增加身体活动，短期内就可以获得明显的健康获益，如减轻焦虑情绪、改善睡眠、降低血压等；长期来讲，可以降低高血压、糖尿病、心血管病发病风险；可以改善心肺功能、增加肌肉强度，并可在各年龄组人群中减少20%～30%的全因死亡。

规律身体活动是维持和改善心血管健康的基石，静态生活方式对健康有害。关于身体活动的强度有多种评价方式。以代谢当量（metabolice quivalent，MET）为例，MET指相对于安静休息时身体活动的能量代谢水平，表现为单位时间能量消耗量。1 MET相当于每公斤体重每分钟消耗3.5 mL氧，或每公斤体重每小时消耗1 kcal（1 kcal＝4.184 kJ）能量的活动强度。低、中、高强度身体活动对应的通常为<3～1、<6～3、≥6 MET。观察性研究的荟萃分析和系统综述支持加强有氧运动以降低ASCVD风险的建议，有氧运动通常是安全的，可以采用快走、慢跑、游泳、骑自行车、广场舞等形式。

久坐行为指在清醒状态下长时间坐位不活动，能量消耗通常≤1.5 METs，近年来，久坐行为的健康危害越来越受到关注，它能够增加全因死亡、心血管病死亡风险和2型糖尿病发病风险。一项纳入9项队列研究共70万名研究对象的荟萃分析结果提示，当每天静坐时间超过10 h后，每增加1 h的静坐行为，心血管病发病风险增加8%。一项针对我国6348名35～74岁非糖尿病患者的前瞻性队列研究显示，与久坐少动组相比，活动较少组、活动充分组以及活动积极组发生2型糖尿病的风险分别降低18%、37%和53%。我国一项纳入9万名研究对象平均随访时间5.8年的前瞻性队列研究表明，与久坐时间较少组（<5 h/d）相比，久坐时间为5～<8、8～<10和≥10 h/d者心血管病发病风险分别增加7%、27%、51%。现有证据表明，即使将久坐行为改变为轻度身体活动，心血管病风险即可明显降低；改变为中高强度身体活动，心血管健康获益将进一步增加。因此，推荐成年人尽可能少坐多动，增加中高强度身体活动。

众多研究一致显示中至高强度身体活动与心血管事件和死亡减少相关，每日4 METs或更高强度的身体活动可使各种心血管病风险降低5%～12%。建议成人每周应进行至少150 min中等强度身体活动或75 min高强度身体活动或2种方式结合。研究表明，中至高强度的身体活动一旦开始，降低ASCVD风险的收益即出现并逐渐增加，即使活动水平低于当前的推荐量，心血管保护效果依然明显。因而鼓励所有成年人达到建议的最低活动量，不能达到最低标准者应循序渐进、量力而行，选择适宜的活动强度与时间，以最大限度地降低心血管病风险。从运动形式上，也可以太极拳、瑜伽等运动有利于提高老年人的平衡能力与灵活性，降低跌倒风险。此外，运动前的热身和运动后的放松也十分必要，防止心率或呼吸的突然上升或下降，具有保护作用。对于已存在明显功能障碍的患者，身体活动的形式、强度和时间需结合患者情况给予个体化指导。

3. 控制体重 减重的基础是能量摄入小于能量消耗，无论选择哪种膳食模式，都需要控制每日总能量摄入。患者对饮食的喜好会影响其对饮食模式的依从性及能量的控制情况，进而影响减重效果。营养（医）师需根据患者的饮食喜好及疾病状况制订个性化的膳食方案。同时，推荐超重或肥胖患者根据自身健康状况及个人偏好，在专业医师或运动教练指导下制订合理的运动计划。必要时可进行心肺功能测定及运动平板心电图检查，以助确定最大耐受心率。运动计划必须包含明确的目标和持续的效果评价。在实现这些目标时，运动时间根据运动强度调整。超重、肥胖及过往减重失败经历等因素易增加患者心理负担，并进一步影响减重治疗效果。应在心理治疗师协作下加强心理干预，帮助患者增加自信，缓解压力与抑郁、焦虑情绪，提高患者减重效果和生活质量。

在饮食、运动及行为干预等治疗方式后，对于 BMI≥24.0 kg/m² 且存在超重或肥胖合并症，或 BMI≥28.0 kg/m² 未达到治疗目标，可考虑配合药物辅助治疗，并定期评估减重药物的安全性及有效性。目前在国内获准临床应用的减肥药物只有奥利司他，另外也有研究证明二甲双胍、纳曲酮缓释剂、安非他酮缓释剂、利拉鲁肽、氯卡色林、芬特明、托吡酯缓释剂用于肥胖和超重的治疗具有较好疗效，但其作用机制还需要更多的循证依据支持。

对于 BMI≥32.5 kg/m² 且存在 2 型糖尿病、心血管疾病、睡眠呼吸暂停综合征等合并症，或 BMI≥35.0 kg/m² 不论是否有并发症的患者，经生活方式干预和内科治疗等减重方法长期无效，且有行减重手术意愿时，经综合评估后可考虑行减重手术治疗。减重手术包括胃旁路手术、袖状胃切除术、可调节胃束带术、胆胰分流并十二指肠转位术。术后需加强对患者的营养教育和营养支持，并常规进行代谢和营养指标监测。

体重管理过程中随着体重下降，各项代谢指标（如血糖、血压、血脂等）会发生改善，相应的用药需进行调整，超重或肥胖患者应及时去相关专科复诊。复诊频率建议 1 次/月，评估饮食、体力活动和体重变化情况，如 3 个月内体重减轻 <5%，应重新评估总的能量需求，及时调整体重综合管理方案，当代谢指标或疾病状况发生变化时应及时复诊。需结合患者年龄、疾病及治疗情况，对患者营养状况、人体测量指标、生化指标、骨密度等进行监测，以预防或纠正营养不良、微量营养素缺乏等问题，并在减重过程中评估肌肉流失情况，对于肌肉流失严重的患者，应及时采取增肌的干预方案，在随访过程中，通过健康宣教加强患者的自我监督和管理能力。

4. 戒烟　吸烟是心血管病及死亡的独立危险因素，且吸烟量越大、时间越长心血管病发病及死亡风险越高，即便调整其他危险因素，年轻人吸烟仍与心血管病密切相关。戒烟可降低心血管病的发病与死亡风险，戒烟 1 年后，冠心病患者死亡及再发心脏事件的比率即可下降 50%，心肌梗死患者死亡率可降低 70% 以上，戒烟 15 年后，冠心病和心力衰竭患者的死亡风险与从不吸烟者相似。大量观察性研究显示，吸烟及二手烟暴露与心肺疾病及风险直接相关。队列研究显示，戒烟者发病和死亡风险显著低于持续吸烟者。吸烟者无论何时戒烟都会获益。越早戒烟，获益越多，戒烟是预防心肺疾病的重要措施。

戒烟是 COPD 治疗的首要措施，戒烟能明显延缓 COPD 患者肺功能下降的速度。在不同的戒断状态中，完全戒烟者肺功能的下降幅度最低，间断戒烟（反复多次戒烟）者居中，持续吸烟者肺功能下降幅度最为严重。吸烟 COPD 患者戒烟后，急性加重频率、门诊就诊次数、住院率、机械通气比率较继续吸烟者减少。因此，鼓励 COPD 患者任何时间戒烟都不晚。

（1）医生以身作则杜绝吸烟　由于医生的职业特点，其吸烟行为在普通人群中将起到非常重要的引导作用。医务人员的吸烟行为，尤其在患者面前吸烟现象的存在，毫无疑问会使劝阻患者吸烟的效果显著降低。调查显示，吸烟医生劝告患者戒烟的比例显著低于不吸烟医生或戒烟医生，即使劝诫，态度并不坚决，收效甚微。医生首先戒烟，至少不在患者面前吸烟，是医生的责任，也是帮助患者戒烟成功的前提和保障。

（2）将戒烟作为治疗心肺疾病的一部分　慢性气道疾病的治疗涉及疾病危险因素的一级预防和疾病治疗过程中戒烟干预的二级预防。无论是 COPD、哮喘等慢性气道疾病，还是肺炎、流行性感冒等急性呼吸道感染，戒烟作为治疗疾病的非常重要的一部分应列入上述疾病的诊疗指南中。因此，应将戒烟作为疾病治疗的整体内容加以重视。

（3）重视戒烟教育　应帮助吸烟者了解吸烟的危害，提高戒烟意愿，对于烟草依赖者，由于目前临床医生的工作强度大，对门诊和住院吸烟者的强化戒烟干预实施存在困难。因此，应充分利用医院的人力资源，积极调动护理人员参与控烟。通过实施整体化护理，可大幅度提高护理质量，亦可充分发挥护理人员在咨询和随访中的作用，对控烟的实施起到积极的推动作用。同时邀请吸烟者的家人、朋友参与戒烟计划，建立一个良性的支持环境。

（4）提高烟草依赖诊断率　烟草依赖定义为存在戒断症状或已经有心血管疾病的患者，经过吸烟危害教育，仍然吸烟或戒烟后复吸，提示患者存在烟草依赖。为提高烟草依赖的诊断率，特别是提高烟草依赖的治疗水平，建议医生对每一例门诊就诊患者询问吸烟与戒烟史，对吸烟者应简单评估其烟草依赖程度，并将诊断与治疗方案纳入病案管理。

（5）识别戒断症状　戒断症状定义为吸烟者戒烟后出现的各式各样的症状，表现为吸烟者戒烟后出现烦躁不安、易怒、焦虑、情绪低落、注意力不集中、失眠、心率降低、食欲增加、体重增加等，会对戒烟者造成极度的困惑，是戒烟失败的最主要原因。戒断症状是烟草依赖的主要表现，一般停止吸烟后 1 d 内出现戒断症状，前 14 d 最强烈，并在戒烟大约 1 个月后减弱，可能持续长达 6 个月。

（6）加强心理支持治疗及行为支持　医生应更多采用正面乐观的语言，表现关爱，帮助患者寻找有说服力的戒烟理由，并在每次门诊时反复强化。给予患者戒烟建议，告知吸烟的危害和戒烟的益处，促使患者进入戒烟思考期和准备期，帮助患者选择一个合适的开始戒烟日，帮助患者寻求社会支持，给予患者处理戒断症状的技巧，提供戒烟药物资料和自助戒烟资料。

（7）戒烟综合管理　应评估其依赖程度并进行治疗，提供简单的戒烟方法，必要时进行药物治疗。如戒烟后体重增加，可建议患者控制饮食，增加运动。建立一整套的健康生活方式，饮食清淡，多吃水果蔬菜；保证睡眠；增加体育锻炼等；戒烟期间应避免酒、浓茶等刺激性饮料与食物。

（8）戒烟药物辅助戒烟　自 20 世纪 70 年代始应用尼古丁替代疗法进行戒烟治疗以来，目前被 WHO 戒烟指南推荐的一线戒烟药物还包括盐酸安非他酮及最新的为烟草依赖治疗特别研制的戒烟药物伐尼克兰。现有的戒烟药物的戒断效果与非药物支持戒烟相比，可提高长期戒烟成功率 2～4 倍。

伐尼克兰：作用机制为高选择性 $\alpha_4\beta_2$ 尼古丁乙酰胆碱受体部分激动剂，对该受体有双向调节作用。可使戒烟率提高 2.33 倍。

尼古丁替代治疗（NRT）：制剂中的尼古丁递送尼古丁至大脑的速度比吸烟时慢且剂量小，从而使烟民大脑中烟碱乙酰胆碱受体产生"脱敏作用"。使用一段时间后，戒烟者对尼古丁摄取量逐渐降至最低，进而戒除烟瘾，可使戒烟的成功率提高 1 倍。

安非他酮：通过增加伏隔核和蓝斑部位的神经突触间隙去甲肾上腺素（NE）、5 羟色胺（5-HT）及多巴胺（DA）的浓度降低吸烟者对尼古丁的渴求，同时不引起戒断症状；通过增加中枢 NE、5-HT 及 DA 含量，减少了与烟草戒断症状相关的一些症状的发生。

（9）随访和复吸处理　一项研究显示，我国急性冠脉综合征（ACS）患者 6 个月戒烟率为 64.6%，复吸率为 38.1%，复吸的主要原因是渴求，出院后 2 个月是复吸的高发时间。建议以科室为单位成立戒烟小组，对诊断为心血管疾病且吸烟患者给予至少 1 个月的随访监督。

5. 限制饮酒　饮酒与心血管病之间的关系复杂。饮酒过量会增加脑卒中、心房颤动和心力衰竭发生风险。整合传统流行病学和遗传学的研究发现，饮酒显著增加血压水平、脑卒中发生风险，且呈剂量反应关系。

WHO 提出安全饮酒界限为男性每天不超过 40 g 酒精，女性不超过 20 g 酒精。在中国营养学会发布的《中国居民膳食指南（2016）》，建议每天摄入酒精量为成年男性 <25 g，成年女性 <15 g。对于糖尿病患者，中华医学会糖尿病学分会发布的《中国 2 型糖尿病防治指南（2017）》中不推荐饮酒。另外，糖尿病患者饮酒应当警惕可能引发低血糖，避免空腹饮酒。全球疾病负担工作组 2018 年发表的最新研究认为，饮酒不存在安全阈值，不饮酒的总健康风险最低。同年的另一项研究表明，对于饮酒者建议每周酒精摄入量不宜超过 100 g。此外，肝肾功能不良、高血压、心房颤动、怀孕者不应饮酒。过量饮酒还与多种健康风险相关，如 2 型糖尿病、神经精神障碍疾病、肝硬化和急慢性胰腺炎、癌症等。过量饮酒也会导致血液中的尿酸含量升高，诱发痛风发作。考虑到饮酒引起的综合健康风险可能大于潜在的心血管健康获益，因此不建议不饮酒者通过少量饮酒预防心血管病。

6. 保持健康睡眠　作为一种重要的生活方式，近年来睡眠对健康的影响越来越引起重视。睡眠过短或过长、睡眠障碍（如呼吸异常和失眠等）等与高脂血症、糖尿病、肥胖、高血压等风险增加有关，大量观察性研究及荟萃分析结果显示失眠与心血管病发病率和死亡率增加相关。健康睡眠包括充足的时间和良好的质量，应该保证每天 6～8 h 睡眠为比较合适。

失眠的一线治疗是认知行为治疗，理想情况下应在开催眠药之前进行。良好的睡眠卫生是认知行为治疗的一个组成部分，无论原因如何，它都是重要的，并且通常是轻症患者需要的唯一治疗方法。失眠的认知行为疗法侧重于处理干扰睡眠的思想，忧虑和行为。药物可以选择苯二氮卓类等药物。

阻塞性睡眠呼吸暂停（obstrutive sleep apnea，OSA）治疗的金标准是通过患者的鼻腔或口鼻使用连续气道正压通气（CPAP）或双水平气道正压通气（BIPAP）装置，具体选择哪种装置取决于患者的脸型。这些通气支持设备可提供正气道压力，从而使患者在睡眠期间保持气道通畅。

7. 保持良好的心理状态　积极的心理包括乐观、有目标、感恩、韧性、积极情绪和幸福感等，积极的心理因素可以降低心血管疾病的发生率和死亡率，还可以减少ACS患者再住院的风险。

作为临床医生，把患者不仅仅看成是一种或多种身体疾病状态，而是一个人。我们不仅要考虑其身体方面，还要考虑其心理方面。鼓励患者参加社会活动，通过多和家人、朋友在一起，培养兴趣爱好，坚持进行体育锻炼，如慢跑、快走、游泳等，可以促进紧张情绪的放松，培养积极的情感。

正念是对一个人的思想、情感和行为的当下的、每时每刻的、非判断性的意识。练习正念可以让一个人更多地意识到并更多地控制自己对日常生活经历的情绪反应。正念与更少的压力、更多的同情和更高的幸福水平有关，可以减少各种形式的心理和社会心理压力，如感知压力、焦虑和负面影响，提高戒烟率，并适度降低收缩压和舒张压。是一种低成本、低风险和具有潜在益处的心理调节方法。

对于心血管伴有心理问题的双心患者，要通过三问法筛查、量表结合临床等方法，对患者进行评估后，应用心理结合精神类药物治疗。一般将选择性5-羟色胺（5-HT）再摄取抑制剂（SSRIs）、苯二氮卓类、氟哌噻吨美利曲辛作为一线用药，结合有氧运动等进行个体化治疗。

8. 改变空气环境　采取有效个人防护措施可以降低个体水平的污染物暴露水平。自2008年以来，陆续有约10项小规模的交叉随机对照临床试验，对采取个体防护措施减轻心血管损害的效果进行评价，其中也包括几项我国的研究。这些研究所评价的个体防护措施主要分为两类：空气净化器和口罩，干预时长从数小时到数周不等。全部研究均采用心血管疾病相关的替代终点，包括血压、心率及其变异性、心电图改变、微血管血流和功能、内皮功能、炎性标志物、凝血功能标志物和代谢产物、呼出气体中反映氧化应激的指标等。不同研究中本地空气污染水平和干预措施不同，达到的效果也不尽相同。一般而言，采取个体防护措施可有效降低个体空气污染暴露水平至本地水平的约5%，有些研究中替代终点得到改善，但各项研究的结论并不完全一致。目前尚无评价个人防护措施对预防主要心血管事件等临床结局作用的随机对照研究。

降低个体对空气污染物的暴露水平，减轻空气污染造成的心血管损害，采取相应的措施。室内使用清洁能源烹饪及采暖，推荐使用符合国家标准的抽油烟机，以减少烹饪油烟在室内扩散。避免在主要交通道路及车流密集街道上骑车或步行，特别是在交通高峰时段。避免在交通繁忙地段进行体育锻炼，体育锻炼应在公园或大面积绿地内进行。在重污染天气，应尽量避免室内外通风，并尽量减少在户外的时间，在户外时应佩戴符合国家标准的N95防护口罩（可以滤过阻挡95%的$PM_{2.5}$）。在重污染地区，家庭可以安装符合国家标准的新风系统或使用符合国家标准的采用高效过滤滤芯的空气净化器。改用清洁燃料同时加强通风，能够延缓肺功能下降的速率，减少COPD发病的危险度。

二、药物治疗

1. 血压管理

（1）高血压的监测　在临床诊疗、人群防治和科学研究中有3种方法测量血压，即诊室血压、动态血压和家庭血压，其中诊室血压是目前常用的方法。3种血压测量方法各有其特点。诊室血压由医护人员在诊室按标准规范进行测量，目前尚是评估血压水平、临床诊疗及高血压进行分级常用的较客观、传统的标准方法和主要依据。动态血压由自动血压测量仪器完成，24 h内测量次数较多，无测量者误差，可避免白大衣效应，并可测量夜间睡眠期间的血压。因此，动态血压既可客观测量血压，还可评估血压短时变异和昼夜节律。家庭血压由受测者自我完成，也可由家庭成员等协助完成。家庭血压是在熟悉的环境中测量，可避免白大衣效应。家庭血压可用于评估数日、数周甚至数月、数年血压的长期变异和降压疗效，有助于提高高血压患者的参与意识，改善其治疗依从性。

不同血压测量方法对高血压的诊断有不同标准，家庭血压的平均值≥135/85 mmHg时可确诊高血压或血压尚未控制；当诊室血压≥140/90 mmHg，而家庭血压<135/85 mmHg时，可诊断为"白大衣性高血压"或"白大衣性未控制高血压"；当诊室血压<140/90 mmHg，而家庭血压≥135/85 mmHg时，可诊断为"隐匿性高血压"或"隐匿性未控制高血压"。

随着自动电子血压计在家庭中普及，家庭血压监测已成为高血压管理和心血管危险因素检测中不可或缺的一部分。家庭检测血压可提高高血压的知晓率、高血压诊断的准确性、提高高血压患者判断预后的准确性并提高降压治疗的达标率，因此，可作为高血压危险因素检测的主要方法。

（2）高血压的诊断界值 2017年ACC/AHA发布的高血压管理指南，基于收缩压干预试验研究等新证据，将高血压的诊断标准从≥140/90 mmHg调整至≥130/80 mmHg，定义130～139/80～89 mmHg为1级高血压。而2018年8月发布的欧洲高血压管理指南仍将诊室血压≥140/90 mmHg作为高血压的诊断标准。《中国高血压防治指南（2018年修订版）》（征求意见稿）仍采用诊室血压≥140/90 mmHg作为高血压的诊断标准。《2021 ESC心血管疾病预防临床实践指南》血压的测量和高血压的诊断以诊室坐位血压测量值作为高血压分类标准，将血压分为理想血压（SBP<120和DBP<80 mmHg）、正常血压［SBP 120～129 mmHg和（或）DBP 80～84 mmHg］、正常高值血压［SBP 130～139 mmHg和（或）DBP 85～89 mmHg］、1级高血压［SBP 140～159 mmHg和（或）DBP 90～99 mmHg］、2级高血压［SBP 160～179 mmHg和（或）DBP 100～109 mmHg］、3级高血压［SBP≥180 mmHg和（或）DBP≥110 mmHg］以及单纯收缩期高血压（SBP≥140 mmHg和DBP<90 mmHg）。指南推荐建议里，动态血压检测和家庭自测血压方法可作为协助诊断疑有白大衣高血压或隐蔽性高血压的辅助方法。同时，描述了"无人值守的诊室自动血压测量"方法，即患者在无人值守诊室独自采用自动血压仪获得的血压检测值，它通常能减少或除外白大衣高血压。无人值守诊室血压检测值通常与动态血压监测中白天血压值接近，但低于传统诊室血压检测值。

（3）降压目标 《2021 ESC心血管疾病预防临床实践指南》治疗的首要目标是将所有患者的血压降至<140/90 mmHg，后续针对年龄和特定的共患病个体化制定血压目标。根据年龄对高血压人群施行分层管理：在18～69岁接受治疗的患者中，建议将大多数患者收缩压最终降低到120～130 mmHg的目标范围；在≥70岁接受治疗的患者中，建议一般将收缩压以<140 mmHg为目标，如果患者耐受，则降至130 mmHg。并且，在所有的接受治疗患者中，建议将舒张压（DBP）降至<80 mmHg。我国指南中对降压治疗目标的推荐同样较积极，血压目标值在140/90 mmHg的前提下，鼓励能够耐受的患者进一步将血压水平降低至130/80 mmHg以下。但是，我国实际在临床管理高血压患者、改善高血压相关的缺血性心脏病中仍存在巨大的进步空间。结合ESC大会公布的STEP研究结果，强化降压将收缩压降至130 mmHg以下将成为中国高血压管理努力的方向。

（4）药物选择 《2021 ESC心血管疾病预防临床实践指南》强调在降压药物选择方面，ACEI、ARB、β阻滞剂、CCB与利尿剂均可通过降低血压减少心血管事件的发生。在降压策略上，与我国指南相似，强调实现长期药物治疗的依从性：建议尽最大可能简化治疗方案，并重复监测和反馈。除少数低危的1级高血压患者外，大多数患者应该直接启动两种药物联合治疗，优选单片复方制剂以提高血压控制达标率，增加长期治疗和维持达标的依从性。大多数患者适合使用基于RAS阻滞剂（ACEI/ARB）联合钙离子拮抗剂（CCB）或噻嗪类/噻嗪样利尿剂。对于糖尿病、高血压和白蛋白尿的患者，推荐使用ACEI或ARB作为基础药物治疗。

"三步法"降压流程：第一步，联合应用A+C或A+D；第二步，A+C+D；第三步（多为顽固性高血压），在A+C+D基础上加用螺内酯或其他药物。如果患者合并慢性心力衰竭、心绞痛、陈旧性心梗、房颤或妊娠与备孕女性，可以视情况加用β阻滞剂［A：血管紧张素转换酶抑制剂或血管紧张素Ⅱ受体拮抗剂；B：β受体阻滞剂；C：钙通道阻滞剂（二氢吡啶类）；D：噻嗪类利尿剂］。

2. 血脂管理

（1）干预靶点 多项研究均证实LDL-C和其他富含载脂蛋白B脂蛋白是导致ASCVD的关键因素，对随机化临床试验进行荟萃分析发现，无论应用何种药物，只要降低LDL-C水平即可降低ASCVD事件风险，且未发现LDL-C水平与不良事件风险之间存在J型曲线关系。对于心血管高危和很高危患者，即便较小幅度的LDL-C

绝对值的下降也可转化为心血管事件风险绝对值的显著下降。LDL-C增加心血管病风险的影响由其基线水平和暴露时间决定。因此，如果保持长期较低的LDL-C，动脉粥样硬化性心血管病风险也较低。降低LDL-C的绝对益处，取决于心血管病的绝对风险和LDL-C的绝对降低。故将LDL-C作为评估ASCVD风险的指标和降脂治疗的首要靶点，LDL-C水平越低越好。应该早期干预、早期达标，以缩短高LDL血症的累计作用时间。并对心血管疾病风险评估为高危或极高危的患者，应尽早启动以他汀药物为基础的降LDL-C治疗，长期维持达标管理。

非高密度脂蛋白胆固醇（non-HDL-C）包括所有致动脉粥样硬化（含载脂蛋白B）脂蛋白，non-HDL-C与心血管病风险之间的关系至少与LDL-C的关系相似。甘油三酯（TG）作为风险增强因素用于部分患者ASCVD风险的评估。

（2）降脂目标　《2021ESC心血管疾病预防临床实践指南》对降胆固醇治疗与降低ASCVD事件风险之间的关系进行了更为深入的阐述，进一步肯定了降胆固醇治疗在ASCVD防治中的关键地位。不仅如此，新指南还进一步下调了心血管高危/极高危患者的LDL-C控制目标，充分体现了"LDL-C低一些更好"的理念。这些推荐建议与我国近年出台的一些指南具有相似的观点，但所推荐的降胆固醇目标值比我国更低。

为了让临床医师在临床实践中便于具体实施，将危险评估与临床处理分成5个不同心血管风险人群的血脂控制目标：①对于已确诊的ASCVD患者，建议降脂治疗的最终目标为LDL-C<1.4 mmol/L，并且LDL-C较基线水平减少≥50%；②对于合并动脉粥样硬化疾病或严重靶向器官损害的2型糖尿病患者，应进一步强化降血脂治疗，降脂目标同样为LDL-C水平较基线降低50%以上且低于1.4 mmol/L；③对于年龄小于70岁，无心血管疾病，无糖尿病，心血管疾病风险属于极高危的的人群，仍建议强化降血脂治疗，降脂目标为低密度脂蛋白胆固醇降低到1.4 mmol/L以下，且降低超过50%；④对于年龄大于40岁，心血管疾病高危风险的2型糖尿病患者，应将低密度脂蛋白胆固醇水平降低50%以上，且控制在1.8 mmol/L以下；⑤对于年龄小于70岁，无糖尿病，无心血管疾病，但心血管疾病风险属于高危风险的，应将低密度脂蛋白胆固醇水平降低50%以上，且达到1.8 mmol/L以下。

从以上5点不难看出，新指南推荐的LDL-C达标值较之前各类指南中推荐的，都更为严格。对于已有心血管疾病的患者，推荐的LDL-C控制目标从1.8 mmol/L进一步压低到1.4 mmol/L以下；对于无心血管疾病的中老年人，LDL-C的控制目标则从2.6 mmol/L进一步压低到1.8 mmol/L以下。再次肯定了"LDL-C越低越好"的LDL-C法则（LDL-C principle）。

（3）降脂药物　建议用药方案上仍推荐他汀作为降低血脂的基础药物和首选药物，依折麦布作为二线药物，与他汀联合可以显著增加降胆固醇幅度、降低心血管事件风险。对于不能耐受他汀治疗的患者，可以单独应用依折麦布但其降胆固醇作用弱于他汀。对于应用他汀类药物和依折麦布最大耐受剂量仍未达到LDL-C目标水平的患者，推荐使用抑制LDL受体降解的前蛋白转化酶枯草溶菌素9（PCSK9）抑制剂在内的降胆固醇药物联合治疗。无论单独应用，还是在他汀或依折麦布治疗基础上应用PCSK-9抑制剂，均可使LDL-C降低60%以上，并大幅降低ASCVD事件风险。鉴于此类药物价格昂贵，且在ASCVD一级预防中的作用尚待充分论证，因而推荐力度较弱。

欧美指南多以最大耐受剂量他汀为治疗基础，由于我国居民对于大剂量他汀耐受性较差，所以我国建议以常规剂量（中等强度）他汀作为主要治疗手段，根据个体调脂疗效和耐受情况，适当调整剂量，若胆固醇水平不能达标，与其他调脂药物联合使用。如对极高危患者，生活方式干预的同时应立即启动他汀类药物进行调脂治疗；对高危患者生活方式干预的同时应立即启动中等强度他汀治疗；对低、中危患者生活方式干预6个月，如LDL-C未达标，启动低、中等强度他汀治疗。相对二级预防来说，一级预防中的他汀应用更为强调早期使用、长期使用、安全性和耐受性。

对于大多数人群均推荐基于他汀类药物的治疗：对于合并高甘油三酯血症的高危患者，对于TG超过2.3 mmol/L的心血管疾病高危风险患者，推荐将他汀作为减少心血管风险的首选药物。对于老年血脂异常患者，如果存在显著的肾损害和（或）潜在的药物相互作用，建议以低剂量他汀类药物起始治疗。对于非透析依赖性3~5期CKD患者，建议使用他汀类药物或他汀类药物联合依折麦布来进行治疗。

3. 血糖管理 在降糖治疗方面，建议将2型糖尿病患者糖化血红蛋白目标控制在<7.0%，以降低心血管病和糖尿病微血管并发症风险。由于二甲双胍降糖效果肯定、安全性好、价格适中，仍被推荐为一线降糖药物。在对肾功能进行评估后，推荐大多数既往无急性脑血管病、慢性肾病或心力衰竭的患者将二甲双胍作为一线治疗。合并ASCVD的2型糖尿病患者，建议使用GLP-1RA或疗效经过验证的SGLT-2抑制剂，并证明其有疗效，合并HFrEF的2型糖尿病患者，建议使用疗效经过验证的SGLT-2抑制剂，以减少心力衰竭住院和心血管死亡。

4. 抗栓治疗 《2021 ESC心血管疾病预防临床实践指南》建议，已有ASCVD疾病者，阿司匹林能显著减少严重血管事件，包括中风、冠脉事件和全因死亡，这些获益明显超越出血危害，因此，推荐ASCVD患者可采用阿司匹林75～100 mg作为心血管病的二级预防。对不伴ASCVD的一级预防患者，不推荐常规使用阿司匹林。因为阿司匹林虽然能降低一级预防患者的非致死性心梗和缺血性中风，但没有显示出对全因死亡或心血管死亡的获益，但大出血风险和颅内出血、消化道大出血显著增加，尤其是老年人群。然而，新指南仍然维持阿司匹林用于糖尿病伴有高危或极高危CVD风险的患者，因其发生CVD的风险较高，小剂量阿司匹林也可用于一级预防。

已有ASCVD疾病、不耐受阿斯匹林的患者，可用氯吡格雷75 mg/d，替代阿司匹林治疗。已有ASCVD疾病者，也可考虑不采用阿司匹林而直接采用氯吡格雷75 mg/天治疗。对接受抗血小板药物治疗的患者，若有胃肠道出血高风险，推荐患者合用质子泵抑制剂。低中危心血管风险患者，为避免出血风险增加，不推荐抗血小板药物治疗。ACS的标准抗栓治疗方案是双联抗血小板药物治疗12个月，对高出血风险者，双抗治疗可以考虑缩短至6个月。慢性冠脉综合征（CCS）行择期PCI者，不管支架类型，均推荐标准抗栓治疗方案：双联抗血小板药物治疗6个月，对出血风险极高的患者，双抗治疗可以考虑缩短至1～3个月。无论是ACS还是CCS，对能耐受双抗治疗且缺血风险较高的患者，可以选择延长双抗治疗>12个月。

三、慢性肺疾病危险因素的管理

1. 自我管理教育 自我管理干预结合医疗专业人员可以改善健康状况，降低再入院率和急诊就诊率。自我管理教育的目的是激励、培养和指导患者形成更为健康的生活模式，并掌握更有效的疾病管理技能。加强慢性肺疾病的健康教育，可降低慢性阻塞性肺疾病患者再住院率，内容包括戒烟、饮食、运动、监测和管理COPD的基本知识、常规的治疗方法以及特定的医疗手段（如呼吸药物和吸入装置）、缓解呼吸困难的应对策略、何时寻求帮助及终末期的相关注意事项。与疾病有关的基础知识、疾病急性加重就诊指征识别、有效的自我管理、正确的康复训练、呼吸道痰液的排出、积极的戒烟、日常活动的宣教、放松技巧和营养指导。

2. 生活方式改变 除了与心血管疾病危险因素的生活方式管理之外，COPD是一种慢性消耗性疾病，需要高热量饮食补充能量，改善患者营养并增加呼吸肌肌力。营养支持不仅可以显著改善COPD患者呼吸困难的症状，降低生理-社会障碍的发生概率，而且可以减少住院机会，防止恶化，提高COPD患者的生活质量。作为慢性消耗性疾病COPD患者应适当增加热量，一般予以高热量、高蛋白、高维生素、易消化的食物。另外，慢性呼吸疾病患者焦虑、抑郁的发生率为36%、40%，急性加重期为53%、43%，焦虑、抑郁降低患者肺康复的依从性，增加患者的负性生活体验，影响肺康复的疗效。应加强对患者心理的关注和干预。

肺栓塞的发病与长时间久坐不动、打麻将、吸烟等因素密切有关。除戒烟外，适当松活筋骨能防病。

3. 氧疗 慢性呼吸衰竭的患者进行长期氧疗可以提高静息状态下严重低氧血症患者的生存率，对血流动力学、血液学特征、运动能力、肺生理和精神状态都会产生有益的影响。氧疗前需确定氧疗的适应证，并开具氧疗处方和确定氧疗目标，氧疗开始后动态评估，关注氧疗的维持与撤离。应依据患者诊断，病情变化进行评估，选择相应氧疗方式。①急症氧疗，若初始血氧饱和度<85%，采用储氧面罩15 L/min给氧，2～6 min鼻导管给氧或5～10 L/min普通面罩给氧，氧疗目标以血氧饱和度94%～98%为佳，COPD患者或其他有高碳酸血症呼吸衰竭风险者，可选用文丘里面罩，使血氧饱和度88%～92%为佳，并每30～60 min复查血气分析，直至达到满意的目标范围；②长期氧疗，针对需进行长期氧疗的患者，每天保持15 h以上的氧疗时间，低流量氧疗1～2 L/min，其目标为患者的血氧饱和度在90%以上或动脉血氧分压>60 mmHg；③夜间氧疗，针对夜间>1/3

时间存在血氧饱和度≤88%的患者，氧疗目标为血氧饱和度＞90%；④间歇性氧疗，针对静息时未出现但在活动时出现喘息和低氧情况的慢性呼吸疾病患者，有顽固性呼吸困难和明显低氧血症以及慢性心力衰竭且合并中枢性睡眠呼吸暂停综合征的患者，氧疗目标为血氧饱和度＞90%。

4. 家庭无创通气　对于有严重慢性高碳酸血症和急性呼吸衰竭住院史的患者，长期无创通气可降低死亡率并防止再次住院。

5. 疫苗接种　疫苗接种是预防相应病原体感染的有效治疗手段。流行性感冒（流感）疫苗接种可降低慢阻肺患者的严重程度和病死率。

6. 肺栓塞预防　对于年龄≥40岁，卧床＞3 d的患者同时合并下列疾病或危险因素之一，则认为是肺栓塞的高危患者：年龄＞75岁、肥胖（体质指数＞30 kg/m^2）、静脉血栓栓塞症（VTE）病史、呼吸衰竭、COPD急性加重、急性感染性疾病（重症感染或感染中毒症）、急性脑梗死、心力衰竭（美国纽约心功能分级Ⅲ级或Ⅳ级）、急性冠状动脉综合征、下肢静脉曲张、恶性肿瘤、炎性肠病、慢性肾脏疾病、肾病综合征、骨髓增殖性疾病、阵发性睡眠性血红蛋白尿症等。准确评估内科及外科手术患者肺栓塞发生风险及出血风险，进行预防肺栓塞健康教育，注意活动，避免脱水。对于肺栓塞风险高而出血风险低的患者，应考虑进行药物预防，目前可选择的预防药物包括低分子肝素及新型口服抗凝剂。对于肺栓塞风险高，但是存在活动性出血或有出血风险的患者可给予机械预防，包括间歇充气加压泵、分级加压弹力袜和足底静脉泵等。

外科患者关注以下情况：①强化机体活动是预防深静脉血栓形成以及避免致命性急性肺栓塞的前提条件，故应强调围手术期患者适宜的活动与锻炼，以促进其血液循环，降低血液淤滞。如择期手术患者若能下床活动者应尽量帮助早期锻炼，以防止血液淤滞。长期卧床患者还应关注其是否便秘，应保持大便通畅，避免突然下蹲或起立以及用力解便，主要防止下肢深静脉已形成的血栓脱落；②积极给予提前预防，如骨科手术患者与长期卧床患者，术前应进行下肢深静脉超声检查，以便及时发现是否存在深静脉血栓形成；③严格掌握止血药的适应证，尤其不应盲目使用抗纤溶药物，否则可导致血液高凝状态。对于围术期需长期卧床的肺栓塞易发性患者，应在严密监测条件下选择性应用肝素或新型口服抗凝药是一种较好的预防措施之一；④保障呼吸道通畅，充分供氧；⑤需要深静脉穿刺置管患者，避免反复操作而加重静脉血管壁的损伤。此外，还应选择质地优良的内置静脉导管；⑥长时间深静脉置管可使置管周围形成血栓，在病房拔除深静脉置管前，应首先检测有无血栓形成，以备防范，预防不测；⑦麻醉术前对肺血栓栓塞症易发人群适当给予血液稀释，有利于降低血黏度，以减少深静脉血栓形成；⑧对于抗凝治疗深静脉血栓的患者，尽量减少止血药的使用，术后适当应用抗凝药物。

结　语

心肺疾病的危险因素与不健康的生活方式有着密切关系，也是患者管理效果的重要决定因素。我们医务工作者除了积极医学干预外，还要倡导大众践行健康生活方式，强调个人是自己健康的第一责任人，教育大众主动学习健康知识，树立健康理念，养成健康行为，从根本上预防心肺疾病的发生，有效提高患者生活质量。进一步规范高血压、血脂异常和糖尿病等危险因素的检出、诊断和治疗，提升其知晓率、治疗率和控制率，有效遏制心肺疾病发生，从整体上提高国民健康素质，努力实现"健康中国2030"规划纲要的战略目标。

（河南省安阳地区医院　刘　慧）

参考文献

[1]　中国成人血脂异常防治指南修订联合委员会. 中国成人血脂异常防治指南 (2016年修订版) [J]. 中华全科医师杂志, 2017, 16 (1): 15-35.

[2]　中华医学会心血管病学分会, 中国康复医学会心脏预防与康复专业委员会, 中国老年学和老年医学会心脏专业委员

会, 等. 中国心血管病一级预防指南 [J]. 中华心血管病杂志, 2020, 48 (12): 1000-1038.

［3］ 《中国心血管健康与疾病报告2020》编写组.《中国心血管健康与疾病报告2020》要点解读 [J]. 中国心血管杂志, 2021, 26 (3): 209-218. DOI: 10. 3969/j. issn. 1007-5410. 2021. 03. 001.

［4］ 国家心血管病中心空气污染与心血管疾病专家共识组. 空气污染与心血管疾病专家共识 [J]. 中国循环杂志, 2020, 36: 14-21. DOI: 10. 3969/j. issn. 1000-3614. 2021. 01. 003.

［5］ 于洋, 刘敏. 老年慢性阻塞性肺疾病患者合并焦虑抑郁的危险因素分析 [J/OL].中国现代医学杂志: 1-5[2019-09-27].

［6］ 中国健康生活方式预防心血管代谢疾病指南 [J]. 中国循环杂志, 2020, 35: 209-230.

［7］ 中华医学会健康管理学分会, 中国营养学会临床营养分会, 全国卫生产业企业管理协会医学营养产业分会, 等. 超重或肥胖人群体重管理流程的专家共识 (2021年) [J]. 中华健康管理学杂志, 2021, 15 (4): 317-322.

［8］ 中华医学会心血管病学分会, 中国康复医学会心脏预防与康复专业委员会, 中国老年学和老年医学会心脏专业委员会. 中国心血管病一级预防指南 [J]. 中华心血管病杂志, 2020, 48 (12): 1000-1038.

［9］ 宫玉翠, 陈洁雅, 李平东, 等. 慢性呼吸疾病肺康复护理专家共识 [J]. 中华护理杂志, 2020, 55 (5): 709.

［10］ 中华医学会呼吸病学分会慢性阻塞性肺疾病学组, 中国医师协会呼吸医师分会慢性阻塞性肺疾病工作委员会. 慢性阻塞性肺疾病诊治指南 (2021年修订版) [J]. 中华结核和呼吸杂志, 2021, 44 (3): 170-205. DOI: 10. 3760/cma. j. cn112147-20210109-00031.

［11］ 中华医学会呼吸病学分会肺栓塞与肺血管病学组, 中国医师协会呼吸医师分会肺栓塞与肺血管病工作委员会, 全国肺栓塞与肺血管病防治协作组. 肺血栓栓塞症诊治与预防指南 [J]. 中国医学杂志, 2018.

［12］ Roth G A, Mensah G A, Johnson C O, et al. Global Burden of Cardiovascular Diseases and Risk Factors, 1990-2019: Update From the GBD 2019 Study [J]. J Am Coll Cardiol, 2020 5. Dec 22, 76 (25): 2982-3021. doi: 10. 1016/j. jacc. 2020. 11. 010. PMID: 33309175; PMCID: PMC7755038.

［13］ Tianyi H, Mariani S, Redline S. Sleep Irregularity and Risk of Cardiovascular Events. The Multi-Ethnic Study of Atherosclerosis [J]. JACC, 2020 Mar.

［14］ McAlpine C S, Kiss M G, Rattik S, et al. Sleep modulates haematopoiesis and protects against atherosclerosis [J]. Nature, 2019 DOI: 10. 1038/s41586-019-0948-2.

［15］ Psychological Health, Well-Being, and the Mind-Heart-Body Connection: A Scientific Statement From the American Heart Association [J]. Circulation, 25 Jan 2021. 3760/cma. j. cn115624-20210630-00368.

［16］ 2021 ESC Guidelines on cardiovascular disease prevention in clinical practice [J]. European Heart Journal, doi: 10. 1093/eurheartj/ehab484.

第二十四章
心脏康复患者的评定

引　言

　　心脏康复是应用目的明确、处方具体、多种干预措施的协同治疗，最终目标是让患者的养成健康生活习惯，回归正常社会生活。康复评估是心脏康复的基础内容，决定着患者能否接受心脏康复。对于参与心脏康复的患者，首先必须对患者全方位地科学评估。评估内容可参照美国心肺康复协会、中国康复医学会心血管病预防与康复专业委员会等专科医学会发布的专家共识或指南，并结合各心肺康复中心条件及患者情况定制有效地设计和实施适用的康复项目，每个治疗项目都应该有具体措施和达成目标。在康复的实施中，必须事先做足的工作以确保心肺康复安全。第一，是需评估患者动脉粥样硬化进展危险因素和发生心血管事件的危险分层；第二，需在运动/活动训练期间出现心血管不良事件的危险程度进行评估与危险分层。

　　通常把评估内容分为初始评估和专科评估2个部分。初始评估的目的主要是了解患者的生物学病史、心血管危险因素、生活质量以及全身状态等。专科评估的目的主要是了解对患者预后现存有影响的危险因素，从而为制订更加科学、合理的康复治疗策略提供依据及评估康复效果。

第一节　初　始　评　估

　　对心脏康复患者进行全面的评估非常重要，而这一过程从首次接触心脏康复开始，贯穿心脏康复的全过程，基本的时间点有5个时间点，分别为：初始基线评估、每次运动治疗前评估、针对新发或异常体征/症状的紧急评估，二期康复过程及结局评估。故对接受过初始评估的患者，若有需要应及时重新系统评估。

一、基本状况评估

　　1. 首先应获得一份详细的病史记录，包括：

　　（1）患者的基本信息；

　　（2）回顾多种确诊疾病，包括心血管疾病，纽约心功能分级，心绞痛CCS分级，合并其他系统的疾病；

　　（3）现病史及是否存在典型症状，包括与运动相关的心绞痛、呼吸困难、心悸或其他症状；

　　（4）体格检查，检查是否存在限制运动的因素，如肌肉骨骼系统疾病、贫血等；

　　（5）动脉粥样硬化性疾病进展的危险因素；

　　（6）近期患病、住院或内外科手术情况；

　　（7）用药种类、剂量、方法，药物过敏；

　　（8）呼吸系统疾病、骨骼肌肉疾病及神经系统疾病史；

　　（9）体力活动史；

　　（10）其他特别需要关注的问题：包括生活条件，家庭婚姻状况，交通需要，抑郁、焦虑或其他心理问题。

2. 回顾患者现有的一般实验室检查（血脂、尿酸、血红蛋白）和心电图、心脏彩超、肺功能等辅助检查。

二、循证用药评估

心脏康复过程中，药物治疗占据不可替代的位置。第一，评估目前接受的药物治疗是否具有二级预防作用，是否能够改善临床症状，改善心血管疾病患者预后、改善生活质量，如心力衰竭药物的优化治疗；第二，要注意个体化调整药物剂量，包括注意药物不良反应；第三，患者坚持用药的依从性，及时发现患者的心理、生理和经济问题，适当调整方案，从而提高用药的有效性、依从性及效价比；第四，关注药物对运动耐量的影响，这点对以运动治疗为核心的心脏康复至关重要。

三、营养状况评估

健康的生活方式行为包括合理的膳食是预防和治疗心血管疾病的基石，医学营养治疗和或生活方式治疗可减少LDL-C和其他心血管疾病危险因素。①估计每日总热量摄入和膳食脂肪、饱和脂肪酸、胆固醇、钠盐和其他营养素的含量；②评价饮食习惯，包括家庭用餐、快餐、外出就餐次数和酒精摄入量；③评价营养干预的目标，如超重、高血压和糖尿病，以及心力衰竭、肾病和其他共存疾病。

四、血脂控制评估

血脂异常是增加动脉粥样硬化的主要危险因素，其中LDL-C水平与心血管疾病发病风险密切相关，干预血脂是心血管疾病二级预防重中之重。①定期检测血脂水平如TC、HDL-C、LDL-C和TG。按照相应共识指南标准诊断血脂水平异常的患者。应询问其详细病史，寻找可能导致血脂升高的原因，如不合理饮食、药物和（或）其他疾病，以及评估是否能可被改变性；②评价目前治疗的依从性和血脂是否达标；③如需调整降脂方案，调整后需定期复查血脂指标。

五、身体组成评估

身体组成评估的常用指标有：体重、身高、体质量指数（BMI）。评估危险性（肥胖：BMI≥30 kg/m²；超重：BMI≥25～29.9 kg/m²）。但2个指标均具备一定局限性，如体重受身高影响较大，BMI不能体现体重中脂肪与肌肉构成比例。故可用实用的采用BIA技术的人体成分分析设备，可精准地了解脂肪、肌肉等众多指标。

六、吸烟状况评估

吸烟是心血管疾病独立的危险因素，戒烟可明显降低发病率和死亡率，戒烟长期的效益等同于阿司匹林和他汀类药物，故应作为与血脂达标等同的一级和二级预防干预措施。①记录吸烟的状况：对初次接诊的患者，应详细询问吸烟状况，按以下内容进行记录：不吸烟、曾经吸烟或当前吸烟，明确吸烟量（包/日）和吸烟持续时间（年数），评估使用电子烟等以及吸二手烟的情况；②评估社会心理状况等混淆因素，可通过国际通用的尼古丁依赖量表（fagerstrom test for nicotine dependence，FTND）、戒烟症状的患者心境状态量表（profile of, ood states，POMS）；③了解戒烟者戒烟的通常模式，对尚未准备戒烟者和准备戒烟者分别进行5A法和5R法帮助戒烟。

七、高血压状况评估

高血压的早期诊断和有效治疗，有助于降低心血管事件以及全因死亡风险。①评估患者是否有家庭自测血压习惯和根据监测血压记录，评估最近的治疗情况和依从性；②评估食盐摄入情况（预防高血压和降低成人高血压患者的血压，需减少钠摄入量至每日2000 mg）；③评估靶器官受损的程度。

八、糖尿病状况评估

规律运动可以帮助预防和改善2型糖尿患者血糖调控，降低发生心血管疾病的风险。①通过住院病史，或通过询问病史及常规实验室检查筛查出糖尿病患者。记录药物类型、剂量和用法，血糖监测的类型和频率；②测量空腹血糖、餐后2 h血糖，以及反映近期血糖控制情况的糖基化血红蛋白（HbA_1c）；③评估糖尿病患者饮食情况；④运动发生低血糖风险评估；⑤评估靶器官受损的程度。

九、日常体力活动状况评估

心血管疾病导致患者综合生活能力降低，应该评价患者现有情况，结合患者意愿为心脏康复核心运动提供参考。①可通过日常生活活动（activities of daily living，ADL）量表等工具评估患者现有的体力活动水平，参照日常生活、家务劳动、娱乐活动和职业活动所需能量表，以氧代谢当量（MET）来表示患者日常活动及生活、工作状况的能力。结果可为选择运动测试类型作为依据；②根据评定的结果，结合患者及其家属的意愿和需求，制定康复目标，确定治疗方案；③评价康复疗效和判断功能预后。

十、运动训练状况评估

若患者参加心脏康复前有规律的活动、健身或运动，通常这部分患者日常生活不受限，可直接进行运动负荷试验评估心肺适能，了解患者的运动习惯和爱好有助于制定合适于患者的、个体化的运动处方。

十一、生活质量状况评估

评估患者能否恢复各种社会生活，能否恢复独立生活能力，能否恢复与家人和朋友的正常交往活动以及文化娱乐活动，职业年龄的患者能否恢复有收入的职业活动，老年心脏病患者能否参加力所能及的社会活动和社区活动，患者能否恢复到令其感到满意的社会角色之中。

主要评定工具是患者的生活质量（quality of life，QOL），特别是主观定向的总体生活质量和与疾病相关的生活质量评分。一般采用WHOQOL-100量表和SF-36生活质量量表进行评估。

十二、社会心理状况评估

采用面谈和标准化测量方法，识别临床上表现的抑郁、焦虑、愤怒或敌意等心理问题，社会孤立感，性功能障碍/失调和滥用酒精或精神调理药物情况。

十三、睡眠管理

心血管疾病合并睡眠障碍的发生率高。临床医生应该对失眠问题有足够重视，以早识别及采取干预措施。

第二节 专科评估

一、心功能评估

从心血管生理学角度出发，心输出量（CO＝SV×HR）等于左心功能，而心血管疾病均可影响心输出量，如心室左右不同步收缩的完全左束支传导阻滞，可导致左心功能受损从而影响患者日常活动能力和生活质量。评估左心功能的方法众多，直接方法有美国纽约心脏协会于1928年推出的心功能分级、心肺运动试验、6 min步行试验等。间接方法有心脏彩超、无创血流动力学监测、心脏核磁共振及实验室检查人脑利钠肽（BNP、NT-proBNP）等。从患者基本情况的病史结合左心功能受损的程度，可对运动试验的选择、风险评估、康复计划制订等提供重要信息。

二、存活心肌和血运重建评估

临床上存活心肌是指心肌细胞结构完整、功能正常的心肌细胞。是否存在存活心肌是临床上决定是否对缺血性心力衰竭患者进行血运重建治疗的关键，因此存活心肌的识别及评估对其实行血运重建治疗策略具有重要的指导意义。

目前评估存活心肌的方法有18-氟脱氧葡萄糖正电子发射断层扫描（18F-flurodeoxyglucose positpon emission computed tomography，18F-FDG PET）、心肌代谢显像（myocardial perfusion lmaging，MPI）、单光子发射计算机断层摄影（single photon emission computed tomography，SPECT）、小剂量多巴酚丁胺负荷超声心动图（low-dose dobutamine echocardiography，LDDE）、实时心肌声学造影（real-time myocardial contrast echocardiogrophy，RTMCE）、心脏磁共振成像（cardiac magnetic resonance，CMR）及其延迟钆增强成像（DE-MRI），以及新技术PET-MR、小剂量多巴酚丁胺负荷斑点追踪超声（LDDS-STE）技术、超声斑点追踪成像（STI）多层分析技术结合负荷心肌声学造影（MCSE）、全心动态心脏MR灌注与晚期钆增强的3D图像融合技术等。目前认为，所有这些无创存活心肌检测技术合理应用都可以有效检测出存活心肌。

冠状动脉有很强的血流储备功能，能够根据心肌的需氧量、血压、NO、腺苷等血管内皮活性物质调节冠状动脉管径、控制冠脉血流量以满足生理需求。冠心病的主要病因是冠状动脉粥样硬化，其危害生命的主要原因是冠状动脉狭窄、血管调节功能降低，导致冠脉血流量减少、难以满足生理需求引发心肌缺血，极端情况下冠脉血流中断可在很短时间（30～120 min）内引起心肌梗死。^{99m}Tc-MIBI是一种心肌显像剂，随着冠脉血流进入心肌细胞，且进入心肌细胞的量与冠脉血流量成正相关。在休息状态，冠状动脉狭窄远端血流量与正常冠脉远端的血流量相近，这时注射^{99m}Tc-MIBI很难发现心肌缺血的问题（图3.4.1 Rest）。通过运动提高心肌的需氧量或注射冠状动脉扩张剂，以增加冠脉血流量，而冠状动脉粥样硬化病变不能有效扩张，病变远端不能同等比例地增加冠脉血流量，增加了正常与狭窄远端血流量的差异；这时注射^{99m}Tc-MIBI显像剂，通过显像就能观察到冠脉狭窄远端心肌摄取^{99m}Tc-MIBI的量低于正常冠脉远端的（图3.24.1 Stress），呈现为可逆性MIBI分布稀疏。

^{99m}Tc-MIBI心肌血流灌注显像在冠心病管理中的核心作用是对患者危险度分层。显像未发现缺血表现的，属于低危人群，年心脏事件发生率低于1%，与正常人群相似，以积极改变生活方式、五大处方的基础治疗为主；左室心肌缺血范围大于10%，属于高危人群，年心脏事件发生率大于3%，需要积极的冠脉血运重建，打通血管并后续的康复治疗；左室心肌缺血范围不足10%，属于中危人群，年心脏事件发生率为1%～3%，以强化内科治疗为主。

"罪犯"血管供血区存在一定量的存活心肌是血运重建治疗改善预后的前提。而在心脏康复中，患者若存在存活心肌，可能在运动训练过程中存在胸闷、心肌症状发作事件，故对于冠心病还存在残余病变患者应予评估。

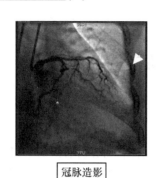
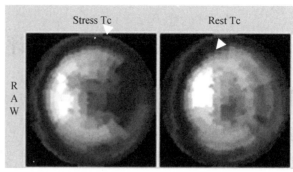

冠脉造影

图3.24.1 冠心病心肌缺血可逆性MIBI分布稀疏的典型表现

女性，60岁，反复心胸闷1年，再发1月，行运动负荷/静息^{99m}Tc-MIBI心肌血流灌注显像。Stress（运动负荷）显示在左心室侧壁心肌（在两个白箭头范围之间的扇形区域）图像呈紫色，反映的是在运动状态下该部分心肌血流量比其他区域的少；Rest（静息）显示左心室侧壁心肌图像呈土黄色，与其他室壁心肌图像颜色相近，反映的是在休息状态下该部分心肌血流量与其他区域相仿。

即左室侧壁心肌缺血图像表现，并为冠脉造影所证实：左回旋支中段完全闭塞，OM1开口近99%狭窄。

三、基础心脏病运动训练危险性及分层

运动与心血管时间危险增加有关。然而，运动试验和训练的安全性已得到很好证明，整体不良事件风险较低，但仍需心脏康复医师照片那个评估发现禁忌证（表3.24.1）。

通过对患者进行危险分层，评估运动中发生心血管事件的风险，进而帮助患者制订个体化的运动方案和运动监护级别，最大程度保证患者运动中的安全，降低运动风险。低危患者可参加心电监护下运动6～18次，中危患者参加心电监护下运动12～24次，高危患者需参加心电监护下运动18～36次。如患者因为时间和距离受限等原因不能参加院内心脏康复，低危和有选择的中危患者可在远程心率或心电监测情况下接受家庭心脏康复治疗。

表3.24.1 运动过程中发生心血管事件的危险分层

项目		危险分层		
		低危	中危	高危
运动试验指标	心绞痛	无	可有	有
	无症状但心电图有心肌缺血改变	无	可有，但心电图ST段下移<2 mm	有，心电图ST段下移≥2 mm
	其他明显不适症状，如气促、头晕等	无	可有	有
	复杂室性心律失常	无	无	有
	血液动力学反应（随着运动负荷量的增加，心率增快、收缩压增高）	正常	正常	异常，包括随着运动负荷量的增加心率变时功能不良或收缩压下降
	功能储备	≥7 Mets	5.0～7.0 Mets	≤5 Mets
非运动试验指标	左心室射血分数	≥50%	40%～50%	<40%
	猝死史或猝死	无	无	有
	静息时复杂室性心律失常	无	无	有
	心肌梗死或再血管化并发症	无	无	有
	心肌梗死或再血管化后心肌缺血	无	无	有
	充血性心力衰竭	无	无	有
	临床抑郁	无	无	有

注：低危条目中所有项目均满足为低危；高危条目中有一项满足即为高危；Mets为代谢当量。

四、体适能评估

体适能评估的内容包括身体组成成分、心肺适能（有氧能力）、肌肉适能、柔韧性和平衡等评估项目。体适能侧重于评估身体功能状况，可进一步深度了解：①明确是否存在运动禁忌证；②对患者进行危险分层；③预测运动训练过程中发生不良事件的风险；④制订个体化的运动康复方案和选择适当的监护等级；⑤评估治疗效果、调整康复方案。体适能中最重要的是有氧适能，它直接决定运动训练的强度和康复效果，对指导康复治疗和判断预后有重要价值。有氧运动能力的评估有很多方法，心脏康复医师应根据所在医疗机构的条件来决定采用何种方法进行评估。常用的评估方法有心肺运动试验、6 min 步行试验、2 min 踏步试验等。

结　　语

综上所述，对每个患者在实施心脏康复计划之前都必须进行临床评估，包括病史询问、左心室功能评价（通常应用超声心动图）、心肺运动试验（CPET）或心脏负荷试验（ET），以及血液生化检查，从而对心血管疾病总体风险进行评价。对于特殊病例，还需要进行 24 h 动态心电图、负荷超声心动图、冠状动脉造影、心肌灌注显像及心脏磁共振成像等辅助检查，进一步科学、细致的评估是做好康复决策的基础。任何评估都要根据临床实际，并结合患者的具体情况做具体分析。一次评估不是结束，还要根据患者疾病的演变和转归，重新进行康复再评估，不断调整康复策略，完善康复计划，通过合理的多模式干预手段和措施，实现康复目标，使患者最大限度地获益。

（福建医科大学附属泉州第一医院　吴海云　李德隆）

参考文献

[1] 中国康复医学会心血管病专业委员会. 中国心脏康复与二级预防指南 [M]. 2018 版. 北京：北京大学医学出版社，2018.

[2] 丁荣晶. 心脏康复评估内容与方法 [J]. 中华护理教育，2016, 13 (1): 75-77.

[3] 常翠青，赵文华，贾梅. 心血管疾病营养处方专家共识 [J]. 中华内科杂志，2014, 53 (2): 151-158.

[4] 诸骏仁，高润霖，赵水平，等. 中国成人血脂异常防治指南 (2016 年修订版) [J]. 中国循环杂志，2016, 31 (10): 937-953.

[5] 中医康复临床实践指南. 心肺康复制定工作组，刘西花，李晓旭，等. 中医康复临床实践指南. 心肺康复 [J]. 康复学报，2020, 30 (4): 259-265, 269.

[6] 中国高血压防治指南修订委员会，中华医学会心血管病学分会中国医师协会高血压专业委员会，等. 中国高血压防治指南 (2018 年修订版) [J]. 中国心血管杂志，2019, 24 (1): 24-56.

[7] 卢霞，聂彬彬，负明凯，等. ～ (18)F-FDG PET/CT 分子显像评价缺血性心脏病患者心功能受损与脑葡萄糖代谢的相关性研究 [J]. 中华心血管病杂志，2020, 48 (3): 211-216.

[8] 戴若竹，陈仰纯. 心血管疾病防治常识和健康教育手册 [M]. 福州：福建科技出版社，2021.

[9] 邱世锋，冯骞，李丹霞，等. 评估存活心肌指导血运重建的临床证据与争议 [J]. 中国循环杂志，2020, 35 (1): 93-97.

[10] 2021 Update to the 2017 ACC Expert Consensus Decision Pathway for Optimization of Heart Failure Treatment: Answers to 10 Pivotal Issues About Heart Failure With Reduced Ejection Fraction: A Report of the American College of Cardiology Solution Set Oversight Committee [J]. J Am Coll Cardiol, 2021 Feb 16, 77 (6): 772-810.

[11] Colston D C, Cho B, Thrasher J F, et al. Anti-Smoking Media Campaigns and Disparities in Smoking Cessation in the United States, 2001-2015 [J]. Am J Health Promot, 2021 Jun, 35 (5): 658-668.

[12] Gibbs B B, Hivert M F, Jerome G J, et al. American Heart Association Council on Lifestyle and Cardiometabolic Health; Council on Cardiovascular and Stroke Nursing; and Council on Clinical Cardiology. Physical Activity as a Critical Component of First-Line Treatment for Elevated Blood Pressure or Cholesterol: Who, What, and How? A Scientific Statement

From the American Heart Association [J]. Hypertension, 2021 Jun 2: HYP0000000000000196.

[13] Dibben G O, Dalal H M, Taylor R S, et al. Cardiac rehabilitation and physical activity: systematic review and meta-analysis [J]. Heart, 2018 Sep, 104 (17): 1394-1402.

[14] Chen Y C, Wang Q Q, Wang Y H, et al. Intravenous regular insulin is an efficient and safe procedure for obtaining high-quality cardiac ^{18}F-FDG PET images: an open-label, single-center, randomized controlled prospective trial [J]. J Nucl Cardiol, 2022 Feb, 29 (1): 239-247.

第二十五章
呼吸康复患者的评估

引　言

所有慢性呼吸系统疾病，存在持续症状、功能降低以及生活质量降低均应考虑并且重视呼吸康复，因此呼吸康复具有广泛的适应证。

第一节　呼吸康复历史与展望

COPD是呼吸康复的最大人群，但是其他呼吸系统疾病，如肺纤维化、肺动脉高压也存在周围肌肉功能障碍、心功能下降、营养障碍及社会心理学问题。所以，其他类型的慢性呼吸系统疾病也适应并且受益于呼吸康复，重症患者能在康复过程中通过改善活动能力、减轻症状获益，而轻症患者能通过规律的体能活动来获得更佳的康复效果。

一、呼吸康复的适应证

1. 阻塞性疾病

慢性阻塞性肺疾病（包括α1抗胰蛋白酶缺乏症）

顽固性哮喘

细支气管炎

囊性纤维化

闭塞性细支气管炎

2. 限制性疾病

● 间质性疾病

　间质性疾病

　肺间质纤维化

结节病

3. 职业或环境性肺部疾病

● 胸廓疾病

　脊柱后侧凸

　强直性脊柱炎

● 神经肌肉疾病

4. 帕金森病

5. 脊髓灰质炎后遗症

6. 肌萎缩性脊髓侧索硬化症

7. 膈肌功能障碍

8. 多发性硬化

9. 肺癌

10. 原发性肺动脉高压

11. 胸腹围手术期

12. 肺移植围手术期

13. 肺减容围手术期

14. 呼吸机依赖

15. 儿童呼吸系统疾病患者

16. 肥胖的呼吸系统疾病

17. 其他

二、呼吸康复的排除标准

肺疾病患者往往合并存在一定风险的合并症，这些问题需要在康复前进行纠正或者让它保持稳定，并且在进行康复的过程中进行指标相关的监测。

三、呼吸康复的绝对禁忌证

- 不稳定的心绞痛或心律失常
- 不稳定的骨折
- 传染性疾病可能给他人带来风险
- 不稳定的精神心理状态可能给他人带来风险及伤害

四、呼吸康复的相对禁忌证

- 严重的认知障碍
- 进展性的神经肌肉疾病
- 严重未受控制的贫血
- 缺乏动力
- 严重的视力障碍
- 严重虚弱的疲劳（比如禁止性的心力衰竭，患者不能耐受训练单元）
- 低于6个月的生存预期

第二节　呼吸康复评估的框架

一、呼吸康复的评估框架

慢性呼吸系统疾病的患者，功能问题往往并非只出现在呼吸系统，患者往往同时伴随肺外的一些问题，如骨骼肌肉功能障碍、营养功能障碍、日常活动及自理障碍等。

评估慢性呼吸系统患者的康复问题时，首先不应该仅局限在具体的症状、体征及活动情况。还应当从人的整体健康角度来思考疾病带来的影响，特别是与环境相关的关系，包括患者需要的辅助设备（氧气瓶、助行器、呼吸机等）。

为了优化旨在维持功能和最小化残疾的干预措施，需要正确了解患者功能的这些局限性。世界卫生组织国际功能、残疾和健康分类（international classification of functioning，disabity，and health，ICF）为对健康的组成部分和疾病的后果进行分类提供了一个有用的框架。它旨在为描述康复中的健康状况提供统一的语言，并为所有卫生专业提供共同框架。根据ICF，与疾病相关的问题可能涉及身体的功能和结构、活动的表现和参与生活情况。健康状况和残疾的发展受到环境和个人因素等环境因素的改变。

ICF的结构分为2部分：功能与残疾（第1部分）和上下文因素（第2部分）。ICF的整体结构如图3.25.1所示。第1部分涵盖功能和残疾，包括组件：身体功能（b）、身体结构（s）和活动和参与（d）。与其他残疾模型相比，ICF对可能促进或阻碍功能，从而影响残疾发展的上下文因素（第2部分）进行了分类，这些因素可能影响残疾的发展。这些背景因素由2个组成部分组成。组成部分环境因素（e）包括物理、社会或态度世界的类别。第2个组成部分是个人因素，包括性别、年龄、习惯、生活方式、应对方式等。在当前的ICF版本中尚未包含"个人因素"。

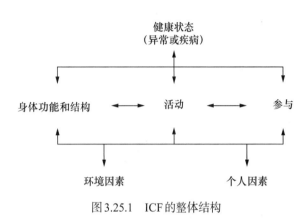

图3.25.1　ICF的整体结构

通过ICF框架来制定慢性呼吸系统疾病患者的问题清单，有利于不同专业的康复工作者更为直观地了解患者的健康问题。从临床医生较为关注的身体结构和功能问题，到康复治疗师更为关注的活动与参与，而作业治疗师更需要对患者的环境有着更为深层次的理解。

这样的框架有利于整理与制定慢性呼吸系统疾病的康复策略，以及进一步完善循证学的研究。2004年，通过组织8个国家，17位不同专业背景的慢阻肺相关领域专家进行研讨后，Stucki发表关于慢性阻塞性肺疾病的ICF简明及综合核心要素的论文。总结了COPD常见的健康问题，从功能、结构、活动参与及环境等方面描述了与慢阻肺相关的因素（表3.25.1）。

表3.25.1　ICF慢阻肺常见的健康问题

IFC成分	ICF编码	ICF分类	IFC成分	ICF编码	ICF分类
身体功能	b440	呼吸功能	活动与参与	d450	步行
	b455	运动耐受功能		D455	四周活动
	B460	心血管及呼吸系统相关感觉		D230	执行日常常规
	B450	其他呼吸系统功能		D640	家务劳动
	B740	肌肉耐力功能		D540	穿衣
身体结构	s430	呼吸系统结构	环境	e260	空气质量
	S410	心血管结构		E110	个人基础消费产品
	S760	躯干结构		E115	日常生活技术及产品
				E225	气候

以COPD为例，中国康复研究中心等机构通过ICF构架，检索文献、专家问卷调查等方法整理出COPD康复临床问题的清单（表3.25.2），来发现COPD患者存在的康复问题，根据这些问题，进一步制定指南，以指导各级康复机构临床工作。

表3.25.2　COPD临床康复循证实践指南临床问题

临床问题（功能评定类、康复干预类、健康促进类）	
基于ICF及其核心分类组合，针对慢阻肺患者功能，可以从哪些方面进行功能评估？中文环境下推荐的评估工具和方法是什么？	慢阻肺患者基于ICF的主要康复干预策略有哪些及其效果如何？
1. 呼吸功能评估	9. 气道廓清技术
2. 心理功能评估	10. 运动训练中进行氧疗
3. 睡眠质量评估	11. 耐力训练、抗阻训练、神经肌肉电刺激
4. 运动能力评估	12. 呼吸训练和能量节省管理
5. 生活活动能力评估	13. 心理干预
6. 生活质量评估	14. 营养支持
7. 吸烟状况评估	15. 传统体育锻炼
8. 营养状况评估	16. 戒烟管理
	17. 自我管理干预

二、呼吸康复的评估步骤

初步评估应从患者访谈开始。需要对患者及其家人或其他重要患者进行深入访谈，了解患者都存在哪些康复问题。访谈也有利于在后期建立良好的沟通，增加患者对呼吸康复的理解。

对患者的医疗状况进行全面的审查对于初步评估至关重要。其中大部分信息可以从患者的记录中获得，患者的家属可以提供很多疾病相关的背景资料，比如患者院外活动的情况以及症状表现，个人的喜好以及家庭住宅的情况。这些内容都为个性化和治疗的针对性提供基础。病史提供了关于呼吸系统疾病严重程度的信息，如症状负担、病情恶化、药物要求、补充氧使用、共病、身体限制和卫生资源利用。同时，对于很多存在共患疾病的患者物理评估为从患者的病史、病历和实验室检查中获得的数据增加了重要的信息。虽然一个完整的体格检查是初步评估的一部分，但该评估的各个方面应该获得的最清晰的信息。

肺康复的物理治疗评估单应包括临床表现、体格检查、评估、计划4个部分。

1. 临床表现
- 肺康复史：性别及年龄等基础信息，患者的入院诊断，此次入院的症状及功能受限情况；
- 既往史：内科基础疾病史、外伤及外科手术史，其他重要病史；
- 药物史：目前服用的药物情况；
- 既往功能水平：患病前的活动能力，平地行走及上下楼梯、日常自理情况、是否需要氧气的支持；
- 自备的医疗设备：氧疗、雾化及呼吸机等治疗设备；
- 社会家庭情况：患者照料人及其家人情况；
- 氧气需要的情况：静态、运动、睡眠时是否需要氧气；
- 吸烟史；
- 最大的活动能力：斜坡、上下楼是否能完成、是否能进行体育运动；
- 患者的目标：回归家庭、承担家庭或社会角色、职业需求；
- 疼痛：部位、性质、严重程度、考虑可能的诊断、诊治情况及疗效。

2. 体格检查
- 基础生命体征：血压、脉搏、呼吸频率、氧饱和度、体温；
- 基础个人参数：身高、体重、BMI；
- 精神状态：清醒还是昏迷、是否积极；
- 体型/皮肤/身体特征；
- 水肿；
- 呼吸模式：膈肌在呼吸中的动员情况、辅助呼吸肌活动（如胸锁乳突肌）、缩唇呼吸；
- 听诊：肺呼吸音是否清晰；

- 肢体关节：与运动相关的关节有无水肿、畸形、是否能完成全范围活动；
- 肌力：下肢肌力，主要为股四头肌及髋外展肌群、其他康复需要评估的肌力（如助行器患者评估握力）；
- 步态：是否缓慢、是否存在疼痛、稳定性；
- 特殊试验；
- 6 min步行测试：静息生命体征（包括FiO_2、SpO_2、HR、BP），活动中的生命体征，完成的距离，费力的程度（Borg评分），是否要求休息，辅助器具。

3. 评估

- 患者咨询或就诊的主要问题；
- 问题清单；
- 预防措施；
- 康复的目标。

4. 计划

- 呼吸康复治疗的内容：呼吸再训练、渐进的活动管理、体位管理、力量训练、有氧训练、日常自理及节能活动指导、运动中的指标监测及注意事项。
- 治疗的时间及场所：病房、治疗室。
- 治疗的频次：每天的次数、治疗预计持续的周期。

医师、治疗师签名 ×××

第三节 呼吸康复患者的症状评估

呼吸系统疾病的患者常常存在各种呼吸以及相关系统的症状，评估的内容主要包括以下内容：呼吸困难、疲劳、咳嗽、痰液产生、喘息、咯血、水肿、睡眠障碍、胸痛、胃食管反流、吞咽困难、肢体疼痛或无力、焦虑症状、抑郁症状。

一、呼吸困难

呼吸困难是呼吸系统疾病的首要症状，必须对其进行记录并量化，而对呼吸困难的评估应贯穿整个呼吸康复的全程。呼吸康复的评估可以从其发作程度、次数、频率和持续时间方面进行记录。同时要考虑促使症状好转或恶化的环境因素及个人因素。临床上通常使用某种体力活动的类型来描述呼吸困难程度，如爬一层楼会引起呼吸困难。推荐使用客观的评估方法，如改良英国医学研究委员会呼吸困难量表（modified medical research council dyspnea scale，mMRC）（表3.25.3）。

表3.25.3 改良英国医学研究委员会呼吸困难量表

评分	程度	评分	程度
0	仅在剧烈活动后出现呼吸困难	3	平地行走100米左右或数分钟后即需要停下来喘气
1	平地快走或爬缓坡时出现呼吸困难	4	因严重呼吸困难而不能离开家，或在穿衣脱衣时出现呼吸困难
2	由于呼吸困难，平地行走时比同龄人慢或需要停下来休息		

二、疲劳

疲劳是慢性呼吸系统疾病患者常见且痛苦的症状，且导致疲劳的因素有很多，如气促、肌肉无力、活动减少、身体功能下降（原发病）、焦虑或抑郁状态等；而疲劳会严重影响患者的生活质量和工作能力，从而导致经济困扰、失业、焦虑和抑郁等。通常使用Borg scale进行疲劳及气促评分，也可用视觉模拟评分法（visual analogue scale，VAS）的0～10进行较粗略的评价。详见第三十九章第一节如何选定适合的测量工具或本章第七节量表评估。

第四节 运动能力评估

运动不耐受是指患者无法进行适当强度的体力活动以及无法耐受符合其年龄及身体状况的体力活动。运动能力的可以通过运动试验来检验。心肺运动试验（CPET）被认为是评估运动耐受能力的金标准。运动心肺试验实际是运动增量测试，逐渐将运动强度增加到患者不能耐受的状态，以测定患者在耐受运动过程中的生理反应（如心率、最大摄氧量、通气量）。

在进行运动评估之前，应仔细询问患者病史，并进行体格检查，排除不稳定的异常情况，如未经治疗的心血管疾病、中至重度瓣膜疾病、有症状或新发的心力衰竭等。除此之外，还应关注患者是否存在严重的认知障碍、严重精神异常或不可耐受的躯体疼痛等，与相关临床大夫及时沟通询问是否可以进行运动能力评估。

一、6 min步行测试（6-Minute Walk Test，6MWT）

6MWT广泛应用于呼吸康复的结局评估。该测试安全性高、实施简便、操作简单、耐受性好，并能准确地体现患者常见的日常生活活动能力（步行）。为了保证结果的有效性和可靠性，必须严格执行标准化的操作程序。在测试过程中患者允许使用助行器及氧气等辅助装置。但前后对比时，应保证助行器和氧气的辅助情况保持一致。

二、测试说明

1. 测试前准备 ①标准步行测试场地：30 m的椭圆形或直线，无障碍物干扰，保持地面平整、干燥；②告知患者穿着舒适的衣服和合适的鞋；③需应用支气管扩张药物的患者在测试前1 h吸入；④测试前应休息10 min；⑤患者在坐位下记录血压、心率、血氧及呼吸困难评分。测试期间持续检测心率和血氧。

2. 测试中 ①要求患者尽可能快地走。按照ERS/ATS的6MWT标准化鼓励用语（表3.25.4）；②记录行走总距离；③采用Borg scale进行气促及疲劳程度评分；④患者行走时尽量不要陪同，如必须陪同尽量在后方陪伴。

表3.25.4 6MWT的标准化鼓励用语

1 min	您做得不错，还有5 min
2 min	表现不错，继续坚持，还有4 min
3 min	做得不错，已经完成一半了
4 min	表现不错，继续保持，就剩2 min了
5 min	做得不错，还有最后1 min
6 min	请停在原地
如果患者在测试时暂停，则每30 m建议1次（一旦血氧大于85%）	如果您感觉能走了，请继续

3. 测试终止 ①结束时嘱患者停在原地；②观察患者是否有不良症状和体征；③出现以下情况立即终止测试：血氧浓度<80%；胸痛；不能忍受的呼吸困难；难以忍受的下肢痉挛或运动疲劳；脸色苍白；④在坐位下立即对血氧、心率、呼吸困难程度、疲劳及血压进行记录。

第五节　肌肉功能的评估

肢体肌肉功能障碍在慢性阻塞性肺病非常常见，研究显示，17%～35%的COPD患者存在体重减轻，肌肉减少是体重减轻的主要原因。肌肉萎缩和虚弱会带来重要的后果，如难以从事体育活动、运动不耐受、生活质量差和过早死亡。与下肢肌肉结构变化相关的代谢变化也参与了运动的限制，在COPD急性发作期间，下肢肌肉功能进一步受损。一项研究表明，在COPD的患者中，四肢的肌肉力量，以每年4.3%的速度下降，远大于相对同等年龄段人群肌力下降的速度（每年2%）。

一、肌肉质量的评估

肌肉的质量在肌肉评估中至关重要。但是体重指数不能量化患者的身体成分，提供身体成分变化和脂肪分布的信息。肌肉质量的减少是体重下降的主要原因，与肌肉力量和耐力有关。因此，肌肉萎缩是健康相关生活质量和生存率的更好预测指标。

体重分为脂肪（fat mass，FM）和非脂肪成分（fat free mass，FFM），而非脂肪成分则包括细胞内成分（肌肉、骨矿物质、其他代谢组织）和细胞外液。通常认为FFM是肌肉的替代物。在6%～21%的正常体重患者中，可以观察到18%～36%存在非脂肪成分的下降。

测量皮脂厚度是估计FM成分百分比的常用方法，这个方法基于皮褶厚度与脂肪组织比例的假设，无创且经济，但这种方法容易高估FFM。

临床常用通过设备测量FFM和FM的方法有2种。生物电阻抗分析法（bioelectrical impedance analysis，BIA）和双光能X线吸收测定法（dual-energy X-ray absorptiometry，DEXA）2种方法。其中，BIA通过FFM的电流比FM具有更高的电导率的原理进行测量，通过测量两个电极之间的电压来确定电阻抗。BIA是一种成本低、快速、无创、配合要求低的方法。但是在COPD患者中，用BIA获得的FFM值要低于DEXA的获得值。DEXA扫描基于两种不同能量的X线衰减的比较，测量身体成分。该方法不需要患者配合，被认为是评估COPD患者身体成分，特别是FFM有效、可靠的方法。

运动中下肢的功能非常重要，通过测量下肢肌肉来判断肌肉的容量是临床中常用的方法，通过测量腿围来标记下肢围度可作为监测下肢肌肉容量的一种简便手段，但无法准确地反应局部肌肉质量。通过计算机断层扫描、核磁共振及超声波可以直接估算下肢肌肉的局部质量，为呼吸康复提供可量化的信息。

二、肌肉力量的评估

肌肉力量定义为肌肉用力的能力，一些技术，如徒手肌力测试，这种方法简单，根据肢体对抗重力及阻力的情况进行分级，但是缺少量化的记录，很难区分患者的进步情况。因此在慢性阻塞性肺病中可能不太受欢迎。但在那些重症患者中，这些方法可能很有用。

手持式动态测量比以前的测量提供了更多的定量信息，即使是在虚弱的老年人中，一致的范围也很大，但是握力测试的结果取决于测试人员的操作标准是否统一。

肌肉强度也可以通过评估患者在完成1次全范围内关节活动的能承受的最大重量来测量，又称1RM（1-repetition）。这个方法可以用于评估患者的最大自主力量水平，也能够作为肌力训练的运动处方的参考值，来设定患者抗阻训练的方案。需要注意的是，1RM的测定需要反复评测来获得，或者通过公式来估算。

虽然存在各种方法来测量肌肉力量，但等距最大自主等长肌力评估是一种可以在临床实践中实施的方法，以提供可靠和可重复的测量方法，可提供该措施的标准操作程序。最大自愿收缩力历来以公斤为单位报告，因为重量被用来校准仪器。因为从技术上讲，应该用牛顿来报告力，所以一些研究人员更喜欢用测量到的力以kg

乘以重力（9.81 m/s²）。

　　最大自主收缩通常被评估为3种可重复的机动中的最佳状态。在测量过程中，需要鼓励患者，患者处于标准化位置（通常是膝盖和臀部弯曲90°，或者仰卧位）。等长肌力测试也可以在专门建立的计算机化测力仪上进行评估。

第六节　呼吸肌功能评估

　　评估呼吸力学和呼吸肌肉功能在呼吸康复的临床实践和研究中是至关重要的。在过去20年里，一些方法学上的发展增强了我们对呼吸肌肉功能的理解，在诊断、分型和评估呼吸道症状和神经肌肉疾病患者的治疗效果方面有特别的贡献。

　　呼吸肌肉功能的测试包括从呼吸力学、呼吸肌肉神经生理学（肌电图、脑电图和经颅磁刺激）和呼吸肌肉成像（超声、光电体积描记术和结构光体积描记术）等几个方面。

一、呼吸肌无力的临床原因

　　呼吸肌无力与肺活量减少有关，这是因为吸气肌无力降低总肺活量，而呼气肌无力增加残余容量。因此，胸片检查可显示一侧或两侧横膈抬高，胸部X线摄影能在一定程度内预测横膈功能。

　　床边呼吸肌力的测量可以通过测量封闭气道时产生的口腔内压力得到，即最大吸气压MIP和最大呼气压MEP。通常情况下，压力是在接近残气量的最大吸气力（最大吸气压力）和在全肺活量的呼气力（最大呼气压力），见图3.25.2。

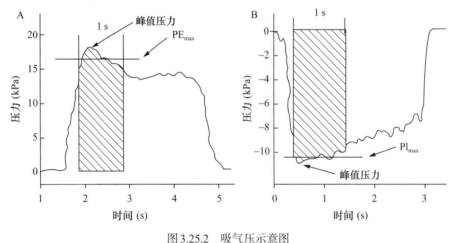

图3.25.2　吸气压示意图

记录最高的1 s平均压力，而不是峰值压力。

　　吸气肌功能的另一种测试方法是嗅吸鼻压，人们直观地认为这对患者来说更容易做到；与静态口腔压不同，观测到的最高单值会被记录下来。虽然在一定范围内，鼻部吸气压力和最大吸气压力高度一致。但是仍然建议2个测试一起使用。

二、跨膈压

　　跨膈压（Pdi）是通过测量食道内的压力（Poes）与测量胃部压力（Pgas）的算术差，见图3.25.3。

三、静态最大跨膈压

呼吸至FRC时，夹紧鼻腔，气道闭合，要求受试者最大限度吸气同时做鼓腹动作。此时Pdi为最大跨膈压（Pdi_{max}）。

四、动态跨膈压

持续监测跨膈压可以提供动态的呼吸力学。呼吸肌肉所做的功，可以表示为压力和时间的乘积，可以用来衡量治疗干预的影响，如无创通气等（图3.25.3）。

五、膈神经刺激（PNS）

膈神经刺激（PNS）可以检测膈神经单元的功能。PNS最初是通过电刺激来进行的，但即使有经验的人也很难实现可重复的价值，因此，磁性神经刺激已经取代了电刺激。其

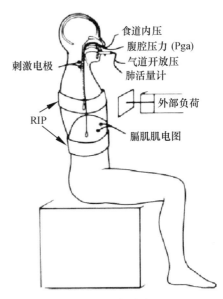

图3.25.3 跨膈压测量示意图（Pdi＝Pgas-poes）

经鼻插入2条顶端带气囊的导管，一个置于胃内，
另一个置于食道中段。平静呼吸时测得胃-食道压差即跨膈压。

原理是在膈神经上方短暂地产生一个强大的磁场，从而诱导神经冲动传播到横膈膜。操作员可以测量称为抽搐P的压力变化di（Tw-Pdi）或由膈肌收缩引起的动作电位来反映膈肌功能。可以单独刺激单侧膈神经，也可以同时刺激两条膈神经。在健康成人刺激双侧的Tw-Pdi中应＞18至20 cmH_2O；单侧刺激值＞7 $cm\ H_2O$；且年龄因素的影响不大。当该技术用于跟踪顺序变化（与疾病或治疗）或检测疲劳时，严格控制其他影响Tw的因素是重要的。

六、膈肌肌电图

就像压力一样，膈膜的电活动可以被连续地测量或对刺激作出反应。电极可以放置在皮肤表面或使用食管电极。然而，传统的针式电极更受到一些神经生理学家的青睐，但由于担心气胸，在呼吸系统疾病的患者中没有广泛使用，表面电极可能被膈外肌干扰，因此，最近的研究倾向于食管肌电图。

当用于连续监测时，膈肌电图已被用于证明肺病和肥胖患者的呼吸肌肉活动与呼吸困难之间的关系，并显示在动态过度充气的情况下，神经驱动能最好地追踪呼吸困难，可以解释神经机械分离学说（见图3.25.4），在一组慢性阻塞性肺疾病患者的运动方案中，呼吸困难与肌电（EMG）信号（实线）和分钟通气有关。由于微

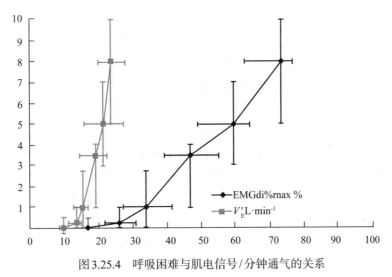

图3.25.4 呼吸困难与肌电信号/分钟通气的关系

小通气不能增加通气量（由于呼吸受限），与呼吸困难的关系很差，但肌电图可以很好地捕捉到。此外，该技术也被用于评估上呼吸道阻力并判断在睡眠中是呼吸暂停还是中枢性或阻塞性。

七、膈肌超声

1979年首次报道了超声对膈肌的识别，超声检查（和以前的透视检查）可以用来跟踪膈肌的活动度；此外，膈肌增厚分数（厚度的变化）可以量化吸气时膈肌的收缩情况。

超声检查有几个特点，首先它是无辐射的，适合在床边使用。它被专门研究用于预测脱机成功率。2014年DiNino E和Gartman EJ等报道63例机械通气患者的预后，他们在一项自主呼吸或压力支持通气的试验中测量了膈肌增厚，结果显示，那些在吸气时膈肌增厚幅度更大（>30%）的人更有可能成功地脱机。在机械通气开始后，膈肌变薄和活动度减少很快发生，并且与预后不良和在重症监护病房停留时间延长有关。

第七节　量表评估

评估贯穿于呼吸康复的始终，是患者个体化治疗的基础，也是呼吸康复实施的保障。其中量表评估主要涉及针对患者症状、生活质量、日常生活活动能力、营养和睡眠等，通过对患者进行相关量表评估有助于了解患者具体情况，为制订个体化呼吸康复方案和提高康复治疗的安全性及有效性提供依据。

呼吸系统疾病患者常会有呼吸困难症状，如鼻翼扇动、张口呼吸、辅助呼吸肌参与呼吸等，伴或不伴有呼吸频率、节律和深度的改变等；另外因疾病的原因，会对患者的日常生活自理能力、疲劳程度、生活质量等都有不同程度的影响，常会用到以下评估量表。

一、改良英国医学研究委员会呼吸困难问卷（modified british medical research council，mMRC）

mMRC采用5级法，0分为轻度，1分为中度，2分为重度，3～4分为极重度。可用于衡量与体力活动相关的呼吸困难和严重程度，与慢阻肺致残率及死亡率密切相关。但其为单维评估文件，COPD患者常会为了缓解呼吸困难症状而减少活动，故敏感度不高，见表3.25.5。

表3.25.5　mMRC改良英国MRC呼吸困难指数

0级-我仅在费力运动时出现呼吸困难	3级-在平地按自己的速度行走约100 m或数分钟需要停下来喘气
1级-平地快步行走或步行爬小坡、上楼时出现气短	4级-因严重呼吸困难以至于不能离开家，或在穿衣服脱衣服时出现呼
2级-由于气短，平地行走时比同龄人慢或者需要停下来休息	吸困难

二、伯格量表（Borg Scale）Borg呼吸困难评分

Borg呼吸困难评分，又称Borg量表，用于评估呼吸困难的程度，可配合6 min步行试验应用，见表3.25.6。

表3.25.6　Borg呼吸困难评分

Borg呼吸困难评分标准：
0分：完全没有，"没事"代表您没有感觉到任何费力，没有肌肉劳累，没有气喘吁吁或者呼吸困难
0.5分：刚刚感觉到（非常微弱，刚刚有感觉）
1分：非常轻微（"很微弱"，代表轻微的费力，按照您自己的步伐，你愿意走更近的路程）
2分：轻微（"微弱"）

Borg呼吸困难评分标准：

3分：中等（代表有些但不是非常的困难，感觉继续进行是尚可的、不困难的）	
4分：稍微严重	
5分：严重（"强烈-严重"非常困难、劳累，但是继续进行不是非常困难。该程度大约是"最大值"的50%）	
6分：5~7分	
7分：非常严重（"非常强烈"您能够继续进行，但是不得不强迫自己并且非常劳累）	
8分：7~9分	
9分：非常非常严重（几乎达到最大值）	
10分：最大值（"极其强烈-最大值"是极其强烈的水平，对大多数人来讲这是以前生活中所经历的最强烈的程度）	

三、基线呼吸困难指数（baseline dyspnea index，BDI）/变化期呼吸困难指数（transition dyspnea index，TDI）

BDI反应在单一状态下呼吸困难的严重程度（表3.25.7），而TDI则显示基线的变化（表3.25.8）。TDI是在BDI的基础上加以改良，并可用于与BDI对比。

表3.25.7 基线呼吸困难指数（BDI）

4级	特别严重。只有极大的活动量时如携带非常重物体，负荷上斜坡，或者跑步才会出现呼吸困难。普通的工作没有出现气促
3级	重度。只有活动如爬坡，上楼梯超过3层楼，或举起中等量重物时才会出现呼吸困难
2级	中度。适度的或者一般活动如走陡坡，上不到3层楼或拿起很轻的东西都会气促
1级	轻度。轻微活动如走平地，洗衣服或者站立，都会出现气促
0级	没有任务。静息状态，做或躺下都会出现气促
W	程度不确定。患者受损因呼吸急促，而不能完成相应的检查工作，病损程度难以明确评估。收集的数据不足以划分呼吸困难的程度
X	不知道。收集的信息不足以评估患者最大的工作极限能力
Y	除外呼吸困难以外的损伤原因，如骨骼肌问题或胸痛

表3.25.8 变化期呼吸困难指数（TDI）

-3	严重恶化。与基础水平相比恶化2个以上等级
2	中度恶化。与基础水平比加重至少1个但不足2个等级
-1	轻微恶化。加重不足1级。患者与基础相比同级范围内明显加重，但并没有改变等级
0	没有变化。无从基线发生变化
1	轻度改善。改善了不到1个级别。患者在等级范围内明显改善，但并没有改变等级
2	中度改善。改善了至少1个档次，但少于2个基准等级
3	重大改善。改善了2个等级，或更多
Z	除了气促以外的其他所致的生活功能障碍。患者有运动能力降低，但与气促无关。例如，肌肉骨骼问题或胸痛

四、哮喘控制测试评估表（asthma control test，ACT）

ACT为自评量表，由美国卫生科学中心的临床教授Nathan设计，可帮助哮喘患者用来评估哮喘控制程度的，是在治疗过程中监测和评估哮喘病情的有效工具，又被称为的"哮喘日记"，得分25分表示哮喘控制良好，得分20~24分为基本控制，得分<20分表示哮喘未得到控制，见表3.25.9。

表3.25.9　哮喘控制水平ACT评分

					得分
问题一	在过去的4周内，在工作中、学习或家中，有多少时间哮喘妨碍您进行日常动？				
	A. 所有时间	B. 绝大部分时间	C. 有些时候	D. 很少时候	E. 没有
问题二	在过去的4周内，您有多少次呼吸困难？				
	A. 每天不止1次	B. 1天1次	C. 每周3～6次	D. 每周1～2次	E. 完全没有
问题三	在过去的4周内，因为哮喘症状（喘息、咳嗽、呼吸困难、胸闷或疼痛），您有多少次在夜间醒来或晨起早醒？				
	A. 每周4晚或更多	B. 每周2～3晚	C. 每周1次	D. 1～2次	E. 没有
问题四	在过去的4周内，您有多少次使用急救药物治疗（如沙丁胺醇）？				
	A. 每天3次以上	B. 每天1～2次	C. 每周2～3次	D. 每周1次或以下	E. 没有
问题五	您如何评估过去4周内您的哮喘控制情况？				
	A. 没有控制	B. 控制很差	C. 有所控制	D. 受控良好	E. 完全控制
总分：					

五、CAT评分（COPD assessment test，CAT）

CAT评分可评估慢性阻塞性肺疾病对患者健康和每日生活质量影响的程度，敏感性高，操作简单。分值范围为0～40分。得分0～10分表示"病情轻微"，11～20分表示"病情中等"，21～30分为"病情严重"，31～40分为"病情非常严重"，见表3.25.10。

表3.25.10　CAT评分

我从不咳嗽	○1	○2	○3	○4	○5	我一直咳嗽
我一点痰也没有	○1	○2	○3	○4	○5	我有很多很多痰
我一点也没有胸闷的感觉	○1	○2	○3	○4	○5	我有很重的胸闷的感觉
当我爬坡或爬1层楼时，我并不感到喘不过气来	○1	○2	○3	○4	○5	当我爬坡或爬1层楼时，我感觉非常喘不过气来
我在家里的任何活动都不受慢阻肺的影响	○1	○2	○3	○4	○5	我在家里的任何活动都很受慢阻肺的影响
每当我想外出时，我就能外出	○1	○2	○3	○4	○5	因为我有慢阻肺，我所以从来没有外出过
我睡眠非常好	○1	○2	○3	○4	○5	因为我有慢阻肺，我的睡眠非常不好
我精力旺盛	○1	○2	○3	○4	○5	我一点儿精力都没有

六、圣乔治医院呼吸问题调查问卷（St George's respiratory questionnaire，SGRQ）

SGRQ包括3部分：①症状部分：咳嗽、咳痰和气喘发作等；②活动部分：爬坡、穿衣、游戏和家务等受限；③疾病影响部分：焦虑、痛苦、不安全感、失望及对社交活动的影响等。采用加权平均计算方法，见表3.25.11。

表3.25.11　圣乔治医院呼吸问题调查问卷（SGRQ）

第一部分
关于过去3个月内你的呼吸障碍发生次数的问题。
请为每个问题选择一个符合自己实际状况的描述，并在方框内打"✓"

		1周中几乎每天	1周中有几天	1月中有几天	仅在胸部感染时	从来没有
1	过去3个月内咳嗽情况	□	□	□	□	□
2	过去3个月内咳痰情况	□	□	□	□	□
3	过去3个月内呼吸短促发生情况	□	□	□	□	□

续表

		1周中几乎每天	1周中有几天	1月中有几天	仅在胸部感染时	从来没有
4	过去3个月内气喘发作情况	☐	☐	☐	☐	☐
5	过去3个月内，曾经出现过几次严重的或极不舒服的呼吸障碍？	超过3次☐ 3次发作☐ 2次发作☐ 1次发作☐ 没有发作☐				
6	最严重的1次呼吸障碍发作持续多长时间？	一周或更长时间☐ 3 d至6 d☐ 1 d至2 d☐ 不超过1 d☐ 没有严重发作☐				
7	过去3个月内，平均每周有几天没有呼吸障碍（或仅有轻微呼吸障碍）？	没有1 d☐ 1～2 d☐ 3～4 d☐ 几乎每一天☐ 每一天☐				
8	如果有喘息，是否清晨时更严重？	否☐ 是☐				

第二部分

如何描述自己的呼吸障碍情况？

请为每个问题选择一个符合自己实际状况的描述，并在方框内打"✓"。

是影响我生活的最重要的麻烦	☐	给我的生活带来一些麻烦	☐
给我的生活带来非常多的麻烦	☐	完全没有影响我的生活	☐

呼吸问题对工作的影响。

请为每个问题选择一个符合自己实际状况的描述，并在方框内打"✓"。

呼吸问题使我完全停止工作	☐	呼吸问题没有影响我工作	☐
呼吸问题干扰我工作或让我换工作	☐		

这些天哪些活动常常让你觉得喘不过气？

请根据自己实际状况为每个问题选择"是"或"否"，并在方框内打"✓"。

	是	否		是	否
静坐或静躺	☐	☐	从楼梯走上1层楼	☐	☐
洗漱或穿衣	☐	☐	爬坡	☐	☐
在室内走动	☐	☐	体育运动或体育游戏	☐	☐
在户外平台上走动	☐	☐			

下列问题是关于这些天来你的咳嗽及气喘。

请根据自己实际状况为每个问题选择"是"或"否"，并在方框内打"✓"。

	是	否		是	否
咳嗽使我感到痛苦	☐	☐	弯腰时，我会喘不过气来	☐	☐
咳嗽使我感到疲倦	☐	☐	咳嗽或呼吸问题影响我的睡眠	☐	☐
说话时，我会喘不过气来	☐	☐	我很容易觉得疲倦乏力	☐	☐

下列问题是关于这些天来你的呼吸困难可能对你其他方面的影响。

请根据自己实际状况为每个问题选择"是"或"否"，并在方框内打"✓"。

	是	否		是	否
咳嗽和呼吸问题让我在公众场合觉得尴尬或难堪	☐	☐	我觉得我的呼吸问题不会好转了	☐	☐
我的呼吸问题让我的家人、朋友或邻居觉得厌烦	☐	☐	呼吸问题让我变得虚弱甚至成为无用的人	☐	☐
当我喘不过气来时，我觉得害怕或恐慌	☐	☐	身体锻炼对我来说是不安全的	☐	☐
我觉得我的呼吸问题失去了控制	☐	☐	做任何事情都很费力	☐	☐

续表

下列问题是关于你的药物治疗情况，如果你没有接受过药物治疗请跳过这些问题直接回答第7题。

请根据自己实际状况为每个问题选择"是"或"否"，并在方框内打"✓"。

	是	否		是	否
药物治疗对我来说没有多大帮助	☐	☐	药物治疗的副作用让我不舒服	☐	☐
在公众场合服药让我感到尴尬难堪	☐	☐	药物治疗对我的生活有太多干扰	☐	☐

下列问题是关于你的呼吸问题如何影响你的活动。

请根据自己实际状况为每个问题选择"是"或"否"，并在方框内打"✓"。

	是	否		是	否
我要花很长时间洗漱或者穿衣	☐	☐	呼吸问题使我爬坡、提东西上楼、在花园中除草、跳舞、玩保龄球或打高尔夫时感到困难	☐	☐
我不能洗澡或淋浴，或者需要花很长时间	☐	☐			
我走路比别人慢，或者需要停下来休息	☐	☐	呼吸问题使我搬运重物、在花园中挖土、铲雪、以5 km/h速度慢跑或快走、打网球或游泳时感到困难	☐	☐
我做家务需要花很长时间，或者需要停下来休息	☐	☐			
如果走上1层楼，我只能慢慢走或者中途停下来	☐	☐	呼吸问题使我做重体力活、跑步、骑自行车、快速游泳、进行剧烈的体育活动时感到困难	☐	☐
如果匆忙快走，我不得不停下来或放慢速度	☐	☐			

下列问题是关于你的呼吸问题通常如何影响你的日常生活。

请根据自己实际状况为每个问题选择"是"或"否"，并在方框内打"✓"。

	是	否		是	否
我不能进行体育运动或体育游戏	☐	☐	我不能做家务	☐	☐
我不能外出娱乐或消遣	☐	☐	我不能远离床或椅子	☐	☐
我不能外出购物	☐	☐			

以下列举了一些由于你的呼吸问题而使你无法进行的其他活动项目。(你不必选择是或否，这只是提醒你气喘对你的影响)

散步或遛狗

在家里或花园干活

性生活

去教堂、酒馆、俱乐部或娱乐场所

在天气不好时外出或进入烟雾弥漫的房间

探亲访友或与孩子玩耍

请填写呼吸问题妨碍你做的任何其他的重要活动：

_____

_____

_____

现在请选择一项你认为呼吸问题如何影响你的最合适的描述，并在方框中打"✓"

不影响我做我想做的任何事情	☐	影响我做我想做的1～2件事情	☐

七、慢阻肺临床呼吸问卷（clinical COPD questionnaire，CCQ）

CCQ是针对慢性阻塞性肺疾病的特异性量表，含10个条目，每个条目按照Likert7级分类，评分由3个部分（症状、心理状态、功能状态）和总分组成，分值范围均为0～6分。计算方法为总分＝（条目1+2+3+4+5+6+7+8+9+10）/10；症状分＝（条目1+2+5+6）/4；功能状态分＝（条目7+8+9+10）/4；精神状态分＝（条目3+4）/2，见表3.25.12。

表3.25.12　慢阻肺临床调查问卷（CCQ）

在过去的1周里，您平均多长时间感觉1次下列情况	从来没有	几乎从来没有	偶尔	几次	多次	很多次	一直有
1 静息时气急	0	1	2	3	4	5	6
2 活动后气急	0	1	2	3	4	5	6
3 担心感冒否则您的呼吸会变得会更糟	0	1	2	3	4	5	6

续表

在过去的1周里，您平均多长时间感觉1次下列情况	从来没有	几乎从来没有	偶尔	几次	多次	很多次	一直有
4 由于您的呼吸问题您感觉很抑郁	0	1	2	3	4	5	6
一般来说，在过去的1周里您有多少时间会出现下列症状							
5 咳嗽	0	1	2	3	4	5	6
6 是否有痰	0	1	2	3	4	5	6

在过去的1周里，由于您的呼吸问题使下列活动使您受到怎样影响	完全不受影响	非常轻微影响	轻微影响	中度影响	重度影响	非常严重影响	完全受限或失去能力
7 剧烈体力活动（如爬楼，跑步或做运动）	0	1	2	3	4	5	6
8 适量体力活动（如散步，家务劳动，搬东西）	0	1	2	3	4	5	6
9 日常居家活动（如穿衣服，自己洗澡）	0	1	2	3	4	5	6
10 社会活动（如演讲，看孩子，拜访亲戚朋友）	0	1	2	3	4	5	6

八、多维度疲劳量表（multidimensional fatigue inventory-20，MFI-20）

MFI-20由20个条目组成，可对患者躯体、精神等方面疲劳症状进行评估及量化，见表3.25.13。

表3.25.13 多维度疲劳量表（MFI-20）

项目	完全不符合（0%）	有点符合（25%）	介于中间（50%）	比较符合（75%）	完全符合（100%）
1 我精神很好					
2 我感觉我的体力使我只能做少量工作					
3 我感觉自己精力充沛					
4 我想要做自己喜欢做的事情					
5 我觉得累					
6 我认为一天中我做了很多事					
7 我在做事时能够集中注意力					
8 根据我的身体状况，我能承担很多工作					
9 我害怕必须做事					
10 我认为我一天中做的事情太少了					
11 我能够很好地集中注意力					
12 我休息得很好					
13 我要集中注意力很费劲					
14 我觉得自己的生活状况不好					
15 我有很多想做的事					
16 我容易疲倦					
17 我做的事很少					
18 我不想做任何事					
19 我的思想很容易走神					
20 我感觉我的身体状况非常好					

九、疲劳量表（fatigue scale-14，FS-14）

FS-14用于测定疲劳症状的严重性，由14个条目组成，8各条目反映躯体疲劳，6个条目反映脑力疲劳，分别从不同角度反映疲劳的轻重程度；疲劳总分＝躯体疲劳分值＋脑力疲劳分值，躯体疲劳、脑力疲劳和疲劳总分值满分分别为8分、6分和14分。总分值越高，代表患者的疲劳程度越严重，见表3.25.14。

表3.25.14　疲劳量表（FS-14）

躯体疲劳	脑力疲劳
1 你有过被疲劳困扰的经历吗？	9 你很难集中注意力吗？
2 你是否需要更多的休息？	10 你在思考问题时头脑像往常一样清晰敏捷吗？
3 你感觉到犯困或昏昏欲睡吗？	11 你在讲话时出现口舌不利索吗？
4 你在着手做事情时是否感到疲劳？	12 讲话时，你发现找到一个合适的字眼很困难吗？
5 你在着手做事情时并不感到费力，但当你继续进行时是否感到力不从心？	13 你现在的记忆力像往常一样吗？
6 你感觉到体力不支吗？	14 你还喜欢做过去习惯做的事情吗？
7 你感觉到你的肌肉力量比以前减小吗？	
8 你感觉到虚弱吗？	

十、疲劳评定量表（fatigue assessment instrument，FAI）

FAI用于评定患者及健康者的疲劳特征、程度等，其评定时间为过去两周，含29个项目，每个项目分为1～7级评定，见表3.25.15。

表3.25.15　疲劳评定量表（FAI）

姓名：　　　　　　年龄：　　　　　　　　性别：　　　　　　　　　病程：

［说明］疲劳意为一种倦怠感、精力不够或周身感到精疲力竭。下面是一组与疲劳有关的句子，请逐条阅读，并根据在此前2周的情况确定您是否同意及程度如何。分1-2-3-4-5-6-7级评定，从完全不同意到完全同意，完全不同意选1，完全同意选7。将答案写在题号后（　）内。分值越高、疲劳程度越强。

1（　）当我疲劳时，我感到昏昏欲睡

2（　）当我疲劳时，我缺乏耐心

3（　）当我疲劳时，我做事的欲望下降

4（　）当我疲劳时，我集中注意力有困难

5（　）运动使我疲劳

6（　）闷热的环境可导致我疲劳

7（　）长时间的懒散使我疲劳

8（　）精神压力导致我疲劳

9（　）情绪低落使我疲劳

10（　）工作导致我疲劳

11（　）我的疲劳在下午加重

12（　）我的疲劳在晨起加重

13（　）进行常规的日常活动增加我的疲劳

14（　）休息可减轻我的疲劳

15（　）睡眠减轻我的疲劳

16（　）处于凉快的环境时可减轻我的疲劳

17（　）我比以往容易疲劳

18（　）进行快乐有意义的事情可减轻我的疲劳

19（　）疲劳影响我的体力活动

20（　）疲劳使我的躯体经常出毛病

21（　）疲劳使我不能进行持续性体力活动

22（　）疲劳对我胜任一定的职责与任务有影响

23（　）疲劳先于我的其他症状出现

24（　）疲劳是我最严重的症状

25（　）疲劳属于我最严重的三个症状之一

26（　）疲劳影响我的工作、家庭或生活

27（　）疲劳使我的其他症状加重

28（　）我现在所具有的疲劳在性质或严重程度方面与我以前所出现过的疲劳不一样

29（　）我运动后出现的疲劳不容易消失

十一、疲劳严重度量表（fatigue severity scale，FSS）

FSS由9个条目组成，可用于区分疲劳和非疲劳人群，见表3.25.16。

表3.25.16 疲劳严重度量表

	1	2	3	4	5	6	7
1 当我感到疲劳时，我就什么事都不想做了							
2 锻炼让我感到疲劳							
3 我很容易疲劳							
4 疲劳影响我的体能							
5 疲劳带来频繁的不适							
6 疲劳使我不能保持体能							
7 疲劳影响我从事某些工作							
8 疲劳是最影响我活动能力的症状之一							
9 疲劳影响了我的工作、家庭、社会活动							

十二、症状自评量表（symptom check list 90，SCL-90）

SCL-90量表由90个项目组成，每项症状的严重程度按1～5分评定，项目分为躯体症状、强迫症状、人际关系敏感、忧郁、焦虑、敌对、恐怖、偏执、精神病性，以及未分类的其他症状共10类因子分。根据各因子分高低来评估心理健康水平，分数越高表明其心身症状越严重，统计指标为总均分及各症状因子分，见表3.25.17。

表3.25.17 症状自评量表（SCL-90）

指导语：以下表格中列出了有些人可能会有的问题，请仔细地阅读每一条，然后根据最近一星期以内下述情况影响您的实际情况或使你感到苦恼的程度，在5个方格内选择最合适的一格，画一个钩，如"✓"。请不要漏掉问题。

题目	没有	很轻	中等	偏重	严重
1 头痛	1	2	3	4	5
2 神经过敏，心中不踏实	1	2	3	4	5
3 头脑中有不必要的想法或字句盘旋	1	2	3	4	5
4 头昏或昏倒	1	2	3	4	5
5 对异性兴趣减轻	1	2	3	4	5
6 对旁人责备求全	1	2	3	4	5
7 感到别人能控制您的思想	1	2	3	4	5
8 责怪别人制造麻烦	1	2	3	4	5
9 忘性大	1	2	3	4	5
10 担心自己衣饰的整齐及仪态的端正	1	2	3	4	5
11 容易烦恼和激动	1	2	3	4	5
12 胸痛	1	2	3	4	5
13 害怕空旷的场所或街道	1	2	3	4	5
14 感到自己的精力下降，活动减慢	1	2	3	4	5
15 想结束自己的生命	1	2	3	4	5
16 听到旁人听不到的声音	1	2	3	4	5

题目	没有	很轻	中等	偏重	严重
17 发抖	1	2	3	4	5
18 感到大多数人都不可信任	1	2	3	4	5
19 胃口不好	1	2	3	4	5
20 容易哭泣	1	2	3	4	5
21 同异性相处时感到害羞不自在	1	2	3	4	5
22 感到受骗、中了圈套或有人想抓住您	1	2	3	4	5
23 无缘无故地突然感到害怕	1	2	3	4	5
24 自己不能控制地在发脾气	1	2	3	4	5
25 怕单独出门	1	2	3	4	5
26 经常责怪自己	1	2	3	4	5
27 腰痛	1	2	3	4	5
28 感到难以完成任务	1	2	3	4	5
29 感到孤独	1	2	3	4	5
30 感到苦闷	1	2	3	4	5
31 过分担忧	1	2	3	4	5
32 对事物不感兴趣	1	2	3	4	5
33 感到害怕	1	2	3	4	5
34 感情容易受到伤害	1	2	3	4	5
35 旁人能知道您的私下想法	1	2	3	4	5
36 感到别人不理解您、不同情您	1	2	3	4	5
37 感到人们对您不友好，不喜欢您	1	2	3	4	5
38 做事必须做得很慢以保证做得正确	1	2	3	4	5
39 心跳得厉害	1	2	3	4	5
40 恶心或胃部不舒服	1	2	3	4	5
41 感到比不上别人	1	2	3	4	5
42 肌肉酸痛	1	2	3	4	5
43 感到有人在监视您、谈论您	1	2	3	4	5
44 难以入睡	1	2	3	4	5
45 做事必须反复检查	1	2	3	4	5
46 难以做出决定	1	2	3	4	5
47 怕乘电车、公共汽车、地铁、或火车	1	2	3	4	5
48 呼吸有困难	1	2	3	4	5
49 一阵阵发冷或发热	1	2	3	4	5
50 因为感到害怕而避开某些东西、场合或活动	1	2	3	4	5
51 脑子变空了	1	2	3	4	5
52 身体发麻或刺痛	1	2	3	4	5
53 喉咙有梗塞感	1	2	3	4	5
54 感到没有前途、没有希望	1	2	3	4	5
55 不能集中注意	1	2	3	4	5
56 感到身体的某一部分软弱无力	1	2	3	4	5
57 感到紧张或容易紧张	1	2	3	4	5

续表

题目	没有	很轻	中等	偏重	严重
58 感到手或脚发重	1	2	3	4	5
59 想到死亡的事	1	2	3	4	5
60 吃得太多	1	2	3	4	5
61 当别人看着您或谈论您时感到不自在	1	2	3	4	5
62 有一些不属于您自己的想法	1	2	3	4	5
63 有想打人或伤害他人的冲动	1	2	3	4	5
64 醒得太早	1	2	3	4	5
65 必须反复洗手、点数目或触摸某些东西	1	2	3	4	5
66 睡得不稳不深	1	2	3	4	5
67 有想摔坏或破坏东西的冲动	1	2	3	4	5
68 有一些别人没有的想法或念头	1	2	3	4	5
69 感到对别人神经过敏	1	2	3	4	5
70 在商店或电影院等人多的地方感到不自在	1	2	3	4	5
71 感到任何事情都很困难	1	2	3	4	5
72 一阵阵恐惧或惊恐	1	2	3	4	5
73 感到在公共场合吃东西很不舒服	1	2	3	4	5
74 经常与人争论	1	2	3	4	5
75 单独一人时神经很紧张	1	2	3	4	5
76 别人对您的成绩没有作出恰当的评价	1	2	3	4	5
77 即使和别人在一起也感到孤单	1	2	3	4	5
78 感到坐立不安心神不定	1	2	3	4	5
79 感到自己没有什么价值	1	2	3	4	5
80 感到熟悉的东西变成陌生或不像是真的	1	2	3	4	5
81 大叫或摔东西	1	2	3	4	5
82 害怕会在公共场合昏倒	1	2	3	4	5
83 感到别人想占您的便宜	1	2	3	4	5
84 为一些有关"性"的想法而很苦恼	1	2	3	4	5
85 您认为应该因为自己的过错而受到惩罚	1	2	3	4	5
86 感到要赶快把事情做完	1	2	3	4	5
87 感到自己的身体有严重问题	1	2	3	4	5
88 从未感到和其他人很亲近	1	2	3	4	5
89 感到自己有罪	1	2	3	4	5
90 感到自己的脑子有毛病	1	2	3	4	5

十三、日常生活活动（activity of daily living，ADL）量表

日常生活活动能力量表评估分为基础性日常生活活动（basic activities of daily living，BADL）量表（见表3.25.18）；工具性日常生活活动（instrumental activities of daily living，IADL）量表（见表3.5.19）。指对患者为了满足日常生活的需要每天所进行的必要活动，包括进食、梳妆、洗漱、洗澡、如厕、穿衣等，功能性移动包括翻身、从床上坐起、转移、行走、驱动轮椅、上下楼梯等能力进行评估。

表3.25.18 Barthel 指数

项目	Barthel 指数评分标准	评分
进食	0分：依赖	
	5分：需部分帮助：指能吃任何正常食物，但在切割、搅拌食物或加菜、盛饭时需要帮助，或较长时间才能完成	
	10分：自理：指能使用任何必要的装置，在适当的时间内独立地完成包括加菜、盛饭在内的进食过程	
修饰	0分：依赖或需要帮助	
	5分：自理：在提供器具的情况下，可独立完成洗脸、刷牙、梳头、剃须（如需用电，则应会用插头）	
洗澡/沐浴	0分：依赖或需要帮助	
	5分：自理：指无须指导或他人帮助能安全地进出浴池并完成洗澡全过程	
穿衣	0分：依赖	
	5分：需要帮助：指在适当的时间内至少做完一半的工作	
	10分：自理：指在无人指导的情况下能独立脱穿适合自己身体的各类衣裤，包括穿鞋、系鞋带、扣解纽扣、开关拉链、穿脱矫形器和各类护具等	
如厕	0分：依赖	
	5分：需部分帮助：指在穿脱衣裤，使用卫生纸擦净会阴，保持平衡或便后清洁时需要帮助	
	10分：自理：只能独立地进出厕所，使用厕所或便盆，并能穿脱衣裤、使用卫生纸，擦净会阴和冲洗排泄物，或倒掉并清洗便盆	
小便	0分：失禁；或需由他人导尿；或无失禁，但有昏迷	
	5分：偶尔失禁	
	10分：能控制；如果需要，能使用集尿器或其他用具，并清洗。如无须帮助，自行导尿，并清洗导尿管，视为能控制	
大便	0分：失禁；或无失禁，但有昏迷	
	5分：偶尔失禁（每周≤1次），或需要在帮助下使用灌肠剂或栓剂，或需要器具帮助	
	10分：能控制；如果需要，能使用灌肠剂或栓剂	
转移	0分：依赖：不能坐起，需要两人以上帮助，或用提升机	
	5分：需大量帮助：能坐，需两个人或一个强壮且动作娴熟的人帮助	
	10分：需小量帮助：为保安全，需一人搀扶或语言指导、监督	
	15分：自理：指能独立地从床上转移到椅子上并返回。独立地从轮椅到床，再从床回到轮椅，包括从床上坐起，刹住轮椅，抬起脚踏板	
行走	0分：依赖：不能步行	
	5分：需大量的帮助：如果不能行走，能使用轮椅行走45 m，并能向各方向移动，以及进出厕所	
	10分：需小量帮助：指在1个人帮助下行走45 m以上，帮助可以是体力或语言指导、监督。如坐轮椅，必须是无须帮助能使用轮椅行走45 m以上，并能拐弯。任何帮助都应有未经特殊训练者提供	
	15分：自理：指能在家中或病房周围水平路面上独立行走45 m以上，可以使用辅助装置，但不包括带轮的助行器	
上下楼梯	0分：依赖：不能上下楼	
	5分：需要帮助：在体力帮助或语言指导、监督下上下1层楼	
	10分：自理（包括使用辅助器）：指能独立地上下1层楼，可以使用扶手或手杖、腋杖等辅助用具	
	Barthel 指数总分	

表3.25.19 Frenchay 活动指数

项目	说明	评分标准	评分
1. 准备主餐	需要参与计划、准备与烹调主餐的大部分活动，不仅仅是做快餐	近3个月来：	
2. 洗餐具	必须做全部的工作，或每样都做，如洗、擦和放置，而不是偶尔冲洗1件	0＝从来不 1＝<1次/周 2＝1~2次/周 3＝几乎每天	
3. 洗衣服	包括手洗和机洗（放进、晾挂、折叠衣服）	近3个月来：	
4. 轻度家务活	擦桌椅、熨衣、整理小物件或床上用品	0＝从来不 1＝1~2次/3个月内	
5. 重度家务活	擦地、擦窗、生火、吸尘、移动椅子等	2＝3~12次/3个月内	
6. 当地购物	无论购物的多少，应在组织与购买中起实质性的作用，必须到商店去，而且不仅仅是推推手推车而已	3＝至少1次/周	

项目	说明	评分标准	评分
7. 偶尔社交活动	去俱乐部、教堂、电影院、戏院、喝酒、与朋友聚餐等。如果能主动参与活动，也可以让人将其送至目的地（自己不能去）	近3个月来： 0＝从来不	
8. 外出散步＞15 min	持续步行至少15 min（允许为缓口气而短暂地停顿），约1英里（1609 m）路。如步行去购物	1＝1～2次/3个月内 2＝3～12次/3个月内 3＝至少1次/周	
9. 能进行喜欢的活动	需要有一定程度的主动参与和思考，如在家栽花种草、针织、画画、游戏、运动等，不仅仅是看电视中的运动节目；也可以是思维活动，如阅读专业杂志，做股票或逛街只看不买以消遣为目的		
10. 开车或坐车外出	独立驾车（不仅仅是坐在车里）或登上公交车/长途汽车，并且乘车外出		
11. 外出旅游/开车兜风	乘公共汽车或火车，或驾车去某地游玩，不是常规的社会性外出（即购物或拜访本地的朋友）。患者必须参与计划与决策。机构组织的被动性的旅游除外，除非患者试图决定去与不去	近6个月来： 0＝从来不 1＝1～2次/6个月内 2＝3～12次/6个月内 3＝至少1次/2周	
12. 园艺（种花草）	屋外的园丁活：轻度-偶尔除草或清扫道路；中度-定期除草、修剪等；重度-所有活动，包括重体力的挖掘	近6个月来： 0＝从来不 1＝轻度的 2＝中度的 3＝所有必需的活	
13. 做家务/汽车维护	轻-修理小物件如更换灯泡或插头；中-大扫除，挂一幅画，常规的汽车养护；重-所有必需的活动如绘画/装修，汽车维修		
14. 读书	必须是完整较厚的书籍，不是杂志、期刊或报纸	近6个月来： 0＝没有 1＝1次/6个月 2≤1次/2周 3≥1次/2周	
15. 工作	指有报酬的工作，而不是指志愿者的工作	近6个月来： 0＝没有 1＜10 h/周 2＝10～13 h/周 3≥30 h/周	

Frenchay活动指数总分：

第八节 营 养 评 估

一、概述

营养不良是呼吸系统疾病患者较为多见的并发症，国内外关于慢性阻塞性肺疾病患者研究表明，其营养不良发病率在20%～71%。Leban等研究发现呼吸衰竭患者发生营养不良比例达60%。机械通气患者发生率甚至达到71%。营养不良可导致患者活动耐力下降，再入院率及病死率提高等，因而呼吸康复中对患者的营养评估也显得尤为重要。

二、评估量表

目前临床上有数十种营养筛查工具，各类量表主要参考体重、基础BMI以及患者疾病状态。对于呼吸系统疾病患者常用的营养筛查和评估工具有营养风险筛查（nutrition risk screening，NRS2002）、主观全面评定（subjective global assessment，SGA）、微型营养评估（mini-nutritional assessment，MNA）、营养不良通用筛查工具（malnutrition universal screening tool，MUST）等。根据临床实践情况，可单一使用或组合使用。患者在接受呼吸康复治疗之前需进行营养筛查，符合营养支持适应证的患者给予营养支持，有益于提高康复效果。

1. 营养风险筛查（nutrition risk screening，NRS2002）　NRS2002是欧洲肠外肠内营养学会推荐使用的住院患者营养风险筛查方法，包括3个部分的总和，即疾病严重程度评分、营养状态指标评分和年龄评分，见表3.25.20。

表3.25.20　住院患者营养风险筛查NRS-2002评估表

	分数	若"是"请打勾
1 疾病状况（取最高分选项）		
正常营养需要量	0	
需要量轻度提高：髋关节骨折、慢性疾病有急性并发症者（肝硬化、慢性阻塞性肺病、血液透析、糖尿病、一般肿瘤患者）	1	
需要量中度增加：腹部大手术、脑卒中、重症肺炎、血液恶性肿瘤	2	
需要量明显增加：颅脑损伤、骨髓移植、APACHE＞10的ICU患者	3	
2 营养状况指标（取最高分选项）		
正常营养状态	0	
3个月内体重减轻＞5%或最近1个星期进食量（与需要量相比）减少20%～50%	1	
2个月内体重减轻＞5%或BMI 18.5～20.5或最近1个星期进食量（与需要量相比）减少50%～75%	2	
1个月内体重减轻＞5%（或3个月内减轻＞15%）或BMI＜18.5（或血清白蛋白＜35 g/L）或最近1个星期进食量（与需要量相比）减少70%～100%	3	
3 年龄（取最高分选项）		
≤70岁	0	
＞70岁	1	
4 营养风险筛查评估结果		
营养风险筛查总分		
处理		
总分≥3.0：患者有营养不良的风险，需营养支持治疗		
总分＜3.0：若患者将接受重大手术，则每周重新评估其营养状况		

2. 患者提供的主观全面评定（scored patient-generated subjective global assessment，PG-SGA）　PG-SGA包括体重改变、饮食改变、胃肠道症状、机体功能异常、身体测量等。通过询问患者、主观评价的方法，将结果分为营养良好、轻-中度营养不良和重度营养不良3个等级，见表3.25.21。

表3.25.21　PG-SGA病史问卷表

• 工作表-1　体重丢失的评分

评分使用1月体重数据，若无此数据则使用6月体重数据，使用以下分数积分，若过去2周内有体重丢失则额外增加1分。

1月内体重丢失	分数	6月内体重丢失	1月内体重丢失	分数	6月内体重丢失
10%或更大	4	20%或更大	2%～2.9%	1	2%～5.9%
5%～9.9%	3	10%～19.9%	0～1.9%	0	0～1.9%
3%～4.9%	2	6%～9.9%			

评分（Box 1）

• 工作表-2　疾病和年龄的评分标准

分类	分数	分类	分数
癌症	1	压力性损伤、开放性伤口或瘘	1
AIDS	1	创伤	1
肺性或心脏恶病质	1	年龄≥65岁	1

评分（Box 5）

续表

- 工作表-3　代谢应激状态的评分

应激状态	无（0）	轻度（1）	中度（2）	高度（3）
发热	无	≥37.2 ℃<38.3 ℃	≥38.3 ℃<38.8 ℃	≥38.8 ℃
发热持续的时间	无	<72 h	72 h	>72 h
糖皮质激素用量（强的松/d）	无	<10 mg	≥10 mg且<30 mg	≥30 mg

评分（Box 3）

- 工作表-4　体格检查

项目	无消耗：0	轻度消耗：1+	中度消耗：2+	重度消耗：3+
脂肪				
眼窝脂肪垫	0	1+	2+	3+
三头肌皮褶厚度	0	1+	2+	3+
肋下脂肪	0	1+	2+	3+
肌肉				
颞肌	0	1+	2+	3+
肩背部	0	1+	2+	3+
胸腹部	0	1+	2+	3+
四肢	0	1+	2+	3+
体液				
踝部水肿	0	1+	2+	3+
骶部水肿	0	1+	2+	3+
腹水	0	1+	2+	3+
总体消耗的主观评估	0	1	2	3

评分（Box 4）

- 工作表-5　PG-SGA整体评估分级

	A级 营养良好	B级 中度或可疑营养不良	C级 严重营养不良
体重	无丢失或近期增加	1月内丢失5%（或6月10%）或不稳定或不增加	1月内>5%（或6月>10%）或不稳定或不增加
营养摄入	无不足或近期明显改善	确切的摄入减少	严重摄入不足
营养相关的症状	无或近期明显改善	摄入充分存在营养相关的症状 Box 3	存在营养相关的症状 Box 3
功能	无不足或近期明显改善	中度功能减退或近期加重 Box 4	严重功能减退或近期明显加重 Box 4
体格检查	无消耗或慢性消耗但近期有临床改善	轻~中度皮下脂肪和肌肉消耗	明显营养不良体征，如严重的皮下组织消耗、水肿

- Pg-SGA设计中的Box1-4由患者来完成，其中Box1和3的积分为每项得分的累加，Box2和4的积分基于患者核查所得的最高分。

1．体重（见工作表1）	2．膳食摄入（饭量）
我现在的体重是___kg	与我的正常饮食相比，上个月的饭量：
我的身高是___m	无改变（0）
1个月前我的体重是___kg	大于平常（0）
6个月前我的体重是___kg	小于平常（1）
最近2周内我的体重：	我现在的进食：
下降（1）；无改变（0）；增加（0）	普食但少于正常饭量（1）
<div align="right">Box1评分：</div>	固体食物很少（2）
	流食（3）
	仅为营养添加剂（4）
	各种食物都很少（5）
	仅依赖管饲或静脉营养（6）
	<div align="right">Box 2评分：</div>

3. 症状 最近2周我存在以下问题影响我的饭量： □没有饮食问题（0） □无食欲，不想吃饭（3） □恶心（1） □呕吐（3） □便秘（1） □腹泻（3） □口腔疼痛（2） □口腔干燥（1） □味觉异常或无（1） □食物气味干扰（1）	4. 活动和功能 上个月我的总体活动情况是： □正常，无限制（0） □与平常相比稍差，但尚能正常活动（1） □多数事情不能胜任，但卧床或坐着的时间不超过12 h（2） □活动很少，一天多数时间卧床或坐着（3）
□吞咽障碍（2） □早饱（1） □疼痛；部位？（3） □其他**（1）**例如：情绪低落，金钱或牙齿问题 <div align="right">Box 3评分：</div>	□卧床不起，很少下床（3） <div align="right">Box 4评分：</div> <div align="right">Box 1-4的合计评分（A）：</div>

5. 疾病及其与营养需求的关系（见工作表2）

所有相关诊断（详细说明）：

原发疾病分期：ⅠⅡⅢⅣ 其他

年龄

评分（B）：

6. 代谢需要量（见工作表3）

评分（C）：

7. 体格检查（见工作表4）

评分（D）：

ZX总体评量（见工作表2） A级 营养良好 B级 中度或可疑营养不良 C级 严重营养不良	PG-SGA <div align="right">总评分</div> <div align="right">评分A+B+C+D</div>

营养支持的推介方案：

根据PG-SGA总评分确定相应的营养干预措施，其中包括对患者及其家属的教育指导、针对症状的治疗手段如药物干预、恰当的营养支持

0~1此时无须干预，常规定期进行营养状况评分

2~3由营养师、护士或临床医生对患者及家属教育指导，并针对症状和实验室检查进行恰当的药物干预

4~8需要营养干预及针对症状的治疗手段

≥9迫切需要改善症状的治疗措施和恰当的营养支持

3. 微型营养评估（mini-nutritional assessment，MNA）　MNA由Guigoz等于1996年提出，可用于老年人营养水平的评估，同样也适用于慢性COPD患者的营养评估。

（一）评价内容

1. 人体测量评定

（1）体质指数（body mass index，BMI）

0＝BMI<19；

1＝19<BMI<21；

2＝21<BMI<23；

3＝BMI≥23。

（2）上臂中点围（mid arm circumference in cm，MAC）

0＝MAC<21；

0.5＝21＜MAC＜22；

1＝1 MAC＞22。

（3）小腿围（calf circumference in cm，CC）

0＝CC＜31；

1＝CC≥31。

（4）近3个月体重丢失

0＝大于3kg；

1＝不详；

2＝介于1至3kg；

3＝体重无丢失。

2. 整体评定

（1）患者是否独居？ 0＝否；1＝是。

（2）每日服用超过3种药物？ 0＝否；1＝是。

（3）在过去的3个月内患者是否遭受心理应激和急性疾病？ 0＝否；1＝是。

（4）活动能力 0＝卧床；1＝可下床但不能外出活动；2＝可外出活动。

（5）是否有精神/心理问题？ 0＝重度痴呆；1＝轻度痴呆；2＝无精神/心理问题。

（6）是否有压痛或皮肤溃疡？ 0＝否；1＝是。

3. 膳食评定

（1）每日食用几餐正餐？ 0＝1餐；1＝2餐；2＝3餐。

（2）患者的消费情况？ 每日至少1次消费：是/否；每周食用2次或更多豆类或蛋类：是/否；每日食用肉类、鱼类或禽类：是/否。0＝1个是；0.5＝2个是；1＝3个是。

（3）患者是否每日食用2次或更多水果或蔬菜？ 0＝否；1＝是。

（4）该患者在过去的3个月内是否因为食欲减退、消化问题、咀嚼或吞咽等导致摄食减少？ 0＝食欲严重降低；1＝食欲中度下降；2＝没有变化。

（5）每日消费几杯饮料？ 0＝少于3杯；0.5＝3～5杯；1≥5杯

（6）摄食方式？ 0＝完全需他人帮助；1＝可自行进食但稍有困难；2＝可自行进食无任何困难。

4. 主观评定

（1）该患者是否认为自己有任何营养问题？

0＝重度营养不良；1＝中度营养不良或不清楚；2＝无任何营养问题。

（2）与同年龄他人比较，该患者认为自己的健康状况如何？

0＝不好；0.5＝不清楚；1＝一样好；2＝更好。

（二）MNA评分分级标准

MNA≥24：营养状况良好；

17≤MNA≤23.5：存在发生营养不良的危险；

MNA＜17：有确定的营养不良。

营养不良通用筛查工具（malnutrition universal screening tool，MUST） MUST可用来筛查社区人群营养不良发生率，包括体质量指数（BMI）、体重变化、疾病所致进食量减少3个方面评估内容，通过3部分评分得出总分，分低风险、中风险及高风险3级。总评分0分为低营养风险状态，需定期进行重复筛查；1分为中等营养风险状态；2分为高营养风险状态；如果＞2分，表明营养风险较高，需要由专业营养医师制订营养治疗方案，见表3.25.22。

表3.25.22　营养不良通用筛查工具

评分项目	分值		
	0分	1分	2分
BMI（kg/m²）	>20	18.5～20	<18.5
过去3～6个月体重下降程度	<5%	5%～10%	>10%
由于疾病原因导致近期禁食时间			≥5 d
总评分			

第九节　心理评估

一、概述

心理精神障碍是慢性呼吸疾病的常见共病，表现为焦虑、抑郁、恐惧、应激相关障碍、躯体不适或躯体体验障碍、睡眠-觉醒障碍等，给患者自身、家庭和社会造成了极大的影响。自杀是合并重症心理障碍最严重的后果。心理精神障碍发生机制复杂，涉及生物、心理、社会等多个方面。呼吸康复中需要多学科协作共同重视患者心理状况，警惕患者可能存在心理障碍，同时关注躯体症状、情感症状及运动症状，终目标就是尽快帮助患者达到心理适应期。

二、心理评估方法

在评定过程中应首先建立团队与患者之间的信任，尊重同情患者，展现较好的心理素质、沟通能力和专业素养。做到内容尽可能全面，直接评定与间接评定相结合，量表选择或组合应与治疗计划一致，尽量减少对患者的负面影响。全面收集客观可靠的病史资料，周密细致的心理生理检查是正确评定、识别及诊断的基础。

1. 观察法　观察法是对患者心理现象外部活动的有系统、有目的和有计划地观察，包括仪表、沟通风格、言语方面、动作方面、交往表现、应付困难方式等。内容可包括对疾病的认识、情绪表现、对生活的态度、治疗和康复过程中的行为表现、日常生活行为表现、人际交往方式，以及是否攻击行为或自伤、自杀行为等。

2. 主观视觉评分法　主观视觉评分法是将某种情绪或心理状况从0到10进行分级，0分表示最不好，10分表示最好，要求患者根据自己的主观体验确定分数。因为是主观评分，所以主要用于同一患者定期评定及前后对照。

3. 心理测验　心理测验主要是针对患者的某些心理特质，比如智力、成就、态度、人格等，而评估量表则是综合量化多项临床观察的一种诊断工具，分为自评量表和他评量表。不能单纯依靠量表做出诊断，尤其是年龄偏大、文化程度偏低及认知功能障碍的慢性呼吸疾病患者自评量表的准确性和可重复性均有限，需结合观察访谈和他评量表来综合评定。

4. 自评焦虑量表（self-rating anxiety scale，SAS）　SAS用于评出焦虑患者的主观感受，含有20个项目、4级评分的自评量表。SAS标准差的分界值为50分，其中50～59分为轻度焦虑，60～69分为中度焦虑，69分以上为重度焦虑，见表3.25.23。

表3.25.23　自评焦虑量表

项目	A	B	C	D	项目	A	B	C	D
1 我觉得比平常容易紧张或着急	1	2	3	4	5 我觉得一切都很好，也不会发生什么不幸*	4	3	2	1
2 我无缘无故地感到害怕	1	2	3	4	6 我手脚发抖打颤	1	2	3	4
3 我容易心里烦乱或觉得惊恐	1	2	3	4	7 我因为头痛、颈痛和背痛而苦恼	1	2	3	4
4 我觉得我可能将要发疯	1	2	3	4	8 我感觉容易衰弱和疲乏	1	2	3	4

续表

项目	A	B	C	D	项目	A	B	C	D
9 我得心平气和，并且容易安静坐着 *	4	3	2	1	15 我因为胃痛和消化不良而苦恼	1	2	3	4
10 我觉得心跳得很快	1	2	3	4	16 我常常要小便	1	2	3	4
11 我因为一阵阵头晕而苦恼	1	2	3	4	17 我的手脚常常是干燥温暖的 *	4	3	2	1
12 我有晕倒发作，或觉得要头晕似的	1	2	3	4	18 我脸红发热	1	2	3	4
13 我吸气呼气都感到很容易 *	1	2	3	4	19 我容易入睡并且一夜睡得很好 *	4	3	2	1
14 我的手脚麻木和刺痛	1	2	3	4	20 我做噩梦	1	2	3	4

总分

注意：* 为反序计分。

5. 汉密尔顿焦虑量表（Hamilton anxiety scale，HAMA） HAMA主要用于评定神经症及其他患者的焦虑症状的严重程度，但不大适宜于估计各种精神病时的焦虑状态。共含14个条目，5级评分法，总分≥29分，可能为严重焦虑；≥21分，肯定有明显焦虑；≥14分，肯定有焦虑；≥7分，可能有焦虑；<7分，无焦虑症状，见表3.25.24。

表3.25.24　汉密尔顿焦虑量表

评定项目	评定内容	得分				
		无	轻	中	重	较重
1 焦虑心境	担心、担忧，感到有最坏的事情将要发生，容易激惹	0	1	2	3	4
2 紧张	紧张感、易疲劳、不能放松，情绪反应，易哭、颤抖、感到不安	0	1	2	3	4
3 害怕	害怕黑暗、陌生人、一人独处、动物、乘车或旅行及人多的场合	0	1	2	3	4
4 失眠	难以入睡、易醒、睡得不深、多梦、梦魇、夜惊、醒后感到疲倦	0	1	2	3	4
5 认知功能	或称记忆、注意障碍。注意力不能集中，记忆力差	0	1	2	3	4
6 抑郁心境	丧失兴趣、对以往爱好缺乏快感、抑郁、早醒、昼重夜轻	0	1	2	3	4
7 躯体性焦虑（肌肉系统症状）	肌肉酸痛、活动不灵活、肌肉抽动。肢体抽动、牙齿打颤、声音发抖	0	1	2	3	4
8 感觉系统症状	视物模糊、发冷发热、软弱无力感、浑身刺痛	0	1	2	3	4
9 心血管系统症状	心动过速、心悸、胸痛、血管跳动感、昏倒感、心搏脱漏	0	1	2	3	4
10 呼吸系统症状	胸闷、窒息感、叹息、呼吸困难	0	1	2	3	4
11 胃肠道症状	吞咽困难、嗳气、消化不良（进食后腹痛、胃部烧灼感；腹胀、恶心、胃部饱感）、肠动感、肠鸣、腹泻、体重减轻、便秘	0	1	2	3	4
12 生殖泌尿系统症状	尿意频数、尿急、停经、性冷淡、过早射精、勃起不能、阳痿	0	1	2	3	4
13 自主神经系统症状	口干、潮红、苍白、易出汗、易起"鸡皮疙瘩"、紧张性头痛、毛发竖起	0	1	2	3	4
14 会谈时行为表现	①一般表现：紧张、不能松弛、忐忑不安、咬手指、紧紧握拳、摸弄手帕、面部肌肉抽动、不停顿足、手发抖、皱眉、表情僵硬、肌张力高、叹息样呼吸、面色苍白；②生理表现：吞咽、打嗝、安静时心率快、呼吸快（20次/分以上）、腱反射亢进、震颤、瞳孔放大、眼睑跳动、易出汗、眼球突出	0	1	2	3	4

6. 自评抑郁量表（self-rating depression scale，SDS） SDS含有20个项目，分为4级评分的自评量表，使用简便，可直观地反映抑郁患者的主观感受及其在治疗中的变化，主要适用于具有抑郁症状的成年人。SDS标准分的分界值为53分，其中53~62分为轻度抑郁，63~72分为中度抑郁，>73分为重度抑郁，见表3.25.25。

表3.25.25　自评抑郁量表

项目	偶无	有时	经常	持续
1 我感到情绪沮丧、郁闷	1	2	3	4
2 我感到早晨心情最好*	4	3	2	1
3 我要哭或想哭	1	2	3	4
4 我夜间睡眠不好	1	2	3	4
5 我吃饭像平时一样多*	4	3	2	1
6 我的性功能正常*	4	3	2	1
7 我感到体重减轻	1	2	3	4
8 我为便秘烦恼	1	2	3	4
9 我的心跳比平时快	1	2	3	4
10 我无故感到疲劳	1	2	3	4
11 我的头脑像往常一样清楚*	4	3	2	1
12 我做事情像平时一样不感到困难*	4	3	2	1
13 我坐卧不安，难以保持平静	1	2	3	4
14 我对未来感到有希望*	4	3	2	1
15 我比平时更容易激怒	1	2	3	4
16 我觉得决定什么事很容易*	4	3	2	1
17 我觉得自己是有用的和不可缺少的人*	4	3	2	1
18 我的生活很有意义*	4	3	2	1
19 假若我死了别人会过得更好	1	2	3	4
20 我仍旧喜爱自己平时喜爱的东西*	4	3	2	1
总分				

注意：*为反序计分。

7. 汉密尔顿抑郁量表（hamilton depression scale，HAMD）　HAMD共24个条目，能较好地反映病情严重程度的指标，即病情越轻，总分越低；病情越重，总分越高。<8分：正常；8~20分：可能有抑郁症；20~35分：肯定有抑郁症；>35分：严重抑郁症，见表3.25.26。

表3.5.26　汉密尔顿抑郁量表

说明：该量表有24个项目，大部分项目按无、轻度、中度、重度、很严重5级评分为0~4分；少数项目按无、轻中度、中度3级评为0~2分，总分为78分。

1 抑郁情绪
□无　□只有在问到时才诉述。　□在谈话时可自发地表达　□不用语言也可以从表情、姿势、声音或欲哭中流露出这种情绪　□患者的自发言语和非言语表达（表情、动作）几乎完全表现为这种情绪

2 有罪感
□无　□责备自己，感到自己连累他人　□认为自己犯了罪，或反复思考以往的过失和错误　□认为目前的疾病是对自己错误的惩罚，或有罪恶妄想　□罪恶妄想伴有指责或威胁性幻觉

3 自杀
□无　□觉得活着没意思　□希望自己已经死去，或常想到与死有关的事　□消极观念（自杀念头）　□有严重自杀行为

4 入睡难眠
□无　□主诉有时入睡难眠　□主诉每晚入睡困难

5 睡眠不深
□无　□睡眠浅，多噩梦　□半夜醒来

6 早醒
□无　□早醒1小时，能重新入睡　□早醒后无法入睡

7 工作和兴趣

☐无　☐提问时才诉述　☐自发地对工作或学习失去兴趣　☐病室劳动或娱乐不满3小时　☐停止工作或不参加任何活动

8 迟缓

☐无　☐轻度迟缓　☐明显迟缓　☐木僵

9 激越

☐无　☐心神不定　☐明显心神不定　☐不能静坐　☐搓手、咬手指、扯头发、咬嘴唇

10 精神性焦虑

☐无　☐问及时诉述　☐自发表达　☐明显流露　☐明显惊恐

11 躯体性焦虑

☐无　☐轻度　☐中度　☐重度　☐影响生活与工作

12 胃肠道症状

☐无　☐食欲减退　☐进食需他人催促

13 全身症状

☐无　☐全身乏力或疲倦　☐症状明显

14 性症状

☐无　☐轻度　☐重度　☐不能肯定

15 疑病

☐无　☐过分关注身体　☐反复思考健康问题　☐有疑病妄想　☐伴有幻觉的疑病妄想

16 体重减轻　1周内体重减轻：

☐无　☐0.5 kg以上　☐1 kg以上

17 自知力

☐无　☐自知有病，表现为忧郁　☐自知有病，但归于伙食太差，工作太忙等客观原因　☐完全否认有病

18 日夜变化

☐无　☐轻度变化　☐重度变化

19 人格解体或现实解体

☐无　☐问及时才诉　☐自发诉述　☐有虚无妄想　☐伴有幻觉的虚无妄想

20 偏执症状

☐无　☐有猜疑　☐有关系观念　☐有关系妄想或被害妄想　☐伴有幻觉的关系妄想或被害妄想

21 强迫症状是否是一个善憧憬未来生活的人？

☐无　☐问及时才诉述　☐自发诉述

22 能力减退感

☐无　☐问及时诉述才引出主观体验　☐主动表示有能力减退感　☐需指导才能完成日常事务或个人卫生　☐需他人协助才能完成日常事务或个人卫生

23 绝望感

☐无　☐怀疑"未来是否有希望"，解释后能接受　☐持续感到没有希望，解释后能接受　☐对未来感到悲观，解释后不能排除　☐自动反复诉述"我的病不会好了"

24 自卑感

☐无　☐问及时诉述有自卑感　☐自动诉述有自卑感　☐主动诉述"低人一等"　☐达到妄想程度的自卑感，例如："我是废物"等

8. 匹兹堡睡眠质量指数（pittsburgh sleep quality index，PSQI）　PSQI是由美国匹兹堡大学精神科医生Buysse博士等人于1989年编制，适用于评价一般患者、存在有睡眠障碍及长期失眠患者的睡眠质量评定，伴精神障碍的患者同样适用。刘贤臣等人于1996年将该表翻译成中文，验证了该量表的信度与效度。量表得分越高，说明睡眠质量越差，见表3.25.27。

表3.25.27　匹兹堡睡眠质量指数

指导语：下面一些问题是关于您最近1个月的睡眠情况，请选择或填写最符合您近1个月实际情况的答案。请回答下列问题。

1．近1个月，晚上上床睡觉通常____点钟。

2．近1个月，从上床到入睡通常需要____min。

3．近1个月，通常早上____时起床

4．近1个月，每夜通常实际睡眠____h（不等于卧床时间）。

对下列问题请选择1个最适合您的答案。

5．近1个月，因下列情况影响睡眠而烦恼：

a．入睡困难（30 min内不能入睡）（1）无（2）<1次/周（3）1~2次/周（4）≥3次/周

b．夜间易醒或早醒（1）无（2）<1次/周（3）1~2次/周（4）≥3次/周

c．夜间去厕所（1）无（2）<1次/周（3）1~2次/周（4）≥3次/周

d．呼吸不畅（1）无（2）<1次/周（3）1~2次/周（4）≥3次/周

e．咳嗽或鼾声高（1）无（2）<1次/周（3）1~2次/周（4）≥3次/周

f．感觉冷（1）无（2）<1次/周（3）1~2次/周（4）≥3次/周

g．感觉热（1）无（2）<1次/周（3）1~2次/周（4）≥3次/周

h．做噩梦（1）无（2）<1次/周（3）1~2次/周（4）≥3次/周

i．疼痛不适（1）无（2）<1次/周（3）1~2次/周（4）≥3次/周

j．其他影响睡眠的事情（1）无（2）<1次/周（3）1~2次/周（4）≥3次/周

如有，请说明：

6．近1个月，总的来说，您认为自己的睡眠质量（1）很好（2）较好（3）较差（4）很差

7．近1个月，您用药物催眠的情况（1）无（2）<1次/周（3）1~2次/周（4）≥3次/周

8．近1个月，您常感到困倦吗（1）无（2）<1次/周（3）1~2次/周（4）≥3次/周

9．近1个月，您做事情的精力不足吗（1）没有（2）偶尔有（3）有时有（4）经常有

各成分含义和计分方法如下：

A睡眠质量

根据条目6的应答计分"较好"计1分，"较差"计2分，"很差"计3分。

B入睡时间

1．条目2的计分为"≤15分"计0分，"16~30分"计1分，"31~60"计2分，"≥60分"计3分。

2．条目5a的计分为"无"计0分，"<1周/次"计1分，"1~2周/次"计2分，"≥3周/次"计3分。

3．累加条目2和5a的计分，若累加分为"0"计0分，"1~2"计1分，"3~4"计2分，"5~6"计3分。

C睡眠时间

根据条目4的应答计分，">7 h"计0分，"6~7 h"计1分，"5~6 h"计2分，"<5 h"计3分。

D睡眠效率

1．床上时间＝条目3（起床时间）-条目1（上床时间）。

2．睡眠效率＝条目4（睡眠时间）/床上时间×100%。

3．成分D计分位，睡眠效率>85%计0分，75%~84%计1分，65%~74%计2分，<65%计3分。

E睡眠障碍

根据条目5b至5j的计分为"无"计0分，"<1周/次"计1分，"1~2周/次"计2分，"≥3周/次"计3分。累加条目5b至5j的计分，若累加分为"0"则成分E计0分，"1~9"计1分，"10~18"计2分，"19~27"计3分。

F催眠药物

根据条目7的应答计分，"无"计0分，"<1周/次"计1分，"1~2周/次"计2分，"≥3周/次"计3分。

G日间功能障碍

1．根据条目8的应答计分，"无"计0分，"<1周/次"计1分，"1~2周/次"计2分，"≥3周/次"计3分。

2．根据条目9的应答计分，"没有"计0分，"偶尔有"计1分，"有时有"计2分，"经常有"计3分。

3．累加条目8和9的得分，若累加分为"0"则成分G计0分，"1~2"计1分，"3~4"计2分，"5~6"计3分。

PSQI总分＝成分A+成分B+成分C+成分D+成分E+成分F+成分G

结　语

肺康复评估涉及骨骼肌肉功能、营养功能、日常活动及自理活动能力，包括了器械和量表的评估。

（第一节、第二节、第五节　中日友好医院　赵红梅　段亚景
　　　　第三节、第四节　中日友好医院　赵红梅　王家玺
　　　　　　第六节　中日友好医院　赵红梅　王思远
　　　　　　第七节　中日友好医院　赵红梅　冯　鹏
　　　第八节、第九节　中日友好医院　赵红梅）

参考文献

[1] 汪向东, 王希林, 马弘. 心理卫生评定量表手册[M]. 北京：中国心理卫生杂志社, 1999.

[2] 中国康复医学会循证康复医学工作委员会, 中国康复研究中心/中国康复科学所康复信息研究所, 兰州大学循证医学中心, 等. 慢性阻塞性肺疾病临床康复循证实践指南[J]. 中国康复理论与实践, 2021, 27(1): 15-26.

[3] 肺康复成功指南[M]. 北京：人民卫生出版社, 2019.

[4] 刘贤臣, 唐茂芹, 胡蕾, 等. 匹兹堡睡眠质量指数的信度和效度研究[J]. 中华精神科杂志, 1996, 29(2): 103-107.

[5] Parshall M B, Schwartzstein R M, Adams L, et al. An official American Thoracic Society statement: update on the mechanisms, assessment, and management of dyspnea[J]. Am J Respir Crit Care Med, 2012, 185(4): 435-452.

[6] M-W Hess. The 2017 Global Initiative for Chronic Obstructive Lung Disease Report and Practice Implications for the Respiratory Therapist[J]. Respir Care, 2017, 62(11): 1492-1500.

[7] Sandberg J, Johnson M J, Currow D C, et al. Validation of the Dyspnea Exertion Scale of Breathlessness in People With Life-Limiting Illness[J]. J Pain Symptom Manage, 2018, 56(3): 430-435.

[8] Chen C, He Y, Chen Q, et al. A specific subtype of chronic obstructive pulmonary disease classified by forced vital capacity[J]. J Thorac Dis, 2018, 10(12): 6547-6556.

[9] Mahler D A, Weinberg D H, Wells C K, et al. The measurement of dyspnea. Contents, interobserver agreement, and physiologic correlates of two new clinical indexes[J]. Chest, 1984, 85(6): 751-758.

[10] Nathan R A, Sorkness C A, M Kosinski, et al. Development of the asthma control test: a survey for assessing asthma control. [J]. The Journal of allergy and clinical immunology, 2004, 113(1): 59-65.

[11] Jones P W, Harding G, Berry P, et al. Development and first validation of the COPD Assessment Test[J]. Eur Respir J, 2009, 34(3): 648-654.

[12] Singh, Agusti A, Anzueto A, et al. Global Strategy for the Diagnosis, Management, and Prevention of Chronic Obstructive Lung Disease: the GOLD science committee report 2019[J]. European Respiratory Journal, 2019, 53(5): 1900164.

[13] Jones P W, Quirk F H, Baveystock C M, et al. A self-complete measure of health status for chronic airflow limitation. The St. George's Respiratory Questionnaire. [J]. The American review of respiratory disease, 1992, 145(6): 1321-1327.

[14] van der Molen T, Willemse B W, Schokker S, et al. Development, validity and responsiveness of the Clinical COPD Questionnaire. [J]. Health and quality of life outcomes, 2003, 1: 13. doi: 10.1186/1477-7525-1-13.

[15] Smets E M, Garssen B, Cull A, et al. Application of the multidimensional fatigue inventory (MFI-20)in cancer patients receiving radiotherapy[J]. Br J Cancer, 1996, 73(2): 241-245.

[16] Chalder T, Berelowitz G, Pawlikowska T, et al. Development of a fatigue scale[J]. J Psychosom Res, 1993, 37(2): 147-153.

[17] Collins P F, Yang I A, Chang Y C, et al. Nutritional support in chronic obstructive pulmonary disease (COPD): an evidence update[J]. J Thorac Dis, 2019, 11(Suppl 17): S2230-S2237.

[18] Agusti A G. Systemic effects of chronic obstructive pulmonary disease[J]. Proc Am Thorac Soc, 2005, 2(4): 367-370, 371-372.

[19] Landbo C, Prescott E, Lange P, et al. Prognostic value of nutritional status in chronic obstructive pulmonary disease[J]. Am J

Respir Crit Care Med, 1999, 160 (6): 1856-1861.

[20] Laaban J P. Nutrition and chronic respiratory failure [J]. Ann Med Interne (Paris), 2000, 151 (7): 542-548.

[21] Creutzberg E C, Casaburi R. Endocrinological disturbances in chronic obstructive pulmonary disease [J]. Eur Respir J Suppl, 2003, 4676s-80s.

[22] Kondrup J, Rasmussen H H, Hamberg O, et al. Nutritional risk screening (NRS 2002): a new method based on an analysis of controlled clinical trials [J]. Clin Nutr, 2003, 22 (3): 321-336.

[23] Ottery F D. Rethinking nutritional support of the cancer patient: the new field of nutritional oncology [J]. Semin Oncol, 1994, 21 (6): 770-778.

[24] Gioulbasanis I, Georgoulias P, Vlachostergios P J, et al. Mini Nutritional Assessment (MNA) and biochemical markers of cachexia in metastatic lung cancer patients: interrelations and associations with prognosis [J]. Lung Cancer, 2011, 74 (3): 516-520.

[25] Gunay E, Kaymaz D, Selcuk N T, et al. Effect of nutritional status in individuals with chronic obstructive pulmonary disease undergoing pulmonary rehabilitation [J]. Respirology, 2013, 18 (8): 1217-1222.

[26] Stratton, R J Hackston A, Longmore D, et al. Malnutrition in hospital outpatients and inpatients: prevalence, concurrent validity and ease of use of the 'malnutrition universal screening tool' ('MUST') for adults [J]. Br J Nutr, 2004, 92 (5): 799-808.

[27] Zung W W. A self-rating depression scale [J]. Arch Gen Psychiatry, 1965, 1263-1270.

[28] Hamilton M. A rating scale for depression. [J]. Journal of neurology, neurosurgery, and psychiatry, 1960, 2356-2362.

[29] Buysse D J, Reynolds CFRd, Monk T H, et al. The Pittsburgh Sleep Quality Index: a new instrument for psychiatric practice and research [J]. Psychiatry Res, 1989, 28 (2): 193-213.

[30] Schwartz J E, Jandorf L, Krupp L B. The measurement of fatigue: a new instrument [J]. J Psychosom Res, 1993, 37 (7): 753-762.

[31] Rochester C L. Patient assessment and selection for pulmonary rehabilitation. Respirology [J]. 2019, 24 (9): 844-853.

[32] Stucki A. ICF Core sets for obtructive pulmonary diseases [J]. J Rehabil Med, 2004, Suppl. 44: 114-120.

[33] Learmonth Y C, Dlugonski D, Pilutti L A, et al. Psychometric properties of the Fatigue Severity Scale and the Modified Fatigue Impact Scale [J]. J Neurol Sci, 2013, 331 (1-2): 102-107.

[34] Katz S. Assessing self-maintenance: activities of daily living, mobility, and instrumental activities of daily living [J]. J Am Geriatr Soc, 1983, 31 (12): 721-727.

第二十六章
个体化康复干预与综合管理

引　言

据《中国心血管健康与疾病报告2020》报道，中国心血管疾病死亡占城乡居民总体死亡原因的首位，呈日益增加趋势，给居民及社会带来沉重经济负担。以往对慢性心血管疾病的诊治亦仅仅关注疾病本身，即治已病，而忽略了对疾病的预防及患病后的管理问题。

第一节　康复干预与综合管理总体目标

事实上，国际上心血管疾病康复发展已有80余年，而我国的心血管疾病康复事业于20世纪80年代中期开始起步，以吴英恺教授、胡大一教授等为代表的心血管康复事业奠基人逐步在我国推广、宣传并普及心脏康复理念，应用于急性心肌梗死、稳定型冠心病、支架植入术后、慢性心力衰竭、冠脉搭桥围手术期、心律失常、重症康复等。国内外大量研究证据发现，心脏康复策略可显著改善患者症状、改善患者心脏功能、提高患者生活质量、缩短住院时间、减少再住院率、降低心血管疾病死亡率、减轻患者经济负担等。随着对心脏康复理念的认可，我国制定了《中国心脏康复/二级预防指南》《冠心病康复与二级预防中国专家共识》《慢性稳定性心力衰竭运动康复中国专家共识》《经皮冠状动脉介入治疗后运动康复专家共识》《心血管病营养处方专家共识》《心血管病患者戒烟处方中国专家共识》等心脏康复指南及专家共识，强调康复的个体化干预，践行胡大一教授提出的"五大处方"，在心血管患者疾病的急性期、恢复期、维持期及整个生命过程中综合管理。

康复干预与综合管理总体目标：指导患者健康的生活方式，纠正心血管疾病危险因素，减少心血管疾病的发病率、再发病率、再入院率、猝死率、死亡率，改善患者运动耐量，提高患者心脏功能及生活质量，从生理及精神上促进患者早日回归社会。

第二节　个体化运动处方干预策略

一、心血管疾病康复干预的适宜人群

（1）冠状动脉粥样硬化性心脏病：稳定型心绞痛、不稳定型心绞痛、急性心肌梗死、PCI术后治疗、冠脉搭桥术后等；

（2）心力衰竭：慢性心力衰竭、急性心力衰竭稳定期；

（3）血流动力学稳定的心律失常；

（4）心脏外科术后康复（包括搭桥术后、瓣膜置换、夹层术后、黏液瘤术后等）；

（5）心血管相关危险因素康复（包括高血压、糖尿病、动脉粥样硬化、周围动脉粥样硬化、肥胖等）；

（6）起搏器、ICD、CRT/CRT-D植入术后康复；

（7）心脏移植术后康复；

（8）肺源性心脏病心肺康复等。

二、心脏康复禁忌证

（详细可参见第三部分第二十一章心脏康复概述的表3.21.5）

当患者处于疾病急性期暂时不适合开始心脏康复，病情控制后应尽早开始心脏康复治疗，包括：不稳定型心绞痛未控制、心功能Ⅳ级、未控制的严重心律失常、未控制的高血压 [静息收缩压＞180 mmHg（1 mmHg＝0.133 kPa）或静息舒张压＞100 mmHg]、高热或严重感染、恶液质状态、多器官功能衰竭或无法配合，或患者拒绝。

三、运动风险评估

所有患者在实施运动计划前都需要进行运动风险评估（具体见表3.26.1）。评估内容包括：心血管病史及合并其他疾病病史；体格检查，包括心肺和肌肉骨骼系统，明确患者的运动能力；检查运动系统、神经系统等影响运动的因素及日常活动水平和运动水平；身体其他重要脏器的功能；了解最近的心血管检查结果，包括血生化检查、12-导联心电图、冠状动脉造影、超声心动图、心肺运动试验、起搏器或置入式心脏复律除颤器功能；日前服用的药物，包括剂量、服用方法和不良反应；心血管病危险因素控制是否达标；日常饮食习惯和运动习惯。在完成上述评估后，根据运动危险分层进行风险评估，为制定运动处方提供安全保障见表3.26.2。

表3.26.1　患者运动前风险评估

项目	内容
病史	与本次心血管病相关的诊断、并发症、合并症以及既往病史
体格检查	心肺功能评估
	肌肉骨骼系统功能评估
临床指标评估	了解有无静息心电图ST-T改变、严重心律失常等、超声心动图、心肌损伤指标等
用药情况	包括药物种类、名称、剂量和次数
心血管病危险因素	不可纠正的危险因素：年龄、性别、心血管病家族史
	可纠正的危险因素
	烟草依赖评估：吸烟情况，包括一手烟和二手烟等
	高血压病史及控制情况
	血脂异常病史及控制情况
	饮食结构，特别是膳食脂肪、饱和脂肪、胆固醇和热卡摄入量
	身体构成：体重、身高、体质量指数（BMI）、腰围、腰臀比、体脂含量（%）
	空腹血糖、糖化血红蛋白及糖尿病病史和血糖控制情况
	体力活动状态：休闲运动情况、最喜欢的运动形式、每日静坐时间
	精神/心理社会功能评估：抑郁、焦虑情况，精神疾病家族史
	其他问卷资料，如睡眠障碍和睡眠呼吸暂停（匹兹堡睡眠质量量表，PISQ）
体适能评估	包括心肺适能评估、肌肉适能评估、柔韧性适能评估、平衡适能评估
日常生活活动评估	基本ADL评定、工具性ADL评定

四、Ⅰ期康复策略

1. 急性心肌梗死Ⅰ期康复

（1）适应证　急性心肌梗死是心脏康复最早应用的疾病，从绝对卧床到"椅子疗法"，到如今的符合适应证情况下尽早开展，指南指出符合适应证患者应尽早启动Ⅰ期心脏康复治疗。住院患者开始心脏康复时机：过去8 h内没有新的或再发胸痛，肌钙蛋白水平无进一步升高，没有出现新的心功能失代偿表现（静息时呼吸困难伴湿啰音），并没有新的明显的心律失常或心电图动态改变，静息心率50～100次/min，静息血压90～150/60～100 mmHg（1 mmHg＝0.133kPa），血氧饱和度＞95%。

（2）运动疗法原则　住院患者的运动康复和日常活动指导必须在心电、血压监护下进行。通常活动过程从仰卧位到坐位、到站立、再到下地活动。如活动时没有出现不良反应，可循序渐进到患者能耐受水平，如活动时出现不良反应，无论坐位还是站位，都需终止运动，重新从低一个级别运动量开始。一般完成4步运动康复步骤后基本可以胜任日常生活活动。

第一步：取仰卧位，双腿分别做直腿抬高运动，抬腿高度为30°；双臂向头侧抬高深吸气，放下慢呼吸；5组/次；下午取床旁坐位和站立5 min；

第二步：上午在床旁站立5 min；下午在床旁行走5 min；

第三步：在床旁行走10 min/次，2次/d；

第四步：在病室内活动，约10 min，2次/d。

（3）注意事项　①必须在心电、血压监护下进行（推荐使用遥测运动心电监护系统，每个分机的显示屏具备独立的心率/律及ECG显示，方便患者活动及医护人员监护）；②运动量宜控制在较静息心率增加约20次，同时患者感觉不大费力（Borg评分＜12分）；③如果运动或日常活动后心率增加＞20次，患者感觉费力，宜减少运动量或日常活动。

急性心肌梗死Ⅰ期康复停止活动的临床表现：①心率≥110bpm或较平时增加20%；②收缩压下降＞10 mmHg或升高＞30 mmHg；③患者出现心前区不适、气短、心悸、头晕、眩晕、明显疲劳、面色苍白等症状；④心电图表现ST段缺血型下移＞0.1 mV，或上抬＞0.2 mV；⑤出现严重心律失常、原心律失常数量增加、程度加重（如室早、房早数量增加）。

急性心肌梗死后3～5 d，根据患者症状及各项临床指标恢复情况选择是否行心肺运动试验，选择合适强度（无氧阈或症状限制）及试验时间，同时识别试验过程中潜在的心肌缺血，预测出院后心血管事件风险，为Ⅱ期心脏运动康复的实施进行危险分层，并制定个体化的定量运动处方。

2. 心绞痛或PCI术后患者Ⅰ期康复

适应证：稳定型心绞痛/PCI术后运动疗法在欧美各国心血管疾病康复/二级预防指南中，稳定型心绞痛、PCI术后分别为心血管运动康复的ⅠB类和ⅠA类推荐，其中PCI术不仅包括部分稳定型冠心病，也包括急性冠脉综合征患者的血运重建。

康复时机：稳定型心绞痛患者在运动康复前在给予充分评估及与患者充分沟通后，随时可进行康复治疗；经桡动脉穿刺的PCI术患者运动康复开始时间一般为评估后无禁忌证情况下，术后第2天即可床上康复，并根据患者运动耐量情况逐步调整。如果患者经股动脉穿刺入路，则在PCI术后约3 d开始，仅锻炼穿刺对侧肢体，运动强度及时间根据患者一般临床情况、左心功能及残余心肌缺血情况等经过康复评估后决定，同时配合增强型体外反搏治疗。同时关注穿刺肢体，防止下肢血栓形成。

3. 心力衰竭Ⅰ期康复

（1）心力衰竭患者心脏康复获益　①抗动脉粥样硬化，包括改善血脂、降低血压、改善肥胖、增加胰岛素敏感性、降低炎症；②改善左室重构、射血分数及左心室舒张末容量；提高心肺运动耐量；产生外周作用；③抑制神经内分泌激活，增强迷走神经张力，降低肾上腺素能活性及交感神经过度兴奋、抑制RASS系统；④抗血栓、改善心肌缺血，长期规范化心脏康复可显著改善患者血管内皮功能、冠脉血流量及侧支循环血流量等。

表3.26.2　运动处方强度选择

运动强度	处方
PHR%	将靶心率描述为运动试验获得的PHR的百分比。此法会使耗氧当量值低估15%（如70%PHR＝55%峰MET）
HRR	根据PHR和静息心率确定HRR，根据心率储备计算靶心率，并根据静息心率修正。例如：PHR（150）－静息心率（70）＝储备心率（80）。如果目标是60%的最大心率储备，80×0.6＝48，70（静息心率）+48＝118。这种方法计算的结果通常接近于耗氧当量值（如70%HRR＝70%的MET峰值）
MET	根据工作负荷或需要达到的MET值制定运动强度MET值。最好在可控环境下或用测力计或运动平板训练时使用，可减少MET值的变异
RPE	对能使用RPE量表的患者，可作为心率指导的很好补充，而且在药物变化影响了心率或患者不能准确测评心率时尤其适用。多采用Borg评分表（6～20级），通畅建议患者在11～16级范围内运动

PHR%. 峰心率百分比；HRR. 心率储备；MET. 代谢当量；RPE. 自感疲劳分级。

（2）适应证　纽约心脏病协会（NYHA）心功能分级Ⅰ～Ⅲ级的稳定性心力衰竭患者均应考虑接受运动康复。

（3）禁忌证　①运动试验与训练禁忌证：急性冠状动脉综合征早期（2 d内）；致命性心律失常；急性心力衰竭（血液动力学不稳定）；未控制的高血压；高度房室传导阻滞；急性心肌炎和心包炎；有症状的主动脉狭窄；严重梗阻性肥厚型心肌病；急性全身性疾病；心内血栓。②运动训练禁忌证：近3～5 d静息状态进行性呼吸困难加重或运动耐力减退；低功率运动负荷出现严重的心肌缺血［＜2代谢当量（MET），或＜50 W］；未控制的糖尿病；近期栓塞；血栓性静脉炎；新发心房颤动或心房扑动。

（4）心力衰竭患者康复干预时机　当患者处于心力衰竭急性期，给予患者基础治疗，卧床休息，降低心肌氧耗，保护心肌；积极治疗后，患者症状显著改善，心功能与体力无急速下降并逐渐稳定，心率、血氧及血压平稳，则进入心力衰竭早期干预时机（Ⅰ期康复）。需要注意的是，在进行康复运动时，心率增长控制在20%以内、血氧下降不低于5%的小剂量5～10 min的被动运动逐渐过渡到床旁主被动、主动训练，并辅助呼吸训练。

（5）运动疗法　根据本康复中心多年临床实践发现，心力衰竭早期运动疗法实施同样可以参照急性心肌梗死早期康复运动四部曲（同急性心肌梗死四步法），循序渐进，即在心电、血压监护下进行。通常活动过程从仰卧位到坐位、到站立、再到下地活动，并配合呼吸训练。

五、呼吸训练实施规范

①尽可能在安静的环境中进行训练（背景轻音乐为宜）。②充分向患者说明呼吸训练的目的和合理性。③指导患者穿着轻便的衣服，尽可能地保持全身放松的肢位：开始采取膝屈曲的仰卧位，使腹肌放松。适时选择坐位、立位等其他肢位进行治疗。④对患者的日常呼吸方式进行观察评定。⑤对患者进行放松技术的指导，主要是针对胸廓上部、肩胛带肌的放松。

（一）缩唇呼吸

1. 定义　缩唇呼吸指的是吸气时用鼻子，呼气时嘴呈缩唇状施加一些抵抗，慢慢呼气的方法。此方法气道的内压高，能防止气道的陷闭，使每次通气量上升，呼吸频率、每分通气量降低，可调解呼吸频率。

2. 方法　①吸气时用鼻子。②呼气时缩唇轻闭，慢慢轻轻呼出气体。③吸气和呼气的比例在1∶2进行，慢慢地呼气达到1∶4作为目标。

（二）腹式呼吸

此呼吸法的目的是使横膈的活动变大，胸锁乳突肌、斜角肌等呼吸辅助肌的活动减少，从而使每次通气量、呼吸效率、动脉氧分压上升，使呼吸频率、分钟通气量减少。腹式呼吸法中主要使用的呼吸肌为横膈，因此也称为横膈呼吸。

1. 仰卧位的腹式呼吸

（1）操作　让患者髋关节、膝关节轻度屈曲，全身处于舒适的肢位。患者把一只手放在腹部上，另一只手

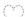

放在上胸部，此时治疗师的手与患者的手重叠放置，进行缩唇呼吸。精神集中，让患者在吸气和呼气时感觉手的变化，吸气时治疗师发出指令让患者放置于腹部的手轻轻上抬，治疗师在呼气的结束时，快速地徒手震动并对横膈膜进行伸张，以促进呼吸肌的收缩，此训练是呼吸系统物理治疗的基础，要对患者进行充分的指导，训练的时间每次5～10 min，训练的效果随次数增加显现。

（2）指导的要点 ①把握患者的呼吸节律：呼吸训练失败的主要原因是患者的呼吸节律被打乱，特别是指导者对呼吸训练不熟练时，不注意患者的呼吸节律，只用自己的节律指导训练，可加重患者呼吸困难程度。所以在训练开始的时候，顺应患者的呼吸节律进行呼吸指导是非常重要的。

②开始时不要进行深呼吸：腹式呼吸绝不是腹式深呼吸，在开始时期指导患者进行集中精力的深呼吸，可加重患者的呼吸困难。腹式呼吸的指导应在肺活量1/3～2/3通气量的程度上进行练习。应理解腹式深呼吸是充分的腹式呼吸。

2. 坐位的腹式呼吸

（1）操作 坐位的腹式呼吸的基础是仰卧位的腹式呼吸。患者采用的体位是坐在床上或椅子上足跟着地，让患者的脊柱伸展并保持前倾坐位。患者一手放在膝外侧支撑体重，另一手放在腹部。治疗师一手放在患者的颈部，触及斜角肌的收缩。另一手放在患者的腹部，感受横膈的收缩。这样能够发现患者突然出现的意外和不应出现的胸式呼吸。正确的腹式呼吸是吸气时横膈膜开始收缩，然后斜角肌等呼吸辅助肌使收缩扩大，呼气时吸气肌放松处于迟缓状态。

（2）指导的要点 ①在座位的前面放置一面镜子，让患者通过观察理解自身的呼吸辅助肌的活动；②让患者在可能的最大限度内取前倾位，并保持平衡。

3. 心律失常康复管理 运动疗法在同样在心律失常的心脏康复中处于核心地位，运动可能产生多种代谢、血流动力学和电生理改变，运动强度可能与出现心律失常相关，但对于良性心律失常患者，随活动强度增加，心律失常可能消失或减少。对于冠心病等器质性心脏病导致的心律失常，首先以解决心脏器质病变为主，尽我所能，解决能解决的病变。术后早期康复干预，包括呼吸训练、运动疗法、平衡、柔韧等，在此基础上，辅以双心、营养、睡眠处方管理。如果器质性病变不能完全或完美解决时，心脏康复则作为重要的治疗环节，并作为核心环节，达到心脏功能提升为主，同时兼顾其他脏器功能的改善，减轻患者心理负担、提高预后及患者生活质量。如Malmo V等研究发现有氧训练对房颤症状、$V_{O_2}peak$、左房和心室功能、血脂水平和生活质量存在显著影响。另一项关于有氧间歇训练对于心肌梗死患者研究中表明有氧间歇运动可显著降低心肌梗死后诱发的室性心律失常的发生（从心脏康复视角探索心律失常疾病管理策略）。

4. 心脏外科术后 I 期康复

（1）术后康复时机及目的 对心脏外科术后患者在住院期间开展的早期康复，尽早进行干预，可改善患者术后的血流动力学，增加左心室射血功能，提高身体功能及运动储备，减少术后并发症和住院时间，降低全因死亡率，提高患者的生活质量。

（2）适应证 心脏外科术后，无正当理由的身体活动限制和由胸带引发的胸廓活动受限阻碍患者运动耐量及心肺功能恢复，对于无运动疗法禁忌限制的患者，运动疗法对于改善患者的运动耐量、提高生活质量水平、减少心血管事件是需要的。

（3）术前预康复 包括指导患者有效咳嗽的方法，通过腹式呼吸、缩唇呼吸、呼吸训练器等改善术前肺容量；对肩颈、胸椎段进行肢体训练，增大胸廓活动度；对下肢大肌群进行活动，增加下肢肌肉力量；给予患者社会支持，减少可能出现的术前焦虑。

心脏外科手术 I 期康复：心脏外科手术患者术后生命体征尚不稳定，需经重症监护病房过渡，在对患者进行心肺功能、血压、中心动脉压、氧分压、呼吸状况、神经系统情况、体温、疼痛、睡眠、心理、营养、谵妄进行评估后，尽早在重症病房内开展心脏康复。根据指南推荐，包括肺康复及运动疗法。

1）肺康复 心脏外科术后患者可能合并肺功能减低，肺康复可缓解该部分患者的呼吸困难，减少机械通气时间和肺部并发症，提高运动能力，改善生活质量。①对于需要脱机的机械通气患者，需对动脉血气、胸片、症状等情况综合评估，对患者进行腹式呼吸训练（具体方法同心力衰竭呼吸训练），训练时适当调节呼吸机参数，推荐患者在自主呼吸的状态下进行；②对于有气道分泌物的患者，可通过主动呼吸循环技术及正确咳痰训练，将支气管树内的分泌物向近端移动，促进肺内分泌物的有效排出，优化气道功能；③对于呼吸肌力量不足，肺不张的患者，可通过高强度吸气肌训练、腹式呼吸、腹部抗阻训练、深呼吸训练，增加最大吸气压力，加强膈肌及腹部力量，改善术后肺活量，增加潮气量；④对于术后可能出现肺功能障碍的患者，可进行呼吸训练器的练习，提高气道气流流通功能；⑤对于心脏外科术后的常规非机械通气的患者，可进行包括腹式呼吸、呼吸训练器、有效咳嗽、胸部叩击和呼吸操等呼吸锻炼，增加肺部功能，降低可能出现肺部感染。

2）早期床上活动 ①早期床上活动可从增加患者的床头角度开始，使患者逐步开始半坐位，坐位，独立坐位，床旁坐位。对于肌力<3级的患者，可进行被动关节活动训练，主动助力活动，静力性肌肉收缩训练。对于肌力≥3级的患者，可开始主动关节活动训练，抗阻训练。②肢体活动从5～10 min开始，逐步增加。在床上活动过程中，活动强度依据心率、血压、血氧饱和度、呼吸频率和Borg评分而定（Borg评分12～13分为佳）。

重症病房内终止康复运动指征：心脏外科术后患者出现以下情况：平均动脉压<65 mmHg（1 mmHg=0.133 kPa），或>110 mmHg；心率<50次/min，或>130次/min；呼吸频率<12次/min，或>40次/min；氧饱和度<88%；出现明显的人机对抗；患者主观感受状态很差；出现恶性事件，如患者出现摔倒、气切管移位、引流管脱位等情况应及时暂停重症病房阶段康复内容。

待患者生命体征相对平稳后，由重症监护病房转入普通病房，对患者进行病史、心脏功能、肢体运动耐力、心理等评估后，继续给予心脏康复治疗，包括肺部功能及心脏功能训练。肺部训练从术后第1 d开始，即鼓励患者进行呼吸训练，一直坚持至出院；心脏功能训练即在监护情况下逐步从床上肢体主被动活动，过渡至床旁活动，病房内步行，上下楼训练，患者术后约2周，根据患者心肺功能恢复及下肢活动情况进行低强度心肺运动试验或6 min步行试验，根据评估结果调整运动处方。控制患者的疲劳指数（RPE）在11～13分，控制运动中的最大心率不超过静息心率增加20次/mim。

六、Ⅱ期康复策略

Ⅱ期康复是出院后门诊康复的核心阶段，既是Ⅰ期康复的延续，也是院外Ⅲ期康复的基础，Ⅱ期康复的目标是在Ⅰ期康复的基础上进一步改善患者的身心状况、功能状态。评估（包括临床评估、心肺运动试验、6分钟步行试验等）后即可开始康复运动。

1. 有氧运动处方

第一阶段：准备活动，即热身运动，多采用低水平的有氧运动，持续5～10 min；

第二阶段：训练阶段，包含有氧训练、阻抗训练、柔韧性训练等，其中有氧运动是基础，抗阻运动、柔韧性运动是补充。运动时间：20～60 min；频率：每周3～5次；强度：中等强度，可以运用无氧阈法：心肺运动试验心率计算：（最大心率-静息心率）×0.3～0.6+静息心率；靶心率法：静息心率+20～30次/mim；Borg指数：11～13级，轻松——稍有疲劳感。适宜的运动强度是确保运动治疗安全性和有效性的关键。运动方式：步行，骑自行车，慢跑，太极拳，游泳等；放松运动，5～10 min。

第三阶段：放松运动，根据患者病情可持续5～10 min。

比如，低危患者最少每周3～5次，每次30～60 min，开始时强度为最大运动能力的55%～70%或出现症状时的心率，以后逐渐调整。中危到高危患者，频率和时间可以适当减少，开始时强度为最大运动能力的50%。

2. 抗阻运动处方 与有氧运动比较，抗阻运动引起的心率反应性较低，其主要增加心脏的压力负荷，有利于增加心肌血流灌注。

抗阻运动时机：PCI术后至少3周，且应在连续2周有医学监护的有氧训练之后进行；心肌梗死或CABG后至少5周，且应在连续4周有医学监护的有氧训练之后进行；CABG后3月内不应进行中高强度上肢力量训练，以免影响胸骨的稳定性和胸骨伤口的愈合。

阻抗训练方法：在有氧运动完成后进行，以保证充分的热身。用力时呼气，避免憋气，每次8～10个肌群，每周2次，需测定不同肌群的1-RM，初始上肢以30%～40%1-RM开始，初始下肢抗阻负荷建议为1-RM

的50%～60%，重复6～8次，建议患者进行抗阻运动时心率和血压以不超过有氧运动处方的心率和血压为准，如果超过需要降低抗阻训练的负荷。

抗阻训练形式：哑铃或杠铃、运动器械以及弹力带。

有氧运动、抗阻运动、柔韧性运动及平衡协调运动形式对比见表3.26.3。

表3.26.3　各种运动形式对比

运动形式	有氧运动	抗阻运动	柔韧运动	平衡及协调形式
特点	运动强度因人而异；动作简单，容易掌握；运动量可自行监控，相对安全，科学性及可行性强	与有氧运动比较，抗阻运动引起的心率反应性较低	易于进行、可行性强	不同环境和情况下维持身体姿势的能力
类型	行走、慢跑、骑车、游泳等	多为循环抗阻力量训练，如俯卧撑、哑铃、弹力带（便于携带、能模仿日常动作、适合基层）等	主动或被动的静力拉伸	功能性前伸、单脚站立等
强度	应用"无氧阈法、心率储备法、目标心率法"等计算强度	上肢1-RM的30%～40%，下肢为50%～60%，Borg评分11～13分	每一部位拉伸6～15 s，逐渐加至30 s，有牵拉感，不疼痛为佳	双足至单足、睁眼至闭眼、静态至动态、强度由易至难
频率	每次20～40 min、根据运动能力逐步增加，3～5次/周	每次训练8～16组肌群，躯体上部和下部肌群可交替训练，每周2～3次，或隔天1次	每天进行，但训练前至少5 min有氧运动热身，每次训练8～10个主要肌群，约10 min	每次5～10 min，3～5组/d，2～3 d/周
作用	提高运动耐量、改善心肺功能，处于核心地位	增加心脏压力负荷，有利于增加心肌血流灌注、提高基础代谢率、改善运动耐力等	增强躯体柔韧性，提高日常生活能力、释压、降低受伤风险、平衡肌肉等	提高和恢复平衡功能、降低跌倒风险及提高日常生活能力

1-RM指在保持正确手法且没有疲劳感情况下，一个人能举起（仅重复一次）的最大重量。

七、Ⅲ期康复

Ⅲ期康复的场所主要在社区或家庭，是Ⅱ期运动处方的延续，需要患者具有较强的依从性及自我管理能力，同时Ⅲ期康复的安全性也是需要密切关注的，需定期进行心肺功能及运动耐量评估，运动处方制定同样包含运动方式、运动时间、运动强度、运动频率，运动强度的标准根据患者心功能状态及运动耐力情况而定。受社区和家庭运动设备的限制，Ⅱ期康复医师及治疗师指导患者因地制宜，为患者制定强度合适且容易开展的运动处方，如快走、慢跑、太极拳、八段锦等。

第三节　行为生活方式干预综合管理

一、营养与体重管理

营养管理目的：控制血脂、血压、血糖和体重，降低心血管疾病危险因素的同时，增加保护因素。

1. 营养处方原则

（1）食物多样化，粗细搭配，平衡膳食。

（2）总能量摄入与身体活动要平衡：保持健康体重，BMI在18.5～24.0 kg/m^2。

（3）低脂肪、低饱和脂肪膳食：膳食中脂肪提供的能量不超过总能量的30%，其中饱和脂肪酸不超过总能量的10%，尽量减少摄入肥肉、肉类食品和奶油，尽量不用椰子油和棕榈油。每日烹调油用量控制在20～30 g。

（4）减少反式脂肪酸的摄入，控制其不超过总能量的1%，少吃含有人造黄油的糕点、含有起酥油的饼干和油炸油煎食品。

（5）摄入充足的多不饱和脂肪酸（总能量的6%～10%）：n-6/n-3多不饱和脂肪酸比例适宜（5%～8%/1%～2%），即n-6/n-3比例达到4～5：1。适量使用植物油，每人每天25 g，每周食用鱼类≥2次，每次150～200 g，相当于200～500 mgEPA和DHA。素食者可以通过摄入亚麻籽油和坚果获取α-亚麻酸。提倡从自然食物中摄取n-3脂肪酸，不主张盲目补充鱼油制剂。

（6）适量的单不饱和脂肪酸：占总能量的约10%。适量选择富含油酸的茶油、玉米油、橄榄油、米糠油等烹调用油。

（7）低胆固醇：膳食胆固醇摄入量不应超过300 mg/d。限制富含胆固醇的动物性食物，如肥肉、动物内脏、鱼子、鱿鱼、墨鱼、蛋黄等。富含胆固醇的食物同时也多富含饱和脂肪，选择食物时应一并加以考虑。

（8）限盐：每天食盐不超过6 g，包括味精、防腐剂、酱菜、调味品中的食盐，提倡食用高钾低钠盐（肾功能不全者慎用）。

（9）适当增加钾：使钾/钠＝1，即每天钾摄入量为70～80 mmol/L。每天摄入大量蔬菜水果获得钾盐。

（10）足量摄入膳食纤维：每天摄入25～30 g，从蔬菜水果和全谷类食物中获取。

（11）足量摄入新鲜蔬菜（400～500 g/d）和水果（200～400 g/d）：包括绿叶菜、十字花科蔬菜、豆类、水果，可以减少患冠心病、卒中和高血压的风险。

（12）增加身体活动：身体活动每天30 min中等强度，每周5～7 d。

2. 心血管疾病膳食营养处方的制定

（1）指导患者改变膳食习惯和生活方式4A原则：

1）评价：对患者日常膳食方式和食物摄入情况进行评价。

2）询问：通过询问进一步了解患者的想法和理念，了解改变不良生活方式的障碍。

3）劝告：对患者进行指导，鼓励从现在做起，循序渐进，逐渐改变不良生活方式。

4）随访：为了加强依从性，要定期随访，巩固已获得的成果，并设定下一目标。

（2）膳食营养处方制定步骤

1）评估：包括营养问题和诊断，即通过膳食回顾法或食物频率问卷，了解、评估每日摄入的总能量、总脂肪、饱和脂肪、钠盐和其他营养素摄入水平；饮食习惯和行为方式；身体活动水平和运动功能状态；以及体格测量和适当的生化指标。如询问饮食习惯和喜好；每日吃几餐（包括加餐）；主食摄入量；蔬菜、水果摄入情况；肉蛋、奶制品（全脂或脱脂）摄入情况；烹调油脂、坚果类摄入情况；家庭调味品（食盐、酱油、鸡精、味精、腌制品等的摄入情况）；外出进餐的频率；饮酒的习惯，计算每日酒精摄入量（不可忽略的能量摄入）；身体活动情况，目前身体活动水平在什么阶段；吸烟的时间、年限，是否准备戒烟（对于控制血压的益处）。

2）制定个体化膳食营养处方：根据评估结果，针对膳食和行为习惯存在的问题，制定个体化膳食营养处方。

3）膳食指导：根据营养处方和个人饮食习惯，制定食谱；健康膳食选择；指导行为改变，纠正不良饮食行为。

4）营养教育：对患者及其家庭成员，使其关注自己的膳食目标，并知道如何完成；了解常见食物中盐、脂肪、胆固醇和能量含量和各类食物营养价值及其特点、《中国居民膳食指南》、食品营养标签应用，科学运动等。

5）注意事项：将行为改变模式与贯彻既定膳食方案结合起来。膳食指导和生活方式调整应根据个体的实际情况考虑可行性，针对不同危险因素进行排序，循序渐进，逐步改善见表3.26.4。

表3.26.4　高血脂/动脉粥样硬化/冠心病膳食营养方案

食物类别	摄入量（g/d）	选择品种	减少/避免的膳食品种
谷类	250～400	标准粮（米、面）、杂粮	精粮（米、面）、糕点甜食、油炸油煎食品
肉类	75	瘦猪、牛、羊肉、去皮禽肉、鱼类	肥肉、加工肉制品（肉肠类）、鱼子、虾蟹黄、鱿鱼、动物内脏）
蛋类	3～4[a]	鸡蛋、鸭蛋蛋清	蛋黄
奶类	250 mL	脱脂/低脂鲜牛奶、酸奶	全脂牛奶、奶粉、乳酪等奶制品

续表

食物类别	摄入量（g/d）	选择品种	减少/避免的膳食品种
大豆	30～50	黄豆、豆制品（豆腐150 g，豆腐干45 g）	油豆腐、豆腐泡、素什锦等
新鲜蔬菜	400～500	深绿叶菜、红黄色蔬菜、紫色蔬菜	
新鲜水果	200	各种新鲜水果	加工果汁、加糖果味饮料
食用油	20	橄榄油、茶油、低芥酸菜籽油、豆油、花生油、葵花籽油、芝麻油、亚麻籽油	棕榈油、椰子油、奶油、黄油、猪油、牛羊油、其他动物油
添加糖类	<10	白砂糖、红糖	
盐	<6	高钾低钠盐	酱类、腐乳、咸菜等腌制品

注：a.摄入量单位：个/周。

二、戒烟管理

戒烟获益：戒烟可降低心血管疾病发病和死亡风险；戒烟的长期获益至少等同于目前常用的冠心病二级预防药物，戒烟也是挽救生命最经济有效的干预手段，具有优良的成本－效益比。

心血管疾病相关指南对吸烟行为治疗建议：在欧美和我国心血管疾病相关指南中，均将戒烟列为重要干预措施。

第一，针对心血管疾病一级预防，对年龄>20岁的所有成人，需评估吸烟情况，并建议戒烟；

第二，针对心血管疾病二级预防，所有冠状动脉粥样硬化和（或）外周血管动脉硬化患者，需评估吸烟情况，并建议戒烟；

第三，特别强调需要戒烟的疾病，包括PCI围手术期和术后冠状动脉旁路移植术围手术期和术后、慢性稳定型心绞痛、不稳定型心绞痛/非ST段抬高型心肌梗死、ST段抬高型心肌梗死和外周血管疾病。

烟草依赖判断：如果在过去1年内体验过或表现出下列6项中的至少3项，提示烟草依赖。①强烈渴求吸烟；②难以控制吸烟行为；③当停止吸烟或减少吸烟量后，出现戒断症状；④出现烟草耐受表现，即需要增加吸烟量才能获得过去吸较少量烟即可获得的吸烟感受；⑤为吸烟而放弃或减少其他活动及喜好；⑥不顾吸烟的危害而坚持吸烟。

烟草依赖程度评估见表3.26.5。

表3.26.5 烟草依赖程度评估表

评估内容	3分	2分	1分	0分
您早晨醒来后多长时间吸第一支烟？	≤5 min	6～30 min	31～60 min	>60 min
您每天吸多少支卷烟？	>30支	21～30支	11～20支	≤10支
您是否在许多禁烟场所很难控制吸烟？			是	否
您认为哪一支烟最不愿意放弃？			晨起第一支	其他时间
您早晨醒来后第1 h是否比其他时间吸烟多？			是	否
您患病在床时仍旧吸烟吗？			是	否

0～3分：轻度烟草依赖；4～6分：中度烟草依赖；≥7分：重度烟草依赖。

烟草依赖干预方案：引起烟草依赖的因素包括生物因素、心理因素和社会文化因素。烟草依赖戒断过程需医生指导，包括针对心理依赖和生理依赖的治疗。治疗原则包括：①医生以身作则，做好示范作用；②重视宣传教育，抓住一切机会开展戒烟教育；③非药物干预：给予心理支持治疗和行为指导；④药物干预：处方戒烟药物；⑤随访。

药物干预措施：一线戒烟药物包括伐尼克兰、尼古丁替代治疗（NRT）相关制剂、安非他酮，具体用法见表3.26.6。

表3.26.6　一线戒烟治疗药物

药物	证据等级	剂型	慎用禁忌	副作用	剂量	疗程	使用方法	获取途径
尼古丁贴片	A	16 h/贴　24 h/贴	年龄<18岁患者，吸烟<10支/d患者，怀孕或哺乳期妇女，心肌梗死后近期（2周内）、严重心律失常、不稳定型心绞痛者，药物控制不佳的高血压患者，对胶带过敏或有皮肤病的患者应慎用	局部皮肤反应（轻度可耐受）、心悸、失眠、头晕、多梦（对于有睡眠障碍的患者可在睡前撕去贴片或使用16 h剂型）	15 mg/16 h、10 mg/16 h，5 mg/16h；21 mg，14 mg/24 h，7 mg/24 h。不同剂量可用于不同的推荐给药方案，应根据患者的特点（如以前的用药经验，吸烟量和尼古丁依赖程度等）个体化用药	12周（为避免复吸可视情况延长时间）	撕去保护纸后迅速将其粘贴于躯干或四肢清洁、干燥、无毛、没有伤口的部位，同时紧压10~20 s，粘新贴片时需更换部位	非处方药
尼古丁咀嚼胶	A	2 mg/片　4 mg/片	年龄<18岁患者，吸烟<10支/d患者，怀孕或哺乳期妇女，心肌梗死后近期（2周内）、严重心律失常、不稳定型心绞痛患者，药物控制不佳的高血压患者应慎用	下颌关节疼痛、消化不良、恶心、打嗝、心悸（大多短暂且轻微，若使用正确的咀嚼方法可以避免或减轻）	FIND评分≤6或吸烟支数≤20支/d：2 mg；FIND评分>6或吸烟支数>20支/d：4 mg。1~6周：每1~2小时1片，8~12片/d（不超过24片/d）	≥12周	为预防尼古丁戒断症状或有吸烟欲望时使用，每次1片，置于吸烟颊和牙龈之间，缓慢、间断咀嚼，30 min后尼古丁可全部释放，咀嚼前15 min内避免饮用酸性饮料如咖啡、果汁和无醇性饮料，咀嚼时避免进食或饮水	非处方药
盐酸安非他酮	A	150 mg/片	有癫痫病史、贪食症，厌食症，14 d内曾用单胺氧化酶抑制剂、现服用含有安非他酮成分的其他药物患者禁用	口干、易激惹、失眠、头痛、眩晕	1~3 d: 150 mg 1日1次；4~7 d: 150 mg 1日2次；第8天起: 150 mg 1日1次（戒烟前1周开始用药，对于重度尼古丁依赖的吸烟者，联合应用NRT类药物可增加戒烟效果）	7~12周	口服	处方药
伐尼克兰	A	0.5 mg/片　1.0 mg/片	对患有严重精神神经疾病患者的安全性和有效性尚未确定，有严重肾功能不全者（肌酐清除率30 mL/min）慎用	恶心（轻到中度多可耐受）、口干、腹胀、便秘、多梦、睡眠障碍	戒烟前5~7 d: 0.5 mg，1日1次；戒烟前1~3 d: 0.5 mg，1日2次；第8天起: 1 mg 1日2次，（戒烟日前1至2周开始治疗，不推荐与NRT药物联合使用）	12周（也可再治疗12周，同时考虑减量）	口服	处方药

注：本表中的信息是不全面的，其他信息（包括安全性信息）建议阅读药品说明书。尼古丁吸雾剂、尼古丁含片国内没有上市，故本表未列出。

三、睡眠管理

失眠是一种最常见的睡眠障碍，指个体对于睡眠时间与质量不满足并影响日间社会功能的一种主观体验。主要表现为入睡困难、睡眠维持障碍（整夜觉醒次数≥2次）、早醒或醒后无恢复感，同时伴有因失眠造成的日间功能障碍等。失眠可依其持续时间分为慢性失眠障碍（病程>3个月）、短期失眠障碍（病程≤3个月）和其他失眠障碍（其他原因所致）。近年来，失眠与心血管疾病的关系受到广泛关注。越来越多的研究表明，心血管疾病的失眠并发率高，失眠对心血管疾病影响重大。睡眠与循环系统相互影响，睡眠的不同阶段会改变循环系统的活动，循环系统的异常活动会影响睡眠的结构，从而形成恶性循环，进一步加重心血管疾病的病情。

心血管疾病合并失眠总体治疗原则：

（1）治疗原发心血管疾病。

（2）对于因症状、疾病导致的失眠，应建立良好的医患关系，取得患者的信任和主动合作，在治疗前详细说明治疗的必要性、效果及可能发生的反应，使患者有充分心理准备，减轻患者紧张情绪，改善睡眠。

（3）在使用催眠药物治疗的同时应联合非药物治疗。

（4）首选非苯二氮䓬类受体激动剂药物，如唑吡坦、右佐匹克隆等。密切注意患者使用催眠药物带来的副作用。

（5）对于起始治疗无效的，可以交替使用短效苯二氮䓬受体激动剂或加大剂量。

四、心理管理

研究表明，抑郁和焦虑是心血管疾病发病和预后不良的预测因子，而心血管疾病患者所谓的焦虑抑郁多数并不是真正意义上的精神疾病，而是由于对患心血管疾病的恐惧、对所患疾病的不了解，是疾病本身带给患者的身心影响。持续的焦虑和抑郁，通过多种途径促进心血管疾病的发生和进展。负面情感对冠心病患者的影响途径包括行为学及生物学机制，行为学及生物学机制互为因果。神经-内分泌-免疫系统相互作用，是精神心理因素对心血管系统产生影响的重要生物学机制，见图3.26.1。

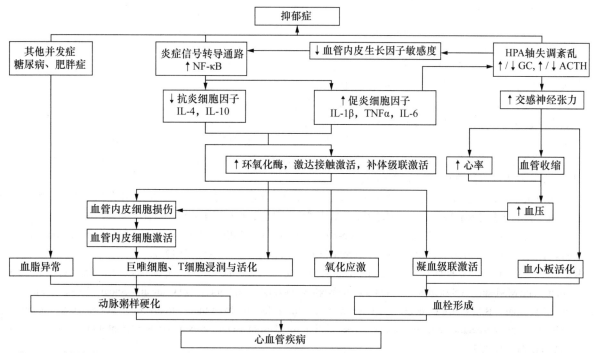

注：NF-κB为核因子κB；HPA为下丘脑-垂体-肾上腺轴；GC为糖皮质激素；ACTH为促肾上腺皮质激素；IL为白细胞介素；TNFα为肿瘤坏死因子α

图3.26.1 精神心理因素对心血管系统作用机制图

心血管病患者合并精神心理问题的临床处理：①认知行为治疗包括纠正错误认知、运动疗法，通过运动疗法逐步帮助患者恢复正常运动能力，研究显示不仅改善情绪状态，同时可改善心血管预后。此外减压疗法如腹式呼吸、肌肉放松、冥想和生物反馈作为行为心脏病学方法，对心律失常、心内装置、心力衰竭和心脏移植患者的生理、心理问题干预效果卓有成效；②药物治疗（一线药物）选择性5-羟色胺（5-HT）再摄取抑制剂（SSRIs）：SSRIs是当今治疗焦虑、抑郁的一线用药，一般2周以上起效，研究认为该类药物用于心血管疾病患者相对安全；苯二氮䓬类（BDZ）：用于焦虑症和失眠的治疗。特点是抗焦虑作用起效快。按半衰期，大致可分为半衰期长和短两类。常用的长半衰期药物有地西泮、艾司唑仑、氯硝西泮等；常用的短半衰期药物有劳拉西泮、阿普唑仑、咪达唑仑、奥沙西泮等。

复合制剂——氟哌噻吨美利曲辛：该药是复合制剂，含有神经松弛剂（每片含氟哌噻吨10 mg）和抗抑郁剂（每片含美利曲辛10 mg），其中美利曲辛含量为单用剂量的1/10～1/5，降低了药物副作用，并协同调整中枢神经系统功能、抗抑郁、抗焦虑和兴奋特性。

结　语

通过评估患者的心血管疾病危险因素，来指导患者健康的生活方式，以期减少心血管疾病的发病率、再入院率、死亡率，通过康复使患者运动耐量得到改善，从而提高患者心脏功能及生活质量，促进患者早日回归社会。

（郑州大学附属郑州市中心医院　王东伟）

参考文献

［1］　中国心血管健康与疾病报告编写组, 胡盛寿. 中国心血管健康与疾病报告2020概要 [J]. 中国循环杂志, 2021, 36 (6): 25.

［2］　王东伟, 马娟, 王文平, 等. 运动康复治疗对CHD CHF患者心功能改善的效果分析 [J]. 中国医药导刊, 2017, 19 (3): 255-256.

［3］　孙漾丽, 孙兵兵, 李征艳, 等. 心脏康复干预对冠心病PCI术后患者左心室射血分数及运动耐力的影响 [J]. 广东医学, 2018, 39 (24): 3640-3643.

［4］　袁丽霞, 丁荣晶. 中国心脏康复与二级预防指南解读 [J]. 中国循环杂志, 2019, 34 (S1): 90-94.

［5］　中国康复医学会心血管病专业委员会, 中国老年学学会心脑血管病专业委员会. 慢性稳定性心力衰竭运动康复中国专家共识 [J]. 中华心血管病杂志, 2014, 42 (9): 714-720.

［6］　胡大一. 中国心血管疾病康复/二级预防指南 [M]. 北京: 北京科学技术出版社, 2015.

［7］　中国康复医学会心血管病专业委员会, 中国营养学会临床营养分会, 中华预防医学会慢性病预防与控制分会, 等. 心血管疾病营养处方专家共识 [J]. 中华内科杂志, 2014, 53 (0z2): 124-130.

［8］　丁荣晶, 吕安康. 心血管病患者戒烟处方中国专家共识 [J]. 中华心血管病杂志, 2013, 9 (41): 9-16.

［9］　中国医师协会全科医师分会双心学组, 心血管疾病合并失眠诊疗中国专家共识组. 心血管疾病合并失眠诊疗中国专家共识 [J]. 中华内科杂志, 2017, 56 (4): 310-315.

［10］　中国康复医学会心血管病预防与康复专业委员会, 中国老年学学会心血管病专业委员会, 中华医学会心身医学分会. 在心血管科就诊患者的心理处方中国专家共识 [J]. 中华内科杂志, 2020, 59 (10): 764-771.

［11］　Yang X, Li Y, Ren X, et al. Effects of exercise-based cardiac rehabilitation in patients after percutaneous coronary intervention: A meta-analysis of randomized controlled trials [J]. Scientific Reports, 2017, 7: 1-9.

［12］　Kabboul N, Tomlinson G, Francis T, et al. Comparative Effectiveness of the Core Components of Cardiac Rehabilitation on Mortality and Morbidity: A Systematic Review and Network Meta-Analysis [J]. Journal of Clinical Medicine, 2018, 7 (12): 1-20.

［13］　Epoli M F, Conraads V, Corrh U, et al. Exereise training in heart failure: from theory to practice. A consensus document of the Heart Failure Association and the European Association for Cardiovascular Prevention and Rehabilitation [J]. Eur J Heart Fail, 2011, 13: 347-357.

第二十七章
紧急医学情况的应急预案与流程

引　言

　　心肺康复中运动处方的安全性已经得到很好的证实，由于在康复训练中配备了运动前科学的医疗评估、不良事件与紧急情况的处理计划及有着丰富经验的医疗人员，在运动训练中发生死亡和心血管事件的概率相当低。然而，即使在康复训练全过程对患者进行了完整评估，运动前、运动中或运动后发生紧急医疗事件的可能性仍然存在，尤其是有着多种高危险因素患者进行康复训练时，发生概率明显提升。研究表明，进行心肺康复的患者年龄越大，心血管疾病风险因素和并发症的发生率就越高。因此，治疗人员熟练掌握在心肺康复训练中发生的紧急医学应急预案与流程是必要的。为了防止紧急医学情况的发生及事故发生后能够进行妥善处理，本章节列举了7种在心肺康复中最常出现的不良事件，以供治疗人员进行鉴别与应对。

第一节　心跳呼吸骤停

　　2017年，心血管疾病导致全球1780万人死亡，成为全球第一大死亡原因。心脏性猝死占所有心血管死亡的40%～50%，占所有死亡的15%～20%，其中大多数是由于室性快速心律失常。相关统计显示，在每一百万人口中，运动发生心源性猝死占3～5人，其中男性占了95%。心脏骤停通常没有警告信号或症状，通常会有致命的结果。

一、临床表现

　　呼吸心跳骤停是运动过程中常见的危重急症之一，表现在患者在毫无征兆的情况下突然发生呼吸和心跳停止，外在表现是突然的意识丧失、呼吸停止或叹息样微弱呼吸、大动脉搏动消失。

　　心脏骤停后脑血流量急剧减少，导致意识突然丧失，伴有局部或全身性抽搐。心脏骤停刚发生时脑中尚存少量含氧的血液，可短暂刺激呼吸中枢，出现呼吸断续，呈叹息样或短促痉挛性呼吸，随后呼吸停止。在正常室温下心搏骤停发生3 s后患者就会感到头晕，4 s后出现黑矇，10 s后脑组织氧储备耗尽，只能进行无氧代谢；20 s后发生心源性脑缺血综合征，表现为抽搐、意识丧失和脑电活动消失；30～45 s后瞳孔散大；1 min后呼吸停止，大小便失禁；4 min后脑组织内葡萄糖耗尽，无氧代谢停止；5 min后脑组织内三磷酸腺苷枯竭，脑神经细胞出现不可逆转的损害，10 min后脑细胞基本死亡。因此复苏越早，患者存活率越高。据统计，在目前的抢救条件下心搏骤停4 min内得到正确复苏者，成功率可达50%以上，4～6 min开始复苏的成功率为10%，6～10 min仅为4%，而超过10 min患者生存的可能性很小。由此可见，患者脑细胞对缺氧的耐受极限是院前复苏成功的关键。

二、病理生理学

　　心跳呼吸骤停首先导致机体缺氧和二氧化碳潴留。心肌对缺氧十分敏感，缺氧可导致心肌劳损、心肌收缩力减弱，严重缺氧时心率减慢，心排血量减少，血压下降，心律失常和代谢性酸中毒，从而抑制心肌收缩力，可使心脏出现心室纤颤而致心脏停搏。因脑耗氧量占全身耗氧量的20%～50%，严重缺氧使脑组织受损害，一旦呼吸心跳停止，脑血循环停止，迅速出现昏迷，心跳呼吸停止4～6 min即可导致脑细胞死亡。心脏骤停最主要原因为快速型心律失常所致，它的发生是冠状动脉血管事件、心肌损伤、心肌代谢异常和（或）自主神经张力改变等因素相互作用引起的一系列病理生理异常的结果。严重缓慢型心律失常是心脏性猝死的另一重要原因，常见于病变弥漫累及心内膜下蒲肯野纤维的严重心脏疾病。无脉性电活动是引起心脏性猝死相对少见的原因，可见于急性心肌梗死时心室破裂、大面积肺梗死时。

三、应急预案与流程

1. 快速识别呼吸心跳骤停　当患者在运动时突发意识丧失，应立即判断患者的反应，快速检查是否没有呼吸或不能正常呼吸（停止、过缓或喘息）并同时判断有无脉搏（5～10 s内完成）。确立呼吸心跳骤停后，应立即开始初级心肺复苏（cardiopulmonary resuscitation，CRP）。

2. 呼救　在不延缓实施心肺复苏的同时，拨打急救电话，呼叫急诊抢救小组带上除颤仪、救护车，通知心内科专科医生到场，通知患者家属到场。然后立即返回患者身边进行CRP。

3. 初级心肺复苏　即基础生命活动的支持，一旦确立呼吸心跳骤停的诊断，应立即进行。首先应使患者仰卧在坚固的平面上，在患者的一侧进行复苏。主要复苏措施包括人工胸外按压（circulation）、开放气道（airway）和人工呼吸（breathing）。其中人工胸外按压最为重要，心肺复苏程序为CAB。

（1）胸外按压　抢救者将患者仰卧于硬质的平面上，救助者跪在患者胸部一侧，施救者一只手的掌根部置于患者胸部中央，即两乳头连线的中点，另一只手的掌根置于第一只手上，两只手重叠平行，指端上翘。施救者两肩在按压点正上方，两臂垂直，身体稍微前倾，使肩、肘、腕位于同一轴线，借助身体重量向下按压。每次下压胸骨至少5 cm，然后使胸部完全回弹，下压与放开时间相等，频率为每分钟100～120次，如此反复按压与回放。要尽量减少因检查脉搏、分析心律或其他事情导致按压中断情况发生。

（2）开放气道　若患者无呼吸或出现异常呼吸，先使患者仰卧位，行30次心脏按压后，再开通气道。呼吸道的畅通是成功的复苏的关键步骤，在无颈部创伤的情况下可采用仰头抬颏法开放气道。救助者一手置于患者前额用力下压，另一手的示、中两指抬起下颏关节，使下颌尖、耳垂的连线与地面呈垂直状态，以畅通气道。应清除患者口中的异物和呕吐物。

（3）人工呼吸　当患者没有正常呼吸时需立即人工呼吸。行口对口、口对鼻、口对屏护装置救生呼吸。有条件可用面罩或简易呼吸器进行人工呼吸。用按压额头的左手示指和拇指紧捏患者鼻孔，右手示指和中指继续抬起患者的下颏，有利于保持气道通畅。平静吸口气，用嘴包住患者的嘴缓慢吹气，持续1 s。有效的通气标志是能看到患者胸廓起伏。单纯进行通气时，通气频率10～12次/分，每次通气1 s。胸外按压与人工呼吸的比例按15∶1进行，即胸外按压15次时人工呼吸1次。每次通气时应中断胸外按压。

4. 等待急救团队到来　协助抢救人员携除颤仪、抢救车到位后，立即将患者置于除颤仪检测器上评估心脏节律，根据除颤仪指令进行除颤或不除颤。当高级生命支持团队到达后，给予气管插管，静脉通路等高级生命复苏。

5. 复苏后处理　心脏骤停复苏后自主循环的恢复仅是猝死幸存者复苏后治疗过程的开始。因为患者经历了全身缺血性损伤后，将进入更加复杂的缺血再灌注损伤阶段。后者是心肺复苏后发生死亡的主要原因，称为"心脏骤停后综合征"。研究表明，早期干预这一独特、复杂的病理生理状态可有效降低患者死亡率，进而改善患者预后。

心肺复苏后的处理原则和措施见图3.27.1，包括维持有效的循环和呼吸功能，特别是脑灌注，预防再次心跳骤停，维持水、电解质和酸碱平衡，防治脑水肿、急性肾衰竭和继发感染等，其中重点是脑复苏。

（1）原发致心脏骤停疾病的治疗　应进行全面的心血管系统及相关因素的评定，仔细寻找引起心脏骤停的原因，鉴别是否存在诱发心脏骤停的5H和5T可逆病因，其中5H是指低血容（hypovolemia）、缺氧

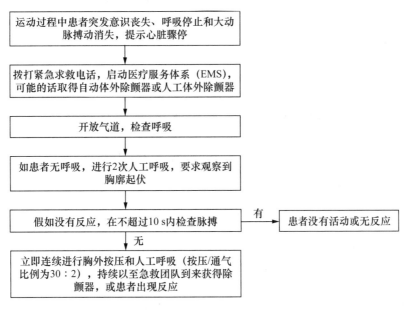

图 3.27.1　心跳呼吸骤停处理流程图

（hypoxia）、酸中毒（hydrogenion）、低钾血症（hypokalemia）、高钾血症（pyperkalemia）；5T 是指张力性气胸（tension pneumothorax）、心脏压塞（cardiac tamponade）、中毒（toxins）、肺栓塞（pulmonary thrombosis）和冠状血栓形成（coronary thrombosis），并对心脏骤停进行积极治疗。

（2）维持有效循环　心脏骤停后常出现血流动力学不稳定，导致低血压、低心排出量。其原因可能是容量不足、血管调节功能异常和心功能不全。患者收缩压需维持不低于 90 mmHg，平均动脉压不低于 65 mmHg。对于血压低于目标值的患者，应在监测心功能的同时积极进行容量复苏，并根据动脉血气分析结果纠正酸中毒。容量复苏效果不佳时，应考虑使用血管活性药物，维持目标血压。

（3）维持呼吸　自主循环恢复后患者可有不同程度的呼吸系统功能障碍，一些患者可能仍然需要机械通气和吸氧治疗。呼气末正压通气（PEEP）对呼吸功能不全合并左心衰竭的患者可能很有帮助，但需注意此时血流动力学是否稳定。

（4）防治脑缺氧和脑水肿　脑复苏是心肺复苏最后成功的关键，应重视对复苏后神经功能的连续监测和评价，积极保护神经功能。主要措施包括：①降温：低温治疗师保护神经系统和心脏功能的最重要治疗策略，复苏后昏迷患者应将体温降低至 32～36 ℃，并至少维持 24 h；②脱水：应用渗透性利尿剂配合降温处理，以减轻脑组织水肿和降低颅内压，有助于大脑功能的恢复；③防治抽搐：通过应用冬眠药物控制缺氧性脑损害引起的四肢抽搐以及降温过程的寒战反应；④高压氧治疗：通过增加血含氧量及弥散，提高脑组织氧分压，改善脑缺氧，降低颅内压；⑤促进早期脑血流灌注：抗凝以疏通微循环，用钙通道阻滞剂解除脑血管痉挛。

（5）防治急性肾衰竭　心肺复苏早期出现的肾衰竭多为急性肾缺血所致，其恢复时间较肾毒性者长。防治急性肾衰竭时应注意维持有效的心脏和循环功能，避免使用对肾脏有损害的药物。若注射呋塞米后仍无尿或少尿，则提示急性肾衰竭。此时应按照急性肾衰竭处理。

第二节　心　绞　痛

心绞痛是一种引起亚健康状态和死亡率增加的慢性心脏病，被定义为由活动（如跑步、散步）引起的胸痛相关症状。据估计，全球约有 1.12 亿人患有心绞痛，占全球人口的 1.6%。心脏康复过程中发生胸痛，治疗人员处理的关键是判别是稳定型心绞痛的发作还是心肌梗死的发生，以免错过心梗的黄金救治时间。

一、临床表现

心绞痛是冠状动脉供血不足，心肌急剧的暂时缺血与缺氧所引起的以发作性胸痛或胸部不适为主要表现的临床综合征。稳定型心绞痛是慢型冠状动脉综合征的最常见症状，表现为在相同程度的诱因条件下，心绞痛的性质、程度、持续时间和缓解方式都相对恒定。部分患者老年糖尿病患者因痛觉敏感性下降，而表现为无症状的心肌缺血。陈旧性的心肌梗死患者如果没有梗死区外的心肌缺血，通常没有症状，但也可以出现心律失常，或慢性心力衰竭的表现。判断胸痛的性质是否为心绞痛应详细了解以下3方面特征。

（1）引起心绞痛的诱因　心绞痛的发作多与劳累或情绪激动有关，如快步行走、爬坡、劳动时诱发，饱食、受寒、阴雨天气、急性循环衰竭等也是常见诱因。

（2）胸痛的部位、性质和持续时间　①部位：典型的心绞痛部位是在胸骨后或左前胸，范围常不局限，既可以放射到颈部、咽部、颌部、上腹部、肩背部、左臂及左手指内侧，也可以放射至其他部位，心绞痛还可以发生在胸部以外如上腹部、咽部、颈部等。每次心绞痛发作部位往往是相似的；②性质：常呈紧缩感、绞榨感、压迫感、烧灼感、喘憋、胸闷或有窒息感、沉重感，有的患者只表述为胸部不适，主观感觉个体差异较大，有的表现为乏力、气短，但一般不会是针刺样疼痛；③持续时间：呈阵发性发作，持续数分钟，一般不会超过10 min。

（3）缓解方式　停止活动可逐渐缓解，胸痛多发生在劳累当时而不是劳累之后。舌下含服硝酸甘油可在2～5 min内迅速缓解症状。

如果3个方面均符合心绞痛的临床特点，定义为典型的心绞痛。如果仅有2条符合上述特征则定义为不典型（可疑的）心绞痛。如果仅符合1条，或者完全不符合者为非心源性胸痛。

二、病理生理学

心绞痛一般源自于心肌缺血，并可能会发展为心肌梗死。不良生活方式，如高脂饮食、压力、活动减少等，会导致动脉粥样硬化和冠状动脉血管内脂质沉淀的发生。当这些沉淀物使血管管腔变窄或完全堵塞时，血管内的血流速度变慢或者出现完全不通导致心肌缺血坏死。心脏的正常工作也需要氧气和营养支持，因此，正常心脏血供对保障心脏正常功能至关重要。当一个或多个冠脉狭窄时，血供不足以满足心肌细胞的能量消耗，就会导致局部缺血和疼痛。

心绞痛的主要病理生理机制是心肌需氧与供氧的平衡失调，致心肌暂时性缺血缺氧，代谢产物（乳酸、丙酮酸、组胺、类似激肽样多肽、K^+等）聚积心肌组织，刺激心肌自主神经传入纤维末梢引起疼痛。任何引起心肌组织对氧的需求量增加和（或）冠脉狭窄、痉挛致心肌组织供血供氧减少的因素都可成为诱发心绞痛的诱因。

三、应急预案与流程

当患者在进行心脏康复过程中突发胸痛时，应立即停止运动，采取坐位或卧位（见图3.27.2）。注意观察患者症状发生时有无大汗、面色苍白、呕吐和呼吸困难等，若有上述表现高度怀疑心肌梗死，描记18导联心电图同时呼叫心内科医生，若无上述症状则考虑心绞痛的发作。立即检查脉搏、心率、血压、血氧饱和度，立即安装心电监护。如患者出现呼吸困难或发绀，应予吸氧，保证血氧饱和度＞90%。安静休息1～3 min后，观察症状有无缓解；若无缓解，可以使用硝酸酯制剂，这种药物疗效来的比较快。这类药物除了能够扩张冠状动脉，减少阻力，增加血流量以外，还可以通过周围血管的扩张，使得静脉回心血量、心室容量、心腔内压、心排血量和血压等方面得到降低，从而来缓解患者的心绞痛症状。这类药物中经常会用到的就是硝酸甘油片，通过舌下含服的方式进行服用，1～2 min能够发挥作用；还可以通过舌下含服二硝酸异山梨酯，2～5 min能够发挥药效。通过上述治疗以后，如果疼痛症状无法得到有效的缓解或者本次发作比平时发作的更加严重，要考虑

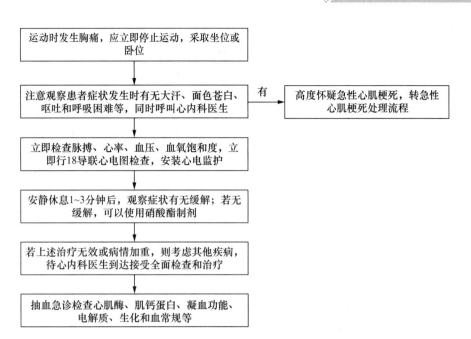

图 3.27.2 运动时发生胸痛处理流程图

是否存在其他疾病，要第一时间接受心内科医生的全面检查并接受治疗。床边急诊检查心肌酶、肌钙蛋白、凝血功能、电解质、生化和血常规等。

在胸痛急性期过后，要采取各种手段避免胸痛的再次发作，主要是最大程度上的避免各种诱因。在心脏康复方面，患者心脏康复过程中出现心绞痛意味着当前的运动处方对于患者来说运动负荷过大，需重新评估患者的运动能力，对运动处方做出相应的调整；在饮食方面，尽量清淡饮食，尤其注意吃饭不要吃得过饱；在生活上，戒烟限酒，禁止熬夜，保证规律的作息生活，避免精神压力和情绪紧张。调整药物处方，优化抗缺血治疗，避免发生不良事件。

第三节 心肌梗死

运动康复是心脏康复的核心内容，长期坚持参与运动训练，可降低心血管疾病的复发率和死亡率。但是运动过程中存在引发严重心血管事件的风险。有研究表明，运动可使心率、血压、交感神经活动增强，增加心肌耗氧量，促使血液高凝状态，促使冠状动脉狭窄加剧。Gage 等研究也发现，运动会使狭窄的冠状动脉收缩，以致严重狭窄的冠状动脉进一步缩窄，使管腔完全或几乎完全闭塞。病变部位的血管平滑肌及内皮功能障碍，对血管活性物质反应异常，运动可诱发其痉挛。

根据《第 4 版心肌梗死全球统一定义》，心肌梗死定义为肌钙蛋白（cardiac troponin，cTn）动态变化，且至少有 1 次超过 99% 正常参考上限，并具有至少下列 1 项急性心肌缺血的临床证据：①急性心肌缺血的症状；②新发生的缺血性心电图（electrocardiogram，ECG）改变；③病理 Q 波的形成；④影像学证据显示新发的存活心肌丢失或与缺血病因一致的局部室壁运动异常；⑤冠状动脉造影、冠状动脉内影像学检查或尸检确定冠状动脉血栓（不适用于 2 型或 3 型心肌梗死）。并且根据上述定义，将心肌梗死分为 5 型。①1 型：由冠状动脉粥样硬化斑块急性破裂或侵蚀，血小板激活继发冠状动脉血栓性阻塞，引起心肌缺血、损伤或坏死。须具备心肌损伤和至少 1 项心肌缺血的临床证据；②2 型：为心肌供氧和需氧之间失平衡所致心肌梗死，与冠状动脉粥样硬化斑块急性破裂或侵蚀、血栓形成无关；③3 型：指心脏性死亡伴心肌缺血症状和新发生的缺血性心电图改变或心室颤动，但死亡发生于心脏生物标志物的血样本采集之前或发生于心脏生物标志物明确升高之前，尸检证实为心肌梗死；④4 型：包括经皮冠状动脉介入治疗（prcutaneous coronary intervention，PCI）相关心肌梗死

（4a型）、冠状动脉内支架或支撑物血栓形成相关心肌梗死（4b型）及再狭窄相关心肌梗死（4c型）；⑤5型：为冠状动脉旁路移植术（coronary artery bypass grafting，CABG）相关心肌梗死。

为了立即治疗策略，如再灌注治疗，临床上常根据有缺血症状时心电图是否存在相邻至少2个导联ST段抬高，可简单分为ST段抬高型心肌梗死（STEMI）和非ST段抬高型心肌梗死（NSTEMI）。STEMI是指急性心肌缺血性坏死，通常多为在冠状动脉不稳定斑块破裂、糜烂及内皮损伤基础上继发血栓形成导致冠状动脉急性、持续、完全闭塞，血供急剧减少或中断，从而导致心肌细胞缺血、损伤和坏死过程的临床综合征。大多数STEMI属于1型心肌梗死。NSTEMI是由于动脉粥样斑块破裂或糜烂，伴有不同程度的表面血栓形成、血管痉挛及远端血管栓塞所导致的一组临床症状。

一、临床表现

50%～81.2%的患者在发病前数日有乏力，胸部不适，活动时心悸、气急、烦躁、心绞痛等前驱症状，其中以新发生心绞痛（初发型心绞痛）或原有心绞痛加重（恶化型心绞痛）为最突出。心绞痛发作较以往频繁、程度较剧、持续较久、硝酸甘油疗效差、诱发因素不明显。同时心电图示ST段一过性明显抬高（变异型心绞痛）或压低，T波倒置或增高（"假性正常化"）。如及时住院处理，可使部分患者避免发生MI。

（一）症状

1. 胸痛 为心肌梗死典型症状，且是最先出现的症状，主要表现为胸骨后或心前区剧烈的压榨性、窒息性疼痛，疼痛持续时间通常超过10～20 min，有时可长达1～2 h，甚至约10 h，休息或含服硝酸甘油无缓解。患者常烦躁不安、出汗、恐惧，胸闷或有濒死感。少数患者无疼痛，一开始即表现为休克或急性心力衰竭。部分患者疼痛位于上腹部，被误认为胃穿孔、急性胰腺炎等急腹症；部分患者疼痛放射至下颌、颈部、背部上方，被误认为牙痛或骨关节痛。

2. 全身症状 有发热、心动过速、白细胞计数增高和红细胞沉降率增快等，由坏死物质被吸收所引起。一般在疼痛发生后24～48 h出现，程度与梗死范围常呈正相关，体温一般为约38 ℃，很少达到39 ℃，持续约1周。

3. 胃肠道症状 疼痛剧烈时常伴有频繁的恶心、呕吐和上腹胀痛，与迷走神经受坏死心肌刺激和心排血量降低、组织灌注不足等有关。肠胀气也不少见，重症者可发生呃逆。

4. 心律失常 见于75%～95%的患者，多发生在起病1～2 d，而以24 h内最多见，可伴乏力、头晕、晕厥等症状。各种心律失常中以室性心律失常最多，尤其是室性期前收缩，如室性期前收缩频发（每分钟5次以上），成对出现或呈短阵室性心动过速，多源性或落在前一心搏的易损期时（R-on-T），常为心室颤动的先兆。室颤是STEMI早期，特别是入院前主要的死因。房室传导阻滞和束支传导阻滞也较多见，室上性心律失常则较少，多发生在心力衰竭者中。前壁MI如发生房室传导阻滞表明梗死范围广泛，情况严重。

5. 低血压和休克 疼痛期中血压下降常见，未必是休克。如疼痛缓解而收缩压仍低于80 mmHg，有烦躁不安、面色苍白、皮肤湿冷、脉细而快、大汗淋漓、尿量减少（<20 mL/h）、神志迟钝甚至晕厥者，则为休克表现。休克多在起病后数小时至数日内发生，见于约20%的患者，主要是心源性，为心肌广泛（>40%）坏死，心排血量急剧下降所致，神经反射引起的周围血管扩张属次要，有些患者尚有血容量不足的因素参与。

6. 心力衰竭 主要是急性左心衰竭，可在起病最初几天内发生，或在疼痛、休克好转阶段出现，为梗死后心脏舒缩力显著减弱或不协调所致，发生率为32%～48%。出现呼吸困难、咳嗽、发常、烦躁等症状，严重者可发生肺水肿，随后可有颈静脉怒张、肝大、水肿等右心衰竭表现。右心室MI者可一开始即出现右心衰竭表现，伴血压下降。

根据有无心力衰竭表现及其相应的血流动力学改变严重程度，AMI引起的心力衰竭按Killip分级法可分为4级：

Ⅰ级：尚无明显心力衰竭；

Ⅱ级：有左心衰竭，肺部啰音＜50%肺野；

Ⅲ级：有急性肺水肿，全肺大、小、干、湿啰音；

Ⅳ级：有心源性休克等不同程度或阶段的血流动力学变化。

STEMI时，重度左心室衰竭或肺水肿与心源性休克同样是左心室排血功能障碍所引起，两者可以不同程度合并存在，常统称为心脏泵功能衰竭或泵衰竭，在血流动力学上，肺水肿是以左心室舒张末期压及左心房与肺毛细血管压力的增高为主，而休克则以心排血量和动脉压的降低更为突出。心源性休克是较左心室衰竭程度更重的泵衰竭，一定水平的左心室充盈后，心排血指数比左心室衰竭时更低，即心排血指数与充盈压之间关系的曲线更为平坦而下移。

Forrester等对上述血流动力学分级做了调整，并与临床进行对照，分为以下4类：

Ⅰ类：无肺淤血和周围灌注不足；肺毛细血管楔压（PCWP）和心排血指数（CI）正常；

Ⅱ类：单有肺淤血；PCWP增高（＞18 mmHg），CI正常 [＞2.2 L/（min·m²）]；

Ⅲ类：单有周围灌注不足；PCWP正常（＜18 mmHg），CI降低 [＜2.2 L/（min·m²）]，主要与血容量不足或心动过缓有关；

Ⅳ类：合并有肺淤血和周围灌注不足；PCWP增高（＞18 mmHg），CI降低 [＜2.217（min·m²）]。在以上2种分级及分类中，都是第4类最为严重。

（二）体征

1. 心脏体征 心脏浊音界可正常也可轻度至中度增大。心率多增快，少数也可减慢。心尖区第一心音减弱，可出现第四心音（心房性）奔马律，少数有第三心音（心室性）奔马律。10%～20%患者在起病第2～3 d出现心包摩擦音，为反应性纤维性心包炎所致。心尖区可出现粗糙的收缩期杂音或伴收缩中晚期喀喇音，为二尖瓣乳头肌功能失调或断裂所致，室间隔穿孔时可在胸骨左缘3～4肋间新出现粗糙的收缩期杂音伴有震颤。可有各种心律失常。

2. 血压 除极早期血压可增高外，几乎所有患者都有血压降低。起病前有高血压者，血压可降至正常，且可能不再恢复到起病前的水平。

（三）实验室检查

1. ECG 胸痛患者首次医疗接触（first medical contact，FMC）10 min内应尽快完成标准12导联或18导联ECG。结合症状及ECG进行疾病类型鉴别（STEMI或NSTEMI）。

STEMI的特征性心电图表现为ST段弓背向上型抬高（呈单相曲线）伴或不伴病理性Q波、R波减低（正后壁心肌梗死时，ST段变化可以不明显），常伴对应导联镜像性ST段压低。但STEMI早期多不出现这种特征性改变，而表现为超急性T波（异常高大且两支不对称）改变和（或）ST段斜直型升高，并发展为ST-T融合，伴对应导联的镜像性ST段压低。对有持续性胸痛症状但首份心电图不能明确诊断的患者，需在15～30 min内复查心电图，对症状发生变化的患者随时复查心电图，与既往心电图进行比较有助于诊。建议尽早开始心电监护，以发现恶性心律失常。

NSTEMI大多数患者胸痛发作时有一过性ST段（抬高或压低）和T波（低平或倒置）改变，其中ST段的动态改变（≥0.1 mV的抬高或压低）是严重冠状动脉疾病的表现，可能会发生急性心肌梗死或猝死。不常见的心电图表现为U波的倒置。通常上述心电图动态改变可随着胸痛的缓解而完全或部分消失。若心电图改变持续12 h以上，则提示NSTEMI的可能。

2. 心肌损伤生物标志物 对于STEMI患者，如果症状和心电图能够明确诊断STEMI的患者不需等待心肌损伤标志物和（或）影像学检查结果，应尽早给予再灌注及其他相关治疗。推荐急性期常规检测心肌损伤标志物水平，优选cTn，但不应因此延迟再灌注治疗，宜动态观察心肌损伤标志物的演变。

所有疑似NSTEMI患者均应在症状发作后3～6 h内检测cTnI和cTnT。cTn至少有1次超过第99百分位正常参考值上限，被认为是cTn升高。cTn值升高及升高幅度有助于评估短期和长期预后。与标准cTn检测相比，高敏肌钙蛋白（hs-cTn）检测可更早发现心肌梗死，减少"肌钙蛋白盲区"。Hs-cTn可作为心肌细胞损伤的量化指标，即hs-cTn水平越高，心肌梗死的可能性越大，死亡风险越大。cTn升高也可见于主动脉夹层、急性肺栓塞、急慢性肾功能不全、严重心动过速和心动过缓、严重心力衰竭、心肌炎、骨骼肌损伤及甲状腺功能减退等。

3. 影像学检查　超声心动图检查可评价左心室功能，同时明确有无节段性室壁活动异常有助于对急性胸痛患者进行鉴别诊断和危险分层。心绞痛患者在心绞痛发作、局部心肌缺血时可能出现一过性可恢复的节段性室壁运动异常。对无反复胸痛、心电图正常、hs-cTn水平正常但疑似NSTE-ACS的患者，可进行无创伤的药物或运动负荷检查以诱发缺血发作。当冠心病可能性为低危或中危，且cTn和（或）心电图不能确定诊断时，可考虑行冠状动脉CT检查，排除NSTEMI。

二、病理生理学

急性心肌梗死多是在易损斑块（多造成30～50%狭窄）破裂基础上继发血栓形成并堵塞冠状动脉管腔所致。"易损斑块"通常与炎症、纤维帽中巨噬细胞的活化和基质的蛋白水解降解有关。易损斑块纤维帽纤细，内含较多炎症细胞（如巨噬细胞），斑块破裂后释放其血栓形成成分，导致血小板活化，启动凝血级联反应，形成壁血栓。一个完全闭塞的血栓通常会导致STEMI；部分闭塞或存在侧支循环时通常导致NSTEMI或UA（不稳定型心绞痛），且常伴有ST段压低。

冠状动脉血流减少引起的缺血会导致心肌细胞损伤或死亡、心室功能障碍和心律失常。主要出现左心室舒张和收缩功能障碍的一些血流动力学变化，其严重度和持续时间取决于梗死的部位、程度和范围。心脏收缩力减弱、顺应性减低、心肌收缩不协调，左心室压力曲线最大上升速度（dp/dt）减低，左心室舒张末期压增高、舒张和收缩末期容量增多。射血分数减低，心搏量和心排血量下降，心率增快或有心律失常，血压下降。病情严重者，动脉血氧含量降低。急性大面积心肌梗死者，可发生泵衰竭——心源性休克或急性肺水肿。右心室梗死在MI患者中少见，其主要病理生理改变是急性右心衰竭的血流动力学变化，右心房压力增高，高于左心室舒张末期压，心排血量减低，血压下降。

心室重塑作为MI的后续改变，包括左心室体积增大、形状改变及梗死节段心肌变薄和非梗死节段心肌增厚，对心室的收缩效应及电活动均有持续不断的影响，在MI急性期后的治疗中要注意对心室重塑的干预。

三、应急预案与流程（见图3.27.3）

①发现患者出现烦躁不安、心前区压榨样窒息感或烧灼样疼痛、休息或口服硝酸甘油胸痛不缓解等急性心肌梗死症状时，应立即停止运动，嘱绝对卧床休息，保持环境安静，不能用力排便、咳嗽等，同时通知医生；②监测：立即行床旁18导联心电图、心肌肌钙蛋白（cTn）T及I、血浆D-二聚体、心肌酶谱等检查，并持续心电监护，观察生命体征，及时发现恶性心律失常。除颤仪应处于备用状态。随时采取相应治疗措施；③吸氧高氧状态会导致或加重未合并低氧血症的STEMI患者的心肌损伤。动脉血氧饱和度（arterial oxygen saturation，SaO_2）>90%的患者不推荐常规吸氧。当患者合并低氧血症，且SaO_2<90%或PaO_2<60 mmHg（1 mmHg=0.133 kPa）时应吸氧，氧流量控制在3～4 L/min；④立即给予心肌梗死一包药，即阿司匹林300 mg、替格瑞洛180 mg或氯吡格雷600 mg、阿托伐他汀80 mg；⑤迅速建立静脉通道，遵嘱给予溶栓（如尿激酶、链激酶）、纠正心律失常（如利多卡因、可达龙等）、扩张血管（如硝酸甘油）、止痛（如杜冷丁、吗啡）、镇静剂（如苯二氮䓬类）、抗心源性休克等治疗；⑥需急诊行溶栓治疗及PTCA手术者，做好手术前准备；⑦发生心室颤动时，立即行非同步直流电除颤，必要时安装临时心脏起搏器；⑧密切观察并记录意识、心率、心律、血压、呼吸、心电图以及胸痛性质、持续时间等，及时发现并发症，采取措施；⑨做好心理护理与健康指导；⑩做好相关护理记录。

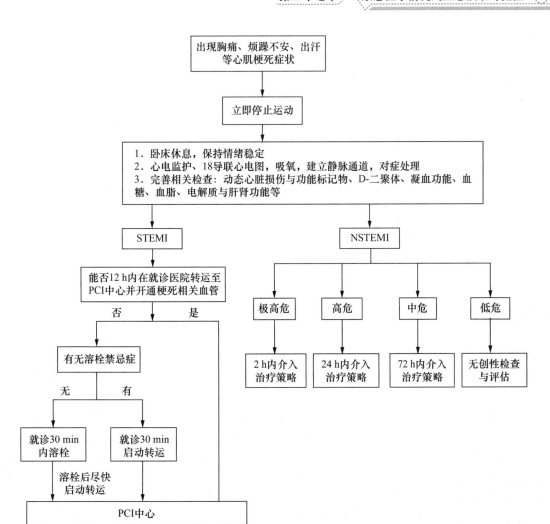

图 3.27.3 心肌梗死抢救流程图

第四节 急性心力衰竭

在心脏康复运动处方的执行过程中，原心功能正常的患者或存在心功能减退的患者出现原因不明的疲乏或运动耐力明显减低，即提示可能诱发心力衰竭。急性心力衰竭是由多种病因引起的急性临床综合征，心力衰竭症状和体征迅速发生或急性加重，伴有血浆利钠肽水平升高，常危及生命，需立即进行医疗干预。为了防止紧急情况的发生及紧急情况发生后能够进行妥善处理，本节详述了急性心力衰竭的临床表现、病理生理学、应急预案与流程，以供治疗人员进行辨别与应对。

一、临床表现

急性心力衰竭是指急性发作或加重的左心功能异常所致的心肌收缩力降低、心脏负荷加重，使心功能正常或处于代偿期的心脏在短时间内发生衰竭或慢性心力衰竭急剧恶化，造成急性心排血量骤降、肺循环压力升高、周围循环阻力增加，引起肺循环充血而出现急性肺淤血、肺水肿并可伴组织、器官灌注不足和心源性休克的临床综合征。临床上既可以表现为收缩性心力衰竭，也可以表现为舒张性心力衰竭。临床上以急性左心衰常见。

急性心力衰竭的临床表现是以肺淤血、体循环淤血以及组织器官低灌注为特征的各种症状及体征。

1. 病史、症状及体征 大多数患者有既往心血管疾病或心血管病危险因素。患者最先突发严重的症状是呼吸困难，具体可分为劳力性呼吸困难和端坐呼吸。呼吸频率常达30～50次/分，咳白色或粉红色泡沫痰，气急、咳嗽、喘息、大汗、颜面发绀。查体可发现心脏增大、舒张早期或中期奔马律、P₂亢进、肺部干湿啰音、体循环淤血体征（颈静脉充盈、肝颈静脉回流征阳性、下肢和骶部水肿、肝肿大、腹腔积液）。

2. 急性肺水肿 突发严重呼吸困难、强迫坐位、烦躁不安，并有恐惧感，呼吸频率可达30～50次/分，咳嗽并咯出粉红色泡沫痰，极重者可因脑缺氧而致神志模糊。听诊时两肺满布湿性啰音和哮鸣音，心尖部第一心音减弱，率快，同时有舒张早期第三心音奔马律，肺动脉瓣第二心音亢进。

3. 心源性休克 在血容量充足的情况下收缩压降至90 mmHg以下持续30 min以上，伴组织低灌注状态，如皮肤湿冷、苍白和发绀，尿量显著减少，意识障碍，代谢性酸中毒。

4. 胸部X胸片显示 早期间质水肿时，上肺静脉充盈、肺门血管影模糊、小叶间隔增厚；肺水肿时表现为蝶形肺门；严重肺水肿时，为弥漫满肺的大片阴影。重症患者采用漂浮导管行床旁血流动力学监测，肺毛细血管楔压随病情加重而增高，心脏指数则相反。

二、病理生理学

心力衰竭患者运动耐量越低，运动中左室舒张末期压力（left ventricular end-diastolic pressure，LVEDP）上升越大，即使中等强度运动也可能导致LVEDP上升及肺淤血。另外，心力衰竭恶化的诱因还包括忘记服药、过量摄盐等。

如果患者有显著的心肌梗死，心肌收缩力和心脏的泵血能力立即降低。最初的结果是减少心输出量和抑制静脉中的血液，最终导致全身静脉压升高。血液淤积在肺循环中会导致充血性心力衰竭。最急性期通常比较短暂，可以使心输出量减少到正常休息状态下的40%，在交感神经系统被刺激之前只持续几分钟，并且副交感神经会受到限制。交感神经分布导致心肌收缩力增加，心输出量可增加100%。此外，由于血流张力增加，交感神经支配增加了静脉回流，导致体循环充盈压力增加，从而增加心脏的前负荷。心肌梗死后交感神经反射活动最长持续30 min，因此，除了一些疼痛和昏厥外，轻度心肌梗死患者可能不知道他们有心脏病发作。如果心输出量可以维持在一个足够的静息水平，那么交感神经可以继续反应。然而，缺血性疼痛可能需要治疗。

心力衰竭始于心肌损伤，导致病理性重塑，从而出现左心室扩大和（或）肥大。起初，以肾素-血管紧张素-醛固酮系统（renin-angiotensin-aldosterone system，RAAS）、抗利尿激素激活和交感神经兴奋为主的代偿机制尚能通过水钠潴留、外周血管收缩及增强心肌收缩等维持正常的心脏输出；但这些神经体液机制最终将导致直接细胞毒性，引起心肌纤维化，致心律失常以及泵衰竭。

1. Frank-Starling机制 增加心脏前负荷，回心血量增多，心室舒张末期容积增加，从而增加心排血量及心脏作功量，但同时也导致心室舒张末压力增高，心房压、静脉压随之升高，达到一定程度时可出现肺循环和（或）体循环静脉淤血，图3.27.4所示为左心室功能曲线。

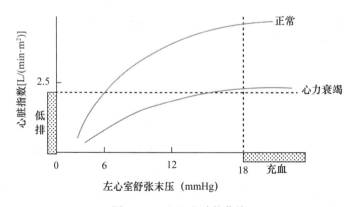

图3.27.4 左心室功能曲线

2. 神经体液机制 当心脏排血量不足，心腔压力升高时，机体全面启动神经体液机制进行代偿，包括：

（1）交感神经兴奋性增强 心力衰竭患者血中去甲肾上腺素（NE）水平升高，作用于心肌β₁肾上腺素能受体，增强心肌收缩力并提高心率，从而提高心排血量。但同时周围血管收缩，心脏后负荷增加及心率加快，均使心肌耗氧量增加。NE还对心肌细胞有直接毒性作用，促使心肌细胞凋亡，参与心室重塑的病理过程。此外，交感神经兴奋还可使心肌应激性增强而有促心律失常作用。

（2）RAAS激活 心排血量降低致肾血流量减低，RAAS激活，心肌收缩力增强，周围血管收缩维持血压，调节血液再分配，保证心、脑等重要脏器的血供，并促进醛固酮分泌，水、钠潴留，增加体液量及心脏前负荷，起到代偿作用。但同时RAAS激活促进心脏和血管重塑，加重心肌损伤和心功能恶化。

（3）其他体液因子的改变 心力衰竭时除了上述2个主要神经内分泌系统的代偿机制外，另有众多体液调节因子参与心血管系统调节，并在心肌和血管重塑中起重要作用。

1）精氨酸加压素（nine vasopressin，AVP）：由垂体释放，具有抗利尿和促周围血管收缩作用其释放受心房牵张感受器调控，心力衰竭时心房牵张感受器敏感性下降，不能抑制AVP释放而使血浆AVP水平升高。AVP通过受体引起全身血管收缩，通过受体减少游离水清除，致水潴留增加，同时增加心脏前、后负荷。心力衰竭早期，AVP的效应有一定的代偿作用，而长期的AVP增加将使心力衰竭进一步恶化。

2）利钠肽类：人类有3种利钠肽类：心钠肽（atrial natriuretic peptide，ANP）、脑钠肽（brain natriuretic peptide，BNP）和C型利钠肽（C-type natriuretic peptide，CNP）。ANP主要由心房分泌，心室肌也有少量表达，心房压力增高时释放，其生理作用为扩张血管和利尿排钠，对抗肾上腺素、肾素、血管紧张素和AVP系统的水、钠潴留效应。BNP主要由心室肌细胞分泌，生理作用与ANP相似但较弱，BNP水平随心室壁张力而变化并对心室充盈压具有负反馈调节作用。CNP主要位于血管系统内，生理作用尚不明确，可能参与或协同RAAS的调节作用。心力衰竭时心室壁张力增加，BNP及ANP分泌明显增加，其增高的程度与心力衰竭的严重程度呈正相关，可作为评定心力衰竭进程和判断预后的指标。另外，内皮素、一氧化氮、缓激肽以及一些细胞因子、炎症介质等均参与慢性心力衰竭的病理生理过程。

3. 心室重塑 在心脏功能受损，心腔扩大、心肌肥厚的代偿过程中，心肌细胞、胞外基质、胶原纤维网等均发生相应变化，即心室重塑，是心力衰竭发生发展的基本病理机制，除了因为代偿能力有限、代偿机制的负面影响外，心肌细胞的能量供应不足及利用障碍导致心肌细胞坏死、纤维化也是失代偿发生的一个重要因素。心肌细胞减少使心肌整体收缩力下降；纤维化的增加又使心室顺应性下降，重塑更趋明显，心肌收缩力不能发挥其应有的射血效应，形成恶性循环，最终导致不可逆转的终末阶段。

三、应急预案与流程

1. 初始评估 如果发现患者心力衰竭失代偿则应该立即终止训练。让患者取端坐位，双腿下垂，重点记录干体重、水肿等，同时联系心血管专科医师进行评估和治疗。尽早进行无创监测，包括经皮动脉血氧饱和度（SpO_2）、血压、呼吸及连续心电监测。若$SpO_2 < 90\%$，给予常规氧疗。呼吸窘迫者可给予无创通气。根据血压和（或）淤血程度决定应用血管扩张药和（或）利尿剂。同时迅速识别出需要紧急处理的临床情况，如急性冠状动脉综合征、高血压急症、严重心律失常、心脏急性机械并发症、急性肺栓塞，尽早给予相应处理。

2. 分型分级 根据是否存在淤血（分为"湿"和"干"）和外周组织低灌注情况（分为"暖"和"冷"）的临床表现，可将急性心力衰竭患者分为"干暖""干冷""湿暖"和"湿冷"4型。其中"湿暖"最常见。大多数患者表现为收缩压正常或升高（> 140 mmHg，高血压性急性心力衰竭），只有少数（$5\% \sim 8\%$）表现为收缩压低（< 90 mmHg，低血压性急性心力衰竭）。低血压性急性心力衰竭患者预后差，尤其是同时存在低灌注时。急性心肌梗死患者并发急性心力衰竭时推荐应用Killip分级，因其与患者的近期病死率相关。

3. 流程预案 见图3.27.5和图3.27.6。

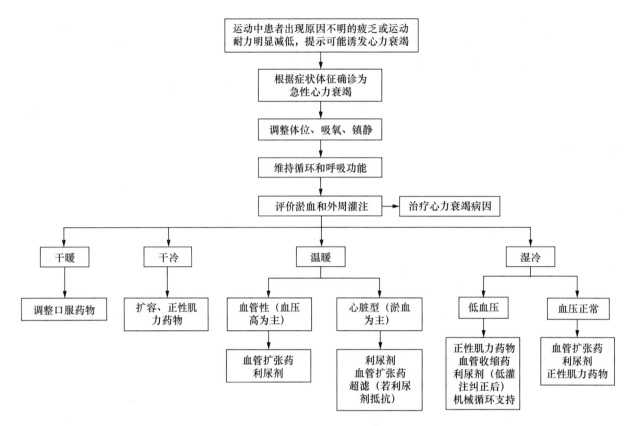

图3.27.5　急性左心衰竭救治流程图

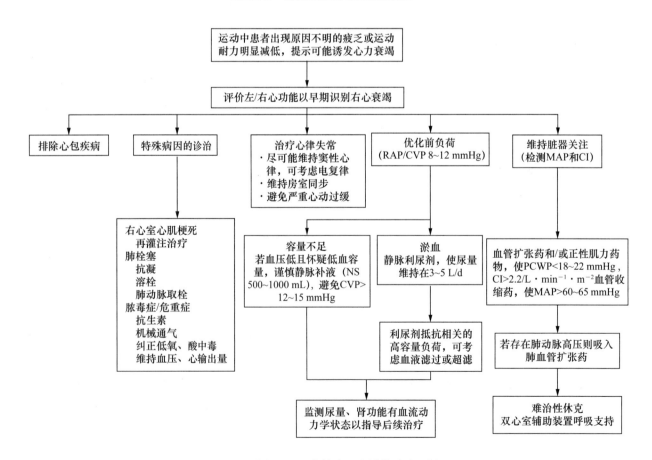

图3.27.6　急性右心衰竭救治流程图

第五节　高血压急症

　　研究表明，吸烟、被动吸烟及饮酒过度与高血压急症发病密切相关，体质量指数、运动水平、肥胖和运动缺乏也已成为高血压急症的主要危险因素，高血压急症发病的潜在风险因子还包括睡眠不足。血压的升高主要与血容量及心脏搏动心肌收缩力有关，当精神刺激、情绪变化如兴奋、恐惧等常可导致收缩压的明显上升，运动后身体分泌肾上腺素激增，也会导致血压上高，特别是剧烈运动常使收缩压上升达24.0～26.7 kPa（180～200 mmHg），在剧烈运动后，多数人都会出现血压升高、心率加快的情况，这都是正常现象，适当休息后即可缓解。如果高血压持续存在就需要特别注意，避免运动中诱发的急性高血压导致进一步靶器官损害。以下介绍了运动中突发高血压急症和高血压亚急症状的紧急处理原则。

一、临床表现

　　急诊高血压：主要包括高血压急症和高血压亚急症，总称为高血压危象。

　　高血压急症：指原发性或继发性高血压患者，在某些诱因作用下，血压突然或明显升高（一般＞180/120 mmHg），伴有进行性心、脑、肾等重要靶器官功能不全的表现。高血压急症包括高血压脑病、颅内出血（脑出血和蛛网膜下腔出血）、脑梗死、急性心力衰竭、急性冠状动脉综合征、主动脉夹层、子痫、急性肾小球肾炎、胶原血管病所致肾危象、嗜铬细胞瘤危象及围手术期严重高血压等。

　　高血压亚急症：是指血压明显升高但不伴严重临床症状及进行性靶器官损害。患者可以有血压明显升高造成的症状，如头痛、胸闷、鼻出血和烦躁不安等。血压升高的程度不是区别高血压急症与亚急症的标准，区别两者的唯一标准的是有无新近发生的急性进行性靶器官损害。

　　高血压急症的临床类型不同而异，但具有短时间内血压急剧升高，同时出现明显的头痛、眩晕、烦躁、恶心呕吐、心悸、气急和视力模糊等靶器官急性损害的共同临床表现，见表3.27.1和表3.27.2。

表3.27.1　高血压急症靶器官损害及临床表现

高血压急症靶器官损害	临床表现
急性脑卒中	脑梗死：失语，面舌瘫，偏身感觉障碍，肢体偏瘫，意识障碍，癫痫样发作 脑出血：头痛，喷身性呕吐，可伴有不同程度意识障碍、偏瘫、失语、动态起病、常进行性加重 蛛网膜下腔出血：剧烈头痛、恶心、呕吐，颈背部疼痛。意识障碍，抽搐，偏瘫，失语，脑膜刺激征（包括颈强直、Kemig征和Brudzinski征阳性）
急性心力衰竭	呼吸困难、发绀、咳粉红色泡沫样痰等，查体可见肺部啰音、心脏扩大，心率增快，奔马律等
急性冠状动脉综合征	急性胸痛、胸闷；放射性肩背痛、咽部紧缩感、烦躁、出汗、心悸、心电图（ECG）有缺血表现；心肌梗死患者可出现心肌损伤标记物阳性
急性主动脉夹层	撕裂样痛，波及血管范围不同可有相应的临床表现，如伴有周围脉搏的消失，可出现少尿、无尿
高血压脑病	急性发作的剧烈头痛、恶心及呕吐，意识障碍（意识模糊、嗜睡，甚至昏迷），常见进展性视网膜病变
子痫前期和子痫	孕妇在妊娠20周到分娩后第1周之间血压升高，蛋白尿或水肿，可伴有头痛、头晕、视物迷糊、上腹不适、恶心等症状，子痫患者发生抽搐甚至昏迷

表3.27.2　高血压急性非靶器官损害及临床症状、体征

高血压急性非靶器官损害	临床症状、体征
植物神经功能失调症状	面色苍白、烦躁不安、多汗、心悸、手足震颤和尿频；心率增快，可＞110次/mim
其他	部分症状如鼻衄以及单纯头昏、头痛等可能仅是血压升高而并不伴有一过性或永久性脏器的急性受损

二、病理生理学

在各种高血压急症的病因和诱因急性作用下，引起以下方面恶化。

① 交感肾上腺素系统活性增强，交感神经和儿茶酚胺类等神经递质释放增加，进一步兴奋β受体，使心率增快，心肌张力及收缩力增加，心肌耗氧量增加；α受体兴奋，引起血管收缩，导致血压迅速增加。

② 通过神经、体液及内分泌机理，进一步激活RAAS系统，使血管紧张素Ⅱ及醛固酮分泌增加，导致血管收缩及水钠潴留，血压升高。心、脑、肾血管的自主调节反应异常，导致器官、组织血流灌注减少。

③ 慢性高血压造成血管系统的长期损伤、重构以及细胞凋亡，全身动脉硬化及粥样硬化，导致相应器官功能低下，对于突发性血压升高的应变调节能力减低，加重了靶器官结构和功能损害。

④ 各重要器官病理生理变化：

心脏：血压升高，血管痉挛，水钠潴留，这些均导致心脏的前、后负荷增加，加重心功能不全或引起急性肺水肿；心率、血压增加导致心肌缺血加重或心肌梗死面积扩大。

脑：血压升高导致脑血管破裂，引起颅内出血；脑血管痉挛及动脉硬化引起脑缺血、脑水肿或高血压脑病。

血管：慢性血压升高引起血管内皮损伤，中层肌肉变性、纤维组织增生和钙化，导致小动脉弥漫性硬化或者中型动脉局灶性、节段性粥样硬化，引起相应的缺血性心脑血管病或夹层动脉瘤，等等。

肾脏：血压升高引起自主调节受损，肾灌注减低，进一步激活RAAS及交感神经系统，恶化肾功能不全，尿蛋白量增加。

三、应急预案与流程（见图3.27.7）

1. 高血压急症危险程度评估　对于高血压急症的危险程度可从以下几方面进行评估。

（1）患者的基础血压值　可通过基础血压分析在康复治疗过程中血压急性升高的程度。

（2）血压急性升高的速度和持续时间　一般来说，患者血压急性升高且持续时间长的严重性较大，反之则较轻。

（3）靶器官受损表现　高血压导致的脏器受损程度，影响患者短期及长期预后。

2. 高血压急症应急预案　①首先通过病史采集、体格检查及实验室检查对患者进行评估和分析，查找康复治疗过程中引起血压急性升高的原因和临床情况，并评估血压的升高是否造成患者机体靶器官损害，损害部位和损害程度；②初步诊断应及时进行降压治疗，给予静脉降压药物（硝普纳数秒钟起作用，低压唑数分钟起作用，利血平、甲基多巴、长压定数小时起作用但现在少用，其中以硝普纳最为理想。无条件用硝普纳时可静注低压唑，如病情不十分紧急，可用地尔硫草、硝酸甘油等），根据患者的具体情况选择单药治疗或降压药物联合治疗，来减轻和预防高血压对于靶器官的进一步损害；③去除导致血压生高的可逆性临床诱因和情况，降低患者病死率；④降压治疗第一目标是在30～60 min内将血压降到安全范围内。该安全范围因患者基础血压不同而根据患者具体情况决定（除特殊情况外，建议第1～2 h使平均动脉血压迅速下降但不超过25%，避免患者血压急骤降低而导致的组织灌注不足或梗死）；⑤在达到第一目标后，放缓降压速度，逐渐放慢静脉给药的速度，并加服口服降压药，逐渐把血压降至降压治疗第二目标（建议开始降压治疗2～6 h后降至160/100 mmHg，根据换患者个体具体病情和血压情况进行动态调整）；⑥若第二目标的血压水平可耐受且临床情况稳定，在接下来24～48 h内逐渐将血压降到正常水平。

3. 高血压亚急症应急预案　①在起始数小时内主要进行动态监测，保持足够的休息并观察，并进行口服降压药治疗；②在24～48 h内降低血压至160/100 mmHg，门诊随访，根据患者降压情况调整降压量，尽量在数周内血压达标；③避免口服快速降压药、避免静脉用药、避免服用钙离子拮抗剂，防止引起降压过度和反射性心动过速；④寻找导致康复治疗过程中高血压的诱因，针对性治疗，避免重复发作。

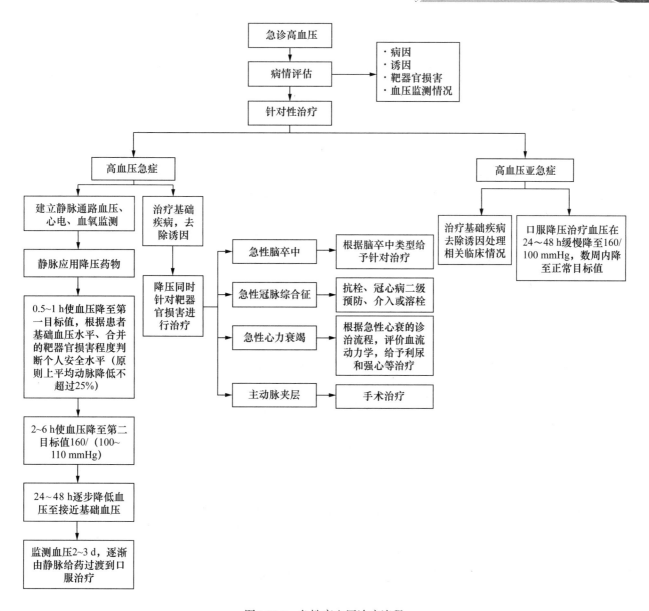

图 3.27.7　急性高血压治疗流程

第六节　心 律 失 常

临床上心律失常主要由病理性因素引起的，主要分为心脏本身、全身性和其他器官障碍的因素。心脏本身的因素主要为各种器质性心脏病，包括冠心病、高血压性心脏病、心肌病等；全身性因素包括药物毒性作用、各种原因的酸碱平衡及电解质紊乱等。此外甲状腺功能亢进、贫血、感染也容易诱发心率失常。有学者认为运动康复可能通过影响冠心病患者心脏自主神经的功能，从而导致心律失常。因此，在运动康复前对患者进行评估十分重要，在运动康复过程中对相应心律失常的紧急处理也是必不可少的一部分。

一、临床表现

心律失常按发生时心率的快慢分为快速型和缓慢型心律失常两大类。缓慢型心律失常患者可出现与心动过缓有关的心、脑等脏器供血不足的症状，如发作性头晕、黑矇、心悸、乏力和运动耐力下降等；严重者可出现心绞痛、心力衰竭、短暂意识障碍或晕厥，甚至猝死。

　　快速型心律失常患者可出现心悸、胸闷等症状，严重者可出现心源性晕厥、心脏骤停。其中阵发性室上性心动过速有特征性的临床表现，表现为突发突止，持续时间长短不一。

二、病理生理学

　　正常情况下，心脏以一定范围的频率发生有规律的搏动，这种搏动的冲动起源于窦房结，以一定的顺序和速率传导至心房和心室，协调心脏各部位同步收缩、形成1次心搏，周而复始，为正常节律。心律失常是由于各种原因导致心脏冲动的频率、节律、起源部位、传导速度或激动次序的异常。其可见于生理情况，更多见于病理状态，包括心脏本身疾病和非心脏疾病。

　　心律失常的发生机制包括冲动形成异常和（或）冲动传导异常。冲动形成异常包括自律性异常和触发活动。自律性异常是指具有自律性的心肌细胞如窦房结、结间束、房室结和希氏束、蒲肯野纤维系统等因自主神经兴奋性改变或其内在病变，导致不适当的冲动发放；或无自律性的心肌细胞，如心房和心室肌细胞，在病理状态下出现异常自律性，如心肌缺血、药物、电解质紊乱、儿茶酚胺增多等均可导致自律性异常增高而形成各种快速型心律失常，前者为正常节律点的自律性异常，后者为异常节律点形。触发活动是指心房、心室与希氏束、蒲肯野组织在动作电位后产生的除极活动，又称为后除极。若后除极的振幅增高并达到阈值，便可引起1次激动，持续的反复激动即形成快速型心律失常。它可见于局部儿茶酚胺浓度增高、心肌缺血再灌注、低血钾、高血钙和洋地黄中毒时。

　　冲动传导异常包括折返激动、传导阻滞和异常传导等。折返是快速型心律失常的最常见发生机制。折返形成与维持的3个必备条件是折返环路、单向传导阻滞和缓慢传导。心脏2个或多个部位的传导性与不应期各不相同，包括传导速度快而不应期长的快径和传导速度慢而不应期短的慢径，快径与慢径相互连接形成1个闭合环；其中1条通道发生单向传导阻滞，另1条通道传导缓慢，使原先发生阻滞的通道有足够时间恢复兴奋性，原先阻滞的通道再次激动，从而完成1次折返激动，冲动在环内反复循环，产生持续而快速的心律失常。折返机制形成的心动过速的特征是发作呈突发突止，且常由期前收缩诱发，也易被期前收缩或快速程序刺激终止。另外，冲动传导至某处心肌时，如适逢生理性不应期，可形成生理性阻滞或干扰现象。传导障碍由非生理性不应期所致者，称为病理性传导阻滞。异常传导主要是传导途径异常，房室旁道是最常见的异常途径。窦性或房性冲动经房室旁道传导引起心室预激，房室旁道和正常房室传导途径之间折返则形成房室折返性心动过速。

三、应急预案与流程（见图3.27.8）

　　心律失常的发生发展受很多因素的影响，在不同的情况下处理的方式不同。根据心律失常发作时心率的快慢分为快速型心律失常和缓慢型心率失常；其中快速型心率失常中又可分为血流动力学稳定型心律失常和血流动力学不稳定型心律失常。

　　若患者在运动康复过程中出现心悸、头晕、乏力、黑矇、心绞痛甚至意识障碍的情况，心电监护提示心律失常，应立即停止运动，完善12导联心电图快速诊断辨别心律失常的类型，同时监测患者的意识、脉搏、血压等。若患者在终止运动后心律失常终止，可继续观察；若心率失常呈持续性应立即判断血流动力学的变化，并立即通知心内科医师指导处理。

　　1. 快速型血流动力学稳定的心律失常

　　（1）心房颤动/扑动　血流动力学稳定时减慢心室率治疗，可单用或联合应用β受体阻阻滞剂、钙通道阻滞剂和抗心律失常药物如胺碘酮等。

　　（2）阵发性室上性心动过速　首选兴奋迷走神经的方法，如颈动脉窦按摩、Valsava法等；药物法可选用普罗帕酮、腺苷或维拉帕米稀释后缓慢静脉推注。

　　（3）血流动力学稳定室性心动过速　药物法可选用胺碘酮、利多卡因、β受体阻滞剂静脉推注。同时查找

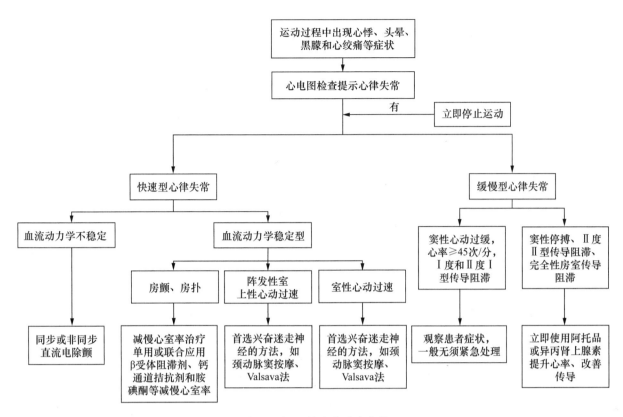

图 3.27.8 心律失常治疗流程

并纠正诱因，如心肌缺血、电解质紊乱等。

2. 快速型血流动力学不稳定的心律失常

（1）血流动力学不稳定室上性心动过速 立即同步直流电除颤复律。心房颤动电除颤能量为 100～200 J，心房扑动电除颤能量 50～100 J。

（2）心室颤动/扑动 立即非同步直流电除颤复律，电除颤能量 200～360 J。同时查找并纠正诱因，如心肌缺血、电解质紊乱等。

（3）血流动力学不稳定室性心动过速 立即同步直流电除颤复律，电除颤能量 200 J。

3. 缓慢型心律失常 心电图提示窦性心动过缓，心率 ≥45 次/min，患者无临床症状，则无须治疗。ECG 提示 I 度和 II 度，I 型传导阻滞的患者，出现上述临床症状，立即停止运动，观察患者症状，一般无须紧急处理。

若 ECG 提示窦性停搏、II 度 II 型传导阻滞、完全性房室传导阻滞等缓慢性心律失常，伴有头晕、黑矇、晕厥等应立即使用阿托品或异丙肾上腺素提升心率、改善传导。

第七节 其 他

一、低血压

运动中血压的降低可能由很多因素引起的。首先，运动过后副交感神经系统作用加强，帮助身体恢复正常状态，所以会出现短暂性的血压降低，一般来说阻力训练会导致机体血压上升，有氧运动会导致机体血压下降；除此之外，由于运动时身体出汗，血液量降低也会导致血压的下降。当血压的降低超过正常范围且持续性降低就要及时抢救，避免进一步出现低血压休克，以下介绍了急性低血压和低血压休克的紧急处理措施及原则。

（一）临床表现

1. 急性低血压　是指患者血压由正常或较高水平突然而明显下降，由于患者血管内压力过低，血液循环缓慢、远端毛细血管发生缺血影响了组织细胞营养和氧气的供应，导致心、脑、肾等重要脏器缺血出现头晕、黑矇、冷汗、肢软、心悸、少尿等症状，严重者表现为晕厥或休克。

2. 低血压休克　分为感染性休克、心源性休克、失血失液性休克和神经源性休克，患者表现为神志模糊、淡漠、面色苍白、指端湿冷等严重的状况。

（二）紧急预案与流程（见图3.27.9）

1. 急性低血压应急预案　①当患者发生低血压时，首先应立即停止康复运动，立即就地抢救；②立即建立静脉通路，必要时可以选择建立两条静脉通路；③周围静脉条件不佳时，应立即和医生沟通决定是否行颈内静脉或股静脉穿刺；④立即给予患者氧气吸入，心电、血压监测；⑤观察患者生命体征和病情的变化，密切监测患者血压，避免患者血压依旧持续性降低或者反复出现黑矇、昏厥等症状；⑥若患者发生昏厥，首先立即平卧，同时将下肢垫高，可按压患者的人中、合谷穴位，当患者意识清醒后，可给予饮水以补充患者血容量。

2. 低血压休克应急预案（见图3.27.10）　①患者发生休克时，应立即停止康复治疗，就地抢救；②若患者失去意识，原则上立即让患者保持平躺，并将患者上体抬高约10°，双下肢太高约20°，形成脚高头低中间凹的体位，保持仰卧的同时要注意呼吸道通畅；③对于意识清醒的患者，根据患者病情给予最合适的体位，在医生到达前让患者保持平稳呼吸，保持平静的状态，避免因紧张造成的器官耗氧量增加，减轻患者心脏的负担；④有肺水肿、呼吸困难的患者应及时给予氧气吸入。必要时可给予呼吸机辅助呼吸，尽早建立静脉通道；⑤根据患者动态血压，心率、皮肤湿度检测等手段评估需要补充的液体量进行液体复苏；⑥在液体复苏后，患者依旧保持较低血压时，可以适当应用强心药物或血管活性药物进行抢救；⑦若患者发生心脏骤停，应立即进行胸外按压、

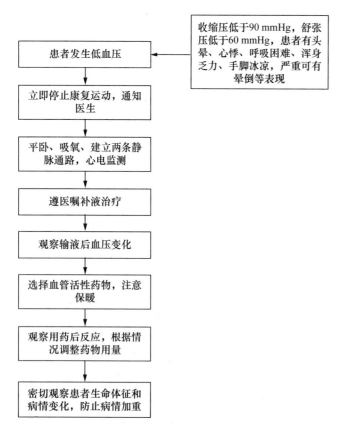

图3.27.9　急性低血压应急流程

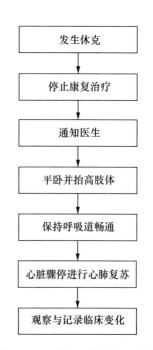

图3.27.10　低血压休克应急流程

人工呼吸等心肺复苏的急救措施；⑧将无颈椎损伤患者的头部偏向一侧，防止患者呕吐物呛入气管发生窒息的危险；⑨观察并记录患者生命体征和病情变化，在患者未脱离危险前不要轻易搬动患者，注意患者的保暖，但不能过热；⑩分析导致患者此次低血压休克的原因，及时和患者解释沟通，避免发生医疗纠纷。

3. 预防运动中低血压的发生 ①在运动时注意患者血压和心率的变化；②严格掌握患者治疗时运动终止的指标，在运动时注意观察患者的呼吸、面色等状况，及时询问患者是否有不适，随着运动强度的增加定时测量血压，检测患者心率，当患者出现呼吸困难，步态不稳、头晕、ST段异常改变时，立即终止运动；③做好急救措施，备好急救药品和急救器械，避免发生意外。

二、低血糖症

低血糖症是一组由多种病因引起的血浆（或血清）葡萄糖水平降低，并足以引起相应症状和体征的临床综合征，而当血浆葡萄糖浓度升高后，症状和体征也随之消退。非糖尿病的患者，血糖浓度小于2.8 mmol/L为低血糖，而糖尿病患者血糖浓度小于3.9 mmol/L就属于低血糖范畴。对于反复发作的低血糖患者，这一阈值则会向更低的血糖浓度偏移。

运动性低血糖指在运动中或后因为血糖降低导致头昏、恶心、呕吐、冷汗等不适现象，会影响心脏功能，诱发心律失常、心绞痛或急性心肌梗死等疾病。很多患者因为发生过低血糖，从而产生恐惧，拒绝运动，所以任何有助于最大程度地减少运动性低血糖不良事件发生的策略都有可能增加患者对运动训练的依从性。

（一）临床表现

1. 症状 典型的低血糖症具有Whipple三联征特点，包括：①与低血糖相一致的症状；②症状存在时通过精确方法（而不是家庭血糖监测仪）测得血糖浓度偏低；③血糖水平升高后上述症状缓解。有些患者发生低血糖时可无明显的临床症状，称为无症状性低血糖，也称为无感知性低血糖或无意识性低血糖。有些患者屡发低血糖后，可表现为无先兆症状的低血糖昏迷。

引起低血糖的症状主要来自两方面：自主神经低血糖症状和大脑神经元低血糖症状。

（1）自主神经低血糖症状 包括震颤、心悸和焦虑（儿茶酚胺介导的肾上腺素能症状），以及出汗、饥饿和感觉异常（乙酰胆碱介导的胆碱能症状）。这些症状在很大程度是由交感神经激活造成的，而非肾上腺髓质激活所致。

（2）大脑神经元低血糖症状 包括认知损害、行为改变、精神运动异常，以及血糖浓度更低时出现的癫痫发作和昏迷。

2. 体征 常见体征为面色苍白和出汗。心率和收缩压上升，但上升幅度不会很大。常可观察到自主神经低血糖症的表现，偶尔会发生短暂性神经功能缺陷。永久性神经功能损害可见于长期、反复严重低血糖患者和1次严重低血糖未能及时纠正的患者。

（二）病理生理学

生理状态下，葡萄糖是大脑的必需能源。由于大脑不能合成和储存葡萄糖，因此，需要持续地从循环中摄取充足的葡萄糖以维持正常的脑功能和生存需要。当动脉血糖浓度降低到生理范围以下，血-脑葡萄糖转运下降不能满足大脑能力需求时，机体通过精细调节机制，使血糖维持在正常范围。生理情况下空腹血浆葡萄糖维持在70~110 mg/dL（3.9~6.1 mmol/L）较为狭窄的范围内。维持血糖平衡依靠神经信号、激素、代谢底物的网络调控，其中胰岛素起着主要作用。当血浆葡萄糖降低，胰岛素分泌也随之降低，并能通过增加糖原分解和糖异生维持血糖在生理范围，因此，生理状况下，降低胰岛素分泌是防止低血糖的第一道防线。当血糖下降低于生理范围时，胰岛素的反向调节激素（升糖激素）分泌增加，α细胞分泌的高血糖素的增高是防止低血糖的第二道防线。当高血糖素分泌不足以纠正低血糖时，肾上腺素分泌增加，作为第三道防线。当低血糖时间超过4 h，皮质醇、生长激素分泌增加以促进葡萄糖的产生并限制葡萄糖的利用，因此糖皮质激素和生长激素对急性低血糖的防御作用甚微。当这些防御因素仍然不能有效地恢复血糖水平时，血糖进一步降低，则出现低血糖的症状和体征。临床上出现低血糖症状和体征的血糖阈值并非一个固定的数值，而是根据不同病因、低血糖发生的频率和持续时间的不同而存在差异，例如，血糖控制不佳的糖尿病患者的低血糖阈值往往较高，这些患者出现低血糖症状时血糖可以在正常范围（又称假性低血糖）；另外，一些情况下低血糖阈值可以偏低，例如，反复发作低血糖的患者（强化降糖治疗的糖尿病患者、胰岛素瘤患者），出现低血糖症状时的血糖往往更低。

（三）应急预案（见图3.27.11）

①怀疑低血糖时，立即停止运动，立即测量血糖，确认血糖≤3.9 mmol/L，立即通知医生；②患者取平卧位，予吸氧、心电监护，观察生命体征，建立静脉通路；③意识清楚者，立即口服15～20 g糖类食品（葡萄糖为佳）；④意识障碍者，遵医嘱给予50%葡萄糖液20～40 mL静脉注射或胰高血糖素0.5～1.0 mg肌内注射；⑤严密监测血糖变化，遵医嘱每15 min监测血糖1次；⑥若血糖≤3.9 mmol/L，再给予15 g葡萄糖口服；⑦若血糖在＞3.9 mmol/L，但距离下一次就餐时间在1 h以上，给予含淀粉或蛋白质食物；⑧若血糖仍≤3.0 mmol/L，继续给予50%葡萄糖60 mL静脉注射；若血糖未恢复，继续遵医嘱处理；长效胰岛素及磺脲类药物所致低血糖不

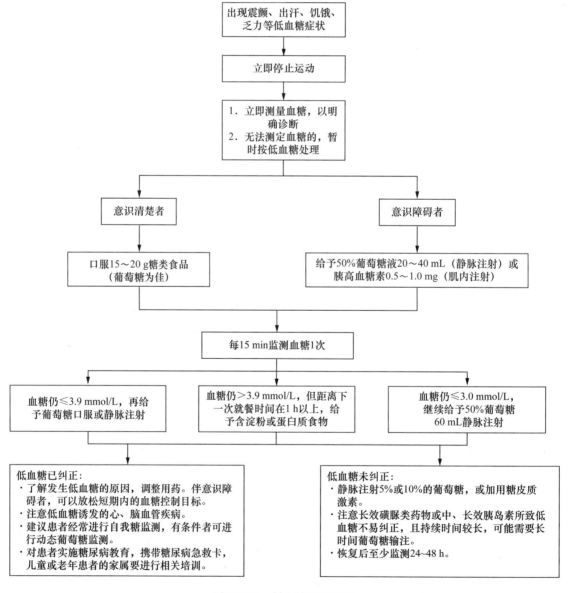

图3.27.11　低血糖处理流程

易纠正，遵医嘱监测血糖24～48 h；⑨低血糖恢复后，需继续监测患者血糖变化、神志变化，做好护理记录；⑩积极配合医生寻找发生低血糖的原因，对症处科理；⑪做好患者和家属的心理护理，以及患者的健康教育。

三、哮喘

哮喘是一种复杂的，具有遗传倾向的疾病，其发病情与否受环境影响较大，如室内变应原（家养宠物、蟑螂）、室外变应原（花粉、草粉）、职业性变应原（油漆、活性染料）、食物（虾、蛋类、牛奶）和非变应原性因素，如大气污染、吸烟、肥胖等。此外，运动也是诱发哮喘的因素之一。对于用药不规律，既往哮喘频发的患者，在运动康复过程中更容易诱发哮喘，因此，对于运动康复的环境要求以及患者的评估就尤为重要，同时对于哮喘的紧急处理也是必不可少的。

（一）临床表现

典型临床症状为发作性伴有哮鸣音的呼气性呼吸困难，可伴有气促、胸闷或咳嗽，症状可在数分钟内发作，经平喘药物治疗后缓解或自行缓解。哮喘的具体临床表现形式及严重程度在不同时间表现为多变性。其发作时典型的体征为双肺可闻及广泛的哮鸣音，呼气相延长。

（二）病理生理学

支气管哮喘是一种以慢性气道炎症和气道高反应为特征的异质性病变。主要特征包括气道慢性炎症，气道对多种刺激因素呈现的高反应性，多变的可逆气流受限，以及所以病程延长而导致的一系列气道结构的改变，即气道重构。气道慢性炎症作为哮喘的基本特征，存在于所有的哮喘患者，表现为气道上皮下肥大细胞、巨噬细胞、嗜酸性粒细胞、淋巴细胞及中性粒细胞等的浸润，以及气道黏膜下组织水肿、微血管通透性增加、支气管平滑肌痉挛、纤毛上皮细胞脱落及分泌物增加等病理改变。若哮喘长期反复发作，可见支气管平滑肌肥大/增生、气道上皮细胞黏液化生、上皮下胶原沉积和纤维化、血管增生以及基底膜增厚等气道重构的表现。此外，神经因素是哮喘发病的重要环节之一。哮喘患者β肾上腺素受体功能低下，而患者对吸入组胺和乙酰甲胆碱的气道反应性显著增高则提示存在胆碱能神经张力的增加。非肾上腺素能非胆碱能神经系统能释放舒张支气管平滑肌的神经介质如血管活性肠肽、一氧化氮及收缩支气管平滑肌的介质如P物质神经激肽，两者平衡失调则可引起支气管平滑肌收缩。此外，从感觉神经末梢释放的P物质、降钙素基因相关肽、神经激肽A等导致血管扩张、血管通透性增加和炎症渗出，此即为神经源性炎症。神经源性炎症能通过局部轴突反射释放感觉神经肽而引起哮喘发作。

（三）应急预案与流程（见图3.27.12）

哮喘急性发作期指的是喘息、气急、胸闷或咳嗽症状加重，伴有呼吸流量降低。哮喘急性发作时其程度轻重不一，病情加重可在数小时或数天内出现，偶尔可在几分钟内即危及生命，因此需对病情做出正确的评估并及时治疗，立即通知呼吸科医师、ICU医师评估治疗。

1. 轻度 若患者在运动康复过程中出现气短，焦虑，呼吸频率轻度增加，双肺听诊可闻及哮鸣音，肺功能和血气正常，应立即停止运动，吸氧，观察患者的症状有无加重，必要时予吸入短效β$_2$受体激动剂。

2. 中度 若患者在轻度运动康复过程中出现气短，焦虑，讲话常有中断，出现三凹征，呼吸频率增加，双肺听诊可闻及弥散、响亮哮鸣音，心率增快，出现奇脉，使用支气管舒张剂后PEF占预计值的60%～80%，SaO$_2$ 91%～95%，应立即停止运动，观察患者的症状有无加重，吸氧，监测患者生命体征，立即予雾化吸入短效β$_2$受体激动剂，可联合应用雾化吸入短效抗胆碱药和激素混悬液。

3. 重度及危重 若患者在康复运动过程中出现上诉症状，且停止运动后仍气喘，端坐呼吸，出现焦虑和烦躁，只能单字表达，出现三凹征，呼吸频率增加，双肺听诊可闻及弥散、响亮哮鸣音，心率>120次/分，奇脉，大汗淋漓，呼吸频率>30次/min，使用支气管舒张剂后PEF占预计值<60%，PaO$_2$<60 mmHg，PaCO$_2$>

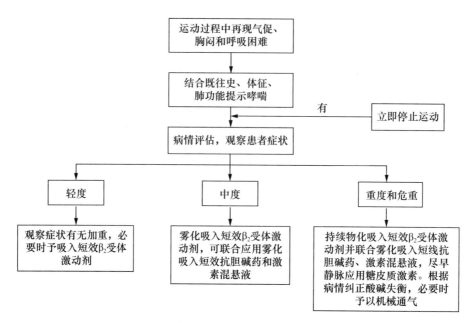

图 3.27.12　哮喘处理流程

45 mmHg，SaO$_2$＜90%，pH 降低；若病情进展，患者出现意识障碍或嗜睡，胸腹矛盾运动，严重的低氧血症和高二氧化碳血症，应立即吸氧，持续物化吸入短效 β$_2$ 受体激动剂并联合雾化吸入短线抗胆碱药、激素混悬液，尽早静脉应用糖皮质激素。同时监测患者的生命体征，注意维持水，电解质平衡，纠正酸碱失衡，若经过上诉治疗后，临床症状和肺功能无改善甚至进一步恶化，应及时予以机械通气治疗。

结　语

　　本章节列举了 7 种在心肺康复中最常出现的不良事件，相关人员需通过临床症状、体征和相应的检查及时、迅速地进行辨别与应对。康复治疗人员需要熟练掌握在心肺康复训练中发生的紧急医学应急预案与流程，来防止紧急医学情况的发生及事故发生后能够进行妥善处理。

（福建医科大学附属第一医院　苏津自）

参考文献

［1］　王华，梁延春. 中国心力衰竭诊断和治疗指南 2018 [J]. 中华心血管病杂志，2018，46 (10)：760-789.

［2］　中国急诊高血压诊疗专家共识 (2017 修订版) [J]. 中国实用内科杂志，2018，38 (5)：421-433.

［3］　2020 室性心律失常中国专家共识解读 [J]. 中华心律失常学杂志，2020，24 (4)：348-350.

［4］　秦巧云，仵荣会. 活动平板运动试验中低血压 68 例分析 [J]. 河南诊断与治疗杂志，2001 (1)：34.

［5］　中国糖尿病患者低血糖管理的专家共识 [J]. 中华内分泌代谢杂志，2012 (8)：619-623.

［6］　支气管哮喘防治指南 (2020 年版) [J]. 中华结核和呼吸杂志，2020，43 (12)：1023-1048.

［7］　朱静华，从林. 运动性低血糖的防治 [J]. 田径，2019 (3)：64.

［8］　Thompson P D, Franklin B A, Balady G J, et al. Exercise and acute cardiovascular events placing the risks into perspective: a scientific statement from the American Heart Association Council on Nutrition, Physical Activity, and Metabolism and the Council on Clinical Cardiology [J]. Circulation, 2007, 115: 2358-2368.

［9］　Gaalema D E, Savage P D, Leadholm K, et al. Clinical and Demographic Trends in Cardiac Rehabilitation: 1996-2015 [J]. J

Cardiopulm Rehabil Prev, 2019, 39: 266-273.

［10］ Soar J, Donnino M W, Maconochie I, et al. 2018 International Consensus on Cardiopulmonary Resuscitation and Emergency Cardiovascular Care Science With Treatment Recommendations Summary [J]. Circulation, 2018, 138: 714-730.

［11］ Knuuti J, Wijns W, Saraste A, et al. 2019 ESC Guidelines for the diagnosis and management of chronic coronary syndromes [J]. Eur Heart J, 2020, 41 (3): 407-477.

［12］ Reed G W, Rossi J E, Cannon C P. Acute myocardial infarction [J]. Lancet, 2017, 14, 389 (10065): 197-210.

［13］ Anderson J L, Morrow D A. Acute Myocardial Infarction [J]. N Engl J Med, 2017, 376: 2053-2064.

［14］ Oxenham H, Sharpe N. Cardiovascular aging and heart failure [J]. European Journal of Heart Failure, 2003, 5: 427-434.

［15］ American Diabetes Association. Improving Care and Promoting Health in Populations: Standards of Medical Care in Diabetes-2020 [J]. Diabetes Care, 2020, 43 (Suppl 1): S7-S13.

［16］ Jonathan G, Otto H, Tomoyuki M, et al. Vasoconstriction of stenotic coronary arteries during dynamic exercise in patients with classic angina pectorisreversibility by nitroglycerin [J]. Circulation, 1986, 73 (5): 865-876.

［17］ Younk L M. Exercise-related hypoglycemia in diabetes mellitus [J]. Expert Review of Endocrinology & amp; Metabolism, 2011, 6 (1): 93-108.

第二十八章
心脏康复与患者教育

引　言

　　患者教育在心脏康复中的地位举足轻重，存在于康复的全过程，能够帮助患者通过心脏康复的各方面管理改变生活方式，健康生活，延长生存期。

第一节　概　　论

一、宣传教育的作用

　　心脏康复（CR）是一项集控制心血管疾病风险因素、加强二级预防管理、辅助运动、提供心理帮助、患者教育及改变生活方式和行为的标准化康复模式，可以使患者通过自我管理尽可能地恢复正常社会角色，能够主动地生活。已有证据表明，心脏康复在改善心血管疾病患者的运动能力、降低与心脏相关的死亡率及缩短住院时间等方面都具有一定的治疗有效性和一定的安全性，得到了较多研究指南的支持和认可。在Cochrane最近更新（2017）的Meta分析里，包括共22项试验，随机将76 864名冠心病患者分为"教育干预"组和"无教育"组。这次更新包括了9项新的试验（8215人）。教育的"量"从一次40 min的面对面会议加上15 min的电话随访，到为期4周的住院治疗和11个月的随访会议。对照组接受常规的医疗护理，典型的包括转诊到心脏病专家，初级保健医生门诊，或两者兼有。结果发现以教育为基础的干预措施在总死亡率方面存在差异［13项研究，10075名参与者；189/5187（3.6%）与222/4888（4.6%）；随机eGects风险比（RR）0.80，95% CI 0.60～1.05；中等质量的证据；图3.28.1］。无法单独报告心血管死亡或非心血管死亡的结果。没有证据表明教育干预对致死性和（或）非致死性心肌梗死（MI）的eGect有差异［2项研究，209名参与者；7/107（6.5%）$vs.$ 12/102（11.8%），图3.28.2；随机eGects RR 0.63，95% CI 0.26～1.48；证据的质量非常低］。然而，有一些证据表明，受教育可以减少致命和（或）非致命心血管事件［2项研究，310例参与者；21/152（13.8%）和61/158（38.6%）；随机eGects RR 0.36，95% CI 0.23～0.56；低质量证据。见图3.28.3］。没有证据表明教育程度对总血运重建率有差异［3项研究，456名参与者；5/228（2.2%）$vs.$ 8/228（3.5%）］；随机eGects RR 0.58，95% CI 0.19～1.71；证据质量非常低，或住院治疗［5项研究，14 849名参与者；656/10048（6.5%）$vs.$ 381/4801（7.9%）；随机eGects RR 0.93，95% CI 0.71～1.21；非常低质量的证据］。没有证据表明所有原因戒断组间存在差异［17项研究，10，972名参与者；525/5632（9.3%）$vs.$ 493/5340（9.2%）；低质量证据］。尽管一些与健康相关的生活质量（HRQoL）领域得分随着教育程度的提高而提高，但没有一致的证据表明在所有领域都具有优势。

　　心脏康复应对的疾病主要包括心力衰竭、急性冠状动脉综合征、冠状动脉支架置入术、冠状动脉旁路移植术、瓣膜性心脏病手术后、心室辅助设备术后、起搏器植入术后等。其可以使患者在合理使用药物治疗的前提下克服恐惧和焦虑等心理障碍，增强自信，学会有利于心脏健康的行为，改掉不良习惯，重新获得体力，最终达到提高生活质量的目的。患者教育能够帮助患者通过心脏康复的各方面管理来改变和纠正不良的

分析1.1，对比1：受教育与没有受过教育
结果1：随访期结束时的总死亡率

研究或分组	干预组		对照组		权重	危险度 M-H，随机效应模型，95% CI	危险度 M-H，随机效应模型，95% CI
	事件	总数	事件	总数			
1.1.1 随访时间不超过12个月的研究							
Chow 2015	4	352	1	358	1.6%	4.07 [0.46, 36.22]	
Cohen 2014	7	251	7	251	6.0%	1.00 [0.36, 2.81]	
Furuya 2015	0	34	0	32		不可估计	
Jorstad 2013	3	375	10	379	4.2%	0.30 [0.08, 1.09]	
Lisspers 1999	1	46	6	41	1.7%	0.15 [0.02, 1.18]	
Mooney 2014	21	972	17	972	12.0%	1.24 [0.66, 2.33]	
总数 (95% CI)		2030		2033	25.4%	0.78 [0.35, 1.78]	
总事件	36		41				

异质性检验：$Tau^2 = 0.42$; $Chi^2 = 8.54$, $df = 4$ ($P = 0.07$); $I^2 = 53\%$
总效应检验：$Z = 0.58$ ($P = 0.56$)

1.1.2 随访时间超过12个月的研究							
Clark 2000	14	309	8	261	8.0%	1.48 [0.63, 3.47]	
Clark 2009	4	201	4	92	3.7%	0.46 [0.12, 1.79]	
Clark 2009	5	190	4	92	4.1%	0.61 [0.17, 2.20]	
Cupples 1994	47	342	65	346	20.9%	0.73 [0.52, 1.03]	
P.RE.COR Group 1991	5	61	4	61	4.3%	1.25 [0.35, 4.43]	
Hanssen 2007	7	156	7	132	6.1%	0.85 [0.30, 2.35]	
Dracup 2009	67	1777	75	1745	21.7%	0.88 [0.64, 1.21]	
Moreno Palanco 2011	4	121	17	126	5.7%	0.25 [0.08, 0.71]	
总数 (95% CI)		3157		2855	74.6%	0.78 [0.60, 1.02]	
总事件	153		184				

异质性检验：$Tau^2 = 0.03$; $Chi^2 = 8.66$, $df = 7$ ($P=0.28$); $I^2 = 19\%$
总效应检验：$Z = 1.79$ ($P=0.07$)

总数 (95% CI)		5187		4888	100.0%	0.80 [0.60, 1.05]	
总事件	189		225				

异质性检验：$Tau^2 = 0.07$; $Chi^2 = 17.50$, $df = 12$ ($P=0.13$); $I^2 = 31\%$
总效应检验：$Z = 1.59$ ($P=0.11$)
总差异：$Chi^2 = 0.00$, $df = 1$ ($P=0.99$), $I^2 = 0\%$

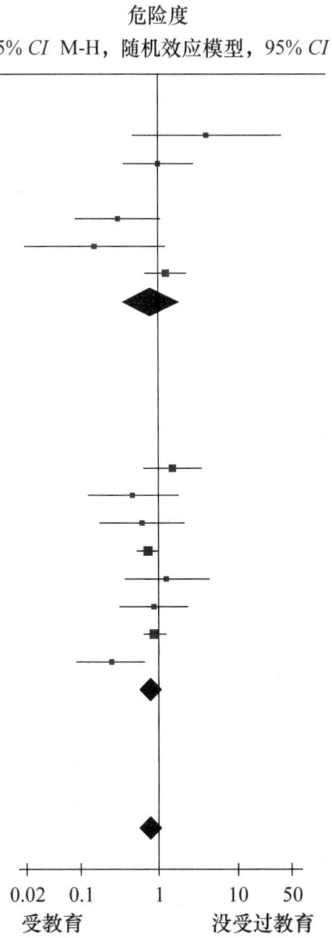

0.02 0.1 1 10 50
受教育　　　　没受过教育

图3.28.1 受教育与不受教育随访结束时的总死亡率

分析1.2，对比1：受教育与没有受过教育，结果2：致死性和/非致死性心肌梗死

研究或分组	干预组		对照组		权重	危险度 M-H，随机效应模型，95% CI	危险度 M-H，随机效应模型，95% CI
	事件	总数	事件	总数			
Lisspers 1999	0	46	2	41	8.2%	0.18 [0.01, 3.62]	
P.RE.COR Group 1991	7	61	10	61	91.8%	0.70 [0.29, 1.72]	
总数 (95% CI)		107		102	100.0%	0.63 [0.26, 1.48]	
总事件	7		12				

异质性检验：$Tau^2 = 0.00$; $Chi^2 = 0.74$, $df = 1$ ($P=0.39$); $I^2 = 0\%$
总效应检验：$Z = 1.07$ ($P=0.29$)
总差异：不适用

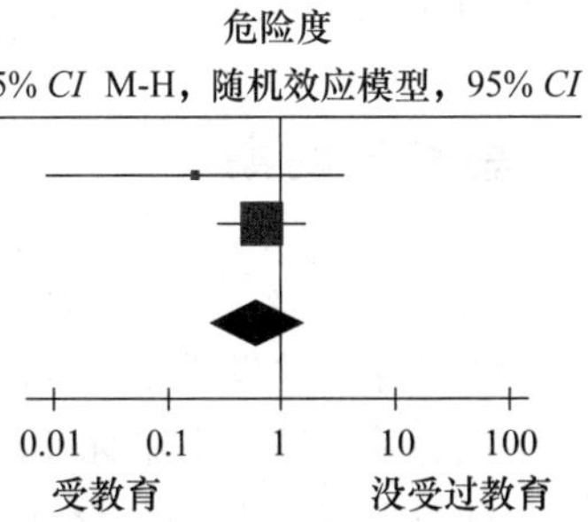

0.01 0.1 1 10 100
受教育　　　　没受过教育

图3.28.2 受教育与未受教育的致死性和（或）非致死性心肌梗死

生活方式，延长生存期。但目前因为宣传力度不够，人们对其的认识不足，实行率、转诊率仍然很低。而我们的目的就是要增加心脏康复作为二级预防干预措施的使用率，患者教育可以帮助我们实现这一目的。越来越多的事实证明，引导患者正确就诊，从心态上改变其对疾病的认识，对药品的副作用能够正确看待，通过日常锻炼、生活习惯改变及心理调节，能够促进疾病又好又快的恢复，对疾病的预后也是非常重要的。医务人员还可以向患者讲解疾病知识，并通过进行术前、术中及术后教育让患者对疾病的治疗过程有更深层次的认

分析1.3，对比1：受教育与没有受过教育，结果3：其他致死性和/非致死性心血管事件

研究或分组	干预组		对照组		权重	危险度 M-H，随机效应模型，95% CI	危险度 M-H，随机效应模型，95% CI
	事件	总数	事件	总数			
Moreno-Palanco 2011	19	121	54	126	91.3%	0.37 [0.23, 0.58]	
Park 2013	2	31	7	32	8.7%	0.29 [0.07, 1.31]	
总数 (95% CI)		152		158	100.0%	0.36 [0.23, 0.56]	
总事件	21		61				

异质性检验：$Tau^2 = 0.00$; $Chi^2 = 0.07$, df = 1 ($P=0.78$); $I^2 = 0\%$
总效应检验：Z = 4.57 ($P<0.00001$)
总差异：不适用

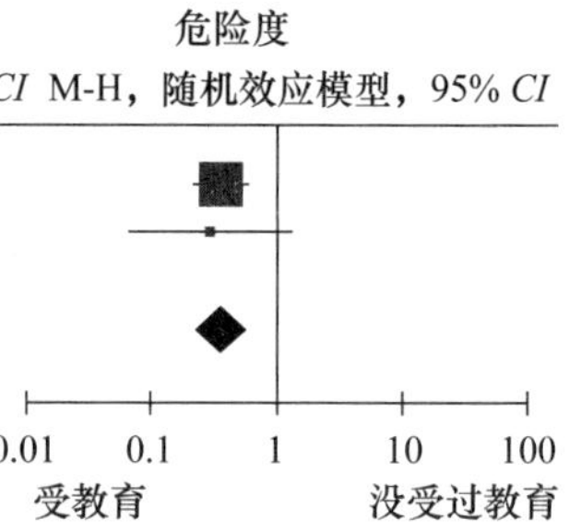

图 3.28.3　受教育与未受教育的其他致命和（或）非致命心血管事件

（引自：Anderson L, Brown JPR, Clark AM, et al. Patient education in the management of coronary heart disease[J]. Cochrane Database of Systematic Reviews 2017, Issue 6. Art. No.: CD008895. DOI: 10.1002/14651858.CD008895.pub3.）

识，从而降低患者内心的恐惧，提高其依从性，这将更有利于疾病的恢复。教育面向的是不同疾病、同一疾病的不同时期，患者和家属均包括在内。只有当患者和家属对疾病有了基本的认知，对治疗有了一定的了解，面对疾病有了战胜它的信心时才能更好地配合医护人员，最终达到双赢的目标。因此全程规范的患者教育对提高患者生存率极为重要。

Brown 等（2013）对13项研究（68 556名冠心病患者）进行荟萃分析，教育干预包括2次访问，4周的住院和11个月的强化课程，结果与未进行教育干预相比，教育能降低全因死亡率［汇总相对风险（RR）0.79，95% CI 0.55～1.13］和心脏发病率结果的证据不足：在中位随访18个月时，心肌梗死（汇总 RR 0.63，95% CI 0.26～1.48）、血运重建（汇总 RR 0.58，95% CI 0.19～1.71）和住院（汇总 RR 0.83，95% CI 0.65～1.07）。有证据表明，教育可以改善HRQoL，并通过减少下游医疗保健利用来降低医疗保健成本。GL de Melo Ghisi 等人（2014）分析42篇文献，其中随机对照试验23篇（55%），质量"良好"的文献16篇（38%）。11项研究（26%）评估了知识，10项研究显示，随着教育程度的提高，知识水平显著提高。国内的一项荟萃分析（2020）共纳入18项随机对照试验的结果显示教育干预与体育活动、饮食习惯和戒烟有显著的正相关。研究结果支持教育干预对冠心病的益处，教育增加了患者的知识和行为改变。提示教育干预可以有效提高患者的身体活动能力，饮食习惯、用药行为、疾病相关知识、健康相关的生活质量（图3.28.4）。

目前国外已将患者教育列为疾病治疗的第一步，给予其定义为"卫生专业人员向患者传递信息的过程，改变患者的不健康行为或改善他们的健康状况"，也就是说，患者教育是引导患者培养健康行为，改善生存质量和提升治疗效果的基石，是心脏康复的落实及质量保证的重要途径。

二、患教的时期

患者教育应该存在于心脏康复的全过程，共分为3期，内容主要涉及九大部分：二级预防用药、运动康复、营养指导、呼吸训练、疼痛缓解、心理辅导、睡眠改善、戒烟限酒、中医药干预管理。

Ⅰ期心脏康复（住院期间的早期心脏康复）：是形成康复观念、促进心功能改善、实施患教等的关键时期，也是目前急需规范化、标准化的时期。结合我国目前医学事业发展的现状，Ⅰ期康复（即住院期间的早期心脏康复）是当下时期发展心脏康复的一个很好的着手点。患者教育的目的是让患者对自身的疾病做到心中有数，认识到心脏康复是较为全面的治疗手段。运用各种形式的教育指导（推荐方式：分发康复手册、微信自媒体、康复PPT、小视频、情景式教育等），逐渐帮助患者形成一种全方位关注的康复理念，能较好地完成自我管理。通过宣教使需要手术的患者对手术的基本过程有一个提前的了解，以降低手术前后焦虑与抑郁的程度，来实现帮助患者建立心脏康复信心的目的。

Ⅱ期心脏康复（门诊期间的心脏康复）：教育的主要内容是指导患者及其家属掌握正确的锻炼方式。一些患者由于害怕引起疾病复发或导致新疾初发或他们觉得自己太累无法进行锻炼而不愿意运动。这时医务人

结果：身体活动干预

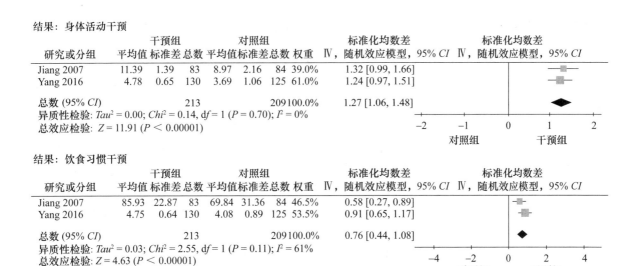

研究或分组	干预组			对照组			权重	标准化均数差 IV，随机效应模型，95% CI	标准化均数差 IV，随机效应模型，95% CI
	平均值	标准差	总数	平均值	标准差	总数			
Jiang 2007	11.39	1.39	83	8.97	2.16	84	39.0%	1.32 [0.99, 1.66]	
Yang 2016	4.78	0.65	130	3.69	1.06	125	61.0%	1.24 [0.97, 1.51]	
总数 (95% CI)			213			209	100.0%	1.27 [1.06, 1.48]	

异质性检验：$Tau^2 = 0.00$; $Chi^2 = 0.14$, $df = 1$ ($P = 0.70$); $I^2 = 0\%$
总效应检验：$Z = 11.91$ ($P < 0.00001$)

结果：饮食习惯干预

研究或分组	干预组			对照组			权重	标准化均数差 IV，随机效应模型，95% CI	标准化均数差 IV，随机效应模型，95% CI
	平均值	标准差	总数	平均值	标准差	总数			
Jiang 2007	85.93	22.87	83	69.84	31.36	84	46.5%	0.58 [0.27, 0.89]	
Yang 2016	4.75	0.64	130	4.08	0.89	125	53.5%	0.91 [0.65, 1.17]	
总数 (95% CI)			213			209	100.0%	0.76 [0.44, 1.08]	

异质性检验：$Tau^2 = 0.03$; $Chi^2 = 2.55$, $df = 1$ ($P = 0.11$); $I^2 = 61\%$
总效应检验：$Z = 4.63$ ($P < 0.00001$)

结果：药物依从性

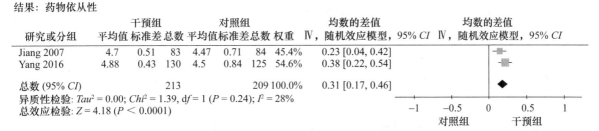

研究或分组	干预组			对照组			权重	均数的差值 IV，随机效应模型，95% CI	均数的差值 IV，随机效应模型，95% CI
	平均值	标准差	总数	平均值	标准差	总数			
Jiang 2007	4.7	0.51	83	4.47	0.71	84	45.4%	0.23 [0.04, 0.42]	
Yang 2016	4.88	0.43	130	4.5	0.84	125	54.6%	0.38 [0.22, 0.54]	
总数 (95% CI)			213			209	100.0%	0.31 [0.17, 0.46]	

异质性检验：$Tau^2 = 0.00$; $Chi^2 = 1.39$, $df = 1$ ($P = 0.24$); $I^2 = 28\%$
总效应检验：$Z = 4.18$ ($P < 0.0001$)

图3.28.4 比较教育干预和控制的森林图

注：SD. 标准差；IV. 工具变量；CI. 置信区间；Std. 标准；df. 自由度

[引自：Feng YY, Chaves G, Shi W, et al. Education interventions in Chinese cardiac patients on health behaviours, disease-related knowledge, and health outcomes: a systematic review and meta-analysis [J]. Patient Educ Couns. 2021 May; 104 (5): 1018-1029.]

员就应该告知患者目前情况锻炼是安全的、是有益的，更深层次来说就是可以促进电生理环境，反而降低了诱发心律失常等的可能性。及其不适应或无法开始锻炼计划的患者可以通过转诊到心脏康复门诊进行指导和教育而受益。教育的内容主要有：为加强患者应对突发事件能力，可以从精神、体力、情感上向患者提供帮助，为其再返工作岗位并恢复正常的家庭与社会角色做准备；讲解心脏病的危险因素（如吸烟、体力活动、不健康饮食、控制血脂不佳、体重不达标、高血压和糖尿病）；如何控制症状如胸痛、气促、心悸等，对出现的意外情况在紧急情况下如何应对；讨论有关心脏健康的一些理念和患者对其的误解，强调定期随访的必要性。

可以向患者提供培训手册，并向他们提供医务人员的电话号码，以便在必要时给他打电话。之后进行电话随访，以评估患者对教育提示的执行情况，回答他们的问题，并鼓励他们积极参与自我管理活动。通过电话随访评估的问题包括坚持药物治疗、定时进行凝血功能化验、及时就医、每天规律测血压和心率、改变吸烟、酗酒、饮食习惯、采取减轻压力和焦虑以及合理的预防创伤的措施。

Ⅲ期心脏康复（院外的长期心脏康复）：这一时期有关生活方式、饮食、减重、心理帮助的教育仍应继续。将规律运动和健康的生活方式变为自身的习惯；如果患者和家属希望通过互联网获取教育资源，应建议他们从可靠的官方机构及组织来寻求信息。有大量的网站致力于心血管疾病，但并不是所有的网站都包含准确和有用的信息。如果因网络信息带给患者对疾病的不准确认知，临床医生此时就要记得予以纠正。

根据加拿大心脏康复协会指南，患者教育应该是个性化；由专业人员指导，并与患者之间保持定期联系；可以以个人或团体形式进行；共同讨论具体的健康目标。目的是影响患者信念，引发积极情绪，增加对疾病变化可能性的乐观情绪，并提升个人经验，增强患者自我管理的能力。如果可能，应包括家庭成员和陪护人员一同接受教育。

除了身体活动、危险因素控制、戒烟和药物治疗（在可行的情况下）的教育外，还应在适当的水平上提供日常选择食物方面的饮食教育而促进患者在知情下的健康自主选择。为了获得最大利益，任何目标都应该是现实的，以保证能够长期坚持。应考虑到年龄、文化和生活方式差异等因素的存在，调整建议以满足患者在其家庭背景下的特定需求。

患者想要和需要知道的关于他们疾病的信息因人而异，也因选择的医疗保健的环境而异。患者对疾病的信念会影响他们对应对疾病的反应，进而影响治疗的结果。因此，提供的信息不仅需要基于对患者学习能力、认知能力、健康素养水平和首选学习方式的评估，还需要基于患者心血管疾病发生的原因、后果、可控性、症状持续时间和现有诊断等。此外，因为在以前的临床就诊中提供的患者信息可能没有被保留，所以在之后就诊过程中加强这些信息的搜集通常是必要的。重要的是，医护人员在与患者相互沟通过程中记录教育/咨询讨论的内容和患者对讨论的反应，这样做可以让后续的医务人员知道讨论了什么，以便他们可以加强或补充以前所涉及的内容。

患者教育必须可见可触及，无论是以课件形式的讲座还是纸质版的资料。譬如任何营养要素都要有具体精确的剂量，但患者实践起来确是不可见的。因此，必须使用简单易懂的比喻和语言、浅显的道理，这是今后患者教育的三个基本原则和技巧，遵循他们将会事半功倍。比如，要求患者每天仅可食入100 g肉质品，这让患者难以估量，把100 g的肉食量比喻成一副扑克牌的体积，患者应该就可以很好地执行。

有相关研究表示有意义的患者教育必须解决"是什么导致了此疾病"等问题（起因），"这将如何影响我的生活"（后果），以及"对此我能做些什么？"（可控性）。

第二节　宣 教 过 程

一、宣教内容（不同疾病患教内容的侧重有些不同）

1. 理论知识的认知　①疾病的认知；②康复对疾病的意义；③建立康复理念；④手术场景及过程的预知晓等。

2. 住院期间的活动计划　①呼吸锻炼；②运动康复；③疼痛评估；④膳食指导；⑤心理适应指导等。

3. 其他患者及其家属对可能发生的心脏症状如何做出早期反应；并发症的监测与指导等。

二、常见疾病的患者教育

（一）冠心病

冠心病是一种生活方式相关的疾病，大量循证及流行病学研究表明，药物治疗结合生活方式改变是冠心病最有效的二级预防措施。

1. 运动教育　首先要对患者进行运动风险评估，根据评估结果进行个体化的处方制定及运动指导。特别是急性心肌梗死初期，人们普遍认为这一时期的患者需要静养，不可以活动。但是大量的研究现已证实，患者在病情稳定的情况下早期活动可增强自信心，降低血栓栓塞发生率，有利于患者及早恢复自主活动，增强心功能的复原。总之现有研究已经表示有效的运动能够刺激血管内皮细胞修复再生，能够稳定斑块，同时还可以促进循环侧支血管形成，最终使心功能得到改善，提高患者的生活质量。

住院患者进行运动康复必须在专业人员的陪同及心电、血压和血氧监护下进行。整个处方包括以下内容。

（1）适应证　入院后8 h，无胸痛和呼吸困难等不适主诉，穿刺部位没有出血以及血肿形成；心率控制在50～90次/分，血压波动于90～150/60～100 mmHg，呼吸频率16～24次/分，血氧饱和度95%以上。

（2）功能锻炼方案　A级：晨间嘱患者仰卧，进行直腿抬高运动，抬腿高度先从30°开始；双臂举向头侧，做深吸气，慢慢呼气的同时将手臂放下；5组/次。下午床旁坐、站5 min。B级：晨起床旁站立5 min；下午在床旁行走5 min。C级：在床旁行走10次/分，2次/d。D级：在病房内活动，10次/分，2次/d。

（3）如出现胸闷、胸痛，运动心率比静息心率增加≥20次/分，呼吸≥30次/分，血氧饱和度<95%，立即停止活动，行床旁心电图检查。

2. 出院后的运动建议　适用于ACS、稳定型心绞痛、CABG术后、PCI术后、缺血性心肌病等患者。告诉患者出院以后1~3周内在没有禁忌证的情况下尽快到门诊康复中心进行康复运动。经过1个疗程的门诊康复后，患者基本掌握了相关运动技能和危险因素的控制，建议坚持院外适量规律的运动，主要形式有有氧运动如游泳、骑自行车、慢跑、散步、八段锦、太极拳等；抗阻运动分为负重和静力训练等。最佳运动时间为30~60 min/d，从少量运动开始，循序渐进。有氧运动最好每天都进行，抗阻运动间隔至少1 d，2~3 d/周。推荐佩戴电子手表监测心率及血压，同时定期到心脏康复中心进行心肺运动试验，检测运动效果，指导改变运动处方。

3. 饮食教育　加强饮食管理，避免进食高脂肪、高胆固醇的食物，多吃蔬菜水果，少吃甜食；每日摄入胆固醇应≤300 mg。肉类以进食白肉为主，可选鱼类等水产，富含多种优质的蛋白质，含有较少的饱和脂肪酸，和丰富的不饱和脂肪酸。有研究表明，进食鱼类增加能够减少心血管病发生的风险。为了摄入足够的必需脂肪酸，应适当选用豆类及豆制品，黄豆等含有卵磷脂及无机盐，对防治冠心病也是有利的。尽量少选用动物内脏、肥肉、动物及其他油脂类食物。碳水化合物在体内转化的途径之一，可以成为脂肪，使人肥胖，且升高血脂，因此要严格控制对其的摄入，一般要少于总热量的10%。可适当食用复合型碳水化合物，如蚕豆、豌豆、粗粮、一些蔬菜：如蘑菇、菠菜、洋葱、花椰菜、辣椒等。为了时刻保持大便通畅，可以多摄取膳食纤维，既能吸附胆固醇，促使其从粪便中排出，降低了冠心病患病风险。多食新鲜的蔬菜水果，既能润肠通便，还能补充基本维生素，其中维生素C可以降低胆固醇，保护血管壁，从而改善冠脉的循环，同时还具有改善心肌细胞代谢的功能。低钠饮食可以改善高血压这一危险因素的影响，减轻心脏负担，对冠心病引起的血液灌注不足是有利的。每天的钠摄入不应多于5 g。尽可能养成少食多餐的习惯，4~5次/d，每次不宜过饱，八分饱即可，因为进食会使血液聚集在胃部，其余组织血供减少，可诱发心绞痛和心肌梗死。

肥胖和胰岛素抵抗是冠心病的重要危险因素，临床糖尿病的存在大大增加了无器质性心脏病患者发生心力衰竭的可能性，对已经确诊的心力衰竭的患者也是有不良影响的。空腹血糖水平<6.1 mmol/L，可采用改变生活方式，严格的饮食控制和运动，无效者使用降糖药物。血脂异常是动脉粥样硬化性疾病的重要危险因素，已患动脉粥样硬化性疾病（如冠状动脉脑或外周血管）的患者较易发生心力衰竭，应根据患者评估的结果，明确告知其血脂应控制在什么范围内，之后多久监测1次，降脂药的副作用有哪些，什么情况下应即时到医院就诊。

4. 戒烟限酒　尼古丁可使血管收缩，升高血压，增快心率，这些都会增加心肌的耗氧量，诱发心绞痛甚至心肌梗死。对于饮酒，整合各类传统研究结果，得出结论饮酒会使血压升高、极易诱发脑卒中，以上均为剂量相关性，这些都不利于冠心病的恢复，因此要严格限制饮酒，中国营养学会建议成年男性饮酒量<40 g/d，成年女性<20 g/d。考虑到饮酒引起的综合健康风险可能大于潜在的心血管健康获益，因此不建议不饮酒者通过少量饮酒预防心血管病。

5. 用药指导　教育患者要长期坚持用药，不可擅自更改用药方式，增量或减量。在使用抗凝、抗血小板药物治疗时，须在饭后服用，若出现呕吐咖啡色样物质、大便颜色变黑、牙龈出血以及皮肤有出血点，则立即停药，及时就医。规律监测血脂结果，尤其关注甘油三酯和低密度脂蛋白胆固醇的值。将硝酸甘油放置于易找到的位置，尽可能随身携带，如有心脏不适，可于舌下含服1~2片，1~2 min即可开始起作用；使用此类药物可能出现头晕、胀痛、血管搏动感、面色潮红、心悸也时有发生，上诉症状一般可自行缓解，若持续不缓解，请及时就医；该药可引起体位性低血压甚至晕厥，建议服药后平卧休息；倍他乐克属于β受体阻滞剂，该类药物长期服用时，不可随意突然停药、漏服，否则可导致严重的并发症，出现心绞痛、心肌梗死或室性心律失常等，应特别注意。用药过程中要注意监测血压、心率、勤做心电图等。

6. 心理指导　冠心病的病程较长，不稳定，易反复发作，这些特点都会对患者造成一种紧张、焦虑的心理，其疾病本身也可对心理造成影响。尤其是一些病情较为严重，病变范围广，明显感受过心绞痛、心肌梗死时濒死感的患者，更容易遗留下不良心理影响。这就要求医务人员多去和患者沟通交流，关心患者，了解其心理变化，适时的给出指导建议，柔声做出解释，尽可能安抚其情绪，帮助其树立生存的信心。必要时也可以加用药物干预。主要的干预有改变患者在认知中的不太合理的部分，扭转消极情绪，积极接受新思想，使患者的认知得以重建，使其在社会中的角色得到转变，以更好地适应这个社会。疏导的方法主要有轻音乐、冥想、瑜伽训练、呼吸训练、正念疗法等。

（二）高血压

除外高血压危急重症及合并严重并发症患者，一般的高血压患者也不可能长期住院治疗，因此对他们做好住院期间、出院后的教育工作尤为重要。向其介绍高血压的病因、发病的特点及其造成的危害，指导进行健康的生活方式，要教导他们密切监测血压，做好记录，向他们传授高血压是可以预防的观点。高血压药物并不是一劳永逸的，需要定期随访和随诊，坚持终身治疗。

1. 运动教育　合理的运动锻炼利于高血压患者的血压下降，并且可以有效降低血脂、血糖等相关指标，甚至可以在适当减少降压药物使用的情况下，较好的保持较低血压状态。据研究发现，中等强度的运动锻炼可以降低原发性高血压患者收缩压约 10 mmHg，舒张压约 7.5 mmHg；这样既可以减少药物的毒副作用，减轻患者的医疗费用负担，使他们的生活质量提高。总体的原则为：个体化、可行性、安全性、循序渐进、坚持不懈。运动方式、运动强度、运动时间的选择都应根据个人的身体状况而定。目前比较推荐的运动方式为有氧运动，例如快走、慢跑、游泳、骑行、打太极拳、练瑜伽等，每次运动至少 30 min，遵循循序渐进的原则，逐渐加大运动量，以利于坚持进行下去。

2. 饮食教育　我国的高血压疾病多属盐敏感型，因此对饮食的控制就显得合理尤为重要；低盐、低脂、低胆固醇、低糖是基本，控制总热量的摄入，进食优质蛋白、富含维生素和钙离子的食物；做到少食多餐，定时定量，切忌暴饮暴食，向患者及家属传递低盐饮食的重要性，摄入钠离子 3～5 g/d，血压可降低 3～5 mmHg。多选择软化血压的食物，如洋葱、黑木耳、高纤维蔬菜等。教育患者戒烟限酒，吸烟对于心血管疾病的影响已众所周知，有害物质可以促进对血管内皮的损害，加速动脉硬化，增加血液的黏稠度，对高血压的控制产生极其不利的影响。同时吸烟、不健康饮酒对高血压并发症脑卒中、冠心病、心肌梗死等的发生产生了不可逆的影响。

3. 服药指导　教育患者遵医嘱服用药物，强调其重要性和目的；嘱咐患者绝对不可擅自停药，定期随诊，由医生根据其血压控制情况调整药物，以达到最佳降压效果；自我监测血压，告诉他们如何测量、制作记录表格，这样在就医时可以使医生更好地掌握其血压变化规律，完善诊疗方案。介绍高血压控制不佳对脑、心、肾等重要脏器的损害，尽可能让患者意识到规律服药控制血压不仅仅是数值上的降低，更是可以全面降低靶器官损害，减少心脑血管疾病发病率，生活质量由此显著提高。

4. 调整心态、保持情绪稳定　高血压的发生与情绪不稳定密切相关。现在的生活节奏快，职场竞争、家庭琐碎，无形之中给人们带来持续的精神压力，情绪激动以及心情抑郁在所难免，这些都会使全身的血管处于一种紧张的状态，使血压升高；高血压病的发病人群在年轻化。因此在这种情况下单纯的药物治疗很难控制好，针对这样的患者，医护人员更需要和他们谈心，进行疏导，帮助其调节心理减轻压力；教会他们自我调节，避免情绪激动。压力大时，可以选择恰当的方式去释放、去发泄；同时对患者家属进行指导，家人的支持举足轻重，宽容、支持、经营一个良好温馨的环境对此类患者血压及并发症的控制尤为重要。

5. 自我管理　高血压患者的自我管理非常重要，医护人员应正确指导患者对血压进行监测，并且做好记录，掌握自身血压的变化规律，待下次就医时向医生提供记录结果，利于医生的调整用药，更好地控制血压。教会患者血压心率的监测方法，一般高血压患者，应将血压降至 140/90 mmHg 以下；65 岁及以上老年人的收缩压应控制在 150 mmHg 以下，如能耐受，可进一步降低；伴有肾脏疾病、糖尿病或病情稳定的冠心病的高血压患者治疗更宜个体化，一般可将血压降至 130/80 mmHg 以下，脑卒中的高血压患者一般血压目标为 <140/90 mmHg。处于急性期的冠心病或脑卒中患者，应按照相关指南进行血压管理。舒张压低于 60 mmHg 的冠心病患者，应在密切监测血压的前提下逐渐实现收缩压达标，同时医生可以指导患者在遇到突发情况时如何安全用药，降低

危险性，为到医院正规就诊赢得时间。

良好的生活习惯及规律的作息也对降低血压有效。门诊有时遇到患者因前一日休息不好，次日出现头晕、血压飙升的情况，这种情况并不罕见。因此要教导患者保证充足的睡眠，不要熬夜，指定合理的作息时间，保持良好的情绪及精神状态。同时保持大便通常，避免用力排便时血压增高，增加心脏的负担；排便用力也极其容易诱发血管破裂造成脑出血等及其严重的损害。

（三）心房颤动

心房颤动在人口老龄化的时代快速发展，是与年龄增长相关的心律失常疾病，其发生机制较为复杂，病因尚不明确。对于心房颤动的综合管理措施已有多个方案形成。现已进行的随机对照实验发现，房颤患者的综合管理降低了心血管疾病住院以及心血管疾病死亡的复合终点，且具有良好的成本/效益比。因此对心房颤动患者进行多学科的综合健康宣教，指导患者自我管理尤为重要。

患者常缺少对心房颤动的认知，即便是经过专业教育的患者也对心房颤动认识不到位，这说明需要进一步的系统宣教。在心房颤动康复的所有阶段实施个体化的患教，使患者对心房颤动有进一步的认识，便于医务人员的管理。要让患者认识到在治疗恢复中自己的核心作用。治疗心房颤动需要患者对其生活方式做出改变，并且要遵循长期的原则，担起自我管理的责任。鼓励患者与医务人员共同决策，支持其对治疗方案提出的建议。增强患者获取信息的方式，以提供关于治疗、获益、风险和副作用的内容，同时知晓心脏康复所具有的局限性，将有助于实现患者积极支持心脏康复的现实期望。

1. 健康宣教内容包括　①了解患者及家属的认知与需求；②心房颤动相关病因、危害性、并发症、治疗等（纠正患者对症状相关原因的误解，以及提供对控制症状能力的保证，是房颤早期阶段的重要教育干预），改善生活方式和管理危险因素的教育以及建议；③心脏、血管的解剖、心血管疾病的病理生理过程和一般症状（如何监测心率/心律和症状的自我评估）；④体力活动［多项小规模研究显示房颤与长时间或过量耐力运动相关。患者可进行体力活动，但要保持中等强度的运动，以预防房颤发作和复发。避免长时间耐力训练（如马拉松、铁人三项），尤其在50岁以后。运动康复过程需进行一对一的指导］；⑤健康的饮食和对体重的管理［对于肥胖的心房颤动患者，减肥和管理其他危险因素可以减轻心房颤动的负担和症状，应该询问所有的心房颤动患者有无睡眠呼吸暂停综合征（SAS）的临床症状，做到充分发现和治疗SAS，以降低心房颤动的复发率，提升心房颤动的疗效］；⑥戒烟和复吸的干预；⑦限酒管理［酒精摄入过多是房颤发生的危险因素，增加口服OAC的出血风险，同时增加房颤患者血栓栓塞及死亡的风险］；⑧心血管疾病危险因素的行为管理［有高血压的患者要严格监测与控制血压，以减少房颤复发及卒中和脑出血的风险］；⑨心理和情绪的自我管理；⑩日常生活指导；⑪心肺复苏和自救措施。

患者教育可在确诊房颤或开始使用抗凝药物治疗后的任一时间点进行，可以通过分发小册子和制作短视频作为媒介传播房颤知识，也可采用谈话的方式；另外一种行为教育（包括试图改变患者改善症状和配合治疗的行为），例如动机访谈、认知行为疗法和心率变异性生物反馈等。

2. 药物指导　现调查发现患者的服药依从性较低，因此需要向患者讲解抗凝治疗的重要性，可能出现的风险/获益、不同INR的检测方法、规范使用华法林（介绍常见药物食物相互作用等），可制作华法林复查手册，加强对患者的管理。选择抗凝药物时，如果没有非维生素K拮抗剂口服抗凝药物（novel oral anti-coagulant, NOAC）的使用禁忌，既可首选NOAC，也可选用华法林抗凝。但华法林受食物、药物等影响较大，要告知患者如有同时使用以下药物，需引起重视，如增加华法林疗效的药物有奥美拉唑、普罗帕酮、胺碘酮、左甲状腺素等，降低华法林疗效的有口服避孕药、维生素K制剂、雌激素、巴比妥类等。需定期检测INR，治疗窗内时间需＞70%。

提供患者教育的医务人员需明白患者对口服抗凝药的了解因年龄而异，老年患者（＞75岁）会表现出较差的认知（对华法林相关的特定益处、风险或毒性变化）。当患者对其病情和口服抗凝药的了解有限时，这可能会影响他们自我管理的实际能力（无意的）和他们对治疗必要性的看法，因此对老年人的教育措施要更加细致，既可以针对个人层面，也可以针对集体层面。而在某些情况下，配偶比患者更易掌握患教知识，这在实行自我管理的治疗方案中起着至关重要的作用。

3. 运动指导 综合目前的研究结果，运动对心房颤动患者的康复作用仍有争议，主要针对高强度的运动对心房颤动患者是有益的还是会增加风险，最终导致预后不良。可以肯定的是轻、中度的运动强度对心房颤动的预防和治疗有好处。应该鼓励阵发性、持续性心房颤动患者，以及高危人群进行轻、中强度的运动康复。一次康复运动包括：首先进行5～10分的热身活动：低强度的心肺试验、肌肉耐力训练、关节活动度练习；接下来20～30分的运动：包括有氧运动，肌肉力量锻炼，神经控制类练习；最后是5～10分整理活动：低强度耐力、肌肉耐力，柔韧性练习。建议每天都要有氧运动，最少也要达到每周3次；运动量可持续递增。

4. 饮食指导 适当补充钙、镁、多种微量营养素和维生素，尤其是维生素B和C族维生素，同时要适量摄入叶酸；对于服用华法林的患者，应关注维生素K的拮抗作用，保正每日维生素K稳定摄入。富含维生素K的食物有动物内脏、绿色蔬菜、鱼类、乳豆制品等。无须限制茶类和咖啡的摄入。

5. 教育方法 有多种形式，如集中答疑、小组课、一对一咨询、整理打印相关材料供患者自学、在线教学讲解等，总之心房颤动管理团队应与患者互动以确信患者已掌握疾病自我管理的关键信息。

（四）心力衰竭

通过健康教育以加强慢性心力衰竭患者自我管理能力的培养极其重要。第一次与患者接触时，明确告诉患者复诊的时间，对教育效果进行评价和反馈，了解患者在认知和执行中的薄弱环节，并在后续接触中持续调整和改进。健康教育课程包括：什么是心力衰竭、引起心力衰竭发生和加重的病因和诱发因素、心力衰竭应该服用的药物、心力衰竭的非药物治疗：心力衰竭的运动治疗、心力衰竭的营养支持、心力衰竭的心理恢复。

1. 用药指导 在家规律用药期间，患者应该熟练掌握使用药物名称和剂量，以及可能出现的副作用，对疾病复发的征兆要敏感，如过出现以下情况及时去医院就诊：如出现双下肢或全身的水肿再现或加重、尿量减少或体重明显增加2～3 kg等心力衰竭加重征兆时，自行口服利尿剂不缓解；血压较前明显降低或≤100/60 mmHg，持续性血压降低或增高；心率明显加快或过缓（≤50次/min）；夜间不能平卧而需高枕才可入睡；心脏节律显著改变如从不规则转为规则或由规则转为不规则、出现频繁早搏且有明显不适感觉；稍活动便感气喘加重。

2. 运动指导 患者不存在活动禁忌的情况下（如伤口活动性出血、谵妄状态、夜间阵发性呼吸困难、心功能Ⅲ/Ⅳ级等），建议早期活动（Ⅰ期康复），建议低强度抗阻运动（小哑铃、弹力带、沙袋）、关节松动、呼吸肌训练（缩唇呼吸、腹式呼吸），目标是早日离床、减少卧床带来的不利影响及并发症。待功能状态逐步改善、病情稳定后，进行再次康复评定，以进入下一阶段（Ⅱ期、Ⅲ期康复）。下一阶段的运动康复方案包括在医院及基层医院门诊进行运动康复（可以根据危险分层评估结果确定是否需要心电与血压监护以及监护的次数）（Ⅱ期康复），以及家庭康复（Ⅲ期康复），家庭康复阶段在条件允许下患者可选择家庭远程监测，开展运动治疗。随访形式既可以电话随访或门诊随访形式，也可以建立电子随访系统及微信群等。

3. 自我监测 应教导患者每天自测体重和记录尿量调整利尿剂用量，体重增加通常是在肺淤血或体循环淤血症状之前出现液体潴留。建议每天液体入量不超过1.5 L，每2周检测一次电解质。24 h体重增加＞1.5 kg或者3 d体重增加＞2.0 kg，表明液体潴留正在加重，需增加利尿剂使用剂量，患者可根据液体出入量调整利尿剂用量。

4. 营养建议 建议降低饱和脂肪酸和反式脂肪酸的摄入量，即减少肉类食品、油炸油煎食品和糕点摄入；减少食用钠的摄入量，清淡饮食，增加蔬菜和水果的摄入；其次是给予个体化的营养膳食治疗6周。在第2次随访时，需要对血脂、血压和血糖的变化进行评估，如有必要，可加强治疗。第2次随访时可指导患者学习有关辅助降脂膳食成分（如植物甾醇、甾烷醇和纤维素）知识，增加食物中的钾、镁、钙的摄入量，此阶段需对患者的饮食依从性进行监视。在第3次随访时，如果血脂或血压没有达到目标水平，则开始代谢综合征的治疗。当血脂已经大幅度下降时，应对代谢综合征的多种心血管病危险因素进行教育和管理。帮助患者学会按膳食营养处方计划合理饮食、阅读食品营养标签、修改食谱、准备或采购健康的食物，以及外出就餐时的合理饮食。

5. 戒烟限酒 劝导每个吸烟者戒烟，评估戒烟意愿程度，拟订戒烟计划，给予戒烟方法指导、心理支持或戒烟药物治疗。不建议任何人出于预防心脏疾病的目的饮酒，有饮酒习惯者原则上应戒酒或严格限制饮酒量。建议成年男性饮用酒精<25 g/d（相当于啤酒750 mL或葡萄酒250 mL，或高度白酒50 g，或38度白酒75 g）。成年女性饮用酒精量<15 g/d（相当于啤酒450 mL，或葡萄酒150 mL，或38度白酒50 g）。孕妇、青少年禁忌饮酒。BMI控制在18.5~23.9 kg/m^2，腹围男性≤90 m，女性≤85 cm。

教导患者可能会加重慢性心力衰竭患者病情的因素，需尽可能避免：①过度劳累和体力活动、情绪激动和精神紧张等；②应激状态、感冒、呼吸道及其他各种感染；③不依从医嘱，擅自停药、减量；④饮食不当，如食物偏咸等；⑤未经医生同意，擅自加用其他药物，如非甾体类抗炎药、激素、抗心律失常药物等。

研究结果表明，对心力衰竭患者进行教育的最有效的方法是通过内容的个性化，使用组合媒体进行传递，在一对一的基础上提供教育，并在多个时段进行。总之，完善当前心力衰竭患者教育计划对提升心力衰竭患者的预后是十分必要的。

（五）心脏瓣膜病

1. 一般教育 首先要向患者解释有关他们所患疾病的性质、治疗和管理，讲述疾病的病因学和病理学与严重程度的相关性。对于有严重瓣膜返流和狭窄的无症状患者，要特别注意对症状变化的报告，在症状出现时，就要告知接下来如何控制症状。应提供关于心内膜炎预防、牙齿卫生、抗凝血和妊娠（如果相关）的信息。告知患者就诊于口腔科进行各种侵袭性检查或治疗时，要告知医生目前口服抗凝药物，既往有风湿性心脏病史；预防呼吸道感染；保证居住环境阳光充足、空气流通、有适宜的温度，防止因感染诱发疾病活动、加重病情。积极控制链球菌感染，如扁桃体炎、龋齿和副鼻窦炎等慢性病灶。加强体育锻炼，增强机体抗病能力，注意休息，不适合重体力劳动。风湿热患者要尽可能卧床休息，有呼吸困难的情况时，取半卧位。关节肿痛的患者，应该保持舒适体位，通过热敷、按摩、理疗等方法促进关节局部血液循环，减轻疼痛。坚持适度的运动，不应疲劳，睡眠要充足。

2. 用药指导 心脏瓣膜病患者需长期服药，需要教导患者坚持服药的重要意义，可预防或治疗相关的危险因素、并发疾病，包括风湿热、感染性疾病、糖尿病、冠状动脉疾病和心房颤动。同样，心力衰竭患者也应该接受适当的药物治疗。对于合并有高血压的患者，治疗高血压的药物应从低剂量开始，并根据需要向上加量，同时进行频繁的临床监测。建议治疗伴发性高脂血症，可选用他汀类药物。若需服用阿司匹林等抗板、抗凝药物时，要告知患者饭后服用，减小对胃黏膜的刺激，并让患者注意是否有胃部不适、食欲下降、黑便等情况发生。应用激素治疗时要告知患者服药目的，不可自行随意的加量、减量或突然停药；需要保持容量状态，并避免长期禁食和使用利尿剂。

3. 饮食指导 心脏病患者大多需要以少食多餐为原则，并且要限制脂肪摄入，如动物油脂、蛋黄、肥肉、鱼子等，可选用使用植物油、豆制品等。进食清淡、高蛋白精蛋白、高维生素、易消化食物来维持营养，没有糖尿病的情况下可高糖饮食。鼓励患者多饮水，但要保持出入平衡。告知心力衰竭、水肿明显者低盐饮食，控制钠盐的摄入2~3 g/d，多进食含钾的食物，如绿叶蔬菜、香蕉、果汁等；要控制热能供应量，心脏病患者应选用含热量低的食物。因总热能过高时，血清胆固醇会升高。如患者体重不达标，控制饮食很重要；饭菜中尽量少用生姜、辣椒、胡椒面等辛辣调味品，严禁吸烟、饮酒，戒喝浓茶、浓咖啡等的不良嗜好。

4. 运到指导 建议瓣膜轻度狭窄的患者不限制活动，重度狭窄的患者不应参加任何竞技体育比赛，无论症状如何。对于中度狭窄患者，低强度活动是相对安全的（如台球、高尔夫球、保龄球），以及适当的动静态练习（如排球、橄榄球、棒球、射箭、跳水、马术、美式足球），以上需要满足在达到计划强度的锻炼时未出现症状、未看到缺血的迹象、无节律障碍或无异常的血压反应。瓣膜中度狭窄的个体不宜参加高强度活动、以及要求较高的运动。中重度或重度主动脉瓣狭窄患者应避免剧烈的体力活动，那些需要高强度肌肉力量的运动也应禁止。瓣膜狭窄的患者也许会刻意的减少活动强度，避免出现一些症状，可以让亲人和朋友作为监督者（及时的发现患者不适症状）。总之不论狭窄程度如何，一旦有症状，应立即停止一切活动。中度以上瓣膜狭窄的患者需被告知瓣膜置换的重要性。

对于心血管外科手术后的患者，有证据表明，有效的患者教学能够减少抑郁、焦虑的发生，提高生活质量，使术后再入院的概率降低。对一些文献进行初步整理，建议在不同的时间向不同的患者进行教育，分别是术前住院的患者和术后门诊随访的患者。冠状动脉旁路移植术、球囊血管成形术、瓣膜修复和置换等外科手术是心血管疾病治疗不可或缺的组成部分，可向患者及其家属简单介绍如上手术的原理及过程，起到一个怎样的效果，让患者及其家属有一个初步的了解，为下一步的治疗做决定有了一些把握。同时可以帮助患者及其家人为手术过程做好心理和身体准备；并教会他们如何在出院后有效地自我管理手术后症状。还有如肺部的护理和疼痛的管理，如何避免术后肺部感染、减轻疼痛、如何进行深呼吸锻炼，以及关于手术后的康复和出院回家的一些心理准备。帮助患者对术后可能出现的并发症进行认识，有助于减少不良医疗事件的发生，并教会他们在心绞痛发生时如何处理，以及伤口如何护理；药物管理、情绪调节，以及出现乏力、失眠、纳差、下肢水肿、便秘、腹胀和呼吸困难等症状要如何应对也是授课内容；知道在出现问题时可以打电话给谁，这样就可以防止不必要的急诊室就诊，并减轻患者，家人和医疗系统的压力。一项重要发现是，Shuldham 和 Goodman 等人的报告说，在手术前提供出院教育相较于其他时间提供一样的教育，能更加有效地帮助患者及其家属应对急慢性状况。此外，通常建议每年进行常规体检和详细的心血管评估。

教学干预措施包括视频、一对一出院前和出院后教育（线上或线下），以及术前个性化教育和咨询帮助。教育内容包括与术前和术后事件相关的信息以及行为指导。

（六）冠状动脉旁路移植术

1. 术前教育　首先要鼓励患者积极配合医护人员的治疗；介绍冠状动脉粥样硬化性心脏病的基本概念、病因、发病过程、冠状动脉旁路移植术的作用、手术过程及需要做的检查，加强患者的配合度，提高患者战胜病魔的信心以及对医护人员的信任感。为减轻全身麻醉的影响，可以对患者进行例如，深呼吸练习、吸气肌训练、运动训练等的行为教育。有研究示，术前预防性的教育干预可以降低患者术后发生不良事件的概率。

（1）咳嗽、排痰训练　促进排痰，改善肺通气功能，促进肺膨涨，增加肺活量，预防术后肺部并发症。教会患者有效的咳嗽、咳痰：双手环抱紧贴前胸，患者先深吸一口气，稍作停顿后紧缩胸腹，然后尽力咳嗽。每日进行3次，一次20下。要避免无效咳嗽，告诉患者有效咳嗽可以预防肺部感染、肺不张。

（2）腹式呼吸训练　嘱患者取仰卧位，屈曲双腿使腹部肌肉放松；双手置于身体的两侧，用鼻子缓慢深吸气，鼓起腹部，缩唇缓慢呼气至气体排出。

（3）鼓励起床、翻身　为了避免肺部感染及褥疮生成，鼓励患者翻身、起床，最好有家属在旁边帮助或借助床栏等用力。

（4）放松训练　使患者完全放松，消除紧张，减轻焦虑。

（5）床上大小便的训练　心脏搭桥术属于较大的手术，术后前几日不可下床，因此术前1周应教患者练习在床上大小便，多吃润肠通便的食物，排便困难者可予乳果糖帮助排便，避免用力过度而使心脏破裂或再发心绞痛。

（6）胃肠道的准备　手术前一晚8点前后开始协助患者排空肠道，目的是避免麻醉引起呕吐甚至误吸，术后出现肠胀气；告诫患者在晚12点后禁食禁水。

2. 术后教育　伤口的护理：搭桥术后的数周内，伤口及其周围组织会有发红、疼痛的情况，遇到这种情况不必担心，一般会自行消失；如长时间未消失，甚至有加重、分泌物流出的情况，要及时就医。药物治疗：出院时给患者带一份用药方案，嘱患者按时、按量遵医嘱服用药物，未经医生的允许不得擅自加减停用药物。期间如果发生了任何不适，及时与医生联系。告诉患者有些药有轻微的副作用，随着时间的推移会自行消失，但有些副作用一旦出现，要尽快就诊。

3. 饮食教育　术后恢复体力需要更多的热量、蛋白质的摄入，以加快伤口康复。但之后对于疾病再发的预防就要控制增高的血脂，从源头上避免冠心病的发生。而冠状动脉旁路移植术仅仅是恢复了堵塞的血管通路，因此，要鼓励患者多进食优质精蛋白，限制动物油脂的摄入，保证低胆固醇、低脂肪饮食的习惯；多吃膳食纤维，保持大便通畅；蔬菜水果富含维生素，其能营养心肌，促进胆固醇代谢，减少胆固醇的吸收，对预防冠心病有一定的作用；少食多餐，不饮浓茶、咖啡等饮料；绝对戒烟酒：尼古丁会加快心率，收缩血管，使血液携氧能力降低，对血管壁有破坏作用，加速冠状动脉粥样硬化；合并高血压糖尿病的患者，要遵循低盐糖尿病饮食。

4. 运动教育　建议患者尽早进行康复训练，以减少并发症，同时促进其身体的恢复。主要以心排血量、搭桥血管血流量的增加，营养搭桥血管，促进吻合；增加肺活量，提高血氧浓度，预防肺部并发症。为预防下肢静脉血栓的形成，鼓励早期下床活动。患者依个人情况选择有氧运动方式，配合医护人员针对性指导进行适度锻炼。老年患者运动依个人耐受循序渐进，无疲劳、心悸、气短，不诱发心绞痛、心律失常为宜。患者的运动频次≥3次/周，间隔不应超过2 d。有研究示，能够满足以上要求者，其心肺的耐受力可在2～3周后提高，6～8周会有显著改进。

总之，医务人员与患者进行积极的沟通，可以帮助他们培养健康的生活方式，缓解术前紧张、焦虑，提高生活质量。此外，患者的疾病认知以及用药依从性得以提高，增加了手术的成功率。

（七）心室辅助装置

心室辅助装置是一种辅助循环装置，代替心室做工。使用时可保留患者自身心室，一种血流驱动装置代替推动血液循环。多应用于心室的功能发生衰竭的患者及需要等待供体心脏进行心脏移植的患者。

1. 保持装置有电　（此前要对患者进行能力的评估）患者需要学会维护系统控制器、电源模块和电池；定期检查电线及连接装置是否有损坏；要学习电源切换的正确顺序，以及在电池供电期间评估充电水平。此外，避免突发的电力中断，教导患者要随身携带备用的控制器、备用充电电池、带电线的电池夹和紧急标识码。

2. 防止经皮感染　经皮导线的感染是最常见的心室辅助装置相关感染类型，可能会扩散到多个部位，出现严重的并发症，同时也会增加泵内血栓形成的风险。而最好的预防感染措施是经皮导线在出口处不被移动，当患者穿上厚重的衣物时，要注意避免经皮导线的扭结、弯曲或拉扯。定期记得去正规医疗机构由有经验的护理人员更换伤口处的敷料，必须要轻柔，不能造成创伤。每天目视检查经皮导线，并识别感染的早期迹象（红肿、触痛、发热、不明原因的疲劳或疼痛）、红斑或出口部位引流量增加。

3. 个人卫生　患者的个人卫生和保持清洁对预防感染至关重要，目前建议患者尽可能避免接触可能增加感染风险的情况和环境，如与患者或日托中心的密切接触。接触电流设备或更换敷料前要洗手，另外要教育患者在洗澡时如何保持敷料、电池和控制器的干燥。

4. 坚持服药　坚持服药至关重要。心力衰竭药物治疗之外还需要特定的抗凝治疗以预防血栓的生成。教导患者严格遵守医生建议的剂量服用，严禁擅自调整药物用量，以免造成血栓和出血的双重风险，最常见胃肠道出血，如患者有呕血或黑便，要及时医院就诊。为避免颅内出血，一定要关注血压的控制和防止患者跌倒。

5. 运动　早期活动和渐进性的运动训练是安全的，且能提高患者的耐受性。运动方式最初一定是柔和的，要避免参加剧烈运动或接触性运动，因为这些活动可能会在无意中导致设备损坏或者传动系统部位受伤。此外，禁止游泳、潜水等接触水的活动；避免长时间暴露在寒冷或者炎热的环境中；鼓励他们去旅行，但都要提前向医护人员报备，尤其是需要乘坐火车、轮船或飞机等旅行，使医生知道他们的去向。

6. 饮食营养和吸烟饮酒　此类患者多患有慢性消耗性疾病，植入辅助装置时营养不良，一些食物还会影响抗凝药物的效果，因此需要患者和营养师交流应避免或限制哪些食物的摄入，而哪些食物多多益善；患者必须戒烟，烟草制品会导致动脉收缩，减少组织及肺部血流量，增加全身循环阻力，而后负荷的增加降低了左室舒张末期产生的有效输出量；同时烟草会降低患者的抗感染能力，二手烟也要避免。限制饮酒，因为酒精可能会损害患者管理设备、更换电池以及理解和回应系统警报的能力。

7. 关注症状和体征　教会患者监测体重的增加、腿围及腹围；出现呼吸困难要引起重视。心室辅助装置植入患者可能会脱水，由于他们限制自己的经口液体入量，限盐饮食，容量可能会减少，嘱患者每天测体重，并且行动上要注意直立性低血压导致的不良反应（目标血压是将平均动脉压控制在70～80 mmHg）。

（八）起搏器植入术

普通心脏起搏器是治疗各种原因引起的心脏起搏和传导功能障碍性疾病的主要方法；特殊高端起搏器有预防恶性心律失常所致猝死或改善心功能不全症状的功能。为了患者术后更快地康复，可以对患者进行一些如下指导。

1. 术前教育 起搏器植入术是局部麻醉下进行的，患者在意识清楚的情况下如果有任何的不适或者疑问都可以咨询医生和护士。鼓励患者术后就可像健康人一样生活，不必焦虑紧张，努力配合医护人员的治疗即可。关注天气变化，及时地增减衣物不要着凉感冒。做好手术部位皮肤的准备，保持清洁，手术部位一般有会阴部、双侧腹股沟区、腋窝、锁骨上下窝；术前要禁饮食4 h；排空大小便；身上的首饰、假牙、各种附属品等摘除；备好术后用品，如大小便器等。

2. 术后教育 首先明确告知患者及家属起搏器设置的频率及可以使用的时限；一些对起搏器有严重影响的设备尽量不要靠近，如电磁炉、电热毯、电动按摩椅、金属探测仪、发电机、电焊、广播电视台发射塔、高压电缆等；一些医疗设备也要注意，如伽马射线仪、手术电刀、冲击波碎石仪等，可以做X线，除非植入抗核磁的起搏器外禁止做核磁，在治疗时要让患者告知主管医师安装起搏器的情况；家用电视、微波炉及烤箱等不影响使用，但手机使用时要距起搏器有一定的距离，最好15 cm以上。

3. 监测起搏器的工作情况 教会患者自数脉搏，检查脉搏是自我监测起搏器功能的简单有效方法。要求每天都在身体的同一状态下进行，嘱患者每日清晨醒来或者静坐15分钟后自数脉搏，计数1 min，观察脉搏次数。若与基础起搏频率的误差超过5次/min，或者出现头晕、心慌、乏力、晕厥、黑矇以及持续打嗝等症状时，应该及时到医院就诊。

4. 伤口 患者自己需要关注伤口情况，没有愈合的情况下不可沾水；如果出现伤口红肿、流脓、全身发热等情况时，不可擅自用药，要及时联系医生处理；保持伤口处的清洁和干燥，洗澡时不可用力的揉搓。

5. 运动 起搏器植入的那侧肢体近1月内不可剧烈活动，避免过度抬举、牵拉动作，以防电极在心内膜处脱落。具体见表3.28.1。

表3.28.1　植入永久性起搏器患者的康复训练

时间	康复活动
术后第1 d	可让患者做握拳运动，嘱其卧床，伸直术侧上肢，五指用力握拳、伸直反复交替活动
术后第2 d	做术侧肢体的外展，取站立位，双眼平时前方，双上肢置于身体两侧，然后双上肢上抬，再回收，逐渐至水平位
术后第3 d	前屈运动，术后第3天前屈运动：站立位，双眼平视前方，双上肢放于身体两侧，将术侧上肢尽可能前伸
术后第4 d	外展运动：体位同前，将术侧上肢尽可能的后伸
术后第5 d	旋臂运动：站立位，上半身固定不动，术侧上肢自然下垂，以肩为轴，用力旋前、旋后
术后第6 d	攀岩运动：面对墙壁，将术肢手指置于墙壁，做类似上爬的动作
术后第7 d	绕头运动：站立，身体固定，将术肢抬起经过枕后摸向对侧耳朵

如此按照循序渐进的原则进行适度的活动，2～3次/d，5～15 min/次。术后1～3个月可以适当的做些家务，3个月后可选择慢跑、散步、气功等低强度的运动。

6. 健康生活 养成良好的生活习惯，保持心情的愉悦，情绪要稳定、开朗、乐观，积极向上的生活态度；忌烟酒，饮食清单，且不可过饱，可选择精蛋白、含维生素的食物，忌辛辣、刺激性食物等。关注大便情况，如有便秘要及时改善；要保证充足的睡眠；注意保护起搏器植入处的皮肤，不可受外力冲击。若没有严重的器质性心脏病，可以正常工作，不必有太大的心理负担；可以开车、乘坐汽车、火车、飞机等交通工具，外出时随身携带起搏器卡，因起搏器是金属制品，乘坐飞机安检时需出示起搏器卡，除此之外，如遇到突发事件起搏器卡可为医务人员提供依据以做出正确判断而救命。

7. 坚持服药 纠正患者的错误观念，起搏器仅仅是一个辅助装置，无法治疗原发病，因此即使安装起搏器后，患者也要严格按照医嘱服用治疗高血压、冠心病、心力衰竭等的药物，不可大意忘服或漏服。

8. 心理指导 介绍起搏器的作用，安装后的优点，可以达到和正常人相近的较高的生活质量，只要积极配合医护人员的治疗，延长寿命有极大的可能性。

9. 定期复查 向患者说明规律随访的重要性，增强其随访意识。出院后1～3个月随访1次，做起搏器调试，情况稳定后可半年随访1次，若电池快耗尽时需缩短间隔时间，必要时更换起搏器。

通过完善的健康教育不断加强患者对疾病和治疗的认识，能有效帮助其摆脱因疾病和安装起搏器产生的紧张和焦虑，以及因烦躁不安，控制不好情绪而与家人及医务人员产生争吵。当患者真正的学会自我管理时，情绪就会得到控制，利于家庭及医患关系的缓解。

（九）经导管主动脉瓣植入术（TAVI）

我国的老龄化进程仍在加剧，最常见瓣膜疾病主动脉瓣狭窄的患病率也仍在上升。年龄大且病情严重的患者其瓣膜置换手术的风险也高，而经过大家的不懈努力，现已使TAVI（或TAVR）替代了瓣膜置换术，目前已作为治疗的黄金标准。但是由于患者对其了解甚少，需要医护人员对患者做出科学的指导。

1. 术前教育 ①首先要教会患者在床上进行大小便，做好充分的练习，避免术后因不习惯而导致便秘、尿潴留等不适；教会患者在床上饮水、进食，以免造成呛咳、窒息，危及生命；嘱患者于床上练习翻身、踝泵运动，促进血液循环，利于术后的恢复；②术前预康复：术前通过康复运动来提高患者的功能储备，以便更好地应对术后应激。有研究发现，术前的预康复可降低术后出现并发症的概率、减少住院天数、增加6 min试验结果、改善身体素质及预后；③术前要进食清淡、易消化、高蛋白有营养的食物；术前一晚10时后禁食，零点后禁饮，以防麻醉后出现窒息；④术前要指导患者进行有效的咳嗽及深呼吸训练，有利于排痰，防止术后肺部感染；⑤向患者及其家属传授瓣膜病的知识，术前、术中及术后的注意事项，详细的讲解TAVI手术的具体过程，给予其安慰，减轻其心理负担，稳定患者的情绪。其他如：术后服药、康复、饮食、心态调整、睡眠质量及戒烟戒酒等以及长期随访的必要性，目的是要提高患者参与性和依从性。

2. 术后教育 术后初期要绝对卧床休息，可以平卧或左侧卧位，也可两者交替变换；床头可适当抬高15°；卧床期间饮食要清淡，避免摄入辛辣刺激的食物；为避免出现腹胀等不适，建议不要进食豆类及奶制品类食物；告诉患者每日记好尿量，如有排便不畅，干燥等要及时告知医师。教导患者早期下床活动，以防血栓形成、发生肺部感染及肌肉失用性萎缩等。对于创口恢复良好的患者，可以告诉家属辅助其床边坐站、绕床缓慢行走，鼓励尽早的屈膝抗重力锻炼，同时训练呼吸肌恢复。

3. 出院前的指导 ①饮食方面 低盐、低脂、易消化、富含维生素的食物，多吃新鲜水果和蔬菜，少进食肥肉、动物内脏等含脂类的食物；遵循少食多餐的原则，每餐七分饱；出院后要戒掉烟酒，禁饮咖啡、浓茶等；保持大便通畅，一定不能过度的用力排便；②运动方面 多项研究表明，TAVR患者术后运动康复治疗可以有效改善患者的运动能力、肌肉力量、呼吸功能和生活质量等积极开展术前预康复和院内早期康复治疗，可以降低肺部感染、获得性肌少症和下肢深静脉血栓等各类并发症的发生率，有利于减少住院时间和快速恢复独立的社会生活。患者由CCU转入普通病房后，可进行床边站立、慢走、爬台阶、抗阻及协调运动训练。运动耐力较差的患者可学习视频练习踏步和八段锦等。术后1个月左右最好到门诊心脏康复中心进行12周的康复计划。完成门诊康复后，就要依靠患者自行在家中锻炼，可选方式有跳健身操、爬楼、擦玻璃、快走等，太极拳和八段锦也是康复训练的重要形式，这些运动都不需要特殊的场地、器械等，可以不受限制，基本上要做到3次/周，30 min/次。强度不宜过大，循序渐进，若出现胸闷、心悸、气喘等症状则要及时的调整运动量；③用药指导：遵医嘱使用抗生素预防感染及其他专科用药，不能随意的加减量或者停药；机械瓣植入的患者需要长期口服抗凝药物，要规律服药，规律监测INR，按时随访，将结果告知主管医师，以便调整方案；如果出现皮肤红疹、血尿、黑便等消化道出血的症状要及时就诊；④其他：要保持良好的生活习惯，控制好情绪，避免劳累，预防感染和感冒等；术后1月、3月、12个月及24个月定期随访，做超声心动图检查。

（十）先天性心脏病

1. 院前指导 通过分发健康宣传手册、小讲座的方式向患儿及其家属宣讲健康知识，当患儿出现以下一些症状时要警惕先心病：①静息状态下呼吸浅快、大量出汗、身高体重增长慢；②哭闹时、活动后喘息加重，口唇青紫；③经常感冒，反复肺炎；④体检时闻及心脏杂音要重视；⑤走几步路就喜欢蹲下，喜欢屈曲在家长怀中；出现以上情况时鼓励他们早期就诊，早期治疗。重症患儿不易过度运动，以免增加耗氧，加重心脏负担。嘱咐住院期间的相关事宜，如避免患儿感冒、防止坠床等。

2. 术前教育　先天性心脏病多见于小儿发病，与其在沟通上较为困难，依从性相对较差，故在言语上需要多一些技巧，用通俗易懂的语言向患儿及其监护人进行疾病的讲解以及如何治疗，包括术前检查、术前该做好哪些准备及注意事项，手术的术式、意义以及术中、术后可能出现的问题；首先要说明术前抽血化验、心电图及心脏彩超等常规检查的必要性；运用生动形象的语言动作告知患儿配合医生的治疗。术前提前指导监护人该如何为患儿摆放体位；要定时为患儿翻身拍背，协助患儿排痰。嘱咐家长要尽量避免患儿哭泣，以免增加耗氧量，加重病情，可以备有感兴趣的玩具、讲有趣的故事，调整好孩子的情绪。

术前要禁食12 h，禁饮4 h；协助患儿练习在床上大小便；心理上向患儿家属讲解成功案例，帮助他们树立信心战胜病魔；因术后不可直接回普通病房，需要在重症监护室观察几日，向家长说明其必要性，解释重症病房与普通病房的差异，取得家长的理解与信任，更加配合医生的治疗。在重症病房期间需要呼吸机辅助呼吸，患儿无法讲话，为了使患儿能向医务人员传递伤口是否疼痛的信息，或者想要大小便，可以提前教会他们使用手语，这样就能更好地满足他们的需求。

3. 术后教育　术后家属要密切关注患儿的体温，观察伤口恢复情况，如有异常要及时告知医务人员。患儿可以进食后，要让家属喂给患儿清淡易消化、蛋白质丰富的食物，避免辛辣刺激、油腻脂肪多的食物。加中对于术后需要用到的药物，一一向家长介绍其服用方法、作用、有何副作用、有什么注意事项等，尽量保证患儿能正确服药。

4. 出院指导　指导家长院外用药及其注意事项、休息与活动的时间安排、食物的选择、观察患儿的术后恢复情况；外出要戴口罩，避免去人多的环境，在家时经常开窗通风，预防感冒、感染等加重病情的不利因素；定期复诊的重要性及时间安排，遵医嘱复查心电图、心脏彩超等。手术后的大部分患儿和正常儿童一样可以很好地生长发育，家长要避免过度的宠溺。

（十一）心脏移植

心脏移植技术日益成熟，现已成为心脏疾患终末期唯一的有效治疗方式。但毕竟器官移植有其一定的特殊性，术后感染、排异以及相关并发症的发生都会影响患者的生存率。有研究发现，心脏移植患者的自我管理对其预后及生存率有很大的影响，健康宣教显得尤为重要。

1. 心理指导　选择心脏移植的患者通常是疾病的终末期阶段，病情反复带来极大的心理负担。而适合器官的配型成功也不是件易事，在等待供源的过程中内心也是及其煎熬。医护人员需要针对患者的心理问题，进行适当的教育活动，通过向他们提供必要的信息，尽快协助患者对医院环境适应，给予他们空间去倾诉内心的焦虑、恐惧，必要时可以求助心理医生，总之就是要让患者树立战胜病魔的信心，以及讲解手术过程帮助他们缓解紧张情绪，术后的相关注意事项，教会他们自我管理，调节心态，面对突发事件从容解决，保证心脏顺利移植。

2. 运动锻炼　术后卧床极易引起肺部感染，肺部锻炼很有必要。

（1）深呼吸　最初患者需要气管插管有创通气，通过控制呼吸机参数，鼓励患者配合做深吸气；在插管拔除后，嘱其练习自主深呼吸，先深吸气屏气，然后尽力的呼气，分为胸式和腹式，两者交替进行。

（2）咳嗽需有效　拔除插管后，嘱患者双手护住伤口，利用增加腹压进行咳嗽。

（3）肢体恢复　患者仰卧，握拳抬高上肢，保持一段时间；然后抬高下肢，做做钩脚绷脚动作。肩部、髋膝、踝水平外展，回收，每次10下，同时进行心率、血压、血氧、心电的监测；循序渐进到患者可在床边活动、病房内行走、走廊内来回散步、直到可负重行走及活动肢体。出院后患者要依据身体情况进行运动，每次运动前先进行5~10 min热身，比如原地深呼吸，活动腕关节、踝关节等较柔和的方式；每周3~6次下列运动；随后开始30 min~1 h的有氧运动，运动方式不宜剧烈，可以佩戴一个运动手环，监测心率，要求运动时每分钟心率较前增加不超过10次；鼓励患者加入医院门诊的心脏康复，定期训练，在专业医护人员的指导下，以及更完善的设备监测下，更快很好地恢复身体，直至回归正常的生活甚至工作。

3. 预防感染和排异　患者居住的病房要规律消毒，限制探视人员进出，所用物品也需要严格消毒；教育患者及其家属回家后也要注意家中环境的卫生，定期消毒，开窗通风；家中不可养殖任何植物；水果必须清洗干净才能吃；所吃的食物也必须加热消毒后才可食用。患者术后3个月内尽量不要进出公共场所，之后若有必要外出，也要常带口罩、手套。总之尽可能避免感冒，以免增加风险。术后必须使用免疫抑制剂来预防排异，指导患者服药，准确用药，要定期监测环孢素浓度，定期随访由医生根据结果给予调整药物剂量。此类药副作用较多，如高血压、贫血、肌痉挛、手颤、满月脸、毛发增多、向心性脂肪增多以及性功能减退等，明确告知家属和患者，出现上述情况不必惊慌，正确看待，积极配合治疗。

需要注意的是因为慢性排异反应的存在，长期刺激供体心脏的冠状动脉发生内膜的增厚，管腔狭窄，供血不足，而受体神经损害对疼痛不敏感，对缺血引起的心绞痛感受不到，定期行冠状动脉造影检查很有必要，能够早期发现冠脉病变。通常要求术后每年都要做1次冠状动脉造影。

结　语

首先预防心血管病要做到全人群、高危人群都参与。健康生活教育应该面对全人类，让大家掌握预防心血管病的知识，提升"三高"，即高血压、高脂血症和糖尿病的发现率、治疗率及控制率，这样能够经济的、从根本上降低心血管疾病发生。对于需要手术的患者，进行术前健康教育及术前预康复可以缓解患者紧张情绪，减轻患者及家属心理负担，使患者积极的配合手术，同时还有利于术后的康复；术后早期健康教育是为了预防晚期术后并发症出现，促进患者恢复体力；出院后的健康教育是为了加强患者自我管理，提高生存质量。

对已经确诊的心血管病患者需要进行个体化治疗。而"自我管理"的概念源于认知学习理论，即患者必须积极参与自己的治疗，尽管没有很适合的概念及定义，自我管理通常指的就是个体化治疗。而在如今飞速发展的技术背景支持下，患者教育的形式也更加丰富多样不再局限于印刷手册，面对面的线下教育。可以通过互联网、终端、智能软件、穿戴式移动设备和手机App等建立远程会诊系统，使一些患者可以不需到外地大医院而在当地得到适宜指导，尽可能实现患者的"自我管理"。利用互联网开展医务人员网络培训、继续教育、患者预约、会诊，手机App定期推送医生继续教育课件和患者科普知识，提高公众对心血管疾病等急慢性病的认识和增加预防知识。

根据健康教育"知""信""行"的理论（"知"是基础，"信"包括态度和信念，是动力，"行"是健康行为，是目标），对心血管病患者健康教育的最终目标应是患者健康行为的实施。因此，应加强对患者及其家属的宣教，提升其对心脏康复的认识以及全社会的支持度，加强患者进行心脏康复的主动性，要让患者明白运动只有在专业的医生或康复治疗师的科学指导下，有规律地进行训练才会达到最佳的效果。同时各位医护人员应探索更多的锻炼方式，丰富训练模式，比如太极拳、八段锦、健身操，有骨关节病的患者选择何种运动方式值得考虑，可以结合中医元素，在满足患者的更多需求的情况下，达到康复的目的。构建一个由心内科医护、康复治疗师、营养专家共同合作的多学科团队，利用互联网、蓝牙手表等智能设备对患者进行教育、管理和随访，这样有希望能够有效的提升患者心脏康复的转诊率，最终使心脏病患者寿命延长，生活质量得到提高。

（山西医科大学附属第二医院　申晓彧）

参考文献

［1］　de Melo Ghisi G L, Abdallah F, Grace S L, et al. A systematic review of patient education in cardiac patients: do they increase knowledge and promote health behavior change [J]. Patient Educ Couns, 2014 May, 95 (2): 160-74.

［2］　Brown J P R, Clark A M, Dalal H, et al. Effect of patient education in the management of coronary heart disease: a systematic review and meta-analysis of randomized controlled trials [J]. Eur J Prev Cardiol, 2013 Aug, 20 (4): 701-14.

［3］　Feng Y Y, Chaves G, Shi W, et al. Education interventions in Chinese cardiac patients on health behaviours, disease-related knowledge, and health outcomes: a systematic review and meta-analysis [J]. Patient Educ Couns, 2021 May, 104 (5): 1018-1029.

[4] Anderson L, Brown J P R, Clark A M, et al. Patient education in the management of coronary heart disease [J]. Cochrane Database of Systematic Reviews, 2017, Issue 6. Art. No.: CD008895. DOI: 10. 1002/14651858. CD008895. pub3.

[5] Clegg D J, Cody M, Palmer B F. Challenges in Treating Cardiovascular Disease: Restricting Sodium and Managing Hyperkalemia [J]. Mayo Clinic Proceedings, 2017, 92 (8): 1248-1260.

[6] McMahon S R, Ades P A, Thompson P D. The role of cardiac rehabilitation in patients with heart disease [J]. Trends in Cardiovascular Medicine, 2017, 27 (6): 420-425.

[7] Sean R, McMahon, Philip A, et al. The role of cardiac rehabilitation in patients with heart disease [J]. Trends in Cardiovascular Medicine, 2017, 27 (6): 420-425.

[8] Fredericks S. Timing for Delivering Individualized Patient Education Intervention to Coronary Artery Bypass Graft Patients: An RCT [J]. European Journal of Cardiovascular Nursing, 2009, 8 (2): 144-50.

[9] Cebeci F, Çelik S Ş. Discharge training and counselling increase self-care ability and reduce postdischarge problems in CABG patients [J]. Journal of Clinical Nursing, 2008, 17 (3): 412-20.

[10] Shuldham C M. Pre-operative education for the patient having coronary artery bypass surgery [J]. Patient Education and Counseling, 2001, 43 (2): 129-137.

[11] Goodman H, Peters E, Matthews R, et al. A Pilot Study Using a Newly Devised Manual in a Programme of Education and Support for Patients Waiting for Coronary Artery bypass Surgery [J]. European Journal of Cardiovascular Nursing, 2003, 2 (1): 27-37.

[12] 朱玉婷. 普通体检人群生理和心理指标的相关研究 [D]. 浙江大学学报, 2012.

[13] 经导管主动脉瓣置换术后运动康复专家共识 [J]. 中国介入心脏病学杂志, 2020, 28 (7): 361-368.

[14] 李珍珠, 卓云英. 健康教育联合心理护理在室间隔缺损患者的护理效果及其对患者心理波动的影响研究 [J]. 心血管病防治知识（学术版）, 2020, 10 (16): 94-96.

第二十九章
心肺物理治疗的辅助治疗——双心治疗与正念治疗

引　言

随着生活条件的改善和医疗水平的不断进步，人们对医学诊疗的要求也不断提高，"头疼医头，脚疼医脚"的"生物医学模式"遭到质疑和挑战，生物医学模式逐渐转向"生物-心理-社会医学模式"。早在1948年世界卫生组织提出健康的定义为：健康不只是没有疾病和虚弱，而且是身体、精神和社会适应的完好状态。1977年美国罗彻斯特大学医学院精神病学和内科教授O. L. Engel在《科学》杂志上发表了题为"需要新的医学模式；对生物医学的挑战"的文章，批评了现代医学即生物医学模式的局限性，指出这个模式已经获得教条的地位，不能解释并解决所有的医学问题。为此，Engel教授提出了新的医学模式，即"生物-心理-社会医学模式"。

2019年新冠肺炎疫情持续状态引发了社会群体性死亡焦虑增多。心血管事件容易引起心源性猝死，心血管病患者是死亡焦虑重灾人群，心血管疾病患者心理问题凸显，因此心内科的双心患者也越来越多，双心医学逐渐受到国内外学者的关注。心内科医生被"逼上梁山"，不得不学习和掌握双心知识，了解患者心理问题产生的原因、鉴别及诊治，双心治疗成为心内科患者的一种刚性需求。为了满足患者双心诊治的迫切需求，提高心内科医生的双心疾病的诊治水平，现就双心医学及其发展、双心疾病的识别与诊断、常见心身疾病、双心疾病的治疗、双心疾病的预后及随访做简要介绍。

第一节　双心医学及其发展

"双心医学"（心血管疾病与心理疾病）又称为心理心脏病学或精神心脏病学，是心身医学的一个重要分支，研究和处理与心脏疾病相关的情绪，社会环境及行为问题的科学。双心医学是研究心理疾患与心脏病的相关性，研究人的情绪与心血管系统之间的深层联系，以及控制这些心理疾病对心血管病转归的影响。心内科就诊患者40%存在心理障碍。目前双心疾病主要归结为以下几种情况：①心血管疾病继发精神心理问题，即对心血管疾病不了解而恐惧和担心，严重可导致惊恐发作。临床上常见于冠心病（急性心梗）、高血压、心律失常（心房颤动，早搏）、PCI术后、起搏器植入术后、ICD植入术后出现心理问题。患者经历了急救、手术等打击，患病术后的多种不适以及应对疾病预后的不了解、不知情，导致心理上的焦虑、抑郁、恐惧、躯体形式障碍等心理问题相关的"心脏病症状"。②心血管疾病合并精神心理问题，即难治性高血压、不易控制的心律失常、冠状动脉狭窄系统治疗后心悸、胸痛症状仍反复发作等双心问题。③精神心理问题导致心血管疾病，即严重的生活事件（亲人去世、离婚、重大疾病及传染性疾病）、社会环境改变（战争、移民）、自然灾害（洪水、地震）引起的压力、应激导致心血管疾病。如应激性心肌病，精神应激导致冠脉痉挛，精神应激导致心律失常，精神应激导致高血压。④单纯的精神心理问题误诊为心血管疾病，即表现为心血管疾病症状的精神心理问题，如焦虑、惊恐发作、抑郁的躯体症状，医学无法解释的胸闷、胸痛、心悸、濒死感等。

1818年德国精神病学家Heinroth提出心身（mind-body）疾病的概念，这是西医可追溯的最早关于心身医学的记载。1930年，Dumbar医生提出了"心身医学"和"心身疾病"（psychosomatic disease），创立世界上第一个"心身医学会"，专门研究心理和社会因素与人体健康和疾病的相互关系，是一门跨学科的边缘学科。1985年美国Wisconsin大学精神医学系James W Jefferson在Psychosomatic杂志发文，首次提出新名词——psychocardiology，为世界各国开展"双心医学"的研究奠定基础。近年来，国内外很多学者又提出"心理心脏病学"是"心身医学"的一个重要领域，并开始专门研究心理因素与心血管疾病的关系；"心身医学"的形成和发展，意味着人类对健康和疾病的认识有了重要变化，是由"生物医学模式"向现代的"生物-心理-社会医学模式"转变的明显标志。

1995年我国胡大一教授提出，心脏科医生除了关注患者的心脏疾病，患者的心理健康也不可忽视，2006年胡大一教授首次发表双心医学模式的相关探讨。中国医师协会全科医师分会"双心医学"学组于2011年8月成立，呼吁推行双心医学新模式的理念，在2013年2月2日中西医结合双心医疗模式研究会上被提出。《心血管病患者精神心理处方中国专家共识》于2014年首次发布，于2020年再次更新；《双心疾病中西医结合诊治专家共识》于2017年3月发布。从此我国双心医学的临床推广及研究有了突破性进展及持续蓬勃发展的势头。

我国传统医学对于双心医学的研究也值得关注，在人类文明的进程中，中国先贤们很早就认识到情绪与疾病的关系了。早在2000多年前的春秋战国时代，我国的医学典籍《黄帝内经》中就提到了"七情"——喜、怒、忧、思、悲、恐、惊的致病关系，并指出"喜伤心""怒伤肝""忧伤脾"等的观点，记载了心理对机体的影响、心身关系、情志话题等方面的研究，也是值得一提的历史，应该算是"心身医学"最早的理论雏型，并随着时代的进步得到同步发展。

第二节　双心疾病的识别与诊断

在心血管科就诊患者心理处方中国专家共识（2020版）指出，心内科医生作为非精神心理专科医师，及早识别患者并存的精神心理问题非常必要，即使不会干预或不愿干预，可及时转诊或请会诊，使患者的病痛得到及时诊断和治疗，从而提高医疗服务质量，减少医患矛盾。

在心内科病房和心内科门诊对患者进行初步评估，对疑似双心患者进行识别和诊断是心内科工作中非常重要的一部分。双心患者一般就诊于心内科门诊（双心门诊），在心内科门诊首先查看患者相关病例，包括检验检查结果，疾病诊治情况，同时要完善双心评估尤其是心理评估，是双心患者有效诊治的第一步。心内科医生经常会发现双心患者有逛医现象，不断要求各种检查，就诊科室达到四五个或者更多，检查结果都是不存在大问题或者存在的身体疾病症状严重程度与目前症状不符合，一般此类患者并没有做过心理相关检查，这种有逛医现象的患者多为躯体症状患者，建议为患者进行心理评估。其次，在心内科门诊结合开放式与封闭式提问方式，对患者简单问诊，如疾病史、既往史、成长史及家族史、生活方式、受教育情况。一般情况下，如果首诊是在门诊，门诊患者多，时间紧，快速查看并简单解释医学相关问题非常重要。倾听患者主诉及发病情况，很自然的问睡眠怎样？情绪怎样？发病前遇到过什么难题或压力？如有睡眠、情绪或有压力或遇到过生活事件，告知患者可能有焦虑抑郁问题，需要进行心理评估。心内科门诊对双心患者的提问尤为重要，总结起来，一般采用"三问法"初步筛出可能有问题的患者。"三问法"如下：①是否有睡眠不好，已经明显影响白天的精神状态或需要用药；②是否有心烦不安，对以前感兴趣的事情失去兴趣；③是否有明显身体不适，但多次检查都没有发现能够解释器质性心血管病的原因。3个问题中如果有2个回答是，符合精神障碍的可能性约为80%。接下来需要对可能存在心理问题的患者进行心理评估。在建议患者进行心理评估时，有很大一部分患者一般情况下不能马上接受自己可能是心理问题导致的不舒服而不是心脏问题，很多患者感觉没有必要做心理评估，认为心理评估和目前心脏不舒服的诉求不符合。其实双心患者起初否认自己的心理问题是一个较为普遍的现象，这个时候和患者的沟通就显得尤为重要。患者质疑或不接受心理问题和心理评估的话，需要告知正常心理与异常心理区别与范围，焦虑、抑郁情绪与焦虑症、抑郁症的区别。在患者的普遍认识中，心理问题就是"精神病或者焦虑症、抑郁症类神经症"，这样的结果大多患者不愿接受或者直接否认，告知患者每个人都可能存在不同程度的焦虑抑郁情绪是正常的心理现象，不一定存在抑郁症或者焦虑症，正常人日常存在的焦虑抑郁也是会导致身体不舒服，这样不正常状态"正常化"解释，化解"精神病"的误解，要向患者讲解任何人都有焦虑抑郁情绪的时候，绝大多数情况下可以自我调节，如果异常情绪长时间不能自我调节，长此以往就会出现头晕、胸闷、心悸等症状而需要医生的帮助，大多患者是愿意接受心理评估的，双心患者则需要双心医生或者心理医生的帮助。焦虑抑郁情绪需要评估严重程度之后才知道怎么帮助患者，建议患者先简单评估一下心理情况。精神心理评估一般会采用到焦虑（GAD-7）、抑郁（PHQ-9）、躯体化（SSS）、匹兹堡睡眠质量指数、症状自评量表（SCL-90）、压力评估量表测评、生活事件评定量表（LES）测评等。需要询问患者既往是否存在精神诊断与治疗情况，如果发现患者症状严重，如有幻觉等精神症状评估后决定是否转诊精神科医生。评估后识别出适合双心治疗的患者，要进行资料搜集与基线综合评估，包括既往史、检验检查结果、疾病诊治经过、生活方式、受教育情况。双心医生除了需要具备心血管内科的专业知识外，还需要学习心理学相关知识，接受心理治疗专业培训。除了心血管疾病的生物学变量的评估及治疗外，识别情绪、压力及核心冲突，达成治疗联盟，掌握共情、倾听等心理学技术，学会负性事件的管理，学会简单的几种心理治疗技术，会诊、转诊与精神卫生专业人合作，建议专业的心理治疗等都是一个完整的双心治疗不可或缺的一部分。

在这里需要特别说明的是，心内科的心理评估量表与精神科不同，主要于筛选心理问题患者，识别患者的心血管症状有无心理因素的影响，不做出心理方面的诊断，而精神科的心理评估是要做出诊断的。因此，专业量表需要精神科医生来评估，结合专业知识可以做出专业诊断，而心内科的心理评估侧重于首先是区分患心脏不舒服是器质性的病变还是心理因素导致的，其次判断其严重程度，做出心内科治疗或者精神科治疗的分诊工作。如患者评分高、精神科症状明显者可直接转介精神科或者请精神科会诊。如果患者评分不高且没有精神障碍症状的可以在双心门诊或双心病房诊治。根据心内科心理量表初筛结果进行分流，心内科或双心门诊识别诊疗的患者是单纯心脏疾病还是心脏疾病合并轻中度心理问题或是单纯心理问题。如轻度心脏疾病合并轻中度心理问题，需要心内科双心治疗，轻度心脏疾病合并精神障碍的患者（自杀、幻觉），这种心理障碍的治疗就需要精神科就诊。筛查后符合双心治疗的患者，进行双心治疗。

第三节 常见的双心疾病

一、冠心病

冠心病是典型的心身疾病，情绪在冠心病的发生发展过程中起到非常重要的作用，急剧的情绪波动或者是痛苦的反应，就可以引发急性的心肌梗死，引起猝死发生。而且社会心理学因素在冠心病的发生发展，以及诱发急性发作中起到非常重要的作用。社会心理应激作用于机体，使机体产生适应性的这种应急反应，可以刺激下丘脑、脑垂体，释放各种类型的激素以及垂体后叶素，从而促进冠状动脉收缩，引发心肌缺血发作，导致心肌耗氧量增加诱发缺血性的心脏病。剧烈的情绪变化可以导致交感神经系统末梢释放大量去甲肾上腺素，同时肾上腺髓质分泌肾上腺素进入血流，使儿茶酚胺和皮质醇互相配合，动员脂肪分解从而导致动脉硬化，增加心肌梗死的机率。研究表明，A型行为模式非常容易患冠心病，A型行为模式是冠心病的一个独立的危险因素。所以冠心病是心理因素影响比较大的疾病，属于双心疾病。

有研究统计CAG/PCI与焦虑抑郁的冠状动脉造影患者，术前有焦虑者占55.3%，国外研究显示，715例冠心病PCI术后患者在1年的随访期内合并焦虑症状者占75.6%，合并抑郁症状者占81.4%。国内对于冠心病PCI术后患者调查显示，合并焦虑抑郁情绪障碍为29.8%，抑郁发生率达43.6%。心血管疾病与焦虑抑郁疾病的联系研究显示，抑郁和焦虑可能是心血管疾病的直接后果，抑郁和焦虑可能直接导致心血管疾病的发生，抑郁和焦虑影响心血管疾病的转归，抑郁和焦虑增加心血管疾病的死亡率，抑郁和焦虑影响心血管疾病患者的生活质量。这就要求心内科医生能够准确识别双心疾病。下面就冠心病与几种常见典型的心理问题逐一介绍。

早在1930年医生观察到抑郁症患者死于心血管疾病的比例高于常人，在40～75岁的抑郁症患者死亡率是普通人群的6倍，其中40%的死因为心源性的。他们心源性死亡的比例是普通人的8倍，那是还没有抗抑郁药物的时代，因而没有药物影响的问题，这一结局更能反映抑郁症与心脏病在自然病程上的关系。有研究证实，有效治疗抑郁可以降低患者心源性死亡的比例，如20世纪70年代一项对516位抑郁症患者追踪3年研究显示，得到有效治疗的患者心源性死亡的比例明显低于未得到恰当治疗的患者。抑郁症对冠心病发生的作用及抗抑郁治疗的效果，抑郁症相关的一些行为（如吸烟多、活动少）增加了冠心病的发生，即便控制了这些因素，抑郁症仍是相对独立的冠心病危险因素。有研究采用心肌梗死及心源性死亡为最终标准，发现在原来身体健康的人群，抑郁是冠心病的预测因素，而且临床诊断的抑郁症比单纯的抑郁状态影响更大。

普遍人群中，焦虑症的患病率为4.1%～6.6%。而冠心病患者中患病率为40%～70%，可见焦虑与冠心病关系密切。焦虑分为广泛性焦虑和惊恐发作，这里提到的焦虑为广泛性焦虑。在心内科，冠心病患者一般表现为广泛性焦虑症，症状或经常或持续的，无明确对象或固定内容的紧张不安，或对现实生活中的某些问题过分担心或烦恼为特征。这种紧张不安、担心或烦恼，与现实很不相称，让患者感到难以忍受，但又无法摆脱，常伴有植物神经功能亢进，运动性紧张和过分警觉。其临床表现常与冠心病相似，患者经常感觉胸部不适、心慌、气促、面色苍白、出汗、尿频、怕冷等，容易与冠心病分不清楚界线，让患者更加担心自己的心脏，形成焦虑的恶性循环。

二、高血压

血压受很多因素影响，如体重、饮食中盐的摄入、吸烟、情绪波动、运动等。因此一般建议测量血压前30 min不喝咖啡、吸烟或运动，测量前5～10 min放松休息，测量时避免用力、说话和活动。但即便如此，有相当一部分人每次在医院量血压，往往比平时在家测量的血压值明显更高，这被称为"白大衣高血压"，白大衣高血压也称"门诊高血压"，是指患者在家中自测血压或者24 h动态血压监测时血压正常，在医生诊室或者医学测量血压时，血压升高的现象，很明显这是由于患者在医院情绪紧张引起的。白大衣高血压占高血压患者中9%～16%的比例。研究发现，在医生在场的情况下，受试者的血压和心率都上升了，皮肤和骨骼肌的神经交通模式提示了典型的应激状态。相比之下，在没有医生在场的情况下，心血管和神经的反应完全不同，应激迹象几乎没有。白大衣高血压或者是情绪性高血压，受环境及情绪影响大，药物很难做到平稳的控制此类高血压，因此，心理治疗是使其恢复的主要途径。只有让患者明白自己高血压的原因，患者必须学会控制情绪，才能更好地做到控制血压，仅仅是单纯药物控制血压，效果并不理想。

情绪对人的心血管健康起着重要的作用，长期紧张、焦虑的情绪，会引起自主神经系统反应，导致交感神经兴奋性增高，可以表现为心率加速，血压上升，心搏加强，心输出量增加，尤其是情绪性高血压，血压随情绪波动大，药物很难稳定的控制血压，长期血压不稳或者居高不下，会导致患者长期处于高血压焦虑状态，形成恶性循环。因此，控制情绪性高血压患者的情绪问题，是控制其血压的前提。如果患者的不良情绪可以得到正确的发泄、柔和的转移、在友好环境中得到理解和慰藉，使自己处于平稳的环境中从中获得平和的感受，稳定了情绪，情绪性高血压则会逐渐消除。

三、介入术后

冠心病的治疗中经皮冠状动脉介入治疗（percutaneous coronary intervention，PCI）是治疗冠状动脉狭窄的有效措施，尤其对急性心梗急救的成功有重要意义，因其诊断明确、疗效显著、创伤性小、成功率高、快速高效及患者容易接受的优点，应用越来越广泛，已成为冠心病的主要治疗方法之一。美国每年约有100万、欧洲每年约有80万患者接受PCI。我国心脏介入手术实施量已超过100万例/年，成功率高达91%～97%。大多数患者对PCI手术的相关知识了解不多，对手术及操作过程了解不多，担心术后副作用等，易引起如焦虑、抑郁、躯体化等心理应激反应，尤其是急诊患者，心理因素在心血管疾病的发生、发展和预后中起着重要作用，并可增加心血管不良事件的发生率和死亡率，也可以由此增加不必要的检查和治疗，对患者的预后产生消极的影响，最终成为不良心血管事件的独立危险因素。因此，对于PCI术前术后的心理障碍更需要早期识别和干预。冠心病作为一种心身疾病，尤其是冠心病行PCI术的患者，其发生发展与行为特征和情绪应激有着密切的关系，心理精神因素与躯体因素在疾病的发生和发展中相互影响，形成恶性循环（见图3.29.1）。长期的临床观察发现冠心病的发生与患者性格之间存在着一定的关联。

心脏起搏器植入术是用于治疗缓慢性心律失常的有效方法，作为一种侵入性的治疗，由于患者对这一治疗上认识的不足可能会产生不良的情绪反应，严重的会导致心理问题进而影响心脏起搏器疗效。心脏起搏器一旦植入必须终身携带，因此也让心脏起搏器成为一个保障生命安全的设备，同时也是一个应激源，如果没有正确的认识，没有足够的知识，起搏器的植入很有可能会引发患者小心谨慎、担心害怕、过度关注心脏等心理影响，长期以往这种情绪会引起心理问题，诸如焦虑状态等发生。有研究显示，心脏起搏器植入术后患者心理障碍发生率为10%~20%，远远高于普通人群的发生率。具体表现形式多以焦虑抑郁、疑病、躯体形式障碍为主。它的发生与患者的体质、精神和环境因素，性格因素等有关，术前或术后的恐惧不安，担心害怕，过分关注等尤其术后发病率更高。起搏器植入术有助于缓解患者心动过缓引起的症状，但是如果患者出现心理障碍，就会产生更多的新的其他不适症状，降低患者的生活质量，或者因患者达不到理想的治疗效果而怀疑起搏器的效果，造成医患问题等。因此起搏器植入患者的心理问题全面的诊断、正确的治疗，尤为重要。

射频消融术是在心内电生理检查的基础上，对引起心律失常的关键部位（即靶点）进行精细标测，然后通过导管输入一定能量的射频电流，使靶点及邻近的心肌组织发生凝固性坏死，从而消除心律失常。射频消融是微创手术，不会引起疼痛，但是患者对心律失常反复发作的焦虑，对治疗效果的担忧，对手术过程的恐惧等心理障碍广泛存在，另外，射频消融术本身就是应激源，术前患者容易存在抑郁、焦虑、恐惧等负性情绪，加上手术本身具有一定的风险，患者常有紧张、焦虑等心理反应。精神紧张、焦虑及抑郁等情绪会导致患者QT间期延长、心肌缺血、心律失常乃至猝死。

四、心律失常

急性惊恐发作之所以识别率低，且经常被误诊为心脏病，主要是因为急性惊恐发作的首要症状是心律失常，心动过速等，广泛性焦虑障碍诊断标准（diagnostic and statistical manual of mental disorders-Ⅳ，DSM-Ⅳ）中惊恐发作的症状包括胸痛、心悸、心率加快、气短、窒息感、濒死感和出汗等，这些症状与冠心病心绞痛发作的临床表现极其相似。同时患者本人也会觉得自己是心脏病，这类患者会经常打120就诊于医院急诊科，而也有一部分患者在来到医院以后症状已经完全不存在，因此，急性惊恐发作伴有胸痛的惊恐障碍患者极易误诊为心绞痛。在症状发作时心电图检查发现有暂时的心肌缺血、缺氧的ST-T改变，被认为对心绞痛有明确的诊断意义。患者长期的惊恐发作也有可能出现ST段缺血型改变。惊恐发作患者由于强烈的惊恐发作，使体内肾上腺素分泌明显增多，结果可导致冠状动脉收缩，严重时可引起冠状动脉痉挛。此外，部分患者惊恐发作时因气短和窒息感而过度通气，过多排出二氧化碳，造成血液中二氧化碳分压下降，同时使血pH值升高。由于二氧化碳和氢离子有一定的舒张冠脉的作用，血中二氧化碳和氢离子浓度的下降在一定程度上影响了冠状动脉的舒张。所以，若将胸痛症状发作时心电图检查有ST段缺血型改变作为确诊冠心病心绞痛的依据，就有可能将部分惊恐发作患者长期误诊为冠心病心绞痛。冠状动脉病变的患者，也有可能伴有惊恐发作，这在临床上往往很难判断是由于心绞痛引发的惊恐发作，或是惊恐发作导致原有病变的冠状动脉的痉挛。因此冠心病心绞痛发作与急性焦虑的发作正确识别越来越重要。

房颤是一种常见的心律失常，年龄越大，发病率越高。60岁以下人群中房颤发病率为1%，75~84岁人群中房颤发病率上升至12%，80岁以上人群中房颤发病率超过1/3。房颤患者常会出现头晕、胸闷、心悸等诸多不适症状，患者常年处于担心害怕中，严重影响日常工作生活。从心理学角度看，房颤患者经常出现焦虑抑郁情绪的躯体化症状，如呼吸困难、憋闷、眩晕、头疼、心悸、心动过速、心绞痛等症状，房颤患者的心理状态严重影响其生活质量。同时焦虑、抑郁情绪严重影响房颤患者的预后，有统计显示，焦虑每增加1分，房颤复发的危险比就增加9%。

五、心力衰竭

心力衰竭是由于任何心脏结构或功能异常导致心室充盈或者射血能力受损的一组复杂临床综合征。由于心力衰竭患者长期呼吸困难（活动耐量受限），以及液体潴留（肺淤血和外周水肿）。疾病长期迁延不愈，躯体和心理双重压力使心力衰竭患者很容易出现精神心理问题，心力衰竭患者最常见的心理问题就是焦虑情绪、抑郁情绪和躯体化症状。国内外研究显示慢性心力衰竭的焦虑抑郁情绪发病逐年增高，心力衰竭患者不论是抑郁还是焦虑的发生率都显著高于一般人群，关注心力衰竭患者的情绪心理状态，对治疗心力衰竭患者，改善医患关系，提高患者生存质量，是不可或缺的治疗手段。

冠心病的其他危险因素中，糖尿病、吸烟等，也是与心理因素有很大关系的疾病，比如焦虑情绪重的患者，很容易吸烟越来越多，如果一直处于焦虑情绪中，那戒烟会比没有焦虑情绪的患者困难很多。糖尿病患者如果存在焦虑情绪，血糖控制起来也会困难很多。

第四节　双 心 治 疗

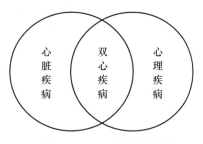

图 3.29.1　双心疾病示意图

双心疾病（心理心脏病），心血管疾病继发或合并精神心理问题，精神心理问题导致心血管疾病或症状，单纯的精神心理问题误诊为心血管疾病如图 3.29.1 所示。这不仅需要一个医生学习心血管疾病知识，同时要求一个医生同时学习心理学知识，懂得心理治疗的流程，下面把这些年来积累的双心治疗经验和大家分享。

双心治疗是基于双心评估基础上的治疗，在准确识别双心患者后，根据患者情况进行门诊双心治疗，住院患者团体双心治疗或短程整合双心治疗，即基于心脏康复五大处方下的双心短程整合的 5～10 次的心理治疗，结合心脏康复五大处方、呼吸训练及运动治疗尤为重要。国内外许多研究发现，运动剂量与抑郁症状评分之间呈负相关，运动训练可以有效的改善心脏病患者的抑郁焦虑情绪。运动训练可以降低冠心病患者心绞痛的发生率及严重程度，提高生活质量，改善焦虑抑郁状态。个体化运动治疗可以改善 PCI 及搭桥术后患者的焦虑抑郁状态。因此双心短程整合治疗中的运动治疗尤为重要。

双心短程整合治疗案例分享：

患者李某，男，41 岁，阵发性胸痛 4 年，头晕胸闷乏力半年。2020 年 6 月 16 日首次就诊于心内科双心门诊。既往史：高血压 10 年，2 型糖尿病 2 年，吸烟史 20 年（平均 40 支／日），饮酒史 20 年（平均 10 两/d）。甲减 6 年，服用优甲乐，甲功控制良好。住院病历：（2016 年 11 月 24 日）持续胸痛 30 min 伴大汗，急诊 PCI，回旋支近中段置入 2 枚支架。（2017 年 6 月 6 日）支架术后胸闷、心悸，呼吸不畅半年余，冠状动脉造影检查示：LAD 正常，RCA-PDA 近段重度狭窄 90%＜2.5 mm（属于小血管），于 PDA 病变处球囊预扩张后造影显示：PDA 病变处狭窄残余＜10%、血流恢复 TIMI 3 级。（2020 年 5 月 20 日）阵发性胸痛，头晕，乏力半年余，冠脉造影示：LM 正常，LAD 正常，LCX 原支架内通畅，RCA 主支正常、PDA 近段轻度狭窄＜20%（原 PTCA 治疗处）。门诊病历：反复就诊心内科、神经内科、精神科、脊柱外科、消化科等，检查结构基本正常，但仍要求各种检查，甚至反复检查，怀疑检查结果。半年内因胸闷、心悸伴濒死感多次打 120 就诊于急诊科。成长经历：家族中唯一男孩，溺爱中长大，青春期叛逆，辍学，后学修理轿车，开修车行，已婚、家庭和睦，育有 2 个女儿。家族史：奶奶已故（心梗），父亲已故（心梗），叔叔搭桥术后。

1. 门诊资料搜集与初步评估　在患者双心门诊首次就诊时查看相关资料了解患者既往史，冠脉支架术后。家族史：奶奶已故（心梗），父亲已故（心梗），叔叔搭桥术后。查看相关检验检查结果及心梗术后造影检查结果发现基本正常，不足以导致患者目前症状；同时发现患者在门诊诊疗记录该患者有逛医现象，反复就诊心内科、神经内科、精神科、脊柱外科、消化科等多个科室，不断要求各种检查，检查结果基本正常，这与患者的症状表现完全不符合。但询问患者并未做过心理相关检查，患者表示自己心态好，目前的感受与以前心梗血管堵塞时候的感觉完全一样，坚信一定是有血管再次堵塞，要求住院进行血管检查，否认是自己情绪原因导致的症状。患者首次因急诊就诊检查后未发现心脏存在问题，检查结果基本正常，后续发作胸闷、心悸伴濒死感打120到达医院后，症状基本已自行缓解，患者非常担心会再次发生类似胸闷、心悸伴有濒死感的事情，同时处于对检查结果的困惑中，医生的医学解释不能解除患者的疑虑。很明显患者存在惊恐发作，经双心医生耐心解释后，患者愿意接受进行心理评估，心肺功能等基础评估。心理评估后发现患者SSS：55分，中重度躯体化症状；PHQ-9：18分，重度抑郁状态；GAD-7：17分，重度焦虑状态，同时存在急性焦虑发作半年。可以确诊为双心患者。向患者解释双心短程整合治疗的模式、内容、时间及费用，加入双心俱乐部微信群和双心治疗组微信群预约、宣教、互动，逐步建起了信任的医患关系，建立治疗联盟，进行5次双心短程整合治疗。给予患者的药物方案：阿司匹林100 mg Qd+替格瑞洛90 mg Bid；阿托伐他汀钙片20 mg Qd；比索洛尔5 mg Qd；螺内酯20 mg Qd；黛力新0.5 mg；10 mg Bid（早1片，午1片）；劳拉西泮2 mg每晚半片。

2. 双心短程整合治疗5次 建立治疗联盟后，访谈前需要一系列的准备工作，这是治疗成功的基础。患者需要首次双心治疗预约，预约后要向患者交代双心治疗注意事项，嘱咐按时赴约，携带所有检查结果及病历资料，穿舒适的棉质运动衣及运动鞋，带毛巾、水杯，为后续运动治疗做准备。在访谈前1天再次电话或微信提醒与确认患者的预约。确认患者的到来后，为双心患者进行首次访谈需提前医生需要做好准备工作，包括工作室需整洁温馨，准备纸巾、纸杯和水，工作室门外挂免打扰牌。医生需在访谈前小组讨论、访谈前问卷、双心治疗协议、治疗记录表。患者需按约到达，带就诊资料，填写访谈前问卷，签双心治疗协议。若有前来实习进修的双心医生，需询问患者可否接受其他双心医生、进修学习双心医生的参与本次访谈。

双心治疗首次访谈心脏康复五大处方均有至少1人参加，双心团队（双心医师或心理治疗师，运动师，营养师等）逐一自我介绍与患者认识，方便后续五大处方的开展，双心患者自我介绍。同时心理治疗师要对双心访谈原则介绍，包括保密原则，双方权利义务，告知访谈时间（30~40 min）及康复内容。首次访谈心理治疗师需查看既往检查检验结果，并做出医学解释。访谈内容时采用倾听、共情、积极关注等技术，结合开放式和封闭式问题。询问患者患病经历、成长经历，询问家族病史、起病前遇到的生活事件。画家系图简单分析心理问题产生的原因。双心治疗组反馈（无条件关注积极方面）患者的感受与反馈。访谈结束后约下次访谈时间，访谈结束。告知患者家庭作业，家庭作业要简单、容易完成的，如血压血糖、检测，觉察症状（不评价），呼吸放松，有氧运动等。

首次访谈后分析患者心理问题产生的原因。焦虑抑郁状态的原因主要有家族的心肌梗死史产生的死亡恐惧；从小被溺爱，导致性格胆小，对生活工作压力的恐惧感；个人急性心肌梗死术后，急性心肌梗死的救治经历，威胁到生命安全，安全需求遭到破坏同样产生焦虑抑郁躯体化症状；患者对医学知识了解较少，产生因不懂术后管理而过度关注身体产生健康需求恐惧。在后续的治疗中，逐一消除患者的恐惧，尤其在患者明白急性惊恐发作的情况后，后续再无急性惊恐发作产生。

在为双心患者进行短程整合治疗的过程中，每次访谈结束后双心治疗组讨论患者的核心冲突、心理问题的根源及患者急需解决的问题，商定下次心理访谈的内容及技术。接下来的几次双心治疗中，双心医生运用心理学技术，如存在躯体症状的双心患者可以在人体上简画写躯体症状、用躯体症状简体画解释躯体症状与心理问题产生的原因，可以用画基本情感需求表，寻找患者成长过程中的重要时刻，找到对治疗有帮助的生命成长时刻，寻找心理问题的起因。可用易感性-压力应激模型解释压力产生的原因及缓解的方法。焦虑是自我遭遇危险的一种信号和自我防护功能，焦虑引起警觉或者退缩，可引起情绪和躯体反应，可用焦虑的恶性循环模型来解释症状，让患者的焦虑情绪得到缓解。治疗结束后双心治疗组反馈及患者的感受与反馈。后续每一次的双心治疗访谈内容一般都是紧接着前面的治疗进行，切入引起问题的原因。深入探索核心冲突与治疗性干预，画房、树、人或意象对话或动物隐喻或空椅子技术。身体的不适可以诉说心理的需求。双心治疗组可持续反馈及患者的感受与反馈，用认知行为疗法纠正负性自动思维，资源取向疗法找到能量、自信与支持系统，逐步让患者恢复正常的工作生活状态。

3. 双心患者正念放松训练 在每次双心整合治疗的心理治疗结束后，要为患者进行正念呼吸放松训练

（聚焦症状心率、正强化）、正念身体扫描练习、渐进式肌肉放松训练，正念减压练习等放松治疗，在放松治疗前需检测患者血压、心率，佩戴遥测心电监护或指脉氧检测仪。播放轻音乐（音乐辅助治疗）。呼吸放松训练，5~10 min。通过正念练习让患者关注呼吸，感受身体，觉察行为，减少回避学会适应不良的处境，改善自我压力的应对方式、并强调要安于现状，把患者存在焦虑情绪、血压高，或者躯体化症状，通过呼吸放松，逐渐缓解患者症状。患者每天家庭作业睡前3~5 min腹式呼吸训练。

4. 双心患者运动康复　在每次双心整合治疗的心理治疗结束后，患者进行的是运动康复（症状聚焦、心率血压聚焦、正强化），一般在运动大厅热身运动5 min，有氧运动10~30 min（如有氧踏车等），柔韧拉伸运动5 min。医学知识宣教，科学的有氧运动可预防心肌梗死，有降低血糖、血压，缓解焦虑抑郁情绪的作用。有氧运动前热身及运动后柔韧拉伸可预防运动时的心血管事件，预防肌肉软组织损伤及疼痛。家庭作业建议每天坚持30 min的中等强度有氧运动。

5. 双心患者其他处方康复　双心整合治疗其他内容包括营养处方、戒烟、戒酒处方，患者急性心肌梗死急诊PCI后，介绍戒烟、戒酒，为患者讲解烟草的坏处，在指导下患者做到了戒烟戒酒。营养调查与指导，如高血压、糖尿病、肥胖、心肌梗死。医学知识普及，吸烟、喝酒、高血压、糖尿病、高血脂、肥胖、运动不足、睡眠障碍、焦虑抑郁都是心肌梗死的危险因素。

6. 结束治疗　治疗结束后进行疗效对比，倾听患者的反馈。5次治疗结束后再次对患者进行心理评估，SSS评分26分，无躯体化症状，PHQ-15评分6分，轻度躯体化症状，PHQ-9评分4分，无抑郁状态，GAD-7评分2分，无焦虑状态，暂无出现急性焦虑发作。双心治疗结束后要与患者进行治疗关系的分离，建议门诊随诊，必要时再次双心短程整合治疗或心脏康复。治疗结束后再次嘱咐患者按时服药，不得随意停药或减量，必须在医生指导下调整药物。定期复查运动心肺功能，定期调整运动处方，坚持按处方运动。定期复查心血管危险因素。低糖低热量、低盐低脂饮食，戒烟戒酒，自我情绪管理，坚持放松训练，坚持科学运动。

7. 双心患者的随访　患者首次门诊后，如果用心理药物，如黛力新、劳拉西泮等药物，需在用药后1周、半个月、1个月、3个月分别门诊随访。后续心理治疗师可以电话随访患者，询问症状、情绪有无逐渐好转，有无胸闷症状再发，睡眠改善情况。嘱咐患者坚持服用药物，嘱咐患者主动门诊随访，不能随意停药，起始患者为1周复诊，后续逐渐逐渐加长复诊时间，直到社会功能完全正常，恢复正常工作生活状态。

最后以一句话致敬同行，双心医学是世界上最棒的临床工作，不仅治疗躯体疾病，还拯救人的灵魂！

第五节　正　念　治　疗

一、正念及其由来

正念（mindfulness）是指有意识的集中注意力于当下感受，并以不批判、开放与接纳的态度进行察觉。同时是一种减压放松、探索当下的心身状态、找回自我疗愈的方法。正念强调"关注当下""不批判""如实留心事物"，并非仅仅是注意我们从未察觉到的事物，而是专注于现实的事物中，并让一切事物如实呈现（念头、情绪和躯体感受、长期被压抑的经历、记忆、事件以及伴随的情感）。以开放、不评判的态度去接纳自己的思维与感觉，而不是试图改变它们。正念练习可以缓解焦虑抑郁情绪，改善疼痛和慢性疾病的身体症状，开阔思维以获得更大的洞察力，增强身体健康和幸福感，培养更大的觉知和智慧。帮助患者充分地过好当下的每一刻。

正念，最早的文献出处来自佛教的《四念住经》，它在二千六百年前被佛陀第一次正式介绍，是原始佛教中最核心的禅法。正念也被称为"观禅"或"内观禅"（vipassanā）。正念产生后在亚洲、东南亚地区被传授逐渐演化为正念禅、禅、大手印等。

正念在二十世纪七八十年代被介绍到西方，由美国心理学家卡巴金教授等学者科学研究将正念的概念和方法从佛教中提炼出来，去宗教化，大众化后发展出了多种以正念为基础的心理治疗技术。1979年卡巴金教授首次为美国麻省大学医学院开设正念减压门诊，介绍给需要应对压力的病患和普通大众。

经过约40年的科学研究及医学实践，融合东方传统静观智慧和现代科学的心理疗愈和减压方法并设计了"正念减压"课程（mindfulness-based stress reduction，MBSR），并因此诞生了正念减压疗法（MBSR）、辩证行为疗法（dialectical behavior therapy）、接受实现疗法（acceptance commitment therapy）、正念认知疗法（mindfulness based cognitive therapy）等当代著名心理疗法并广泛运用在焦虑、抑郁、疼痛，婚恋、亲密关系、亲子关系、衰老、死亡等方面。

二、正念疗法的机制

1. 神经生理机制 脑电研究显示，正念可使注意力水平相关的前额脑区、额中线等的θ波活动有显著性增强，积极情绪相关的左侧脑区活动也有明显增强。正念减压疗法影响相关脑区θ波活动而发挥作用。磁共振结构影像结果显示，正念可使情绪调节有密切联系的左侧海马灰质密度有显著性增加，后扣带皮质、颞顶交界处及小脑密度均有显著性增加。正念可通过改变海马、后扣带皮质、小脑区域的形态结构，进而对情绪、学习、记忆等产生影响。

2. 分子生物学机制 从分子水平探讨结果显示，正念组蛋白去乙酰化酶基因（HDAC 2，3和9）和促炎性基因（$RIPK_2$和COX_2）的表达水平在干预后显著降低。

三、正念与心血管疾病的危险因素

1. 高血压 高血压既是人类最常见的慢性疾病，也是导致心血管疾病的最主要危险因素。高血压控制不佳、降压药物副作用及心理因素均不同程度给患者带来额外的压力，高强度的生活、高压力的经济负担均与血压控制不佳相关。正念疗法作为广为接受的压力管理方式之一，已有应用于高血压的相关研究。人在情绪改变时，大脑皮质和丘脑下部兴奋性增高，体内会产生肾上腺素、血管紧张素等，这些物质会使血管痉挛，血压会增高，正念疗法促使人的内心平静，有利于控制血压。Goldin等研究发现，正念练习能够降低血压，同时改善认知。

2. 吸烟 吸烟既是心血管疾病的独立危险因素，也是患者唯一能够自我控制的致病因素。66%的吸烟者想戒烟，然而每年只有6%的人实现了戒烟目标。研究表明，与传统的干预相比，正念可以提高戒烟成功率。正念疗法对治疗尼古丁成瘾行为的机制可能是通过对负性的想法和情绪非批判性的接纳，进而降低吸烟渴求和负性情绪之间的自动联系来实现。在干预作用的神经机制方面，神经成像数据表明正念可以调节和增强前额叶脑区对自动行为的认知控制机制，从而减少对尼古丁的反应，并帮助戒烟。

3. 糖尿病 糖尿病（diabetes mellitus，DM）是一组以高血糖为特征的代谢性疾病，是当前严重威胁人类健康的慢性疾病之一。DM患者面临严重的并发症、经济负担，很容易产生焦虑、抑郁、糖尿病痛苦等心理问题。近年来，一些国外学者建议将正念干预（mindfulness based intervention，MBI）纳入DM患者的自我管理教育中。正念饮食干预，融合了冥想、进食和身体对饥饿、饱足暗示的认知，以帮助DM患者进行饮食调节及其他方面的自我管理。例如：正念吃葡萄干是一种基本的练习方式，包括食物的摄取、观察、感知，注意葡萄干的外观、颜色、质地、气味、咀嚼和吞咽的过程，放大每一种感知觉，体验感官刺激。

4. 焦虑、抑郁情绪 在当今生活节奏日益增快的情况下，焦虑、抑郁情绪普遍存在于大众之中。现代社会，人们追求较高的生活质量，对身心健康的维持具有期待。正念对于缓解情绪障碍的有效性、简单性，符合当代社会对全面健康的需求。

大量研究表明，对于健康人群，正念能够显著地改善他们的身心症状，降低焦虑和抑郁水平。2011年，Lynch等招募了Northampton大学学生进行为期8周的正念训练，结果发现与等待控制组相比，训练组被试在正念水平、焦虑、抑郁等因素上得到显著的改善。正念本身并不是消除焦虑、抑郁或消极的想法，它是帮助建立一种健康的态度去面对不愉快的感觉，感知这些情绪的存在。练习开始时与它建立正确的关系，用持续、平静、友善的态度去觉察并感知它的存在。

四、正念的分类及临床应用

1. 正念减压疗法（MBSR） 1979年，J Kabat-Zinn在麻省大学医学院开设减压诊所，并设计了"正念减压疗法"。该疗法与传统行为-认知疗法最大的不同在于：强调聚焦当下并全盘接受当下体验；鼓励来访者采取积极灵活的行动，改变生活中可以改变的领域；帮助来访者澄清自己的价值观，并过一种与自身内在价值观相一致的生活。该方法主要用于压力管理、疼痛管理、焦虑和抑郁症治疗、觉察专注力训练，以及失眠物质滥用、饮食障碍、心血管疾病和癌症等心身疾病的治疗，还有助于缓解疲劳、控制血压、提升自信心。

具体方法采取的是8周团体训练课程的形式。每周1次，每次2.5～3 h。练习的内容是禅定等正念训练，具体方法为：选择一个注意的对象：可以是声音、单词、短语、自己的呼吸、身体活动或者感觉。在练习的过程中也许头脑会出现其他的一些想法、感受或者思绪漂离、不要紧，只需要温和的将注意力带回到呼吸上，不去评价用开放的心去觉察。

正念减压疗法的3种禅修技巧：①坐禅：观察随着呼吸而产生的腹部起伏运动，或者意守鼻端，观察鼻端与呼吸接触的感受；当任何妄想、情绪出现时，禅修者只是觉察它，然后将注意引回到腹部起伏的运动或鼻端；当疼痛出现时，鼓励病患观察身体的疼痛；②身体扫描：病患平躺或采用太空人卧姿，引导注意力依序观察身体不同部位的感受，从左脚脚趾开始，最后至头顶。面对妄想与疼痛的策略，与坐禅时相同，但观痛时，偶而带有观想的技巧（观想疼痛随著呼吸离开身体）；③正念瑜伽：MBSR将正念修行结合哈达瑜伽，教导病患在练习哈达瑜伽的同时，观照当下的身心现象。

临床应用案例（压力治疗）：

患者李某，男，35岁，因胃痛、食欲差、四肢关节麻木、心慌、胸闷、失眠、情绪不佳就诊各医院进行检查、检查结果均正常。因心慌、胸闷加重就诊于双心门诊。完善相关检查后给予心理量表评估。测试结果，SSS：躯体化症状中度；PHQ-9：轻度抑郁状态；GAD-7：中度焦虑状态。

进一步交谈后了解到患者平时工作压力大、强度大、工作中要高度集中注意力，常年无休息。长期处于紧张状态、不善于和人沟通表达。

临床实践：帮助分析长期的慢性压力对身体造成的影响，以及压力出现时的应对方式。正念呼吸的练习将注意力聚焦在呼吸上，感受呼吸时腹部的起伏，觉察此时此刻呼吸时身体的感受、情绪的变化，对觉察到的一切不去做任何评价，只是用温和的态度去接纳并强调安住于当下。通过每次10～15 min练习之后，发现患者的心率减慢、血压降低、血氧饱和度升高。通过正念呼吸练习能够让患者以平和的心态清晰地觉察各种内在体验，能够在很大程度上帮助患者避免陷入心理困扰和盲目的反应模式中，提高患者的健康水平。

2. 正念认知疗法（MBCT） 由J Teasdale等人融合了认知疗法与正念减压疗法，用于解决长期抑郁症复发问题、治疗抑郁焦虑、提升消极状态的觉知，建立自我观照的一种心理疗法。

正念认知是"面对"而不是"逃避"。正念练习教会患者识别负面思维和情绪，如何转化和摆脱这些经历，鼓励参与者尝试接受这些困难的"存在"，并利用这个空间来选择更具适应性的应对策略。它的核心是通过培养开放的态度来应对当前出现的想法与情绪。抑郁是一种不舒适的情绪体验，当你学会用友善、好奇、同情、包容的心态去接近时会有不同的感受发生。练习正念可以改变情绪间的关联，转变无益态度，在回应压力时选择不回避、不评判。练习方式是打坐、静修或者冥想。

临床应用案例（抑郁状态治疗）：

患者辛某，男，24岁，因心慌、胸闷来就诊。了解详细病史后发现患者伴有失眠、情绪低落、内疚自卑感、不愿与人交往。进行心理量表评估结果提示，SSS：重度躯体化症状；PHQ-9：重度抑郁状态；GAD-7：重度焦虑状态。

临床实践：帮助患者澄清、解释心脏不适的症状、原生家庭创伤引起的负性情绪及消极想法的原因。通过身体扫描练习聚焦身体出现的症状情绪及想法。在练习中用开放的心态面对自己的觉知，察觉消极情绪，并给这些情绪机会，让它们和你对话会以自己的方式消失。学会用初心的态度去观察、分析小时候的成长经历，并承认自己所遇到的这些经历，不去逃避它们，不去评判这是好的还是坏的，从而释放身体里蕴藏已久的情绪，让自己找回内心的宁静、带来更多的平和感和善意。

3. 正念接纳与承诺疗法（ACT） 是美国著名的心理学家 Steven C Hayes 及其同事于 20 世纪 90 年代基于行为疗法创立新的心理治疗方法，最为代表性的是经验性行为治疗方法，通过正念、认知解离、接受、价值观、以自我为背景和承诺行动等过程以及灵活多样的治疗技术，帮助来访者增强心理灵活性，投入有价值、有意义的生活。ACT 的目标是提高心理灵活性，旨在寻求建立更宽广、灵活、有效的应对方式。

临床应用案例（惊恐发作治疗）：

患者高某，女，61 岁，3 年前出现心脏不适，胸闷、心慌、气短、乏力、出汗就诊，几次因症状加重伴有濒死感打 120 电话就诊。患者睡眠差、记忆力减退、因父亲去世需要长期照顾母亲，见母亲后症状加重，为家庭付出的比较多，亲人并不理解、与孩子关系不好，担忧的事情很多。进行心理量表评估结果提示，SSS：中度躯体化症状；PHQ-9：中度抑郁状态；GAD-7：中度焦虑状态。

临床实践：帮助患者分析病因，长期过度担忧、压抑想法和情绪会引起躯体和心脏不适。通过自我关怀的呼吸练习让患者学会用开放的心态面对此时此刻的想法和情绪体验。用温柔的心去寻找埋在心底的真正的自己。许多时候，我们总是被提醒对自己不好的行为做出反思，以避免再次出现同样的情绪和问题，试着接纳不完美的自己，接纳自己当下所发生的一切。专注此时此地，体验当下的自我并认同自己的价值，选择符合价值的行动。善待自己，试着对自己诉说当下所感知到的痛苦，积极配合治疗，控制危险因素，保持病情平稳，延长寿命。

4. 正念辨证行为疗法（DBT） 是 Linehan 创立的治疗边缘性人格障碍（BPD）的心理疗法。是一种以辨证法哲学思想为指导，吸取了行为疗法、认知行为疗法、来访者中心疗法、格式塔疗法、当代精神动力学和佛教禅宗理论及实践技术精髓的综合性心理治疗方法。传统方法的最大缺陷在于强调"改变"，但是 BPD 患者身上是无效且不可能的，所以把正念作为辨证行为疗法的一个重要部分，强调确认以及接受。它的核心是提高面对生活压力的能力，学会自我接受。基本思想：佛教的"中道"——平衡性、接受性原则及任何事情都是因缘和合而成的思想，从而消除极端行为，达到一种平衡状态。目的是通过观察、描述、自发参与、体会情绪、不加判断、聚焦意识及效力等技巧，而不是基于改变引起痛苦情绪的行为和信念，学会有技能地接纳、忍受痛苦，与痛苦情绪共处。

临床应用案例（急性焦虑治疗）：

患者李某，男，41 岁，独生子，爱操心、胆小怕事，个体经营者，工作压力大，情绪失落、疲劳、乏力、失眠、伴有阵发性胸痛。既往史：支架术后 5 年，高血压 10 年，2 型糖尿病 2 年。

进行心理量表评估结果提示，SSS：55 分，中重度躯体化症状；PHQ-9：18 分，重度抑郁状态；GAD-7：17 分，重度焦虑状态，急性焦虑发作半年。

临床实践：帮助患者澄清心脏不适，分析心理问题产生的原因，接受长期的患病状态，觉察身体情绪心理的不同状态。通过正念呼吸练习培养患者的觉察性与接受性，学会如何识别自己心灵的不同状态。呼吸练习时把注意力集中在呼吸上、觉察呼吸时胸廓的收缩和扩展、觉察此时此刻情绪和身体的感受（胸闷的感觉或是针刺样疼痛）。无论感受到是好的还是坏的都不去评价，用慈悲开放的心态接纳它、观察它。正念练习帮助你忽略过去的痛苦经历和未来可能发生的恐惧事情，从而更充分地体验当前的经历。

五、结合正念的九种态度进行心理疏导

1. 接纳 意味着看到事情当下的本来样貌，如支架植入术后、心肌梗死、高血压、心绞痛、应激创伤等。去接纳患病的自己，不完美的自己，接纳自己的亲人和身边的人，愿意看到当下所发生的事，不受自己的评价、欲望、恐惧或偏见所障蔽。

2. 初心 面对所患身体疾病、心理疾病、亲人、同事、医生时，都好像是第一次接触。患病时可以和医生、康复治疗师去探讨疾病，并用开放的态度、去接触和面对自己目前的状态。用初心宽容人和事物的各种变

化，让我们免于被自以为是的专精所捆绑。

3. 放下 学会让自己放下一切包括：患病状态（包括支架术后、高血压、心绞痛等）生活的压力、痛苦的经历、糟糕的生活等。顺其自然地分离并接纳事物本来样貌的态度。无论是否能"成功地"放下，只需持续的觉察它、感受它，正念练习会不断地引领并教导我们。

4. 不用力 单纯地停留在当下，去静观和觉察，不去用力追求患病时过度治疗，不用力练习正念呼吸，不用力去做得更完美。尊重自己，感受此时此刻的情绪反应，选择科学的康复和治疗。

5. 信任 信任自己，信任别人，能看到别人善良的一面。练习正念，就是练习负起做自己的责任，帮助自己面对所患疾病的痛苦体验来理解自己、信任自己，无论这些不舒适的症状是什么样的都不去评价它。相信康复医生，相信周围的人，相信自己会平和面对。

6. 耐心 耐心是智慧的一种形式，表示我们了解疾病的状态，患病的原因，愿意接受当下的自己。愿意等待事物每个瞬间全然地开放，依其自身速度开展呈现。有耐心的选择康复治疗、营养指导、运动治疗。

7. 不评价 专注当下体验，不按自己的好恶、意见、想法去评价。这让我们直接看透事理，以一种客观的、不偏不倚、不加掩饰的态度来观察或参与，而不是戴着有色眼镜或心中的向往来扭曲事理。不评价自己患病的状态、此刻的难受症状、不评价康复医生给予的指导。对任何体验到的事物和情绪不去评判、只是单纯的觉察。

8. 感恩 感恩生命中遇见的亲人、朋友、医生、爱人等。正念带着对当下的关注，爱与慈悲心滋养内心，建立爱的连接。同时带着爱与慈悲之心，逐渐打开心门，将更多的爱和光播撒进来，去滋养内心，让内在变得更富有力量、自信感。感恩自己现在还活着，感恩自己的爱人和亲人的关爱，感恩对当下自我的状态不自责、不批评。

9. 布施 愿意关注身边的人，给予关心、提供有效想法和支持和帮助。愿意去真正的爱惜患病的自己和身边的人。愿意将自己就诊的经历分享给别人。

结　语

正念疗法在双心治疗时通过让患者的注意力集中在当下、聚焦身体的症状、心率、血压、血氧饱和度等觉察此时此刻身体的感受，帮助患者探索情绪背后的症状和体验，帮助患者发展平静和情绪忍耐力，找到心理资源及支持。鼓励患者带着耐心、慈悲、坚持、开放的心态去练习，让患者在完成整个训练中发挥自身的自愈能力。

（内蒙古自治区人民医院　斯琴高娃）

参考文献

[1] 乔恩·卡巴金. 正念：多舛的生命[M]. 童慧琦，译. 2版. 北京：机械工业出版社，2018：16-50.
[2] 李孝明，胡蝶，崔官宝，等. 心身疗法在尼古丁成瘾治疗中的应用进展[J]. 中国药物依赖性杂志，2017，26 (4)：270-273.
[3] 卢璐璐，陈琼妮，罗碧华. 正念干预应用于糖尿病患者管理的研究进展[J]. 中国护理管理，2019，19 (1)：128-132.
[4] Balint M. The Doctor, his patient and the illness[M]. 魏镜，胜利，曹锦亚，译. 北京：人民卫生出版社，2012：7-19.
[5] 李田田，刘斯漫，常碧如，等. 正念禅修对焦虑抑郁情绪调节的研究现状[J]. 医学与哲学，2015，36 (3B)：80-82.
[6] 王淑霞，郑睿敏，吴久玲，等. 正念减压疗法在医学领域中的应用[J]. 中国临床生理学杂志，2014 (5)，947-950，892DOI 10.16 128/j. Cnki. 1005-3611. 2014. 05. 091.
[7] 叶丽平，肖梦然，史磊，等. 正念认知疗法治疗抑郁症的心理机制及脑机制[J]. 赣南医学院学报，2021，41 (7)：698-702.
[8] 黄明用. 接纳承诺疗法[J]. 心理技术与应用，2015，(4)10. 3969/j. issn. 2095-5588. 2015. 04. 009.
[9] 张乐雅，肖玉琴，杨波，等. 辩证行为疗法在罪犯矫正领域的应用[J]. 中国临床心理学杂志，2017，25 (1)：192-196.
[10] 胡大一，魏万林，刘梅颜. 双心医学[M]. 北京：人民卫生出版社.

［11］ 胡大一. 在心血管科就诊患者的心理处方中国专家共识 (2020 版) [J]. 中华内科杂志, 2020, 59.

［12］ 周意丹, 等. 160 例手术患者心理特点与术前焦虑的多因素分析 [J]. 中国心理卫生杂志, 2003, 17 (4): 263.

［13］ 胜利. 冠心病与抑郁——线索与争论 [J]. 中国心理卫生杂志, 2004, 18 卷, 第 6 期, 10. 3321/j. issn: 1000-6729. 2004. 06. 028.

［14］ 代华磊, 杨蓓, 等. 冠心病与焦虑症 [J]. 心血管病学进展, 2008, 29 (1): 71-72.

［15］ 田福利, 魏万林, 张二箭. 心脏介入术后患者与焦虑抑郁症状 [J]. 中国循证心血管医学杂, 2015, 7 (4): 575-576.

［16］ 梁锦军, 向晋涛. 心脏器械植入治疗的相关心理与生活质量问题及其对策 [J]. 中国心脏起搏与心电生理杂, 2015, 29 (4): 341-344.

［17］ 刘雪岩, 杨萍. 房颤中的精神心理障碍——不容忽视的"双心"命题 [J]. 中国临床医生杂志, 2016 年第 44 卷第 8 期 DOI: CNKI: SUN: ZLYS. 0. 2016-08-007.

［18］ 胡大一. 心血管疾病和精神心理障碍的综合管理——"双心医学"模式的探索 [J]. 中国临床医生, 2006, 34 (5): 2-3.

［19］ 丁荣晶. 双心医学研究进展 [J]. 四川精神卫生, 2014, 27 (3): 193-197.

［20］ 毛家亮, 鲍正宇, 何奔. 心悸、心律失常与心理障碍 [J]. 中国心脏起搏与心电生理杂志, 2008, 22 (3): 203-205.

［21］ 许又新. 神经症 [M]. 2 版. 北京: 北京大学医学出版社, 2008: 146-148.

［22］ 王梅芳, 李德鹏. 浅析情绪性急性、短暂性高血压 578 例分析 [J]. 张家口医学院学报, 2001, 18 (3): 39.

［23］ 朱宁. 导言: 双心医学的昨天、今天与明天 [J]. 医学与哲学 (B), 2017, 38 (3): 7.

［24］ 徐骏, 郗建伟. 惊恐障碍误诊为冠心病心绞痛 17 例分析 [J]. 浙江实用医学, 1999, 4 (5): 64-65.

［25］ 在心血管科就诊患者的心理处方中国专家共识 [J]. 中华心血管病杂志, 2014, 42 (1): 6-13 .

［26］ Kabat-Zinn J. Mindfulness- based interventions in context: Past, present, and future [J]. Clinical Psychology-science and Practice, 2003, 10 (2): 144-156.

［27］ Fletcher L B, Schoendorff B, Hayes S C. Searching for mindfulness in the brain: a process-oriented approach to examining the neural correlates of mindfulness [J]. Mindfulness, 2010, 1 (1): 41-63.

［28］ Holzel B K, Carmody J, Vangel M, et al. Mindfulness practice leads to increases in regional brain gray matter density [J]. Psychiatry Research: Neuroimaging, 2010, 191 (2011): 36-43.

［29］ Kaliman P, Alvarez-Lopez M J, Cosin-Tomas M, et al. Rapid changes in histone deacetylases and inflammatory gene expression in expert meditators [J]. Psychoneuroendocrinology, 2013, 40: 96-107.

［30］ Goldin P R, Gross J J. Effects of mindfulness-based stress reduction on emotion regulation in social anxiety disorder [J]. Emotion, 2010, 10 (1): 83-91.

［31］ Nelson J B. Mindful eating: the art of presence while you eat [J]. Diabetes Spectr, 2017, 30 (3): 171-174.

［32］ Borecki L, Gozdzik-Zelazny A, Pokorski M. Personality and perception of stigma in psychiatric patients with depressive disorders [J]. Eur J Med Res, 2010, 15 Suppl 2 (Suppl 2): 10-6.

［33］ Lechner K, von Schacky C, McKenzie A L, et al. Lifestyle factors and high-risk atherosclerosis: Pathways and mechanisms beyond traditional risk factors [J]. Eur J PrevCardiol, 2020, 27 (4): 394-406.

［34］ Cuipers P, Smits N, Donker T, et al. Three-item Screening for Anxiety and Depression in Cardiac Out-patients [J]. BMJ, Heart, 2012, 98 (suppl 2): 13-18.

［35］ Damen N L, Pelle A J, van Geuns R-J M, et al. Intra-individual changes in anxiety and depression during 12-month follow-up in percutaneous coronary intervention patients [J]. J Affect Disord, 2011, 134: 464-467.

第三十章
体外反搏在心血管康复中的应用

　　世界卫生组织（WHO）发布的《2021世界卫生统计报告》（World Health Statistics 2021）显示，2019年的前10大死因中，有7个为慢性非传染性疾病（NCDs）。2000年，60.8%的患者是死于NCDs，到了2019年这一占比上升到了73.6%。关于NCD所致过早死亡率，即30～70岁人群因以下四大慢病的死亡率：癌症、心血管疾病（CVD）、糖尿病和慢性呼吸系统疾病（CRD），从2000年的22.9%下降到2019年的17.8%。所有年龄人群中，2000年到2019年，四大慢病的死亡率变化有所不同。整体来讲，CRD的死亡率下降幅度最大，年龄标化死亡率下降了37%，其次是CVD和癌症，分别下降了27%和16%，而糖尿病增加了3%。但是，由于人口增长和老龄化，四大慢病所致死亡人数，2019年要相比2000年增加28%，2019年达到3320万；其中，CVD死亡人数为1790万，癌症为930万，CRD为410万，糖尿病为200万。中国心血管病防治工作在取得初步成效的同时，又面临新的严峻挑战。中国心血管病患病率及死亡率仍处于上升阶段。因此心血管疾病防治任务十分艰巨。

　　心脏康复是一门采用多学科方法实施心血管疾病综合二级预防的医学专业领域。心脏康复提高患者建立健康生活行为方式的依从性，促进了心血管疾病风险的降低，有效改善心血管疾病患者的预后，降低心血管疾病对医疗系统的经济负担，渐成为心血管疾病主要防治手段。增强型体外反搏（enhanced external counterpulsation，EECP）这项具有中国特色的医疗设备，被称为"被动的'运动'"，具有独特的作用机制和显著疗效，且无创、安全、有效、操作简便，已被广泛用于心血管疾病的康复治疗中。

第一节　体外反搏的工作原理和作用机制

一、体外反搏的工作原理

　　EECP是一种安全、有效的无创性机械辅助循环方法，目前在国际上被广泛地应用。其工作原理是：在心电R波的同步触发下，在心室舒张期气囊自小腿、大腿、臀部自下而上以大约50 ms的时差序贯充气，挤压下半身的血管系统，使舒张期压力升高（即舒张期"增压波"）；当心脏进入收缩期前，三级气囊迅速同时排气，下肢减压后，动脉舒张，接纳来自主动脉的血液，因而心脏的后负荷得以减轻。

二、体外反搏技术的历史回顾

　　EECP始自20世纪60年代初，由美国哈佛大学Soroff教授等设计及研制，目的是在心脏供血的舒张期把肢体血液驱回心脏，增加心脏舒张期灌注，改善心肌缺血。但由于采用液压非序贯驱动模式，体积庞大，其舒张期反搏波增幅不高，疗效未达预期，很快被淘汰。

　　20世纪70年代初，由中山大学（原中山医科大学）郑振声教授领衔的课题组成功研制出具有我国自主知识产权的四肢气囊序贯加压式体外反搏器，取得满意疗效。后又在装置设计上加以改进，取消上肢气囊，增加臀部气囊，形成下肢由远及近的序贯加压模式，称为增强型体外反搏，于1982年正式普及到临床，应用于冠心病、心绞痛的治疗。20世纪80年代初EECP在国内兴起，不到3年时间用户达3000余户。进入90年代中后期，因即时效果更佳明显的现代冠脉介入疗法快速发展，国内心血管康复理念尚未广泛接受，EECP治疗收费低廉和规范的EECP循证医学研究滞后等因素，EECP的临床应用逐渐减少，面临发展低谷。

1990年代初，郑振声教授将中国研制生产的EECP装置引入美国。1994年，由中国自主研制的EECP装置获得美国食品与药品管理局（FDA）上市许可。1999年，美国政府医疗保健财政管理局（HCFA）批准EECP的治疗费用可在Medicare（美国居民65岁以上享受政府资助的医疗保险）报销。2002年，美国心脏病学会/美国心脏协会（ACC/AHA）正式将该疗法纳入冠心病心绞痛的临床治疗指南，成为确立EECP临床应用地位的历史性标志。2006年，欧洲心脏病学会（ESC）和中华医学会心血管病分会也相继将EECP疗法纳入了冠心病心绞痛临床治疗指南（IIB）。2013年欧洲心脏病学会在更新稳定型冠心病的诊治指南时将EECP疗法的推荐类别和证据等级提升至ⅡA。

三、作用机制

EECP工作原理明确，对心血管系统有着积极的影响。其作用机制包括即时血流动力学效应和广泛的血管生物学效应如提高血流切应力、改善血管内皮功能与结构、促进侧枝循环的开放与建立、抑制炎症反应和氧化应激等。

（一）即时血流动力学效应

EECP是在心脏舒张期序贯地加压于小腿、大腿和臀部，驱动血液向主动脉反流，产生舒张期"增压波"（俗称"反搏波"）。EECP能否充分提高主动脉舒张期血压，是衡量EECP能否发挥有效作用的关键性指标之一。一般要求治疗过程中舒张期"增压波"（D）与收缩波（S）的比值≥1.2（D/S峰值比≥1.2）（图3.30.1），以此来评估EECP的即时疗效。"双脉动血流"以及血流切应力的提高是EECP独特的血流动力学特征。

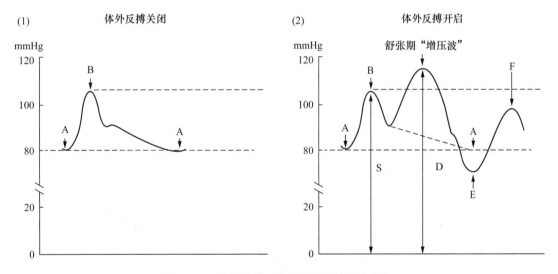

图3.30.1 体外反搏时主动脉压力波形的变化

注：（1）为体外反搏关闭的主动脉压力波形，（2）为体外反搏开启时的主动脉压力波形，A和B是体外反搏关闭时收缩波的起始点和峰值；S是收缩波的振幅；D是体外反搏时舒张波的振幅；E和F是体外反搏期间收缩波的起始点（后负荷减低）和峰值（峰值收缩压降低）。

EECP发挥作用的基本原理与主动脉内球囊反搏（intra-aortic ballon pump，IABP）十分相似。最早以心肌氧供氧耗为理论基础的机械性辅助循环方式是IABP。其工作原理是利用心电或血压信号触发体外的反搏仪，使放置于降主动脉的气囊迅速充气放气。在左心室舒张期气囊充气，突然阻滞主动脉内血流，使主动脉内舒张期压力升高，因此可在主动脉压力波形上形成第二个压力波形（简称增压波，augmentation），增加冠状动脉的血流量从而增加心肌供氧；在左心室收缩期球囊迅速排气，主动脉内压力骤降，左心室射血阻力下降，降低左心室后负荷，减少了左室做功从而降低心肌氧耗。EECP的即时血流动力学效应与IABP的比较如下表

（表3.30.1）。两者最大的区别在于EECP同时挤压双下肢静脉，使静脉回心血流量增加，提高心输出量，IABP则无此作用。

表3.30.1　EECP与IABP即时血流动力学比较（以与基线值比较的%表示）

血流动力学参数	EECP	IABP	血流动力学参数	EECP	IABP
舒张压	+92%	+80%	冠脉平均流速	+109%	+67%
主动脉平均压	+16%	+42%	冠脉舒张期流速	+150%	+103%
收缩压	−11%	−6%			

1. 对冠状动脉血流的影响　研究结果显示，EECP期间冠状动脉血流明显增加。Andrew D等应用冠状动脉压力导丝和多普勒检测了10例行EECP治疗患者的冠状动脉内压力和血流速度。结果表明EECP可使冠脉内舒张压显著提高93%，冠脉内平均压显著上升16%，冠脉内收缩压下降15%；而冠状动脉内舒张期血流流速增加150%，平均峰值血流流速增加109%；同时，反映冠脉血流的造影学指标之一的TIMI计帧的帧数也增加了28%。

2. 对动脉血压系统的影响　收缩压降低的程度是评价EECP治疗缺血性心脏病效果的重要指标之一。EECP对动脉收缩压的影响报道不一。据北京阜外医院报道，EECP使收缩压降低9～16 mmHg（6.3%～11.0%）。EECP降低收缩压的作用机理包括：降低后负荷；增加肾血流量，减少肾素-血管紧张素-醛固酮的分泌；除增加冠状动脉侧支开放外，其他器官侧支开放也增加，因而外周血管总截面积增大，总外周阻力降低，导致血压下降；回心血流量增加，刺激右心房分泌和释放心钠素增加，同时右心房压力增加兴奋心肺感受器，使迷走张力升高，导致血压下降；使舒张压升高，刺激颈动脉窦压力感受器，使交感神经抑制、迷走神经兴奋；前列环素分泌增加，导致血管明显扩张，血压下降。

3. 对左心室功能的影响　EECP时静脉回心血量明显增加，同时左心室射血阻力下降，心输出量平均增加25%。静脉床的压力较低，壁薄，容易受EECP的影响，使血液、淋巴液流回中央静脉，增加回心血量。心搏量、心脏指数增加，表明在增加回心血量的同时，也相应增加心输出量，符合回心血量与心脏输出量基本一致的原则。

4. 对外周循环的影响　外周血流取决于压力、阻力、血流流经的长度和内摩擦力。有关EECP的对外周循环作用的研究较少。一项研究显示，EECP时平均胫后动脉血流量减少至基础状态下的（69±23）%，而1 h后血流量增加至基础状态下的（133±34）%；相反，EECP时平均肱动脉血流量增加（9±4）%，其后1 h回复至基线值。

（二）血管生物学效应

早期认为EECP治疗的主要作用机制是通过产生双脉动血流，以舒张期增压的方式提高冠状动脉灌注。许多临床研究发现，EECP对冠心病患者的疗效可维持至随访6个月至5年以上，提示EECP的疗效作用机制不只是局限于即时的血流动力学效应。随着EECP治疗血管生物学方面的研究表明，EECP还通过加快动脉系统的血流速度，提高血管内皮系统的血流切应力，并通过一系列血管内膜保护相关的调控机制，有效促进内皮细胞结构和功能的修复对抗动脉粥样硬化。随着相关证据的不断完善，EECP提高血流切应力被证实与治疗的获益密切相关。

1. 提高血流切应力　血流切应力（Endothelial shear strss，ESS）是与血流方向一致的血流对血管内皮细胞的摩擦力。生理性的内皮血流切应力大约在15～70 dyne/cm²，而高达100～400 dyne/cm²的血流切应力对血管内皮有害。动脉粥样硬化是引起心肌梗死、脑卒中和缺血性坏疽的主要原因，被认为是一种进行性全身炎症性疾病，主要影响大动脉、中动脉壁，如主动脉、颈动脉、冠状动脉。动脉粥样硬化好发于血管分叉、分支或弯曲部位，即低切应力和振荡切应力部位。因此，依赖于作用于内皮的血流模式，它可能诱导促动脉粥样硬化或抗动脉粥样硬化表型。层状切应力（平均应力≥12 dyne/cm²，无振荡）和脉冲切应力（平均应力≥12 dyne/cm²,有振荡)预防动脉粥样硬化;相反,低切应力(平均应力<4 dyne/cm²)和振荡切应力(平均应力=0~0.5 dyne/cm²)促进动脉粥样硬化。切应力作用于血管内皮细胞,可以调节基因的表达、结构和功能,从而导致生化途径的改变,这被称为机械转导。机械传导诱导细胞骨架、细胞-细胞和细胞-细胞外基质黏附复合物中的构象改变。

目前能主动有效地提高在体血流切应力的方法不多,其中运动可以提高血流切应力,而EECP是另一个可以提高血流切应力的有效方法。EECP治疗产生的内皮血流切应力增加30~60 dyne/cm²。EECP驱动血液形成的双脉动血流,加快血流速度,明显提高血流切应力,"按摩"血管内皮细胞,直接作用于血管内壁,促进血管内皮细胞合成并分泌一系列生物活性物质,改善和血管内皮细胞的功能与结构(见图3.30.2)。

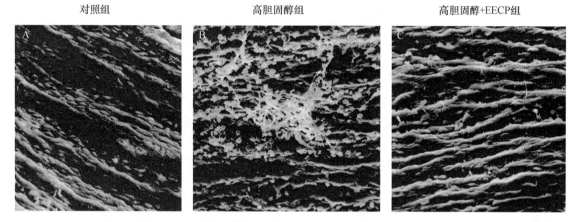

对照组　　　　　　　高胆固醇组　　　　　　高胆固醇+EECP组

图3.30.2 动脉粥样硬化猪冠状动脉内膜的电子显微镜特点

注:A. 正常对照组的显微镜图;B. 高胆固醇组的显微镜图,管腔表面覆盖着许多粘附细胞,观察到严重的内皮细胞紊乱和脱落;C. 高胆固醇+EECP组显微镜图,黏附的细胞较少,血管内皮细胞平行于血流方向排列。

2. 改善血管内皮功能与结构 血管内皮功能受损是动脉粥样硬化的始动环节。在动脉粥样硬化病变早期,内皮依赖的血管舒张效应已明显减弱,甚至在形态学上的血管内膜增厚之前。这与内皮细胞分泌一氧化氮(nitric oxide,NO)等内皮依赖性血管舒张因子减少,分泌内皮素(endothelin-1,ET-1)等血管收缩因子增加有关。血管张力与腔内的流量相协调,血管内皮细胞通过调节NO与ET-1的合成和释放从而调节血管张力。

EECP治疗通过改变体内血流动力学状态,增加血流切应力,不但直接增加心脏血流灌注,而且能够改善内皮细胞的结构与功能。Masuda等的研究则发现EECP治疗1 h后血清NO水平即开始升高,且持续升高至完成35 h疗程后的1个月,因此,促进NO释放是EECP疗效的作用机制之一。Braith等在一项小样本的临床随机对照研究中,证实冠心病患者在经过35 h(共历时约7周,每天1次,每次1 h)的EECP治疗后,肱动脉和股动脉静态血管腔径与血流介导的血管舒张能力均显著高于假EECP组,同时患者的心绞痛级别和运动耐量获得改善。上述变化也与部分循环炎症因子如肿瘤坏死因子-α、可溶性血管细胞粘附因子和超敏C反应蛋白的下调有关。为论证EECP疗法对血管内皮功能保护的效果及其在动脉粥样硬化病变发生发展中的作用,Yan Zhang等利用猪动脉粥样硬化模型,经36 h,历时约7周左右的EECP治疗,左前降支(the left anterior descending coronary artery,LAD)弹力纤维染色及HE染色血管重塑指标分析结果显示EECP组内膜增生及斑块形成得到一定程度的抑制(图3.30.3)。

EECP对血管内皮功能和结构的调节,最主要的机械调节因素是作用于血管内皮的血流切应力提高了。血流切应力的提高①使得血管内皮细胞表达内皮型NO合酶(eNOS)增多,NO的合成增加;②促使血管功能恢复,NO的释放增加;③抑制了氧自由基生成,NO的灭活减少。

3. 促进侧枝循环开放与生成 冠脉侧枝循环是指冠状动脉之间的吻合网络,在生理状态下不参与冠脉血运循环。侧枝循环是冠心病主要的代偿机制之一,对患者的远期预后十分重要。侧枝血管形成主要通过三种方式:血管新生、扩张重塑、血管增粗。其形成的主要因素有反复且严重的心肌缺血、持续存在的压力阶差、血流切应力和生长因子。血流切应力被认为是侧枝循环开放的关键环节。Buschmann等纳入了共有23例至少有一

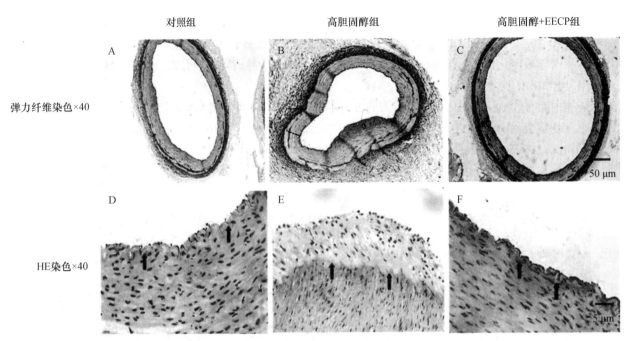

图3.30.3　EECP对高胆固醇猪LAD组织形态和内膜增生的影响

注：A～C. 弹力纤维染色（深紫色）；D～F. HE染色；A、D. 非高胆固醇猪LAD内膜形态；

B、E. 高胆固醇猪LAD明显的内膜增厚和动脉粥样硬化性病变；

C、F. 高胆固醇猪EECP治疗后LAD的血管壁壁厚度明显变薄。

例血流动力学显著狭窄符合经皮冠状动脉介入治疗的稳定型冠心病患者，按照2：1的方式随机分配至EECP组（n＝16）和对照组（n＝7）。EECP组在7周内进行每次1小时共35次EECP治疗，而对照组观察7周内侧枝循环的自然过程。所有患者均在基线和7周后接受心导管插管，有创测量压力相关冠脉血流指数（pressure-derived collateral flow index，CFIp）及冠脉血流储备分数（fractional flow reserve，FFR）评估侧枝循环开放情况。研究结果表明EECP组CFIp和FFR显著改善，而对照组无显著变化。这一研究结果为EECP治疗有助于冠状动脉侧支循环开放提供功能学证据。Wu等在急性心肌梗死的狗动物模型中表明了30 h的EECP治疗（每次1 h，6周）使梗死区微血管增多以及心肌灌注改善，这与全身及梗死心肌区域中血管内皮生长因子（vascular endothelial growth factor，VEGF）的表达水平上调有关。EECP促进侧枝循环开放与生成主要通过两种方式：侧枝循环开放和血管新生。一方面，EECP增加冠脉灌注，加大狭窄远端血管与侧枝血管之间的压力阶差，增加了侧枝血管的血流量，促进侧枝血管开放；此外，EECP提高血流切应力，促进NO合成释放，抑制ET-1合成，导致局部血管舒张，有助于侧枝血管开放。另一方面，EECP提高血流切应力使血管内皮释放VEGF等生长因子增加，从而促进血管新生。

4. 抑制炎症反应和氧化应激　心血管疾病的发生发展不仅有传统危险因素（高血压、高血脂、糖尿病、吸烟等）的参与，还与机体内低水平的炎症有关。冠心病患者循环内某些促炎物质和粘附分子的水平较正常人高。不同的炎症因子在冠状动脉粥样硬化过程中所起的作用不一样，有的参与早期的血管炎症反应，有的参与中期的斑块形成，有的则影响斑块形成后的稳定性，导致斑块破裂等。大量的实验证明动脉粥样硬化的各种危险因素促进氧化应激和炎症反应，是通过低血流切应力机制介导的，而提高血流切应力可改善促炎物质和粘附分子的信号转导与表达过多的情况。Barsness等的早期研究发现，EECP治疗可使氧化应激及炎症反应相关的炎症因子水平下降，且两者存在量效关系。Zhang等通过高脂喂养的高胆固醇血症猪动物实验发现，EECP可通过切应力介导的机制减缓冠状动脉粥样硬化的发生发展，其机制之一是通过抑制高胆固醇血症中过度激活的激活的丝裂原激活的蛋白激酶-p38（MAPK-P38）/核因子-κB（NF-κB）/血管细胞粘附分子-1（VCAM-1）的信号转导，从而抑制炎症。Braith等发现EECP治疗不仅在临床上可改善心绞痛症状与外周内皮功能，且这一改善与血浆中炎症因子单核细胞趋化蛋白-1、肿瘤坏死因子-α、VCAM-1、超敏C反应蛋白以及提示脂质过氧化水平的8-异构前列腺素等降低有关。

第二节　体外反搏在心血管康复领域的应用

一、冠心病

EECP主要通过以下作用机制改善心绞痛：一方面，EECP增加冠状动脉的灌注而增加心肌供氧，同时降低左心室后负荷，减轻心脏做功，减少心肌氧耗，从而缓解心绞痛症状；另一方面，EECP加快了动脉血流速度，增加了血管内皮的血流切应力刺激，从而改善血管内皮功能和结构，促进侧枝循环发生，抑制炎症和氧化应激，延缓动脉粥样硬化病变的发生和进展。

国内外大量临床研究证实EECP是治疗冠心病的一种无创安全且具有持久效益的治疗方法。在美国和我国已相继开展了多个观察EECP治疗冠心病和心功能不全效果和安全性的大型临床试验（MUST-EECP、RECC、PEECH和IEPR）。这些研究表明：（1）对于稳定型心绞痛患者，EECP加药物治疗能改善心肌缺血，并对PCI术后的再狭窄可能具有一定的预防作用，能显著降低心血管事件发生的危险；（2）对于临床上无选择的终末期冠心病患者（即药物、冠脉内介入和冠状动脉旁路移植术疗效差者），EECP能显著改善心绞痛症状，减少硝酸甘油用量，提高运动耐量和左室射血分数，提高病人生活质量，70%的患者心绞痛好转保持在1年以上。

（一）稳定型心绞痛

MUST-EECP（the multi-center study of Enhanced External Counterpulsation）研究是首个EECP治疗稳定型心绞痛的前瞻性、多中心、随机双盲对照研究，主要研究目的是评估EECP治疗慢性稳定型心绞痛患者的安全性和有效性。该研究结果表明，EECP可提高运动耐量、降低心绞痛发作频率、减少硝酸甘油的用量；随访1年心绞痛症状和生活质量的改善均优于对照组及治疗前，并且有70%患者的心绞痛症状在1年内维持好转。该研究证实了EECP治疗稳定型冠心病是有效的、安全的。RECC（research on enhanced external counter-pulsation therapy in coronary artery disease）研究是1996～2000年我国第一项有关EECP治疗冠心病的多中心随机对照研究。纳入407例稳定型心绞痛患者，随机分配至EECP组（n＝217）和对照组（n＝190）。研究结果表明，EECP能改善稳定型心绞痛患者的心肌缺血，可促进冠脉侧支血管形成；改善1年后的预后。

（二）难治性心绞痛

ESC将难治性心绞痛定义为即使接受最佳药物治疗仍表现反复胸痛和有心肌缺血的客观证据，通常这些患者的冠状动脉病变十分严重且不适合血运重建治疗，包括经皮冠状动脉介入术（percutaneous coronary intervention，PCI）和冠状动脉搭桥术（coronary artery bypass grafting，CABG）。

Pettersson等在2006年的一项研究，55名难治性心绞痛患者接受了EECP治疗。在EECP治疗结束时以及EECP治疗后的6个月和12个月，加拿大心绞痛分级（CCS分级）和每周心绞痛发作频率下降，且疗效维持了12个月。国际EECP随访2年的注册研究（international EECP patient registry，IEPR）也表明，EECP治疗后，难治性心绞痛患者CCS分级至少改善了一个级别，心绞痛频率、硝酸甘油的使用显著降低，生活质量改善。在2年的随访中，74%的CCS II级和70%的III-IV级患者仍然没有主要的不良心血管事件，CCS分级持续改善。

对于治疗效果不佳，并且不适合介入或外科血运重建的心肌缺血患者，EECP是一种安全、有效的治疗方法。2019年ESC慢性冠状动脉综合征诊断与管理指南将EECP作为难治性心绞痛治疗IIB推荐。

（三）EECP作为冠脉PCI术后的辅助治疗以减少再狭窄

20世纪发展起来的经皮冠状动脉介入治疗能改善冠脉血流，减轻心绞痛症状，提高病人的生活质量，延长生命，同时手术创伤小、恢复快、危险性相对较低，易于被医生和患者所接受，目前已成为冠心病患者最有效的措施之一。但PCI治疗也有些局限包括：①PCI术对局限性病变效果良好，对弥漫性病变效果有限；②对于慢性完全性闭塞冠脉病变有时不能达到完全血运重建；③PCI术后血管再狭窄；④PCI术后再发心绞痛；⑤冠脉慢血流或冠脉微循环障碍等。Xu等发现随着D/S比值的增加和分叉部位狭窄的严重程度，在EECP治疗期间沿左冠状动脉主干树的血流动力学条件的改善变得更加显著。这些发现对弥漫性动脉粥样硬化患者PCI术前、后EECP的辅助治疗有着重要意义。RECC研究表明PCI术后早期行EECP治疗对支架内再狭窄可能具有一定的预防作用。EECP具有增加冠状动脉血流，提高血流切应力，改善血管内皮结构和功能，防止血栓形成以及促进血管侧枝循环形成等特点。PCI术后患者在标准冠心病治疗的基础上辅以EECP治疗，可能加快支架的内皮细胞覆盖，对减轻支架内再狭窄，抑制支架内血栓形成。

（四）冠状动脉搭桥后的体外反搏

CABG术在20世纪60年代起源于美国，手术技术已经相当成熟。CABG术的主要原理是使用自身血管（乳内动脉、桡动脉、大隐静脉等）在主动脉和病变的冠状动脉间建立旁路（"桥"），使主动脉内的血流跨过血管狭窄的部位通过桥血管直接流至狭窄远端，从而改善心肌缺血。CABG手术后缺血性心肌病患者的心绞痛症状是临床实践中一个具有挑战性的主要问题。

Abdelwahab等纳入42名CABG术后的缺血性心肌病患者，其中20名患者接受了35次EECP和药物治疗，22名患者只接受了药物治疗。在治疗3个月后的随访中发现患者的CCS分级和NYHA心功能分级明显改善、心绞痛发作频率和舌下含服硝酸甘油的频率显著下降。研究结果表明作为EECP作为一种非侵入性治疗方式，与药物治疗相结合，在改善CABG术后缺血性心肌病患者的心绞痛和心力衰竭症状方面非常有效。

（五）急性心肌梗死

急性心肌梗死紧急血运重建方法（急诊PCI、溶栓、CABG术）的应用存在一些局限，如急诊冠脉造影发现不适合血运重建（如小分支闭塞等）、血运重建后无复流或慢血流、存在紧急血运重建禁忌证、患者拒绝血运重建等等。在这些情况下，鉴于EECP增加冠脉灌注，降低炎症水平，促进侧枝循环开放和组织修复等多重有益作用，EECP可以作为急性心肌梗死紧急血运重建的有益补充和支持。

急性心肌梗死是冠脉无复流或慢流现象的主要原因，严重影响心肌梗死的预后。Luo等予55例冠状动脉慢血流患者行经胸多普勒超声心动图评估冠脉舒张期峰值血流速度和冠状动脉血流储备，并测量血流介导的血管舒张功能检测和超敏C反应蛋白，然后非随机分配到两组。对照组（n＝24）受试者仅接受药物治疗，EECP组（n＝21）受试者还接受36h的EECP治疗。研究表明EECP可能对冠状动脉血流量的有持久改善作用，这种改善与EECP对血管炎症和内皮功能的有利影响有关。对于急诊PCI术手术效果不理想，特别是出现无复流或慢血流，或者不能耐受血运重建术的患者，EECP可以作为重要的辅助治疗措施。

Willam等的一项研究纳入了60例冠心病患者（35例未行CABG术，25例既往行CABG术），根据冠心病的程度（未行CABG术组：单支血管、双支血管、三支血管病变）和残余疾病的程度（既往CABG术组：未搭桥的重度狭窄的血管的数量或者桥血管狭窄的数量）对患者进行分组。负荷放射性核素扫描显示既往CABG术组和未行CABG术组的缺血面积相当（80 *vs.* 71%）；在两组的单支和双支血管病变的冠心病患者中，EECP治疗显著减少了患者的心肌缺血面积且疗效相当（88比80%）。最值得注意的是，与未行CABG术组中的三支血管病变的冠心病患者相比，EECP显著减少了既往CABG术组中三支血管和桥血管狭窄的冠心病患者的心肌缺血面积（80 *vs.* 22%）。保持至少一支以上的冠状动脉近段通畅可以使EECP舒张期增加的压力和容积被传输到冠状动脉远端，这对EECP发挥疗效至关重要。

二、慢性心力衰竭

缺血性心肌病（ischemic cardiomyopathy，ICM）是老年心力衰竭常见的主要病因。ICM是指长期心肌缺血导致心肌局限性或弥漫性纤维化，从而产生心肌的收缩和（或）舒张功能受损，引起心脏扩大或僵硬、心力衰竭等一系列临床表现的综合征。

最初评价EECP的疗效是用于心源性休克患者的治疗。EECP提高了冠状动脉内舒张期压力和血流，同时降低主动脉和冠状动脉的收缩期压力。另外，EECP还能降低左室舒张末压，降低心脏后负荷，减少心脏做功。美国FDA于2002年正式批准EECP可以用于心力衰竭患者的治疗。

PEECH（prospective evaluation of EECP in congestive heart heart failure）研究是一项随机、对照、单盲、平行组、多中心研究，共有纳入187名有症状但稳定的（NYHA II级和III级，左心室射血分数≤35%）心力衰竭患者，将患者随机分配至对照组和或EECP组（7周内35小时），评估EECP在心力衰患者中的疗效。研究结果表明EECP治疗后6个月患者运动持续时间提高1 min的比例显著高于对照组，但两组间的峰值摄氧量无统计学差异；同时EECP明显改善患者的NYHA分级和生活质量。然而，在PEECH研究的亚组分析结果显示，年龄≥65岁的心力衰竭患者EECP治疗后峰值摄氧量提高>1.25 mL/kg/min的比例比对照组高。研究证实了EECP对慢性、稳定、轻至中度心力衰竭患者的有益作用。

三、体外反搏在双心领域中的应用

由于对疾病的恐惧、担心失去家庭社会的支持和长期患病丧失劳动能力或因治疗所带来的经济负担，心血管疾病患者常伴有明显或隐匿的心理问题。而伴发的心理问题对心血管疾病的发生、发展可产生显著的影响，导致原有疾病进展、加重，生活质量下降，心血管事件再发风险及死亡率显著升高。因此，心理干预（包含睡眠管理）是心脏康复中的重要环节。May等给予难治性心绞痛伴抑郁症的患者EECP干预并进行研究。研究结果表明年轻心绞痛患者抑郁症更严重，EECP是治疗难治性心绞痛患者抑郁症的有效治疗方法，并且EECP对抑郁症的影响与对胸痛的影响无关。然而EECP治疗抑郁症的病理生理机制并不清楚，潜在的机制有：①抑郁症患者的血管内皮功能明显降低，而EECP可以改善血管内皮功能；②抑郁症患者体内广泛存在炎性因子，炎症因子在动脉粥样硬化斑块的形成过程中起重要作用，而EECP可以降低炎性因子；③EECP治疗过程中，患者与医护人员频繁接触，从而产生积极的心理影响。

失眠是指入睡困难或睡眠维持困难或早醒，与白天功能受损相关（比如认知能力下降、疲劳或情绪障碍等）。失眠是一种综合征，是临床上最多见的睡眠障碍。EECP治疗失眠是一个新的尝试。国内有研究报道，EECP对顽固性失眠和神经衰弱失眠有显著疗效。作用机制可能与脑供血增加、心理暗示作用或脑内5羟色胺/去甲肾上腺素的比值变化有关。目前仍缺乏充足的研究证据证实和阐释EECP治疗失眠的疗效和作用机制。

四、体外反搏与性功能障碍

心血管疾病患者经常担心与性活动相关的心血管风险，或者经历了性功能障碍。慢性冠脉综合征的性功能障碍包括性欲和性活动的下降，以及勃起功能障碍。性功能障碍可能是由潜在的血管状况、心理社会因素、特定药物、药物的数量和人际关系的变化引起的。噻嗪类利尿剂和β受体阻滞剂可能会对勃起功能产生负面影响，但自2011年以来发表的研究并没有发现大多数当代心血管药物与勃起功能障碍之间存在一致的关系。Sakka等表明EECP能改善冠心病患者的勃起功能障碍，其疗效与心血管危险因素的数量、心血管疾病病程和EECP治疗疗程有关。现认为，EECP能改善阴茎的微循环，促进血液灌注，改善血管内皮细胞功能，最终提高阴茎勃起功能。EECP治疗勃起功能障碍相关的研究证据仍较少，仅有研究证据提示EECP对血管性勃起功能障碍有关，但对于神经性勃起功能障碍疗效尚不明确。

五、体外反搏与心血管危险因素

（1）高血压 EECP对动脉收缩压的影响报道不一。据北京阜外医院报道，EECP使收缩压降低9～16 mmHg（6.3%～11.0%）。Campbell等研究显示EECP改善了难治性心绞痛患者的收缩压，但对于低基线收缩压（<110 mmHg）

的患者，EECP增加了收缩压。Liang等表明EECP能降低收缩压和舒张压，且内源性内皮祖细胞修复能力的下降可能是高血压血管损伤的一个重要机制，并且可以通过EECP进行恢复。

（2）糖尿病　糖尿病已达到世界流行的程度，并成为患者和医疗保健系统的重大经济负担。与无糖尿病者相比，2型糖尿病患者增加了心血管疾病的风险。心血管并发症是糖尿病患者致残和死亡的主要原因。

Linnemeier等应用EECP治疗1532例合并糖尿病的心绞痛患者。研究结果显示EECP治疗后，69%的糖尿病患者表示心绞痛CCS分级降低一个级别，1年后72%的糖尿病患者心绞痛持续减轻，生活质量显著提高。Sardina等对30名2型糖尿病的一项随机对照试验研究结果显示，35 h的EECP治疗后的48小时和2周后，患者的空腹血糖、餐后2小时血糖和糖基化血红蛋白较基线水平下降，糖基化水平的降低可持续至治疗后3个月；并且EECP治疗后48小时患者胰岛素抵抗改善，EECP的48小时和2周后亚硝酸盐/硝酸盐显著升高，提示EECP的降糖机制可能包括改善患者的胰岛素抵抗和血管内皮功能。该团队进一步研究了EECP的降糖机制，发现EECP降低晚期糖基化终末产物及其受体的浓度、炎症水平和氧化应激，并且该作用可持续6个月。

糖尿病的一个显著特征是内皮功能障碍，其特征是血管扩张剂的生物利用度降低，特别是NO。糖尿病中的细胞错乱也与Ca^{2+}处理中的调节异常、细胞内Ca^{2+}过载的增加和氧化应激的增加有关。高切应力增加内皮源性NO合成酶的生物利用度，减少炎症表型，减少细胞内Ca^{2+}过载，并增强抗氧化能力。

六、体外反搏在缺血性脑血管疾病中的应用

脑卒中是全球成年人致残的首要原因，其中缺血性脑卒中占脑卒中病例的80%以上。缺血性脑卒中是指各种脑血管病变所致脑部血流供应障碍，导致局部脑组织缺血、缺氧性坏死，而迅速出现相应神经功能缺损的一类临床综合征。其中，内皮细胞功能障碍、动脉粥样硬化、血栓形成等是缺血性脑卒中的关键病理生理过程。缺血性脑卒中具有高发病率、高致残率、高死亡率、高复发率等特点，随着社会老龄化的逐渐加重，其给家庭乃至整个社会都带来巨大的压力。

Werner等发现在EECP治疗过程中颈动脉血流量增加19%，而椎动脉血流量增加12%，他们进一步用经颅多普勒超声检测研究，显示EECP治疗中脑血流自身调节的作用，虽然舒张期灌注增加，但是收缩期的血流灌注减少，平均的脑血流灌注在5分钟治疗过程中并不增加，在EECP结束后大脑中动脉血流速度反而增加了，提示EECP治疗或许不是直接通过脑灌注压来增加脑内的血流灌注，而很可能是通过其他间接途径如促进血管内皮细胞合成NO同时抑制内皮素的释放这一机制。Xiong等揭示了EECP可以增加缺血性卒中患者脑平均动脉压和脑血流速度，也能降低血压变异性和提高心率变异性，提示EECP也能够改善缺血性脑卒中伴发的自主神经功能障碍。

2019年老年人体外反搏临床应用中国专家共识推荐EECP作为缺血性脑卒中急性期的辅助治疗，也可作为缺血性脑卒中恢复期的康复辅助方法。建议150 mmHg（0.020 MPa）作为最佳治疗压力，且给予急性缺血性脑卒中患者不少于10 h的反搏疗程。

第四节　体外反搏应用的适宜人群与禁忌证

一、EECP应用的适宜人群

①各种缺血性疾病的治疗；②心脑血管疾病高危人群的预防；③各种亚健康人群和中老年人的保健。

二、EECP的适应证

①心血管疾病：冠心病包括心绞痛、心肌梗死、PCI术后、CABG术后康复；慢性心功能不全稳定期（缺血性心肌病，心功能分级NYHA Ⅰ～Ⅲ级）；②脑血管疾病：缺血性脑卒中、脑动脉硬化、短暂性脑缺血发作

（TIA）、椎-基底动脉供血不足、眩晕综合征（脑源性和颈源性）、阿尔兹海默症、失眠；③高血压、高脂血症、糖尿病、糖尿病足；④缺血性耳病/眼病：突发性耳聋、眼底动脉栓塞；⑤缺血性肾脏疾病；⑥男性缺血性勃起功能障碍；⑦疲劳。

三、EECP禁忌证

①中至重度的主动脉瓣关闭不全；②胸腹主动脉瘤、夹层动脉瘤；③活动性静脉炎、下肢深静脉血栓形成；④严重肺动脉高压（平均肺动脉压＞50 mmHg）；⑤各种出血性疾病或出血性倾向，或使用抗凝剂（华法林），INR＞3.0；⑥反搏囊套覆盖处有感染灶；⑦未控制的高血压（＞170/110 mmHg）；⑧失代偿性心力衰竭；⑨妊娠。

第五节 治疗前评估、操作流程、注意事项、疗程和疗效评价

一、治疗前评估

EECP是一种相对安全的无创性机械辅助循环治疗，但治疗开始前需先评估，排查禁忌证，避免不良反应发生。评估内容包括：患者的基础疾病、药物使用情况、症状、体征（如血压、心率、有无心脏杂音、有无双下肢肿痛/皮肤破损等）、相关辅助检查结果（如血常规、凝血功能、血糖、血脂等），必要时完善相关辅助检查，如心脏彩色多普勒超声、双下肢动静脉超声、动态心电图、动态血压等。

二、操作流程

1. EECP治疗前准备 ①提醒患者提前上洗手间排尿，因为治疗时容易导致膀胱充盈并且气囊充气不断挤压刺激膀胱，产生尿急，使得治疗过程中断。②治疗前测量静息血压、心率，血压过高或心率过快时不宜进行EECP治疗；③建议患者自带一条紧身的、富有弹性的长裤（棉质的最好，或健美裤、裤袜），取出口袋里的物件，避免囊套充排气时因摩擦压迫皮肤导致皮肤起泡、破损。

2. 上机 按顺序开启主机，摆放好囊套位置，让病人坐在囊套之上，尾骨对着囊套的中心点，然后在治疗床上平躺。

3. 贴电极 确定贴电极的位置，用酒精擦拭清洁皮肤，将心电导联线从患者上衣领处穿进，导联探头与电极片连接，可在心电电极片中心处加适量耦合剂，增强心电信号。负极（白色）贴在胸骨柄；正极（红色）贴在$V_3 \sim V_6$之间的任意位置（取R波峰值最高的位置以减少干扰）；第三个电极（黑色）贴在右侧$V_3 \sim V_6$之间的任意位置。永久埋藏式起搏器植入后的患者，心电电极应尽量远离起搏器。

4. 囊套包扎 囊套的包扎是保证EECP疗效的关键。包扎囊套的总体原则：先大腿后小腿和臀部，稍紧勿松，气囊连接管无打折，囊套平整无皱褶。松紧程度应以包扎好囊套后，仅能放进一根手指。这样既不会因为囊套包扎太松而影响EECP疗效，也不会因为囊套包扎太紧而产生不适症状（如下肢麻木、疼痛）。

包扎大腿时，注意调整好囊套的角度，囊套上缘紧压着腹股沟（能够挤压到股动脉），囊套要紧贴腿型；边缘没有缝隙。

包扎臀部囊套时，臀部囊套上缘不超过髂前上棘水平。身体较瘦的人髂前上棘突处明显，可以在左右髂前上棘的两侧各垫一块20×15×0.5 cm的高密度海绵（不要直接垫在髂前上棘处，此处在受压后容易磨损皮肤）。

包扎小腿时，小腿囊套的上线紧贴膝关节的下缘（能够挤压到腘动脉）。较瘦者，建议在胫骨内侧各垫一块毛巾或者20×7×0.5 cm的海绵（不要直接垫在胫骨前缘，此处受压后容易磨损皮肤出现肿块）。

给男性患者包扎囊套时要注意不要把阴茎、阴囊包扎在内。谨记先包扎大腿囊套，后臀部囊套。

5. 参数的设定和调节 反搏压力、保压时间的设定和调节的原则：调节治疗压力或充、排气时间使反搏治疗时的舒张期增压波或目标动脉灌注量（如颈动脉或下肢动脉）达到最高。①设定反搏压力：治疗压力宜从最小有效压力开始（最好不低于 0.025 MPa），后逐渐增加压力，经 3~5 次治疗后达到标准治疗压力。常规反搏治疗压力一般在 0.030~0.045 MPa 之间，在保持最高增压波（D/S 峰值比≥1.2）的原则下，选择最小治疗压力。反搏压力过低可能会对患者心功能产生不良影响，故不建议使用低于 0.025 MPa 压力。反搏压力过高 D/S 比值不一定相应增加，反而可能增加患者不适感。研究发现，对于缺血性脑血管病患者，较低的反搏压力（如 0.020 Mpa）也能获得较好的脑血流灌注。设定压力时同时要考虑到患者肌肉含量和皮下脂肪水平，肥胖者可适当增加压力，消瘦者可适当减小压力；②调节充、排气时间点：将充气信号置于心电图 T 波的顶峰（直立时）或最低点（倒置时）或中点（正负或负正双向时）；将排气信号置于心电 P 波之前或 P 波顶峰（保压时间视患者情况而定）。适当延长保压时间（主动脉舒张压升高需要一个持续时间），可以使得舒张波面积与收缩波面积比值（D/S 面积比）增大。

对于冠心病患者，通过正确的囊套包扎、调节合适的反搏压力和充排气时间，尽量使治疗过程中 D/S 峰值比≥1.2、D/S 面积比（DI/SP）≥1.5~2.0，以获得更好的近期、远期反搏疗效。D/S 峰值比始终无法达到 1.2，可能与性别（女性）、年龄＞65 岁、吸烟、非冠状动脉病变、高血压、多支血管病变等因素有关，但患者仍然可以从 EECP 治疗中获益。

三、注意事项

1. 高血压 在 EECP 治疗前，血压应控制稳定在 150/90 mmHg 以下；急性缺血性脑卒中患者血压≤180/100 mmHg 进行 EECP 治疗是安全的。

2. 心律失常 由于 EECP 的充排气信号由心率触发，频繁的早搏导致 EECP 充排气不规律会明显增加患者的焦虑感和降低治疗的舒适度，因此原则上应控制好心律失常到偶发早搏的程度。各种类型的快速性心律失常不宜给予 EECP 治疗。窦性心动过速者，心率控制在 100 次/分钟以下后进行 EECP 治疗或采用 1∶2 触发治疗；心率过缓时（心率＜50 次/分），保压时间过长（气囊充气时间过长）可能会导致患者不适，可缩短保压时间（充气时间）。房颤患者心室率控制在 90 次/分左右或以下也可以进行 EECP 治疗；但房颤合并心房血栓者不宜进行 EECP 治疗。

3. 心功能不全 EECP 治疗时囊套充气同时挤压双下肢静脉，使静脉回心血流量增加，故治疗过程中应注意患者有无气喘等不适症状，同时监测心率、呼吸频率、血氧饱和度、肺部干湿啰音。治疗过程中心率过快时（心率＞100 次/分），并伴有气促及血氧饱和度下降至 90%，可能已经出现心衰症状，应立即停止反搏治疗。

4. 合并室壁瘤 室壁瘤不是 EECP 治疗的绝对禁忌证，但当室壁瘤较大、壁薄、附壁血栓、射血分数低的患者需要谨慎使用 EECP，并在治疗中密切观察患者情况。

5. 糖尿病 糖尿病患者进行 EECP 治疗时易出现皮肤破损，治疗时需穿紧身的、富有弹性的长裤；较瘦者在骨头突出处加用海绵垫衬或毛巾（见上述囊套包扎操作），一旦发生皮肤坏损，可在随后的治疗中将坏损部位的囊套打开。

6. 下肢动脉闭塞性疾病 有可能从 EECP 治疗中获益。EECP 开始治疗时反搏压力宜小、反搏时间宜短，待患者耐受后逐渐增加反搏压力和时间。下肢血管支架置入的患者，应避免反搏包裹支架置入部位。

7. 合并严重骨质疏松和髋部、股骨头术后的患者 进行 EECP 治疗前应参考骨科医师及康复医师的建议；腰椎间盘突出症患者在 EECP 治疗过程中可能因为躯体震动而诱发或加重腰痛，治疗时可使用护腰带或者腰部垫着腰枕，密切观察患者症状，必要时给予停止治疗。

8. 永久埋藏式起搏器植入后的患者 气囊充、排气过程中产生的躯体震动，有可能导致频率应答起搏器触发起搏器介导的心动过速，这种情况下应程控关闭频率应答功能。心脏电除颤器不需要重新程控。

四、治疗疗程

反搏疗效和治疗疗程密切相关，疗程的长短由疾病的不同程度决定。老年人体外反搏临床应用中国专家共识（2019）推荐：①缺血性心脑血管病的标准治疗方案为：每天1 h，一次或分两次完成，如果患者不能耐受，可适当减少时间。亦有每天2 h的反搏方案应用于临床，疗效有待论证。②标准疗程为每周5 h，为期7周，累计35 h，或者每周6 h，为期6周，累计36 h；10～12 h的短疗程对心绞痛也有一定的临床疗效。对于冠状动脉病变严重者，标准治疗疗程后继续延长治疗10～12 h可进一步获益。③大多数慢性缺血性心脑血管病患者，推荐常规每年两个疗程的EECP治疗。对于冠心病冠状动脉三支病变、慢性心功能不全，适当增加1～2个疗程有显著效果。④另外，一个疗程的标准治疗后，每周2～3次的维持治疗也是有益的选择。一般而言，作为慢性心脑血管缺血性疾病的治疗手段，应坚持治疗1～2个疗程，作为心血管康复策略，建议不定期接受EECP治疗，以获得心血管功能的长期保护。

五、疗效评价

反搏疗效分为即时疗效、中期疗效和远期疗效。EECP的即时疗效是由血流动力血指标的变化来体现的。主动脉内舒张压升高是评价EECP即时疗效的关键指标。因此在临床实践中，D/S比值经常被用作评估EECP即时疗效的重要指标。但在临床实践中D/S比值不能直接、准确地反映出血流灌注。目前缺乏无创、快速、简单、直接和客观的无创血流动力学评估技术手段。EECP治疗过程中也可使用无创心排出量检测评估血流动力学参数变化，如心排出量、每搏输出量、左心室舒张末期容积、外周血管阻力等。

EECP的中远期疗效可使用以下手段来评价：外周血管多普勒超声、动脉硬化检测、血管内皮功能检测等血流量及血管功能评估，超声心动图、6分钟步行试验、运动平板试验、心肺运动试验等心肺功能评估，神经功能评估，日常生活能力评估，西雅图心绞痛、生活质量、睡眠质量、焦虑抑郁等评定量表。

（中山大学附属第八医院心血管内科 伍贵富 许秀丽）

参考文献

［1］ 中国体外反搏临床应用专家共识起草专家委员会.中国体外反搏临床应用专家共识 [J].中国心血管研究，2012，10 (2)：81-92.

［2］ 伍贵富，郑振声，杜志民，等.体外反搏的生物力学效应与血管内皮功能 [J].中山大学学报：医学科学版，2005，26: 121-124.

［3］ 刘艳.体外反搏的作用原理与临床应用 [J].体育科技，2009，30: 51-56.

［4］ World health statistics 2021: monitoring health for the SDGs, sustainable development goals[M]. Geneva: World Health Organization, 2021. Licence: CC BY-NC-SA 3. 0 IGO.

［5］ Michaels A D, Accad M, Ports T A, et al. Left Ventricular Systolic Unloading and Augmentation of Intracoronary Pressure and Doppler Flow During Enhanced External Counterpulsation [J]. Circulation, 2002, 106: 1237-1242.

［6］ Cunningham K S, Gotlieb A I. The role of shear stress in the pathogenesis of atherosclerosis [J]. Lab Invest, 2005 Jan, 85 (1): 9-23.

［7］ Shechter M, Matetzky S, Feinberg M S, et al. External counterpulsation therapyimproves endothelial function in patients with refractory angina pectoris [J]. J Am Coll Cardiol, 2003, 42 (12): 2090-2095.

［8］ Zhang Y, He X, Chen X, et al. Enhanced External Counterpulsation Inhibits Intimal Hyperplasia by Modifying Shear Stress-Responsive Gene Expression in Hypercholesterolemic Pigs [J]. Circulation, 2007 Jul 31, 116 (5): 526-34.

［9］ Catravas J D, Lazo J S, Dobuler K J, et al. Pulmonary endothelial dysfunction in the presence or absence of interstitial injury induced by intratracheally injected bleomycin in rabbits [J]. Am Rev Respir Dis, 1983, 128 (4): 740-6.

[10] Ludmer P L, Selwyn A P, Shook T L, et al. Paradoxical vasoconstriction induced by acetylcholine in atherosclerotic coronary arteries [J]. N Engl J Med, 1986, 315 (17): 1046-1051.

[11] Masuda D, Nohara R, Hirai T, et al. Enhanced external counterpulsation improved myocardial perfusion and coronary flow reserve in patients with chronic stable angina; evaluation by (13)N-ammonia positron emission tomography [J]. Eur Heart J, 2001, 22 (16): 1451-1458.

[12] Braith R W, Conti C R, Nichols W W, et al. Enhanced External Counterpulsation Improves Peripheral Artery Flow Mediated Dilation in Patients With Chronic Angina: A Randomized Sham-Controlled Study [J]. Circulation, 2010, 122 (16): 1612-1620.

[13] Wu G, Du Z, Hu C, et al. Angiogenic effects of long-term enhanced external counterpulsation in a dog model of myocardial infarction [J]. Am J Physiol Heart Circ Physiol, 2006, 290 (1): 248-254.

[14] Buschmann E E, Utz W, Pagonas N, et al. Improvement of fractional flow reserve and collateral flow by treatment with external counterpulsation (Art. Net. -2 Trial) [J]. Eur J Clin Invest, 2009, 39 (10): 866-75.

[15] Barsness G W. Enhanced External Counterpulsation in Unrevascularizable Patients [J]. Curr Interv Cardiol Rep, 2001, 3 (1): 37-43.

[16] Arora R R, Chou T M, Jain D, et al. The multicenter study of enhanced external counterpulsation (MUST-EECP): effect of EECP on exercise-induced myocardial ischemia and anginal episodes [J]. J Am Coll Cardiol, 1999 Jun, 33 (7): 1833-40.

[17] Chou T M. EECP ACC Educational Highlights/Summer, 1998.

[18] Thomas P, Bondesson S, Cojocaru D, et al. One year follow-up of patients with refractory angina pectoris treated with enhanced external counterpulsation. BMC Cardiovasc Disord [J]. 2006 Jun 15, 6: 28.

[19] Pettersson T, Bondesson S, Cojocaru D, et al. Two-year outcomes in patients with mild refractory angina treated with enhanced external counterpulsation [J]. Clin Cardiol, 2006 Feb, 29 (2).

[20] 2019 ESC Guidelines for the diagnosis and management of chronic coronary syndromes [J]. European Heart Journal (2020)41, 407-477.

[21] Xu L, Chen X, Cui M, et al. The improvement of the shear stress and oscillatory shear index of coronary arteries during Enhanced External Counterpulsation in patients with coronary heart disease [J]. PLoS One, 2020 Mar 19, 15 (3).

[22] Abdelwahab A A, Elsaied A M. Can enhanced external counter pulsation as a non-invasive modality be useful in patients with ischemic cardiomyopathy after coronary artery bypass grafting [J]. Egypt Heart J, 2018 Jun, 70 (2): 119-123.

[23] Lawson W E, Hui J C, Guo T, et al. Prior revascularization Increases the effectiveness of enhanced external counterpulsation [J]. Clin Cardiol, 1998 Nov, 21 (11): 841-844.

[24] Luo C, Liu D, Wu G, et al. Effect of enhanced external counterpulsation on coronary slow flow and its relation with endothelial function and inflammation: a mid-term follow-up study [J]. Cardiology, 2012, 122 (4): 260-268.

[25] Feldman A M, Silver M A, Francis G S, et al. Treating heart failure with enhanced external counterpulsation (EECP): design of the Prospective Evaluation of EECP in Heart Failure (PEECH) trial [J]. J Card Fail, 2005 Apr, 11 (3): 240-245.

[26] Feldman A M, Silver M A, Francis G S. For the PEECH investigators enhanced external counter-pulsation improves exercise tolerance in patients with chronic heart failure [J]. J Am Coll Cardiol, 2006, 48: 1199-1206.

[27] Abbottsmith C W, Chung E S, Varricchione T, et al. Enhanced external counterpulsation improves exercise duration and peak oxygen consumption in older patients with heart failure: a subgroup analysis of the PEECH trial [J]. Congest Heart Fail. Nov-Dec, 2006, 12 (6): 307-311.

[28] May O, Søgaard H J. Enhanced External Counterpulsation Is an Effective Treatment for Depression in Patients With Refractory Angina Pectoris [J]. Prim Care Companion CNS Disord, 2015 Aug 20, 17 (4): 10. 4088.

[29] Steinke E E, Jaarsma T, Barnason S A, et al. Council on Cardiovascular and Stroke Nursing of the American Heart Association and the ESC Council on Cardiovascular Nursing and Allied Professions (CCNAP). Sexual counselling for individuals with cardiovascular disease and their partners: a consensus document from the American Heart Association and the ESC Council on Cardiovascular Nursing and Allied Professions (CCNAP) [J]. Eur Heart J, 2013, 34: 3217-3235.

[30] Steinke E E, Mosack V, Hill T J. Change in sexual activity after a cardiac event: the role of medications, comorbidity, and psychosocial factors [J]. Appl Nurs Res, 2015, 28: 244-250.

[31] Levine G N, Steinke E E, Bakaeen F G, et al. American Heart Association Council on Clinical Cardiology; Council on Cardiovascular Nursing; Council on Cardiovascular Surgery and Anesthesia; Council on Quality of Care and Outcomes

Research. Sexual activity and cardiovascular disease: a scientific statement from the American Heart Association [J]. Circulation, 2012, 125: 1058-1072.

[32] Stein R, Sardinha A, Araujo C G. Sexual activity and heart patients: a contemporary perspective [J]. Can J Cardiol, 2016, 32: 410-420.

[33] El-Sakka A, Morsy A, Fagih B. Enhanced external counterpulsation in patients with coronary artery disease-associated erectile dysfunction. Part I: effects of risk factors [J]. J Sex Med, 2007 May, 4 (3): 771-779.

[34] El-Sakka A I, Morsy A M, Fagih B I. Enhanced external counterpulsation in patients with coronary artery disease-associated erectile dysfunction. Part Ⅱ: impact of disease duration and treatment courses [J]. J Sex Med, 2007 Sep, 4 (5): 1448-1453.

[35] Campbell A R, Satran D, Zenovich A G, et al. Enhanced external counterpulsation improves systolic blood pressure in patients with refractory angina [J]. Am Heart J, 2008, 156 (6): 1217-1222.

[36] Liang J, Shi J, Wei W, et al. External Counterpulsation Attenuates Hypertensive Vascular Injury Through Enhancing the Function of Endothelial Progenitor Cells [J]. Front Physiol, 2021 Feb 12, 11: 590585.

[37] Sardina P D, Martin J S, Avery J C, et al. Enhanced external counterpulsation (EECP)improves biomarkers of glycemic control in patients with non-insulin dependent type Ⅱ diabetes mellitus for up to 3 months following Treatment [J]. Acta Diabetol (2016)53: 745-752.

[38] Sardina P D, Martin J S, Dzieza W K, et al. Enhanced external counterpulsation (EECP)decreases advanced glycation end products and proinflammatory cytokines in patients with non-insulin-dependent type Ⅱ diabetes mellitus for up to 6 months following treatment [J]. Acta Diabetol (2016)53: 753-760.

[39] Linnemeier G, Rutter M K, Barsness G, et al. Enhanced External Counterpulsation for the relief of angina in patients with diabetes: safety, efficacy and 1-year clinical outcomes [J]. Am Heart J, 2003 Sep, 146 (3): 453-458.

[40] Werner D, Schneider M, Weise M, et al. Pneumatic external counterpulsation: a new noninvasive method to improve organ perfusion [J]. Am J Cardiol, 1999 Oct 15, 84 (8): 950-2, A7-8.

[41] Xiong L, Tian G, Wang L, et al. External Counterpulsation Increases Beat-to-Beat Heart Rate Variability in Patients with Ischemic Stroke [J]. J Stroke Cerebrovasc Dis, 2017, 26 (7): 1487-1492.

[42] Tian G, Xiong L, Lin W, et al. External Counterpulsation Reduces Beat-to-Beat Blood Pressure Variability When Augmenting Blood Pressure and Cerebral Blood Flow in Ischemic Stroke [J]. J Clin Neurol, 2016, 12 (3): 308-315.

[43] Shen L, Wang X M, Wu G F. Expert consensus on the clinical application of enhanced external counterpulsation in elderly people (2019) [J]. Aging Med (Milton), 2020 Mar 3, 3 (1): 16-24.

第三十一章
心肺康复中的膳食营养

引　言

　　心肺康复是针对心肺疾病导致的原发性和继发性功能障碍所采取的综合措施，以改善和提高心肺功能，使患者重返社会。迄今为止，药物、手术、支架、呼吸机等治疗手段仍不能完全有效改善心肺疾病患者的心肺功能减退和生活质量下降。因此，心肺康复成为改善心肺疾病患者心肺功能，提高活动能力和生活质量的重要手段，也是预防疾病、预防残疾和预防复发的有效方法。由于循环和呼吸系统解剖结构和生理作用的联系，单独进行心脏康复或肺康复往往达不到最佳效果，因此应积极倡导心肺康复一体化的理念。

　　心肺康复是一切康复的基础，而膳食营养是人体健康和一切疾病康复的基础，饮食中的很多因素与心肺健康和康复相关。营养不良会影响患者心肺功能、生活质量及预后，同时也是影响患者病死率的独立危险因素。

　　适宜的心脏康复能够使总病死率降低20%，心血管病死率降低30%～35%，并可减少患者再住院率，能有效地改善患者的生活质量，使他们回归到社会、家庭和工作岗位。心脏康复是防治心血管疾病发生发展的重要措施之一，心脏康复不仅局限于心血管疾病二级预防，逐渐扩大至心血管疾病一级预防，制定针对高危患者的危险因素，如高血压病、肥胖、高脂血症和糖尿病的综合管理。中国康复医学会心血管专业委员会根据心脏康复的内涵，提炼出五大康复处方概念，包括运动处方、营养处方、心理处方、戒烟处方和药物处方。膳食营养是影响心血管病的主要环境因素之一。总能量、饱和脂肪和胆固醇摄入过多、蔬菜水果摄入不足等不平衡膳食增加心血管病发生的风险，合理科学膳食可降低心血管疾病风险。医学营养治疗和（或）治疗性生活方式改变作为二级预防的措施之一，能降低冠心病发病率和死亡率，且经济、简单、有效、无副作用。

　　欧洲呼吸协会在2014年慢性阻塞性肺疾病（COPD）的营养评估和治疗指南中指出，营养状况（尤其异常的身体成分）是影响COPD患者结局的重要独立因素；在营养不良患者中，营养干预是有效的。营养不良是COPD的一种较为多见的并发症，是影响患者预后的独立因子，能导致患者活动耐力、肺功能下降，造成急性加重再入院率及病死率上升。造成营养不良的发病机制是多方面的，采取综合干预，包括常规治疗、运动训练以及营养支持治疗等综合治疗可获得更好的临床疗效，增强患者运动耐量，改善患者的营养不良状态，从而延长患者生存期、减少急性发作次数，提高生活质量。

第一节　心肺健康的营养因素

一、心血管健康相关的营养因素

　　膳食营养是影响心血管疾病的主要环境因素之一。现有的循证医学证据显示，从膳食中摄入的能量、饱和脂肪和胆固醇过多以及蔬菜水果摄入不足等增加心血管病发生的风险，而合理科学膳食可降低心血管疾病风险。健康的生活方式行为包括合理的膳食是预防和治疗心血管疾病的基石。医学营养治疗单独或合并生活方式治疗可降低低密度脂蛋白（LDL-C）和减少其他心血管疾病危险因素；作为心血管疾病二级预防的措施之一，合理营养能降低冠心病发病率和病死率，且经济、简单、有效、无副作用。因此，我国与许多国家的医学专业学会或协会都将膳食干预和（或）生活方式治疗纳入心血管疾病一级、二级预防和康复的内容。

　　流行病学研究、实验研究和临床研究表明，心血管疾病与许多膳食因素和生活方式密切相关。循证医学证据显示，鱼和鱼油［富含二十碳五烯酸（EPA）和二十二碳六烯酸（DHA）］、蔬菜和水果（包括浆果）、富含亚油酸和钾的食物、植物甾醇，以及规律的身体活动与减少心血管疾病密切相关；饱和脂肪酸（豆蔻酸和棕榈酸）、反式脂肪酸、高钠摄入、大量饮酒、超重和肥胖显著增加心血管疾病发生风险；维生素（Vit）E补充剂与心血管疾病无关联。α-亚麻酸、油酸、膳食纤维（非淀粉多糖）、全粒类谷物、无盐坚果、叶酸很可能减少心血管疾病风险；膳食胆固醇和未过滤的熟咖啡很可能增加心血管疾病风险；硬脂酸与心血管疾病没有关系。摄入类黄酮和大豆制品可能减少心血管疾病风险，而富含月桂酸的脂肪、β-胡萝卜素补充剂和胎儿营养不良可能增加其风险。膳食营养因素与患心血管疾病风险研究证据水平见表3.31.1。

表3.31.1　膳食、营养因素与患心血管疾病风险研究证据水平

证据	降低危险	无相关	增加危险
令人信服	亚油酸	维生素E补充剂	饱和脂肪酸（豆蔻酸和棕榈酸）
	鱼和鱼油（EPA和DHA）		反式脂肪酸
	蔬菜和水果（包括浆果）		高钠摄入
	适量酒精（对冠心病）		大量饮酒（对卒中）
	植物甾醇		超重和肥胖
	规律的身体活动		
很可能	α-亚麻酸	硬脂酸	膳食胆固醇
	油酸		未过滤的熟咖啡
	膳食纤维		
	全粒类谷物		
	无盐坚果		
	叶酸		
可能	大豆制品		富含月桂酸的脂肪
	类黄酮		β-胡萝卜素补充剂
			胎儿营养不良
证据不足	钙		碳水化合物
	镁		铁
	维生素C		
	维生素D		

（一）食物成分和营养素

1. 膳食脂肪酸和胆固醇

　　（1）饱和脂肪酸　大量关于膳食脂肪与心血管疾病尤其是与冠心病之间的动物实验、人群观察研究、临床试验和代谢研究均证明，脂肪酸和膳食胆固醇与心血管疾病强相关。脂肪摄入量过高，尤其是饱和脂肪酸摄入增多可升高血TG、TC和LDL-C水平。这些饱和脂肪酸主要是存在于畜肉（特别是肥肉）、禽肉、棕榈油和奶制品中的豆蔻酸（C 14：0）、棕榈酸（C16：0）和月桂酸（C 12：0）。硬脂酸（C18：0）对血TC没有显著影响，即不升高也不降低血TC水平，且在机体内很快转变成油酸。

　　（2）反式脂肪酸　常用植物油的脂肪酸均属于顺式脂肪酸。植物油部分氢化过程中产生大量反式脂肪酸。代谢研究和人群研究证明，反式脂肪酸摄入过多不仅升高血LDL-C，而且降低HDL-C，易诱发动脉粥样硬化，增加冠心病风险。反式脂肪酸主要存在于氢化植物油（如起酥油、人造奶油）及其制品（如酥皮糕点、人造奶

油蛋糕、植脂末)、各类油炸油煎食品、高温精炼的植物油和反复煎炸的植物油。目前,我国居民反式脂肪酸摄入量还很低,但还是推荐尽可能地减少氢化植物油及其制品的摄入,特别是心血管疾病患者及其高危人群。

(3)不饱和脂肪酸 研究证明,用单不饱和脂肪酸和n-6多不饱和脂肪酸代替饱和脂肪酸可以降低血TC和LDL-C水平,其中多不饱和脂肪酸比单不饱和脂肪酸降脂效果更好。油酸是唯一的单不饱和脂肪酸,主要存在于茶油、橄榄油、菜籽油和坚果。多不饱和脂肪酸包括n-6和n-3多不饱和脂肪酸。n-6多不饱和脂肪酸是在亚油酸,葵花子油、玉米油和豆油中含量丰富。n-3多不饱和脂肪酸来自植物油的α-亚麻酸和鱼及鱼油中的EPA和DHA。n-3多不饱和脂肪酸具有广泛的生物学作用,对血脂和脂蛋白、血压、心脏功能、动脉顺应性、内分泌功能、血管反应性和心脏电生理均具有良好的作用,并有抗血小板聚集和抗炎作用。EPA和DHA有较强的降血TG、升高HDL-C效果,对预防冠心病有一定的作用。

(4)胆固醇 血TC主要来自膳食胆固醇和内源性合成的胆固醇。动物食品如肉、内脏、皮、脑、奶油和蛋黄是胆固醇主要的膳食来源。胆固醇摄入量与心血管疾病关系的研究证据尚不完全一致。蛋黄富含胆固醇,但蛋黄不含饱和脂肪酸。如果能很好控制肉类食物的摄入量,就不需要非常严格地限制蛋黄的摄入。研究显示,每天不超过1个蛋黄对健康有益,但冠心病患者应尽量减少摄入量。

2. 植物甾醇 植物甾醇广泛存在于植物油脂和植物性食物中,例如米糠油、玉米油、芝麻油、蔬菜、水果、豆类、坚果及谷物。临床试验和荟萃分析证实,植物甾醇通过抑制胆固醇的吸收可降低血清TC,每日摄入1.5~2.4 g的植物甾醇可减少膳食中胆固醇吸收30%~60%,平均降低血液LDL-C水平10%~11%。2009年美国食与药品监督管理局(FDA)批准了健康声明"每日最少摄入量为1.3 g的植物甾醇酯(或0.8 g游离甾醇)作为低饱和脂肪和胆固醇膳食的一部分,可以降低心脏病发生危险"。我国卫生和计划生育委员会已经批准植物甾醇为新资源食品,包括植物甾烷醇酯,摄入量<5 g/d(孕妇和<5岁儿童不适宜食用);植物甾醇摄入量为≤2.4 g/d(不包括婴幼儿食品);植物甾醇酯摄入量43.9 g/d(不包括婴幼儿食品)。现有的证据支持推荐成人摄入植物甾醇降低LDL-C。

3. 膳食纤维 许多研究显示,绝大多数膳食纤维可降低血TC和LDL-C,高膳食纤维以及富含全谷粒的食物、豆类、蔬菜、水果的膳食可降低冠心病风险。

4. 抗氧化营养素(剂)、叶酸和类黄酮 荟萃分析病例对照研究和前瞻性观察研究结果显示,膳食VitA和VitE与心血管病风险负相关。但心脏预后评估试验(HOPE)临床干预研究结果显示,单纯补充VitE对男女心肌梗死、卒中或因心血管原因而引起的死亡无影响。对心脏保护的研究结果显示,高危人群补充VitE、VitC和β-胡萝卜素未见明显益处。在许多用膳食VitC降低冠心病的研究中,增加VitC摄入似乎有一定作用,但目前尚无确切的临床试验证据。观察性群组研究认为,类胡萝卜素有一定的保护作用,但4个随机实验研究的荟萃分析结果却增加了心血管死亡的风险。因此,目前的证据显示,只有通过天然食物摄入的抗氧化营养素才有益于健康。

叶酸与心血管疾病的关系多数是通过其对同型半胱氨酸的影响得出的结论。同型半胱氨酸很可能是一个独立的冠心病危险因素和卒中危险因素。血浆叶酸的下降与血浆同型半胱氨酸水平的升高有很大关系,补充叶酸可以降低血浆同型半胱氨酸水平。护士健康调查显示,通过膳食和补充剂补充叶酸和VitB可以预防冠心病。前瞻性研究荟萃分析显示,通过饮食摄入较高的叶酸可以使患缺血性心脏病的风险下降16%,卒中的风险下降24%。RCT研究荟萃分析显示,补充叶酸对心血管疾病没有显著影响,对预防卒中可能有益。

类黄酮是多酚类化合物,广泛存在于各种新鲜蔬菜和水果、茶叶等食物中。前瞻性研究显示膳食类黄酮与冠心病呈负相关。

5. 膳食钠和钾 钠摄入量与血压直接相关。据估计,每天的钠摄入量减少50 mmol/L可以使需要降压治疗的人数减少50%,减少卒中死亡22%,减少冠心病死亡16%。前瞻性研究显示,24 h尿钠排泄量与急性冠心病呈正相关,尤其是超重男性。

对32项试验进行系统分析显示,每天减少70~80 mmol/L钠摄入量,高血患者收缩压和舒张压分别降低4.8 mmHg和1.9 mmHg,正常人血压分别降低2.5 mmHg和1.1 mmHg。临床试验还证明从小限制钠的摄入,可使血压持续保持低水平到成年。包括中国在内的低钠膳食干预试验结果表明24 h尿钠为约70 mmol/L低钠膳食是安全有效的，干预组血压大幅度下降。

RCT的荟萃分析显示，提高钾摄入量可使正常人收缩压/舒张压分别下降1.8 mmHg和1.0 mmHg，使高血压患者血压下降4.4 mmHg和2.5 mmHg。大样本人群研究发现，钾摄入量与卒中呈负相关。虽然证明钾补充剂对血压和心血管疾病有保护作用，但没有迹象显示必须长期使用钾补充剂才能减少心血管疾病风险。建议多摄入蔬菜和水果保障足够钾的摄入。

ACC/AHA/NHLBI等共同发布的《2013年AHA/ACC生活方式管理降低心血管疾病风险指南》对钠、钾与CVD预后相关性的证据进行了整理总结并针对不同人群提出了相应的建议。

（1）钠与血压和CVD预后对可从血压降低获益的人群建议：

a. 膳食结构强调要摄入蔬菜、水果和全麦食品；还应包含低脂奶制品、家禽、鱼类、豆类、非热带植物油和坚果；同时还要限制糖类、含糖饮料和红色肉类的摄入量［证据级别：A（强）］。①可根据需要的热量、个人和文化食品爱好以及其他医疗条件下（包括糖尿病）所需的营养治疗来采用这种饮食模式；②可采用以下计划如DASH（dietary approaches to stop hypertension）膳食模式、USDA（united states department agriculture）膳食模式或AHA膳食模式来达到健康的饮食要求。

b. 限制钠盐的摄入量［证据级别：A(强)］。 临床研究一致、有力地证实了减少钠盐的摄入能降低血压。这种减少钠盐摄入可降低血压的效应在高血压和高血压前期人群、在男性和女性、在美国黑人和非黑人、年青人和老年人中都已得到证实；并且这种因钠摄入减少而使血压下降的效应独立于个体体重的变化。限制钠盐的摄入不仅可阻止高血压前期向高血压期的进展，而且可改善高血压患者的非药物治疗控制血压水平的效果。观察性研究的数据也显示减少钠盐摄入与高血压患者或无高血压人群的心血管事件降低密切相关，其主要的归因就是减少钠盐摄入导致个体血压水平的下降。

c. 每天钠的摄入量不超过2.4 g；为了获得更大幅度血压水平降低，每天钠摄入量不超过1.5 g；即使每天钠盐摄入量未能达到目标值，每天钠摄入量至少减少1 g也能降低血压［证据级别：A（中）］。本建议的证据级别为"中度建议"，主要是因为大量研究集中在钠盐与血压之间的关系，因而对于限制钠盐的摄入以降低血压的证据非常充分，仅有较少的临床研究将钠盐摄入量的具体目标进行设定（如2.4 g/d和1.5 g/d）。年龄在25～75岁，血压水平在120～159/80～95 mmHg，如果降低钠盐摄入使24 h尿钠排泄约在每天2.4 g/d，相对于24 h尿钠排泄在3.3 g/d的个体来说，血压可多下降2/1 mmHg；减少钠盐摄入至24 h尿钠排泄在1500 mg/d，血压可降低7/3 mmHg。患高血压或无高血压成人（30～80岁），钠盐摄入量平均降低1.15 g/d，可降低血压3～4/1～2 mmHg。

d. 建议同时采用DASH膳食模式与降低钠盐摄入量［证据级别：A（强）］。 健康的膳食模式如DASH研究中提到的DASH膳食模式和限制钠盐的摄入均可独立降低血压。但是，如果同时采用这两种生活方式改进措施的话，降低血压效果会更显著。60%的高血压和高血压前期的美国成人中，同时采用建议a和建议b的人群其控制血压的效果和阻止高血压的进展效果都优于采用单一干预措施者。

（2）钾与血压、CHD/CVD预后的关系 目前没有充足的证据可以确定是否增加饮食中钾的摄入可降低血压；也没有充分证据可以确定饮食中钾摄入与冠心病、心力衰竭和心源性死亡之间的关系（证据级别：不充分）。有一些观察研究发现，在血压水平合适、钠摄入合理的条件下，饮食中较高钾盐摄入可降低脑卒中风险（证据级别：低度）。

合理的低钠高钾膳食摄入是治疗高血压的膳食营养干预的重要措施，许多临床实验也证明了调整膳食中钠和钾的摄入量能降低血压。低钠高钾的饮食对于高血压人群至关重要。盐会使细胞内外钠离子水平的增加可导致细胞水肿，引起血压升高；高盐摄入也能增加血管对儿茶酚胺类缩血管因子敏感性，增加血管紧张素受体，同时去甲肾上腺素增加。研究显示，每摄入2～3 g钠可致血压升高2 mmHg；对高血压患者进行中等程度限制食盐，收缩压降低了4～9 mmHg，舒张压降低了2～6 mmHg。我国居民食盐摄入量普遍偏高，全国平均9～13 g/d的摄入量超过了膳食指南建议的摄入食盐每天不大于5 g。适当的钠和钾比例在维持动脉血压稳定中起了重要的作用，简单来说，钠会使血压升高，而钾会使血压下降。所以可以食用如偏黄色、橙色的蔬果和菌菇海藻类等食品。

（二）食物

1. 蔬菜水果 前瞻性研究显示，冠心病和卒中与蔬菜、水果摄入负相关。荟萃分析结果显示，每天多食用1份蔬菜或水果（约100 g）可减少4%冠心病的风险和5%的卒中风险。在控制高血压的膳食法（DASH）研究证明混合膳食有益于降压，但与对照组相比，蔬菜和水果膳食也能降压，收缩压/舒张压降低了2.8/1.1 mgHg。

2. 鱼 绝大多数人群研究证明吃鱼可降低冠心病风险。每周至少吃鱼1次可减少冠心病风险15%。一项系统综述表明，只有高危人群才能从增加鱼摄入量中获益。据估计，高危人群每天摄入40～60 g脂肪含量高的海鱼可以使冠心病病死率减少约50%。第1次心肌梗死的生还者1周至少吃2次脂肪含量高的鱼，2年的病死率可降低29%。根据36个国家的研究数据显示，吃鱼可以降低各种死亡危险以及心血管疾病病死率。

3. 坚果 大型流行病学研究证明，经常吃富含不饱和脂肪酸的坚果与冠心病低风险相关。荟萃分析显示，平均每天食用67 g坚果，可降低血清TC 0.28 mmol/L（约降低5.1%）和LDL-C 0.27 mmol/L（约降低7.4%）；在高TG血症的人群中，坚果更可以降低血清TG 0.54 mmol/L（约降低10.2%）。但坚果的能量密度较高，需要注意膳食能量的平衡，以防摄入能量过高。

4. 大豆 大豆含有丰富的优质蛋白、不饱和脂肪酸、钙、B族维生素以及异黄酮、植物甾醇及大豆低聚糖等，是我国居民膳食中优质蛋白质的重要来源。38个临床研究结果显示，在未患冠心病的人群中，每天摄入47 g大豆蛋白可以使血TC下降9%，LDL-C下降13%。动物实验结果显示，摄入大豆异黄酮可以预防冠心病。美国FDA 1999年通过了健康声明"每日摄入25 g的大豆蛋白，并且保持低饱和脂肪酸和低胆固醇饮食，可以降低心脏病发生的危险"。

5. 酒和酒精 有充分证据表明，适量饮酒可以降低冠心病风险。无论是啤酒、葡萄酒还是白酒，所有酒精饮品都只与冠心病低风险有关，并不适用于其他心血管疾病，也不提倡已经罹患心血管疾病的患者饮酒。

6. 咖啡 未过滤的熟咖啡可升高血TC和LDL-C，因为咖啡豆含有一种咖啡雌醇的类萜酯。咖啡里的咖啡雌醇量取决于冲咖啡的方法，经过滤纸过滤的咖啡其含量为零，而未过滤的咖啡含量高。在芬兰，由饮用未过滤的咖啡改为饮用过滤的咖啡可大幅度降低血TC。一项前瞻性队列研究表明，饮用过滤的咖啡不会增加冠心病的风险。

7. 茶 流行病学调查研究和动物实验研究表明，茶中的茶多酚及其茶色素类物质可调节血脂、血压并预防动脉粥样硬化和保护心肌，从而降低心血管疾病发生的危险。荷兰一项人群调查发现，每天喝1～2杯红茶可使患动脉粥样硬化的危险性降低46%，饮用4杯以上红茶则危险性可降低69%。在日本、挪威等国家进行的人群干预试验也显示了茶及其有效成分对心血管疾病具有预防作用。

（三）膳食模式

由ACC/AHA/NHLBI等共同发布的《2013年AHA/ACC生活方式管理降低心血管疾病风险指南》强调了生活方式管理在降低心血管风险上的基石地位，并针对生活方式管理的3个关键性问题从成人膳食结构、营养摄入、体力活动和心血管疾病（CVD）关系等细则方面做出了新的推荐。长久以来人们已认识到营养素的补充具有降低CVD风险的重要作用。但在既往研究中，专家们更注重饮食中各成分的作用与地位，而实际中消耗的食品往往并非只含单一成分。因此，近年来，关注的焦点逐渐转移到膳食模式与健康预后如CVD预后之间的关系研究。在这些临床研究中，依据相关专业证据，提出了多种膳食模式，并对膳食模式中不同营养成分加以定义，随后在随机对照试验（RCT）加以评估。

1. 地中海（MED）模式膳食 在制定新指南时所评估的RCT、队列研究中并没有对MED膳食模式的统一定义。一般认为地中海式饮食模式是在20世纪90年代中期由哈佛大学营养科学系主任、美国科学院院士Walter Willett医学博士提出的。其以意大利南部、希腊的大部分地区，尤其是克利特岛的居民膳食结构为基础，并附以规律的体育锻炼。MED膳食模式中最常见的特征包括：饮食富含水果（尤其是新鲜水果）、蔬菜（强调根茎和绿色蔬菜），全麦食品（谷物、面包、大米或面食），以及脂质鱼（富含Omega-3脂肪酸）；较低量红色肉类（并强调瘦肉）；食用低脂或无脂奶制品以替代高脂奶制品；食用油选择橄榄油或加拿大菜籽油，坚果

（核桃、杏仁或榛子）或食用与菜籽油或亚麻油混合的人造黄油来替代黄油或其它脂肪。MED模式膳食中总脂肪提供约为总热量（卡路里）32%～35%，饱和脂肪的含量相对较低，占总热量的9%～10%；高纤维含量，每天27～37 g，不饱和脂肪酸含量高，尤其是Omega-3脂肪酸。

2. 防治高血压（DASH）膳食模式　DASH膳食模式是指富含蔬菜、水果、低脂奶制品、全麦食品、家禽、鱼类和坚果；同时还包括低糖、低含糖饮料与红色肉类。DASH膳食中总脂肪、胆固醇和饱和脂肪的含量都较低，钾、镁、钙、蛋白质和纤维的含量比较高。DASH膳食疗法探究的是调整高血压患者的饮食方式和膳食结构，通过减少体重、控制钠盐的摄入，限制饮酒和规定饮食以实现控制患者血压情况，是一种有效的膳食干预的治疗方法。DASH饮食联合生活方式对社区正常高值血压人群的作用的探究实验表明，12个月后膳食干预组的收缩压和舒张压均低于对照组；干预组33.4%发展为高血压，对照组有93.4%仍为高血压状态。这一实验结果表明，DASH模式是一中有效的膳食治疗方法。王春利等人的实验证明：对于高血压前期人群，采用DASH膳食干预能够明显降低血压，并且其效果优于传统的低盐低脂饮食健康宣教，DASH膳食能在一定程度上预防高血压的发生。

DASH膳食模式其他类型：OmniHeart研究（改善心脏健康的理想营养素摄入量研究）作为一项交叉试验研究共入选164名成人，每位入选者按研究方案给予相应膳食模式。此研究中设计了两种DASH膳食的变异：一种采用蛋白质替代日供能的10%碳水化合物；另一种则采用不饱和脂肪来替代同量的碳水化合物，然后将两种变异膳食模式与DASH膳食模式进行了交叉对比，研究发现三种饮食均能减轻心脏损伤和炎症。

3. 降低低密度脂蛋白胆固醇（LDL-C）的膳食建议　关于降低LDL-C的饮食建议主要基于膳食模式和脂肪摄入的循证证据基础上所制定的。指南对可从LDL-C降低中获益的人群建议：

（1）膳食结构强调要摄入蔬菜、水果和全麦食品，还应包含低脂奶制品、家禽、鱼类、豆类、非热带植物油和坚果；同时还要限制糖类、含糖饮料和红色肉类的摄入量［证据级别：A（强）］。①可根据需要的热量、个人和文化食品爱好以及其他疾病（包括糖尿病）所需的营养治疗来采用这种饮食模式；②可采用DASH膳食模式、美国农业部（USDA）建议的膳食模式或AHA膳食模式来达到健康的饮食要求。

此项建议主要基于DASH膳食模式的相关研究（DASH和DASH-Sodium研究）而制定，这些研究为DASH膳食模式能改善血压和血脂水平提供了最高质量的证据。无论是男性还是女性，美国黑人、非美国黑人或其他各年龄段的成人都证实了此种膳食膜式可降低LDL-C。而建议中USDA膳食模式则是美国膳食指南中推荐的饮食模式。AHA膳食模式是由AHA营养委员会所制定的科学报告中所推荐饮食模式，目前《2006年饮食和生活方式建议修改版》中对AHA膳食有详细介绍。

（2）膳食结构中饱和脂肪供能（卡路里）目标值为5%～6%［证据级别：A（强）］。大量循证证据显示，将饮食中饱和脂肪的摄入量从供热量的14%～15%降至5%～6%，可显著降低LDL-C水平。在过去几十年里，美国人群饱和脂肪酸的摄入逐年下降，目前估计在供能的11%。这个水平仍高于DASH和DELTA研究中饱和脂肪酸水平（5%～6%）。考虑到如果将现有美国人群饮食中饱和脂肪酸水平从11%降至5%～6%，LDL-C水平可进一步降低，CVD高风险人群也会进一步获益。

（3）降低饱和脂肪酸供能（卡路里）的百分比［证据级别：A（强）］，减少饱和脂肪酸的摄入不仅降低LDL-C，也会降低高密度脂蛋白胆固醇（HDL-C）水平，但由于其降低LDL-C的作用要远远大于HDL-C，因此减少饱和脂肪酸的摄入有益于改善血脂谱。采用碳水化合物、单一的非饱和脂肪酸或多种不饱和脂肪酸来替代饱和脂肪酸，从而降低饮食中饱和脂肪酸的含量都能降低LDL-C。因此在新指南中工作组并未特异强调这3种营养素哪种更适合替代饱和脂肪酸。但是，脂质谱改善的有利证据更倾向于首先考虑多种不饱和脂肪酸替代饱和脂肪，其次是单种不饱和脂肪酸，然后才是碳水化合物。

（4）降低来自反式脂肪酸热量（卡路里）的百分比［证据级别：A（强）］，减少反式脂肪酸的摄入可降低LDL-C，但很少影响HDL-C和甘油三酯（TG）水平或没有作用。2003～2006年美国健康与营养调查（NHANES）数据显示，美国人群中（2岁以上）反式脂肪摄入主要来自氢化油，估计每天平均在1.3～1.6 g。虽然这个摄入量比较低，但在一定的亚组人群中，仍有一些美国人摄入的反式脂肪酸水平相对较高。因此，工作组着重推荐降低饮食中反式脂肪酸的含量。饮食中反式脂肪酸不仅来源于氢化油，一些反刍动物脂肪制作的肉类和乳制品中也含有少量的反式脂肪酸。因此，降低饮食中饱和脂肪（肉类和乳制品）的摄入也可额外降低反式脂肪的摄入。

最近的DASH-Sodium试验表明，DASH膳食模式和减盐措施等膳食策略的综合应用可以从不同的机制减少亚临床的心脏损伤，而单一的DASH膳食模式则仅降低炎症反应。近期发现一些植物活性物质比如木酚素也与降低冠心病发病风险相关。木酚素是一种天然高分子，分子量较低，通过存在于植物细胞壁中的两个松柏醇残基的偶联形成的高等植物的二酚化合物，多数以二聚体的形式存在，也有少数的三聚体和四聚体，具有多样结构和广泛的生物活性。研究人员跟踪了3个队列研究数据，在多变量调整分析中发现木酚素摄入量与心脏病风险之间呈负相关。

二、常见呼吸系统疾病的营养风险和机制

临床上常见的呼吸系统疾病，包括慢性阻塞性肺疾病（chronic obstructive pulmonary disease，COPD）、急性肺损伤（acute lung injury，ALI）或急性呼吸窘迫综合征（acute respiratory distress syndrome，ARDS）。COPD是一组慢性疾病，合并营养不良的机制一般认为与饮食摄入和能量消耗失衡有关，多为蛋白质-能量营养不良。主要发生机制如下：①COPD患者由于气道阻力增加致呼吸负荷加重，静息能量消耗也随之增加。COPD患者较相同年龄、身高、体重和活动量的正常人热量需要增加20%～40%，COPD缓解期患者静息能量消耗较正常人增加15%～20%。②食物的特殊动力效应增加。由于COPD患者的活动能力下降，因此食物的特殊动力占能量消耗的比例将上升，食物的特殊动力包括胃肠道蠕动和消化液分泌所需的能量消耗，且食物本身转化为热能时也会产生一定量的CO_2，使COPD患者的呼吸肌负荷有所增加，机体分解代谢增加。由于感染细菌毒素、炎性介质、缺氧、焦虑、恐惧等因素引起机体内分泌紊乱，使COPD患者处于严重的应激和高分解状态，能量消耗和氮排出量显著增加。COPD患者大量排痰也是氮丢失的一个途径。COPD患者气道阻力增加呼吸做功也明显增加，而饮食摄入未能相应增加反而减少，加上缺氧等原因使呼吸肌能量代谢发生变化，有氧氧化消弱，无氧酵解增加，对能量物质利用率降低，导致能量负平衡；另外，长期的营养不良可引起肌红蛋白分解，肌纤维结构改变和膈肌萎缩，主要表现为肌肉厚度变薄和肌纤维长度缩短，ATP和磷酸肌酸等能量物质含量减少，导致呼吸肌力量和耐力减低，最大吸气压（MIP）和最大呼气压（MEP）等反应呼吸肌力量的指标下降。在急性加重期COPD患者，严重的躯体疾病，导致患者的机体长期处于一种较为严重的应激状态，这就会使患者体内的分解代谢因素（如儿茶酚胺、糖皮质激素等）的分泌大大升高，而胰岛素的分泌是相对正常或轻微的降低，从而使该类患者多表现出高分解代谢的特点。在临床中主要表现糖原的分解和糖异生增加，胰岛素介导的外周葡萄糖利用减少，从而引起外周胰岛素抵抗；并且患者的脂肪分解和蛋白质分解是大大增加的，而肌肉蛋白的合成减少，从而使骨骼肌和内脏蛋白被大量的消耗。COPD患者表现出消瘦状态，并且会大大增加呼吸功能受损、呼吸肌无力的程度。此外，在这种高分解代谢中，大量的蛋白质被分解，导致体内产生出过量的氨基酸，其被氧化为氮而排泄，导致负氮平衡。

早在20世纪80年代就有学者开始关注COPD与营养的关系，并发现COPD患者合并营养不良的发生率可高达24%～71%。营养不良可导致患者住院次数增加，发生肺心病和心力衰竭使病死率增高，因而营养不良被视为COPD重要的预后指标。营养重度COPD患者普遍存在营养不良，且有近30%以上的患者存在低体重。研究结果显示，体重下降是COPD患者全身炎症的反映，是COPD进程中独立的影响因素. 低体重的患者的生活质量较正常体重的患者明显下降，对于营养不良以及营养正常的患者进行必要的营养支持有助于病情的恢复。老年COPD患者的营养问题尤应受到重视，目前已证实住院的老年COPD患者中50%以上存在营养不良，使老年COPD患者死亡率明显上升。当机体发生营养不良，首先就会对呼吸肌造成影响，使呼吸肌的纤维体积缩小、数量减少，从而使呼吸肌更容易乏力，通气驱动能力下降。不仅如此，营养不良时肺脏的防御系统功能也会下降，受损的呼吸道上皮细胞很难再修复，肺的表面活性物质进一步减少，肺上皮细胞的免疫功能下降，从而使肺脏感染机会增加。此外，营养不良可严重损害机体的防御和免疫功能。尤其是细胞的免疫功能，T细胞亚群对细胞免疫的调节起主导作用，辅助性T细胞（CD4⁺ T细胞）可促进细胞免疫和体液免疫，而抑制性T细

胞（CD8⁺T细胞）则具有抑止免疫的功能，它们之间的对立统一，使机体的免疫功能维持在正常水平，从而引起免疫调节系统的变化。由于细胞免疫功能在人体抗感染中起重要作用，细胞免疫功能的异常可使患者感染不易控制，死亡率明显增高。而且营养不良可使肺泡表面活性物质分泌减少，影响肺泡和支气管上皮细胞的修复和再生，致分泌性IgA减少，补体系统活性和吞噬功能降低，呼吸系统防御功能下降，使感染不易控制导致病情迁延不愈。营养不良、免疫力下降和肺部感染是COPD患者并发呼吸衰竭的主要致病因素。摄入不足、营养不良和呼吸困难三者互为因果形成恶性循环。

COPD患者普遍存在能量摄入不足，三大产能营养素供能比例不合理的营养问题。蛋白质和脂肪摄入明显不足，脂肪供能仅26%，而碳水化合物占60%超过正常。疾病引起的进餐时呼吸困难慢性胃肠道淤血导致的早饱感和上腹不适，以及吸收不良，长期服用药物引起的胃肠道症状等均可导致进食量的减少。

第二节　心肺康复的营养干预流程及内容

一、心肺康复的营养干预流程

（一）评估

1. 必要设备和工作人员　需要具备对患者心肺状况和营养装评估的必要设备和量表，主要包括运动负荷心电图仪或运动心肺仪、握力计、体重计、测量尺、秒表及评估量表（如日常生活功能量表及营养膳食结构表等）。心肺康复人员的构成包括有：康复医师、康复护士、心肺康复治疗师/运动治疗师、营养师、药剂师、社会工作者以及患者家属等。

2. 评估分级　一般检测与评估收集病史及功能评估，包括静态心肺功能、一般性检查、生活质量及营养状态评估、药物饮食评估等，对患者日常膳食方式和食物摄入情况进行评价。

营养状态评价作为营养管理的首要步骤，选取适合的营养评价手段，准确评价患者营养状态尤为重要。合理的营养管理是心肺康复的重要组成部分。营养评定内容包括人体测量指标和实验室生化指标，人体学测量指标包括身高、体重、BMI指数、肱三头肌皮褶厚度、上臂围和腓肠肌围，实验室生化指标包括血红蛋白、总蛋白、白蛋白和前白蛋白。此外营养评价量表内容越来越多的应用于临床，针对不同人群制定的营养评价量表的内容全面，操作简易，涉及患者的生活习惯、活动能力、疾病和用药、精神情况、膳食情况等。如微型营养评价法（MNA），主观整体评价（SGA）、老年人营养量表（NUFFE）等。

此外要进行营养问题的诊断和评估，即通过膳食回顾法或食物频率问卷，了解、评估每日摄入的总能量、总脂肪、饱和脂肪、钠盐和其他营养素摄入水平；饮食习惯和行为方式；身体活动水平和运动功能状态；以及体格测量和适当的生化指标。

（二）制定营养处方

根据患者评估结果，结合相应的饮食指导原则制定个体化的营养处方。通过询问进一步了解患者的想法和理念，了解改变不良生活方式的障碍。对患者进行指导，鼓励从现在做起，循序渐进，逐渐改变不良生活方式。对患者及其家庭成员要开展营养教育，使其关注自己的膳食目标，并知道如何完成之；了解常见食物中盐、脂肪、胆固醇和能量含量和各类食物营养价值及其特点、《中国居民膳食指南》、食品营养标签应用，科学运动等。要注意将行为改变模式与贯彻既定膳食方案结合起来。膳食指导和生活方式调整应根据个体的实际情况考虑可行性，针对不同危险因素进行排序，循序渐进，逐步改善。

（三）定期随访

为了加强依从性，要定期随访，巩固已获得的成果，并设定下一目标。具体措施包括：

（1）上门随访　在患者出院后的 2 d 内由综合医院主管护师与社区心肺康复医生、康复护士和营养师共同完成，针对患者在居家肺康复中存在的营养和健康问题进行指导。

（2）采用微信平台进行指导　通过微信平台与患者进行实时互动，及时解决患者在康复中存在的膳食营养问题。

（3）社区医院随访　患者出院后的营养状况社区医院要进行定期随访评估，由社区心肺康复医生、营养师与康复护理人员评估患者营养健康状态，按照《COPD康复管理手册》相关内容进行检查，并及时做出调整。需对患者的照护者进行同步营养健康宣教，如患者情况恶化需及时转移至上级医院进行规范治疗。

二、营养指导原则

指导患者改变膳食习惯和生活方式 4 A 原则，即评价（assessment）、询问（ask）、劝告（advice）、随访（arrangement）。总体饮食要注意低盐高膳食纤维控制食盐摄入量。增加食物中富含纤维和富钾蔬菜水果的摄入量可以使体内多余的钠排出体外，降低血压。但是，血液中钾浓度过高可以引起心律不齐，因此心脏病、肾脏病、糖尿病患者有时还要控制钾的摄入。每日水果的最佳摄入量是 100～150 g。多食用富含纤维的食物可以改善体内糖和脂肪代谢。食物纤维不仅可以在肠内增加粪便体积，吸附胆汁酸和胆固醇，将其排出体外，还可以在肠内抑制糖的吸收，降低肝脏内胆固醇和甘油三酯的合成。血液中钾浓度过高可引起心律不齐，因此心脏病、肾脏病、糖尿病患者有时还需要注意钾不要摄取过量。

（一）心血管疾病营养治疗原则

医学营养治疗（medical nutrition therapy，MNT）是心血管疾病综合防治的重要措施之一。营养治疗的目标是控制血脂、血压、血糖和体重，降低心血管疾病危险因素的同时，增加保护因素。鼓励内科医生自己开营养处方，或推荐患者去咨询临床营养师。对于心力衰竭（心衰）患者，营养师作为多学科小组（包括医师、心理医师、护士和药剂师）的成员，通过提供医学营养治疗对患者的预后有着积极的影响，对减少再入院和住院天数、提高对限制钠及液体摄入的依从性、提高生活质量等心力衰竭患者的治疗目标具有重要作用。

营养治疗和咨询包括客观地营养评估、准确地营养诊断、科学地营养干预（包括营养教育）、全面地营养监测。推荐首次门诊的时间为 45～90 min，第 2～6 次的随访时间为 30～60 min，建议每次都有临床营养师参与。从药物治疗开始前，就应进行饮食营养干预措施，并在整个药物治疗期间均持续进行膳食营养干预，以便提高疗效。

MNT 计划需要 3～6 个月的时间。首先是行为干预，主要是降低饱和脂肪酸和反式脂肪酸的摄入量，即减少肉类食品、油炸油煎食品和糕点摄入；减少膳食钠的摄入量，清淡饮食，增加蔬菜和水果摄入量。其次是给予个体化的营养治疗膳食 6 周。在第 2 次随访时，需要对血脂、血压和血糖的变化进行评估，如有必要，可加强治疗。第 2 次随访时可指导患者学习有关辅助降脂膳食成分（如植物甾醇和膳食纤维）知识，增加膳食中的钾、镁、钙的摄入量，此阶段需对患者的饮食依从性进行监控。在第 3 次随访时，如果血脂或血压没有达到目标水平，则开始代谢综合征的治疗。当血脂已经大幅度下降时，应对代谢综合征或多种心血管病危险因素进行干预和管理。

校正多种危险因素的关键是增加运动，减少能量摄入和减轻体重。通过健康教育和营养咨询，帮助患者学会按膳食营养处方计划合理饮食、阅读食品营养标签、修改食谱、准备或采购健康的食物，以及外出就餐时合理饮食。极低脂肪膳食有助于达到降脂目标。在二级预防中，这类膳食也可以辅助药物治疗。这类饮食含有最低限度的动物食品，饱和脂肪酸（<3%）、胆固醇（<5 mg/d）以及总脂肪（<10%）的摄入量均非常低，该类膳食主要食用低脂肪的谷物、豆类、蔬菜、水果、蛋清和脱脂乳制品，通常称之为奶蛋素食疗法。对于有他汀类药物禁忌证的患者可以选择极低脂肪膳食进行治疗，或由临床医师根据病情选择。

总原则

（1）食物多样化　粗细搭配，平衡膳食。

（2）总能量摄入与身体活动要平衡　保持健康体重，BMI 在 18.5～24.0 kg/m²。

（3）低脂肪、低饱和脂肪膳食　膳食中脂肪提供的能量不超过总能量的30%，其中饱和脂肪酸不超过总能量的10%，尽量减少摄入肥肉、肉类食品和奶油，尽量不用椰子油和棕榈油。每日烹调油用量控制在20～30 g。

（4）减少反式脂肪酸的摄入，控制其不超过总能量的1%：少吃含有人造黄油的糕点、含有起酥油的饼干和油炸油煎食品。

（5）摄入充足的多不饱和脂肪酸（总能量的6%～10%）：n-6/n-3多不饱和脂肪酸比例适宜（5%～8%/1%～2%），即n-6/n-3比例达到4～5：1。适量使用植物油，每人每天25 g，每周食用鱼类≥2次，每次150～200 g，相当于200～500 mg EPA和DHA。素食者可以通过摄入亚麻籽油和坚果获取α-亚麻酸。提倡从自然食物中摄取n-3脂肪酸，不主张盲目补充鱼油制剂。

（6）适量的单不饱和脂肪酸 占总能量的约10%。适量选择富含油酸的茶油、玉米油、橄榄油、米糠油等烹调用油。

（7）低胆固醇 膳食胆固醇摄入量不应超过300 mg/d。限制富含胆固醇的动物性食物，如肥肉、动物内脏、鱼子、鱿鱼、墨鱼、蛋黄等。富含胆固醇的食物同时也多富含饱和脂肪，选择食物时应一并加以考虑。

（8）限盐 每天食盐不超过5 g，包括味精、防腐剂、酱菜、调味品中的食盐，提倡食用高钾低钠盐（肾功能不全者慎用）。

（9）适当增加钾 使钾/钠＝1，即每天钾摄入量为70～80 mmol/L。每天摄入大量蔬菜水果获得钾盐。

（10）足量摄入膳食纤维 每天摄入25～30 g，从蔬菜水果和全谷类食物中获取。

（11）足量摄入新鲜蔬菜（400～500 g/d）和水果（200～400 g/d） 包括绿叶菜、十字花科蔬菜、豆类、水果，可以减少患冠心病、卒中和高血压的风险。

（12）增加身体活动 身体活动每天30 mim中等强度，每周5～7 d。

各种营养素和膳食成分目标摄入量见表3.31.2。

表3.31.2 心血管疾病营养治疗膳食要素目标摄入量

膳食要素	目标摄入量	膳食要素	目标摄入量
脂肪总量	总能量的15%～30%	添加糖[b]	＜总能量的10%
饱和脂肪酸	＜总能量的10%	蛋白质	总能量的10%～15%
多不饱和脂肪酸	总能量的6%～10%	胆固醇	300 mg/d
n-6脂肪酸	总能量的5%～8%	氯化钠	＜5 g/d（＜2 g/d）
n-3脂肪酸	总能量的1%～2%	蔬菜和水果	＞400 g/d
反式脂肪酸	0或＜总能量的1%	膳食纤维	25～30 g/d（来自食物）
单不饱和脂肪酸[a]	总能量的10%～20%	可溶性膳食纤维	＞20 g/d（来自食物）
碳水化合物	总能量的55%～70%	身体活动	≥150 mim//周，中等强度运动

注：计算方法：a.脂肪总量（饱和脂肪酸+多不饱和脂肪酸+反式脂肪酸）；b.额外加入食品中的单糖和双糖、蜂蜜、糖浆、果汁中的天然糖分。

（二）呼吸系统疾病的营养治疗原则

呼吸系统疾病患者容易出现呼吸窘迫，血氧饱和度低，进食量减少，这会加重患者的营养不良状况，因此必须给予及时、准确的营养支持，尤其要科学搭配碳水化合物、蛋白质和脂肪三大营养素。首先，碳水化合物的补充不可过多，否则会导致呼吸商增高，增加患者的呼吸负荷，发生CO_2潴留，并可能造成高碳酸血症。其次，患者碳水化合物和脂肪均存在不同程度的代谢障碍，其机体需要通过蛋白质的不断分解提供能量，因而患者对蛋白质的需求量明显增加，及时足量的优质蛋白补充能够缓解氮元素的快速流失，减少呼吸肌萎缩。再次，由于中链甘油三酯（medium chain triglycerides，MCT）消化吸收较普通脂肪容易，可实现快速供能，并且能有效减少CO_2生成，因此适当补充MCT非常有必要。最后，患者机体中大量含磷的能量物质（ATP）被消耗，各种离子消耗的增加，同时摄入不足和分布异常可使患者出现低钾、低钙、低磷、低镁、低钠、低氯等表现和对某些微量元素的需求增加。

宜采用蛋白质为主的营养补充食谱，增加膳食中含必需氨基酸丰富的优质蛋白和多不饱和脂肪酸比例。三大营养素供能比为蛋白质15%~25%，脂肪45%~55%，碳水化合物（可吸收利用）30%~35%。脂肪酸的设计要求MCT供能占总能量的20%~25%，n-3脂肪酸（如DHA和EPA）供能占总能量的1%~6%。一般要求动物蛋白和豆类蛋白应大于摄入蛋白总量的50%。应指导COPD患者增加摄入含多不饱和脂肪酸丰富的鱼类食品。考虑到较多患者出现腹泻，建议添加一定量膳食纤维。强化维生素A、B族维生素、维生C、维生素D、维生素E、钾、钙、磷、镁、钠、氯等营养素。呼吸系统疾病患者食欲和消化吸收功能较差，则宜少食多餐。

三、营养指导具体内容

（一）高血压

1. 限制能量的平衡膳食，维持健康体重 适当地降低能量摄入有利于收缩压和舒张压以及LDL-C的降低。体重超重和肥胖者，根据健康体重，按20~25 kcal/kg计算每天总能量，或通过膳食调查评估，在目前摄入量的基础上减少500~1000 kcal/d。三大营养素供能比例为蛋白质10%~15%，脂肪20%~30%，碳水化合物55%~60%。

2. 严格控制钠盐 推荐每日食盐用量控制<5 g/d，提倡低盐膳食，限制或不食用腌制品。

3. 适当增加钾摄入量 3.5~4.7 g/d，从自然食物中摄取。

4. 足量的钙和镁 推荐饮用牛奶、食用蔬菜和水果。

5. 限制饮酒 尽量少喝或不喝。

（二）高血脂、动脉粥样硬化和冠心病

1. 针对目前主要的膳食问题进行干预 降低LDL-C，降低饱和脂肪和反式脂肪酸，降低总能量。鼓励n-3脂肪酸以鱼类或鱼油胶囊的形式摄入，适当选择植物甾醇补充剂。

2. 严格控制饱和脂肪和肉类食品 适量控制精制碳水化合物食物（精白米面、糕点、糖果、含糖果汁等），保证蔬菜水果摄入。

3. 中度限制钠盐 盐摄入不超过5 g/d。

4. 适量饮酒应因人而异，并取得医师的同意 不饮酒者，不建议饮酒。如有饮酒习惯，建议男性每天的饮酒量（酒精）不超过25 g，相当50度白酒50 mL，或38度白酒75 mL，或葡萄酒250 mL，或啤酒750 mL。女性减半。

5. 少量多餐，避免过饱，忌烟和浓茶。

6. 适量身体活动

动脉粥样硬化和冠心病营养治疗基本要素见表3.31.3。身体活动水平中等，体重正常的高血脂/动脉粥样硬化/冠心病患者可参考表3.31.4制订膳食营养方案。

表3.31.3 动脉粥样硬化和冠心病营养治疗基本要素

要素	建议
减少使LDL-C增加的营养素	
饱和脂肪酸	<总能量的7%
膳食胆固醇	<200 mg/d
反式脂肪酸	0或<总能量的1%
增加能降低LDL-C膳食成分	
植物甾醇	2 g/d
可溶性膳食纤维	10~25 g/d
总能量	调节到能够保持理想的体重，或能够预防体重增加
身体活动	足够的中等强度锻炼，每天至少消耗200 kcal能量，相当于中速步行累计50~60 mim

表3.31.4 高血脂/动脉粥样硬化/冠心病膳食营养方案

食物类别	摄入量（g/d）	选择品种	减少、避免的膳食品种
谷类	250～400	标准粮（米、面）、杂粮	精粮（米、面）、糕点甜食、油炸油煎食品
肉类	75	瘦猪、牛、羊肉，去皮禽肉，鱼类	肥肉、加工肉制品（肉肠类）、鱼子、虾蟹黄、鱿鱼、动物内脏
蛋类	3～4	鸡蛋、鸭蛋蛋清	蛋黄
奶类	250	脱脂/低脂鲜牛奶、酸奶	全脂牛奶、奶粉、乳酪等奶制品
大豆	30～50	黄豆、豆制品（豆腐150 g，豆腐干45 g）	油豆腐、豆腐泡、素什锦等
新鲜蔬菜	400～500	深绿叶菜、红黄色蔬菜、紫色蔬菜	
新鲜水果	200	各种新鲜水果	加工果汁、加糖果味饮料
食用油	20	橄榄油、茶油、低芥酸菜子油、豆油、花生油、葵花籽油、芝麻油、亚麻子油	棕榈油、椰子油、奶油、黄油、猪油、牛羊油、其他动物油
添加糖类	<10	白砂糖、红糖	
盐	5	高钾低钠盐	酱类、腐乳、咸菜等腌制品

（三）急性心肌梗死

急性心肌梗死为心脏疾病严重类型，及时进行抢救是治疗成功的主要关键。合理饮食措施对于患者康复及预防并发症发生有重要作用。急性心肌梗死的营养治疗应随病情轻重及病期早晚而改变。

1. 制订营养治疗方案前 应了解患者用药情况，包括利尿药、降压药、血钠、血钾水平、肾功能、补液量及电解质种类、数量，了解患者饮食习惯等。根据病情和患者接受情况，征求主管医生意见，处方营养治疗方案，并通过随访适时修订。

2. 急性期1～3 d时 一般每天低脂流质饮食。根据病情，控制液体量。可进食浓米汤、厚藕粉、枣泥汤、去油肉茸、鸡茸汤、薄面糊等食品，经口摄入能量以500～800 kcal为宜。病情好转，可渐改为低脂半流质饮食，全日能量1000～1500 kcal，可食用鱼类、鸡蛋清、瘦肉末、切碎的嫩蔬菜及水果、面条、面片、馄饨、面包、米粉、粥等。禁止可能导致患者肠胀气和浓烈刺激性的食物（如辣椒、豆浆、牛奶、浓茶、咖啡等）。避免过冷过热食物；少食多餐，5～6餐/d，以减轻心脏负担。病情稳定后，可进食清淡和易消化的食品，营养素组成比例可参考冠心病饮食原则。

3. 限制脂类 低脂肪、低胆固醇、高多不饱和脂肪酸饮食原则。病情稳定逐渐恢复活动后，饮食可逐渐增加或进软食。脂肪限制在40 g/d以内，伴有肥胖者应控制能量和碳水化合物。

4. 注意维持血液钾、钠平衡 对合并有高血压或心力衰竭者仍应注意限钠摄入。应用利尿剂有大量电解质自尿中丢失时，则不宜限制过严。镁对缺血性心肌有良好的保护作用，膳食中应有一定的镁，建议成人镁的适宜摄入量为300～450 mg/d，主要从富含镁的食物如有色蔬菜、小米、面粉、肉、水产品、豆制品等中获取。

5. 对于治疗后需要服用华法林等抗凝药物的患者 应注意VitK与抗凝药的拮抗作用，保持每天VitK摄入量稳定。VitK含量丰富的食物有绿色蔬菜、动物肝脏、鱼类、肉类、乳和乳制品、豆类、麦麸等。

心肌梗死患者食品宜忌见表3.31.5。

表3.31.5 心肌梗死患者食品宜忌

食物类别	推荐的食品	忌吃或少吃食品
谷类及制品	大米、面粉、小米、玉米、高粱	各种黄油面包、饼干、糕点、油条、油饼等多油食品
禽、肉类	瘦猪、牛、羊肉，去皮禽肉	含钠盐罐头食品、香肠、咸肉、腊肉、肉松
水产类	新鲜淡水鱼（<120 g/d）及海鱼	咸鱼、熏鱼

食物类别	推荐的食品	忌吃或少吃食品
奶蛋类	鸡蛋或鸭蛋（1个/d）、牛奶	咸蛋、皮蛋、乳酪等
豆类及制品	各种豆类、豆浆、豆腐	油炸臭豆腐干、霉豆腐
蔬菜类	各种新鲜蔬菜	咸菜、酱菜、榨菜等腌制菜
水果类	各种新鲜水果	葡萄干、含有钠盐水果罐头或果汁、水果糖等
油脂类	植物油为主、动物油少量	奶油、人造奶油
饮料	淡茶、咖啡等	汽水、啤酒、浓肉汤等
调味品	醋、糖、胡椒、葱、姜、咖喱	味精、食盐、酱油、各种酱类

（四）慢性心力衰竭

1. 适当的能量 既要控制体重增长，又要防止心脏疾病相关营养不良发生。心力衰竭患者的能量需求取决于目前的干重（无水肿情况下的体重）、活动受限程度以及心力衰竭的程度，一般给予25~30 kcal/kg理想体重。活动受限的超重和肥胖患者，必须减重以达到一个适当体重，以免增加心肌负荷，因此，对于肥胖患者，低能量平衡饮食（1000~1200 kcal/d）可以减少心脏负荷，有利于体重减轻，并确保患者没有营养不良。严重的心力衰竭患者，应按照临床实际情况需要进行相应的营养治疗。

2. 防止心脏疾病恶液质发生 由于心力衰竭患者增加能量消耗10%~20%，且面临疾病原因导致进食受限，约40%的患者面临营养不良的风险。根据营养风险评估评分，确定进行积极的肠内肠外营养支持。

3. 注意水、电解质平衡 根据水钠潴留和血钠水平，适当限钠，给予不超过3 g盐的限钠膳食。若使用利尿剂者，则适当放宽。由于摄入不足、丢失增加或利尿剂治疗等可出现低钾血症，应摄入含钾高的食物。同时应监测使用利尿剂者镁的缺乏问题，并给予治疗。如因肾功能减退，出现高钾、高镁血症，则应选择含钾、镁低的食物。另外，给予适量的钙补充在心力衰竭的治疗中有积极的意义。

心力衰竭时水潴留继发于钠潴留，在限钠的同时多数无须严格限制液体量。但考虑过多液体量可加重循环负担，故主张成人液体量为1000~1500 mL/d，包括饮食摄入量和输液量。产能营养物质的体积越小越好，肠内营养管饲的液体配方应达到1.5~2.0 kcal/mL的高能量密度。

4. 低脂膳食，给予n-3多不饱和脂肪酸 食用富含n-3脂肪酸的鱼类和鱼油可以降低高TG水平，预防房颤，甚至有可能降低心力衰竭病死率。建议每天从海鱼或者鱼油补充剂中摄入1 g n-3脂肪酸。

5. 充足的优质蛋白质 应占总蛋白的2/3以上。

6. 适当补充B族维生素 由于饮食摄入受限、使用强效利尿剂以及年龄增长，心力衰竭患者存在Vit B_1缺乏的风险。摄入较多的膳食叶酸和Vit B_6与心力衰竭及卒中死亡风险降低有关，同时有可能降低高同型半胱氨酸血症。

7. 少食多餐，食物应以软、烂、细为主，易于消化。

8. 戒烟、戒酒。

（五）COPD

COPD营养支持的目标不应仅仅限于纠正已存在的营养不良，还应着眼于预防营养不良的发生和发展。当前的医疗措施都集中在COPD患者急性发作期的治疗，往往忽略了疾病发生的前期和早期的营养干预，对于初发患者及出院患者，应强调饮食的改变优于药物治疗，咨询专业营养师调整饮食习惯会起到重要作用，同时鼓励患者保持良好的饮食规律，定期咨询，学会良好的自我管理至关重要。以往仅针对严重低体重和致残患者（主要为住院患者）进行的营养支持策略，会使许多COPD患者的营养治疗延误时机。此外，对于COPD患者，尤其是稳定期患者，进行合理的营养指导，改变不合理的饮食习惯是非常必要的，例如纠正"低热量=健康饮食"的误区，掌握少食多餐，摄取适中能量的原则，并且增加鱼类和水果摄取等，这有可能改善COPD患者的预后。

美国胸科学会与欧洲呼吸学会共同制定的2004年COPD诊断治疗指南中提出，当患者符合以下1种或多种情况时，应考虑营养治疗：①BMI<21 kg/m²；②体重减轻：6个月内体重下降>10%或者1个月内下降>5%；③去脂体重（fat free mass，FFM）下降：男性FFM指数<16 kg/m²，女性<15 kg/m²。

针对慢阻肺患者的营养治疗原则如下。

1. 保持高蛋白质 慢阻肺患者每日的蛋白质摄入量应为1.2～1.5 g/kg（体重），以优质蛋白为主。但是，由于奶制品易使痰液变稠而不利于排痰，会加重感染，应避免喝浓奶，但奶制品是钙的重要来源，应每日补充钙100 mg（牛奶约150 mL）。

2. 限制盐的摄入 慢阻肺患者每日的食盐量应小于6 g，同时，应限制酱油、味精等化学调味品。别吃火腿、咸猪肉、拉面、罐装汤、酱汤、腌制食品、薯片、苏打饼干等，可选用新鲜鱼、肉、蔬菜、柠檬、葱、生姜、胡椒、生蒜、低盐酱油、醋、香油等。

3. 摄入多种维生素、高纤维、足够的热量及矿物质 比如鱼肝油、胡萝卜、番茄和黄绿色蔬菜水果，以及含钙多的食物油、鱼类、肉类、香蕉、山芋、油菜等。此外，应多吃芥菜、白菜、菠菜、芹菜以及水果等补充食物维生素，预防便秘。

4. 低碳水化合物饮食 可避免血液中的二氧化碳过高，减轻呼吸负荷。

5. 少食多餐 每天可吃5～6餐。每餐不要吃太饱，餐前可以先休息，餐后适量运动，少食可以避免腹胀和呼吸短促。进餐时要细嚼慢咽，如感呼吸困难，等呼吸平顺后再吃，或者按照医师要求使用氧气。

6. 伙食宜清淡 少吃辛辣食品，以软食物为主；少吃胀气及难以消化的食物，比如油炸食品、豆类、碳酸饮料、啤酒、牛奶、洋葱、圆白菜、辣白菜、生鲜果、红辣椒、玉米、哈密瓜等；少吃过甜和腌制的食物，如酱菜或者罐头食品；海鲜也要少吃，避免食用过冷、过热与生硬食物，因其可刺激气管引起阵发性咳嗽。

7. 平时应注意喝水 这样气道分泌物就不会过于黏稠，痰液易于排出。同时，一定要戒烟酒。

8. 稳定期的慢阻肺患者，宜低碳水化合物、高蛋白、高脂肪饮食 但对于病重出现呼吸困难者，则不宜进食蛋白过高或糖类（碳水化合物）比例过多的食品，否则会加重呼吸困难。因为蛋白质食物过高，会刺激呼吸中枢兴奋，呼吸急促症状增加，而碳水化合物过高的食品可使体内二氧化碳产生增多，加速体内二氧化碳潴留，所以，此时最好进食含脂肪比例高的食品，而且脂肪每克热量达9千卡之多，对患者热量补充有利。

9. 出院后 要注意防寒受凉，在潮湿、大风、严寒气候时避免室外活动，坚持氧疗，严格遵医嘱用药，避免滥用药物。如呼吸困难、咳嗽、咳痰、发热等症状明显，或出现并发症时，应及时就诊。

当患者在急性加重期时，应给予高热量、高脂肪的治疗。因为这个时期患者咳嗽、咳痰、喘憋、呼吸困难的症状特别明显，会消耗大量热量，高热量、高脂肪的摄入，既补充热量又减轻了呼吸肌肉的负担。而且这个时候给予碳水化合物要稍微低一些，因为碳水化合物摄入过高，会使人体产生大量的二氧化碳，不利于慢阻肺患者的康复。当慢阻肺患者处于稳定期时，考虑给患者补充优质的蛋白质。目前研究发现，补充维生素D和维生素E可以减少慢阻肺患者的急性加重，使肺功能下降得以延缓，因此患者要多吃一些蔬菜水果、多晒太阳、吃一些坚果来改善远期的生活质量。

结 语

心肺康复的终极目标是让心血管病、慢性肺疾病患者学会自我管理健康和慢性病。营养是健康的基石，也是防控慢性疾病最经济、有效和可控的重要因素，在各种疾病的康复中具有举足轻重的作用，对于心肺康复也不例外。心肺康复的营养治疗涉及对患者全面的营养评估、准确的营养诊断、科学的营养干预以及系统的营养监测。营养治疗现已成为心肺疾病一级、二级预防和康复的手段，通过营养治疗可以减少心肺疾病的危险因素、降低疾病发生的风险，促进心肺疾病患者康复。

（中国疾病预防控制中心营养与健康所 赵文华 柳 桢）

参考文献

［1］ 陈晓梅, 温柠瑜, 郭洪花, 等. 慢性阻塞性肺疾病患者营养评定及营养支持的研究进展 [J]. 海南医学, 2020, 31 (12): 1605-1609.

［2］ 段盛林, 陈伟, 夏凯, 等. 新冠肺炎及呼吸系统病患所需全营养配方食品的开发 [J]. 食品科学技术学报, 2020, 38 (2): 1-7.

［3］ 耿翠萍, 郭式敦, 于晓敏. 慢性阻塞性肺疾病营养不良的发生机制及其对机体的影响 [J]. 泰山医学院学报, 2008, 29 (12): 1017-1020.

［4］ 顾宇彤, 蔡映云, 柳启沛, 等. 慢性阻塞性肺疾病缓解期患者膳食营养调查 [J]. 中国康复医学杂志, 1999, 14 (4): 146-149.

［5］ 胡大一, 丁荣晶. 体现心脏康复内涵, 推动我国心脏康复和健康管理发展——心脏康复和健康管理五大处方介绍. 第七届华北长城心脏病学会议暨河北省心血管病学2014年会暨第三届经前臂 (桡/尺) 动脉微创化冠脉介入治疗国际论坛, 2014-11-07.

［6］ 苏晞, 鄢华. 《2013 年 ACC/AHA 生活方式管理降低心血管疾病风险指南》解读 [J]. 中国循环杂志, 2014, 29: 39-42.

［7］ 唐娅秋. 高血压与膳食营养关系的研究进展 [J]. 现代食品, 2017, 5 (10): 65-67.

［8］ 王春利. 终止高血压膳食疗法对社区高血压前期人群干预效果研究 [J]. 中国全科医学, 2015, 18 (23): 2833-2836.

［9］ 文若琦. 慢性阻塞性肺疾病中营养支持的选择 [J]. 中国社区医师, 2014 (28): 6-7.

［10］ 吴润玲, 田陆云. 老年慢性阻塞性肺疾病患者的营养不良与营养支持 [J]. 云南医药, 2010, 31 (6): 655-657.

［11］ 徐卫国, 罗勇. 慢性阻塞性肺疾病患者的营养状况能量代谢与营养支持 [J]. 中国实用内科杂志, 2008, 28 (8): 711-712.

［12］ 张丽秀, 王檀, 仕丽, 等. 八段锦 "调宗气" 对慢性阻塞性肺疾病患者营养状况及心肺康复评定的影响 [J]. 长春中医药大学学报, 2017, 33 (6): 954-956.

［13］ 郑翠红, 陈楚, 李华萍. DASH 饮食联合生活方式改变对社区正常高值血压人群的作用 [J]. 海峡预防医学杂志, 2013, 19 (3): 71-72.

［14］ 中国康复医学会心血管病专业委员会, 中国营养学会临床营养分会, 中华预防医学会慢性病预防与控制分会, 等. 心血管疾病营养处方专家共识 [J]. 中华内科杂志, 2014, 53 (2): 151-158.

［15］ 中国老年保健医学研究会老龄健康服务与标准化分会, 《中国老年保健医学》杂志编辑委员会, 北京小汤山康复医院. 中国社区心肺康复治疗技术专家共识 [J]. 中国老年保健医学, 2018, 16 (3): 41-56.

［16］ 钟小宁, 何志义, 李梅华. 慢性阻塞性肺疾病患者的康复治疗和营养支持治疗 [J]. 中华结核和呼吸杂志, 2007, 30 (6): 466-474.

［17］ 周敏, 徐永健. 慢性阻塞性肺疾病患者的营养支持治疗及存在的问题 [J]. 中国实用内科杂志, 2005, 25 (2): 104-106.

［18］ Mori T A, Beilin L J. Long-chain omega 3 fatty acids, blood lipids and cardiovascular risk reduction [J]. Curr Opin Lipidol, 2001, 12: 11-17.

［19］ Hu F B, Stampfer M J, Rimm E B, et al. A prospective study of egg consumption and risk of cardiovascular disease in men and women [J]. JAMA, 1999, 281: 1387-1394.

［20］ U. S. Food and Drug Administration. Guidance for industry: a food labeling guide, 2018 [2021-8-23]. https: //www. fda. gov/ regulatory-information/search-fda-guidance-documents/guidance-industry-food-labeling-guide.

［21］ Wald D S, Wald N J, Morris J K, et al. Folic acid, homocysteine, and cardiovascular disease: judging causality in the face of inconclusive trial evidence [J]. BMJ, 2006, 333: 1114-1117.

［22］ Wald D S, Law M, Morris J K. Homocysteine and cardiovascular disease: evidence on causality from a meta-analysis [J]. BMJ, 2002, 325: 1202.

［23］ Eckel R H, Jakicic J M, Ard JD, et al. 2013 AHA/ACC guideline on lifestyle management to reduce cardiovascular risk: a report of the American College of Cardiology/American Heart Association Task Force on Practice Guidelines [J]. Circulation, 2014, 129: 76-99.

［24］ Chen Z Y, Jiao R, Ma K Y. Cholesterol-lowering nutraceuticals and functional foods [J]. J Agric Food Chem, 2008, 56: 8761-8773.

［25］ Juraschek S P, Kovell L C, Appel L J, et al. Effects of Diet and Sodium Reduction on Cardiac Injury, Strain, and Inflammation: The DASH-Sodium Trial [J]. J Am Coll Cardiol, 2021, 77: 2625-2634.

［26］ Hu Y, Li Y, Sampson L, et al. Lignan Intake and Risk of Coronary Heart Disease [J]. J. Am. Coll Cardiol, 2021, 78: 666-678.

［27］ Ezzell L, Jensen G L. Malnutrition in chronic obstructive pulmonary disease [J]. Am J Clin Nutr, 2000, 72: 1415-1416.

［28］ Laaban J P. Nutrition and chronic respiratory failure [J]. Ann Med Interne (Paris), 2000, 151: 542-548.

第四部分

心肺康复物理治疗基本技术

第三十二章
活动和运动：评估、评价及训练的生理学基础

引　言

造成运动耐量下降有很多因素，包括进行性骨骼肌功能障碍、导致功能受限的呼吸困难和疲劳、合并症、情绪障碍、低氧血症，也常见于COPD和过度通气患者。目前关于运动训练有效性研究大多来自对COPD患者，但越来越多证据表明运动训练在其他呼吸系统疾病康复中同样有效。慢性呼吸系统疾病患者进行运动训练的一般原则与健康人相同，是根据病史和体格检查、临床评估及主、客观指标的发现个体化制定的。为优化效果，训练负荷必须超过日常生活中常用的负荷（即训练阈值）以提高体能和肌肉力量。在整个呼吸康复过程中，应根据持续的综合评估不断提高运动水平。运动训练的重点是患者的长期行为改变以实现持续参与体力活动和运动训练。本章主要阐述了运动前的评估、运动疗效的评价以及其生理学基础。

第一节　活动、运动和体力活动的定义

一、活动

活动是指应用于心血管疾病和肺功能障碍患者疾病管理的、治疗性的、根据患者具体情况制定的低强度活动。首先，活动的目的是利用运动的即时反应以优化氧的转运，虽然是低强度活动但可以使得特定患者相对的代谢需求增加，即使是相对低剂量的活动刺激也可增加心肺功能障碍患者的代谢需求，这也是活动用于危重患者的原因。活动也有利于其他器官系统功能的保持和恢复，如肌肉骨骼、神经系统、皮肤、消化系统和泌尿系统。如果条件允许，活动最好在直立位下进行，直立位为正常生理体位，在此体位下，重力对液体调节和平衡以及中央和外周血流动力学的刺激达到最优化。因此，活动兼有重力刺激和运动刺激的作用。

二、运动与体力活动

体力活动被定义为肌肉收缩产生的身体活动，此时的代谢需求大幅超过静息状态。运动为一种结构化和可重复的身体活动形式。运动通常要求有至少中度的体力消耗，这时呼吸频率和心率会明显加快，特别是用运动来维持和提高体适能的时候。物理治疗师可为亚急性和慢性心血管和肺部疾病患者制定运动处方。运动的最终目标是使得氧气运输路径的所有过程直至氧耗的器官（如肌肉和其他组织）的功能最大化。运动的短期目的是通过运动的累积效应使得机体适应长期运动。

三、氧耗量

在给定强度的运动中测得的机体摄取氧气的量即耗氧量（oxygen comsumption，V_{O_2}）。代谢需求的变化决定了耗氧量的大小。静息状态下，机体的代谢需求处于最低点，当进行次极量运动时，代谢需求中度增加，当

进行人体主动耐受水平的极量运动时，代谢需求达到最高点。在疾病或受伤时因愈合和修复会增加代谢消耗。在运动生理相关的文献上经常出现耗氧量的两个缩写：最大耗氧量（$V_{O_2}max$）和峰值耗氧量（peakV_{O_2}）。虽然两者通常情况下可互换使用。但是两者在定义上还是有区别的。

1. $V_{O_2}max$ 和 peakV_{O_2} 真正的 $V_{O_2}max$ 应是机体所有的肌肉都进行最大程度工作时的耗氧量。此数值可以根据：心输出量×动静脉氧差得出。表述为 $V_{O_2}max$。

使用 $V_{O_2}max$ 这个概念时最大的问题在于，在大多数的运动中，包括进行运动试验时，机体根据需要选择性使用下肢或上肢工作，或者是采用不同工作方式（如同是下肢运动的骑功率自行车和跑运动平板）。而峰值耗氧量（$V_{O_2}peak$）则是在运动中测得的最大值。因而 $V_{O_2}max$ 是理论的最大值，$V_{O_2}peak$ 是实际最大值。

下肢最大运动测试时测量得出的 $V_{O_2}peak$ 大于上肢运动测试；在运动平板上测试得出的 $V_{O_2}peak$ 大于骑功率自行车的（约高10%）。下肢运动大于上肢运动测试可能是下肢肌肉群比上肢大，平板测试高于功率自行车可能是因为平板上运动会有上肢活动和额外的活动以维持姿势。运动测试中，越多的肌肉同时参与运动，测量出的 $V_{O_2}peak$ 越接近真实的 $V_{O_2}max$。是否可以达到 $V_{O_2}max$ 是一个学术难题。在北欧（越野）滑雪运动中要求上肢和下肢最大用力活动的同时躯干需维持姿势稳定，此时的耗氧量接近 $V_{O_2}max$ 理论值。在实验室中，$V_{O_2}max$ 结果来自代谢到最大程度的运动测试。此时表示生理上能达到的最高水平，如达到根据年龄预测的最大心率；或者是随着运动强度增加 V_{O_2} 不再增加，甚至下降。

在最新的文献和本书其他章节中，使用的术语是调查人员描述他们的工作中引用的相同术语。近年来发表的文献倾向于采用更精确的术语，$V_{O_2}peak$ 用以描述个体在指定的极量运动测试中测得的最大氧气摄取量。

2. 有氧代谢能力 在运动生理学文献中经典的另一个有争议的术语是有氧代谢能力。$V_{O_2}max$ 代表最大有氧糖酵解速率（或最大氧做功）。虽然有氧代谢能力经常被用来描述 $V_{O_2}max$，但实际上有氧能力指的是有氧代谢产生的能量的总量，比 $V_{O_2}max$ 更好地反映有氧耐力。最大有氧代谢能力或最大氧做功是一个更恰当的术语。

第二节　运动前的评估

在进行运动评估前，物理治疗师应仔细询问患者病史，并进行体格检查，关注那些运动期间可能加重或不稳定的异常情况，包括如下：

- 心血管疾病病史（冠心病，陈旧性心肌梗死，胸痛，心律失常，新发的、未经治疗的、控制不佳的或静息心率大于110次/min的慢性心房颤动，室性心动过速，Ⅱ度或Ⅲ度房室传导阻滞，T波倒置或ST段抬高）。
- 中至重度瓣膜疾病。
- 有症状的或新发的心力衰竭。
- 较大的卵圆孔未闭所致分流。

不同疾病（取决于疾病类型和严重程度）的患者运动引起的生理反应会有明显不同。在评估这些患者时，需预见和考虑这些差异。运动试验可作为标准的结果和衡量方法用于对机体功能的评价。运动试验作为评价工具时，需周期性重复测试（如每隔数周），以调整运动或训练处方，直到达到既定目标。需特别注意运动前的状况，运动程序和测量程序的规范化。临床上，物理治疗师需根据患者的需要和目标选取运动测试结果指标。在某些患者，即使治疗师会对一些主观指标如气急、疲劳或疼痛感兴趣，但客观指标如心率或血氧饱和度可能仍是最主要的。一些疾病会限制患者达到训练应该达到的水平，因而需要全面多系统的评估以制定切实可行的训练目标，同时需最大限度地发挥功效且限制潜在的不利影响。

一、6分钟步行测试 [参见第二部分　第十二章　临床心肺运动测试和肺功能评定或第三部分第二十五章呼吸康复患者的评估（p291）]

6分钟步行测试（6-minute walk test，6MWT）广泛用于呼吸康复的结局评估。该测试安全、易于实施、操作简单、耐受性好，并能准确体现患者最常见的日常生活活动（步行）。6MWT测量6分钟内行走的最大距离。

为保证结果的有效性和可靠性，必须严格执行标准化测试程序，如对测试人员的要求，测试的轨迹和配置，对患者的解释说明和测试过程中的言语提示、辅助供氧类型、使用和流量，以及助行器的使用均需标准化。必须要考虑在特定情况下进行6MWT时能量消耗的变化，如使用助行器（如助步车）或在助行器上放置氧源时。研究显示使用助行器或辅助供氧时，呼吸困难程度会减低并且步行距离会增加。另一项研究发现，使用添加氧源的助行器可以节省20%～25%的能量消耗。这些能量节省似乎在运动表现较差的COPD患者中最明显，如6MWT距离<300 m。因此，如果第一次测试时使用了助行器或在助行器上携带了额外的氧源，那么在随后的测试中也要在相同的条件下步行。

二、心肺运动实验（cardiopumonary exercise test，CPET）（参见第二部分 第十二章 临床心肺运动测试和肺功能评定）

对于慢性病患者，其中许多为老年患者，可以采用次级量运动试验，两次评估时采用同一给定的功率即可比较。在其他情况下，物理治疗师可能期望通过V_{O_2}peak测试来估计V_{O_2}max，而V_{O_2}peak也可通过直接或间接的测试方法获得。直接测量V_{O_2}要求可分析O_2和CO_2等代谢数据（图4.32.1）。并在测试前做气体校准以及需要的运动设施（平板或功率自行车）。患者在测试前需熟悉测试仪器和测试流程，也可在测试前试用，以确保测试的准确。间接评估V_{O_2}max是不精确的，但是如果评估方法标准化，也作为评估全身情况的指标。当这种测试结果用于结果评价时，测试的标准化尤其重要。

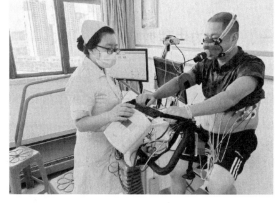

图4.32.1 患者通过代谢踏车设备进行运动测试和评估。在运动测试期间，注意设备交互界面显示的呼出气体的分析

三、往返步行测试

有两种往返步行测试：递增往返步行测试（incremental shuttle walk tests，ISWT）和耐力往返步行测试（endurance shuttle walk tests，ESWT）。ISWT是渐进式的、症状限制性步行测试，它与症状限制性的CPET类似，测量在指定的33英尺（10 m）步行路线内出现症状限制的步行距离，该距离与最大摄氧量有较好的相关性。ISWT利用听力步行节拍器来逐渐增加步频，测试对象按照步行节拍器的频率行走，直到他们因呼吸困难而无法继续或跟上外部步行节拍信号。与6MWT一样，ISWT的主要结果是步行总距离，也应在干预前进行两次测试，并记录最佳结果。

ESWT是一种用于评估耐力的标准化、外部可控的、恒定步速的步行测试。首先执行ISWT来确定运动能力，然后选择该次ISWT步行速度的85%作为ESWT步行速度一个相当于恒定工作负荷的场地测试。ISWT的主要结果是距离，测试的最短距离为10 m，而ESWT与其他耐力测试一致，主要结果是时间。

第三节 长期制动的危害和早期活动的益处

心肺情况或体能与有规律的体力活动的量相关，但是它与健康措施之间的相关性没有那么强。缺乏体力活动与生活方式相关疾病有因果关系。但总的来说，目前尚不清楚是否可以通过精确衡量的活动或运动来预防这些情况。一个例外是缺血性心脏病，对缺血性心脏病患者推荐至少需要6代谢当量（METs）阈值强度的最低量的有规律的体力活动，来保持心血管健康的最佳状态。但能预防高血压和脑卒中的精确运动量尚不清楚。建议采取中等强度运动而不是剧烈运动。至于选择相对还是绝对的强度，取决于所期望的预防效果，以及患者的具体特征和病史。

　　发达国家的生活方式特征越来越倾向不仅是活动缺乏，而且有长时间久坐不动的行为。例如，尽管一个人可能坚持日常运动计划，每周3～5 d，每次20～40 min中等强度的有氧活动，但这并不能完全抵消长时间不活动的不良影响。而这种长时间不活动是很多人的活动特征，贯穿他们生活的每一天、每一周、每一年以至终生。不活动的负面影响对老年人和残疾人有更大的危害，这类患者可能不能进行基本的日常生活活动。这进一步加重不活动的恶性循环，这些人还常常出现体重增加，两者结合使得活动和保持活跃体力活动更加困难。

　　虽然一个人可能每天会运动1 h，但是问题经常发生在剩下的23 h里。在过去的10年中，研究者既关注缺乏体力活动，也关注长时间的久坐行为对健康的影响。研究表明，除了有规律的体力运动，在休息期间，在进行久坐的活动（包括在屏幕前的活动）中间进行中断休息，对抵消长期不活动的影响至关重要。

　　随着娱乐节目的风靡，现在的孩子面临着数小时久坐不动的严重风险；这些久坐不动的孩子将来更有可能成为久坐不动的成人。相反，活跃的和经常活动的孩子，在成为青少年和成人时更容易保持活跃活动。

　　长期不活动增加了慢性生活方式相关疾病的风险，促进早衰。相反，体力活动活跃的生活方式能促进健康和保持良好状态，甚至能预防生活方式相关的慢性疾病的发生。

一、卧床的生理效应

　　患者因制动导致的去适应（deconditioning）状态可以和运动员停止训练后的运动能力倒退相似，但仍与卧床导致的去适应不同，后者与活动被限制及卧位有关。当人们卧床不活动时，重力负荷（垂直重力梯度）和运动负荷会消失。

　　卧床休息需要患者保持平卧和非活动状态，这是一种最常用的而且很少遭到质疑的治疗措施。尽管它被广泛接受，但其体位是非生理性的。大量文献已证实卧床体位可带来一系列有害的后果，而且越是患有重病的患者越被限制躺在床上，其多系统并发症发生风险就越大（表4.32.1）。

表4.32.1　卧床休息的生理学后果

卧床后果	具体情况描述
体液重新分布	血浆和血容量减少、心脏与左心室容量下降、血细胞比容增加、尿量与尿钠排泄增加、静脉血瘀滞
肌肉活动减少	胰岛素抵抗增加、肌肉体积减少、肌肉力量下降、肌肉耐力下降
体重和压力分布改变	尿潴留、结石形成的倾向、高血钙、骨矿物质丢失、局部皮肤变化
有氧代谢能力的去适应	休息和进行各级活动时心率增加、休息和最大每搏输出量减少
	最大心输出量下降、静脉血栓形成和血栓栓塞风险增加、直立耐受力下降、有氧代谢能力降低、V_{O_2}max降低、静脉顺应性增加
其他	分解代谢增加、厌食症、麻痹性肠梗阻、便秘、对热刺激的敏感性增加、增加出汗和充血、焦虑、抑郁症、精神障碍发生增多、听觉阈值增高、增加焦点，降低近视敏度、药物清除改变

　　Saltin和其同事（1968）的经典研究证明了卧床的危害。5个健康的年轻男性在3周的卧床休息后出现多系统功能减退，之后经过艰苦的训练才恢复有氧代谢能力。对研究对象追踪30年的研究发现，所有受试对象均出现年龄相关的有氧代谢能力下降。以时限这个范畴比较这些受试者的运动反应，提示卧床3周对身体工作能力的影响较30年的年龄增长的影响更为显著。

　　临床上一个重要的事实是心肺功能恶化速度超过肌肉骨骼恶化的速度，以及患者从卧床休息的负面影响恢复的速度通常低于损伤的速度。这些影响对卧床的老年患者更为明显，可能会进一步加重患者的氧气运输损害和其他病理损害。

　　年龄有关的生理变化与氧化应激有关。去适应作为一种氧化应激的因素可导致老化，尤其是在吸烟和西式饮食的共同作用下。事实上，年龄相关的功能衰退有一半可归因于缺乏体力活动。有规律的体力活动和有氧及力量训练，可以大大延缓年龄相关的衰退。

　　经过运动训练，患者的功能和能力可得到最大程度的提高。即使在患病的情况下，机体也有更好的生理储备以面对疾病的挑战。但是无论什么年龄，只要停止运动，由运动带来的生理和健康益处都会消退。老年人的活动限制也与临床抑郁症有关。有证据支持表明，终生的体力活动和运动才能保持运动带来的功能及健康上的益处。

与卧床相关的卧位及非活动可导致氧运输系统功能的明显降低，使得机体大多数器官功能均受到不利影响。这一点在临床上很重要，因为传统的疾病管理方法就是，患者病情越严重，卧床的时间就越长，两者之间具有直接的关系。对肌肉骨骼、神经系统、消化系统和泌尿生殖系统均造成不利影响。

二、对组织器官的影响

1. 对心血管和肺的影响 活动和运动对心血管和肺的首要作用体现在增强黏膜纤毛的运输和气道廓清能力。体位经常改变可增加气道廓清能力，减少支气管分泌物的滞留，从而降低气道阻塞和气流阻力。频繁的体位变化可防止分泌物的积累或者解决分泌物堆积的问题，如果与活动相结合，其效果会得到增强。

卧床休息带来的心血管去适应包括体液丢失和压力调节机制受损，血浆容积下降和排尿增加。结果导致血细胞比容增高，深静脉血栓形成和栓塞的风险增加。当血液黏度、血小板计数、血小板黏性、血浆纤维蛋白原增加和静脉血液淤滞时，血栓和栓塞的风险更进一步增加。

可以采取保守的措施来预防静脉血栓栓塞，包括在某些情况下使用预防性抗凝治疗。除了活动限制外，其他的致血栓危险因素还包括年龄、接受静脉置管、激素替代疗法等。相关联的疾病危险因素包括栓塞病史、心肌梗死、心力衰竭、严重肺部疾病、癌症、肥胖、脑卒中瘫痪等疾病。急性脑卒中的患者尤其危险，因为患者同时有偏瘫、卧床、活动限制、血流淤滞等危险因素。

卧床不动的患者心脏和呼吸系统的做功是增加的。卧床导致的回心血量增加和长期卧床导致的心率增加以及血液黏稠度增加，使得心脏的做功增加。卧床导致内脏器官上抬影响膈肌下降，同时胸腔内血容量增加，以及胸壁活动受限制，这些均可导致呼吸做功增加。

卧床对肺的影响包括使肺容量减少，尤其是功能余气量（functional residual capacity，FRC）、残气量（residual volume，RV）和用力呼气量。与坐位相比，仰卧位的FRC下降可导致胸腔体积减少和胸腔血容量的增加，从而增加了肺部静脉充血。卧床期间肺泡-动脉氧差和动脉氧分压降低，闭合容量增加，使卧位的动脉氧饱和度降低，增加后续的并发症。卧床休息可导致肌肉和内脏循环的血管扩张。长期卧床休息，这些血管可能失去收缩能力。血管的收缩能力对预防直立位时的血液淤滞及维持循环血容量是至关重要的。卧床休息后站立时患者可能会感到头昏、眩晕，甚至晕厥。因此，个体的直立位耐受能力存在差异，因此需要评估。下肢静脉顺应性高的个体，会通过激活肾素-血管紧张素-醛固酮系统，激活交感神经系统以及抑制副交感神经系统来进行代偿，因此，直立位耐受能力更强。

2. 对肌肉骨骼系统的影响 患者卧床休息几天，肌肉开始萎缩，可导致虚弱协调障碍和平衡困难。当出现严重虚弱时，过度的压力可能会施压在韧带和关节上。肌肉和其他非收缩的组成部（如肌腱）不同程度地受到影响。例如，伸膝肌群，肌腱的刚度降低，滞后特性越加明显，但这些影响并不发生在足底屈肌。肌肉体积和力量可能会下降，肌肉和韧带会缩短，并且可与关节挛缩、皮肤损伤、压疮同时出现。

在细胞水平上，卧床休息4 h内开始失用性肌纤维萎缩。在股外侧肌，与Ⅱa型肌肉纤维相比，Ⅰ型纤维受卧床影响更严重，而且对抗阻训练的反应也欠佳。纤维类型的差异也许可以解释为什么下肢肌肉被影响的程度也有差异。例如，跖屈肌所遭受的影响尤其严重。同时，有报道卧床所致肌肉力量的损失也有性别差异。肌肉不平衡可能会导致姿势摆放问题。

卧床、衰老、营养缺乏、不受控制的糖尿病和败血症均可影响骨骼肌蛋白质的合成。减少重力引起的机械应力和由于缺乏重力和主动跨关节肌肉收缩所带来的机械应力刺激，将导致失用性骨质疏松症。

预防是最主要的，因为骨矿物质的丢失恢复时间很长，而且很大程度上是不可逆转的。限制活动后，骨量的恢复要较肌肉体积和功能的恢复慢，因此，可出现骨折的危险。

卧床所致的体位改变受限使得患者出现姿势摆放障碍、身体僵硬和酸痛。卧床导致的负重重分配，使得身体不适应负重。骨突部位易发生皮肤破损，如骶骨、转子、肘部、肩胛骨和足跟部。压疮的危险因素包括高龄、住院时间延长、活动受限和身体衰弱、低体重、低舒张压和手术干预史。

卧床使得患者骨骼去矿化作用的风险增加。骨钙丢失在老年人群、残疾人、绝经后妇女、使用类固醇人群中尤为严重。对失用性骨质疏松预防是最重要的，因为一旦发生骨矿物质丢失，即使经过积极运动、体位摆放、电刺激和药物治疗，也不太可能重新矿物质化。在病情尤为严重的患者，细胞因子参与制动相关炎症、肌肉损伤和萎缩的过程。因此，活动被建议作为对抗这些不良后果的一种手段。

3. 对肾的影响 卧床导致的利尿作用使得肾脏负担增加。尤其对肾功能不全的患者影响更为严重。同时也会出现其他的卧床并发症如心律失常、肌肉萎缩、虚弱、神经病变、糖耐量异常和骨密度降低等。

4. 对中枢神经系统的影响 卧床休息使得患者直立耐受性降低，同时出现静息心动过速和运动能力降低，反映了交感神经系统的反射活性下降。压力感受器调节功能受阻，似乎与延髓腹外侧水平中枢神经系统的异常有关。中枢神经系统变化包括大脑的电活动放缓、情感和行为变化、反应速度放缓、睡眠障碍、精神活动能力受损等。交感神经活动减少以及血容量减少是直立耐受性降低的主要因素，最终的结果是卧床休息的"去适应"作用。

5. 对代谢的影响 发生在卧床休息期及肌肉收缩的相对缺乏期的代谢变化包括葡萄糖耐受不良和胰岛素敏感性降低；由于骨质流失增加了钙排泄，由于肌肉萎缩导致的蛋白质丢失使得氮质排泄增加。久坐不动的人，血浆脂质升高，骨骼肌出现胰岛素抵抗。饮食的变化、活动水平以及产热的状态可明显影响胰岛素敏感性和甘油三酯水平。健康人群具有高的胰岛素敏感性，而久坐不动的人往往会出现胰岛素不敏感。逆转并使得胰岛素敏感性正常化依赖于增加肌肉收缩。

6. 对免疫系统的影响 卧床休息降低了细胞因子和抗体的数量，因此，使患者免疫力降低，感染的风险增加。患者淋巴液也会减少，这可能导致患者有进一步感染的风险。

7. 对心理的影响 卧床休息也会影响心理状态。患者可能变得沮丧或感觉丧失或可能产生精神神经性疾病。

三、早期活动和运动的即时效应

- 急性运动的生理学。
- 运动的即时性生理学益处参见表4.32.2。
- 主要的益处包括：
- 通过增加 VT 和（或）呼吸频率增加 V_E。
- 提高气流速度。
- 促进黏液运输。
- 通过提高 SV 和（或）心率增加 CO。
- 增加组织氧摄取。

表4.32.2 运动的生理学后果

系统	生理学改变
呼吸	增加局部通气、增加局部灌流、增加局部弥散、2区增加（即通气/灌注比的区域）、增加潮气量、改变呼吸频率、增加每分通气量、提高呼吸力学的效率、减少气流阻力、增加气流速度、提高咳嗽强度和质量、增加黏膜纤毛的运输和气道廓清能力、增加肺免疫因子的分布和功能
心血管	对血流动力学的影响、增加静脉回流、增加心搏量、加快心率、增加心肌收缩性、增加心搏量、心率、心输出量、增加冠状动脉灌注、增加循环血容量、增加胸管引流量、对外周循环的影响、降低外周血管阻力、增加外周血流、增加周围组织氧摄取
淋巴	增加肺淋巴液流量、增加肺淋巴引流
血液	增加循环运输时间、减少循环停滞
神经	增加兴奋性、增加脑电活动、增加对呼吸的刺激、增加交感神经刺激、增加姿势反射
肌肉	增加局部血流量、增加氧气摄取
内分泌	增加儿茶酚胺的释放、分布和降解

续表

系统	生理学改变
泌尿生殖	增加肾小球滤过、增加尿排出量、减少尿液淤积
消化	增加肠道蠕动、减少便秘
皮肤	增加了皮肤的循环以调节体温
其他	降低麻醉和镇静的效果、减少心肺手术危害的影响、减少了与直立体位相关的重力刺激损失的风险

活动和运动的即时特定益处可直接地应用于患者特定的病理生理异常情况。

经过对运动学几十年的研究，特别是基于男性大学生的研究，已经确定了运动反应的性别差异。校正体重的影响后，发现男性仍比女性有更高的峰值耗氧量和肌肉力量。这些差异主要是因为激素的不同，特别是女性的雌激素和孕激素以及男性的睾丸激素和雄激素。自主神经功能的差异导致女性患心脏病的风险降低以及寿命延长。女性的心脏受副交感神经支配较多，而交感神经较少。

（一）对心血管和肺的影响

呼吸肌健康程度可影响健康个体的运动表现。单独的呼吸肌训练通过增加呼吸肌耐力和持续时间来响应全身运动。虽然训练对$V_{O_2}max$无影响，但训练后V_E和血乳酸降低。此外，健康人如进行呼吸肌训练，则运动时呼吸困难会减轻。但是经过特定训练改善呼吸肌力量和耐力后也不能使得运动员的$V_{O_2}max$增加。尽管患者进行治疗的目标在于通过全身功能运动来使呼吸肌更加健康，但这些发现仍有临床意义。

运动的即时性代谢需求增加导致气道直径略有增加，同时增加：

- 每分肺泡通气。
- 肺泡通气。
- 潮气量。
- 呼吸频率。
- 气体流量。
- 心输出量。
- 心搏量。
- 心率。
- 血压。
- 心率血压乘积（rate-pressure product；心率×收缩压）。

无论健康人群还是心脏病患者，心率血压乘积与心肌耗氧量、心脏做功、V_{O_2}以及二氧化碳产生量（V_{CO_2}）高度相关。一般来讲，在低强度的运动时每搏量（stroke volume，SV）与心率加快相比，呈现不成比例的增加，以有效地提高心输出量（cadiac output，CO）。随着运动强度增加，SV对CO增加贡献的比例少于心率加快，后者会持续增加直到出现心率最大值。然而，在适度活动的年轻女性中，SV在中度到重度强度的运动中出现平台，但在极高负荷的运动时会出现二次增加。耐力训练使SV增加，在很大程度上表现为增加了舒张期的充盈和排空率，以及增加了血容量。在老年人群中，运动训练并没有增加他们的最大CO和SV，而表现为外周适应性的改变。在肺的中间部位，最佳的通气/灌注比协调区域即所谓的2区的面积增加，这是得益于运动训练导致的肺毛细血管的扩张和聚集。

运动对血流动力学的改善效应在直立位时可得到最大化（与卧位比较），但单靠运动本身并无法对抗卧床相关的容量调节机制的丧失。最重要的是要认识到重力刺激在维持正常血压（BP）和减少直立不耐受方面的作用更为重要。在运动时，耐力运动员在直立体位时的舒张期容积和SV比在仰卧位时更多，这一报道结果使Frank-Starling法则更可信。因此，运动时的体位对心率、心肌收缩力和Frank-Starling机制起到了对CO的决定性作用。伴有静脉回流和心肌收缩受损的患者，能从中等强度斜躺的功率自行车运动中获益。这是因为使中央循环和局部血管舒张更有利。早期高强度的运动使等离子容量增加，它表明了对体位的依赖。直立位与仰卧位对比，等离子蛋白含量增加，它被认为是等离子容量增加所承担的责任。

采用直立体位结合运动，物理治疗师可以直接帮助体液稳态受影响的患者保持体液平衡和血液动力学正常化。

对于存在血栓形成风险的患者，运动对凝血和血小板聚集的影响尤其引人注意。例如，对于房颤的患者，卒中的风险具有显著的临床意义。与高强度运动相比，中等强度的活动促凝血的作用最小，而前者可提高血小板活性。但这种增加的血小板活性是否构成临床意义的危险因子仍未确定。

运动在预防深静脉血栓形成的作用是公认的。虽然运动在深静脉血栓管理方面的作用仍存在争议。进阶治疗，包括基于谨慎评估下的步行训练仍被推荐用于深静脉血栓的患者。近期的证据表明，对于院外的急性深静脉血栓形成患者，腿部加压后进行步行训练的效果优于卧床休息。此外，系统回顾和荟萃分析已经证实，与卧床相比，活动的患者肺栓塞或其他并发症并未增加。

（二）对内分泌的影响

活动和运动刺激内分泌系统。儿茶酚胺的释放可支持心血管系统来维持一个给定的运动做功速率。继发于活动的交感神经活性增加可以帮助减少患者对拟交感神经药物的需要，这是一个重要的物理治疗的效果。交感神经刺激增加，导致交感神经递质被更有效地处理（即合成和降解）。当给患者制定活动方案时，交感神经的这一明显作用可用于确定治疗目标。当重症监护室的患者应用外源性的儿茶酚胺来提高氧输送（oxygen delivery，D_{O_2}）后［理想水平为 600 mL/（min·m²）］存活率提高。同时，与对照组相比，心血管事件没有增加。这一效应可能由心脏储备的改善来调控，是否能通过运动诱导的交感刺激来达到，需要进一步的研究。重症患者的交感神经兴奋的其他作用可能包括抗炎作用，其与儿茶酚胺增加有关。

（三）对肌肉骨骼系统的影响

已证明重症患者进行抗阻训练在急性期和长期均有全身和局部的益处，同时也有预防作用。该患者人群进行抗阻训练的重要靶点在于外周和呼吸肌群。抗阻训练也许可以帮助患者避免使用机械通气，对已经进行机械通气的患者，抗阻训练可帮助脱机。对于卧床患者，抗阻训练是防止肌萎缩的有效方法。

抗阻肌力训练一直是促进患者的运动恢复和促进健康的主要物理治疗方法。人们越来越关心抗阻训练对血流动力学的影响，以及它们之间的相互作用。值得注意是，经过抗阻训练后，健康老年人的有氧运动反应有所改善。运动的心血管反应减少，峰值反应延迟出现，运动后恢复加快。除了个人的运动前状态外，训练效果取决于抗阻训练强度和有氧运动反应之间存在的剂量依赖关系。抗阻训练对原发性心肺功能障碍的患者均有益处，因此，改良抗阻训练已经成为传统的心和肺康复计划不可或缺的组成部分。然而，抗阻肌力训练可增加动脉壁僵硬度，因此，造成动脉的顺应性降低和脉压增加。脉压增加是缺血性心脏病的一个危险因素，这表明需要谨慎选择对脉压有影响的运动。选择高阻力抗阻运动应注意阻力的大小是相对于个人的力量和耐力而言的。例如，仰卧起坐，对于虚弱的个体来说，需要相对强劲的腹部收缩，可以导致重抗阻收缩或强等长收缩。因此，胸腔内压力增加，SV减少，也可能突然出现血管损伤。有报道仰卧起坐给两个健康的年轻人带来灾难性的神经系统损伤（脑卒中和脊髓硬膜外血肿）。因此，在制定腹部运动处方之前，应对患者进行风险因子筛选。采用呼吸控制技术来降低运动时的胸廓内压和腹内压的增高。物理治疗师需要警惕，以期及早发现神经系统症状和体征。

上半身和下半身的运动具有不同的生理特点。这些反应可能是不得不避免（如当心肌功能障碍的个体在进行上半身运动时引起的血流动力应激）和利用（下半身瘫痪的患者）。两种运动的氧动力学不同，其血流动力学反应也不尽相同。与下肢骑脚踏车运动比较，进行上肢摇臂车运动时，V_{O_2}动力学时间延长。这种变化与Ⅱ型纤维聚集增加一致。Ⅱ型纤维新陈代谢效率低于快速的糖酵解型的Ⅰ型纤维。

（四）对中枢神经系统的影响

中枢神经系统对活动的反应包括通过激活网状系统带来的唤醒作用，以及相关的各个器官系统的启动效应。在开始运动时副交感神经抑制，紧接着交感神经张力增加以增强心肌收缩力和加快心率。做功组织的底物利用和传输，以及肌肉的氧气供应，可被精细调节；体温、呼吸、心脏功能和血管活性在全身和局部层面被和谐调控；在组织层面，它们是受局部代谢和血管活性、生化活性产物的控制。

（五）对代谢的影响

运动的即时代谢效应尤其在葡萄糖代谢和生长激素合成方面有相当大的临床意义，因为这些功能是健康和疾病康复的基础。限制体力活动将引起高胰岛素血症和高血糖，并且降低生长激素合成。因此，运动的即时效应可抵消这些变化。

（六）对免疫系统的影响

运动的即时效应对免疫系统具有显著的影响见图4.32.2。即使是单次的中等度的运动都对免疫系统有积极影响。但是否存在剂量依赖效应仍未明确。同样未明确的是，重症患者或功能低下的患者，进行的短时间的低强度运动，是否有累积效应。

因为运动诱发白细胞产生，所以它可能优化自身免疫力。一般来说，适度的有规律的有氧运动可提高免疫功能。剧烈运动的前10 min，白细胞增多，血小板增加，促进产生凝血因子。这些变化与训练相关的血容量减少或体温过热无关。

白细胞增多和运动之间是否存在剂量依赖关系，或者是否存在一个关键的运动强度来刺激白细胞增多，还有待考证。长时间的极量运动可损伤免疫功能，但可通过休息和恢复得以避免，良好的营养和补充维生素C也有效果。对运动员来说，如进行长时间高强度运动，则在运动后有持续3～72 h的"敞开窗"时期，为易感染期。感染的风险会因为缺乏休息和睡眠、不恰当的饮食、体重减轻、精神紧张而更加严重，但是可以通过更好的休息、饮食和运动来预防或逆转。向运动员推荐的优化免疫力的训练方法同样适合患者。应根据患者的易感性、整体健康状况来调整运动训练的次数、强度及每次运动的持续时间，同时要做好恢复、休息、饮食和压力的管理。

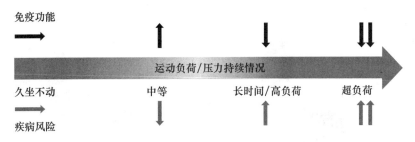

图4.32.2　免疫系统与运动负荷/持续时间的关系

（引自：Simpson RJ, Campbell JP, Gleeson M, et al. Can exercise affect immune function to increase susceptibility to infection?. Exerc Immunol Rev, 2020, 26: 8-22.）

（七）对心理的影响

运动的即时性效应也可以改善心理健康和情绪。虽然运动对心理健康有明确的益处（如减少焦虑和紧张，缓解抑郁），但应用仍不充分。要更经常推荐运动这种非药物治疗方法，以获得更充分的性价比高的益处。

第四节　活动和运动的长期影响

反复有规律地进行有氧训练，人体可发生一系列适应性改变，主要表现在改善耐力、心率储备、每搏量、心排血量、心力储备、血压、周围血流等各项生理指标，以及增强肌肉能源利用效率、调节自主神经功能、促进新生血管生成和动脉血管重构、改善内皮功能等方面。

一、对心血管和肺的影响

除了增加最大摄氧量，运动过程中每搏量增加的主要原因包括：一方面，运动过程中交感活性增强，肾上腺释放儿茶酚胺类激素，可使心肌收缩能力增强，回心血量增加；另一方面，肌肉挤压容量血管（"肌肉泵"作用）、容量血管在神经支配下发生收缩等因素使运动过程中回心血量增加，心室充盈程度更高，心肌初始长度增加，肌球蛋白与肌动蛋白间横桥数增多，心肌收缩力增强（Frank-Starling定律）。运动后期心率增快，达到150次/min时，心室充盈时间可由静息时的500~700 ms缩短至约150 ms，导致回心血量减少，对每搏量产生负性作用。在正、负两方面的综合作用下，每搏量即达平台期。值得一提的是，心室充盈大部分完成于房室压力差最大的心室舒张前期100 ms内，因此当心率增快时，回心血量只会出现程度有限的减少，血流动力学仍可保持相对稳定。

促进血流的重新分布，在静息状态下，约50%的血流量供应给肝和肾，骨骼肌的血流量仅占15%~20%。而在较高强度运动时，骨骼肌的代谢需求骤增，在心血管调节活动的作用下心排血量显著增加，在保证心、脑血液供应的前提下，骨骼肌的血流量可增加至心排血量总量的80%以上，肝、肾的血流供应相应降低，这种现象称为运动时的血流重新分布（见图4.32.3）。运动时血流重新分布一方面受神经内分泌调节的作用，另一方面局部调节也起重要作用。局部调节的主要机制包括：①在乙酰胆碱、缓激肽等物质作用下，血管内皮释放一氧化氮（NO）、前列腺素、血管内皮超极化因子等血管活性因子，使血管平滑肌舒张，引起骨骼肌血管扩张。②骨骼肌代谢增加引起局部扩血管效应，骨骼肌摄氧量增加导致局部相对缺氧，引起小动脉舒张，同时代谢底物不足，二氧化碳、H^+、K^+、乳酸等代谢产物浓度增加也能促进骨骼肌血管舒张。由于健康机体的通气储备量较大，因此，限制运动的通常是心输出量而不是通气量。然而，有证据表明呼吸系统也可以限制久坐不动的人、健康水平较高的的运动员（尤其是女性），以及慢性呼吸系统疾病患者的耐力。

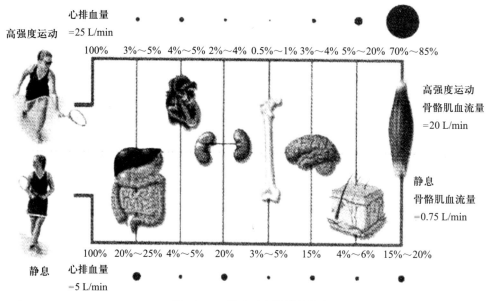

图4.32.3　运动时血流重新分布

（引自：胡大一，王乐民，丁荣晶. 心脏康复临床操作实用指南［M］. 北京：北京大学医学出版社，2017.）

调节血压，舒张压主要受总外周阻力（total peripheral resistance，TPR）的影响。一方面，运动时交感神经激活，血流供应的重点器官为心、脑和参与运动的骨骼肌。交感神经活动使分布有α受体的脏器小动脉收缩，运动时消化系统和肾的血供可降低70%~80%。对于肾，交感神经激活主要收缩肾出球小动脉，导致肾小球毛细血管压力增高，在低灌注状态下保持相对高效的滤过率。另一方面，血管平滑肌细胞有α、两类肾上腺素受体。α受体兴奋时，血管平滑肌收缩；β受体兴奋时，血管平滑肌舒张，冠状动脉、脑血管及骨骼肌血管同时有α受体和β受体分布，为β受体优势血管，交感神经激活表现为这些部位的血管舒张，以保证运动时心、脑和骨骼肌的足量血液供应。同时，交感舒血管神经在骨骼肌血管也有分布，在运动时通过兴奋乙酰胆碱M受体引起血管舒张。另外，骨骼肌局部产生的血管活性因子使局部血管床进一步扩张，以满足其骤增的血供需求。因骨骼肌血管数量庞大，其血管舒张使TPR降低。

有氧运动主要引起心脏容量负荷增加，使舒张压保持不变或轻度降低。抗阻运动以肌肉收缩为主，主要引起心脏压力负荷增加，使舒张压上升。压力负荷的大小取决于抗阻运动的强度和肌肉收缩的时间。如果抗阻运动强度不太大，收缩时间较短（1～3 s），其产生的心血管压力负荷就较小；反之，则压力负荷较大。心肌灌注主要在心脏舒张期完成，因此，舒张压直接影响冠状动脉灌注压。抗阻运动时舒张压升高，有利于增加心肌灌注。

促进血管新生长期有氧训练有利于血管内皮细胞合成血管内皮生长因子（vascular endothelial growth factor，VEGF），促进骨骼肌、心肌等部位的血管新生。这些新生血管在降低TPR方面的作用甚微，但有利于为骨骼肌和心肌提供充足的血液供应。抗阻运动主要涉及骨骼肌的Ⅱb型细胞，此类细胞的毛细血管密度远低于Ⅰ型细胞，因此抗阻运动促进血管新生的效果明显低于有氧训练。有氧运动可以提高心脏病患者血流动力学反应和改善血脂水平。步行、骑自行车、跑步是常见的有氧运动。而来自其他文化背景和不喜欢这些类型运动的患者可以打太极拳，打太极拳也已经被证明对血压、血脂水平和放松有好的影响。

二、对中枢神经系统的影响

中枢神经系统对训练的反应包括自主神经系统调节，后者与血压控制和体温调节有关。经过训练，血管对压力的反应更敏感，这可能反映了α肾上腺素受体具有更高的敏感性。排汗的能力确保机体在进行特定强度的运动时，使肌肉和内脏保持在最佳温度，这一温度在给定的负荷下对于代谢和能量都是最重要的。

当身体对某个运动训练刺激（超负荷原则）产生适应性变化之后，需要增加强度以产生进一步的训练效果。这是机体对运动产生适应的基础。根据运动处方的目的，训练几周后需决定是否应该提高运动强度以进一步提高有氧代谢能力，或者保持原训练方案。训练进阶是设定一个新的运动强度，通常需再次进行运动试验，以40%～85%的心率储备作为新的强度目标。

三、对代谢的影响

临床上，运动对葡萄糖代谢动力学的影响有重要的意义。第一，疾病对糖代谢造成代谢性应激；第二，卧床休息降低胰岛素敏感性；第三，久坐不动的生活方式和高糖饮食导致高血糖和胰岛素不敏感；第四，物理治疗的主要药物、运动、对能量代谢包括葡萄糖代谢的作用，与运动的类型、强度和持续时间的相对应。对物理治疗师而言很重要的一件事是了解葡萄糖代谢变化的时间过程，因为必须防止患者出现低血糖，并且要使训练对肌肉的胰岛素敏感性的影响最大化。众所周知，尽管这些变化的发生需要数周的有氧训练，但也有研究表明，训练10 d已经有利于葡萄糖的代谢动力学，在一项关于运动在2型糖尿病中的作用的研究中表明，骨骼肌、脂肪组织、肝脏和胰腺，对葡糖糖的代谢有重要的影响，见图4.32.4。

四、对特殊人群的影响

高强度的主动活动/运动对ICU患者的治疗有显著的影响。例如，据报道长时间密集的体能训练，可使得那些因长期的分解代谢而重量丢失的骨骼肌出现再生。尽管研究支持高强度的活动，但是物理治疗师需要随时调节运动强度，并且做好监护以确保最好的效果和最小的风险。

有氧代谢能力会随着年龄的增长而下降。然而，训练能力不受年龄限制；据报道在80～90岁的老年人群中运动也有效果。通常由于基线水平较低，老年人训练效果更佳。年龄增长，氧代谢动力学减慢。训练的效果更多地反映周围的而不是中央性的适应性改变。

此外，在一个30年的随访研究中，随着年龄增长相关的有氧代谢能力下降可被有氧训练逆转。涉及各个

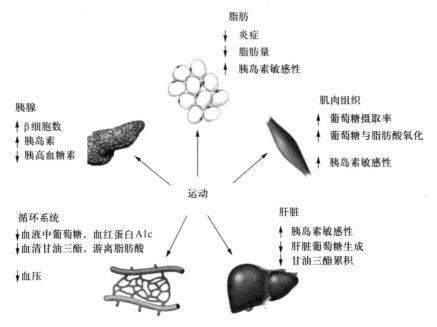

图4.32.4　运动对2型糖尿病患者组织特异性代谢的影响

（引自：Kirwan JP, Sacks J, Nieuwoudt S. The essential role of exercise in the management of type 2 diabetes. Cleve Clin J Med, 2017, 84 (7 Suppl 1): 15-21. doi: 10.3949/ccjm.84.s1.03.）

生理系统的功能和运动不同程度地受增龄影响，同时也受训练影响。年轻和中年成人的训练案例显示心肺耐力会随着年龄增长而下降，但肌肉耐力则不会下降。这一发现可影响健康标准的建立以及对预后的预测。最后，缺乏运动会使老年人认知障碍的发病率上升。生理变化，尤其是与年龄增长有关的运动能力降低，常常与去适应混淆，后者与老年人的功能损害相关，而不仅仅是一个增龄所导致的不可逆的衰退过程。

结　语

物理治疗师是临床运动生理学家，他们最主要的干预措施包括活动和运动，以帮助参与受限和不管是因为原发和继发的心血管/呼吸功能障碍导致的活动受限。本章首先区分活动、体力活动和运动。强调了活动和运动在评估和评价的作用。本章描述了活动和运动在治疗受损的氧运输功能方面的三个不同目标：卧床的后果、运动的即时效应和长期影响，使得在结构和功能水平上氧运输功能受损患者的氧能力、参与能力和活动能力得以最大化。特别需要注意长时间久坐行为和卧床休息，关注其有害影响如何得以预防。

（四川大学附属华西医院　周兆斌　喻鹏铭）

参考文献

［1］　Butcher S J, Jones R L. The impact of exercise training intensity on change in physiological function in patients with chronic obstructive pulmonary disease [J]. Sports Medicine, 2006, 36: 307-325.

［2］　McMahon S R, Ades P A, Thompson P D. The role of cardiac rehabilitation in patients with heart disease [J]. Trends Cardiovasc Med, 2017 Aug; 27 (6): 420-425. doi: 10.1016/j.tcm. 2017.02.005. Epub 2017 Feb 15. PMID: 28318815, PMCID: PMC5643011.

［3］　Noonan V, Dean E. Submaximal exercise testing: Clinical application and interpretation [J]. Physical Therapy, 2000, 80: 782-807.

［4］ American College of Sports Medicine. ACSM's guidelines for exercise testing and prescription [M]. 8th ed, Philadelphia, 2010, Lippincott Williams & Wilkins.

［5］ Astrand P O, Rodahl K, Dahl H, et al. Textbook of work physiology: Physiological basis of exercise [M]. 4th ed, Philadelphia, 2003, Human Kinetics.

［6］ Belman M J, Wasserman K. Exercise training and testing in patients with chronic obstructive lung disease [J]. Basics of Respiratory Disease, 1981, 10: 1-6.

［7］ Chase G A, Grave C, Rowell L B. Independence of changes in functional and performance capacities attending prolonged bed rest [J]. Aerospace Medicine, 1966, 17: 1232-1237.

［8］ Convertino V A, Hung J, Goldwater D, et al. Cardiovascular responses to exercise in middle-aged men after 10 days of bed res [J] t. Circulation, 1982, 65: 134-140.

［9］ Winslow E H. Cardiovascular consequences of bed rest [J]. Heart & Lung, 1985, 14: 236-246.

［10］ Topp R, Ditmyer M, King K, et al. The effect of bed rest and potential of prehabilitation on patient in the intensive care unit [J]. AACN Clinical Issues, 2002, 13: 263-276.

［11］ Rosenstein G, Cafri C, Weinstein J M, et al. Simple clinical risk stratification and the safety of ambulation two hours after 6 French diagnostic heart catheterization [J]. Journal of Invasive Cardiology, 2004, 16: 126-128.

［12］ Convertino V A. Cardiovascular consequences of bed rest: effect on maximal oxygen uptake [J]. Medicine and Science in Sport and Exercise, 1997, 2: 191-196.

［13］ Belin De Chantemele E, Blanc S, Pellet N, et al. Does resistance exercise prevent body fluid changes after a 90-day bed rest [J]. European Journal of Applied Physiology, 2004; 29: 555-564.

［14］ Krasnoff J, Painter P. The physiologic consequences of bed rest and inactivity [J]. Advances in Renal Replacement Therapy, 1999, 6: 124-132.

［15］ Healy G N, Dunstan D W, Salmon J, et al. Breaks in sedentary time. Beneficial associations with metabolic risk [J]. Diabetes Care, 2008, 31: 661-666.

［16］ Ryan A S. Exercise in aging: its important role in mortality, obesity and insulin resistance [J]. Aging Health, 2010, 6: 551-563.

［17］ Allen C, Glasziou P, Del Mar C. Bed rest: a potentially harmful treatment needing more careful evaluation [J]. Lancet, 1999, 354: 1229-1233.

［18］ Grenon S M, Sheynberg N, Hurwitz S, et al. Renal, endocrine, and cardiovascular responses to bed rest in male subjects on a constant diet [J]. Journal of Investigative Medicine, 2004, 52: 117-128.

［19］ Hirayanagi K, Iwase S, Kamiya A, et al. Functional changes in autonomic nervous system and baroreceptor reflex induced by 14 days of 6 degrees head-down bed rest [J]. European Journal of Applied Physiology, 2004, 92: 160-167.

［20］ Carter J B. Effect of endurance exercise on autonomic control of heart rate [J]. Sports Medicine, 2003, 33: 33-46.

［21］ Boutellier U. Respiratory muscle fitness and exercise endurance in healthy humans [J]. Medicine and Science in Sport and Exercise, 1998, 30: 1169-1172.

［22］ Ferguson S, Gledhill N, Jamnik V K, et al. Cardiac performance in endurance-trained and moderately active young women [J]. Medicine and Science in Sports and Exercise, 2001, 33: 1114-1119.

［23］ Blattner W, Partsch H. Leg compression and ambulation is better than bed rest for the treatment of acute deep vein thrombosis [J]. International Angiology, 2003: 393-400.

［24］ Uusaro A, Russell J A. Could anti-inflammatory actions of catecholamines explain the possible beneficial effects of supranormal oxygen delivery in critically ill surgical patients [J]. Intensive Care Medicine, 2000, 26: 299-304.

［25］ Smorawinski J, Kaciuba-Uscilko H, Nazar K, et al. Comparison of changes in glucose tolerance and insulin secretion induced by three-day bed rest in sedentary subjects and endurance or strength trained athletes [J]. Journal of Gravitational Physiology, 1998, 5: 103-104.

［26］ McKenzie M A, Greenleaf J E, Looft-Wilson R, et al. Leucocytosis, thrombocytosis, and plasma osmolality during rest and exercise: An hypothesis [J]. Journal of Physiology and Pharmacology, 1999, 50: 259-273.

［27］ MacKinnon L T. Special features for the Olympics: effects of exercise on the immune system: overtraining effects on immunity and performance in athletes [J]. Immunology and Cell Biology, 2000, 78: 502-509.

［28］ Simpson R J, Campbell J P, Gleeson M, et al. Can exercise affect immune function to increase susceptibility to infection [J]. Exerc Immunol Rev, 2020, 26: 8-22.

[29] Yeung R R. The acute effects of exercise on mood state [J]. Journal of Psychosomatic Research, 1996, 40: 123-141.

[30] Byrne A, Byrne D G. The effect of exercise on depression, anxiety and other mood states: A review [J]. Journal of Psychosomatic Research, 1993, 37: 565-574.

[31] El-Sayed M S. Effects of exercise and training on blood rheology [J]. Sports Medicine, 1998, 26: 281-292.

[32] Forjaz C L, Cardosa CG J r, Rezk C C, et al. Postexercise hypotension and hemodynamics: The role of exercise intensity [J]. Journal of Sports Medicine and Physical Fitness, 2004, 44: 54-62.

[33] Wijnen J A, Kool M J, van Baak M A, et al. Effect of exercise training on ambulatory blood pressure [J]. International Journal of Sports Medicine, 1994, 15: 10-15.

[34] Tsai J C, Wang W H, Chan P, et al. The beneficial effects of Tai Chi Chuan on blood pressure and lipid profile and anxiety states in a randomized controlled clinical trial [J]. Journal of Alternative and Complementary Medicine, 2003, 9: 747-754.

[35] Mendenhall L A, Swanson S C, Habash D L, et al. Ten days of exercise training reduces glucose production and utilization during moderate-intensity exercise [J]. American Journal of Physiology, 1994, 266: 136-143.

[36] Kirwan J P, Sacks J, Nieuwoudt S. The essential role of exercise in the management of type 2 diabetes [J]. Cleve Clin J Med, 2017, 84 (7 Suppl 1): S15-S21. doi: 10.3949/ccjm.84. s1.03.

第三十三章
体 位 摆 放

引　言

　　本章有三个重点。第一，由物理治疗师处方的治疗性体位摆放与常规体位摆放不同，治疗性体位可以优化心肺以及氧转运功能。第二，在心肺功能以及氧转运功能方面，静息体位与动态体位变化的生理学效应有差异。第三，常规体位与治疗性体位的处方原则。

　　临床上会优先考虑的体位是尽可能模拟正常的重力生理效应的体位，考虑体位变化对氧转运的影响。直立和活动是基本的生理体位。当患者因疾病或损伤无法持续的直立和活动来满足日常生活需求时，物理治疗师就要通过各种特定体位模拟患者的直立和活动。根据患者的状态和需求，来决定患者的体位是由患者主动摆放还是由物理治疗师被动摆放。

　　体位摆放的适应证和制定程序是重要内容。这一章并不提供特定的治疗处方，因为没有指定的患者。了解体位对于氧转运的效应及病理情况如何影响氧转运，是给指定患者体位处方的基本原则。一个最佳体位需要考虑影响氧转运的所有因素：患者的病理效应和描述，活动受限和躺卧，与患者照护相关的外在因素，与患者相关的内在因素。综合分析以上因素后可以：①预测最有效体位；②识别无效体位并尽可能少用；③选择适合的结果评估。

　　姿势对舒张末期充盈有影响，这直接影响每搏输出量和以稳定的工作速率施加在心脏上的整体应变。左室舒张末容积在仰卧时最高，随着身体转变为半卧位、坐位和站立位，休息时逐渐降低。在运动过程中，左室舒张末容积在仰卧位时保持不变，而在直立位时逐渐减小，从而增加了心脏的负荷。仰卧位的每搏输出量也最高，导致在给定的最大工作速率下心率和心肌需氧量较低。姿势对舒张末期充盈有影响，这直接影响每搏输出量和以稳定的工作速率施加在心脏上的整体应变。左室舒张末容积在仰卧时最高，随着身体转变为半卧位、坐位和站立位，休息时逐渐降低。在运动过程中，左室舒张末容积在仰卧位时保持不变，而在直立位时逐渐减小，从而增加了心脏的负荷。仰卧位的每搏输出量也最高，导致在给定的次最大工作速率下心率和心肌需氧量较低。

第一节　重力与正常生理功能：物理治疗的作用

　　直立行走是人类最常见的体位。重力每时每刻都对机体尤其是氧转运发挥着重要的影响。重力对于肺脏、心脏和外周循环的综合影响，在他们之间相互依赖的功能和正常氧转运中起到很重要的作用。重力对健康人心血管和呼吸功能的影响，为治疗性体位作为优化氧的转运的方式提供了基础。治疗性体位对氧转运有直接而有效的作用，其可以保持或增加动脉氧合作用，并且延迟、减少或避免有创的、机械的和药理形式的呼吸支持，这符合心肺物理治疗的首要目的。

　　在健康个体中，正常的氧转运依赖于直立和活动的生理体位。重力对长期卧床的患者也会有持续性影响，但是程度和范围与直立体位不同。由于重力的影响，患者每个体位的变化都会对氧转运的各个环节产生不同的影响。体位的变化可以提高、维持或降低氧转运的速率和效率。即使对于正常的心肺功能，重力也是导致肺功能下降，并且出现不同生理表现的主要因素。图4.33.1显示，直立位时的重力梯度对肺泡通气量

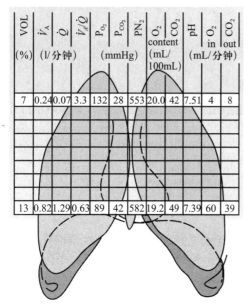

VOL (%)	$\dot{V}_A$ (l/分钟)	$\dot{Q}$ (l/分钟)	$\dot{V}_A/\dot{Q}$	P_{O_2} (mmHg)	P_{CO_2} (mmHg)	PN_2 (mmHg)	O_2 content (mL/100mL)	CO_2 content (mL/100mL)	pH	O_2 in (mL/分钟)	CO_2 out (mL/分钟)
7	0.24	0.07	3.3	132	28	553	20.0	42	7.51	4	8
13	0.82	1.29	0.63	89	42	582	19.2	49	7.39	60	39

图 4.33.1 直立位时不同肺区域的肺泡生理

注：$\dot{V}_A$. 灌注通气；$\dot{Q}$. 灌注；$\dot{V}_A/\dot{Q}$. 通气/灌注比

（引自：West JB. Respiratory physiology: The essentials, 9th ed. Lippincott, 2012, Williams & Wilkins.）

（alveolar ventilation，$\dot{V}_A$）、灌注（perfusion，$\dot{Q}$）、通气血流比值（ventilation perfusion ratio，$\dot{V}_A/\dot{Q}$）、氧分压（PaO_2）、二氧化碳分压（$PaCO_2$）、氮气分压（PN_2）、氧含量、二氧化碳含量、pH以及吸气氧气流速、呼气二氧化碳流速都会产生影响。

图 4.33.2 显示，每单位体积的通气量在肺底部附近最大，并且朝向顶部逐渐变小。其他测量表明，当受试者处于仰卧位时，这种差异会消失，结果是心尖通气和基础通气变得相同。然而，在该姿势下，最下（后）肺的通气量超过最上（前）肺的通气量。

影响氧转运功能受损的因素可被分为潜在的心血管系统及肺部的病理生理、活动受限（体力活动减少）、卧床（失去重力作用）、外因（与患者照料相关的因素）及内因（与患者相关的因素）。基于以上导致氧转运和气体交换受损的因素，会得出一个最有利于氧合作用的体位和一些可能有害的体位。基于此患者可以在大部分的时间内采取有利体位，并减少有害体位的摆放。体位本身和能量消耗有关，尤其是重力压力更大的体位。尽管坐位可以导致最少的心肌受压，但与卧位相比，坐位与最大的耗氧量相关，与更大的重力盈利相称，心脏必须克服重力

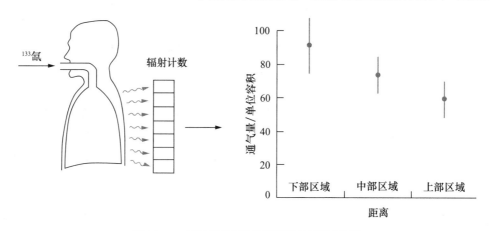

图 4.33.2 用放射性氙气测量通气的区域差异

（当气体被吸入时，它的辐射可以被胸部外的计数器检测到。请注意，通气量从直立肺的下部到上部区域减少）

（引自：West JB. Respiratory physiology: The essentials, 9th ed. Lippincott, 2012, Williams & Wilkins.）

应力来支持心输出量。因此，直立位比仰卧位的能量需求更多，而仰卧位比侧卧位的能量需求更多。除此之外，身体的压力还会影响心脏和心输出量。左侧卧位可以使心输出量减少，尤其是在手术后的 12 h 内患者的心脏指数 < 2.3 L/（min·m²）。

在健康人群中，重力效应和活动会因体位变化而不断改变肺通气量（$\dot{V}_A$）和灌注量（$\dot{Q}$）的分布，并不断调整和优化 $\dot{V}_A/\dot{Q}$ 来满足生理要求。当保持初始对患者有利的体位太久，流体静力学、重力、作用于心脏的压力、血容量、淋巴系统、肺、胸壁以及膈肌，最终都会影响氧气运输，从而导致有利效应被抵消。因此，要密切监测以确保在患者获取的有利效应变成有害效应之前变换为其他体位。频繁的体位变化和避免长时间保持同一体位能够减少这样的风险。

保持特定体位的时间长短取决于患者生理反应的变化而不是死板的时间规定，保持体位的时间有显著的个体差异，其中包括病理表现、病情严重度、年龄和身体重量。由于长时间维持一个体位的不良影响，体位处方支持频繁的体位变换和极端体位的变换。

第二节 特殊体位与常规体位

频繁变换体位对患者是有利的，尤其对于相对制动、不警觉、重度衰弱、迟钝、低肺容积呼吸、肥胖、高龄或年龄很小，或者已经失去呼气机制的患者。尽管患者每2 h变换体位的有效性未经证实，但这仍然是一个公认的护理标准（尽管ICU达不到最低要求）。这种做法是基于长时间的静息体位造成的有害影响是可以预防的观点。体位变换越频繁，病情严重的患者生理获益越大，病情没那么严重的患者同样也能从系统地重力性改变中获益。常规体位的预防效果与体位摆放对氧转运的短期效果不同，这是本章的重点内容。

第三节 不同体位的生理学效应

体位摆放对氧转运通路的多个环节有直接而有效的作用，因此可以对氧转运优先产生这些效应。人体的生理功能在直立和活动时达到最大化，因此治疗性的干预，即激发或模拟直立和活动（如重力和运动负荷）是最具生理性的调整。患者住院期间，仰卧位是最常见的体位，但是这种非生理性体位对氧转运是有害的。侧卧位对氧转运的影响介于直立位和仰卧位之间。俯卧位对氧转运有明显有益的影响，但在临床中没有得到充分应用，因此必须确定其基本原理。

以优化氧转运为目的的治疗性体位和频繁变换体位的适应证和生理效应在表4.33.1和表4.33.2中列出。根据表中所列出的每一个适应证，可以为患者选择最佳的治疗性体位。基本体位包括直立位、仰卧位、侧卧位、头低位和俯卧位。然而，不能孤立地使用这些体位来治疗。替患者制定最佳体位处方时要结合破坏氧转运的多种因素，并连同最合理体位的生理学分析。

表4.33.1 体位摆放优化氧转运的适应证

心肺系统适应证	局部肺泡容积降低
	局部肺通气降低
	局部灌注减少
	局部扩散减少
	通气灌注比失调
	肺内分流肺容量和肺容积降低，尤其功能残气量、肺活量和潮气量
	依赖性气道关闭
	异常呼吸频率
	异常每分通气量
	单一的潮气量呼吸偏侧膈肌未达到最佳位置呼吸肌效率降低
	气道阻塞
	次优级肺顺应性
	次优级呼气流速
	有效咳嗽减弱
	咳嗽力量和有效性的力学效能差
	呼吸做功增加
	异常动脉血气、气体交换和氧合作用黏膜纤毛运输和黏液清除能力受损肺、胸壁、膈和肠道受到重力、机械和压力
	内脏膈肌受损的呼吸模式
	次优级的呼吸模式
心血管和淋巴系统适应证	次优级的前负荷和后负荷
	心脏做功增加
	射血分数受损，影响肺循环和系统循环
	次优级的静脉回流
	心肌、大血管、纵隔和淋巴系统受到重力、机械和压力
	次优级的体液稳定调节机制

其他系统适应证	患者兴奋减少
	过度的能量消耗
	不适
	疼痛
	姿势性肌张力增加
	胸膜腔内压增加
	腹压增高
	颅内压增加
	次优级生物力学体位
	胸腔引流减少
	尿液引流减少
	外周灌注受损

表4.33.2　频繁变换体位的生理效应

心肺系统	胸壁结构变化
	肺泡容积分布变化
	肺通气分布变化
	灌注分布变化
	扩散分布变化
	$\dot{V}_A/\dot{Q}$ 分布变化
	心脏相邻肺泡的机械压力变化
	心脏位置变化，因此舒张末期充盈压力、前负荷、后负荷和心脏做功改变
	黏液转运和积聚分布改变
	有效咳嗽刺激
	促进优化淋巴引流
	单一潮气量呼吸模式扰乱
	呼吸模式混乱
	肺、胸壁、膈和肠道受到的重力、机械和压力变化
	模拟正常的吸气-呼气的叹息循环
	腹压变化
心血管和淋巴系统	适应心肌、大血管、纵隔和淋巴系统受到的重力、机械和压力变化
	体液流向四肢
	觉醒状态改变
	促进放松
	促进舒适
其他系统	控制疼痛预防皮肤损伤，感染风险和体位受限结局
	异常姿势性张力模式变化
	优化胸腔引流
	促进尿液引流

一、直立位

常见的生理和解剖体位是直立位，但要求直立位勾陈规定正确生理体位与日常活动相结合，这些活动包括步行、自行车或坐位活动。为了满足这些活动的能量需求，需要氧转运功能最大化，通气灌注在没有额外运动刺激的情况下更加一致。除了闭合容量降低以外，直立位能够最大化肺容积和肺容量。功能残气量（functional residual capacity，FRC），即潮气量呼气末残留在肺内的气体容量，直立位比坐位高，并超过仰卧位达50%（图4.33.3）。FRC最大化与减少气道关闭和最大化动脉氧合相关。图4.33.4所示FRC和闭合容量与年龄的关系。由于肺脏随年龄而变化，相关气道的闭合容量随年龄而增加；这种效应在卧位时会进一步加剧，45岁健康人仰卧位和65岁健康人直立坐位时的气道关闭最明显。压迫性肺不张源于心脏重量、腹压和胸腔积液，根据指定体位可确定是哪一个因素引起的。这些不良体位效应在有心肺、胸、腹部疾病患者身上会进一步加重，所以直立位是有利的，减少仰卧位，以防止气道闭合和气体交换受损。

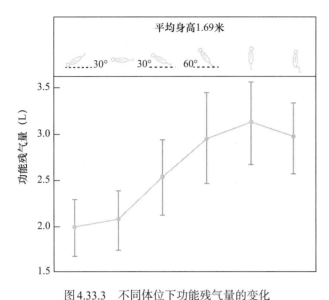

图4.33.3 不同体位下功能残气量的变化

（引自：Lumb AB, Pearl RG. Nunn's applied respiratory physiology, 6th ed.
Philadelphia, 2005, Butterworth Heinemann.）

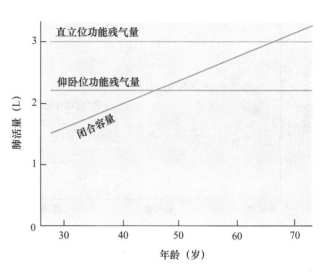

图4.33.4 功能残气量和闭合容量随着年龄的变化

（引自：Lumb AB, Pearl RG. Nunn's applied respiratory physiology, 6th ed.
Philadelphia, 2005, Butter-worth Heinemann.）

肺单位的通气-灌注比决定其气体交换的方式可以通过观察直立位下，肺下方发生的差异来图解说明。我们在图4.33.1和图4.33.5中看到，从肺的顶部到底部，通气量缓慢增加，血流量增加得更快（图4.33.6）。通气和灌注的匹配，反映了直立位时肺部由上至下的通气灌注分布情况。直立位时，通气和灌注都会提高；通气的增加多于灌注（图4.33.6）。因此，肺中部 $\dot{V}_A/\dot{Q}$ 达到最佳匹配，为1.0。因此，肺顶部（血流最小）的通气-灌注比异常高，而底部则低得多。我们现在可以在 O_2-CO_2 图表（图4.33.7）上使用这些通气-灌注比的区域差异来描述由此产生的气体交换差异。

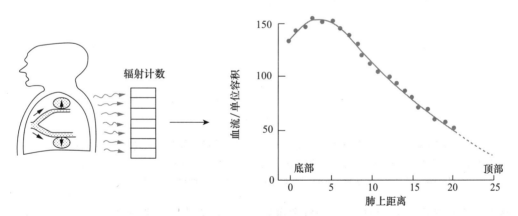

图4.33.5 使用放射性氙气测量直立体位下人体肺中的血流分布

（溶解的氙气从肺毛细血管演变成肺泡气体。血流量如果流量均匀，所有值都是100。注意顶点处的小流量）

（引自：West JB. Respiratory physiology: The essentials, 9th ed. Lippincott, 2012, Williams & Wilkins.）

图4.33.8所示的是直立位下的肺被想象成水平的"切片"，每个切片按其自身的通气灌注比位于通气灌注线上。这个比例在肺尖很高，所以这个点在线的右端，而肺底在正常值的左侧（对比图4.33.7）。很明显，肺泡的 PO_2（水平轴）沿肺向下明显下降，而二氧化碳分压（垂直轴）增加得少得多。

事实证明，在其他条件相同的情况下，通气-灌注不均的肺无法像均匀通气和灌注的肺一样传输那么多的 O_2 和 CO_2。或者，在其他条件相同的情况下，如果同样数量的气体被输送（因为这些是由身体的代谢需求决定的），具有通气-灌注不平等的肺不能像均匀肺一样维持较高的动脉 PO_2 或较低的动脉 CO_2 分压。

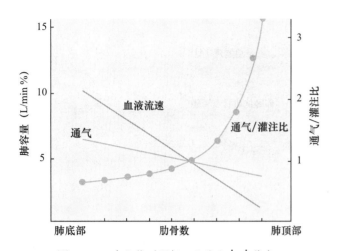

图4.33.6　直立位时通气、血流和$\dot{V}_A/\dot{Q}$分布
（值得注意的是，通气灌注比沿肺向下下降）
（引自：West JB. Ventilation/ A bloodflow and gas exchange, 4ed. Oxford, 1985, Blackwell Scientific.）

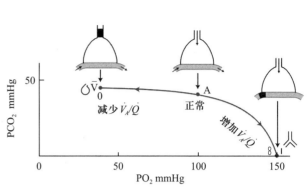

图4.33.7　O_2—CO_2图显示了一条通气-灌注比线
（随着通气-灌注比的增加，肺单位的PO_2和PCO_2沿着这条线从混合静脉点移动到吸入气体点）
（引自：West JB. Respiratory physiology: The essentials, 9th ed. Lippincott, 2012, Williams & Wilkins.）

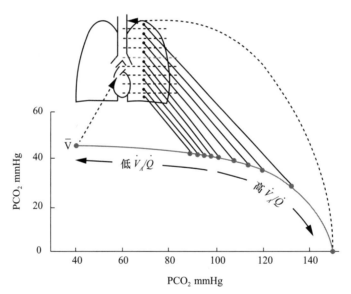

图4.33.8　结合图4.33.6所示的通气灌注比不均等模式及其对气体交换的影响
（结果如图4.33.7所示。值得注意的是，心尖处高通气灌注率导致该处高PO_2和低PCO_2。与之相反的是在基部）
（引自：West JB. Respiratory physiology: The essentials, 9th ed. Lippincott, 2012, Williams & Wilkins.）

通过观察直立肺下方的差异，可以看出通气和血流不均匀的肺难以向动脉供血的原因（图4.33.9）。肺尖处的PO_2比肺基部约高40 mmHg。然而，离开肺的血液主要来自较低的区域，那里PO_2较低。这是降低动脉PO_2的结果。相比之下，由于通气的差异远小于血流量的差异，肺泡中呼出的气体更均匀地来自顶部和底部（图4.33.6）。根据同样的推理，动脉CO_2分压会升高，因为肺基部的二氧化碳分压高于肺尖部（图4.33.1）。

肺功能测试时直立位腿部支撑是标准体位。直立时，主气道的直径略有增加。如果气道阻塞，即使卧位引起的轻度气道狭窄，都会增加气道阻力（图4.33.10）。直立时，垂直重力梯度是最大的，胸廓前后径距离是最大的，而心脏和肺脏压力最小。直立位时，膈肌纤维缩短的位置会反射性地促进神经中枢驱动呼吸。COPD患者在渐进性直立位时最大呼气压力会增加，这与健康人一样。直立位最高，头低位最低。因此，咳嗽和其他用力呼气训练时，应该鼓励直立位。

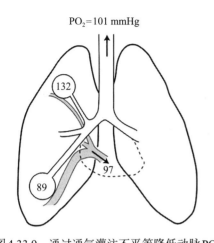

图4.33.9 通过通气灌注不平等降低动脉PO₂

（在这张直立肺的图中，只显示了2组肺泡，一组在肺泡的顶端，另一组在肺泡的底部。气道和血管的相对大小表明了它们的相对通气量和血流。因为大部分血液来自氧合不良的基础，血液中PO₂的降低是不可避免的）

（引自：West JB. Respiratory physiology: The essentials, 9th ed. Lippincott, 2012, Williams & Wilkins.）

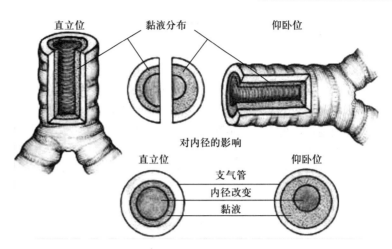

图4.33.10 体位和重力对呼吸道结构分布和细支气管内径影响

（引自：Gröer MW, Shekleton ME. Basic pathophysiology: A holistic approach, 3rd ed. St Louis, 1989, Mosby.）

通气分布主要由重力效应决定的，因为肺的解剖位置和肺悬浮于胸腔的特点，使得通气分布沿着肺往下变化。直立位的FRC，胸膜内压顶点为-10 cmH₂O，而胸膜腔基底为-2.5 cmH₂O（图4.33.11）。胸膜腔内压力的大小决定于肺组织受到的重力。顶点胸腔内压的负值更大，因此顺应性更低，这些肺组织拥有更大的起始容积，呼吸运动时容积变化更小。基底肺组织的起始容积更小，因此顺应性更高，呼吸运动时容积变化更大。因此，根据重力相关体位，不同区域肺组织在压力容积曲线上表示为不同点。

临床上常见低肺容积患者，如疼痛患者、有胸部或腹部切口患者、老年患者和年幼患者、肥胖患者、怀孕患者、胃肠功能紊乱患者（如麻痹性肠梗阻和腹水、器官肿大、胸腔或腹腔内包块）、营养不良的患者以及机械通气或脊髓损伤患者。低肺容积患者呼吸时，会逆转正常胸膜内压力梯度，原本直立位肺顶部具有负胸膜内压力，低肺容积呼吸时会出现正胸腔内压力（即超过气道压力）（图4.33.12）。如此，肺顶部比肺基底部的顺应性更高，更有利于通气。在低肺容积呼吸时，基底部容易发生气道闭合。

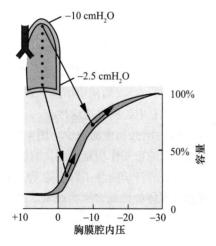

图4.33.11 直立肺下部的区域性通气差异示意图

（引自：West JB. Ventilation/ bloodflow and gas exchange, 4th ed. Oxford, 1985, Blackwell Scientific.）

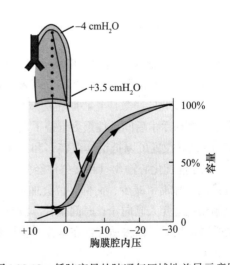

图4.33.12 低肺容量的肺通气区域性差异示意图

（引自：West JB. Ventilation/ bloodflow and gas exchange, 4th ed. Oxford, 1985, Blackwell Scientific.）

另一个逆转正常胸腔内压力梯度的因素是机械通气。机械通气在呼吸衰竭患者管理中是必要的，机械通气可以通过多种方式改善低氧血症。首先，机械通气可以逆转正常的胸腔内压力梯度，使肺顶部优先通气。因为肺底部会被优先灌注，所以$\dot{V}_A/\dot{Q}$不匹配。正压通气会出现胸腔内压增高、静脉回流和心脏输出减少的并发症。这些因素，除了所需负压打开吸气阈外，可以增加与机械通气相关的呼吸做功。重力是健康人的肺组织中通气分布区域间差异的主要决定因素，而区域内差异则源于肺组织的顺应性和阻力差异。这些差异在患病时更为显著。肺血流灌注的分布也主要受重力影响从上到下变化（图4.33.13）。压力（肺泡压、动脉压及静脉压）通过肺毛细血管影响血液流动，造成血流典型的分布不均（不均一）。在区域1，即肺顶部，肺泡压力占优势，所以有很少血流或没有血流。区域2，即肺中间区域，反映了从肺血管募集的血流，动脉压占优势。区域3，即肺下部区域，反映源于肺血管扩张的血流，动脉压和静脉压占优势。区域4（未示出），即肺最底部，由于间隙压力作用于肺血管并形成压力，很少或没有肺血流。

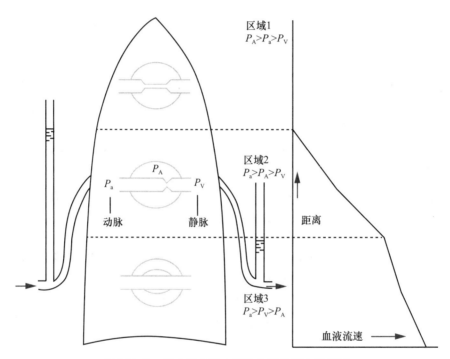

图4.33.13　影响肺毛细血管和血流的压力示意图

（引自：West JB. Ventilation/ bloodflow and gas exchange, 4th ed. Oxford, 1985, Blackwell Scientific.）

直立位与标志性的血流动力学效应相关。这些效应主要体现为中心血流量，当一个人从仰卧位到直立位时，血液就会从胸腔移至静脉丛。心脏的舒张末期容积和每搏输出量减少，导致心率代偿性加增，心脏输出相应降低。这些生理变化的净效应是心肌做功减少，因此心脏病患者直立位时，心绞痛阈值增加。进一步而言，心肌梗死或心脏搭桥手术后间歇性重力维持了直立位耐力，从而防止卧床休息引起的去适应性。

大于45°的直立位置可以抵消体液转移和潜在血压下降，周围血管阻力增大和血流减少（图4.33.14）。至少60°的直立位才能优化心输出量和交感神经张力。另一个体位对体液容积的重要作用是直立位时促进尿液从肾脏向膀胱排出，尿潴留减少，而仰卧位会加重尿潴留（图4.33.15）。理想的肾功能是正常血流动力学的必要条件。相对制动的老年人倾向于长时间坐着。没有频繁的直立位，容易出现体位性低血压的现象。此外，循环阻滞和活动受限的后果，如去适应性在坐位下会加重。

二、仰卧位

过去的150年，卧床休息一直被盲目使用，没有监测和考评。在19世纪中期，运用制动来治疗骨损伤被扩

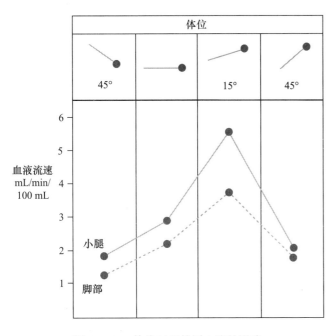

图 4.33.14　体位对于外周血流的影响

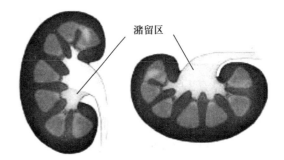

图 4.33.15　体位对于肾脏引流的影响

（引自：Browse NL. The physiology and pathology of bed rest, Springfield, Ill, 1965, Charles C. Thomas.）

展到其他疾病的管理，制动作为一种治疗手段，被认为可以使内脏得到休息复原。很长时间里卧床休息的不当应用和过度应用带来很多医疗问题。尽管在过去的几十年里，长时间卧床休息的应用显著减少，但其使用仍是相当普遍，作为一种治疗方式和处方参数（即适应证和实现愈合和恢复的指征）还没有得到科学确认。

　　长时间的仰卧位休息会改变胸廓外形、膈的位置、胸腔内压、腹压、心脏功能，造成腹腔脏器移位。Prefaut 和 Engel 观察到仰卧位下继发于依赖性气道闭合的缺氧性血管收缩，导致了非依赖性肺区的优先灌注。而且，仰卧位时过多的分泌物往往集中在有支撑的气道。上部的气管可能变得干燥，患者更加容易出现感染和气道阻塞（图 4.33.10）。

　　图 4.33.2 是在一系列正常志愿者中使用该方法得到的结果。可见，单位容积的通气量在靠近肺底部最大，向肺顶部逐渐变小。其他测量显示，当受试者处于仰卧位时，这种差异消失，结果是肺尖通气和基础通气相同。然而，在这种姿势下，最下（后）肺的通气量超过了最上（前）肺。

　　身体位置从横向到仰卧的变化导致重力对呼吸系统结构的方向影响发生 90° 长轴偏移，这可能是从一个位置移动到另一个位置时观察到的许多生理变化的基础。这得到了一项关于宇航员失重对呼吸暂停和呼吸不足指数的小型研究的支持。在这项研究中，观察到零重力下的呼吸暂停和呼吸不足指数低于在标准重力下进行记录时的呼吸暂停和呼吸不足指数。该论文的作者将观察结果归因于上气道结构的零重力变化，而不是肺容积的变化，这得到了后来的研究的支持，该研究表明与标准重力相比，在零重力条件下肺容积没有显著变化。有趣的是，这项研究表明，在标准重力条件下，将体位从直立变为仰卧或倾斜 30° 时，肺容积会发生显著变化。

　　胸内血容量在仰卧位时增加，FRC 和肺顺应性降低，呼吸道的阻力增加。总之，这些影响容易导致气道关闭和呼吸做功增加。尽管一个健康人可以适应这些生理变化，但健康人在有意识的情况下不会长时间保持一个体位。然而，住院患者不太可能适应这些急性变化和长期影响。他们对变换体位的需求或对传入变换体位的刺激反馈的反应很少。这些影响也会加重老年人动脉氧分压的下降。与年轻人相比，老年人的动脉氧分压在仰卧位比在坐位时更低。

　　仰卧位时会出现很多心血管系统变化，如血流动力学可能不能耐受的体位改变。直立位时，体液从四肢向中心转移。这种体液移动会提高右心的前负荷和后负荷。这个增加的体积趋向于扭曲室间隔，减少左心室容积和前负荷。中心血容量相对增加抑制了抗利尿激素和心钠素从右心释放，有利于尿液排出。在24 h内10%～15%的液体流失，临床上常提示为心脏灌注不足、直立位不耐受及液体负平衡。

卧床休息去适应性也会改变自主神经系统的功能。与强壮个体相比，自主神经功能受损个体（高位脊髓病）表现出平均动脉压和每搏输出量大幅降低。由于局部血管调节，脑循环供血可维持。突然卧床休息的个体，比长期的卧床休息的个体，可能因为不能进行代偿而表现出更多的脱水症状。虽然以最佳重力梯度来抵消仰卧位时血流动力学变化的处方参数还没被确定（如直立角度，持续时间和频率），但有很多直立位的效应支持在活动受限患者身上频繁使用。根据血管渗透压的再分配，解剖区域去适应仰卧位的相对微重力影响。掌握这些生理适应规律是改善治疗措施必不可少的。

虽然下肢负压（lower body negative pressure，LBNP）具有保持直立体位稳定性的作用，被证明能抵消卧床带来的不利，这样就能维持运动能力，但下肢负压不太可能成为一个可行或实用的急性管理方式。除了有报道显示对于侧卧相关的不良体液转移有好处，下肢负压不能解决卧床休息的其他负面影响。

由于仰卧位垂直重力梯度减小，因此胸膜内压力梯度降低，$\dot{V}_A/\dot{Q}$达到一致。然而，这些变化必须与其他相关联变化一起进行考虑：即FRC减少，肺活量减少，呼气流速降低，依赖性肺区域增加，气道闭合增加，以及血流动力学改变。这些有害因素抵消了仰卧位理论上对于$\dot{V}_A/\dot{Q}$好的作用。然而，当患者反应迟钝，血流动力学不稳定，仰卧位可能是唯一的选择。

膈的位置和功能取决于体位。图4.33.16、图4.33.17显示出体位对膈水平和运动的影响与体位对肺功能的影响相一致。仰卧位时，膈静息水平受麻痹和神经肌肉阻滞的影响。在自主呼吸中，膈偏移后方更多一些，是因为膈的后部内脏的影响。膈会向胸腔移位2 cm。麻痹时膈张力消失，非依赖膈膜偏移大于依赖侧。在健康受试者中研究体位对血流动力学的影响，显示仰卧位时中心血流量最大化。然而，由于胸腔内压和腹压的影响，仰卧位不是最佳的。

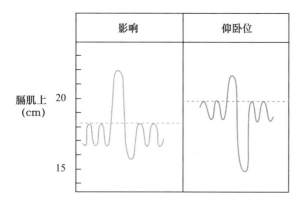

图4.33.16　呼吸过程中体位对膈肌水平和活动的影响

（引自：Browse NL. The physiology and pathology of bed rest, Springfield, Ill, 1965, Charles C. Thomas.）

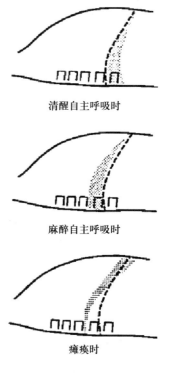

清醒自主呼吸时

麻醉自主呼吸时

瘫痪时

图4.33.17　图示依次为清醒自主呼吸时、麻醉自主呼吸时、瘫痪时的膈的位置

（实线为仰卧位呼气末膈位置。阴影区域为膈在吸气相和呼气相的偏移范围）

（引自：Froese AB, Bryan AC. Effects of anesthesia and paralysis on diaphragmatic mechanics in man, Anesthesiology, 1974, 41: 242-255.）

三、侧卧位

理论上侧卧位的危害比仰卧位小。侧卧位以依赖侧胸壁横断面偏移来代偿胸廓前后的扩张。侧卧位时，由于下方内脏挤压，使得膈的位置出现向头侧偏移。整体来说，这可使呼吸运动更大的偏移并促进肺通气和肺气体交换。侧卧位的FRC下降水平在直立位和仰卧位之间。与仰卧位相比，侧卧位时顺应性增加，阻力降低，呼吸做功减少；与直立位相比，侧卧位的这些变化正好相反。图4.33.18显示右侧卧位自主呼吸，最大吸气与功能残气之间肺容积的差异。尽管依赖侧肺通气增加，但吸气容积和功能残气量减少。与坐位相比，左右侧卧位的FEV_1和FVC降低水平类似，弥散功能和闭合容积没有差别。侧卧位的肺功能效应反映了与仰卧位相比，随体位变化的肺几何学上的改变和每一叶肺垂直直径的降低。

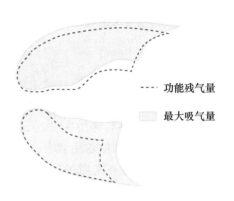

- - - 功能残气量
　　　 最大吸气量

图4.33.18 右侧卧位伴有意识自主呼吸，不同肺容量时的肺轮廓

（引自：Lumb AB, Pearl RG. Nunn's applied respiratory physiology, 6th ed. Philadelphia, 2005, Butterworth Heinemann.）

侧卧位会增加依赖侧的舒张末期心室压力，这是由于膈下方内脏的挤压，同侧肺顺应性降低。尽管健康个体能够适应这种变化，但氧转运障碍的患者可能会被进一步影响气体交换功能。

最佳$\dot{V}_A/\dot{Q}$出现在侧卧位时肺的上1/3处。侧卧位时最佳$\dot{V}_A/\dot{Q}$的总面积大于直立位，理论上有助于改善$\dot{V}_A/\dot{Q}$。然而，这些明显的改变被肺容积和气流速度的减少所抵消。

健康人和患者在侧卧位的动脉氧分压都要显著高于仰卧位。侧卧位可以让患者得到较大氧供。因此，侧卧位可以用来提高气体交换的效率，从而减少或避免补充氧气。有研究证明健侧肺向下的侧卧位可使单侧肺疾病患者的动脉血气有改善。当患侧肺靠下时，氧转运障碍加重。当双侧肺病变时，患者右侧卧位的动脉血气比左侧卧位时好。这可以解释为右肺体积和质量更大，右侧卧位可以减少对心脏的压迫。对于中央气道病变引起的单侧肺萎缩的患者，健侧肺朝下的操作受到质疑。当健侧肺朝下时，并不是所有患者反应良好。有必要针对有反应者和无反应者的特征个体化体位处方来进行研究。

相比仰卧位，侧卧位通常是住院患者的首选体位，然而，其生理结果还不明确。侧卧位对健康老年人的呼吸功能的影响已有报道。与坐位相比，左右侧卧位的FEV_1和FVC都减少。虽然弥散功能和通气的均匀性似乎是不变的，他们可能对患者群体的单一或合并的病情有负面影响，影响氧转运。

关于体位摆放，血流动力学不稳定的患者需要特别考虑。与活动促进气体交换相比，这些患者可能更少受益于主动活动，更依赖于细微的体位变化。在一项关于严重呼吸衰竭和应力支持的患者研究，极限左侧卧位出现高动力性状态，极限右侧卧位容易出现低血压，类似于右心室前负荷受损的结果。对插管患者进行肺活量测定发现，相对于仰卧位，侧卧位和俯卧位的动态肺顺应性降低。体位处方中，应特别注意侧向体位的角度、持续时间和监测观察效果。

有研究显示长时间侧卧位可以使肺水肿的积液移动，在一定程度上减轻肺部炎症。物理治疗干预措施必须受重力的影响，因此，可直接影响肺部积液的分布和可能的划分，反过来影响肺顺应性和气体交换。同样，胸腔积液对重力效应有反应。单侧胸腔积液，当积液在侧卧位最低点时，氧合作用低于积液定位最高点。这可能是由于积液影响最低点的$\dot{V}_A/\dot{Q}$和气体交换。

四、头低位

头低位时部分患者通过改善肺的力学机制可以使氧转运增加。慢性气道受限的患者常常有过度通气和膈平坦，膈肌收缩效率低，这是因为肌肉纤维处于紧张状态。头低位会导致膈下方的内脏向头侧移位。膈在胸腔内常常处于一个较高的休息位以便运动时更高效。在这个体位下，患者的呼吸困难得到缓解，减少了辅助呼吸肌的使用，减少了上胸部呼吸模式，并降低了每分通气量。具有肺部病变的患者也有可能因此受益，因为头低位时，肺上部的气体交换更具有功能性意义，最重要的是促进肺泡在原来基础上扩张。而对于其他类型的患者，如那些呼吸肌疲劳的患者，这个体位可能会使呼吸困难加重，因为内脏的受到的重力使膈运动阻力负荷增加。这些现象支持需要考虑有损或有利于氧合作用的多方面因素，从而确定体位处方。

五、俯卧位

第一份描述俯卧位在急性呼吸窘迫综合征（ARDS）中应用的报告是由 Margaret Piehl 于 1976 年发表的，他在测试一种特殊的床（CircOlectric 床）时，该床允许广泛的位置变化高达 180°，旋转床直到达到完全旋前。在 5 名 ARDS 患者中，PaO_2 平均增加约 30 mmHg，这归因于更好的灌注分布。这种极端的位置变化似乎与特殊设备密切相关，这一事实可以解释为什么这份报告没有立即影响重症监护病房。然而，在1977 年，Douglas 等人报告了俯卧位对 6 名 ARDS 患者的影响，在这些患者中观察到操作后 PaO_2 平均增加69 mmHg。作者还报告说，在将患者转为仰卧位后，氧合的改善在一定程度上得以维持。没有观察到通气量或 $PaCO_2$ 的变化，PaO_2 的增加归因于灌注重新分布。然后在 1986 年，Maunder 等人报道了 ARDS 的第一个计算机断层扫描（CT）扫描图像，显示出了一致的密度依赖肺区域的增加。这份报告提供了惊人的信息，即与当时的普遍看法相反，ARDS 肺实质的放射密度并不像胸部 X 射线所显示的那样均匀分布在整个肺实质中，但它们主要是存在于依赖肺区域。这一观察导致了"婴儿肺"的概念，从那时起，临床中开始将患者转向俯卧位，目的是更好地灌注婴儿肺，婴儿肺被认为是位于非依赖部分的解剖实体。事实上，与Piehl 和 Douglas 之前的报告以及灌注分布理论一致，当采用俯卧位时，大多数患者的 PaO_2 显著增加。此外，在同一时期，Wiener 等研究表明俯卧位的灌注均匀分布在整个肺中，这一观察结果在 15 年后的实验环境中得到证实。

因此，我们在俯卧位观察到的密度重新分布促使我们回顾俯卧位期间氧合改善背后的理论，并提出不同的解释模型。该模型被 Bone 称为"海绵模型"，解释了俯卧位的密度重新分布和呼气末正压（PEEP）肺复张的维持。简而言之，在 ARDS 中，肺重量由于广泛的水肿而增加，并且假设静水压力像在流体中一样均匀分布，肺重量的增加与肺相关区域的叠加压力的逐渐增加有关。这种压力导致通过最依赖肺区域中气体含量的"挤出"效应使肺塌陷，然后导致完全肺不张。俯卧位逆转了叠加的压力，使背侧区域"开放"而腹侧区域趋于塌陷。海绵模型和叠加压力理论也解释了 PEEP 的影响：当 PEEP 提供克服叠加压力的肺泡内压力时，肺复张得以维持，肺保持开放。

建模研究表明，由于肺部在胸腔内的形状，俯卧位的胸膜内压力梯度比仰卧位更均匀。这预示着通风的重力分布可能与 $\dot{V}/\dot{Q}$ 匹配也有望更加均匀。这与动物研究一致，俯卧位与区域 $\dot{V}/\dot{Q}$ 异质性降低相关，主要是因为通气的重力梯度降低。利用一种新的质子核磁共振（MRI）技术，研究发现与仰卧位相比，俯卧位通气和灌注的重力梯度更均匀，通气和灌注与依赖肺高度关系的斜率减小。计算出的局部经肺压力梯度在俯卧位时也显著降低，提示局部肺泡压力-容积关系的改变可能是观察到的变化的原因。最终结果是区域 $\dot{V}/\dot{Q}$ 的重力梯度在俯卧姿势中更加均匀，与动物研究中记录的变化一致。

俯卧位对胸部力学和气体交换生理的主要影响是使胸腔压力分布更加均匀，从而导致整个肺内的肺泡大小更加均匀。心脏和腹部压缩作用的相应减少补充了这种效果。相比之下，肺灌注相对不受位置变化的影响，因此肺灌注仍然优先分布到俯卧位的背肺区域。

大量证据表明，大多数在俯卧位治疗的 ARDS 患者（≥70%），无论病因还是起始时间如何，其氧合都得到了改善。似乎早期使用俯卧位干预更可能有效，但经常有报道称，在亚急性期使用俯卧位时，氧合可以得到改善。最大程度地改善氧合的时间过程从几个小时到几天。然而，大多数研究表明，俯卧位疗程应持续不少于10~12 h，最好是 16~20 h。俯卧位对改善肺泡通气的影响不太一致，可以用最近的证据来解释，即对俯卧位有 PaO_2 和 $PaCO_2$ 反应者，反映了肺损伤的程度和分布。随机对照试验的 Meta 分析表明，俯卧位在相对严重的ARDS（$PaO_2/FiO_2<150$ mmHg）受试者中具有生存优势。降低缺氧性肺血管收缩和血管阻力也可能降低发生

肺心病的可能性,肺心病被认为会增加ARDS的死亡风险。

氧合可以通过以下方式改善:更均匀的通气分布以及肺的质量和形状效应。与仰卧位比,俯卧位使气体组织比更均匀,这在正常受试者和ARDS患者中都会发生:密度分布更均匀意味着俯卧位比仰卧位跨肺扩张压也更均匀分布。事实上,在仰卧位时,非依赖肺单位比依赖肺单位更扩张,当采用俯卧位时,这些差异会减弱。发生这种情况的机制可能与肺需要使其形状适应胸廓的需要有关。例如,与更像"球形"的肺相比,非依赖肺更趋向于呈现为"三角形"。与背侧区域相比,腹侧区域有更大的扩张。另一个机制与重力有关,它通过沿着重力轴逐渐压缩肺单位来起作用。因此,在仰卧位时,形状不匹配和重力作用在同一方向。这两种现象导致正常和ARDS肺中的肺不均匀性。在俯卧位,形状不匹配和重力作用在相反的方向:虽然形状不匹配倾向于扩张腹侧区域,但俯卧位倾向于压缩它们。最终结果是显而易见的:俯卧位的通气和灌注分布更均匀,从而改善氧合。更重要的是,与仰卧位相比,俯卧位时机械通气的能量负荷造成的任何最终损伤将更均匀地分布到肺实质。

通常声称俯卧位后氧合的改善是由于肺复张。然而,这种说法是不正确的。实际上,在俯卧位的背侧区域观察到的肺开口总是与腹侧区域的部分关闭有关。事实上,有研究者发布10位俯卧位ARDS患者的第一批数据时,发现CT扫描的平均密度没有随体位而发生变化。因此,实际观察到的效果是肺的背侧和腹侧部分的退缩。这种差异与分流分数的变化密切相关,因为出乎意料地发现,俯卧位和仰卧位之间的灌注几乎没有变化。想象一下,肺重量增加到一定程度,导致背肺区域在肺高度的50%处受压:由于患者俯卧时与体重相关的压缩力,肺在50%处塌陷其高度(腹侧区域)的50%以上的区域(背侧区域)将重新开放。对气体交换的影响将取决于存在于上部50%和下部50%中的质量。如果肺是完美的圆形,则上下50%的质量将完全相同。然而,由于形状大多是圆锥形(顶点朝向胸廓的腹侧),更多肺肿块存在于背侧50%,这将在俯卧位重新打开。例如,鸡胸患者是俯卧位的完美反应者。因此,至少,与俯卧位相关的部分反应严格依赖于患者的解剖形态。此外,还必须考虑心脏重量在决定可能的肺不张中的作用,当患者处于仰卧位时,它的压迫与左下叶特别相关,而在俯卧位时,这种影响消失。

在仰卧位时,胸壁顺应性是由前胸壁和膈肌的相对弹性决定的,因为胸廓的后部与床相接触。在俯卧位,整个隔膜的弹性没有改变,而胸部的背侧部分可以自由移动,由于胸腔的解剖结构,背侧胸壁的顺应性不如前壁;因此,俯卧位患者的整体胸壁顺应性降低,结果是气体更好地分布到肺腹侧和膈旁区域,这些区域的聚集率更高。因此,气体分布变得更加均匀。有趣的是,在仰卧位的胸部前部放置重物可以观察到类似的气体交换效应,从而增加氧合。这个动作减少了气体的分布到腹侧区域,而增加了它最依赖的那些区域。俯卧位时胸部整体顺应性的变化解释了为什么该手法与肺恢复能力的增加有关。呼吸系统力学对俯卧位的反应是容积控制通气时气道压力增加,或压力控制通气时潮气量减小。实际上,在操作后,平台压力可能不会增加,但可以保持恒定,甚至强烈下降:这表明在容量控制通气时,肺净复张。相反,在压力控制通气时,如果俯卧位与净肺复张相关,潮气量将保持恒定甚至增加。

俯卧位可增加动脉血氧分压、潮气量和动态肺顺应性。仰卧位时胸膜腔压力梯度是均匀的,因此$\dot{V}_A$与肺泡膨胀增加。俯卧位时肺通气量已被证实与基线一致,反映了更均衡的胸膜腔压力梯度及肺被心脏压迫的减少。此外,俯卧位还能降低每搏输出量,增加交感神经兴奋性,并且增加尿量。因此,越来越多的物理治疗师将俯卧位用于重症患者。俯卧位能够帮助有意识和警觉的患者避免机械通气,从而减少机械通气相关的并发症风险。多年来,俯卧位的研究已很大程度上用于ARDS患者的指导治疗。俯卧位可以增加70%~80%的病例的氧合作用。延长俯卧位持续时间的影响已被研究,发现其益处似乎有剂量依赖性。俯卧位在治疗急性肺损伤的生理结果被认为反映了特定的病理生理机制。

长时间俯卧位导致的并发症,尤其是皮肤问题,是很常见的;因此,密切监测骨突处的皮肤是必不可少的。为了预防或治疗这些并发症,主张间歇性俯卧位。ARDS患者采用间歇性俯卧位及呼气末正压通气(PEEP)治疗可降低氧浓度(FiO$_2$)水平至小于0.50,达到氧中毒临界值。

在一项急性肺损伤的犬类模型研究中,观察到俯卧位增加了氧合作用的同时抵消了高PEEP造成的血流动力学效果异常。这一发现与临床疗效研究一致。俯卧位有两种形式,分别为腹部受限型俯卧位和腹部不受限型俯卧位。腹部受限型俯卧位是指俯卧时腹部与床直接接触，而腹部不受限型俯卧位则是患者的臀部和胸部作为支撑而使腹部悬空。两种俯卧位姿势都能增加氧气交换，然而腹部不受限俯卧位与四点跪位相当，能增强肺顺应性、潮气量、功能残气量，并使膈肌移动到一个较大的程度，且减少心脏和腹部内脏对肺的压迫。在一项研究中，在4/5的机械性通气及采用腹部不受限俯卧位的患者中，氧气供应减少。

虽然已证实呼吸衰竭的患者能从俯卧位中获益，但是还有一些注意事项必须继续观察。患者必须固定于一个体位，使得所有的压力点（尤其是在头部与脸部），以及插管和机械通气回路的压力，尽量达到最小化。患者应被连续监测观察。半俯卧位较之俯卧位可以提供许多的生理学益处，且可以减少风险，尤其是对机械通气和颈椎病变的患者。此外，半俯卧位类似于腹部不受限俯卧位。对于病情严重的患者，半俯卧位可能会更保守、更舒适、更安全。适用于病情严重、潜在的血流动力学不稳定、高龄或腹部突出明显的患者。

对于无法活动的患者，利用一些俯卧位转化的体位更为重要。过多的斜卧，特别是在通过一个限制的弧形（例如仰卧和身体的1/4转向任一侧）被定位的患者，应当通过一些由俯卧位转化的体位来抵消，且这个体位应包括平常所使用的体位。不可避免的是，体位常限制呈弧形的患者在该侧肺容易发展为肺不张。使用单一潮气模式机械通气的患者风险很高。预防及抵抗压迫及流体静力学引起肺不张的唯一方法是依靠侧肺区置于最高点和频繁变换体位。

流体静力学并发症的发展时序取决于患者的病情，病情严重的患者可能每隔1 h就会发生改变。虽然有必要监测氧转运和在氧转运途径中适当干预的客观测量指标，然而临床症状不明显的变化常优先于明显的临床症状。当临床症状变化显示的时候，显著的病理改变已经出现。预防、早期检测和早期发现是关键。

第四节　频繁变换体位的生理学效应

表4.33.2列出了一些频繁变化体位导致的生理效应，体位变化对呼吸系统、心血管系统、气道闭合、黏液纤毛运输、淋巴引流和膈的神经活化都有影响。这些效果是由于体位变换造成的，与静态体位效应不同。变换体位带来的好处能通过改变到极限体位得到增强（即从仰卧转向俯卧，而不是从仰卧转向侧卧）。极限的体位变换模拟，而不是取代，发生在日常活动和直立位中的生理性"搅动-向上"和扰动。当"搅动-向上"方案被提出时，Dripps 和 Waters 并没有完全领会这个规律性直立站位的生理学效应。体位变换的效应源于 $\dot{V}_A$、$\dot{Q}$、$\dot{V}_A/\dot{Q}$ 的分布、内脏移位及心血管和肺结构所受压迫。肺不张区域、生理无效腔和分支及黏液分布动态明显的变化。"搅动-向上"刺激淋巴引流，通过肺实质拉伸刺激表面活性剂的产生和分配，以及激发肺部免疫因子的功能。频繁的物理扰动也可以抑制细菌繁殖。此外，频繁的体位改变转移和再分配作用在膈、心肌、纵隔，使得心肌和纵隔结构附近的肺部被压迫。

频繁的体位变换方法被物理治疗师用来刺激患者，使其觉醒到一个更警觉和清醒状态（图4.33.19）。患者直立角度越高，其神经越兴奋且呼吸受到的刺激越大；这种效果通过鼓励患者自我支撑得到增强。与刺激的增加相当，患者被刺激从而采取更深呼吸，因此，使 $\dot{V}_A/\dot{Q}$ 增加。当体位与活动结合，血管扩张及肺毛细血管募集会受到刺激，这又反过来提高 $\dot{V}_A/\dot{Q}$ 和 $\dot{Q}$ 的分布的均匀性，因此，增加 $\dot{V}_A/\dot{Q}$。

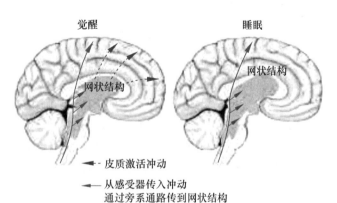

图 4.33.19　觉醒对大脑活动的影响

（引自：Browse NL. The physiology and pathology of bed rest, Springfield, Ill, 1965, Charles C. Thomas.）

第五节 治疗性体位及体位变换处方

体位处方是根据对每个患者氧转运受损因素的分析后制定的。特定的体位被挑选出来模拟接近正常的、健康的、直立位的心肺和氧转运的生理功能，以及正常活动和直立位时血流动力学的变化。体位分级变化基于出现在表4.33.3中的各种体位的生理学机制。这些体位的范围是从最高生理学变化到最低生理学变化。层次结构是基于当直立及活动时氧转运达到最理想的前提。直立位增加了潮气量和呼吸频率，从而增加每分通气量、血液流速和纤毛运输清除率，提高了呼吸道分泌物清除的能力和咳嗽的有效性。因此，体位变化结合主动运动是最理想的。

表4.33.3 体位的生理分层

大多数生理体位	少数生理体位（附带条件）
在1个重力加速度的重力场上直立和活动，各种体位和随时间的体位变化	直立坐位，指头、颈、背是垂直对齐，只在髋部弯曲；患者不是倒下或斜躺
放松直立站位（时间不要太长）	患者参与体位摆放的能力越少，就越需要极限体位和更高的变换频率
直立坐位（自主支撑或辅助），同时脚能活动（例如，主动、助力主动、或被动自行车运动）	如果患者完全无法活动（即昏迷或瘫痪），因为血流动力学不稳定或颅内压升高，如果没有禁忌就摆放极限体位。直立位会尽可能多的使用，为患者提供安全的物理支撑，并监测治疗反应。被地站在倾斜的平面上从血流动力学角度来说是有疑问的。更好的是将患者摆放在半坐卧位，双腿有支撑，在床上使用膝下支撑
直立坐位（自主支撑或辅助），同时脚需要支撑坐位向前倾，依赖手臂和脚支持≥45°坐时以腿来支撑直立长坐位（不依赖腿的支撑）<45°坐位（不依赖腿的支撑）俯卧和半俯卧/侧卧仰卧位	如无禁忌证，使用360°水平转向和180°垂直转向（从头低20°到前倾20°）。在正常呼吸运动时通过最大弧形体位去模拟胸壁的三维运动

尽管有充分的证据显示应用体位治疗能增强氧转运，但体位治疗不会取代活动和运动等能更大程度地提高氧转运的生理干预方式。当活动/运动的效果得到最大限度的发挥，体位治疗是进一步的治疗措施。体位治疗用于患者在活动期间休息及夜间休息时，这样可体现体位治疗的益处。体位治疗从计划患者功能完全恢复开始，至患者回归日常生活。

体位治疗首先应与活动相结合，直背、两腿放松的直立坐位有着卧位和半卧位无法比及的生理学效应。图4.33.20所示的几个变化的坐姿。每种体位对氧转运的作用是有区别的，所以这个特殊的直立坐位不得不特别规定，因为在床上的支持和支撑体位不能取代直立坐位。这些变化只有当患者病情恶化时有一定作用。脚放下并有支撑的坐位比有支撑的长坐位更好，因为重力引发的血流动力学益处更明显。坐在床上不能使患者处于一个完美的直立坐位。在床上的头部向上的体位可以被最大化，而在床上使用膝下支撑给血液循环提供了重力刺激。

在床上对患者进行体位摆放的一个困难就是失去重心的支持，通常使用床垫和枕头进行支撑。在床上患者易于改变最合理的身体的位置，因此他们应该接受监测以维持最佳的身体位置。一个错误的身体位置可以威胁肺功能和气体交换。枕头不应该用来保持身体姿势，因为他们很容易压缩和

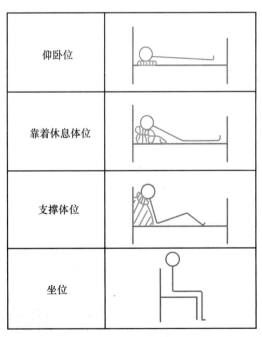

图4.33.20 从仰卧位到直立坐位
（靠着休息体位和支撑体位达到直立坐位的生理学效应）
（引自：Browse NL. The physiology and pathology of bed rest, Springfield, Ill, 1965, Charles C. Thomas.）

转移。毯子、床单卷紧和刚性支持可以更有效地维护患者的体位。

改良体位很重要，例如半侧卧位。通过遵守被动体位摆放的注意事项，患者可以被安全舒适地定位（用适当的监督和监测手段）。

一个常见的做法是逐步地让患者在几种体位上相互转变，如从仰卧位到侧卧位，再到仰卧位等。极限体位和极限体位变换的使用可能会产生更大的生理益处。极限体位变换对于 $\dot{V}_A$、$\dot{Q}$ 和 $\dot{V}_A/\dot{Q}$ 区域的变化具有重大意义。刺激黏膜纤毛的运输，使分泌物分泌积累最小化。此外，体位越极限，兴奋刺激的程度越大，尤其是在直立位时，神经兴奋对危重患者至关重要。

关于氧转运随体位和体位变化而变化是另一个重要考虑。有3种可能的结果：良好的反应、没有反应或不利的反应。随着时间延长，3种结果都会恶化。具体时间取决于使氧转运受损的各种因素。与良好的的监控相配合，患者积极参与，可以维持体位一定时间，并在转为有害影响之前改良。

由于体位摆放和体位改变的标志性变化可以被预测，那么物理治疗师在摆放体位之前、期间和之后（直接和延迟效应）有一点时间来评估和治疗患者。

机械性体位摆放

动力病床或机械病床对危重患者的氧转运作用很大。这些床对那些中度血流动力学不稳定、神经肌肉阻滞的患者有益，因为这些患者不能耐受手动翻身。然而对于病情没那么严重的患者，这样的床是禁忌使用的。即使是需要多个辅助设施支持、额外关注、转换时间和体位有效性的患者，也要具体情况具体分析。

因为这些床对危重患者氧转运的有利作用，也开始将其应用于病症较轻的患者。持续的机械变化体位可以模拟手动的高频率和弧形定位。

第六节　患者体位摆放的注意事项

制定体位处方会让物理治疗师以及其团队成员花费大量时间。体位处方是基于明确的适应证和定义明确的参数基础上制定的，治疗体位不同于"常规"体位。对于任何住院卧床和活动减少的患者，在治疗中或是治疗之间体位是一个24 h问题。这类患者有氧转运受损的风险。整个团队致力于预防静态体位和活动受限相关的并发症。

尽管卧床患者的体位改变需要花费很多时间精力，特别是机械通气患者，在一个体位上获取的效益（即使很短时间内）会远远胜过所需的时间和精力。俯卧位也会产生好的效应，但使用得很少。一般的，治疗性体位可以有效地与护理干预措施以及其他过程相协调。所有体位，尤其是重症患者的俯卧位，应当检查潜在的入选和排除标准，连同转换前注意事项、转换技术、协助、监测有效性、被动活动和肢体摆放都要考虑。最后，俯卧位所带来的不良反应，以及其他姿势的不良反应都需要被记录。

对于一名特定的患者，极端的体位和体位变化影响措施的选择，要尽可能活动，但活动的作用是有限的。当极限的体位不可行时，体位变换是必须的。即使能从极限体位获取最大效益，因为它们模拟了健康人的正常变化，但只有一些小变化是有效地改变胸膜腔内压力梯度，这样的话最初闭合的肺泡会重新开放，即使最初开放的可能会闭合。尽管我们不能依赖于改良体位和轻微的效应，但对于极限体位禁忌的患者而言也是有效的。如果有适应证，在每个体位变化前后，鼓励患者深呼吸、咳嗽或者气道抽吸。

第七节　监测体位和体位变换的生理反应

体位和体位变换的处方参数包括所选择的体位、持续时间、体位的变化顺序、体位变换周期和所有涉及的体位。因为患者在任何时候都有1个体位（不能消除重力的影响），患者治疗期间的体位摆放可以尽可能多地促进整体治疗反应，因为患者在接受体位带来的效益的时间要比摆放体位的时间更多。

　　体位摆放持续时间以及体位变换的频率，是反应依赖性的而不是单纯时间依赖性的。监测是制定和修改体位处方的基础。需要监测的生理学指标取决于患者特定的临床症状、心肺功能障碍及其严重程度。监测病情稳定的患者包括主观和客观的氧转运指标，其中最重要的是氧气输运、氧气消耗、氧气摄取和气体交换等指标，例如 A/AO_2 差异和 PAO_2/PaO_2。主观评估方面，包括患者的面部表情、呼吸窘迫、呼吸困难、焦虑、外周水肿、不适和疼痛等。客观评估方面，包括心率、血压、呼吸频率、动脉血氧饱和度（ SaO_2 ）、呼气流速、床旁肺功能测定等。需要使用适当的标准和程序以确保这些措施都是有效和可靠的。因为生理指标时刻变化着，在一段时间内应该连续进行测量，确定平均值，而不是使用峰值或离散评估，这可能会歪曲治疗效果。

　　要分析和比较各种评估指标，FiO_2 和 FiO_2 的任何变化必须进行记录。当 FiO_2 变化时，可用 PaO_2/FiO_2 对不同患者之间气体交换进行比较。同样的，对于机械通气患者，除了其他干预措施，任何通气参数的变化必须对氧转运有直接影响。只有这样，临床医师才能够合理地得出这样的结论：体位或体位变换有助于提高氧转运。

　　在治疗之前、治疗期间和治疗一段时间后，都需要记录干预措施和结果（预处理基线）。有效稳定预处理基线对于确定指定体位对氧转运的治疗作用至关重要。除了没有对患者主观感受和氧转运产生任何有害影响外，监测变量以确保治疗的有效性。只要发现有利的影响，没有其他禁忌证时，一个体位通常可以安全地维持；然而，预期效益随着时间延长而递减。

　　患者保持静态体位 $1\sim2$ h 以上时需要密切监测。在这个时间之后体位生理效应的变化是可预防的，不要任由效益递减和患者潜在的病情恶化。

　　病危患者应该应用更多的监控设备进行监测。这些提供氧转运的测量和指标，某些血流动力学和肺变量连续监测可用来确保治疗结果是有效的和患者是安全的。

结　　语

　　最基本的生理体位是与社会参与活动相关的"直立和活动"。这一章的具体目的是区分治疗性体位与常规体位，前者以优化氧转运为目的，主要目的就是保持气体交换正常进行和预防并发症。描述了不同的体位和体位变换对心肺功能和氧转运的影响。主要目标是努力使治疗体位模拟生理体位（即直立和更好的活动）来优化氧转运。说明了优化治疗性体位处方和监测治疗效果的相关问题。

　　本章着重于治疗性体位的生理效应，充分证据证明治疗性体位对氧转运有直接有效的作用。建立一个指定体位或体位变换处方原理是非常必要的，要基于各种相关生理因素，按照治疗性体位处方设定原则来进行。

（四川大学附属华西医院　胡　钰　喻鹏铭）

参考文献

［1］　Lumb A B, Thomas C R. Nunn's applied respiratory physiology eBook [M]. City: Elsevier Health Sciences, 2020.

［2］　West J B. Respiratory physiology: the essentials [M]. City: Lippincott Williams & Wilkins, 9th ed, 2012.

［3］　Jones A Y, Dean E. Body position change and its effect on hemodynamic and metabolic status [J]. Heart & Lung, 2004, 33 (5): 281-290.

［4］　Doering L, Dracup K. Comparisons of cardiac output in supine and lateral positions [J]. Nursing research, 1988, 37 (2): 114-118.

［5］　Bliss M R. The rationale for sitting elderly patients in hospital out of bed for long periods is medically unsubstantiated and detrimental to their recovery [J]. Medical hypotheses, 2004, 62 (4): 471-8.

［6］　Krishnagopalan S, Johnson E W, Low L L, et al. Body positioning of intensive care patients: clinical practice versus standards [J]. Critical care medicine, 2002, 30 (11): 2588-2592.

［7］　Svanberg L. Influence of posture on the lung volumes, ventilation and circulation in normals; a spirometric-bronchospirometric investigation [J]. Scandinavian journal of clinical and laboratory investigation, 1957, 9 (supply25): 1-195.

［8］ Hsu H O. Hickey R F. Effect of Posture on Fonctional Residual Capacity Postoperatively [J]. Anesthesiology, 1976, Jun; 44 (6): 520-521.

［9］ Ray J F, Yost L, Moallem S, et al. Immobility, hypoxemia, and pulmonary arteriovenous shunting [J]. Archives of Surgery, 1974, 109 (4): 537-541.

［10］ Leblanc P, Ruff F F, Milic-Emili J. Effects of age and body position on "airway closure" in man [J]. Journal of Applied Physiology, 1970, 28 (4): 448-451.

［11］ Rouby J J, Puybasset L, Nieszkowska A, et al. Acute respiratory distress syndrome: lessons from computed tomography of the whole lung [J]. Critical Care Medicine, 2003, 31 (4 Suppl): S285-S295.

［12］ Graham B L, Steenbruggen I, Miller M R, et al. Standardization of spirometry 2019 update. An official American thoracic society and European respiratory society technical statement [J]. American Journal of Respiratory and Critical Care Medicine, 2019, 200 (8): e70-e88.

［13］ Hankinson J L, Odencrantz J R, Fedan K B. Spirometric reference values from a sample of the general US population [J]. American Journal of Respiratory and Critical Care Medicine, 1999, 159 (1): 179-187.

［14］ Weber K T, Janicki J S, Shroff S G, et al. The cardiopulmonary unit: the body's gas transport system [J]. Clinics in Chest Medicine, 1983, 4 (2): 101-110.

［15］ Druz W S, Sharp J T. Electrical and mechanical activity of the diaphragm accompanying body position in severe chronic obstructive pulmonary disease [J]. American Review of Respiratory Disease, 1982, 125 (3): 275-280.

［16］ Badr C, Elkins M R, Ellis E R. The effect of body position on maximal expiratory pressure and flow [J]. Australian Journal of Physiotherapy, 2002, 48 (2): 95-102.

［17］ Brochard L, Rua F, Lorino H, et al. Inspiratory pressure support compensates for the additional work of breathing caused by the endotracheal tube [J]. Anesthesiology, 1991, 75 (5): 739-745.

［18］ Vicente E G, Almengor J S, Cabllero L D, et al. Invasive mechanical ventilation in COPD and asthma [J]. Medicina Intensiva (English Edition), 2011, 35 (5): 288-298.

［19］ Tobin M J. Mechanical ventilation [J]. New England Journal of Medicine, 1994, 330 (15): 1056-1061.

［20］ Zadai C C. Pulmonary management in physical therapy [M]. City: Churchill Livingstone, 1992.

［21］ Nomellini V, Chen H. Murray and Nadel's Textbook of Respiratory Medicine [J]. Journal of Surgical Research, 2012, 173 (1): 45.

［22］ Blomqvist C G, Stone H L. Cardiovascular adjustments to gravitational stress [M]. NASA Lyndon B Johnson Space Center, Spacelab Life Sciences 1: Reprints of Background Life Sciences Publications, 1991.

［23］ Gauer O. Postural changes in the circulation [M]. Hand book of physiology, 1965.

［24］ Sandler H. Cardiovascular effects of inactivity [M]. Inactivity physiological effects, 1986.

［25］ Thadani U, Parker J O. Hemodynamics at rest and during supine and sitting bicycle exercise in normal subjects [J]. The American journal of cardiology, 1978, 41 (1): 52-59.

［26］ Langou R A, Wolfson S, Olson E G, et al. Effects of orthostatic postural changes on myocardial oxygen demands [J]. The American journal of cardiology, 1977, 39 (3): 418-421.

［27］ Convertino V A. Value of orthostatic stress in maintaining functional status soon after myocardial infarction or cardiac artery bypass grafting [J]. Journal of Cardiovascular Nursing, 2003, 18 (2): 124-130.

［28］ Zaidi A, Benitez D, Gaydecki P, et al. Haemodynamic effects of increasing angle of head up tilt [J]. Heart, 2000, 83 (2): 181-184.

［29］ Cohen N, Gorelik O, Fishlev G, et al. Seated postural hypotension is common among older inpatients [J]. Clinical Autonomic Research, 2003, 13 (6): 447-449.

［30］ Dock W. The evil sequelae of complete bed rest [J]. Journal of the American Medical Association, 1944, 125 (16): 1083-1085.

［31］ Harrison T R. Abuse of rest as a therapeutic measure for patients with cardiovascular disease [J]. Journal of the American Medical Association, 1944, 125 (16): 1075-1077.

［32］ Moreno F, Lyons H A. Effect of body posture on lung volumes [J]. Journal of Applied physiology, 1961, 16 (1): 27-29.

［33］ Powers J H. The abuse of rest as a therapeutic measure in surgery: early postoperative activity and rehabilitation [J]. Journal of the American Medical Association, 1944, 125 (16): 1079-1083.

［34］ Convertino V A. Cardiovascular consequences of bed rest: effect on maximal oxygen uptake [J]. Medicine and science in sports and exercise, 1997, 29 (2): 191-196.

[35] Dean E, Ross J. Discordance between cardiopulmonary physiology and physical therapy: toward a rational basis for practice [J]. Chest, 1992, 101 (6): 1694-1698.

[36] Behrakis P K, Baydur A, Jaeger M J, et al. Lung mechanics in sitting and horizontal body positions [J]. Chest, 1983, 83 (4): 643-646.

[37] Craig D B, Wahba W, Don H, et al. " Closing volume" and its relationship to gas exchange in seated and supine positions [J]. Journal of Applied Physiology, 1971, 31 (5): 717-721.

[38] Don H, Craig D, Wahba W, et al. The measurement of gas trapped in the lungs at functional residual capacity and the effects of posture [J]. Anesthesiology, 1971, 35 (6): 582-590.

[39] Nayak P, Krishnan S, Menon V V, et al. A Study on Prevalence of Musculoskeletal and Work Related Risk Factors among Fish Processing Industry Workers in Mangalore: -A Community based Survey [J]. Website: www ijpot com, 2020, 14 (4): 141.

[40] Klingstedt C, Hedenstierna G, Baerendtz S, et al. Ventilation-perfusion relationships and atelectasis formation in the supine and lateral positions during conventional mechanical and differential ventilation [J]. Acta Anaesthesiologica Scandinavica, 1990, 34 (6): 421-429.

[41] Roussos C S, Fukuchi Y, Macklem P, et al. Influence of diaphragmatic contraction on ventilation distribution in horizontal man [J]. Journal of Applied Physiology, 1976, 40 (3): 417-424.

[42] Prefaut C, Engel L. Vertical distribution of perfusion and inspired gas in supine man [J]. Respiration Physiology, 1981, 43 (3): 209-219.

[43] Joosten S A, O'driscoll D M, Berger P J, et al. Supine position related obstructive sleep apnea in adults: pathogenesis and treatment [J]. Sleep Medicine Reviews, 2014, 18 (1): 7-17.

[44] SjÖstrand T. Determination of changes in the intrathoracic blood volume in man [J]. Acta Physiologica Scandinavica, 1951, 22 (2-3): 114-128.

[45] Creditor M C. Hazards of hospitalization of the elderly [J]. Annals of Internal Medicine, 1993, 118 (3): 219-223.

[46] Hardie J A, MØrkve O, Ellingsen I. Effect of body position on arterial oxygen tension in the elderly [J]. Respiration, 2002, 69 (2): 123-128.

[47] Matzen S, Perko G, Groth S, et al. Blood volume distribution during head-up tilt induced central hypovolaemia in man [J]. Clinical Physiology, 1991, 11 (5): 411-422.

[48] Perko G, Payne G, Linkis P, et al. Thoracic impedance and pulmonary atrial natriuretic peptide during head-up tilt induced hypovolaemic shock in humans [J]. Acta Physiologica Scandinavica, 1994, 150 (4): 449-454.

[49] Norsk P. Renal adjustments to microgravity [J]. Pflügers Archiv, 2000, 441 (1): R62-R5.

[50] Dean E. Mobilization and exercise conditioning [M]. Pulmonary management in physical therapy, 1992, 157-190.

[51] Hasser E M, Moffitt J A. Regulation of sympathetic nervous system function after cardiovascular deconditioning [J]. Annals of the New York Academy of Sciences, 2001, 940 (1): 454-468.

[52] Hughson R, Yamamoto Y, Maillet A, et al. Altered autonomic regulation of cardiac function during head-up tilt after 28-day head-down bed-rest with counter-measures [J]. Clinical Physiology, 1994, 14 (3): 291-304.

[53] Houtman S, Colier W, Oeseburg B, et al. Systemic circulation and cerebral oxygenation during head-up tilt in spinal cord injured individuals [J]. Spinal Cord, 2000, 38 (3): 158-163.

[54] Zorbas Y G, Yarullin V L, Denogratov S D, et al. Fluid volume measurements in normal subjects to disclose body hydration during acute bed rest [J]. International urology and Nephrology, 2003, 35 (4): 457-465.

[55] Zhang L N, Gao F, Ma J, et al. Daily head-up tilt, standing or centrifugation can prevent vasoreactivity changes in arteries of simulated weightless rats [J]. Journal of gravitational physiology: a journal of the International Society for Gravitational Physiology, 2000, 7 (2): 143-144.

[56] Zhang L F. Vascular adaptation to microgravity: what have we learned? [J]. Journal of Applied Physiology, 2001, 91 (6): 2415-2430.

[57] Watenpaugh D E, Ballard R E, Scheider S M, et al. Supine lower body negative pressure exercise during bed rest maintains upright exercise capacity [J]. Journal of Applied Physiology, 2000, 89 (1): 218-227.

[58] Muer M, Domino K B, Lindahl S G, et al. Regional ventilation-perfusion distribution is more uniform in the prone position [J]. Journal of Applied Physiology, 2000, 88 (3): 1076-1083.

［59］ Ntren S, Mure M, Jacobsson H, et al. Pulmonary perfusion is more uniform in the prone than in the supine position: scintigraphy in healthy humans [J]. Journal of Applied Physiology, 1999, 86 (4): 1135-1141.

［60］ Ross J, Dean E, Abboud R T. The effect of postural drainage positioning on ventilation homogeneity in healthy subjects [J]. Physical Therapy, 1992, 72 (11): 794-799.

［61］ Froese A B, Bryan A C. Effects of anesthesia and paralysis on diaphragmatic mechanics in man [J]. The Journal of the American Society of Anesthesiologists, 1974, 41 (3): 242-255.

［62］ Harms M P, Van Lieshout J J, Jenstrup M, et al. Postural effects on cardiac output and mixed venous oxygen saturation in humans [J]. Experimental Physiology, 2003, 88 (5): 611-616.

［63］ Hurewitz A, Susskind H, Harold W. Obesity alters regional ventilation in lateral decubitus position [J]. Journal of Applied Physiology, 1985, 59 (3): 774-783.

［64］ Manning F, Dean E, Ross J, et al. Effects of side lying on lung function in older individuals [J]. Physical Therapy, 1999, 79 (5): 456-466.

［65］ Klingstedt C, Hedenstierna G, Lundquist H, et al. The influence of body position and differential ventilation on lung dimensions and atelectasis formation in anaesthetized man [J]. Acta Anaesthesiologica Scandinavica, 1990, 34 (4): 315-322.

［66］ Lange R A, Katz J, Mcbride W, et al. Effects of supine and lateral positions on cardiac output and intracardiac pressures [J]. The American Journal of Cardiology, 1988, 62 (4): 330-333.

［67］ Kaneko K, Milic-Emili J, Dolovich M, et al. Regional distribution of ventilation and perfusion as a function of body position [J]. Journal of Applied Physiology, 1966, 21 (3): 767-777.

［68］ Clauss R H, Scalabrini B Y, Ray Ⅲ J F, et al. Effects of changing body position upon improved ventilation-perfusion relationships [J]. Circulation, 1968, 37 (4s2): Ⅱ-214-Ⅱ-7.

［69］ Remolina C, Khan A U, Santiago T V, et al. Positional hypoxemia in unilateral lung disease [J]. New England Journal of Medicine, 1981, 304 (9): 523-525.

［70］ Sonnenblick M, Melzer E, Rosin A. Body positional effect on gas exchange in unilateral pleural effusion [J]. Chest, 1983, 83 (5): 784-786.

［71］ Dean E. Effect of body position on pulmonary function [J]. Physical Therapy, 1985, 65 (5): 613-618.

［72］ Zack M B, Pontoppidan H, Kazemi H. The effect of lateral positions on gas exchange in pulmonary disease: a prospective evaluation [J]. American Review of Respiratory Disease, 1974, 110 (1): 49-55.

［73］ Chang S C, Chang H I, Shiao G M, et al. Effect of body position on gas exchange in patients with unilateral central airway lesions: down with the good lung? [J]. Chest, 1993, 103 (3): 787-791.

［74］ Bein T, Metz C, Keyl C, et al. Effects of extreme lateral posture on hemodynamics and plasma atrial natriuretic peptide levels in critically ill patients [J]. Intensive Care Medicine, 1996, 22 (7): 651-655.

［75］ Tanskanen P, Kyna J, Randell T. The effect of patient positioning on dynamic lung compliance [J]. Acta Anaesthesiologica Scandinavica, 1997, 41 (5): 602-606.

［76］ Zimmerman J, Goodman L, Standre A, et al. Radiographic detection of mobilizable lung water: the gravitational shift test [J]. American Journal of Roentgenology, 1982, 138 (1): 59-64.

［77］ Duan N L, Lu S, Ling A. Effect of position change on the PaO_2 in patients with unilateral tuberculous pleural effusion [J]. Zhonghua hu li za zhi=Chinese journal of nursing, 1997, 32 (4): 190-191.

［78］ Barach A L, Beck G J. The ventilatory effects of the head-down position in pulmonary emphysema [J]. The American Journal of Medicine, 1954, 16 (1): 55-60.

［79］ De Troyer A. Mechanical role of the abdominal muscles in relation to posture [J]. Respiration Physiology, 1983, 53 (3): 341-353.

［80］ Piehl M A, Brown R S. Use of extreme position changes in acute respiratory failure [J]. Critical care medicine, 1976, 4 (1): 13-14.

［81］ Douglas W W, Rehder K, Beynen F M, et al. Improved oxygenation in patients with acute respiratory failure: the prone position [J]. American Review of Respiratory Disease, 1977, 115 (4): 559-566.

［82］ Maunder R J, Shuman W P, Mchugh J W, et al. Preservation of normal lung regions in the adult respiratory distress syndrome: analysis by computed tomography [J]. JAMA, 1986, 255 (18): 2463-2465.

［83］ Gattinoni L, Pesenti A, Avalli L, et al. Pressure-volume curve of total respiratory system in acute respiratory failure: computed tomographic scan study [J]. American Review of Respiratory Disease, 1987, 136 (3): 730-736.

［84］ Wiener C M, Mckenna W J, Myers M J, et al. Left lower lobe ventilation is reduced in patients with cardiomegaly in the supine but not the prone position [J]. Am Rev Respir Dis, 1990, 141 (1): 150-155.

[85] Gattinoni L, Busana M, Giosa L, et al. Prone positioning in acute respiratory distress syndrome; proceedings of the Seminars in respiratory and critical care medicine, F, 2019, [C]. Thieme Medical Publishers.

[86] Bone R C. The ARDS lung: new insights from computed tomography [J]. Jama, 1993, 269 (16): 2134-2135.

[87] Gattinoni L, D'andrea L, Pelosi P, et al. Regional effects and mechanism of positive end-expiratory pressure in early adult respiratory distress syndrome [J]. JAMA, 1993, 269 (16): 2122-2127.

[88] Pelosi P, D'andrea L, Vitale G, et al. Vertical gradient of regional lung inflation in adult respiratory distress syndrome [J]. American Journal of Respiratory and Critical Care Medicine, 1994, 149 (1): 8-13.

[89] Henderson A C, S Á R C, Theilmann R J, et al. The gravitational distribution of ventilation-perfusion ratio is more uniform in prone than supine posture in the normal human lung [J]. Journal of Applied Physiology, 2013, 115 (3): 313-324.

[90] Kallet R H. A comprehensive review of prone position in ARDS [J]. Respiratory Care, 2015, 60 (11): 1660-1687.

[91] Gattinoni L, Caironi P. Pronc positioning: beyond physiology [J]. The Journal of the American Society of Anesthesiologists, 2010, 113 (6): 1262-1264.

[92] Jolliet P, Bulpa P, Chevrolet J-C. Effects of the prone position on gas exchange and hemodynamics in severe acute respiratory distress syndrome [J]. Critical Care Medicine, 1998, 26 (12): 1977-1985.

[93] Valter C, Christensen A, Tollund C, et al. Response to the prone position in spontaneously breathing patients with hypoxemic respiratory failure [J]. Acta Anaesthesiologica Scandinavica, 2003, 47 (4): 416-418.

[94] Fessler H E, Talmor D S. Should prone positioning be routinely used for lung protection during mechanical ventilation? [J]. Respiratory Care, 2010, 55 (1): 88-99.

[95] Pump B, Talleruphuus U, Christensen N J, et al. Effects of supine, prone, and lateral positions on cardiovascular and renal variables in humans [J]. American Journal of Physiology-Regulatory, Integrative and Comparative Physiology, 2002, 283 (1): R174-R80.

[96] Ball C, Adams J, Boyce S, et al. Clinical guidelines for the use of the prone position in acute respiratory distress syndrome [J]. Intensive and Critical Care Nursing, 2001, 17 (2): 94-104.

[97] Flaatten H, Aardal S, HeverØy O. Improved oxygenation using the prone position in patients with ARDS [J]. Acta Anaesthesiologica Scandinavica, 1998, 42 (3): 329-334.

[98] Langer M, Mascheroni D, Marcolin R, et al. The prone position in ARDS patients: a clinical study [J]. Chest, 1988, 94 (1): 103-107.

[99] Pelosi P, Brazzi L, Gattinoni L. Prone position in acute respiratory distress syndrome [J]. European Respiratory Journal, 2002, 20 (4): 1017-1028.

[100] Mcauley D, Giles S, Fichter H, et al. What is the optimal duration of ventilation in the prone position in acute lung injury and acute respiratory distress syndrome? [J]. Intensive Care Medicine, 2002, 28 (4): 414-418.

[101] Michaels A J, Wanek S M, Dreifuss B A, et al. A protocolized approach to pulmonary failure and the role of intermittent prone positioning [J]. Journal of Trauma and Acute Care Surgery, 2002, 52 (6): 1037-1047.

[102] Lim C, Koh Y, Chin J, et al. Respiratory and haemodynamic effects of the prone position at two different levels of PEEP in a canine acute lung injury model [J]. European Respiratory Journal, 1999, 13 (1): 163-168.

[103] Mellins R B. Pulmonary physiotherapy in the pediatric age group [J]. American Review of Respiratory Disease, 1974, 110 (6P2): 137-142.

[104] Dripps R D, Waters R M. Nursing care of surgical patients: I. The "stir-up" [J]. AJN The American Journal of Nursing, 1941, 41 (5): 530-553.

[105] Convertino V A. Effects of exercise and inactivity on intravascular volume and cardiovascular control mechanisms [J]. Acta Astronautica, 1992, 27: 123-129.

[106] Gattinoni L, Pelosi P, Vitale G, et al. Body position changes redistribute lung computed-tomographic density in patients with acute respiratory failure [J]. The Journal of the American Society of Anesthesiologists, 1991, 74 (1): 15-23.

[107] Pyne D B. Regulation of neutrophil function during exercise [J]. Sports Medicine, 1994, 17 (4): 245-258.

[108] Skerrett S J, Niederman M S, Fein A M. Respiratory infections and acute lung injury in systemic illness [J]. Clinics in Chest Medicine, 1989, 10 (4): 469-502.

[109] Doering L. The effect of positioning on hemodynamics and gas exchange in the critically ill: a review [J]. American Journal

心肺与重症康复——基础与临床

of Critical Care, 1993, 2 (3): 208-216.

[110] Markey D W, Brown R J. An interdisciplinary approach to addressing patient activity and mobility in the medical-surgical patient [J]. Journal of Nursing Care Quality, 2002, 16 (4): 1-12.

[111] Fink M P, Helsmoortel C M, Stein K L, et al. The Efficacy of an Oscillating Bed in the Prevention of Lower Respiratory Tract Infection in Critically Ⅲ Victims of Blunt Trauma: A Prospective Study [J]. Chest, 1990, 97 (1): 132-137.

[112] Gentilello L, Thompson D A, Tonnesen A S, et al. Effect of a rotating bed on the incidence of pulmonary complications in critically ill patients [J]. Critical Care Medicine, 1988, 16 (8): 783-786.

[113] Summer W R, Curry P, Haponik E F, et al. Continuous mechanical turning of intensive care unit patients shortens length of stay in some diagnostic-related groups [J]. Journal of Critical Care, 1989, 4 (1): 45-53.

[114] Ahrens T, Kollef M, Stewart J, et al. Effect of kinetic therapy on pulmonary complications [J]. American Journal of Critical Care, 2004, 13 (5): 376-382.

[115] Delaney A, Gray H, Laupland K B, et al. Kinetic bed therapy to prevent nosocomial pneumonia in mechanically ventilated patients: a systematic review and meta-analysis [J]. Critical Care, 2006, 10 (3): 1-12.

[116] Dean E, Ross J. Oxygen transport: The basis for contemporary cardiopulmonary physical therapy and its optimization with body positioning and mobilization [J]. Physical Therapy Practice, 1992, 1 (4): 34-44.

第三十四章
改善气道廓清的物理治疗

引　言

    气道廓清技术（airway clearance therapy，ACT）是肺康复中的重要内容，是利用呼吸训练、体位引流等物理方式或机械振动方式影响气道壁本身和气道内的气流，使附着于气道壁的痰液松动，并通过咳嗽动作将痰液排出体外。它们的目的是减少分泌物引起的气道阻塞，从而防止呼吸道感染，重新扩张肺塌陷区域，从而改善气体交换并减少炎症反应。到目前为止，对于所有ACT都没有足够的证据证明它们在不同临床情况下的有效性，或者肯定一种技术优于另一种技术。坚持治疗是根本，这在很大程度上取决于患者的满意度、积极性和感知效果。因此，选择使用哪种ACT不仅要考虑缓解患者症状，还要考虑该技术对患者生活方式的适应性、也要考虑患者的偏好。制定一个最佳的气道廓清技术的处方至关重要。

    目前在气道廓清训练过程中，主要依靠治疗师人为主观判断患者的呼吸和咳嗽行为，缺少客观的人体活动评估指标以及记录手段。对每一次主动发起的咳嗽是否起到了有效的气道廓清效应，目前缺少能够实时监测、信息反馈、适应性调整和持续记录结果的方法。虽然气道廓清训练已经是临床常用肺康复技术，但是整个训练过程缺少可持续记录的客观依据，影响了该训练技术的质量控制。一项随机对照交叉试验通过比较痰重量、FEV_1、电阻抗断层扫描呼气末肺阻抗、多次呼吸氮气冲洗法和脉冲震荡法的方式，以确定对囊性纤维化患者最有用的ACT。

第一节　气道廓清技术的适应证、禁忌证和注意事项

一、气道廓清技术的适应证

    气道分泌物的管理是从呼吸系统疾病到神经肌肉疾病到接受胸部或腹部手术的患者中遇到的主要问题之一，包括：囊性纤维化、支气管扩张、肺不张、呼吸肌无力、机械通气、儿科相关疾病、哮喘、新冠肺炎（COVID-19）患者等。

    1. 囊性纤维化　囊性纤维化（cystic fibrosis，CF）是一种的遗传病，其中浓稠的粘液在肺部积聚，导致感染、炎症，并最终导致肺功能恶化。为了清除肺部粘液，CF患者每天都须进行气道廓清技术。气道廓清方案对移动粘液产生有益的效果，但几乎没有证据支持使用一种气道清除技术优于另一种。CF患者应在考虑舒适性、便利性、灵活性、实用性、成本或其他一些因素后，选择最能满足其需求的气道清除技术。

    2. 支气管扩张　支气管壁弹性组织破裂，会导致严重的支气管扩张，同时也会出现支气管黏膜的红肿和分泌物的增加。支气管扩张症患者会出现慢性咳嗽和急性加重，这与较差的生活质量和较高的疾病进展率有关。支气管扩张治疗的临床指南建议采用气道清除技术（ACTs）来清除痰液并减轻症状，应对运动耐量降低的个体进行肺康复或锻炼或体力活动。Jennifer等报道，气道清除技术通常用作支气管扩张急性加重患者理疗管理的一部分，并且技术的选择和感知的有效性取决于患者的年龄。成人最常用的气道清除技术是呼气、运动和主动循环呼吸技术。对成年人最有效的技术是运动锻炼。所以有效地个性化ACT对支气管扩张患者至关重要。

3. 肺不张　肺不张是由于部分肺泡的塌陷，同时伴有分泌物的潴留所导致。见于全身麻醉手术后，特别是胸部或腹部手术的患者。气道廓清技术可用于黏液阻塞导致的肺不张患者。

4. 呼吸肌无力　许多神经系统或肿瘤转移性疾病或衰弱的患者都可以表现为通气减少或呼吸做功增加。他们无法保持对呼吸道分泌物的恰当控制，经常有减弱或无效咳嗽的病理机制存在。杜氏肌营养不良症患者会出现呼吸肌无力，导致咳嗽减弱、气道清除障碍，通过肺活量、峰值咳嗽流速、最大吸气和呼气压力来评估咳嗽有效性，用于确定开始咳嗽增强技术的最佳时机。

5. 机械通气　需要机械通气支持的患者包括昏迷并存在肺不张的风险和不能独立管理气道分泌物的患者。机械通气患者的分泌物管理是临床医生的首要任务。在气道清除治疗期间更好地了解气流偏压和气道动态压缩的机制可能会提供更有效的方法。呼吸机过度通气、呼气胸腔压迫、PEEP操作和机械吸入－呼出器是可以根据此类机制进行优化的技术。但以患者为中心并针对个人需求，制定个体化的ACT，可以使用黏液活性剂来增强和优化患者管理。

6. 儿科相关疾病　ACT对囊性纤维化、慢性化脓性肺疾病、支气管扩张、神经肌肉疾病（neuromuscular disorders，NMD）患儿是非常重要的。南非物理治疗师在神经肌肉疾病患儿呼吸管理中更偏好传统的手动气道清除技术。ACT种类较多，应根据患儿的基础疾病、年龄及配合程度进行个体化选择，可应用单个ACT或联合多个ACTs。

7. 哮喘　哮喘的特点是存在气道过度反应和黏液堵塞。气道廓清技术可能有益于协助移除黏液，但对于无并发症的急性哮喘发作并无帮助。

8. 新冠肺炎（COVID-19）　对于分泌物过多的COVID-19患者，且有呼吸道分泌物的临床体征（通过听诊、触诊或胸部X线检查），可以应用不同的技术和设备进行松动或排出分泌物，如连续或临时呼气正压装置（PEP、TPEP、OPEP）等。由于咳嗽是COVID-19肺部受累最困扰患者的症状之一，可导致呼吸困难或胸痛，在ACTs中，患者能够独立完成的方法应该是首选。

二、气道廓清技术的禁忌证和注意事项

对年龄很小、配合能力有限、或不能利用其他气道廓清技术的患者，叩击、振动和摇动为排除遗留的分泌物提供了方法。然而，由于这些技术是将力作用至胸廓，因此，也有很多的注意事项和禁忌要考虑。

叩击已被证明会降低重症患者的氧分压，尤其心血管不稳定的患者和新生儿。可以预测的影响因素就是患者的动脉血氧分压基线。心脏节律紊乱被认为与支气管引流的胸部叩诊相关联，低氧血症可能是肺部物理治疗引起心律失常的基础机制。

气道高反应性（如哮喘）的患者对叩击技术表现出不耐受。叩击治疗前提供支气管扩张剂可以避免FEV_1的下降。气喘也与CF和COPD患者的叩击和振动有关。

表4.34.1总结了叩击、振动和高频胸外按压的胸部表面操作的禁忌证。采用较小压力的振动手法可能耐受性更好。为避免造成气道高反应的后果，可在高频胸壁按压治疗期间提供雾化吸入支气管扩张剂。

表4.34.1　除体位引流外胸部表面操作的禁忌证

皮下气肿	肋骨骨髓炎
近期硬膜外脊髓注射或脊髓麻醉	骨质疏松
近期胸部有皮肤移植或皮瓣	凝血功能障碍
烧伤，开放性伤口，以及胸部的皮肤感染	胸壁疼痛
近期安装心脏起搏器	新生儿叩击的其他禁忌证
疑似肺结核	氧饱和度值低表示治疗不耐受
肺挫伤	肋骨骨折
支气管痉挛	咯血

［引自AARC (American Association for Respiratory Care) clinical practice guideline. Postural drainage therapy [J]. Respir Care, 1991, 36 (12): 1418-26; and Crane L: Physical therapy for the neonate with respiratory disease. In Irwin S, Tecklin JS, editors: Cardiopulmonary physical therapy, St. Louis, 1985, Mosby.］

第二节 气道廓清技术构成

气道廓清技术的目标是清除气道分泌物，从而有助于预防感染和改善肺功能。任何分泌物清除技术的准备都应包括对患者肺部状况的评估，这样使得治疗前后有对比。体格检查包括视诊、触诊、生命体征测量和胸部听诊，为治疗效果提供评估。其他的评定方法包括：胸片、动脉血气分析和肺功能。摄入足够的水分（在允许的情况下）能减少分泌物的黏度，从而更容易清除。

有多种气道清除技术，包括运动、传统胸部理疗、自主引流、主动循环呼吸技术、呼气正压（PEP）、高压呼气正压（PEP）、气道振荡装置（例如 Acapella®、Flutter®、Quake®、Uniko-TPEP®、Free Aspire® 和肺内撞击式通气）、高频胸壁振荡装置、声学气道廓清、咳嗽辅助机、徒手过度通气、无创通气等。

运动通过改变气流来提高黏液的清除率。传统的胸部理疗使用叩击、振动的手动技术（有时还使用改良的体位排痰）来松动和移动黏液。主动循环呼吸技术和自主引流使用一系列呼吸动作来移动黏液分泌物。PEP疗法、高压PEP疗法、气道振荡装置和高频胸壁振荡装置等技术可以独立使用，从而提供独立和更灵活的气道清除管理方法。在PEP和高压PEP治疗中，这些装置通过在气道中积聚压力来清除黏液。气道振荡装置和高频胸壁振荡装置通过胸腔内或胸外振荡来帮助松动黏液。

一、运动

运动被定义为上肢或下肢或两者的有目的的运动，可有效清除分泌物的运动是有氧运动和力量训练。使用运动代替传统ACT的生理学原理包括中等强度的运动会降低CF患者的上皮细胞钠离子传导和鼻电位差，可能会增加痰液的含水量和随后的黏液纤毛清除率。运动还可以增加呼吸流量，促进呼吸道分泌物排出。然而，任何训练都必须适合患者的个人情况和能力。

一项系统评价发现，基于在呼吸功能方面的短期研究，运动与传统ACT有相似的影响，并且当与呼气/用力呼气技术结合使用时，可能会产生相似的痰液重量。但与休息相比，跑步机运动更容易咳痰。Hebestreit等建议CF患者定期运动训练结合ACTs，可以提高有氧能力和肌肉力量。Ward等报道CF患者将运动作为他们清除呼吸道的主要方法。Dwyer等报道与PEP相比，跑步机运动提高黏液纤毛清除率。McIlwaine等报道与休息相比，功率车运动和跑步机运动均显著增加PEF。运动可提高有氧能力并可能降低CF患者肺功能下降的速度。需要确定最佳训练组成部分（类型、频率、持续时间、强度），但似乎有氧和无氧训练相结合可能是CF患者的最佳训练方式。

二、传统胸部理疗

传统胸部理疗包括：体位引流、叩击、振动和摇动、肋膈辅助式排痰、Heimlich式辅助排痰、前胸按压式辅助排痰等。

1. 体位引流 体位引流是最早使用的技术之一。Nelson是第一个根据支气管树的解剖结构描述使用体位引流的人。体位引流是一种患者被放置在特定体位上，通过重力协助分泌物从支气管树中引流出来的特定技术。重力不是清除黏液的生理机制，但对肺功能很重要，即它对通气、灌注和淋巴引流有影响。Eaton等表明：就清除的分泌物量而言，体位引流比单独使用的振荡呼气正压或主动循环呼吸技术更有效。然而，它也会增加患者的呼吸困难的感觉。Fink指出体位引流对产生分泌物少的相关疾病影响很小或没有影响，因此体位引流主要限于每天分泌物产生＞30 mL的患者。

（1）位引流的治疗 由听诊和胸部X线确定需要引流的肺叶后，将患者安置在适当的位置，并在该体位下给予患者感到舒适的支撑（图4.34.1）。如果只使用体位引流，每个位置应维持5～10 min，当需引流部位集中

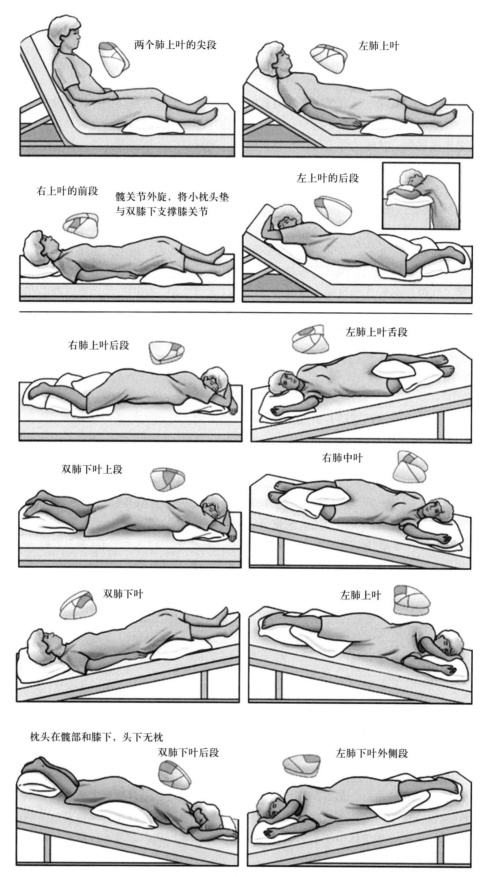

图 4.34.1　体位引流

（引自：Frownfeler D，Dean E. 心血管系统与呼吸系统物理治疗：证据到实践［M］. 郭琪，曹鹏宇，喻鹏铭译. 北京：北京科技出版社，2017.）

在某片肺叶时，如果患者能够耐受，可持续更长时间。如果体位引流与其他气道廓清技术相结合，在各体位上的时间可减少。例如，如果患者在每种体位引流的姿势下同时接受叩击和振动，那么3～5 min的引流时间就够了。鼓励患者在每个姿势后进行深呼吸和咳嗽，如果可能，治疗完成后再重复1次。让患者坐直或前倾并利用腹肌有力的咳嗽来优化效果。

（2）体位引流的优点和缺点

优点：比较容易学习、所需设备的成本很低。

缺点：需要专业人员对受影响肺叶进行适当的定位，治疗时间长。

（3）体位引流的一般注意事项和禁忌证　使用体位引流作为气道廓清训练方法，动脉血氧饱和度会发生下降。因此，在治疗期间进行监测氧饱和度。

由于存在咯血的风险，在用体位引流治疗一个肺病终末期的患者时应警惕。心输出量减少与胸部物理治疗有关。

头部向下的位置已被证明会增加新生儿胃食管反流的发生率。胃食管反流可以在治疗后甚至1 h后发生。

表4.34.2总结了体位引流的禁忌证。

表4.34.2　体位引流的禁忌证

所有体位的体位引流的禁忌证	头低脚高位体位引流的禁忌证
颅内压（ICP）＞20 mmHg	避免颅内压升高的患者
头部和颈部受伤稳定前	不可控的高血压
活动性出血伴血流动力学不稳定	腹胀
最近有脊柱外科手术（如椎板切除术）或急性脊髓损伤	食管手术
活动性咯血	近期肺癌的大量咯血
脓胸	不可控的气道吸气风险
支气管胸膜瘘	新生儿头高脚低位体位引流的禁忌证
与心力衰竭（HF）相关的肺水肿	未经处理的张力性气胸
大量胸腔积液	近期气管食管瘘修补术
肺栓塞	近期眼部或颅内手术
年老，意识不清，或焦虑者	脑室内出血（Ⅲ和Ⅳ级）
肋骨骨折，伴或不伴连枷胸	急性心力衰竭或肺心病
手术伤口或愈合组织	

［引自 AARC (American Association for Respiratory Care) clinical practice guideline. Postural drainage therapy [J]. Respir Care, 1991, 36 (12): 1418-1426; and Crane L: Physical therapy for the neonate with respiratory disease. In Irwin S, Tecklin JS, editors: Cardiopulmonary physical therapy, St. Louis, 1985, Mosby. ］

2. 叩击　叩击是一种清除分泌物的传统方式，在涉及的肺段部分，治疗者双手成杯状对胸部做有节律的扣拍，以从气道移除或松动支气管分泌物为目的，在患者的胸部与治疗师的手之间扣住空气（图4.34.2），以便分泌物可以通过吸气或呼气而被清除。这种技术可在呼吸的吸气和呼气阶段同时进行。体位引流的同时使用叩击以增加效果。

叩击技术可能机制是一个从胸壁到肺的能量波的传送。可以从支气管壁松动分泌物并通过纤毛运动和咳嗽（或吸痰）将分泌物移动到近端支气管。体位引流和叩击的结合被证明对清除分泌物是有效的。

（1）叩击的治疗　操作者把拇指和其他手指内收呈杯状姿势，同时手腕、手臂和肩膀要保持放松。

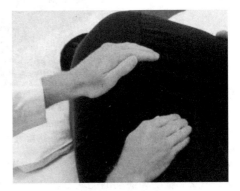

图4.34.2　胸部叩击

（引自：Frownfeler D, Dean E. 心血管系统与呼吸系统物理治疗：证据到实践［M］. 郭琪，曹鹏宇，喻鹏铭译. 北京：北京科技出版社，2017.）

治疗师徒手叩击的节律可以保持在每分钟100~480次。

两只手作用于胸壁的力量应该是相等的。力度应适应于患者的舒适度。

如果婴儿的大小不允许使用整个手掌，手动敲击可以用4个手指呈杯状，3个手指用中指做"帐篷"，或用大鱼际与小鱼际表面完成叩击。

不要叩击患者的骨突处，要避开椎骨的棘突、肩胛骨、脊柱和锁骨。也应避免在浮肋上敲击，因为这些肋仅是单个附着。

（2）叩击治疗的优缺点

优点：体位引流时加入叩击治疗可增强分泌物的清除，缩短疗程；容易被接受；机械叩击减少护理人员的疲劳。

缺点：术后疼痛没有得到充分控制的患者对叩击的耐受性不是很好；骨质疏松或凝血功能障碍的患者对于叩击的力量也有限制；叩击也与氧饱和度下降有关。

3. 振动和摇动　振动是温和、高频的力，而摇动更有力。振动是在所涉及的肺段处，通过照顾者对胸壁施加压力时上肢的持续共同收缩传递产生的振动力。摇动与振动的应用类似，并且被描述为一个反弹动作，有时也被称为"肋骨弹跳"，给胸壁提供一个并发的、压缩的力。不同于叩击、振动和摇动只在呼吸的呼气阶段使用，从吸气末开始到呼气末结束。

振动和摇动促进纤毛清除分泌物，并提高分泌物从肺泡转运到细小支气管的能力。因为对胸部用摇动的挤压力比振动的大，增加了胸壁位移的增加和呼吸肌的拉伸，可能提高吸气效果和增加肺容积。叩击禁忌证对摇动也同样适用，因为摇动也会对胸壁施力。

（1）振动和摇动的治疗　振动时，可一只手放在另一只手上，如图4.34.3所示。摇动时，指导患者在适当的体位引流姿势下进行深呼吸。通过上肢轻柔而平稳的共同收缩来振动胸壁，从吸气末开始，直到胸廓下沉。手动振动的频率是12~20 Hz。摇动时，患者处于适当的体位引流位置，把手放在需要引流的肺叶上方来治疗，并指导患者进行深呼吸。在吸气末，用缓慢（约每秒2次）、有节律的弹动按压胸壁，直到呼气结束。在气流被呼出的同时手随着胸部的活动施压。摇动的频率为2 Hz。胸壁需要施加一个不会引起患者不适的压力。如果患者胸壁的依从性受限，对振动的耐受性可能会比摇动更好。

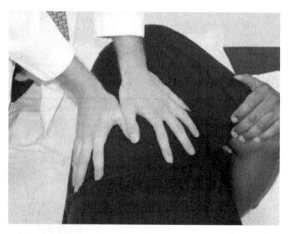
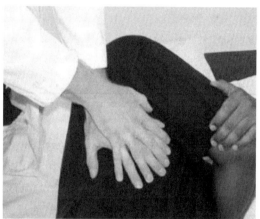

图4.34.3　振动技术

（左图. 双手放置在胸部的两侧；右图. 一只手置于另一只手的上面）

（引自：Frownfeler D，Dean E. 心血管系统与呼吸系统物理治疗：证据到实践［M］. 郭琪，曹鹏宇，喻鹏铭译.

北京：北京科技出版社，2017.）

（2）震动和摇动的优缺点

优点：在体位引流的基础上使用振动和（或）摇动可以促进分泌物的清除。对于术后患者，振动和摇动可能比叩击更容易承受。

缺点：患者无法独立操作，依靠于护理者。

4. 肋膈辅助式排痰 肋膈辅助式排痰技术，可以用于任何体位。评估最合适患者的体位后，治疗师将手放在患者的胸骨角并指导患者最大限度地进行咳嗽（图4.34.4）。在患者的一次呼气结束时，治疗师用手施加强大的压力，然后在肚脐处向下施力。以这种方式，治疗师可以辅助建立胸内压和呼气力量的。肋膈辅助技术对于肋部或腹部肌肉虚弱或瘫痪的患者有明显作用，通常可以应用于急性期到康复阶段的患者。

5. Heimlich式辅助排痰 Heimlich操作手法，也称为腹部推力辅助，这种方法需要治疗师将掌根水平放置在患者的肚脐水平，并注意避免直接放置在较低的肋骨上（图4.34.5）。适当的定位，指示患者深吸一口气并保持住。在患者咳嗽时，治疗师用掌根在横膈膜下迅速向上向里推，并让患者尽可能以适当的躯干动作辅助咳嗽。用力可能会造成胃肠道功能紊乱，如胃食管反流。由于益处有限，只有当患者对其他技术没有反应并且需要更好更有效的咳嗽时再使用这种手法。

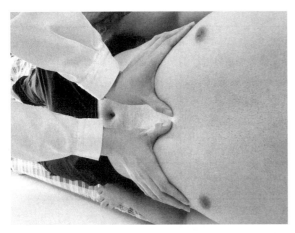

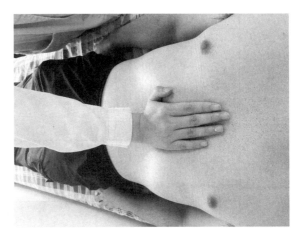

图4.34.4 仰卧位肋膈辅助式　　　　　　图4.34.5 Heimlich操作手法中手的位置

6. 前胸按压式辅助排痰 前胸按压辅助，是在咳嗽期间按压前胸的上部和下部，治疗师将一侧前臂放在患者的胸大肌部位按压上胸部，另一侧前臂平行放置在胸下部（避免剑突）或腹部（图4.34.6A）或按Heimlich操作手法放置（图4.34.6B）。与其他技术的要求一样。由于直接徒手接触胸部，可以很容易地首先促进吸气，然后是"保持"。因此治疗师可以准备加强咳嗽的前两个阶段。在呼气阶段，治疗师的两臂快速用力进行刺激。力的方向是：在上胸部向下、向后；在下胸部或腹部向上、向后；当一起进行时，两只手臂施加压力，形似字母V。对于前胸壁消瘦的患者，因为压缩了附着在前胸壁的肌肉，前胸按压辅助是比肋膈辅助技术更有效。然而，前胸按压技术并不适合前胸下陷畸形的患者，因为会进一步加重了胸壁塌陷。

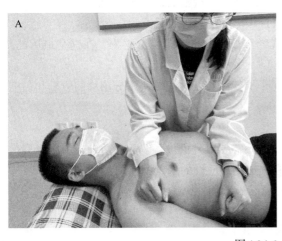

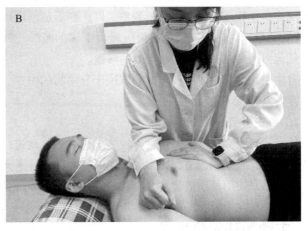

图4.34.6 前胸按压辅助

（引自：Frownfeler D，Dean E. 心血管系统与呼吸系统物理治疗：证据到实践［M］. 郭琦，曹鹏宇，喻鹏铭译.
北京：北京科技出版社，2017.）

三、自主引流

自主引流涉及一系列不同肺容量的呼吸技术以松动分泌物。自主引流是一个基于在放松的状态下和不需要体位引流特定的体位的情况下安静呼气的抗呼吸困难（相悖于呼吸困难的）技术。这种技术可以自我管理，不需要助手或设备。

自主引流包含3个阶段的生理状态，通过改变呼气气流，用膈式呼吸来移动分泌物（图4.34.7）。

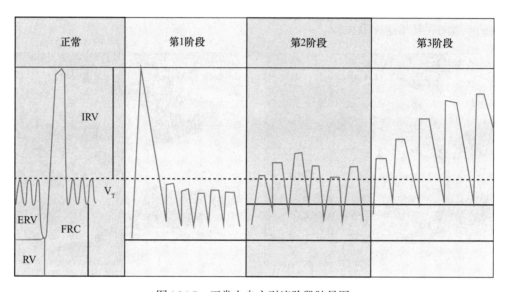

图4.34.7　正常人自主引流阶段肺量图

（第1阶段：松动；第2阶段：聚集；第3阶段：排出。VT. 潮气量；ERV. 呼气储备量；RV. 储备量；FRC. 功能残气量；IRV. 吸气储备量；IRV+VT+ERV. 肺活量）

（引自：David A: Autogenic drainage—The German approach. In Pryor J, editor: Respiratory care, Edinburgh, 1991, Churchill Livingstone.）

1. 自主引流的操作步骤

（1）"松动"阶段　开始于一个正常的吸气随后屏气，以确保通过旁路通气使肺段的充盈度相等；然后深呼气至补呼气量的范围。通过中等潮气量使功能残气量达到支持水平之下，外周的分泌物通过被外周肺泡挤压而清除。

（2）"聚集"阶段　包括潮气量呼吸从补呼气量逐渐转变成补吸气量范围，从肺尖清除分泌物。气流的速度必须在每个程度的吸气时有所调整，以达到不足以导致气道塌陷的最大呼气气流。

（3）"排出"阶段　包括补吸气量内更深的吸气，呵气经常被用于帮助排空分泌物。在这个最后的阶段，控制气流可避免不受控制的、无效的咳嗽。

自主引流每个阶段的持续时间取决于分泌物的位置。每个周期的持续时间取决于分泌物的数量和黏度。平均治疗时常为30~45 min。

2. 自主引流的优缺点

优点：自主引流可以由年龄>12岁的患者独立地进行，且不需要额外的设备。非常适合青少年或喜欢独立方法的成人。自主引流适合胃食道反流的患者，并且建议在气道高反应性的患者中使用。

缺点：自主引流不适合幼儿。

四、主动循环呼吸技术

主动循环呼吸技术，由3个通气阶段的反复循环构成：呼吸控制、胸廓扩张运动和用力呼气技术。

1. 主动循环呼吸技术的治疗

（1）呼吸控制指导患者放松，用正常的潮气量进行呼吸。上胸部和肩部应保持放松，下胸部和腹部应该主动收缩。呼吸控制阶段的持续时间应与患者对放松的需求相适应，并为下一个阶段做准备，一般为5～10 s。

（2）胸部扩张指导患者采取深呼吸到吸气储备量；呼气是被动而轻松的。护理人员或患者可将一只手放在胸部治疗的区域，以促进增加胸壁的运动。

叩击、摇动或振动可以结合胸部扩张在患者呼气时进行。对于手术后的患者或患有肺塌陷的患者，在吸气末屏气或用鼻吸气，能促进旁路通气，使空气重新分配进入坍塌段并协助肺复张。

（3）用力呼气技术包括穿插呼吸控制的呵气。呵气是一种快速但不用最大努力的呼气。不像咳嗽时声门闭合，呵气要求声门保持开放。在1个有效的呵气中，腹部的肌肉应该收缩以提供更大力呼气。

在1～2呵气后，患者必须暂停进行呼吸控制。这将防止增加气流阻塞。

主动循环呼吸技术应适应患者的需要。如果分泌物顽固，有必要在用力呼气技术前循环两次胸部扩张以松动分泌物。在支气管痉挛或不稳定气道的患者中，呼吸控制阶段可以长达10～20s。手术后，可以教患者如何在用力呼气期间用手按着手术切口，以获得足够的呼气力量。

在任何有效的体位下，至少10 min的治疗对于有效的清除分泌物是必要的。术后或少量分泌物的患者可能并不需要这么多的时间，病情严重的患者可能会在最佳治疗前就出现疲劳。

当呵气从中等肺容量吸气到完整呼气不能达到预期效果而且连续两个循环无痰声音，则可以结束主动循环呼吸技术。

2. 主动循环呼吸的优缺点

优点：可以用于3～4岁的儿童，并在8～10岁时独立使用该技术。适用于胃食管反流、支气管痉挛以及肺疾病急性发作的患者。可以避免胸部叩击引起的血氧饱和度降低。成本低。

缺点：对于年幼的儿童或病情严重的成人，需护理者协助。对于在胸扩张期摇动或叩击的患者也需要帮助以增强治疗效果。

五、呼气正压（PEP）、高压呼气正压（PEP）、气道振荡装置（例如 Acapella®、Flutter®、Quake®、Uniko-TPEP®、Free Aspire®和肺内撞击式通气）

呼气正压呼吸维持气道稳定性，从而改善了通气、气体交换，还有气道廓清。在呼气正压呼吸中，呼气期间阻力被调节到10～20 cmH₂O。在高压呼气正压呼吸中，呼气期间阻力被调节到40～120 cmH₂O。

呼气正压装置包括一个单向呼吸阀和一个可调节的呼气阻力，可产生一个作用力使气道在呼气期间开放。通过这些装置呼气会产生正压振荡和呼气气流的反复加速，可以提高痰液清除率。气道振荡装置包括Acapella®、Flutter®、Quake®、Uniko-TPEP®、Free Aspire®和肺内撞击式通气。

1. Acapella® 包括一个连接到主体的口件，利用配重平衡塞和磁铁产生振荡气流，在另一端的刻度盘显示呼气阻力。它有如下几种型号（图4.34.8），绿色用于呼气流速可以保持在15 L/min或更大的患者，蓝色用于呼气流速低于15 L/min的患者。

2. Flutter® 包括一个钢球、塑料锥、有孔板盖和口件（图4.34.9）。

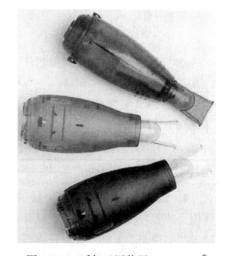

图4.34.8 呼气正压装置：Acapella®

呼出的气体使钢球沿锥形表明上下滚动，引起气流振动。呼气正压靠Flutter（5～35 cmH₂O）维持，能防止动态的气道压缩并提高气流的加速。Flutter（6～20 Hz）引起振动的最佳效果可以靠改变该装置的角度实现。Flutter®向上运动可增加压力和频率，向下运动则导致压力和频率降低。胸部的振动可被触及然后为该装置最佳角度的选择提供反馈。使用Flutter®的推荐流程见表4.34.3。

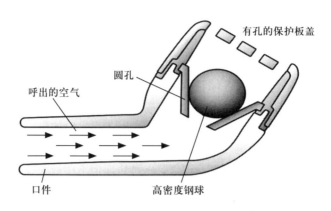

图 4.34.9   呼气正压装置：Flutter®

3. Quake®   包括一个接于外壳的口件和一个用来中断气流并允许患者手动调节振动频率的曲柄。比其他设备所允许的振荡频率的范围更大。使用 Quake® 时，建议在呼气期间以每秒 1~2 转的稳定并舒适的速率旋转手柄。在呼气结束时，使用者可以从嘴里移开 Quake® 进行吸气或继续旋转手柄，慢慢开始深呼吸，然后重复呼气周期。吸入呼出比率和把手旋转的速度可以改变并在肺中形成理想的振动水平。

表 4.34.3   患者正确的 Flutter® 使用技术

1. 准备好装备，放松，并采用合适的姿势和位置。开始阶段 1，黏液松动和黏液移动

2. 慢慢吸气稍超过正常呼吸，但不完全充满肺

3. 屏住呼吸 2~3 s

4. 把 Flutter® 放置口中，调整倾斜角度，并保持两颊紧张

5. 通过 Flutter® 尽量快的呼气，但速度不要太快

6. 呼气稍超过正常的呼吸，但不要使肺完全排空

7. 试图抑制咳嗽

8. 重复步骤 2~7，5~10 次呼吸。开始阶段 2，黏液排出

9. 缓缓吸气，完全充满肺部

10. 屏住呼吸 2~3 s

11. 把 Flutter® 放入口中，调整倾斜角度，并保持两颊紧张

12. 通过 Flutter® 有力的尽可能完全地呼气

13. 重复步骤 9~12，1~2 次呼吸

14. 开始咳嗽（或"哈气"动作）。回到步骤 2 并重复全过程，直到肺部干净或治疗结束

15. 如果需要，可以加入其他阶段

16. 清洗 Flutter® 并将其放在干净、干燥的地方

（引自：Frownfeler D，Dean E. 心血管系统与呼吸系统物理治疗：证据到实践［M］. 郭琪，曹鹏宇，喻鹏铭主译. 北京：北京科技出版社，2017.）

4. Uniko-TPEP®   是新一代临时呼气正压（TPEP）设备。在患者呼气阶段开始时，该设备提供与呼出空气相反的脉冲流（约 42 Hz），从而产生约 1 cmH_2O 的非常低的正压。这种脉冲流在呼气结束前停止，因此呼气阶段的结束是自发的，没有任何压力支持。输送的流量非常小，不会增加患者过多的负担。呼气末阻力中断会导致压力梯度，这有助于降低气道内的压力，从而改善肺壁的弹性，从而减少过度膨胀。脉冲流产生的振动通过呼吸道传播，其作用是将分泌物从肺内壁分离。咬嘴的形状使得患者必须进行主动的非用力呼气，由此产生的"开放式声门呼气"，除了延长呼气阶段外，还会产生呼气流量的加速。这使得 Uniko-TPEP® 成为排出分泌物和减少空气滞留的非常有用的设备。

D'Abrosca 等报道比较了 PEP 疗法与 TPEP 疗法（由 Uniko® 装置提供），2 组的生理参数均以相似的方式显

著改善。亚组分析表明，TPEP可以为肺气肿或氧疗患者提供更大的益处，而PEP治疗对机械通气患者的益处更大。Nicolini等报道将间歇正压呼吸与TPEP进行了比较，结果表明这两种技术均能显著改善重度COPD患者的呼吸困难、生活质量和肺功能，尽管间歇正压呼吸似乎更有效。Nicolini等报道比较TPEP与振荡呼气正压都可用于COPD的治疗，但只有TPEP才能减少重度COPD患者恶化。Mascardi等报道重度COPD患者使用TPEP急性加重的发生率较低，因为TPEP提高呼吸功能，缓解呼吸困难。

5. Free Aspire® 是一种使用真空技术清除气道的设备，该设备采用呼气流量加速器技术，可加速呼气流量，促进有或没有无效咳嗽的患者的深层引流和分泌物清除，而无须对气道施加任何压力。分泌物安全地到达上呼吸道，患者可以通过黏液纤毛系统的机制以生理方式排出或摄入它们。呼气气流的加速是由文丘里效应产生的，气流加速的量与呼气气流成正比。空气在黏液层上的运动对表面本身产生剪切力。当剪切力超过黏液层的表面张力时，黏液开始沿气流方向移动，分泌物从外围区域移动到中心区域。

Bertelli等报道在咳嗽无效并分泌物清除受损的患者中，Free Aspire®是一种安全有效的清除支气管分泌物的装置。Garuti等报道Free Aspire®在减少脑瘫儿童呼吸系统恶化的影响方面是安全有效的。定期使用该设备会随着时间的推移保持这些效果。Belli等证明了Free Aspire®减少了气管切开患者日常吸痰次数和深部吸痰次数。Patrizio等发现，使用Free Aspire®的患者前后动脉血气有显著的改善。稳定严重COPD患者的治疗后在呼气峰值流速、最大吸气压力和6分钟步行测试有显著的改善。

6. 肺内叩击通气 肺内叩击通气（intrapulmunavy percussive vertilation，IPV）是一种可同时提供胸腔内的叩击和雾化吸入支气管扩张溶液的气道廓清方法。被称为Phasitron的装置是在肺内叩击通气的功能性组件。在吸气时Phasitron产生高频脉冲，而在整个被动呼气过程中应维持呼气正压。被产生的压力在10～30 cmH$_2$O。

Percussionaire制造的肺内叩击通气设备工作方式与高频胸壁振荡（除了气动装置提供内部振荡而不是外部）相似。口件提供高流速的微小突发气体进入肺部，以每分钟100～240次的速度循环。在气道持续保持脉冲压力的同时，叩击气道的压力增加，气道扩张，增强了支气管内分泌物的移动。此设备能提供6～14 Hz的叩击，伴有10～20 cmH$_2$O的呼气正压产生并能同时提供雾化吸入。肺内的雾化吸入剂减少了分泌物的黏稠度。

从理论上说，通过肺内叩击通气装置改变气流的频率和压力有助于稳定气道并减少分泌物的黏稠度，这样就增加了分泌物的移动。Reychler等的一项系统评价报道了IPV可能改善气体交换和减少COPD患者恶化期间住院天数。

（1）肺内叩击通气治疗 通常使用的一种肺内叩击通气的型号是IPV-1，被345 kPa的气体驱动。叩击速度或频率范围是从每分钟不到100次到大于225次。该型号具有与气管导管同时使用的能力，被安装在轮式支架上使其具有更好的移动性。Percussionaire脉冲发生器由1个压缩机提供动力，适合患者在家里中独立使用，也可以在临床情况中使用。它产生276 kPa的压力，可提供高效的传递动力和雾化药物。Percussionaire的一种新型号，HC脉冲发生器，是一个便携式肺内叩击通气设备，重量不到6.8 kg，可以供患者旅行时使用。

对肺内振荡通气治疗进行滴定为患者的舒适度和可见胸廓运动，一个拇指按钮按压5～10 s后启动叩击并在允许呼气后松开。每次深呼气后，叩击间隔重新开始。当患者需要咳嗽或咳痰时，松开拇指按钮，直到完成咳嗽或分泌物被清除。平均的治疗时间约为20 min。

（2）肺内叩击通气的优缺点

优点：可在家里使用。IPV能够为长期需要气道廓清的青少年和成人提供更大的独立性。

缺点：对儿童而言，既不适合也不能耐受。IPV设备比PEP装置更昂贵。IPV在临床上的实用性不强。

7. 呼气正压治疗 要确定呼气正压治疗合适的阻力水平，患者用面罩或咬嘴进行潮式吸气和主动呼气。根据压力计监测到的呼吸正压水平调节阻力器的阀门。逐渐降低阻力，直到确定提供10～25 cmH$_2$O的呼气正压水平。选择合适的阻力就会产生所需的1:3或1:4的吸呼比。选择的阻力过大将造成呼吸频率增加或压力过低，而过小的阻力将造成呼吸频率的降低或压力过高。

对于高压呼气正压，合适的阻力由连接到呼气正压面罩排出口的肺活量计决定。若能通过呼气正压面罩产生最大的用力肺活量，则该阻力可以继续使用。患者通过面罩做6～10次的潮式呼吸；然后吸气到肺总量，对着呼气正压面罩用力呼气。重复以上操作，直到所有的黏液被移动。

使用呼气正压治疗时，患者应该坐直，肘部放松置于桌面。使用面罩需用双手固定装置达到密封的效果。如果需要的话，患者使用所有的呼气正压装置（除Flutter®）采取倾斜位置。使用Flutter®时患者应采取直立坐姿。

指导患者使用面罩或口件时用胸部和下腹部进行潮式呼吸，吸气后屏住呼吸2～3 s，呼气前平衡呼气。用面罩或口件主动地缓慢呼气。患者继续以正常的呼吸频率用面罩或口件呼吸10～15次。完成10～15次的呼吸后，将面罩或口件移开，患者做一系列呵气和（或）咳嗽，咳出已松动的分泌物。每5～10次呵气或咳嗽后应暂歇而后再继续。

以呵气结束的呼气正压呼吸应重复4～6次持续15～20 min，每天或根据患者需要应进行两次治疗。治疗的频率和持续时间必须针对每个患者的具体情况而定。在肺部情况恶化的时期，鼓励患者增加呼气正压治疗的频率，而不是延长1次治疗的时间。一些患者可能会出现过度通气导致头晕，暂停吸气可以避免。

起初，患者和护理者通过压力计装置监测结果，确保在10～20 cmH$_2$O的压力下完成整个呼气（Flutter®是不可能的）。调节好阻力并掌握该项技术后，压力计可以从系统中移除。在门诊和住院期间应定期复查阻力。所有的呼气正压设备应定期用热水和肥皂水清洗；一些设备可在洗碗机中清洗。在医院内，设备应按照感染控制的要求进行消毒。

（1）呼气正压的优点和缺点

优点：适用患者群体更广泛。易于学习和掌握，并可同样适用于儿童（＞4岁）和成人群体。适用于急性发作的住院患者以及慢性肺部疾病患者的长期使用。花费少，能独立运用。装置相当便携。可以在任何体位下使用，Flutter®除外，它是要求体位的。

缺点：急性鼻窦炎，耳部感染，鼻出血，以及最近口腔或面部手术或外伤的患者在使用呼气正压前应进行仔细的评估。

（2）呼气正压注意事项　使用呼气正压廓清气道可增加气胸的风险。临床或生理特征显示气道高反应的患者在使用呼气正压时应考虑前期给予支气管扩张剂。由呵气咳嗽造成的气流加速，如主动循环呼吸技术，可能会加重支气管痉挛。

六、高频胸壁振荡

通过产生不同的气流速度来清除分泌物，是高频胸壁振荡的工作原理。高频胸壁振荡，包括一个可充气背心，气体-脉冲发生器连接。虽然装置有点类似于机械叩击，但它的作用机制截然不同。高频胸壁振荡工作是通过不同的气流速度（即呼气流速比吸气流速高），使黏液从外周移动到中央气道排出（图4.34.10）。高频胸壁振荡还可以降低黏液的黏度，使其更容易被移动。

第一个开发高频胸壁振荡装置的是Vest，是一个通过软管连接到气体-脉冲发生器的可充气背心。该装置使整个胸腔在不同的频率（5～25 Hz）下振荡。用较低的频率（低于10～12 Hz）时肺容积趋于增加，而用较高的频率（12～20 Hz）气体流速趋向于增加。持续雾化药物或盐水与高频胸壁振荡同时使用可促进分泌物移动。在临床运用中使用最多的是原始的较大的背心；它被放在一个轮式支架上，方便移动。

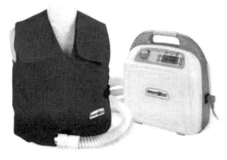

图4.34.10　SmartVest®用于气道廓清的高频胸壁振荡系统

（引自：Frowafeler D，Dean E. 心血管系统与呼吸系统物理治疗：证据到实践［M］. 郭琪，曹鹏宇，喻鹏铭译. 北京：北京科技出版社，2017.）

有两个机制解释了使用高频胸壁振荡时分泌物清除显著增加。一种机制指出振荡气流改变黏液粘稠度从而促进了分泌物的松动。观察发现振荡气流出现期间，黏液黏稠度相对降低。另一种机制是呼气和吸气之间的速度差异产生的强大的剪切力足以移动黏液。

Nicolini等报道将包括高频胸壁振荡在内的所有ACT在所有结果中都比对照组取得了更好的结果，但无法肯定一种技术优于另一种技术。

1. 高频胸壁振荡治疗 患者应采取直立位坐于椅子上，管子应牢固地连接到气体脉冲发生器。启动高频胸壁振荡系统之前先开始雾化治疗。压力控制设置应根据患者的舒适度进行调整，选择患者可接受的最高压力。治疗应从由低到高的频率递进，从低（7～10 Hz）到中等（10～14 Hz），然后到高（14～20 Hz），以达到更高的流速并增加肺容积。每个频率消耗的平均时长为10 min，但这将根据患者耐受程度、分泌物的量和黏度，以及患者的病情而变化。在每个频率的规定时长治疗后，应指导患者呵气或咳嗽来清除已松动的分泌物。

2. 高频胸壁振荡的优点和缺点

优点：容易掌握，患者能独立使用。可用于2岁的儿童，可以为大体型或肥胖的成人定做背心进行治疗。适合于禁忌体位引流的患者。可以在家长期独立使用，也可以在急性加重时使用。

缺点：设备的费用较高。

七、声学气道廓清

声学气道廓清是通过声波振动从肺部清除分泌物的一种气道廓清方法。Frequencer是一种设备，它通过提供机械振动和声波振荡来清除不同组织深度的分泌物。低于产生最大功率的声级（56～78 dB）会导致听力受损。正常的人类听觉被限制在20～20 000 Hz的频率范围内，Frequencer在20～65 Hz的频率内工作。该装置调整与肺的气道的共振频率，并能够在肺内产生局部的靶向效应，而不是影响整个肺叶。它类似于高频胸壁振动（HFCWO），因为振动能减少肺分泌物的黏度。然而，不同于高频胸壁振动有25 Hz的上限频率，Frequencer提供的振荡频率可高至20～65 Hz。

1. 声学气道廓清的治疗 Frequencer组成了一个控制单元，可产生一定频率范围的声波并通过传感器头将振动传递到需要治疗的特定肺区域。通过触摸屏调整治疗设置，并且这些设置可以被锁定，以防止意外的改变。强度和频率水平可通过滑动按钮向上和向下调整。4种尺寸适配器传感器可以适应不同体型的患者。该控制单元可以显示婴儿、儿童和成人的建议治疗水平。共有6个建议进行胸部治疗的区域，推荐每区域持续3 min。

2. 声学气道廓清的优缺点

优点：不要求患者改变呼吸模式，并允许治疗集中在特定的肺区域。可以同时雾化吸入药物或补充供氧。适用于所有年龄和体型的患者，并且可以在直立位使用。

缺点：设备昂贵。

八、咳嗽辅助机

咳嗽辅助机，又称为机械吸入-呼出器（MI-E），是用于气道清除的无创性设备。正压阶段（吸入）紧接着是负压阶段（呼出），模拟咳嗽。这种装置可通过面罩或通过适配器管来接到气管插管上（图4.34.11）。

咳嗽辅助机的机制是提高咳嗽气流峰值。以前咳嗽辅助机主要用于成人，但现在也被越来越多地用于儿童。赵静等报道咳嗽辅助机排痰联合体外膈肌起搏技术与传统的气道护理技术相比，能够帮助高龄老年机械通气患者更加安全有效地实现气道廓清和呼吸肌锻炼目的，提高膈肌的肌力和耐力，增强高龄老年患者自主咳嗽能力；且干预方式温和，患者易于接受。Chatwin等报道神经肌肉疾病患者治疗指南推荐咳嗽辅助机治疗。

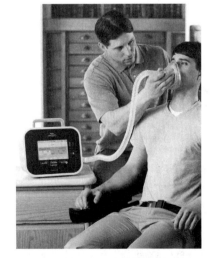

图4.34.11 咳嗽辅助机

（引自：Frownfeler D，Dean E. 心血管系统与呼吸系统物理治疗：证据到实践［M］. 郭琪，曹鹏宇，喻鹏铭译. 北京：北京科技出版社，2017.）

九、徒手过度通气

徒手过度通气需要两个护理人员将患者安置在体位引流位置。其中一名护理者用一个手动充气袋帮助患者缓慢地深吸气来使肺部膨胀，短暂停留后，提供一个快速释放，进行加速呼出。另一名护理者在呼气开始时用摇动或振动来清除分泌物。该技术用来促进分泌物的清除并使肺部塌陷的区域膨胀，模拟咳嗽-深吸气、憋气和用力呼气。

十、无创通气（NIV）

NIV可用于改善与呼气阶段PEP效应相关的肺容积。用于在没有帮助的情况下无法进行其他ACT的患者，尤其是患有严重/终末期疾病、吸气肌无力、严重缺氧和呼吸困难的患者。它当然可以被认为是辅助传统技术的有效工具。

结　　语

气道清除技术有多种（表4.34.4），已被证明可以减少阻塞、增强纤毛清除功能、改善通气、提高氧转运。选择使用哪种ACT不仅要考虑缓解患者症状，还要考虑该技术对患者生活方式的适应性、也要考虑患者的偏好。制定一个最佳的气道廓清技术的处方至关重要，因此需要对气道廓清技术进一步研究，充分分析和比较各项技术，并使技术标准化，根据长期的研究结果，确定最佳的治疗方案，帮助健康管理者为特定的患者和临床群体评估和推荐适合的气道廓清技术。

表4.34.4　不同的气道廓清技术及其特点

	患者类型	患者的合作程度	咳嗽效力	优点	缺点	治疗时间	作用
体位引流	COPD 囊性纤维化 术后（预防）	中度-好	有效	低成本 长期研究 可与其他技术结合	流速减少的患者 认知障碍患者 身体高度虚弱的患者 咳嗽反射减弱的患者 胸部创伤	10～30 min （2～3次/d）	松动肺周围的分泌物
徒手技术	COPD 囊性纤维化	中度-好	有效	低成本 从支气管壁分离分泌物 可与其他技术结合	流速减少的患者 认知障碍患者 身体高度虚弱的患者 咳嗽反射减弱的患者	20 min （2～3次/d）	松动肺周围的分泌物、促进咳痰
主动循环呼吸技术	COPD 过度分泌 支气管扩张 囊性纤维化 术前/术后	好	有效	免费 结合了肺复张和PEP的效果 自我管理	流速减少的患者 认知障碍、激动或困惑患者 没有自主呼吸患者	20 min （2～3次/d）	松动肺周围的分泌物、促进咳痰
自主引流	COPD 过度分泌 支气管扩张 囊性纤维化 术前/术后	中度-好	有效	免费 结合了肺复张和PEP效果 自我管理	太年轻的患者 认知障碍患者 高度虚弱的患者 咳嗽反射减弱的患者 难教的患者	20 min （2～3次/d）	松动肺周围的分泌物
PEP系统（PEP面罩、thera PEP等）	COPD 过度分泌 支气管扩张 囊性纤维化 术前/术后	好	有效	成本低， 易于使用和携带， 非常适合COPD的早期阶段管理 自我管理	流速减少的患者 认知障碍患者 高度虚弱的患者 气胸 活动性咯血	10～15 min （1～2次/d）	松动肺周围的分泌物，增加肺容量 （FRC和VT） 减少过度通气

续表

	患者类型	患者的合作程度	咳嗽效力	优点	缺点	治疗时间	作用
OPEP系统（Acapella、Flutter等）	COPD 过度分泌 支气管扩张 囊性纤维化 术前/术后	中度-好	有效	成本低，易于使用和携带，振动可以更好地作用于更密集的分泌物 非常适合疾病的早期阶段管理 自我管理	流速减少的患者 认知障碍患者 高度虚弱的患者 气胸 活动性咯血	10~15 min （1~2次/d）	松动肺周围的分泌物，震动有利于分泌物的分离，增加肺容量（FRC和VT），减少过度通气
咳嗽辅助（E70、Kalos、Nippy等）	NMD 昏迷后 ABI（注意声门功能）	良好（与设备同步）-无须配合	无效	肌肉虚弱的人 咳嗽无效的情况 在空气堆叠仪器无效的情况下 呼吸肌无力 咳嗽无效 峰值咳嗽流量（PCEF）<270 L/min，最大呼气压力（MEP）<50 cmH$_2$O 高度依赖呼吸机患者 指南推荐的NMD	声门完全麻痹（呼气时气道塌陷的风险）最近气压伤 气胸 血流动力学不稳定 最近的胸外科手术 大疱性肺气肿 纵隔气肿 最近的腹部手术 颌面外伤 鼻出血 需要职业的医务者辅助 昂贵	10~30 min （2~3次/d）	利用压力差松动和去除咳嗽反射无效患者的分泌物
IPPV（或叩击）	COPD（高碳酸血症） 支气管扩张 囊性纤维化	高度-低度	有效	机械通气的模式，它也有助于减少高碳酸血症和改善氧合 分泌物粘稠的患者	昂贵，不普及 要知道它的优势 不适合家居使用	30 min	优化患者通气，促进分泌物的分离和上移，（通过粘液的"破裂"）
T-PEP（临时呼气正压）	COPD（粘液分泌过多） 支气管扩张 囊性纤维化 术前/术后	中度-高度	有效	在执行操作期间为患者提供良好的反馈 适用于慢阻肺重叠综合征患者 自我管理	认知障碍患者 咳嗽反射减弱患者 昂贵 呼气流速减少的患者	15~20 min （1~2次/d）	保持长时间和恒定的呼气流量，低压促进粘液上移
背心（智能背心）	COPD 支气管扩张 囊性纤维化	高度-无须配合	有效	使用方便，舒适	对于咳嗽无效的患者需要辅助咳嗽	20 min （甚至次数/d）	震动胸壁以松动痰液
加快呼气流速	COPD 支气管扩张 术后 移植术后 囊性纤维化 NMD（健康肺）ABI（如果不能使用辅助咳嗽）	高度-无须	不必要	囊性纤维化 自我管理 术前/术后（胸腹、耳鼻喉、心脏） 脑损伤 神经肌肉病变（ALS、MS等） 非常适合低呼气流速和气管造口患者 即使严重损伤的患者也能进行自我管理	对非常浓稠和黏稠的分泌物无效（需要着手于粘液的流变性） 对呼吸急促患者无效（患者必须以潮气量呼吸）	15~30 min （监护和分泌过多的患者时间更长）	加速呼气流量（文丘里系统）；促进分泌物上升到上呼吸道或声门（然后被吞下）
NIV	囊性纤维化 术前/术后	中度-高度	有效	增大吸气流速 结合肺复张和PEP效果	对于咳嗽无效的患者需要辅助咳嗽	20 min	重新扩张和疏通有肺不张或支气管阻塞风险的区域

（引自：Belli S, Prince I, Savio G, et al. Airway Clearance Techniques: The Right Choice for the Right Patient [J]. Front Med, 2021, 8.）

（四川大学附属华西医院 韩 亮 喻鹏铭）

参考文献

［1］　许维, 吕倩倩, 江钟立, 等. 基于声学分析和机器学习构建咳嗽和清嗓分类模型 [J]. 中国康复医学杂志, 2020, (12): 1434-1438.

［2］　姜源, 王颖硕, 唐兰芳, 等. 儿童气道廓清技术的应用 [J]. 中华儿科杂志, 2020, 58 (8): 690-693.

［3］　赵静, 侯惠如, 张智健, 等. 机械性吸-呼气排痰技术联合体外膈肌起搏技术在高龄老年机械通气患者中的应用 [J]. 中华现代护理杂志, 2020, 26 (30): 4156-4160.

［4］　Stanford G, Davies JC, Usmani O, et al. Investigating outcome measures for assessing airway clearance techniques in adults with cystic fibrosis: protocol of a single-centre randomised controlled crossover trial [J]. BMJ Open Resp Res, 2020, 7: e000694.

［5］　Belli S, Prince I, Savio G, et al. Airway Clearance Techniques: The Right Choice for the Right Patient [J]. Front Med (Lausanne), 2021, 8: 544826.

［6］　Evgenia I K, Evangelos T B, Georgia P, et, al. Pulmonary rehabilitation for cystic fibrosis: A narrative review of current literature [J]. Monaldi Arch Chest Dis, 2021, 91 (2). dio: 10.4081/monald, 2021: 1501.

［7］　Wilson L M, Morrison L, Robinson K A. Airway clearance techniques for cystic fibrosis: an overview of Cochrane systematic reviews [J]. Cochrane Database of Syst Rev, 2019, 1 (1): CD011231.

［8］　Hill A, Sullivan A, Chalmers J, et al. British Thoracic Society guideline for bronchiectasis in adults [J]. Thorax, 2019, 74: 1-69.

［9］　Polverino E, Goeminne P, O'Donnell M, et al. European Respiratory Society guidelines for the management of adult bronchiectasis [J]. Eur Respir J, 2017, 50 (3): 1700629.

［10］　Jennifer P, Annemarie L , Rodney P, et al. Physiotherapists' use of airway clearance techniques during an acute exacerbation of bronchiectasis: a survey study [J]. Arch Physiother, 2021, 11 (1): 3.

［11］　Camela F , Gallucci M, Ricci G. Cough and airway clearance in Duchenne muscular dystrophy [J]. Paediatr Respir Rev, 2019, 31: 35-39.

［12］　Marcia S V, Fernando S G, Caio C M. Airway Clearance Techniques for Mechanically Ventilated Patients: Insights for Optimization [J]. Respir Care, 2020, 65 (8): 1174-1188.

［13］　Connolly B, Barclay M, Blackwood B, et al. Airway clearance techniques and use of mucoactive agents for adult critically ill patients with acute respiratory failure: a qualitative study exploring UK physiotherapy practice [J]. Physiotherapy, 2020, 78-87.

［14］　Human A, Corten L, Morrow B M. The role of physiotherapy in the respiratory management of children with neuromuscular diseases: A South African perspective [J]. S Afr J Physiother, 2021, 77 (1): 1527.

［15］　Volsko T A. Airway clearance therapy: finding the evidence [J]. Respir Care, 2013, 58 (10): 1669-1678.

［16］　Felten-Barentsz K M, van Oorsouw R, Klooster E, et al. Recommendations for hospital-based physical therapists managing patients with COVID-19 [J]. Phys Ther, 2020, 100 (9): 1444-1457.

［17］　Li L, Yu P M, Yang X, et al. Physical Therapist Management of COVID-19 in the Intensive Care Unit: The West China Hospital Experience [J]. Phys Ther, 2021, 101 (1): 198.

［18］　Vitacca M, Lazzeri M, Guffanti E, et al. Italian suggestions for pulmonary rehabilitation in COVID-19 patients recovering from acute respiratory failure: results of a Delphi process [J]. Monaldi Arch Chest Dis, 2020: 90.

［19］　AARC (American Association for Respiratory Care) clinical practice guideline. Postural drainage therapy [J]. Respir Care, 1991, 36 (12): 1418-1426.

［20］　Crane L. Physical therapy for the neonate with respiratory disease. In Irwin S, Tecklin J S, editors: Cardiopulmonary physical therapy [M]. St. Louis, 1985, Mosby.

［21］　Ward N, Morrow S, Stiller K, et al. Exercise as a substitute for traditional airway clearance in cystic fibrosis: a systematic review [J]. Thorax, 2020: 1-9.

［22］　Schmitt L, Wiebel M, Frese F, et al. Exercise reduces airway sodium ion reabsorption in cystic fibrosis but not in exercise asthma [J]. Eur Respir J, 2011, 37: 342-348.

［23］　Rowbotham N J, Smith S J, Davies G, et al. Can exercise replace airway clearance techniques in cystic fibrosis? A survey of patients and healthcare professionals [J]. J Cyst Fibros, 2020, 19: e19-24.

[24] Hebestreit H, Hulzebos E H J, Schneiderman J E, et al. Cardiopulmonary exercise testing provides additional prognostic information in cystic fibrosis [J]. Am J Respir Crit Care Med, 2019, 199: 987-995.

[25] Ward N, Stiller K, Holland A E, et al. Exercise is commonly used as a substitute for traditional airway clearance techniques by adults with cystic fibrosis in Australia: a survey [J]. J Physiother, 2019, 65: 43-50.

[26] Dwyer T J, Daviskas E, Zainuldin R, et al. Effects of exercise and airway clearance (positive expiratory pressure) on mucus clearance in cystic fibrosis: a randomized crossover trial [J]. Eur Respir J, 2019, 53: 1801793.

[27] McIlwaine M, Bradley J, Elborn J S, et al. Personalising airway clearance in chronic lung disease [J]. Eur Respir Rev, 2017, 26: 160086.

[28] Nelson H P. Postural drainage of the lungs [J]. Br Med J, 1934, 2: 251.

[29] Eaton T, Young P, Zeng I, et al. A randomized evaluation of the acute efficacy, acceptability and tolerability of flutter and active cycle of breathing with and without postural drainage in non-cystic fibrosis bronchiectasis [J]. Chron Respir Dis, 2007, 4: 23-30.

[30] Fink J B. Positioning versus postural drainage [J]. Respir Care, 2002, 47: 769-777.

[31] David A. Autogenic drainage—The German approach. In Pryor J, editor: Respiratory care [M]. Edinburgh, 1991, Churchill Livingstone.

[32] D'Abrosca F, Garabelli B, Savio G, et al. Comparing airways clearance techniques in chronic obstructive pulmonary disease and bronchiectasis: positive expiratory pressure or temporary positive expiratory pressure? A retrospective study [J]. Braz J Phys Ther, 2017, 21: 15-23.

[33] Nicolini A, Mollar E, Grecchi B, et al. Comparison of intermittent positive pressure breathing and temporary positive expiratory pressure in patients with severe chronic obstructive pulmonary disease [J]. Arch Bronconeumol, 2014, 50: 18-24.

[34] Nicolini A, Mascardi V, Grecchi B, et al. Comparison of effectiveness of temporary positive expiratory pressure versus oscillatory positive expiratory pressure in severe COPD patients [J]. Clin Respir J, 2018, 12: 1274-1282.

[35] Mascardi V, Grecchi B, Barlascini C, et al. Effectiveness of temporary positive expiratory pressure (T-PEP) at home and at hospital in patients with severe chronic obstructive pulmonary disease [J]. J Thorac Dis, 2016, 8: 2895.

[36] Venturelli E, Crisafulli E, DeBiase A, et al. Efficacy of temporary positive expiratory pressure (TPEP) in patients with lung diseases and chronic mucus hypersecretion. The UNIKO R project: a multicentre randomized controlled trial [J]. Clin Rehabil, 2013, 27: 336-346.

[37] Bertelli L, Di Nardo G, Cazzato S, et al. Free-Aspire: a new device for the management of airways clearance in patient with ineffective cough [J]. Pediatr Rep, 2017, 9: 7270.

[38] Garuti G, Verucchi E, Fanelli I, et al. Management of bronchial secretions with Free Aspire in children with cerebral palsy: impact on clinical outcomes and healthcare resources [J]. Ital J Pediatr, 2016, 42: 7.

[39] Belli S, Cattaneo D, D'Abrosca F, et al. A pilot study on the non-invasive management of tracheobronchial secretions in tracheostomised patients [J]. Clin Respir J, 2019, 13: 637-642.

[40] Patrizio G, D'Andria M, D'Abrosca F, et al. Airway clearance with expiratory flow accelerator technology: effectiveness of the "free aspire" device in patients with severe COPD [J]. Turk Thorac J, 2019, 20: 209.

[41] Reychler G, Debier E, Contal O, et al. Intrapulmonary percussive ventilation as an airway clearance technique in subjects with chronic obstructive airway diseases [J]. Respir Care, 2018, 63: 620-631.

[42] Nicolini A, Cardini F, Landucci N, et al. Effectiveness of treatment with high-frequency chest wall oscillation in patients with bronchiectasis [J]. BMC Pulmon Med, 2013, 13: 21.

[43] Beatriz H C, Ana O, Eva P. et al. Feasibility of computerized adventitious respiratory sounds to assess the effects of airway clearance techniques in patients with bronchiectasis [J]. Physiother Theory Pract, 2020, 36 (11): 1245-1255.

[44] Chatwin M, Toussaint M, Gonçalves M R, et al. Airway clearance techniques in neuromuscular disorders: a state of the art review [J]. Respir Med, 2018, 136: 98-110.

第三十五章
改善通气模式的物理治疗

引　言

　　为什么治疗师想改变患者的呼吸模式？答案很简单，患者当下正在使用的模式是无效的。通常，人们使用的呼吸模式是对自己最有效的。然而，当呼吸做功增加并且存在骨骼肌肉、神经肌肉或肺损伤时，常出现异常并且低效率的呼吸模式。患者知道自己需要努力呼吸，但往往不知道如何更容易呼吸，特别是在紧张状态下。所以需要各种干预措施来优化通气，调整呼吸模式。一部分干预措施属于被动性质，例如患者的体位摆放或者应用腹带来获得更好的膈肌位置、胸壁振荡或者手持小风扇。而其他的干预措施，例如缩唇呼吸、腹式呼吸以及舌咽式呼吸指导和学习更有效的呼吸模式等，需要治疗师、患者双方的主动参与。本章节阐述了相关干预措施的内容，旨在提供范例，指导和激发物理治疗师以将各种干预措施整合到面向每位患者个体需求的综合治疗方案中，以提高治疗效果。

第一节　被动干预措施

一、体位摆放

　　在健康的人群中，重力效应以及活动引起的体位变化会不断的改变肺通气量（alveolar ventilation，VA）和灌注量的分布，并且不断调整通气灌注比来满足生理需求。而在肺部疾病的患者中，呼吸功能障碍常引起患者的运动功能减弱、自主咳嗽能力的减弱以及呼吸困难等情况的发生，通过常规的体位摆放以及频繁的变化体位可有效的增大肺泡容量、肺泡通气、通气/灌注比和改善呼吸动力学咳嗽效果、中心和外周血液动力和组织液交换、黏液纤毛输送作用、分泌物清除。急症或重症患者会有更长的卧床时间，治疗重点应为指导患者早期活动，以预防卧床对身体所有系统带来的负面影响研究表明，那些使用镇静药物和在重症监护室（intensive care-unit，ICU）接受长时间机械通气治疗的患者会出现严重的神经肌肉综合征或ICU获得性虚弱。物理治疗/活动和每日中断镇静药物使用的干预措施可以帮助防止这些问题的出现。

　　在这些患者中，体位摆放主要用于3方面：①特定的体位引流包含在气道清洁干预中，结合治疗体位和患者床上、医院或家庭体位，以实现多样化治疗目标；②体位的变化可以减少皮肤压迫和促进血液循环；③体位变化还可以帮助延缓关节挛缩或其他骨骼肌肉异常。四体位循环（即仰卧位、俯卧位、左侧卧位和右侧卧位）或改良的六体位循环（仰卧位、3/4仰卧位、左侧卧位、右侧卧位、左3/4俯卧位、右3/4俯卧位）是纳入长期健康管理计划中常见的有效合理的方法。

　　一些简单的改良动作可让相应体位时的通气更容易。例如，当患者仰卧位时，将其双臂置于头上方可促进上胸廓前部更大的扩张。同样地，骨盆轻度后倾位更有利于膈肌移动。必须确定被动体位摆放的注意事项和禁忌证，并根据患者的个人需求做出相应调整。就像对卧床患者行被动体位摆放有助于维持气道廓清能力和提高通气潜力一样，对于患者直立位（坐位、立位）的骨骼结构，最佳的被动体位摆放也有助于最大限度地提高力学优势，优化通气血流灌注比值（ventilation perfasion ratio，$\dot{V}/\dot{Q}$），促进呼吸和改善心血管循环（图4.35.1）。

二、腹带的使用

腹肌瘫痪的患者由于肠道内容物下坠无法维持膈肌的正常位置，使胸廓在3个通气平面都不能最大化扩张。使用从髂嵴到剑突基底部的腹带可以提供正压支持使肠道恢复到一个直立的位置（图4.35.2）。研究已证明在坐位使用腹带，患者肺活量（vital capacity，VC）、深吸气量（inspiratory capacity，IC）和潮气容积（tidal volume，TV）都显著改善。

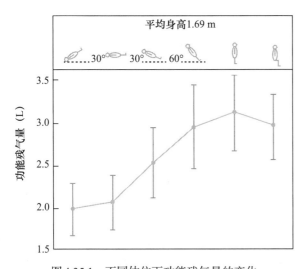

图4.35.1 不同体位下功能残气量的变化

（引自：Lumb AB, Pearl RG. Nunn's applied respiratory physiology, 6th ed, Philadelphia, 2005, Butterworth Heinemann）

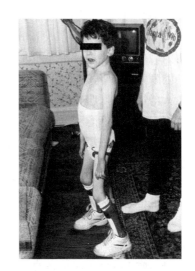

图4.35.2 腹带，尼龙粘扣，腹带的位置

（引自：喻鹏铭等主译. 心血管系统与呼吸系统物理治疗：证据到实践. 北京：北京科技出版社，2017.）

三、胸壁振动

对于一些呼吸困难的患者，已有报道胸壁振动改善其呼吸困难的感觉。同相振动（即吸气期的肋间外肌和呼气期的呼气肌的振动）减少了正常COPD患者静息和下肢运动时引起的呼吸困难。胸壁振动的潜在机制可能与肋间肌肉的肌梭的激活有关，从而降低了呼吸频率。

四、手持小风扇

越来越多的证据表明，风扇发出的凉爽气流可以减少呼吸困难。潜在机制可能是气流刺激面部、鼻腔或上呼吸道流量感受器可以调节呼吸困难的中枢感觉，这种干预措施价格低廉，易于获得，易于使用，便于携带，为患者和护理人员提供了一种适合呼吸困难自我管理策略的干预措施。

第二节 主动参与措施

一、通气-活动策略

首先将患者置于促进通气的正确体位，然后配合伸展-吸气、屈曲-呼气技巧可提高身体活动能力或通过活动策略来提高通气表现，从而使患者更快实现其功能目标和拥有更好的健康状态，包括减少呼吸道并发症等。关于最重要的通气-活动策略的总结在表4.35.1中列出。

表 4.35.1　通气-活动策略

躯干伸展时配合吸气	肩后伸，内收，内旋时呼气
躯干屈曲时配合呼气	向上凝视时配合吸气
肩屈曲，外展，外旋时配合吸气	向下凝视时配合呼气

二、促进有控制的呼吸模式

患者可能会自发地使用缩唇呼吸（pursed-lips breathing，PLB），但经常是以一种可能错误的用力方式。一个健康人约只使用5%的总耗氧量和10%的VC供给呼吸肌做功。因此，在正常情况下，安静时的呼吸一般是毫不费力的。然而，在物理治疗师进行评估和治疗的患者中（通常为术后、呼吸系统疾病或继发于神经损伤或创伤的功能障碍的患者），可能因为辅助呼吸肌的使用或用于呼吸或咳嗽的额外消耗，患者的肺活量明显降低，耗氧量大大增加。而呼吸控制可优化患者的呼吸频率，减少呼吸耗能，最大限度发挥呼吸潜力，因此，其长期以来一直用于瑜伽、意念和冥想中。

1. 呼吸控制的注意事项　原发性肺疾病的患者普遍受益于放松辅助呼吸肌和促进放松的膈式呼吸-通气策略。继发性肺功能障碍的患者通常受益于膈肌和辅助呼吸肌的平衡使用，以增加肺活量和活动的呼吸支持。

原发性肺疾病患者，如COPD、哮喘、支气管炎、囊性纤维化患者等与继发性肺功能障碍患者如脊髓损伤（spinal cord injury，SCI）、帕金森病、重症肌无力或格林巴利综合征患者等，两者在表现上有很大的不同。一般来说，原发性肺疾病患者倾向于过度使用辅助呼吸肌和由于呼吸急促或咳嗽而大大增加了呼吸做功。这类患者喘气和增加呼吸频率以使更多的空气进入肺部，大量的空气在肺部积聚，会使患者气短的感觉更强烈并感觉到恐慌。对于原发性肺疾病患者而言，目标是放松颈部和胸部的辅助呼吸肌，更多地使用膈式呼吸（腹部和侧肋部呼吸），并结合放松的缩唇呼吸和延长呼气以减少呼吸做功；而对于继发性肺功能障碍的患者，如SCI患者，他们辅助呼吸肌结构和功能可能是完好的，但它们并没有被用来促进深呼吸或咳嗽。患者可能有强烈的膈式呼吸，但吸气时会有上胸部塌陷。对这些患者而言，教学的目标就是学会使用辅助呼吸肌去平衡上胸部和下胸部的活动。通过增加通气量和改善咳嗽机制促进肺活量的增加，以预防肺不张和肺炎。因此要根据患者自身的特点选择适当的通气策略。

2. 缩唇呼吸　缩唇呼吸（PLB）是一种常自发出现在COPD患者呼吸困难时的呼吸策略。许多患者觉得这种呼吸模式有助于减少他们的呼吸困难。PLB的效果是延长呼气时间，从而减少呼气末肺容积，呼吸周期延长。结果呼吸频率减少和TV增加。据研究报道，使用PLB的患者的自感劳累程度分级评分也会降低。PLB已得到许多呼吸障碍患者的认可，因其简单易学，效果显著，可快速地使用，并且容易与他们的活动协调以减少呼吸困难。

指导患者进行PLB时，应当强调让他们放松、缓慢、延长、有控制地呼气。通常当患者开始自发使用PLB时，他们会用力地呼气，这会导致颈部和口唇部的肌肉组织紧张。产生的压力会将这项技术的效果和随后缓解的呼吸困难抵消。放松头部、颈部和嘴唇是必不可少的。如果患者难以放松嘴唇，可以尝试发出"s～s～s"或者"嘶嘶"的声音，也可以延长呼气并提供向后的压力。

3. 膈式呼吸　膈式呼吸是正常的通气模式。安静吸气时，膈肌和肋间肌是正常的吸气肌。在评估患者的呼吸模式时，应该注意他们安静呼吸时，是否使用辅助呼吸肌；原发性肺疾病患者需要在指导下放松辅助呼吸肌以减少呼吸做功。然而，SCI或其他神经肌肉疾病的患者，辅助呼吸肌可能会起到平衡通气的辅助作用，也可能提高肺活量，改善咳嗽的能力，改善讲话时的呼吸支持，增加功能性活动潜力。

一般来说，在每个体位和所有的治疗性活动中都应该强调膈式控制呼吸，因为从一个体位到另一个体位或从一项活动到另一项活动时，呼吸模式不会自觉保持不变。如果患者只有处于仰卧位时才使用这种模式，当活动变得更复杂的时候，这种模式也不能延续到坐位或滑板转移中。应教会患者（尤其是COPD患者）在处于仰卧位、坐位、直立位或行走、爬楼梯和其他功能活动时都掌握这种模式。

膈式呼吸的训练步骤一般是先让患者感觉到呼吸模式，之后，患者学习将自我提示与呼吸模式相结合。以下是推荐的程序。①将患者置于合适（放松胸部与肩膀）体位，一般是侧卧位或仰卧位和半坐卧位，膝盖弯曲使骨盆相对后倾并放松腹部肌肉；②治疗师的手放在患者的腹部与脐相平。告诉患者想感觉他（她）的呼吸。跟随患者的呼吸模式几个周期，直到与患者的呼吸节奏同步。不要干扰患者的呼吸模式；相反，最初的时候要跟随患者的节奏和模式；③在患者正常呼气末，给予一个缓慢的拉伸，然后治疗师的手摆成勺状放在患者的前胸下（图4.35.3A）。然后告诉患者，"现在，呼吸来触碰我的手，"如此，缓慢的勺状牵伸就完成了；④勺状牵伸完成后，指导患者以同样的方法吸气，"用呼吸来触碰我的手"。在每个呼气末，都要给患者一个勺状牵伸。几个呼吸循环后，口头命令可以被治疗师所能听到的呼吸所替换以促进通气模式；⑤取得了一定的成功后，让患者自己注意自身的呼吸模式。例如询问患者："吸气的时候你是否能感觉到腹部上升和肋骨向两侧扩张"？患者的手可以放在自己腹部，治疗师的手覆盖于患者手上。加强呼吸模式后，治疗师的手撤出，让患者独立地感觉呼吸模式（图4.35.3B）。

这通常是训练膈式呼吸的第一步在训练过程中，一些事情应纳入考虑。不要让患者进行太多次深呼吸；他们可能会开始感到头昏眼花，因为可能存在的过度通气和呼出太多的二氧化碳。更多地用膈肌呼吸也是重要的考虑因素，同时还要注意骨盆和躯干的位置。

当患者掌握了处于侧卧位的呼吸模式，要尝试进行仰卧位。然后进阶到坐位（图4.35.4A），立位（图4.35.4B），步行（图4.35.4C），最后，上下楼梯（4.35.4D）。每变化一个体位，都增加了膈式呼吸的难度。在侧卧位或仰

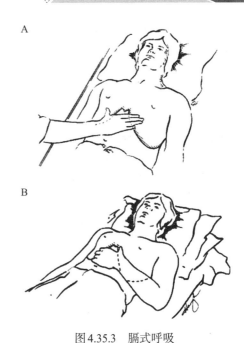

图4.35.3 膈式呼吸
A. 膈式呼吸中治疗师的手的位置；B. 鼓励患者继续练习膈式呼吸以意识到自己的呼吸模式

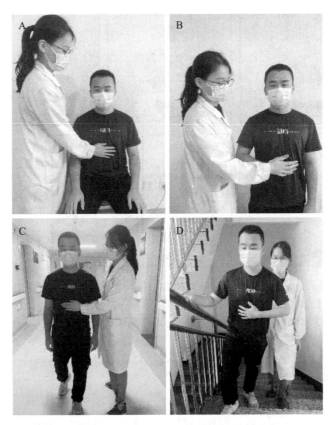

图4.35.4 不同体位膈式呼吸的训练
A. 患者坐位时的呼吸训练，注意患者肩部和手的放松；B. 站立位时的呼吸训练，此时能够照到患者全身的镜子是有帮助的；C. 步行是训练的第3阶段。鼓励患者放松，控制自己的呼吸，跨步大一点，速度放慢；D. 上下楼梯是很重要的训练，尤其是对于家里有楼梯的患者

卧位，患者是被完全支撑的。侧卧位尤其适合膈式呼吸教学的初始阶段，因为此时膈肌处于消除重力的位置。而仰卧位时，患者必须对抗重力呼吸。坐位时，患者必须提供躯干支持和对抗重力保持稳定，并放松肩部。站立时，整个身体必须得到支持。当走路或者上下楼梯时，与呼吸的协调，重心的转移以及平衡的维持增加了活动的复杂性。

三、侧肋式呼吸

侧肋式呼吸也可以辅助膈肌活动，可以是双侧同时进行也可以强调某一侧（图4.35.5）。在以肋间呼吸为主的活动中，下胸部外侧向扩张能促进膈肌和肋间肌呼吸。

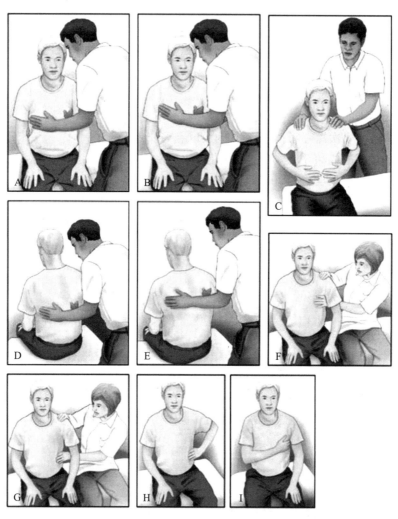

图4.35.5　侧肋式呼吸示意图

A. 双侧肺下叶扩张（这也能促进膈肌运动）；B. 双侧胸中部的扩张训练；C. 辅助下的双侧胸部扩张训练，保持患者的肩膀放松；D. 双侧胸部后侧的扩张训练；E. 双侧胸部后侧的扩张训练；F. 单侧（节段性的）呼吸，左侧肺中部区域；G. 强调左下叶的单侧（节段性）呼吸，注意患者的肩膀必须保持向下，双手尺侧缘接触大腿，或双手向上放在大腿上；H. 患者可以将任意手放在同侧胸部上以进行强调单侧的（节段性的）呼吸，患者也可以将手向上移以扩张胸中部

四、上胸部抑制

如果其他的徒手促进技术不能在促进膈式呼吸方面达到理想的效果，在吸气时抑制上胸部的活动可能有效。首先，将患者置于适宜的侧卧位、3/4仰卧位或仰卧位。该技术从促进膈肌活动开始，通常使用Scoop技术。

治疗师缓慢将一只手臂放在患者胸部胸骨角的水平。手上不施加任何压力，静待两个呼吸循环，感受患者上胸部的活动。

评估患者上胸部的活动后，在患者呼气时，治疗师的手随着患者的上胸部回到胸廓的静息位。在患者下一次吸气时，不要移动手臂的位置。这样手臂位置将对患者施加压力或阻抗上胸部的扩张。这个温和的压力将会抑制上胸部向前向上的活动。每个呼气周期后，增加更多的压力，直到患者出于需要，潜意识地增加了下胸部呼吸。

当治疗师注意到患者膈肌或下部肋间肌的移动，要给患者提示，让患者尝试重现这种模式。治疗师的另一只手臂，继续促进患者膈肌活动以达到预期的反应，例如可以使用 Scoop 技术。在接下来的一系列吸气中，若患者能尝试着将增加的下胸部呼吸模式维持住，治疗师应缓慢地降低对患者的抑制。如果患者只是部分成功，可重新应用部分抑制来辅助患者。如果患者因为上胸部的呼吸被抑制了而变得焦虑，那么就要将抑制强度降低到患者觉得舒适的程度。这种辅助不应该引起患者焦虑，或者说它只会鼓励患者更多的上胸部呼吸。当施加于患者上胸部的压力解除后，应继续促进膈式呼吸，并努力让患者独立完成膈式呼吸。

五、胸廓松动

对一些患者来说，即使选择了良好的体位和适宜的通气策略，单独的有控制的呼吸仍不能缓解低效的通气模式。可能胸腔本身不能充分地自由移动使胸壁有足够的活动范围以满足通气模式的需要。

在促进特定的呼吸模式之前，松动个别的肋骨节段以获得胸壁在 3 个通气平面的扩张潜力，可能是必要的。如果胸壁活动度差，呼吸模式就不能改变。同样，患有原发性肺功能障碍和 COPD 的患者，实施过胸部手术、插过胸管或患有急性胸部创伤的患者也可能由于胸廓僵硬和疼痛限制胸壁的潜在性扩张。所有这样的患者都可能受益于治疗程序中的胸廓松动。肌肉萎缩、痉挛或疼痛都可能会引起胸廓的骨骼肌肉限制。见表 4.35.2。

表 4.35.2　胸廓松动操作步骤

使用毛巾或枕头打开前/侧胸壁	使用通气-活动策略来打开整个胸廓
使用上肢模式来促进肋骨开放	使用肌筋膜松解技术松解结缔组织
躯干的反向旋转	使用肋间肌松动手法松动个别节段肋骨

六、蝴蝶技术

如果患者有很好的活动控制，可能更适合直立状态下实施的技术。患者取无支撑的坐位，治疗师根据患者平衡的需要，站在其后面或前面，让患者双臂抬高形成一个类似蝴蝶的姿势（或协助患者将手臂放至这个姿势）。技术开始于将患者置于一个舒适的 ROM 的位置，治疗师跟着患者的呼吸频率（respiratory，RR）开始有声音地呼吸。当患者呼气时，稍微放低手臂。与患者一起大声呼吸，同时缓慢开始让患者的活动范围增加。治疗师给予患者声音提示，开始让患者减慢 RR 并进行更深更慢的呼吸。使用以下通气策略促进患者更深地吸入和呼出气体：①吸气时，肩关节屈曲，躯干伸展；②呼气时，肩关节伸直，躯干屈曲。这样就有可能使患者增加 TV 和减少 RR。

就像前面的技术描述一样，治疗师首先根据患者的呼吸速率大声呼吸，再转换为在更慢更理想的速度下有声音的呼吸。患者即使有时无法跟上治疗师的口头指令，也会接受这个微妙的提示，下意识地减少自己的 RR。

这种技术可以被改良为通过使用对角面而不是平面的活动模式，促进肋间肌和腹肌更多地收缩。让患者吸气时越过一侧肩膀向上看并将手臂抬高至脑后。然后呼气同时往下看，并朝向对面的膝盖旋转躯干，配合缩唇呼吸患者会自发的降低 RR（图 4.35.6）。

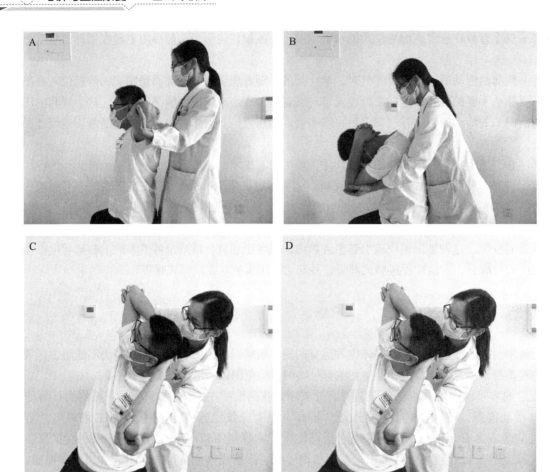

图 4.35.6　蝴蝶技术示意图

A. 蝴蝶技术促进吸气；B. 蝴蝶技术促进呼气；C. 蝴蝶技术与躯干旋转促进吸气，患者右侧的3个呼吸平面被牵伸；D. 蝴蝶技术与躯干旋转促进呼气，患者右侧的所有平面被压缩

七、舌咽式呼吸

少数神经障碍患者需要的不只是增加辅助呼吸肌的使用，还是改变RR以满足基本的通气需要。在过去的10年中，因为现代医疗技术的进步，越来越多高位SCI（C4以上）的患者能存活下来。康复治疗师面对的就是要重建患者的生活质量。对于这些患者，以及许多年长的成人小儿麻痹症患者，掌握舌咽式呼吸（glosso pharyngeal breathing，GPB）技术可以使他们有更好的自主通气，许多患者说该技术还可改善他们的生活质量。这种增强的呼吸模式可以使患者重获因严重神经损伤丧失对他们生活和通气的控制。

GPB技术出现在1950年，是为了给小儿麻痹症患者寻找一种方法以减少对于"铁肺"的通气作用的依赖而发展起来的。当时发现患者在没有机械通气的情况下，用嘴唇、软腭、口、舌、咽、喉也可以吸入足够的空气来维持生命。且这种技术，只需要患者有完好的颅神经。这种方法有时被称为"蛙式呼吸"，因为使用的吸气模式类似青蛙。患者要学会将自己口腔的内部空间最大化以形成一个负压袋，导致外部空气被吸进去。在这一点上，患者要紧闭口腔（嘴唇），在舌、咽、喉的帮助下继续迫使空气沿着喉咙进入肺。

在初始治疗阶段，治疗师要演示几次"吞咽"的动作，使患者对要求的动作有所了解。治疗师继续模仿"吞咽"模式，让患者尝试去学习模仿。这给了患者一个积极的模拟原型，可以减少患者不安的感觉，因为就算是必须的但是无论如何面部的表情还是有点奇怪。如果患者能够独立呼吸，那么治疗师应该要检查患者的屏气和关闭鼻腔通道的能力，因为漏风是失败的常见原因。然后，在尝试吞咽动作之前，患者要在指示下做最大吸气以消除在该技术中使用辅助呼吸肌的可能性。

如果可能的话，患者要采取一个直立的或至少是对称的体位。具体地说，要求患者下颌向下再向前，就像用下唇去触及一个刚好悬挂在上唇前上方的胡萝卜（图4.35.7A）。此时，轻微的颈椎过伸对于最大化颞下颌关节（temporal mandibular joint，TMJ）的暂时活动是必要的（颞下颌关节紊乱是这种技术的一个禁忌证）。嘴唇形状应该像他们发出"O"的声音时那样。然后告诉患者关闭口腔，用下唇去触及上唇（图4.35.7B）。接着舌头和下腭向喉咙方向收回，此时嘴和舌头形状就像说"up"或者"ell"（参见图4.35.7C和图4.35.7D）。下颌的移动轨迹约是一个矩形的模式。大多数患者通过发出声音学习"吞咽"动作；当患者变得更加熟练时，声音和过多的头、颈部动作就会减少。通常学生（患者）要比老师（治疗师）学习的更好，因为通过持续的学习，他们可以掌握技术的精细微妙之处。

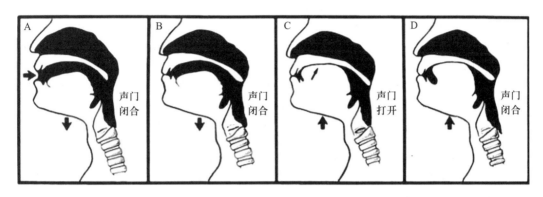

图4.35.7 舌咽式呼吸

A. 嘴打开让空气进入；B. 嘴关闭密封气体；C. 舌头推动空气进入气管；D. 声门关闭以防止空气的被动泄漏，然后重复整个动作

八、改变患者感受

在相关的研究中安慰剂效应能改善患者对呼吸困难程度或不适的感受，其可能机制包括对治疗的信心、条件反射、能动性、缓解焦虑、内啡肽释放和反应转变。反应转变是指个体对症状感受的转变，通过以下3种途径之一：对测量标准的理解的改变——症状重新定义或给予新的含义，或是患者自身价值观的改变。因此针对患者的宣教、注意分散策略等自我管理的方法能有效的缓解呼吸困难，降低呼吸频率。

结 语

优化通气模式主要目的是优化膈肌的功能位置，减少辅助呼吸肌参与程度以及降低患者紧张感，尽量减少做呼吸功。常见的有缩唇呼吸、膈式呼吸等呼吸模式，还有一些替代形式如太极拳、唱歌、瑜伽等侧重于以呼气为重点的定时呼吸气息调节方式。

（四川大学附属华西医院 周兆斌 喻鹏铭）

参考文献

［1］ Marciniuk D D, Goodridge D, Hernandez P, et al. Managing dyspnea in patients with advanced chronic obstructive pulmonary disease: a Canadian Thoracic Society clinical practice guideline [J]. Can Respir J, 2011, 18 (2): 69-78. doi: 10.1155/2011/745047.

［2］ Dechman G, Wilson C R. Evidence underlying breathing retraining in people with stable chronic obstructive pulmonary disease [J]. Phys Ther, 2004, 84 (12): 1189-1197.

[3] Jones A Y M, Dean E. Body position change and its effect on hemodynamic and metabolic stress [J]. Heart and Lung, 2004, 33: 281-290.

[4] Doering L, Dracup K. Comparisons of cardiac output in supine and lateral positions [J]. Nursing Research, 1988, 37: 114-118.

[5] Boaventura C D, Gastaldi A C. Effect of an abdominal binder on the efficacy of respiratory muscles in seated and supine tetraplegic patients [J]. Physiotherapy, 2003, 89: 290-295.

[6] Nakayama H, Shibuya M, Yamada M, et al. In-phase chest wall vibration decreases dyspnea during arm elevation in chronic obstructive pulmonary disease patients [J]. Intern Med, 1998, 37 (10): 831-835. doi: 10.2169/internalmedicine.37.831.

[7] Swan, English A, Allgar V, et al. "The Hand-Held Fan and the Calming Hand for People With Chronic Breathlessness: A Feasibility Trial." Journal of Pain and Symptom Management Vol, 2019, 57 (6): 1051-1061. e1.

[8] Costa D, Cancerlliero K M, Ike D, et al. Strategy for respiratory exercise pattern associated with upper limb movements in COPD patients [J]. Clinics (San Paulo), 2011, 66 (2): 299-305.

[9] Bianchi R, Gigliotti F, Romagnoli I, et al. Chest wall kinematics and breathlessness during pursed lip breathing in patients with COPD [J]. Chest, 2004, 125: 459-465.

[10] Nield M A, Soo Hoo G W, Roper J M, et al. Efficacy of purse lips breathing: a breathing pattern retraining strategy for dyspnea reduction [J]. J Cardio Pulm Rehabil Prevent, 2007, 27: 237-244.

[11] Lewis L K, Williams M T, Olds T. Short-term effect on outcomes related to the mechanism of intervention and physiological outcomes but insufficient evidence of clinical benefits for breathing control: a systematic review [J]. Aust J Physiother, 2007, 53 (4): 219-27.

[12] Lanini B. Chest wall kinematics in patients with hemiplegia [J]. American Journal of Respiratory & Critical Care Medicine, 2003, 168: 109-113.

[13] DeTroyer A, Kirkwood P A, Wilson T A. Respiratory action of the intercostal muscles [J]. J Appl Physiol, 2005, 85 (2), 717-756.

[14] Warren V C. Glossopharyngeal and neck accessory muscle breathing in a young adult with C2 complete tetraplegia resulting in ventilator dependency [J]. Physical Therapy, 2002, 82: 590-600.

[15] Zumwalt M, Adkins H V, Dail C W, et al. Glossopharyngeal breathing [J]. Physical, Therapy Review, 1956, 36: 455-459.

[16] Bailey E F, Hoit J D. Speaking and breathing in high respiratory drive [J]. Journal of Speech, Language & Hearing Research, 2002, 45: 89-99.

[17] Kwekke boom K. The placebo effect in symptom management [J]. Oncol Nurs Forum, 1997, 24: 1393-1399.

[18] Turner J A, Deyo R A, Loeser J D, et al. The importance of placebo effects in pain treatment and research [J]. JAMA, 1994, 271: 1609-1614.

[19] Holland A E, Hill C J, Jones A Y, et al. Breathing exercises for chronic obstructive pulmonary disease [J]. Cochrane Database Syst Rev, 2012, 10: CD008250. Published 2012 Oct 17. doi: 10.1002/ 14651858. CD008250. pub2.

[20] Parshall M B, Schwartzstein R M, Adams L, et al. An official American Thoracic Society statement: update on the mechanisms, assessment, and management of dyspnea [J]. Am J Respir Crit Care Med, 2012, 185 (4): 435-452. doi: 10.1164/ rccm.201111-2042ST.

第三十六章
呼吸肌训练

引　言

　　呼吸（肌）泵的能力对于呼吸系统中使气体流动达到气体交换水平是至关重要的。呼吸（肌）泵的损害会使通气、气体交换和组织呼吸受到影响。在呼吸肌负荷增加或呼吸肌能力下降的疾病中，可发生肌无力。

　　呼吸肌功能紊乱可以出现在以下疾病中，如慢性阻塞性肺疾病、哮喘、囊性纤维化、神经肌肉疾病、充血性心脏衰竭和危重病等。评估呼吸力学和肌肉功能对于临床实践和研究目的都至关重要。自2002年美国胸科协会（american thoracic socicety，ATS）/欧洲呼吸协会（european respiratory society，ERS）发表关于呼吸肌测试的声明以来，在过去的近20年里已经进行了大量的研究。呼吸力学、呼吸肌神经生理学（肌电图、脑电图和经颅磁刺激）和呼吸肌成像（超声、光电体积描记法和结构光体积描记法）和呼吸肌训练领域已取得关键进展。本节内容主要关注健康和疾病中的呼吸肌评估和训练领域，阐述各种评定和训练具体方法以及干预的有效性、精确性、可重复性、预后价值。

第一节　呼吸肌的评估

一、呼吸肌力量评估

　　1. 最大口腔吸气压和最大口腔呼气压测量　最大口腔吸气压（maximum inspiratory pressure，PImax或MIP）或最大口腔呼气压（maximal expiratory pressure，PEmax或MEP）压的测量可以在临床环境中简单评估总体呼吸肌力量。评估需要受试者充分配合。佩戴鼻夹以确保患者仅通过训练设备呼吸。PImax和PEmax的记录应由有经验的评估者评定，应强烈敦促受试者做出最大吸气和最大呼气。在评估期间，受试者通常是坐着的。告知受试者包紧咬嘴不能漏气（图4.36.1）。通常在残气量下测量PImax，在总肺容量下测量PEmax。记录变化小于10%的3个吸气动作或三个呼气动作的最大值。该系统需要一个小漏洞（大约直径2 mm、长度20～30 mm）以防止在PImax操作期间声门关闭并减少在PEmax操作期间使用颊肌。理想情况下，吸气和呼气压力必须保持至少1.5 s。这允许记录和报告持续1 s的最大压力。对于临床使用，建议使用flanged咬嘴，即使它们会导致较低的压力值，尤其是对于PEmax。

　　该评估也可作为一种筛查工具，用于识别呼吸肌无力的患者。结果不应孤立地解释，而应结合整体临床情况。该评估可以快速评定受试者的变化。下表总结了PImax（表4.36.1）和PEmax（表4.36.2）测量值的参考值。

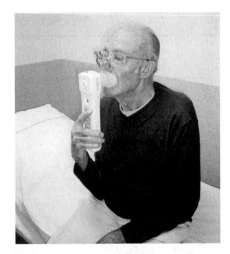

图4.36.1　测量经口压评估呼吸肌力量
（引自：Frownfeler D，Dean E 著. 心血管系统与呼吸系统物理治疗：证据到实践. 郭琪、曹鹏宇、喻鹏铭译. 北京：北京科技出版社，2017.）

表4.36.1　不同年龄组在残气量下获得的最大吸气压（PImax，cmH₂O）测量值的参考值

年龄组（岁）	男	女
18～29	128.0（116.3～139.5）	97.0（88.6～105.4）
30～39	128.5（118.3～138.7）	89.0（84.5～93.5）
40～49	117.1（104.9～129.2）	92.9（78.4～107.4）
50～59	108.1（98.7～117.6）	79.7（74.9～84.9）
60～69	92.7（84.6～100.8）	75.1（67.3～82.9）
70～83	76.2（66.1～86.4）	65.3（57.8～72.7）

（引自：Sclauser PIM, Franco PV, Fregonezi GA, et al. Reference values for maximal inspiratory pressure: a systematic review [J]. Can Respir J, 2014, 21 (1): 43-50. ）

表4.36.2　在总肺活量下进行的最大呼气压力（PEmax，cmH₂O）测量的参考正常范围

参考文献	男	女
Ringqvist et al.（1983）	239±46	164±30
Black and Hyatt（1969）	233±42	149±27
Rochester and Arora（1983）	215±45	138±68
Bruschi et al.（1992）	140±30	96±20
Enright et al.（1994）	175±46	118±37
Leech et al.（1983）	154±82	94±33
Wilson et al.（1984）	147±34	93±17
Neder et al.（1999）	141±22	100±11
Vincken et al.（1987）	140±38	89±24

（引自：ATS, ERS. ATS/ERS Statement on respiratory muscle testing [J]. Am J Respir Crit Care Med, 2002, 166 (4): 518-624. 和Evans JA, Whitelaw WA. The Assessment of Maximal Respiratory Mouth Pressures In Adults [J]. Respiratory care, 2009, 54 (10): 1348-1359. ）

Theodore等报道，最大口腔呼吸压力评估同样适用于新生儿呼吸肌肌力评估。口腔压力的评估也用于6～8岁以上的合作儿童，健康儿童的MIP、MEP测量值的参考值见表4.36.3。口腔压力的评估同样适用于重症监护室患者呼吸肌肌力的评估。

表4.36.3　纳入研究中报告的健康儿童的MIP、MEP（cmH₂O）范围

参考文献	年龄（岁）	男		女	
		MIP	MEP	MIP	MEP
Wilson et al.（1984）	7～17	75.4±23	95.7±23	63.1±21	80.3±21
Tomalak et al.（2002）	7～14	82.9±27	80.3±23	65.3±20	69.1±18
Gaultier and Zinman（1983）	8	77	99	71	74
	9～10	105	123	86	108
	11～13	114	161	108	126
Stefanutti and Fitting（1999）	6～12	88±19	96±24	77±19	80±22
	13～17	110±23	123±22		
	13～16	86±21	91±24		
Szeinberg et al.（1987）	8～10	116±26	142±25	104±20	129±29
	11～13	130±16	176±24	112±20	138±31
	14～16	126±22	166±44	109±21	135±29
Dom`enech-Clar et al.（2003）	8～10	79±31	95±34	68±24	82±29
	11～14	111±31	147±34	89±27	115±33
	15～17	129±24	180±43	97±24	133±35

续表

参考文献	年龄（岁）	男		女	
		MIP	MEP	MIP	MEP
Smyth et al.（1984）	13~18	107±26	114±35	76±25	86±22
Cook et al.（1964）	7~10	120±5	171±11		
	13~16	132±26	198±36		
	11~15	103±21	145±28		
Windisch et al.（2004）	10~19	133±75	111±60		
Heinzmann-Filho et al.（2012）	4~6	73.5±14	85.7±18	60.6±16	71.5±18
	7~9	89.7±15	103.4±21	80.8±21	87.8±22
	10~12	104.1±20	119.9±25	94.9±16	112.2±24
Rafferty et al.（2000）	4~11	72.9±27.5	83.2±25.9	62.0±27.9	79.2±29.0
Wagener et al.（1984）	8~17	113±24	143±37	113±24	143±37
Leech et al.（1983）	15~16	111±34	131±30		
	13~14	85±28	95±29		
Da Rosa et al.（2017）	7	54.6±11.3	62.8±12.7	48.6±8.1	54.5±9.8
	8	56.8±11.1	65.3±11.6	52.3±10.2	60±10.5
	9	61.4±10.7	75.3±15.7	53.7±10.2	63.2±12.3
	10	64.3±13.2	74.4±14.7	56.2±9.1	66.2±9.4
Mendes et al.（2013）	12~18	86.86±24.94	121.08±29.77	75.33±22.21	104.65±26.87
Delgado et al.（2015）	7~8	74.7±19.7	84.6±15.2	64.2±21.7	77.9±22.8
	9~11	86.9±19.2	103.9±21.3	67.7±17.6	79.8±17.1
Cox et al.（2012）	5~18	83.63±26	97.16±35.82	72.87±25.55	77.07±28.08
Gochicoa-Rangel et al.（2014）	4~18	73.27±22.68	82.78±27.25	62.46±21.54	70.81±22.99

注：MIP. 最大口腔吸气压；MEP. 最大口腔呼气压。

（引自：Desmond WC, Maureen MV, Stephen MS, et al. Maximal Static Respiratory and Sniff Pressures in Healthy Children. A Systematic Review and Meta-Analysis [J]. Ann Am Thorac Soc, 2019, 16 (4): 478-487.）

以上几个研究小组公布PImax及PEmax的标准，不管是否使用这些标准，这些标准的标准差都明显偏大，因此，其存在的不足之处很难下定义。在之前关于呼吸肌评估的ATS/ERS声明中，吸气肌无力被定义为MIP低于预测值的70%。PImax＞80 cmH_2O被提议作为排除临床上重要的吸气肌无力的实用阈值，或者可以使用特定方程根据正常PImax的下限定义吸气肌无力。呼吸肌无力的存在与否在很大程度上取决于所使用的特定预测方程。Rodriques 和 Miranda 等报道，根据所使用的参考方程（表4.36.4），吸气肌无力的患病率从33.4%~66.9%不等。此外，一些特定方程与呼吸肌无力的临床和生理指标更相关。PImax 和 PEmax 的评估对于患有杜氏肌营养不良症的儿童的价值有限。Wicharn 等报道，可能至少需要10次尝试（最好的2次变化在＜10%以内）才能在囊性纤维化儿童中测得最佳和可靠的MIP/MEP。Fabiola 等报道，最大动态吸气压力评估方法应用于心力衰竭患者是可靠地，且具有良好的一致性。Carlos 等报道，MIP是血液透析患者吸气肌力量评估的可靠测试，该研究是在一个以年轻为主的样本中进行的，需要在未来的研究中探索老年患者MIP的可靠性。Cassia 等报道，使用仪器评估的最大呼吸压力与徒手评估相关，徒手评估呼吸肌对于哮喘患者是可靠的。

表 4.36.4　最大呼吸口压的预测方程

参考文献/国籍	参考值（方程式），单位为 cmH$_2$O
Black and Hyatt. （1969）美国	男性 PImax=143−（0.55×age） PEmax=268−（1.03×age） 女性 PImax=104−（0.51×age） PEmax=170−（0.53×age）
Wilson et al. （1984）英国	女性 PImax=−43+（0.71×Height$_{cm}$） Pemax=3.5+（0.55×Height$_{cm}$） 男性 PImax=142−（1.03×age） PEmax=180−（0.91×age）
Bruschi et al. （1992）意大利	PImax=4.02−（0.26×sex）−（0.004×age）+（0.47×BSA） PEmax=4.48−（0.18×sex）−（0.0004×age）−（0.003×sex×age）+（0.25×BSA） 男=0，女=1
Enright et al. （1994）美国	男性 PImax=（0.133×Wt$_{lbs}$）−（0.805×Age）+96 PEmax=（0.344×Wt$_{lbs}$）−（2.12×Age）+219 女性 PImax=（0.131×Wt$_{lbs}$）−（1.27×Age）+153 PEmax=（0.250×Wt$_{lbs}$）−（2.95×Age）+347
Enright et al. （1995）美国	女性 PImax=118−（0.9×age）+（0.10×Wt$_{lbs}$） PEmax=179−（1.68×age）+（0.36×Wt$_{lbs}$） 男性 PImax=149−age+（0.10×Wt$_{lbs}$） PEmax=278−（2.27×age+0.28×Wt$_{lbs}$）
Johan et al. （1997）	中国女性 PImax=68.80−（0.49×age）−（0.05×Height$_{cm}$）+（0.22×Wt$_{kg}$） 　　　　PEmax=112.14−（0.59×age）−（0.11×Height$_{cm}$）−（0.07×Wt$_{kg}$） 男性 PImax=37.24−（0.67×age）+（0.15×Height$_{cm}$）+（0.85×Wt$_{kg}$） 　　　PEmax=−106.17−（0.52×age）+（1.05×Height$_{cm}$）+（1.03×Wt$_{kg}$） 马来西亚女性 PImax=52.48+（0.18×age）−（0.09×Height$_{cm}$）+（0.12×Wt$_{kg}$） 　　　　　PEmax=181.87−（0.16×age）−（0.90×Height$_{cm}$）−（0.43×Wt$_{kg}$） 男性 PImax=151.32−（0.33×age）−（0.55×Height$_{cm}$）+（0.38×Wt$_{kg}$） 　　　PEmax=109.82+（0.05×age）−（0.22×Height$_{cm}$）+（0.30×Wt$_{kg}$） 印度女性 PImax=54.65−（0.48×age）−（0.01×Height$_{cm}$）+（0.24×Wt$_{kg}$） 　　　　PEmax=130.36−（0.49×age）−（0.40×Height$_{cm}$）+（0.17×Wt$_{kg}$） 男性 PImax=112.47−（0.31×age）−（0.31×Height$_{cm}$）+（0.51×Wt$_{kg}$） 　　　PEmax=−13.66−（0.62×age）+（0.79×Height$_{cm}$）+（0.06×Wt$_{kg}$）
Morales et al. （1997）西班牙	女性 PImax=（−0.64×age）+125.18 PEmax=（−0.57×age）+（0.65×Wt$_{kg}$）+116.23 男性 PImax=（−1.03×age）+（0.59×Wt$_{kg}$）+133.07 PEmax=（−1.31×age）+263.12
Harik-khan et al. （1998）美国	女性 PImax=171−（0.694×age）+（0.861×Wt$_{kg}$）−（0.743×Height$_{cm}$） 男性 PImax=126−（1.028×age）+（0.343×Wt$_{kg}$）
Neder et al. （1999）巴西	女性 PImax=（−0.49×age）+110.4 PEmax=（−0.61×age）+115.6

续表

参考文献/国籍	参考值（方程式），单位为cmH$_2$O
	男性 PImax=（−0.80×age）+155.3
	PEmax=（−0.81×age）+165.3
Hautmann et al. （2000）德国	女性 PImax=（−0.024×age）+8.55
	男性 PImax=（0.158×BMI）−（0.051×age）+8.22
Wohlgemuth et al. （2003）荷兰	PImax=7.224−（0.0406×age）+（0.032×Wt$_{kg}$）+（3.745×sex）−（0.041×sex×age）
	PEmax=9.887−（0.0556×age）+（0.035×Wt$_{kg}$）+（5.224×sex）−（0.049×sex×age）
	男=1，女=0
Lausted et al. （2006）美国	女性 PImax=0.234×Ln（100%−%VC）−0.0828
	男性 PEmax=0.1426×Ln（%VC）+0.3402
Sachs et al. （2009）美国	女性 PImax=−388+（1.77×age）+（−0.014×age^2）+（0.41×Wt$_{lbs}$）+（−0.0041×age×Wt$_{lbs}$）+（4.69×Height$_{cm}$） +（−0.014×Height$_{cm}^2$）
	男性 PImax=9.8+（−0.31×age）+（1.47×Wt$_{lbs}$）+（−0.0026×Wt$_{lbs}^2$）+（−0.0059×age×Wt$_{lbs}$）
Costa et al. （2010）巴西	女性 PImax=（−0.46×age）+74.25
	PEmax=（−0.68×age）+119.35
	男性 PImax=（−1.24×age）+232.37
	PEmax=（−1.26×age）+183.31
Simões et al. （2010）巴西	女性 PImax=（−0.85×age）+80.7+（−0.3×Wt$_{kg}$）
	PEmax=（−0.89×age）+125.1+（−0.18×Wt$_{kg}$）
	男性 PImax=（−0.76×age）+125
	PEmax=（−0.83×age）+87.69
Gopalakrishna et al. （2011）印度	女性 PImax=45.98+（6.47×age）
	PEmax=74.85−（0.32×age）
	男性 PImax=83.36−（0.25×age）
	PEmax=133.36−（0.907×age）
Obando et al. （2012）哥伦比亚	PImax=78.237−（−0.446×age）+（22.430×sex）+（8.550×BMI Classification）
	PEmax=−97.424+（19.788×sex）+（0.528×Wt$_{kg}$）+（0.911×Height$_{cm}$）
	性别赋值为提供
Pessoa et al. （2014）巴西	PImax=63.27−（0.55×age）+（17.96×sex）+（0.58×Wt$_{kg}$）
	PEmax=−61.41+（2.29×age）−（0.03×age^2）+（33.72×sex）+（1.40×waist$_{cm}$）
	男性=1；女性=0
Sanchez et al. （2018）巴西	模型2：女性 PImax=−94.75+（0.816×age）−（1.822×BMI）
	PEmax=91.58−（0.556×age）+（0.798×BMI）
	男性 PImax=−108.16+（1.307×age）−（2.904×BMI）
	PEmax=98.36−（0.672×age）+（1.759×BMI）
	模型3：女性 PImax=−95.54+（0.748×age）−（0.688×Wt$_{kg}$）
	PEmax=87.20−（0.506×age）+（0.350×Wt$_{kg}$）
	男性 PImax=−110.07+（1.208×age）−（0.942×Wt$_{kg}$）
	PEmax=98.84−（0.610×age）+（0.576×Wt$_{kg}$）

注：BMI. 体质指数；BSA. 身体体表面积；Ln. 自然对数；Pemax. 最大呼气压；PImax. 最大吸气压；VC. 肺活量；Wt. 体重。

（引自：S SM, C J, A A, et al. Predictive equations of maximum respiratory mouth pressures: A systematic review [J]. Pulmonology, 2021, 27 (3): 219-239. ）

2. 膈肌超声评估　随着床旁超声的日益普及，具有非侵入性、快速、便携、价格低且适于危重患者床边检测等优点。膈肌超声最常评估的变量有膈肌位移、吸气末和呼气末膈肌厚度、膈肌增厚分数（diaphragmatic thickening fraetion，DTF）。

（1）膈肌位移的测量方法　将频率为3.5 MHz的超声探头置于锁骨中线或腋前线与肋缘交界处，探头标志朝向外下方，使超声束与膈肌后部垂直，二维超声图像上可见肝脏周围高回声的膈肌线。此时，切换成M型超声模式，选取测量线，使测量线尽量与测量膈肌垂直，M超可显示沿着测量线的膈肌运动轨迹，膈肌位移为基线至曲线最高点的垂直距离（图4.36.2），测量3个呼吸周期，取平均值。

（2）膈肌厚度测量方法　将频率10 MHz的高频探头置于腋前线和腋中线间第8或第9肋间隙，探头沿肋间隙放置或者探头标志朝向患者头侧，使超声束与膈肌垂直。在二维超声图像上显示出高回声的胸膜层和腹膜层，中间无回声的膈肌层，膈肌的厚度为胸膜层与腹膜层之间的距离。二维超声定位膈肌后，切换成M型超声模式，选取测量线，使测量线尽量与测量膈肌垂直，M超显示，膈肌厚度沿着测量线随呼吸周期变化而变化，在平静呼气末测量呼气末膈肌厚度与平静吸气末测量吸气末膈肌厚度（图4.36.3）。测量3个呼吸周期，取平均值。

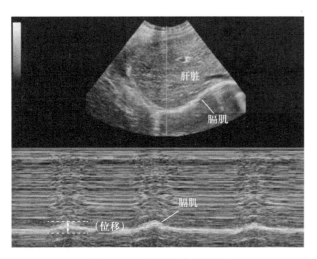

图4.36.2　膈肌位移流程图

膈肌位移是从基线到曲线最高点的垂直距离

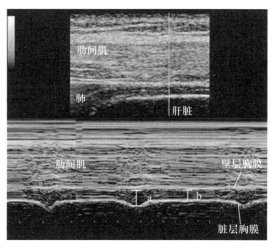

图4.36.3　膈肌厚度流程示意图

膈肌超声显示为3层，包括脏层胸膜、壁层胸膜及其之间的肌肉组织。膈肌厚度为脏层胸膜、壁层胸膜之间的距离，a为呼气末膈肌厚度，b为呼气末横膈肌厚度

（引自：张鹏，江海娇，周全，等. 超声膈肌增厚分数联合最大吸气压测定对机械通气患者撤机的预测价值［J］中华结核和呼吸杂志，2020，43（9）：778-783．）

（3）膈肌增厚分数测量方法　［（DTF=（平静气末膈肌厚度－平静呼气末膈肌厚度）/平静呼气末膈肌厚度×100%］。

Sarwal等报道，正常人群膈肌厚度为0.22～0.28 cm，若呼气末<0.2 cm提示膈肌萎缩。Boon等和Baria等报道，健康人和COPD患者的正常最低DTF>20%。膈肌厚度不能很好地预测撤机结果，张鹏等报道，DTF及MIP对机械通气患者撤机时机选择和撤机结果预测具有指导作用，与DTF及MIP相比，DTF结合MIP提高了对成功撤机的预测价值。在COPD急性加重患者中，DTF与无创通气失败及死亡率相关。

3. 最大鼻吸压　在最大鼻吸气压力（sniff nasal inspiratory pressurel，SNIP）的测量过程中，吸气压力是通过与放置在鼻孔中的导管相连的压力传感器记录的。该测试在功能残气位进行。指导受试者快而深地经鼻吸气。SNIP已在健康个体和COPD患者中得到验证，并且对于大于2岁的儿童也非常有用。Agnieszka等报道急性和亚急性卒中患者的MIP、MEP和SNIP显示出良好的重测信度。

4. 咳嗽峰流速　咳嗽峰流速（peak cough flow，PCF）可评估神经肌肉疾病中黏液清除和呼气肌功能的有效性。测量是在受试者坐位的情况下进行的。口鼻面罩/咬嘴连接到气动描记仪或峰值流量计。指导受试者在完全吸气后进行最大程度的咳嗽。受试者应执行3～6次操作（<5%的可变性），并应报告最大PCF。PCF<270 L/min与神经肌肉疾病中肺部并发症的可能性较高相关。

5. 食道内压、胃内压、跨横膈压 当对吸气和呼气肌肉功能（如经鼻吸气压或PCF）的无创测量提供的信息不准确时，测量吸气和咳嗽时食道内压（Poes）、胃内压（Pga）和跨横膈压（Pdi=Pga−Poes）是有用的。Pdi是直接反映膈肌力量可靠的指标。最大跨膈压（Pdi_{max}）是指在功能残气位、经口气道阻断状态下，以最大努力吸气时检测的胃内压与食管压的差值。当声门功能受损时，需要在咳嗽期间进行评估。

6. 光电体积描记术 光电体积描记术（opto-electronic plethysmography，OEP）是一项成熟的技术，可以测量胸壁及其隔室随呼吸的容量变化（图4.36.4）。在胸腔和腹部的选定解剖参考点中，多个反光标记被定位在被观察者的身体上。放置在被观察者附近的一组相机和专用的立体摄影测量技术可以测量标记的位置（三维坐标）和运动。利用高斯定理，通过连接点和胸腹面及其不同部分所包围的体积，定义了一个闭合曲面。胸壁通常由3个不同的隔室组成：暴露在胸膜压力下的肺胸腔、腹部胸腔和腹部，后两者都暴露在腹部压力下。总胸壁容积是这3个隔室的容积之和。OEP已被用于评估肌萎缩侧索硬化症、膈肌折叠术治疗单侧膈肌麻痹、儿童1型和2型脊髓性肌萎缩症的呼吸肌功能。

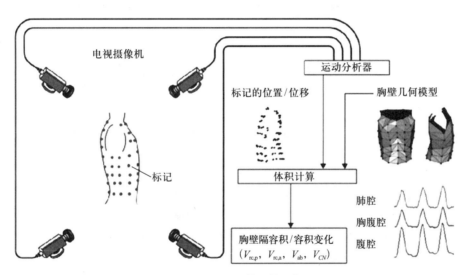

图4.36.4 光电体积描记仪

（引自：Laveneziana P, Albuquerque A, Aliverti A, et al. ERS Statement on Respiratory Muscle Testing at Rest and during Exercise [J]. Eur Respir J, 2019, 53 (6): 1801214.）

7. 其他评估方法 胸片和CT已被用于评估膈肌的位置，尤其是在肌病、神经系统疾病和半膈肌损伤的患者中鉴别继发于无力或瘫痪的膈肌抬高。胸部透视尽管电离度很高，但已被用于识别减弱的或矛盾的膈肌运动。

二维和三维磁共振成像（magnetic resonance imaging，MRI）正越来越多地被使用，特别是在神经肌肉疾病中，通过使用不同的组织权重（T_1、T_2和质子密度）来评估肌肉的大小、结构和功能变化。二维MRI可以在轴位和冠状位图像上定性评估肌萎缩，并测量头尾向的膈肌运动。动态MRI在矢状面图像上提供胸壁和膈肌的运动信息。鉴于已发表的关于这一主题的研究很少，很难得出关于该成像工具的结论，还需要进一步的研究来评估膈肌动态MRI的有效性、精确度、重复性、预后价值和对干预措施的反应。

结构光体积描记术（structured light plethysmography，SLP）是另一种新兴的成像工具。SLP是一种非接触性、非侵入性的呼吸模式评估方法。这项技术是基于对胸壁和腹部投影的黑白格子图案与呼吸相关变化的立体分析。SLP已在健康受试者和患者中得到验证。Nierat等报道SLP可以检测出COPD患者与健康对照组在呼吸模式上的差异。也可以在保持静息潮气呼吸变异性的同时测量通气活动，减少仪器观察者效应，并避免由于使用气动测速仪-口器-鼻夹组合而导致的呼吸模式的中断。

更具侵入性的方法如电或磁对膈肌的刺激可以提供更准确和详细的膈肌信息，并且对膈肌麻痹的诊断有很大帮助。然而对大多数临床应用来说，对吸气和呼气口腔压力的评估已经足够。

二、呼吸肌耐力测试

呼吸肌耐力测试可以采用不同的方法：增量负荷测试（通过增加逐步阻力/阈值负荷或分钟通气量）、恒定负荷测试（维持给定的阻力/阈值负荷或呼吸过度水平，直至测试任务失败）、时间试验［必须在给定持续时间内实现最大通气（有/无额外阻力）］。

1. 增量负荷测试

（1）阻力/阈值测试　该试验要求受试者在阻力/阈值或锥形流量阻力负荷下呼吸，并定期增加负荷（分钟或呼吸次数）。在测试之前，受试者的PImax是通过标准技术测量的。然后被指示在外部负荷约为PImax的30%～40%的情况下吸气。每1～2 min负载增加PImax的5%～10%，直到无法承受为止。增量测试作为吸气肌功能的测量具有很强的吸引力，因为它具有良好的耐受性并提供了明确的结果变量。

（2）增量负荷呼吸过度测试　呼吸过度耐力测试包括在不增加任何吸气或呼气负荷的情况下由剧烈体育运动引起的呼吸过度。在涉及呼气肌和呼气肌耐力的过度呼吸耐力测试中，最容易执行的是最大自主通气量（MVV）。MVV要求受试者以最大可能的速度和深度呼吸，通常为12 s（有时为10 s或15 s），然后以L/min为单位给出MVV的值。

而增量负荷呼吸过度测试通过逐步增加强度的过度呼吸，最常见的是，受试者被要求以20%MVV呼吸3 min，然后每3 min将通气量增加10%MVV，直至可维持3 min的最高MVV。

2. 恒定负荷测试

（1）阻力/阈值测试　受试者在次最大负荷下呼吸，直到测试失败终止。有人建议，所选负荷应使受试者在5～10 min内测试失败终止，这样干预后试验持续时间可限制在15～20 min，而不会产生重要的天花板效应。主要结果是测试失败终止所需时间和（或）测试期间执行的全部外部工作。

训练干预后在外部负荷呼吸期间观察到的呼吸参数的典型变化包括以下内容：患者能够在等效外部负荷下产生更高的吸气流速，从而缩短吸气时间，以及能够增加吸气量和每次呼吸的功。虽然缩短吸气时间可以解释为一种减少肌肉负荷的呼吸模式，但它也反映了肌肉在抵抗高外部阻力的情况下执行更快收缩的能力（即肌肉力量的提高）。

（2）恒定负荷呼吸过度测试　在呼吸过度测试中，受试者在恒定通气（40%～70%MVV）下呼吸，以在8～12 min内完成测试或终止测试。在过度呼吸训练后测试失败终止时间的改善在囊性纤维化患者中增加了103%。

3. 时间试验　10～15 s MVV操作太短，无法评估呼吸肌肉耐力。目前测试最大可持续通气存在不同的方案，可在给定的延长时间段（例如12～15 min）内维持通气。然而，对于此类试验使用哪种方案尚未达成共识。

以上介绍了几种评估呼吸肌耐力的测试。这些不同呼吸肌耐力试验的吸引力在于，它们提供了一种在单次试验中评价整体呼吸肌耐力的方法。这些测试是非侵入性的，而且耐受性相对较好。最常见的是患者尽可能长时间地采用亚剂量吸气负荷（60%～75% PImax）来呼吸，这个测试可以检测训练后吸气肌耐力的变化。

第二节　呼吸肌训练方法

呼吸肌训练有两种主要类型，即阻力训练和耐力训练。相比于外周骨骼肌的肌力训练，呼吸肌的训练的特点旨在提高吸气肌或呼气肌收缩力，耐力或速度（表4.36.5）。

表 4.36.5　吸气肌抗阻阻力训练（IMT）和呼吸肌耐力训练（RMET）的方式

项目	IMT	RMET
类型	力量	耐力
持续时间	15 min，每日2次	30 min，6～12周
频率	每周5～7次	每周5次
强度	根据个人情况增加的负荷为30%～50%PImax，	V_E=50%～60% MVV；
	每周的负荷/技术管理	呼吸频率，50～60次/min

（引自喻鹏铭等主译.心血管系统与呼吸系统物理治疗：证据到实践. 北京：北京科技出版社，2017.）

一、吸气肌训练

阻力训练可以使用流动阻力负荷或压力阈值负荷进行，并且需要使用便携式手持设备。这两种装置通常都涉及单向阀机构，因此在给定时间只能训练吸气或呼气肌肉组织。流动阻力负荷涉及通过小直径孔（电阻器）呼吸，从而限制气流，增加呼吸功并挑战呼吸肌肉组织。施加到呼吸肌肉组织的阻力（负荷）可以根据孔的直径进行调整，从而减小直径会增加气流受限。压力阈值训练产生了类似的生理挑战，涉及以足够的力量呼吸以克服弹簧加载的阀门来启用气流。阻力（负载）设置为最大静态吸气口压力（PImax）的比例。抗阻训练方案在强度、持续时间（组数、重复次数和时间）和频率（每周训练次数）方面有所不同，这取决于所需的生理结果，即肌肉力量或耐力。可以使用强度、持续时间和频率的组合来改变整体训练量，并且训练本质上可以是连续的或间歇的。

呼吸肌耐力训练，它要求个人在预定的时间段（10～15 min）内以高比例（>60%）的最大自主通气量进行通气。与阻力训练不同，耐力训练同时训练吸气和呼气肌肉组织。

二、呼气肌训练

爆发性的呼气练习和腹部肌肉的低强度收缩与咳嗽、瓦尔萨尔瓦（Valsalva）式压力均衡法和运动的有关动作相似。因此，呼气肌训练参数可以任意地选择高强度力量训练或中等强度耐力训练。一个规范的呼气肌耐力训练的例子为在15%～45% PEmax强度下持续训练30 min。一个力量训练的例子为在60% PEmax强度下15个Valsalva动作。2个训练计划都是通过口腔加载呼气阻力来实现，如阈值负荷。

第三节　不同患病人群呼吸肌训练

一、慢性阻塞性肺疾病（COPD）

COPD患者会出现吸气肌功能障碍，并与呼吸困难和运动能力降低有关。Renata等报道，单独的吸气肌训练可改善吸气肌力量、运动能力和肺功能，而呼吸困难和生活质量没有改善；结合有氧训练、肢体力量训练等其他干预措施仅增加吸气肌力量。单独的吸气肌力量可被视为COPD患者的辅助干预措施。单独的吸气肌训练处方为，训练强度不同：35% PImax 或40%～50% PImax 或60%～80% PImax；训练持续时间也有所差异：4周或6～8周或16周。更高的训练强度（60%～80% PImax）有益于吸气肌力量、运动能力和肺功能更大的改善。训练持续时间长短（4周或16周）都能改善吸气肌力量，但运动能力改善需要更长的训练持续时间。结合其他干预措施的吸气肌训练：运动强度为60%～80% PImax，持续3～4周或10～12周。

Arnedillo等和Beaumont等报道，吸气肌训练不仅改善了吸气肌力量、运动能力，也缓解了呼吸困难和提高了生活质量，与Renata等报道有所差异，需要进行进一步研究以了解吸气肌训练对COPD患者呼吸困难和生活质量的影响。

总之，COPD患者继发的吸气肌无力进行适当可控的吸气肌训练时，可以改善吸气肌功能，使运动能力进一步提高，并且减少呼吸困难。但是训练的强度至少应该有30%最大吸气压并保证每天30 min的训练时间。

二、哮喘

哮喘患者最常见的症状是反复发作的喘息、气促、胸闷和咳嗽，易见肺功能下降。呼吸肌无力在哮喘患者中并不常见。Ibai等报道，在哮喘患者中，与单独的吸气肌训练相比，专注于增强姿势的联合疗法在改善吸气肌力量和头部前倾姿势方面具有更好的效果；但肺功能没有明显改善。吸气肌训练处方：20 min/d，2 d/周，共6周。训练强度随着基线MIP的以下百分比而增加：①第1周30% MIP；②第2周40% MIP；③第3和第4周50% MIP；④第5和第6周60% MIP。Neslihan等报道：吸气肌训练可能是增强哮喘患者呼吸肌力量、运动能力、生活质量、日常生活活动能力、减少呼吸困难感觉和疲劳的有效方式。吸气肌训练处方：运动强度为50% MIP，30次/组，2组/d，持续6周。Zhang等报道，物理治疗仅仅显著改善了哮喘儿童的用力肺活量。Chung等报道中度至重度哮喘患者进行强度为50%～60%的MIP，30次/组，2组/d，5 d/周，持续12周的吸气肌训练，可以增加吸气肌力量，但在肺功能、哮喘控制、功能能力和身体活动方面与传统呼吸训练无明显差异。

目前吸气肌训练干预哮喘的研究非常有限，今后需要更多高质量的临床随机对照试验来论证吸气肌训练对哮喘患者的治疗效果。

三、囊性纤维化

囊性纤维化（CF或CPF）是白种人中常见的一种致死性常染色体隐性外分泌腺遗传疾病，主要影响到呼吸系统和肺功能。近年来有不少研究将吸气肌训练用于囊性纤维化患者的治疗，希望改善其肺功能和生存质量。Cigdem等报道，6周的特定呼气肌训练改善了囊性纤维化儿童和青少年的咳嗽峰值流量、最大呼气压力和生活质量。MIP和运动能力也有所提高。需要进一步研究以跟踪呼气肌训练获得的长期结果，并研究吸气和呼气肌训练对咳嗽能力的影响。呼气肌训练处方：20 min/次，2次/d，至少5 d/周，持续6周。训练强度为30%的MEP，每2周重新调整1次。Gemma等报道，没有足够的证据表明呼吸肌训练对囊性纤维化患者是否有益。应根据具体情况考虑使用呼吸肌训练。呼吸肌肌力训练处方为，训练强度从各不相同：30% MEP或40% MEP或60% MEP或80% MEP。训练频率和持续时间各不相同：10～15 min/次，2次/d；或15 min/次，2次/d；或30 min/d，3次/周。呼吸肌耐力训练处方：以70%～80%的MVV或以70%～80%的MIP进行呼吸肌耐力训练，20 min/d，5次/周，持续8周。

需要高质量研究进一步确定呼吸肌训练对囊性纤维化患者的有效性，研究人员应在研究中考虑呼吸肌训练对CF患者呼吸肌功能、肺功能、运动能力、健康相关的生活质量的改善。

四、神经系统疾病

对于脊髓损伤的患者而言，吸气/呼气肌训练是一种提高患者吸气或呼气功能、减轻呼吸困难，提高运动能力的方法。Postma等报道，吸气肌抗阻训练对吸气肌功能具有积极的短期影响，无论病变水平如何。无法得出关于吸气肌抗阻训练对呼吸系统并发症的长期影响的结论。未来的研究需要更好地了解呼吸肌训练的潜在机制和对呼吸并发症的影响。吸气肌抗阻训练：运动强度为60% MIP，2 min/组，3～7组/d，5 d/周，持续8周，每周评估1次训练并增加阈值负荷。Tony等报道，对于呼吸状态稳定的急性完全性颈脊髓损伤或胸脊髓损伤的成人，高阻力、低重复的吸气肌训练是可行且安全的。吸气肌训练处方：运动强度为50% PImax，6次/组，3～6组/d，少于10 min/天，4～5 d/周，自感疲劳程度（RPE）在6～8分。一旦吸气肌训练期间的RPE<6分和（或）

他们能够完成整个吸气肌训练，训练强度增加 10%，最高可达 90% PImax。Sonali 等报道，在改善截瘫患者的有氧能力、呼吸肌力量和自感用力疲劳程度方面，吸气肌训练被认为比深呼吸训练更有效。吸气肌训练：运动强度为 40% MIP，15 min/次，5 次/周，持续 4 周。随着患者连续 3 d 毫无困难地完成 50 次呼吸，阻力增加到一个新的水平。

脑卒中患者的呼吸肌功能也会受到影响。Maria 等报道，无论中风时间如何，中风严重程度和吸气肌力量都与中风后个体的功能活动性相关。Wu 等报道，呼吸肌训练改善了中风后的肌肉力量、肺功能、行走能力，降低呼吸功能障碍风险，其益处可延续长达 12 周。呼吸肌训练如下：50 或 100 次/组，1~2 组/d，20~40 min/d，3~7 d/周，3~10 周，运动强度为 30%~50% MIP，1~2 周更新阻力或每周增加 2~10 cmH_2O。

Magdalena 等报道，各种形式的物理治疗都有可能对脑瘫儿童的 MIP、MEP 和峰值呼气流量产生积极影响。无法推荐最佳的物理治疗方法和持续时间，但是，建议包括吸气肌训练的物理治疗应至少持续 4 周。

五、慢性心力衰竭

虽然心脏功能损害是慢性心脏衰竭患者功能的能力降低的主要相关因素，呼吸肌肉的异常活动在呼吸肌肉的异常活动在过早的运动终止和自觉的影响中占据一个重要的角色，特别是对于用力时呼吸急促的患者。呼吸肌无力、呼吸肌活动增加，或两者兼而有之都是导致运动性呼吸困难的原因。

Aline 等报道，对于心力衰竭患者，吸气肌训练本身无须与其他运动相结合，即可改善吸气肌力量，增加步行距离，提高生活质量。因此，单独的吸气肌训练可被视为心力衰竭患者的辅助干预措施，特别是对于不坚持常规康复治疗的患者。单独的吸气肌训练：运动强度为 30%~100%MIP，干预时间 4~12 周。

六、脱机失败

大多数患者进行机械通气之后可以脱离呼吸机，自主呼吸没有困难。患者脱离呼吸机比较困难，预后也会较差，包括死亡率增加和重症监护室停留时间和康复延长。基于床边的评估和规范化的方案进行的脱机是有效的。吸气肌训练可能对于无法脱机的患者有帮助。Salinee 等报道，吸气肌训练结合常规物理疗法是脱机最适合的治疗方法，而早期运动是减少机械通气持续时间的最有效治疗方法。吸气肌训练或早期运动优于常规物理疗法。

七、围手术期患者

术后肺部并发症是外科手术主要的并发症，而吸气肌无力可能导致术后肺功能异常。Benjamin 等报道，术前运动训练、呼吸训练或运动训练联合呼吸训降低术后肺部并发症的风险，研究证明运动训练、或运动训练联合呼吸训练的有效性同样适用于接受心、胸、腹或肺手术的患者。具体训练处方：每次训练时间持续 15~180 min，每周 2~21 次，术前 1~8 周内进行。需要使用标准化的临床终点进行进一步的大规模高质量研究，以探索运动训练的基本组成部分（例如最佳持续时间、训练强度和训练频率）。Yiorgos 等报道，较低的术前膈肌增厚分数最大值有助于预测心脏手术后肺炎、机械通气时间的延长或有临床意义的肺不张的综合结局的发生，发生术后肺部并发症的患者的重症监护室和住院时间延长。André 等报道，基于无氧阈值的吸气肌训练最大限度地减少了运动能力、吸气肌力量的损失，并减少了 CABG 患者的住院时间。吸气肌训练处方：基于无氧阈值时吸气肌强度，15 个/次，3 次/组，2 组/d。每 4 d 重复测量 1 次无氧阈值时吸气肌强度。Raquel 等报道，短期家庭吸气肌训练可显著增加肾移植后儿科患者的呼吸肌力量，而功能容量和肺功能无显著变化。吸气肌训练：运动强度为 40% MIP，20 min/d，7 d/周，持续 6 周。运动强度每 2 周调整 1 次。Leonardo 等报道，接受造血干细胞移植的住院患者，吸气肌训练是安全、可行的，并且可以改善吸气肌力。吸气肌训练：运动强度为 40% MIP，12~16 次横膈膜呼吸/min，10~20 min/d，5 d/周。

八、其他疾病

1. 阻塞性睡眠呼吸暂停（OSA） Ramos-Barrera等报道，高强度吸气肌训练有可能降低静息交感神经源活动和夜间收缩压。高强度吸气肌训练：训练强度为75% PImax，6个/组，5组/次，共30次，组间休息约1~2 min。5 d/周，持续6周。每周重新评估运动强度。

2. 老年女性症状性盆腔器官脱垂 Ingrid等报道，有症状的盆腔器官脱垂与呼气肌力量有关。MEP和有症状的盆腔器官脱垂之间的关系可能是由于盆底和腹部肌肉之间的腹盆腔协同作用。这项研究强调了在评估呼吸肌力量时评估骨盆底肌肉完整性的必要性。这可能有助于物理治疗师及临床医生制定预防和治疗策略，以改善衰老过程中女性的健康和生活质量。

结　　语

已确定呼吸肌无力和疲劳可在各种疾病中产生，并与临床的重要的症状如呼吸困难、咳嗽障碍、运动损伤、呼吸功能不全、脱机失败具有相关性。呼吸肌训练是一系列疾病中呼吸肌无力的一种治疗方法，然而，确定评估和训练类型的具体标准、训练强度和潜在的副作用值得研究。

（四川大学附属华西医院　韩　亮　喻鹏铭）

参考文献

［1］ 张鹏, 江海娇, 周全, 等. 超声膈肌增厚分数联合最大吸气压测定对机械通气患者撤机的预测价值 [J]. 中华结核和呼吸杂志, 2020, 43 (9): 778-783.

［2］ ATS, ERS. ATS/ERS Statement on respiratory muscle testing [J]. Am J Respir Crit Care Med, 2002, 166 (4): 518-624.

［3］ Theodore D, Aggeliki V, Gabriel D. Respiratory muscle function in the newborn: a narrative review [J]. Pediatr Res, 2021, 19: 1-9.

［4］ Aloui S, Khirani S, Ramirez A, et al. Whistle and cough pressures in children with neuromuscular disorders [J]. Respir Med, 2016, 113: 28-36.

［5］ Fauroux B, Quijano-Roy S, Desguerre I, et al. The value of respiratory muscle testing in children with neuromuscular disease [J]. Chest, 2015, 147 (2): 552-559.

［6］ Sclauser P I M, Franco P V, Fregonezi G A, et al. Reference values for maximal inspiratory pressure: a systematic review [J]. Can Respir J, 2014, 21 (1): 43-50.

［7］ Evans J A, Whitelaw W A. The Assessment of maximal respiratory mouth pressures in adults [J]. Respiratory Care 2009, 54 (10): 1348-1359.

［8］ Desmond W C, Maureen M V, Stephen M S, et al. Maximal static respiratory and sniff pressures in healthy children. A systematic review and meta-Analysis [J]. Ann Am Thorac Soc, 2019, 16 (4): 478-487.

［9］ Rodrigues A, Da S M L, Berton D C, et al. Maximal inspiratory pressure: does the choice of reference values actually matter [J]. Chest, 2017, 152 (1): 32-39.

［10］ Souto-Miranda S Jácome , A Alves C, et al. Predictive equations of maximum respiratory mouth pressures: A systematic review [J]. Pulmonology, 2021, 27 (3): 219-239.

［11］ Khirani S, Ramirez A, Aubertin G, et al. Respiratory muscle decline in Duchenne muscular dystrophy [J]. Pediatr Pulmonol, 2014, 49 (5): 473-481.

［12］ Wicharn B, Anne B C, Julie M M, et al. How many maneuvers should we do for maximal inspiratory and expiratory muscle pressure testing in children: A retrospective review in children with cystic fibrosis [J]. Lung, 2021, 199 (2): 213-222.

［13］ Fabiola MFDS, Gerson C, Alexandra CGBL, et al. Maximal dynamic inspiratory pressure evaluation in heart failure: A comprehensive reliability and agreement study [J]. Phys Ther, 2020, 100 (12): 2246-2253.

［14］ Carlos F V, Henrique S C, Márcia M O L, et al. Maximal inspiratory pressure is associated with health-related quality of life and is a reliable method for evaluation of patients on hemodialysis [J]. Physiother Theory Pract, 2020, 11: 1-9.

［15］ Cassia D L G, Renata T, Adriana S G A, et al. Validity, intra and inter-reliability of manual evaluation of the respiratory muscle strength in asthmatic patients [J]. Physiother Res Int, 2020, 25 (4): e1852.

［16］ Laveneziana P, Albuquerque A, Aliverti A, et al. ERS Statement on respiratory muscle testing at rest and during exercise [J]. Eur Respir J, 2019, 53 (6): 1801214.

［17］ Sarwal A, Walker F O, Cartwright W S. Neuromuscular ultrasound for evaluation of the diaphragm [J]. Muscle Nerve, 2013, 47: 319-329.

［18］ Boon A J, Harper C J, Ghahfarokhi L S, et al. Two dimensional ultrasound imaging of the diaphragm: quantitative values in normal subjects [J]. Muscle and Merve, 2013, 47: 884-889.

［19］ Baria M R, Shahgholi L, Sorenson E J, et al. B-Mode ultrasound assessment of diaphragm structure and function in patients with COPD [J]. Chest, 2014, 146 (3): 680-685.

［20］ Dube B P, Dres M, Mayaux J, et al. Ultrasound evaluation of diaphragm function in mechanically ventilated patients: comparison to phrenic stimulation and prognostic implications [J]. Thorax, 2017, 72 (9): 811-818.

［21］ Antenora F, Fantini R, Iattoni A, et al. Prevalence and outcomes of diaphragmatic dysfunction assessed by ultrasound technology during acute exacerbation of COPD: A pilot study [J]. Respirology, 2017, 22 (2): 338-344.

［22］ Agnieszka L, Marta S, Stefan T K, et al. Agreement and reliability of repeated bedside respiratory muscle strength measurements in acute and subacute stroke [J]. Physiother Res Int, 2021, 26 (2): e1892.

［23］ Layton A M, Moran S L, Roychoudhury A, et al. Noninvasive measurement of abnormal ventilatory mechanics in amyotrophic lateral sclerosis [J]. Muscle Nerve, 2016, 54 (2): 270-276.

［24］ Elshafie G, Acosta J, Aliverti A, et al. Chest wall mechanics before and after diaphragm plication [J]. J Cardiothorac Surg, 2016, 11: 25.

［25］ LoMauro A, Aliverti A, Mastella C, et al. Spontaneous breathing pattern as respiratory functional outcome in children with spinal muscular atrophy (SMA) [J]. PloS one, 2016, 11 (11): e0165818.

［26］ Harlaar L, Ciet P, Van D P A, et al. Imaging of respiratory muscles in neuromuscular disease: A review [J]. Neuromuscular Disord, 2018, 28 (3): 246-256.

［27］ Mogalle K, Perez-Rovira A, Ciet P, et al. Quantification of diaphragm mechanics in pompe disease using dynamic 3D MRI [J]. PloS one, 2016, 11: e0158912.

［28］ Nierat M C, Dube B P, Llontop C, et al. Measuring ventilatory activity with structured light plethysmography (SLP) reduces instrumental observer effect and preserves tidal breathing variability in healthy and COPD [J]. Front Physiol, 2017, 8: 316.

［29］ Motamedi-Fakhr S, Iles R, Barney A, et al. Evaluation of the agreement of tidal breathing parameters measured simultaneously using pneumotachography and structured light plethysmography [J]. Physiol Rep, 2017, 5 (3): e13124.

［30］ Motamedi-Fakhr S, Wilson R C, Iles R. Tidal breathing patterns derived from structured light plethysmography in COPD patients compared with healthy subjects [J]. Med Devices (Auckl), 2017, 10: 1-9.

［31］ Elshafie G, Kumar P, Motamedi-Fakhr S, et al. Measuring changes in chest wall motion after lung resection using structured light plethysmography: a feasibility study [J]. Interact Cardiovasc Thorac Surg, 2016, 23 (4): 544-547.

［32］ Langer D, Charususin N, Jacome C, et al. Efficacy of a novel method for inspiratory muscle training in people with chronic obstructive pulmonary disease [J]. Phys Ther, 2015, 95 (9): 1264-1273.

［33］ Bieli C, Summer M S, Boutellier U, et al. Respiratory muscle training improves respiratory muscle endurance but not exercise tolerance in children with cystic fibrosis [J]. Pediatric pulmonology, 2017, 52 (3): 331-336.

［34］ Stanford G, Ryan H, Solis-Moya A. Respiratory muscle training for cystic fibrosis [J]. Cochrane Database of Systematic ReviewsCochrane Database Syst Rev, 2020, 12: CD006112.

［35］ Koppers R J H, Vos P J E, Folgering HthM. Tube breathing as a new potential method to perform respiratory muscle training: Safety in healthy volunteers [J]. Respiratory Medicine, 2006, 100: 714-720.

［36］ Renata I N F, Aline M A, Felipe V C, et al. Inspiratory muscle training in COPD [J]. Respir Care, 2020, 65 (8): 1189-1201.

［37］ Arnedillo A, Gonzalez M J L, Fernandez S J R, et al. Effects of a rehabilitation programme with a nasal inspiratory restriction device on exercise capacity and quality of life in COPD [J]. Int J Environ Res Public Health, 2020, 17 (10): 3669.

[38] Beaumont M, Forget P, Couturaud F, et al. Effects of inspiratory muscle training in COPD patients: a systematic review and meta-analysis [J]. Clin Respir J, 2018, 12 (7): 2178-2188.

[39] Ibai L U V, Pablo C F, Beatriz D C, et al. The effectiveness of combining inspiratory muscle training with manual therapy and a therapeutic exercise program on maximum inspiratory pressure in adults with asthma: a randomized clinical trial [J]. Clin Rehabil, 2018, 32 (6): 752-765.

[40] Neslihan D, Manolya A, Mustafa I D. Effect of Inspiratory Muscle Training in the Management of Patients With Asthma: A Randomized Controlled Trial [J]. J Cardiopulm Rehabil Prev, 2018, 38 (3): 198-203.

[41] Zhang W J, Wang Q, Liu L L, et al. Effects of physical therapy on lung function in children with asthma a systematic review and meta-analysis [J]. Pediatric Research, 2021, 89: 1343-1351.

[42] Chung Y, Huang T Y, Liao Y H, et al.12-Week Inspiratory Muscle Training Improves Respiratory Muscle Strength in Adult Patients with Stable Asthma: A Randomized Controlled Trial [J]. Int J Environ Res Public Health, 2021, 18 (6): 3267.

[43] Cigdem E, Goksen K A, Ayse A K, et al. Effect of expiratory muscle training on peak cough flow in children and adolescents with cystic fibrosis: A randomized controlled trial [J]. Pediatr Pulmonol, 2021, 56 (5): 939-947.

[44] Gemma S, Harrigan R, Arturo S M. Respiratory muscle training for cystic fibrosis [J]. Cochrane Database Syst Rev, 2020, 12: CD006112.

[45] Postma K, Haisma J A, Hopman M T, et al. Resistive inspiratory muscle training in people with spinal cord injury during inpatient rehabilitation: A randomized controlled trial [J]. Phys Ther, 2014, 94 (12): 1709-1719.

[46] Tony M, Kathy S. Inspiratory muscle training is feasible and safe for patients with acute spinal cord injury [J]. J Spinal Cord Med, 2019, 42 (2): 220-227.

[47] Sonali S, Jaskirat K. Effect of inspiratory muscle training (IMT) on aerobic capacity, respiratory muscle strength and rate of perceived exertion in paraplegics [J]. J Spinal Cord Med, 2020, 43 (1): 53-59.

[48] Maria C N F, Laisa M, David M, et al. Stroke severity and maximum inspiratory pressure are independently associated with functional mobility in individuals after stroke [J]. J Stroke Cerebrovasc Dis, 2020, 29 (12): 105375.

[49] Wu F, Liu Y, Ye G, et, al. Respiratory muscle training improves strength and decreases the risk of respiratory complications in stroke survivors: a systematic review and meta-analysis [J]. Arch Phys Med Rehabil, 2020, 101 (11): 1991-2001.

[50] Magdalena R, Waclaw M A, Paweł L. Effects of physical therapist intervention on the pulmonary function in children with cerebral palsy: A systematic review and meta-analysis [J]. Phys Ther, 2021, pzab129.

[51] Aline D C M A, Luma Z D O, Graciele S. Inspiratory Muscle training in patients with heart failure: What is new? systematic review and meta-analysis [J]. Phys Ther, 2020, 100 (12): 2099-2109.

[52] Salinee W, Attalekha T, Kaweesak C, et al. Effects of inspiratory muscle training and early mobilization on weaning of mechanical ventilation: A systematic review and network meta-analysis [J]. Arch Phys Med Rehabil, 2020, 101 (11): 2002-2014.

[53] Yiorgos A C, Roberto E, Élise R, et, al. Preoperative diaphragm function is associated with postoperative pulmonary complications after cardiac surgery [J]. Crit Care Med, 2019, 47 (12): e966-e974.

[54] Yiorgos A C, Roberto E, Élise R, et, al. Preoperative diaphragm function is associated with postoperative pulmonary complications after cardiac surgery [J]. Crit Care Med, 2019, 47 (12): e966-e974.

[55] André LLC , Hayssa DCM , Lucas L, et al. Inspiratory muscle training based on anaerobic threshold on the functional capacity of patients after coronary artery bypass grafting: Clinical trial [J]. Braz J Cardiovasc Surg, 2020, 35 (6): 942-949.

[56] Raquel P C, Ana P O B, Tatiana C N, et al. Home-based inspiratory muscle training in pediatric patients after kidney transplantation: a randomized clinical trial [J]. Pediatr Nephrol, 2020, 35 (8): 1507-1516.

[57] Leonardo B D A, Patrícia F T, Mateus C L, et al. Safety and feasibility of inspiratory muscle training for hospitalized patients undergoing hematopoietic stem cell transplantation: a randomized controlled study [J]. Support Care Cancer, 2020, 28 (8): 3627-3635.

[58] Ramos-Barrera G E, DeLucia C M, Bailey E F. Inspiratory muscle strength training lowers blood pressure and sympathetic activity in older adults with OSA: a randomized controlled pilot trial [J]. J Appl Physiol, 2020, 129 (3): 449-458.

[59] Ingrid G A, Silvana LDOS, Elizabel DSRV, et al. Relationship between symptomatic pelvic organ prolapse and respiratory muscle strength in middle-aged and older women in Northeast Brazil: a cross-sectional study [J]. Physiother Theory Pract, 2021, 37 (6): 755-761.

第三十七章
重症康复早期活动的流程

引　言

　　重症康复与早期下床是近年来相当热门的研究主题。过去，医学的主流观念是重症患者应该好好卧床，以利于体力与疾病的恢复，但是许多研究都发现，重症患者如果能早期下床及康复，不仅未来功能的恢复更好，甚至能降低并发症、再住院率及死亡率。因此，本章节将从重症康复的早期历史开始谈起，介绍长期卧床会有什么样的生理与心理变化，再谈到适合重症康复的患者筛选标准，最后讨论康复的执行步骤。

第一节　重症康复的早期历史

　　重症康复的历史并没有想象中的这么短。早在19世纪末叶，就有研究论文发现早期康复的好处。1899年，美国芝加哥妇产科教授Emil Ries发表了一篇论文于著名的*JAMA*期刊，探讨开腹手术后的一些发现。该作者发现，如果让经阴道执行外科腹腔手术后的患者，于24～48 h内早期下床，并且让患者于4～6 d出院，那么患者将很少会出现无精打采或肌肉无力的状况。

　　1927年，2位纽约产科医师发表了另一篇论文，内容揭示了孕妇如果生产后能于24 h内早期活动，似乎有更好的临床结果，包括使用更少的灌肠、泻药及导尿措施。此外，肌肉力量恢复的状况也较迅速，并且可以降低静脉血管栓塞的风险。

　　到了第二次世界大战时期，重症康复与早期下床的观念同样被应用在受伤的军人身上。1944年，纽约医师Powers比较不同手术后，早期下床及传统卧床的结果，同样也发现早期下床患者的恢复情况更好。更仔细地说，在疝气修补术后、阑尾切除术后、胆囊切除术后、开腹手术后，早期下床患者的心跳及体温都较低。且对于患者有生理、心理及经济上的好处。此外，"二战"时期医学研究的突飞猛进，对于长期卧床的生理缺点也逐渐明朗，许多期刊热中讨论早期下床的好处，并直指长期卧床会造成"邪恶"的后遗症。

　　20世纪中叶，随着重症监护病房（ICU）与呼吸机的使用，重症康复与早期下床的探讨更为蓬勃发展。1972年Georgia Foss的论文提出，一种新的辅助呼吸方式得以使重症患者在下床步行时，能满足氧气供应的需求。1975年Burns等人的论文，考虑到重症患者肌力不足、通气需求及静脉管线等需求，进一步设计出另一种新型协助重症患者早期下床的设备。因此，从历史上看重症康复与早期下床的观念，事实上已经存在许久。

第二节　长期卧床的生理与心理变化

一、生理上的变化可以分为几个层面（可参见第三十二章第三节）

　　1. 肺脏系统　长期卧床会导致膈肌上升、肺泡分泌物堆积、咳嗽能力下降及肺活量的下降。进而造成可能的肺泡塌陷及肺炎。早期活动能增加肺泡内氧气分压、潮气量、呼吸的频率与活动度，因此被认为能预防肺部的并发症。

2. 循环系统 长期卧床会导致下肢肌肉不活动，可能会使回心脏的静脉血流变少，而积存于静脉系统的血液可能导致静脉血栓的产生。尽管早期下床无法完全避免静脉血栓的产生，但可能可以下降致命性血栓的可能。

3. 肠胃道系统 长期卧床会导致肠胃功能的下降，除了蠕动频率下降之外，也可能导致腹胀、便秘等问题，进而需要泻剂或肛管等处置。

4. 肌肉骨骼系统 长期卧床会导致肌肉萎缩、骨质脱钙，进一步造成下肢无力、步行困难。过去研究显示，健康的成年人如果经过2周的卧床，股四头肌肌力下降约25%、股四头肌重量下降5%~10%。然而，长期卧床会使老年人肌肉流失得更快，速率是成年人的3~6倍。

二、心理方面的变化

长期卧床对于患者的心理预期的影响是相当巨大。在外科，患者如果知道重大手术后，在安全的情形下能早期下床，对于使用止痛药、灌肠、导尿管的惧怕也因为时间的缩短，那么住院心理的压力也会减少许多。

三、对经济方面的影响

患者如果早期下床并且功能恢复良好，住院的时间得以减少，而多出来的时间，患者得以回归社会，继续赚取工作上的报酬。医疗上，因为早期下床所减少的并发症，也能减轻医疗量能的负担，病房人力的运用也会更有效率。

另外值得一提的是，ICU获得性虚弱（intensive care unit-acquired weakness，ICU-AW）是近年来相当热门的研究议题。ICU-AW的定义为，患者度过重症后，出现无法以其他疾病解释的无力症状。事实上，ICU-AW可再分为3种亚型：①重症多发性神经病变（critical illness polyneuropathy，CIP）；②重症肌病变（critical illness myopathy，CIM）及前两者的综合型态；③重症神经肌肉病变（critical illness neuromyopathy，CINM）。

ICU-AW的特色，除了出现广泛性的肌肉无力之外，脸部肌肉常常不受影响，深肌腱反射可能减弱、正常或增强，并且看是否影响到神经系统。除此之外，诊断广泛性无力的操作性定义，是肌群力量总分低于48分（总分60分）。该分数使用MRC肌力测试评估，评估单侧6个动作，双侧共12个动作。6个动作包含上臂外展、前臂屈曲、手腕伸展、大腿屈曲、膝盖伸直、脚踝背屈。每个动作根据肌力分成0~5分。0分表示无肌肉收缩动作、1分表示有肌肉收缩但无动作、2分表示有动作但无法抵抗重力、3分表示无阻力下能抵抗重力、4分表示能抵抗部分重力、5分表示正常。

第三节   适合重症康复早期活动的筛选标准

鉴于长期卧床具有很多方面的缺点与早期下床好处的证据，近年来，重症康复领域的研究更加蓬勃兴盛，安全性的疑虑也随着越来越多的研究证据逐渐扫除。Sricharoenchai等于美国约翰霍普金斯医院的研究发现，在5267次康复活动中，仅出现34次不良事件（0.6%）。其中10次为心律不齐、8次为平均血压大于140 mmHg、5次为平均动脉压低于55 mmHg，且不良事件并未增加住院天数，显示重症康复有良好的安全性。

筛选标准上，Hodgson等研究提出插管患者适合早期活动的一系列条件。该研究使用绿、黄、红灯作为安全性的评估，绿灯表示出现不良反应机率低；黄灯表示潜在风险较高，康复过程需小心谨慎；红灯表示不良反应风险较高，活动前应请重症康复专家会诊后方可执行。

需要考虑的系统问题包含了呼吸、循环、神经及其他等四大面向的考虑。

一、呼吸方面

单纯具有气管内管或气切管的患者、所需的氧气分压≤60%、周边氧气浓度≥90%、呼吸次数≤30次/min、呼气末期正压（positive end-expiratory pressure，PEEP）≤10 cmH$_2$O，在没有其他禁忌状况下，执行床上或下床运动都是安全的。

如果所需的氧气分压>60%、周边氧气浓度低于90%、呼吸次数>30次/min、PEEP>10 cmH$_2$O、需要使用一氧化氮或前列环素的状况，执行床上运动的风险较高。如果病情需要维持俯卧姿势、周边氧气浓度低于90%，早期下床康复的不良反应风险很高，需要非常小心。

二、循环方面

患者平均动脉压高于65 mmHg、经心脏起搏器控制的稳定心律、心室性心搏过速<120次/min、有心室辅助器在没有其他禁忌状况下，执行床上或下床运动都是安全的。如果有怀疑或确定的肺动脉高压、无症状的室性心动过速、室性心动过速介于120～150次/min下、疑似或确定的静脉血栓、休克状态合并乳酸浓度>4 mmol/L，执行床上运动或早期下床的风险较高。

不过，假使出现高血压危象、需要治疗的心室性心搏缓速、室性速心率高于150次/min、经股动脉的主动脉内气囊反搏或体外膜氧合（extracorporeal membrane oxygenation，ECMO）、显著的心肌缺氧状况，则早期下床康复的不良反应风险很高，需要非常小心。

三、神经方面

患者嗜睡、清醒或略为躁动［RASS镇静程度评估表（richmond agitation-sedation Scale）介于-1～1分］、开颅术后、开放性腰椎引流、急性脊髓损伤、蛛网膜下腔出血的状况下，原则上执行床上运动是安全的。

如果意识状态为轻度镇静或躁动（RASS分数为-2及2分）、开颅术后、急性脊髓损伤、蛛网膜下腔出血执行早期下床的风险较高。但假使患者意识为显著的躁动（RASS分数>2分）、急性颅内高压、脊椎不稳定或尚未控制的癫痫，则无论是床上或早期下床康复的不良反应风险很高，需要非常小心。

四、其他方面

接受胸腔或腹腔的外科手术术后、疑似或较高的出血风险、ICU-AW、血液透析、有中央静脉导管、股动脉导管、鼻胃管、尿管，在没有其他禁忌证的情况下，原则上执行床上运动都是安全的。

如果患者有不稳定的骨盆、脊椎或下肢长骨骨折、发热、低体温则床上运动的风险较高。但对于下床运动而言，有不稳定的骨盆、脊椎或下肢长骨骨折、急性出血、或有股动脉鞘的情形，不良反应风险很高，需要非常注意。

第四节　重症康复的施行

确认患者的状况并评估其安全性之后，重症康复的施行根据循证医学使用"ABCDE"原则进行康复，具有良好的成效。AB含意为有计划地让患者清醒并能自主呼吸协调（awakening and breathing trial coordination）、C含意为着选取适当的镇静剂及止痛药（choice of sedatives and analgesics）、D含意为监控并治疗谵妄（delirium monitoring and management），E含意为早期活动（early mobilization）。

一、让患者清醒并能自主呼吸协调

过度镇静可能导致使用呼吸机及留在急重症病房的时间增加。Kress等的研究指出，每天执行镇静药物减量使患者清醒的措施，能缩短使用呼吸机的时间及留在ICU的时间。另一篇由Girard等的研究也发现，镇静药物减量使患者每天清醒的介入，不仅能减少使用呼吸机时间、缩短住院时间，1年以后的死亡风险也较低。

然而，在ICU减少镇静药物的使用，使患者意识到其接受急重症的处置，也引发学界讨论是否会增加压力创伤症候群（或称创伤后应激障碍）（post-traumatic stress disorder，PTSD）的疑虑。2010年，Jackson等的研究发现，患者接受每日清醒的介入，3个月及1年后皆不会增加忧郁或PTSD的风险。

二、适当的镇静剂及止痛药

过去，在ICU常使用的镇静剂为苯二氮䓬类、鸦片类或异丙酚等药物。然而近年来的研究发现，使用上述药物可能会增加谵妄的发生。2009年Pisani等人研究发现，使用苯二氮䓬类或鸦片类药物，与较长的谵妄时间有关。

根据Morandi等人的论文指出，第二类甲型交感神经受体促进剂（a-$_2$ agonists）药物氧压啶（clonidine）及右美托咪啶（dexmedetomidine，DEX）可以替代苯二氮䓬类药物的使用。上述2种药物能作用于脑部及脊髓细胞，产生镇静与止痛的作用，却不会有呼吸抑制的效果。此外，另有研究指出，使用DEX的患者，较传统使用苯二氮䓬类药物的患者，较少出现谵妄及高血压，并能缩短呼吸机的使用时间。

三、检测监控并治疗谵妄

Ouimet等人的研究发现，约33%的急重症病房患者会出现谵妄，且谵妄的出现，与较长的住院时间与死亡率相关。医疗人员应给予重视，必须早期检测并且尽早治疗。

检测谵妄的量表很多，常用的如ICU意识模糊评估法（confusion assessment method for the ICU，CAM-ICU）、谵妄检测评分（delirium detection score，DDS）及护理谵妄筛查量表（nursing delirium screening scale，Nu-DESC）。Luetz等研究发现，CAM-ICU量表是上述三者中，识别重症患者是否有谵妄，效度最佳的量表。治疗上，最重要的是要找到造成谵妄的原因，并加以减轻或去除。使用精神药物的效果，目前学界尚未有定论，需要近一步的研究。

四、早期活动

Sommers等研究建议，重症康复早期活动依照患者的意识清醒程度分为以下两大类。

1. 患者意识不清或者无法配合者（RASS分数＜-2分者） 原则上执行病床上的活动。包含执行被动关节运动，每个关节每天执行5次关节活动，避免关节挛缩；每日协助患者执行20 min的伸展运动，维持身体柔软度；每日执行20 min的被动脚踏板训练，进行有氧训练；每日使用60 min，频率为45 Hz的肌肉电刺激于近端肌群，避免肌力快速下降；使用夹板，穿戴2 h并休息2 h，以避免关节挛缩及压疮的出现。

2. 患者意识清楚且能配合者（RASS分数≥-2分者） 执行离床运动或病床上活动皆可，患者病况之安全性如前述。运动的内容可包含：日常生活功能训练（平衡、站立或行走）；有氧训练，以飞轮训练为主，目标每日20 min，如果初期体力不佳可以分段累积至总时间20 min也可以；治疗性运动训练肌耐力与有氧运动，初期可从每日一次、每次一组，每组8次、强度从博格氏量表（Borg scale）11分（自我感觉轻松）开始，逐步增加至每日2次、每次3组，每组各10次、强度为博格氏量表13分（自我感觉略吃力）。

结　语

随着医学的发展、科技的进步与人口的老龄化，越来越多的患者会接受重症医疗服务。从过去100多年到现今，大量科学证据已指出重症康复对患者有诸多好处，而康复过程中所遭遇的困难，如安全性及心理危害的疑虑，目前都有专家提供科学的方式及证据能够解决。随着重症医学的进一步发展，势必需要有更多的科学研究人员投入其中，共同建立标准化的重症康复流程，为患者带来更优质的医疗服务。

（台湾台南市奇美医院　程信翰　周伟倪）

参考文献

［1］　Ries E. Some radical changes in the after-treatment of celiotomy cases [J]. Journal of the American Medical Association, 1899, 33 (8): 454-456.

［2］　Epstein. HJ, Fleischer A J. The disadvantages of the prolonged period of postpartum rest in bed [J]. American Journal of Obstetrics and Gynecology, 1927, 14 (3): 360-363.

［3］　Powers S J H, The abuse of rest as a therapeutic measure in surgery: early postoperative acivity and rehabilitation [J]. Journal of the American Medical Association, 1944, 125 (16): 1079-1083.

［4］　Dock W. The evil sequelae of complete bed rest. Journal of the American Medical Association, 1944, 125 (16): 1083-1085.

［5］　Ross G. A method for augmenting ventilation during ambulation [J]. Phys Ther, 1972, 52 (5): 519-520.

［6］　Burns J R, Jones F L. Letter: Early ambulation of patients requiring ventilatory assistance [J]. Chest, 1975, 68 (4): 608.

［7］　Brower R G. Consequences of bed rest [J]. Crit Care Med, 2009, 37 (10 Suppl): p. S422-428.

［8］　Suetta C, Hvid L G, Justesen L, et al. Effects of aging on human skeletal muscle after immobilization and retraining [J]. J Appl Physiol (1985), 2009, 107 (4): 1172-1180.

［9］　Jones S W, Hill R J. Krasney P A, et al., Disuse atrophy and exercise rehabilitation in humans profoundly affects the expression of genes associated with the regulation of skeletal muscle mass [J]. FASEB J, 2004, 18 (9): p. 1025-1027.

［10］　English K L, Paddon-Jones D. Protecting muscle mass and function in older adults during bed rest [J]. Curr Opin Clin Nutr Metab Care, 2010, 13 (1): 34-39.

［11］　Kortebein P, Ferrando A, Lombeida J, et al. Effect of 10 days of bed rest on skeletal muscle in healthy older adults [J]. JAMA, 2007, 297 (16): 1772-1774.

［12］　Stevens R D, Marshall S A, Cornblath D R, et al. A framework for diagnosing and classifying intensive care unit-acquired weakness [J]. Crit Care Med, 2009, 37 (10 Suppl): S299-308.

［13］　Kleyweg R P, van der Meche F G, Schmitz P I, Interobserver agreement in the assessment of muscle strength and functional abilities in Guillain-Barre syndrome [J]. Muscle Nerve, 1991, 14 (11): 1103-1109.

［14］　Sricharoenchai T, Parker A M, Zanni J M, et al. Safety of physical therapy interventions in critically ill patients: a single-center prospective evaluation of 1110 intensive care unit admissions [J]. J Crit Care, 2014, 29 (3): 395-400.

［15］　Hodgson C L, Stiller K, Needham D M, et al. Expert consensus and recommendations on safety criteria for active mobilization of mechanically ventilated critically ill adults [J]. Crit Care, 2014, 18 (6): 658.

［16］　Morandi A, Brummel N E, Ely E W. Sedation, delirium and mechanical ventilation: the 'ABCDE' approach [J]. Curr Opin Crit Care, 2011, 17 (1): 43-49.

［17］　Kress, JP, Pohlman A S, O'Connor M F, et al. Daily interruption of sedative infusions in critically ill patients undergoing mechanical ventilation [J]. N Engl J Med, 2000, 342 (20): 1471-1477.

［18］　Girard T D, Kress J P, Fuchs B D, et al., Efficacy and safety of a paired sedation and ventilator weaning protocol for mechanically ventilated patients in intensive care (Awakening and Breathing Controlled trial): a randomised controlled trial. Lancet, 2008, 371 (9607): 126-134.

［19］ Jackson. JC, Girard T D, Gordon S M, et al., Long-term cognitive and psychological outcomes in the awakening and breathing controlled trial [J]. Am J Respir Crit Care Med, 2010, 182 (2): 183-191.

［20］ Pisani M A, Murphy T E, Araujo K L B, et al., Benzodiazepine and opioid use and the duration of intensive care unit delirium in an older population [J]. Crit Care Med, 2009, 37 (1): 177-183.

［21］ Riker R R, Shehabi, Bokesch P M, et al., Dexmedetomidine *vs* midazolam for sedation of critically ill patients: a randomized trial [J]. JAMA, 2009, 301 (5): 489-499.

［22］ Ouimet S, Kauanagh B P, Gottfried S B, et al. Incidence, risk factors and consequences of ICU delirium [J]. Intensive Care Med, 2007, 33 (1): 66-73.

［23］ Luetz A, Heymann A, Radtedtke F M, et al. Different assessment tools for intensive care unit delirium: which score to use [J]. Crit Care Med, 2010, 38 (2): 409-418.

［24］ Sommers J, Engelbert R H H, Dettling-llnenfeldt D, et al. Physiotherapy in the intensive care unit: an evidence-based, expert driven, practical statement and rehabilitation recommendations [J]. Clin Rehabil, 2015, 29 (11): 1051-1063.

第三十八章
常用心肺疾病的运动训练

引　言

运动训练可运用FITT四个面向搭配有氧/柔韧性/抗阻训练来制订计划。FITT是指：（frequency，频率）；I（intensity，强度）；T（time，时间）；T（type，运动型态）。接下来内容将依此方向，详述常见心肺疾病之运动训练订制建议及注意事项（基本原则于第二部分第15章已详述）。

第一节　心血管疾病住院患者的运动处方

心血管疾病住院患者的运动处方（因抗阻训练会使血管及胸腔压力显著增加，在此时期，患者尚不适合做抗阻运动的训练），见表4.38.1。

表4.38.1　心血管疾病住院患者的运动处方

项目	有氧运动	柔韧性运动
频率	2~4次/d	≥1次/d
强度	最大心跳为休息心跳+30次/min且≤120次/min 自觉劳力系数（RPE）≤13/20	关节可达最大角度 合并轻微牵拉的不适感
时间	3~5 min运动为一段落，每段之间休息时间要小于运动时间，目标为10~15 min连续之运动	30 s/每个大关节
型态	走路/踏车/跑步机	被动或协助式主动关节运动

第二节　心血管疾病门诊患者的运动处方

心血管疾病门诊患者的运动处方（此时期血液循环动力稳定，可加入抗阻训练），见表4.38.2。

表4.38.2　心血管疾病门诊患者的运动处方

项目	有氧运动	柔韧性运动	抗阻训练
频率	3~5 d/周	≥3 d/周，建议每天	2~3 d，不连续/周
强度	若有运动测试数据，可使用储备心律（HRR），储备摄氧量（V_O_2R）或最大摄氧量（$V_O_2$peak）之40%~80% 若无运动测试资料可利用最大心跳为休息心率+20~+30次/min或自觉劳力系数12~16/20	关节牵拉至轻微紧绷感	自觉劳力系数11~13/20 40%~60% 1~RM（repetition maximum，1次反复最大重量）
时间	20~60 min/次	每个关节≥4次重复运动，牵拉30 s/次	1个肌群8~10种运动，每种运动1~3组重复
型态	走路/踏车/跑步机/登梯	静态或动态牵拉运动皆可	安全的重量训练设备

注意事项：①热身及放松活动，各5～10 min，要包含牵拉运动及轻度的有氧运动；②若运动训练中，出现心脏相关不良反应（如心绞痛、心电图变化、血液动力学变化），运动最大强度须预订在出现不良反应时之心跳减10次/min；③建议完成12～18次在监督之下的传统心肺康复后，再进入HIIT（high intensity aerobic interval training，高强度有氧间歇训练）；④因β受体阻滞剂会影响心跳及运动能力，在调整药物之后，建议重新进行运动测试。

一、心力衰竭

运动训练的2个主要目的为逆转运动耐受力不足及减少因心功能不全造成的临床不良反应，见表4.38.3。

表4.38.3　心力衰竭的运动训练

项目	有氧运动	柔韧性运动	抗阻训练
频率	3～5 d/周	≥3 d/周，建议每天	1～2 d，不连续/周
强度	40%～80% HRR或$V_{O_2}R$ 若有心房颤动，可订在自觉劳力系数11～14/20	关节牵拉至轻微紧绷感	40%～70% 1-RM
时间	20～60 bpm/d	每个关节2～4次重复运动，牵拉10～30 s/次	一个肌群1～2组运动，10～15次重复/组
型态	走路/骑脚踏车/跑步机	静态或动态牵拉运动皆可	安全的重量训练机器或是自由重量皆可

注意事项：①高强度有氧间歇训练可利用下列流程：30 s～4 min高强度有氧运动（85%～90% HRR），每段中间穿插1～3 min中强度有氧运动（50%～70% HRR），可提升最大摄氧量约45%并改善左心室功能；②建议增加运动强度之前，先增加频率及时间；③抗阻训练建议在有氧及柔韧性运动开始后4周，再加入运动训练中；④若有使用左心室辅助装置，运动强度可订在RPE：11～13/20或平均动脉压70～90 mmHg；⑤若有装心脏植入式自动除颤器，运动强度需订在去颤目标心跳减10～15次；⑥再植入除颤器24 h之后，可开始轻度上肢运动，强度大的上肢运动（如：游泳、举重），建议4周后再开始。

二、心脏移植

因移植后的心脏为去神经心脏，所以不适用心率来制定运动强度，除此之外，因长期使用免疫抑制剂，对肌肉骨骼系统有不良影响，此时，抗阻训练有其必要性，见表4.38.4。

表4.38.4　心脏移植患者的运动处方

项目	有氧运动	柔韧性运动	抗阻训练
频率	3～5 d/周	≥3 d/周，建议每天	1～2 d，不连续/周
强度	自觉劳力系数11～14/20	关节牵拉至轻微紧绷感	40%～70% 1～RM
时间	20～60 min/d	每个关节2～4次重复运动，牵拉10～30秒/次	一个肌群1～2组运动，10～15次重复/组
类型	走路/骑脚踏车/跑步机	静态或动态牵拉运动皆可	安全的重量训练机器或是自由重量皆可

注意事项：①因为去神经后，心脏对运动之反应延迟，所以需延长热身及放松活动的时间；②免疫抑制剂可能会造成骨质疏松、肌肉流失、糖尿病及高血压；③心脏移植后的患者，亦可使用HIIT，流程可参照心脏衰竭；④瓣膜性心脏病患者，若无手术，可参照心脏衰竭运动处方；如有手术，则参照心脏移植患者。

三、周围动脉疾病

运动训练可增加周围动脉疾病患者无痛行走的距离及时间，以及组织的摄氧量，见表4.38.5。

表4.38.5 PAD患者的运动处方

项目	有氧运动	柔韧性运动	抗阻训练
频率	3～5 d/周	≥3 d/周，建议每天	≥2 d，不连续/周
强度	40%～50% $V_{O_2}R$ 到中度行走疼痛	关节牵拉至轻微紧绷感	60%～80% 1～RM
时间	30～60 min（不包含休息时间）/d，至少12周	每个关节2～4次重复运动，牵拉10～30 s/次	一个肌群2～3组运动，8～12次重复/组
类型	负重走路/跑步机	静态或动态牵拉运动皆可	下肢大肌群

注意事项：①在运动训2～3个月时，可见临床症状最明显之改善；②非负重运动可做为热身及放松活动之选择，因天气冷血管收缩，容易诱发肢体疼痛，需延长热身时间。

四、脑卒中（见表4.38.6）

表4.38.6 脑卒中患者的运动训练

项目	有氧运动	柔韧性运动	抗阻训练
频率	3～5 d/周	≥3 d/周，建议每天	≥2 d，不连续/周
强度	40%～70% HRR 若有心房颤动，可订在自觉劳力系数11～14/20	关节牵拉至轻微紧绷感	50%～70% 1-RM
时间	20～60 min/d	每个关节2～4次重复运动，牵拉10～30 s/次	一个肌群1～3组运动，8～15次重复/组
类型	走路/半坐卧式脚踏车/跑步机合并悬吊系统	静态或动态牵拉运动皆可	安全的重量训练机器或是自由重量皆可

注意事项：①在抗阻训练时，要避免闭（憋）气运动，以防胸内压及血压快速上升；②随时注意患者平衡问题，跑步机需有扶手及悬吊系统。

结 语

以上简略叙述了关于心力衰竭、心脏移植、外周血管疾病、脑卒中患者的运动训练处方，详细内容参见第六部分后面章节的叙述。

（台湾台南市奇美医院 周伟倪）

参考文献

[1] American Association of Cardiovascular and Pulmonary Rehabilitation. The continuum of care: from inpatient and outpatient cardiac rehabilitation to long-term secondary prevention. In: Guidelines for Cardiac Rehabilitation and Secondary Prevention Programs [M]. 5th ed. Champaign (IL): Human Kinetics; 2013, p. 5-18.

[2] Convertino V A. Value of orthostatic stress in maintaining functional status soon after myocardial infarction or cardiac artery bypass grafting [J]. J Cardiovasc Nurs, 2003, 18: 124-130.

[3] Chobanian A V, Lille R D, Tercyak A, et al. The metabolic and hemodynamic effects of prolonged bed rest in normal subjects [J]. Circulation, 1974, 49: 551-559.

[4] Squires R W, Kaminsky L A, Porcari J P, et al. Progression of exercise training in early outpatient cardiac rehabilitation: an official statement from the American Association of Cardiovascular and Pulmonary Rehabilitation [J]. J Cardiopulm Rehabil

Prev, 2018, 38 (3): 139-146.

[5] Fletcher G F, Ades P A, Kligfield P, et al. Exercise standards for testing and training: a scientific statement from the American Heart Association [J]. Circulation, 2013, 128 (8): 873-934.

[6] 2018 Physical Activity Guidelines Advisory Committee, 2018 Physical Activity Guidelines Advisory Committee Scientific Report [D]. Washington (DC): U. S. Department of Health and Human Services; 2018 [cited 2019 March 22] .

[7] Piepoli M F, Davos C, Francis D P, et al. for ExTraMATCH Collaborative. Exercise training meta-analysis of trials in patients with chronic heart failure (ExTraMATCH) [J]. BMJ, 2004, 328: 189.

[8] Williams M A, Haskell W L, Ades P A, et al. Resistance exercise in individuals with and without cardiovascular disease: 2007 update: a scientific statement from the American Heart Association Council on Clinical Cardiology and Council on Nutrition, Physical Activity, and Metabolism [J]. Circulation, 2007, 116 (5): 57-84.

[9] Mezzani A, Hamm L F, Jones A M, et al. Aerobic exercise intensity assessment and prescription in cardiac rehabilitation: a joint position statement of the European Association for Cardiovascular Prevention and Rehabilitation, the American Association of Cardiovascular and Pulmonary Rehabilitation, and the Canadian Association of Cardiac Rehabilitation [J]. J Cardiopulm Rehabil Prev, 2012, 32 (6): 327-350.

[10] Keteyian S J. High intensity interval training in patients with cardiovascular disease: a brief review of the physiologic adaptations and suggestions for future research [J]. J Clin Exerc Physiol, 2013, 2: 12-19.

[11] Wisløff U, Støylen A, Loennechen J P, et al. Superior cardiovascular effect of aerobic interval training versus moderate continuous training in heart failure patients: a randomized study [J]. Circulation, 2007, 115 (24): 3086-3094.

[12] Keteyian S J, Leifer E S, Houston-Miller N, et al. Relation between volume of exercise and clinical outcomes in patients with heart failure [J]. J Am Coll Cardiol, 2012, 60: 1899-1905.

[13] Nytrøen K, Gullestad L. Exercise after heart transplantation: an overview [J]. World J Transplant, 2013, 3: 78-90.

[14] Gerhard-Herman M D, Gornik H L, Barrett C, et al. 2016 AHA/ACC guideline on the management of patients with lower extremity peripheral artery disease: executive summary: a report of the American College of Cardiology/American Heart Association Task Force on Clinical Practice Guidelines [J]. J Am Coll Cardiol, 2017, 69 (11): 1465-1508.

[15] Hamburg N M, Balady G J. Exercise rehabilitation in peripheral artery disease: functional impact and mechanisms of benefits [J]. Circulation, 2011, 123 (1): 87-97.

[16] Bulmer A C, Coombes J S. Optimising exercise training in peripheral arterial disease [J]. Sports Med, 2004, 34 (14): 983-1003.

[17] Castellani J W, Young A J, Ducharme M B, et al. American College of Sports Medicine position stand: prevention of cold injuries during exercise [J]. Med Sci Sports Exerc, 2006, 38 (11): 2012-2029.

[18] Billinger S A, Arena R, Bernhardt J, et al. Physical activity and exercise recommendations for stroke survivors: a statement for healthcare professionals from the American Heart Association/American Stroke Association [J]. Stroke, 2014, 45: 2532-2553.

[19] Palmer-McLean K, Harbst K. Stroke and brain injury. In: Durstine J L, Moore G E, Painter P L, Roberts S O, editors. ACSM's Exercise Management for Persons with Chronic Diseases and Disabilities [M]. Champaign (IL): Human Kinetics, 2009, 287-297.

[20] Pang M Y C, Charlesworth S A, Lau R W K, et al. Using aerobic exercise to improve health outcomes and quality of life in stroke: evidence-based exercise prescription recommendations [J]. Cerebrovasc Dis, 2013, 35: 7-22.

第三十九章
量表个体化的应用、评估和制定干预措施

引　言

根据WHO对于"健康"的定义，健康是一种生理、心理和社会的安全舒适状态。身为医师或治疗师不应单纯着重于治疗疾病本身，而是应以改善患者功能及生活质量为首要治疗目标。为此我们需要以各种量表和问卷来评估患者的生活功能和生活质量，并依检测结果制定个人化的治疗策略。

为了更加精准地制定个人化治疗策略，医疗人员应尽可能地详细搜集患者信息，包含病史、身体检查（例如心率、血压、呼吸频率、呼吸音、心音等），还有各项疾病相关检查数据。除此之外还有功能性评估如疼痛、关节活动度、功能性移动能力等。更重要的是评估患者的健康相关生活质量，以了解疾病本身对患者生活的影响层面。心肺疾病患者常因心肺功能不足导致运动耐力下降，进而影响生活质量，连带产生焦虑或忧郁症状。相应地，给予患者合适的心肺康复处方不仅改善心肺功能，同时也能提升患者生活质量、改善焦虑或忧郁症状。

为了帮患者量身订制心肺康复处方，医师及治疗师应选择适切的检测及量表以评估不同疾病类别的患者的状况。良好的检测工具能让医疗人员掌握患者的进步程度，并以此调整治疗策略。本章介绍各种循证上证实信效度良好的检测工具，用于评估心肺功能及生活质量。

第一节　如何选定适合的测量工具

一、心理测量学特性

医师/治疗师们必须熟悉各种不同测量工具的心理计量特性，对不同疾病或人群选择合适的检测工具。有些检测是专门设计给特定疾病类别的，这类型的检测通常较能反应治疗成效。与之相对，通用性的检测如SF-36（Short Form-36 Health Survey）的优点是能评估多面向的健康状态，若同时选择疾病专属及通用性这2种检测便能截长补短。

二、目标人群

一个对人群越有特异性的工具，该工具对变化就越敏感。例如，一个泛用的评估量表，像是生活质量量表（SF-12，SF-36），可以可靠和有效的广泛运用在健康问题和慢性病，但用于测量与心绞痛症状相关的生活质量变化时，却不如西雅图心绞痛问卷（seattle angina questionnaire，SAQ）来的直接和敏感。在测量时，重要的是要考虑患者群体，这样的结果评估才会对于治疗师的介入治疗造成的变化最为敏感。

三、效度

关于效度的计算一般可以在文献中获得。研究者如果想知道个测试是否确实能测量他的想做的事物，研究者会将这个测试与黄金标准测试做比较或是根据概念框架对其进行评估来评估结构效度。一个具有足够效度的

工具将允许对结果测量的结果进行推断，并保证测试结果可以区分、评估变化并做出有用和准确的预测。因此，为了确保结果是有意义，知道测试的效度是很重要。知道测试具有良好的效度将有助于避免假阳性和假阴性的结果。霍曼征象就是了解测试效度的一个很好的例子，这测试曾一度用于诊断小腿疼痛时是否有深静脉血栓形成，但后来发现，由于有过高的假阳性和假阴性，该测试对该诊断是无效的。

四、信度

信度是通过测试-再测试来评估一个检测的可重复性及其内部的一致性。这个测量结果的再测信度是指，如果是多个人在不同场合给出的测量结果，是否会得到相同的结果？内部的一致性是指基于同一测试中不同项目之间的相关性的度量，如果试图衡量相同的概念的一组问题，那么应该在这些问题中得到一致的答案。再测信度传统上是用组内相关系数（intraclass correlation coefficient，ICC）和kappa系数来测量。内部一致性通常使用Cronbach' alpha来测量，如果得到的值越接近1.0代表内部一致性越高。在选择结果测量时，重要的是要知道它始终如一地测量变化，而不会受使用该工具的个人或被测量的患者影响。同样的，文献是一个探讨结果测量可性度的好地方，信度分数高于0.7则被认为在临床使用上是合适的。

五、对变化的敏感性/反应性

一个工具的敏感性是指它针对一组患者人群有能力在统计上检测出他们随着时间的变化，而反应性是指能检测出临床的相关变化，即如果患者有所改善，那所选择评估结果的工具是否也一致且准确地量化并改进，这种结果的变化是否也具有临床的相关性？

六、最小可侦测变化值

在考虑要给定患者群体用什么结果测量时，考虑到工具的误差测量是很重要的，如果算出的变化落在工具的误差测量范围内（根据测量的标准偏差计算），就算是还没有达到真正的临床的变化，所以好的结果测量工具应该要具有低标准误差测量，这将提高测出变化的能力并减少变化性。

七、最小临床重要差异值（minimally clinically important difference，MCID）

MCID是指需要在结果测量中看到的变化量，以确定是否已达到真正的临床上的变化。MCID幅度的变化将显著影响到所选干预措施，从而产生一个可量化的结果。MCID可以用数字或百分比变化来表示。所以，了解一个量表的MCID是很重要的，这用以确定个人数值上的变化是否会确实造成功能上的变化。同样，该信息也可在文献中获得。

第二节　功能性评估

一、主观量表

表4.39.1　评估患者喘的程度之方法比较

方法	优点	缺点	使用技巧（检查技术）
Borg 1～10	比例量表	患者不友好	有叙述语的数字量表
Borg 6～20	顺序量表	有些患者友好	有叙述语的数字量表

续表

方法	优点	缺点	使用技巧（检查技术）
视觉模拟评分法	患者友善	—	10 cm 的线，线的末端写着"没有"和"严重呼吸困难"，可以垂直或水平定位
呼吸困难指数	准确的和生理上的声音（听诊）	需要肺功能测试、运动以测量峰值每分钟静息通气量（V_E）	运动时的峰值每分钟静息通气量（V_E）与测量或估计的 MVV 比较（V_E/MVV），若峰值运动 $V_E \geqslant$ MVV 则呼吸困难可能是由于肺功能限制所致
问卷	更特殊	常需医疗人员协助填写，患者不友好、花时间	由卫生保健专业人员使用特定方法对患者进行问卷调查

1. Borg-modified dyspnea scale of 0 to 10 Borg 量表由 Borg 于 1970 年设计，改进后的量表由 0～10 级构成，自下而上排列，量表的顶端即 10 级用于描述患者在极度剧烈运动情况下的呼吸努力程度，量表的底端即 0 级用于描述患者在休息时的呼吸情况，患者在运动时被要求选择最能描述他们呼吸努力程度的等级见表 4.39.2。

表 4.39.2 Borg 指数

0分	一点也不觉得呼吸困难或疲劳	4分	略严重的呼吸困难或疲劳
0.5分	非常非常轻微的呼吸困难或疲劳，几乎难以以察觉	5分	严重的呼吸困难或疲劳
1分	非常轻微的呼吸困难或疲劳	6～8分	非常严重的呼吸困难或疲劳
2分	轻度的呼吸困难或疲劳	9分	非常非常严重的呼吸困难或疲劳
3分	中度的呼吸困难或疲劳	10分	极度的呼吸困难或疲劳，达到极限

注：此量表一般配合六分钟步行试验应用，6MWT 开始前让患者阅读量表并询问患者说出呼吸困难级别，运动后重新评价呼吸困难的级别。

2. 视觉模拟呼吸困难评分法 视觉模拟呼吸困难评分法（VAS）是由一条 100 mm 长的水平线或垂直线构成，有关呼吸困难严重性的描述被排列在线的不同位置，测量量表一端（无呼吸困难端）和患者标记点之间的距离来表示患者呼吸困难的得分见表 4.39.3。

表 4.39.3 VAS 呼吸困难评分

无呼吸困难+---+---+---+---+---+---+---+---+---+---+极度呼吸困难

0 cm：0分，无呼吸困难

1～3 cm：1～3分，轻度呼吸困难，不影响工作，生活；

4～6 cm：4～6分，中度呼吸困难，影响工作，不影响生活；

7～10 cm：7～10分，重度呼吸困难，影响工作及生活。

3. 呼吸困难量表（改进的视觉模拟量表） 呼吸困难量表（Dyspnea scale，改进的视觉模拟量表 modified Visual Analog Scale）（图表 4.39.4）如下：

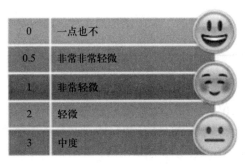

改良 Borg 呼吸困难量

0	一点也不
0.5	非常非常轻微
1	非常轻微
2	轻微
3	中度

表 4.39.4 Borg 呼吸困难量表

分数	自感用力程度	中文定义
6	No exertion at all	一点也不费力
7	Extremely light	极度轻松
8		
9	Very light	很轻松
10		
11	Light	轻松

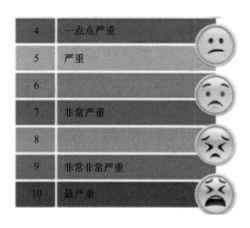

4	一点点严重
5	严重
6	
7	非常严重
8	
9	非常非常严重
10	最严重

续表

分数	自感用力程度	中文定义
12		
13	Somewhat hard	有点困难
14		
15	Hard（Heavy）	困难
16		
17	Very Hard	很困难
18		
19	Extremely hard	极度困难
20	Maximal exertion	已尽最大努力

二、客观测试

各种检查提供的生理数据，例如左心室射血分数，不一定能直接反映患者的生活能力，因此功能性的测试对于评估患者以及安排心肺康复计划也同等重要。

虽然评估患者心肺功能最准确的方式是以心肺运动功能测试测得最大摄氧量，但这项检查会受限于场地以及机器设备。除了心肺运动功能之外，仍有许多其他具备良好信效度的功能性测试，更方便治疗师及患者在各种场所使用。下面介绍各种测试方法。

1. 椅子起立测试　有些患者及老年人可能因心肺功能过差、或是无法行走，而无法完成心肺功能检查（GXT）、2、6或12分钟步行试验。在这种情况下，椅子起立测试可以客观测量患者心肺功能和下肢肌力，提供心肺康复前的患者状况基准，以便与治疗后状况做比较。

30 s椅子起立测试做法是衡量一个人在30 s内，在没有帮助的情况下进行从坐到站动作的次数。首先让患者坐在座椅高度17英寸（43.18 cm）的椅子上，接着物理治疗师向患者示范坐到站的动作，并让患者练习最多2次。在坐到站的动作过程中，患者不得使用座椅扶手辅助站起，可让患者将手臂交叉在胸前。若患者必须使用座椅扶手完成测试，分数为0分。纪录30 s内患者完成坐到站动作的次数，接着参考表4.39.5，表列出按年龄组划分的正常分数范围。如果患者低于其给定年龄组的范围下限，则代表他的表现低于第25个百分位数分值。

表4.39.5　30 s内患者完成坐到站动作次数统计表

年龄（岁）	患者起立次数	
	女性	男性
60～64	12～17	14～19
64～69	11～16	12～18
70～74	10～15	12～17
75～79	10～15	11～17
80～84	9～14	10～15
85～89	8～13	8～14
90～94	4～11	7～12

（Rikli and Jones，1999；n=7183 community residing subjects aged 60～94）
依年龄层列出第20～75百分位的起立次数。

2. 坐位踏步测试　对于无法站立、高跌倒风险的患者，可使用坐位踏步测试以测量心肺耐力。

坐位踏步测试共分为四阶段，首先患者应坐在18英寸（45.72 cm）高的椅子上，第一阶段在患者面前放置一个6英寸（15.24 cm）高的台阶，接着设置节拍器为每分钟60次。在坐位踏步测试期间，患者依节拍器每分钟60次的速率交替地将脚放在他面前的台阶上，连续进行3 min或直到疲劳后，治疗师记录心率，完成第一阶段。第二阶段将台阶高度上调至12英寸（30.48 cm），患者同样听节拍器，以每分钟60次的速率（45.72 cm）连续交替将脚轻放在他面前的台阶持续3 min或直到疲劳，然后记录心率。第三阶段将踏步高度增加到18英寸（45.72 cm），同样持续交替清踏3 min或直到疲劳并记录心率。第四阶段踏步台阶仍维持18英寸（45.72 cm）高度，但加上手臂交替摆动到肩关节屈曲90°的高度，持续3 min或直到疲劳，结束时再次记录心率。

测试中除了记录心率，也可同时记录血压或血氧，或用自觉劳力系数代替心率。

若患者经康复治疗后，进行后测时显著降低心率或自觉劳力系数，可视为心肺耐力提升。

3. 两分钟踏步测试 对于有站立能力、但受限于身体状况或空间限制而无法行走的患者，例如高龄者或使用呼吸器的患者，适合使用2 min踏步测试。研究显示2分钟踏步测试与6 min步行试验有中等相关性，可做为测试心肺耐力和下肢力量的替代。

2 min踏步测试是在患者站立的情况下，记录2 min内踏步次数。踏步时膝盖需抬起至对侧髂骨（膝盖骨）和髂嵴（顶部髋骨）之间的中点高度，高度不足不予计次。也不可双脚同时离地呈现跑步状态。得分是记录2 min内单侧膝盖（例如右膝）达到所需高度的次数。若次数少于65次代表患者属于高风险族群。

4. 2/3/6/12分钟步行试验 4种最常用来测量心肺疾病患者运动能力的走路测试分别为2 min/3 min/6 min/12 min步行试验。测试方法为测量患者在指定时间内以自己选择的速度在设定的路线上行走的距离，只是指定时间分别为2、3、6、12 min。这些测试同样也常在研究中使用，其中6MWT试验信效度相当好，适用的患者族群也相当广泛，为研究中最常使用的测试工具。

6MWT方法是依据美国胸腔学会制定的指南。测试地点需准备100英尺（30.48 m）或30～50 m长的平坦走廊，两端摆上角锥，让患者在走道上以自然的行走方式于角锥中往返走动，在开始前让患者坐在起点线旁，并测量患者生命征象、Borg scale及确认有无禁忌证。在开始前测试人员先示范走一趟给患者看，开始时不应说"预备、开始！"而是告诉患者"你准备好后随时可自行开始"。测试过程医疗人员不应跟随患者一同行走，而且应每分钟给予一次时间的提示。上述的错误会影响检测的有效性。如果在测试过程中觉得喘，患者可随时依自身情况调整走路的速度，也可自行中断或是靠墙休息，待恢复后再尽快开始继续行走。中断休息的空档若不影响患者继续行走，医护人员可测量患者生命征象和Borg scale。医护人员于结束后纪录患者步行距离，并监测心跳、血压和血氧饱和度变化及评估呼吸困难情况和疲累程度。

患者于检测中应穿着舒适、宽松的衣服及合适的鞋子，可使用日常生活的行走辅具（如拐杖、助行器等），若有需要也可边使用氧气边行走。测试前2 h不可进行激烈运动以免影响结果。

执行6MWT时，医护人员需准备好氧气供应，以及确保一旦有紧急情况，随时能有急救援助。对于心肺功能不全的患者，密切监测SpO_2非常重要。测试前或测试中若有任何不适情况（包含喘、胸闷、头晕等），应暂停测试。

6MWT的平均步行距离因患者年龄和性别而异，但不论患者属于何群体，距离小于300 m可预测死亡率增加。6MWT适用于各类心肺疾病，如心衰竭、心脏移植术后患者和心脏起搏器患者，以及其他疾病如纤维肌痛、周边动脉疾病、中风后患者，老年人、肥胖患者和脑性麻痹儿童。6MWT也适合用于肺移植患者术前评估以及COPD患者，行走距离与FEV_1具相关性。

5. 折返步行测试 对于因症状而导致活动受限的患者，例如COPD患者，折返步行测试比自行决定行走速度的6MWT更加能测得这类患者心肺耐力的改善程度。

虽然此测试最初是用来评估活动受限的慢性气道阻塞患者，但也同样适用于心肌梗塞经冠状动脉绕道手术术后、心脏衰竭、等待心脏移植，以及类风湿性关节炎患者。

在折返步行测试中，需要一个地面平坦不易滑倒的场地，摆上两个相距9 m的锥体，受试者绕着2个锥体外圈行走，行走路线为10 m长。受试者的步行速度由在录音带上播放的音频决定。在测试开始后第一个笛鸣声响起时，受试者需走到对面的锥体，并在下一声笛鸣声时走回原来锥体。如果患者在笛鸣声之前已到达对面锥体，则需停下等待，直到下个笛鸣声响起再继续前进。笛鸣声会逐渐加快，整个测试过程共有12个级别的速度，每个级别大约是1 min，每个级别所需的速度及行走趟数规定如表4.39.6所示。

表4.39.6 折返步行测试级别及行走趟数表

	降级方案				修改方案		
	速度				速度		
水平	m/s	哩/h	每级（水平）折返次数		m/s	哩/h	每级（水平）折返次数
1	0.62	1.39	3		0.50	1.12	3
2	0.72	1.61	4		0.67	1.50	4
3	0.82	1.83	4		0.84	1.88	5
4	0.92	2.06	5		1.01	2.26	6
5	1.02	2.28	6		1.18	2.64	7
6	1.12	2.51	6		1.35	3.02	8
7	1.22	2.73	7		1.52	3.40	9
8	1.32	2.95	7		1.67	3.78	10
9	1.42	3.18	8		1.86	4.16	11
10	1.52	3.40	9		2.03	4.54	12
11					2.20	4.92	13
12					2.37	5.30	14

（引自：Singh S, Morgan M, Scott S, et al. Development of a shuttle walking test of disability in patients with chronic airways obstruction, *Thorax* 47: 1019-1024, 1992. ）

与6MWT相同，测试中医疗人员不应给予受试者鼓励。

当受试者出现以下情况即可终止测试：①受试者气喘吁吁无法继续或血氧饱和度低于85%；②受试者已跟不上哔鸣声的速度，在哔鸣声响起时离应抵达的锥体超过0.5 m；③达到最大心率的85%［最大心率=210-（0.85×年龄）］；④受试者出现心绞痛、头晕、脸色苍白、冒冷汗等症状。

与6MWT相同，测试结束后医护人员需纪录患者步行距离、询问受试者为何跟不上速度，并监测心跳、血压和血氧饱和度变化及评估呼吸困难指数（Brog量表）和疲劳程度。

6. 起身行走测试 起身行走测试经常用于评估老年人跌倒的风险，也适合做为心脏衰竭或肺疾病患者的功能性评估。

起身行走测试方法让受试者坐在椅子上，椅脚与起点基线对齐，在前方3 m处放一角锥。计时开始后，从所坐的椅子站起来，往前走3 m然后回转走回原处坐下，测量这一套动作做完所需的秒数。测试所花费的时间越多，对日常生活活动的依赖性越强。

第三节 生活质量评估

一、通用生活质量评估

生活质量量表（SF-36） SF-36包含8个面向，分别为：身体生理功能、因生理功能角色受限、身体疼痛、一般健康、活力、社会功能、因情绪角色受限、心理健康，8个面向再细分成36个子题。

二、心脏疾病生活质量评估

1. 西雅图心绞痛量表（the seattle angina questionnaire，SAQ） SAQ是用在评估4周内患者因胸痛或心绞痛对生活质量的影响。该调查旨在使用一系列11个问题来评估日常生活中因心绞痛、胸痛和不适而受到限制的严重程度。完成这项调查的时间因人而异，但预计每个人只需要大约5 min。患者应该能够独立完成这份问卷，但可能需要物理治疗师的帮助来厘清题目和选择。

问卷分为2个不同的部分。第一部分在评估心绞痛对个人ADL的影响，在本节中，患者对ADL中感受到的日常限制进行评分，限制按以下等级评定：严重受限、中度受限、有些受限、稍受限、不受限或受限且无法完成任务。第二部分包括一系列问题，患者必须选择最能评估其健康状况的陈述，本节中的陈述因问题而异。

（1）目的 SAQ的目的是量化心绞痛对情绪和身体的影响。患者对物理治疗的满意度以及与心绞痛改善和生活质量相关的结果也可以使用SAQ进行评估。目标族群是在调查完成前4周内有经历过胸痛和胸闷的CAD患者。如果患者属于以下四类之一，则认为该患者患有CAD、有过心肌梗塞、有过血管再造手术、测试期间出现异常结果的胸痛以及急性或慢性疾病。

（2）信度和效度 在身体限制方面，活动时间、SAQ 分数、杜克活动指数分数和特定活动量表分数之间存在中到强相关性（$r=0.43$ 至 0.84）。发现心绞痛稳定性与患者整体评估变化相关（$r=0.70$），并且还发现报告的心绞痛频率与1年硝酸甘油补充剂之间存在相关性（$r=0.31$）。SAQ的疾病感知部分与SF-36高度相关（$r=0.60$）。

最后，根据内部医学委员会的患者满意度调查对治疗满意度进行了验证，发现2项调查之间存在中等高度的相关性（$r=0.67$）。

SAQ还显示出高重复性。使用配对t检验来确定如果在稳定人群中完成初始调查后3个月再进行检验，确定是否存在统计学上的显著变化，结果为$P=0.10$到0.77，表示填写问卷的2个阶段之间无显著差异。

最后，评估反应性，确定本测试是否能够发现因结果的改善进而发生变化。Spertus等人发现在开心手术后的样本群体在SAQ上的得分显著提高。

（3）建议用法 SAQ最适合在CAD或心肌梗死的情况下有活动性心绞痛症状的患者，它可以使用在许多情况，包括心脏康复（门诊、亚急性或急性康复）、或居家照护。由于创建此工具时评估的大部分是男性，因此SAQ可能在男性对象中更为敏感。此外，研究人群的年龄范围为55～70岁。

该调查对于确定具有活动性心绞痛或胸痛症状的心血管和肺部患者的基线和结果测量非常有用。该调查的主要优点是它具有疾病特异性，并且包含有关CAD常见活动限制的信息。根据研究，该测试对于用在物理治疗设置似乎是可靠和有效的。

2. 堪萨斯市心肌病问卷（KCCQ） 堪萨斯市心肌病问卷（the Kansas city cardiomyopathy questionnaire, KCCQ）是一种自我回答问卷，由23个项目组成，可量化与心力衰竭相关的特定生活质量，这些领域包括身体限制（问题1）、症状［频率（问题3、5、7和9）、严重程度（问题4、6、8），随时间的变化（问题2）］、自我效能和知识（问题11、12）、社会干预（问题16）和生活质量（问题13至15）。需要注意的是，问题15改编自SF-36的心理健康量表，这是一种一般生活质量工具，用作抑郁症的标志物，抑郁症是心血管疾患者者的重要预后变量，测试总共包含8个不同的领域，包括身体症状、症状稳定性、社会限制、自我效能、生活质量、功能状态和临床总结。这种针对特定疾病的问卷是一种自我管理的问卷，患者需要4～6 min才能完成。

该工具的评分基于李克特（Likert）5点量表，范围从"非常有限"到"完全不受限"。每个可用的响应对应于一个范围从1～5的序数值，其中1是最低的功能水平，得分越高表示健康状况越好。总分的范围可以从0～100。包含2个总结评分，包括功能状态评分和临床总结评分。功能状态评分结合了身体限制和症状领域。临床总分是功能状态与生活质量和社会限制领域的组合。总分的临床显著变化定义为≥5分。

（1）目的 KCCQ的目的是提供一种有效且可靠的健康状况测量，而不是一般通用的问卷。它为患者和临床医生提供了一种针对特定疾病的方法来评估和适当监测和治疗心力衰竭患者，它主要是针对那些心力衰竭晚期症状的患者。针对患者出现射血分数低于40%以及心力衰竭恶化的其他体征/症状，例如端坐呼吸、劳力性呼吸困难、下肢和（或）腹部水肿、持续咳嗽和极度疲劳。

（2）信度和效度 为了评估KCCQ的有效性，将该工具与明尼苏达心脏衰竭生活问卷（Minnesota living with heart failure questionnaire, MLHFQ）、6MWT、纽约心脏协会心脏衰竭分类的功能限制域以及SF-36做比较。KCCQ与MLHFQ（0.65）、6MWT（0.48）、NYHA（-0.65）和SF-36的物理限制域（0.84）显示出中到高度的相关性。结果显示，KCCQ与NYHA等级具有较高的Spearman相关系数，并且与6MWT期间步行的距离显著相关。KCCQ比MLHFQ或SF-36对临床变化更敏感。

KCCQ也有高反应性，经评估KCCQ明显比MLHFQ或SF-36更敏感，KCCQ分数显示提高了15.4～40.4分，对于变化的反应性显示的统计值在物理限制领域为1.48，几乎是MLHFQ相应域的3倍（0.52）和SF-36（0.59）。KCCQ被发现特别可以检测临床变化，尤其是在具有晚期心力衰竭症状的门诊患者。

KCCQ的预后值在一项对1516名近期急性心肌梗死后心力衰竭患者的总体评分研究中进行了评估。KCCQ的总分与1年心血管死亡率和住院率密切相关（分数越高，死亡风险越大）。KCCQ还能反映心力衰竭在临床变化的方面（改善与恶化）和幅度，其次是6MWT。KCCQ总分在对每一的类别的辨别能力方面是最好的，表现出很高的敏感性。临床变化的统计如下：①0.90为大/中度恶化；②0.77为小幅恶化；③0.68为小幅提升；④0.76为大/中改进。

（3）建议用法　KCCQ是一个有效、可靠和具反应性的工具，可以用来确定患者预后的重要工具，KCCQ对于在心血管研究、患者管理和患者治疗以及生活质量评估中提供重要且具有临床意义的结果，该工具在量化心脏衰竭患者的改善方面具有重要意义，并且在评估患者的结果以及整体生活质量方面具有重要价值。

三、肺脏疾病的生活质量评估

1. 慢性呼吸系统疾病问卷（chronic respiratory disease questionnaire，CRQ）　CRQ曾经需要由面谈者完成，但更新版本可以让患者自行完成，问卷有20个问题，分为4个领域（呼吸困难、疲劳、情绪功能和掌控），患者可以选择5种导致他们呼吸急促的活动，这让问卷能够更加个人化。由于CRQ更深入和更个人化，因此与其他一些QoL量表相比，它可能需要更长的时间才能完成，CRQ需要20～25 min才能完成。

（1）目的　CRQ是用于呼吸功能障碍患者的客观测量。该工具提供了疲劳、情绪、掌握和呼吸困难方面的生活质量信息。此外，由于把问卷中呼吸困难的部分个人化，呼吸困难可以在报告或不报告总分的情况下自行评分。问卷中呼吸困难的部分可用于追踪患者与ADL相关的结果。

（2）信度和效度　CRQ对于COPD和哮喘患者有高的可靠性和有效性。组内相关性也显示出问卷所有部分（症状、活动、影响）的皮尔森相关系数值非常高。圣乔治呼吸问卷也与SF-36相关，SF-36是一个很突出的生活质量评估工具，两工具之间有中到高的相关性（0.75）。

该工具也显示出高可靠性，Molken建立α值认定0.70就足够了，而CRQ问卷四部分的的可靠性为0.84～0.87，Wijkstra发现呼吸困难测量的内部一致性较低（α值为0.51和0.53），然而，情绪、疲劳和掌控表现出高度的一致性（α范围为0.71～0.88），这3个项目的再测试值也很高（P值范围为0.90～0.93），然而呼吸困难的再测试值还是比较低（P值0.73）。最后，Molken发现问卷的最小临床重要差异值（MCID）来判断改善或恶化是0.5。

（3）建议用法　建立一个心肺评估和介入的黄金标准对于识别一般健康问卷可能没有发现的问题至关是很重要。CRQ可以用来评估呼吸困难等呼吸问题的基准，并在整个治疗过程中重新评估治疗期间可能的得到的好处或损失。借助CRQ这样有效且可靠的工具，临床医生可以识别出患者特定的病情，并弥补一般评估工具可能忽略的问题。此外，由于结果的测量和有效性的证明对于现在的保险是有需要的，CRQ提供了一种简单且不昂贵的方法来显示呼吸治疗的结果。

2. COPD评估工具（assessment tool，CAT）　CAT是作为一种自我报告测量的方式，用于衡量COPD对一个人生活的影响。CAT有8个问题需要回答，约需要5 min由患者自己完成，可能只需要物理治疗师来澄清项目和选择，然后使用患者的答案为医疗保健从业者提供与他或她的关于COPD的健康状况可量化衡量的标准，每个答案都有一个数字"分数"，然后将其计入0～40的整体健康分数，分数越低，COPD对该患者的健康影响就越小。

（1）目的　CAT的目的是提供一个可衡量的工具来评估和监测COPD的影响，其目的是对每位患者的健康产生整体影响，以便医疗保健提供者能够以最佳方式管理患者并尽可能减少疾病的影响。

（2）信度和效度 CAT已经过广泛的验证，它首先在美国、欧洲和中国得到验证，也有经过50种语言的验证，此后进行了许多研究，一个包含了36的研究的系统性文献回顾也分析了CAT的特性。

CAT具有高的组内相关系数（0.8），使用皮尔森相关系数的收敛效度和纵向效度分别为SGRQ-C 0.69～0.82和0.63，CCQ 0.68～0.78和0.60，以及mMRC 0.29～0.61和0.20，内部效度的Cronbach' alpha系数是0.88。CAT在7个国家评估了的再现性为$r=0.84$。在COPD急性加重以及COPD患者状态的其他变化也有其他语言的研究证明它的效度。在一项研究显示，CAT的最小临床重要差异值（MCID）是2.184，但这尚需要进一步的确认，因此应进行更多研究。

（3）建议用法 CAT可用于任何患有COPD的患者，它可以在病程进展的任何时候时机使用，结果可以与相同测试的先前结果进行比较，以评估患者的COPD是否随着时间的推移或介入后或多或少地影响患者的健康。CAT不应用于诊断COPD，也不应取代肺活量测定法，因为CAT是自我报告的。

3. 囊性纤维化生活质量量表（cystic fibrosis quality of life scale，CFQoL） CFQoL被开发为一种针对CF患者HRQoL的疾病特定量表，它旨在包括功能性测量，快速完成，并且易于填写和评分。CFQoL量表是跨越9个领域的52个项目，这些包括身体功能、身体形象和职业问题等领域，然后由医疗保健从业者对该量表进行评分，这些问题有1～6分，该工具具有每个领域的评分乘数因子，然后提供每个域的分数和整个工具的总分。该工具易于填写，但完成可能需要一些时间，CFQoL量表需要20～25 min才能完成，成年患者可能能够独立完成，也可能需要物理治疗师的帮助，儿科或青少年患者需要成人的帮助，或是需要也可能不需要物理治疗师。

（1）目的 CFQoL量表的目的是全面了解CF对个人生活的影响，该工具不仅可以检查身体机能或与疾病相关的身体并发症，它旨在评估一个人的整个生活，包括人际关系、工作感受和身体表现。

（2）信度和效度 CFQoL量表已被证明是有效的，在各领域和总分内部效度的Cronbach' alpha系数为0.72～0.92。再测信度为$r=0.74～0.96$，基于CF严重性区分的工具在所有领域中均显著（P<0.005至P<0.000）。CFQoL量表已经可以用于除英语之外的至少1种其他语言被验证过。迄今为止，尚未有研究检查CFQoL量表的最小临床重要差异值（MCID）。

（3）建议用法 CFQoL量表可用于任何患有CF的青少年或成人，它可以在人的疾病进展过程中的任何时候使用，发展出能评估CF对该人生活质量的纵向影响。量表的整体分数应该被评估，然而也可以单独查看每个领域，以便单个别解决该人的生活影响领域。CFQoL可用于研究和横截面比较。

结　语

本章概述了各种评估生理、功能和生活质量的量表及检测。复健科医师及物理治疗师必须熟悉不同量表及检测的特性，选择适合的测量方法来评估治疗对特定患者群体的有效性，具体量表可参见P300第三部分第25章第7节。

（台湾台南市奇美医院 龚圣淳 周伟倪）

参考文献

[1] Jones C J, Rikli R E, Beam W C. A 30-s chair-stand test as a measure of lower body strength in community-residing older adults [J]. Res Q Exerc Sport, 1999, 70 (2): 113- 119.

[2] Simonsick E M, Gardner A W, Poehlman E T. Assessment of physical function and exercise tolerance in older adults: Reproducibility and comparability of five measures [J]. Aging Milano, 2008, 12 (4): 274-280.

[3] Pedrosa H G. Correlation between the walk, two minute step test and TUG in hypertensive older women [J]. Braz J Phys

Ther, 2009, 13 (3): 252-256.

[4] American Thoracic Society. Guidelines for the six-minute walk test [J]. Am J Respir Crit Care Med, 2002, 116: 111-117.

[5] Kadikar A, Maurer J, Kesten S. The six minute walk test: A guide to assessment for lung transplantation [J]. J Heart Lung Transplant, 1997, 16 (3): 313-319.

[6] Doutreleau S, Di Marco P, Talha S, et al. Can the six-minute walk test predict peak oxygen update in men with heart transplant [J]. Arch Phys Med Rehabil, 2009, 90 (1): 51-57.

[7] Pereira de Sousa L A, Britto R R, Riberio A L, et al. Six-minute walk test in patients with permanent cardiac pacemakers [J]. J Cardiopulm Rehabil Prev, 2008, 28 (4): 253-257.

[8] Larrson U E, Reynisdottir S. The six-minute walk test in outpatients with obesity: reproducibility and known group validity [J]. Physiother Res Int, 2008, 13 (2): 84-93.

[9] Fulk J, Storey K. Evaluation of a brief aerobic exercise intervention for high anxiety sensitivity [J]. Anxiety Stress Coping, 2008, 21 (2): 117-128.

[10] Maher C A, Williams M T, Olds T S. The six-minute walk test for children with cerebral palsy [J]. Int J Rehabil Res, 2008, 31 (2): 185-188.

[11] Çiftci F, Şen E. Akkoca Yıldız Ö, et al. A comparison of cardiopulmonary exercise test and 6 minute walking test in determination of exercise capacity in chronic obstructive pulmonary disease [J]. Tuberkuloz Ve Toraks, 2014, 62 (4): 259-266 [serial online].

[12] Podsiadlo D, Richardson S. The timed "up & go": A test of basic functional mobility for frail elderly persons [J]. J Am Geriatr Soc, 1991, 39: 142-148.

[13] Shumway-Cook A, Brauer S, Woollacott M. Predicting the probability for falls in community-dwelling older adults using the timed up & go test [J]. Phys Ther, 2000, 80 (9): 896-903.

[14] Wigel J, Creer T, Kotses H. The COPD Self-Efficacy Scale [J]. Chest, 1991, 99: 1193- 1196.

第四十章
中医心肺康复

引　言

　　中医心肺康复是指在中医学理论指导下，结合现代康复医学理论，对心血管及呼吸系统疾病患者进行相应的身心干预及宣教，其中包含康复评估、饮食指导、生活习惯指导、规律服药监督和健康教育等，同时帮助患者进行运动训练，并定期监测各项指标，以期缓解患者的临床症状，提高患者的运动耐量及生活质量，减少再住院率，延长预期寿命。

第一节　中医心肺康复概说

一、中医心肺康复的定义

　　心肺康复属于现代康复医学的组成部分，旨在通过医学康复、教育康复、职业康复及社会心理康复的综合调护改善患者的临床症状、心理状态，恢复社会职能，提高生活质量。中医学本无心脏康复的概念。中医心肺康复是传统中医学与现代康复医学相结合的产物，既包括中医学康养防病的思想理论内涵，又结合现代心肺康复的理论指导，使中西医优势互补，使心肺康复更加有效可行。

　　中医学具有丰富的理论内涵及独具特色的治疗手段，扎根并生长于我国本土，在民间具有一定规模的受众群体，受广大人民群众的支持与推崇，同时具有"简、便、廉、验"的诊疗特点。因此，在中医学理论指导下的心脏康复既更易于被大众接受，具有天然的推广优势，又因其操作简单、价格低廉，且中医康复运动不拘泥于场地与时间，独具中国特色，值得广泛开展与大力弘扬。

　　中医康复学是中国医药学的一个重要组成部分，有着丰富的康复方法和行之有效的实践经验，几千年来逐渐发展的中医康复学思想理念和实施方法具有显著区别于西方医学的中华民族特色。中医康复学概括起来可分为运动、药物、饮食、精神、音乐、物理和环境等7大类康复措施，而中医心肺康复又可细分为六字诀调息法、肢体导引法、辨证调治法、药膳调养法、精神调摄法、物理外治法、五音疗疾法和自然环境疗法8大具体方法。

二、中医心脏康复发展源流

　　关于康复医学，古代中医虽然没有提出相关名词，但实际上康复治疗的思想一直贯穿在中医传统医学之中。

　　远古时期，火种的发现和应用改善了人类茹毛饮血的饮食条件，人们吃熟食，不仅缩短了对食物的消化过程，使人体获得更多的营养，也防止了一些肠道传染病的发生，对于人类的生存和发展具有非常重大的意义。火的应用，可使人类战胜严寒，温暖肢体关节、胸腹、腰背，驱散寒冷。除此之外，我们的祖先还懂得了一些用火治病的简单方法，如灸、熨等，用以治病除疾、养生防病。

周朝时期，随着王室贵族对健康的重视和对日常养生保健的日益关注，"食医"一职产生。《周礼·天官》中记载"食医掌和王之六食、六饮、六膳、百羞、百酱、八珍之齐。凡食齐眡春时，羹齐眡夏时，酱齐眡秋时，饮齐眡冬时。凡和，春多酸，夏多苦，秋多辛，冬多咸，调以滑甘。凡会膳食之宜，牛宜稌，羊宜黍，豕宜稷，犬宜粱，雁宜麦，鱼宜苽。凡君子之食恒放焉"。"食医"一职的设立，表现了当时贵族王侯对饮食养生的重视。食医不仅要为周王调摄各类食物之间的比例以保证均衡的营养，而且要根据一年四季气候变化，制订不同的膳食方案，以满足各个季节的养生需求。

春秋战国时期，由于儒、道思想的兴起，康复与养生保健的思想逐渐普及。从《论语·乡党》中可以看出，孔子在饮食起居方面的"清规戒律"很多，如"食不厌精，脍不厌细。食饐而餲。鱼馁而肉败，不食。色恶，不食。臭恶，不食。失饪，不食。不时，不食。割不正，不食。不得其酱，不食。肉虽多，不使胜食气"。除了讲究饮食卫生之外，孔子还提出了"君子有三戒：少之时，血气未定，戒之在色；及其壮也，血气方刚，戒之在斗；及其老也，血气既衰，戒之在得"。因此"知者乐，仁者寿"表明孔子已经注意到从少、壮、老三阶段的不同身心状况出发，提出相应的养生之道，堪称开创阶段养生理论之先河。而在先秦诸子的学说中，养生思想最丰富深邃，对后世影响最大的当首推道家学派。老子提出的"见素抱朴，少私寡欲"的思想，既反映了道家的处世哲学，也体现了"清静无为""致虚极""守静笃"的养生观。特别是老子提出的"营魄抱一，能无离乎？专气致柔，能婴儿乎？涤除玄览，能无疵乎？"更是涉及了气功养生的具体方法和具体步骤。而《吕氏春秋》的作者吕不韦有机的融合了儒、道两家养生思想，认为感官欲求乃是人的自然天性，但决不可听任欲望无限膨胀，而必须有所节制。在吕氏看来，耳目鼻口等感觉器官都是服务于生命整体的，所以"不得擅行，必有所制"。人们的生活固然离不开一定的物质条件，但"物也者，所以养性也"，决不可放纵物欲，以损害身体健康作为享乐的代价。骄奢淫佚的生活不仅是道德的堕落，同时也是健康的大敌。为此，吕不韦在《本生》篇中提出了一条含义深刻的养生格言："出则以车，入则以辇，务以自佚，命之曰招蹶之机；肥肉厚酒，务以自强，命之曰烂肠之食；靡曼皓齿，郑卫之音，务以自乐，命之曰伐性之斧。"

中庸适度。提出在精神、饮食和居住环境等方面均应调节得当、轻重适度。人们要想健康长寿，首先在精神上必须保持平静、安详，避免过度刺激，不受"大喜、大怒、大忧、大哀"等不良情绪的骚扰；其次，在饮食方面应该做到定时定量，正所谓"食能以时，身必无灾；凡食之道，无饥无饱，是之谓五脏之葆"。对于那些"大甘、大酸、大苦、大辛、大咸"的食物，切忌贸然入口；最后，居住环境也要力求做到冷暖、干湿适宜，防止"大寒、大热、大燥、大湿、大风、大霖、大雾"的侵袭。

适当运动。《吕氏春秋》中首次提出了"流水不腐，户枢不蠹"的运动养生观。《尽数》篇中就明确提到："流水不腐，户枢不蝼，动也。形气亦然，形不动则精不流，精不流则气郁，郁处头则为肿为风，处耳则为拘为聋，处目则为䁾为盲，处鼻则为鼽为窒，处腹则为张为疛，处足则为痿为蹶。"因此要想去病健身，就必须坚持运动，以便达到开塞通窍，使精气、血脉畅流不息的养生目的。

值得一提的是，据《管子·入国》记载，我国在春秋时期，齐国宰相管仲曾在国都设立"养病院"收养残疾病患者。书中说："凡国都皆有掌养疾，聋盲喑哑跛躄偏枯握递不耐自生者上收而养之疾。官而衣食之，殊身而后止，此之谓养疾"。这种把残疾病患者和心理伤残者收容起来集中进行调养，在我国历史上是一创举。管仲设立的这种"养病院"，可以说是我国历史上最早的康复中心。

东汉时期是我国康复、养生保健思想发展的又一高峰。东汉医家张仲景继承了先秦时期的医学理论，博采众长，著成《伤寒杂病论》，奠定了中医辨证论治的理论基础。其中，张仲景从病因学角度提出了自己的养生观点。他认为"若人能养慎，不令邪风干忤经络，适中经络，未流传藏府，即医治之；更能无犯王法、禽兽灾伤，房室勿令竭乏"，明确指出注意四时变化、外避虚邪贼风、节制房事是防病保健的一个重要方面。另外，仲景特别强调饮食与养生的关系，"服食节其冷、热、苦、酸、辛、甘，不遗形体有衰。病则无由入其腠理""凡饮食滋味以养于生，食之有妨，反能为害，自非服药炼液、焉能不饮食乎？切见时人，不闲调摄，疾疢竞起；若不因食而生，苟全其生，须知切忌者矣。所食之味，有与病相宜，有与身为害，若得宜则益体，害则成疾，以此致危，例皆难疗"。因此《金匮要略·脏腑经络先后病脉证并治》所言"服食节其冷热、苦酸辛甘"，明确指出饮食之冷热、五味之调和，以适宜为度，方可起到养生作用，反之则于身体有害。再之，仲景对导引吐纳也十分重视，他主张用动形方法防病治病，如《金匮要略》中云："四肢才觉重滞，即导引、吐纳、针灸、膏摩，勿令九窍闭塞"，具体体现了中医防治结合、预防为主的原则。同时期另外一位著名医家，中医外科鼻祖—华佗，更是继承了先秦《吕氏春秋》中的"动则不衰"之说，从理论上进一步阐述了动形养生的道理，如《三国志·华佗传》中载其论云："人体欲得劳动，但不当使极尔，动摇则谷气得消，血脉流通，病不得生，譬犹户枢不朽是也"。华佗对导引健身术十分重视，在继承前人的基础上，总结归纳为模仿虎、鹰、熊、狼、鸟五种动物动作的导引法，称为"五禽戏"。此方法简便，行之有效，大大促进了导引健身的发展，一直沿用至今。

汉唐时期，道、儒、佛思想盛行，三家之说影响着当时整个社会，并且互相渗透、融合。当时的道家思想黄老哲学，已经融进了儒、墨、法、阴阳等诸家之说。而佛教的传入，也并非全部照搬，而多利用老、庄学说来译解佛经。实际上，被翻译过来的佛学理论，在一定程度上已经融合了中国的哲理。这种融合、渗透，自然也影响中医学。这一时期的著名医家之所以在学术上有所创新、发展，也往往受其影响。不少医家于道、儒、佛之说有精深的研究，他们据自己的理解和认识，从不同角度和方面吸收、融合，汇通了道、儒、佛的理论观点，使之成为医学理论的组成部分之一，充实、丰富和发展了养生学内容。在这一方面最为代表性的医家是唐代的孙思邈。孙思邈精通道、佛之学，广集医、道、儒、佛诸家养生之说，给合自己多年丰富的实践经验，著成养生专论《千金要方》。而且其著有的《摄养枕中方》内容丰富、功法众多，在我国养生发展史上具有承前启后的作用。孙氏注重导引与吐纳，前者属健身体操，以动为主，后者为呼吸锻炼，以静为主，二者均属气功范畴，名动静气功。孙氏的锻炼方法是动静结合，缺一不可。他强调指出欲养生者，不但要啬神、爱气、养形，还必须"兼之以导引行气"，久之行之，始能延寿；又说"善摄养者，须知调气方焉，调气方疗万病大患，百日生须眉"。可见导引按摩吐纳调气的养生效果是十分显著的。另外，孙思邈还特别关注中老年人的疗养保健，"凡人四十以下，有病可服泻药，不甚须服补药，必若有所损，不在此限。四十以上，则不可服泻药，须服补药。五十以上四时勿阙补药，如此乃可延年，得养生之术耳"，提倡中老年人服用补益类的药物来达到延年益寿的保健作用。

宋代至清代是中国封建社会的中后期，在思想上倡导融道、儒、佛三教于一炉的所谓"理学"，又出现"心学"哲学流派，先后出现了很多著名养生学家，进一步丰富和完善了中医康复及养生保健的内容。他们既有争论，又互有渗透、吸收和发扬。这种"争鸣之势"对医疗保健的发展产生了深远的影响，在医药卫生保健方面改进了医事管理，发展了医药教育，促进医药保健的发展。此外，科学技术的蓬勃发展为医疗保健取得成就提供了有利条件。活字印刷术的使用和发展对医学的著述和传播也起了一定的促进作用，而且从十四世纪末至十九世纪上半叶期间，由于中外交通的发展，中外医学交流活动亦日益频繁，有养生专著被译成外文出版发行，西方传到中国的医药学著作也空前增多。因此古代的康复医疗、保健养生学说得到了较好的继承，并且有了飞速地发展。

由于古代医家对人体的认识是整体的、有机的，所以专门论述心肺康复的文献并不多见，但亦可找到部分记载。如《灵枢·五味》"心病禁咸"、《素问·生气通天论》"味过于咸，大骨气劳，短肌，心气抑"，符合现代医学所提倡的低盐饮食。古人虽不知晓高盐饮食导致血压升高、增加心脏负担的机理，但在西汉时期就提出心病禁咸的理念确实是十分超前的。无独有偶，《备急千金要方·水肿》中对心源性水肿的患者，也在饮食方面提出了建议，"大凡水病难治，瘥后特须慎于口味，病水人多嗜食，所以此病难愈也。代有医者，随逐时情，意在财物，不本性命。病患欲食，劝令食羊头蹄肉，如此未有一愈者。又此病百脉之中，气水俱实，治者皆欲令泻之。羊头蹄极补，哪得瘥愈？所以治水药，多用葶苈等诸药"。羊肉属于高脂肪高胆固醇的食物，过食则会引起血脂的升高，不利于心脏病患者的康复。而在明代胡文焕所著的《养生导引法》一书中，还可以找到关于心脏疾病专门的运动康复方法。《养生导引法·气门》"一法：两手向后，合手拓腰向上极势，振摇臂肘来去七。始得手不移，直向上向下尽势来去二七。去脊心肺气壅闷。二法：两足两指相向，五息止，引心肺。去厥逆上气。极用力，令两足相向，意止引肺中气出，病患行肺内外展转屈伸，随无有违逆"。其所载导引二法均有助于改善心肺功能，提高心脏病患者的生活质量。可见，古代中医对于心肺康复的认识也已初具雏形。

中华人民共和国成立以来，中医学得到长足的进步和发展。各个省市及地区均开设中医医院，综合三甲西医院也逐步设立中医科，中医学迎来快速发展的时代。与此同时，广大中医药研究者亦开展大规模临床研究与基础研究，为中医药的临床疗效提供循证医学及分子机制方面的理论依据。习近平总书记在致中国中医科学院成立60周年贺信中强调："中医药学是中国古代科学的瑰宝，也是打开中华文明宝库的钥匙。当前，中医药振兴发展迎来天时、地利、人和的大好时机，希望广大中医药工作者增强民族自信，勇攀医学高峰，深入发掘中医药宝库中的精华，充分发挥中医药的独特优势，推进中医药现代化，推动中医药走向世界，切实把中医药这一祖先留给我们的宝贵财富继承好、发展好、利用好，在建设健康中国、实现中国梦的伟大征程中谱写新的篇章"。

但时至今日，中医心肺康复仍处于探索阶段，相关理论与实践经验均较少，且缺乏循证医学指导，有不少问题仍需等待国内医学专家解决。中医心脏康复模式的可行性、安全性、有效性和优越性，包括成本－效益分析，均有待评定，必须进行前瞻性大样本多中心随机对照研究证实。根据我国的国情，充分发挥中医药学及其养生康复学的优势，与现代科学结合，研究手段从宏观到微观，以及分子生物学的研究方式，采用国际通行的心脏康复诊断检测方法和科学评价标准，利用高新科技手段，加大临床、机制、制剂、器械等方面的研究力度，形成中医心肺康复治疗新模式，对于进一步推动我国心血管疾病的防治具有重大意义。

三、中医心肺康复分类

所谓心肺康复，即包括药物处方、运动处方、营养处方、心理处方以及危险因素管理和戒烟处方五大处方。恰当和规范的心肺康复可改善患者心肺功能和心理状态，从而提高患者生活质量，减少并发症的发生。本章撰写者在五大处方的基础上，加入手术处方与中医药处方，形成中医心肺康复的七大处方，既肯定了介入技术、心外科手术在心肺康复中的重要意义，又纳入了中医药这一独特的内涵。主张将中医药特色融汇于各处方之中，既符合我国国情，容易被老百姓所认同和接受，又充分响应国家号召，充分发挥了中西医结合的优势，从而使患者的心脏结构与心肺功能获得更好的恢复。

而在中医处方中，我们将其分为八大康复方法，分别为六字诀调息法、形体导引法、辨证用药调治法、药膳调养法、精神调摄法、物理外治法、五音疗疾法和自然环境疗法。分点论述如下：

1. 六字诀调息法　是以呼吸吐纳为主，伴或不伴肢体动作的一种养生方法，最早记载见于南北朝时陶弘景所著《养性延命录》中。该方法注重呼吸吐纳调摄五脏，独具特色。六字诀共分六段，即吹、呼、嘻、呵、嘘、呬。嘻（xī）字术理三焦，呵（hē）字术数补心气，嘘（xū）字术数平肝气，呬（sī）字术数调肺气，呼（hū）字术数培脾气，吹（chuī）字术数益肾气。

2. 肢体导引法　导引是中国古人在数千年的养生保健实践中总结出来的一种防病治病的方法。目前，八段锦、太极拳、五禽戏、易筋经等中医传统运动项目深受推崇。"外练筋骨皮，内练精气神"，中医运动康复提倡精神意识形体运动，内外兼修、身心交融，且运动的动作和缓、形神和谐，将"调身、调心、调息"三者融为一体。中西医运动康复理念结合在一起会增强人体的潜在机能，可达到一个高水平的康复水准。

运动是心肺康复的核心手段，通过运动主要能够改善心肺功能。而中医认为运动具有调和阴阳、疏通气血、畅达经络、调节脏腑等作用。现代医学的康复运动方式主要有散步、慢跑、踩单车、器械运动等，这些方式有较多的场地限制。而中医方面的运动康复则弥补了这些不足。常见的中医运动康复包括太极拳、五禽戏、八段锦、易筋经等内容。

3. 辨证调治法　本法是中医心肺康复的基石。中医学既辨病又辨证。病证结合，辨证论治是中医学的特色与精华，是中医理、法、方、药在临床上的具体应用。辨病辨证是中医康复的前提和条件。在中医康复的临床过程中，通过辨证找出引起各种功能障碍的内在原因，对其有针对性地进行调理，从而达到治疗的目的，体现了中医康复学"治病求本"的原则。

4. 药膳调养法　中医提倡"药食同源"的理论，为心肺康复治疗奠定了良好的基础。"天食人以五气，地食人以五味""药以祛之，食以随之"，药物治疗疾病需适可而止，要谷、果、畜、菜互相配合，综合运用，充分发挥饮食营养对人体的积极作用，以达到治愈的目的，应遵从"五谷为养，五果为助，五畜为益，五菜为充，气味合而服之，以补精益气"这一药膳原则。药食调养也是中医心肺康复的重要措施。药膳合用既可补充食疗功能的不足，又可增强药物治疗效果，缩短康复时间，促进患者恢复。心肺病患者饮食上忌食肥甘厚味、生冷油腻，宜选择清淡饮食，亦可以在医生的指导下，服用药茶、药膳、药粥以促进心脏康复。

5. 精神调摄法 中医康复学认为有精神摄养作用的气功、瑜伽、针灸按摩和自然环境（如森林、日光、空气、泉水、园艺及花卉）等也是心肺康复的重要组成部分。心脏疾病患者容易产生悲伤、恐惧、抑郁、焦虑等负面情绪，所以需要"形神兼养"，使"形与神俱，而尽终其天年"，保持平静的心境，"恬淡虚无"，保持心情舒畅，促进情志康复。精神调摄法与西医心理处方有异曲同工之妙，此外，中医康复学还倍加推崇多种怡情养性的好方法（如棋、琴、书、画等）。

6. 物理外治法 中医物理外治法是在中医理论的指导下从体外进行治疗的方法。《黄帝内经》云："善治者治皮毛，其次治皮肤，其次治筋脉，其次治六腑，其次治五脏，治五脏者，半生半死也……"中医外治疗效独特、作用迅速、历史悠久，具有简、便、廉、验的特点，包括针灸、按摩、熏洗、针刀、敷贴、膏药、脐疗、足疗、耳穴疗法、物理疗法等百余种方法，近几年兴起的中药经皮给药亦属于药物外治法范畴。治疗范围遍及内、外、妇、儿、骨伤、皮肤、五官、肛肠等科，与内治法相比，具有"殊途同归，异曲同工"之妙，故有"良丁（高明的医生）不废外治"之说。

7. 五音疗疾法 百病生于气，止于音。根据中医传统的阴阳五行理论和五音对应，用角、徵、宫、商、羽五种不同音调的音乐来治疗疾病。具体来说，即宫音悠扬谐和，助脾健运，旺盛食欲；商音铿锵肃劲，善制躁怒，使人安宁；角音调畅平和，善消忧郁，助人入眠；徵音抑扬咏越，通调血脉，抖擞精神；羽音柔和透彻，发人遐思，启迪心灵。两千多年前《黄帝内经》就提出了"五音疗疾"的理论，《左传》中更有音乐像药物一样有味道，可以使人百病不生，健康长寿之说。在中医心理学中，音乐可以深入人心，可以感染、调理情绪，进而影响身体。人们在聆听中让曲调、情志、脏气共鸣互动，达到鼓荡气血、通畅精神和心脉的作用。生理学上，当音乐振动与人体内的生理振动（心率、心律、呼吸、血压、脉搏等）相吻合时，就会产生生理共振、共鸣。这就是"五音疗疾"的身心基础。

8. 自然环境疗法 自然环境疗法是以取法自然、顺应自然环境为特点，以健康为核心，通过坚持科学的行为方式增加人体自身免疫力来防病、治病、康复的一种绿色疗法。《素问·上古天真论》曰："上古之人，其知道者，法于阴阳，和于术数，食饮有节，起居有常，不妄作劳，故能形与神俱，度百岁乃去。"自然环境疗法强调机体的自愈能力，充分利用大自然的环境和物质，如阳光、温度、温泉、气候、泥疗、森林、芳香、色彩、水及植物来进行疾病康复，尽量避免采用各种削弱机体自身免疫力的侵入方法。对于心脏病患者的治疗，应积极采用自然疗法，即避风寒、畅情志、慎饮食、调作息，以导引、针灸、中药等方法为基础，加强基础病控制，争取其早日回归社会。

四、中医心肺康复的中心思想

中医心肺康复是立足于中医学理论的分支学科，扎根于中医学的理论体系，吸收并继承中医学的思想内核，在此基础上形成了中医心脏康复的中心思想。笔者将其概括为两方面，即治未病思想和整体观念。

（一）治未病思想

"治未病"理论首见于《黄帝内经》。《素问》开篇论述养生延年，次篇《素问·四气调神论》曰："是故圣人不治已病治未病，不治已乱治未乱，此之谓也"，首次提出"未病"的内涵是指没有病的健康状态（健康未病态）。《素问·刺热》曰："肝热病者，左颊先赤；心热病者，颜先赤；脾热病者，鼻先赤；肺热病者，右颊先赤；肾热病者，颐先赤。病虽未发，见赤色者刺之，名曰治未病"，重视疾病先兆症状的观察，在疾病伏而未发之际先行针刺治疗，治病于未成之时。《灵枢·逆顺》曰："上工刺其未生者也，其次，刺其未盛者也，其次刺其已衰者也……"也体现了针灸"治未病"的理念。归纳起来，《黄帝内经》中提出了三种未病态思想，即健康未病态、潜病未病态、前病未病态，并发展出包含"未病先防""欲病先治""既病防变""病后防复"

四大基本内涵的治未病理论。

1. 未病先防　未病先防指在机体未病之前采取各种措施积极预防,防止疾病的发生。《素问·四气调神大论》曰:"圣人不治已病治未病、不治已乱治未乱……夫病已成而后药之,乱已成而后治之,譬犹渴而穿井,斗而铸锥,不亦晚乎"《灵枢·逆顺》亦云:"上工,刺其未病者……故曰,上工治未病,不治已病"。药王孙思邈也提出"常需安不忘危,预防诸病"。清代医家陈根儒认为"防其已然,防之未必能止;不如防其未然,使不能传之"。这些未病先防、积极预防的理念,要求健康人在平时就应注意保养身体,预防疾病的发生。

2. 欲病先治　欲病先治即当机体处于健康与疾病的中间状态(亚健康状态)时,采取相应手段加以调节,使机体向健康状态转化,并能够认识到疾病的演进是由表入里、从轻到重的发展过程,继而做到既防病生又防病变。《素问·刺热篇》曰:"肝热病者,左颊先赤;心热病者,颜先赤……病虽未发,见赤色者刺之,名曰治未病。"《灵枢·玉版》曰:"夫痈疽之生,脓血之成也,不从天下,不从地出,积微之所生也。故圣人自治于未有形也,愚者遭其已成也。"疾病虽未发生,但已出现先兆,或处于萌芽状态时,便应采取措施,防微杜渐,从而预防疾病的发生。这是治病的最高境界,也是衡量医术的重要标准,即"上工救其萌芽……下工救其已成,救其已败"。(《素问·八正神明论》)

3. 既病防变　既病防变即已病之后运用多种手段防止疾病的发展和传变,不使其进一步加重。病邪进入人体以后,根据脏腑、经络之间生理、病理相关原理,会发生由表入里、由浅入深、由轻浅到严重的变化。如《素问·皮部论》中指出了疾病传变的层次和步骤。能否把握疾病的发展和传变规律,及时截断疾病传变的途径,减少疾病对人体的损害是衡量医术的重要标准。故《素问·阴阳应象大论》提出"故善治者治皮毛,其次治肌肤,其次治筋脉,其次治六腑,其次治五脏,治五脏者,半死半生也"。后世医家进一步发展了《内经》既病防变的思想。《金匮要略·脏腑经络先后病脉证》曰:"见肝之病,知肝传脾,当先实脾"。《伤寒论·辨太阳病脉证并治》曰:"伤寒中风,有柴胡证,但见一证便是,不必悉具。"此乃医圣张仲景的既病防变之法。叶天士《温病条辨》中的"先安未受邪之地"更是既病防变之典范。

4. 瘥后防复　现在有学者提出将病后防复作为治未病思想的第四方面内容,认为疾病初愈,虽然症状消失,但此时余邪未尽、正气未复、气血未定、阴阳未平。所以在病后,患者通过培补正气,调理脏腑功能,使紊乱的状态得以恢复。若疾病初愈后调理不当,也易复发或留下后遗症,如《素问·热论》曰:"诸遗者,热甚而强食之,故有所遗也。"又曰:"病热少愈,食肉则复,多食则遗。"热病虽减,但还有余热蕴藏于内,若此时勉强多进饮食则会助长热邪。所以治未病还应包括病后调摄,采取各种措施防止疾病的复发。

(二)整体观念

整体观念,是中医学认识人体自身以及人与环境之间联系性和统一性的学术思想,是中医学理论体系的指导思想,发源于中国古代哲学万物同源异构和普遍联系的观念,体现在人们观察、分析和认识生命、健康和疾病等问题时,注重人体自身的完整性及人与自然、社会环境之间的统一性与联系性,并贯穿于中医学的生理、病机、诊断、辨证、养生、防治等各个方面。

1. 人体生理整体观　中医学对人体生理功能的认识是基于整体观念的,在整体观的指导下形成了提倡五脏一体观、形神一体观和精气神一体观的中药独特的认识论。五脏一体观认为人体五脏相互关联,在结构上相互撑持、相互维系,在功能上相互辅助、相互为用,其间通过经络相互联系,通过气血相互交汇、相互促进、相互制约,共同维持生命活动的正常进行;形神一体观则强调身心关系的协调与统一。形指人的形体结构和物质基础,神指生命活动的主宰和总体现,包括意识、思维等精神活动。形神一体观蕴含着朴素的唯物主义观点,认为人之精神依附于人之形体,而精神情志的"喜、怒、忧、思、悲、恐、惊"又均能反作用于形体。在正常的生命活动中,形与神相互依附、不可分离。形是神的藏舍之处,神是形的生命体现。如《素问·阴阳应象大论》曰:"人有五脏化五气,以生喜怒悲忧恐",影响着人体脏腑职能的实现;精气神一体观认为"精、气、神"均为构成人体的重要物质基础,所谓"天有三光日月星,人有三宝精气神",可见古人对此三种物质重要性之强调。其中精是统称,其内涵除狭义的精之外,还包括血与津液。精气神之间可相互化生、相互助长、即精可化气、气可化精、精气生神、精气养神,而神则统驭精与气,三者形成有机整体。

2. 病理变化整体观 中医学在分析疾病发生、发展、变化规律时，善于从整体出发，分析局部病机变化的整体性根源，并在此基础上施加干预，进行治疗，由此形成了中医学的核心诊断方法——辨证论治。藏象学说认为脏腑相互关联、相互制约、相互为用，且脏腑体系又可外延扩展形成包括五窍、五体、五味、五音等丰富内涵的庞大体系。所谓"有诸内必形诸外"，局部外在的病理表现常揭示着内在脏腑的病理本质，因此，辨证论治、遣方用药便有了依据。

3. 心肺康复整体观 中医康复领域更加主张形神共养以维护健康、形神共调以治疗康复疾病。在养生方面，既要顺应自然、锻炼身体、合理膳食、劳逸适度、外避病邪以养其形，使形健而神旺；又要恬惔虚无、怡畅情志以养神，使神清而形健。在治疗康复方面，若因躯体病变引起精神病变时，当以治疗躯体疾病（治形）为先；若由精神情志伤害引起躯体疾病，则应先调理精神情志的失调（治神），此亦是治病求本思想的具体体现。

笔者认为，中医心肺康复的整体观主要体现在"身心神息"同调中。其中调身是基础，体现于对基础疾病的预防、治疗与恢复；调心是辅助，现代医学提倡"双心医学"，亦体现了对心血管疾病患者心理状态的关注，这与中医观点不谋而合。而调神与调息为中医心脏康复所独有。心为五脏六腑之大主，心藏神，其病位在心，故其调养在神，调神即是调心，养神即是养心。心神内敛，平心静气，使心血不耗、心血得充、心神得养、心气条畅，对康复大有裨益。而心肺同属上焦，在解剖位置上相邻；心肺二脏靠宗气同司气血，在生理功能上相关。肺主气，司呼吸，心病多及肺乃火乘肺金之理。故调息即是调肺，调肺即是养心。肺气充沛，宗气化源充足，心血行之通畅，有助于心脏疾病患者生理功能的恢复。现代心肺康复亦注重心肺功能的协同锻炼，该康复模式对患者临床症状的缓解及生活质量的改善均有所帮助。

第二节 中医心肺康复八大法

笔者总结多年开展中医心脏康复之经验，将中医心肺康复概括为六字诀调息法、肢体导引法、辨证调治法、药膳调养法、精神调摄法、物理外治法、五音疗疾法和自然环境疗法八大具体方法，包含身体心理双重调节措施，涵盖饮食习惯、生活方式、精神状态、运动手段等多个康复干预角度，同时结合中医特色的辨证论治原则，建立起包含中药内服、药膳调养、物理外治、健身导引及音乐怡情等具体策略的中医康复处方，并在开展过程中着重注意个体差异，做到因人、因时、因地制宜，最大程度地发挥中医心脏康复的特色与优势。现将中医心肺康复"八大法"内容分述如下：

一、六字诀调息法

（一）定义与范畴

六字诀调息法简称为六字诀，又称六字气、六气诀或六字气诀，是以呼吸吐纳为主（伴或不伴）肢体动作的一种养生功法。结合历代古籍文献、现代科学方法及大量的试验，国家体育总局健身气功管理中心于2003年组织专家编著的《健身功法·六字诀》中规范道："呵为舌音正对应于心——火，呼为喉音正对应于脾——土，吹为唇音正对应于肾——水，嘘（嘻）为牙音正对应于肝（胆）——木，呬为齿音正对应于肺——金，嘻既可疏通胆经，又可疏通三焦经脉。"

（二）历史沿革

六字诀是以调息为主的吐纳类功法。先秦时期道家学派经典著作《庄子》外篇中明确指出吐纳导引养生之法为"寿"道之一："吹呴呼吸，吐故纳新，熊经鸟申，为寿而已矣。此道引之士，养形之人，彭祖寿考者之所好也"，此即为六字诀的早期雏形。南朝齐梁年间，著名医家、道教养生家陶弘景（公元456—536年）将南朝以前与养生之道的相关论述"略取要法，删弃繁芜，类聚篇题"辑成了我国较早的养生学集著《养性延命录》，而六字诀的现存最早记载便在其中："凡行气，以鼻内气，以口吐气，微而引之，名曰长息。内气有一，吐气有六。内气一者，谓吸也；吐气六者，为吹、呼、唏、呵、嘘、呬，皆出气也。凡人之息，一呼一吸，元有此数。欲为长息吐气之法，时寒可吹，温可呼；委曲治病，吹以去热，呼以去风，唏以去烦，呵以下气，嘘以散滞，呬以解极。凡人极者，则多嘘呬。道家行气，多不欲嘘呬。嘘呬者长息之心也"（收录自《服气经》，原书亡佚）。之后，六字诀逐渐由最初以调息为主的吐纳类功法，发展为与导引相结合、兼具"动静结合、内外兼修、形神合一"等特点的养生功法并被广泛推广，如隋代佛教天台宗四祖智顗在其著书《小止观》中将六字诀运用于佛学坐禅止观法门；唐代医家孙思邈在《备急千金要方》中对陶氏六字诀的吐纳法进行了"大呼结合细呼"的发挥；明代养生家高濂在《遵生八笺》中将六字诀与四季相结合："春嘘明目木扶肝，夏至呵心火自闲，秋呬定收金肺润，肾吹惟要坎中安，三焦嘻却除烦热，四季常呼脾化餐，切忌出声闻口耳，其功尤胜保神丹"等。由此，通过历代医家、养生家的不断演变，六字诀在阴阳、五行、藏象、五音、生克、经络等理论指导下运用实践发挥其养生延年、防病治病之效。

（三）机理探讨

1. 中医理论探讨 六字诀在《养性延命录》中的最早功用记载："凡病之来，不离于五脏，事须识相。若不识者，勿为之耳。心藏病者，体有冷热，呼吸二气出之；肺藏病者，胸膈胀满，嘘出之；脾藏病者，体上游风习习，身痒疼闷，唏气出之。肝藏病者，眼疼，愁忧不乐，呵气出之。已上十二种调气法，但常以鼻引气，口中吐气，当令气声逐字吹呼嘘呵唏呬吐。若患者依此法，皆须恭敬用心为之，无有不差，此即却病长生要术也"（收录自《名医论》，原书已亡佚）。至此往后。在历代文献中，关于六字诀中医理论的论述多如《养性延命录》中一般直接陈述藏府、生克、经络等在六字诀中的具体对应关系，到了清代，经学家江永在其考辩严谨、见地独到的《河洛精蕴》中，通过大量推理论证后总结："人之言出于喉，掉于舌，触击于牙、齿、唇，以应五行。喉音为土，舌音为火，牙音为木，齿音为金，唇音为水。"从发音部位论述六字诀与五行之间的关系，再推及藏府。关于对气功理论的研究，现公认的练功三要素为调心、调息、调身，其来源于佛教天台宗创始人智顗所著的《童蒙止观》——"调和五事"，即调食、调睡眠、调身、调息、调心，此为隋唐时期道、佛两教高度发展的表现。

2. 现代医学机制 从现存可考证的最早文献记载至今，六字诀已被广泛传承和实践1500余年，但对其原理的研究、尤其是能被现代人理解接纳的理论却不多。对此，20世纪末，有学者应用生物物理学方法，实验证明了六字诀发音在能量分布的频率范围、频宽、共振峰频率变化方面均有一定的规律，不同发音对应不同脏腑，并使相应脏腑产生共振。21世纪以来，随着现代医学的发展以及传统医学对外推广的需求，越来越多的科研人员从生理病理、免疫代谢、疾病预后等新的角度来阐述六字诀调息法在另一种语言下更明了了易懂的功用，尤其在优势显著的心肺康复领域，为心血管疾病患者在不同阶段提供生理、心理和社会的全面和全程管理服务，帮助患者树立健康的生活习惯，提高患者运动耐量、增加骨骼肌力量、改善心功能和肺功能、改善自主神经功能等提高身体机能，并且提高患者生活质量。

（四）临床应用

1. 冠心病 六字诀能显著提高冠心病稳定型心绞痛患者的动脉血氧饱和度，降低低密度脂蛋白与甘油三酯，能提高患者生存质量，减少心绞痛发作次数，改善焦虑抑郁情绪。

2. 心力衰竭 试验表明，六字诀可改善慢性心力衰竭患者的N末端脑钠肽前体水平、左室射血分数值、6 min步行试验、明尼苏达心力衰竭生活质量问卷评分等指标，对慢性心力衰竭患者的心脏耐力和生活质量有明显的提升作用。

3. 心律失常，高血压 有研究初步证明，腹式呼吸训练能改善机体自主神经的调节功能，即以腹式呼吸为主观表现的六字诀可以提高机体心副交感神经的张力，明显减少呼吸性窦性心律不齐，降低血压。

4. 焦虑、抑郁状态 心理动力学理论认为，焦虑源于内在的心理冲突。六字诀对调节与改善人们的心理状态等都具有积极影响，尤其在焦虑、抑郁方面的调整较优于其他健身功法。心血管疾病患者锻炼六字诀的临床观察也显示，六字诀可以改善冠心病合并抑郁状态。在日渐重视"双心医学"的今天，六字诀在心脏康复领域中的作用显得更为重要。

5. 慢性阻塞性肺疾病 临床研究表明，六字诀调息法可改善稳定期慢性阻塞性肺疾病患者的临床症状，减少急性加重，改善生活质量，通过降低血清炎症因子（IL-8、TNF-α），提高血清纤维连接蛋白（Fn）水平以减轻患者炎症反应，并可能具有通过调节辅助T细胞及降低细胞毒性T细胞，从而发挥潜在的免疫调节作用。

二、肢体导引法

（一）定义与范畴

"导引"最初称"道引"，最早见于《庄子·刻意篇》："吹呴呼吸，吐故纳新，熊经鸟伸，为寿而已矣，此道引之士，养形之人，彭祖寿考者之所好也"。可见庄周所论"导引为调息与调身之术"为调养形体、促进健康而设立。《黄帝内经》中的《素问·异法方宜论》曰："中央者，其地平以湿，天地所以生万物也众。其民食杂而不劳，故其病多痿厥寒热，其治宜导引按蹻。故导引按蹻者亦从中央出也。"此处的"导引"是发源于"中央"，即我们所说的中原地区，包括河南、安徽的淮河流域一带，是针对当地百姓饮食丰富而又缺乏体力活动、湿盛脾虚所患的下肢功能减退、身体感受寒冷或发热的证候设立的运动疗法，同时也是"中央"黄河流域华夏部族"道"文化的历史产物。导引是中国古人在数千年的养生保健实践中总结出来的一种防病治病的方法，主要包括八段锦、太极拳、太极球、五禽戏、易筋经、马王堆导引术等中医传统运动项目。

（二）历史沿革

历代医家、养生家对导引一词的理解相对多样。"导引"之术源自先秦道家"道气"学说，后成为道教修仙和医家治病之法，历代高道、医家均擅长行气导引和医治，故后世称为"医道不分家"。《黄帝内经》中"中央者，……故其病多痿厥寒热，其治宜导引按蹻。故导引按蹻者亦从中央出也"。可见导引作为一种治法与北方艾灸、东方砭石、南方九针和西方毒药相并列，奠定了针灸、方药、导引防病治病的基础。《汉书·艺文志·方技略》中记载有"医经、经方、神仙、房中"，导引法多被归于神仙之术，《道藏》《藏外道书》和《道藏精华》中对导引都有较多论述，多被蒙上"得道成仙"等神秘色彩。导引法虽被道家披上了神秘面纱，但也完好地保存了古代导引的原貌，其防病、治病功能也能从当时的文献中得到印证，如张家山汉代竹简《引书》和马王堆汉墓出土的帛画导引图。隋朝巢元芳编写的中医病因病机学与导引疗疾专著《诸病源候论》中记载了287条导引法，认为："引此归身内恶邪伏气，随引而出，故名导引。"将其理解为引体内邪气外出之法。其导引功法有辨证施功的独特特点，符合中医辨证论治原则，广泛应用在多种疾病中，由巢氏便开始将导引作为一种对身心健康有益、能起到防病治病作用的治疗手段纳入医学范畴之中了。自东汉起"导引"便分为道教和医家两派发展。华佗创"五禽戏"，《后汉书·方术列传第七十二下·华佗传》记载华佗曰："吾有一术，名五禽之戏：一曰虎，二曰鹿，三曰熊，四曰猿，五曰鸟。亦以除疾，兼利蹄足，以当导引。体有不快，起作一禽之戏，怡而汗出。"唐代太医令王冰注解《黄帝内经》时则认为"导引"重在活动筋骨、疏通关节。此外，道医葛洪认为"导引"不应"立名"，进一步将或屈伸、俯仰、行卧、倚立、踟蹰、徐步等方法皆归属于"导引"范畴。晋代李颐注释《庄子·刻意篇》所归纳"导引"为"导气令和，引体令柔"，受到后世推崇与引用，即为通过人体的呼吸调控而令气机升降出入平和，引伸形体而令其柔顺灵活之意，明确了"调身"与"调息"是导引法的基本要素。

明清时期，气功与养生学的发展主要是对前代名目众多、流派各异的资料进行系统的整理和研究改编，使其能简单易行。有的还将它们编成口诀形式，以便于传播和推广。冷谦编著的《修龄要指》是一部内容丰富的气功与养生保健专书，论述了四时调摄、起居调摄、四季却病、延年长生、十六段锦、八段锦导引法、导引却病法等，书中多以歌诀形式介绍养生与气功要点及具体方法。如"长生一十六字妙诀"写道："一吸便提，气气归脐；一提便咽，水火相见"。"导引却病歌诀"写道："津液原生在舌端，寻常救数咽下丹田，于中畅美无疑滞，百日功灵可驻颜。"又如"却病八则"中写道："厚味伤人无所知，能甘淡薄是吾师，三千功行从兹始，天鉴行藏信有之"。全书内容言简意明，易于领会实行。曹廷栋编撰的《老老恒言》以老年人为研究对象，涉及饮食、散步、导引、按摩等养生内容，是按人群分类开展精准康复治疗的思想，至今仍有借鉴意义。

近些年来，随着国家中医药管理局及国家体育总局的大力推广，中医导引术被越来越多的人熟知，也受到人民群众更广泛的关注。2001年后国家体育总局健身气功管理中心陆续推出五禽戏、八段锦、六字诀、易筋经、导引十二法、十二段锦、大舞、马王堆导引术、太极养生杖等导引功法，使中医导引术参与到全民健身的国家政策中来，为导引术及中医学的发展做出了贡献。而在今年新型冠状病毒肺炎的疫情中，中医导引术八段锦更是作为治疗手段，在武汉方舱医院中被广泛推广，使老百姓对其认识与功效进一步加深。

（三）机理探讨

1. 中医理论探讨　肢体导引法所含内容颇多，现对较为广泛流行的八段锦、太极拳、太极球的中医理论机制作简单阐释如下：

八段锦是我国流传最广、影响最大的中医传统养生功法，其分为八段，分别为"双手托天理三焦""左右开弓似射雕""调理脾胃须单举""五劳七伤往后瞧""摇头摆尾去心火""两手攀足固肾腰""攒拳怒目增力气""背后七颠百病消"八个动作，分别从三焦、筋骨、脏腑三个角度实现调理与养生防病作用。其功法柔和缓慢、圆活连贯、松紧结合、动静相兼、能够神与形合，气寓其中。八段锦第一式：两手高举过头，双目上视，通过双手的上托、下按来疏通手少阳三焦经，也指双手上提伸展躯体的动作，来调节全身三焦的生理功能。心肺在上焦，主气血运行；脾胃在中焦，斡旋气机，升清降浊；肾在下焦，主纳、泄；三焦调和，则气机得以转运。激发督脉之阳气，督脉者，"循脊络肾""贯齐中央""上贯于心"，将督脉之阳气分煦三焦，从而温煦肾阳以行水，温煦脾胃以运化，温煦心肺以行气血，进而通调周身气血津液，舒活四肢百骸。八段锦第二式：左右开弓似射雕，手三阴经循行从胸走手。此动作要点是舒展胸肩，双臂配合从对侧胸前以食指为引导如拉开弯弓的动作，疏导手臂经络针对手三阴，可以畅通心肺，同时，眼睛注视食指尖，注重食指的牵引，强调对肺经的调理。八段锦第三式：调理脾胃须单举，以分别举左右臂过头实现对足阳明胃经与足太阴脾经之牵拉，从而调动脾胃经之经气，濡养中焦。此外，在升降运动时配合身体的侧转，对肋部脾之大络大包穴有刺激作用，络穴一穴通两经，故可加强调节脾胃二经的功能。八段锦第四式：五劳七伤往后瞧，五劳七伤以虚症居多，此式强调颈部的旋转，主要刺激大椎穴，又称百劳，此穴为督脉与手足三阳经交会处，有调节全身阳气的作用，可以补虚强身；同时前臂的外旋带动手的翻转，眼睛注释小指尖，强调对心经的调理，心主神明，通过心经的调节以避免不良情绪的影响。八段锦第五式：摇头摆尾去心火，通过所谓"摇头""摆尾"，乃活动大椎、命门是也，刺激督脉与腰部的肾俞、志室等穴位，调节一身阳气并导引少阴经脉心火下降，肾水上承，则心肾相交，水火既济。八段锦第六式：两手攀足固肾腰，以腰部活动为主。此式动作幅度最大，主要是强调脊柱的屈伸，在弯腰时通过双手从腰部沿膀胱经用推法推至足跟，足跟属肾，达到沟通表里二经，加强固肾强腰的作用。八段锦第七式：攒拳怒目增力气，肝开窍于目，通过对眼睛的睁大凝视及握拳的锻炼，可刺激足厥阴肝经的气血的疏通，还可牵拉肝经募穴期门可以增强肝经舒畅气机功能。八段锦第八式：背后七颠百病消，一起一落，振动全身经脉，气血得通，百病可消。

太极拳作为非物质文化遗产，源于中国焦作市温县赵堡镇陈家沟，由陈王廷于17世纪中叶，在家传拳法的基础上博采众长，创编出新拳法——陈氏太极拳，是以中国古代哲学理论如天人合一、阴阳辨证思想、整体观念等为创拳的理论基础和行拳的准则。王宗岳在《太极拳论》中指出太极拳是以"动静之机，阴阳之母，动之则分，静之则合"的变化为基础的，其关键在于它集合了阴阳、动静、开合等矛盾变化，并由此引申出的动静、攻防、刚柔、虚实、开合、进退、屈伸等对立统一的独特形式。目前最广为流传的为陈氏太极二十四式中的太极被称为"运动中的冥想"，在演练中要求意念引领动作，强调呼吸及神经肌肉的放松，使意识、呼吸、动作紧密结合，从而达到强身健体、益寿延年的效果。

太极球是以阴阳八卦、经络学说为依据，集武术、气功与健身三为一体，讲究以练精、气、神为本，人球合一的球类康复运动。太极球起初是太极门练习内功、增加功力的一种辅助功法，最早源于一代太极拳宗师陈照奎。各流派的太极球功法多有不同，目前运用较广泛的是陈氏太极球。太极球通过刺激心肺脾之经气，可以达到调节气血、调畅情志、祛瘀通络、健脾补虚的作用。由笔者团队根据站式陈氏太极球运动改编的坐式太极球运动，具有太极拳动作"匀速缓慢，动静互参，虚实结合，刚柔相济"等特点，以阴阳学说和经络学说为基础，强调以意导气，将呼吸、意念、运动三者合为一体，注重身心双修、形神合一，符合现代心脏康复的基本理念。

2. 现代医学机制 现代相关研究表明，八段锦采用腹式呼吸，呼吸过程中隔肌和腹壁肌肉有规律的收缩，能有效调节腹部及胸部的压力和容量，胸腔在压力和容量的不断变化中，可以提高肺脏的气体交换效率和心脏的血液回流速度。一项关于简化杨氏太极拳的临床研究结果显示，简化杨氏太极拳不显著增加稳定性心血管疾病患者的心率和心肌收缩力，对摄氧能力的改善作用与快走运动相似，其机制可能与增加外周动静脉血氧含量差有关。

（四）临床应用

目前肢体导引术已单独或结合其他治疗手段广泛应用于高血压、冠心病、心律失常、心力衰竭等心血管疾病，如颈椎病、腰椎间盘突出症、腰肌劳损、膝骨关节炎等骨科疾病的康复领域。

1. 高血压 一项长达6年的临床随访研究结果示长期进行太极拳运动可改善中老年人群心脑血管危险因素，减轻体重，对血压有双向调节作用，可降低慢性病发病率。太极拳可使人体内NO与内皮素处于一种动态平衡，在延缓原发性高血压的发展、保护血管方面起到一定的作用。

2. 冠心病 对心肌梗死PCI术后的患者而言，由于其术后仍处于高危风险期，故适宜采用坐式太极球的康复训练。并开展了多项临床观察研究，临床指标显示太极球联合八段锦运动可有效改善心肌梗死PCI术后患者的心肺功能，延缓左室重构，提高运动耐量，对改善患者预后、提高生活质量、帮助其早日回归社会生活均有所帮助。然而对非心肌梗死的其他患者而言，他们更适宜采用立位太极球。因训练立位太极球能充分发挥球类运动的特点，增加患者抗阻能力，锻炼患者提高站立平衡能力、增强双下肢肌力及双上肢灵活度。

而太极球联合八段锦运动对急性心肌梗死PCI术后可明显地降低NT-proBNP水平，提升LVEF及MET，提高运动耐量，减少心肌梗死后泵衰并发症，明显改善心肌梗死术后患者焦虑状态及生活质量，有改善"双心"作用，推测其机制可能与抑制急性心肌梗死的炎症机制相关。

3. 心律失常 心血管疾病康复中的现代研究结果显示，以八段锦作为运动处方的心脏康复可以改善房颤RFCA术后患者"气虚血瘀"的中医证候积分，对于房性心律失常事件具有干预作用，以降低房颤RFCA术后患者的复发率，且能够有效提高峰值代谢当量（Peak METs），改善心肺功能。且八段锦可通过减轻系统炎症反应、改善心肺功能、心血管危险因素、心理状态并提高生活质量等，发挥综合康复作用。

4. 心力衰竭 一项收纳60例慢性心力衰竭患者（心功能Ⅱ～Ⅲ级）的八段锦运动辅助治疗慢性心力衰竭的随机对照临床研究结果表明，八段锦联合常规药物治疗可改善患者心肺功能和临床症状，提高患者的生活质量及运动耐量。

中医康复运动提倡精神意识形体运动，内外兼修、身心兼容，且运动的动作和缓、形神和谐，将调神、调身、调心、调息融为一体。肢体导引法作为中医运动康复疗法的重要组成部分，尚存在诸多发掘和学习之处，如把中西医运动康复理念结合起来，有提高人体机能的潜在作用，有助于实现身心的整体康复。

5. 慢性阻塞性肺疾病 八段锦、太极拳等肢体导引法对慢性阻塞性肺疾病患者的肺功能及临床症状的改善均有帮助。蔡倩等纳入符合诊断标准的COPD患者55例，按患者意愿分成中等强度训练组28例和八段锦组27例，经12周干预后，八段锦组患者肺功能改善较对照组更为明显。邱文飞等纳入符合诊断标准的慢性阻塞性肺疾病稳定期患者60例，分为对照组和试验组各30例，治疗12周后，八段锦组患者mMRC分级和BODE指数较对照组改善明显，临床症状亦有所改善。邱亚娟等采用meta分析的方法探讨太极拳对老年慢性阻塞性肺疾病患者肺功能和体力状况的影响，结果表明太极拳运动可有效改善老年COPD患者肺功能，同时增加患者运动耐力，提高体力状况。综上可知，肢体导引法在肺康复领域仍有较大的发展潜力，仍有待展开更多更大规模的临床研究，积累更多循证医学证据。

三、辨证调治法

（一）定义与概述

辨证调治法既需要辨病又需要辨证，是病证之结合，是以辨证论治为核心而进行调治的方法，其主体是辨证论治。辨证论治是中医临床认识和治疗疾病的重要思维模式和方法，是在望、闻、问、切四诊所得的基础上，通过寻找两个或两个以上相关联症候之间的逻辑关系来判定患者当下时空疾病的病位和病性并以此为依据而开具处方的过程，其基础是活的机体对致病因素（相对的）的反应，起点是症候群，终点是治疗，病位与病性是其推导。

辨证论治的特点：辨证论治不是为某一或某一类疾病立法，而是针对所有疾病，具有普遍规律性。

证的含义：证是由若干相互关联的症候构成（症候群）。证由症候分析而来，反映病者刻下状态的基本规律，即病位（表、里、半表半里）和病性（阴阳寒热虚实），概括为八纲。证是区别于病的诊断，其直接目的是治疗，即诊断和治疗同一。

（二）历史沿革

在中医历史发展过程中，与"辨证"一语意相类近的称谓，首见于汉代张仲景《伤寒论》，其六经病诸篇即以"辨某病脉证并治"为篇名，如太阳病篇"辨太阳病脉证并治"，故张仲景首开辨证之先河。其后，王叔和整理仲景旧文，传诸后世，仲景之书虽"江南诸师秘仲景方而不传"，以及多次离析分编，故直至唐宋，方证对应的思路一直因循习用。宋代陈无择于《三因极一病证方论》则用"因病以辨证，随证以施治"来统括辨证论治之过程，进一步明确辨证之概念。金元时期，刘河间著《素问·玄机原病式》，其书重视病机，主张相机施方，并认为病证的关键是病机，辨知病机后，即可选择或创制适合病机的方剂。明代医家徐春圃则在《古今医统大全》中提出"因病施治"一语，周之干在《慎斋遗书》中则讲到"辨证施治"，张景岳在《景岳全书》中则称"诊病施治"。清代，徐灵胎于《医学源流论》中称为"见症施治"，清中叶，章虚谷于《医门棒喝》首次提出"辨证论治"一词，但未被广泛使用。至中华人民共和国成立，中医理论家、教育家任应秋先生在《中医杂志》上发表的《伟大的祖国医学的成就》中正式提出了"辨证论治"一说；1957年，中医泰斗秦伯未先生在《江苏中医》上发表了《中医"辨证论治"概述》一文，也认为"辨证论治是中医普遍应用的一个诊疗规律，从认识证候到给予治疗，包含着完整又极其丰富的知识和经验"。自此，辨证论治一词开始逐渐用于中医界，至1974年，第四版教材《中医学基础》中正式将"辨证论治"作为中医的特色之一，沿用至今。

（三）辨证类型与方法

临床常用的辨证方法大概分为以下几种：八纲辨证、六经辨证、气血津液辨证、脏腑辨证、卫气营血辨证、三焦辨证、经络辨证、病因辨证等。

1. 八纲辨证　八纲辨证是中医辨证的最基本方法，是辨证的总纲。所有疾病从辨证角度而言，不离病位与病性二端，病位即为表、里二端，病性包括阴阳、寒热、虚实六种。病位之表里指症候反映的部位，与现代解剖或病理生理之病变部位有区别。凡症状集中反应在皮肤、肌肉、筋骨等所组成的机体外在躯壳者称表证；凡症状集中反应在食道、胃肠之里者为里证。于病性而言，凡太过的病证为阳证，不及的为阴证，故疾病虽然复杂多变，但概言其证，不外阴阳。病体反映为寒象者，称为寒证；反映为热象者，称为热证。寒为不及，系阴之属，故寒者必阴；热为太过，系阳之属，故热者必阳。虚指人虚，实指病实。如病体未愈，而人的精力已有所不支，病体反映出一派虚衰之象者，为虚证。若病势在发展，而人的精力未衰，病体反映出一派充实的征象，为实证。故八纲总言之，即为表证、里证、寒证、热证、虚证、实证、阴证、阳证。

2. 六经辨证　六经辨证是在八纲的基础上，将病位之表里细分为表、半表半里、里三部分，并以此交错病性之阴阳，将所有疾病划分大类归为六种。后世有以经络言六经者，非张仲景本意，如柯琴曰"仲景立六经总纲法，与《内经·热论》不同，太阳只重在表证表脉，不重在经络主病，看诸总纲各立门户，其意可知。"

因此，六经辨证按阴阳分别为阳证三种：太阳病、阳明病、少阳病；阴证三种：太阴病、少阴病、厥阴病，此即为六经辨证。

3. 气血津液辨证 气血津液辨证，是指运用脏腑学说中气血津液理论，分析气、血、津、液的病变，辨认其所反映的不同证候。由于气血津液都是脏腑功能活动的物质基础，而它们的生成及运行又有赖于脏腑的功能活动。因此在病理上，脏腑发生病变，可以影响到气血津液的变化；而气血津液的病变也必然要影响脏腑的功能。所以气血津液的病变，是与脏腑密切相关的，故气血津液辨证应与脏腑辨证互相参照。气血津液辨证可分为气病辨证、血病辨证和津液辨证。

4. 脏腑辨证 脏腑辨证是根据脏腑的生理功能、病理表现，对疾病证候进行分析归纳，借以推究病机，判断病变部位、性质、正邪盛衰情况的一种辨证方法，是临床各科的诊断基础。脏腑辨证主要用于内伤杂病的辨证，其主要包括脏病辨证、腑病辨证、脏腑兼病辨证三部分，其中脏病辨证是主体。

5. 卫气营血辨证 卫气营血辨证是六经辨证的发展，也是外感热病常用的一种辨证方法，它代表病证深浅的四个不同层次或阶段，用于说明某些温热病发展过程中的病情轻重、病变部位、各阶段病例变化和疾病的变化规律。此即中医所言"卫之后方言气，营之后方言血"。卫气营血辨证主要包括卫分证、气分证、营分证和血分证。

6. 三焦辨证 三焦辨证是在阐述上、中、下三焦所属脏腑病理变化及其证候的基础上，同时也说明了温病初、中、末三个不同阶段。就其证候来看，上焦包括手太阴肺经和手厥阴心包经络的证候，中焦包括足阳明胃经和足太阴脾经的证候，下焦包括足少阴肾经和足厥阴肝经的证候。

7. 经络辨证 当外邪侵入人体致使经气失常，不能发挥卫外作用，病邪则会通过经络逐渐传入脏腑；反之，如果内脏发生病变，同样也循着经络反映于体本表。因此，根据患者体表的某一部位所出现的疼痛等症状，便可明确地辨别其为某经、某脏某腑的病变。正由于经络系统能够有规律地反映出若干证候，因此临床根据这些证候，有助于推断疾病发生于何经、何脏、何腑，进而确定病变性质及其发展趋势。

经络辨证，主要根据《灵枢·经脉》所载十二经脉的病证及《难经·二十九难》所载奇经八脉的病证而加以概括，由于经络病证常可错杂于脏腑、气血病证之中，临床上可相互参照应用。

8. 病因辨证 导致疾病发生的病因往往多种多样，概括起来可分为六淫、七情、饮食劳逸以及外伤四个方面，任何证候都是在致病因素作用下，患者机体所产生的某种病态反应。病因辨证就是通过分析患者的这些病态反应（症状、体征），根据各种病因的致病特点，来推求病者的病因所在，从而给治疗提供依据。

（四）中医康复评估

中医"治未病"理论提倡"既病防变，瘥后防复"，"防变"与"防复"就需要综合运用各种康复措施和方法，让患者患病后少产生并发症、不产生并发症、不发生靶器官损害等病情加重的态势，且能在疾病稳定或瘥愈后让患者病情不再急性加重或复发，达到减少患者痛苦、改善预后、提高健康率的目的。因此，有必要将相关中医理论与方法引入康复前期评估体系，以达到最优质的康复效果。

1. 五诊十纲 随着时代的发展与技术进步，中医收集信息的手段不断增多，现代医学的查体与检验亦可为中医所用。干祖望教授和邓铁涛教授均主张将中医四诊发展为现代"望、闻、问、切、查"五诊，邓铁涛教授还结合传统中医治"未病"及现代预防医学之思想，在八纲（阴阳、表里、寒热、虚实）的基础上加入辨"已未"发展为"十纲"，总称"五诊十纲"。

2. 五脏相关 "五脏相关"理论由邓铁涛教授提出，即五脏系统内部的关联，即五脏的功能系统观；各系统之间的关联，即五脏之间的联系观；各系统与外部环境的关联，即天人合一的整体观。

3. 体质辨识 中医将人的先天禀赋（含遗传）和后天生活相融合而形成的身心整体素质称为体质，其体现于人的形态、结构、功能、心性、伦理和适应环境（自然和社会）等方面。体质的形成和变化与主要两个因素有关，即先天禀赋与后天的培养。体质状态对一个人疾病的发生与发展及治疗的取向和后期调理方案的选择具有重要意义。

因此，把"五诊十纲""五脏相关"与"体质辨识"引入心肺康复的前期评估，根据患者之不同病位、病性及不同中医体质类型以制定不同的康复方案。此外，在康复过程中运用体质辨识配合辨证论治为指导，采用中医内治法、中医外治法、中医养生功等康复方法并结合现代医学康复流程，形成具有鲜明中医特色的中西医结合康复模式，为患者提供最佳的康复方案。

（五）临床应用

辨病辨证是中医康复的前提和条件。在心肺疾病中医康复的临床过程中，通过辨证找出引起各种功能障碍的内在原因，对其有针对性地进行调理，从而达到治疗的目的，体现了中医康复学"治病求本"的原则。针对药物康复治疗，中医则提倡活血化瘀、益气养心、益气补肺等扶正祛邪、平衡阴阳理论。详细阐述于下文。

1. 中医对心肺内科系统疾病康复的辨证调治

（1）冠心病 冠心病属于中医胸痹心痛病范畴，胸痹心痛病多由胸阳不振，阴寒痰浊留踞于胸，或心气不足，鼓动乏力，致使气血阻痹，心失血养所出现胸闷或发作性心胸部疼痛为主要表现形式的内脏痹病类疾病。

对于冠心病的病因病机，现认为主要与痰浊、瘀血、邪毒、体虚等有关，属本虚标实之证，即脏腑气血阴阳亏损，尤其是心气血阴阳不足为本，痰浊、血瘀、热毒为标；病位在心、心脉，与肝、脾、肾、肺四脏有关。痰浊、血瘀闭阻心脉，热毒损伤心脉，致心脉不通或心脉失荣而发病。在疾病发展过程中，标本互为因果，因虚可致实，因实亦可致虚。

辨证分型：
1）心脉瘀阻证：以活血化瘀，通脉止痛为法，方以血府逐瘀汤加减。
2）气滞心胸证：以疏肝理气，活血通络为法，方以柴胡疏肝散加减。
3）痰浊闭阻证：以通阳泄浊，豁痰开结为法，方以瓜蒌薤白半夏汤加减。
4）寒凝心脉证：以宣痹通阳，散寒止痛为法，方以瓜蒌薤白白酒汤合当归四逆汤加减。
5）气阴两虚证：以益气养阴，活血通脉为法，方以生脉散合人参养荣汤加减。
6）心肾阴虚证：以滋阴清火，养心活络为法，方以天王补心丹加减。
7）心肾阳虚证：以温补阳气，振奋心阳为法，方以参附汤合右归饮加减。

（2）心衰病 心衰病属于中医古病名心水之范畴，然现代中医亦称为心衰病。中医认为心阳虚损是心水发生的主要病因病机，临床表现为心悸、短气、卧则喘、身肿等症候，这些症候表现与现代医学中慢性充血性心力衰竭的临床表现相类同。

心衰病病因多样，病机复杂，基本可概括为本虚标实，以心（阳）气亏虚为本，瘀血、水湿、痰浊为标，气、血、水三者又可相互为病，相互转化，其病位主要在心，涉及肺脾肝肾等其他脏腑。心衰病辨证康复原则首先权衡缓急，补虚泻实，根据邪正关系，或补，或泻，或补泻兼施。治疗首当补益心气，温补心阳；养心为本，兼顾五脏。其次，活血化瘀应贯穿全程，且常配合理气、化痰、利水、逐饮诸法。

辨证分型：
1）气虚血瘀证：以益气活血化瘀为法，方以保元汤合桃红饮加减。
2）气阴两虚证：以益气养阴活血为法，方以炙甘草汤合生脉散加减。
3）阳虚水泛证：以温阳活血利水为法，方以真武汤加减。
4）饮阻肺证：以化痰逐饮活血为法，方以苓桂术甘汤合葶苈大枣泻肺汤加减。
5）阴竭阳脱证：以益气回阳固脱为法，方以茯苓四逆汤加减。

（3）心律失常 中医无心律失常之病名，但据其症候，临床通常将其归纳于胸痹、心痛、真心痛、心悸、怔忡等病证范畴。如《景岳全书·怔忡惊恐》曰："怔忡之病，心胸筑筑振动，惶惶惕惕，无时得宁者是也。"与心律失常的症候表现十分类同。

快速性心律失常的病因病机普遍认为与心脏亏虚、血脉瘀滞、瘀而化热有关。缓慢性心律失常的病因病机目前多认为与心脾肾阳气亏虚，寒湿、痰饮、瘀血之邪阻滞心脉，心脉瘀阻流通不畅有关。心律失常康复的中医辨证，应首辨虚实，虚证当以益气、养血、滋阴、温阳诸法；实证则应以祛痰、化饮、清火、行瘀诸法。本病虚实错杂，治疗当相应兼顾。然不论何证，均有心神不宁之特点，故可酌情配用宁心安神之法。

辨证分型：

1）心虚胆怯证：以镇惊定志，养心安神为法，方以安神定志丸加减。

2）心血不足证：以补血养心，益气安神为法，方以归脾汤加减。

3）阴虚火旺证：以滋阴清火，养心安神为法，方以天王补心丹合朱砂安神丸加减。

4）心阳不振证：以温补心阳，安神定悸为法，方以桂枝甘草龙骨牡蛎汤合参附汤加减。

5）水饮凌心证：以振奋心阳，行气化水为法，方以苓桂术甘汤加减。

6）心脉瘀阻证：以活血化瘀，理气通络为法，方以桃仁红花煎合桂枝甘草龙骨牡蛎汤加减。

7）痰火扰心证：以清热化痰，宁心安神为法，方以黄连温胆汤加减。

（4）高血压病　中医无高血压病之病名，但因高血压患者多有眩晕、恶心等症候，故临床通常将其归于眩晕病范畴。眩晕病一般多由情志内伤、饮食劳倦及病后体虚，导致气血肾精亏虚，脑髓失养；或肝阳痰火上逆，扰动清窍所致。其病因主要有情志内伤、饮食劳倦、年高体虚、病后体虚以及跌扑损伤，病机主要是风、火、痰、瘀阻塞清窍所致。病位在头窍，脏腑以肝为主，与脾肾相关。

辨证分型：

1）肝阳上亢证：以平肝潜阳，滋养肝肾为法，方以天麻钩藤饮加减。

2）痰浊上蒙证：以燥湿化痰，健脾和胃为法，方以半夏白术天麻汤加减。

3）瘀血阻窍证：以活血化瘀，通窍活络为法，方以通窍活血汤加减。

4）胆胃蕴热证：以利胆泻火，解郁通腑为法，方以大柴胡汤加减。

5）气血亏虚证：以补养气血，健运脾胃为法，方以归脾汤加减。

6）肾精不足证：以补肾益精为法，方以左归丸加减。

（5）慢性阻塞性肺疾病　肺为娇脏，对邪气敏感，往往容易受伤，所以肺系疾病的后期康复主要以虚证为主。肺系疾病后期因久病耗伤、伤及肺肾之气，或输液过多，伤及阳气，使肺通调水道功能失调，痰涎内生，发为咳喘。故其康复期主要病机以虚证为主，病位在肺，与心脾肾三脏有关。治法以温肺益气为基本原则。

辨证分型：

1）肺气虚证：以补益肺气，益卫固表为法，方以补肺汤加减。

2）肺阴虚证：以润肺养阴为法，方以沙参麦冬汤加减。

3）肺虚寒证：以温肺益气为法，方以甘草干姜汤加减。

4）胆胃蕴热证：以利胆泻火，解郁通腑为法，方以大柴胡汤加减。

5）肺肾不足证：以调补肺肾，益气养阴为法，方以生脉地黄汤合金水六君煎加减。

6）风寒袭肺证：以温肺散寒，宣肺止咳为法，方以小青龙汤加减。

2. 中医对术后心脏康复的辨证调治

（1）中医对冠心病介入术后康复的辨证调治　冠心病介入治疗后，患者需长期服用多种西药，患者依从性较差，而中医对于PCI术后康复有独特的治疗及预防措施。PCI术后再狭窄属中医"胸痹"范畴，中医认为PCI术后再狭窄之病因多与脉络受损、正气亏虚、痰瘀痹阻有关，是本虚标实之证。此多因术后者正气不足，导致瘀血和痰浊有形之邪形成，再次闭塞脉络，其以血瘀为主因，故气虚血瘀为PCI术后再狭窄的主要病机。

PCI术后中医辨证及康复治疗三大原则：①以活血化瘀为基本治法原则；②益气扶正是重要的治本之道；③益气祛瘀不忘温阳化痰，虚实兼顾，痰瘀同治。

辨证分型：详见冠心病节。

其他疗法：

1）针灸治疗：PCI术后患者配合针灸治疗，对于控制危险因素、延缓冠心病的进一步发展、提高患者生存质量等方面具有重大意义。一般认为，PCI术后针刺穴位可选用神门以及内关、心俞、厥阴俞等，配合膻中，有加强改善心脏功能的作用。对于不同证型患者，予相应穴位加减治疗，能达到局部和整体治疗的效果。

2）饮食护理：冠心病支架术后患者可予低脂低盐、清淡饮食，能有效改善患者的血液流变学，降低血液"浓、黏、凝、聚"的严重程度。若配合相应的药食调理，可加强整体调治效果。

（2）中医对冠脉搭桥术后康复的辨证调治　临床发现冠脉搭桥手术在围手术期配合中医辨证治疗，对患者的术后康复非常有利。国医大师邓铁涛对CABG围手术期的中医病因病机提出如下认识：冠脉搭桥手术围手术期患者的辨证规律与非手术的冠心病患者存在异同。相同之处在于两者均为冠心病，基本病机均为气虚痰瘀。不同之处在于CABG为开胸手术，术中开胸动心，必致心胸阳气外泄，元气大伤；手术金刃损伤，失血伤阴，津液受损，阴阳互根，阴津不足则加重心气虚、心阳虚；手术损伤，心阳受挫，致脾失健运，水湿内停，聚湿成痰，加之术中麻醉以及气管插管等对气道的刺激，致肺之气机不畅，津液输布失常，使水饮内停或痰湿内阻。因此，心气不足、痰浊壅塞是搭桥术后的主要病机，益气健脾化痰是贯穿CABG围手术期的重要治则。

辨证分型：

1）气虚血瘀证：以益气活血化瘀为法，方以保元汤合桃红饮加减。

2）痰浊闭阻证：以健脾益气，温阳化痰为法，方以四君子汤合栝楼薤白半夏汤加减。

3）心阳不足证：以以温补心阳为法，方以桂枝甘草汤合保元汤加减。

4）心气亏虚证：以益气养心为法，方以七福饮合桂枝甘草汤加减。

5）阴阳两虚证：以阴阳双补，益气复脉为法，方以炙甘草汤加减。

四、药膳调养法

（一）定义与范畴

药膳调养法是在中医学理论的指导下，将药物疗法和食物疗法有机的结合，即采用独特的烹饪技术及现代科学方法，使药物转变为具有一定色、香、味、形的食物，利用药物的性味以调和人体阴阳，达到养正祛邪、辅佐药物、促进机体康复等作用，即所谓"健则益寿、病则御疾"的一种中医治疗康养方法。药膳是我国博大精深的中医文化和源远流长的饮食文化相结合的产物，药膳食疗的理论基础是在传统中医学医（药）食同源基础上产生的饮食养生学。古人云："药以祛之，食以随之"，药膳合用既可补充单纯食疗功能的不足，又可增强药物治疗效果，是中医心脏康复的重要内容。中医药膳与现代营养学相比，有食、养、医三者结合的特色。且药膳调养法形式多样，可根据不同的疾病、体质、季节、地域及个人喜好，辨证选用适合的药茶、药汤、药粥、药酒、膏方等。另外，对于烟草依赖的人群，服用戒烟汤、戒烟茶、戒烟糖等亦可不同程度地减轻对的尼古丁的依赖，从而协助戒烟。

（二）历史沿革

药膳调养法历史悠久，是祖国医学的一大瑰宝，其由食养、食疗逐渐发展而来。我国的食疗药膳萌芽于远古，成于春秋战国，盛于唐宋金元。早在远古时期，人类在对自然界的探索中获得辨别食物与毒物的知识，并初步认识到某些食物能够治疗疾病的特性，同时火的使用更为食养、食疗及药膳的产生创造了有利条件。周代已设有"食医"的分科，《山海经》中则有许多关于试食各种草木、动物可以治疗不同病证的记载，如"其草有萆荔，状如乌韭，而生于石上，赤缘木而生，食之已心痛"等。春秋战国时期，《黄帝内经》便提出"五谷为养，五果为助，五畜为益，五菜为充，气味合而服之，以补养精气"，其所载的墨鱼骨丸、半夏秫米汤等属于药食结合的药膳方。后世各家在《内经》的基础上，逐渐丰富了药膳的理论及实践，汉代医家张仲景的《金匮要略》中创载了许多食疗药膳处方，诸如百合鸡子黄汤、当归生姜羊肉汤、甘麦大枣汤等亦均是典型的药膳方。唐朝时期诞生了我国第一部药膳学专著《食疗本草》，此后与药膳相关的论著层出不穷。而近年来，随着我国健康保健事业的蓬勃发展，人民生活水平的不断提高以及疾病谱的转变，药膳调养法正步入一个新的发展阶段。

（三）机理探讨

药膳并不是食物与中药的简单相加，而是在中医药理论的指导下，将药物与食物进行有机结合的产物，其不但具有一定的营养价值，而且能达到调理体质、防治疾病的效果。药膳调养法具有以下特点：

1. 重视整体，辨证施膳　中医学强调整体观念，即人体是有机的整体，人与自然界具有统一性以及人与社会人文环境具有统一性。因此，中医需根据不同人的体质、病情以及所处的时节、环境来选择合适的药膳，即所谓的"三因制宜"。如中医学将体质归纳为平和、气虚、阴虚、阳虚、血虚、痰湿、湿热、气郁、血瘀、特禀等十种不同体质，其中，属气虚质者宜食用健脾补气之品，如大枣、山药、人参等，而阴虚者则应常服滋阴降火之品，如西洋参、石斛、麦冬等。

中医学亦强调辨证论治，证是疾病发展过程中阶段性的病理概括，与病不同，证反映的是疾病发展过程中某一阶段病理变化的本质。故对于相同的疾病，应先通过望、闻、问、切四诊确定证的类型，再根据不同证型选用不同治法及药膳，即"辨证施膳"。如对咳嗽患者，属风寒犯肺者宜选用具有疏散风寒、宣肺止咳功效的药膳，如紫苏粥、姜汤饮等，而属风热犯肺者则宜选择具有辛凉解表、清热宣肺作用的药膳，如桑叶菊花茶等。

2. 药食同源，良药可口　中医学药（医）食同源理论自古有之，这一理论认为许多食物同时也可以作为药物。远古时期人类在谋求生存的过程中就发现并逐渐总结出各种食物和药物的性味及功效。唐代《黄帝内经太素》亦云："空腹食之为食物，患者食之为药物"，可见药食皆以性味功效疗疾，只要合理调配、烹调有方，食药性味与五脏病性相互作用就能产生养治功效。基于此理论，药膳所选药材多为作用平和、毒副作用较低的药食同源之品，同时取药物之功用及食物之营养，故其既有单纯食物的充饥供能，又兼单纯药物的治病疗疾的功能。

此外，药膳改变了"良药苦口"的传统观念，通过与食物的调配及精细的烹调，以及现代烹饪技术如在气味、形态方面的不断改进，很大程度上减少了药物本身的异味。药膳根据人们"喜于食、厌于药"的天性，从一定程度上提高了人们对服药的接受度及依从性。因此，药膳不等同于普通意义上的药物，它通过将药物与食物搭配、制作，具有食品的色、香、味、形，使良药"可口"，便于服食，老少皆宜，易于接受。

3. 临床应用　药膳调养法是中医心脏康复的重要手段，其在临床应用广泛、形式多样且颇有成效。只有在专业人士的指导下辩证施膳，因人、因时、因地的选用合适的药膳，才能充分发挥其作用，从而达到强身、防疾、愈病的目的。

（1）药膳在心脏康复中的应用　中医认为，心在五行中属火，五味对应苦味，五色对应红色，通于夏季。对于患有心脏疾病的患者，在强调忌食肥甘厚味及生冷油腻，坚持清淡饮食的同时，宜适当选用归心经的药（食）物，如莲子、龙眼肉、素馨花等。莲子性味清苦，功效偏向清心火，如辩证属心火较旺之人宜食生莲子。莲子百合煲猪心汤亦为养心佳品，其中猪心富含蛋白质及钙、磷、维生素等成分，脂肪含量低，具有加强心肌营养的功效，与传统"以形补形"的观念不谋而合。而龙眼肉为甘温之品，功能益心脾、补气血、安心神，且口感甜美，多用于煲汤、熬粥或者泡茶。素馨花则是一种岭南特色中草药，具有行气止痛、养心安神的功效，伴有心悸、失眠、健忘、胁肋疼痛等症状的患者可用其泡茶。药膳在心脏康复的临床应用上已获得一定疗效，辩证施膳是其关键步骤。梅莹观察到在常规护理的基础上实施药膳治疗联合经络推按后，冠心病心绞痛患者躯体疼痛、生理功能、心理健康和社会功能等评分均优于常规护理且差异显著（$P<0.05$）。该研究中药膳的具体做法为对患者进行辨证分型，并根据分型结果实施膳食指导，在煲汤基础上加入不同中药。心气虚、血瘀、肾气虚、脾气虚等症，选用药食同源类中药，加入与证型相符的中药15 g与瘦肉同煲汤，取200 mL汤汁，每日餐前服用。而罗枚观察药膳配合健康指导对冠心病心绞痛患者药物治疗效果的影响后发现观察组心绞痛发作频率、持续时间、缺血性心电图改善情况、血脂改善情况均优于对照组（$P<0.05$）。

（2）药膳在肺康复中的应用　肺在五行属金，五味对应辛味，五色对应白色，通于秋季。《灵枢·五味》已明确提出"肺病者，宜食黄黍鸡肉桃葱""肺病禁苦"的观点。谈吉等通过观察药膳蛤蚧粥（干蛤蚧1对，党参30 g，生姜15 g，南枣5枚，大米100 g）对支气管哮喘的防治作用，对35例中医辨证为哮喘缓解期属肺肾两虚型支气管哮喘患者显效18例、有效15例、无效2例的结果，表明辩证施膳可改善哮喘患者的症状及体征，且对哮喘的复发有明显的预防作用。毛尧探讨平喘固本膏对慢性阻塞性肺疾病（COPD）稳定期肺肾阴虚证患者的临床疗效，结果发现平喘固本膏联合西医常规治疗能够改善症状，增加运动耐量，减少急性发作次数，下调IL-4/INF-γ比值。药膳在协助戒烟方面也有一定成效。何波运等运用戒烟茶（主要成分：冬虫夏草、黄芪、枸杞子、党参、益智仁、珍珠、麦冬等）冲水代茶饮戒烟，治疗后总有效率95%。

五、精神调摄法

（一）定义与范畴

心身疾病或称心理生理疾患，是介于躯体疾病与神经症之间的一类疾病。狭义概念上的心身疾病是指心理社会因素在发病、发展过程中起重要作用的躯体器质性疾病，例如冠心病、原发性高血压和溃疡病等。广义的心身疾病特指心理社会因素在发病、发展过程中起重要作用的躯体器质性疾病和躯体功能性障碍。我国心血管疾病的负担日益加重，已成为重大的公共卫生问题。心理社会因素与生物因素共同影响着心血管疾病的进一步发生、发展和转归。同时，长期的疾病折磨也会对患者产生严重的身心反应，及时的心理干预或者行为矫正能帮助临床医疗、减少药物用量、提高患者依从性、改善生活质量。随着人类社会的不断进步和发展，传统的生物医学模式已开始向"生物——心理——社会"医学模式转化，作为康复医学之一的心理康复也日益为人们所重视。而在中华民族的漫长发展过程中，因文化因素和社会性质的影响，中医心理康复形成了一种具有独特基础的康复手段，在现代康复医学领域发挥着越来越重要的作用。

在中医理论体系中虽无"心理"的概念，但中医将人的情绪心理活动概括为"情志活动"。情志即七情和五志，七情是指喜、怒、忧、思、悲、恐、惊七种精神活动，五志是将七情分属于五脏。情志是在心神的主导作用下，以五脏精气作为物质基础，以相互协调的脏腑功能活动为内在条件，在外界事物的刺激和影响下，对于客观事物能否满足自己欲望而产生的一种内心体验，且具有某种倾向性的态度表现。其基本范畴包括现代心理学的情绪、情感过程，且涉及认知、思维过程。中医七情、五志是从不同方面对情志的描述，均属于情志学说的范畴。情志学说与脏腑学说、经络学说等理论一样，是中医学独具特色的重要组成部分。它是研究人的精神情志活动对人生理机能、病理变化影响的学说。正常情况下，情志不会使人发病，只有当情志刺激突然强烈、长期持久作用于人体，超出了人体本身的生理活动所能调节的范围，导致人体气机紊乱，脏腑气血功能失调、阴阳失常时，才会发生疾病。《内经·素问·灵兰秘典论》云："心乃君主之官，神明出焉。"是故情志致病，乃以心多犯。

（二）历史沿革

"心理"是指生物对客观物质世界的主观反应，心理现象包括心理过程和人格，人的心理活动都有一个发生、发展、消失的过程。按其性质可分为三个方面，即认识过程、情感过程和意志过程，简称知、情、意。人们在活动的时候，通过各种感官认识外部世界事物，通过头脑的活动思考着事物的因果关系，并伴随喜、怒、哀、乐等情感体验等。这折射着一系列心理现象的整个过程就是心理过程。心理健康也称心理卫生，是指以积极有益的教育和措施，维护和改进人们的心理状态以适应当前和发展的社会环境。1843年，美国精神病学家Sweeter W撰写了世界第一部心理卫生专著，明确提出了"心理卫生"这一名词。

中医学的七情，是古代医家在中国古代哲学思想影响下，通过生活和临床实践总结出来的一类与疾病密切相关的、以人的情绪情感活动为主要内容的心理致病因素的总称。七情概念早在先秦的《礼记·礼运》中即有论述，如"何谓人情，喜、怒、哀、惧、爱、恶、欲，七者弗学而能""圣人所以治七情"。先秦诸子百家对人的情绪、情感过程已有较深入的探讨，是《内经》及后世中医学情志学说的导源。在《黄帝内经》中，中医七情理论初步形成，其后经过历代医家如东汉张仲景、金元四大家、明张景岳等的总结发展，逐渐形成了比较完备的情志学说。宋代陈无择的《三因极一病证方论》首次把"喜、怒、忧、思、悲、恐、惊"概括为七情，并把七情列为一类重要的致病因素。《三因极一病证方论·五科凡例》说："凡治病，先须识因，不知其因，病源无目。其因有三：曰内，曰外，曰不内外。内则七情，外则六淫，不内不外，乃背经常"，《三因极一病证方论·三因论》说："七情者，喜、怒、忧、思、悲、恐、惊是……七情，人之常性，动之则先自脏腑郁发，外形于肢体，为内所因。""志"和"情"有密切关系，五志是中医学对心理病因的另一种概括，是受到五行理论深刻影响的结果。"五志"的内容首载于《内经》。《素问·阴阳应象大论》提到"人有五脏化五气，以生喜、怒、悲、忧、恐。"《素问·天元纪大论》与《素问·五运行大论》均指出"五脏化五气，以生喜、怒、思、忧、恐"，肝"在志为怒"，心"在志为喜"，脾"在志为思"，肺"在志为忧"，肾"在志为恐"。《内经》虽然并未直接提及"五志"的概念，但五志的内容反复出现，且以"喜、怒、思、忧、恐"为主。在《内经》中，情、志没有作为一个词使用，而是一直分别论述。"情志"一词首见于明代，张景岳在《类经》中列"情志九气"，首次提出"情志病"病名。张景岳说："世有所谓七情者，即本经之五志也……情志所伤，虽五脏各有所属，然求其所由，则无不从心而发"。刘完素在《素问玄机原病式·六气为病》中首次把"喜、怒、思、悲、恐"归于"五志"，即"五脏之志者，怒、喜、悲、思、恐也，悲，一作忧，若五志过度则劳……五志所伤皆热甚也"。叶天士医案："七情致损，五志内伤，情志之郁，药难霍然"。自从情志的概念提出后，逐渐得到了大多数医家的认可，成为七情五志的统称而沿用至今。

（三）机理讨论

1. 中医理论探讨 《灵枢·素问》提出："夫百病之始生也，皆生于风雨寒暑，阴阳喜怒。"喜怒不节是百病所生的一个重要因素。正常、适度的情志活动是保证机体阴阳平衡、气血通畅、脏腑和调、健康不病的重要条件。而异常、过度的情志活动可以导致疾病的发生。情志过极可致气血逆乱、脏腑功能失调而百病丛生。在疾病发展过程中，情志过极还能改变疾病的传变规律，促使病情恶化。如《素问·玉机真脏论》说："然其卒发者，不必治于传，或其传化有不以次，不以次入者，忧恐悲喜怒，令不得以其次，故令人有大病矣。"明确指出病传不以次的原因在于异常的情志活动不仅能导致相应脏腑的病变，而且可进一步影响其他脏腑，致使病情恶化。结合情志致病病机，现代研究提出，情志致病一般分为三个阶段，气机紊乱阶段、精气亏虚阶段和伤脏致病阶段。

（1）气机紊乱阶段　气机紊乱阶段扰乱气机。"怒则气上""喜则气缓""悲则气消""惊则气乱""思则气结""恐则气下"，如果情志变动异常就会导致气机的某种性质和程度的改变，严重的可表现为气机紊乱而为病变。如果情志刺激较轻或者刺激时间较短，脏腑的自我调适功能可使机体免于发病。如《景岳全书·杂证漠·虚损》说："尝见微惊致病者，惟养心安神，神复则病自却。"所以，情志致病在初始阶段以气机紊乱为主要病机，尚未引起脏腑、器官机能功能的明显改变，属于中医的未病阶段。

（2）精气亏虚阶段　精气亏虚阶段耗损正气。李东垣《脾胃论》指出"凡怒忿、悲、思、恐惧，皆伤元气。"《素问·举痛论》说"悲则气消"，指出过度的悲哀易使正气消耗，尤其是易致肺气耗伤，失司其职。临床可见气短懒言、声低息微、神疲乏力、意志消沉，易患伤风感冒等疾病。《素问·疏五过论》说："暴乐暴苦，始乐后苦，皆伤精气""离绝菀结，忧恐喜怒，五脏空虚，血气离守"。可见，情志过用，日久不已，则易引起精气血津液等物质的虚损，属于中医的"欲病"阶段。

（3）伤脏致病阶段　当情志刺激持续时间过长或过于强烈时，不仅可以脏腑气机逆乱、破坏脏腑间的平衡协调，还可以引起脏腑的气血阴阳损伤。气机失调也可以导致痰、瘀等病理产物生成，也可因虚致实，引起疾病的发生。如《景岳全书·杂证漠·虚损》说："若惊畏日积，或一时大惊损胆，或至胆汁泄而通身发黄，默默无言者，皆不可救。"本阶段属于中医的"已病"阶段。现代研究也表明，愤怒可使交感神经兴奋，并释放出大量儿茶酚胺，导致心动过速、脑血管和冠状动脉痉挛等躯体变化，可使人当场发生中风、心肌梗死、心律失常而猝死。情志致病主要是通过影响脏腑气机，导致气机的运行失常或精气亏虚，并涉及血液与津液，并且使机体精气血津液失调，阴阳失衡、脏腑功能紊乱而发病。

由于情志异常发生的不同情况以及个人体质的偏颇，以上3个发病阶段可以依次发生，也可能直接发展至某一阶段。

情志能致病，亦能治病，情志治疗往往起到药物治疗所不可替代的作用。中医情志疗法主要指情志相胜法，是运用情志相胜的原理以情胜情，从而达到治疗疾病的作用。

关于情志治病的机理，历代医家从多角度进行发挥、见仁见智，总结起来主要有五行相胜、阴阳互制、气机互调等。而从历代医家所治验案的实际情况分析，情志相胜并不等同于五情相胜，阴阳互制等也不能较好地解释情志相胜的机理。如余流鳘在《情志疾患的五志相胜治法》一文中提到："从《素问·阴阳应象大论》的理论来看，是以五行生克作为立论基础的，但也不能拘执此说。如忧胜喜、悲胜喜、喜胜怒、恐胜忧等，若单一五行相克的理论是难以解释的。五志相胜，实际上是一种整体调整气机的疗法，人们只要掌握情志对气机运行的影响，即可采用此法。"情志相胜的基本机理，是不同情志引起的不同气机间的相互影响与制约。

气机是人体生命活动的基础，情志所导致的基本变化也是气的变化。情志致病的基本病理变化，首先是影响脏腑的气机，使气机升降出入失常，造成有关脏器不能正常进行工作，随后再由此而造成一系列的继发证。所以情志相胜法的基本原理可设想成当过度的情志刺激使气机出现紊乱而产生疾病时，医生运用医疗手段使患者产生另一种情志，改变气机运行的方式，从而纠正原来的气机紊乱的状态。气机也是情志之间五行相胜、阴阳互制等关系的基础。阴阳、五行学说阐发了事物的属性和相互关系，气是阴阳、五行的基础，所以从根本上说，事物的阴阳、五行属性及关系都是气的属性及关系。因此，阴阳互制说与五行相胜说均可以概括在气机互调之内，阴阳五行难以解释的情志相胜现象，也均可用气机互调来说明。不同的气机变化间的相互影响和制约理解情志相胜的机理，既符合阴阳五行的基本原理，又不拘于情志的阴阳五行属性，从而可以更好地解释情志相胜的现象。

因此，从机理来看，情志相胜法实际上是一种从整体上调整气机的疗法，人们掌握了情志对气机运行的影响，就可以采用此法。也就是说调理气机是情志相胜法的基本机理。关于气机的重要性，项棋等提出气机升降出入是生理活动的基本形式气机升降出入失调是病理变化的根本机理调理气机是治疗疾病的重要法则。

2．现代医学机制

（1）从心理学层面　心身疾病的发病机制比较复杂，相关研究途径主要包括心理动力学、心理生理学和行为学习三大理论。但目前心身研究不拘泥于以往的具体的某一学派，而是综合心理动力学、心理生理学和行为理论，互为补充。心身疾病的发病学机制是目前医学心理学领域亟待深入研究的中心课题之一，发病机制涉及心理社会和生理等许多方面，尽管已经取得一些进展，但很多细节问题尚待进一步探究。关于心身疾病的发病机制的轮廓主要涉及以下过程：

1）心理社会刺激传入大脑心理社会刺激物在大脑皮层被接受，并得到加工处理和储存，使现实刺激加工转换成抽象概念。该过程的关键问题是诸如认知评价、人格特征、观念、社会支持、应对资源等中介因素的作用。认知评价的作用特别受到关注，因为心理社会刺激物不经认知评价而引起应激反应的情况很罕见。

2）大脑皮质联合区的信息加工：联合区将传入信息通过边缘系统的联络，转化为带有情绪色彩的内脏活动，通过与运动前区的联络构成随意行动传出。

3）传出信息触发应激系统引起生理反应：包括促皮质素释放激素（CRH）的释放、蓝斑-去甲肾上腺素（LC-NE）/植物神经系统变化，进而影响垂体-肾上腺皮质轴及自主神经支配的组织，表现为神经-内分泌-免疫的整体变化。

4）心身疾病的发生：薄弱环节由遗传和环境因素决定，机体适应应激需求的能量储存有限，过度使用就会导致耗竭，强烈、持久的心理社会刺激物的作用就会产生心身疾病。

（2）从生理病理学层面　心脏分泌的多种激素和血管活性物质，如心钠素、血管紧张素、儿茶酚胺、内皮素等，不但直接作用于心脏血管，还对精神心理活动产生一定作用。过度的情志活动可以导致交感神经张力增高，心脏分泌儿茶酚胺水平升高，而血液中儿茶酚胺浓度升高可产生直接毒性作用、高代谢作用，导致心肌细胞坏死、心脏负荷加重，同时儿茶酚胺亦可致使心律失常、自由基损伤，产生心肌病、缺血性心脏病，甚至心力衰竭。此外，儿茶酚胺亦可引起脂类代谢紊乱，尤其是低密度脂蛋白和血胆固醇。

从血流动力性方面来说，心理应激能够导致血浆黏度全血黏度的增高，儿茶酚胺浓度增加，可以在冠状动脉内皮损伤的基础上导致内皮产生前列环素障碍，局部释放二磷酸腺苷，并损害血小板，增加血小板的粘附性和聚集作用，使红细胞刚性降低，血液黏稠度增加，为血栓的形成提供了条件，增加了血栓引起的心血管事件发生的风险。

从血管方面来说，当情绪波动时，交感神经兴奋性增高可使微动脉及小动脉收缩，并通过多种途径致使血压急剧升高，同时也可以使心率增快、舒张期缩短、心室内传导加速，这种现象可以激发各种类型的心率失常，增加了心血管系统的发生概率。

（四）临床应用

心理疾病是一个渐进的过程，早期临床症状不明显，患者常以胸闷、气促、心悸等症状就诊于心内科，特别是慢性疾病患者，如高血压、冠心病、心律失常时常常出现焦虑、抑郁情绪。因此呼吁建立双心医学的三道干预防线，对提高患者生活质量、帮助患者回归正常社会生活、预防心血管事件的再发生有着重要意义。

1. 心律失常　《太平圣惠方》曰："夫思虑烦多则损心，心虚故邪乘之。"心为君主之官，主藏神，主司精神意识思维活动，为五脏六腑之大主。情志异常致病损及脏腑后终会伤于心，引起心悸、心律失常。

2. 心力衰竭　《素问·痹论》曰："心痹者，脉不通，烦则心下鼓，薄上气而喘。"中医认为心力衰竭的病机是水饮内停、心气不足、阳虚、阴血不足、烦劳、脉不通，多与瘀血、痰湿相关，临床表现多为胸闷、呼吸困难等。《金匮要略·水气病脉证并治》曰："心水者，其身重而少气，不得卧，烦而躁，其人阴肿。"患者身体不适，长期服用药物，更容易产生焦虑、抑郁等异常情志，刺激儿茶酚胺因子的释放，从而引起外周血管阻力增加，发生水钠潴留的概率上升，进一步加重患者心脏负荷，形成恶性循环。

3. 冠心病　情志失调会引起人体气机郁滞，影响心主血脉的功能，使心推动血液运行的作用减弱，难以维持脉道充盈，以致血虚脉道不荣或瘀血阻滞，从而产生胸痹心痛。现代医学研究表明，冠心病的发生发展通常与焦虑、抑郁有关，焦虑、抑郁等负面情绪会增加患者发生心肌梗死的风险。经皮冠状动脉介入术是当下医治冠心病的重要方式，国家心血管疾病质量控制中心统计显示2023年我国PCI完成例数达1 293 932例，居世界之首。尽管PCI可以有效改善心肌缺血，显著降低死亡风险，但是术后出现的冠脉痉挛、再狭窄、慢血流现象，长期服用抗凝、抗血小板药物引起的出血风险以及心脏病猝死相关报道增多等问题，增添了患者的心理负担，致使患者易患焦虑、抑郁等负面的情绪。

4. 高血压　临床研究证实，抑郁、焦虑障碍及其严重程度与高血压患者的预后关系密切。调查显示，中国高血压人群合并焦虑或抑郁的患者率分别为11.6%～38.5%和5.7%～15.8%。同时有证据表明，降低高血压患者的血压水平可以减少脑卒中和心血管疾病事件的发生，改善患者的生存质量、减轻疾病负担。中医情志疗法的应用可以改善患者的生存质量。

5. 慢性阻塞性肺疾病　精神调摄法对改善慢性阻塞性肺疾病患者心理状态及肺功能均有帮助。研究表明，经心理支持疗法治疗，慢性阻塞性肺疾病患者幸福感提高，FEV_1得到改善。且精神调摄一定程度上可缓解慢性阻塞性肺疾病患者长期交感兴奋的状态，有助于改善患者的睡眠质量，从而有助于肺功能的恢复。但该方法仍缺乏大规模临床研究，有待广大中医药研究者及呼吸系统疾病专家进一步研究。

附：

（1）现代医学心身疾病的治疗原则：

1）心理干预目标：对心身疾病试试心理治疗主要围绕以下三种目标：①消除心理社会刺激因素，使患者对某一件事件的认知发生改变，减轻焦虑反应，进而在药物的共同作用下缓解这一次疾病的发作；②消除心理学病因：在冠心病患者病情基本稳定后指导其对A型行为和其他冠心病危险因素进行综合行为矫正，帮助其改变认知模式和生活环境以减少心理刺激，从而从根本上消除心理学因素，逆转心身疾病的心理病理过程，使之向健康方面发展；③消除生物学症状：主要是通过心理学技术直接改变患者的生物学过程，提高身体素质，促进疾病的康复。例如采取长期松弛训练或生物反馈疗法治疗高血压患者。

2）心、身同治原则（双心治疗）：心身疾病应采取心、身相结合的治疗原则，但对于具体病例则应各有则侧重。对于急性发病而又躯体症状严重的患者，应以躯体对症治疗为主，辅以心理治疗。例如对于急性心肌梗死患者，综合的生物性救助措施是解决问题的关键，同时也应对那些由严重焦虑和恐惧反应的患者实施术前心理指导。对于以心理症状为主、辅以躯体症状的疾病，或虽然以躯体症状为主但以呈慢性经过性心身疾病的患者，则可在实施常规躯体治疗的同时，重点做好心理和行为指导工作。

心身疾病的心理干预手段应视不同层次、不同方法、不同目的而决定。同时应重视延续性自我管理教育。延续性自我管理教育是国内外用于慢性疾病管理的有效方式之一，其核心理念是强调患者在院外漫长的康复过程中的自我管理作用，通过教育和健康促进手段，提高患者健康知识水平，从而提高自我管理疾病的能力、自信心和积极性。

（2）中医治疗原则　情志能致病，亦能治病，情志治疗往往起到药物治疗所不可替代的作用。中医情志疗法主要指情志相胜法，是运用情志相胜的原理以情胜情，从而达到治疗疾病的作用。心脏疾病多为慢性疾病，患者在长年累月的病痛与治疗的过程中容易产生悲伤、恐惧、抑郁、焦虑等负面情绪，容易导致疾病在生理病理上的加重。所以此时要"形神兼养"，使"形与神俱，而尽终其天年"，保持平静的心境，"恬淡虚无"，保持心情舒畅，注意未病先防、既病防变，促进情志康复，同时一并促进疾病在生理病理上的逆转，达到心理与心脏双心上的康复。

具体应用：针对相应的证型，需要辨证论治处以相应的方剂。常用理气疏肝、活血化瘀、养心安神的方法组方配伍，其中理气疏肝多以柴胡疏肝散、逍遥散、四逆散等方化裁，柴胡、川芎、郁金、香附等药物使用较多；活血化瘀多以血府逐瘀汤、冠心病Ⅰ号方等方化裁，丹参、当归、赤芍、红花等药物使用较多；养心安神多用合欢皮、远志、酸枣仁、夜交藤等药物。郭明冬等认为冠心病患者多见虚、瘀、郁三者并见，采用理气化瘀、解郁安神的方法"双心同调"，自拟解郁活血方。方中郁金活血化瘀为主药，配川芎、柴胡、香附疏肝解郁，丹参、合欢皮、五味子养心安神。姚祖培用赤芍、红花增强活血止痛之力，自拟"疏肝解郁汤"和"双心汤"，其中"疏肝解郁汤"以柴胡为君药调达肝气，川芎配香附为臣药，理气活血止痛，并配伍白芍、甘草酸甘敛阴柔肝，治疗冠心病合并抑郁症患者30例。以冠心病常规治疗30例为对照组，结果显示治疗组在改善患者心绞痛症状、心电图、汉密尔顿抑郁量表得分方面优于对照组，并可以更好地降低C反应蛋白和血清同型半胱氨酸。"双心汤"则是柴胡疏肝散与冠心病Ⅱ号合方化裁，与前方相比加用降香、甘松、合欢皮加强行气化瘀，醒脾解郁之功，临床对冠心病合并焦虑抑郁症患者的疗效优于常规治疗组及西药黛力新组。

六、物理外治法

（一）定义与范畴

中医物理外治法是在中医理论的指导下从体外进行治疗的方法，是中医重要治疗方法之一，是以针刺法为主，同时包括灸法、推拿法、拔罐法、刮痧法、耳穴法、沐足法、熏洗法、膏药外敷等传统技术及埋线法、针刀法、浮针法等新兴外治技术的特色治疗手段。物理外治法具有操作简便安全的优势，且颇具中医特色，在中医康复治疗中具有重要的地位。

（二）历史沿革

早在人类文明之初的新石器时代，人们便制作出适合刺病的石器，即"砭石"。砭石可谓最古老的医疗工具。《说文解字》曰："砭，以石刺病也。"《素问·异法方宜论》载："东方之域……其病皆为痈疡，其治宜砭石。"唐·王冰注："砭石，谓以石为针也。"《灵枢·玉版》中也有"故其已成脓血者，其唯砭石铍锋之所取也"的记载。而在山东龙山文化遗址中还出土有灰黑色陶针，山东平阴商周遗址中出土有骨针，这些均可能是被用作刺病的工具。可见中医物理外治法是伴随人类文明一同诞生的具有悠久历史的治疗技术。

《黄帝内经》云："善治者治皮毛，其次治皮肤，其次治筋脉，其次治六腑，其次治五脏，治五脏者，半生半死也……"，充分肯定了外治法的治疗作用。《素问·异法方宜论》有"形数惊恐，经络不通，病生于不仁，治之以按摩醪药"之论断，可见推拿按摩技术的形成与发展可追溯至先秦两汉时代。《灵枢》对以十二正经为主的经络学说的阐发为后世中医物理外治法的发展奠定了基础。同时《难经》详述了奇经八脉的走行及特点，是对《黄帝内经·灵枢》中经络学说的重要补充。而《内经》亦对取耳后青脉穴治疗胁痛有所记载，由此可知，耳穴用于治疗疾病已有至少2500年历史。而中药熏洗、外敷法亦历史悠久，在《五十二病方》中已有记载。

魏晋时期，中医外治法得到长足的发展。医家皇甫谧对针灸学进行了首次大总结，写成了我国现存最早并以原本形式传世的第一部针灸学专著《针灸甲乙经》。《甲乙经》"删其浮辞，除其重复，论其精要"，对经络腧穴进行总结汇总，共厘定腧穴349个，其中双穴300个，单穴49个，比《内经》增加189个穴位，并确定了这些穴位的名称、部位及取穴方法。皇甫氏云："用针之理，必知形气之所在，左右上下，阴阳表里，血气多少，行之逆顺，出入之合"，严明针刺治疗的规范，对适应证、禁忌证进行了初步框定。全书依病论穴，针对临床的200余种疾病证候提出腧穴、治疗500余条，开后世针灸治疗学之先河。而葛洪、鲍姑夫妇均善灸法，葛洪在《肘后救卒方》中用灸"承浆穴"治疗"霍乱""卒中恶死"等，开创中医外治法治疗急症重症之先河。葛氏治疗急症还选用了耳穴，《肘后备急方》云："耳卒痛，蒸盐熨之。痛不可忍，求死者……炼点耳中，则立止之"，说明了用耳中穴治疗急症且疼痛难耐者效果颇佳，而其开创的隔物灸法亦沿用至今。

唐医家孙思邈在其著作《备急千金要方》《千金翼方》中提出经外奇穴及"以痛为俞"的阿是穴，为现代中医康复疼痛治疗学的兴起与发展奠定基础。《唐六典》中具体述及按摩可除"八疾"，即风、寒、暑、湿、饥、饱、劳、逸；又说："凡人肢节脏腑积而疾生，宜导而宣之，使内疾不留，外邪不入。若损伤折跌者，以法正之"，可见晋唐时代推拿按摩外治法已初具规模。也同样在此时期，中医物理外治法随中医药文化外传日韩、中亚等国，开启了长达千年的国际发展之路。

时至宋元，中医外治法发展迅速。北宋王惟一撰《新铸铜人腧穴针灸图经》，铸针灸铜人，王执中提倡"同身寸"法，言："今取男左女右手中指第二节内庭两横纹相去为一寸。"这些医家的理论阐发均为针灸学的规范化发展作出贡献。何若愚的《子午流注针经》《流注指微赋》和窦默的《流注指要赋》《标幽赋》等专著标志着子午流注针法的形成与发展。

明清时期，徐凤著《针灸大全》，内载"四总穴歌""千金十一穴歌""经脉气血多少歌""席弘赋""灵光赋"等，不但短小精悍而且实用性强，推动了针灸学的传播。汪机言："用针必先诊脉"，反对"医者不究病因，不察传变，惟守某穴主某病之说"，强调据证列法，法随证变，"病变无穷，灸刺之法亦无穷"，强调辨证辨病论治的重要性。亦即言明，中医外治法也同样属于中医理论体系的一部分，外治治疗也同样应遵循中医整体观念和审证求因、治病求本的思想内涵。杨济时撰有《针灸大成》一书，介绍了应用针灸和药物综合治疗的经验，书后附《小儿按摩经》是现存最早的按摩文献，对小儿推拿学学派的诞生与发展意义非凡。《厘正按摩要术》一书则详细记录了耳穴的五脏分属，为耳穴治疗的开展贡献颇大，一定程度上与现代全息治疗学异曲同工。

近现代以来，随着现代医学的发展，解剖学、生理学传入，为中医外治法的发展迎来了新的机遇。现代康复医学开始与中医物理外治法深度融合，"师古而不泥古"的中医研究者们将现代医学筋膜理论、生物力学理论、全息医学理论、疼痛治疗学理论等与传统中医学理论紧密结合，形成了独具特色的康复治疗手段，成为中医康复的重要组成部分。

（三）机理探讨

1. 中医理论探讨　物理外治法主要是以中医经穴理论为依据开展治疗的。所谓经穴理论，即经络腧穴理论，包含经络理论与腧穴理论两部分。

经络理论认为经络遍布人体周身，上至十二正经、奇经八脉，下到经筋皮部，浮络孙络，共同发挥着联络脏腑、沟通内外、运行气血、抗御病邪、调和阴阳的生理功能。正如《灵枢·经脉》记载"经脉者，所以能决死生，处百病，调虚实，不可不通"，经脉在维系人体生命活动与生理功能中的重要性不言而喻。正如手少阴心经具有"心手少阴之脉，起于心中，出属心系下膈，络小肠，其支者：从心系，上挟咽，系目系。其支者复从心系，却上肺，下出腋下，下循臑内后廉，行太阴、心主之后，下肘内，循臂内后廉，抵掌后锐骨之端，入掌内后廉，循小指之内，出其端"的循行特点。故患者在心脏康复过程中，通过按摩、刮痧等方法刺激心经循行之处，便可达到调和心气，补养心神的功效。

腧穴是人体脏腑经络之气输注于体表的特殊部位。腧亦作"输"，或从简作"俞"，有转输、输注的含义，言经气转输之义；穴即孔隙，言经气所居之处。人体的腧穴既是疾病的反应点，又是针灸、贴敷、耳穴等治法的施术部位。正如《灵枢·九针十二原》曰："欲以微针通其经脉，调其血气，营其逆顺出入之会……"。腧穴多位于经络之上，为经络之上气血聚集之处，通过对腧穴进行刺激，既可以发挥局部近治的作用又可以发挥远治作用。所谓远治，则既能调理所属之脏腑又可循经缓解远端部位之症状，是腧穴理论指导下物理外治法的特色所在。而正因为腧穴、经络与人体脏腑诸窍联络沟通作用的存在，使针灸等外治法能够发挥治疗作用。在辨证分型的基础上，使用特定外治方法刺激特定穴位，通过加热或物理刺激的方法使之"得气"，最终发挥远治作用。

2. 现代医学机制

（1）全息医学研究　20世纪80年代，全息统一论作为一门新的学科兴起，该学科强调事物之间的普遍联系，而在该理论指导下形成的全息医学也正越来越多的应用于临床实践。

全息生物学由我国著名生物学家张颖清教授创立，主要研究生物体部分之间以及部分与整体之间的全息对应性，揭示了相关联部位有序的全息分布形式。在医学中也有全息规律的许多应用，传统医学理论结合全息论，和全息生物学理论一起构成了全息医学的基础。全息医学理论与中医学整体观念异曲同工，对中医物理外治法有一定指导作用。

现代部分针灸学者认为腧穴的主治规律主要与神经系统的节段性支配方式有关，并认为腧穴功效的内在生物学机制就是神经节段性联系。而根据生物全息理论，平行或垂直于生长轴线的每一经线或纬线的各点化学组成相似程度大，所以同一经上的腧穴往往具有相同的主治功效。而又根据生物体结构的衍生定律，由于十二经脉在人身体上的循行路线不同，因而具有不同的主治倾向性，故手阴阳经多治上半身疾病，足阴阳经多治下半身疾病，且由于每一腧穴均位于人体某一独立且完整局部的不同位置，故按照其所在局部全身组织器官的全息分布规律而具有某些特殊的治疗作用。

在全息理论指导下对腧穴治疗作用进行研究，如手厥阴心包经之腧穴内关穴为八脉交会穴之一，《针灸甲乙经》言："心澹澹而善惊恐，心悲，内关主之"，为心血管系统疾病常用之要穴。现代研究表明，针刺内关穴可上调转录因子Nrf2-ARE信号通路，带动下游抗氧化酶的表达以提升氧自由基清除能力，进而起到保护心肌的作用。而依据全息医学的生物体结构第二定律即衍生定律来看，人体上肢由胸部衍生而来，则手阴阳经均应具有治疗胸部疾病的功效，而手厥阴心包经在中医理论中也确有此效果。而倘若将前臂作为人体全身全息之缩影，则内关所处之位置恰可对应心肺所处之位置，故亦可解释其治疗心血管疾病的临床作用。

（2）作用机制研究　中医物理外治法具有多靶点、双向调节的治疗优势。

物理外治法对高血压患者的血压调节有所帮助。有研究表明，针刺治疗在降低高血压患者外周血管阻力、减少左心室做功方面有明显作用，能改善患者的血流动力学情况，并且通过改善患者的血流动力学指标来减少靶器官的损害，保护心脏功能及血管功能，进而预防心血管事件的发生。

物理外治法能有效缓解冠心病心绞痛患者的临床症状。2019年JAMA Intern Med发表的一项多中心的前瞻性随机对照临床研究报告表明，与针刺他经穴组、假针组、等待治疗组比较，针刺本经穴组作为辅助干预结合抗心绞痛治疗在缓解心绞痛发作频率方面疗效显著。有研究表明，物理外治法能有效减少心肌缺血患者血液中肌酸激酶（creatine kinase）的含量，从而缓解心肌缺血再灌注损伤，促进内源性保护物质腺苷（adenosine）的释放，进而对心肌缺血再灌注损伤的心肌起到保护作用。

物理外治法可缓解心律失常患者的临床症状，并降低其发生率。部分学者认为，针刺可以增加阿片类物质，改变阿片受体的表达，激活体内的阿片受体，从而提高迷走神经兴奋性，缓解心律失常。另有研究表明，针刺可以促进κ-OR表达，并明显增强mRNA的表达，且对κ-OR信号传导的直接通路相关站点如IP3、DAG、PLC、PKC等均有调节作用。而κ-OR参与心肌细胞内的钙调节，与缺血性心律失常关系密切。通过针刺治疗实现对κ-OR的过表达，进而激活肾上腺素能β_1受体，起到减慢心率、缓解心律失常的作用。

用物理外治法对心力衰竭患者进行干预，结果表明，其可在一定程度上缓解心力衰竭症状，提高患者运动耐量，对心力衰竭后康复起积极作用。针刺内关穴能够降低心力衰竭时的组织受损程度以及炎性浸润，能有效防止心肌细胞的损坏，而穴位埋线治疗可改善心力衰竭患者血流动力学状态，使左室的射血功能得到增强，同时具有抑制心室重构的作用。

当代中医研究者对中医外治法预防及治疗心血管疾病的潜在机制进行了广泛的研究，但因其治疗作用的综合性与治疗靶点的多元性，其机制仍有待进一步探讨与发掘。

（四）临床应用

岭南中医自成体系，在长期的临床实践中形成了独具特色的治疗手段，其中以国医大师邓铁涛教授为代表的岭南中医学家将中医物理外治法发扬光大，在心肺康复治疗方面经验丰富，在临床治疗中收效甚好。笔者旨在继承和弘扬邓老心肺康复治疗的学术思想，将邓老创制的心肺康复物理外治法及笔者个人治疗之经验总结如下：

1. 高血压

（1）针刺法　太冲穴是足厥阴肝经之原穴，《灵枢·九针十二原》有云："五脏有疾，取之十二原。"针刺太冲穴，运用行针泻法，能条达肝气、平肝潜阳、引热下行，起到迅速降压之效，亦有临床研究对其疗效进行证实。

（2）沐足法　国医大师邓铁涛教授基于"上病取之下"的理论，创立沐足方，长期熏洗加沐足，有平肝潜阳、调和阴阳、调控血压之效。多项临床研究均已证实其疗效。具体方药组成如下：

怀牛膝30 g	川芎30 g	白芷30 g	钩藤（后下）30 g
夏枯草30 g	吴茱萸10 g	肉桂10 g	

中药打粉，热水浸泡加热后，外用沐足。

加减：若失眠甚，可加夜交藤30 g、合欢皮30 g。

（3）刮痧法　以砭石/刮痧板沿背部足太阳膀胱经循行部位自上而下刮痧按摩，以皮肤微红为度，长期坚持，对调控血压有所帮助。

2. 冠心病

（1）贴敷法　邓铁涛教授"急则治其标"，创制五灵止痛散（将五灵脂、蒲黄、冰片等研细为末）舌下含服，用于心绞痛发作时的治疗。后又在五灵止痛散的基础上，结合冠状动脉粥样硬化性心脏病心绞痛的病机特点及中医脏腑经络学说，研制成冠心止痛贴（由川芎、冰片等组成），外贴心俞、膻中、虚里等穴，可使其药效通过经络直达病所。临证使用冠心止痛贴治疗心绞痛，疗效满意。

（2）经-穴体外反搏法　体外反搏是一种无创的辅助循环装置。在体外反搏时通过人为地增加心脏舒张早、中期的外周阻力，从而提高舒张早、中期的血压，因其使主动脉内血流反向流动，故称为反搏。要达到好的反搏效果，关键是在反搏过程中气囊的充气与排气当与心脏搏动同步，否则将变成正搏，反而增加心脏的负担。目前研究认为，其主要作用机制在于调节血管紧张性、提高血流切应力、改善血管内皮细胞功能、降低炎性因子在血液中的水平。

体外反搏的主要作用部位在下肢，是足三阴三阳经循行所及。足三阳及足三阴经络属五脏六腑，经-穴体外反搏通过刺激腧穴激发经气，并通过经络"沟通内外，网络全身"以及"传导感应，调整虚实"的特性，而达到治疗脏腑疾患的目的。另外，部分特定穴具有独特属性，如脏腑原气留止的原穴、一络通两经的络穴、善治内腑的下合穴，可辨证选取相应特定穴，通过"穴位-经络-脏腑"调节轴的放大作用，以增强其针对某一特定疾病的治疗作用。这既符合《灵枢·终始第九》"病在上者，下取之"的思想，也契合"经脉所过，主治所及"的治则。

经-穴体外反搏是在中医整体观指导下，将特殊的中医药制品放置在特定穴位通过心电反馈，依靠体外反搏囊套内气压对穴位实施规律的机械按压和精准刺激，在体外反搏治疗的同时产生与心脉搏动、经络传感、气血流注一致的全息共振，从而达到行气活血通脉、益气养血复脉的作用。它是融合被动运动和经-穴刺激为一体，产生血流动力学效应及神经体液调节作用的全息综合疗法，是中医内病外治法的拓展。其除了兼有体外反搏的作用机理及应用优势外，还能通过"腧穴-经络-气-血-脉-脏腑"轴，达到内病外治的独特作用。

笔者选用丰隆、足三里、三阴交、关元四穴，对急性心肌梗死PCI术后患者行经-穴体外反搏术，临床疗效证实其对患者PCI术后心肺功能、临床症状及心理状态均有改善作用。

3. 心力衰竭

（1）贴敷法　邓老认为心力衰竭本虚以"气虚"为主，补气助阳为要，标实以"痰阻、水饮"为扰，化痰温饮为助。治疗此类疾病，邓老在《黄帝内经》"少火生气"理论的指导下，采取药物贴敷、熨敷神阙穴温化水饮，治疗心力衰竭。邓老认为吴茱萸辛热，芥子辛温，二者均能透达腠理，研末贴敷肚脐，温而不燥，化饮而不伤阴，正合"少火生气"之意。若水肿较甚，可将上述药物用微波炉加热或者炒盐熨敷肚脐及其周围，增强其利水化饮之功。

（2）沐足法　对心力衰竭肿甚者，可予老生姜、葱白煎水沐足，微通阳气，上通胸中之阳，下利浊阴之水。

（3）慢性阻塞性肺疾病

1）贴敷法：选中药白芥子、延胡索各20 g，甘遂、细辛各12 g研末，用鲜生姜汁适量调成糊状，取蚕豆大小药糊，压成饼状，贴于肺俞穴、天突穴、膻中穴，每日1次，每次1～2小时，2周为一疗程。白芥子散结通络止痛、温肺豁痰利气，配伍甘遂逐水利肠、宣通肺气，延胡索活血化瘀、行气止痛，细辛解表散寒、温肺化饮，鲜姜汁化痰止咳、解表散寒；贴敷肺俞、膻中、天突三穴辅助治疗慢性阻塞性肺疾病患者，可起到活血散瘀、温肺化痰、止咳平喘的作用。

2）熏洗法：以麻黄、葶苈子、桑白皮、细辛、川芎、川乌、泽兰等药煎煮30 min，睡前双足熏洗30 min，长期坚持，已达温阳益气散寒，化瘀逐痰通络之功，对改善慢性阻塞性肺疾病患者的运动耐量、减少急性发作次数、提高生活质量有所帮助。

七、五音疗疾法

（一）定义与范畴

五音疗疾法是根据中医传统的阴阳五行理论和五音对应，用角、徵、宫、商、羽五种不同的音调的音乐来治疗疾病的方法。其基本内核为五行（木、火、土、金、水）、五脏（肝、心、脾、肺、肾）、五音（角、徵、宫、商、羽）的结合统一。

（二）历史沿革

中华礼乐源远流长，而古人对"五音疗疾"的研究与探索亦有史可查，早在先秦《左传·昭公元年》中便有"天有六气，降生五味，发为五色，徵为五声，淫生六疾"的论述，说明古人已经意识到音乐与疾病存在着某种联系。战国时期的《吕氏春秋·适音》记有"故乐之务，在于和心"，说明了音乐可影响人的情志。

古人通过不断总结与实践，最终在秦汉时期构建出了五音疗疾的理论框架。先有《礼记·乐记》中"乐至而无怨，乐行而伦清，耳目聪明，血气平和，天下皆宁"，说明古人已明确了音乐的治疗作用。后有《素问》进一步归纳总结，与五行、五脏相结合的"东方生风……神在天为风，在地为木……在脏为肝……在音为角""南方生热……在地为火……在脏为心……在音为徵""中央生湿……在地为土……在脏为脾……在音为宫""西方生燥……在地为金……在脏为肺……在音为商""北方生寒……在地为水……在脏为肾……在音为羽"，确立了"五音疗疾"的理论基础。而同时代的《汉书·礼乐志》记载了汉元帝为太子时曾患健忘症，皇帝命人于太子殿奏乐曲《洞箫颂》，并配合诵读典籍而使太子恢复记忆的实际应用。

后世医家在此基础上，通过临床中不断的摸索，进一步完善了"五音疗疾"的治疗体系。张景岳在《类经附翼》中对音乐治病有专篇《律原》，提出音乐"可以通人地而合神明"。清代医书《医宗金鉴》则进一步深入地将如何发五音，五音的特点与治病的机制作了详细的说明。

中华人民共和国成立后，20世纪80年代后期我国始开展音乐治疗。1984年湖南长沙马王堆疗养院在中国率先尝试对患者使用音乐治疗。1996年，中央音乐学院成立音乐治疗研究中心，并于1999年开始招收硕士研究生，2003年开始招收本科生。我国的音乐治疗专业初步形成了教育体系。

（三）机理探讨

1. 中医理论探讨 人的情志活动，是五脏功能之一。《素问·阴阳应象大论》中说："人有五藏化五气，以生喜怒悲忧恐"，而《素问·举痛论》中也记载了"百病生于气也。怒则气上，喜则气缓，悲则气消，恐则气下，寒则气收，炅则气泄，惊则气乱，劳则气耗，思则气结"，由此可见情志活动是以五脏之气为其物质基础的。一般情况下情志活动不会导致生病，但是情志太过时则会引起人体气体的活动紊乱，损伤人的脏器，不同的情志刺激可伤及不同的脏腑。五脏之间又顺应了五行学说，有着相生相克的关系，因此人的情志变化也有相互抑制的作用。"怒伤肝，悲胜怒，喜伤心，恐胜喜，思伤脾，怒胜思；忧伤肺，喜胜忧，恐伤肾，思胜恐"。五音疗疾或养生的原则认为，本脏之音一方面可以治疗本脏之病，另一方面也可用"以情胜情"来调节情志，即利用一种情绪的音乐去克服或纠正另一种偏胜的情绪，从而治疗其他脏器的疾病。

从人体脏腑气机之间的关系来看，一脏受着其他四脏的影响。如肝主疏泄展放，但要赖肾水的滋养、肺金的制约，还需其助心火、疏脾土。从五类调式音乐的旋律构成来看，以一音为主，其余四音也同时发挥作用。这很像是对五脏气机关系的模拟。因此所谓角调式、徵调式、宫调式、商调式、羽调式音乐，其声波振荡的作用也就分别顺应木气的展放、火气的上升、土气的平稳、金气的内收、水气的潜降，对人体则可能分别会对肝、心、脾、肺、肾五大系统产生影响。

对于心肺康复的患者来说，首先需要考虑疾病的病因病机。虽为心肺康复，但不能一味使用心与肺所对应的徵调、商调，而应如用药一般辨证论治。病心病者可为心阳不足、心气虚，可用徵调以养心安神、益气补阳。根据五行生克关系，木生火，在徵调中辅以角调，补益心气。临床中大量患者表现为惊悸易恐、失眠健忘，可徵调辅以羽调，心肾相交、固肾填精。此外肝阳上亢、肝气郁结而表现为易怒或抑郁的患者，此时应以角调为主、辅以徵调。肺病患者则常见肺气虚、肺气上逆等证，可用商调理气降逆、平补肺气，使气机和顺，呼吸有条。对于痰多、水肿者可辅以宫调，健脾祛湿、培土生金。临床患者症状复杂，医者当辨证为主，精心挑选音乐处方。

由于人的心理状态和情感变化与脏腑气机及功能状态相关，这种关联在五脏各藏五志、各主五情中已有明确表述，故通过不同调式音乐的声波振荡，在改善相关脏腑气机与功能的同时，便可能达到优化相关的心理状态和激发相应的情感变化的效果。而心理状态的优化与情感变化的适度，又可反馈性地调节相应脏腑的气机和功能，从而使其达到优化状态。因此无论有无音乐素养，听用五音乐曲皆有效果。当然对于能听懂或感受到音乐旋律所表达的感情色彩的人来说，心理与生理的双重效应往往同时产生，因此效果也就更为明显。旋律所表达的感情色彩也和调式有关，也就是说由五音构成的五类不同调式的音乐，可能与五行、五脏、五情、五志各相通。

2. 现代医学机制 心脏功能障碍与情感功能障碍密切相关。抑郁在心梗患者中持续而广泛的存在，是患者病死率增加的独立危险因素。而抑郁程度与急性心肌梗死后的心血管不良事件呈正相关，其主要与患者的死亡事件相关联，抑郁主要通过增加猝死以及心律失常从而影响心肌梗死患者的预后。所以近年双心医学越来越被重视，而五音疗疾法也成为重要治疗手段之一。

音乐是五音疗疾法的核心。音乐之所以能治疗疾病，主要是音乐对人体有两个方面的作用：①物理作用。人体内各种器官的活动，都具有一定的振动频率。当人体患病时，器官的振动频率发生改变甚至互相产生干扰。而音乐是一种有规律的声波振动，不同的音乐有不同的振动频率。根据患者的病情选听相应的音乐，可以起到纠正器官的振动频率的作用，并使各器官之间的振动频率协调一致，从而达到治病的目的；②心理效应（具体可见本章第二节精神调摄法）。由于人体各种活动都受控于神经系统，因此患者的精神状态对于治疗具有十分重要的意义。美妙的音乐通过人体大脑边缘系统和网状结构的调节作用，可以提高神经细胞的兴奋性，使人的情绪得到改善。同时通过音乐对神经及神经体液的调节，能促进人体分泌出多种有益于健康的激素、酶及乙酰胆碱等具有生理活性的物质，从而改善人体各种功能，如调节血液流通、促进血液循环、增强肠胃蠕动、加强新陈代谢等。

（四）临床应用

根据中医传统的阴阳五行理论和五音对应，用"角、徵、宫、商、羽"五种不同的音调的音乐来治疗疾病（表4.40.1）。具体来说：

"宫"音悠扬谐和，助脾健运，旺盛食欲；

"商"音铿锵肃劲，善制躁怒，使人安宁；

"角"音调畅平和，善消忧郁，助人入眠；

"徵"音抑扬咏越，通调血脉，抖擞精神；

"羽"音柔和透彻，发人遐思，启迪心灵。

中医五行音乐治疗的理论在中国历史上有着光辉灿烂的成就，浩瀚的中医典籍留下丰富的资料（表4.40.2）。《素问·阴阳应象大论》中将五音与天、地、身、心相联系，将宫、商、角、徵、羽分属土、金、木、火、水，从而五音与五脏相通，有了"五脏相音"学说，即"宫声入脾，商音入肺，角声入肝，徵声入心，羽声入肾"。百病皆生于气，而止于音。这个"气"不仅是情绪，五脏的脏气也包含其中。根据每个人自身的身体结构不同和五脏在脏气上的差异，运用五行原理，使其相生、相克又相互制约；五音搭配组合，并适当突出某一种音来调和身体。通过音乐与脏器间的互动和共鸣，使用不同调式的音乐分别对人体的有机整体进行疏导、调节，形成了"宫动脾、商动肺、角动肝、徵动心、羽动肾"的理论。

《律历志》从自然生化角度对五音予以说明："宫者，中也，居中央畅四方，唱始施生为四声之径。商者，章也，物成事明也。角者，触也，阳气蠢动，万物触地而生。征者，祉也，万物大盛蕃祉也。羽者，宇也，物藏聚萃宇复之也。"从听觉感觉来说，宫音浑厚较浊，长远以闻；商音嘹亮高畅，激越而和；角音和而不戾，润而不枯；徵音焦烈躁恕，如火烈声；羽音圆清急畅，条达畅意。古人将五音各调所发出的精神效应进行归类，宫音和平雄厚，庄重宽宏；商音慷壮哀郁，惨忾健捷；角音圆长通澈，廉直温恭；徵音婉愉流利，雅而柔顺；羽音高洁澄净，淡荡清邈。

表4.40.1　中医五行音乐特性及作用

五行音乐	与五脏关系	音乐特性	作用
角音	属木，通肝	调式亲切，圆长通澈，高而不亢，低而不瞳，绵绵不断	疏肝解郁、养阳保肝、补心利脾，泻肾火的作用，可防治肝气郁结、心情郁闷、精神不快、烦躁易怒等症
徵音	属火，通心	调式旋律热烈欢快，雅而柔顺，清朗悦耳	养阳助心，补脾利肺，泻肝火的作用，可治疗心脾两虚、情绪低落等症
宫音	属土，通脾	调式风格悠扬，其性冲和，典雅和谐，流畅	养脾健胃、补肺利肾、泻心火的作用，可治疗脾胃虚弱、升降紊乱、神衰失眠等症
商音	属金，通肺	调式高亢，铿锵有力，浑厚清脆之声	调节肺气的宣发和肃降，保肾抑肝，泻脾胃虚火。可治疗肺气虚衰、头晕目眩、悲伤不能自控等症
羽音	属水，通肾	调式清纯凄切，高洁澄净，悠远流长，如行云流水	养阴、保肾藏精、补肝利心，可治疗虚火上炎、心烦意燥、头痛失眠、腰酸腿软、阳痿早泄、小便不利等症

表4.40.2　中医五行音乐代表性音乐

五行音乐	代表乐律	代表性音乐
角音	Mi音	《欢乐颂》《假日海滩》《女人花》《草木青青》《绿叶迎风》《一粒下土万担收》《阳光三叠》《广陵散》《江河水》《光明行》
徵音	So音	《喜洋洋》《步步高》《喜相逢》《月夜》《夜曲》《摇篮曲》《找朋友》《小燕子》《你拍一我拍一》《茉莉花》《天鹅》《仙女》《卡门序曲》《百鸟朝凤》《新紫竹调》《草木青青》《绿叶迎风》《平沙落雁》
宫音	Do音	《满江红》《小白杨》《秋日私语》《悠然四君子》《渔樵唱晚》《黄庭骄阳—宫调阳》《闲居吟》《良宵》《马兰花开》《红旗颂》
商音	Re音	《将军令》《黄河》《潇湘水云》《金蛇狂舞》《溜冰圆舞曲》《春节序曲》《嘎哒梅林》《月光》《第三交响曲》《太阳出来喜洋洋》《阳春白雪》
羽音	La音	《船歌》《平沙落雁》《绣红旗》《红梅赞》《小提琴协奏曲》《百鸟朝凤》《苏武牧羊》《春节序曲》《寒江残月》《小河淌水》

1. 高血压

（1）肝阳上亢证

1）临床表现：眩晕耳鸣、急躁易怒，舌红，苔薄黄，脉弦数。

2）五音处方：角调（《胡笳十八拍》《梅花三弄》《平沙落雁》）辅以商调（《二泉映月》《梁祝》《小夜曲》）。

（2）痰浊内停证

1）临床表现：眩晕、头重、头昏沉、胃脘痞闷、下肢轻度水肿，舌淡，苔白腻，脉濡滑。

2）五音处方：宫调（《春江花月夜》《月儿高》）辅以徵调（《紫竹调》《十面埋伏》《花好月圆》）。

（3）肾阴亏虚证

1）临床表现：眩晕、实力减退、健忘、五心烦热、腰膝酸软、舌红，少苔，脉细数。

2）五音处方：商调（《二泉映月》《梁祝》《小夜曲》）辅以角调（《胡笳十八拍》《梅花三弄》《平沙落雁》）。

2. 冠心病

（1）心血瘀阻证

1）临床表现：胸痛固定、面色紫暗、肢体麻木、口唇紫暗或暗红，舌质暗红或紫暗，舌体有瘀点瘀斑，舌下静脉紫暗，脉涩或结代。

2）五音处方：角调（《胡笳十八拍》《梅花三弄》《平沙落雁》）。

（2）气滞血瘀证

1）临床表现：胸闷胀痛、多因情志不遂诱发、善太息、脘腹两胁胀闷，舌紫或暗红，脉弦。

2）五音处方：角调（《胡笳十八拍》《梅花三弄》《平沙落雁》）。

（3）痰浊闭阻证

1）临床表现：胸闷痛、痰多体胖、头晕多寐、身体困重、倦怠乏力、大便黏腻不爽，舌苔厚腻，脉滑。

2）五音处方：宫调（《春江花月夜》《月儿高》）辅以徵调（《紫竹调》《十面埋伏》《花好月圆》）。

（4）寒凝心脉证

1）临床表现：卒然心痛如绞、感寒痛甚、形寒肢冷、面色苍白，苔薄白，脉沉紧。

2）五音处方：徵调（《紫竹调》《十面埋伏》《花好月圆》）。

（5）气虚血瘀证

1）临床表现：胸痛胸闷、气短乏力、身倦懒言、心悸自汗、面色淡白或晦暗。舌胖淡暗，脉沉涩。

2）五音处方：宫调（《春江花月夜》《月儿高》）辅以徵调（《紫竹调》《十面埋伏》《花好月圆》）。

（6）气阴两虚证

1）临床表现：胸闷隐痛、气短口干、心悸倦怠、眩晕失眠、自汗盗汗，舌胖嫩红少津，脉细弱无力。

2）五音处方：羽调（《二泉映月》《梁祝》《小夜曲》）辅以徵调（《紫竹调》《十面埋伏》《花好月圆》）。

（7）心肾阴虚证

1）临床表现：疼痛时作时止、腰膝酸软、心悸失眠、五心烦热、口燥咽干、潮热盗汗，舌红少苔，脉细数。

2）五音处方：羽调（《二泉映月》《梁祝》《小夜曲》）辅以徵调（《紫竹调》《十面埋伏》《花好月圆》）。

（8）心肾阳虚证

1）临床表现：胸闷痛、遇寒加重、畏寒肢冷、心悸怔忡、自汗神倦、便溏、肢体浮肿，舌淡胖，苔白，脉沉迟。

2）五音处方：徵调（《紫竹调》《十面埋伏》《花好月圆》）。

3. 心律失常 心律失常在临床常见为心悸为主证，当以徵调（《紫竹调》《十面埋伏》《花好月圆》）为主，兼有善惊易恐、夜寐易惊醒者辅以羽调（《二泉映月》《梁祝》《小夜曲》）；兼有面色无华、倦怠乏力、头困重、胸闷痞满者辅以宫调（《春江花月夜》《月儿高》）；兼有头晕耳鸣、五行烦热者辅以角调（《胡笳十八拍》《梅花三弄》《平沙落雁》）。

4. 心力衰竭 心力衰竭的基本病机为心之阳气亏虚、血行无力、瘀滞在心、血脉不通、内而气血郁阻、迫使血津外泄、抑制水津回流，当以徵调（《紫竹调》《十面埋伏》《花好月圆》）为主，其兼有下肢水肿、食少纳差者，辅以宫调（《春江花月夜》《月儿高》）；兼有咳逆倚息不得卧者，辅以宫调（《春江花月夜》《月儿高》）及商调（《第三交响曲》《嘎达梅林》《悲怆》）。

5. 慢性阻塞性肺疾病　慢性阻塞性肺疾病与中医肺胀相似，证为喘息气促、咳嗽咳痰，甚则咳逆倚息、喘脱神昏。治病当分其虚实而治之，其实者有痰浊、水饮、瘀血，其虚者有肺肾气虚、阳虚或具虚，病后期也可累及心，故可辨证施治：其以喘咳痰鸣为主兼以咳痰有利力者，应是实多虚少，临床多见于外寒内饮、痰热郁肺等证型，治法健脾化痰为法，五音处方当以宫调为主；其喘息无力，呼多吸少、唇甲紫绀者，应是虚多实少，临床更为多见，常见于肺肾气虚、肺脾两虚等证，治法当以益气补肾健脾，借培土生金之法，五音处方当以商调为主，辅以宫调、羽调，可借鉴以下处方：《梅花三弄》《阳春白雪》《阳关三叠》《翠湖春晓》《春到湘江》《流水行云》。临床肺胀患者常常证型复杂，病理产物相互叠加，且虚实常常夹杂，中药辅以五音疗法可获得更好的疗效。

八、自然环境疗法

（一）定义与范畴

自然环境疗法是以效法自然阴阳，因时因地因人制宜为特点，以健康为核心，通过坚持科学的行为方式增加人体自身免疫力来防病、治病的一种绿色疗法。

（二）历史沿革

自然环境疗法主要强调通过顺应自然，结合时间、气候、环境来达到治愈疾病的目的，其在中医药治疗上主要体现在天人合一的整体观上。天人合一主要是指天地万物皆有精气生成，人与万物相通的理论。《老子》一书中提到"道生一，一生二，二生三，三生万物。万物负阴而抱阳，冲气以为和"，老子认为天地万物本源为道，道生阴阳，阴阳生万物。庄子则进一步阐释阴阳："阴阳者，气之大者也"，庄子认为气可以分论阴阳，在此基础上进一步提出"气聚则生，气散则死"，万物皆由气聚而成，人亦如此。故人可与天地相通，正如《淮南子·精神训》一书所言："天地运而相通，万物总而为一。"庄子亦依此提出"天地与我并生，而万物与我为一"的观点。自然环境疗法则是通过顺应外界环境、气候，再施以科学的行为方式引导以调整人体阴阳，达到"阴平阳秘"的目的。

自然环境疗法最早可见于《黄帝内经》，《素问·上古天真论》中提到"其知道者，法于阴阳，和于术数，故圣人可以尽天年，度百岁乃去"。根据四季气候的变化，《素问·四气调神大论》提出"夫四时阴阳者，万物之根本也。所以圣人春夏养阳，秋冬养阴，以从其根；故与万物沉浮于生长之门。逆其根则伐其本，坏其真矣"。其认为春夏两季自然界阳气旺盛，借助自然界阳气助生长，而时至秋冬时节则阴气渐长，借阴气以助收藏，可起到事半功倍的效果。其提出的"春夏养阳，秋冬养阴"的养生理论至今仍得到广泛应用。养生治病除了顺应四季的气候环境，还应当顺应一天的阴阳变化，《灵枢·顺气一日分四时》中明确写道："夫百病者，多以旦慧、昼安、夕加、夜甚。"白天阳气胜，正气得阳气相助，抗邪于外，故表现为昼安，此时亦是祛邪的好时机。除了气候阴阳的变化，地理环境位置对治病和养生亦有巨大的影响，《素问·异法方宜论》提到同样的疾病在不同的地方用不同的治法皆可治愈，这是因为地理环境的不同导致病患体质的不同，因此治病养生需因时因地、因人制宜。

唐代孙思邈在一定程度上继承并发展了《内经》的天人合一养生治病思想，孙思邈认为"善摄生者，无犯日月之忌，无失岁时之和"，养生必须顺应自然规律，在此基础上创造出小续命汤、定心汤等。

金元四大家的李东垣对天人合一有着独到的见解，李氏将四时之气的升降融入正常水谷代谢过程中，这是对《内经》"人与天地相参"的进一步发挥。他在治法上也结合了四时的变化，提出"春夏先治标，秋冬先治本"的治法，并以此创造时方。而朱丹溪则认为"天地以五行更迭衰旺而成四时，人之五脏六腑亦应之而衰旺"，故在养生方面提出"一年之虚""一月之虚""一日之虚"等。

明代张景岳同样继承了《内经》的天人合一的观点，张景岳认为"天以阴阳而化生万物，人以阴阳而荣养一身，阴阳之道，顺之则生，逆之则死，故知道者，必法则于天地，和调于术数也"，同时也提出养生应遵循四季及昼夜的变化，认为圣人"春夏养阳，秋冬养阴"本是为阴阳的互根互用，阴以阳生，阳以阴长，故提出"善补阳者，必于阴中求阳，则阳得阴助，而生化无穷；善补阴者，必于阳中求阴，则阴得阳升，而泉源不竭"。

清代叶天士在治病养生方面大量应用自然环境疗法，在其著作《临证指南医案》中体现的尤为明显。如叶氏认为春季通肝，未顺春季时令，则多为中风等病，治疗上则忌用"风药"，以柔肝阳阴为主。其在养生上主张"迎其生气，秋分后再议"，认为可借助自然界的阴阳之气使病痊愈或自愈。

无独有偶，吴瑭亦认为自然环境对治病及养生有着重要作用，其在《温病条辨》中写道："医也者，顺天之时，测气之偏，适人之情，体物之理。"吴氏认为治疗疾病时不仅需顺应天地自然，亦需医者中傍人事，沿袭了《内经》效法自然、因时因地、因人制宜的思想。

（三）机理探讨

自然环境疗法主要在治病养生上顺应自然阴阳，因时因地、因人制宜。治病上可以借助四季及昼夜的阴阳变化扶正祛邪，甚至使病自愈；同时也应当根据地理位置及气候的不同施以不同的治法，如岭南气候多湿热，可适当加清热化湿之品；亦需参以人事，观察精神意志，辨证施治。养生上提倡"春夏养阳，秋冬养阴"，春夏阳气上浮，主生长，应顺应春夏生长养阳气，秋冬阴气渐长，主收藏，应顺应秋冬养阴气，故有"冬吃萝卜，夏吃姜"的说法。在一天的变化中，应做到"日出而作，日落而息"，效法一天阴阳的变化。在中医防治上，有学者提出可从肺论治心血管疾病，因肺主气，主治节，朝百脉，又可助心化赤生血，肺与心同属上焦，关系密切，又对痰浊，血瘀，水饮的形成有一定的影响，其与心肺血管疾病形成密切相关，故可从肺论治。

（四）临床应用

1. 高血压 高血压是遗传和环境相互作用形成的疾病，饮食、运动、心理等方面对其皆有影响。据研究结果显示，正常人一天的血压波动是呈双峰一谷、昼高夜低的构型。第一峰出现在辰巳时，因此时自然界阳气渐盛至极，与人体阳明经气血相和，鼓动血压。第二峰出现在申酉时，此时自然界阳盛转阴，为少阴，又为肾经与膀胱经主时，同气相求，鼓动血压。一低谷则为子丑时，此时阴气最盛。高血压便是人体气血阴阳失衡所致，不同的证型血压峰值出现的时间也不同。因此可根据一天阴阳变化用药。在预防高血压方面，当从心理，饮食，运动等方面综合调理，有研究表明，高血压可受交感神经及副交感神经影响，而情绪可影响神经的兴奋，故保持心情舒畅可有效地降低血压。饮食方面应以清淡饮食为主，春季属木，主生发，可食用葱、洋葱等疏肝平肝之品；夏季属火，主长，可适当食用清热平肝之品，如绿豆等；秋季属金，主收，常燥，故可食用滋阴润燥之品，如梨等；冬季属水，主藏，可食用补肝肾之品，如芝麻、枸杞等。运动可使气机保持通畅，在一定程度上可舒缓心情，而有氧运动则可进一步调控血压。在治疗与预防高血压方面需顺应自然，有学者通过调节肺功能从而降低血压，肺主行水，肺对机体的体液调节具有重大作用，而高血压又受体液容量的影响，同时肺朝百脉，故可助心行血化血，对心输出量有一定影响，因此有部分学者通过调节肺的宣发肃降来治疗高血压。

2. 冠心病 冠心病在中医属于"胸痹""真心痛"范畴，基本病机为本虚标实。冠心病往往在气候变化时发作，因此顺应四时阴阳就显得尤为重要。春季为阴中之阳，寒热交替的季节，此时温差较大，应注意保暖，同时忌过食辛辣之品，以防生发太过；夏季阳气盛，易耗气伤阴，可适当食用酸甘之品，以敛心气汗液，同时勿过用寒凉以损耗阳气，以行"春夏养阳"；秋冬两季阴气渐盛，而冠心病常表现为胸阳不足，寒凝心胸，此时应保暖温阳，同时食用枸杞等填精之品，行"秋冬养阴"之意。另冠心病常伴有血脂异常等，四季饮食皆应清淡，低盐低脂。除顺应自然，光照治疗亦可缓解冠心病发作，有研究显示频谱照射可以加速心脏血液循环、扩张血管、提高心肌供氧等以减轻冠心病发作。

3. 心律失常　心率失常属于中医"心悸"范畴。有研究显示，心律失常的发病与昼夜变化有关。若经常熬夜，打乱生物钟，间接扰乱自主神经、激素等水平及心脏细胞自身的生物钟，从而诱发心律失常。而不同的心率失常发作的昼夜节律不同，如室颤在早上和夜间发作，房性心律失常易发生在白天，因此，有学者对心律失常发作的时间有两种解释，并提出了"相克说"及"气化说"，其认为以季节而言，冬季及夏季高热更易诱发心血管疾病，而以昼夜而言，上午是心血管病易加重时间，夜间易继发心血管时间，并由此提出中医的时间治疗及预防。从上可知保持良好的生活习惯，可以减少心律失常的发作次数，亦可有效预防心律失常进一步加重从而危及生命。

4. 心力衰竭　心力衰竭属于中医"心水""水肿"等范畴，病机为本虚标实，是多种心血管疾病的终末阶段。运动上，以适当的有氧运动为主，有学者认为心力衰竭主要在于心阳不足，提出"动而生阳"理论，认为阳虚是心力衰竭的关键因素，顺应自然和人体阴阳，科学的运动如打八段锦、练太极等、动中有静，通过运动和环境生发阳气起到缓解症状的目的。有学者认为心力衰竭的主要可概括为气（阳）虚，水饮，瘀血，故饮食上以清淡饮食为主，忌食肥甘厚味，预防痰浊生成。情绪上，春季以舒畅情志为主，夏季阳气盛，以精神饱满为主，秋季宜心平气和，冬季宜平淡潜藏为主，勿使情志过极。如此，可减缓心力衰竭的进展，提高生活质量。

5. 慢性阻塞性肺疾病　吴鞠通云："治上焦如羽，非轻不举"，盖因肺主气，司呼吸，唯有肺气通达条畅，肺脏的功能才会健全。慢性阻塞性肺疾病患者宜多亲近自然，在外呼吸吐纳自然清轻之气，在内合于水谷精微之气，化生宗气，助肺呼吸，助心行血，有助于改善心肺功能。

且慢性阻塞性肺疾病的形成多与吸烟有关，长期久处于"烟室"之中，氤氲于室内的有害气体反复吸入肺中，便会加重对呼吸系统的伤害。因此，多亲近自然，多开窗通风，对肺疾病的预防及康复均有裨益。而远离不良环境不仅应包括远离"烟室"，而且应主动戒烟，自觉创造有利于呼吸系统康养的良好环境。

结　语

总之，中医心肺康复通过结合现代康复医学理论知识，有了自己的一定的理论体系和实践经验，既接地气，又受广大患者喜爱，值得推广。

（广州中医药大学附属第一医院　李　荣）

参考文献

［1］孟建晓, 毛静远, 侯雅竹, 等. 血压昼夜节律与子午流注时辰规律的相关性 [J]. 中医杂志, 2015, 56 (16): 1378-1381.

［2］费菲, 赵海. "五大处方"将改变中国心血管格局——胡大一教授谈美国Cooper预防医疗 [J]. 中国医药科学, 2019, 9 (23): 6-8.

［3］郑洪新. 中医基础理论专论 [M]. 10版. 北京: 中国中医药出版社, 2016.

［4］郭庆藩. 庄子集释 [M]. 北京: 中华书局, 2004, 235.

［5］袁婷, 王振国. 文化区系视野下的"导引按蹻"起源新探 [J]. 中华中医药杂志, 2016, 31 (5): 1563-1567.

［6］张小朵. 太极球联合八段锦运动对急性心肌梗死PCI术后患者心脏康复作用的临床研究 [D]. 广东: 广州中医药大学, 2017.

［7］李国彬. 太极球联合八段锦运动对急性心肌梗死患者PCI术后心脏康复作用的临床研究 [D]. 广东: 广州中医药大学, 2018.

［8］张军平. 太极拳"强身·祛病"机理与中医医理同源探析 [J]. 搏击 (武术科学), 2015, 12 (8): 36-38.

［9］张巧霞, 郑立柱. 朱熹的太极之理在中医学中的体现 [J]. 医学与哲学 (A), 2013, 34 (6): 73-76.

［10］薛伟善. 健身气功·八段锦对老年人心肺功能影响 [J]. 渤海大学学报 (自然科学版), 2013, 34 (4): 431-434.

［11］袁洁, 郭琳, 范晓绵, 等. 简化杨氏太极拳对稳定性心血管疾病患者血流动力学指标的影响 [J]. 中国循环杂志, 2021, 36

(3): 272-277.

[12] 曾永红, 曾彦平, 李琳, 等. 长期太极拳运动对心血管疾病及其危险因素的影响 [J]. 中国康复理论与实践, 2012, 18 (12): 1148-1150.

[13] 沈小雨, 章代亮, 吕君玲, 等. 太极拳运动对老年高血压患者影响的研究进展 [J]. 中国康复理论与实践, 2016, 22 (11): 1298-1300.

[14] 林小娟. 八段锦对心房纤颤经导管射频消融术后患者的临床疗效研究 [D]. 福建: 福建中医药大学, 2020.

[15] 汤慧敏. 八段锦运动辅助治疗慢性心力衰竭的临床研究 [D]. 广东: 广州中医药大学, 2019.

[16] 蔡倩. 八段锦对COPD稳定期肺康复疗效的临床研究 [D]. 广东: 广州中医药大学, 2019.

[17] 邱文飞. 八段锦对慢性阻塞性肺病稳定期患者康复作用的临床研究 [D]. 广东: 广州中医药大学, 2015.

[18] 邱亚娟, 龙晓东, 罗洪, 等. 太极拳对老年慢性阻塞性肺疾病患者肺功能和体力状况的影响 [J]. 中国老年学杂志, 2018, 38 (1): 151-153.

[19] 国家体育总局健身气功管理中心编. 健身气功·六字诀 [M]. 北京: 人民体育出版社, 2003.

[20] (战国) 庄周, 著. 郭庆藩, 辑. 庄子集释 [M]. 北京: 中国书店, 1988.

[21] (隋释) 智饮, 著. 李安校, 释. 童蒙止观校释 [M]. 北京: 中华书局, 1988.

[22] (梁) 陶弘景, 撰. 宁越峰, 注释. 朱德礼, 校译. 养性延命录 [M]. 赤峰: 内蒙古科学技术出版社, 2002.

[23] 孙思邈, 著. 备急千金要方 [M]. 北京: 人民卫生出版社, 1955.

[24] (明) 高濂, 著. 刘立萍, 李然, 李海波, 张林, 校注. 吴少祯, 主编. 遵生八笺 [M]. 北京: 中国医药科技出版社, 2011.

[25] (清) 江慎修, 著. 郭彧注, 引. 河洛精蕴注引 [M]. 北京: 华夏出版社, 2006.

[26] 赵向丽. 六字诀发展演变的研究 [D]. 福建: 福建师范大学, 2012.

[27] 柴剑宇, 石朝俊, 陈元凤, 等. 六字诀发音呼吸法的音图研究 [J]. 上海中医药杂志, 1999 (9): 42-43.

[28] 费宏程, 金相奎, 王红. "健身气功·六字诀" 对大学生心肺功能影响的研究 [J]. 吉林体育学院学报, 2007 (2): 67-68.

[29] 张建伟, 吕韶钧, 吴岳, 等. 中医运动疗法干预冠心病稳定型心绞痛的疗效及安全性Meta分析 [J]. 中国中医基础医学杂志, 2020, 26 (7): 936-943.

[30] 朱鹏, 张炜宁. 浅析《养性延命录》六字诀在心脏康复中的价值 [J]. 新中医, 2019, 51 (2): 287-289.

[31] 张力军, 杨雪琴, 吕沙里, 等. 腹式呼吸训练仪对心率及呼吸性窦性心律不齐作用的初步观察 [J]. 北京生物医学工程, 2005 (1): 39-41.

[32] 张力军, 杨雪琴, 黄进, 等. 腹式呼吸对血压及呼吸性窦性心律不齐的影响 [J]. 心脏杂志, 2004 (6): 558-559.

[33] 常德胜, 魏胜敏. 传统导引养生术对中老年人心理效应的实验研究 [J]. 学术交流, 2013 (S1): 63-64.

[34] 宋丽波, 董国菊, 杨丽丽, 等. 健身气功六字诀对冠心病合并抑郁状态患者的影响 [J]. 环球中医药, 2017, 10 (8): 969-971.

[35] 贺晋芳. "六字诀" 呼吸法治疗COPD稳定期的疗效及对T淋巴细胞亚群的影响 [D]. 北京: 北京中医药大学, 2019.

[36] 陈凤翔. 六字诀对慢性阻塞性肺疾病稳定期患者血清炎症因子的影响 [D]. 福建: 福建中医药大学, 2019.

[37] 孟庆云. 辨证论治的发展与辨证分型 [J]. 中国中医基础医学杂志, 2012, 18 (1): 1-2.

[38] 王婷婷. 针刺结合运动疗法对冠心病PCI术后患者生存质量的影响 [D]. 湖北: 湖北中医药大学, 2016.

[39] 陈升恺. 冠脉搭桥围手术期中医疗效的临床研究 [D]. 广东: 广州中医药大学, 2013.

[40] 江巍, 阮新民, 林宇, 等. 调脾护心法治疗不停跳冠脉搭桥手术后患者的临床研究 [J]. 山东中医杂志, 2005 (6): 329-332.

[41] 薛博瑜, 吴伟. 中医内科学 [M]. 北京: 人民卫生出版社, 2002, 78-95.

[42] 梅莹. 中医经络推按配合药膳疗法对冠心病心绞痛患者生活质量的影响 [J]. 内蒙古中医药, 2015, 136-137.

[43] 罗玫, 杨雨竹, 莫凤梅. 药膳配合健康指导对心绞痛药物治疗效果影响的观察 [J]. 人民军医, 2011, 54 (5): 408-410.

[44] 谈吉, 张民, 杨晓云. 中药膳防治支气管哮喘35例的临床观察 [J]. 海峡药学, 2010, 22 (1): 141.

[45] 毛毳. 平喘固本膏治疗慢性阻塞性肺疾病稳定期患者临床研究 [J]. 辽宁中医药大学学报, 2016, 18 (6): 170-173.

[46] 何波运, 何羽. 戒烟茶戒烟效果8803例观察 [J]. 中医杂志, 2009, 50 (12): 205-206.

[47] 姜乾金. 医学心理学 [M]. 北京: 人民卫生出版社, 2002.

[48] 南汇兰, 王佩显. 儿茶酚胺与心脏疾病 [J]. 中医学报, 2001, 6 (5): 303-305.

[49] 胡大一. 心血管疾病与精神心理障碍的综合管理——"双心医学" 模式的探索 [J]. 中国临床医生, 2006, 34 (5): 2-3.

[50] 赵芊, 祝光礼. 从 "心主神智" 论治心血管疾病 [J]. 浙江中西医结合杂志, 2015, 25 (5): 515-516.

[51] 陈绮玲, 胡大一. 建立双心医学三道干预防线 [J]. 中国全科医学, 2015, 18 (26): 3134-3136.

[52] 郝丽梅, 毛静远, 王贤良. 中医学对心力衰竭认识的历史脉络考略 [J]. 中医杂志, 2013, 54 (8): 637-639.

[53] 葛君丽, 曹斌, 丛丛, 等. 中医情志疗法在心系疾病中的应用概述 [J]. 2021, 40 (8): 890-894.

［54］　李丹, 王日权. 解郁通络汤治疗经皮冠状动脉介入术后合并焦虑抑郁验案举隅 [J]. 中医临床研究, 2021, 13 (10): 89-90.

［55］　吴宪明, 孙跃民. 焦虑抑郁与高血压 [J]. 中华高血压杂志, 2016, 24 (2): 188-192.

［56］　刘亚利. 心理支持疗法对COPD合并情绪障碍患者不良情绪的影响 [J]. 临床医药文献电子杂志, 2020, 7 (19): 104-106.

［57］　林力里. 慢性阻塞性肺疾病患者睡眠质量与肺功能的关系研究 [J]. 世界睡眠医学杂志, 2019, 6 (5): 665-666.

［58］　郑淑梅, 杨秀兰, 吕烨辉, 等. 延续性自我管理教育在冠心病介入患者心脏康复中的应用 [J]. 中华护理杂志, 2012, 47 (4): 297-300.

［59］　谢健燕. 逍遥丸治疗冠心病合并抑郁症58例的临床观察 [J]. 现代医院, 2011, 11 (4): 44-45.

［60］　郭明冬, 翁维良. 翁维良 "双心" 同调治疗老年冠心病经验 [J]. 中医药通报, 2015, 14: 18-20.

［61］　顾勇清, 李晓倩, 姚祖培. 疏肝解郁汤治疗冠心病合并抑郁症的临床研究 [J]. 中西医结合心脑血管病杂志, 2014, 12 (12): 1435-1437.

［62］　彭金祥, 姚祖培. 双心汤治疗稳定型冠心病合并抑郁或焦虑临床观察机 [J]. 山西中医, 2014, 30 (11): 14-16.

［63］　丁迎春. 双心汤对冠心病伴心理障碍的临床对照研巧 [D]. 江苏: 南京中医药大学, 2014.

［64］　庞小峰. 从实验生物学向理论生物学迈进的重要一步 [J]. 中国基础科学, 2012.

［65］　李翠娟, 巩振东, 张喜德. 从全息性谈中医证本质研究 [J]. 中医杂志, 2009.

［66］　陈少宗, 朱兵. 腧穴作用规律与针刺调节规律研究的临床意义——兼论制定针灸治疗方案的理论依据 [J]. 山东中医杂志, 2018, 37 (10): 791-794, 810.

［67］　肖书熠, 毛红蓉. 针灸腧穴治疗作用的生物全息理论基础 [J]. 亚太传统医药, 2020, 16 (11): 204-207.

［68］　邵明璐, 李洋, 崔华峰, 等. 针刺预处理对大鼠心肌缺血再灌注氧化应激损伤的保护作用 [J]. 中国针灸, 2017, 37 (3): 285-290.

［69］　林子舒. 针刺对原发性高血压患者血流动力学及焦虑状态影响的临床研究 [D]. 广东: 广州中医药大学, 2020.

［70］　舒华, 张世鹰, 王笑莹, 等. "动而生阳" 理论对慢性心力衰竭患者运动康复影响分析 [J]. 湖南中医药大学学报, 2015, 35 (11): 27-29.

［71］　马余鸿, 林亚平, 严洁, 等. 电针内关对心肌缺血再灌注损伤的影响 [J]. 同济大学学报 (医学版), 2004, 25 (4): 290-292.

［72］　朱飞鹏, 冯素云. 从气虚血瘀水停论治充血性心力衰竭近况 [J]. 河南中医药学刊, 2000 (1): 28-30.

［73］　赖一炜, 张知非. 生物钟与心律失常关系的研究进展 [J]. 医学与哲学 (B), 2016, 37 (2): 59-62.

［74］　王江, 薛桂荣, 刘丹丹, 等. 频谱自然疗法控制心绞痛的作用 [J]. 佳木斯医学院学报, 1997 (2): 73.

［75］　王顺, 丛宇. 不同经穴针刺对脑卒中偏瘫痉挛状态大鼠血清IP_3、DAG含量影响的研究 [J]. 中国中医药科技, 2012, 19 (1): 52-54.

［76］　蔡银河, 林莉雯, 李荣. 基于《黄帝内经》探讨心血管病加重和死亡的时间规律 [J]. 中医杂志, 2021, 62 (7): 557-563.

［77］　陈安莉, 王圆圆, 周晨, 等. κ-阿片受体信号通路介导针刺抗缺血性心律失常的机制 [J]. 中国中医基础医学杂志, 2021, 27 (5): 830-833.

［78］　金华, 金钊, 张蕾蕾. 高血压从肺论治机理探讨 [J]. 医学与哲学 (临床决策论坛版), 2008 (7): 61-63.

［79］　郭颖, 孙兴华, 祝鹏宇, 等. 针刺内关穴对慢性心力衰竭小鼠心肌损伤的保护作用 [J]. 现代中医临床, 2017, 24 (3): 28-30.

［80］　邓元江, 梁伟雄. 穴位埋线对慢性心力衰竭大鼠心室重构的影响 [C]. 广东省针灸学会第十一次学术研讨会论文汇编: 397-400.

［81］　郝培远. 针刺太冲穴治疗肝阳上亢型高血压病的临床研究 [D]. 广东: 广州中医药大学, 2006.

［82］　王嵩, 李荣, 江其影, 等. 邓铁涛浴足方对高血压患者的平稳降压作用观察 [J]. 中华中医药杂志, 2015, 30 (12): 4528-4530.

［83］　江其影, 陈勇, 陈矛, 等. 邓铁涛浴足方对肝阳上亢型高血压病的外治干预作用 [J]. 广州中医药大学学报, 2017, 34 (6): 849-852.

［84］　黄桂宝, 陈笑银, 张立军, 等. 邓铁涛浴足方治疗高血压病60例临床观察 [J]. 辽宁中医杂志, 2008, 35 (7): 1041-1042.

［85］　吴焕林, 严夏, 刘泽银, 等. 邓铁涛教授浴足方治疗高血压病32例临床观察 [J]. 新中医, 2001, 33 (12): 36-37.

［86］　江巍, 李松, 汪亚峰, 等. 邓老冠心止痛贴辅助治疗稳定型心绞痛疗效观察 [J]. 山东医药, 2012, 52 (30): 50-51.

［87］　心血管疾病康复处方——增强型体外反搏应用国际专家共识 [J]. 中华内科杂志, 2014, 53 (7): 587-590.

［88］　张梓洁. 经-穴体外反搏对急性心肌梗死PCI术后患者的康复作用初探 [D]. 广东: 广州中医药大学, 2019.

［89］　何伟峰, 金政, 吴彤, 等. 国医大师邓铁涛运用中医外治法治疗心血管疾病经验 [J]. 中华中医药杂志, 2020, 35 (2): 690-692.

［90］　陈燕燕, 陈扬波. 白芥子散穴位贴敷辅助治疗慢性阻塞性肺病急性加重期老年患者45例 [J]. 浙江中医杂志, 2021, 56 (5): 357.

［91］仕丽, 王檀. 中药熏洗治疗老年慢性阻塞性肺疾病稳定期的临床观察 [J]. 中国老年学杂志, 2008, 28 (24): 2493-2494.

［92］徐旻灏, 龚卓之, 杜炎远. 五音疗法与五脏调养理论探析 [J]. 中国中医基础医学杂志, 2021, 27 (8): 1228-1231.

［93］陈立颖, 刘文娴, 吴勤, 等. 急性心肌梗死患者焦虑抑郁状态分析 [J]. 心肺血管病杂志, 2013, 32 (2): 155-157.

［94］柯长鸿. 浅析情绪障碍与冠心病 [J]. 河北中医, 2010, 32 (9): 1342-1344.

［95］梁绮敏. 角调治疗混合性焦虑抑郁障碍的临床研究 [J]. 中国现代药物应用, 2017, 11 (7): 188-190.

［96］李力, 周晓玲, 税典奎. 五音疗法结合柴胡疏肝散治疗功能性消化不良疗效观察 [J]. 湖北中医杂志, 2013, 35 (6): 38-39.

［97］风美茵. 语言诱导与古琴音乐对原发性失眠症患者疗效的比较研究 [D]. 北京: 中国中医科学院, 2013.

［98］王建伟, 郑书敏, 王学工. 中医从肺论治冠心病心绞痛理论研究进展 [J]. 河北中医, 2018, 40 (8): 1276-1280.

［99］Poffley A, Thomas E, Grace S L, et al. A systematic review of cardiac rehabilitation registries [J]. European Journal of Preventive Cardiology, 2017, 24 (15): 901689952.

［100］Feng Hsin-Pei, Chien Wu-Chien, Cheng Wei-Tung, et al. Risk of anxiety and depressive disorders in patients with myocardial infarction [J]. Medicine, 2016, 95 (34): e4464-4464.

［101］Kristen A V, Schuhmacher B, Strych K, et al. Acupuncture improves exercise tolerance of patients with heart failure: a placebo-controlled pilot study [J]. Heart, 2010, 96: 1396-1400.

［102］Jiang G Q Y, Wang G M Y, Li L, et al. Electroacupuncture relieves labour pain and influences the spinal dynorphin/κ-opioid receptor system in rats [J]. Acupuncture in Medicine, 2016, 34 (3): 223-228.

［103］Shan J, Yu X C, Fung M L, et al. Attenuated "cross talk" between kappa-opioid receptors and beta-adrenoceptors in the heart of chronically hypoxic rats [J]. Pflugers Archiv: European journal of physiology, 2002, 444 (1-2): 126-132.

［104］Zhao L, Li D, Zheng H, et al. Acupuncture as adjunctive therapy for chronic stable angina: a randomized clinical trial [J]. JAMA Intern Med.2019, e192407.

［105］Lomuscio A, Belletti S, Battezzati P M, et al. Efficacy of acupuncture in preventing atrial fibrillation recurrences after electrical cardioversion [J]. J Cardiovasc Electrophysiol, 2011, 22 (3): 241-247.

［106］Yin J, Yang M, Yu S, et al. Effect of acupuncture at Neiguan point combined with amiodarone therapy on early recurrence after pulmonary vein electrical isolation in patients with persistent atrial fibrillation [J]. J Cardiovasc Electrophysiol, 2019, 30 (6): 910-917.

第五部分

心肺重症康复

第四十一章
重症监护病房内的监测系统、管路及其他设备

引　言

　　重症监护室（intensive care unit，ICU）因为患者病情严重，病情随时发生变化，因此造就了许多的监护和监测技术以达到病情的快速诊断和处理，这就需要专门设计相应的管线、管道，装备有不同的大小型设备以备抢救时需要。

第一节　重症监护病房的设置及环境

　　ICU病房为医院空调系统外独立的空间（请见图5.41.1），每个重症病床均为独立病室且病室间隔适当，床位间另设有隔离视线的隔帘（请见图5.41.2、图5.41.3，定期清洗）及双侧透明观察窗口（请见图5.41.4），除了让每位患者保有最佳的隐私，亦可减少交互感染及方便护理人员观察患者的情况。所有的空气均经玻璃纤维（fiberglass）材质的空气过滤网过滤，以保证每个病室及护理站的空气质量。对于保护隔离的硬件设备方面，每个ICU病房均设有独立空调的正、负压隔离病房（请见图5.41.5），可供器官移植患者、合并肺结核及新冠肺炎等需要空气隔离的患者使用以避免院内交叉感染。此外关于手卫生部分，每个床位外都有洗手台的设施以及含酒精的干洗液，医护人员在执行治疗前后可

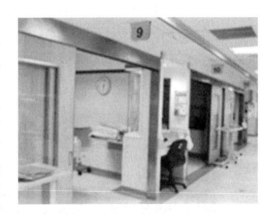

图5.41.1　独立空间设有拉门

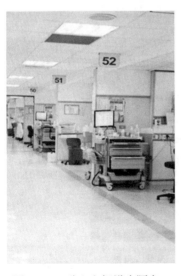

图5.41.2　独立空间设有隔帘

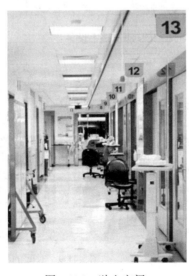

图5.41.3　独立空间

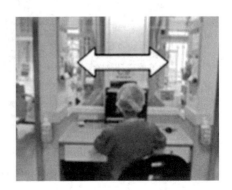

图5.41.4　双侧透明观察窗口

随时洗手（请见图5.41.6、图5.41.7），严格执行洗手七步法，以预防医疗监护相关感染，降低医疗监护交互感染的发生。

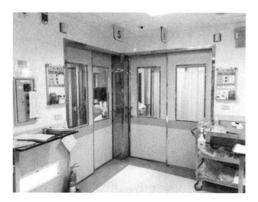

图5.41.5　正、负压隔离病房

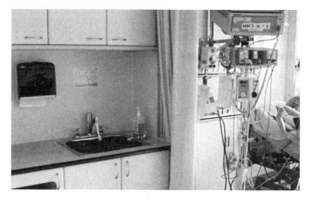

图5.41.6　洗手台设施

ICU病房的患者常因24 h照明、日夜颠倒产生躁动、谵妄，设立重症艺术监护病房（art healing intensive care unit），设计重症情境智能照明系统（smart lighting system）含6段不同情境灯光，包括静谧的夜、璀璨繁星、舒眠月光、午后时分、暖阳斜照、旭日东升（请见图5.41.8）。医护人员进出，灯光自动感应照明、熄灯，于不同时间调整，营造日夜不同氛围，增进患者睡眠质量，也改善患者谵妄症状。另外，每间病房天花板有春夏秋冬不同季节及漂浮群岛的艺术画作（请见图5.41.9），让患者及家属能有温暖、放松的感觉。此外，患者及家属进入ICU病房常因陌生环境产生焦虑、害怕，完整的重症数字沟通智能平台，以"我们是一家人"的概念，设置ICU病房数字智能沟通平台（innovative smart critical communication platform）（请见图5.41.10），

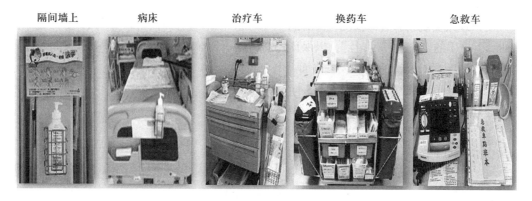

图5.41.7　ICU病房洗手设备

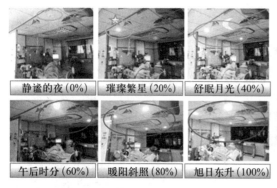

图5.41.8　重症情境智能照明系统

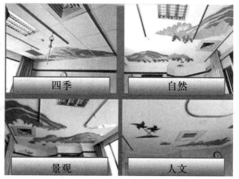

图5.41.9　时间的颜色篇：四季、自然、
人文、景观

让患者及家属经通过床前的实时传输电视屏幕，了解病情、诊疗计划及相关监护，促进医患之间相互了解。也可另外放置亲友照片或输入患者爱好的歌曲、音乐，让患者心灵得到平静与归属感。此外每个病房都有窗户，可以让患者感受户外的阳光（请见图5.41.11），可以让患者清楚的感知到白天及黑夜，减少因住ICU病房而导致的时间感不确定，这种先进的人性化的空间环境设计有利于患者恢复，是先进、成熟ICU病房的标准设计。

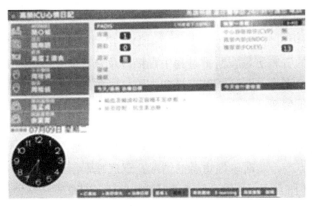

图5.41.10 重症数字智能沟通平台2.0

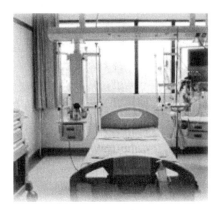

图5.41.11 空间靠窗采光明亮

第二节 ICU病房的监测系统及整合临床医疗信息系统

随着1950年计算机工业的发达，医疗机构开始推动健康监护信息化的概念，1980年护理信息系统即应用于临床看护工作，并将计算机导入护理实践中，至1990年以后信息科技已成为健康监护环境、医护实务与医护专业不可缺少的一部分，当今信息与网络蓬勃发展的时代，医疗信息系统的建置已成为医疗机构发展不可或缺的一部分。信息系统的应用，是期望达到患者安全的维护、提升临床看护质量、并营造一个和谐的工作环境的目的，因此信息科学在医院的应用已成为医疗机构发展的重要策略。在患者安全方面，65%以上的原因为医疗团队间沟通不良，随着跨领域、跨学科合作及团队合作的推广，提升沟通的有效性逐渐受到各医疗机构的重视，借由信息系统的提醒、警示或识别，医嘱的适当性辅助如合适剂量的测算，治疗结果的追踪随访如危急值的主动传呼及回复追踪，应作检查的追踪、提醒及医疗临床决策支持等，以协助临床医护人员之实务工作，进而达到患者及工作环境安全的维护。

在临床一线，护理人员是最主要的患者监护者，每天24 h接触患者，工作内容繁杂且专业性要求高，护理人员须直接参与患者的监护，并且在传统的临床模式中面临复杂的作业流程及工作环境，这造成多数护理人员工作负荷量大增。而信息化的导入可让护理人员通过信息的整合，将输入的医疗记录转存并于计算机中并加以运用，尤其是ICU病房每天需处理复杂且变动频繁的数据，护理人员既可兼顾医疗照顾者并准确记录又能降低人为原因造成的医疗疏失或记录错误，进而减少临床工作压力，建构一个安全的工作环境。

临床信息系统（clinical information system）发源于美国，是指患者信息管理系统，其系统设计着重于能自动收集床边相关生理监护仪及医疗仪器整合，并通过中央监护仪、床旁监护仪、呼吸机传导及动脉血气体分析仪汇入临床信息系统，自动带入相关信息系统资料如住院系统的患者基本资料、检验、检查系统的资料等，医疗人员也可直接输入相关的记录，在此系统中将相关的资料加以整合成为重症整合信息监控仪表板（critical care smart dashboard），以利迅速掌握重症患者病情，让医护人员实时提供重症患者适当的初步处置及治疗，再与整合临床医疗信息系统交互结合，将患者实时的临床信息输出并跟各团队间的意见相结合，如全人医疗监护平台（holistic care platform），其可让重症团队的治疗意见实时沟通，将彼此对患者最好方案的选择紧密结合，又由此临床信息系统产出实时临床信息、计算APACHE Ⅱ计分、组合式监护、显示异常警示讯息及相关统计报表等数据，用于每月定期与临床信息系统工程人员开会并随时更新信息、掌握所有进度。此后再利用整合临床医疗信息系统提供组合性监护的临床功能，例如自动化检测病危早期警示系统（innovative early warning system）可改善院内非预期性心跳骤停发生率，人工智能（AI）败血症早期预警系统（severe sepsis AI prediction system）可及早检测败血症的发生，提升败血症患者监护的质量，心肌梗死监护系统（comprehensive acute myocardial infarction system）可提供完整心脏ICU以及肺高压重症团队监护模式（multidisplinary team care in pulmonary hypertension），整合多学科并肺高压患者最完整及详细的监护，此外还可协助临床医护人员将疾病相关的治疗进行量化管理，如临床评估、数据分析及统计等功能。

ICU病房对于信息系统的需求是医疗监护环境中最重要的部份，因为在ICU病房的监护过程中，会产生许多不同性质、来源的患者资料，这些复杂且重要的资料更是在监护过程中直接涉及患者的存活，需要跨团队的沟通协调，加上医疗决策的时效性与紧急性、患者个体化病情的差异性和医疗资源的高度耗用等因素，对于信息系统的挑选指标，有警示功能的可以避免报警延迟或错误的发生，更需考虑其和临床程序和支持环境整合的整体性。因此有不同的模式，如重症疼痛及躁动智能导航信息系统（pain and agitation smart navigation information system）可智能指导调整药物，以利缓解重症患者疼痛及躁动；重症谵妄智能评估系统（delirium smart assessment system）可让护理人员轻松评估谵妄，实时掌握患者的情况；重症睡眠信息评估系统（sleep smart assessment system）创新七级重症患者睡眠评估方式，可提升患者良好睡眠质量；重症管路整合信息监护系统（integrated infection control information care system）智能化管路感染组合式照顾，提升重症患者安全照顾；呼吸机信息化自动停机筛查提醒系统（automatic screening reminder system for ventilator weaning）可数字化整合患者信息，筛查可撤离呼吸机的患者，让患者可以及早脱机，自在呼吸新鲜空气；重症患者5天提醒导尿管移除机制（world leading critical patients 5 days foley removal reminding system）叮减少尿路感染的发生。

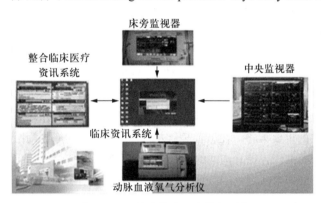

图5.41.12　整合临床医疗信息系统

整合临床医疗信息系统（integrated clinical medical information system）（请见图5.41.12），甚者可以为提供重症早期康复智能监护系统（smart early goal directed mobilization system），全自动提醒医疗人员早期目标导向康复及主动筛查多重抗药性细菌感染预防系统（prevention isolation to prevent multi-drug resistant bacterial infection），减少超级细菌院内散播的机会。最后还可以提供重症医病共享决策（critical care shared decision making），以提升医病沟通及建立良好的医患关系，减少医疗纠纷发生。

第三节　重症监护病房常见的管线

一、气管内管

气管内管（endotracheal tube）（请见图5.41.13），以直接式喉镜辅助经口腔的气管插管是目前最主要的方式。

其适应证为保护呼吸道，解决阻塞问题，提供机械通气及氧气治疗、呼吸衰竭、休克、颅内高压产生的过度换气，减少呼吸功及促进肺部卫生。

但ICU病房常需面对插管困难或高传染性的患者，医护人员需行紧急（emergent）插管，故在呼吸道处置前应掌握患者的临床状况、血管内容积量、血液动力学、呼吸道困难程度评估等数据，来决定是否需要辅助技术以执行气管内管插管，因此需要常规备用影像式喉头镜或影像式插管探条来应对紧急情况（请见图5.41.14）。

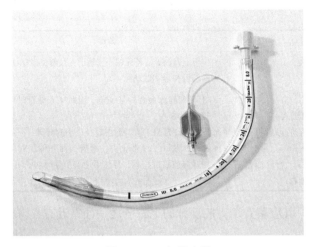

图 5.41.13　气管内管

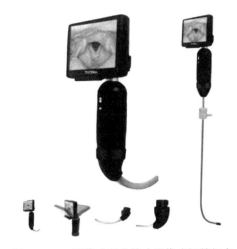

图 5.41.14　影像式喉头镜或影像式插管探条

气管插管过后，医护人员要预计患者是否会有明显的血液动力学变化。交感神经的刺激会导致高血压和心率加快，部分患者需要降血压或镇静药物处理，而静脉回流的减少伴随着正压通气也常会造成低血压和心输出量下降，甚者造成恶性心律失常或心搏骤停。

二、中心静脉导管

中心静脉导管（central venous catheter，CVC）（请见图 5.41.15），每次执行侵入性的中心静脉导管置入都必需保持完善的无菌技术。成功置入后或是曾尝试放置于锁骨下或颈内静脉后，均需进行一次胸部 X 线检查，以确认没有气胸、血胸的发生，管路处于适当的位置且管路尖端应位于上腔静脉中而不是在心房中，才能避免心脏穿孔和栓塞的风险。

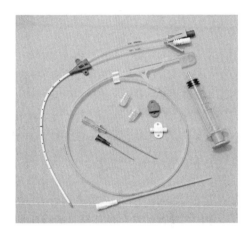

图 5.41.15　中心静脉导管

适应证：监测血液动力学的中心静脉压（central venous pressure，CVP）、监测心脏填充压（或称充盈压，filling pressure）、外周静脉穿刺失败、需注射刺激性、腐蚀性药物或高张溶液时、长期性给药（肠外营养治疗、化学治疗、长期抗生素治疗、长期止痛药注射）、作为暂时性血液透析的管道（如血液透析或血浆置换）以及需大量或快速补液。

三、经外周血管穿刺置入中心静脉导管术

经外周血管穿刺置入中心静脉导管术（peripherally inserted central catheter，PICC），是一条细长的导管，经由手臂上静脉通往上腔静脉的一个中心静脉管路通道见表 5.41.1。其为短期和长期都可考虑使用的中心静脉系统通路，可用于静脉注射治疗、高压注射显影剂、中心静脉压监测和抽血，通常可以用来给予静脉药物及静脉营养。此导管可以减少频繁的注射周边静脉留置针次数所带来的疼痛不适感以及可减少药物注射在细小周边血管导致的静脉炎，甚至可预防潜在性的药物或显影剂外漏带来的感染及伤害。

表 5.41.1　可供考虑适合置入 PICC 的静脉

血管名称	解剖位置	优点	缺点
贵要静脉	沿二头肌内侧上行，最后注入腋静脉	• 经常用于置入 PICC 的静脉 • 管径通常很大 • 血管走向很直	所在位置较难进入或执行监护

续表

血管名称	解剖位置	优点	缺点
肱静脉	位于手臂深处的肱静脉有两条，都与肱动脉包覆在同一个筋膜鞘内	血管直径比较大	• 位于上臂深处，若无超声波辅助无法看见或触摸到 • 紧邻臂神经和肱动脉
头静脉	沿手臂下行，经二头肌外侧，再往下进入前臂外侧	• 浅表 • 可以从肘前窝进入 • 使用拐仗行走的患者可选择使用头静脉 • 属于浅层静脉，所以通常适用于肥胖的患者	由于与腋静脉会合处呈锐角，因此穿入导管时可能遭遇困难 • 头静脉通常是手臂静脉中管径最小的静脉 • 头静脉位于二头肌上方，手臂屈曲和伸展时可能造成导管过度移动，导致不适及手臂活动受限

放置成功后应利用胸部X线片确定PICC尖端位置，其应留置于上腔静脉的下三分之一处靠近右心房交界处（请见图5.41.16）。

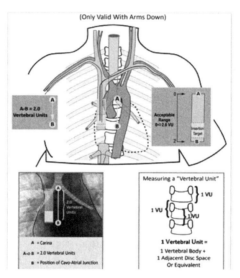

图5.41.16　PICC尖端位置

PICC导管的特色及其导管的材质见表5.41.2。

表5.41.2　PICC导管的特色及材质

材质	优点	缺点
硅胶	• 弹性极佳 • 对许多化学物质（例如酒精）具有抗性 • 具生物兼容性	• 管壁较厚，使流速降低

材质	优点	缺点
聚氨酯	• 导管置入后在体内会变软 • 具生物兼容性 • 管壁较薄，因此流速较快 • 比硅胶较不易形成血栓 • 念珠菌感染的发生率较低	• 暴露于酒精或乙醇可能使导管变得脆弱

• PICC适应证：①外周静脉注射困难；②长期静脉药物治疗；③持续性给予起疱性药物或高刺激性药物（血管升压素，癌症治疗如化学治疗药物及标靶治疗）；④给予高渗透压和极端酸碱值药物（如全静脉营养：如果病情需求无法经由口进食，可建立一条PICC管来给予患者全静脉营养补充；感染的治疗：感染患者需静脉给予抗生素及抗霉菌药物）；⑤频繁抽血、输血或含显影剂的影像学检查（患者执行CT检查时注射高压显影剂）；⑥凝血功能不佳（血小板低下）；⑦胸部及颈部解剖位置异常，可能导致置放困难CVC者；⑧有气管切开或使用颈圈的患者。

• PICC的禁忌证：①注射部位烧灼伤、皮肤感染、发现预定的插管部位曾接受放射线治疗、置入部位曾发生静脉栓塞，或曾接受血管手术；②出现已知或疑似的装置相关感染、菌血症或败血症；③慢性肾衰竭，终末期肾脏病患者（可能利用肢端制造自体动、静脉瘘管的患者）；④上臂血管直径小于3～4 mm；⑤置入部位出现局部组织病变，例如皮肤炎、蜂窝组织炎或烧灼伤。发生挛缩、曾接受乳房切除术、目前罹患血栓性静脉炎、接受放射疗法、有心脏起搏器导线、使用拐杖行走，置入PICC之前务必谨慎，仔细完成评估；⑥持续性咳嗽、呕吐（容易造成导管位移）。

PICC置入的风险为出血、神经损伤、心律不齐（导管置入太深）、感染以及导管阻塞。

PICC非常适合需要中长期静脉药物治疗的患者，目前已经可在各专科病房见到，包括居家使用。但是非常重要的是，护理方面的导管维护及医师方面的置放技术是非常基本及重要的，各家医院都应该有PICC的监护准则，护理人员关于导管的继续教育和训练是非常重要的；若是在床边置放，专门专责的医师团队执行置放步骤，这是应该被推荐的，这样可以减少外周置入中心静脉导管后续可能带来的合并症。

四、急性（短期、暂时性）血液透析导管

急性（短期、暂时性）血液透析导管（请见图5.41.17），需接受血液透析治疗者使用暂时性血液透析管路包含股静脉导管（femoral venous catheter，FVC）及颈静脉导管（jugular venous catheter，JVC）。血液透析导管通路需提供快速的血流速度300～425 mL/min，每次血液透析时间3～4 h、每周三次。非隧道式双腔静脉导管适用于需要立即性、短期的血液透析通道建立，例如急性肾衰竭、动静脉血液透析瘘管血栓。大于2周或慢性血液透析患者

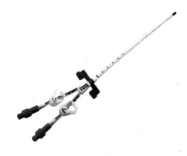

图5.41.17 血液透析导管

较适合植入隧道式血液透析导管。大部分的急性血液透析导管材质为聚乙烯。急性血液透析导管置入建议使用超声波引导技术，常见置入血管为内颈静脉及鼠蹊部（腹股沟处股）静脉，以减少合并症的发生，置放锁骨下静脉易发生血管狭窄、血栓及穿孔。

第四节　ICU病房的其他设备

ICU病房运用各项精密的医疗仪器设备，从用于评估的生理监护仪、非侵入性血液动力监护仪及心脏血液动力学监测设备，到用于诊断的心脏超声、十二导联心电图和ECMO、主动脉内气囊反搏与温度调节系统等，医疗仪器设备均依照医疗仪器校验管理规范，定期执行医疗仪器或相关器材的维护、检查、测试、保养或校验工作，以确保医疗仪器符合准确度的要求，保障医疗人员及患者使用安全，提供24 h密切的ICU与监测。

一、12导联心电图

12导联心电图（见图5.41.18），12导联心电图监视是由十个电极所组成的十二个导联，记录心脏于三维空间中不同角度的心电活动，以了解心脏各区域的状况。

二、心脏除颤仪

心脏除颤仪（见图5.41.19），是应用电击来抢救和治疗心房颤动、心房扑动、心室颤动、心室扑动和室性心动过速等严重威胁生命的心律失常的医用电子治疗设备，是医院必备的急救设备。

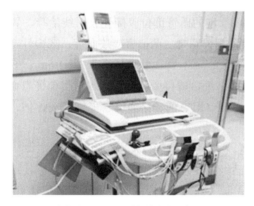
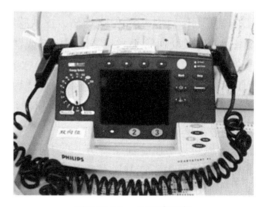

图5.41.18　12导联心电图机　　　　　　　　　图5.41.19　心脏除颤仪

三、非侵入性血液动力监护仪及心脏血液动力学监测设备

非侵入性血液动力监护仪及心脏血液动力学监测设备（见图5.41.20），为非侵入式、长时间、连续性测量血液动力学参数的仪器。

四、主动脉内气囊反搏

急危重症医疗单位用于治疗严重的心力衰竭，当医生无法依靠药物来维持患者的血循环（如患者处在严重的休克状态下）时，就可能会需要使用到机械性辅助循环系统。其中主动脉内气囊反搏（intraaortic

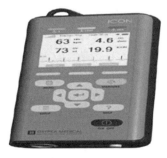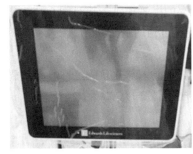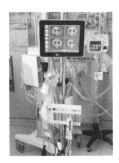

图5.41.20　非侵入性血液动力监护仪及心脏血液动力学监测设备

balloon pumping，IABP）（见图5.41.21）是最广泛也最简单使用的辅助循环系统，在紧急情况下容易且能更快被施行。

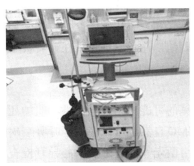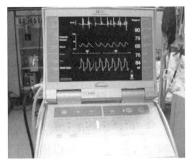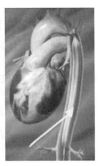

图5.41.21　主动脉内气囊反搏

IABP的基本原理是将一个气囊导管经由鼠蹊部股动脉引导进入降主动脉靠近主动脉弓处，当心脏收缩时气囊会消气，因此可以降低心脏的后负担（也就是降低主动脉内的阻力）。而当心脏舒张时气囊则会充气扩张，如此一来可以将血液回压到升主动脉，再经过冠状动脉来增强血液灌流量。

IABP的主要使用时机是在有心源性休克（心脏输出指数小于1.8 L/min/m²，收缩压低于90 mmHg，肺毛细血管楔压高于20 mmHg及低心脏输出症候群）的患者，例如因为急性心肌梗死、心力衰竭或是手术中无法脱离人工心肺机等都可考虑使用。但某些情况如严重主动脉闭锁不全、主动脉夹层或主动脉瘤等状况则禁止使用。IABP的使用也可能产生并发症，包括下肢因动脉插管造成的缺血（严重情况需要截肢）、血栓的生成、伤口出血、气体栓塞或败血症等。除此之外并非所有的休克状况都是IABP的适应证，比如败血性休克，使用IABP不仅对患者没有帮助，甚至可能会加重其病情。因此使用时务必谨慎评估，先确定患者是否合并有明显的心脏功能缺损的问题，需要的话通过心脏超声或肺动脉楔压导管等来帮助鉴别休克类型，才不会造成IABP的误用。IABP没有办法对处于心脏停止或是心室震颤的患者提供辅助效果，基本上患者还是要有一定的心输出量才行。

五、体外膜氧合

体外膜氧合（extra-corporeal membrane oxygenation，ECMO）（见图5.41.22），又被称为叶克膜体外维生系统或体外循环膜肺支持疗法，是利用泵将急性心肺衰竭患者的静脉血液引流至体外，经氧合膜进行气体交换后再回输到患者动脉或静脉内。这是一种医疗急救设备，主

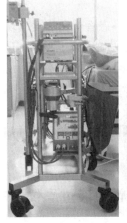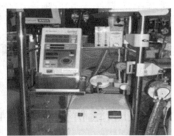

图5.41.22　体外膜氧合ECMO

要用途是为严重呼吸或循环功能衰竭的患者提供较长时间心肺功能支持，以让患者度过生命的危险期，直至心肺功能恢复。当患者心肺功能呈现不可逆时，亦可为其提供心肺移植等待受赠机会的"暂时性"心脏及肺脏支持。

目前体外膜氧合已被广泛地使用于成人与儿童的急性心肺疾病，包括急性呼吸窘迫症候群、心脏手术后的心力衰竭、急性心肌炎、急性心肌梗死引发的心源性休克等。

（一）体外膜氧合的原理

ECMO的基本配备包括血管管路、动力泵（人工心脏）、体外氧合膜（人工肺）和加热器。根据回心血液管路不同，ECMO可分为静脉（V-V转流：Venovenous ECMO、VV-ECMO）或动脉（V-A转流；Venoarterial ECMO、VA-ECMO）。VV-ECMO将氧合后的血液送回静脉系统，通常用于单纯只有呼吸衰竭的患者；而将血液送回动脉系统的VA-ECMO才有支持循环系统的功能。所以，用于心源性休克患者的叶克膜一律使用的是VA-ECMO。泵（人工心脏）在血液管路通畅、血流量充足的状况下，可提供人体每分钟8~10 L血液的转运。体外氧合膜（人工肺）则可在体外进行气体交换，提供100%的氧气和二氧化碳的交换功用。加热器主要是用来维持血液的体温，但临床使用上也可以关闭加热器，进行低温疗法以避免脑部组织在缺氧状况下受损。

（二）ECMO的适应证

VA-ECMO主要用于心源性休克的心肺支持。造成心源性休克的可能原因包括急性心肌梗死、心肌炎、心力衰竭的急性恶化和心脏手术后暂时性心脏功能障碍等。VA-ECMO自然也可以应用于呼吸衰竭的患者（例如急性呼吸窘迫症候群）。在新生儿与小儿患者上，可以使用于紫绀型先天性心脏病的心导管检查、吸入性胎便肺炎症候群、先天性横膈膜疝气以及顽固性肺动脉高压等情况下。其他可应用的特殊情况如神经外科手术需体外循环者，例如基底动脉瘤手术、气道外伤，必须气道手术以及极低体温（核心体温≤30℃）。

（三）ECMO的禁忌证

ECMO的功能在于暂时取代患者的心肺功能，使已受损的心肺系统获得喘息，争取等待心脏移植的时间。换言之，如果患者没有心、肺功能障碍的问题，或病情已严重到无法逆转，例如多重器官衰竭、无法治愈的恶性肿瘤、或严重中枢神经损伤（如严重颅内出血或头部损伤或脑干不可逆损伤，导致双侧瞳孔放大及无对光反射），临床上就比较不适合使用叶克膜。考虑到可能造成的并发症，有无法控制的大出血（ECMO过程中会使用抗凝血剂，用后若是出血便更难控制）或严重主动脉瓣返流的患者也不适合。最后，ECMO主要用于疾病的急性期，若呼吸衰竭超过10天以上仍无法脱离呼吸机的患者使用ECMO的预后极差，因此也是相对禁忌证。80岁以上的患者亦为相对禁忌证。

（四）ECMO的并发症

使用ECMO超过7天以上，患者就会陆续出现各种并发症。最常见的并发症是应用大量抗凝血剂引发的内出血（34%）和ECMO导致的血栓（17%），还有因血细胞被破坏引起的溶血现象（大量溶血会导致肝、肾衰竭）、ECMO管路的感染问题等。超过7天无法脱离ECMO的患者能存活至出院的比例明显降低，且存活者生活起居无法自理、需依赖家人照顾的比例偏高。96%的存活者依赖ECMO的时间小于3周，延长使用无法有效增加存活率。此外，如果放置VA-ECMO时选择从股动脉放置动脉管路，部分患者会因血液循环受阻而引发远程的肢体坏死。预防性地在股动脉远端放置一支动脉管路，可以维持远端肢体的血液循环，避免此并发症的发生。

六、血液透析机及连续性血液过滤仪

在ICU病房中常有休克及多种器官衰竭合并急性肾衰竭的患者，常需要使用血液透析机及连续性血液过滤仪（见图5.41.23）来进行肾脏替代性治疗（renal replacement therapy，RRT），以达到降低尿毒素、移除水分及供给静脉营养注射的目的。肾脏替代性治疗方法包括间歇性血液透析（intermittent hemodialysis，IHD）、连续性静脉-静脉血液过滤术（continuous venovenous hemofiltration，CVVH）及连续性动脉-静脉血液过滤术（continuous arteriovenoushemofiltraton，CAVH）。其使用扩散（diffusion）或对流（convection）原理去除多余的水份及代谢废物。

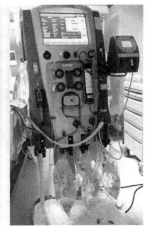

图5.41.23 间歇性血液透析及连续性动、静脉血液过滤

七、体温管理系统

人类是恒温动物，身体会自然抵抗过冷过热的环境。控制体温绝非易事，不稳定的控温易让患者产生心律不齐、颅内压异常、出血等副作用，增加患者的风险。用体温管理系统进行温控疗法已是国际趋势，该系统会主动读取患者的中枢体温，让计算机自动控制患者体温。目前体温管理系统（targeted temperature management，TTM）有体内导管置入式或体外包覆式（见图5.41.24、图5.41.25），均以核心温度的监测来执行与调整。虽然目前没有证据显示哪一种策略比较好，但已知应该避免过量的冰生理盐水，因其可能造成高容量血症。

体内导管置入式

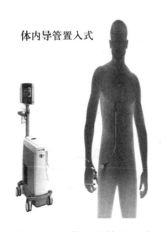

体外包覆式

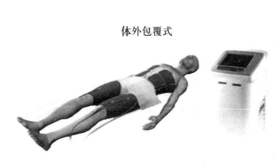

图5.41.24 体内导管置入式　　　　　图5.41.25 体外包覆式

目前体温管理是心脑复苏过程中重要的一环。心跳停止经急救后复苏、意识仍不清的患者，常因急救时中枢神经系统或其他重要器官血氧和灌流的缺乏，造成广泛且严重、无法复原的神经功能损伤（如缺氧性脑病变成植物人状态）或其他重要器官的衰竭（如肾衰竭等）。患者就算恢复生命征象，也永久丧失了正常回归社会的功能。故早期恢复灌流到脑及其他器官对于器官功能恢复的效果最好且成功率最高。

患者心跳停止后，特别要注意体温不可以过高，因为体温每下降1 ℃，脑部的氧气代谢率可以减少约7%，亦可使全身新陈代谢降低，进而减少细胞组织对氧气及营养的需求。若患者在急救恢复自主循环之后仍呈现昏迷状态，建议体温管理目标体温维持在32～36 ℃的核心体温至少24 h。对于院外发生的因心室颤动及无脉性室性心动过速引起的心脏骤停，目标体温管理亦可以降低死亡率，并增进神经系统的恢复。而所谓的低温疗法就是指将心跳停止经急救后复苏后12 h内，在镇定、止痛、麻醉及抗癫痫药物使用且重症监护监测环境下，将核心体温降低且维持于32～34 ℃，维持目标温度24 h后以每小时0.25～0.5 ℃速度回温，且于72 h内控制体温以衡定于37.5 ℃以下的治疗。

心跳停止的低温疗法，其适应证为心跳停止患者，进行复苏急救后意识仍不清者（GCS＜8）或无遵循口头医嘱（motor＜6）。其排除条件为恢复自主循环＞12 h、脑出血、收缩血压＜90 mmHg或平均动脉压＜60 mmHg、未控制的大量活动性出血、无法终止的致命性心律失常、在心跳停止前即昏迷或长期意识障碍（感觉功能缺损）、难治性休克、严重感染症及终末期疾病。

　　早产期新生儿低温疗法，其适应证须符合下列三项：①出生周数≥36周；②事件发生后6 h内实施；③出生后有"中等严重度"至"重度"脑病的证据，且有下列任一项情况：①出生后1 h内严重酸中毒（severe acidosis），血液pH≤7或碱剩余（base deficit）≥16 mmol/L（采血来源：动脉血或静脉血均可）；②出生10分钟时的Apgar分数≤5分；③出生后持续急救至少10 min。

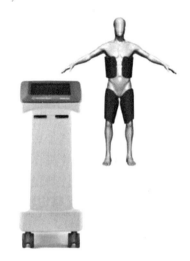

图5.41.26　非侵入性体温调节系统

　　体温管理系统适用于各种年龄心跳停止的患者，院内心脏骤停IHCA、院外心脏骤停OHCA（无脉性电活动PEA，心搏停止VT室速，VF室颤Asystole，VT，VF），即便是出生后6 h内的中重度缺氧缺血性脑病（hypoxic ischemic encephalopathy，HIE）的新生儿。目前体温调节系统已纳入台湾全民健康保险的非侵入式温控系统（见图5.41.26），此特材为创新功能类别特材，搭配体温调节系统来监测和控制患者中枢体温，相较传统冰毯可精准且快速地达到降温效果，以提高存活率及降低脑部缺氧，并可设定回温温度及时间，以维持稳定的低温状态达到治疗效果。专为急重症患者设计的体温调节系统，有中文接口和人性化操作，减轻护士工作负荷；有实时温控图与警示说明窗，供医师快速判读病情；系统全程数字监控患者体温，让医护人员更专心于监护患者。温控传递垫系生物兼容性水凝胶，模拟浸没水中的效果，仅需黏附丁部份体表即可获得良好的温控，并可通过各项影像检查、非侵入式疗程，亦降低感染与出血的机会。

　　难治型颅内高压（refractory intracranial hypertension）亦可考虑低温疗法（therapeutic hypothermia）。一般患者若没有颅内压升高，神经科低温疗法的适应证就是用药物没办法治疗的发热，才会用体温管理系统。但若因头部外伤或出血性中风造成的颅内高压，以传统治疗方式如头部抬高30度、降颅内压药物、开颅手术或深度镇静等都没办法使颅内压降低并维持良好的脑灌注时，使用低温疗法降低患者体温并维持体温稳定状态至少7 d，是可以缓解难治型颅内高压，并增加患者的存活机会。其适应证为出血性中风（SAH或ICH）已采用常规物理或药物治疗且无外科手术降颅内压适应证，颅内压仍处于20 mmHg＞10 mins者。排除条件为颅内占位如血块、脑水肿、水脑症（脑积水）等，符合手术适应证但未进行手术者，脑梗死患者及自发性低体温者（＜32 ℃）。

八、全日光谱仪重症光疗

　　全日光谱仪（见图5.41.27）于2018年7月开始用于进行重症光疗，于患者眼上方45°角处照射，其剂量为10 000 lux（两个power全开）照射至少60 min，有利于改善患者的谵妄状态。

九、移动式X光机

　　移动式X光机（见图5.41.28），可以推到床边为患者作检查，主要是用来服务ICU病房患者，尤其是氧气机或呼吸机随侍在侧，稍微移动就可造成生命征不稳定的患者。

十、康复设施

　　康复仪器设备需考虑质与量及安全性。为提供优质且安全的康复服务，本ICU病房配备的康复系统包括随时随地都可观察并记录生理参数的全程守护康复生理监控系统、可协助患者移动并且预防跌倒的全品项康复悬吊系统。

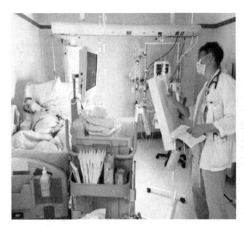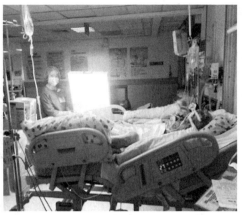

图 5.41.27　全日光谱仪重症光疗

（一）全程守护康复监视系统

设置最完备的康复监视系统，无所不在的心电生理监视系统。心肺手术与重症患者的康复活动需要严密的生理监控，方能让治疗人员实时掌握病况，提供最符合患者现况的康复训练。本系统包括无线传输血氧心电图监控设备，提供病房区 24 h 无线网络传输可携式血氧心电图监控设备；ICU 病房生理监控系统，提供治疗人员执行训练时可更有依据，让康复训练更安心、无死角；心肺功能测试生命征象监控系统，提供医生对患者更实时、安全、有效的评估依据。

1. ICU 病房生理监控系统（见图 5.41.29）　ICU 病房区是各医院的急重症中心，由于患者状况处于不稳定的状态，此时康复介入需要生命征象做为介入的依据。根据美国运动医学会（ACSM）的心脏患者活动建议：当患者在病况稳定且无运动测试前，给予的运动量必须让心跳相较于休息时增加次数<20下。因此在 ICU 病房中完整的生理参数监控是重要且必须的活动参考依据。

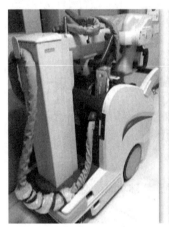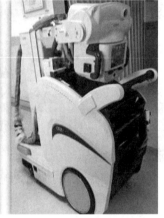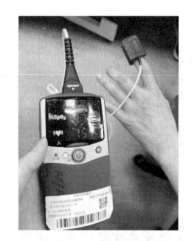

图 5.41.28　移动式 X 光机　　　　图 5.41.29　生理监控系统

2. 无线传输血氧心电图监控设备（见图 5.41.30）　本系统为可携式、无线 WiFi 传输系统，全院有网点的地方都收得到，无论任何时刻治疗人员或家属带着患者活动，病房端皆可掌握患者实时的生理变化，即便患者不在病房亦可监控。

（二）康复悬吊系统

康复悬吊系统为安全康复的好帮手，在患者下床活动时使用可预防跌倒。是领先于各 ICU 病房的设施，轨道式悬吊设备在不同情况下协助患者提早下床，避免并发症。另外于专科病房及心肺治疗室亦可使用移动式悬吊系统及固定式悬吊系统。

1. 移动式悬吊系统（见图5.41.31） 位于康复训练区，适用于下肢无力与高度跌倒风险者。

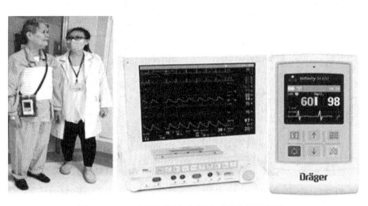
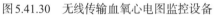
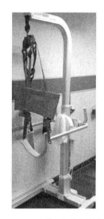

图5.41.30　无线传输血氧心电图监控设备　　　　　　　图5.41.31　移动式悬吊系统

2. 固定式悬吊系统（见图5.41.32） 位于心肺功能评估区，适用于孱弱患者执行心肺功能评估时，增加安全性并预防跌倒。

3. 轨道式悬吊系统 悬吊式轨道心肺功能康复系统（Oeverhead lifting rehabilitation system in intensive care unit）（见图5.41.33）位于ICU病房区，可增加患者下床的安全性与活动次数，重症患者可以放心下床，提早康复。本院首创心脏外科ICU病房及悬吊式轨道心肺功能康复系统，协助心肌梗死或心脏手术后的重症患者下床康复。让患者无须移动到康复科，也可以在ICU病房医护人员的监护下早日下床康复。

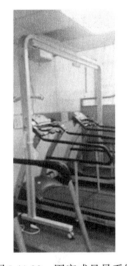
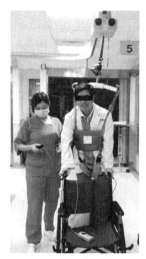
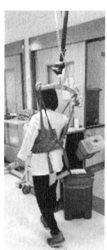
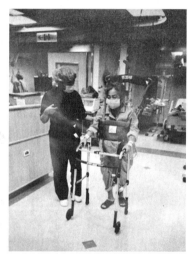

图5.41.32　固定式悬吊系统　　　　　　　图5.41.33　悬吊式轨道心肺功能康复系统

（三）升降式步行训练机（见图5.41.34）

提供患者初期康复，养护中心老人步行辅助的最佳设备。同时可用来移动患者至床边或椅前，且跨部座位可直接由床上或轮椅上举起到行走，对患者最安全及舒适的保障，并减少移动或站立不稳的危险性，减少意外的发生。

（四）重症虚拟现实运动会（virtual reality rehabilitation games in intensive care unit）

重症患者快乐运动康复，患者及家属心情都将放松。

1. 重症VR康复（见图5.41.35） 患者穿戴无线头盔（VR oculus），手拿传感装置，脚踏躺卧式运动器械，以虚拟现实辅助方式，个体化量身设计6阶段《重症临床运动康复处方》，适合于早期运动及呼吸诱发运动，

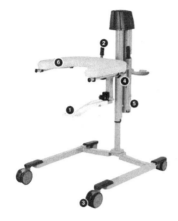
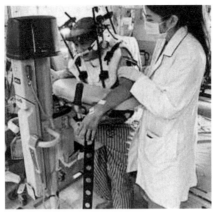
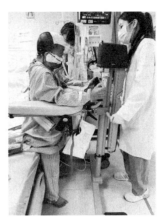

图 5.41.34 升降式步行训练机

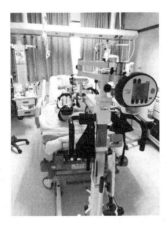
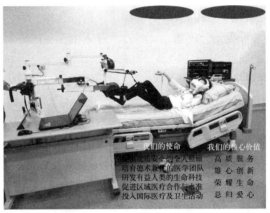

图 5.41.35 VR 康复

有助于减少血管内炎症反应和并发症、呼吸机依赖及促进患者身体及情绪的健康。

2. VR 上肢康复 我们开发两种游戏康复软件，分别为泵运动康复游戏（包含二头肌及上肢肌群训练）及呼吸肌康复游戏，主要目的是希望通过上肢活动并搭配深呼吸来增加患者上肢的关节活动度、肌肉力量以及呼吸肌训练，利用游戏式情境诱发患者的主动回馈，并经由过程中的趣味互动来达到康复的效果。

3. VR 下肢康复 搭配床上运动自行车，结合不同场景让患者飞入世界各地，轻松进行康复。系统可与临床生理监视系统信息连接，实时回馈参与虚拟运动会选手的生理参数变化及警示画面。利用床边主被动式脚踏车，通过虚拟运动会方式来达到下肢关节运动、肌耐力训练及心肺功能训练。虚拟运动会是集结各国不同的特色景色，让患者于床上启动脚踏车时带入世界各地著名地标，通过持续性的下肢活动更换景色，也能激发患者继续执行下肢康复的动机，患者活动过程同步与临床生理监测系统链接，及时回馈患者的生命征象，同时达到安全及有效的康复运动。

（五）标竿创新重症动力光激光治疗（见图 5.41.36）

1. 动力光激光治疗加强伤口早期修复及改善伤口疼痛

（1）根据文献报道，光动力疗法可以改善皮肤伤口愈合的效果，对于存在于伤口中的微生物行光解作用对于伤口成功愈合有显著的益处。作用在于动力光诱导局部急性炎症反应引发免疫系统的激活，加速组织修复。

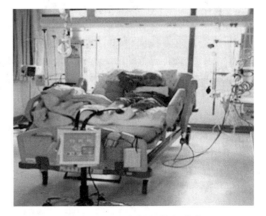

图 5.41.36 动力光激光治疗

（2）红光蓝光原理及波长　不同的光源对于皮肤的穿透性皆不相同，以可见光源来说，红色穿透力最深，蓝色穿透组织的效率是最低的。红光波长为620～750 nm，可以穿透真皮层至皮下组织。蓝光波长为450～495 nm，只能穿透表皮层，因此采用红蓝光进行伤口动力光治疗。

2. 穴道定位动力光激光治疗改善患者躁动

穴位说明：与本院中医部跨科合作，使用红蓝光进行头顶（四神聪穴）或足底（涌泉穴）穴道定位光疗，四神聪穴具有治疗头痛、失眠、健忘、眩晕等作用功效，涌泉穴则具有治疗眩晕、焦躁、失眠、癫痫、头痛等作用。

采用红光进行穴道定位动力光治疗（红光波长为620～750 nm，可穿透真皮层至皮下组织）。为加强大家的认知，由康复治疗师针对重症医护同仁举办"低能量雷射光动力疗法及穴位原理及止痛"课程，提升大家在使用动力光治疗（红光、蓝光）促进伤口愈合的认知。

（六）呼吸机

1. 有创正压呼吸机（见图5.41.37）　经由插管，包括气管内管或气切管来达成呼吸辅助，称为有创性呼吸机。插管可便于清除呼吸道分泌物，让患者及呼吸机连接成密闭系统，达成更有效率的通气及氧合，适用于病情严重或经急救后的患者。

2. 无创正压呼吸机（见图5.41.38）　泛指不经插管（气管内管，气切管）来达到呼吸辅助的机械通气，可通过面罩或鼻塞子（nasal plugs）的接口来达成正压通气的效果。此类呼吸机发展愈来愈精进，适用于轻度至中度呼吸衰竭的患者。

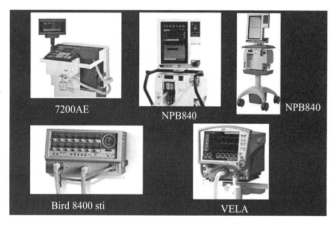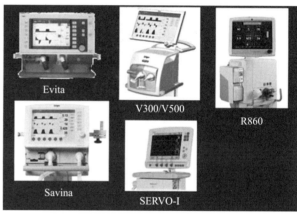

图5.41.37　有创正压呼吸机

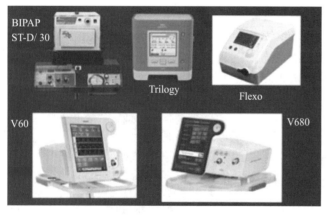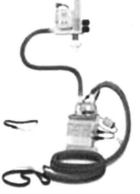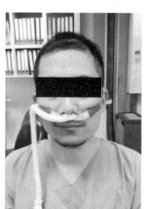

图5.41.38　无创正压呼吸机

（七）高频胸壁振荡治疗（high-frequency chest wall oscillation，HFCWO）（见图5.41.39）

利用高频震荡的方式，轻轻压缩和向上释放胸壁每秒20次，将肺部的痰液松动，以利痰液排出。

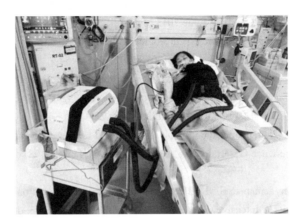

图5.41.39　高频胸壁振荡治疗

结　语

ICU内管线、管道，装备的安装以及配备有不同的大小型设备对于患者的抢救非常必要，需要事先做好相应的准备才能防范于未然。

（台湾高雄荣民总医院　朱炳腾　黄伟春）

参考文献

［1］ Ball M J, Hannah K J, Newbold T R, et al. Nursing informatics: Where caring and technology meet [J]. 3rd ed. New York: Spring, 2002.

［2］ Kennedy R, Daddona A. Critical care applications. In Saba V K, Krinsley J S, Barone J E. The drive to survive: unplannedextubation in the ICU [J]. Chest, 2005, 128 (2), 560-566.

［3］ Saarinen K, Aho M. Does the implementation of a clinical informationsystem decrease the time intensive care nurses spend on documentation of care [J]. Acta Anaesthesiologica Scandinavica, 2005, 49 (1): 62-65.

［4］ Garland A. Imporving the ICU: Part 1. Chest, 2005, 127 (6), 2151-2164.

［5］ Garland A. Imporving the ICU: Part 2. Chest, 2005, 127 (6), 2165-2179.

［6］ Bellomo R, Ronco C, Kellum J A, et al. the ADQ Iworkgroup. Acute renal failure-definition, outcomemeasures, animal models, fluid therapy and informationtechnology needs: the second international consensusconference of the acute dialysis quality initiative (ADQI) Group [J]. Critical Care, 2004, 8: R204-R212.

［7］ Evanson J A, Ikizler T A, Wingard R, et al. Measurementof the delivery of dialysis in acute renal failure [J]. Kidney International, 1999, 55 (44): 1501-1508.

［8］ Gonzalez R, Cassaro S. Percutaneous Central Catheter; StatPearls [Internet]. Treasure Island (FL): StatPearls Publishing; 2021 Jan.2020 Sep 7.

［9］ Ryu D Y, Lee S B, Kim G W, et al. A Peripherally Inserted Central Catheter is a Safe and Reliable Alternative to Short-Term Central Venous Catheter for the Treatment of Trauma Patients [J]. Journal of Trauma and Injury, 2019, 32 (3): 150-156. Published online: September 30, 2019, DOI: https: //doi.org/10.20408/jti.2019.015.

［10］ Pittiruti M, Brutti A, Celentanoetc D, et al. Clinical experience with power-injectable PICCs in intensive care patients [J]. Crit Care, 2012 Feb 4; 16 (1): R21. doi: 10.1186/cc11181.

［11］ Johansson E, Hammarskjöld F, Lundberg D, et al. Advantages and disadvantages of peripherally inserted central venous catheters (PICC) compared to other central venous lines: a systematic review of the literature [J]. Acta Oncol, 2013 Jun; 52 (5): 886-92. doi: 10.3109/0284186X.2013.773072. Epub 2013 Mar 11.

［12］ Cadena P Shoykhet M, Ratcliff J J. Emergency Neurological Life Support: Intracranial Hypertension and Herniation [J]. Neurocrit Care, 2017 Sep; 27 (Suppl 1): 82-88. doi: 10.1007/s12028-017-0454-z.

［13］ Hawryluk G W J, Aguileras S, Buki A. et al. A management algorithm for patients with intracranial pressure monitoring: the Seattle International Severe Traumatic Brain Injury Consensus Conference (SIBICC) [J]. Intensive Care Med, 2019 Dec; 45 (12): 1783-1794. doi: 10.1007/s00134-019-05805-9. Epub 2019 Oct 28.

［14］ Dietrich W D, Bramlett H M. Therapeutic hypothermia and targeted temperature management for traumatic brain injury: Experimental and clinical experience [J]. Brain Circ, Oct-Dec 2017, 3 (4): 186-198. doi: 10.4103/bc.bc_28_17. Epub 2017 Dec 29.

［15］ Polderman K H, Joe R J J, Peerdemanetc S M. Effects of therapeutic hypothermia on intracranial pressure and outcome in patients with severe head injury [J]. Intensive Care Med, 2002 Nov; 28 (11): 1563-73. doi: 10.1007/s00134-002-1511-3. Epub 2002 Oct 4.

［16］ Stocchetti N, Carbonara M, Citerioetc G. Severe traumatic brain injury: targeted management in the intensive care unit [J]. Lancet Neurol, 2017 Jun; 16 (6): 452-464. doi: 10.1016/S1474-4422 (17) 30118-7.

第四十二章
血流动力学监测在重症监护病房康复中的应用

引　言

急重症患者的病情和生命征象的变化是瞬息万变的。前一刻在治疗中逐渐稳定并改善的患者，很可能在下一刻因为病情变化需要使用强心升压药物甚至是种种有创性的支持治疗，来存续其微弱的生命征象。临床状况的急遽转折可能发生在任何重症观察护理的时间点上，甚至是发生在我们为重症患者进行心肺康复的治疗过程中。因此，了解并善用ICU病房场地中各种可以协助我们掌握甚或监测患者临床状况的评估工具（图5.42.1），来预知甚至预防可能发生的病情以及临床状态的变化，是致力于重症患者心肺康复的我们应该予以着墨的基本能力。

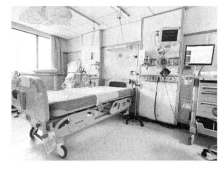

图5.42.1　患者临床状况评估仪器

第一节　生命征象

清楚的意识，正常范围内稳定的体温、脉搏、呼吸频率、收缩压及舒张压血压以及血氧饱和度，是我们用来判断评估患者的最基本参数（图5.42.2），是在没有增加任何先进工具的协助下，我们执行重症患者心肺康复时最基本、需要掌握和注意的重要参数。

医疗上常以格拉斯哥昏迷量表（Glasgow coma scale，GCS）来评估及记录患者的意识状态。这个量表是各类医务人员用来统一描述并且沟通患者清醒程度的金标准，由睁眼、语言、和运动三项表现的总分来评估。医疗上认为意识清楚的患者能够未经叫唤就能维持双眼睁开，未经刺激就能发声表达，且能自主地作任意肢体活动的状态，以满分为15分表示，代表意识清楚。任何偏离此状态的患者皆被认定为有严重程度不一的意识因病情改变的情况，呈现意识改变（轻度）至深度昏迷（重度）不等的差异，昏迷程度越严重者的昏迷指数越低分，小于等于7分表示昏迷，最低为3分表示深度昏迷。越低的昏迷指数分数或任何昏迷指数分数总分降低大于等于2分以上的意识变化，都被认定是病情变化不稳定的表现，需要留意，告之临床人员来做进一步的介入评估及处理。

体温、脉搏、呼吸频率、收缩压及舒张压血压等参数，是我们掌握患者当下临床状况的基本重要生命参数（图5.42.3）。一般而言，这些参数的组合可反应出维持生命所必须的生理功能的整合调节状态，即呼吸、心脏的功能、体温调节，是人体面对任何疾病或伤害时天然具备的求救信号。在疾病发生时，人体维持恒定的机制失去平衡，体温、脉搏、呼吸和血压则随之改变，其中任何一项指标消失都表示个人生命面临极大威胁。一般而言，人体的体温、脉搏、呼吸和血压能经过身体恒定的机制调节维持在稳定的范围内，不同年龄的正常数值略有不同，但变化都不大，这是健康状态的指标，更可作为诊断、治疗及护理、照护上的重要依据。

根据现在的医疗常规，体温的正常范围为36.5～37.5 ℃，脉搏介于每分钟60～100次，呼吸频率则在每分钟12～20次，收缩压正常范围以及舒张压正常范围则分别介于90～140 mmHg以及60～90 mmHg。任何超出正

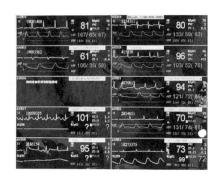

图 5.42.2　生命监测器参数 1

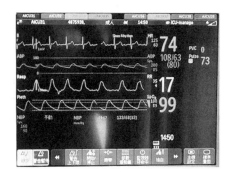

图 5.42.3　生命监测器参数 2

常范围外的生命体征数值皆被认定为患者病情变化可能有危险的征象。举例来说，正常范围外过高的体温可能代表一个未被控制恶化中的感染及炎症，或是药物带来的不良反应；过低的体温则表示患者的代谢状态过度低下；过快的脉率或呼吸频率可能代表患者无法耐受当前面对的生理压力，甚或是所引发疼痛的状态，包括我们所施予的心肺康复亦有可能是诱因；严重的休克状态亦可能以脉搏过速来表现；而过低的脉搏或呼吸速度可能暗示着中枢神经性或是心因性的衰竭状态，不能怠慢轻忽；而过低的血压则更是中枢暨周边组织循环灌流不足最直接且不容忽视的警示信号。

值得留意的是，任一个生命体征变化的异常，罕以单一独立的临床表现发生，当我们发现任一不稳定的生命征象时，应留意其他相伴出现的临床状态的变化并予以评估，有助于我们对于患者状态有更精准的掌握。

血氧饱和度是指血中氧饱和血红蛋白相对于总血红蛋白（不饱和血红蛋白加成饱和血红蛋白）的比例，是另一个需要注意掌握的生命体征。人体血液中的氧气需要维持非常精确和特定的平衡。以医疗常规的认定而言，人体的正常动脉血氧饱和度为 95%～100%。如果该水平低于 90%，则被认为是低氧血症，常见的情况有通气量不足、吸入氧气含量过低、心血管循环障害（如体循环分流、肺循环分流或血管栓塞）、通气与血流灌注比值失调（ventilation and perfusion mismatch）造成死腔通气所致，以及肺泡与肺部微血管间气体交换接口病变等可能原因，需要进一步的检查及对应的处理。上述情况一旦发生，会大幅增加患者的病情严重程度，亦会相应增加心肺康复的风险。

第二节　评估工具

心电监护仪

心电监护仪是医院病房常见的医疗仪器之一（图 5.42.4），主要用途为监测各项生理参数，目的是医务人员提供诊断、照护的监测数据参考之用。目前市面上常见的仪器监测功能有有创及无创性血压、血氧饱和度、心率、心电图、体温、呼吸频率等，而新型的设备则有心输出量等的监测功能（图 5.42.5）。其中心率可借助血压监测、血氧饱和度或心电图得到数据，上述监测功能会根据各品牌、仪器型号不同而有所差别，但是血压、血氧饱和度、心率这三项参数属于这类仪器应具备的基本功能，也是最容易监测的项目。一般而言，ICU 因监护需要，医务人员需要参考的生理参数较多，因为功能复杂，仪器体积相对较大，重量重，通常会架设在病床旁边墙上，此类型心电监护仪的参数监测电路大多已模块化，可依据临床需求适时更换参数模块，甚至可以通过网络联机将数据数据储存于设定好的中央工作站，方便做长时间的患者病理生理数据的跟踪。

以下针对常用的血氧饱和度仪、血压的监测原理简单介绍。

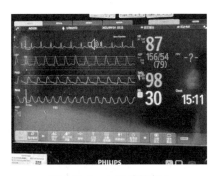

图 5.42.4　心电监护仪 1

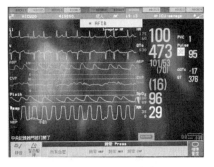

图 5.42.5　心电监护仪 2

（一）血氧饱和度仪

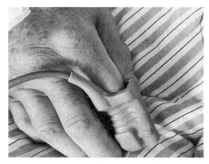

血氧饱和度仪（图 5.42.6）为无创的生理参数测量仪器，用于检测血液中含氧量多少。方法是利用两单波长的光，分别是 650～660 nm 可见光，与 930～940 nm 红外线，将光穿透过手指、脚指等部位的皮肤组织，利用血液中含氧血红素与非含氧血红素对这两种波长的光吸收程度不同特性，使光强度产生不同的损失，再经由光接收器将其差异转换成电讯号送至模块电路放大运算而得出数值。

图 5.42.6　血氧饱和度仪

（二）血压

血压可以区分为有创动脉血压（invasive blood pressure，IBP）与无创血压脉（noninvasive blood pressure，NIBP）两种测量方式。

1. 有创动脉血压　利用压力转换器（blood pressure transducer）连接至充满生理食盐水以及抗凝剂的导管内，插入动脉血管内至测量处测量血流压力。原理是测量处血管内血液因心脏舒张、收缩而改变的压力通过导管内溶液传导至血压转换器上，经过电讯号转换后送入血压监测电路模块放大、处理后，再将血压波形及收缩压、舒张压、平均压等血压数值显示于仪器屏幕上（图 5.42.7）。此方式为侵入性检查，需专业医师评估后才可进行监测，通常用于外科手术或重症患者，优点是能监测到连续性的血压值。

2. 无创血压监测　无创血压有多种测量方法，心电监护仪上采用的监测方法多为振荡式测量（图 5.42.8）。测量方法是在手臂或大腿上套上袖带，将袖带充气至可以阻断动脉血流的压力值，再逐步将袖带内的气放出降压，让血液流通；当脉搏起伏时，血管压力改变会传至袖带内，再经过袖带内的气压管路传至血压监测电路模块内的压力传感器上，经过压电讯号转换后算得单一时间点的血压值。当袖带内压力逐步下降，动脉血流脉冲压会与袖带产生共振效果，在袖带压力接近平均动脉压（mean arterial pressure，MAP）时共振幅度最大，之后逐渐变小，直到袖带内压力低于舒张压为止。在最大振幅处测得的压力为平均动脉压，收缩压与舒张压值可由平均动脉压值推算得到。

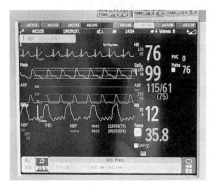

图 5.42.7　心电监护仪参数示意图

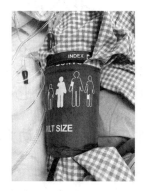

图 5.42.8　振荡式测量示意图

第三节　早期病危警示系统

　　前述各项生命征象的指标，分别依据各单项来对患者评估及掌握，各有其特殊的临床意义，但对于患者的评估，甚至对于其变化的掌握，仍有限围存在。完整收集各项生命征的数据对患者状况究有更全面的掌握。而相应产生的监测系统是存在的，那就是病危早期警示系统。

　　病情的变化是随时间演变的一个过程，其细微的推移与变化必定有迹象可循。根据以往文献报道，发生非预期性院内心搏骤停的住院患者，约有六七成在其心脏停止前6～8 h前已有征象，但是却仅有四分之一被医护人员发觉；更有研究指出，搜集及分析一些临床常用的指标，经过系统性的整合及判断，这些病情恶化的过程都可以被提早发现而予以预防。细微的征象变化可以通过"病危早期警示系统"侦知，预测可能将要发生的危险，提醒医护人员患者的病情正在恶化，让医疗团队提早做出正确的医疗处置。换言之这些非预期性院内心搏骤停的案例大多数可以通过及时的处理予以避免。相关的研究亦显示若能系统性的早期侦知，经由适当的快速反应团队介入，能减少心血管事件、降低死亡率及缩短住院天数。

　　早期警示记分的概念最先在1987被学者提出，其立论的核心观点着眼于细微的征象变化可以通过系统性的运作早期侦知、预测并提供病情变化的警讯，让医疗团队提早做出医疗处置反应。后于1990年代由英国开始，整合风险预测的观念开始盛行，且应不同的专科属性和需求开发出各具特色的记分警示系统，如儿科早期警示系统（PEWS）、产科早期警示系统（OEWS）及早期警示系统（MEWS）等，各自在不同的专科患者中提供了卓越的病情变化预警能力。

　　目前在美国有超过2500家医院组成快速反应急救小组（rapid response team，RRT），目的在于通过急重症专业团队对于识别患者急危重症的早期警示系统，及早介入进行处理，以期减少患者病情的变化。以Missouri Baptist Medical Center的经验为例，借由病危早期警示系统及快速反应急救小组的介入，非预期性院内心搏骤停事件减少了26%，存活率从13%上升到24%，相关事件的全院死亡率则下降了31%。另有研究指出，经由快速反应急救小组的介入，心搏骤停案例由63件降为22件（下降65%），因心搏骤停而死亡的案例由37件下降为16件（下降56%），心脏骤停后入ICU停留的天数从163天降低至33天（下降80%），心搏骤停后的住院天数也从1363天降至159天（下降88%），住院患者死亡数则由302人降至222人（下降26%）。显示经由适当的急救团队介入，能减少急救事件、降低死亡率及缩短住院天数等。

　　就笔者经验而言，本院的早期警示系统设置将格拉斯哥昏迷量表（GCS）、氧气使用及血氧浓度（SatO_2），合并其他生命征象趋势以及变化，将评估者全貌的国际早期警示系统（NEWS）导入为早期警示系统，可以更完整地评估患者的风险，对于患者的评估以及预期变化的掌握，对于任何一个ICU的医务人员来说都是一个非常重要并可以善加运用的工具。

第四节　血流动力学监测设备

　　随着医学研究的发展以及医学材料、测量和演算方法学说的建立及发展，我们对于人类生理变化的掌握已经从单纯的单点数值测量解读到能够进一步掌握疾病发展的趋势，可以对医疗处理造成的改变予以预测，这都是源于我们有可用于监控了解患者状况的利器，以下就让我们来一一介绍。

一、侵入性（或称有创性）血流动力学监测设备

（一）肺动脉导管

　　肺动脉导管（swan-ganz catheter）是一种特殊的导管，柔软可弯曲，其尖端为一可充气的球囊，可顺

行血管随血液进入到右心房、右心室、肺动脉，并可直接测量压力。此导管由1970年Swan及Ganz发明的，是一种侵入性的血流动力学监测系统，在成人ICU中被广泛运用于急性心肌梗死合并心源性休克、急性呼吸窘迫综合征或任何病因（如肺动脉高压）导致的右心衰竭患者的临床监控上。此导管对于一些心源性休克、急性呼吸窘迫综合征、严重败血症的患者而言，早年使用的机会很高。这些患者病情严重且复杂，无法只靠病史询问、物理学检查或上述任一生理监测数据得到足够的血流动力学数据。相较于中央静脉导管，肺动脉导管可以提供更丰富的血流动力学资料，临床医师可借由这些数据来决定患者的治疗方式。

导管大小处寸可分为两种，有7 Fr（直径2.3 mm，长度110 cm，管外每10 cm长有一记号，而气囊充气最大量1.5 mL）以及5 Fr（直径1.7 mm，长度110 cm，管外每10 cm长有一记号，而气囊充气最大量0.8 mL）。导管内面含有四个管腔，由近端的四个分支小导管分别通向导管的各部分。远侧管腔（distal lumen）称为肺动脉腔，最长，开口于导管最尾端，因其插入后位置在肺动脉故又称肺动脉腔（PA lumen），由此可抽取到上下腔静脉由体循环回流的混合静脉血（mixed venous blood）。气囊漂浮导管（balloon lumen）是由薄乳胶制成的气囊，可供打气，打气后的气囊能随血液飘浮而顺行进入肺动脉的分支，由此可测得肺毛细血管楔压（PCWP）。近侧管腔（proximal lumen）称右心房管腔，最短，因其插入后位置在右心房故称为右心房管腔（RA lumen），由此可测得中心静脉压，所以也叫做中心静脉压管腔（CVP lumen），可供静脉注射用。另有一温度检测器的管腔，离管尖4 cm，含有对温度极敏感的金属线，外接测量心输出量指数的计算机仪器可测出心输出量。

一般而言，肺动脉导管使用目的主要是为监测患者的血流动力学的资料，如中央静脉压力（central venous pressure，CVP），肺动脉收缩压、舒张压与平均压力（pulmonary artery systolic，diastolic and mean pressure，PAPs，PAPd，PAPm），以及肺毛细血管楔压（pulmonary capillary wedge pressure，PCWP）。

肺毛细血管楔压是利用气囊漂浮导管测得的指标反映肺静脉、左心房和左心室的功能状态。就临床上来说，肺毛细血管楔压的正常值为0.8～2 kPa（6～15 mmHg），与左心房内压力接近。故PCWP增高可以反映左心房压力增高等临床状况，如急性肺水肿等，此时即使CVP正常，临床处置也应该相应予以限制输液量以免加重肺水肿。反之，当PCWP低于正常值时则反映血容量不足。此压力数值比中心静脉压的灵敏度高。当患者发生急性呼吸窘迫症候群时，由于肺组织严重损伤，肺微血管和肺组织间隙变大，血管中的组织液体渗入肺组织间隙中，进而引起肺水肿，不是上述因心因性的水份过多所致，发病机制上有很大的差异。因此当我们在临床发现肺水肿患者时，首先要判断该肺水肿是心因性损伤所致血流动力学异常的肺水肿，还是肺损伤引起的肺水肿，这时最好的检查就是测量PCWP，因为PCWP可反映肺静脉压力，进而来推测左心房压力和左心室舒张末压力，如果PCWP小于12 cmH$_2$O，则急性呼吸窘迫综合征的可能性大，因为肺部的病变会引起肺血管阻力增加、肺动脉高压，它与PCWP并无直接的联系，但如果PCWP大于16 cmH$_2$O，应该就是急性左心衰竭。

此外借由温度稀释法的原理，我们亦可以由肺动脉导管以温度稀释法测得心输出量（cardiac output），并进一步计算出心输出量指数（cardiac output index，COI）来掌握患者心脏收缩的功能，以鉴别休克是否为心源性。而经远端管腔（又称为肺动脉腔）抽取的上下腔静脉混合静脉血氧饱和度（mixed venous O$_2$ saturation，SVO$_2$）经过进一步的演算，能帮助我们了解到外周组织对于氧气摄取使用的状况，让我们对休克造成的组织灌流不足的影响有更进一步的了解和掌握，甚至了解在用药以及临床处理后，患者是否有相应的进步和改善。而由导管监测到的肺或全身血管阻力（pulmonary or systemic vascular resistance，PVR or SVR）更能协助我们进一步掌握并指导复苏支持的输液或强心升压药物的选择，是病危状态下决定治疗方向的明灯。

但值得留意的是，肺动脉导管置入是侵入性的检查，因此应该注意并发症，常见的并发症可分为机械性的（如出血、气血胸、肺梗死，甚或是心脏或肺动脉破裂等）或血管感染相关的，不能不予留意。而相应的管路应用也因为诸多常见的并发症，以及后续其他通过测量工具和演算技术研发的无创性血流动力学测量工具的诞生，逐渐被没落以及取代。

二、非侵入性（无创性）血流动力学监测设备

（一）经动脉导管测量动脉脉压变异率

经过临床文献累积的数据和证据以及前人的研究验证，当患者无自主呼吸，完全由呼吸机控制通气的潮气容积前提下（亦即胸内压力变动是固定的临床情况下），血压的周期性变化，包括动脉脉压变异性（或称脉压变化，pulse pressure variation，PPV）（图5.42.9）和每搏量变异度（stroke volume variation，SVV）这些动态性的前负荷指标，已经被证实能准确地预测输液反应性，能够用来监测患者的实时临床状况以及预测其对于相应治疗的反应。

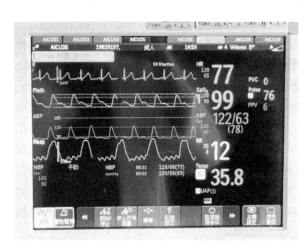

图5.42.9   血液动力学监护设备示意图

所谓脉压，就是血管收缩压减去舒张压的差值。在一个完整的呼吸周期中，因为胸内压力的高低会间接影响胸廓中心脏器容积的变化，造成每搏量变化，而间接影响到脉压的变动。所以使用呼吸机的患者，如果没有自主性的呼吸（满足前两者就能达到胸内压力变动值的固定），且患者是窦性规则心律的情况下（也就是每一次每搏量是固定的），在呼吸周期中脉压变化的百分比例能够评估判断患者对于输液处置的反应性。一般而言，若患者体内有效容积越低，其脉压变动的幅度则会越大，而当患者因治疗改善有效容积的状态后，脉压变动的比率就会相应降低，我们称这样的变动为脉压变化。临床状况常以脉压变异率小于10%视为人体足够的有效容积，而10%～12%以上的脉压变动率暗示着有效容积不足的情况，有进一步介入及输液治疗的必要性。

（二）心脏血液动力学监测仪

心脏血液动力学监测仪（noninvasive cardiac output monitor，ICON）是无创性的心输出监测仪器（图5.42.10），可取代传统的超声波等检查方式，提供定期、床边、实时的非侵袭性心脏搏出功能监测与筛检，也可以对患者体内有效容积的状态、输液反应性、血管相关疾病反映的收缩阻力以及收缩阻力指数、胸廓内液体容量等状态进行监测。测量理论是基于监测红细胞的电向量的改变，经年龄校正、性别、体表面积以及血红蛋白的数值后演算而得。红细胞在心脏内的排列是混乱的，而相应产生的向量是互相抵消呈现零值。但心脏一但收缩，大量的红细胞经狭窄的主动脉瓣射出时会呈现整齐的排列，生成一个向量，所以经过体表的导线监测心脏收缩时产生的电向量以及电阻的改变，校正前述年龄、性别、体表面积以及血红蛋白的实验室数值后，得以计算出前负荷以及心脏收缩力，若再相应提供中央静脉导管提供的静态容积参数，就能够推算出后负荷的状态。

经过测量的数据以及相应的演算，ICON可为我们提供进一步了解、掌握患者血流动力学的全貌。演算而得的数据可分几个方向来解读，分别是心脏功能相关指标、血管阻力相关指标以及容积暨容积补充反应相关的指标（图5.42.11）等。

三、心脏功能相关指标

就心脏功能相关指标部分，如每次心搏输出量即一次心搏中左右心室射出的血量，每次心输出量等于心脏舒张末期容积与心脏收缩末期容积之差值，在校正心率以及身高、体重后，我们可以了解每次心跳的左心室泵血量——每搏量（stroke volume，SV），以及按体表面积计算的每搏输出量指数（stroke volume index，SI）。此

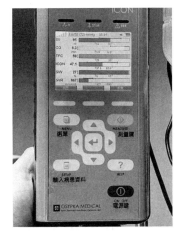

图 5.42.10　血液动力学监护
设备示意图 1

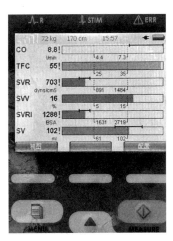

图 5.42.11　血液动力学监护
设备示意图 2

外相应而生的心输出量（cardiac output，CO）以及单位体表面积较正后的 CI，也就是每分钟左心室或右心室射入主动脉或肺动脉的血量也可以经测量而得知，提供我们评估循环系统效率高低和心脏功能的重要依据和诊断指标。

更进一步的说，ICON 可以协助我们去评估心肌收缩力指数（index of cardiac contractility，CCI），即监测的 ICON 估算数值反应了左心室收缩的能力（contractility）。此测量值是基于每次心跳主动脉内血流速度和加速度的改变计算而得，能反应左心室收缩力的指标，临床上可以用这一指标监测并指导强心药物的剂量，为提高急重症患者的心输出量和心肌收缩力带来巨大帮助，但还要注意的是，虽然此数值可以反应左心室收缩力在治疗和药物处置下的变化，但临床上仍与很多病例中心脏超声测得的射血分数（ejection fraction，EF）并不一致，若以这两个数字来协助重症患者对于相应处置和药物调整时，应辅以临床情况来协助判断。

另外一个可以用来评估心脏收缩功能的指标是收缩时间比值（systolic time ratio；STR）。收缩时间比值与心脏射血分数呈现显著负相关，收缩时间比值越大，射血分数越小，意味着左心室收缩功能越差，心脏需要较多的时间来完成收缩的动作。

四、血管阻力相关指标

ICON 也可以通过数据测量和计算，帮助我们了解体循环血管阻力（systemic vascular resistance，SVR），也就是外周血管阻力，其临床意义是心室射出血量时，左心室肌肉承受来自周边的阻力，反映左心室后负荷的大小。相关的数值有（SVR＝（MAP-CVP）/CO×80）或外周血管阻力指数（systemic vascular resistance index，SVRI，SVRI＝（MAP-CVP）/CI×80），在临床上反映了左心室后负荷的大小，精确的估计需要提供额外的血压及中心静脉导管压力（CVP level）来计算。这可协助我们判断和指导进一步治疗患者的方向以及相应治疗的反应。

五、容积暨容积补充反应相关指标

就容积暨容积补充反应相关指标部分，ICON 可以协助重症团队对患者的前负荷，也就是体内容积状况有所了解。其中尤为重要的是每搏量变异度（SVV），它是血管内容积量的指标。这个指数会根据胸腔内压变化而改变，如果 SVV 高则代表前负荷量（体内容积液体）不足，如果 SVV 低则代表前负荷量充足，进一步给予输液对临床状况帮助不大。特别留意的是，心律不齐或使用血管扩张剂有可能影响 SVV 的准确性，SVV 在自主呼吸患者中的正常范围是 5%～10%，而超过 SVV 上线阈值（临床上定义为 15% 以上）则需要进一步输液治疗来帮助有效指标的提升。

此外，相关胸腔液体容量的测量值（thoracic fluid index，TFI）代表患者胸部总的液体量，当中包括细胞内液体、肺泡内液体、胸膜腔液体和其他组织间隙液体，也可以代表全身组织液体。高TFI数值在临床的应用上意味着高组织内液或组织间隙内水肿，而低TFI意味着胸廓内组织液体总量减少。

其他可供体内容积参考的重要参数还有校正射血时间（corrected flow time；FTc）。如果FTc上升，在临床处置上建议不要给过多输液。临床上可见左心室前负荷（即体内容积液体）低，心输出就会跟着降低，而校正射血时间也会跟着降低。此参数也可用来当作临床处置参考的依据。

六、微创性血流动力学监测仪

微创性血流动力学监测仪（Flotrac）（图5.42.12）可通过连接动脉导管进行连续性的心输出量（CO）、每搏量（SV）、每搏量变异度（SVV）以及外周血管阻力（SVR）的监测。通过导管获得的动脉脉压变异度以及SVV，校正临床提供的患者状态及临床数值如年龄、性别、体表面积等状态数值因子，运算后可得到不亚于上述心脏血液动监测仪（ICON）的丰富临床数据。此测系统能更早、更有效地为医生掌握患者的临床状态，为患者做出适宜的决策，有别于一般传统生命监测仪提供的实时信息。

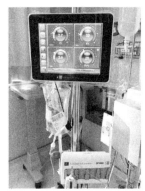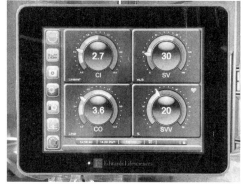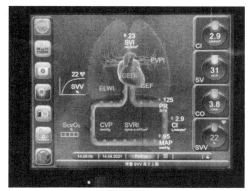

图15.42.12　微创性血液动力学监测仪示意图

心脏血液动力监测仪（ICON）以及微创性血流动力学监测仪（Flotrac）能提供的临床信息非常丰富，可完整地提供最实时的患者临床状态，并且也能实时监控相应情况下临床状态的走向。身为临床重症团队的一份子，掌握相关工具的应用，能帮我们更了解患者的状态，提供更好更适合的治疗，期望进一步改善患者的预后。

结　语

随着医学研究的发展以及医疗器材的进步，对于患者临床实时状态的掌握或预后的改善，许多过去无法想象或视为不可能的理论以及相应的辅助工具正日新月异的被开发出来，提供更确切掌握患者临床状况的契机。了解熟悉可供使用的工具，提供对患者进一步的照护外，借助善用可得的工具，避免可预见的临床状况及病情的发生，来最大化地使患者在治疗中得到获益，应该是我们要努力去追求的患者的最大福祉。

（台湾高雄荣民总医院　郭书宏　黄伟春）

参考文献

[1]　Teasdale G, Jennett B. Assessment of coma and impaired consciousness: A practical scale [J]. The Lancet, 1974, 2

(7872): 81-84.

[2] "Acute care toolkit 6: the medical patient at risk: recognition and care of the seriously ill or deteriorating medical patient" [M]. Royal College of Physicians of London. May 2013.

[3] Neff T. "Routine oximetry. A fifth vital sign?" [J]. Chest, 1998, 94 (2): 227.

[4] Webster J G, Clark J W. Medical instrumentation: application and design [M]. Hoboken, New Jersey: John Wiley & Sons, 2010.

[5] National Early Warning Score Development and Implementation Group (NEWSDIG), 2012, National Early Warning Score (NEWS): standardising the assessment of acute-illness severity in the NHS [M]. London: Royal College of Physicians.

[6] Wright M M, Morgan R J, Williams F. An early warning scoring system for detecting developing critical illness" [J]. Clin Intensive Care, 2008, 8: 100.

[7] Paternina-Caicedo A, Miranda J, Bourjeily G, et al. Performance of the Obstetric Early Warning Score in critically ill patients for the prediction of maternal death [J]. Am J Obstet Gynecol, 2017, 216 (58): e1-8.

[8] McLellan M C, Gauvreau K, Connor J A. Validation of the Children's Hospital Early Warning System for Critical Deterioration Recognition [J]. J Pedn, 2016, 10: 005.

[9] Qin Q, Xia Y, Cao Y. Clinical study of a new Modified Early Warning System scoring system for rapidly evaluating shock in adults. [J]. J Crit Care, 2017 Feb (37): 50-55.

[10] Michael P, Jean-Louis T, Jean-Louis V. Hemodynamic Monitoring (2019).

[11] Huygh J, Peeters Y, Bernards J, et al. Hemodynamic monitoring in the critically ill: an overview of current cardiac output monitoring methods [J]. Version 1. F1000Res, 2016, 5: F1000 Faculty Rev-2855.

[12] Swan H J, Ganz W, Forrester J, et al. Catheterization of the heart in man with the use of a flow-directed balloon-tipped catheter [J]. N Engl J Med, 1970, 283: 447.

[13] Chatterjee, K. Swan-Ganz Catheters: Past, Present, and Future: A Viewpoint [J]. Circulation JAHA, 2009, 119.

[14] Teboul J L, Monnet X, Chemla D, et al. Arterial Pulse Pressure Variation with Mechanical Ventilation [J]. Am J Respir Crit Care Med, Vol 199, Iss 1, pp 22-31, Jan 1, 2019.

[15] Saugel1 B, Cecconi M, Wagner J Y, et al. Noninvasive continuous cardiac output monitoring in perioperative and intensive care medicine [J]. British Journal of Anaesthesia, 2018, 114 (4): 562-575.

[16] Biais M, Vidil L, Sarrabay P, et al. Changes in stroke volume induced by passive leg raising in spontaneously breathing patients: comparison between echocardiography and Vigileo/FloTrac device [J]. Crit Care, 2009, 13 (6): R195.

第四十三章
重症心肺康复的早期康复、介入时机和应遵循的原则

引　言

近年来，ICU患者存活率提升，但重症治疗后肌肉乏力的问题持续受到重视。"因接受重症治疗而产生的肌肉乏力"称为"ICU获得性虚弱（intensive care unit acquired weakness，ICU-AW）"，该病是ICU患者常见的神经肌肉病变，泛指患者处于重症疾病状态，因系统性炎症反应破坏肌肉细胞和神经细胞的正常生理功能，而产生急性肌力衰退和神经调控功能受损的情况。

第一节　常见重症患者制动的生理结果

短期（数天至数周）或长期（数周至数月）卧床对患者的影响是有害的，并会影响各器官系统。有氧能力受损的程度与卧床时间的长短直接相关。大多数卧床患者在ICU病房住了数周，可能由于多系统器官衰竭或血流动力学不稳定需要镇静和呼吸机，或严重烧伤和多创伤、脊髓损伤、急性呼吸窘综合征（ARDS）或下肢或骨骼伤口愈合差（四级）。心肺功能下降的速度快于肌肉骨骼的变化，尤其是老年人，恢复速度也较慢。

肌肉无力是ICU病房中的常见问题，症状会持续影响身体功能恢复，发生率可达25%～100%，临床常见型态为全身对称性骨骼肌肉无力，遍及四肢肌肉（近端多于远程）和呼吸肌群，而面部和眼部肌肉较没有受到影响，肌肉张力降低，此外，患者在ICU的第1周内，肌肉质量减少将超过10%，进而造成功能障碍，与肢体肌肉无力相比，膈肌功能障碍发生率将更高。

一、ICU获得性虚弱

ICU-AW发生率为25%～31%，可高达56%～74%的外科手术ICU患者有ICU-AW症状，术后肌肉无力可能与残留神经肌肉阻滞剂、鸦片类药物或炎症相关，当中也根据手术部位、手术类型（腹腔或胸腔镜）、麻醉剂和神经肌肉阻滞剂（NMBA）来决定术后肌肉无力程度和持续时间，如腹腔或开胸手术者与呼吸功能长期损害和术后肺部并发症的风险增加有关，当术后使用呼吸机超过24 h，将进一步增加肌肉和膈肌无力的风险，气管插管72小时内，患者的膈肌即开始萎缩，并以每日厚度下降6%的速度严重影响呼吸功能，因此57%经历长期插管的ICU存活者在出院一年内，仍需其他照顾者部分或完全地协助其生活起居。

腹腔镜手术将更快地恢复患者握力和吸气肌群。在肌肉系统方面，约40%的患者接受插管超过48 h后开始出现急性肌纤维坏死。机械通气持续时间的延长与ICU及住院时间延长呈正相关。

而患者术后肌无力所造成深远的影响可持续1年多，例如膝关节置换者1年内发生ICU-AW为20%～30%，而肝肾移植术后患者发生率高达80%。其他危险因素包含术后长期卧床休息、无法活动（肥胖、医疗处置）、高龄、痴呆、癌症、营养不良、社会孤立和已存功能障碍、疼痛、手术肌肉创伤等。

ICU-AW的临床并发症包括呼吸机脱机困难、瘫痪、反射减弱和肌肉萎缩，并且ICU-AW病程长，可能在住院后发生，并于出院后持续数年之久，不仅对短期有影响，长期影响更甚。短期院内死亡率风险高，患者除

了表现出四肢肌肉无力外，80%还有膈肌功能障碍，以上情况进一步影响患者需长期使用呼吸机以及有50%脱机失败，并于72 h内需再次插管，四肢无力也将导致住院时间变长及花费提高，当中更有高达50%的患者死于ICU。除四肢及膈肌功能障碍外，神经肌肉也会被影响，导致吞咽障碍、拔管后吞咽困难等。从长远来看，ICU幸存者更是一个极大的挑战，将面临更大的死亡风险，并且出现不同虚弱程度，进而影响功能性活动、心肺耐力，例如步行、运动能力下降，患者出院1年后肌肉的最大自主收缩力量和耐力皆减少，另外将有20%的患者于ICU出院后第1年内死亡。随着时间推移，68%的患者功能完全恢复，28%的患者持续功能障碍。即使于ICU出院5年后，患者仍会出现不同程度的虚弱，步行和运动能力下降，握力、6分钟步行距离、生活质量、独立性皆表现较不佳、存活率低且日常生活功能障碍将持续至少8年之久。

尽管重症医疗技术进步，但大量重症患者的生活质量仍会下降。这与许多因素相关，可能导致患者功能、身体、认知、心理功能障碍，甚至在出院后持续超过5年。重症患者通常会采用长期不活动的介入措施，例如使用呼吸机、药物、镇静剂、镇痛剂、控制焦虑药物等。无力（weakness）是一种常见的并发症，与重症患者严重功能障碍及长期康复相关。康复和早期活动是预防ICU-AW发展的治疗策略。身体活动（mobilization）在全球被定义为"以适当强度进行身体活动，产生有利生理效益"，作用于循环、中枢、周边灌流、呼吸或意识状态。"早期"一词指的是从初期生理稳定开始，并在ICU住院期间持续进行活动。执行早期活动是安全且可行的，并且于ICU重症患者中具有正向效应。

二、谵妄

谵妄是一种急性发作的精神障碍，包括随时间变化的意识丧失和认知障碍。谵妄是重症患者的主要并发症，可能来自脑功能失代偿、突然的脑衰竭，以应对其他病理生理压力。

谵妄发生在60%～80%接受呼吸机的急重患者中和在20%～50%未接受呼吸机的急重患者中。ICU-AW中谵妄的发病率在20%～40%。瞻妄的发生常与渐进式的临床结果相关，例如长时间使用呼吸机、ICU和住院时间延长、死亡率增加以及出院后长达1年的认知障碍。但是有一些策略可防止谵妄发生。

如何预防：

1. 加强肌肉训练 虽然肌力增加可改善功能结果，如6分钟步行距离和下肢肌肉力量，但过度肌肉收缩和不活动都可能与ICU-AW发生有关。肌肉失用将促进萎缩、功能受损和关节挛缩，并会增加谵妄的风险。反之，肌肉过度使用易患外伤性后遗症，包括气胸和手术伤口疼痛、引流管和医疗器械位置不当等风险。此外，过度耗氧会产生乳酸，酸中毒会进一步影响肌肉功能。

2. 促进膈肌群活动 40%的ICU患者需要需呼吸机辅助，将影响膈肌和其他呼吸肌无力的迅速发展。自主通气提高氧合参数、心脏前负荷和改善心血管参数。

3. 增进营养 ICU患者需要肠道营养或静脉营养以避免能量不足，足够热量可以预防氧化细胞损伤，减弱对压力的代谢反应和帮助维持免疫功能，降低感染率和发生率。

4. 避免高血糖 约30%的患者患有高血糖症（超过200 mg/dl），通常与疾病的严重程度相关，它会使患者的预后恶化，例如更长的住院时间、更差的神经系统状态、更高的颅内压以及死亡率增加有关，发病率和死亡率以及感染并发症也明显更高。因此，目前建议目标血糖180 mg/dl以促进早日从ICU出院并降低ICU-AW的发生率。

三、卧床的生理影响（physiological effects of bed rest）

肌肉废用会导致肌肉迅速无力和萎缩。研究指出，年轻健康的成年人若2周不活动，股四头肌肌肉质量会下降5%～9%，肌肉力量下降20%～27%。这些影响在老年人中通常会更快速也更加明显，肌肉萎缩速度高出3～6倍。使用呼吸机的患者于ICU第1周骨骼肌的横切面积减少12.5%。

长时间不活动对肌肉结构和功能都有不良影响，患者在ICU期间，由于疾病进展、镇静使和呼吸机使用，肌肉处于无负荷状态，不仅影响四肢肌肉，也影响呼吸肌，导致肌肉因不活动和肌原纤维张力降低而引起萎缩。

　　由于重症疾病的病况、药物使用（例如镇静剂）和设备使用（例如连续性血透机），患者花费大量时间卧床不活动。然而，经常卧床休息数天至数周而产生并发症。长期卧床和不活动可导致ICU-AW、压疮、肺膨胀不全、吸入性肺炎、骨骼矿物质流失、肌肉萎缩、低血压、心动过速、心输出量减少等，导致身体功能显著下降，如表5.43.1所示。

表5.43.1　长期卧床的系统性影响

器官和系统	影响
心脏	• 休息时或次大量运动时心跳增加 • 休息时心搏量及左心室舒张末容积降低 • 次大量运动和最大量运动时，心输出量、最大摄氧量降低 • 姿位性低血压
血管	• 总血容量、红血球量、血将容量降低 • 血比容增加 • 静脉瘀血、高凝聚性、血管损伤，导致静脉血栓风险增加
呼吸	• 呼吸速率增加 • 肺容量容积减少，尤其FRC、FVC、FEV_1 • 纤毛清除痰液减少 • 肺炎、肺栓塞风险增加 • 换气灌流失配
肠胃	• 食欲、液体摄入、肠蠕动、胃碳酸氢盐分泌减少 • 胃食道逆流 • 吞咽困难
泌尿生殖	• 矿物质排泄增加、肾结石、排尿困难、尿滞留、尿失禁 • 肾小球过滤率降低 • 尿道感染风险增加
内分泌	• 温度、出和反应、昼夜调节、激素改变，皮质醇分泌增加及葡萄糖耐受度不良，而降低整体代谢
肌肉骨骼	• 肌肉：肌无力增加（尤其抗重力肌群）、肌萎缩、挛缩、肌腱连结处无力、肌肉兴奋改变 • 骨骼：废用性骨质疏松 • 关节：软骨退化、滑膜萎缩、关节僵硬
神经学	• 感觉和睡眠剥夺 • 多巴胺、肾上腺素、血清素降低 • 忧郁、烦躁、失眠 • 平衡、协调、视力下降 • 压迫性神经病变的风险增加 • 疼痛阈值降低
皮肤系统	• 压疮和皮肤感染风险增加
身体成份	• 增加钠、钙、钾、磷、硫、氮流失 • 体脂增加、除脂体重降低 • 体液从腿部转移到腹、胸、头部，利尿，尿钠排泄，脱水

　　缺乏肌肉负荷和没有收缩是肌肉损伤和无力的主要原因，故患者应尽快启动活动计划来预防功能障碍问题是非常有必要的。患者使用呼吸机进行早期活动是可行且安全的。被动关节运动的益处也不容忽视，被动关节活动度（passive range of motion，PROM）可以在没有主动肌肉收缩下延长肌肉，从而显著缓解肌肉萎缩。

四、肌力测试筛检重症系统性乏力

　　2014年美国胸腔学会官方指南明确采用重症系统性乏力的英国医学研究委员会评分（Medical Research Council scale，MRC）肌力测试作为重症系统性乏力的筛检工具。MRC分级系统是评估肌肉力量常见的工具。MRC肌力测试为评估全身6组（共12个）关节的活动功能以及肌力强度，动作分别为对称的肩关节外展（abduction of the arm）、前臂屈曲（flexion of the forearm）、手腕向上伸张（extension of the wrist）、髋部屈曲（flexion of the hip）、膝部伸展（extension of the knee）、脚踝背曲（dorsal flexsion of the foot），每个关节依照肌群收缩、自主活动的程度给予0至5分（表5.43.2），满分60分为表现最佳，临床上以<48分为符合肌肉无力的筛检条件，依照重症系统性乏力诊断定义，需符合下列5项（至少前3项）条件：①重症后产生的系统性乏力；②对称性、扩散性，近端和远程肢体皆出现肌肉乏力；③MRC总分<48分且每个受测部位皆≤4分；④接受气管内管插管治疗；⑤已排除非重症致系统性乏力的干扰因素。MRC肌肉测试用于诊断重症系统性无力，优点是不具侵入性、易于临床操作且成本低廉，已建议用于初步筛检监护病房病患发生重症系统性乏力的有无MRC关节活动评分标准。

表5.43.2 MRC关节活动评分标准

0分	表示完全没有可见/或可触及的肌肉收缩	3分	表示可观察到肢体有抗重力却无法抗阻力的关节活动
1分	表示仅有可见/或可触及的肌肉收缩	4分	表示可观察到肢体有抗重力且可抗些微阻力的关节活动
2分	表示可观察到肢体无法抗重力的关节活动	5分	表示关节活动完全正常

五、早期活动适应证

● 除非患者在入院前已长期卧床无法活动，否则所有患者皆应尽快进行活动，不活动对各身体系统产生负面影响。

● 应鼓励入院期间无活动困难的患者坐在椅子上并由医疗人员协助于病房内走动。

● 对于行动困难的患者，物理治疗师在入院期间解决活动问题有着不可或缺的角色。

● 对术后肺部并发症高危险群的患者来说，早期活动是必须的。如果可以，应于手术24 h内开始执行早期活动。早期活动生理效益如表5.43.3所示。

表5.43.3 早期活动的益处

心血管系统	中枢神经系统
• 通过心率和心搏量的增加调节心血管系统	• 改善意识、反应时间和心理功能
• 改善血管反射和下肢血管收缩反应，减少体位性低血压和头晕	• 改善情绪和行为状态，例如减少焦虑和忧郁
• 降低深静脉栓塞和肺栓塞的风险	• 改善睡眠模式
呼吸系统	• 维持平衡反应
• 增加功能肺残余容积	胃肠系统
• 血流中的变化和肺部流量和通气分布（改善通气-灌注匹配）	• 改善食欲
• 每分钟通气量增加（潮气量和呼吸频率）	• 改善消化
• 改善黏膜纤毛清除能力	• 减少便秘
• 降低吸入食物和胃内容物的风险	皮肤
肌肉骨骼系统	• 降低皮肤损伤的风险
• 调节骨骼肌，尤其是股四头肌	
• 维持骨密度	
• 维持肌肉长度，尤其是下肢	

● 在某些特定情况下规定应卧床休息，如下肢、骨盆或脊柱骨折；不稳定的血液动力学或心血管状态等。如果需要长时间（＞2天）的卧床休息，应在可耐受的情况下进行床上运动减少废用性萎缩的发生率。当休息结束后应尽快开始执行活动。

六、安全性及可行性

患者不活动及制动常发生在ICU期间，导致产生相关并发症，例如身体功能障碍、认知功能障碍和神经肌肉无力。对于重症患者早期活动已被证实是可行的，包含使用呼吸机和昏迷的患者，可缩短ICU和住院开销、减少并发症、缩短瞻妄时间、缩短呼吸机使用天数、增加步行距离并于出院后有更好的身体功能状态安全且重要的预防措施。许多研究指出，即使患者使用呼吸机、ECMO或是连续性静脉血液透析，早期活动可以安全地进行并没有不良事件发生。

七、监控

在尝试活动时对于有急性内科疾病或手术的患者，必须密切监控。包含观察以下内容：
- 患者面部和体位是否有疼痛和疲劳征象。
- 有无脸色苍白冒冷汗迹象。
- 出现耐受不佳状况。

应经常询问患者感觉，并提醒患者若有任何晕眩或头晕状况应随时告知。所有患者在活动前后都应监测生命征象。对于慢性呼吸性疾病患者、急性疾病患者或手术恢复期间患者，监测血氧饱和度是非常重要的，并要求患者对限制活动的相关症状（如呼吸困难）的严重程度进行评分。

对于ICU中心律不齐患者，应额外监控心电图变化，治疗期间和治疗后对患者持续监测，有助于物理治疗师决定运动强度进行以及判定运动目标。

八、功能性测试

本章节中介绍的功能性测试都是临床中容易使用，并可以客观、有效地测量急性重症环境中各种患者的功能程度。

（一）伯格平衡量表

BBS是一个56点量表，可评估14项内容，Katherine Berg发展了这个测试方式来评估不同患者的功能和平衡能力。量表描述了适合对象、所需设备、完成时间和信效度。

1. 14项内容 ①从坐到站；②无支撑站立；③无支撑地坐着；④站着坐；⑤转移；⑥闭眼站立；⑦双脚并拢站立；⑧伸出手臂向前伸手；⑨从地板上取回物体；⑩转身向后看；⑪360度旋转；⑫将另一只脚放在凳子上；⑬一只脚在另一只脚前面站立；⑭单脚站立。

2. 测试流程 根据顺序对患者执行评估和评分，每个项目的评分范围从0~4分。为了临床测试的便利性，简化的BBS（short form of the BBS）也可应用于患者中，简化的BBS包含了7个活动，评分级别减少为三个（0、2、4），研究证实其具有良好的信度和效度（表5.43.4）。

表5.43.4 简化Berg平衡表概述

人群	设备	时间	可靠性	有效性
老年患者	尺子		接口可靠性	同时有效性
持续急性	秒表		ICG=0.98	$R=0.91$
心脑血管意外	椅子	完成测试需要10~20 min	$rs=0.88$	起来走 $R=-0.76$
和（或）处于康复中	脚凳		评分员内部可靠性	预测效度
	平面		ICG=0.98	<45分预测下降
			内部一致性=0.96	（敏感度53%）

（引自：Chou CY, Chien CW, Hsueh IP, et al. Developing a short form of the Berg Balance Scale for people with stroke, Phys Ther, 2006, 86: 199.）

测试过程：①伸出手臂向前伸；②闭眼站立；③一只脚在前站立；④转身向后看；⑤从地板上取物；⑥单脚站立；⑦坐到站。

BBS上的分数越高表明独立性和更好的平衡能力。相反，较低的分数表明更大的跌倒风险。也是重症患者执行早期活动的考虑因素。

（二）六分钟步行测试

六分钟步行测试（6MWT）是一种对患者运动耐力的检测，反映心脏的功能状态。这项检查有助于侦测肺及心血管功能、神经肌肉运动耐力、心跳等运动生理数值，了解心肺耐力及疾病状况，以提供临床治疗之依据。研究指出测试可有效预测耗氧量并了解手术介入对活动功能的成效。对于患有慢性心力衰竭的年老体弱患者，6MWT可反应心脏状态测量方式。6MWT试用来评估运动能力，在心肺功能评估方面具有良好的信度与效度（表5.43.5），与心肺疾病（心力衰竭）组内相关系数（ICC）为0.90。

表5.43.5　6MWT距离预测值

参数	公式	出处
6 MWD（m）	＝7.54H－5.02A－1.76BW－309m（男）	Enright，1998
	＝2.11H－5.78A－2.29BW+667m（女）	
	＝868.8－2.99A－74.7Gender（men＝0，women＝1）	Gibbons，2001

*H：身高（cm）；BW：体重（kg）；A：年龄（wears）

测试流程

在平坦、笔直、封闭的约30米（100英尺）长的走廊中预先测量路线，图5.43.1患者应使用常用的步行辅具，并在开始测试前于椅子上休息10 min。为了使测试标准化，鼓励患者携带氧气，测试过程中不与其他人交谈，并且临床人员在测试期间不跟随患者，因为鼓励或缺乏鼓励皆会影响步行测试的结果。虽然上述为美国胸腔协会标准测试方式，但在执行中更应考虑急性环境中患者的安全性，建议治疗师在测试过程中稍微走在患者身后，以便密切监测心率（HR）变化和血氧饱和度（SpO_2），必要时保护患者安全。由于生命征象与基准时发生变化，因此应每2 min监测一次HR、SpO_2、呼吸速率（RR）、自觉用力程度（RPE）和呼吸困难程度（图5.43.2），测试结束后至少保持2 min来评估患者的康复情况。如果患者无法完整完成6MWT，以停止时的距离为最终结果，并了解患者停止的原因。临床上已经开发了许多回归方程来预测健康成人的6MWT距离，物理治疗师可根据测试结果给予适切的运动建议（表5.43.6）。

表5.43.6　6MWT一览表

适合人群	设备	时间	可靠性	有效性
心脏病/肺疾病和（或）膝关节骨关节炎患者	椅子	10～15 min之内完成测试	测试-再测试	反应有效指数：0.6
	秒表		可靠性：ICC＝0.93	
	脉氧计			
	血压袖带			
	RPE量表			
	视觉疾病模拟量表			
	测量轮椅			

（引自：1. Black LF, Hyatt RE: Maximal respiratory pressures: normal values and relationship to age and sex. Am Rev Respir Dis 99: 696-702, 1969; 2. Enright PL, Sherrill DL: Reference equations for the six-minute walk in healthy adults. Am J Respir Crit Care Med 158: 1384-1387, 1998; 3. Johan A, Chan CC, Chia HP, et al: Maximal respiratory pressures in adult Chinese, Malays and Indians. Eur Respir J 10: 2825-2828, 1997; 4. Gibbons WJ, Fruchter N, Sloan S, et al: Reference values for a multiple repetition 6-minute walk test in healthy adults older than 20 years. J Cardiopulm Rehabil 21: 87-93, 2001.）

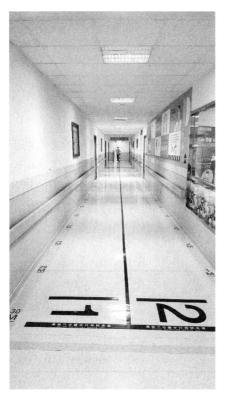

图5.43.1 六分钟步行测试标准走道

Borg scale		
0		
1	非常非常轻微	
2	非常轻微	
3	轻微	
4	有点吃力	
5	吃力	
6		
7	非常吃力	
8		
9	非常非常吃力	
10		

图5.43.2 自我感觉用力量表

（三）ICU活动量表

ICU中的临床医疗人员需要对患者身体功能程度进行评估。然而系统性研究发现，ICU病房复健患者的病历记录与研究成效最常用的是以能够坐、走、站立和步行等作为活动的要点。ICU活动量表（ICU mobility scale，IMS）提供一个结构化的方式来评估重症患者的活动功能，帮助临床医疗人员监测恢复情况，客观量化活动情况，并比较不同研究中的活动程度。

IMS提供快速简单的床边测量方法来评估重症患者的活动能力。IMS评分内容为11个项目（表5.43.7），从没有任何动作（躺/被动运动于床上，0分）到独立步行（10分）。IMS具有信效度，IMS具有标准效度，可预测患者的出院可行性，并了解其从觉醒到ICU出院前身体随时间变化的情况。

表5.43.7 ICU活动量表

分类	定义
0：无自主活动（卧床）	无法自主活动，被动翻身或被动关节活动
1：床上坐起，床上活动	可在床上进行任何活动包括翻身,主动活动,脚踏车和主动辅助活动;但不会下床或在边活动
2：被动床椅转移（没有站立）	利用升降工具被动升降或滑动转移到床旁椅上，这个过程中患者没有站立或坐在床边
3：坐在床边	这个过程可能有工作人员的协助,但者需通过控制肢体主动坐在床的一侧
4：站立	患者自主或在工作人员协助下通过脚负重保持站立位置。这个过程中可能使用站立升降装置或倾斜台
5：主动床椅转移	能够从床边坐到椅子上。在这过程中涉及将身体的重量从一条腿转移到另一条腿以移动到椅子上。如果患者在医疗装置的辅助下保持站立，那么就必须通过步行到椅子（排除使用站立升降装置推送患者至椅子上）
6：原地行走（床旁）	完全独立或在工作人员协助下，能现场交替抬脚行走（必须至少交替抬脚4次，每只脚2次）
7：在2个或以上人员协助下行走	在2个或更多的人协助下，行离床/椅子至少5 m
8：在1人协助下行走	在1个人的协助下，行离床/椅子至少5 m
9：利用步态辅助工具独立行走	在没有工作人员协助下，使用步态辅助工具，行离床/椅子至少5 m。若为坐在轮椅上人，能自行滑动轮椅远离床/椅子5 m
10：独立行走，无须步态辅助	在没有工作人员协助下，不使用步态辅助工具，行离床/椅子至少5 m

（四）握力/指力测试

肌肉力量的测量方式常见为一次最大收缩（one repetition maximum，1RM），握力（grip）可用来当作预测总体健康状况，特别是老年人。除此之外，握力的好坏也可预测过早死亡、功能障碍的进展、并发症的风险或住院时间延长。学者Savage等人于2009年提出握力可用来预测最大有氧能力，如果握力差则提示心肺功能较差。2007年Mroszczyk-McDonald等学者研究表明，握力可做为高龄冠状动脉疾病患者身体功能（physical function）的预测方式。利用上肢握力测试做为评估方式，使用机械式的握力器（图5.43.3）量定，以公斤（kg）为单位，分别测试受试者非惯用手与惯用手的最大握力，各测3次，测试顺序为非惯用手、惯用手，两手交替测试，每次测量之间休息至少1分钟，取3次测试的数据平均值为手握力值，并可与标准做比较（表5.43.8、表5.43.9）。

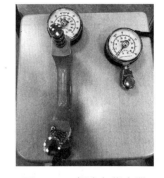

图5.43.3 握力与指力器
（引自：Mathiowetz V, Kashman N, Volland G, et al. Grip and pinch strength: normative data for adults. Archives of Physical Medicine and Rehabilitation, 1985, 66: 69-72.）

表5.43.8 握力标准（美国，单位：磅，1磅＝0.454千克）

年龄	男				女			
	右		左		右		左	
	Mean	SD	Mean	SD	Mean	SD	Mean	SD
6～7	14.8	2.2	13.9	2.5	13.0	2.0	12.3	2.0
8～9	19.0	3.4	17.7	4.2	16.0	3.8	15.0	3.1
10～11	24.5	4.4	22.0	4.9	22.6	3.7	20.5	3.1
12～13	26.6	7.0	25.2	7.7	25.8	4.8	23.1	5.4
14～15	35.1	7.0	29.2	6.8	26.4	5.6	22.4	5.4
16～17	42.8	8.8	35.6	8.7	30.6	7.5	25.8	6.4
18～19	49.1	11.2	42.3	12.6	32.5	5.6	28.0	5.7
20～24	55.0	9.4	47.5	9.9	32.0	6.6	27.7	6.0
25～29	54.9	10.5	50.2	7.4	33.9	6.3	28.9	5.5
30～34	55.4	10.1	50.2	9.9	35.8	8.7	30.9	8.0
35～39	54.4	10.9	51.3	9.9	33.8	4.9	30.1	5.3
40～44	53.1	9.4	51.3	8.5	32.0	6.1	28.3	6.3
45～49	50.0	10.5	45.8	10.4	28.3	6.9	25.5	5.8
50～54	51.6	8.2	46.3	7.7	29.9	5.3	26.0	4.9
55～59	46.0	12.1	37.8	10.6	26.0	5.7	21.5	5.4
60～64	40.8	9.3	34.9	9.3	25.0	4.6	20.8	4.6

表5.43.9 指力标准（单位：磅，1磅＝0.454千克）

		年龄	20	30	40	50	60	70	75+
指尖	男	右	18	18	18	18	16	14	14
		左	17	18	18	18	15	13	14
	女	右	11	13	11	12	10	10	10
		左	10	12	11	11	10	10	9
侧面	男	右	26	26	26	27	23	19	20
		左	25	26	25	26	22	19	19
	女	右	18	19	17	17	15	14	13
		左	16	18	16	16	14	14	11

续表

		年龄	20	30	40	50	60	70	75+
手掌	男	右	27	25	24	24	22	18	19
		左	26	25	25	24	21	19	18
	女	右	17	19	17	17	15	14	12
		左	16	18	17	16	14	14	12

（引自：Tip pinch average standard deviation (SD): men, 4.0; women, 2.5. Lateral pinch average SD: men, 4.6; women, 3.0. Palmar pinch average SD: men, 5.1; women, 3.7. N=628; age range=20~94. Reprinted with permission from Mathiowets, V., Kashman, N., Volland, G., Weber, K., Dowe, M., &Rogers, S. (1985). Grip and pinch strength: Normative data for adults. Archives of Physical Medicine and Rehabilitation, 66, 69-74.）

第二节　重症患者常见问题物理治疗介入前考虑

预防措施和禁忌证通常是暂时性的。因此应定期评估患者是一个还是多个运动禁忌证，以确定何时可以开始施行早期康复活动。大多数限制下床活动的因素和禁忌证并不妨碍患者进行床上运动。

一、疼痛评估的物理治疗注意事项

1. 观察相关疼痛行为来选择适当的疼痛评估工具。
2. 治疗师应了解何时停止使用止痛药（口服及静脉注射）。因为在此期间，患者可能会抱怨疼痛加剧，同时活动耐受性降低。

二、疼痛管理的物理治疗注意事项

1. 物理治疗师应了解患者使用止痛药的时间和药物有效性的持续时间，如有需求可于康复活动前预先使用止痛药来使活动有效进行。
2. 物理治疗师可利用枕头或患者的手夹住或支撑疼痛区域来进行康复活动或嗽训练。

三、心脏疾病患者物理治疗介入前注意事项

1. 病情变化急速，如急性代偿失调（decompensation）、体重或血压的快速变化、比平时更严重的呼吸困难或劳力性心绞痛或心律失常。
2. 应延长热身及放松运动的时间。
3. 可以采用低强度、长时间的活动方式。
4. 以自我感觉用力系数（RPE）或呼吸困难量表的评估方式优于心率或作功目标。
5. 避免等长收缩运动（Isometric exercise），因容易造成患者用力时憋气增加心脏负担。

四、早期活动物理治疗介入时注意事项

1. 监测患者生命征象，尤其是刚开始下床时。
2. 在物理治疗前或期间逐渐抬高床头，以调节血压。
3. 如患者初次施予坐位或低血压，可考虑使用弹性或无弹性绷带绑下肢，以尽量减少下肢血液淤积。
4. 如果直立性低血压或活动不耐受会妨碍站立活动，此时患者需要快速返回仰卧位，可使用转位椅（可

从仰卧到不同程度的倾斜或直立坐姿)。

5. 对于长期卧床患者,物理治疗目标的时间可能会更长。

6. 利用独立或家庭成员参与的运动来施行物理治疗,有利于恢复。

7. 注意长期卧床患者社会心理方面问题,可能会造成患者感觉异常、厌烦、忧郁和失落感,表现为情绪不稳或易怒,护理人员可能误以为患者不合作。

8. 尽管患者想要下床,但当了解自己肌肉无力和有氧能力受损后,在第一次下床时将感到恐惧。

9. 将生活必需品或常用物品(例如呼叫铃、电话、阅读材料、饮料、纸巾)放在患者触手可及的地方,以最大程度地减少对患者限制。

第三节 重症患者的早期活动

上述ICU-AW将引发各类型问题及后遗症,不仅会造成身体肌肉无力、心肺耐力下降、日常生活功能受损,更会影响出院后生活质量、社会心理和认知。为改善以上负面影响,ICU将介入遵循集束化(ABCDEF Bundle)重症患者照护指南,包含清醒(awakening)、接受自主呼吸训练(breathing coordination)、药物调整(coordination of drugs)、监测/管理患者谵妄情况(delirium monitoring/management)和早期活动(early exercise/mobility)、家属参与(family engagement)。主要计划目标是增加患者脱离呼吸机概率,促进早期转出ICU及出院,恢复正常脑部功能,改善独立功能状态,提高患者存活率。

早期目标导向化(康复)活动(early goal-directed mobilization,EGDM)更是一个关键,EGDM可以改善急重症患者预后,物理治疗师将以患者年龄、功能能力、机械辅助等进行介入,并根据功能性活动设定目标可于ICU前48~72 h内进行训练,例如被动关节活动(passive range of motion,PROM)、坐姿、站立、步行等。作业治疗为训练日常生活活动(洗涤、梳理等)、肌肉电刺激、脚踏车。文献显示早期活动是安全及有效的,当中可以减少ICU-AW、增进功能恢复和步行距离、缩短机械通气时间和ICU住院时间(length of stay,LOS)、增进长期功能独立性并降低死亡率。

一、早期活动介入时机

早期活动(mobilization)最佳介入时机(time)尚未明确定义,目前定义为患者进入ICU的2~5天内开始。ICU-AW可以在患者进入ICU的48 h内开始。

目前早期活动定义为重症患者72 h内进行身体活动,有研究证明患者在ICU入住的前24 h内进行的早期活动是可行的,并且绝大多数危重患者具有良好的耐受性。

以下步骤可以用于住院期间患者的活动方式。有些患者会在每个阶段之间快速进阶,也有些患者需要几天才能进阶到下一个阶段。

(一)主动活动

ICU患者执行主动性身体活动(active mobilization)一致被认为是有效的,也有许多早期活动的建议,包括主动或抗阻关节运动(range of motion,ROM)、坐在床上或椅子上、床上运动(例如主被动脚踏车)、转移体位、步行(辅具或无辅具)等,早期活动可以在ICU第1天即开始执行,甚至在使用呼吸机过程中皆可执行,不良事件的发生率在0~3%,报告的不良事件通常并不严重,包含心血管事件、跌倒或拔管,很少需要额外治疗或额外费用。在ICU接受早期主动活动的患者在出院时的步行距离明显增加。

(二)被动活动

被动的身体活动(passive mobilization),例如徒手被动关节运动(PROM)、功率自行车(cycle ergometer)、

被动脚踏车等，都可用于无法配合医生指令的患者。研究证实，被动运动可以改善功能性运动能力和感知功能状态，增加股四头肌力量和降低疼痛分数，并具有抗氧化作用，改变炎症细胞因子的程度。通过多普勒（Doppler）测量发现被动运动由于肌肉内加的变化增加了局部肢体的血流量。持续被动运动对心率、血压和血氧饱和度没有负面效应。有研究指出，重症患者平均进行14.7 min的被动活动即可显著降低白介素（interleukin，IL）-6水平并改善IL-6/IL-10比值。被动运动对于使用呼吸机患者是安全的康复训练方式。

（三）渐进式运动和活动

随着患者能力进展，可以逐渐增加活动量，包括主动关节运动（active range of motion，AROM）、阻力式运动、床上运动、坐于床边、平衡训练、日常生活活动训练、转位训练、步态训练和步行训练。研究指出，渐进式活动（progressive exercise and mobility）是安全且有效的，接受渐进式早期活动治疗的患者于重症照护期间能更快下床活动，瞻妄病程缩短，更早脱离呼吸机并且能显著缩短在ICU及住院时间，出院后也有更好的独立功能性状态。

（四）坐在床边-脚悬空

1. 坐在床边通常是第一个可以达成的功能性里程碑，如果患者意识状态不佳也可考虑使用转移床，患者的脚可平放于地板或脚蹬上，可同时配合降低床身高度，这对于平衡及安全来说很重要。

2. 物理治疗师应评估患者独立保持坐姿的能力（静态及动态平衡。无法独立保持坐姿的患者需要一个或以上的治疗师提供帮助。

3. 需要治疗师大力协助才能保持坐姿的患者，尝试站姿是不合适的。

4. 应采渐进式方式来改变患者体位，如从仰卧位到坐位。长期卧床、正在服用新的高血压药物、有心血管疾病、需要镇静剂或麻醉剂的患者容易出现体位性低血压（orthostatic intolerance）。

5. 对于需要最大协助身体才能保持坐姿的患者（例如极度虚弱、神经损伤），物理治疗师必须确保头颈关节有足够支撑。

6. 保护好自己的背，对于体重过重或依赖性高的患者寻求更多帮助。

7. 事先做好准备。许多患者在第一次治疗期间即可步行，因此重要的是如何理顺相关的管线，清除障碍物于床边活动。必要时准备好步行辅具和携带式给氧工具。

（五）从床坐起-转移到椅子上

1. 无法站立和意识不佳患者可考虑使用辅具。

2. 椅子的类型很重要。需要大量协助才能站立的患者不应该在低矮的椅子上操作。

3. 不能独立保持坐姿的患者必须在高靠背椅上并有良好的支撑。

（六）坐-站

1. 患者通常在可以步行前能达到站姿功能的里程碑。

2. 站立前，可以先请患者执行踝泵（ankle pumping）运动来刺激静脉回流机制。

3. 对于有肌肉无力风险的患者（例如神经肌肉疾病、硬膜外麻醉或长时间卧床），物理治疗师在尝试使其站立之前应评估患者下肢肌力状态。可以请患者在坐位时伸直膝关节或在床上时以膝关节压床来快速确认股四头肌肌力。

4. 对于较虚弱或体重较重的患者，可能需要使用移位设备或悬吊设备来确保安全性。

（七）原地踏步

此为确认患者能否短距离走动的好方法。当患者连接监护系统和设备（血液动力学监测设备、呼吸机、静脉注射泵）时，可于床边执行来取代步行。物理治疗师在患者步行前应评估患者症状、站立平衡和心肺功能反应。

（八）步行

1. 步行可以从几步或绕病房开始。
2. 物理治疗师必须在第一次尝试步行时密切监控患者状态。
3. 如果允许，应每天增加步行时间、频率和独立性。

（九）替代步行

对于因特殊状况不能步行出病房的患者，可能患有某些传染性疾病、免疫力低下或需持续引流的患者，物理治疗师应考虑其他替代方式，例如固定式脚踏车，可通过将运动器材带入病房内来施行。

（十）抗阻运动

1. 适应证

（1）需长时间卧床休息的患者。
（2）下肢肌力或耐力不足，无法在没有治疗师协助的情况下步行。
（3）轻微活动即出现呼吸困难等症状。
（4）步行时出现不适的心肺反应（如明显低血氧）。

2. 阻力训练可以从抗重力的活动开始，例如在滚筒或器行板上执行股四头肌收缩运动，并可渐进式增加重量。
3. 重量多少及重复次数，应以患者最初和进展过程的能力个体化考虑。

（十一）以IMS量表作为早期活动处方设定

物理治疗师通过结构式的评量表来监护病房活动量表（IMS），客观评估患者活动能力。治疗师根据患者能力提供不同等级活动，并登入信息系统，经由IMS变化可以观察患者病况进步情况，鼓励患者执行早期康复，如图5.43.4、图5.43.5所示。

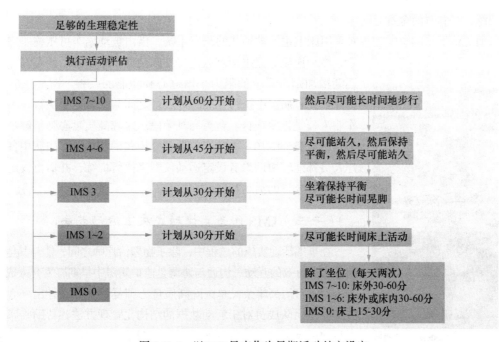

图5.43.4 以IMS量表作为早期活动处方设定

（引自：C. L. Hodgson, *et al.* "A Binational Multicenter Pilot Feasibility Randomized Controlled Trial of Early Goal-Directed Mobilization in the ICU*," Critical Care Medicine, Vol. 44, No. 6, 2016, 1145-1152.）

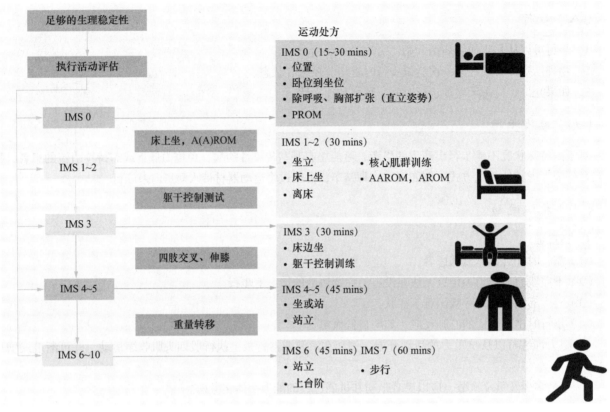

运动处方

足够的生理稳定性

执行活动评估

IMS 0

IMS 0（15~30 mins）
- 位置
- 卧位到坐位
- 除呼吸、胸部扩张（直立姿势）
- PROM

床上坐，A(A)ROM

IMS 1~2

IMS 1~2（30 mins）
- 坐立　　　　　・核心肌群训练
- 床上坐　　　　・AAROM, AROM
- 离床

躯干控制测试

IMS 3

IMS 3（30 mins）
- 床边坐
- 躯干控制训练

四肢交叉、伸膝

IMS 4~5

IMS 4~5（45 mins）
- 坐或站
- 站立

重量转移

IMS 6~10

IMS 6（45 mins）IMS 7（60 mins）
- 站立　　　　　・步行
- 上台阶

图 5.43.5　IMS 作为主被动式床上运动指南
注：PROM：被动关节活动；AROM：主动关节活动；AAROM：助力下关节活动

（十二）床边主、被动脚踏车系统

主、被动踏车是卧床患者可选择的早期活动方式，可以简单和快速地进行被动、辅助和主动的腿部和手臂及上身肌肉训练，是有效的全身运动。

对于卧床而无法下床的急重症患者采用床上主、被动式的踏车系统，借由被动踏车可压缩肌肉与其间的血管，增加血流流速进而刺激内皮细胞功能；对于主动踏车训练者，可借由逐渐增加踏车系统的阻力来增进心肺功能的改善（图5.43.6）。由于本系统是在 ICU 病房中执行并护理人员之间共同跨专业执行，因此制定标准作业流程是重要项目。台湾高雄荣民总医院高质量心肺复健中心建立一个与 IMS（表 5.43.10）为踏车仪器选择模式的依据，让团队中各种专业的治疗人员都能够协助患者设定运动仪器来执行训练，并借由设定与纪录即可了解患者今日的活动状况。

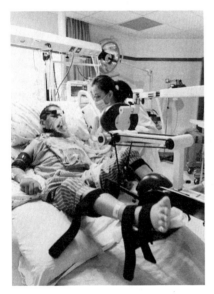

图 5.43.6　床边主被动脚踏车系统
应用于呼吸机患者身上

（十三）IMS 作为主被动式床上运动指南

在早期活动实施的过程中，除了物理治疗师之间，能与其他跨领域医疗团队人员有效的互动、沟通与协调是监护病房中早期康复介入成功与否的重要关键。台湾高雄荣民总医院高质量心肺复健中心设计出一套 IMS 活动处方，提供团队成员对于活动数据的结构化管理方法，帮助临床医生了解患者目前的恢复情况，帮助研究人员客观量化 ICU 病房中的活动情况，并可和不同研究做比较。以自行设计的 IMS 为依据的早期活动原则作为团队互动教学内容，以期团队执行的康复活动内容达到一致效果，如图5.43.7所示。

表5.43.10　IMS作为选择床边主、被动踏车设备的参数依据

IMS 0	被动模式	IMS 3	主动/抗阻交替模式
IMS 1	被动/主动交替模式	IMS 4～10	抗阻模式（逐渐增加阻力）
IMS 2	主动模式		

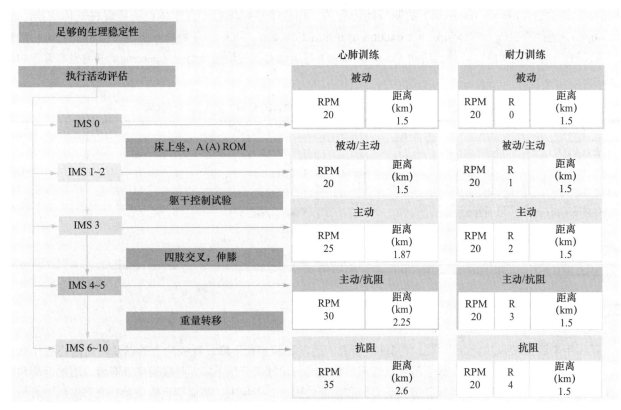

图5.43.7　IMS作为床边主、被动踏车设备的参数选择依据

注：AROM：主动关节活动；AAROM：助力关节活动；RPM：每分转数

（十四）心脏手术后康复训练

患者心脏术后在ICU病房期间，治疗师即可至ICU教导患者做床边的运动，增加肌肉及心脏循环，预防深静脉血栓栓塞，用呼吸训练将肺部痰液咳出避免造成坠积肺炎，用摆位及放松运动、压胸咳嗽训练避免咳嗽造成伤口疼痛及步行训练（表5.43.11）。详细内容可参考本部分第四十七章心肺重症的物理治疗技术。

表5.43.11　手术后康复患者的活动方案

术后天数	活动方案	术后天数	活动方案
0	腕泵、踝泵训练	5↑	步行100～250 m
1	腕泵、踝泵训练→坐→站→踏步→行走5～20 m		康复单元
2	步行20～50 m		运动15～30 min
3～5	步行50～100 m		持续前面的强度

第四节　重症患者体位改变的效益

体位会影响肺部通气的深度、型态和灌流。每个因素都会影响肺部维持扩张、清除痰液及氧合能力。受重

力的牵引及血流影响，不同体位下肺部通气和灌流分布有不同结果。

一、直立体位

直立体位对于心肺系统与心血管的影响见表5.43.12。不同的体位摆位对心肺系统有直接的影响效益，其原理与氧气输送（oxygen transport）的调节能力有关，相较于平躺体位，直立体位更能促进气体交换（gas exchange），进而降低吸入气体氧分压（fraction of inspired oxygen，FiO$_2$）、药物与呼吸机（ventilatory）协助程度。除了直立体位的摆位技巧外，活动（mobilization）与运动对氧气输送及有氧（aerobic）能力也有着正向的帮助。

表5.43.12　直立体位对于心肺系统与心血管的影响（与平卧体位比较）

心肺系统	心血管	心肺系统	心血管
↑肺总量（TLC）	↑总的血容量	↑肺顺应性（compliance）	
↑潮气量（TV）	↓中心循环血量（central blood volume）	↓气道阻力	
↑肺活量（VC）	↓中心静脉压	↑动脉氧分压（PaO$_2$）	
↑功能性残气量（FRC）	↓肺部血管阻力	↑胸腔前后径	
↑残气量（RV）	↑淋巴引流	↓呼吸功	
↑呼气储备量（ERV）	↓心脏作功	↑痰液松动与排出	

二、平卧位

近几年平卧位带来的负面影响已有完善的研究，通常和肺容积下降、呼吸功上升以及较高的心脏作功有关，功能性肺残余容积（FRC）的下降导致气道提早关闭与动脉氧分压下降，呼吸道痰液滞留，增加返流和吸入性肺炎（aspiration）风险，导致肺部受到心脏和腹部的压迫。老年人、心血管疾病患者、腹部疾病患者与过量吸烟饮酒者等生理机制的负面影响可能更为显著。

三、侧卧位

侧卧位的摆位（side-to-side positioning）在临床上经常会被应用，患有单侧肺部疾病的患者，将患部置于上方的侧卧位摆位能得到较好的生理效应，因肺炎续发的重度缺氧（hypoxemia）也可通过这种摆位技巧来大幅改善气体交换。假设双侧肺部都有不同严重程度的疾病，此时将右肺置于侧卧位的下方，可能得到较佳的效益。另外针对慢性阻塞性肺疾病（COPD）患者，也可增进动脉氧分压、改善氧合作用。

四、俯卧位

俯卧位（prone positioning）对于心肺系统并发症、重症呼吸衰竭、急性呼吸窘综合征（ARDS）与创伤等皆有相当程度的帮助，通过俯卧稳定前胸壁，提升动脉氧合作用、潮气量（tidal volume）、膈肌扩张（excursion）程度、功能性肺残余容积（FRC）以及减少气道塌陷等。此体位的摆位对于吸痰的抽吸量也较有优势。

五、摇高床头

摇高床头（head of bed elevation）可改善肺容积，Drakulovic证明了使用呼吸机经由肠道进食的患者，与仰卧做比较，床头抬高45°可减少呼吸机相关性肺炎（VAP）的发生。

六、重症患者的摆位

ICU重症患者因疾病长期采用平仰卧（supine）体位来照护。临床人员考虑患者的管线、监视设备长度、因移动造成的疼痛、体型或照护人员人力问题等，都会造成不活动的状态。若长期仰卧和不动会使血管张力减少、肺容积减少、痰液滞留、肺膨胀不全及出现骨骼、肌肉相关问题，包括钙质流失和肌肉无力。长期维持平躺体位违反正常人的生理活动。1978年Keane证明，人类在睡眠期间大约每11.6 min就会改变体位，这种现象称为"最小生理移动需求"。可通过不同体位规律的变化来预防肺膨胀不全，例如将患者侧卧使扩张不全的肺部朝上。

第五节 呼 吸 运 动

重症ICU患者因无法活动或使用呼吸机，会造成很高的呼吸系统并发症风险。许多患者也因急性呼吸衰竭而进ICU，物理治疗在重症ICU患者的照护计划中扮演重要的角色，可防止发生呼吸系统并发症或减轻患者呼吸系统问题。呼吸功能障碍中物理治疗最常见的目标包括清除气道分泌物、维持或改善肺容量、优化氧合及维持或训练吸气肌力量。研究指出，使用呼吸机的患者通过有效的肌力和呼吸训练可很好地改善患者的功能状态，鼓励使用呼吸机的患者能尽早进行积极的康复训练。详细的呼吸运动原理及技巧，请参阅本部分的第四十七章心肺重症疾病的物理治疗技术。

第六节 作业治疗师于重症病房中的角色

一、童趣康复训练

为增加急重症患者的早期活动，作业治疗师通过童趣康复训练，包括肌力训练、脑力训练及呼吸训练，利用趣味游戏训练的方式，于会客时和家属一同参与，提升患者参与康复的动机，并能增加家属与患者的沟通，进一步减少谵妄的发生，如图5.43.8～图5.43.10所示。

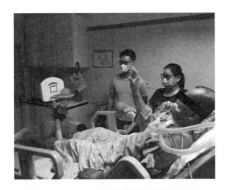
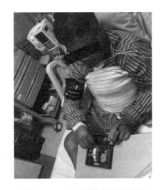
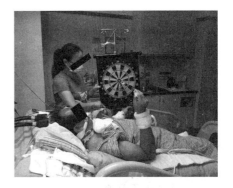

图5.43.8 童趣康复训练投篮套圈　　　图5.43.9 童趣康复训练　　　图5.43.10 童趣康复训练飞镖
　　　　　　　　　　　　　　　　　　　　　脑力训练

二、工作简化及节能技巧

有些患者因慢性疾病以致无法独力完成日常生活自理活动，需要通过功能性活动和活动训练来教导如何有效降低呼吸功，包含缓解呼吸困难的摆位、工作简化及节能技巧。

节能和工作简化技巧（energy conservation and work simplification）可以使患者完成以前觉得相当吃力的活动，有助于其降低活动时消耗的能量并提升工作效率，参考表5.43.13。

表5.43.13 节能技巧范例

控制您的步调	• 明显感觉疲劳前，慢慢完成工作并休息
	• 依据活动量改变您的步调
尽可能坐下	• 面向您的工作，坐在靠背椅子上，并让脚平放于地面，且大小足够支撑您的上肢重量
排除不必要的工作	• 预先计划且准备，减少多余行程
避免手臂剧烈活动	• 避免拉紧或使用手臂动作的剧烈活动
逐渐增加您的活动量	• 从简单、低强度的活动开始，中间可休息
	• 当您感到状况更佳时，每天增加一点强度
	• 逐渐增加活动时间和缩短休息时间
避免抬举动作	• 利用推车移动物品，以利方便拿取
避免等长收缩	• 避免推、拉或抬举重物
	• 避免憋气用力
使用辅具	• 选择适当步行辅具减少多余的能量消耗

结　语

ICU相关的神经肌肉功能障碍会导致短期和长期的身体功能障碍。主要原因来自长期卧床、制动、神经肌肉疾病和功能障碍的发生。

急重症的早期活动和康复是安全的，可以制定为常规的临床治疗规范。早期活动定义为入住ICU48～72 h内开始活动，并具有显著成效。然后，早期活动执行顺利与否需要跨专业的多学科团队合作。

通过完整的早期活动和康复策略来避免产生相关问题，并使用标准化的整合性功能评估计划，以评估患者在最佳时机进行早期活动，制定适当的运动处方、运动量和活动进程，来达到身体功能恢复的优化效益。

（台湾高雄荣民总医院　钟靖惠）

参考文献

［1］ Kress J P, Hall J B. ICU-acquired weakness and recovery from critical illness [J]. N Engl J Med, 2014, 370: 1626-1635.

［2］ Jonghe B D, Sharshar T, Lefaucheur J-P, et al. Paresis acquired in the intensive care unit: a prospective multicenter study [J]. JAMA, 2002, 288: 2859-2867.

［3］ Bednarik J, Vondracek P, Dusek L, et. al. Risk factors for critical illness polyneuromyopathy [J]. J Neurol, 2005, 252: 343-351.

［4］ Schepens T, Verbrugghe W, Dame K, et. al. The course of diaphragm atrophy in ventilated patients assessed with ultrasound: a longitudinal cohort study [J]. Critical Care, 2015, 19: 422.

［5］ Morandi A, Brummel N E, Ely E W. Sedation, delirium and mechanical ventilation: the 'ABCDE' approach [J]. Curr Opin Crit Care, 2011, 17: 43-49.

［6］ Bourdin G, Barbier J, Burle J F, et al. The feasibility of early physical activity in intensive care unit patients: a prospective observational one-center study [J]. Respir Care, 2010, 55: 400-407.

［7］ Amidei C, Sole M. Physiological responses to passive exercise in adults receiving mechanical ventilation [J]. Am J Crit Care, 2013, 22: 337-348.

［8］ Schweickert W D, Pohlman M C, Pohlman A S, et al. Early physical and occupational therapy in mechanically ventilated, critically ill patients: a randomised controlled trial [J]. Lancet, 2009, 373: 1874-1882.

［9］ Hodgson C L, Berney S, Harrold M, et al. Clinical review: early patient mobilization in the ICU [J]. Crit Care, 2013, 17: 207.

［10］ Hermans G, De Jonghe B, Bruyninckx F, et al. Clinical review: critical illness polyneuropathy and myopathy [J]. Crit Care, 2008, 12: 238.

［11］ Bailey P, Thomsen G E, Spuhler V J, et al. Early activity is feasible and safe in respiratory failure patients [J]. Crit Care Med, 2007, 35: 139-145.

［12］ Morris P E, Goad A, Thompson C, et al. Early intensive care unit mobility therapy in the treatment of acute respiratory failure [J]. Crit Care Med, 2008, 36: 2238-2243. [Medline] [CrossRef].

［13］ Hodgson C L, Berney S, Harrold M, et al. Clinical review: Early patient mobilization in the ICU [J]. Critical Care, 2013, 17 (1): 207.

［14］ Martin U J, Hincapie L, Nimchuk M, et al. Impact of whole-body rehabilitation in patients receiving chronic mechanical ventilation [J]. Crit Care Med, 2005, 33: 2259-2265.

［15］ Young P, Hodgson C, Dulhunty J, et al. ANZICS Clinical Trials Group. End points for phase Ⅱ trials in intensive care: recommendations from the Australian and New Zealand Clinical Trials Group consensus panel meeting [J]. Crit Care Resusc, 2012, 14: 211-215.

［16］ Parry S M, Denehy L, Beach L J, et al. Functional outcomes in ICU: what should we be using? An observational study. Crit Care, 2015, 19: 127.

［17］ Tipping C J, Young P J, Romero L, et al. A systematic review of measurements of physical function in critically ill adults [J]. Crit Care Resusc, 2012, 14: 302-311.

［18］ Pandharipande P P, Ely E W, Arora R C, et al. The intensive care delirium research agenda: A multinational, interprofessional perspective [J]. Intensive Care Medicine, 2017, 43 (9): 1329-1339.

［19］ Smith C D, Grami P. Feasibility and effectiveness of a delirium prevention bundle in critically ill patients [J]. American Journal of Critical Care, 2016, 26 (1): 19-27.

［20］ Salluh J I, Latronico N. Does this critically ill patient with delirium require any drug treatment [J]. Intensive Care Medicine, 2019, 45 (4): 501-504.

［21］ Pandharipande P P, Girard T D, Jackson J C, et al. Long-term cognitive impairment after critical illness [J]. The New England Journal of Medicine, 2013, 369 (14): 1306-1316.

［22］ Bakhru R N, Wiebe D J, McWilliams D J, et al. An environmental scan for early mobilization practices in U. S. ICUs [J]. Critical Care Medicine, 2015, 43 (11): 2360-2369.

［23］ Leditschke I A, Green M, Irvine J, et al. What are the barriers to mobilizing intensive care patients [J]. Cardiopulmonary Physical Therapy Journal, 2012, 23 (1): 26-29.

［24］ Dubb R, Nydahl P, Hermes C, et al. Barriers and strategies for early mobilization of patients in intensive care units [J]. Annals of the American Thoracic Society, 2016, 13 (5): 724-730.

［25］ Morandi A, Brummel N E, Ely E W. Sedation, delirium and mechanical ventilation: The 'ABCDE' approach [J]. Current Opinion in Critical Care, 2011, 17 (1): 43-49.

第四十四章
机械辅助装置支持下康复的注意事项

引　言

随着世界人口的老龄化与结构改变，心力衰竭（heart failure，HF）已俨然成为公共卫生的重要课题之一，最常用以解释心力衰竭的原因即为心肌功能障碍（cardiac muscle dysfunction，CMD），可能系心脏结构或功能随着疾病或老化等原因造成的渐进性损伤，见表5.44.1。当心脏功能（function）异常或功能障碍导致血液动力学（hemodynamics）失衡，心脏无法供应全身血液需求，即为心力衰竭的起点，相关症状见表5.44.2。据统计全球约有6000万的心力衰竭患者，且每年约有100万的患者有急诊住院的需求，对于社会经济的负担着实显著，目前针对相关的治疗策略包含饮食与营养控制、药物与康复治疗、心脏移植手术、机械辅助装置。本章将以机械辅助装置（mechanical circulatory support）做重点阐述，包含主动脉内气囊反搏（intra-aortic balloon pump，IABP）、体外氧合系统（extracorporeal membrane oxygenation，ECMO）以及心室辅助装置（ventricular assist devices，VAD），用以指导临床物理治疗在这种状态的注意事项与治疗策略。

表5.44.1　心肌功能障碍（CMD）原因	
心肌梗死	肾脏功能障碍
心肌病变	老化
心脏瓣膜疾病	脊随损伤
肺栓塞	先天性疾病

表5.44.2　心力衰竭常见症状	
呼吸困难	腹水
阵发性夜间呼吸困难	颈静脉怒张
四肢冰冷与苍白	运动耐量下降
啰音	体重增加

第一节　主动脉内气囊反搏

一、概述

IABP最早于1960年代的临床中施行，最初在血管重建（revascularization）的外科手术中提供生命支持，最早的概念与研究认为这个装置能够提供左心室（left ventricle）循环方面的辅助。IABP属于短暂性的辅助循环装置，一般是心力衰竭患者等待心脏移植前的医疗处理，也部分应用于短期内心脏功能可预期性恢复的患者身上，通过导管（catheter）植入的形式，自股动脉（femoral artery）进入并向上连接至降主动脉（descending aorta），远端应在左锁骨下动脉（left subclavian artery）2～3 cm处。IABP具备其他机械辅助装置无法达成的优势，包含置入较为简易与快速等，因此目前在重症患者中广为使用，基本原理系通过气囊的扩张与收缩，进而降低心脏后负荷（afterload）并促进灌流量（perfusion），相关效益见表5.44.3。

表5.44.3　主动脉内气囊反搏的生理效益	
增加舒张压	降低心脏后负荷
增进冠状动脉灌注量	减少心肌耗氧量
降低每分钟心跳数	降低收缩压

IABP应用于临床已超过半世纪之久，操作方式主要依据装置本身的生理特性与临床观察性数据，将心脏舒张期（diastole）时的气囊膨胀（inflation），此时能够把部份血液回送至升主动脉（ascending aorta），提升

冠状动脉灌注流量并对心肌氧气的供应有一定帮助，同时也能增加患者的舒张血压（diastolic pressure）。心脏收缩期的气囊将缩小（deflation），有效降低左心室后负荷压力以及心肌耗氧需求，增加约40%的心脏输出量（cardiac output），整体而言将有助于提升平均动脉血压（mean blood pressure），增进全身器官的灌流量，避免器官因缺血缺氧造成不可逆后果。IABP的执行对象包括血液动力学不稳定者，如心源性休克（cardiogenic shock，CS）、出现机械性并发症的急性心肌梗死（mechanical complications of AMI）、经皮冠状动脉介入治疗（percutaneous coronary intervention，PCI）的高风险患者以及冠状动脉搭桥手术（coronary artery bypass graft，CABG）高风险患者等。据统计约20%的患者由于心源性休克（CS）而使用本装置，气囊充气与心脏收缩次数比例为1∶1或1∶2，代表每隔1～2次才使气囊充气一次，更高的比例也被部份研究所建议。

二、临床应用

对于施行CABG的高风险患者而言，PCI是一个值得考虑的选项，此类患者通常具备以下特征：①严重的左心室功能损伤；②多支冠状动脉血管病变；③外科手术相关的卧床率与死亡率的风险较高。针对施行PCI的高风险患者，通过IABP达到血液动力学稳定的干预方式在目前临床指南尚未有明确和一致的推荐，美国心脏协会（AHA）与美国心脏病学学院（ACC）将此归类为Ⅱb的建议等级，欧洲心脏病学会（ESC）则唯独建议用于病情不稳定的患者。最初将IABP应用于PCI高风险的患者是1990年代末期，当时被认为此举是安全且可行的，Briguori等学者报告IABP的应用显示了较低的施行程序内（intra-procedural）负面事件发生率，但未能显著性降低心血管（cardiovascular）或脑血管（cerebrovascular）的重大不良事件发生率。

IABP的另一应用为AMI与心源性休克，前者的危险因素包含家族史、吸烟、高血压、肥胖、糖尿病、静坐的生活方式，可能出现左心室衰竭、肺部啰音、肺水肿与心源性休克等并发症，其中心源性休克占5%～10%。值得注意的是由于自动体外心脏电击去颤器（automated external defibrillator，AED）的普及以及大众对于急救与求助理念越趋成熟，AMI导致的整体死亡率已大幅下降，然而因AMI引发的心源性休克的发生率却未见显著减少，且心源性休克依然是住院期间最常见的死亡原因（hospital mortality），因此相应的医疗处理便极为重要。Romeo等学者于近期针对本类患者施行IABP，指出在没有接受再灌注治疗（reperfusion therapy）的前提下，降低了29%的死亡率，然而若合并初次PCI治疗的患者，死亡率反而增加了6%，因此推论IABP的效益可能受到PCI治疗而有所限制。此类患者使用IABP的时机也十分重要，一般分为PCI治疗前与PCI后，若属前者，可能延迟血管的再灌注并导致梗塞区域扩大，然而在长达5年追踪随访，死亡率没有显著性的差异；而后者一般认为能够使心脏系统在第一时间获得支持，也能在PCI治疗时提供帮助，因此临床执行比例约为85%（相较前者为多）。

在某些非人体实验中，再灌注治疗前使用IABP能有效减轻左心室负担并减少心肌梗死的范围，且与较大量的濒死心肌抢救相关。针对AMI无合并心源性休克的患者而言，第一线的PCI治疗是有效且安全的，目前已被广泛应用于临床标准流程以降低相关死亡率。若将第一线选择变更为IABP，Patel与Cassese等多位学者的研究结果认为产生的效益并不具竞争力，且近期的研究发现有更高的出血与脑中风发生率，综合上述循证研究与临床经验，目前临床并未将IABP纳入AMI无合并心源性休克患者的首选方法。

总而言之，IABP通常被当作心力衰竭患者等待心脏移植前的一座桥梁，不同的疾病或病情适合的临床应用方式如上所论。许多学者也已充分探讨可能带来的并发症，血管方面的如肢体缺血（limb ischemia）最常见，这个风险在周围血管疾病（peripheral vascular disease）与糖尿病患者中更多见，在某些罕见且较为严重的个案中，患者可能因肢体缺血进而导致截肢（amputation），因此全面的评估与筛选才能确保患者的风险最小化。此外还有出血（hematoma）的问题，通常出血发生的位置在IABP插入点（insertion），然而若使用无鞘（sheathless insertion）的插入方式可有效地改善这种情况的发生。出血的严重程度可能受各种因素影响，一般认为IABP使用超过2天以上与较高的出血并发症相关，因此需密切注意血栓或其他异常情况，相关的并发症见表5.44.4。

表5.44.4 主动脉内气囊反搏相关并发症

肢体缺血	假性动脉瘤
出血	感染
截肢	脑中风

三、物理治疗的考虑

对于正使用IABP的重症患者，物理治疗师应执行完整的评估与制定相关治疗目标，分析限制患者执行活动的原因，相关物理治疗计划至少需涵盖肢体运动、呼吸再训练以及促进肺部清洁技术。肢体运动是为了保持血液循环以及关节活动度（joint range），肌肉力量与功能性能力（functional ability）最大化为目标，当患者肢体无力或注射镇定药物等情境时，被动（passive）的关节运动应被执行，且应特别着重阿基利斯腱（achillis tendon）与肩关节囊前侧的动作，若患者能执行主动（active）且具自主控制性的动作，则应以此为优先。呼吸再训练的目标为缓解呼吸困难、增进血氧浓度以及调整呼吸频率，此外，促进肺部清洁技术的体位引流技巧（postural drainage）必须特别留意，血压是首要的考虑与评估指标，应避免血压过快降低与异常变动，且在调整体位摆位时应密切观察管线的牵扯与压迫，相关注意事项见表5.44.5，急重症操作如图5.44.1所示。

表5.44.5 物理治疗于IABP的考虑

1. 若患者采用股动脉插入的形式施行行IABP，任何的髋关节屈曲皆被禁止

2. 若患者采用股动脉插入的形式施行IABP，翻身时应使用圆滚木翻身（log-rolled）

3. 若患者采用股动脉插入的形式施行IABP，任何的下床（out of bed）活动皆被禁止

4. 进行过多的髋关节屈曲，容易引起内乳动脉（internal mammary artery）的阻塞

5. 执行体位引流法，应留意血压、心血管系统变化以及耐受度

6. 咳嗽技巧应于IABP移除后4 h再执行，避免过大的压力使伤口处出血

7. 执行徒手震动技巧时（如颤动与叩击法）应避免心电图贴片的脱落

8. 若导管改至左腋动脉或左锁骨下动脉，在实时监测生命征象与血液动力学的前提下，可以接受下床的功能性训练（包含行走训练）

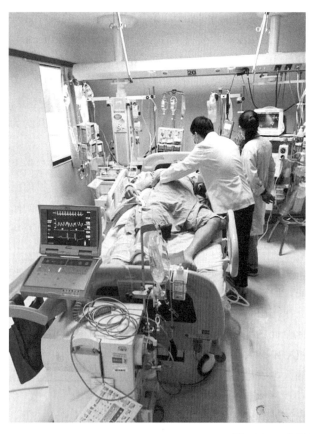
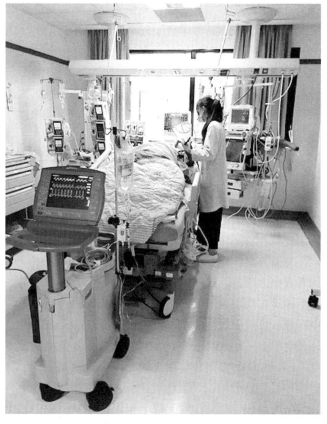

图5.44.1 急重症IABP的物理治疗

第二节 体外氧合系统

一、简介

1972年人类首次成功植入延长心肺系统的机械辅助器，在Hill等学者的带领下将体外氧合系统（extracorporeal membrane oxygenation，ECMO）顺利应于重度呼吸衰竭（如成人呼吸窘迫综合征，acute respiratory distress syndrone，ARDS）患者，开启了重症医疗对于心肺功能障碍的急性机械式处置。最初对于气体交换（gas exchange）严重异常的患者，若无法借由机械式呼吸机（mechanical ventilation）维持生命稳定，此时ECMO便起到了十分重要的作用。ARDS于1994年更名为急性呼吸窘迫综合征，对象不再局限于成人，根据2012年的柏林（Berlin）定义标准，ARDS需为7 d内急性发作或恶化且双侧肺野呈现持续性肺水肿，同时出现氧合指数与肺动脉压异常，相关的危险因子见表5.44.6。

表5.44.6 急性呼吸窘迫综合征危险因子

肺炎	肺部挫伤
昏迷	药物滥用
严重烧烫伤	败血症

ECMO属于体外体外生命支持辅助器（extracorporeal life support）的一种形式，能够供给心脏与肺脏全部或部分支持，通过特制的塑料管路（cannula）连接人体的血液循环。ECMO主要分两大方向，一为氧化血液并带走过多的二氧化碳（此效力在某程度上已取代肺脏功能），二为血液的泵促使血液顺利流通（此取代了心脏系统功能）。将此特殊的管路安置于患者身上的过程称为插管（cannulation），由ECMO团队确认有无急性感染或排斥等状况。一般将装置辅助的方式分为两大类别：①静脉-静脉转流ECMO（VV-ECMO），针对重度呼吸衰竭患者，通过静脉输送血液的方式，促进肺部通气（lung ventilation）与气体交换（gas exchange）效率，可用于急性肺部功能障碍或等待肺脏移植（lung transplant）的患者；②静脉-动脉转流ECMO（VA-ECMO），对心力衰竭或心源性休克患者提供全身系统性的血液循环，能有效避免器官损伤并提供心脏功能恢复支持。

承如前节所述的IABP，ECMO同样也属于暂时性的机械辅助装置，通常使用数小时至数日，但若患者病况过于严重则也可能使用数月。国际上对于ECMO的适应标准通常涵盖两大重点：①患者因严重的心源性休克，在无机械装置的辅助下将无法存活超过数小时；②患者正经历进行性的功能衰退，可能于数日内死亡。因为本装置能够暂时性取代人体的心肺系统功能，通常应用于肺部无法提供足够氧气供应且同时在机械呼吸机支持下无法有效排除二氧化碳，以及心脏输出量（CO）之泵异常等，临床上以急性心衰竭、心源性休克与ARDS为主。使用ECMO虽无法直接性对患者心肌（myocardium）达到支持与促进的效果，然而对各年龄段的急性心衰竭有提高存活率的效果，在心源性休克与心肌炎（myocarditis）患者中亦是如此。

适用ECMO的一大病种为心源性休克患者，慢性心肌病变、急性心肌梗死、肺栓塞与药物（毒物）中毒皆是常见的心源性休克原因，然而临床上也可能出现多种疾病共存的情况，而非单一的心力衰竭或呼吸衰竭，因此相关人员更应审慎评估患者目前各项数值是否稳定，将各系统间的相互效应一并纳入考虑，以达成最完善的系统性评估。针对ECMO应用于肺脏系统的呼吸衰竭，临床上建议开始执行评估的准则应包含以下几个方面：①任何原因导致的缺氧性呼吸衰竭；②因气喘或高碳酸血症导致的二氧化碳滞留；③重度漏气综合征（air leak syndromes）。

二、临床应用

如上所述，ECMO的应用可分为VV-ECMO与VA-ECMO两大类别，相关差异比较见表5.44.7。VV-ECMO主要用于心脏功能完好（即心脏输出量足够）的重度呼吸衰竭患者，此模式的血液回输路径是引流与返回的管路皆通过静脉输送，管路的植入位置通常与患者体形有关，成人与青少年的引流管路以股静脉最为常见，返回的再灌注管路以内颈静脉（internal jugular vein）为主。VA ECMO支持气体交换与心脏功能，同时不同程度地取代心脏与肺脏系统功能。此模式的管路分成中枢型与周围型，中枢型的引流管路位置在右心房并自升主动脉（ascending aorta）回流，周围型的引流管路常见于股静脉或颈静脉并于颈动脉（carotid）、腋动脉（axillary）或股动脉回流，当患者的左心室无法有效地收缩产生全身性血流，此时动脉血氧饱和浓度（SaO$_2$）全由ECMO决定，即为100%。

表5.44.7 VV-ECMO与VA-ECMO比较

VA-ECMO	VV-ECMO	VA-ECMO	VV-ECMO
更低的灌注速率	更高的灌注速率	更高的动脉氧分压	较低的动脉氧分压
降低肺动脉压力	提高静脉氧分压	提供心脏肺脏支持	不提供心脏支持

ECMO应用于心脏的常见因素与情况包含：①心脏手术或心脏移植后的支持装置；②等待心脏移植或心室辅助器的短期衔接辅助；③心肌梗死、心肌病变与心肌炎；④心源性休克。目前针对撤离ECMO的标准尚无定论，国际上建议同时考虑生理参数、生命征象与相关临床表现，针对VV-ECMO的肺部功能改善主要参考三大要素：①系统性动脉氧分压（SaO$_2$）渐进性增加；②肺部顺应性（compliance）改善；③胸腔X线改善。针对VA-ECMO的心脏功能评估则应包含：①血压上升；②更多的血液经由心脏本身自行泵出；③中央静脉压力（central venous pressure）下降。

尽管ECMO对急性重症心肺患者提供了许多希望，然而相关并发症或后遗症的负面影响不容小觑，参考表5.44.8。最常见的为出血与血栓，据统计约有5成患者在使用ECMO期间发生过出血的问题，通常发生在插管或外科手术的伤口位置，出血量可能十分大量并且危及生命，另外出血也可能发生在消化系统与脑部，发生率相对低但严重程度通常更高。在机械管路中形成的血栓进而造成系统性的血栓，据统计约有15%的肺栓塞（pulmonary embolism）发生率，深层静脉栓塞（deep venous thrombosis）则有更高的7成机率，临床中建议定时观察机械装置的压力侦测仪，短期内的压力变化通常揭示血栓的形成，及时观察与预防便是最重要的核心概念。针对VA-ECMO带来的并发症深入探讨，常见的如肺水肿与出血、心脏血栓以及冠状动脉与脑部血流缺氧等，另外更包含神经与胃肠系统相关的不良事件，因此临床人员须谨慎评估相关症状，避免二次损伤与感染。

表5.44.8 ECMO常见并发症

出血	肢体缺血	感染	脑中风
血栓	癫痫	缺氧	肾衰竭

三、物理治疗

对于患者正在使用如ECMO般的机械辅助装置，临床医生、治疗师必须了解其复杂性与严重性，事前的病理性评估应包含：①患者当前的心肺功能参数与各项血液动力学指标；②医生方面采取的相关急性医疗；③机械通气装置与相关药物；④机械辅助装置的原理以及可能带来的影响。初次进入使用ECMO的患者病室时，应与管床的团队共同评估装置设备的管线完整性与牢固性，同时监测患者的血液动力学指标，并在开始康复治疗时移除暂时不必要的管线，减少活动过程中的风险与障碍。

使用ECMO的心肺重症患者可以提升存活率，但也可能留下许多后遗症，包括活动与心理层面的损伤、功能性活动受限以及生活质量下降等，其中主要的因素是使用ECMO过程中的长时间制动（prolonged immobilization），目前已有越来越多的证据表明早期活动（early mobilization）的相关益处，因此接下来将以临床相关注意事项与参考指南做论述。一般会建议治疗师在治疗前可以对患者的活动状态做评分，根据ECMO患者所采用的量表方式见表5.44.9，采用1~8分的方式，分数越高代表患者当前活动能力越好，由治疗师评估，此分数可供了解患者目前的能力并制订相应适合的治疗处方。

表5.44.9　针对ECMO患者的活动能力评分量表

等级	描述	等级	描述
1	无主动性的肢体活动	5	坐在椅子上
2	能于床上翻身与活动（协助式也可）	6	站立
3	能坐于床中央（床头摇高）	7	踏步
4	能坐于床缘（双足放于地面）	8	行走

筛选与鉴别的步骤也十分重要，将不适合执行康复治疗的患者精确辨别即为临床人员的基本能力，不适合进行康复治疗的情况包括血液动力学不稳定、因镇静药物完全昏迷、已使用机械辅助装置仍重度缺氧。目前国际上对物理治疗应用于ECMO患者的相关数据尚未齐全，因此请康复科医生会诊的时机与治疗时间点仍无定论，但可以确定的是面对如此复杂与特殊的患者，治疗师的目标应包含预防关节挛缩（contracture）、避免周围神经压迫损伤（peripheral nerve compression injury）以及预防皮肤损伤等，可以通过关节活动运动、体位摆位技巧、肌力训练、胸腔物理治疗以及功能性训练等技巧搭配使用，协助患者将相关风险降至最低，针对各个使用ECMO时间点的物理治疗策略见表5.44.10。

表5.44.10　物理治疗策略

使用ECMO期间	移除ECMO后	使用ECMO期间	移除ECMO后
体位摆位技巧	肌力训练	呼吸再训练	功能性运动
夹板（splint）的使用	关节活动运动	早期活动技巧	平衡训练
关节活动运动	呼吸再训练	功能性运动	定向能力训练

主动活动的物理治疗对于正在使用ECMO的患者是安全且可行的，然而因本机械辅助装置的特殊性与复杂性，建议以跨团队多专业合作的模式进行相关的康复治疗。目前应用于临床的比例也比十年前大幅增加，说明技术与标准作业程序已日趋成熟，此外ECMO康复的整体安全性也是一大争议焦点，大部份研究认为进行物理治疗的ECMO患者并无不良并发症事件发生，少部分学者指出活动过程中可能出现低血氧，但可通过延缓活动并给予适当休息使相关监测数值快速回归稳定。若患者的管线系经由股静脉进入的，则在步行活动时应特别留意，观察有无下肢肿胀或剧烈疼痛的情况产生，尽管股静脉中有ECMO的管道，但这并不属于步行活动的绝对禁忌证，当然仍应以上肢活动为优先，避免管线相关的栓塞并发症等。有关物理治疗应用于ECMO患者的效益，如降低总死亡率、降低机械呼吸辅助设施的使用天数以及缩短住院总天数等，详见表5.44.11。

表5.44.11　物理治疗应用于ECMO患者的效益

降低住院天数	强化肌肉力量
降低死亡率	促进气道清洁效力
提升操作表现	提升功能性能力

第三节　心室辅助装置

一、简介

对于严重心衰竭患者，机械辅助循环装置（mechanical circulatory support，MCS）已俨然成为不可或缺的医疗手段之一，回溯至公元1967年人类迎来首次成功的心脏移植手术，外科医生开启了相关的辅助疗法与设备的创新之路，美国食品药品监督管理局（FDA）于1994年核准左心室辅助装置（LVAD）可用于心脏移植手术前的过渡支持，于同年施行全球首例便携式左心室辅助装置的案例，为心脏终末期患者带来更多安全的选择与生机。心室辅助装置（VAD）系一种机械性泵式的设备，能协助受损的心室功能并提供心脏泵作用的能力，对于心脏两侧的心室皆能提供效益，临床上以左心室辅助为多，因此本节主要以左心室辅助装置做论述重点。心室辅助装置能够使因心脏功能受损而产生的异常血液动力学恢复稳定，供应各大身体器官正常且足够的血液与养分，确保机体功能顺利运作以维持生命。

心室辅助装置（VAD）于临床上通常适用于两大人群，一是心源性休克患者，此时患者的心脏急需减轻心室负担以及降低心肌做功，让心脏能获得足够的休息与功能恢复的时间；二是可预期无法恢复心脏功能并等待心脏移植的患者，包含急性心肌梗死、急性心肌炎与心脏终末期（stage D HF）病变等，此时的装置成为手术前维持生命的过渡支持手段之一。将本装置应用于上述情况的主要目的为：①等待患者心脏功能或临床症状改善的过渡性医疗处理；②等待心脏捐赠者的出现；③若不适合接受心脏移植手术，本装置可提供替代性的治疗。据美国心脏病学学院（ACC）与美国心脏协会（AHA）数据统计，每年有超过10万人符合接受左心室辅助装置的相关标准，然而考虑本装置的有创性、复杂性以及价格昂贵，如何筛选不适合的患者和风险较高的人群成为临床医生的一大难题，相关禁忌证见表5.44.12。

表5.44.12　VAD禁忌证

年纪>80岁	药物或酒精成瘾	神经系统不稳定	急性出血
末期肾脏疾病	精神疾病或功能障碍	先天性心脏疾病	拒绝输血者
严重肺部疾病	重度室中隔缺损		

心室辅助装置（VAD）的基本构成部件包含人工左心室（prosthetic left ventricle）、引入导管（inflow cannula）、引出导管（outflow cannula）以及外部驱动电源（external power），引入导管将与左心室心尖（apex）连接，引出导管接上升主动脉（ascending aorta），人工左心室（又称泵腔室）被安置于腹腔壁或腹膜腔。通过人工左心室（泵）储存血液，收集来自心房或心室的血液，将其输送至动脉以减轻心脏负荷。泵的模式可调整为自动感应式（automatic）或固定式（fixed），前者又称填空模式（fill to empty），当泵体装满血液达九成或检测到装填的速度降低，VAD泵就会将血液射出，因此会因为患者自身心脏能力与心脏腔室压力的变化，而使VAD的协助程度随时调整，不像固定式直接性固定每分钟VAD协助的频率，自动式更符合生理作用机制，且发生VAD装置相关血栓的机率较低，因此较广为临床所应用。

二、临床应用

选择合适的患者接受VAD是极为重要的一环，主要考虑安全性与未来整体性预后的分层，根据临床指南将欲接受本装置的患者做风险分层，以利后续治疗选择的临床判断。最广为临床评估患者的机械辅助装置植入风险等级系采用机械辅助循环支持的跨机构登记系统（INTERMACS scale, Interagency Registry for Mechanically Assisted Circulatory Support）。本分层量表将患者区分为七大层级，等级越高代表患者能力与状况越佳，见表5.44.13。第一级称Crash and Burn status，通常为最严重与危急的心源性休克患者，约占整体的15%，且1年存活率（1-year survival）明显比第二级与第三级的患者低出许多。第四级以上的患者通常具备行走功能（ambulatory），约占整体的20%，研究显示此类人群接受心室辅助装置植入后的1年存活率高达九成，然而半年的再入院率（6-month readmission）也高达七成左右。一般建议接受心室辅助装置的对象为第二级至第五级的患者，其中以第二级和第三级最多。

表5.44.13　INTERMACS分层

等级	描述	临床状态	比例（%）
1	严重的心源性休克	危及生命且急需升压剂药物	14.3
2	逐步下降	整体功能渐进性下降	36.4
3	稳定但与肌力有关	稳定但依赖强心剂、强药物（inotropes）	29.9
4	休息时症状	休息时便出现症状	19.4
5	用力，但不能耐受	休息时并无症状但无法从事任何活动	
6	用力受限	任何活动开始后几分钟内便耗竭（fatigue）	
7	进展的纽约心功能Ⅲ级	对中度费力的活动受限但未受限于一般生活	

适合左心室辅助装置（LVAD）的患者，一般而言不能有任一器官的不可逆性损伤，若患者病情太严重而不适用经皮心肺旁路支持术（percutaneous cardiopulmonary bypass），即不适合心脏移植手术，此时一线治疗便是LVAD。若患者能符合心脏移植手术的相关条件，但因等待合适捐赠者时间过长可能导致生命延续出现困难，本装置便可担任重要的桥梁角色。概括而言，LVAD多使用于：①BTT，即心脏移植前过渡性治疗（bridge to transplantation）；②BTR，即心脏功能恢复前治疗（bridge to recovery）；③BTC，即状态改善以符合接受移植标准的过渡性治疗（bridge to candidacy）。针对这种具有侵入性和风险性的植入式装置的治疗，可能出现的并发症也应被临床医生所熟知，以利及时侦测、预防与处理，见表5.44.14。

表5.44.14 VAD相关并发症

右心衰竭	脑中风	感染	肠胃出血
出血	主动脉瓣功能障碍	血栓	导管感染

右心衰竭（right heart failure）是常见的并发症，危险因素包含：①右心功能低下；②肺动脉高压；③急性血液动力学失衡；④右心前负荷过高，本症可急性或慢性发作，一般可使用心脏超声配合患者临床症状做诊断，然而确切的致病机制尚未明确，临床发生率约为20%。中风也是高风险的并发症之一，有15%～30%的发生率，没有固定的发作时间点或区间，通常常见于女性人群，且缺血型（ischemic）发生率较出血型（hemorrhagic）略高，前者的致病机制普遍认为与泵内、主动脉瓣膜、LVAD装置管路的栓子有关。有高血压病史的患者则更应留意本负面事件的发生，可采用计算机断层（CT）或磁振造影（MRI）做出相关的诊断。除上述两大并发症外，导管感染（driveline infection）也是一大问题，发生率高达25%且感染范围可能为局部或系统性，致病因素十分复杂，通常与患者自身营养状态、血肿（hematoma）以及导管本身相关，早期判断并及时使用抗生素治疗是基本的处置原则，此外需根据严重性而判定是否要更换导管。

三、物理治疗

使用VAD的患者已表明可以接受早期活动（early activity）的物理治疗训练，尽管目前尚未总结出标准化的康复处方建议，但根据众多研究经验发现相关不良事件或危险的发生率极低甚至不存在，因此将物理治疗应用于使用LVAD的患者是相对安全且可行的。临床治疗师实施康复活动时应密切关注患者的生理参数与变化，安全的状态包含：①RPE介于11～13分且心率不超过120 bpm；②没有心绞痛（angina）发生；③没有ST段异常变化；④呼吸困难（dyspnea）指数未超过满分10分的5分；⑤无血氧浓度降低；⑥无收缩压大幅度改变；⑦平均动脉压力介于70～90 mmHg；⑧心室辅助装置运作正常（每min至少提供3 L的血液输出）。本类患者的康复注意事项与心力衰竭患者类似，唯机械装置相关的运作功能与顺畅性需被留意，装置泵的血液输出每分钟若小于2.5 L可能造成危害，一般的警报系统阈值皆设定于此。

一如其他重症患者，物理治疗师皆应完整评估后再行治疗，针对LVAD的患者评估要点包含：①病史与手术史评估；②机械植入前运动表现评估；③认知功能评估；④血液动力学与生命征象评估；⑤心力衰竭临床症状评估；⑥关节活动角度、肌力、协调、平衡、耐力、功能性能力；⑦伤口评估。执行任一康复活动时皆应让患者穿戴固定VAD装置的绑带或固定器，且不论活动进行的空间与时间长短，皆建议随身携带备用电源，以避免设备相关的故障或功能障碍。针对活动进行中的注意事项包括：①延长热身与放松的时间；②低度至中等强度的运动强度为佳；③禁止施行憋气用力的动作；④避免碰撞或高度撞击的活动；⑤运动进行中与结束后15 min内持续性监测生命征象。不适合开始执行康复活动与运动训练的相关指标见表5.44.15。

表5.44.15 心室辅助装置患者执行运动训练的禁忌指标

出现运动不耐受的症状（头痛、呼吸困难、胸痛、血压剧烈变化等）	VAD装置血流输出过低
低血压	频繁发生的心室颤动
休息时心率大于100 bpm	急性出血与感染
血氧浓度小于90%	过去3天内体重增加大于1.8 kg

康复过程中实时监测患者生命征象是最重要的核心概念之一，植入LVAD后治疗师能尽早执行相关的早期活动技巧，初期应将治疗重点涵盖气道清洁技巧（ACTs）、体位摆位技巧、皮肤压伤照护以及关节活动运动，若患者无法离开病床进行下床康复运动，则应进行床上活动：①主、被动关节活动运动；②静、动态坐位平衡训练；③耐力训练；④呼吸再训练；⑤吸气肌训练。待患者体力逐渐进展至步行前阶段时，方能加入动态站位平衡训练、步态训练、固定式脚踏车训练、心肺耐力训练以及上述各项的进阶版训练等。治疗师一般可以将使用VAD的患者分为四大体力阶层，通过活动耐受时间、协助程度与代谢当量（MET）强度等来区分患者体力与状态，见表5.44.16。

表5.44.16　VAD患者康复体力分级

床上活动阶段	整体肌肉力量小于3分（MMT）	步行活动阶段	整体肌肉力量大于4分（MMT）
	床上活动需要中等程度以上的协助		床上活动需要轻度以内的协助
	体力不足2 METs		体力介于3～4 METs
	活动耐受时间小于20 min		活动耐受时间介于30～40 min
坐位活动阶段	整体肌肉力量介于3～4分（MMT）	小区活动阶段	整体肌肉力量大于4分（MMT）且具功能性
	床上活动需要中等程度以内的协助		床上活动都可以独立完成
	体力介于2～3 METs		体力大于4 METs
	活动耐受时间介于20～30 min		活动耐受时间大于30 min（中等强度运动）

设计康复处方的概念同样采用FITT原则，即频率、强度、时间与类型，待患者血液动力学稳定且经过康复团队完整初次评估后方能介入早期活动技术，常见应用于本类患者的技术与训练包括呼吸再训练、功能性电刺激、体位摆位技巧、坐位与站位平衡训练、脚踏车与步行前的卫生宣教、行走训练。接续早期活动的即为运动训练环节，建议包含三大训练方向，有氧训练、肌力训练与呼吸训练。有氧训练以中等强度为优，须注意在植入装置初期因考虑管线稳定性，故不建议使用固定式脚踏车。肌力训练须先量测出1 RM，以12～15次的重复次数做训练依据。呼吸训练以持续性最大吸气压力作为强度标准，1周执行至少3回合。评估患者的功能性能力则以CPET及6 MWT为主，相关论述与注意事项见表5.44.17。总结而言，使用VAD患者应用物理治疗是安全有效的，常见的效益如提升最大摄氧量（V_{O_2} max）、促进功能性能力、降低住院天数以及增进生活质量等。

表5.44.17　心室辅助装置患者的功能性能力评估方式

心肺运动测试（CPET）	1. 建议采用渐进性的RAMP模式
	2. 每分钟上升10 Watt的强度
	3. 当患者最大摄氧量（V_{O_2}）大于每分钟每公斤14 mL的氧气，则可执行更高强度的运动训练
六分钟步行测试（6 MWT）	1. 室内执行，须为平坦笔直且至少30 m的廊道
	2. 测试过程中仅可提供标准化的指令
	3. 当患者可于测试时间内步行超过300 m，则可执行更高强度的运动训练

（台湾高雄荣民总医院　荆裕伟）

参考文献

［1］　Hillegass E. Essentials of Cardiopulmonary Physical Therapy [M]. 4th ed. ELSEVIER. p78-p79, p97-98, p117, p438-443, 2016.

［2］　Groenewegen A, Rutten F H, Mosterd A, et al. Epidemiology of heart failure [J]. Eur J Heart Fail, 2020, 22, 1342-1356.

［3］　McMurray J J, Stewart S. Epidemiology, aetiology, and prognosis of heart failure [J]. Heart, 2000, 83: 596-602.

[4] Kannel W B. Epidemiological aspects of heart failure [J]. Cardiol Clin, 1989 Feb; 7 (1): 1-9.

[5] Borlaug B A, Redfield M M. Diastolic and systolic heart failure are distinct phenotypes within the heart failure spectrum [J]. Circulation, 2011, 123: 2006-2014.

[6] Ponikowski P, Voors A A, Anker S D, et al. 2016 ESC Guidelines for the diagnosis and treatment of acute and chronic heart failure: The Task Force for the diagnosis and treatment of acute and chronic heart failure of the European Society of Cardiology (ESC). Developed with the special contribution of the Heart Failure Association (HFA) of the ESC [J]. Eur J Heart Fail, 2016, 18: 891-975.

[7] Bertens L C M, Van Mourik Y, Rutten F H, et al. Staged decision making was an attractive alternative to a plenary approach in panel diagnosis as reference standard [J]. J Clin Epidemiol, 2015, 68: 418-425.

[8] De Silva K, Lumley M, Kailey B, et al. Coronary and microvascular physiology during intra-aortic balloon counterpulsation [J]. J Am Coll Cardiol, 2014, 7: 631-640.

[9] O'Neill W W, Kleiman N S, Moses J, et al. A prospective, randomized clinical trial of hemodynamic support with Impella 2.5 versus intra-aortic balloon pump in patients undergoing high-risk percutaneous coronary intervention: the PROTECT II study [J]. Circulation, 2012, 126: 1717-1727.

[10] Patterson T, Perera D, Redwood S R. Intra-Aortic Balloon Pump for High-Risk Percutaneous Coronary Intervention [J]. Circ Cardiovasc Interv, 2014, 7: 712-720.

[11] Wang S S, Chu S H, Tsai C H, et al. Intraaortic balloon pump for myocardial failure in cardiac surgical patients [J]. Acta Cardiol Sin, 1993, 9: 218-23.

[12] Ihdayhid A R, Chopra S, Rankin J. Intra-aortic balloon pump: indications, efficacy, guidelines and future directions [J]. Curr Opin Cardiol, 2014 Jul; 29 (4): 285-92.

[13] Macauley K. Physical Therapy Management of Two Patients with Stage D Heart Failure in the Cardiac Medical Intensive Care Unit [J]. Cardiopulm Phys Ther J, 2012 Sep; 23 (3): 37-45.

[14] Romeo F, Acconcia M C, Sergi D, et al. The outcome of intra-aortic balloon pump support in acute myocardial infarction complicated by cardiogenic shock according to the type of revascularization: a comprehensive metaanalysis [J]. Am Heart J, 2013, 165: 679-692.

[15] Bahekar A, Singh M, Singh S, et al. Cardiovascular outcomes using intraaortic balloon pump in high-risk acute myocardial infarction with or without cardiogenic shock: a meta-analysis [J]. J Cardiovasc Pharmacol Ther, 2012, 17: 44-56.

[16] Sjauw K D, Engstrom A E, Vis M M, et al. A systematic review and metaanalysis of intra-aortic balloon pump therapy in ST-elevation myocardial infarction: should we change the guidelines [J]. Eur Heart J, 2009, 30: 459-468.

[17] Patel M R, Smalling R W, Thiele H, et al. Intra-aortic balloon counterpulsation and infarct size in patients with acute anterior myocardial infarction without shock: the CRISP AMI randomized trial [J]. JAMA, 2011, 306: 1329-1337.

[18] Cassese S, de Waha A, Ndrepepa G, et al. Intra-aortic balloon counterpulsation in patients with acute myocardial infarction without cardiogenic shock. A meta-analysis of randomized trials [J]. Am Heart J, 2012, 164: 58. e1-65. e1.

[19] de Jong M M, Lorusso R, Awami F A, et al. Vascular complications following intra-aortic balloon pump implantation: an updated review [J]. Perfusion, 2018, 33 (2) 96-104.

[20] Arafa O E, Pedersen T H, Svennevig J L, et al. Vascular complications of the intraaortic balloon pump in patients undergoing open heart operations: 15-year experience [J]. Ann Thorac Surg, 1999, 67: 645-651.

[21] Arceo A, Urban P, Dorsaz P-A, et al. In-hospital complications of percutaneous intraaortic balloon counterpulsation [J]. Angiology, 2003, 54: 577-585.

[22] Christenson J T, Sierra J, Romand J-A, et al. Long intraaortic balloon treatment time leads to more vascular complications [J]. Asian Cardiovasc Thorac Ann, 2007, 15: 408-412.

[23] Davidson J, Baumgariner F, Omari B, et al. Intraaortic balloon pump: indications and complications [J]. J Natl Med Assoc, 1998, 90: 137-140.

[24] Sirbu H, Busch T, Aleksic I, et al. Ischaemic complications with intra-aortic balloon counter-pulsation: incidence and management [J]. Cardiovasc Surg, 2000, 8: 66-71.

[25] Krishna M, Zacharowski K. Principles of intra-aortic balloon pump counterpulsation [J]. Contin Educ Anaesth Crit Care Pain, 2009, 9: 24-28.

[26] Bennett J A, Riegel B, Bittner V, et al. Validity and reliability of the NYHA classes for measuring research outcomes in

patients with cardiac disease [J]. Heart Lung, 2002, 31 (4): 262-270.

［27］　Beckers P J, Denollet J, Possemiers N M, et al. Combined endurance-resistance training *vs*. endurance training in patients with chronic heart failure: A prospective randomized study [J]. Eur Heart J, 2008, 29 (15): 1858-1866.

［28］　Evans S, Reeve J. Balloon pump patients-to treat or not to treat [J]. physiotherapy, 1990, 76 (3): 147-158.

［29］　Ziemba E A, John R. Mechanical circulatory support for bridge to decision: which device and when to decide [J]. J Card Surg, 2010, 25: 425-433.

［30］　Duncan B W, Hraska V, Jonas R A, et al. Mechanical circulatory support in children with cardiac disease [J]. J Thorac Cardiovasc Surg, 1999, 117: 529-542.

［31］　Acker M A. Mechanical circulatory support for patients with acute-fulminant myocarditis [J]. Ann Thorac Surg, 2001, 71: S73-S76.

［32］　Peberdy M A, Kaye W, Ornato J P, et al. Cardiopulmonary resuscitation of adults in the hospital: a report of 14720 cardiac arrests from National Registry of Cardiopulmonary Resuscitation [J]. Resuscitation, 2003, 58: 297-308.

［33］　Thompson B T, Chambers R C, Liu K D. Acute Respiratory Distress Syndrome [J]. N Engl J Med, 2017, 377: 562-72.

［34］　Tsuneyoshi H, Rao V. The Role of Extracorporeal Membrane Oxygenation (ECMO) Therapy in Acute Heart Failure [J]. Int Anesthesiol Clin. Summer, 2012, 50 (3): 114-22. doi:10.1097/AIA.0b013e3182603ed5.

［35］　Tramm R, Ilic D, Davies A R, et al. Extracorporeal membrane oxygenation for critically ill adults (Review) [J]. Cochrane Database Syst Rev, 2015 Jan 22; 1 (1): CD010381.

［36］　Sidebotham D, McGeorge A, McGuinness S, et al. Extracorporeal membrane oxygenation for treating severe cardiac and respiratory disease in adults: Part 1—overview of extracorporeal membrane oxygenation [J]. Journal of Cardiothoracic and Vascular Anesthesia, 2009, 23 (6): 886-92.

［37］　Lafc G, Budak A B, Yener A, et al. Use of Extracorporeal Membrane Oxygenation in Adults. Heart [J]. Lung and Circulation, 2014, 23 (1): 10-23.

［38］　Baufreton C, Intrator L, Jansen P G, et al. Inflammatory response to cardiopulmonary bypass using roller or centrifugal pumps [J]. Ann Thorac Surg, 1999 Apr; 67 (4): 972-977.

［39］　Chevalier J Y, Couprie C, Larroquet M, et al. Venovenous single lumen cannula extracorporeal lung support in neonates: a five year experience [J]. ASAIO J, 1993, 39 (July-September (3)): M654-658.

［40］　Motomura T, Maeda T, Kawahito S, et al. Development of silicone rubber hollow fiber membrane oxygenator for ECMO [J]. Artif Organs, 2003, 27 (November (11)): 1050-1053.

［41］　Cruz D, Karlsberg R, Takano Y, et al. Subacute stent thrombosis associated with a heparin-coated stent and heparininduced thrombocytopenia [J]. Catheter Cardiovasc Interv, 2003, 58 (January (1)): 80-83.

［42］　Oliver W C. Anticoagulation and coagulation management for ECMO [J]. Semin Cardiothorac Vasc Anesth, 2009, 13 (September (3)): 154-175.

［43］　Burtin C, Clerckx B, Robbeets C, et al. Early exercise in critically ill patients enhances short-term functional recovery [J]. Crit Care Med, 2009, 37: 2499-2505.

［44］　Brodie D, Bacchetta M: Extracorporeal membrane oxygenation for ARDS in adults [J]. N Engl J Med, 1905-1914, 2011, 365.

［45］　Javidfar J, Brodie D, Costa J, et al. Subclavian artery cannulation for venoarterial extracorporeal membrane oxygenation [J]. ASAIO J, 2012, 58: 494-498.

［46］　Abrams D, Javidfar J, Farrand E, et al. Early mobilization of patients receiving extracorporeal membrane oxygenation: a retrospective cohort study [J]. Critical Care, 2014, 18: R38.

［47］　Hodgson C, Needham D, Haines K, et al. Feasibility and inter-rater reliability of the ICU mobility scale [J]. Heart Lung, 2014, 43: 19-24.

［48］　Thiagarajan R R, Teele S A, Teele K P, et al. Physical therapy and rehabilitation issues for patients supported with Extracorporeal Membrane Oxygenation [J]. Journal of Pediatric Rehabilitation Medicine, 2012, 5 (1): 47-52.

［49］　Ferreira D D C, Marcolino M A Z, Macagnan F E, et al. Safety and potential benefits of physical therapy in adult patients on extracorporeal membrane oxygenation support: a systematic review [J]. Rev Bras Ter Intensiva, 2019, 31 (2): 227-239.

［50］　Han J J, Acker M A, Atluri P. Left ventricular assist devices synergistic model between technology and medicine [J]. Circulation, 2018, 138: 2841-2851. DOI:10.1161/CIRCULATIONAHA.118.035566.

［51］　Goldstein D J, Me O Z, Rose E A. Implantable left ventricular assist devices [J]. N Engl J Med, 1998 Nov 19; 339 (21): 1522-

1533. doi:10.1056/NEJM199811193392107.

[52] Califf R M, Adams K F, McKenna W J, et al. A randomized controlled trial of epoprostenol therapy for severe congestive heart failure: the Flolan International Randomized Survival Trial (FIRST) [J]. Am Heart J, 1997, 134: 44-54.

[53] Korfer R, El-Banayosy A, Arusoglu L, et al. Single-center experience with the Thoratec ventricular assist device [J]. J Thorac Cardiovasc Surg, 2000, 119: 596-600.

[54] Lee L M, Karon J M, Selik R, et al. Survival after AIDS diagnosis in adolescents and adults during the treatment era, United States, 1984-1997 [J]. JAMA, 2001, 285: 1308-1315.

[55] Slaughter M S, Pagani F D, Rogers J G, et al. Clinical management of continuous-flow left ventricular assist devices in advanced heart failure [J]. The Journal of Heart and Lung Transplantation, 2010, 29, (4 Suppl): 31-39.

[56] Loforte A, Montalto A, Ranocchi F, et al. HeartMate II axial-flow left ventricular assist system: management, clinical review and personal experience [J]. J Cardiovasc Med (Hagerstown), 2009, 10: 765-771.

[57] Westaby S, Siegenthaler M, Beyersdorf F, et al. Destination therapy with a rotary blood pump and novel power delivery [J]. Eur J Cardiothorac Surg, 2009 [in press, doi:10.1016/j.ejcts.2009.03.071].

[58] Levy W C, Mozaffarian D, Linker D T, et al. Can the Seattle heart failure model be used to risk-stratify heart failure patients for potential left ventricular assist device therapy [J]. J Heart Lung Transplant, 2009, 28: 231-236.

[59] Farrar D J. Preoperative predictors of survival in patients with Thoratec ventricular assist devices as a bridge to heart transplantation. Thoratec Ventricular Assist Device Principal Investigators [J]. J Heart Lung Transplant, 1994, 13: 93-100; discussion 101.

[60] Mano A, Fujita K, Uenomachi K, et al. Body mass index is a useful predictor of prognosis after left ventricular assist system implantation [J]. J Heart Lung Transplant, 2009, 28: 428-433.

[61] Frazier O H, Rose E A, Oz M C, et al. Multicenter clinical evaluation of the HeartMate vented electric left ventricular assist system in patients awaiting heart transplantation [J]. J Thorac Cardiovasc Surg, 2001, 122: 1186-1195.

[62] Wells C L. Physical therapist management of patients with ventricular assist devices: key considerations for the acute care physical therapist [J]. Phys Ther, 2013, 93: 266-278.

[63] Perme C S, Southard R E, Joyce D L, et al. Early mobilization of LVAD recipients [J]. Tex Heart Inst J, 2006, 33: 130-133.

[64] Scheiderer R, Belden C, Schwab D, et al. Exercise Guidelines for Inpatients Following Ventricular Assist Device Placement: A Systematic Review of the Literature [J]. Cardiopulm Phys Ther J, 2013 Jun; 24 (2): 35-42.

[65] Adamopoulos S, Corrà U, Laoutaris I D, et al. Exercise training in patients with ventricular assist devices: a review of the evidence and practical advice. A position paper from the Committee on Exercise Physiology and Training and the Committee of Advanced Heart Failure of the Heart Failure Association of the European Society of Cardiology [J]. European Journal of Heart Failure, (2019) 21, 3-13. sdoi:10.1002/ejhf.1352.

[66] Karapolat H, Engin C, Eroglu M, et al. Efficacy of the cardiac rehabilitation program in patients with end-stage heart failure, heart transplant patients, and left ventricular assist device recipients [J]. Transplant Proc, 2013, 45: 3381-3385.

[67] Marko C, Danzinger G, Kaferbäck M, et al. Safety and efficacy of cardiac rehabilitation for patients with continu-ous flow left ventricular assist devices [J]. Eur J Prev Cardiol, 2015, 22: 1378-1384.

[68] Baronetto A, Centofanti P, Attisani M, et al. A simple device to secure ventricular assist device driveline and prevent exit-site infection [J]. Interact Cardiovasc Thorac Surg, 2014, 18: 415-417.

[69] Wever-Pinzon O, Drakos S G, McKellar S H, et al. Cardiac recovery during long-term left ventricular assist device support [J]. J Am Coll Cardiol, 2016, 68: 1540-1553.

[70] Birks E J, Tansley P D, Hardy J, et al. Left ventricular assist device and drug therapy for the reversal of heart failure [J]. N Engl J Med, 2006, 355: 1873-1884.

[71] Mezzani A, Hamm L F, Jones A M, et al. Aerobic exercise intensity assessment and prescription in cardiac rehabilitation: a joint position statement of the European Association for Car-diovascular Prevention and Rehabilitation, the American Association of Cardio-vascular and Pulmonary Rehabilitation, and the Canadian Association of Cardiac Rehabilitation [J]. Eur J Prev Cardiol, 2013, 20: 442-467.

第四十五章
心肺重症疾病的康复流程

引　言

长期虚弱和失能很常见于入住重症监护病房（ICU）后的患者。ICU中常规的照护模式使大多数重症患者无法接受预防性早期活动。

第一节　重症患者的简介

尽管危重疾病患者的存活率有所提高，但关于恢复其病前生活方式能力的问题仍然存在。有研究指出，一半的ICU患者出院后仍无法返回工作，因出院后1年仍存有虚弱和疲劳的问题。影响重症患者的众多因素皆会导致虚弱和失能的发生，最不利的因素之一即为长期卧床。然而，卧床是ICU期间最常见的状态，最近一项研究调查发现，患者参与卧床以外的活动仅占ICU期间的11%。另一项ICU观察性研究报道，患者被动翻身是ICU中最一致的治疗活动，也使得重症相关的不活动和虚弱通常在出院后仍持续达数年。有效预防失能和虚弱的方式即为ICU早期活动计划。

Morris，Needham，Korupolu和Bailey等人表明对重症患者执行ICU早期活动计划是一种安全有效的预防性治疗方法。根据最近的研究，推荐在ICU进行早期物理治疗（PT），对肌肉力量、身体功能、与健康相关的生活质量、无呼吸机天数以及在ICU和医院的停留时间都有很多有益的影响。ICU早期活动计划的执行应该是以时间入住ICU开始，而不是出院前。当医师、护士和呼吸治疗师在ICU进行评估及治疗稳定时，同时应咨询并请物理治疗师来提供功能性的康复计划。物理治疗师能提供最好的专业技术，以实践ICU重症患者的早期活动。

早期活动计划应由ICU全职的物理治疗师制订并与多学科团队间共同进行，以讨论如何克服障碍并确保患者安全。ICU重症患者每次的活动时机与安全都具有挑战性，必须考虑血液动力学稳定且治疗师须具有足够的警觉性，此外包含疼痛控制、有无血液透析、使用呼吸机患者步行需要呼吸治疗师协助等，需要有ICU专门的物理治疗师与团队成员间沟通找到最佳的时机与沟通窗口。

ICU早期活动小组应定期开会制定安全指南、跨专业相互指导和教育、制定选择ICU患者的纳入和排除标准、确定早期活动障碍并评估如何克服。图5.45.1～图5.45.3中参考各国医院的早期活动流程图，涵盖主治医师、护士和物理治疗师完成安全评估和增加ICU患者所有活动活动的过程。早期活动期间患者生命体征的变化是可预期的，需要由所有主诊临床医生（呼吸治疗师、护士、医师和物理治疗师等）共同根据患者状态进行判断。当患者的生命征象波动超出该患者的预定参数时，活动就会受到限制或停止。

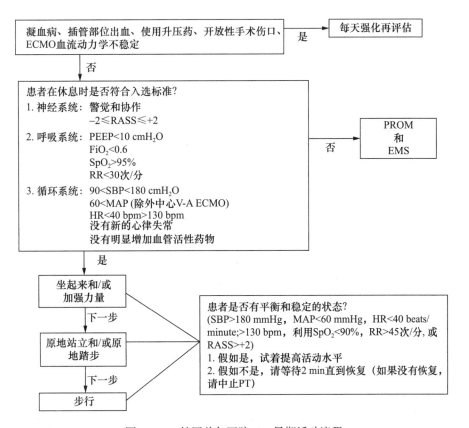

图5.45.1 韩国首尔医院ICU早期活动流程

注：PROM—被动关节活动；EMS—体外冲击波；PT—物理治疗

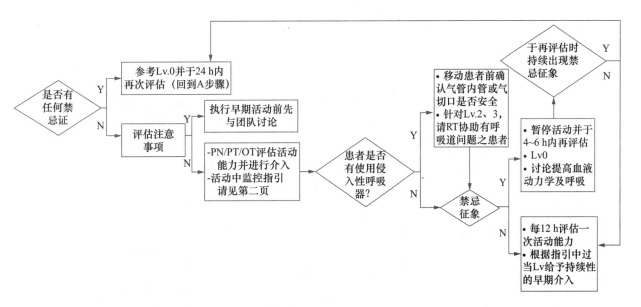

图5.45.2 德州大学安德森癌症中心（MD Anderson Cancer Center）

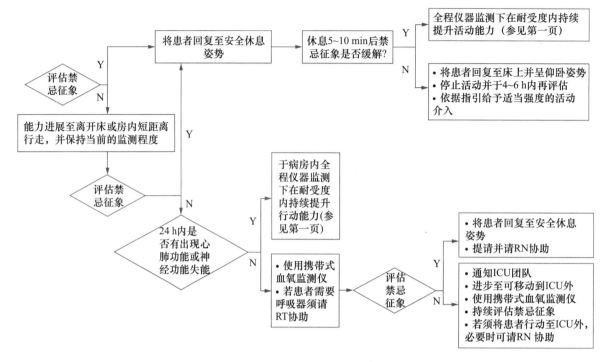

图 5.45.3　德州大学安德森癌症中心（MD Anderson Cancer Center）

第二节　高质量心肺康复中心早期活动计划

以台湾高雄荣民总医院为例，重症患者的早期活动介入计划，除了团队成员的跨团队合作外，更首创通过 AI 系统进行自动筛选，协助医师在患者入院后，符合照护条件者自动警醒程序，无缝衔接地进行早期活动，如图 5.45.4 所示。

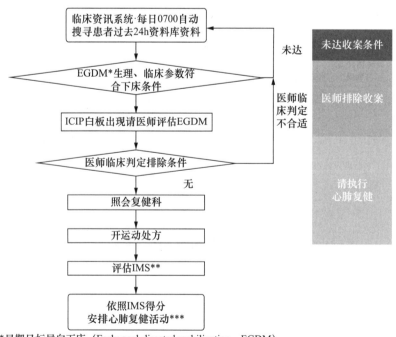

*早期目标导向下床（Early goal-directed mobilization，EGDM）
**加护病房活动量表（ICU mobility scale，IMS）

图 5.45.4　高雄荣民总医院重症监护病房 AI 信息系统自动筛选早期活动患者

AI系统自动筛选前24 h纳入条件，如图5.45.5所示，若未达纳入条件系统自动排除纳入条件，最后由重症医学部专科医师协助人工判定纳入与否后，系统自动每日提醒执行早期活动计划，如图5.45.6所示。

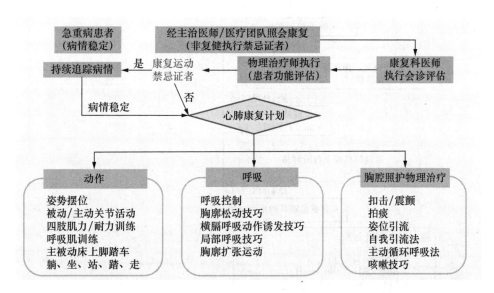

	Early Goal Directed Mobilization	2019/06/15 07:00
■ 系统收案条件		
■ 系统排除条件		
■ 医师评估		
	呼吸器 FiO$_2$>60%	
	呼吸器 PEEP>15	
	HR>150	
	HR<50	
	乳酸>4 mmol/L	
	左旋糖酐>0.2 μg/kg/min	
	使用多巴胺、加压素、肾腺素	
	使用阿曲库铵	
	GCS<10分	

图5.45.5　AI系统自动筛选前24小时纳入条件

床号	病	年	性别	病遇	疼	谵妄	EGDM
AICU20	蔡	68	女性	无	1	情况…	请执行心肺复健
AICU21	郑	58	男性	无	1	无法…	
AICU22	吴	69	男性	无	1	情况…	请继续执行心肺复健
AICU23							
AICU25	余	63	男性	无	1	情况…	未达收案条件
AICU26	田	50	女性	有	1	情况…	
AICU27	侯	58	男性	无	1	情况…	请执行心肺复健
AICU28	何	46	男性	无	1	情况…	请执行心肺复健
AICU29	陈	60	女性	无	1	无法…	
AICU30	黄	25	女性	无		无法…	
AICU31	王	57	女性	有	1	无法…	？（请医师评估EGDM）
							系统每日提醒ICU复健
AICU36	黄	67	女性	无	1	情况…	
AICU37	彭	28	男性	无	1	情况…	---（医师排除收案）
AICU38	王	41	女性	8	无	情况…	---（医师排除收案）
AICU39	李	77	女性	无	1	情况…	---（医师排除收案）

未达收案条件

医师排除收案

请执行心肺复健

图5.45.6　系统自动每日提醒执行早期活动计划

一、建立标准化作业流程

在执行ICU的早期活动介入前，应可先建立标准化作业流程，包含自动启动康复科会诊机制、早期活动的标准化作业流程，让跨专业团队成员都可熟知早期活动策略方法，无缝衔接的进行早期活动计划。而专责重症ICU的物理治疗师应启动早期活动介入，包含评估患者功能性能力、指导患者进行运动训练、呼吸训练及肺部清洁技巧等。台湾高雄荣民总医院高质量心肺复健中心会诊流程，参考图5.45.7。

急重病患者（病情稳定）　经主治医师/医疗团队照会康复（非复健执行禁忌证者）

持续追踪病情　←　是　康复运动禁忌证者　←　物理治疗师执行（患者功能评估）　←　康复科医师执行会诊评估

病情稳定　否　心肺康复计划

动作	呼吸	胸腔照护物理治疗
姿势摆位 被动/主动关节活动 四肢肌力/耐力训练 呼吸肌训练 主被动床上脚踏车 躺、坐、站、踏、走	呼吸控制 胸廓松动技巧 横膈呼吸动作诱发技巧 局部呼吸技巧 胸廓扩张运动	扣击/震颤 拍痰 姿位引流 自我引流法 主动循环呼吸法 咳嗽技巧

图5.45.7　高雄荣民总医院高质量心肺复健中心心肺康复计划

二、以监护病房活动量表作为早期活动处方设定

早期活动介入计划中，除了常规训练模式，物理治疗师透过结构式的评量表-监护病房活动量表（ICU mobility scale，IMS），客观评估患者活动能力。治疗师依其能力提供不同等级活动，并依据活动程度分级为水平1～4，经由IMS变化可以观察患者病况进步情况，同步给予最适切的处方训练，并能依据患者进步程度调整训练强度，鼓励患者执行早期康复，参考图5.45.8～5.45.10。

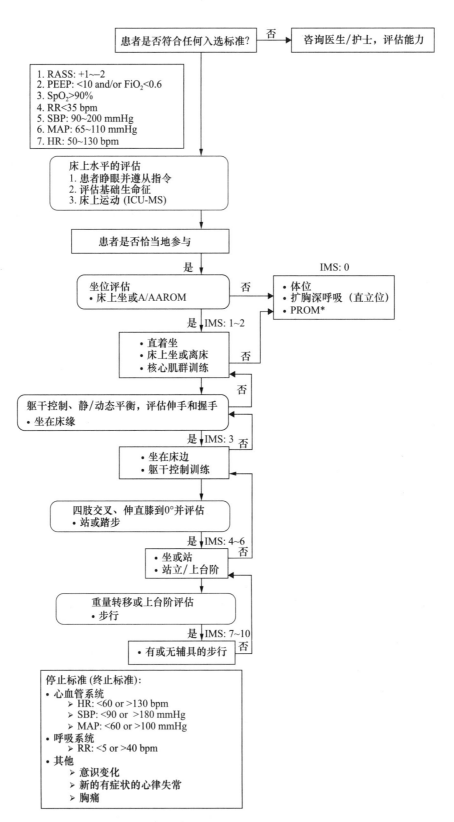

图5.45.8　高雄荣民总医院早期活动计划处方

注：PROM—被动关节活动；A/AAROM—主动/助力关节活动

物理治疗方案				
水平 0	水平 1	水平 2	水平 3	水平 4
IMS 0	IMS 1~2	IMS 3	IMS 4~6	IMS 7~10
被动的	助力下关节活动	主动关节治疗		
被动/床上主动踏车				
主动/助力关节活动	坐位	躯干控制伸展	肢体交叉持续	身体转移上台阶
• 体位 • 扩胸深呼吸 （直立位）	• 床上坐 • 离床 • 核心肌群	• 床边坐 • 躯体控制	• 坐或站 • 站立	• 上台阶 • 步行

图 5.45.9　高雄荣民总医院早期活动计划处方 1

分级	描述	评估
0 级	完全依赖患者，不能自主/助力下关节活动	• 床上坐（直立） • 主动/助力关节活动
1 级	最大依赖患者，可自行移动	• 躯干控制 • 静态/动态平衡 • 伸出双手
2 级	中度依赖患者，床边可坐	• 四肢进行交叉 • 伸直膝至 0°
3 级	轻度依赖患者，可承受重量、站立或上台阶但可能需要辅助设备	• 有或无辅具的重量转移或踏步
4 级	监督下可自行行步，可能需要辅具	

图 5.45.10　高雄荣民总医院的早期活动计划处方 2

第三节　早期活动的障碍和限制

尽管越来越多的证据显示早期活动的益处，例如缩短谵妄持续时间、缩短呼吸机使用天数和减少于 ICU 及住院期间天数等。但对于执行早期活动这样复杂的介入，要应用于临床仍有许多困难。患者常见的相关难题包括谵妄、生理参数不稳定以及过度肥胖而造成下床困难等。监护病房的困难有使用镇定剂、安全问题考虑、当地信仰和态度以及缺乏医护人员参与或专业知识。Dubb 等人提供医疗人员在早期活动方面可能会遇到的障碍及克服障碍的可能方法。

一、早期活动的禁忌证和生理参数

辨别患者活动前的生理参数标准，应建立终止活动标准。

在开始执行早期活动前，患者必须符合适当的生理参数，包含是否能遵循指令、稳定的呼吸机设置和血液动力学稳定。如表 5.45.1 所示。

表 5.45.1　重症监护病房开始和停止康复的安全标准

系统	开始标准	活动中止标准
心血管系统	心率 60~130 bpm	心率<60 或>130 bpm
	收缩压 90~180 mmHg 或平均动脉压 60-100 mmHg	收缩压<90 或>180 mmHg 或平均动脉压<60 或>100 mmHg

续表

系统	开始标准	活动中止标准
呼吸系统	呼吸频率：5~40次/min	呼吸频率＜5或＞40次/min
	$SpO_2 \geqslant 88\%$	$SpO_2 < 88\%$
	$FiO_2 < 0.6$	
	PEEP＜10 cmH$_2$O	
其他	可以睁开眼睛听取指令	意识改变
		新/有症状的心律不齐
		胸痛
		呼吸机不同步
其他		跌倒
		移除医疗设备
		患者无法接受而拒绝

二、气管内管（Endo tube）

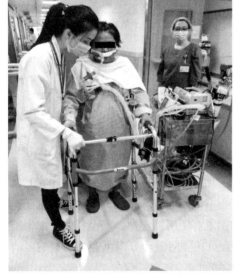

普遍认为，重症患者使用气管内管是一个障碍，Pohlman等人为了克服此障碍，详细介绍了49位接受气管内管的患者在插管期间进行物理治疗及职能治疗，皆无不良事件产生。图5.45.11为接受机械通气并在ICU中与物理治疗师一起走动的患者。

三、镇静剂（Sedation）

在ICU中广泛使用镇静剂可能是活动患者的主要障碍。主要由于使用镇静剂因素及临床医师安全性考虑，将早期活动实践是有限制的。在重症患者的照护策略计划（ABCDEF集束化管理），将镇静剂最小化可以与早期活动结合。所有患者每天都接受协调的自主清醒试验、自主呼吸试验、镇静剂和瞻妄评估以及早期活动。

四、文化障碍（Cultural barriers）

在许多医学中心，开始执行ICU物理治疗和早期活动是一个关键且可能改变的障碍。然而，护理工作欠协调、不同医疗流程时间的冲突和治疗的优先级别是常见的困难或障碍。其中最重要的障碍

图5.45.11　治疗师协助使用呼吸机患者行走

之一为医疗团队人员在重症ICU早期活动的专业素养。这包括医疗人员没有将早期活动视为患者的优先事项或对早期活动的好处了解不足，或如何进行适当活动介入。克服这些障碍需要结构化的跨团队努力，建立明确的沟通机制，定期召开跨学科病例讨论会议，并认识早期活动的重要性。

五、心脏康复第一阶段运动训练的禁忌证

1. 严重的充血性心力衰竭。
2. 新近发生心肌梗死或梗死有扩大的趋势。
3. 不稳定的心绞痛。

4. 休息时有二度以上的传导阻滞或严重的心律不齐，如 VT、R on T PVC、PVC＞10 beats/min。

5. 严重的主动脉狭窄（25～50 mmHg 压差以上）。

6. 休息时血压过高（SBP＞160 mmHg，DBP＞105 mmHg，或休息时血压过低，如 SBP＜80 mmHg）。

7. 发烧超过 100～102℉（38～39℃）。

六、患者出现下列情况，不宜开始执行康复运动或暂时终止训练

1. 意识状态改变。
2. 急性神经系统事件（例如脑梗死、蜘蛛膜下腔出血）。
3. 心脏缺血（心电图 ST 节改变）。
4. 出血。
5. 平均动脉压＜65 或＞110 mmHg。
6. 收缩压＞200 mmHg，或＜90 mmHg。
7. 增加输入血管活性药物。
8. 心率＜40 bpm 或＞130 bpm。
9. 使用 ECMO。
10. 呼吸频率＜5 次/min 或＞40 次/min。
11. 机械辅助呼吸 FiO_2＞0.8 和（或）PEEP＞10 cmH_2O 或呼吸衰竭急性恶化。
12. 血氧饱和度＜88%。
13. 不稳定的脊柱或四肢骨折。
14. 腹部手术或裂开的高风险。
15. 脸色苍白、出汗或因严重不适要求停止活动。
16. 留置的导管脱落。

第四节　不同工种的康复人员在重症早期活动计划中的角色

一、呼吸治疗师

根据呼吸治疗师（respiratory therapist）对患者的建议，选择患者所需的给氧设备，透过 Ambu-Bag 或移动式呼吸机对于需要使用呼吸机患者。接受高流量氧气治疗患者可以使用非循环呼吸机面罩和携带式氧气罐行走。

二、护士及医师

护士和医师（registered nurse and physicians）对于符合收案标准的患者提供实时的物理治疗转介服务，并要求患者配合治疗师的早期活动计划。协助物理治疗师为患者成功执行活动做好准备，包括减轻疼痛、暂时关闭灌食管线和促进患者动机等。并于每次执行活动前后讨论患者活动能力状态。

三、物理治疗师

物理治疗师（physical therapist，PT）每天与护士协调患者活动课程安排，为患者找到最佳进行的时机点，并规划最适切的运动处方，使患者可以在治疗时间内尽其所能达到应有的活动量。

四、作业治疗师

作业治疗师（occupational therapist，OT）应注重日常生活功能的训练，包括工作分析及简化，提供适当的辅助工具，教导节省能量的方式，以增强患者自我照顾的能力、提升生活质量。在临床上可模拟实际的活动，教导患者在活动中如何使用呼吸技巧来完成活动，克服因为呼吸困难而使日常生活功能受限。在评估辅具的需求及环境的调整上，可提供适当的辅具资源及建议，按照患者实际的居家情况提供环境的调整方案，甚至是环境控制系统，由于近年来互联网及计算机的进步，都会使得这类患者有更多的机会重新回归社会。另外，协助患者从事调整过的休闲活动，促进自我提升（self-enhancement）的角色，减少忧郁情况。即使神经病变末期患者若辅以适当的辅具，也可有部分的独立生活，甚至可以从事有意义的工作。

第五节　早期活动计划

一般注意事项除了全方面的评估患者外，在开始活动之前应考虑下列状况：

1. 是否从医学角度对患者进行了最好的管理？如果患者开始使用新药物（例如降血压药物）或接受新的治疗计划（例如血液透析），是否该延迟活动或修正活动计划。

2. 患者是否有适当的营养？如果不是，运动应该低强度并缓慢进行。

3. 患者入院前的行走状态如何？可能行走能力已恶化。

4. 患者是否有需要任何平衡问题或有无增加跌倒风险的因素？

5. 患者是否需要使用以下任何一项：①行走的辅具；②氧气；③药物治疗（因药物造成的疼痛、恶心）；④合适的防滑鞋；⑤眼镜；⑥助听器；⑦适当的服装（应穿着裤子才能下床活动）？

6. 物理治疗师是否需要其他协助，不论是其他治疗师人力协助还是辅助设备？

7. 患者有无其他医疗管线？在治疗过程中可以先行停止吗？如果没有，治疗师将如何管理？

8. 治疗师打算让患者行走多远？是否需要在行走过程中放置椅子让患者休息？

9. 当治疗师开始执行康复活动，患者是否有能力可以安全、独立地从床上坐到椅子上？

10. 如果患者无法行走，是否可以执行其他抗阻训练？

11. 在第一次活动患者之前：①评估患者生命征象（心率、血压、呼吸频率和血氧饱和度）；②为治疗制定一个目标；③制定停止运动的客观标准（例如心率＞120 bpm或自觉呼吸困难量表＞5/10）。

第六节　早期活动辅具选择流程机制

使用辅具的目的是促进患者独立生活的能力、提升工作效率、减缓功能退化、以及保障安全性，使患者生活质量获得改善，或使照顾者能够既轻松又安全地从事照护工作。

对于重症患者选择适当的行走辅具，除了可以增加活动的独立性、增加活动量，还可以减少能量消耗，达到更好的活动效益。

上肢训练对于急慢性肺部疾病是有益的，大多数的日常生活活动（ADL）都包含上肢的抬举，因此对代谢与通气有更高的需求性，若上肢肌肉适能不佳或容易使患者用呼吸辅助肌（accessory muscle）来代偿，导致不规律且不同步的呼吸模式，增加呼吸的费力程度。故对于重症患者来说，找到适当的行走辅具，在活动过程中减少上肢出力，可有效节能外有更好的活动表现。因此如何依据患者的活动能力状态挑选适合的辅具可参考图5.45.12，对于重症患者来说，可尽量选择有轮子式的行走辅具（有轮子的助行器、轮椅或点滴架）来避免手臂反复抬举造成的能量消耗，尔后借由训练提升上肢肌力与肌耐力，使工作能力改善并降低上肢活动时的氧气

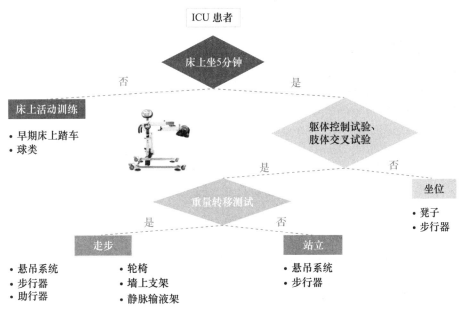

图 5.45.12　早期活动辅具选择流程

需求（oxygen demand），进而改善生活质量，其中开放性动力炼（链）运动（open chain）的上肢肌力训练较闭锁式动力炼运动（或称闭合动力链，close chain）的上肢肌力训练为佳。

<h1 style="text-align:center">结　　语</h1>

在复杂的ICU环境中，早期活动计划执行需要整合跨领域的专业共同参与，建立ICU早期活动小组，持续每月的ICU团队讨论会议和内部的继续教育、学习交流，并建议建立制度性的标准作业流程、跨专业间合作才能及时、一致地为患者提供有效的照护计划。

（台湾高雄荣民总医院　钟靖惠　黄秀品）

参考文献

［1］ Engel H J, Tatebe S, Alonzo P B, et al. Physical therapistestablished intensive care unit early mobilization program: quality improvement project for critical care at the University of California San Francisco Medical Center [J]. Phys Ther, 2013, 93: 975-985.

［2］ Ko Y J, Cho Y H, Park Y H, et al. Feasibility and Safety of Early Physical Therapy and Active Mobilization for Patients on Extracorporeal Membrane Oxygenation [J]. ASAIO J, Sep-Oct 2015, 61 (5): 564-568. doi:10.1097/MAT.0000000000000239.

［3］ Hickmann C E, Zapatero D C, Bialais E, et al. Teamwork enables high level of early mobilization in critically ill patients [J]. Ann. Intensive Care, (2016) 6: 80. DOI:10.1186/s13613-016-0184-y.

［4］ Cameron S, Ball I, Cepinskas G, et al, Early mobilization in the critical care unit: Are view of adult and pediatric literature [J]. J Crit Care, 2015 Aug; 30 (4): 664-672. doi:10.1016/j.jcrc.2015.03.032.Epub 2015 Apr 8.

第四十六章
心肺重症疾病的康复评估

引　言

　　所谓相由心生，心肺疾病患者不只注意疾病本身的问题，也须了解既往的病史（曾有心脏手术、心力衰竭、中风等）、家族史、生活习惯（是否规律运动）、饮食习惯（重油、重盐）、不良生活习惯（抽烟、喝酒）、工作环境需求等，因此除注重功能问题外，也将整合过去习惯及需求来设定物理治疗计划，从中也需观察治疗效度、进展、禁忌等达到更好的评估及疗程。

第一节　病 史 评 估

　　目前主诉：休息时、运动中、运动后、睡眠时是否感到胸闷、胸痛、头晕、头痛、喘、脚酸、疼痛等不适。

　　1. 胸痛（chest pain）： 不论是在幅射至胸腔或在胸腔有疼痛、压力感、紧绷将为潜在严重心脏或心血管疾病的重要指标。

　　（1）胸痛　是就医常见的症状之一。病因可由病史或专业人员评估中得知，并且将询问患者不适感觉、程度、加重或减轻因素。

　　（2）心绞痛（angina）　通常发生于用力的时候，患者疼痛感觉为钝痛、沉重或压痛，并且位置通常于胸骨下或前胸，可能幅射至左臂，但歇息是可缓解。

　　（3）冠状动脉疾病（coronary artery disease，CAD）　与患者于寒冷环境、饱餐后、性行为、情绪压力相关。

　　2. 医疗病史（medical history）： 关节炎、高血压、糖尿病、肾脏疾病、心力衰竭、瓣膜手术、冠状动脉搭桥术、心肌梗死。

　　3. 生活习惯： 规律运动习惯（什么类型、持续时间、一周几次）、坐式生活、抽烟（一天几包，共几年）、喝酒（什么类型：啤酒、威士忌、伏特加，一天几瓶，共几年）、吃槟榔、吸食非法药物（古柯碱、安非他命、大麻）、熬夜、吃消夜。

　　4. 住家环境： 别墅、电梯高楼、公寓，本人房间位于楼层及是否需爬楼梯。

　　5. 工作类型： 文书型（办公室人员）、劳动型（木工、水泥工、汽修工等）。

　　6. 平日休闲娱乐： 爬山、种花草、打拳、游泳、骑自行车等。

　　7. 行走能力： 目前一次可行走多久多远，一天持续几次，当中是否需要休息及使用辅具（单拐、四脚拐、助行器等）。

　　8. 咳嗽痰液评估： 是否能自己咳出痰液，当中痰液颜色及量。

　　9. 家族史： 父母是否曾有心脏病或中风史、高血压、糖尿病、高血脂等。

　　10. 社会支持： 经济状况如何，是否需协助社工参与？有家人能照顾？独居？未来出院回家或转往养老机构？

　　11. 心血管疾病、代谢性疾病、肾脏疾病的征象或症状：

　　（1）疼痛（pain）　为心脏疾病（冠状动脉疾病、缺血性心脏病）的表现之一。

　　1）特征：挤压感、烧灼感、沉重感。

2）位置：胸骨下、手臂、肩、颈、脸颊、牙齿、手指、肩胛区。

3）诱发因素：运动、兴奋、用力时、天气寒冷、饭后。

（2）休息时或用力时呼吸短促（shortness of breath）　呼吸困难是心脏或肺脏疾病主要特征之一，通常是发生在健康成年人从事剧烈运动时。但当有异常疲劳呼吸困难，将表明有心肺疾病，尤其左心室功能障碍、疲劳或慢性阻塞性疾病等。

（3）头晕（dizziness）、晕厥（syncope）　晕厥定义为意识丧失，可能因大脑灌流量减少而致。运动期间头晕时，可能因心输出量增加或减少而致。当中与冠状动脉疾病、肥厚性心肌病、主动脉狭窄相关。并且不只发生于患者，也将发生于健康人，可能因静脉回流到心脏减少而至。

（4）端坐呼吸（orthopnea）或阵发性呼吸困难（paroxysmal nocturnal dyspnea）：

1）端坐呼吸（orthopnea）：呼吸困难发生于正躺休息时，但直立姿势或站立即可改善。

2）阵发性呼吸困难（paroxysmal nocturnal dyspnea）：通常入睡2～5 h后感到呼吸困难，当坐于床边或下床即可缓解。

（5）脚踝水肿（ankle edema）：

1）心力衰竭、双侧慢性静脉功能不全者：双侧脚踝水肿。

2）静脉血栓、淋巴管阻塞：单侧肢体水肿。

3）肾脏症候群、严重心力衰竭、肝硬化：全身性水肿。

（6）心悸（palpitations）或心动过速（tachycardia）　心悸可能由于心律不齐、焦虑、高心输出量引起。

（7）间歇性跛行（intermittent claudication）　下肢疼痛由于运动引起的血液供应不足或动脉粥样硬化引起，上楼梯或上山时疼痛将加剧，但站立或坐下时部会出现疼痛，并且于休息1～2 min即可缓解。

1）危险因素：年龄、糖尿病、血脂异常、吸烟、长期使用类固醇、高血压。

2）体征：苍白（pallor）、疼痛（pain）、感觉异常（paresthesia）、麻痹（paralysis），脉搏减少或消失（pulselessness）、冰冷（poikilothermia）。

3）分期：第Ⅰ期无威胁肢体，血管重建非必要。第Ⅱ期四肢已受影响，须立即血管重建以防止组织缺失。第Ⅲ期缺血已发展为梗塞，无法挽救肢体。

（8）一般活动时疲劳（fatigue）或呼吸短促（shortness of breath）　如有此症状表可能有心血管疾病或代谢性疾病。

12. 心脏功能状态评估以NYHA为准，见表5.46.1。

表5.46.1　NYHA心脏功能状态评估

分级	症状描述	运动耐力
第一级	一般功能活动无限制，也不会引起疲倦、心悸、呼吸困难、心绞痛	6～10 METs
第二级	功能活动有轻微限制，一般活动可引起疲倦、心悸、呼吸困难、心绞痛	4～6 METs
第三级	功能活动有明显限制，比一般还轻活动就引起疲倦、心悸、呼吸困难、心绞痛	2～3 METs
第四级	做任何事情甚至休息都感到不适	<2 METs

13. 心血管危险因素评估，依据美国运动医学会见表5.46.2。

表5.46.2　心血管危险因素评估

危险因素	叙述
年龄	男性≥45，女性≥55
家族史	男性一级亲属在55岁前或女性一等亲65岁前有缺血性心脏病
吸烟	现仍或之前6个月仍吸烟或暴露吸烟环境
静态生活	至少3个月未执行每周3次以上，每次30 min等强度运动
肥胖	BMI≥30，且男性腰围>102 cm、女性>88 cm

续表

危险因素	叙述
高血压	两次测量收缩压≥140 mmHg或/和舒张压≥90 mmHg或已服抗高血压药物
血脂异常	LDL≥130 mg/dl或HDL＜40 mg/dl或已服降血脂药物，胆固醇≥200 mg/dl
糖尿病前期	两次测量，空腹血糖≥100 mg/dl但＜126 mg/dl，或饭后血糖≥140 mg/dl但＜200 mg/dl

- 我国BMI≥27为肥胖，男性腰围≥90 cm、女性≥80 cm为腹部肥胖
- HDL≥60 mg/dl，危险因子减一
- 低危险：无症状，危险因子≤1
- 中危险：无症候，危险因子≥2（激烈运动前，在专业人员监测下最大运动测试）
- 高危险：有心血管、呼吸或代谢疾病（中度运动前，在专业人员监测下运动测试）

第二节 物理检查

1. 望诊（inspection）：通过外观检查，将可以检测到许多关于心脏或肺脏疾病的表征，是否有脸色发白、冒冷汗、发绀、肢体水肿、呼吸代偿、鼻翼扩张等皆是心肺重要特征。

（1）意识评估（consciousness） 患者的清醒度、混乱、瞻望、警觉度、昏迷，以上对于治疗计划都有影响，例如如果患者混乱，不能配合治疗师，那将影响治疗计划执行。

1）外观：患者体态是否肥胖或过瘦、胸部畸形（鸡胸、漏斗胸、桶状胸）、姿势（驼背、脊柱侧弯）、肢体状态（手脚末梢水肿、皮肤状态、烟熏指、杵状指）、胸部对称性。

2）呼吸状态：呼吸时间比是否为1∶2或2∶4、成年人呼吸频率为12～20次/min、过程中有无使用呼吸副肌（耸肩、脖子肌群明显）、呼吸深度频率（浅快呼吸、呼吸困难、端坐呼吸）。

3）皮肤颜色：①发绀：由于血红素减少或异常增加，而导致的异常灌流，从而使皮肤和黏膜变蓝色；②周围性紫绀：由于暴露冷空气、水或交感神经兴奋，包含严重心力衰竭，当严重时将导致四肢苍白发冷及手指发绀；③中枢性发绀：因动脉氧合降低，动脉氧饱和度≤85%。

（2）咳嗽评估（cough assessment） 咳嗽是身体上生理的防御机制，也是常见的呼吸道症状，当中需评估咳嗽频率、严重度、生活质量、睡眠等。

1）咳嗽病史评估及检查（cough history and examination）：①持续时间（duration）：天、周、月、年；②进展（course）：持续性、恶化的、间歇化、昼夜变化；③诱发因素（triggers）：过敏原、刺激物、吞咽、姿势改变；④痰液性质（nature and volume of sputum）：清澈、白色/灰色（粘液）、黄色/绿色（化脓）、血丝；⑤其他（others）：呼吸急促（shortness of breath）、胸痛（chest pain）、哮鸣/胸闷（wheeze/tightness）、体重下降（loss of weight）、发烧（fever）、冒冷汗（sweating）。

2）咳嗽量表评估：见表5.46.3。

表5.46.3 咳嗽量表

	无	很少	有时	时常	一直
一天当中咳嗽频率？	0	1	2	3	4
咳嗽是否影响你的睡眠？	0	1	2	3	4
是否剧烈咳嗽？	0	1	2	3	4
咳嗽会干扰你日常生活吗？	0	1	2	3	4
咳嗽会感到焦虑或忧郁吗？	0	1	2	3	4

①分级：0：无咳嗽能力；1：有气从气道出现但无咳嗽音；2：咳嗽声微弱；3：明显咳嗽声；4：较大咳

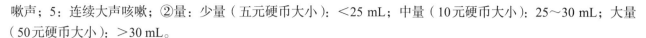

嗽声；5：连续大声咳嗽；②量：少量（五元硬币大小）：<25 mL；中量（10元硬币大小）：25~30 mL；大量（50元硬币大小）：>30 mL。

2. 胸廓（thoracic cage）：胸廓主要功能保护内脏器官、循环系统，例如心脏、肺脏、肝脏、胃等，并由24根肋骨、12节胸椎及胸骨组成，呼吸主要器官为肺脏，以正面解剖位置，上肺叶为第1~4肋骨（rib 1~4）、右中（舌）叶为第4~6肋骨（rib 4~6）、下肺叶于第六肋骨（rib 6）以下。以背面解剖标记，上肺叶位于第三胸椎（T_3），下肺叶于第十胸椎（T_{10}），吸气时将到第十二胸椎（T_{12}）。呼吸时胸廓做出两项动作，当吸气时肋骨将做出前后动作，称为唧筒式握手（pump handle），当吸气时肋骨将做出左右动作，称为桶炳状（bucket handle）。

（1）胸廓评估 患者坐位，可以利用皮尺或双手评估胸部过活动度，如手术伤口（例如单侧肺部手术）、某侧肺叶肺部发炎、肺扩张不全、肺纤维化、肺部疾病（慢性阻塞性肺疾病）。

1）请患者鼻深吸气，用嘴深呼气，治疗师口令为嘴深呼气→鼻吸吸吸→憋123秒→呼深呼气，过程中治疗师双手可置于路易斯角-Louis angle（上胸廓）、剑突-Xiphoid process（下胸廓）、第四肋间乳头联机（整体胸廓）。

2）过程中卷尺或手指皆须放松，当患者吸气时需跟着一起扩张，双手切勿紧绷。正常胸廓活动度应有4~5指幅（即手指的宽度）或3.25±0.25英吋，并且双侧肺叶应对称性起伏。

（2）评估位置：

1）上肺叶（upper lobe）：受测者坐位或平卧位，双手自然下垂，评估者双手大拇指轻置于路易斯角（louis angle）或第2肋骨（Rib 2），剩余4只手指轻置于两侧上斜方肌，评估者口令为先深呼气→吸吸吸→憋123秒，此时评估者手指可以前往胸廓测量几指幅→深呼气。

2）下肺叶（lower lobe）：受测者坐位或平卧位，双手自然下垂，评估者双手大拇指轻置于剑突（xiphoid process）或第6肋骨（rib 6），剩余4只手指轻置于两侧上胸廓两侧，评估者口令为先深呼气→吸吸吸→憋123秒，此时评估者手指可以前往胸廓测量几指幅→深呼气。

3）整体胸廓：受测者采坐位或平卧位，双手自然下垂，评估者双手大拇指轻置于两乳头联肌或第4肋骨（rib 4），剩余4只手指轻置于两侧上胸廓两侧，评估者口令为先深呼气→吸吸吸→憋123秒，此时评估者手指可以前往胸廓测量几指幅→深呼气。

3. 心音：所谓心音是心脏瓣膜于心动周期中打开关闭时，血液流经心房心室中所产生震动的声音。血流越湍急，产生的振动就越多。因此听诊器是检查心音的基本设备，也是评估患者的重要工具。当有重大病理生理学异常时，听诊时会出现相关病理性特征病变声音，并且可能在收缩期、舒张期或整个心动周期中持续听到。

（1）解剖学 心脏有四个腔室，右心房、右心室、左心房和左心室。瓣膜通过腱索附着在心室乳头肌。三尖瓣将右心房与右心室之间，二尖瓣在左心房与左心室之间，肺动脉瓣将右心室与肺动脉之间，主动脉瓣将左心室与主动脉之间。左右主动脉瓣的上部包含冠状动脉的起源。主动脉瓣平均每天打开和关闭10万次。

（2）功能 心脏瓣膜可让血液向前流动，也同时防止逆流。在收缩期，压力升高使主动脉瓣和肺动脉瓣打开，让血液向前流动。当舒张期，大动脉的弹性回缩使血液流回心脏，此时心房充满血液接着收缩，导致房室瓣打开，使心室充满血液。

（3）生理心音：

1）S_1心音：二尖瓣和三尖瓣在收缩期关闭，代表心室收缩开始。

2）S_2心音：主动脉瓣和肺动脉瓣在舒张期关闭，代表心室舒张开始。

3）S_3心音：因房室瓣打开时左心室过度早期快速舒张充血和牵拉，S_3声音较低沉闷。左侧第三心音，当吐气时患者摆左侧卧位于心尖可闻及，或右侧第三心音，可在患者吸气时，可在左侧胸骨或剑突下闻及。S_3心音是心力衰竭失代偿的指标，表示充血压力高，反之消失即充血压力的改善。

4）S_4心音：为心房收缩前音，通常因血液射出于僵硬或顺应性差的心室，代表心室舒张末压增加。音调短促但比S_3音调高。

（4）听诊位置：

1）主动脉瓣：右侧第2肋间。

2）肺动脉瓣：左侧第2肋间。

3）三尖瓣：左侧第4肋间。

4）二尖瓣：锁骨中线左侧第5肋间。

（5）心杂音　由快速、湍急的血流通过受损的瓣膜过程中将引起振动后将以声音形式表现。当瓣膜狭窄时，血液被迫高速通过狭窄的开口，导致杂音。逆流时，瓣膜无法完全关闭，从而使血液向后射出，可以听到吹气或嘶嘶声。

（6）心杂音分级：

1）Ⅰ：微弱。

2）Ⅱ：清晰。

3）Ⅲ：中等大声。

4）Ⅳ：可触诊到。

5）Ⅴ：非常大声。

6）Ⅵ：听诊器离开胸壁也可听到。

4. 触诊脉搏评估

（1）触诊可得知讯息：

1）搏动的频率和规律性。

2）周围动脉是否通畅。

3）动脉搏动的特性。

（2）分级：

1）0分：消失。

2）1分：降低。

3）2分：正常。

4）3分：增加。

（3）评估动脉处：

1）肱动脉：肱二头肌肌腱内侧和肱骨内上髁外侧。

2）桡动脉：桡侧屈腕肌旁侧。

3）股动脉：触诊腹股沟。

4）腘动脉：腘窝外侧处。

5）胫后动脉：内踝的后方。

6）足背动脉：深大拇趾肌外侧。

（4）常见脉搏异常的病因：

1）微弱（hypokinetic）：阻塞性动脉疾病。

2）双边不对称（bilaterally asymmetric）：动脉瘤、局部阻塞。

3）上下肢延迟（upper to lower extremity delay）：主动脉狭窄。

4）脉搏交替（pulsus alternans）：左心室功能失调。

5）杂音（bruit）：闭塞性动脉疾病。

（5）颈静脉脉搏　右颈内静脉最适合检查颈静脉脉搏（JVP）的波形和中心静脉压。

1）在心脏舒张时，当血液从右心房流向右心室时，右心室将扩大至收缩极限。若此时，充血突然停止，右心静脉回流将停止导致全身静脉压升高。此外，左心室充血受损将会导致心博量、心输出量和血压下降。

2）Kussmau征：右心室无法接受额外的容量，是缩窄性心包炎、肺心病、肺栓塞，右心室梗死、右心衰竭、三尖瓣狭窄，心包填塞、急性肺动脉高压、重度气喘、在慢性阻塞性肺疾病中有张力性气胸典型表现。

3）当JVP＞8 cm（或在头抬高45°时于胸骨角上＞3 cm）：与右心衰竭、心包积液、缩窄性心包炎，三尖瓣狭窄、三尖瓣返流、体液超负荷，上腔静脉阻塞，高动力循环等心脏疾病相关。

5. 血压（hypertension）

（1）血压是心脏跳动打出血液时给予全身养分，当中血液打出作用于动脉壁压力，此为收缩压（systolic blood pressure），而血液回流产生压力为舒张压（diastolic blood pressure）。

（2）当收缩压（systolic blood pressure）和舒张压（diastolic blood pressure）增加时与心血管疾病（cardiovascular disease）风险随之提高。例如当收缩压（systolic blood pressure）增加20 mmHg和舒张压（diastolic blood pressure）增加10 mmHg时将有两倍得中风（stroke）、心脏病（heart disease）或其他血管疾病而死亡（death）、心绞痛（angina）、心肌梗死（myocardial infarction）、心力衰竭（heart failure）、周边动脉疾病（peripheral arterial occlusion disease）和腹主动脉瘤（abdominal aortic aneurysm）的风险。高血压是仅次于吸烟的、导致死亡并且造成全球患者残疾的主要因素。

（3）血压分级：

1）正常（Normal）：收缩压（systolic blood pressure）＜130和舒张压（diastolic blood pressure）＜85 mmHg。

2）高于正常（high-normal blood pressure）：收缩压（systolic blood pressure）130～139和（或）舒张压（Diastolic blood pressure）85～89 mmHg。

3）一级高血压（grade 1 hypertension）：收缩压（systolic blood pressure）：140～159和（或）舒张压（Diastolic blood pressure）90～99 mmHg。

4）二级高血压（grade 2 hypertension）：收缩压（systolic blood pressure）≥160和（或）舒张压（diastolic blood pressure）≥100 mmHg。

（4）测量血压模式：

1）环境：安静及舒适温度的空间。取坐位，测量前30 min内避免吸烟、咖啡因、运动、排空膀胱和放松3～5 min。测量前中后避免与人交谈。

2）姿势：采坐姿于靠背椅子，双脚平贴于地面，手臂与心脏等高，并放于桌上。

3）袖带：根据臂围选择尺寸，较小的袖带会高估血压，而较大的袖带会低估血压，如是手动血压设备需覆盖个人手臂周长的75%～100%。

4）模式：每次测量需进行3次测量，中间休息1分钟。取两个接近的测量值平均。但如果第一个血压值＜130/85 mmHg无须再次进一步测量。如进行2～3次测量血压≥140/90 mmHg即表明高血压。

（5）高血压与心血管疾病之间的风险 家族史有心血管疾病、年龄（＞65岁）、性别（男性＞女性）、心率（＞80 bpm）、糖尿病、高三酸甘油酯、心血管疾病、高血压家族史、早发性更年期、吸烟习惯、社会心理、社会经济因素。中重度慢性肾脏疾病（eGFR＜60 mL/1.73 m^2）、心力衰竭、中风、周边血管疾病、心房纤颤等。

（6）高血压与心血管风险分级 见表5.46.4。

表5.46.4 高血压危险分级

危险因子/疾病	高于正常	一级高血压	二级高血压
	收缩压：130～139	收缩压：140～159	收缩压：≥160
	舒张压：85～89	舒张压：90～99	舒张压：≥100
没有危险因子	低度	低度	中～高度
1～2危险因子	低度	中度	高度
≥3危险因子	低～中度	高度	高度
慢性肾脏疾病、糖尿病、心血管疾病	高度	高度	高度

（7）其他影响血压因素：

1）年龄：随着年龄提升血管（动脉）弹性也逐渐变差，进而导致血压将随之提高趋向。

2）性别：男性血压通常高于女性10 mmHg。

3）温度：当今日温度较高时血管将扩张，血压降稍低，反之当温度变低（例如寒冷天气、高山），血管将收缩而血压将提高。

4）新陈代谢：当代谢增加时将导致血压增高，反之下降时血压将下降。

5）姿势：重力也将影响影血压，收缩压最高于平躺→坐位→站位。舒张压反之，站位→坐位→平躺。

6）左右手差：右手通常比左手高5～10 mmHg，由于右锁骨下动脉比左锁骨下动脉接近主动脉。

第三节　身体成分测试

身体成分一直受大家关注，因净体重不足和脂肪量过多对健康有一定影响，肥胖者数量在全球以惊人的速度攀升，并造成全球负担增加，例如过多的身体脂肪，尤其是位于腹部脂肪，与许多慢性疾病有关，例如高血压（hypertension）、代谢综合征（metabolism syndrome）、2型糖尿病（T2DM）、中风（stroke）、心血管疾病（cardiovascular disease）和血脂异常（dyslipidemia）。随着衰老发生与健康相关的身体组成变化。肌少症由于衰老和体力活动减少而导致的肌肉质量和力量的丧失，与日常生活活动能力下降有关并增加肌肉骨骼损伤的风险，因此，身体组成测量可评估净体重（即为除脂肪体重，例如构成身体的水分、组织器官以及肌肉等重量）的变化，尤其是老年人见表5.46.5。

表5.46.5　身体质量指数测试：计算方式［体重（公斤）/身高²（公尺²）］

过轻	<18.5	肥胖	
正常	18.5～24.9	第一级	30～34.9
过重	25～29.9	第二级	35～39.9
		第三级	≥40

1. 腰围：可量化人体脂肪分布（尤其是腰部和臀部），人体脂肪分布被认为是健康和预后的重要指标。腹部脂肪多于躯干脂肪者，将增加高血压（hypertension）、代谢综合征（metabolism syndrome）、2型糖尿病（T2DM）、心血管疾病（cardiovascular disease）和血脂异常（dyslipidemia）和过早死亡的风险。正常男性≤102 cm，女性≤88 cm。

（1）测量工具　利用布卷尺测量，测量过程中力量张力保持一致，每个部位测量两次，之间相差不可超过5 mm，并取两者之平均值。

（2）测量位置　见表5.46.6

表5.46.6　腰围测量位置表

腹部	站立体位，卷尺于肚脐位置测量周围并于髂骨脊水平
手臂	站立体位双手自然垂于身体两侧，卷尺于峰值与鹰嘴突中间之周围
臀部	站立体位，量测臀部最大周长
小腿	站立体位，卷尺于踝关节与膝关节中间的周长
前臂	站立体位下手臂稍远离躯干，测量前臂最大的周长
大腿	站立体位，水平测量大腿最大的周长
大腿中间	站立体位，测量脚膝关节屈曲90度，测量于腹股沟与髌骨近端中间的周长
腰围	站立体位双手置于身体两侧，水平测量肚脐上方，但剑突下方的周长

（3）腰臀比（waist-to-hip ratio-WHR）　腰围除以臀围，可以简单评估人体脂肪分布（腹部/躯干），随着WHR的增加，健康风险也相对增加，并随年龄和性别而变化。例如男性的WHR>0.95，而女性的WHR>0.86时健康风险较高。相较于60～69岁，男性的WHR>1.03，女性的WHR>0.90见表5.46.7。

表5.46.7 成年人腰围风险指标

风险	女性	男性
低	≤0.8	≤0.95
中	0.81~0.85	0.96~1.0
高	≥0.86	≥1.0

2. 皮脂测量：虽然身体质量指数和腰围评估身体组成，但他们不能代表真正指标。因皮下脂肪量与体脂总量成正比、约有1/3脂肪都存在于皮下，皮脂测量通过全身皮肤几层褶皱的厚度来估计体脂的百分比。皮下脂肪与总脂肪受性别、年龄和种族的影响。皮脂测量是一种通过身体皮肤的厚度来估算体内脂肪百分比，其测量取决于测量者是否经过相应的训练和充分的实践，才能获得准确结果。测量误差的因素包括解剖位置误差、较差的测量技术、经验不足的测量员、极端肥胖或极瘦的受试者，以及皮脂夹（或称体脂夹）未进行正确校正。

皮脂测量方式见表5.46.8。

表5.46.8 皮脂测量方式

腹部	垂直测量肚脐右侧2 cm	小腿内侧	垂直测量，小腿内侧中线
肱三头	垂直测量于峰值与鹰嘴突中间	腋中线	垂直测量，剑突高之中腋线
肱二头	垂直测量肱二头肌肌副头	肩胛下	斜45°测量，肩胛骨下角1~2 cm
胸部	男性：斜方向测量，前腋与乳头之1/2	髂骨上	斜方向测量之前腋线与髂骨脊
	女性：斜方向测量，前腋与乳头之1/3	大腿	垂直测量，髌骨近端与髂骨脊之中间

第四节 运动能力评估

一、心肺运动测试（cardiopulmonary exercise testing，CPET）

CPET是一项非侵入评估，可以用来评估肺脏、心血管、神经心理和骨骼肌系统的运动反应、次极量和峰值运动反应。CPET越来越多广泛地应用于临床，用来评估运动不耐受的功能能力或鉴别诊断缺血性心脏病（ischemic heart disease，IHD）并且了解运动能力、了解身体对运动的反应是否正常。通常使用跑步机或固定式自行车进行测试，测试过程中将利用标准化流程进行逐渐增量或固定工作速率来进行监测，并且从中观察代谢需求的生理反应。（具体可参见第二部分的第十二章临床心肺运动测试和肺功能评定）

二、根据测试结果代表意义

1. 基于测试结果可以评估：呼吸困难指数、制定运动处方、峰值耗氧量（功能容量）、心力衰竭的危险分级和预后、确定手术修复的必要性和对治疗的反应、是否能重返工作、心脏瓣膜病的功能意义、内科和外科治疗的结果。

2. 代谢异常可发生在气体交换中多个部位，其中包括肌肉线粒体的（muscle mitochondria）消耗、循环系统（circulatory system）、换气交换（ventilation），其中通过心肺运动试验了解代谢功能障碍的部位和程度。当峰值摄氧量（peak V_{O_2}）小于年龄和性别预测值的85%被认为是低的，通常乳酸阈值（anaerobic threshold，AT）应更接近于峰值摄氧量（peak V_{O_2}）预测的60%。当AT小于预测峰值摄氧量（peak V_{O_2}）的40%被认为是循环功能不佳。而呼吸储备量（breathing reserve，BR）低于30%表示换气障碍，尤其伴随血氧饱和度（oxygen desaturation）下降时。在没有其他代谢异常的情况下，呼吸交换率（respiratory exchange ratio，RER）小于1.1（特别是<1.0）即为差（poor）、焦虑或轻度疾病。

三、心肺运动测试禁忌证

1. 绝对禁忌证：急性心肌梗死2～3天、不稳定心绞痛、无法控制的心律不齐导致症状或血液动力学受损、昏厥、急性心肌炎、有症状严重主动脉瓣狭窄、无法控制的心力衰竭、急性肺栓塞、血栓、肺水肿、休息时血氧饱和度≤85%、呼吸衰竭、呼吸衰竭、可能影响运动表现或因运动而加重非心肺疾病（感染、肾功能衰竭、甲状腺毒症）、精神障碍导致无法合作。

2. 相对禁忌证：左主干冠状动脉狭窄、中度狭窄心脏瓣膜疾病、休息时高血压（>200 mmHg收缩压、>120 mmHg舒张压）、电解质异常、影响运动表现的骨科损伤。

3. 何时须终止运动测试：胸痛（缺血）、心电图显示缺血变化、二度或三度房室传导阻滞、收缩压下降大于20 mmHg、高血压：收缩压>250 mmHg或舒张压>120 mmHg、SpO_2≤80%、面色苍白、失去协调、头晕、昏厥、呼吸衰竭征象、精神错乱。

四、急重症患者身体功能能力评估

ICU患者常因疾病而长期卧床或呼吸机的使用，因制动导致身体功能衰退、住院时间延长、肌肉的萎缩等，以下将针对急重症患者该如何评估身体功能能力。

1. 老年或床边活动评估工具（geriatric mobility and the bedside mobility assessment tool，BMAT）：此量表适用于所有成年人患者并且是一项标准化活动评估工具，共分4个等级，分别为水平1～水平4（Level 1～Level 4）。

（1）Level 1（坐/握手） 可坐于床边或床上，并且与他人握手，主要评估躯干力量及坐姿平衡。

（2）Level 2（延伸） 做于床边可将膝关节伸直，当中评估下肢力量、稳定度。

（3）Level 3（站） 有或无使用辅具下可站起，测试站立体位下肢力量。

（4）Level 4（走） 在床边踏步或走路，从中看出站立体位下平衡和步态。

2. 约翰霍普金斯活动性量表（johns hopkins highest level of mobility scale，JH-HLM）：此量表评估住院患者包含急重症患者的活动性，当中有8个分级，物理治疗师将观察患者活动进行评估。如下所示：1分只能躺着、2分可床上活动并翻身、3分坐在床边、4分可转位到椅子、5分能站立一分钟以上、6分可走路十步以上、7分能走路7.5公尺以上（25英尺以上）、8分走路75公尺以上（250英尺以上）。

3. 急性后期照护的活动评估（activity measure for post acute care，AM-PAC）：此量表共分两大部分，分别基本活动功能及日常活动功能总共6项评分项目，根据患者的困难程度或完成任务时需要他人帮助的程度，每个项目从1到4分，分数越低代表功能越差。

（1）1分 完全协助～依赖。

（2）2分 中等协助～最大协助。

（3）3分 最小协助/接触保护/监督。

（4）4分 独立/修正式独立，见表5.46.9。

表5.46.9 急性期后照护的活动评分

项目	无法完成	大部分很困难	一点困难	没困难
床上翻身	1	2	3	4
从椅子坐或站起（便盆椅、轮椅）	1	2	3	4
从躺到床边坐	1	2	3	4
项目	均需协助	大部分需要协助	一点协助	不需协助
床与椅子间移动（轮椅）	1	2	3	4
病房内走路	1	2	3	4
扶扶手走3～5阶阶梯	1	2	3	4

结　语

　　通过一系列详细的评估，包括问诊可以了解患者过去生活习惯、工作类型、家庭环境、家族史，均有利于快速了解此患者，并且接着通过望诊、触诊、运动测试，以客观角度评估肺扩张、肺活量、运动能力等，来熟知患者未来面对心血管疾病风险或手术成功机率等，以上客观及主观了解，将能更全方面熟知患者体力能力，并进行卫生宣教，不仅有利于住院期间相关的运动处方的制定，也将于出院给予相关建议，以利日后生活质量提高。

（台湾高雄荣民总医院　黄秀品）

参考文献

［1］　Walker H K, Hall W D, Hurst J W. Clinical Methods: The History, Physical, and Laboratory Examinations [M]. 3rd ed. Butterworth Publishers, Reed Publishing, 1990. Chapter 3, 7, 9, 10.

［2］　Zhan W, Zhang L, Jiang M, et al. A new simple score of chronic cough: cough evaluation test [J]. BMC Pulmonary Medicine, 2020, 20: 68. Doi.org/10.1186/s12890-020-1106-1.

［3］　Kyoung H, Jeong K I, Kim J H, et al. Development and validation of the Cough Assessment Test (COAT) [J]. Respirology, 2019, 24, 551-557. Doi:10.1111/resp.13462.

［4］　Ainslie G, Cough remains one of the most common complaints that motivate patients to seek medical attention [J]. CME February, 2009, Vol. 27 No. 2.

［5］　Higgins J P. Physical Examination of the Cardiovascular System [J]. Int J Clin Cardiol, 2015, 2: 1. ISSN: 2378-2951.

［6］　Lee D H, Giovannucci E L. Body composition and mortality in the general population: A review of epidemiologic studies [J]. Experimental Biology and Medicine, 2018, 243: 1273-1283. ISSN 1535-3702.

［7］　Milani R V, Lavie C J, Mandeep R, et al. Understanding the basics of cardiopulmonary exercise testing [J]. Mayo Clin Proc, 2006, 81 (12): 1603-1611. Doi.org/10.4065/81.12.1603.

［8］　Chambers D J, Wisely N A. Cardiopulmonary exercise testingda beginner's guide to the nine-panel plot [J]. BJA Education, 2019, 19 (5): 158e164 Doi:10.1016/j.bjae.2019.01.009.

［9］　Albouaini K, Egred M, Alahmar A, et al. Cardiopulmonary exercise testing and its application [J]. Postgrad Med J, 2007 Nov; 83 (985): 675-682. Doi:10.1136/hrt.2007.121558.

［10］　Deborah Riebe, FACSM, et al. ACSM's Guidelines for Exercise Testing and Prescription [M]. 10th ed. Wolters Kluwer 2016. p: 26-27, p: 48, p: 66-75.

［11］　Whelton P K, Carey R M, Aronow W S, et al. 2017 ACC/AHA/AAPA/ABC/ACPM/AGS/APhA/ASH/ASPC/NMA/PCNA Guideline for the Prevention, Detection, Evaluation, and Management of High Blood Pressure in Adults [J]. Hypertension, 2018, 71: e13-e115. DOI:10.1161/HYP.0000000000000065.

［12］　Unger T, Borghi C, Charchar F, et al. 2020 International Society of Hypertension Global Hypertension Practice Guidelines [J]. Hypertension, 2020, 75: 1334-1357. DOI:10.1161/HYPERTENSIONAHA.120.15026.

［13］　Chien L, Uranga C. Geriatric Mobility and the Bedside Mobility Assessment Tool (BMAT) in the Oncology Setting: A Pilot Project, 2020.

［14］　Hiser S, Chung C R, Toonstra A, et al. Inter-rater reliability of the Johns Hopkins Highest Level of Mobility Scale (JH-HLM) in the intensive care unit [J]. Braz J Phys Ther, 2021 May-Jun; 25 (3): 352-355. Doi:10.1016/j.bjpt.2020.07.010.

［15］　Jette D U, Stilphen M, Ranganathan V K, et al. AM-PAC "6-Clicks" Functional Assessment Scores Predict Acute Care Hospital Discharge Destination [J]. Physical Therapy, 2014, 94 (9): 1252-1261. Doi.org/10.2522/ptj.20130359.

第四十七章
心肺重症疾病的物理治疗技术

引　言

重症患者的制动造成的影响不容忽视，制动对身体各个机能产生负面的作用正在被大家所认识。

第一节　早期活动

一、前言

对于心肺重症的患者而言，早期活动（early mobilization）在肌肉适能（muscular fitness）、关节活动角度（range of motion）与心肺功能等方面是有帮助的，且临床研究建议将本概念纳入重症物理治疗的核心环节，避免患者因肌肉力量与耐力的流失而使功能性活动能力与呼吸功能受到莫大的限制。目前针对早期活动应用于成年人之效益已渐趋成熟与完整，然而在儿童（pediatric）患者仍未明朗，因此临床操作人员须更为谨慎，全面性评估流程与安全性以确保治疗效益的最大化。

目前对于早期活动的普遍定义为，在重症或疾病发生的最初2～3天内施行身体活动的治疗技术，然而确切的定义仍有待厘清与讨论。制动（immobilization）或直到离开重症病房才执行活动（延迟性活动；delayed mobilization）所造成的影响不容忽视且通常对身体各个机能产生负面的作用（表5.47.1），包含休息时心率增加、静脉血栓风险增加、体位性低血压、动脉氧分压降低、清除痰液能力降低、血容量降低、肌肉力量降低、呼吸频率增加、情绪与行为障碍以及代谢作用降低等。另外，心肺系统相关的有氧能力也很可能会在制动的过程中逐渐流失，因此物理治疗师该如何有效且安全执行早期活动的技巧，在本节会详加描述。

表5.47.1　制动（immobilization）对各系统的影响

系统	影响	系统	影响
心脏系统	休息时心率增加	肌肉骨骼系统	肌肉力量下降
	最大心率降低		肌肉收缩效率下降
	体位性低血压		失用性骨质疏松
	心输出量降低		关节软骨退化
	血容量降低		滑膜萎缩
	最大摄氧量降低		关节挛缩
	红细胞数量降低		
呼吸系统	肺活量降低	神经系统	情绪与行为障碍
	呼吸频率增加		本体感觉变化
	肺炎风险增加		睡眠障碍
	换气-灌流比失衡		平衡障碍
	动脉氧分压降低		协调与视觉改变
	清除痰液能力降低		疼痛阈值降低

二、早期活动评估

容易造成制动或活动量不足的原因见表 5.47.2，因制动而使心肺重症患者常见的神经病变包含肢体与呼吸肌的无力，这样的情况与全身性炎症反应、类固醇使用与肌纤维流失等有着一定程度的相关，因此早期活动的应用须包含肌肉力量的训练以及耐力的提升，常见的适应情境如肋膜积液、急性肺水肿、制动与肺泡通气低下等。在 ICU 执行早期活动前应确保患者的状况是否稳定以及是否适合执行物理治疗的介入，常见的考虑注意事项如：①最初几次执行早期活动治疗时应特别观察生命征象是否稳定，若执行下床的活动应更加谨慎；②让患者起身时应注意可能会发生的体位性低血压，渐进性直立坐起与下床站立，让血液有足够时间调节与再分配；③若体位性低血压情况显著或严重，应随时监测血压变化与患者的自觉感受，并可考虑在患者下肢缠上弹性绷带，或转移床的使用，以确保患者的安全性；④针对长期制动的患者，首次活动可能会使患者身心难以调适，出现各种情绪或肢体的反抗与躁动行为，适当的安抚与引导极为重要，并确保治疗过程中的休息时间足够，避免运动负荷过量的情况发生。

表 5.47.2　容易造成制动或活动量不足的原因

石膏或夹板等固定因素	神经肌肉疾病	意识障碍	呼吸机依赖
关节疾病与疼痛	肌肉力量与张力异常		

执行每一项医疗行为前皆应审慎评估患者的状况，特别是心肺重症患者的相关评估，应包含失能（或称去适应作用，deconditioning）、呼吸能力（包含痰液堆积、肺不张、肺炎等）以及情绪障碍（emotion），早期活动的概念也是如此，临床上建议先确立心脏呼吸循环系统与生理层面的稳定性，并观察有无危险征兆或不适合开始活动的征象，常见的判断准则如：①躁动或困惑等神经生理反应；②颅内压过高；③镇静剂使用；④急性心肌梗死（AMI）的迹象；⑤急性出血（blood loss）情况；⑥其他连续性医疗行为，如血液透析；⑦预计执行的脱离呼吸机。若患者符合以上 7 项评估的任何一项，则当下欲进行的物理治疗早期活动计划，应再次评估其安全性并与其他医疗团队成员讨论相关治疗的顺序。另外，适合执行早期活动的生理状况如表 5.47.3，尽管现今研究的数据尚未统一，且在不同疾病别或不同病情中会有些微差异，但主要共识以心率、血压以及呼吸频率三者为优先判断的条件，若临床上患者符合上述生命征象，也应密切留意活动中患者的变化与耐受度。

表 5.47.3　适合执行早期活动的生理状况

心率 40～130 bpm	血氧浓度＞88%	动脉二氧化碳分压＜50 mmHg	无体位性低血压
收缩血压＞90 且＜200 mmHg	每分钟呼吸频率＜35 次	pH＞7.30	无不稳定心绞痛
平均动脉压 65～110 mmHg	可以配合口语指令		

除了执行治疗前的评估外，早期活动治疗的过程中也须随时关注患者的生命征象与生理征兆，活动的不耐受情况通常与制动的天数、疾病严重程度以及治疗处方的剂量强度有关，因此若在早期活动的治疗过程中遇到以下情况应立即暂停，并让患者充分休息后再行评估：①出现心脏呼吸系统窘迫的征兆；②出现新的心律不齐情况；③出现新的心肌梗死征象；④呼吸机回复至协助模式；⑤呼吸机 PEEP 值增加；⑥患者跌倒；⑦患者渐趋躁动或暴力。应立即停止早期活动的生理指标见表 5.47.4。

表 5.47.4　适合停止早期活动的生理指标

心率＜40 bpm	血氧浓度＜88%	收缩压＞180 mmHg	平均动脉压＜65 mmHg
心率＞130 bpm	呼吸每分钟＞35 次	收缩压＜90 mmHg	平均动脉压＞110 mmHg
心率上升＞20%（与活动开始前相比较）	呼吸每分钟＜5 次		

心肺重症物理治疗的对象除了最为多数的成年人之外，儿童这类患者也不容忽视，因应生理结构成熟度的差异、休息时生命征象的不同以及各系统对于运动反应的变化，不同禁忌证的判断标准如下：①持续性心动过速；②高或低血压；③血氧浓度＜85%；④呼吸功（work of breathing）过高；⑤呼吸急促（与同龄常模相比较）。

三、早期活动技术

一般而言，早期活动的物理治疗技术可分成主动活动、被动活动以及功能性取向三大方面，训练目标通常包含肌肉耐力、肌肉力量以及心肺耐力，通过本技巧的施行以增进患者的独立性与执行日常生活活动（ADL）的效率以及能力，最终目标是希望能够缩短患者呼吸机使用的天数、减少重症病房与住院的天数、提升患者功能性活动能力以及整体存活率等。

主动活动的早期活动技术对于心肺重症的患者而言是有效且国际上有一致的建议，此技巧涵盖一系列的物理治疗计划，例如主动式关节活动度运动（AROM）、主动协助式关节活动度运动（AAROM）、抗阻性关节活动度运动、床上运动（机械固定式脚踏车）、倾斜床站立训练、肌肉训练、转位训练、神经肌肉电刺激。主动式关节运动的生理效益包含维持肌肉的收缩性、促进血液循环、避免血栓形成与增强动作的协调性，然而对于肌肉力量强大的肌肉群而言，主动式关节运动无法增加肌力，此限制应为临床人员所留意，关节运动的注意事项见表5.47.5。早期活动技术在重症病房的第一天即可启动，若患者正在使用升压药或机械呼吸机仍然可以执行，唯需更小心患者的生命征象变化，执行早期活动所带来的不良事件发生率约为3%以内，且通常其严重程度不高。

表5.47.5 关节运动（ROM）的注意事项

伤口	1. 伤口愈合初期应在无痛范围内执行关节运动	血栓	1. 脚踝与下肢的关节运动可降低血栓发生的机率
	2. 若此运动会造成局部发炎或疼痛增加，则应暂缓		2. 血栓发生初期，主被动的关节运动皆应暂缓

被动活动的早期活动是相对安全且有效的一种物理治疗方式，对于功能性运动能力、功能性状态、整体肌肉力量以及疼痛处理皆有一定的帮助，常见的施行技巧包含被动关节运动（PROM）、姿势摆位、牵拉运动、神经肌肉电刺激（NMES）、关节松动术。被动关节运动与牵拉运动应仔细区分，因其原理和机制与执行技巧皆有所差异，前者主要用以维持关节与周围软组织的活动能力、避免关节挛缩、降低疼痛感受、促进本体感觉回馈刺激以及增进关节内营养物质交换，后者系为提升增加柔软度、增加关节活动度以及预防运动后的肌肉酸痛与不适，牵拉运动的适应证与禁忌证见表5.47.6。另外，良好的体位摆位可在许多层面产生正向的生理效益，如放松呼吸辅助肌群、促进膈肌的收缩效率、降低呼吸功、以及推迟疲乏。针对无法配合口令的患者而言，被动技巧则十分重要，且在使用呼吸机的人群中也有着高度的安全性。

表5.47.6 牵拉运动的适应证与禁忌证

适应证	关节或软组织有粘连、挛缩或疤痕	禁忌证	急性骨折
	运动前后的热身与放松		急性感染或血肿
			关节活动过度

物理治疗师对于功能性取向的早期活动训练包含翻身、体位训练、坐到站训练、站立训练、踏步训练、步行训练、主被动转位训练。一般建议若患者能维持良好的血氧浓度与血压状态，且无相关绝对禁忌情况便可及早进行此训练，然而因本技巧相较于前者的主被动训练，牵涉较为全身性的身体动作，事前的病历阅读、药物使用以及影像学判读都十分重要，以利临床治疗师更好的了解患者当前病情与能力，进行治疗时应审慎观察当下的管线、生命征象以及患者配合度等方面，以确保治疗高效率且安全地进行。有研究指出物理治疗师与作业治疗师的早期介入能为心肺重症患者带来莫大的益处，若能每日暂时性移除镇静剂药物的使用

而进行康复疗程，则对于神经肌肉适能与整体恢复程度都有正面的效用。在众多功能性训练技巧施行前，患者能否自行在床上移动或变换姿势为首要目标，因能有效降低压疮等状况发生，有鉴于此，拱桥运动可优先教会患者及其家属。临床上功能性的训练计划取决于患者的配合情况与能力进展，目标是让患者尽可能独立执行日常生活动作，治疗进行时也可根据情况搭配适当的辅助器材，例如悬吊系统、行走辅具与移位（器）机等。

四、早期活动注意事项

当患者最初状况不佳，治疗师只能以被动的形式协助，进展到患者能主动配合康复治疗时，相对应的疗程便须对应做出调整，进阶为主动或抗阻性的关节运动，以渐进性活动的原则从直立体位训练至下床站立，以行走前准备作为接续，再到日常生活活动的功能性恢复。渐进性的活动准则对心肺重症患者是安全且非常有帮助的方式，通常发生不良事件的机率为小于1%，根据统计，越早离开床铺执行下床活动的患者，其ICU病房停留的天数与住院总天数都有显著性意义地减少，除此之外，发生谵妄的机率也较低，对于患者整体性恢复有较佳的预后指标。

进行心肺重症患者的物理治疗时，判读与监测生命征象是最基础的要件，一般成年人休息时的正常生理指标见表5.47.7，活动时的生命征象变化通常与患者的身体机能以及氧气输送能力相关，除了生命征象判读外，患者自身的主诉也同样重要，临床治疗师被建议要留意患者正在服用的药物，因为许多药物可能直接或间接影响患者的运动表现或反应，如β-受体拮抗剂的药物会使患者的预期心率上升受限，需特别注意相关药物以免误判活动的剂量强度，进而使患者暴露于更大的风险之中。

表5.47.7 休息时的正常生理参数

心率	60~100 bpm	收缩压	85~140 mmHg
血氧浓度	>95%	呼吸频率	12~20次/min

若患者的情况不适合以心率作为运动强度的指标，则建议临床人员改以自感劳累分级系数或呼吸困难的程度来做评估，若患者无法自行表述费力程度，治疗师则应自行观察有无任何活动的不耐受征象。对于急性重症的患者而言，血氧浓度应保持至少90%以上，若活动过程中出现血氧浓度低下或相关异常，治疗师应立即调整给氧工具的辅助程度，唯在慢阻肺（COPD）患者须多加留意，若提升给氧工具的氧气浓度后，患者依然无法恢复至正常血氧浓度，则应暂停或降低活动的强度，给予患者良好的体位摆位，并采用相关的放松技巧（relaxing technique）。若活动强度增加一个代谢当量（MET），血压上升8~12 mmHg则为正常反应，通常建议第一阶段心脏康复的活动量应保持在1~4个MET，若出现活动过程中血压无法正常上升的情况，则暗示病理状况严重，例如主动脉瓣狭窄与左心室功能低下等。每分钟呼吸频率建议在休息与活动过程中监测，若可行，尽量在不告知患者的前提下量测每分钟呼吸频率，因为患者可能主动控制或改变呼吸型态，容易使此项数值的参考意义大幅降低。

针对心肺重症的物理治疗计划设定，活动量是十分重要且核心的考虑要素，一般以活动强度、活动类型、活动频率与活动时间等来定义。常常用来评估活动强度的方式为自感劳累分级系数（Borg RPE），6~20分的量化方式给予患者在活动过程中自行评估与汇报，其分数乘以10约会等同于患者当前的心率数，这是临床上快速辨别的方式，至于活动强度的判断，一般以11~13分为建议的中等训练强度，若为热身期或放松期的RPE，应保持在9~11分。若患者正使用β-受体拮抗剂的药物，通常可使心率上升幅度受限20%~30%，临床人员所应留意其校正的方式。另一个用来评估活动强度的方式是呼吸困难的监测，常见的评估工具为基线呼吸困难指数与呼吸困难变化指数（baseline and transition dyspnea index，BDI& TDI）以及视觉模拟量表（VAS）。

活动的类型泛指用来进行活动的方式或所需的器具，为了促使患者能达到最大的功能性训练，治疗师应思考如何在ICU内善用现有的设备与资源，让患者在有限的空间内达到最大的训练效益，常见的方式如床上活动、固定式脚踏车、步行训练、平衡训练、倾斜床、楼梯训练等，训练的目标对于心肺重症患者而言，应优选有氧系统的训练，其次才是无氧系统的肌力等训练。活动的频率通常建议遵循少量多次的原则，将每次活动对患者造成的负担降至最低，让患者有足够的时间自主活动中的疲劳得到恢复，并使其身体机能能保证有足够的能量，以免导致疲乏或运动耐受能力降低等。概括而言1周建议6～7次且一天2～3次，治疗师仍需以患者实际的表现与反应做为调整的依据。活动的时间指患者执行活动的总时间长短，初期建议以1：2的运动与休息比例，若以步行为例，初期建议从3～5 min开始，在第一阶段进一步的心脏康复目标应为最多30～45 min。上述的活动量监测除了是治疗师的要务外，还应适当予于卫生宣教，让患者及家属熟知如何在康复活动中自我监测生命征象或相关不耐受症状，以确保活动进行有足够的安全性。

五、早期活动的实证讨论

早期活动对于心肺重症物理治疗是不可或缺的一环，相关的生理效益与临床应用已渐趋成熟与完整，安全性与施行的相关禁忌证也非常明确，提供给治疗师一个很好的指导，施行对象包含所有重症的患者，无论是否意识清醒或是否使用机械呼吸辅助器等。早期活动的施行主要效益为降低住院总天数、降低ICU病房停留的时间、避免肌肉适能的丧失、促进呼吸机的移除、提升功能性等级及改善预后、促进全身性血液循环、降低疼痛与水肿。另外，相关的重症早期活动注意事项见表5.47.8。

表5.47.8　早期活动注意事项

不稳定的骨折	患者躁动或暴力	引流管线	持续性发烧
开放性伤口	患者认知障碍	颅内压	急性出血或感染

在2004年的观察性研究如Zafiropoulos等人的相关临床研究，施以每周1次的主动早期活动技术，发现呼吸容积有显著性的提升与增加；Bailey等人在2007年的前瞻性研究中同样进行主动早期活动技术，包含平躺、坐位、站立与行走等训练，其中69%的患者在离开重症病房时能行走大于100呎（约30 m），表明功能性能力的增加。物理治疗在ICU的实证目标概括为失能（去适应）、肌肉无力、关节僵硬、痰液堆积、肺部塌陷、呼吸机依赖。适当的物理治疗能有效提升功能性预后并降低相关风险。重症患者的医疗行为需要团队的实时讨论与修正，因此跨团队的沟通与合作是必要的，目前针对心肺重症疾病的个体化早期活动指南较为缺乏，仅有广泛性的建议与相关注意事项，因此期待未来有针对不同疾病别，甚至是心肺系统的罕见病领域的相关指南或共识能多加以分析与探讨，让各种疾病的患者都能得到最完善的医疗救助，提升整体预后与生活质量。

第二节　呼吸运动与训练

一、概念

呼吸运动与训练对心肺重症患者的重要性在于提升自主呼吸能力、降低呼吸功、增进肺部扩张的能力、减缓呼吸困难与促进运动能力优化等，更重要的是希望通过本训练使肺部恢复正常的功能，见表5.47.9。临床常见的呼吸运动技巧有缩唇吐气法（PLB）、腹式膈肌呼吸、持续性最大吸气法、胸廓活动度运动、局部呼吸运动。

表5.47.9　呼吸训练的目标

降低肺部塌陷与肺炎发生机率	减缓呼吸功与呼吸困难
维持或增进肺部容量	增进呼吸肌肌力
促使氧合作用能力	降低术后并发症

关于呼吸运动的适应人群十分广泛，基本上以清醒且能

配合口语指令者即可，如外科手术后的患者、COPD患者、肺部急慢性疾病患者、呼吸衰竭患者以及使用呼吸机的患者等，且并无绝对的相关禁忌情况。尽管呼吸运动的技巧十分多元，共同的训练概念与注意事项如下：①执行呼吸运动时的患者姿势应以舒适为主；②患者应留意是否有足够空间使自身胸腹腔产生相关动作；③通过鼻子吸气并自嘴巴呼气；④吸吐气比例为1：2（或2：4）；⑤治疗师在治疗过程中应提供充分的口头和触觉指导；⑥吸气时应强调膈肌的正确使用；⑦吸气与呼气强调协调而异步性；⑧应先在患者静态姿势下执行呼吸运动再进展到动态姿势。

二、缩唇吐气法

PLB是通过患者噘起嘴唇进而呼气的一种自主方法，主要目的为降低呼吸速率、减缓呼吸困难以及预防呼气时气道塌陷，本训练方法适应于呼吸困难和喘鸣等情况，特别针对较为严重的COPD而言，提早的呼气期气道塌陷可能导致过多二氧化碳（CO_2）滞留在肺部当中，形成二氧化碳过多与pH降低，此现象会刺激位于延脑的化学感应器，身体为了尽快恢复平衡而提高呼吸频率，患者容易有呼吸过速与呼吸困难的情况，滞留的气体同时也会造成肺部过度膨胀（hyperinflation），使呼吸效率降低而增加呼吸费力程度。PLB可以在呼气时产生正压（positive end-expiratory pressure，PEEP），等同于10～20 mmHg的压力，以此避免气道塌陷，维持气道畅通，因此本方法又称正压呼气法。

执行本方法训练前，治疗师可借由口头说明并搭配实际示范以达到最佳成效，执行步骤如下：①患者应采直立体位或相关舒适体位；②患者跟从治疗师指令，以鼻子吸气数秒后搭配嘴巴噘起或吹口哨的嘴型，执行呼气4～6 s；③若患者逐渐掌握技巧要领，可进阶至任何一种日常生活状态，以确保本方法灵活应用于生活当中。缩唇吐气法除了优先处理患者的呼吸困难与气道早期塌陷外，本方法也能促使患者提升对于呼吸节律控制的感觉回馈，提升患者的信心与舒适度。

三、腹式膈肌呼吸

腹式膈肌呼吸是一种深缓的呼吸技巧，在诱发腹腔壁向外的动作时，同时抑制上肋骨在吸气时产生的动作，此呼吸方式借由一系列的动作技巧达到降低呼吸速率的目的，无须任何仪器或设备见图5.47.1。本方法的执行性与方便性极高，相关的效益包含增进血氧浓度、缓解情绪焦虑、松动痰液、降低心率、降低血压、促进身体与心理层面的健康、降低呼吸辅助肌群的使用。腹式膈肌呼吸除了是增进血氧浓度的利器外，同时也可作放松技巧使用，搭配节律性的呼吸可有效降低呼吸频率，缓解患者的不适症状。

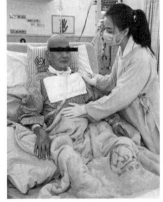

图5.47.1 腹式膈肌呼吸操作

施行腹式膈肌呼吸应从平卧位开始训练，因为平卧执行本法最轻松省力，患者容易得到要领，当患者渐趋熟悉后再行体位、站位与活动中的练习。初期的平卧位练习应采取骨盆后倾，与诱发膈肌的收缩效率有关，此外执行本训练前应确保所有的呼吸辅助肌群皆已尽可能放松，指导鼻子吸气并且通过嘴巴呼气，吸吐气比例为1：2（或2：4），治疗师可将手放在患者腹部，借由本体感觉反馈，引导患者在吸气时将腹部凸出，并在呼气时将腹部缩回，若患者已做到胸腹的动作协调，可改成患者自行将双手分别放在胸部与腹部。通常来说膈肌在吸气时会产生向下的生理动作，配合内部脏器的移动促使腹部自然凸出，让气体顺利进入肺部，呼气时则相反，膈肌向上移动，且上胸廓的动作幅度些微下降。

四、持续性最大吸气法

　　持续性最大吸气疗法通常以诱发性肺量测定法执行，临床上常见的相关仪器包含riflow与coach等，本呼吸技术最初于1970年代提出。胸部手术后的患者具可能好发术后肺部并发症，机率为1%～70%，常见的术后肺部并发症包含肺部感染、肺不张与急性呼吸窘迫综合征（ARDS）等，症状如发烧、咳嗽、动脉氧分压下降、啰音，因此已研究一系列胸腔物理治疗技术与器材，用以预防或治疗相关并发症。处理术后肺部并发症的物理治疗原则：①强调深吸气后憋住2～3 s；②加强中肺叶与下肺叶的扩张训练；③诱发性肺计量测定法的使用；④适当变更体位摆位。接下来将以诱发性肺计量测定法作详细论述。

　　持续性最大吸气法的核心概念系因正常的生理呼吸状态，人约每1 h内会有6～10次的深呼吸，这样的动作会自然避免肺泡的塌陷与扩张不全等异常，且同时具有预防痰液堆积的正面效益。诱发性肺量测定仪是一种患者主动吸气而驱动的装置，需要患者主动参与，因此非常讲究患者的清醒度与配合能力。此设备能提供视觉反馈，让患者更能理解自身能力，方便目标的确立与进展。一般建议于直立姿势下执行，患者嘴唇轻轻含住装置咬嘴，治疗师此时应注意患者是否有肩颈过度费力的情况，引导患者执行深且缓的呼吸技巧，并尽可能在吸气末期稍微憋住2～3 s，执行完每次训练后，应有足够的间隔时间，以免患者过度换气而产生不适症状。治疗师可针对患者的流量计情况，告知其当前能力与应注意加强的技巧，加强双向沟通与患者的使用动机。

　　若患者过于虚弱而无力产生足够的吸气压力，治疗师可变换口令与方式，让患者将测定仪颠倒，并引导患者执行呼气的动作，待能力一定程度增加后再恢复原有的形式。执行本技术前应仔细评估患者状况，若出现呼吸过速或呼吸功过高等情况，则需考虑执行本训练可能导致患者呼吸衰竭与呼吸功能障碍的风险增加。目前诱发性肺量测定仪已被广泛应用于腹部或胸腔手术后的患者，在某些特定的疾病别当中，此训练方式已被纳入术后早期活动与促进肺部功能恢复的重要一环，对于预防相关并发症有一定的帮助，本呼吸训练方法相关效益见表5.47.10。

表5.47.10　持续性最大吸气法效益

预防术后肺部并发症	防止肺泡塌陷
增进通气量	提升动脉氧分压
预防肺部扩张不全	协助痰液排除

五、胸廓活动度运动

　　胸廓在呼吸系统中占有一定的重要性，许多呼吸肌肉皆附着于胸廓，良好的胸廓活动度通常能使呼吸肌肉处于较有利收缩的生理长度，以提升呼吸效率。胸廓的顺应性概括为胸壁顺应性与膈肌顺应性，许多因素可能导致胸廓的顺应性异常，如肥胖、怀孕、静脉充血、脊柱侧弯、僵直性脊椎炎（AS），此变化将间接导致胸廓活动度受限与胸腹协调性动作失衡，造成呼吸功升高等负面影响。因此如何处理胸廓活动度受限并提升附近软组织伸展性，成为临床治疗师不可或缺的技能之一。

　　常见的胸廓活动度运动可借由躯干的各个方向伸展来执行，如表5.47.11所示，包含前侧与侧向的躯干伸展运动，一般建议可先从有靠背的体位开始训练，待确认患者技巧与平衡能力足够后再进阶至站位。在动作操作层面，主动运动的患者能获得较大的效益，尽管研究揭示了通过治疗师协助的被动（passive）胸廓运动也能在某些方面获得帮助。建议在运动时同时搭配使用腹式膈肌呼吸，促进胸廓的扩张能力与呼吸费力情况。

六、局部呼吸运动

　　局部呼吸运动指局部性的呼吸技术，以利某一个胸腔目标区域达到更好的扩张效益，同时也能让其他区域保持适当的放松与缓和，上述的胸腔特定区域通常指称左或右肺叶（lobe），避免胸膜腔（pleural space）过度

表5.47.11　胸廓活动度运动示范与实例

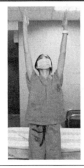	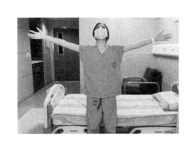	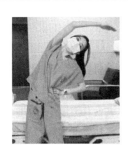
双手自眼睛前方抬高到耳朵旁边，建议抬高时搭配吸气，放下时呼气	双手自眼睛前方缓缓撑开至身体两侧，建议打开时搭配吸气，闭合时呼气	一手插腰另一手侧弯至对侧，可特别针对较紧绷的一侧优先执行
注：若有开放性伤口位于胸前或颈椎应特别注意	注：若有开放性伤口位于胸前应特别留意此方法	注：若有开放性伤口位于躯干侧边应留意此方法
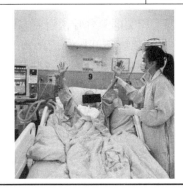	左图为心肺重症患者的胸廓活动度运动病例，双手抬举时执行深缓吸气，放下时执行呼气动作，且配合机械辅助呼吸机的模式与胸前伤口，避免相关风险	

堆积液体，相关效益见表5.47.12。本呼吸运动适合指导即将接受肺部手术、已存在单侧肺部扩张不全、单侧或双侧胸腔积液以及COPD的患者，也有研究表明局部呼吸对于心脏手术后的肺功能提升与扩张成效。一般建议若目标扩张区域是肺部的上肺叶，则站姿摆位属于较佳的生理姿势；若欲针对下肺叶作加强，平卧姿势则较为适合。

表5.47.12　局部呼吸运动的效益

降低肺不张概率	加强肺部局部扩张
提升胸廓活动性	避免痰液堆积
避免矛盾式呼吸模式（paradoxical breathing）	建立正确的呼吸协调模式

本运动方法强调治疗师给予患者的触觉反馈，治疗师将手掌置于目标区域，告知患者执行深且缓的吸气动作，并尽力将气体吸至治疗师手掌处，使该特定胸腔因气体而向外扩张，过程中治疗师可搭配徒手技巧，如快速放松与快速牵张，并于患者吸气前与吸气同时给予轻柔向内挤压之力道，呼气时建议患者将气体吐至完全，并重复3～5次如图5.47.2所示。若治疗师已确定患者的技术纯熟，此呼吸运动就应通过卫生宣教使患者独立执行，可用抱枕或绑带取代治疗师的手掌，增加整体的训练频次与效益。

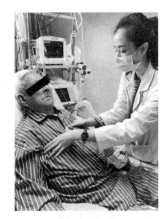

图5.47.2　局部呼吸技巧应用于急重症患者

七、心肺重症的特殊考虑

呼吸系统的病理性变化为患者进入重症病房的主要原因之一，且有一定的比例伴发呼吸衰竭，通常与以下因素有关：①外科手术后的肺部并发症；②机械辅助呼吸机相关的肺炎（VAP）；③脱离机械辅助呼吸机失败。身为重症单位核心成员之一的物理治疗师应明确自身的专业定位与适当的介入时机，针对心肺重症患者的呼吸运动与训练的目标包含降低肺不张的发生、降低肺炎的几率、维持与提升肺容量、增进局部与整体性通气量、降低呼吸功以及避免术后肺部并发症等。

腹式膈肌呼吸是临床治疗师广泛应用于心肺重症患者的一项胸腔物理治疗技术，本方法强调使用膈肌而非呼吸辅助肌群，膈肌产生的力矩将使腹部向外扩张，胸腔内产生的负压将促使空气进入肺部，进而避免肺不张，提升氧合作用并间接地促进气道清洁效率。持续性最大吸气疗法主要应用于外科手术后，实为预防肺不张重要的核心技术之一，简易的操作流程与相关的实证效益让本技术应用于心肺重症患者的执行率日渐攀升，执行层面的少数限制如患者的意识与配合度等，都是临床人员须事先审视的重点，相关的操作卫生宣教与教学也须适时提供。

心导管介入治疗是心肺重症患者常见的治疗方式，介入治疗后一般建议患者绝对卧床休息4~6 h，动脉穿刺则建议6~8 h，导管插入处会使用沙袋持续性加压以避免血管相关的并发症，因此邻近的肢体也被禁止执行主、被动的关节运动，在此环节物理治疗计划需作出调整以免影响插管处的伤口愈合，可以呼吸运动及气道清洁技巧与相关卫生宣教为主。另外针对心肺重症患者常见的缺氧问题，相关的氧气疗法机制与设备也应为临床人员知悉，执行康复治疗时应确保配带的氧气供应设备完好贴合，若患者需离开床缘5~6呎（1尺＝0.3048米）以上，则应预备好携带型的氧气供应设备（如氧气钢瓶等），与氧气供应设备接触的皮肤状态也须多加留意，可适时提供软衬垫以避免皮肤损伤，每次执行康复计划时建议完整记录患者的氧气供应形式，包含设备种类与吸入气体的氧气浓度（FiO2），大量或显著改变的氧气供应代表了患者当前不稳定的呼吸系统状态，因此及时发现并适当调整物理治疗计划则十分必要和重要。

第三节　气道清洁技术

一、概念

痰液堆积的处置与治疗在许多不同的医疗状况中占有重要的角色，包含呼吸系统疾病、神经肌肉系统疾病与胸腹腔手术后的患者等，过多的痰液或分泌物堆积于气道容易使呼吸增高，造成早发性疲劳或运动耐受度下降，因此临床中许多技巧已被完善研究，不论是徒手还是机器辅助的气道清洁技术（airway clearance techniques，ACTs）形式，最终希望促进痰液的排出并避免相关并发症。常见的气道清洁技术如图5.47.3所示，本节将以四大方面作论述，分别是传统治疗手法、呼吸运动技巧、正压呼气设备以及胸壁震荡装置。本方法主要适应于以下情况：①黏液纤毛输送机制受损；②过多的痰液堆积；③患者咳嗽能力低下或受限，针对心肺重症的患者人群，各项气道清洁技术应被审慎评估是否适合患者当前的医疗状态，包含病情严重度与生命征象

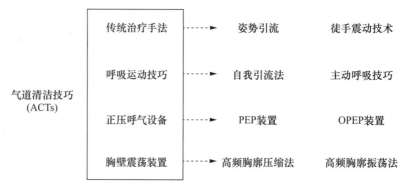

图5.47.3　气道清洁技术（ACTs）

等，以确保执行时的安全性与效率。一般而言，协助气道清洁能预防呼吸道感染、增进气体交换的能力与降低发炎反应。

二、徒手震动技术

徒手震动技术是一种将徒手力量施加于患者身上的气道清洁技术，以叩击法与颤动法（vibration）最广为应用。前者又称拍打法，治疗师将手掌些微拱起形成杯状，利用每秒4.6～8.5次的频率（或每分钟100～480次）做一个快且节律性的拍打，过程中应听到空气碰撞的声音如"啵啵啵"，其力道应以患者自觉感受为主，以不引发疼痛为主要考虑，建议在患者平静呼吸时执行，吸气或呼气过程中皆可，且一般建议患者采取舒适的直立或坐位，若执行过程中患者有突发的咳嗽需求，治疗师应暂停且鼓励患者将痰液咳出。叩击法能有效地协助松动呼吸道中的痰液，且叩击的位置建议以部分胸腔区域优先，而非整个肺部区域，以期达到更好的效益。本法须留意操作者的手势是否正确，扣击而非击拍，若手掌未成杯状容易造成患者的不适，且使松动痰液的效果受限。市面上也有塑料的叩击杯（或拍痰杯）可供使用，让操作者能更轻松、省力。

颤动法建议在患者呼气时操作，治疗师以自身手掌的精细震荡与压迫胸廓，让患者能增加呼气气流，带动痰液向上输送，应注意本法全程都不能引发患者的不适，若胸廓上有开放性伤口或急性发炎等情况，应待全面性评估后再确认是否可行。通常治疗师会将两手的手掌置于不同位置，但若考虑特殊疾病，两手重叠方式的操作颤动法也能被接受，至于颤动的频率以12～20赫兹（Hz）为好，此外若针对急性重症的人群，可以利用颤动法暂时性取代叩击法，以确保患者的舒适性，相关的禁忌证也应被排除，如乳房组织、骨头凸起处、肺栓塞、急性感染或伤口、血小板计数<5万应不叩击，血小板计数<2万应不颤动。

三、体位引流法

体位引流法的概念由Nelson等人提出，是最初被用来协助气道清洁的技术之一，主要是通过重力的方式引流痰液，借由各种不同的体位将欲引流的气管与地面垂直，促使痰液从周边小气道移向中央大气道，以利提升后续的咳嗽或用力呼气法（FET）效率。本方法适用于痰液堆积、咳嗽能力受限、长期卧床且虚弱、COPD、神经肌肉系统性疾病，若执行过程中患者出现不耐受的症状应立即停止并注意生命征象，常出现于体位引流的不耐受征象见表5.47.13。引流各气道所需采用的姿势皆不尽相同，因此基本原则如下：①肺叶前支应置于上方，因此采用平卧位；②肺叶后支应置于下方，因此采用俯卧位；③肺叶侧支应置于侧方，因此采用侧卧位；④目标区域若为左肺叶，应侧卧将左侧朝上，反之亦然；⑤中肺叶引流时应抬高床尾15°～30°，下肺叶应抬高床尾30°～45°；⑥若有出现前述的不耐受征象，应考虑暂停疗程或改采修正式体位。

表5.47.13 体位引流的不耐受征象

呼吸困难	呕吐
焦虑或惶恐	血压异常
晕眩	失去平衡

体位引流的核心概念建构于支气管的解剖构造，通过体位的调整以达到引流痰液效果，见表5.47.14。此外体位改变（平卧到直立体位）的效益也反应于氧气的输送，包含肺容积上升、潮气量增加、肺部顺应性提升、动脉氧分压增加、呼吸功降低、呼吸道塌陷减轻、促进痰液松动效益、中央静脉压降低、心脏做功减轻、血容量上升。另外有部分研究指出体位引流也能于婴幼儿与儿童身上执行，对于囊状纤维化（cystic fibrosis，CF）的人群有着莫大的帮助。若患者的呼吸道清洁状态在本技术中获得一定的正向进展，应鼓励患者持续使用，并适时搭配其他气道清洁技术，如间歇性正压呼吸（IPPB）等。

表5.47.14 体位引流摆位

左上叶前支	正躺，头部下方垫高约30°	右上叶潜支	平卧，无任何垫高需要
左上叶后支	侧卧位，左侧朝上，胸口垫高约45°	右上叶后支	侧卧位，右侧朝上，胸口垫高约45°

左舌叶	侧卧位，左侧朝上，床尾摇高约15°~30°	下叶前侧基支	平卧位，床尾摇高约30°~45°
右中叶	侧卧位，右侧朝上，床尾摇高约15°~30°	下叶后侧基支	趴卧位，床尾摇高约30°~45°
下叶顶支	趴卧位，无任何垫高需要		

四、自我引流法

自我引流法（autogenic drainage，AD）最初由1960年代的比利时提出，系一种主动控制呼吸频率、深度与位置的呼吸技术，主要包含松动痰液、收集痰液、排出痰液三大步骤与环节。本技术以提升呼气气流所产生的呼吸道剪力为主要原理，通过上述三步骤中不同程度的肺容积，将远程末端的痰液向近端输送。本技术的最大优势是无须任何仪器设备或空间，但在执行时讲求连续性主动操作，因此对于理解能力不足或意识不清的患者则会显得十分困难。

临床执行本技术时应先评估患者的意识状态与认知功能，并确认其处于一个放松的直立姿势，若患者因疾病或环境因素无法达到，此时侧卧或平卧位也可被接受。第一步松动痰液，会先请患者借由鼻腔做一个深且缓的吸气动作，憋住2~3 s后以嘴巴呼气，重复约两回合之后最终以嘴唇稍微噘起执行吹气，直至呼气储备量（ERV），此时属于低等肺容积的范畴；第二步收集痰液，以吸气至吸气储备容积（IRV）后憋住2~3 s，并以嘴巴呼气，重复几次之后最终以哈气的形式执行呼气，此时为中等肺容积；第三步排出痰液，将在高等肺容积下完成，患者执行控制性的哈气与咳嗽技巧，将痰液排除。

本技术通过控制性的呼气气流使气道免受动态塌陷的风险，在不同的肺容积下产生呼气气流，有效使黏液或痰液的沾粘性下降，提升痰液的松动与输送，对于慢性呼吸系统性疾病的患者而言是一个良好的选择。执行时须留意：①第一松动痰液，吸气时建议用鼻子，但若患者有听觉回馈上的需求，可视情况改以嘴巴吸气；②第一步的松动痰液，此阶段的吸气期与吐气期应尽量保持相同时间长短；③每个步骤的运行时间会因气流松动痰液的情况而有缩差异。本技术所需的总时间则会与痰液的多寡以及黏稠性相关。

五、主动呼吸循环技术

主动呼吸循环技术（active cycle of breathing techniques，ACBT）最初由Pryor等学者于1979年提出，起始的概念包含直接性的控制呼吸以及用力呼气技巧（FET），最常用来促进慢性肺部病中的痰液排除，基于这类的疾病容易造成异常的痰液生成，使气道阻塞与痰液滞留，进而导致呼吸道感染与炎症等状况，因此本技术目的为清除痰液、预防气道损伤与感染概率、降低肺部损伤的进程。目前已有许多研究针对主动呼吸技巧（ACBT）所带来的效益机制提出许多假设，后面将依据本技巧所包含的不同步骤依序说明，呼吸控制（BC）能够提升血氧浓度并预防气道痉挛，用力呼气技巧（FET）则针对胸腔内压力的调整有一定的帮助，胸廓扩张运动（TEE）能提升侧枝通气以及松动痰液。

ACBT的生理效益可能在不同的患者人群而有些许的差异，目前已知与痰液生成程度、疾病进程以及病情是否稳定有关。本技术由三个独立可调整的呼吸技巧组成而成，包含呼吸控制（breathing control，BC）、胸廓扩张运动（thoracic expansion exercise，TEEs）、用力呼气技术（forced expiratory technique，FETs），相关技术的执行与说明见表5.47.15。临床执行本法时通常包含呼吸控制，并以3~4次的胸廓扩张运动接续，接着以呼吸控制稍微缓和，最后以用力呼气技巧（或哈气）将痰液排出，以上便构成基本的循环轮回，若操作对象系支气管痉挛的人群建议将胸廓扩张运动的重复次数提高，并于末端执行2~3次的哈气技巧，本方式也适用于虚弱的患者。

表5.47.15　主动呼吸循环技术（ACBT）说明

呼吸控制（BC）	呼吸控制又称放松式的呼吸技术（relaxed breathing），操作本技术时患者借由下胸廓执行平静的呼吸，整个过程应在潮气容积（tidal volume）的范围中执行，并以患者舒适的呼吸节律与速率进行，治疗师从旁须留意患者的双侧肩膀与上胸廓是否足够放松，因过于紧绷或异常会使呼吸费力程度上升。本技巧除了是主动呼吸技巧的起始步骤外，同时也常用于组间的休息，对减缓呼吸困难（dyspnea）有相当的帮助
胸廓扩张运动（TEEs）	本技术通常与主动的深吸气以及被动放松的呼气相关，主要由深呼吸运动（deep breathing exercise，DBEs）构成，通过鼻腔深缓且具控制性的吸气后略为憋住2～3 s，再以声门（glottis）开启的形式达成被动的呼气。本临床方法被证实能有效促进侧侧枝通气（collateral ventilation）的效率，协助塌陷的肺泡再次扩张
用力呼气技术（FETs）	本方法能独立操作执行或与主动呼吸循环技术搭配，广泛用于痰液的清洁与排出，由1～2次的用力呼气（或哈气huff）以及呼吸控制构成核心的操作步骤，一般而言哈气能于低与高等肺容积下执行，促进痰液等分泌物的近端移动并适当调整胸腔内压。哈气的长度能依据痰液的状况作调整，且患者反馈的自我执行成效普遍十分良好，与咳嗽达成的生理效益不相上下，疼痛感与不适的差异让患者更为偏好

六、咳嗽技巧

临床上有许多气道清洁技术用以协助急慢性呼吸系统疾病患者，痰液松动与排出的效果除了与方法适当性之外，患者的状况与能力也占了重要的角色，与操作者相关的因素有充沛的咳嗽力量、适当的水分、足够的身体营养。由于痰液生成异常、纤毛作用效率受限以及下降的咳嗽能力，将使痰液堆积与感染的风险增加，因此本节将阐述基本的咳嗽技术与相关的生理效益。

在心肺重症患者中，常见的咳嗽分为自主性与反射性，不论患者采用何种方式，皆包含刺激期、吸气期、压缩期、排除期四阶段，相关说明见表5.47.16。Massery以及Frownfelter将咳嗽技巧归纳出以下要诀，希望通过标准化的建议使效益最大化：①咳嗽过程中若能有躯干的动作协助，效益能更为提升，因此须留意身体摆位，让躯干有足够空间能执行屈曲或伸直；②治疗师应通过口头引导或摆位技巧，使患者的吸气期最大化；③吸气期终末应告知患者短暂憋气；④适当运用躯干动作使胸内压与腹内压优化；⑤排除期应精准地搭配躯干动作使效率提升。执行本技术时患者常因外科手术或疼痛或虚弱造成整体效能下降，治疗师可搭配哈气、伤口固定以及止痛药物等来提升效益见图5.47.4。

表5.47.16　咳嗽阶段

刺激期（irritation）	本阶段为最初的进程，因异常的刺激物质导致呼吸道敏感，使感觉回馈至延脑（medulla），本机制可能因麻醉（anesthesia）等因素的影响
吸气期（inspiration）	咳嗽中枢使肌肉进行深气，为后续咳嗽做准备，此阶段可能因疼痛或神经肌肉系统疾病等受限
压缩期（compression）	声门将于本阶段闭合，呼气肌肉群收缩使胸腹内压急剧上升，若因喉神经损伤或胸腹无力可能使本阶段能力下降
排除期（expulsion）	声门再次开启，气流自远段气道内急速向近端输送，一并将痰液或黏液带出，胸腹无力的患者于本阶段同样会造成负面影响

七、正压呼气法

正压呼气法（positive expiratory pressure，PEP）于1970年代由丹麦学者提出，本疗法将使患者于呼气期产生正压，常见的方式系执行呼气时通过对抗单向阀门产生一定的压力，随之产生的压力能有效预防气道提早塌陷，以利气流完整通过，促进痰液的松动与向近端排除。临床上常以低压类型（low-pressure type，LPT）的方式操作，又称作LOW PEP技巧，顾名思义将在呼气期产生10～20 cmH₂O的压力，相关指引见表5.47.17。

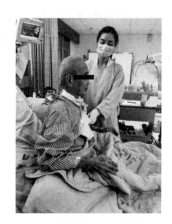

图5.47.4　咳嗽技巧的临床实例

表5.47.17 正压呼气法临床指导

设备	通常以面罩或咬嘴器进行
姿势	以直立体位并提供稳固的双上肢支撑为佳
动作	患者执行吸气（需略大于潮气容积），并于吸气末期短暂憋气，再以轻柔呼气（2～3 s）继续
重复	上述动作应重复6～12次，吸吐比约为1∶4
备注	本技巧可同时搭配用力呼气技巧（FET）与咳嗽技巧

正压呼吸法的适应人群十分广泛，甚至针对婴幼儿的相关模式也已被证实，然而对于急重症患者中，许多的注意事项或禁忌证应被审慎评估，包含肺脏移植手术的患者、急性出血或感染的患者、颜面骨折的患者、中耳炎的患者、其气压损伤风险的患者。本技巧目前已于欧美等国家广泛应用，因其原理可借由持续性正压呼吸机（CPAP）、非侵袭性正压呼吸机（BiPAP）与间歇性正压呼吸机（IPPV）等仪器执行，便利性的价值不言而喻，然而若针对胸腹腔术后患者，本技巧并未纳入常规的物治疗环节之一，因此对于术后肺部并发症预防效益的相关数据较为缺乏，与其他气道清洁技术的联合应用效益也较为缺乏，未来若可朝此方向进行，必能为患者带来更好的治疗选择与实证效益。

八、心肺重症的特殊考虑

气道清洁是维持气道畅通与避免呼吸道感染的必要条件之一，若患者此能力受限或丧失可能导致肺不张、肺炎、呼吸衰竭甚至成为进入ICU的主要原因。使用机械辅助通气呼吸机的心肺重症患者可能饱受痰液滞留之苦，气管插管可降低黏液纤毛输送机制的效率并增加感染的风险，另外呼气肌如腹肌与内肋间肌等的虚弱无力也时常造成咳嗽能力下降。治疗师应考虑在众多气道清洁技巧中应把吸痰置于最后一个步骤，鼓励患者先采用哈气或咳嗽技巧并搭配徒手震动技术，若患者无法执行深缓的吸气动作则可再行搭配体位引流法以及相关的仪器设备。

心肺重症患者咳嗽能力低下另一常见的原因为伤口疼痛，胸腔手术（如正中胸骨切开术与胸腔镜手术等）造成的伤口疼痛时，患者常抱怨无法有效地执行足够力量的咳嗽动作，因此治疗师应知道相关的疼痛控制技巧并将咳嗽技巧适当调整与修正。治疗师需事先了解患者当前使用的止痛药物类型、剂量、使用时间与效力长短，若可搭配药物效用期间执行咳嗽技术便能将效益最大化。患者对于疼痛的过度忍受是被明确禁止的，有需求的时候适度要求止痛药物是合理且安全的行为，针对疼痛的评估是十分重要的环节，包含疼痛的程度、类型、部位、变化以及是否扩散等，若未鉴别疼痛的类型就提供止痛药物是极为危险的。患者在活动过程中可将枕头、腰带或双手轻压于疼痛部位，提供持续性且适度的压迫力避免过多的牵扯感与震动，达到缓解疼痛的效益。

对于使用机械辅助通气呼吸机的心肺重症患者而言，气道痰液量的多少为脱机失败的重要原因，呼吸机依赖与脱机失败会间接对患者的功能性预后造成负面影响。物理治疗师应着重于患者的咳嗽功能与通气效率，评估包含患者的意识状态、上呼吸道功能障碍、峰值呼气流速（PEF）以及用力呼气时肺容积（FVC）等，若患者的峰值呼气流速小于60 L/min以及用力呼气时肺容积小于预期值的50%，则代表功能受限且较高机率不能脱机。

结　语

早期活动、呼吸运动与训练和气道清洁技术是心肺重症患者的重要的物理治疗技术，正确掌握各种技巧对于有适应证的患者来说是非常有益的。

（台湾高雄荣民总医院　荆裕伟）

参考文献

［1］ 吴英黛, 简盟月. 呼吸循环系统物理治疗: 基础实务 [M]. 台北: 金名图书有限公司, 2016.

［2］ Hillegass E. Essentials of Cardiopulmonary Physical Therapy [M]. 4th Ed. Elsevier Inc, 2016. p539-545, p549-551, p557-560.

［3］ Paz J C, West M P. Acute Care Handbook For Physical Therapisis [M]. 4th Ed. Elsevier Inc, (2014): 3-5.

［4］ Jonghe B D, Bastuji-Garin S, Durand M C, et al. Respiratory weakness is associated with limb weakness and delayed weaning in critical illness [J]. Crit Care Med, 2007, 35: 2007-2015.

［5］ Hodgin K E, Nordon-Craft A, McFann K K, et al. Physical therapy utilization in intensive care units: results from a national survey [J]. Crit Care Med, 2009, 37: 561-568.

［6］ Morandi A, Brummel N E, Ely E W. Sedation, delirium and mechanical ventilation: the 'ABCDE' approach [J]. Curr Opin Crit Care, 2011, 17: 43-49.

［7］ Pohlman M C, Schweickert W D, Pohlman A S. Feasibility of physical and occupational therapy beginning from initiation of mechanical ventilation [J]. Crit Care Med, 2010, 38: 2089-2094.

［8］ Kisner C, Colby L A. Therapeutic Exercise: Foundations and Techniques [M]. 6th Ed. F. A. Davis Company, (2017). p52-53, p73-74.

［9］ Gosselink R, Bott J, Johnson M, et al. Physiotherapy for adult patients with critical illness: recommendations of the European Respiratory Society and European Society of Intensive Care Medicine Task Force on Physiotherapy for Critically Ill Patients [J]. Intensive Care Med, 2008, 34 (7): 1188-1199.

［10］ Berney S, Denehy L. A comparison of the effects of manual and ventilator hyperinflation on static lung compliance and sputum production in intubated and ventilated intensive care patients [J]. Physiother Res Int, 2002, 7: 100-108.

［11］ Corrado A, Roussos C, Ambrosino N, et al. Respiratory intermediate care units: a European survey [J]. Eur Respir J, 2002, 20: 1343-1350.

［12］ Carson S S, Bach P B. The epidemiology and costs of chronic critical illness [J]. Crit Care Clin, 2002, 18: 461-476.

［13］ Brahmbhatt N, Murugan R, et al. Early mobilization improves functional outcomes in critically ill patients [J]. Brahmbhatt et al. Critical Care, 2010, 14: 321.

［14］ Kortebein P, Ferrando A, Lombeida J, et al. Effect of 10 days of bed rest on skeletal muscle in healthy older adults [J]. JAMA, 2007, 297: 1772-1774.

［15］ Ali N A, O'Brien JM Jr., Hoff mann S P, et al. Acquired weakness, handgrip strength, and mortality in critically ill patients [J]. Am J Respir Crit Care Med, 2008, 178: 261-268.

［16］ Gomez-Cabrera M C, Domenech E, Vina J. Moderate exercise is an antioxidant: upregulation of antioxidant genes by training [J]. Free Radic Biol Med, 2008, 44: 126-131.

［17］ Winkelman C, Higgins P A, Chen Y J, et al. Cytokines in chronically critically ill patients after activity and rest [J]. Biol Res Nurs, 200; 8: 261-271.

［18］ Clini E, Ambrosino N. Early physiotherapy in the respiratory intensive care unit [J]. Respir Med, 2005, 99: 1096-1104.

［19］ Maffiuletti N A, Roig M, Karatzanos E, et al. Neuromuscular electrical stimulation for preventing skeletal-muscle weakness and wasting in critically ill patients: a systematic review [J]. BMC Med, 2013, 11: 137.

［20］ Jang M H, Shin M J, Shin Y B. Pulmonary and Physical Rehabilitation in Critically Ill Patients [J]. Acute and Critical Care, 2019, February 34 (1): 1-13.

［21］ Cameron S, Ball I, Cepinskas G, et al. Early mobilization in the critical care unit: A review of adult and pediatric literature [J]. Journal of Critical Care, 2015, 30 (4): 664-672.

［22］ Vatwani A. Pursed lip breathing exercise to reduce shortness of breath [J]. Arch Phys Med Rehabil, 2019 Jan; 100 (1): 189-190.

［23］ Sakhaei S, Sadagheyani H E, Zinalpoor S, et al. The Impact of Pursed-lips Breathing Maneuver on Cardiac, Respiratory, and Oxygenation Parameters in COPD Patients [J]. Open Access Maced J Med Sci, 2018 Oct 25; 6 (10): 1851-1856.

［24］ de Oca M M, Perez-Padilla R. Global Initiative for Chronic Obstructive Lung Disease (GOLD)-2017: la visión desde alat [J]. Archivos de Bronconeumología, 2017, 53 (3): 87-88.

［25］ Sharma G, Goodwin J. Effect of aging on respiratory system physiology and immunology [J]. Clinical Interventions in Aging, 2006, 1 (3): 253.

［26］ Hopper S I, Murray S L, Ferrara L R, et al. Effectiveness of diaphragmatic breathing on physiological and psychological stress in adults: a quantitative systematic review protocol [J]. JBI Database System Rev Implement Rep, 2018, 16 (6): 1367-1372.

［27］ Wells R, Outhred T, Heathers J A, et al. Matter over mind: a randomised-controlled trial of singlesession biofeedback training on performance anxiety and heart rate variability in musicians [J]. PLoS One, 2012, 7 (10): e46597.

［28］ Perciavalle V, Blandini M, Fecarotta P, et al. The role of deep breathing on stress [J]. Neurol Sci, 2017, 38 (3): 451-458.

［29］ Ma X, Yue Z Q, Gong Z Q, et al. The effect of diaphragmatic breathing on attention, negative affect, and stress in healthy adults [J]. Front Psychol, 2017, 8: 874.

［30］ Eleanor Main. Linda Denehy. Cardiorespiratory Physiotherapy: Adults and Paediatrics [M]. 5th ed. ELSEVIER. Inc (2016). p255-258, p266-269, p271-278, p308-310, p317-321.

［31］ McConnell A. Respiratory Muscle Training: Theory and Practice. Elsevier Health Sciences (2013). 1st ed. London: ChurchL ll Livingstone.

［32］ Swapna M, Roopa H V. Effect of chest mobility exercises and myofascial release on chest expansion and dyspnoea in subjects with chronic obstructive pulmonary disease [J]. International Journal of Physical Education, Sports and Health, 2020, 7 (4): 4-10.

［33］ Warren A. Mobilisation of the chest wall [J]. Physical Therapy, 1968, 582-585.

［34］ MacIntyre N R. Muscle dysfunction associated with chronic obstructive pulmonary disease [J]. Respir Care, 2006, 51: 840-848.

［35］ Mannino D M, Watt G, Hole D, et al. The natural history of chronic obtructive pulmonary disease [J]. Eur Respir J, 2006, 27: 627-643.

［36］ Fletcher C M. Standardised questionnaire on respiratory symptoms; astatement prepared and approved by the MRC committee on the aeitology of chronic bronchitis (MRC Breathlessness score) [J]. Br Med J, 1960, 2: 1665.

［37］ Gunjal S B, Shinde N K. Effectiveness of Deep Breathing versus Segmental Breathing Exercises on Chest Expansion in Pleural Effusion [J]. International Journal of Health Sciences & Research, (www. ijhsr. org) Vol. 5; Issue: 7; July 2015.

［38］ Harmony W N. Segmental Breathing [J]. Physical therapy, Volume 36, Issue 2, 1 February 1956, Pages 106-107, https://doi.org/10.1093/ptj/36.2.106.

［39］ Marie C. Valenza. Effects of respiratory physiotherapy on pleural effusion [J]. National Institutes of Health, Spain; Dec 2012, 134-136.

［40］ Pryor J A, Prasad S A. Physiotherapy for respiratory and cardiac problems, adults and paediatrics [M]. 4th ed; 2008, Elsevier; china; chapter 12; 416-417.

［41］ Benjamin G. Ferris J; Effect of deep and quiet breathing on pulmonary compliance in man [J]. Journal of applied physiology, 1959, 143-149.

［42］ Belli S, Prince I, Savio G, et al.: Airway clearance techniques: the right choice for the right patient [J]. Frontiers in Medicine, 8: 2021, 544-826.

［43］ Nici L, Donner C, Wouters E, et al. American Thoracic Society/European Respiratory Society statement on pulmonary rehabilitation [J]. AMJ Respir Crit Care Med, 2006, 173: 1390-1413. doi:10.1164/rccm.200508-1211ST.

［44］ Main E, Prasad A, Schans C. Conventional chest physiotherapy compared to other airway clearance techniques for cystic fibrosis [J]. Cochr Database Syst Rev, 2005, 1: CD002011. doi:10.1002/14651858.CD002011.pub2.

［45］ McCarren B, Alison J A, Herbert R D. Vibration and its effect on the respiratory system [J]. Aust J Physiother, 2006, 52: 39-43. doi:10.1016/S0004-9514 (06) 70060-5.

［46］ Lee A L, Burge A, Holland A E. Airway clearance techniques for bronchiectasis [J]. Cochr Database Syst Rev, (2013) CD008351. doi:10.1002/14651858.CD008351.pub2.

［47］ Gallon A. Evaluation of chest percussion in the treatment of patients with copious sputum production [J]. Respir Med, 1991, 85: 45-51. doi:10.1016/S0954-6111 (06) 80209-X.

［48］ Nelson H P. Postural drainage of the lungs [J]. Br Med J, 1934, 2: 251. doi:10.1136/bmj.2.3840.251.

［49］ Agostini P, Knowles N. Autogenic drainage: the technique, physiological basis and evidence [J]. Physiotherapy, 2007, 93: 157-163.

［50］ Heyningen V. Cystic fibrosis: horizons. Proceedings of the 9th International Congress, Brighton, England, June 9th-15th

1984. Edited by D. Lawson. Chichester: John Wiley, 1984, 446 pages. $15. 00. ISBN 0 471 90439 2. Genet Res, 1984, 44: 359-360. doi:10.1017/S0016672300026598.

[51] Lewis L K, Williams M T, Olds T S, et al. The active cycle of breathing technique: A systematic review and meta-analysis [J]. respiratory medicine, 2012, 106, 155-172.

[52] Mckoy N A, Wilson L M, Saldanha I J, et al. Active cycle of breathing technique for cystic fibrosis [J]. Cochrane Database of Systematic Reviews, 2016, Issue 7. Art. No.: CD007862.

[53] Mckoy N A, Saldanha I J, Odelola O A, et al. Active cycle of breathing technique for cystic fibrosis [J]. Cochr Database Syst Rev, 2012, (12). doi:10.1002/14651858.CD007862.pub3.

[54] Eaton T, Young P, Zeng I, et al. A randomized evaluation of the acute efficacy, acceptability and tolerability of flutter and active cycle of breathing with and without postural drainage in non-cystic fibrosis bronchiectasis [J]. Chron Respir Dis, 2007, 4: 23-30. doi:10.1177/1479972306074481.

[55] Bertelli L, Di Nardo G, Cazzato S, et al. Free-Aspire: a new device for the management of airways clearance in patient with ineffective cough [J]. Pediatr Rep, 2017, 9: 7270. doi:10.4081/pr.2017.7270.

[56] Sivasothy P, Brown L, Smith I E, et al. Effect of manually assisted cough and mechanical insufflation on cough flow of normal subjects, patients with chronic obstructive pulmonary disease (COPD), and patients with respiratory muscle weakness [J]. Thorax, 2001, 56: 438-444. doi:10.1136/thorax.56.6.438.

[57] Mascardi V, Grecchi B, Barlascini C, et al. Effectiveness of temporary positive expiratory pressure (T-PEP) at home and at hospital in patients with severe chronic obstructive pulmonary disease [J]. J Thorac Dis, 2016, 8: 2895. doi:10.21037/jtd.2016.10.69.

[58] Nicolini A, Mascardi V, Grecchi B, et al. Comparison of effectiveness of temporary positive expiratory pressure versus oscillatory positive expiratory pressure in severe COPD patients [J]. Clin Respir J, 2018, 12: 1274-1282. doi:10.1111/crj.12661.

[59] Venturelli E, Crisafulli E, DeBiase A, et al. Efficacy of temporary positive expiratory pressure (TPEP) in patients with lung diseases and chronic mucus hypersecretion. The UNIKO R project: a multicentre randomized controlled trial [J]. Clin Rehabil, 2013, 27: 336-346. doi:10.1177/0269215512458940.

[60] Makhabah D N, Ambrosino N. Airway clearance in the intensive care unit [J]. EMJ Respir, 2013, 1: 135-139.

[61] Terzi N, Guerin C, Gonçalves M R. What's new in management and clearing of airway secretions in ICU patients? It is time to focus on cough augmentation [J]. Intensive Care Med, 2019, 45: 865-868. https://doi.org/10.1007/s00134-018-5484-2.

[62] Jelic S, Cunningham J A, Factor P. Clinical review: Airway hygiene in the intensive care unit. [J]. Critical Care, 2008, 12: 209. doi:10.1186/cc6830.

[63] Ciesla N D. Chest physical therapy for patients in the intensive care unit [J]. Phys Ther, 1996, Jun; 76 (6): 609-625. doi:10.1093/ptj/76.6.609.

[64] Pathmanathan N, Beaumont N, Gratrix A. Respiratory physiotherapy in the critical care unit. Continuing Education in Anaesthesia Critical Care & Pain, Volume 15, Issue 1, February 2015, Pages 20-25, doi:10.1093/bjaceaccp/mku005.

第四十八章
机械通气患者的重症康复

引　言

　　重症患者常需接受机械通气治疗呼吸衰竭，医疗照护团队必须对机械通气原理和通气模式有基本的认识，选择适合的通气模式，维持正常的氧气、二氧化碳分压及酸碱平衡，并能依据病情适时调整呼吸机设定，让患者和呼吸机之间有良好的互动，避免呼吸机引起的肺损伤（ventilator-induced lung injury，VILI）。本章节中描述许多基本机械通气相关名词概念、机械通气模式、初始设定和呼吸机脱机评估流程。

第一节　自发性呼吸和有创性正压通气的定义

一、自发性呼吸

　　正常吸气时，最重要的吸气肌膈肌收缩且下降，同时外肋间肌收缩，使肋骨向上及向外扩张，胸廓容积扩张，此时胸腔内压和肺泡压低于大气压力，使口鼻外的空气流入肺泡；当吸气肌肉停止收缩放松后，膈肌上升，胸廓回缩，使胸腔内压力大于大气压力，空气被动离开肺部，开始呼气。

二、有创性正压通气

　　有创性正压通气（invasive mechanical ventilation）的方式，是借由气管内管或气管插管，将一大于大气压力的力量，主动地推动气体，让混合气体进入肺部，协助进行气体交换（ventilation/oxygenation）的呼吸过程。

第二节　输送呼吸的类型

输送呼吸的类型（图5.48.1）
- 强制型呼吸（mandatory breaths）：由呼吸机启动、控制和结束呼吸，机器完成所有工作。

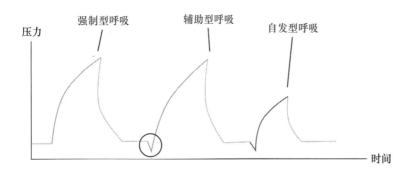

图5.48.1　输送呼吸的类型（由左至右）：强制型、辅助型、自发型
（补充）此波型是压力时间图，绿色线：吸气期、黄色线：吐气期、红色线：患者自发型呼吸时吸气期

- 辅助型呼吸（assisted breaths）：同时具强制和自发型呼吸的特色，辅助型呼吸由患者启动呼吸，但由机器控制和结束。
- 自发型呼吸（spontaneous breaths）：由患者自行控制吸气和结束呼吸。

第三节　完全通气支持和部分通气支持

完全通气支持（full ventilatory support，FVS）和部分通气支持（partial ventilator support，PVS）是指机械通气对维持有效肺泡通气支持患者的程度。FVS目前定义为呼吸频率设定在8次/min以上，不论患者是否有自行呼吸，都能维持有效肺泡通气、维持正常 $PaCO_2$ 或 $PaCO_2$ 低于 45 mmHg。

PVS目前定义为呼吸频率设定在6次/min以下，患者有主动参与呼吸，并维持可接受的 $PaCO_2$ 值。常见PVS模式包括PSV（压力支持）、VS（容积支持）、PAV（比例式辅助通气）、IMV（间歇强制通气）和SIMV（同步间歇强制型通气）。

当急性呼吸衰竭时，机械通气的初期目标应该要提供足够的通气支持（FVS），维持有效肺泡通气，等病情稳定后，建议尽早使用PVS模式，让患者开始分担部分通气，防止呼吸肌萎缩。

第四节　机械通气适应证

当患者发生呼吸窘迫无法有效气体交换，维持正常的氧气、二氧化碳分压及酸碱平衡时，就须接受机械通气治疗，表5.48.1列出机械通气的适应证。

表5.48.1　机械通气适应证

通气衰竭（$PaCO_2$）	其他特殊状况
• 呼吸肌肉功能异常	• 为了可以安全使用镇定剂或神经肌肉阻断剂
呼吸肌疲劳、胸壁异常	• 为了降低全身或心肌氧耗、降低颅内压
• 神经肌肉疾病	• 为了避免肺部扩张不全
• 换气驱动力降低	
• 气道阻力增加或气道阻塞	
氧合作用衰竭（PaO_2）	
• 难治性的低氧血症	
• 需要呼气末正压（PEEP）	
• 过度费力呼吸	

第五节　机械通气主要目标

- 保护呼吸道。
- 支持呼吸系统，改善气体交换（逆转低血氧或急性呼吸性酸中毒）。
- 缓解呼吸窘迫（减少耗氧量或呼吸肌疲乏）。
- 允许适当的镇静和麻痹患者。

第六节 机械通气临床目标

机械通气的临床目标见表5.48.2。

表5.48.2 机械通气的临床目标

• 逆转低血氧症	• 预防或逆转肺不张	• 减少全身或心肌耗氧量
• 逆转急性呼吸性酸中毒	• 逆转呼吸肌疲劳	• 稳定胸壁
• 缓解呼吸窘迫	• 允许镇静和（或）神经肌肉阻滞	• 保护气道

第七节 呼吸的四个阶段和阶段变量

呼吸机要输送完整的呼吸，必须有四个阶段（图5.48.2）。控制这四个阶段呼吸的变量，称为阶段变量（phase variables）。

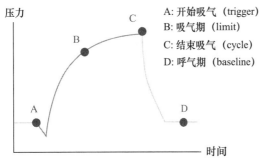

A: 开始吸气（trigger）
B: 吸气期（limit）
C: 结束吸气（cycle）
D: 呼气期（baseline）

图5.48.2 呼吸的四阶段

• 阶段变量phase variables：代表呼吸机检测到信号，而该信号又与呼吸中的四个阶段有关，阶段变量负责控制呼吸的开始、维持、结束（图5.48.2）。

A. 启动变数（trigger variable）启动吸气，代表吸气的开始。

B. 限制变量（limit variable）吸气期间会限制压力、容积、流速或时间，维持吸气，不会使吸气结束。

C. 循环变量（cycle variable）：吸气结束，开始呼气。

D. 基线变量（baseline variable）：用来控制呼气期的参数，容积或流量均可为基准变数，但通常以压力做基准变数。

1. 开始吸气

A. 启动变数（trigger variable）

呼吸机可以设定时间、压力、流量、容积来启动呼吸机，当启动变量是时间，机器依据设定的呼吸频率控制吸气期的开始。如当呼吸次数设定为20次/min时，每3 s会发生一次呼吸，此称为时间启动（time trigger）。当呼吸机检测到患者的压力、流量或容积改变时，而启动呼吸此称为患者启动（patient trigger）。压力（pressure trigger）和流量（flow trigger）最常被用来作为启动的变量，也有呼吸机使用容积或由膈肌的电气活动造成的神经启动。

要启动患者吸气功能，临床人员须设定灵敏度（sensitivity），启动呼吸所需的压力或流量改变越小，机器对患者用力（patient effort）就越敏感，例如机器灵敏度设定在-1 cmH$_2$O比设定在-2 cmH$_2$O更灵敏。临床人员必须依据患者需求来设定灵敏度，如果机器无法灵敏地检测到患者的用力，会造成呼吸要更费力才能启动吸气；若设定太灵敏，患者无须出力，机器就自行启动（auto trigger）。

2. 吸气期

B. 限制变量（limit variable）

是指吸气期间限制压力、容积、流量、时间能达到的最大值，当达到最大值时，仍维持住吸气，不会结束吸气。例如当呼吸机设定吸气时间为1.2 s，吸气压力25 cmH$_2$O，代表吸气期间（1.2 s内）虽然达到25 cmH$_2$O的最大吸气压力即压力限制（pressure limit），但仍维持吸气，等1.2 s后吸气才会停止。

3. 结束吸气

C. 循环变量（cycle variable）

用来结束吸气期的变量称为循环变量，可以是由时间、压力、流量、容积等变量决定何时终止吸气。临床常见压力循环（pressure cycle），当患者咳嗽引起峰值气道压力达到压力上限设定值（high pressure alarm）时造成警报响起机器结束吸气，开始呼气。

流量循环（flow cycle）在使用压力支持（PSV）模式中最常见，机器会在吸气流量下降到峰值吸气流量的某个百分比时，流量停止，呼吸机由吸气转为呼气。新型呼吸机流量循环的百分比可由临床人员调整，让患者和呼吸机配合度更佳。

4. 呼气期

D．基线变数（baseline variable）

通常指压力，当患者呼气后，在下一次吸气前的基线，由此基线引动吸气。基线可以是0，称为零呼气末正压，也可以是零以上的正压（呼气末正压）。

第八节　常见正压通气模式

一、辅助/控制通气 Assist-ventilation（A/C mode）

可以是容积辅助/控制或压力辅助/控制模式，同时具有强制型和自发性呼吸的特征（图5.48.1）。发生呼吸衰竭时，一般都会先选择使用辅助/控制通气来帮助患者呼吸。当患者有足够吸气力量时，允许患者启动呼吸（assist），所有呼吸皆由先前预设的条件（容积或压力、呼吸频率）给予患者；当患者吸气力量不足导致呼吸低于外在设定呼吸频率时，呼吸机会自动提供通气控制（control）的部分，预防呼吸暂停。

（一）容积-控制模式（volume-controlled ventilation）

VCV模式透过一个固定潮气容积让肺部扩张（图5.48.3）。临床人员需设定（图5.48.4）：①呼吸频率；②潮气容积；③峰值吸气流量（或吸气时间）；④流量启动（也可改为压力启动）；⑤吸入氧浓度；⑥平台压（一般设定0 s）；⑦RAMP（一般设定渐降式 descending flow）；⑧呼气末正压。以设定的呼吸频率来传送预定的潮气容积，保证最小的每分钟通气量（潮气容积×呼吸频率）。

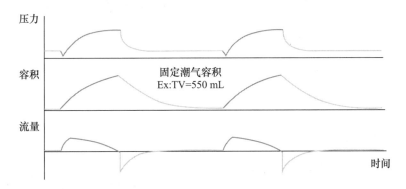

图5.48.3　容积-控制模式（volume-controlled ventilation）波型图

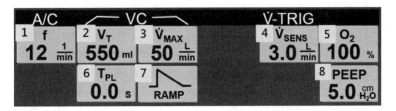

图5.48.4　容积-控制模式（volume-controlled ventilation）参数设定图示

VCV mode的气道压力是由气道阻力、肺和胸壁的顺应性来决定，当设定潮气容积过大、峰值吸气流量过高、肺顺应性差（ARDS）或气道阻力增加（Wheezes、痰液阻塞）等原因，可能会造成气道压力过高。表5.48.3列出容积-控制模式的优缺点。

表5.48.3　容积-控制模式（volume-controlled ventilation）优缺点

优点	不论肺部特性如何变化，每次提供相似的潮气容积和每分钟换气量，维持较稳定的$PaCO_2$
缺点	①当肺部状况明显变化时，容易造成峰值气道压力上升，导致肺泡过度扩张，造成肺部损伤；②医源性过度换气（低的$PaCO_2$，高的pH）

（二）压力-控制模式（pressure-controlled ventilation）

PCV mode透过一个固定压力来让肺部扩张（图5.48.5）。临床人员需设定（图5.48.6）：①呼吸频率；②吸气压力；③吸气时间）；④流量启动（也可改为压力启动）；⑤吸入氧浓度；⑥压力上升时间Rise time；⑦呼气末正压。

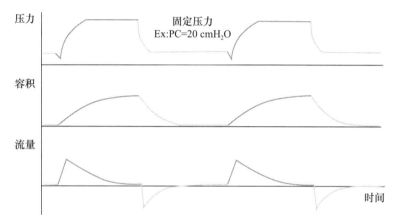

图5.48.5　压力-控制模式（pressure-controlled ventilation）波型图

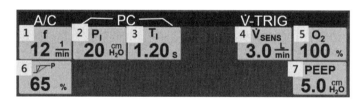

图5.48.6　压力-控制模式（pressure-controlled ventilation）参数设定图示

设定的吸气压力来传送潮气容积（达到可接受目标6～8 mL/kg PBW），当达到设定的吸气时间，吸气就会终止（time cycle）。传送的VT会随着肺部特性的变化而不同，预设定的压力值越高，传送的VT就越大，当吸气压力不变，但气道阻力增加时，则传送的VT就会变小（图5.48.7）；患者主动吸气也会增加VT。

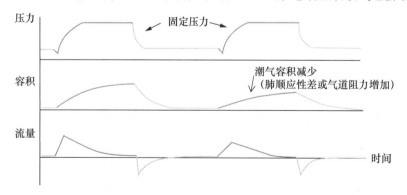

图5.48.7　在压力-控制模式（PCV）下，当气道阻力增加（例如：气管内管痰液阻塞或气道痉挛）或肺顺应性差（例如：ARDS、肺炎等）时，则传送的潮气容积就会变小

　　PCV提供渐降式（descending flow）的吸气气流，吸气初期供给最大的吸气流量，此时患者需求量也是最高，之后吸气气流量逐渐下降，这样的渐降式的吸气气流，可以减少气道压力和改善气体交换（吸入气体分布较均匀）。表5.48.4列出压力–控制模式的优缺点。

表5.48.4　压力–控制模式（pressure-controlled ventilation）优缺点

优点	①不论肺部特性（lung characteristics）如何变化，限制气道压力，对于容易产生肺损伤患者（如ARDS），避免肺泡过度扩张，避免呼吸机引起的肺损伤（ventilator-induced lung injury，VILI）；②控制吸气压力和吸气时间，防止肺部过度充气及压力的伤害，并且使肺部持续保持充气，有助于吸入气体均匀分布，改善氧合；③吸气流量能依患者需求而变动，较能配合重症患者的气流需求，进而降低呼吸功且改善患者舒适度
缺点	当肺部状况明显变化时，传送的潮气容积不固定，无法保证稳定的每分钟通气量

　　※提醒：吸气压力25 cmH$_2$O，PEEP 10 cmH$_2$O，其峰值气道压力为35 cmH$_2$O，过高峰值气道压力（Ppeak＝PC+PEEP），也可能会增加气压计的风险。

二、压力调节容积控制模式（pressure regulated volume control，PRVC）

　　呼吸机会在每次呼吸时依据肺部状况（图5.48.8），自动调整吸气压力（每次加减1～3 cmH$_2$O），估算出需传送多少压力来达到设定的目标V$_T$，检测每次输出的潮气容积和设定的目标V$_T$做比较，若输出的潮气容积小于设定的目标V$_T$，逐次调高吸气压力，直到输出的潮气容积与设定的目标V$_T$相同为止；若检测到输出的潮气容积，大于设定的目标V$_T$时，则会逐次调降压力，直达到与设定目标V$_T$为止（图5.48.9）。

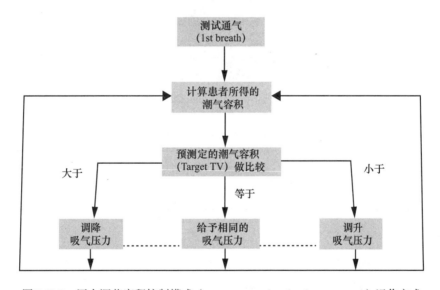

图5.48.8　压力调节容积控制模式（pressure regulated volume control）运作方式

　　临床人员需设定（图5.48.10）：①呼吸频率；②潮气容积；③吸气时间；④流量启动（也可改为压力启动）；⑤吸入氧浓度；⑥Rise time；⑦呼气末正压。

　　PRVC mode一般输出最高压力不会超过压力上限值5 cmH$_2$O以下，如压力上限设定40 cmH$_2$O，呼吸机需要35 cmH$_2$O的压力才能输送550 mL的目标V$_T$，此时压力警报声响起（40-5＝35 cmH$_2$O），呼吸机面版呈现volume not constant（容积不恒定）或volume not delivery（容量未交付），呼吸机保护机制为最高输出压力值被限制在35 cmH$_2$O，临床人员需尝试找出为何需要如此高的压力才能输送550 mL的目标V$_T$，检测人工气道是否有分泌物，听诊呼吸音评估是否有支气管痉挛或肺顺应性改变。当状况改善时，呼吸机会自动调整吸气压力，使用较低的气道压力达到550 mL的目标V$_T$。

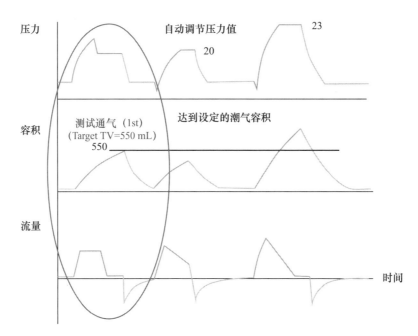

图5.48.9　压力调节容积控制模式（pressure regulated volume control）波型图

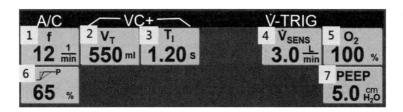

图5.48.10　压力调节容积控制模式（pressure regulated volume control）参数设定图示

表5.48.5　压力调节容积控制模式优缺点

优点	①根据患者吸气驱力来调节吸气流量及保证给予气体的容积；②同时控制吸气压力与保证潮气容积的通气方式
缺点	①当肺部状况明显变化，无法保证V_T维持恒定；②当患者吸气用力造成容易达到设定的目标V_T时，呼吸机可能会误以为顺应性改善，进而调降支持程度，恶性循环下，需更增加呼吸功来维持设定的目标V_T

※提醒：PRVC模式在不同呼吸机有不一样的名称：如PB 840称VC+模式，Dräger系列机器称Auto-Flow（自动流量）模式，Hamilton G5称自适应压力调节（adaptive pressure ventilation，APV）模式。

越来越多临床人员使用PRVC模式，当气道压力改变（压力越大提供吸气流量越大），导致可变吸气流量来传送潮气容积，吸气流量能依据患者需求来做调整，让患者和呼吸机配合度更佳。

三、双阶气道正压（biphasic positive airway pressure，Bi-Level）

Bi-Level有两个阶层的气道正压，高的称$PEEP_H$，低的称$PEEP_L$，呼吸机会自动在气道高压与低压间转换，而患者均可在其中行自主呼吸，结合强制呼吸与自主呼吸的通气模式。临床人员需设定（图5.48.11）：①呼吸频率；②高阶气道压力；③时间（可固定T_H或称高压持续时间或T_H：T_L ratio或T_L或称压力释放的时间的其中一项）；④压力支持；⑤流量启动（也可改为压力启动）；⑥吸入氧浓度；⑦Rise time；⑧低阶气道压力；⑨呼气流量灵敏度；还可以附加PSV或TC（管路代偿tube compensation）辅助自主性的呼吸，降低呼吸功（图5.48.12）。

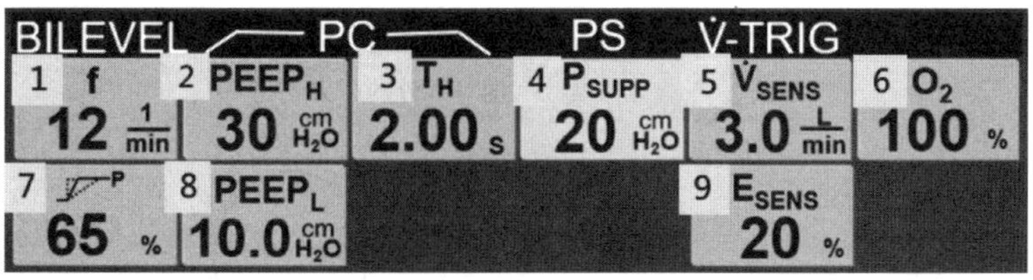

图 5.48.11 双阶气道正压+压力支持（Bi-Level+pressure support）模式参数设定图示

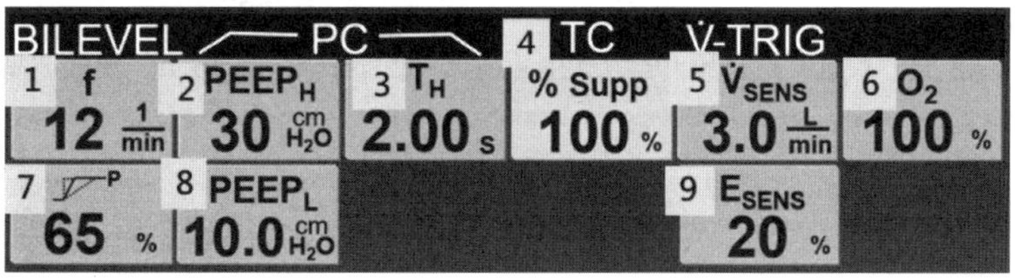

图 5.48.12 双阶气道正压+管路补偿（Bi-Level+TC）模式参数设定图示

$PEEP_H$是为防止肺泡过度扩张（lung inflation pressure），$PEEP_L$是预防肺泡塌陷（lung deflation pressure），如$PEEP_L$是 10 cmH_2O，$PEEP_H$是 30 cmH_2O，最高气道压力可达到 30 cmH_2O，真正提供给患者的吸气压力值是 20 cmH_2O（$PEEP_H$-$PEEP_L$）。

T_H是维持$PEEP_H$的持续时间，借由 T_H 的延长，容许自主呼吸，进而促使肺泡扩张、增加平均气道压来改善氧合。当患者没自主呼吸时，T_H 就是真正的吸气时间。T_H 如更改为设定 T_L，是指气道压力由高阶转换到低阶的压力释放时间，目的为限制肺泡的塌陷。

表 5.48.6 双水平正压通气模式优缺点

优点	①保留自主呼吸，减少镇静剂使用；②平均气道压力较高，改善氧合；③防止肺泡过度扩张和预防肺泡塌陷
缺点	过高的平均气道压力，会造成血液动力学不稳定，也有可能造成气压伤

1. Bi-Level+TC：吸气流量需求是会改变的，当人工气道管径减少或长度增加时，皆会增加气流阻力，PSV 为固定压力值，无法根据患者需求，随时改变的吸气流量给予精准辅助，TC 是为了克服经人工气道所增加的阻力及呼吸功而设计的。操作者可设定 TC 支持程度（一般设定100%）、人工气道种类和管径，当呼吸机检测到患者自发性吸气用力时，会利用已知的人工气道管径及长度，计算管道阻力，供应与人工气道尺寸成比例的吸气流量。借由可变的吸气流量来代偿改善患者与呼吸机之间的同步，提高患者的舒适度（图 5.48.13）。

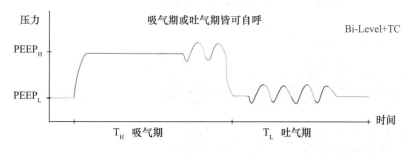

图 5.48.13 双阶气道正压+管路补偿（Bi-Level+TC）模式波型图

2. Bi-Level+PSV：当设定 PS 值<$PEEP_H$时，只有$PEEP_L$有 PS 辅助（图 5.48.14）；$PEEP_H$如没设定 PS，在患者吸气时自动提供 1.5 cmH_2O 的压力，来降低呼吸功。若 PSV+$PEEP_L$大于$PEEP_H$时，则$PEEP_H$和$PEEP_L$都有 PS 辅助（图 5.48.15），举例：当患者$PEEP_H$设定 15 cmH_2O、$PEEP_L$设定 5 cmH_2O、PS 设定 15 cmH_2O时，$PEEP_H$获得 5 cmH_2O的压力支持，$PEEP_L$目标压力是 20 cmH_2O。

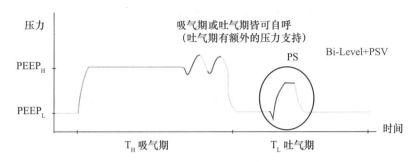

图5.48.14   双阶气道正压+压力支持（Bi-Level+pressure support）模式波型图

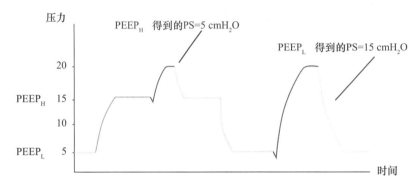

图5.48.15   双阶气道正压+压力支持（Bi-Level+PSV）模式：设定的PSV+PEEP$_L$＞PEEP$_H$波型图

四、同步间歇指令通气+压力支持通气模式（synchronized intermittent mandatory ventilation with pressure support ventilation，SIMV+PSV）

可以用容积或压力模式设定SIMV+PSV，简称VSIMV+PSV或PSIMV+PSV，临床人员需设定潮气容积（或吸气压力）、峰值吸气流量（或吸气时间）、最少的呼吸频率、压力支持、PEEP和FiO$_2$（图5.48.16），允许患者在每次强迫型呼吸之间进行自主呼吸，并且机械通气与患者呼吸同步。SIMV+PS可以减少呼吸功（图5.48.17、图5.48.18）。如果每次强迫型呼吸之间，如未检测到患者吸气力量（无自主呼吸），机器也将在预定时间提供强制呼吸。

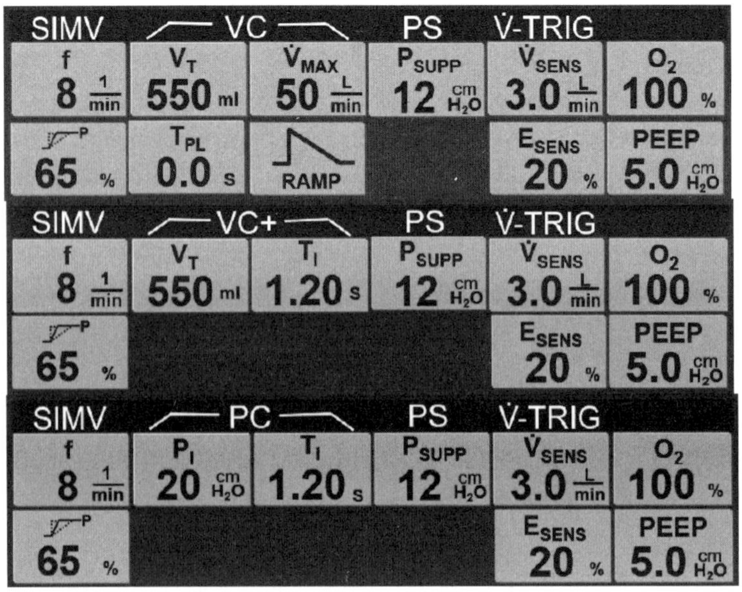

图5.48.16   同步间歇强迫式呼吸+压力支持（SIMV+PSV）模式参数设定图示
VC-SIMV+PSV、VC+-SIMV+PSV、PC-SIMV+PSV（由上而下排序）

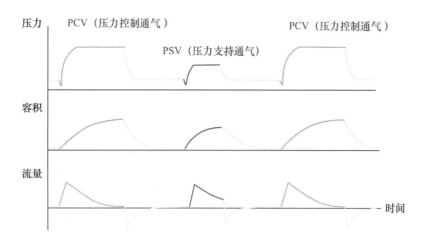

图 5.48.17　压力同步间歇强迫式呼吸+压力支持（PC-SIMV+PSV）模式波型图

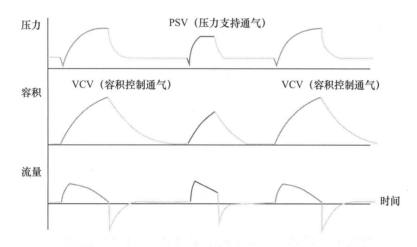

图 5.48.18　容积同步间歇强迫式呼吸+压力支持（VC-SIMV+PSV）模式波型图

五、压力支持通气模式（pressure support ventilation，PSV）

临床人员需设定（图 5.48.19）：①备用潮气容积；②备用吸气时；③压力支持；④流量启动（也可改为压力启动）；⑤吸入氧浓度；⑥Rise time；⑦呼气流量灵敏度；⑧呼气末正压。患者要有完整的呼吸驱动能力，一旦检测到患者吸气力量，提供一固定的支持压力，吸气支持压力通常设定 5~15 cmH₂O，设定的吸气压力能帮助患者减少呼吸功，如克服人工气道的阻力，人工气道管径越小，所需压力支持就越高。

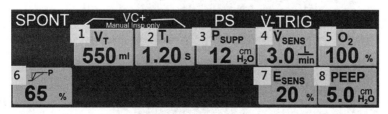

图 5.48.19　压力支持模式 pressure support ventilation（PSV）参数设定图示
※ 提醒：潮气容积取决于支持压力设定值、患者肺部特性（顺应性和气道阻力）和患者吸气的用力程度。

PSV 由患者自行决定呼吸频率，每次呼吸过程中吸气流量会逐渐减少，当吸气流量下降到预设定值时，通常是下降到峰值吸气流量的 25%，则吸气结束（Flow Cycle）（图 5.48.20）。主要用于较稳定进行脱离训练的患

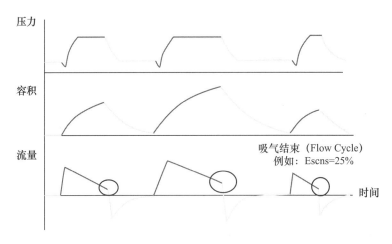

图5.48.20　压力支持模式Pressure support ventilation（PSV）波型图

者，调整PSV的目标有3点：①维持稳定潮气容积（4～8 mL/kg IBW）；②降低呼吸频率（＜30次/min）；③防止呼吸肌疲乏，降低呼吸功。

第九节　机械通气初始设定

市面上呼吸机种类繁多，如何选择取决于单位现有设备和临床人员操作的熟悉度，介绍PB840呼吸机操作面板（control panel），操作面板有不同的旋转钮和触摸板，用于设定通气模式、参数值、警报，监测呼吸机波型和患者呼吸机参数，图5.48.21供读者参考练习，并提供呼吸机初始设定的临床准则。

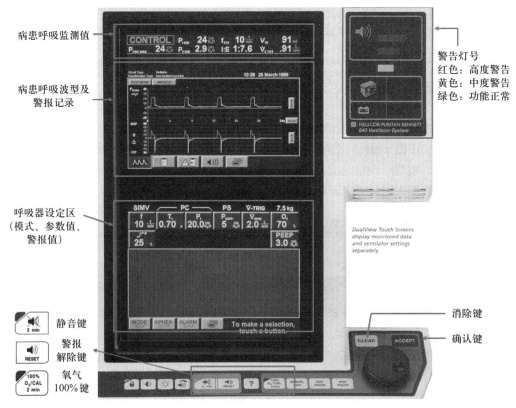

图5.48.21　PB840呼吸机面板完整介绍图

1. 潮气容积（Tidal Volume） 通常建议成人每公斤理想体重（ideal body weight，IBW）设定6~8 mL/kg IBW，ARDS患者为4~8 mL/kg IBW。

2. 呼吸频率 Respiratory Rate 正常人呼吸频率介于12~20次/min之间，呼吸频率增加是呼吸功增加的表现之一，它会导致呼吸肌疲乏。

3. 峰值吸气流量 通常设定为60 L/min（范围40~80 L/min），维持I：E在1：2~1：4。高吸气流量会缩短吸气时间，造成较高的吸气压峰值和较差的吸入气体分布不均匀，较低的吸气流量除降低吸气压峰值外，也会增加吸气时间，改善气体的分布不均匀。但是要注意延长吸气时间也会造成呼气时间过短，导致气体滞留，也可能造成心脏血管方面副作用。

（1）吸气时间 建议0.8~1.2 s。

（2）呼气末正压（PEEP） 通常设定为5 cmH$_2$O，再依据FiO$_2$进行调整。

（3）吸入氧气浓度（FiO$_2$） 不建议连续使用100% O$_2$，可能造成吸收性肺塌（absorption atelectasis），长期使用还可能导致氧气中毒。长时间使用>0.5的FiO$_2$会对肺泡细胞产生毒性损害，增加氧气中毒的风险，建议加上适当的PEEP，尽快调降FiO$_2$设定（<0.5），维持PaO$_2$ 60~100 mmHg，或脉冲式血氧机SpO$_2$>90%~96%。

（4）灵敏度（trigger sensitivity） 通常设定流量引动为2~3</min，压力引动为-2 cmH$_2$O。

※提醒：峰值吸气流量的设定必须要满足患者的通气需求，当患者得不到足够的需求时，会试图用力吸气来获得足够的气流量，增加患者呼吸功。

第十节 呼吸机脱机

脱机不等于拔管，脱机是指当患者病情改善，逐渐减少呼吸机支持，让患者逐渐承担所有的呼吸功，最后以自主呼吸取代呼吸机，表5.48.7介绍呼吸机脱机过程以脱离困难度和持续时间分为三类，即简单、困难和长期脱离。

表5.48.7 呼吸机脱机过程分类

简单脱离（simple wean）	占50%~70%，指经过一次SBT，即顺利拔管且成功脱离呼吸机
困难脱离（difficult-to-wean）	占26%~39%，指经过一次SBT失败后，又尝试最多3次或7天内的SBT才成功脱离呼吸机
长期脱离（prolonged weaning）	占6%~14%指经过一次SBT失败后，又尝试3次以上的SBT或需要超过7天才成功脱离呼吸机。呼吸机使用时间越长，长期死亡风险越高，拔管失败的可能性也越高

拔管是指移除气管内管，是否能够拔管成功还需要评估许多呼吸道问题，如吞咽功能、咳嗽能力、抽痰的频率、痰液的量、特性与黏稠度，能够脱离不代表就能顺利拔管。

● **预测成功脱离呼吸机的指标**

关于预测成功脱离呼吸机指标有许多研究发表，然而没有单一的的预测值，可以成功预测脱离呼吸机，表5.48.8列出成人符合呼吸机脱机的条件。

表5.48.8 预测成功脱离呼吸机的指标

参数	可接受范围（参考值）
通气性能和肌肉力量	
V$_C$	>15 mL/kg IBW
$\dot{V}_E$	<10~15 L/min
V$_T$	>4~6 mL/kg IBW
f	<35 breaths/min

续表

参数	可接受范围（参考值）
f/V_T	$<60\sim105$ breaths/min/L（自主呼吸患者）
通气方式	同步和稳定
Pi_{max}（从右室测量）	$<-20\sim-30$ cmH$_2$O
呼吸驱动测定	
$P_{0.1}$	>6 cmH$_2$O
呼吸功测量和评估	
WOB*	<0.8 J/L
呼吸时的氧价	$<$总V_{O_2}的15%
Dynamic compliance	>25 mL/cmH$_2$O
V_D/V_T	<0.6
CROP指数	>13 mL/breaths/min
氧充足度测量	
P_aO_2	≥60 mm Hg（$F_{IO_2}<0.4$）
PEEP	$\leq5\sim8$ cmH$_2$O
P_aO_2/F_1O_2	>250 mm Hg（考虑在$150\sim200$ mmHg）
P_aO_2/P_AO_2	>0.47
$P_{A-a}O_2$	<350 mm Hg（$F_{IO_2}=1$）
%$\dot{Q}_s/\dot{Q}_T$	$<20\%\sim30\%$

［注释］CROP：顺应性、呼吸频率、氧合和吸气压力；IBW：理想体重；f：呼吸频率；f/V_T：快速浅呼吸指数；FiO$_2$：吸入氧浓度；$P_{0.1}$：在100 ms的吸气压；PaO$_2$：动脉中的氧分压；$P_{A-a}O_2$：肺泡至动脉的氧分压；PaO$_2$/FiO$_2$：动脉中的氧分压与动脉吸入氧浓度之比；PEEP：呼吸末正压；$P1_{max}$：最大吸气压；$\dot{Q}_s/\dot{Q}_r$：通气量百分比；RV：剩余容积；VC：肺活量；V_D/V_T：死腔与潮气量比值；V_E：分钟通气量；V_{O_2}：分钟耗氧量；V_T：潮气量；WOB：呼吸功；*实际呼吸功的测量值。

- **确认造成呼吸衰竭的原因是否已经解决**

很多临床医师只专注于呼吸机的设定，认为将FiO$_2$调降至$\leq0.5\sim0.4$，PaO$_2\geq60$ mmHg，就是符合脱机的标准，其实临床人员最需确认，当初接受机械通气的主要原因是否已找出？是否已获得解决或改善？如果没有，尝试呼吸机脱机将很难成功。

- **找出原因**

许多原因会导致呼吸能力和呼吸需求失去平衡，进而造成脱机训练失败。大多数的病因在常规检查、实验室检查、动脉血液气体分析、心电图、镇静药物和呼吸机相关问题的评估中都能被发现，可依据特定的怀疑做更一步的检查。

- **治疗病因**

应先治疗导致呼吸机脱机困难的确定病因，以提高脱机的成功率。不适当的脱机延迟（delayed weaning）会对患者产生不舒适、不必要的镇静需求、住院天数延长、增加医疗费用、呼吸机导致肺损伤、呼吸机相关性肺炎、呼吸机导致膈肌功能失常（ventilator induced diaphragmatic dysfunction，VIDD）及增加死亡率。过早拔管将可能会导致呼吸肌疲乏、气体交换障碍及丧失气道保护作用等并发症。

呼吸机脱机的评估

接受机械通气超过24 h的患者，应每日进行脱机评估，找出导致呼吸机依赖的所有原因，尤其是曾试图中止呼吸机失败的患者更应该如此。表5.48.9列出四项脱机评估标准，看看患者是否准备好脱机。使用这四项标准时，必须因人而异，例如有些患者需要较高的PEEP防止肺泡塌陷、慢性低血氧的患者（如COPD），PaO$_2$/FiO$_2\geq120$ mmHg，其氧合状态可能低于上述标准，但可能已经准备好脱离呼吸机。

表5.48.9 准备脱离呼吸机的评估标准

1. 造成接受机械通气的原因已经改善或部分解除		
2. 足够的氧合	吸入氧气浓度（FiO_2）≤0.4～0.5时，动脉的氧分压（PaO_2）≥60 mmHg	
	PaO_2/FiO_2≥150-200 mmHg	
	需要PEEP≤5～8 cmH_2O	
	动脉氢离子浓度 Arterial pH>7.25	
3. 血液动力学稳定	没有具临床意义的低血压、不需要升压药，或只需要低剂量的血管升压药治疗，如多巴胺或多巴酚酊胺<5 μg/kg/min	
4. 有启动呼吸的能力		

　　评估患者是否准备好脱离呼吸机最好的办法就是执行自发（自主）性呼吸试验Spontaneous breathing trials（SBT）（表5.48.10）。SBT指患者在没有接受机械通气或接受最少通气支持的情况下评估其呼吸能力。一般插管时间<24 h的患者，可以直接拔管，通常不需要SBT。刚开始先测试SBT 3～5 min，再评估是否有能力执行30～120 min的SBT测试。在SBT期间观察患者的呼吸型态、氧合（SpO_2）、血液动力学是否稳定及患者主观的舒适度，表5.48.11列出SBT测试失败的临床征象和症状，若能忍受30～120 min的SBT期间，就被认为是准备好脱离呼吸机。

表5.48.10 自发（自主）性呼吸试验（SBT）各种测试方式

- T管呼吸（图5.48.22）
- 低水平CPAP（5 cmH_2O）
- 低水平PSV（5～8 cmH_2O）是我们的首选方法
- ATC（automatic tube compensation）管道自动代偿也被称为电子拔管（electronic extubation）

注：CPAP—连续气道正压通气；PSV—压力支持通气

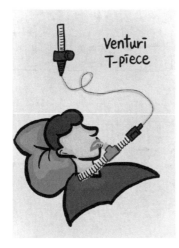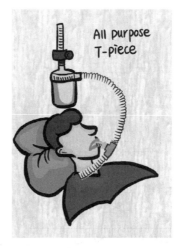

图5.48.22 临床T-piece训练方式：Venturi T-piece（文丘里T管，左图）、All purpose T-piece（通用T管，右图）

表5.48.11 SBT测试失败的临床征象和症状。遇到以上情形，请立即中止SBT测试

1. 呼吸频率超过30～35次/min（若每分钟呼吸次数增加超过10次或下降超过8次临床人员也要注意）
2. 潮气容量下降至250～300 mL
3. 血压显著改变：
- 收缩压>180或下降20 mmHg或上升30 mmHg
- 舒张压>90 mmHg或改变10 mmHg
4. 心率超过140 bpm或增加>20%
5. 突然发生多次PVC（室早），超过4～6次/min
6. 临床症状出现病情恶化或患者呈现焦虑，尚未准备好脱机或需接回呼吸机支持的征象

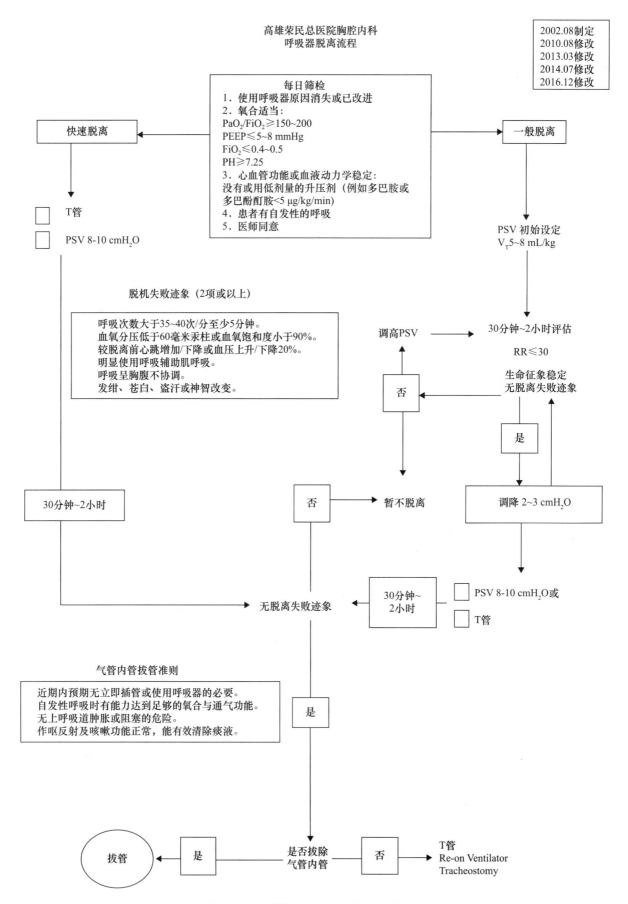

图5.48.23 高雄荣民总院呼吸机脱机流程

尝试SBT失败后，应提供患者足够的通气支持，让患者觉得舒适、不造成呼吸肌疲乏的通气模式，它可以是A/C模式，也可以是PSV模式。不建议当尝试脱机失败后，又在同一天重复的执行SBT，对患者而言毫无益处。应让患者充分休息，疲劳的呼吸肌肉至少要24 h才能恢复，同一天重复性脱机训练只是消耗了更多不必要的医疗资源。

※ 提醒：如果SBT失败，应再次寻找正在进行或潜在性呼吸机依赖的因素，并加以矫正，一旦解决且患者仍然符合建议二中的脱机临床标准criteria，就应每24 h执行一次SBT。

结　语

机械通气是许多重症患者不可缺少的呼吸支持，呼吸机是复杂的生命支持设备，临床医生须熟悉并了解机械通气模式后，评估患者的需求且灵活的应用，当疾病稳定后尽早评估是否符合呼吸机脱机流程，本章节希望能提供医疗团队对机械通气有更进一步的认识，避免机械通气产生出许多并发症和后遗症，帮助重症患者尽早康复。

（台湾高雄荣民总院　曾秋萍）

参考文献

［1］ Kacmarek R M, Stoller J K, Heuer A J, 2017. Egan's fundamentals of respiratory care [M]. 11th ed. 2017, London: Elsevier-Health Science Division.

［2］ Cairo J M. Pilbeam's Mechanical Ventilation, Physiological and Clinical Applications [M]. 5th ed. 2016, st. Louis: Mosby Co.

［3］ Cairo J M. Mosby's Respiratory Care Equipment [M]. 10th ed. 2018, st. Louis: Mosby Co.

［4］ Chiumello D, Pelosi P, Calvi E, et al. Different modes of assisted ventilation in patients with acute respiratory failure [J]. Eur Respir J, 2002, 20: 925-933.

［5］ Ouellette D R, Patel S, Girard T D, et al. Liberation from mechanical ventilation: an official American College of Chest Physicians/American Thoracic Society clinical practice guideline [J]. Chest, 2017, 151: 166-180.

【附：名词解释】

● 容积控制型连续强制通气（volume-controlled continuous mandatory ventilation，VC-CMV）：以固定的时间，强制输送每次预设的潮气容积称为容积控制型连续强制通气。在这些固定的呼吸之间不允许患者自主呼吸。

● 压力控制型连续强制通气（pressure-controlled continuous mandatory ventilation，PC-CMV）：以固定的时间强制输送每次预设的压力，称为压力控制型连续强制通气。单纯控制型通气（VC-CMV或PC-CMV）不允许患者自主呼吸，当患者开始有吸气的力量时会有躁动不安、不适的现象，除非患者被药物镇静或麻痹完全没有自主呼吸，否则这类型的通气模式适用于脑部功能障碍、脊椎损伤或膈神经受损患者。

● 间歇强制型通气（intermittent mandatory ventilation，IMV）：设定最低的呼吸频率（时间启动），每分钟固定强制输送预设的容积或压力（VC-IMV或PC-IMV），在每次强制呼吸之间，患者可以有自主性呼吸，但自主性呼吸时不会得到呼吸机的任何支持辅助。

● 同步间歇强制型通气（synchronized intermittent mandatory ventilation，SIMV）：同时有机械及自发性呼吸的通气模式。设定最低的呼吸频率（决定每次强制呼吸之间的时间间隔），允许患者启动呼吸（可以时间启动或患者启动），并且机械通气会配合患者呼吸频率（Synchronized呼吸同步），输送预设的容积（VC-SIMV）或压力（PC-SIMV）。如呼吸频率是6次/min，表示每10 s传送一次强制型通气，二次强制呼吸之间允许患者自发性呼吸，希望减少机器辅助次数，增加患者自行呼吸的次数。

● 同步间歇强制型通气+压力支持（synchronized intermittent mandatory ventilation+support ventilation，SIMV+PSV）：同时有机械及自发性呼吸的通气模式。设定最低的呼吸频率（决定了每次强制呼吸之间的时间间隔），允许患者启动呼吸（可以时间启动或患者启动），并且机械通气会配合患者呼吸频率（Synchronized 呼吸同步）输送预设的容积（VC-SIMV）或压力（PC-SIMV），二次强制呼吸之间自发性呼吸部分可以应用pressure support辅助减少呼吸功。

● 容积支持（volume support，VS）：属于自发性通气模式，一般使用于准备好要训练呼吸机脱机的患者。预设潮气容积、PEEP和吸入氧浓度（FiO_2），由患者启动呼吸，一旦检测到患者吸气力量，呼吸机会在几次呼吸中逐次调整吸气支持的压力以达到预设的潮气容积，若检测容积太低则会提高支持压力。

● 比例式辅助通气（proportional assist ventilation，PAV）：属于自发性通气模式，和传统通气模式不同，使用PAV时，患者的呼吸肌肉用力和呼吸机相加可执行100%的呼吸功。PAV需设定支持的百分比（%SUPPORT），设定范围为5%～95%，设定5%代表呼吸机提供5%的呼吸功（WOB），而患者呼吸肌肉需负担95%。呼吸机每5 msec自动检测患者吸气容积和产生的流量，再搭配测量到的患者顺应性（C）&阻力（R）带入公式，估算辅助自主性呼吸所需要的压力，并且成比例的增加辅助通气，辅助程度依据设定的%SUPPORT而决定。PAV mode能减轻吸气肌肉的负担，成比例的辅助通气来改善患者与呼吸机间的同步关系。

※提醒：每次辅助压力都不同（动态性），辅助压力决定于患者吸气力之吸气流量及容积、肺部特性（C&R）、设定辅助的程度（%SUPPORT）。

● 呼气末正压（positive end-expiratory pressure，PEEP）：患者在呼气末期时的气道压力，仍维持高于大气压。当患者接受人工气道时，功能性肺余容积FRC（Functional Residual Capacity）通常会下降，PEEP一般会设定3～5 cmH_2O（相当于生理性PEEP）来维持正常FRC。过高PEEP设定也会影响心血管功能和造成肺损伤。长期使用$FiO_2 > 0.6$会导致氧气中毒，可以搭配PEEP使用，尽可能调降FiO_2，让PaO_2维持在60 mmHg和90%的SpO_2。

表5.48.12　PEEP设置的差处与不足之处

PEEP益处	PEEP害处
恢复功能性肺余容积、防止肺泡塌陷	肺血管阻力增加
降低肺内分流	可能造成静脉回流量和心输出量减少
改善肺顺应性	肾血流和门静脉血流减少
增加平均气道压	颅内压增加
改善氧合作用，降低氧气浓度	肺内无效腔增加
减少呼吸功	

● 持续性气道正压（continuous positive airway pressure，CPAP）：用于有足够自主性且呼吸驱动正常的患者，CPAP让患者在固定的基础正压下作自主呼吸，不提供任何呼吸辅助，但在呼气末期提供一个正压，简单说就是自然呼吸+PEEP。CPAP益处和PEEP类似，可以防止肺泡塌陷，并使已塌陷的肺泡重新打开。

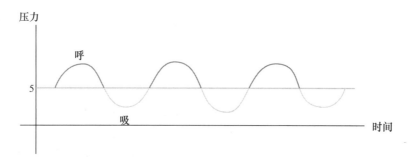

图5.48.24　持续性正压CPAP模式波型图

（补充：上方深色线为呼气，下方浅色线为吸气）

● 灵敏度（sensitivity）：呼吸机能感应到患者呼吸需求的灵敏度。一般大多利用压力启动（pressure trigger）；但现今新型呼吸机较多改为使用流量启动（flow trigger），可降低较多呼吸功。

● 潮气容积（tidal volume，V_T）：每次进入肺部的气体容积，成人建议6 mL/kg PBW，不超过8 mL/kg PBW（预测体重predicted body weight）。计算体重的预测值（PBW）：

> 男性：PBW＝50+0.91（身高cm−152.4）
> 女性：PBW＝45+0.91（身高cm−152.4）

● 呼吸频率（respiratory rate）：正常人呼吸频率介于12～20次/min，呼吸频率增加是呼吸功增加的表现之一，它会导致呼吸肌疲乏。

● 峰值吸气流量（peak flow rate）：要用多快速度输送吸气气流量给患者，取决于呼吸机上设定的峰值吸气流量。峰值吸气流量会影响吸气时间（TI）、呼气时间（TE）和吸气对呼气比（I∶E）。在VC-CMV时，高吸气流量会缩短吸气时间，设定较低的峰值吸气流量会增加吸气时间（图5.48.25）。

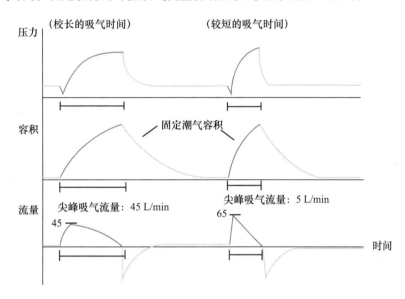

图5.48.25　在容积-控制模式（VCV）下，尖峰吸气流量（peak flow）会影响吸气时间（TI）

● 每分钟通（换）气量（minute ventilation，V_E）：每分钟进入或离开肺部的气体容积，是潮气容积VT乘以呼吸频率的值，正常介于5～6 L/min，若V_T是500 mL，呼吸频率是12次/min，V_E的值为6000 mL或6.0 L/min。V_E和代谢有关，当V_E＞10 L/min时患者可能有肺功能异常，若要维持正常的$PaCO_2$需要更高的V_E，恶性循环下会加剧患者呼吸功。

● 吸气压峰值或最大吸气压（peak inspiratory pressure，PIP or Ppeak）：或称最大气道压力，肺扩张到最大时，监测到的气道最高压力用来克服肺部和胸壁阻力及回弹力所需的压力。

● 平台压（plateau pressure）：代表肺泡压（alveolar pressure），可以设定吸气暂停时间（pause time）或按吸气暂停控制钮执行测量平台压。

● 渐降波型（descending ramp）：临床最常使用的流量型态。患者流量需求最高是在开始吸气初期，渐降波型在吸气初期机器提供最大的气流，符合患者吸气需求，除减少呼吸功外也可改善肺部气体分布增加氧合。

● 平均气道压力（mean airway pressure，MAP）：指在整个呼吸周期的气道平均压力，会受到几个因素影响，包括峰值气道压力、给予吸气、压力的波型（inspiratory flow pattern）、PEEP、呼吸频率、吸气时间占总呼吸周期时间的比率Ti/TCT。可经由计算气道压力波型下的面积而获得，现今大部份新型呼吸机都具自动测量、计算及显示MAP的功能。临床改善氧合方法除调高FiO_2外还可增加MAP，当MAP增加时，PaO_2也会随之增加（表5.48.13）。

表5.48.13　增加平均气道压力的方法

• 增加PEEP	• 增加峰值气道压力
• 增加V_T	• 选择渐降波型（descending ramp）
• 增加呼吸频率	• 增加吸气时间

MAP（Paw）可以用公式计算（图5.48.26）：

➢ 压力控制＝（PIP－PEEP）×（吸气时间TI/呼吸周期TCT）+PEEP

➢ 容量控制＝1/2［（PIP－PEEP）×（TI/TCT）］+PEEP

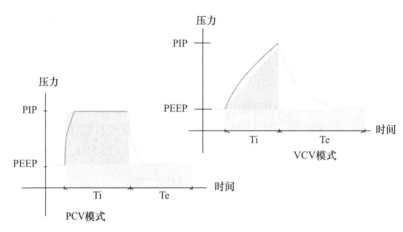

图5.48.26　平均气道压MAP（Paw）公式图示

（左图）压力PCV模式：MAP＝（PIP－PEEP）×（TI/TCT）+PEEP
（右图）容积VCV模式：MAP＝1/2［（PIP－PEEP）×（TI/TCT）］+PEEP

● 吸气气流量终止（ispiratory flow termination）或称呼气流量灵敏度（expiratory flow sensitivity）或吸气循环百分比（inspiratory cycle percent）。使用PSV时，呼吸机检测到吸气气流量下降至某个程度时，吸气气流量终止（Flow cycle），患者由吸气转为呼气。现今呼吸机大多具可调整的Flow cycle百分比，一般介于峰值流量的5%～80%。Flow cycle百分比应该要依患者的个别性来调整，如COPD患者有气道阻力增加的问题，需要较高的Flow cycle百分比，让吸气时间较短；如有肺实质疾病的患者（ARDS），需要长的吸气时间和较低的Flow cycle百分比。

● 肺部特性（lung characteristics）：正常状况下，影响肺部扩张有两种力量，即弹力（elastic forces）及摩擦力（frictional forces）。弹力来自肺部和胸壁的弹性回复力量，存在动态和静态（无气体进出呼吸道）两种情况。摩擦力只存在于有气体进出呼吸道时的动态情况，正常情况下，呼吸肌肉很容易克服弹性和摩擦阻力，可以维持很小的呼吸功让肺部扩张。

摩擦力主要成因是：①气流流经气道产生的阻力（或称气道阻力），取决于气体的黏滞性、气体的密度、管路的长度、直径和气体的流速；②另一小部分是由胸腔内组织和器官，在呼吸期间位移产生的摩擦力（阻力）。举例：①当痰液累积、气道发炎造成黏膜肿、支气管痉挛（bronchospasm）等情况，都会造成气道的阻力增加；②肺纤维化（pulmonary fibrosis），患者吸气时必须克服呼吸机器官的组织增加的阻力来扩张肺部。

顺应性（compliance）和阻力（resistance）：这两种参数常被用来描述呼吸系统的力学特性。顺应性的定义为扩张性，是指一个单位压力变化所造成的肺容积变化$C_L=\Delta V/\Delta P$，单位为公升/公分水柱。正常的C_L是0.2 L/cmH$_2$O或200 mL/cmH$_2$O。若肺轻易扩张（如肺气肿），表示有高的顺应性，肺顺应性变低时（如肺炎、肺水肿、ARDS），代表肺是硬的不被撑开扩张。与顺应性相反的是弹性（elastance），指一个单位的容积变化所需的压力变化（公升/公分水柱），弹力为顺应性在数学的倒数

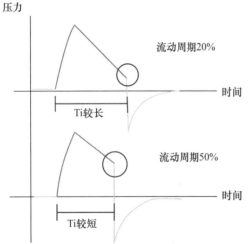

图5.48.27　在PSV模式下，调整Flow cycle百分比大小值比较图

当Flow cycle：20%时，吸气时间较长，较晚转为吐气
当Flow cycle：50%时，吸气时间较段，较早转为吐气

（elastance＝1/顺应性），当肺部的弹性越好，代表肺的顺应性低（硬的），而且有强的回弹力量，不容易扩张。

气道阻力（resistance raw）指在呼吸时必须克服的摩擦力。阻力通常以每秒每公升每公分水柱为单位。呼吸道阻力的公式：Raw＝ΔP（PTA＝PIP-Pplateau 口内和肺泡的压力差）/Flow（流量），正常未插管患者的阻力为 0.5～2.5 cmH$_2$O/L/sec；插管患者的气道阻力会随着气管内管尺寸减少而增加，阻力为 5～7 cmH$_2$O/L/s 或更高。

● 呼吸机导致肺损伤（ventilator-induced lung injury，VILI）：是一种肺部类似急性呼吸窘迫症候群的变化，其发生的机制包含肺泡过度扩张及肺泡反复开合等因子，属于呼吸机引起的肺损伤。①压力伤害（barotrauma）：正压通气造成的肺泡破裂，降低平均气道压可减少压力伤害；②容积伤害（volutrauma）：过度扩张造成的肺部损伤，其原因并不是因为高压，而是因为过大的容积，造成肺部顺应性高的区域被过度伸张，使肺泡细胞过度拉扯，形成水肿与发炎介质释放；③塌陷损伤（atelectrauma）：在低的肺容积时，因为肺单位反复开合导致的肺损伤。可能发生在使用低潮气容积和不足够 PEEP 设定时；④生物伤害（biotrauma）：正压通气会破坏正常细胞功能，导致肺部发炎反应。发生原因为肺泡过度扩张、肺泡反复开合、肺泡发生炎性反应。

第四十九章
心源性休克患者的重症康复

引　言

心源性休克（cardiogenic shock，CS）是ICU住院中导致死亡的常见原因，心源性休克是由心肌功能严重受损引起的，导致心脏输出量减少，因而导致终端器官灌注不足和缺氧。主要来自于AMI占80%左右，并且是AMI后死亡的主要原因。其他可能原因包括心肌炎、心脏瓣膜感染、心内膜炎、任何原因心力衰竭、影响心脏泵血功能的药物过量或中毒。

第一节　概　论

心源性休克的病理生理学的主要损伤表现是：①心肌收缩力降低，导致心输出量减少、低血压、全身血管收缩和心脏缺血；②全身炎症导致病理性血管舒张，释放一氧化氮合酶、过氧亚硝酸盐、白细胞介素（interleukin）和肿瘤坏死因子（TNF-α）等具有心脏毒性肌力作用的全身炎症介质，导致血管舒张并导致心源性休克患者的死亡率上升。

心源性休克患者临床上表现为对容量复苏无效的低血压，具有需要药物或机械干预的终末器官低灌注特征。如果不立即治疗，心源性休克可导致患者死亡。另一个严重的并发症是缺氧对肝脏、肾脏或其他器官的损害，这可能是永久性的。

根据2016年版本的ESC-HF指南的定义，心源性休克患者收缩压<90 mmHg，已进行适当的液体复苏，并有终末器官损伤的临床和实验室证据，临床表现为四肢发冷、少尿、意识变化、脉压小。实验室表现为代谢性酸中毒、血清乳酸升高、血清肌酐升高。根据韩国KAMIR-NIH研究2018年版本的定义，心源性休克患者收缩压<90 mmHg持续>30分钟或需支持性干预以维持SBP>90 mmHg，并且具有终端器官损伤的证据（意识变化、尿液排出<30 mL/h或四肢冰凉）。

ICU监测和血流动力学目标用于指导心源性休克患者适当监测决策的数据相对较少。原则上人力需求是ICU监测时护士与患者1:1的比例以应付血流动力学恶化和多系统器官衰竭的高发生率。血流动力学监测的目标应侧重于血流动力学调整，以产生稳定的生命体征和足够的组织灌注。除了常规的非侵袭性监测设备，如心电图、温度、呼吸频率和尿量是监测的基本参数，连续脉搏血氧饱和度监测呼吸功能障碍。供氧目标因患者的合并症而异，但在急性ICU中，>90%的血氧饱和度是可以接受的。

因为血流动力学不稳定和血管活性药使用率高，更需要侵袭性的动脉血压监测来指导药物滴定。动脉血压监测考虑持续监测至停用血管活性药物12~24 h，还应考虑插入中心静脉导管（CVP）以支持血管活性药物的给药，并有助于监测中心静脉导管和混合中心静脉氧饱和度。混合静脉血氧饱和度（SvO₂）是从中央静脉系统抽取的血液样本中测量的，最好是从肺动脉导管的远程端口抽取，中心静脉血氧饱和度趋势可用于帮助监测心输出量趋势。

肺动脉导管（PAC）通常在心导管手术期间放置，可以帮助识别需要机械循环支持的患者，此后它通常会保留用于连续血流动力学监测，包括精确测量流体状态、中心静脉氧饱和度、对治疗的反应，并指导心室辅助支持的有效性。PAC还可以帮助诊断机械循环辅助装置并发症，例如机械泵的血栓形成。但是须注意放置PAC本身就会导致肺梗塞、心律失常，如心脏传导阻滞、感染和球囊破裂等并发症。在急性冠脉综合征中常见的左束支传导阻滞（LBBB）是没有备用心室起搏的肺动脉导管的禁忌证，因为有诱发右束支传导阻滞（RBBB）的风险。

临床检查和实验室检测对于监测终末器官灌注和功能也是必要的。例如对血浆乳酸的重复评估可以提供关于持续性休克的信息，并且已被证明对心源性休克患者的预后有很重要的作用。每小时尿量和血清肌酐监测是肾灌注和急性肾损伤的标志。终末器官血流量的充足性与血压大致相关，低血压与死亡风险增加相关。平均动脉压（MAP）65 mmHg被认为是一个合理的目标。

在实验室检查中，心力衰竭患者急性失代偿期间，N端前B型利钠肽（NT-proBNP）会升高。在急性冠脉综合征导致的心源性休克中，利钠肽水平升高与死亡率增加有关。第1型心肌梗死是由斑块破裂或侵蚀导致的急性动脉粥样硬化血栓引起的。频繁进行肌钙蛋白（Troponin）的监测可能反映损伤程度，该程度与初始损伤时间相关。但若在心源性休克的情况下（如STEMI），不建议在紧急导管插入术之前等待心肌酶升高。另外应每12～24 h获取一次全血细胞计数、肝功能检查、血清肌酐和电解质代谢值，因为它们提供有关氧合、电解质状态和终末器官损伤的宝贵信息，尿量和血清肌酐监测是肾灌注和急性肾损伤的标志。CS导致外周组织氧合减少，导致PO_2水平降低和PCO_2水平升高。较高水平的乳酸可能与死亡率增加有关，乳酸需每1～4 h检测，乳酸清除率是解决终末器官灌注不足的标志，缺乏清除率与较高的死亡风险相关，对于使用抗凝剂的患者应每4～6 h检测凝血因子，直至治疗稳定。

心脏超声（ECHO）检查可能是有益的，特别是疑似心肌梗死相关并发症会导致心源性休克的患者，然而不应做心脏超声检查而延迟了心导管检查。最终，出现疑似缺血性病因的急性心力衰竭患者应立即接受心导管检查，以评估冠状动脉解剖结构、心内压、瓣膜功能障碍和结构损伤，这些损伤会使急性冠脉综合征复杂化并导致心源性休克。患者体检时出现新的收缩期杂音应高度怀疑心肌梗死的常见机械性并发症。心脏超声检查可以确认急性冠脉综合征早期机械并发症，如乳头肌破裂、室间隔缺损和游离壁破裂，这些并发症最常见于入院24 h内。

第二节　心源性休克患者的生命稳定策略

血管活性药支持，应滴定至平均动脉压＞65 mmHg，并且对于急性右心衰竭更有益。肺血管活性可以通过扩张剂、磷酸二酯酶Ⅲ抑制剂或一氧化氮来调节。使用这些药物时需要进行有创血压监测，因为它们会迅速引起低血压。静脉输液是一项重要的临床挑战，因为它通常难以评估并且会随着时间的推移而变化。13～28%的心源性休克患者会发生急性肾损伤，20%需要连续肾脏替代治疗。当无创的氧合和通气不足时，需要有创通气。用于管理急性呼吸窘迫综合征的低潮气量（5～7 mL/kg理想体重）被认为具有肺的保护作用，当对心源性休克患者进行机械通气时，建议采用低潮气量策略。

第三节　心源性休克患者的机械循环辅助装置

机械循环辅助装置（mechanical circulation assist device，MCADs）比血管活性药治疗具有更显著的优势，包括大量心血管支持而不会增加心肌缺血风险和可能降低心肌需氧量。最重要的是，有数据证明早期机械循环辅助装置的使用可改善存活率。了解心源性休克中的基本血液动力学原理对于了解机械循环辅助装置设备的效用和辅助管理决策有着至关重要的作用。

一、主动脉内气囊反搏（IABP）

多年来一直是心肌梗死导致的心源性休克患者的主要机械循环辅助装置疗法。IABP增加冠状动脉和外周灌注，并使心输出量（cardiac output，CO）增加0.5 L/min。支持在此类患者中使用IABP的证据非常有限，如最新的ACC/AHA（Ⅱa类，B级证据）和ESC指南（Ⅱb类，B级证据）。

二、经皮左心室辅助装置（LVAD）

LVAD（TandemHeart和Impella）的血流动力学改善优于IABP，但也没有更好结果（30天死亡率）和更多并发症。Impella系列包括能够将循环支持增加2.5、3.5和5.0 L/min的设备。美国食品与药物管制局（FDA）已批准所有Impella设备用于部分循环支持长达6 h。

三、左心房-股动脉心室辅助装置（Tandem Heart）

TandemHeart®PTVA®系统是一种新的经皮放置的心室辅助装置，已被证明可有效短期管理急性心力衰竭。该系统具有创新的血管-通路导管，可实现机械左室辅助的微创方法。可以为心肺衰竭的不同患者提供创新和卓越的ECMO替代选择。

四、体外膜氧合循环机（ECMO）

静脉-动脉体外膜氧合循环机（VA-ECMO），可提供心脏和肺支持。心源性休克是其使用增长最快的适应证之一。ECMO提供3～4 L/min的流速。报告显示了成功使用ECMO来支持患有急性右心衰竭、急性难治性左心衰竭、心脏外科手术后心力衰竭、长时间心搏骤停和术后心源性休克的患者。然而57%的患者出现了ECMO相关的主要并发症，例如下肢缺血、需要截肢、可能需要进行筋膜切开术的筋膜室综合征、中风、大出血、肾功能衰竭和设备相关感染。

第四节　心源性休克的ICU并发症

心源性休克患者的院内死亡率仍然很高（54%～63%），尽管通过直接经皮冠状动脉介入术（PCI）进行的常规血运重建导致死亡率有显著降低。而心源性休克中没有经过专门验证，但所有ICU患者都有发生并发症的风险，如心源性休克呼吸衰竭相关性肺炎、有创呼吸器脱离拔管撤机困难、谵妄（delirium）、ICU获得性虚弱（ICU acquired weakness，ICU-AW）、中心静脉导管相关的血行感染、压疮和静脉血栓栓塞。这些并发症与发病率、死亡率和住院时间的风险增加有关。目前ICU管理，已越来越频繁地运用《ICU成年患者疼痛、躁动/镇静、谵妄、制动及睡眠障碍的预防和管理的临床实践指南》[PADIS（pain，agitation/sedation，delirum，inmobility，sleep，简称PADIS）临床实践指南] 及实施ABCDEF（bundle care）集束化管理策略，以减少并发症，改善危重患者的预后。

一、心源性休克呼吸衰竭相关性肺炎

心源性休克患者发生感染性并发症的风险很高，这些患者中有多达三分之一是吸入性肺炎，接受CPR的患者接受低温治疗会增加呼吸道感染和败血症的风险，90%接受机械通气治疗的患者增加了呼吸机相关呼吸道感染的风险，多个侵入性通路增加了患者的感染风险，严重充血性心力衰竭患者促进呼吸道感染的发展。然而早期检测很困难，主要是由于经常发生的非感染性炎症反应，随着广泛的心肌梗死或心搏骤停后综合征。研究指出患者的感染率为46.3%，呼吸道感染是最常见的类型。由急性心肌梗死引起的伴随着强烈且高度可变的炎症反应，但没有达到在感染性休克患者中观察到的炎症反应强度，患者的肺炎与不良预后有关。一般而言，感染会提高危重患者的住院死亡率。

二、呼吸器脱离拔管撤机困难

在影响机械通气撤机的众多原因和病理生理机制中，呼吸系统衰竭是最常见的，通常被视为呼吸负荷和呼吸肌容量之间的不平衡。心血管功能障碍是撤机失败的重要原因或促成因素。由于缺乏临床试验数据，至少目前无法应用治疗确诊的心血管源性撤机失败的具体循证建议。

三、谵妄

精神状态改变是心源性休克灌注不足的迹象之一。在一项研究成年心源性休克患者出现休克时的精神状态，比较精神状态改变和正常患者的临床表现、生化变量和短期死亡率。结果显示精神状态改变的患者年龄较大，与收缩压降低和动脉pH降低以及血乳酸水平升高有关。精神状态改变患者的90天死亡率显著更高。

四、ICU获得性虚弱

是危重疾病的常见并发症，由许多不同的病理生理机制引起的，一个重要危险因素是长期卧床不动。患有败血症、多器官衰竭或长期机械通气的患者尤其容易出现虚弱，这会影响四肢和呼吸肌，常被认为是危重患者的另一个器官衰竭。ICU-AW可发生于25%～100%的危重患者，并且与患者的长期生存、身体功能和生活质量受损有关。ICU-AW的诊断是由医学研究委员会（MRC）量表对上肢和下肢各肌肉群的力量进行分级（即0完全麻痹～5正常力量）。量表范围从0（完全四肢瘫痪）到60（正常肌肉力量），得分<48可诊断为ICU-AW。ICU-AW患者应接受连续评估，如果发现持续性缺陷，则进行神经肌肉电生理检查（NCV/EMG）研究、肌肉病理切片（biopsy）或两者都需要。

第五节　心源性休克的ICU的PADIS临床实践及ABCDEF集束化管理

为了改善ICU的质量，2018年美国重症医学会（SCCM）发布了《ICU成年患者疼痛、躁动/镇静、谵妄、制动及睡眠障碍的预防和管理的临床实践指南》，本指南的五个部分是相互关联的，因此应整体考虑该指南，而不是单独或不同的建议。在ICU环境中进行康复和活动的安全性、可行性和益处已被评估为减轻ICU-AW和身体机能受损的潜在手段。康复/活动作为谵妄管理策略可能是有益的。此外，镇痛和镇静实践、疼痛和镇静状态与患者是否参与ICU康复/活动之间存在重要关联。疼痛会影响心脏不稳定、呼吸功能受损和免疫抑制。躁动通常与焦虑加剧、长时间机械通气以及与躁动相关的伤害有关。完全不动及谵妄与更差的死亡率、发病率和机械通气时间以及长期住院及成本相关。最后是睡眠干扰部分，患者最常提到的干扰睡眠的因素是噪音、疼痛和不适、不动/活动受限、护理干预和担心/焦虑/恐惧。在PADIS指南内常用的评估量表为Richmond躁动-镇静评分量表（RASS）和镇静躁动量表（SAS）。

ABCDEF集束化管理的内容为自发觉醒试验（SAT）、自主呼吸试验（SBT）、药物整合并选择适当药物、谵妄的常规评估及处理、早期下床活动、家庭参与权。结合了躁动、早期下床活动、镇静／止痛、呼吸器使用、家属参与等现有相关的最有利证据，将其运用至日常的临床照护当中，更能达到重症监护病房患者预后的改善，并且提供一种既安全又符合成本效益的方法。有助于指导全面的患者照护和最佳资源利用，从而使ICU患者和医疗团队互动性更强，疼痛得到更好的控制，可以在危重病的最早时间点能安全地参与更多的身体和认知活动。

ABCDEF集束化管理的E部分与早期活动和下床的需要有关，以预防和恢复身体的肌肉和神经，这些问题几乎是ICU-AW患者的普遍问题。与重度镇静和有创呼吸器相关的长期固定和昏迷状态肯定是促成因素，但即使没有镇静和呼吸机，这种ICU-AW疾病过程也会在一定程度上发展。早期活动和下床并且是导致谵妄天数减少的唯一干预措施。

ABCDEF集束化管理的F部分代表家庭参与，家庭成员和代理决策者必须成为多专业决策和治疗计划的积极合作伙伴。通过这种伙伴关系可以识别患者的偏好、减轻家人的焦虑，医生可以在决策中获得适当的投入。常规ICU家庭会议、姑息治疗咨询或伦理咨询、增加与家人沟通的关注度可以减少那些患有以下疾病的患者在ICU的停留时间。

第六节　心源性休克患者的ICU康复

ICU康复是非常重要且专业性极强的治疗手段，中国台湾心肺复健医学会自2018年起积极推广此观念到各院，目前已建立台湾独特的完整模式及良好成效，对于ICU患者预后有极大的帮助。根据研究，早期ICU康复活动显著改善了出院时的肌肉力量并显著缩短了机械通气的持续时间，患者出院后2个月内健康相关生活质量有适度但不显著的改善，但ICU康复对住院死亡率没有影响。ICU患者康复运动时的不良事件发生率非常低（＜1%并发症），专家成员一致认为对患者的理想后果可能超过不良后果。虽然临床医师可能担心早期活动的危险性和施行成功率，但有充分的证据表明尽量减少镇静和增加ICU患者的体力活动的策略可以达到早期下床活动。ICU的早期康复已被证明是可行且安全的，即使在接受进一步治疗（例如连续肾脏透析治疗、体外心肺循环机支持）的复杂患者中。之前研究也证明了早期活动在ICU的早期开始可能更有效，而不是在改善ICU-AW更具挑战性的后期才开始。

台湾高雄荣民总医院使用创新人工智能AI系统整合提醒ICU强调的"疼痛、躁动、谵妄、长久不动、睡眠"（PADIS）这五项议题的医疗介入与康复的进行。系统自动筛选进入ICU早期康复运动个案，选取有创呼吸机已使用到第3天以上或不需使用有创呼吸机的患者，排除呼吸机FiO$_2$＞60%、PEEP＞15 mmH$_2$O、HR＞150 bpm或HR＜50 bpm、乳酸盐＞4 mmol/L、去甲肾上腺素＞0.2 μg/kg/min、增加使用多巴胺/后叶加压素/肾上腺素、使用阿曲库铵（为非去极化型肌松药）、GCS＜10分。并再经由主治医师判定是否积极介入康复运动，考虑是否无法配合指令、严重脑伤、主治医师预期无法避免的死亡、痴呆、评估活动安全性等临床认定早期康复不适合的。以上步骤后系统自动提醒进入早期康复运动。ICU心肺康复进行时采口诀化方式（ABCDE心肺康复处方）主要包含活动（activities）、呼吸（breathing）、肺部清洁（chest care）、日常生活指导（daily activities plan）及教育（education）。

康复主要做法有以下几点：

1. 目标导向性的早期活动（early goal-directed mobilization，EGDM）高雄荣民总医院使用改良式ICU活动分级量表（ICU mobility scale，IMS）分类法以取代传统采步骤式循序渐进方式。为了达到目标为早期下床目标，早期活动的训练也以口诀化概念"躺、坐、站、踏、走"

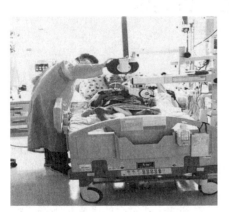

图5.49.1　重症监护病房患者即使有呼吸机使用仍能使用主被动脚踏车积极康复运动

的概念执行，依IMS量表分数对应该做的康复处方。高雄荣民总医院于ICU康复也采用了某些新的仪器设备，例如轨道式悬吊、早期主被动脚踏车及虚拟现实训练。

2. 呼吸训练 包括了胸腔康复技术中的呼吸训练（深呼吸、激励性肺活量计诱发呼吸训练器练习、腹式呼吸、IMT吸气肌力量训练）、胸部活动度扩张训练（肋骨活动度、躯干侧屈、躯干过伸、节段呼吸）、当患者无主动呼吸时由治疗师操作的深呼吸合并扩胸训练及膈肌诱发呼吸训练、患者已有主动呼吸但仍使用呼吸机时，治疗师操作的稍微施加阻力的膈肌诱发呼吸训练、体位引流法、扣击与振动技术、咳嗽训练（控制咳嗽、哈夫huff技术、ACBT主动循环式呼吸技巧、AD自我引流法、治疗师辅助加压腹部的有效咳嗽法、高频胸壁振荡拍痰衣）、接受心脏手术后的患者采用保护性咳嗽（Splint cough）、缩唇呼吸（purse-lip breathing）、核心肌群训练（训练本身的肌肉维持中轴稳定，维持稳定姿势下训练呼吸）、摆位与放松训练。

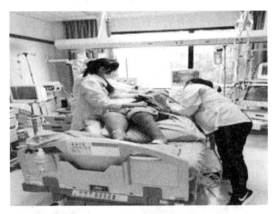

图5.49.2 严重心源性休克患者使用主动脉内气球帮浦（IABP）执行肺部呼吸排气

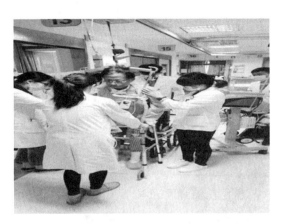

图5.49.3 使用轨道式悬吊系统辅助ICU患者下床活动

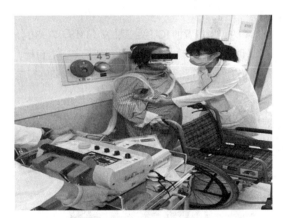

图5.49.4 即使有创呼吸器插管的患者，仍然可使用可携式呼吸器下床康复运动

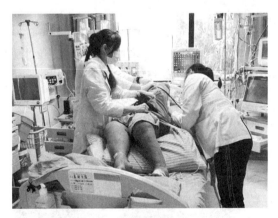

图5.49.5 当患者的ICU活动量表（IMS）1分时，可操作摆位及诱发呼吸肌运动

3. 作业治疗（occupational therapy）**介入** ICU的危重患者常面临认知、社会心理和身体障碍的风险。作业治疗是一种通过整体评估和治疗促进患者康复的专业治疗。ICU作业治疗可提高患者在日常生活和行走活动中的省力、节省能量技巧、认知和功能独立性，减少谵妄的持续时间和发生率，减少机械通气时间，减少患者在医院的时间并节省医疗成本。但许多ICU团队成员没有意识到在ICU进行早期作业治疗的好处，三种最常报告的作业治疗类型是活动能力（81%）、身体康复（61%）和日常生活活动（31%）。本院的作业治疗师评估部分主要为上肢肌力、握力、水肿现象、日常生活能力、认知功能（MMSE）、定向力、信息登录、注意力与计

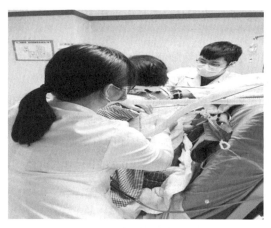

图5.49.6　当患者的ICU活动量表（IMS）2分时，可操作坐立平衡、姿势引流及附加阻力的诱发呼吸肌运动

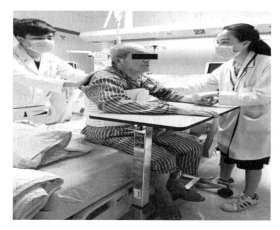

图5.49.7　当患者的ICU活动量表（IMS）3分时，训练核心肌群及坐立平衡，评估躯干控制能力，为行走做准备

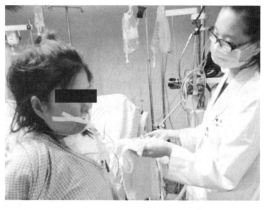

图5.49.8　当患者的ICU活动量表（IMS）4～6分时，训练步骤为坐到站、站立姿态平衡、转位、原地踏步

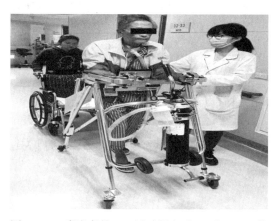

图5.49.9　当患者的ICU活动量表（IMS）7～10分时，训练为选择适合的辅具以达到下床行走目标，即使仍有多重管路及有创呼吸器都可下床训练行走

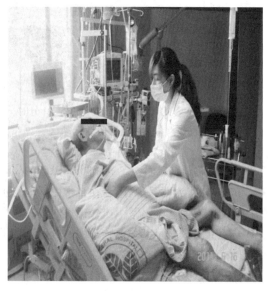

图5.49.10　横膈肌诱发呼吸训练

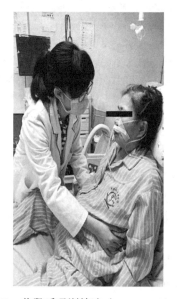

图5.49.11　节段呼吸训练法（segmental breathing）

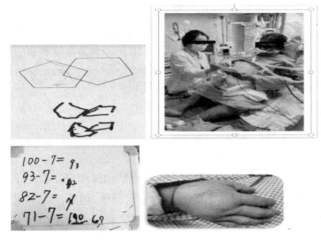 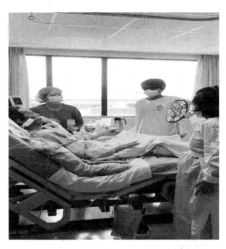

图 5.49.12　作业治疗师让ICU患者靠背坐5～10 min，在监
督的情况下，完成手臂抬高、伸直、双手合十各5下/次，
3次/1回，并且进行认知功能训练

图 5.49.13　家属参与ICU患者的认知、童
趣训练

算力、短期回忆、语言理解、空间概念与操作能力，训练时强调上肢肌力、肌耐力、坐立平衡、使用卡片或纸本、练习计算能力及认知功能等。

多篇文章观察了使用机械循环辅助装置（IABP、LVAD、ECMO）在ICU中用于终末期心力衰竭的个体，研究这些患者康复的可行性、安全性，康复治疗策略是逐步进行锻炼、活动和下床活动，结果支持接受者的早期康复和下床活动是安全可行的。

第七节　心肌梗死导致的心源性休克患者的康复

面对心源性休克患者最常见的心肌梗死的ICU康复而言，2017 ESC指南对于急性ST抬高型心肌梗死（STEMI）患者，建议应尽早下床（第1天），对于大面积梗死或严重并发症的患者则视症状和能力而定，有时可能需要延长卧床休息时间和限制体力活动，患者应迅速参加正式的康复计划，无论是住院还是门诊。然而很少有报告表明急性心肌梗死患者ICU早期活动后运动能力存在显著增加。这理由或许是ICU停留时间过短及第一期心肺运动测试（CPET）不普及有关。传统上用的最大峰值摄氧量（V_{O_2} peak）于急性心肌梗死患者出院前CPET测量的质量不足。笔者于2017年的一篇研究描述急性心肌梗死患者早期ICU康复运动计划并显示其有效性。研究表明，早期48 h内下床运动可以提高患者的运动能力，早期康复组的摄氧效率（OUES）为1.74±1.42，而传统进休息组的摄氧效率为1.10±0.46。我们的结论时ICU积极的早期康复对于急性心肌梗死接受PCI后的心肺运动能力有所提升，摄氧效率更合适作为评估运动能力和监测第一阶段心脏康复的效果。

衔接出院后的第二期心脏康复运动是必须的，心肌梗死相关的心源性休克幸存者出院后30天再入院的风险为18.6%，中位时间为10天。与NSTEMI相比，STEMI患者再入院的风险略低。再入院的最常见原因是充血性心力衰竭和新的再发心肌梗死。女性、社会经济地位低、机械循环辅助装置植入、心房颤动和快的心室率是再入院的危险因素。

第八节　安宁姑息治疗与预防心源性休克策略

对于心源性休克人群中安宁姑息治疗的最佳实施方式知之甚少。此外大多数晚期心力衰竭患者的安宁姑息治疗干预措施，包括咨询服务，都源自与癌症相关的安宁姑息治疗的成功案例，我们相信需要更多的知识来更好地了解最佳的临床实践。预防策略的最佳方法为改变生活方式、控制血压、控制糖尿病、戒烟、保持健康的体重、少吃胆固醇和饱和脂肪、少用盐、少吃糖、限制饮酒。每周至少进行 150 min 中等强度有氧运动或 75 min 剧烈有氧运动，或中等强度和剧烈运动相结合。

结　语

　　心源性休克患者的病理生理学基本上是适应不良代偿机制的系统性紊乱，导致冠状动脉和全身灌注不匹配的持续存在。早期诊断和治疗机构打破心室功能障碍的恶性循环以及由此导致的冠状动脉/组织灌注不足至关重要。重症患者康复的重点应从 ICU 开始，一直持续到家庭康复。ICU 医师、康复团队和护士的密切合作和协调是有效和安全策略的基础。

　　通过积极的 ICU 康复，我们已在中国台湾各地发现 ICU 患者的疼痛控制率、平均住院日、呼吸机脱机时间、谵妄控制不良率、呼吸机相关联肺炎产生率及死亡率，均获得显著的改善，这是医疗界强调的以患者为中心的精准医疗。

（台湾高雄荣民总医院　林克隆）

参考文献

［1］　梅奥诊所家庭健康书, 台北: Gudovitz & Company/ANA, 第 5 版.

［2］　Collins D, Goldberg S. Cardiogenic Shock Cyrus Vahdatpour [J]. Journal of the American Heart Association, 2019, 8: e011991.

［3］　van Diepen S, Katz J N, Albert N M, et al. Contemporary Management of Cardiogenic Shock: A Scientific Statement From the American Heart Association [J]. Circulation, 2017, 136: 232-268.

［4］　Marra A, Ely E W, Pandharipande P P, et al. The ABCDEF Bundle in Critical Care [J]. Crit Care Clin, 2017 Apr; 33 (2): 225-243.

［5］　Shah A H, Puri R, Kalra A. Management of cardiogenic shock complicating acute myocardial infarction: A review [J]. Clinical Cardiology, 2019, 42: 484-493.

［6］　Tsai Y T, Li M H, Chen C H, et al. Improved oxygen uptake efficiency slope in acute myocardial infarction patients after early phase I cardiac rehabilitation [J]. International Journal of Rehabilitation Research, 2017, 40: 215-219.

［7］　Devlin J W, Skrobik Y, Gélinas C, et al. Executive Summary: Clinical Practice Guidelines for the Prevention and Management of Pain, Agitation/Sedation, Delirium, Immobility, and Sleep Disruption in Adult Patients in the ICU [J]. Critical Care Medicine, 2018, 46 (9): 1532-1548.

［8］　Hermans G, Mechelen H V, Clerck X B, et al. A Cohort Study and Propensity-matched Analysis Greet Hermans [J]. Am J Respir Crit Care Med, 2014 Aug 15; 190 (4): 410-20.

［9］　Aileen F. Occupational Therapy in the ICU: A Scoping Review of 221 Documents Costigan [J]. Crit Care Med, 2019, 47 (12): e1014-e1021.

［10］　Herlihy J P, Loyalka P, Jayaraman G, et al. Extracorporeal Membrane Oxygenation Using the Tandem Heart System's Catheters [J]. Tex Heart Inst J, 2009, 36 (4): 337-341.

［11］　Kataja A, Tarvasmäki T, Lassus J, et al. Altered mental status predicts mortality in cardiogenic shock-results from the CardShock study [J]. Eur Heart J Acute Cardiovasc Care, 2018, 7 (1): 38-44.

［12］　Parenica J, Jarkovsky J, Malaska J, et al. Infectious Complications and Immune/Inflammatory Response in Cardiogenic Shock Patients [J]. Shock, 2017 Feb; 47 (2): 165-174.

［13］Routsi C, Stanopoulos I, Kokkoris S, et al. Weaning failure of cardiovascular origin: how to suspect, detect and treat-a review of the literature [J]. Ann Intensive Care, 2019 Jan 9; 9 (1): 6. doi:10.1186/s13613-019-0481-3.

［14］McGarrigle L, Caunt J. Physical Therapist-Led Ambulatory Rehabilitation for Patients Receiving CentriMag Short-Term Ventricular Assist Device Support: Retrospective Case Series [J]. Phys Ther, 2016, 96 (12): 1865-1873.

［15］Haji J Y, Mehras, Doraiswang P. Awake ECMO and mobilizing patients on ECMO [J]. Indian J Thorac Cardiovasc Surg, 2021, 37 (suppl 2): 309-318.

第五十章
呼吸衰竭患者的重症康复

引　言

各种病因引起的呼吸衰竭可能因为长期卧床制动，肌力与耐力、肌肉重量和体积大幅下降，最终导致功能性活动受限。

第一节　呼吸衰竭的定义与症状

呼吸衰竭是指患者因各类疾病因素导致肺部进行气体交换时氧气与二氧化碳异常或两者无法达到平衡。常见的疾病有外伤、肺炎、心力衰竭、脊髓损伤、慢性阻塞性肺疾病、重症肌无力、中风、肥胖、强直性脊柱炎、格林-巴利症候群等因素。因氧气与二氧化碳异常可分为低血氧型（hypoxemic）或Ⅰ型、二氧化碳潴留型（hypercapnic）或Ⅱ型两类呼吸衰竭，主要由血气分析（blood gas analysis）进行诊断与区分，其中血氧分压（PaO_2）正常应＞80 mmHg，二氧化碳分压（$PaCO_2$）正常应＜45 mmHg，这两类型的呼吸衰竭有机会同时合并出现，按其分析结果可将呼吸衰竭分为两类，表5.50.1呈现呼吸衰竭的诊断类型。

表5.50.1　呼吸衰竭的类型

第Ⅰ型（Type 1）	• PaO_2下降（＜60 mmHg） • $PaCO_2$正常或下降（＜50 mmHg） • $P_{A-a}O_2$增加	第Ⅱ型（Type 2）	• PaO_2下降（＜60 mmHg） • $PaCO_2$增加（＞50 mmHg） • $P_{A-a}O_2$正常 • pH＜7.35

常见临床症状为呼吸困难、焦虑、嗜睡与瞻妄，因二氧化碳增加或氧气缺乏而导致中枢神经系统受到影响，若持续恶化则会演变成昏迷，于身体外观可观察到水肿与远端肢体发绀，重度高二氧化碳型呼吸衰竭者则可能出现扑翼样震颤（asterixis）、癫痫与视乳头水肿（papilledema）。

治疗方案是以治疗呼吸衰竭与原发疾病为主，避免产生其他并发症并同时给予适当的氧疗，使患者肺部氧合能力可恢复至正常，若患者使用呼吸机待病情稳定则可开始脱离呼吸机。若患者长期使用呼吸机，则会使肺部产生伤害与感染，容易发生呼吸机相关肺炎（ventilator-associated pneumonia，VAP），若发生感染则易发生败血症（sepsis），导致全身性炎症反应，进而引起身体各器官衰竭而死亡。若呼吸衰竭患者同时合并败血症，待病情稳定后，其面临到长期卧床制动，肌力与耐力大幅下降，功能性活动受限，后续将开始漫长的康复之路。

第二节　氧　疗

氧疗（oxygen therapy）即氧气治疗，给予氧气如同药物一般，应注意安全剂量范围、不良反应与长期使用的风险。空气中的吸入氧气比率（fraction of inspiration O_2，FiO_2）为0.21，表示氧气占大气中21%，因此所有给氧方式的氧气浓度＞21%。

适应证：①改善低血氧，可使氧气重新输送至身体各器官组织；②改善携带氧气能力较差的各类患者（如贫血）的氧合能力；③预防低血氧问题发生，如手术麻醉；④急性心肌梗死；⑤使空气在人体内再吸收，如轻微气胸。

第三节　氧气输送系统

氧疗可分为无创呼吸机（noninvasive ventilation，NIV）与机械式呼吸辅助（mechanical ventilation）两类，无创呼吸机常见为鼻罩或面罩的正压呼吸机，另外负压呼吸机如铁肺与胸甲式负压呼吸机亦属此类，但临床已非常少见。机械式呼吸辅助则是指借由气管插管或气切方式以呼吸机提供正压通气，内容可详见第四十八章机械通气患者的重症康复。

输送氧气设备分为两类，分别为低流量系统（low-flow systems）与高流量系统（hight-flow systems），选择适当方式时需考虑各设备其优缺点与合理性。

一、低流量系统

其定义为提供的气体总量，无法符合患者每分钟总通气量的需求。当患者从储存腔（reservoir）吸入含氧气体时，仍需要再吸入大气中的空气。储存腔可能是鼻腔、口腔或面罩。应注意其FiO_2会受环境中的湿度、温度与患者呼吸模式影响，故仅能估计无法精准控制。

（一）鼻导管（Nasal Cannula）

为塑料所制成的套管，由管子和两个分叉管（prongs）组成，放置于鼻腔。若患者为经口呼吸者仍可使用，因氧气依然可借由鼻腔吸入，若患者血氧饱和浓度仍不符合预期，则可选用其他设备。鼻导管传递FiO_2范围为0.24～0.44，最大流速量为6 L/min，若持续提高流速亦无法提供更高的FiO_2，且会造成鼻腔的刺激产生出血、鼻腔干燥等问题（＞4 L/min建议搭配潮湿瓶），表5.50.2呈现使用鼻导管FiO_2与流速的估计。

表5.50.2　鼻导管

吸入氧气分率FiO_2	氧气流速（L/min）	吸入氧气分率FiO_2	氧气流速（L/min）
0.24	1	0.36	4
0.28	2	0.40	5
0.32	3	0.44	6

1. 优点

（1）便宜、易取得。

（2）舒适、接受度高。

（3）可经由口腔进食。

2. 缺点

（1）耳朵、脸颊与鼻子周围易产生压伤，可借由垫上纱布避免。

（2）若流速较高时，易使鼻腔干燥。

（二）简单型面罩（sample face mask）

面罩放置于患者脸上，可增加储存腔的容量，可提供较高FiO_2。通常使用流速量为5 L/min或更高，防止

人体呼出的 CO_2 再重新吸入，当 >10 L/min 则无法有效增加 FiO_2。

面罩两侧有设计通气孔，可将外界的空气吸进与排出，若搭配使用潮湿瓶时应适当清洁面罩上所堆积的水分，吃饭时则可卸下并更换为鼻导管。表5.50.3呈现使用简易型面罩 FiO_2 与流速的估计。

表5.50.3　简易型面罩

吸入氧气分率 FiO_2	氧气流速（L/min）	吸入氧气分率 FiO_2	氧气流速（L/min）
0.40	5～6	0.60	7～8
0.50	6～7		

1. 优点

（1）简易轻便。

（2）FiO_2 可提高至0.60。

2. 缺点

（1）患者易感到局限。

（2）眼睛与脸部有外伤或烧烫伤时易受刺激感到不适。

（3）咳嗽、脸部与口腔清洁与进食时受限制。

（三）部分再吸入型面罩（partial rebreathing mask）

外型类似于简单型面罩，但外加一个氧气储存袋。因其增加储存袋故可使输送 $FiO_2 > 0.60$。氧气流速调整至吸气时仅 1/3 的袋子消气，呼气时 1/3 的袋子鼓起流入储存袋，呼出的气体来自解剖死腔，其中仍含有部分氧气与二氧化碳。当患者再次启动呼吸时可重新将储存袋内的气体与额外提供的氧气吸入。表5.50.4呈现使用部分再吸入型面罩 FiO_2 与流速的估计。

1. 优点

（1）FiO_2 可 >0.60。

（2）可保存解剖死腔呼出的部分氧气。

2. 缺点

（1）咳痰与进食时受影响。

（2）若流速调整不当，易造成二氧化碳过度再吸入。

（3）患者易感到局限与压迫。

（4）眼睛与脸部有外伤或烧烫伤时易受刺激感到不适。

表5.50.4　部分再吸入型面罩

吸入氧气分率 FiO_2	氧气流速（L/min）
0.65	7
0.70～0.80	8～15

（四）非再吸入型面罩（nonrebreathing mask）

其外观类似于部分再吸入型面罩，但此面罩于面罩与储存袋间、面罩上的呼气孔装设有单向瓣膜，此瓣膜目的于预防呼出的气体重新流入储存袋内，与吸入外界的空气。当吸气时面罩与储存袋的单向瓣膜打开，可使患者吸入100%氧气，呼气时关闭，同时面罩上的单向瓣膜开启，将呼出的气体排出至外界空气，避免重新进入储存袋。

流速至少 >10 L/min，避免储存袋塌陷。若流速设定是当且面罩紧贴于患者面部固定，理论输送的 FiO_2 可达到1.0，但实际于临床上通常为0.6～0.8，因为通常无法完全密合于面部，因此仍有外界的空气可借由隙缝进入面罩。表5.50.5呈现使用部分再吸入型面罩 FiO_2 与流速的估计。

1. 优点　可输送高 FiO_2。

2. 缺点

（1）咳痰与进食时受影响。

（2）患者易感到局限与压迫。

（3）眼睛与脸部有外伤或烧烫伤时易受刺激感到不适。

表5.50.5　非再吸入型面罩

吸入氧气分率 FiO_2	氧气流速（L/min）
0.85～10	预防储存带塌陷

（4）当湿气较高时，可能造成单向瓣膜无法顺畅开启关闭。

二、高流量系统（high-flow systems）

其定义为提供的气体总量，可符合患者每分钟总通气量的需求。此系统不受患者呼吸模式影响，并且可以控制温度和湿度，故可输送恒定的FiO_2。设备包含凡吐立（或称文丘里）面罩（venturi mask）和大容积器气雾系统（large-volume aerosol systems）。

空气引入式面罩（air entrainment mask）

外观与简易型面罩相似。但在面罩与氧气间的管路设置有喷射接头（jet adapter）。其接头有各式尺寸，对应不同FiO_2，又称为凡吐立（或称文丘里）面罩，运用白努力原理引入空气。FiO_2可借由调整测孔大与喷射口径进行改变。接头上会标示所需的适当流量。

（1）优点 ①可输送高且精确的FiO_2；②适用于慢性阻塞性肺疾病患者，可避免过多的氧气进而抑制其呼吸。

（2）缺点 ①咳痰与进食时受影响；②患者易感到局限与压迫；③眼睛与脸部有外伤或烧烫伤时易受刺激感到不适。

第四节　呼吸衰竭患者的评估

一、整体评估

康复治疗时应注意患者的意识与清醒程度，可使用格拉斯哥（GCS）昏迷指数与清醒程度来描述，如清醒（alert）、激动（agitated）、混乱（confused）与昏迷（comatose）。同时可观察患者体态与计算身体组成是否正常、消瘦或肥胖。COPD患者通常体态较瘦弱，而肥胖者为呼吸衰竭高危人群，因肥胖会造成其肺部扩张困难、呼吸功增加或合并睡眠呼吸暂停。患者脸部与远端肢体，如嘴唇、手指、脚趾可以观察有无发绀、发紫等现象出现，若出现则表示缺氧，若发生于周围肢体则称为末梢型发绀，反之若发生于面部等区域则称为中枢型发绀。观察手指时可注意患者有无杵状指，常见于COPD与肺癌患者。同时患者休息时所采取的姿势也是评估的重点，如若患者患有严重驼背或脊椎侧弯则会影响肺部扩张的表现，若患者休息时采取半坐卧位并表示平躺时会出现呼吸困难，可初步判断患者有心力衰竭，若采用平卧则会使身体循环回流增加，使心脏做功增加，半坐卧位时血液则会较滞于肢体，另若患者坐位时采取端坐体位，表示目前处于较喘的情况，而COPD较常采取此姿势，因身体前倾有利于膈肌收缩产生更有效率的呼吸，同时双手肘置于膝盖上方，可减少辅助呼吸肌使用。患者身上是否使用医疗相关监控或支持性的设备或管线类型应观察并记录，如鼻胃管、尿管、中央静脉导管、动静脉瘘管（AV-shunt）与给氧方式等。

二、脸部特征

可借由观察脸部表情与五官评估，若患者出现鼻翼外扩、流汗与瞳孔放大等征象，应注意是否发生呼吸困难或缺氧等症状。患者若呼气时采取圆唇呼气或称缩唇呼吸的方式表示易有气道塌陷等问题，COPD患者更常见，因此呼气方式可于气道产生正压，有效避免患者呼气时气道提早塌陷。

三、颈部评估

辅助呼吸肌（respiratory accessory muscles）大部分分布于颈部，如胸锁乳突肌（sternocleidomastoid muscle，SCM）与斜角肌（scalene）等，颈部辅助呼吸肌可协助吸气时增加胸廓活动，使呼吸时肺部更加扩张，可于气喘或呼吸困难者休息或执行康复活动中观察到颈部肌肉过度收缩。心力衰竭患者也可于颈部观察到颈静脉怒张（jugular vein distention）的现象，可于颈部侧面观察前1/3处有明显之血管膨胀，常见于右心衰竭患者，因其回流至心脏血液无法有效处理，故产生回流受阻。

四、呼吸系统评估

正常成年人呼吸次数为10～20次/min，若观察患者超过此范围时表示呼吸困难。正常吸气与呼气得比值为1∶2，COPD患者则可能为1∶3或1∶14。可将患者呼吸时胸部与腹部起伏比例进行描述，正常呼吸可分为4等分，正常为2分胸部（C）2分膈肌（D），可以记录为2C2D，若患者使用颈部辅助呼吸肌（N）则可能为1N1C2D等状况，视情况治疗人员可判断哪里占比较多。可记录患者呼吸模式的状况，如呼吸暂停（apnea）、平静呼吸（eupnea）、呼吸过速（tachypnea）/呼吸过缓（bradypnea）与呼吸困难（dyspnea），另外常见的异常呼吸型态如陈施式呼吸（cheyne-stokes）、鱼嘴式呼吸（fisg-mouth）与比奥呼吸（biot）等。

胸廓活动度评估可了解患者是否有达到正常范围有无受限。量测方式分两种，一种为使用软卷尺进行标准测量，分别记录患者吸气与呼气时数值差异；另一种方式为使用手指指幅进行量测，正常值为5指幅。为了临床感染风险与方便性考虑，较常使用指幅来进行评估。测量位置分为上下胸廓，上胸廓测量时放置于胸骨上的胸骨角（sternum angle）又称为路易斯角（angle of Louis），下胸廓则放置于胸骨之剑突处（xiphoid process）。

呼吸肌功能评估可使用压力计进行测量，让患者仅由口腔进行呼气结束后进行最大的吸气，可测得最大吸气压（maximal inspiratory pressure，MIP），表示为吸气肌最大肌力，反之请患者吸气至最大时做最大呼气即可测最大呼气压（maximum expiratory pressure，MEP）为呼气肌肌力，重复进行3次取最佳值，数值间不可差异超过20%，若超过表示测量错误，可能因为患者不理解、用鼻子吸气或设备异常。表5.50.6呈现各年龄最大吸气压呼气压的预测值，需注意其预测值会因种族和国家而有所差异。

表5.50.6　最大吸气压与最大呼气气压的正常值

	Age	PI_{max}	PE_{max}
男（cmH_2O）	18～24	143～0.55*25	268～1.03*25
	25～99	143～0.55*A	268～1.03*A
女（cmH_2O）	18～24	104～0.51*25	170～0.53*25
	25～99	104～0.51*A	170～0.53*A

注：A=age，年龄

胸部影像学为标准检查项目，治疗人员应学会判读并理解。基础胸部X线片可协助治疗人员了解患者心肺功能状况，如患者是否有心脏肥大、胸腔积液、肺炎与有无气胸等状况。计算机断层扫描可更加精确显示患者胸腹部影像，但耗时且昂贵，故临床常用胸部X线片居多。

听诊可了解患者有无痰液滞留、气道痉挛等问题。注意呼吸声音的位置、特质与强度有无异常或不对称。若出现爆裂声（crackles）时表示该区周围气道有痰液堆积的问题或肺部塌陷时气道打开的声音。

五、咳嗽与痰液评估

可将咳嗽力量进行0～5分制分级，0分为无咳嗽动作，1分为有气体从气道排出但无声音，2分为咳嗽声微弱，3分则咳嗽声明显，4分为咳嗽声较大，5分则为咳嗽声较大且可连续。痰液可从四个方面进行评估：①第一为量，正常人平时痰液分泌较无感觉，当有感觉时表示量开始增加，但临床上难以进行完整记录，仅吸痰为主要气道清洁方法的患者较容易记录，大于25～30 mL为中量，大于50 mL则为大量；②第二为痰液之大小，常使用物体进行比较描述，如硬币大小；③第三为颜色，痰液颜色会受疾病因素而产生变化；④第四部份为气味。表5.50.7呈现常见之痰液类型。

表5.50.7 痰液性质

疾病	血痰	黏液状（清、白）	化脓性（黄、绿）	黏脓性	臭味
气喘		√			
慢性支气管炎		√		√	
急性支气管炎	√		√	√	
肺炎	√		√		
肺结核	√				
肺炎	√				
肺栓塞	√				
囊状纤维化				√	√

六、呼吸困难的评估（参见第三部分第二十五章呼吸康复患者的评估）

可于患者休息与进行活动前后询问其呼吸困难程度，方可建立适合且安全的康复计划，常见的评估有三种，第一种为改良的伯格指数（modified borg scale），0～10分制，若10分以上则代表已完全无法忍受，见表5.50.8为呼吸困难程度数值与相符合的描述；第二种为改良的呼吸困难量表（modified medical research council，mMRC），慢性阻塞性肺疾病患者常使用此量表来分类疾病的严重程度，可参见表5.50.9有关mMRC的介绍；第三种为自我感觉劳累系数（rating of perceived exertion，RPE），此量表与心率呈良好的相关性，当患者进行训练时RPE应介于10～15，可见表5.50.10自觉用力系数。

表5.50.8 Brog量表

数值	描述	数值	描述
0	没进行运动	6	
1	非常轻微	7	非常强
2	轻微	8	
3	中度	9	
4	有点强度	10	极强
5	强		

表5.50.9 呼吸困难评估量表

分级	描述	分级	描述
0	除剧烈运动外才会喘	3	行走约90 m左右就要休息
1	快走或上坡时才会喘	4	完全无法离开家中环境
2	平地行走时较慢		

表5.50.10 自觉用力系数

分级	描述	分级	描述
6	无任何活动、休息	15	吃力
7	极度轻微用力	17	非常吃力
9	非常轻微用力	19	极度吃力
11	轻微用力	20	最大用力
13	有点吃力		

七、肌肉骨骼系统与运动耐力评估

呼吸衰竭患者在住院期间常因卧床而活动量减少，导致肌肉萎缩甚至关节挛缩，造成无法独立翻身、下床，维持坐位、站位和行走等现象。肌力可根据徒手肌力测试（manual muscle testing，MMT）评估各主要肌肉，关节活动度可使用关节量角器评估各关节角度，评估有无角度受限、挛缩。若有受限，患者康复计划应适当调整，避免下床活动时发生风险。

运动耐力常使用六分钟步行试验进行评估，并有设置标准化的环境与指导，记录总共行走圈数、长度并换算成距离。若患者无法完成六分钟则可适当调整为二分钟或三分钟步行试验，而患者体能佳者可增加为十二分钟步行测试。表5.50.11为六分钟步行试验距离预测值。

表5.50.11 六分钟步行试验预估公式

Gibbons，2001	公式
	868.8−2.99×年龄−74.7×性别（男性＝0，女性＝1）

第五节 呼吸衰竭患者的康复计划

康复目标是使患者降低对氧气设备的依赖，恢复到最大功能活动，但若患者为慢性呼吸系统疾病，降低氧气依赖则不适用。其次是改善或维持患者的肌力、耐力、关节活动度。改善气道清洁也是呼吸衰竭患者首要的目标，避免痰液堆积，预防肺部问题发生。而无论是住院期间与出院回归家庭的卫生宣教也是十分重要的内容。

一、渐进式下床活动与运动

通常呼吸衰竭患者于住院期间常面临卧床较久、营养不良等问题，进而衍生出肌肉力量下降无力，甚至关节角度受限。许多实证数据证实长期使用呼吸机的人群早期康复介入可帮助其早期脱离呼吸机、增加肌肉力量、减少住院天数与住院花费、减少一年内出院再住院率等多种益处。

关节运动适用于卧床仰赖呼吸机的患者，可维持患者各关节角度与循环，避免发生挛缩。施行此技术时要注意患者身上各种管线，避免拉扯发生脱落。床上主、被动脚踏车目前广泛应于急重症患者，可节省治疗人员的人力与时间，并可长时间使用。许多研究证实被动脚踏车关节运动对于急重症患者十分安全，可降低炎症物质的产生，若同时搭配使用下肢股四头肌功能性电刺激（functional electrical stimulation，FES），可增加运动效果和部份心输出量，改善体循环。

四肢肌力训练对卧床不动无力者非常重要，应尽早执行，但前提是患者意识状况需清醒且可配合口令方。需注意其身上管线是否固定安全，其余的与一般患者没差别。应避免连续进行数个回合的上肢肌力训练，因为这样子会使患者因过度使用辅助呼吸肌而引发气喘或呼吸困难的症状，每个回合之间可适当休息并调整呼吸。

功能性下床活动（坐、站与行走）为患者功能进展的基础。坐位有利于呼吸系统更有效率，并且可于此姿势下执行气道清洁技术，同时坐位是人们进行功能活动，如交谈、进食等基础日常生活功能的基本姿势。站位与行走是患者移位的重要一环，若有维持站位能力的患者利于转位至轮椅上即可达到移位的目的。需注意进行下床活动或转位时应注意管线是否产生拉扯或不可移除，避免发生危险，同时应随时监测生命征象等指标。管线若处理得当，使用呼吸机患者仍可安全下床活动并不受限制。

二、伸展运动

因年龄与疾病的影响，患者肌肉骨骼系统伸展受到许多限制。因此在规划的活动中可搭配伸展运动，保持各个关节灵活性以及肌腱与肌肉的弹性，使活动表现更加自如。可进行适当的热身提升体温，减少黏滞性。强调缓慢的速度下进行静态的伸展，尤其是受限较多的区域或关节。伸展的感觉应以紧绷感为主，避免过度伸展引起疼痛不适。

三、有氧训练

可增加呼吸衰竭患者的运动耐力并减少呼吸困难程度，临床上重症卧床的患者可使用床上主、被动脚踏车训练器设计有氧训练，门诊则常使用固定式脚踏车与跑步机进行训练。建议频率每周3~5天，若患者病情稳定，运动强度可通过运动测试的结果设定合适的运动强度，若无测试可使用其他估算方法，如使用改良式呼吸困难量表或设定最大心率的50%~90%作为运动强度指标。时间建议热身期5~10 min，可视情况增加，有氧运动时间为15~20 min或20~30 min，甚至更多。

四、胸廓活动运动

借由活动躯干或上肢延伸上胸廓的组织延展性，达到增加胸廓活动度的目的，同时可搭配呼吸。患者采取站位或坐位，将上肢抬高时同时配合吸气动作，呼气时则将上肢放置于身旁，若想活动单侧胸壁则可向侧边进行伸展，牵拉较紧绷的单侧胸廓。

五、摆位

适当的摆位有利于增加患者的呼吸效率，缓解呼吸困难。平躺时可在四肢下放置枕头使患者处于放松状态，减少过度使用辅助呼吸肌。可将床头角度调整为直立，直立姿势合并前倾可将膈肌摆在利于收缩的位置，产生更大的收缩力量，可于身前桌子上放置一个枕头。若患者为脊髓损伤，应注意可能因其腹部肌肉控制能力较差，内脏向前下移位导致膈肌位置较低且平，无法有效收缩，因此直立时容易引起呼吸困难等反应。可通过渐进式调整床面角度或使用束腹带固定患者内脏位置并增加腹内压。站立时可将身体倚靠于墙面或减少身体额外用力以维持稳定，站立时亦可将双侧手肘置于前方稳定平面上。

ARDS患者采取俯卧位，最好在疾病早期48 h内及P/F（PaO$_2$/FiO$_2$）比值为<150 mmHg进行，结合肺部保护通气策略低潮容积通气（约6 mL/kg）。理想情况下建议俯卧位可以每周7 d，患者在下午处于俯卧位，达到每天16 h执行，然后在第二天早上返回仰卧位。执行时须包含一名医生、治疗师、护理师等至少3~5名成员。此外，连续性的静脉血液透析（CVVHD）或ECMO使用下通常无法俯卧。开始和停止俯卧体位的最终决定是由监督和协调每位患者的主诊医师及护理团队做出的。执行过程应注意管路安全及压疮的预防。此外对于腹内压较高的患者（譬如大量腹水或过度肥胖患者），因俯卧位会造成腹内压升高，进而提高胸膜压（pleural pressure），并造成跨肺压（trans-pulmonary pressure）下降，呼气末因压力下降导致肺不张。俯卧位已被证明可促进气体交换的显著改善和氧合作用，增加拔管成功率及减少死亡率。若仅单侧肺受损时，可采取侧卧等摆位技巧，让患

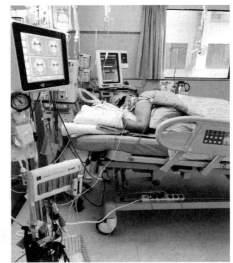

图5.50.1 俯卧位示意图

侧肺叶置于顶部也可能有助于改善通气和灌注。

六、呼吸控制与训练

呼吸控制（breathing control）为最基本的呼吸技巧，目的是调节呼吸节奏并产生有效率的呼吸。可将治疗人员或患者的手放置在其腹部提供感觉回馈。深呼吸运动是指导患者尝试做最大且持续的呼吸，使肺部更加扩张，但要注意避免持续进行深呼吸，以免发生换气过度等问题。局部呼吸技术强调胸廓局部区域部位扩张的技巧，将手放置于患者胸廓上，并在执行深呼吸时搭配手法，可于吸气时配合快速牵张手法诱发产生较深的吸气，适用于单侧肺部扩张异常者，如单侧肋骨骨折、单侧胸腔积液与单侧肺炎等。

圆唇或缩唇呼气可增加患者的呼气量并减缓呼气流速，避免动态过度通气。通常COPD患者自发采取这种策略来减缓呼吸困难，可引导患者嘴唇保持圆唇状噘起，并给予适当的引导，方可使患者理解与执行。

诱发性肺计量器（incentive spirometry，IS）常用于胸腹手术患者，可减少术后因卧床、膈肌功能异常、疼痛与呼吸短浅所造成的肺部并发症。建议患者在半坐卧位或直立位姿势下进行，完全呼气后进行较深的吸气，尽可能维持长时间吸气，可以借由侧支通气使扩张较差的肺泡膨胀。患者于清醒状况下正常每小时应执行6～10次。

七、气道清洁技术

咳嗽是肺部主要的防御机制，可清除过多的痰液。可因患者的疾病因素与情况指导合适的咳嗽技巧。对于胸腹部手术患者，建议将伤口用手或抱枕等物体固定，避免过度拉扯产生疼痛降低咳嗽力量或配合同时使用哈气技巧。维持直立姿势下咳嗽，可产生较大的咳嗽力量。若分泌物较黏稠可多补充水分，使痰液稀释容易松动。

徒手震动技巧可使痰液松动，同时搭配摆位下执行更加有效，可使用扣击（percussion）、震动（vibration）、摇动（shaking）等技巧，但需注意患者是否有此技巧的禁忌证，如肋骨骨折、咯血与血小板疾病等。目前已有许多设备可协助进行气道清洁，使治疗人员更加省力，徒手方法则更加方便，各有利弊。

体位引流依据肺部气管的解剖位置给予摆位，借助重力将痰液松动排出。执行时需审慎，需熟悉注意事项与禁忌证方可安全执行，进行摆位时需多加注意管线摆放是否发生扭曲凹折等情况发生。

主动呼吸循环法（active cycle of breathing technique，ACBT）可由患者自己来完成，可指导患者配合好。此法分三阶段，第一阶段为呼吸控制，放松患者的肩颈并强调使用腹部膈肌；第二阶段为胸部扩张期，患者进行深呼吸，配合憋气增加侧支通气扩张肺泡；第三阶段为用力呼气，运用哈气的方式松动痰液，使痰液易于排出。此循环可根据患者的情况来调整，如患者有严重的支气管痉挛则需要穿插呼吸控制。

八、呼吸肌训练

因长期使用呼吸机的缘故，呼吸肌容易产生肌无力和肌萎缩，进而使患者更难以脱离氧气依赖，成为恶性循环。呼吸肌训练原则与一般肌肉训练原则相同，可于患者上腹部位置徒手给予阻力或放置沙包等重物。使用徒手阻力需注意要灵活运用，因其无法精确重量、强度；包重量则可量化训练强度，但因其无法灵活调整而易产生疲劳，引起呼吸困难，因此需观察患者是否可持续执行。

吸气肌训练（inspiratory muscle training，IMT）除可使用徒手或重力等方式外，目前临床上有许多设备可协助训练。首先需进行MIP的评估方来调整合适的阻力。对于慢性阻塞性肺疾病患者已广泛使用，并有疗效。IMT可有效改善生活质量、运动耐力与减少呼吸困难程度。目前常使用的设备阻力通常设定为MIP的25%～35%，或患者主观自觉可接受不引起不适的强度。建议剂量为每天2次，每次15～30 min。

九、节能省力技术与卫生宣教

适当卫生宣传教育省力技巧与其他生活注意事项，可使患者回归家庭后面临居家环境时仍可妥善面对。可分为五个步骤执行：第一步为规划，设定活动优先级别并寻找可流畅执行的时间规划，可将活动按吃力程度安排，避免较吃力的活动持续进行，适当穿插较不吃力的活动；第二步为整合，可记录当天或当周的活动，生活节奏保持规律，预留休息调整的时间，避免将时间安排太紧凑；第三步为调整或改变，如用餐时餐具可选择较轻的器具与器皿。坐位下完成日常事务，如洗澡时可坐着完成，站立位的能量消耗远高于坐位；第四步为去除多余的任务，如清洗碗盘后可自然风干或使用烘干设备，可多使用机器设备工具来协助完成；第五步分析并选择有效率的策略，确定任务的重要性、时间性，确定多久能完成等。应减少费力的非必要的活动，减少上肢的活动，如搬重物等，必要时可请他人协助。

对患者的宣教应注意饮食，避免摄取过多的刺激物，如尼古丁、钠与咖啡因等。建议少量多餐的方式进食，若饱餐则胃部因存有食物造成膨胀扩大，影响吸气时膈肌下降的空间，导致呼吸困难而引起不适，每餐达约七分饱的程度即可。

建立良好的运动习惯，可从基础低强度活动开始，如散步中间可穿插休息时间，渐渐增加运动时间和缩短休息时间，通过卫生宣教指导自我生命征象监测的方式，如改良的伯格指数，若患者使用穿戴设备也可告知心率与血氧的安全范围。

穿脱衣物时避免选择过于紧身的衣物，可选择如衬衫或领口宽松的衣物。穿脱衣物时尽量在坐位下完成。

洗浴时优先采取坐位的方式，可在浴室内放置椅子或凳子。洗澡过程中可使用长柄刷等工具协助减少身体过度活动，中间可适当休息。保持浴室通风，避免过度潮湿、闷热，减少过度使用热水泡澡或淋浴，因产生较多水气易使患者感觉呼吸困难。洗浴结束后同样于坐位下擦拭身体与穿衣裤。

进行家务活动时可调整步调，分多次完成，不需要一次整理大面积环境，可使用羽毛撢子清除灰尘，搬动较重家具要请家人协助。避免一次大量清洗衣物，除搬动较重以外，晒衣服时会花费较多的体力与时间，可少量多次进行清洗。进行上肢抬举动作的家务较辛苦应减少或避免，如擦较高的窗户、挂衣物等。

结　语

许多疾病易导致发生呼吸衰竭，因此对于此类疾病要适当了解，才能设计好合适的康复计划。患者使用的给氧方式代表目前的呼吸能力状态，判断患者目前的呼吸功能为首要目标，应多加了解各种设备的差异。对呼吸衰竭康复的评估除排除原发疾病特定评估外，完整、多方面的评估可建立于患者当前的身体状态，并且在此基础下规划好康复计划。康复计划可分为活动、呼吸、气道清洁与卫生宣教等部分，针对患者制订个体化的计划，使患者恢复到最佳的状态。

（台湾高雄荣民总医院　陈柏宇）

参考文献

［1］ 吴英黛. 呼吸循环系统物理治疗-基础实务 [M]. 新北市: 金名出版公司, 2016.

［2］ 杜美莲, 王逸熙. 机械通气患者之处置 [M]. 台北市: 力大出版公司, 2019.

［3］ Hillegass E. Essentials of Cardiopulmonary Physical Therapy [M]. 4th ed. 2016. ELSEVIER. p513-p537, p540-p564.

［4］ Main E, Denehy L. Cardiorespiratory Physiotherapy: Adults and Paediatrics [M]. 5th ed. ELSEVIER. 2016. p59-65, p255-264, p351-355.

［5］ Tulaimat A, Patel A, Wisniewski M, et al. The validity and reliability of the clinical assessment of increased work of breathing in acutely ill patients [J]. Journal of Critical Care, 2016, 34: 111-115.

［6］ Black L F, Hyatt R E. Maximal respiratory pressure: normal values and relationship to age and sex [J]. Am Rev Respir Dis, 1969, 99: 696-702.

［7］ Gibbons W J, Frutchter N, Sloan S, et al. Reference values for a multiple repetition 6-minute walk test in healthy adults older than 20 years [J]. J Cardiopulm Rehabil, 2001, 21: 2001.

［8］ Latronico N, Herridge Margaret, Hopkins R O, et al. The ICM research agenda on intensive care unit-acquired weakness [J]. Intensive Care Med, 2017, 43 (9), 1270-1281.

［9］ Medrinal C, Combret Y, Prieur G, et al. Comparison of exercise intensity during four early rehabilitation techniques in sedated and ventilated patients in ICU: a randomised cross-over trial [J]. Critical Care, 2018, 22 (110): 110. doi:10.1186/s13054-018-2030-0.

［10］ Chen J, Martin C, McIntyre C W, et al. Impact of Graded Passive Cycling on Hemodynamics, Brain, and Heart Perfusion in Healthy Adults [J]. Front Med (Lausanne), 2019, 6 (16): 168. doi:10.3389/fmed.2019.00186.eCollection 2019.

［11］ Takaoka A, Utgikar R, Rochwerg B, et al. The Efficacy and Safety of in-ICU Leg Cycle Ergometry in Critically Ill Adults: A Systematic Review and Meta-Analysis [J]. Ann Am Thorac Soc, 2020, 17 (10), 1289-1307.

［12］ Amidei C, Sole M L. Physiological Responses To Passive Exercise In Adults Receiving Mechanical Ventilation [J]. American Journal of Critical Care, 2013, 22 (4): 337-348.

［13］ Gosselink R, De Vos J, van den Heuvel S P, et al. Impact of inspiratory muscle training in patients with COPD: what is the evidence? [J]. Eur Respir J, 2011, 37 (2): 416-425.

［14］ Beaumont M, Mialon P, Ber-Moy C L, et al. Inspiratory muscle training during pulmonary rehabilitation in chronic obstructive pulmonary disease: a randomized trial [J]. Chron Respir Dis, 2015, 12 (4): 305-312.

［15］ Majewska-Pulsakowska M, Wytrychowski K, Rozek-Piechura K. The role of inspiratory muscle training in the process of rehabili-tation of patients with COPD [J]. Advs Exp Med Biol Respir, 2016, 885: 47-51.

［16］ Crowe J, Reid W D, Geddes E L, et al. Inspiratory muscle training compared with other rehabilitation interventions in adults with chronic obstructive pulmonary disease: a systematic literature review and meta-analysis [J]. COPD, 2005, 2 (3): 319-329.

［17］ Vanhorebeek I, Latronico N, den Berghe G V. ICU-acquired weakness [J]. Intensive Care Med, 2020. 46, 637-653.

［18］ Hashem M D, Nelliot A, Needham D M. Early Mobilization and Rehabilitation in the ICU: Moving Back to the Future [J]. Repiratory Care, 2016, 61 (7): 971-9.

第五十一章
爆发性心肌炎患者的重症康复

引　言

爆发性心肌炎（fulminant myocarditis，FM）是一种罕见的综合征，临床表现为呼吸困难、胸痛、突然出现严重和广泛的血流动力学损害，定义是新发生的心肌严重炎症导致心肌细胞坏死、水肿和心源性休克，其特征是弥漫性心肌炎及心肌损伤，引起的心力衰竭、心律失常、心肌梗死、心源性休克导致严重心力衰竭而死亡。

心肌炎可由多种潜在疾病引起，包括感染（例如病毒、弓形体病和莱姆病）、各种自身免疫性疾病（例如红斑狼疮）以及对各种毒素和药物（例如可卡因）的反应，极少数心包炎患者也有心肌炎。与心包炎相关的心肌炎包括牛痘相关疾病（心肌炎和（或）心包炎）。在众多原因中，病毒感染仍然是急性和慢性心肌炎的主要原因。常见的与心肌感染相关的病毒感染是腺病毒和柯萨奇病毒B，虽然其他病毒也与心肌炎有关，如人类免疫缺陷病毒（HIV）、巨细胞病毒（CMV）、爱泼斯坦-巴尔病毒（EBV）和单纯疱疹病毒（HSV）。病毒后心肌炎会因心力衰竭或意外死亡而致命。免疫球蛋白（IVIG）治疗病毒性心肌炎有争议，虽然于儿科人群中已证明有效。大剂量类固醇在某些类型心肌炎表现出有限的成功率，但最佳治疗方案尚不明确。

在很多情况下爆发性心肌炎可能找不到具体的根本原因，此类心肌炎被认为是特发性（idiopathic）的。COVID-19患者可能会出现爆发性心肌炎，引起的心脏病理机制需要进一步研究。爆发性心肌炎需要和心源性疾病鉴别诊断，例如急性心肌梗死，这与早期的治疗策略完全不同。当心肌炎严重影响大部分心肌时，会导致明显的心肌病变（cardiomyopathy）和心力衰竭（heart failure），通常伴随呼吸困难（气短）、疲劳、虚弱和水肿（肿胀）等症状。心肌炎的实验室评估，尽管FM中几乎总是存在血清心肌肌钙蛋白（serum cardiac troponin）升高，然而，没有血清心肌肌钙蛋白升高并不能排除心肌炎。急性心肌定义为肌钙蛋白升高且左心室功能保留的临床与心力衰竭（HF）或死亡风险低相关，相反，大多数有症状的病毒后或淋巴细胞性心肌炎患者表现为心力衰竭和扩张型心肌病（DCM）。虽然具有院内高死亡率情况但幸存者常有良好的长期预后，患者住院期间LVEF的改善可能更大，然而长期而言，爆发性心肌炎患者LVEF<55%的比例仍然高于非爆发性心肌炎患者。

心肌炎的病理生理包括直接和病毒介导的心肌细胞功能障碍和免疫相关组织损伤。免疫系统激活可防止病毒介导心肌细胞损伤，然而过度免疫反应也导致了心肌炎症、坏死和心室功能的进行性障碍。由于心肌水肿，FM中的ECG可能显示低QRS电压，很少有证据表明左心室（LV）肥厚。ST段抬高的心电图征象并不少见，可能类似急性心肌梗死。同时存在心包炎合并PR段下降的证据。心肌炎是室性和房性心律失常的原因。虽然只有一小部分淋巴细胞性心肌炎患者出现室性心律失常，但多达1/3诊断为特发性室性心动过速的患者可能患有心肌炎。心肌炎也会导致一些心房颤动。在极少数急性心肌炎患者中，心室功能受损、心律失常和（或）传导障碍可能持续数月至数年，这可能是由于残余瘢痕组织、持续活动性心肌炎或偶尔持续病毒感染所致。在出现室性心律失常的患者中，多形性室性心律失常在急性期更常见，单形性室性心律失常在慢性期更常见。

治疗方案已经从仅针对心脏泵功能的药物治疗演变为目前强调与机械辅助循环（mechanical circulation support，MCS）装置结合的"以生命维持为基础的综合治疗"方案。FM患者治疗选项包括强心药物（inotropic）、免疫抑制、免疫调节治疗、抗病毒治疗、体外膜肺氧合（ECMO）、左心室辅助装置（LVAD）或机械循环支持来维持终末器官灌注,直到患者接受心脏或心肺移植。爆发性心肌炎患者若不行心脏移植则生存率较低。也就是说,无论潜在的组织学如何,FM都与高死亡率和心脏移植率有关。

第一节　ICU康复技术

FM患者最初的表现通常是心源性休克,使用血管活性药物和机械支持对这种综合征的治疗是必要的。FM中的心源性休克常伴有心律失常,包括房性和室性心律失常、心脏传导阻滞引起的缓慢性心律失常、晕厥和心源性猝死,这些患者的心律失常可能是水肿或疤痕的结果,剧烈运动可引发。因此,当前的AHA科学声明和ESC立场声明建议急性心肌炎患者不要在急性炎症持续的情况下进行任何剧烈运动。患者在心肌炎急性期,应限制体力活动以减少心脏负荷,尤其是在发烧、全身活动性感染或心力衰竭时。

然而ICU长期卧床导致的"因接受重症治疗而产生的系统性肌肉乏力"称为ICU获得性虚弱(intensive care unit acquired weakness,ICUAW)。该疾病泛指患者处于重症疾病状态,因系统性炎症反应破坏肌肉细胞和神经细胞的正常生理功能而产生急性肌力衰退和神经调控功能受损的情况。临床常见型态为全身对称性骨骼肌肉无力,遍及四肢肌肉(近端多于远端)和呼吸肌群,而面部和眼部肌肉较少受到影响,肌肉张力降低。患者在气管插管72 h内膈肌即开始萎缩,并以每日厚度下降6%的速度严重影响重症患者的呼吸功能。因此以下两项早期康复技术仍是必要的。

一、目标导向性的早期活动(early goal-directed mobilization,EGDM)

早期活动最佳介入时机视病情而定,EGDM定义为患者进入ICU的2~5 d内开始,因为ICU-AW可以在进入ICU的48 h内开始。

(一)被动与主动关节活动

ICU患者执行主被动性身体活动一致被认为有效,也有许多早期活动的建议,包括主被动式或抗阻性的关节运动(ROM)、床上活动训练(例如主、被动脚踏车)等。早期活动甚至使用呼吸机过程中皆可执行,不良事件的发生率在0~3%、床上主、被动脚踏车从较低阻力功率开始(即大约0.5 N·m,扭力),建议患者每天踩踏累积30 min。随着患者能力进步,可以渐进式增加活动量。

(二)渐进式主动活动

若使用便携式呼吸机并且注意管路整理时,可做到以下为一系列步骤,训练口诀为"躺、坐、站",ICU急性期不建议踏步和行走训练。

1. 坐在床边保持坐立平衡　床边坐通常是第一个可以达成的功能性里程碑,如果意识状态不佳的患者也可考虑使用转移床,患者的脚可平放于地板或脚蹬上,可同时配合降低床的高度,这对于平衡及安全来说很重要。

2. 转移到椅子上　无法站立和意识不佳患者可考虑使用辅具,不能独立保持坐位姿势的患者必须在靠背椅上并有良好的支撑。

3. 坐到站　站立前,可以先请患者坐位下施行踝泵(ankle pumping)运动来刺激静脉回流。对于较虚弱或体重较重的患者,可能需要使用移位机或悬吊设备来确保安全性。

二、呼吸练习

呼吸肌训练原则与一般的肌肉训练原则相同,可于患者的上腹部位置徒手给予阻力或放置沙包等重物。但需注意使用徒手阻力较有灵活性,但无法精确重量和强度。操作技巧包括深呼吸、腹式呼吸、胸部活动度扩张训练（肋骨活动度、躯干侧屈、躯干过伸、节段呼吸）。当患者无主动呼吸时，治疗师操作的深呼吸合并扩胸训练及膈肌诱发技术；患者已有主动呼吸但仍使用呼吸机时，治疗师操作的稍微施加阻力的膈肌诱发技术。使用特别的气切插管内管的患者也可接受吸气肌阈值训练（inspiratory muscle training，IMT），使用时阈值设置为MIP的25%～35%或根据患者主观自觉可接受不引起不适的强度开始。建议剂量为每天两回合，每回合约15～30 min，每一回合进行五组训练，每组六次IMT吸气训练。

施行康复时，患者若出现以下禁忌证则应暂停：①氧饱和度降低和呼气末正压（PEEP）>10 cmH₂O；②新发生的心律失常或冠状动脉缺血；③收缩压>200 mmHg或平均血压<60 mmHg；④不受控制的高烧或癫痫发作。

第二节　COVID-19导致的爆发性心肌炎的康复

新型冠状病毒导致的爆发性心肌炎重症患者、需使用呼吸机插管患者的康复和其他因呼吸衰竭插管患者的做法类似，只是在操作上更需注意院内感染的风险。插管患者应使用闭合呼吸机回路以确保其气道全程封闭，全程使用密闭式抽痰系统来吸痰以降低飞沫传播的风险。呼吸机的吸气端入口和呼气端出口需加装高效率过滤装置（HEPA filter），以降低病毒散布的机率。但是在执行传统的心肺康复训练及护理工作时，避免不了会有呼吸机回路断开期间而导致飞沫微粒气溶胶生成的风险，例如作为口咽抽吸、咳嗽技巧训练和吸气肌训练。执行者需要全面的个人防护装备（personal protective equipment，PPE）及采取空气传播预防措施以降低感染病毒的风险。与传统康复观念冲突的是在空气传播感染隔离室的治疗程序执行时应尽量减少与患者接触及时间尽量缩短以避免院感风险，这也导致了运用新科技，例如远程可视的康复指导、计算机及平板系统辅助康复和虚拟现实技术对于这群患者的可能性。

第三节　出院期康复建议

某些情况下，出院患者伴有扩张型心肌病。在左心室功能减弱患者晚期并发症的可能性增加，最初间隔为1～3个月。患者的体力活动尤其是竞技运动，应逐渐被允许，并监测其耐受性。医师应警惕持续或反复出现的S₃和S₄心音、心脏超声监测心腔大小、瓣膜功能和左心室射血分数。一般来说，在心脏左心室（将血液泵送到身体其他部位的大心室）的功能恢复正常并且没有异常心律之前，不建议进行任何竞技性运动，如果心脏出现任何持续炎症迹像或危险的疤痕组织，也不应重新开始运动。还需要考虑许多其他因素，包括心肌炎产生的可能原因，以及暂时性的（例如感染）还是进行性的，有些原因比其他原因更能增加猝死的风险。竞技运动限制的最佳持续时间不确定。根据美国心脏协会/美国心脏病学会基金会关于爆发性心肌炎后3～6个月停止竞技运动的运动参与建议的声明，此时期应该在医院进行心脏康复训练。在康复训练之前，应对患者进行CPET（症状限制性心肺功能运动试验）、动态心电图监测和心脏超声评估。这些患者大多数也有轻度至中度呼吸困难，因此可能受益于呼吸康复训练。参加心脏康复计划对大多数患者都是有益的，遵循的方法和第二期心力衰竭康复原则一样。最后，应教育患者健康的生活方式，保持健康的体重和低脂饮食。

第四节　爆发性心肌炎患者在急性期可否接受CPET

根据ACSM建议，爆发性心肌炎是CPET的禁忌证，然而医生有时会碰到需要CPET数据的困惑。以台湾的心脏移植规范而言，爆发性心肌炎导致心力衰竭而必须接受心脏移植受赠者的条件之一为最大耗氧量（V_{O_2} peak）≤10 mL/min/kg，因此在这一情况下，期望心脏康复的专业医师仍须有操作这种高危险性患者CPET的能力（参见图5.51.1），尤其是儿童爆发性心肌炎患者更困难，可预期的是强心药物（正性肌力的，inotropic）及氧气的需求在此时都是影响CPET进行的要素。

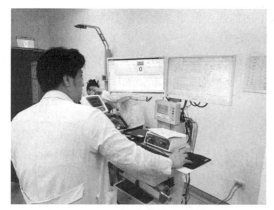
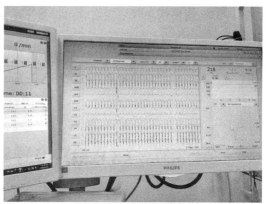
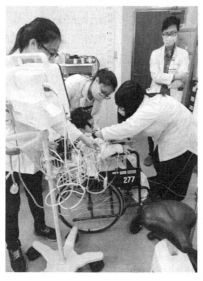
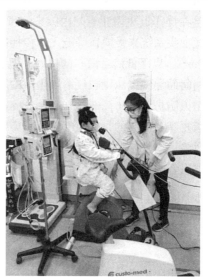

图5.51.1　一位6岁爆发性心肌炎男孩接受心脏移植前，先接受CPET以得到V_{O_2} peak数据，仍使用强心药物中，休息及运动心率皆超过200 bpm

结　语

爆发性心肌炎的康复训练和心源性休克类似，该注意的是导致心肌炎的原因，并做好预防工作。

（台湾高雄荣民总院　林克隆）

参考文献

[1]　台湾胸腔暨重症医学会. 新型冠状病毒感染并发急性呼吸衰竭临床处置指引 (第二版) [M]. (2020年5月4日), 台北市.

[2]　吴英黛. 呼吸循环系统物理治疗 - 基础实务 [M]. (2016) 新北市: 金名出版公司.

[3]　WHO. COVID-19 Clinical management Living Guidance. (2021 Jan 25).

[4]　Cooper R D, Fang L T, Kociol J C, et al. Recognition and Initial Management of Fulminant Myocarditis [J]. Circulation, 2020, 141: e69-e92.

[5]　Zeng J H, Liu Y X, Yuan J, et al. First case of COVID-19 complicated with fulminant myocarditis: a case report and insights [J].

Infection, 2020, 48 (5): 773-777.

[6] Hang W, Chen C, Seubert J M, et al. Fulminant myocarditis: a comprehensive review from etiology to treatments and outcomes [J]. Signal Transduct Target Ther, 2020, 5: 287-302.

[7] Veronese G, Ammirati E, Chen C, et al. Management perspectives from the 2019 Wuhan international workshop on fulminant myocarditis [J]. International Journal of Cardiology, 2021, 324: 131-138.

[8] Sasanuma N, Takahash K, Yamauchi S, et al. A five-year follow-up of a patient with fulminant myocarditis who underwent a stepwise and goal-oriented individualized comprehensive cardiac rehabilitation program [J]. Journal of Cardiology Cases, 2015, 11: 160-163.

[9] Chou H W, Wang C H, Lin Y L, et al. Prognostic factors for heart recovery in adult patients with acutefulminant myocarditis and cardiogenic shock supported with extracorporeal membrane oxygenation [J]. Journal of Critical Care, 2020, 57: 214-219.

[10] Tucker S. Successful Treatment of Fulminant Myocarditis [J]. J Clin Case Rep, 2013, 3: 3 DOI:10.4172/2165-7920.1000256.

[11] Merchant Q. Acute fulminant myocarditis complicated by complete atrioventricular block with favourable outcome in a resource-limited setting [J]. S Afr J CH, 2015, 9 (1): 30-32.

[12] Leslie T, Cooper Jr. Treatment and prognosis of myocarditis in adults [J]. Jul 2020 Up To Date.

[13] Al-Akchar M. Acute Myocarditis [M]. 2021, Stat Pearls Publishing LLC. Bookshelf ID: NBK441847.

第五十二章
心肺重症康复中的膳食营养指导

引　言

　　心肺重症患者经历严重创伤后，伴有明显的代谢改变，表现为进入高分解代谢状态，合成代谢受限、免疫功能低下。如果摄入热量及蛋白质量不足，机体就会出现营养不良状态，不同程度的蛋白质消耗会影响器官的结构和功能，最终将会导致多器官功能衰竭，从而影响愈合机能恢复。随着近年来对心脏危重患者临床、生理和代谢免疫关系的进一步了解，临床营养治疗也有了长足的发展，如果能够给心肺重症患者施以合理的膳食营养指导，改善机体的营养状态和免疫功能，防止严重并发症的发生，这对提高危重患者的治愈率、降低病死率起到积极重要的作用。

第一节　心肺重症患者的代谢改变

一、心肺重症患者的代谢改变的机制

　　心肺危重患者在严重创伤、大手术、严重感染等情况下，机体处于严重应激反应，中枢神经系统立即产生一系列神经内分泌效应。首先是交感神经高度兴奋，肾上腺髓质儿茶酚胺大量释放，胰岛素特别是胰高血糖素的释放增多，胰高血糖素/胰岛素的分子比率明显增高，其次是下丘脑-垂体轴兴奋，促激素分泌增多，血循环中糖皮质激素、醛固酮、生长激素、甲状腺素也均明显增高。在创伤、感染等情况下，促分解代谢激素的分泌及其在血循环中的水平都增高，引起糖原迅速消耗，葡萄糖利用障碍，脂肪动员分解，蛋白质合成减慢、减少而分解加速，血糖增高，出现胰岛素抵抗现象，使机体葡萄糖的分解氧化发生障碍。生长激素一般被认为是一种促合成激素，在应激状态下升高，但与血糖水平相反，在高血糖和葡萄糖不耐受时，生长激素受到抑制，可以增加血液中氨基酸的水平，以利于糖异生。

　　心肺危重患者代谢的改变与一些细胞因子相关，如白介素-1（interleukin-1，IL-1）、IL-2（interleukin-2）、IL-6（interleukin-6）、IL-8（interleukin-8）等和肿瘤坏死因子（tumor necrosis factor，TNF）等。这些因子的上升导致蛋白质代谢发生改变，使肌肉中蛋白质分解加速和肝脏急性相反应蛋白产生增加起了重要作用，同时肾上腺也受刺激产生分解代谢激素，使机体处于高代谢状态，其程度与危重患者创伤感染的严重程度成正比。

二、代谢改变的特征

　　心肺重症患者处于严重创伤性应激和严重感染时，机体的糖代谢、脂肪代谢和蛋白质代谢均发生了一系列的反应和改变，使机体处于高分解代谢状态。体温也会增加机体消耗，一般体温每增加1℃，基础代谢率将增加16%，同时氧耗增加，肌肉等组织进入分解代谢。

（一）糖代谢的改变

危重患者在创伤性应激和感染时，机体由于得不到足够的外源性能量供给，肝糖原被迅速分解消耗。一方面组织缺血缺氧、细菌毒素和炎症介质的作用、过度的神经内分泌反应，使肝细胞有氧代谢障碍，出现了无氧糖酵解，丙酮酸不能进入三羧酸循环，使血中乳酸和丙酮酸升高。在葡萄糖有氧化障碍时，糖异生作用明显增强，这与激素的调节改变有关。另一方面葡萄糖的酵解产物乳酸，脂肪动员形成的甘油及肌肉蛋白分解、释放的氨基酸特别是丙氨酸增多，故多器官功能障碍综合征（multiple organ dysfunction syndrome，MODS）早期血糖明显升高，而高糖血症又成为机体的应激反应，形成恶性循环。

（二）脂肪代谢改变

在创伤感染的急性期，脂肪动员加速，脂肪的储存减少，游离脂肪酸的周转和氧化增加，机体外周组织可直接摄取游离脂肪酸作为燃料，血中三酰甘油的清除率也相应增加，而酮体生成则相对受抑，明显区别与饥饿时酮症。其机制尚不清楚，可能部分与血中胰岛素水平升高有关。当MODS恶化时，脂肪分解受抑制而净合成增加。脂肪生成部位似乎主要在肝脏，有人推测这与肝脏不能合成蛋白质和原发性功能缺陷有关。三酰甘油的清除率随之降低，自发性的脂质血症或高三酰甘油血症成为一个明显的特征。脂肪利用障碍的发生可能与肉毒碱缺乏有关，因为肉毒碱是长链脂肪酸进入线粒体氧化的辅助因子。有学者用核素标记的方法研究了创伤与感染等患者的脂肪代谢，发现脂肪分解与氧化均增加。

（三）蛋白质代谢改变

由于葡萄糖的无氧酵解，高胰岛素血症抑制游离脂肪酸的释放和酮体的形成，故当能量需求增大时，患者将减少潜在性脂肪的最大贮存。由于脂肪和以肝糖原形式的糖类贮存均有限，机体就加强糖的异生，但是葡萄糖不耐受，能量消耗会依靠肌肉蛋白及细胞结构蛋白的大量分解，机体必须把1/3的主要能量底物—蛋白质"燃烧"于高代谢反应。体内蛋白质分解后，一方面丙氨酸等成糖氨基酸被血循环运送到肝脏用于糖异生，形成肌肉与肝脏之间的燃料循环。其糖异生所利用的碳架结构是由瘦体质释放的氨基酸衍生而来，所以Cerra等把这种进行性过程描述为"败血性自身相食作用"；另一方面支链氨基酸（branch chain annnoacid，BCAA）可直接被肌肉组织摄取氧化供能。在肝脏糖异生作用的同时，氨基酸脱氨基生成含氮的最终产物—尿素的合成增

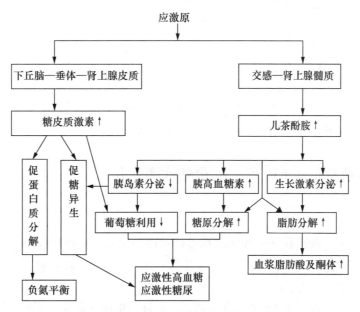

图 5.52.1 应激时糖、脂肪、蛋白质代谢变化

（引自：金惠铭，王建枝. 病理生理学，第7版，北京，人民卫生出版社，2008）

加，血中尿素水平增加，尿中尿素排出增多。当临床出现此现象，应首先想到内源性蛋白质处于分解代谢所致，并出现明显的负氮平衡，每日尿氮排出量可高达15～20 g。随着外周和内脏蛋白质分解增加，虽然肝脏的蛋白质合成在早期增加，主要是急性期蛋白（acute phase protein，APP），但总体的净蛋白质合成是降低的。在肝脏功能损害时，糖异生受抑制，肝脏合成蛋白质障碍，从肌肉释放出来的大量芳香族氨基酸（AAA）和含碳氨基酸的血浆浓度明显升高。BCAA因肌肉蛋白分解、释放增加，但又不断被外周组织摄取利用而消耗，其血浆水平正常或降低。BCAA/AAA的比例明显下降，当组织释放和利用BCAA都出现抑制时，机体的能量代谢衰竭，患者即将死亡。

三、肝肾功能障碍时的代谢改变

感染、理化、免疫、遗传、营养等因素均导致肝脏损害，引起严重的代谢异常，肝脏葡萄糖生成减少，酮体生成和脂肪利用下降，蛋白质代谢也降低。不少研究者从腺苷酸代谢和能量负荷水平受损害程度来对比各种脏器的变化，结果发现肝脏是各种脏器中首先受损而且受损程度最重的靶器官。在MODS发生中肝脏占有重要地位。肝脏为代谢中心器官，当肝功能进一步衰竭时，AAA的清除受阻，使其在血中浓度升高而产生肝性脑病。Frennd等发现与死亡者相比，幸存者的BCAA血浓度大于AAA和含硫氨基酸血浓度。肝血流灌注减少是引起肝功能不全的重要原因。脓毒血症患者对甲硫氨酸、脯氨酸和酪氨酸的清除能力降低，这些氨基酸不是由肌肉进行代谢的。死于MODS者生前对BCAA的清除加快，但对酪氨酸的清除能力下降。可用亮氨酸-酪氨酸清除比例来用作衡量肝功能的指标。因为酪氨酸几乎全部在肝脏中代谢，而亮氨酸在其他内脏和肌肉中代谢。周围组织能利用支链氨基酸（BCAA）的主要是肌肉，血循环中BCAA和谷氨酰胺的浓度都很低，而死亡前又升高，脯氨酸和AAA浓度升高，提示周围组织能量缺乏（主要是肌肉）。谷氨酰胺、鸟氨酸、脯氨酸和AAA的血浓度都升高是由于各种代谢障碍所致。最后阶段所有氨基酸水平均上升，提示体内已无任何物质可用作代谢底物。有研究表明肝功能损害时血浆中的BCAA浓度降低。因此主张肝功能障碍时，应选用含高BCAA和低AAA的氨基酸溶液提供氮量。

创伤、应激、药物、血流灌注不足等原因导致的肾功能不全可出现内分泌功能障碍。肾素-血管紧张素-醛固酮系统（renin-angiotensin-aldosterone system，RAAS）是调控血压和肾功能的关键通路，参与调解循环血量，血压和水、钠代谢。肾功能障碍时可出现RAAS活性增强，形成肾性高血压，醛固酮分泌增加出现水钠潴留。90%的促红细胞生成素（erythropoietin，EPO）由肾脏产生，是一种多肽类激素，与受体结合可加速骨髓造血干细胞和原红细胞的分化和成熟，促进网织红细胞释放入血和加速血红蛋白的合成。肾功能障碍时易出现EPO合成减少，导致肾性贫血。维生素D_3本身并无生物学活性，肾皮质细胞线粒体含有1-α羟化酶系，可将由肝脏生成的25-$(OH)_2VD_3$羟化成1,25-$(OH)_2VD_3$，当肾功能障碍时，由于肾实质损害，1,25-$(OH)_2VD_3$合成减少，可发生维生素D治疗无效的低钙血症，并诱发肾性骨营养不良。同时肾脏可灭活甲状旁腺激素（parathyroid hormone，PTH），PTH具有溶骨和抑制肾脏重吸收磷的作用，所以肾衰竭时易出现高磷低钙。因此当肾功能障碍时，营养制剂可加入1,25-$(OH)_2VD_3$来预防肾性骨营养不良。

四、急性呼吸窘迫综合征（ARDS）的营养代谢变化

（一）营养状态

ARDS患者营养状态受基础疾病和急性肺损伤炎症程度的影响，也受饮食和营养支持治疗措施的影响。ARDS病情重、病程长，尤其入住ICU者常伴有严重营养不良，由于呼吸肌萎缩、肺功能减弱，往往导致呼吸机撤离困难，并发症发生率和死亡率均高。

严重应激状态下的危重患者，其代谢率显著升高，并将进一步扰乱患者的营养状态，这一过程称为"应激反应"（stress response）。应激反应中最标志性的代谢改变是蛋白质分解代谢（catabolism）显著增强。在饥饿

状态下，机体每天可丢失75 g肌肉蛋白质，相当于200～300 g肌肉组织；而在应激状态下的患者每天可丢失蛋白质250 g，相当于750～1000 g肌肉组织。随着蛋白质分解代谢增强，能量的需求通过氨基酸的脱氨基作用和糖原异生来满足。而骨骼肌是随时可以被肝脏动员最主要的氨基酸库，当骨骼肌蛋白质的分解代谢大于合成代谢时，肌肉组织就不断萎缩。

应激反应高代谢状态下的另一个代谢特征是血糖增高（应激性高血糖），它受多种内分泌激素和炎症因子调节。胰高血糖素、糖皮质激素、生长激素、儿茶酚胺释放增加，均可导致血糖增高。脂肪是应激患者的重要能源，脂肪组织的脂解作用可减少糖异生作用，对应激患者有利。但大脑的能量来源几乎全部依赖于葡萄糖，这些氧化的葡萄糖大部分来自骨骼肌分解。

（二）炎症性反应

急性呼吸窘迫综合征患者处于全身炎症性反应状态，蛋白质代谢呈高分解状态，各种炎症介质（前列腺素类和白介素）及细胞因子的作用导致高能量消耗，以及患者因进食困难能量摄入不足，使机体处于负平衡状态。尽管ARDS患者在病程的任何阶段都处于高代谢状态，而当ARDS表现为多脏器功能衰竭（MSOF）的一部分时，高代谢状态更是显而易见。如果ARDS的诱因解除并且没有出现其他合并症高代谢状态，通常在7～10天内开始缓解。

（三）碳水化合物代谢特点

急性呼吸衰竭患者碳水化合物代谢异常，表现为肝糖原异生增强，若饮食或营养支持治疗中补充过量碳水化合物，尤其使用糖皮质激素类药物，会出现高血糖症，并导致体内CO_2产生过多，加重呼吸负荷和相应呼吸困难症状。

（四）脂肪代谢特点

急性呼吸衰竭时脂肪代谢成为主要来源，营养支持一般补充多量脂肪类物质，患者处于多脏器衰竭或休克状态，则脂肪不能充分利用而在体内堆积形成脂肪肝和易发生酮症等。

（五）营养代谢特点

因胰岛素相对不足，升糖激素活跃，组织利用葡萄糖能力下降而血糖升高；脂肪利用率低，蛋白质分解加速；营养支持途径最好采用胃肠外营养。

实际上在加速分解代谢期间，维持或增加体内蛋白质的含量是极为困难的。有研究指出，强化营养支持并不能阻止严重分解代谢状态时体内蛋白质的大量丢失。所以在应激状态早期应避免为了修复患者营养的迅速丢失而过量补充营养，进而导致一系列与营养支持治疗相关的并发症。

五、肠道微生态的改变

人体体表及体内存在大的共生菌群，这些细菌超过1000种，总重量超过1.275 kg，其中大部分寄居在人体肠道中，约为1 kg。正常胃肠道菌群（gut microbiota）是指在宿主一定的重量时期，定植于宿主胃肠道内并随着宿主长期进化过程形成的微生物群落，但在病理情况下也可表现为有害于宿主的微生物群落。这些微生物适应了胃肠道生存环境，构成了一个由微生物、宿主、环境三者之间呈生态平衡的统一体，称为胃肠道微生态系统，是机体最庞大的微生态系统。

当机体受到环境、饮食、疾病及用药等因素影响时，就会引起肠道微生态失衡（dysbiosis），又称为肠道菌群失衡，主要指由于肠道菌群组成改变、细菌代谢活性变化或菌群在局部分布变化而引起的失衡状态，表现为肠道菌群在种类、数量、比例、定位转移（易位）和生物学特性上的变化。很多因素例如抗生素、应激、辐射、肠蠕动改变等都可引起肠道菌群失衡，这种肠道微生态失调将导致肠道黏膜屏障破坏，从而造成菌群易位。这种菌群失调在重症患者身上发生的机率很大，原因是心肺重症患者一般会伴有进食障碍，肠道优势菌群的食物来源的膳食纤维和食物残渣，当肠道长时间不进食时，肠道优势菌大量凋亡，导致条件致病菌和致病菌大量繁殖。另外，肠黏膜细胞70%的营养底物来源于肠内容物，肠内食物的缺乏导致肠黏膜细胞大量凋亡，肠黏膜通透性增加，屏障作用减弱或消失，就会出现肠源性感染及菌群易位；心肺患者容易菌群失调的另一个原因，是重症患者通常大剂量、持续使用抗生素，这些抗生素会大量杀灭肠道菌群，造成菌群种类及数量的重新分配，致病菌由于没有优势菌群的抑制而大量繁殖。发生肠源性感染和菌群易位，对于心肺重症患者来说，无异于雪上加霜。

第二节　心脏重症患者的代谢与营养支持

随着对危重患者代谢变化的深入研究，高代谢是严重创伤、严重感染危重患者伴随发生的代谢特点。由于儿茶酚胺、肾上腺皮质激素等分解激素分泌增加，机体很快就会继发严重的身体组织的分解与自身相食现象。脏器功能受损，出现生命器官功能不全或衰竭。若不适当地提供过多或过少的营养物，将使脏器功能恶化。如摄入糖较多时，CO_2生成增加，呼气通气负担加重，更易发生或加重呼吸衰竭。肝脏脂肪变性、淤胆，导致肝功能不良。提供氮量不足，出现负氮平衡、尿氮排出增加，以及组织修复和免疫功能受到抑制。现在越来越认识到原来的营养治疗原则不适用于危重患者（代谢亢进患者及MODS患者）。

代谢支持应用于代谢亢进（创伤、严重感染、脏器受损）的危重患者。为此，应该及时积极地对危重患者进行代谢支持治疗。它是营养治疗在代谢亢进患者具体应用中的发展，目的不仅是满足危重患者代谢过程中对能量、蛋白质、电解质、微量元素、维生素等需求的增加，同时为了维持或增强危重患者的免疫能力及对抗感染的防御机制，促进组织的修复、维护器官的结构和功能。近来对营养物的生物化学、细胞生物学等进一步的研究和认识，新的知识用于指导临床工作，使代谢支持治疗更完善更合理，成为抢救危重患者的重要措施之一。应用原则包括：①强调由脂肪与碳水化合物混合提供能量，两者的能量比为4∶6；②减少葡萄糖负荷，每日提供非蛋白质热量不超过125～145 kg/kg（30～35 kcal/kg），每分钟输入葡萄糖不超过5 mg/kg；③将非蛋白质热量与氮的比例降至418 kJ（100 kcal）∶1 g以下，蛋白质量增至2～3 g/（kg·d）；④特殊物质如谷氨酰胺、精氨酸等的应用。

一、代谢支持途径

可经肠外（parenteral nutrition，PN）、肠内（enteral nutrition，EN）或肠外加肠内途径进行代谢支持治疗。根据患者的具体情况选择而定，如果肠道结构和功能完整，应该首选并尽量利用肠内营养。但是常见严重创伤和腹腔感染术后患者的胃肠功能减退，或食欲减退而进食量很少，或由于严重创伤及手术造成胃肠道的完整性和功能破坏而不能进食，而禁食是一种治疗方法，目的是使消化道休息。又由于危重患者术后胃功能受损，临床多见于胃排空延迟，如急性出血坏死性胰腺炎术后胃潴留的发生率很高，有资料统计达100%，潴留时间最长达60日。对于这类患者所提供的营养物质开始必须完全从胃肠道外（PN）途径给予，这样才能保证机体每日能得到足够的热量和氮量、电解质、微量元素、维生素等。一旦这类患者的胃肠功能恢复，应尽早开始实施肠内营养，并逐步增加肠内营养的量，最后完全过渡到肠内营养。因为对于危重患者来讲，较长时间的全胃肠外营养（total parenteral nutrition，TPN）具有更多的风险，容易出现并发症，影响肠道免疫功能。

（一）肠内营养（EN）

1. 实施方法和时间　危重患者经口实施肠内营养有一定的困难，因此往往根据患者的不同情况采取不同的方法，如经鼻胃管或胃造瘘管滴注营养液。前者适用于昏迷患者等，后者适用于食管损伤、食管肿瘤者。十二指肠、胃功能障碍者可选用空肠造瘘置管滴注肠内营养液。其他如十二指肠损伤、急性出血性坏死性胰腺炎术后、胰头癌根治术吻合口欠满意者，均可在手术结束前加做空肠造瘘术，主张术后早期肠功能恢复后即可开始实施肠内营养。小肠的活动和吸收功能在手术后一直存在，因此是安全、有效的。

2. 肠内营养液的选用 危重患者选用的肠内营养液建议应用要素膳（elemental diet，ED），ED能提供机体足够的热量、氮量、电解质、微量元素、维生素、纤维素等，并含有谷氨酰胺（Gln），它是肠黏膜细胞、淋巴细胞和纤维细胞的必需营养物质，可使肠黏膜细胞结构保持完整，并保护肠道黏膜的屏障，减少肠道细菌易位和肠源性感染的发生。另外，ED能在肠道不经过消化即被全部吸收，粪便量少。一般只要注意滴注的速度、营养液的温度（30 ℃左右）、浓度等，腹胀、腹痛、腹泻等并发症可以避免，危重患者一般能够接受，并可持续较长时间，空肠造瘘置管时间最长可达120日。在抢救危重患者中经空肠造瘘实施早期肠内营养对提高存活率起到积极作用。

3. 肠道免疫营养的实施 近年来提出早期术后肠道免疫营养的实施。1997年Senkal报道这方面的研究，选择了外科重症监护室的164例患者进行免疫营养组和对照组的治疗效果比较。发现术后早期EN对多数患者是可以耐受的，免疫营养组的营养液中补充了精氨酸、食物核苷酸和ω-3脂肪酸，可以明显减少手术后的后期感染，包括肺炎、吻合口漏、尿路感染、导管败血症以及伤口感染的发生。Oraga和Lin等报告对严重创伤和大手术的危重患者给予富含精氨酸、核苷酸和ω-3脂肪酸的饮食，患者的免疫功能恢复明显优于标准肠内营养。

（二）肠外营养（PN）+肠内营养（EN）

对于术后早期不宜EN或不能耐受EN的危重患者，应选用完全胃肠外营养（TPN）或PN+EN。近来认为对于TPN期间少量经肠营养是有益的。Lucas证实TPN期间少量饮食刺激能使胃肠道激素达到生理水平，激活肠道神经内分泌轴，对维持肠免疫功能有利。Sax的动物研究发现，25%的肠内营养（partial enteral nutrition，PEN）组中肠系膜淋巴结细菌易位为10%，较100%TPN组的67%明显改善。25%PEN组肠重量29.9±3.0 mg，实验前后重量无变化，组织学检查无改变。100%TPN组肠重量降至16.4±8.4 mg，组织学显示肠萎缩。得出全肠外营养期间少量经肠营养是有益的。对急性出血坏死性胰腺炎、肠瘘、短肠综合征等一些长期需TPN的病例，经鼻十二指肠插入导管或空肠造瘘置管实施少量肠内营养，可给予肠道必要的肠内刺激，减少肠黏膜的萎缩和免疫抑制导致的肠屏障功能下降，从而保护了肠黏膜的结构和健康，减少肠道细菌易位，减少细胞因子释放，维持肌肉体积，改善氮平衡。少量肠内营养能尽可能完善TPN，且能加速向全肠内营养转变。

（三）完全胃肠外营养（total perenteral nutrition，TPN）

危重患者术后并发消化道出血、肠梗阻，在肠道完整结构受到损伤的情况下，不宜首选EN。首先采用TPN进行支持，此途径供给的水分、热量和氨基酸均可多于EN，并能补足并调整电解质的量。

1. 能量的供给

（1）葡萄糖 危重患者的代谢支持与外科患者的饥饿性营养不良的营养治疗有区别。对后者的营养治疗原则是以高渗葡萄糖提供热量，以蛋白质或氨基酸提供氮源。每日供给蛋白质1.0～1.5 g/kg体重，要求热氮比例为（150∶1）～（300∶1）。但此原则若用于代谢亢进的危重患者是不利的，会使病情加重恶化。因为上述原则生成的CO_2增多，呼吸通气负担加重，可加重呼吸功能不全，肝脏出现淤胆，肝功能损害，脂肪肝，形成无结石性胆囊炎；高糖血症导致高渗性非酮性昏迷、糖尿。同时应激程度升高，又增加了能量消耗需要量，负氮平衡得不到改善。但是当减少总热量和葡萄糖负荷时，临床表现即明显改善。此时要求增加脂肪和氨基酸负荷，减少葡萄糖负荷。

在代谢支持中，非蛋白质热量的供给必须适当，以123～146 kJ（30～35 kcal）/（kg·d）为宜。葡萄糖输入速度不宜超过5 mg/（kg·min）。葡萄糖是中枢神经系统、红细胞、肾上腺髓质等的优选燃料。MeMenamy认为输入高糖可以减少内脏色氨酸和脯氨酸的释放，同时增加亮氨酸和异亮氨酸的释放。然而热量的供给需随机体静息能量消耗量而变，故临床测定静息能量消耗（resting energy expenditure，REE）是很有价值的。另外，测定呼吸商亦可以评价非蛋白质热量的供给是否合适。

葡萄糖是常用的能量物质，应用葡萄糖需加外源性胰岛素。由于创伤和严重感染后糖代谢紊乱，有时虽给胰岛素也难控制高血糖。因此临床应用时必须随时根据血糖、尿糖浓度调整胰岛素的量，以防发生高糖血症，同时会产生电解质紊乱如低钾、低钠、低磷、低钙、代谢性酸中毒等情况，因此治疗时应监测血电解质浓度。在一般情况下，机体代谢葡萄糖的最大速率是每分钟22.20～33.31 μmol/kg（4～6 mg/kg），较好的耐受量是每分钟11.10～16.65 μmol/kg（2～3 mg/kg）。目前认为高代谢危重患者输注的葡萄糖每分钟不超过5 mg/kg，所需热量的其他部分可用脂肪形式来供给。

果糖、木糖醇可替代部分葡萄糖，果糖和木糖醇在代谢初期可不需要加胰岛素，但在代谢后期仍需胰岛素的参与，同时还有产生乳酸与尿酸过高的副作用。

（2）脂肪　①用脂肪作为热源可使机体减少对葡萄糖的依赖，并且在创伤应激反应中，由于胰岛素分泌的下降，葡萄糖的节氮效应受到限制，而脂肪乳剂则避免了对胰岛素的依赖。实验表明输入脂肪乳剂后，应激状态下机体尿氮排泄量明显下降，这是因为脂肪乳剂提供了机体合成蛋白质所必须的ATP。此外，脂肪乳剂还能促进氨基酸进入肌肉组织，尤其能促进内脏组织对氨基酸的摄取和内脏蛋白质的合成。在脂肪代谢过程中，甘油及脂肪酸裂解产生的乙酰辅酶A在进入三羧酸循环后产生了一系列中间代谢产物，如酮戊二酸等都为机体合成非必需氨基酸提供原料。因此脂肪乳剂除了供能外，还能促进机体蛋白质的合成，起到良好的节氮效应；②提供人体必需脂肪酸。亚油酸、亚麻酸、花生四烯酸等不饱和脂肪酸是人体内不能合成的，必需由外源性供给，所以称为必需脂肪酸（EFA）。在创伤应激反应中，倘若只供给葡萄糖、氨基酸等进行营养治疗，势必造成体内必需脂肪酸缺乏，引起必需脂肪酸缺乏症（EFAD）。其结果引起机体免疫功能、血小板功能下降，皮肤、毛发及神经组织的正常生理功能遭到破坏。因此高分解代谢患者的静脉营养配方中必须提供脂肪乳剂。由于花生四烯酸可以由亚油酸在体内衍生而得，因此尤以提供亚油酸更为重要；③没有CO_2负荷过重的副作用；④脂肪乳剂能加重感染患者的高三酰甘油和高非脂化脂肪酸血症。这种高三酰甘油血症能抑制网状内皮系统、肺和心肌功能。高浓度的血清非脂化脂肪酸还会诱发潜在心律失常。脂类可单独应用或与葡萄糖和氨基酸联合应用。如果摄入量超过氧化能力，这些脂类可能堆积并引起副作用。脂类作为非蛋白质能量的来源应占总能量的30%～50%，当给予脂类供能大于总能量的70%时，可导致脂肪储存的增加，对保持氮平衡非但没有益处，反而可导致感染患者的病死率增加。

脂肪乳剂可经周围静脉输入，可与氨基酸、葡萄糖混合输入，无高糖引起的高渗性利尿等现象。但是单用脂肪乳剂无明显的节氮作用，而与葡萄糖合用能提供更多的能量与改善氮平衡。因为中枢神经系统的神经细胞与红细胞必须依赖葡萄糖供能100～150 g/d，若无葡萄糖供给则需消耗蛋白质进行糖异生作用供能。另外，因为脂肪分解后的脂肪酸需要有一定量的乙酰乙酸，才能在三羧酸循环中被氧化利用。而乙酰乙酸由碳水化合物产生，因此必须同时供给葡萄糖。我国成年人应用脂肪乳剂的常用量为每日1～1.5 g/kg，在创伤高代谢状态可适当增加一些，所供应的热量一般不超过总热量的50%为宜。Wilmore以脂肪乳剂提供38%的非蛋白质热量，维持了大多数处在代谢亢进的烧伤患者的正氮平衡。Skilman认为脂肪乳剂与葡萄糖的促进氮平衡节氮作用同样有效。Macfie认为脂肪乳剂比葡萄糖更能促进机体的蛋白质合成代谢。因此目前认为以脂肪提供40%～50%的非蛋白质热量是相对安全的。危重患者不能耐受过于积极的静脉输入脂肪，应该审慎地使用脂肪。监测血浆三酰甘油和游离脂肪酸水平可以及时发现脂肪利用或清除障碍。

目前临床普遍使用的是长链三酰甘油（LCT）为主的脂肪乳剂，其进入线粒体氧化需要肉毒碱。但在高代谢状态时，肉毒碱内源合成不足，使LCT利用有障碍。但中链三酰甘油（MCT）可以通过另外的途径而不需要肉毒碱即可进入线粒体氧化，且氧化速率比LCT快，故MCT可成为更为理想的脂肪乳剂，但MCT不含亚油酸和亚麻酸，且有神经毒性反应（如呕吐），因此现在用LCT/MCT的混合制剂是理想的溶液，为多系统器官功能衰竭（MSOF）等危重患者提供更多有用的燃料。

采用全营养混合液（TNA）方式在24 h内均匀输入脂肪，并由小剂量开始逐渐增加到所需要的剂量，可改善机体对输入脂肪的廓清和代谢。一般剂量是从每日0.5 g/kg开始，逐渐增加到2.5 g/（kg·d）。同时监测血浆三酰甘油的水平，调整剂量和速度。脂肪乳剂所供给的热量占总热量的30%～50%为合适。近来认为中链三酰甘油在体内分解生成的中链脂肪酸（MCFA）由门静脉系统廓清，可保护肝巨噬细胞（枯否细胞）的功能，比长链脂肪酸（LCFA）更为安全。因为LCFA由淋巴管清除，输入方式不持续时可损害肝脏的肝巨噬细胞，影响肝巨噬细胞的吞噬功能。

2. 蛋白质或氮的供给 因为机体无贮备蛋白质，人体每日用于合成蛋白质的氨基酸（AA）有1/3依赖饮食供给。若无外源供给，只能靠分解自体血浆蛋白、肌肉蛋白和其他组织器官的蛋白质来提供氮源，以满足机体合成急需的蛋白质。严重创伤、大手术后各器官的生理活动功能都增强，肝脏除增加清蛋白的合成外，还增加合成分泌性蛋白质，如C反应蛋白、α_1-酸性糖蛋白、视黄醇结合蛋白、转铁蛋白、纤维蛋白原及各种免疫性球蛋白，同时骨髓加快制造抗感染的白细胞，神经内分泌系统生理性活动增强，以提供应激所需的激素，从而为支持生命器官如心、肺的活动和伤口的愈合提供必需的蛋白质和能量基质。清蛋白分解以补充每日损失的AA，也是组织蛋白质和血浆蛋白质之间AA转运中间传递体。血浆清蛋白在周围分解成AA，AA进入肝脏再参与清蛋白的合成，并再输出至周围而分解成AA。如此反复循环的结果是使创伤和感染后短期内血浆蛋白质（尤其是清蛋白）明显下降的主要原因。要维持应激状态下瘦体细胞总体，防止内脏蛋白质分解利用，除提供能量基质外，更重要的是提供蛋白质基质。因此危重患者的机体蛋白质丧失增加，如创伤后机体的蛋白质分解明显增加，氮丢失量可达20～40 g/d，最近认为蛋白质的供给量以每日1.5～1.7 g/kg较为合适。

总之，因为饥饿与危重患者的高代谢所致病理改变有明显差别。所以危重患者的代谢支持不同于标准的营养治疗，其主要区别在于支持代谢的底物是由碳水化合物、脂肪、氨基酸混合组成，每日所供给的代谢底物中蛋白质增加到2～3 g/kg体重，热量与氮的比例则下降为100∶1，30%～40%的非蛋白质热量由静脉输入的脂肪乳剂所供给。

3. 其他营养物质的供给

（1）维生素　严重腹腔感染创伤MODS等危重患者，对各种维生素（水溶性、脂溶性维生素）的需要量均大为增加。这与患者的高代谢率有密切关系，由于细菌的生长繁殖亦从机体获得维生素，造成维生素的消耗增加。机体在组织修复时需要足够的维生素C用来产生正常的胶原。维生素A、维生素E与创伤的愈合、内脏损伤的修复并与机体免疫功能有密切关系。维生素E是抗氧化剂，在严重创伤等应激状态下可清除体内自由基，降低脂质过氧化物。因此为提高患者抵抗力及术后机体的恢复，应保证补足维生素A、维生素E的摄入量。我们认为在营养治疗的同时供给各种水溶性维生素、脂溶性维生素是不可忽视的物质。尤其是维生素D和维生素K_2。

（2）电解质和微量元素　严重感染患者术后早期，由于机体处于应激状态，胃肠道功能障碍，大量体液或消化液丧失，机体往往存在低钾、低钠、低钙、低磷的现象，并发现低磷血症的发生率高。资料统计，严重创伤患者低磷血症的发生率为76.5%，腹腔严重感染患者的低磷血症发生率为61.5%。40例死亡的危重患者中有31例存在低磷血症，占77.5%。也有文献报道严重感染会造成血清锌、铁、铜代谢的改变。当全身性感染、炎症反应与内毒素侵入时，锌进入肝脏内致血清锌浓度下降。铁大部分蕴藏在肝脏，一部分在网状内皮系统与骨髓之中，当有炎症时，血清铁浓度就会下降。有学者认为铁的供应减少会降低杀灭病原菌的能力，亦即营养性免疫的能力。低铁血症有利于细菌的繁殖，当血清铁下降，血清铜与铜蓝蛋白将增加。这些均说明临床营养治疗除了供给足够的热量、氮量、维生素外，还需根据患者的具体情况及时供给电解质。并根据电解质浓度的监测结果，及时进行调整供给电解质的量。对于微量元素的补充也应引起重视，并应在微量元素的总储量未受到影响之前补充，而不应该在出现明显缺乏症时再去纠正。

二、代谢支持的时机

严重感染初期，由于细菌、内毒素等作用，神经内分泌紊乱，过多的分泌分解代谢激素，如儿茶酚胺、胰高糖素、促生长激素等。出现胰岛素/胰高糖素比例失调，骨骼肌蛋白质分解，血浆中游离氨基酸、脂肪酸增加，血糖浓度增高和糖耐量下降等现象，同时出现水、电解质的紊乱，酸碱平衡失调，易产生水钠潴留，并发代谢性酸中毒。此阶段不适合进行营养治疗，非但不能达到营养治疗的目的，反会引起更多的代谢紊乱。因此，在感染患者的治疗初期，首先应积极纠正水、电解质紊乱和酸碱平衡，补充血容量，降低肾素-血管紧张素-醛固酮的活性，潴留于体内的水分加速排出，恢复正常的胰岛素与胰高糖素的比例，并且要积极控制感染，及时手术，清除感染病灶和引流。对严重创伤、大手术后患者也应先积极纠正休克、补充血容量。然后争取尽早给予代谢支持。根据创伤感染的严重程度给予能量与蛋白质，从而防止机体的过度消耗。实施后再根据患者具体情况，调整能量与蛋白质的补充量，并选择合理的脂肪乳剂与氨基酸以及特殊营养物质的应用。

综上所述，危重患者营养治疗的途径和时间是决定治疗过程的重要因素。早期经肠营养及必要的营养素在缩短危重患者的高代谢期，促进合成代谢和机体恢复，维持肠免疫功能中起着重要的作用。当无法完全经肠营养来维持机体的营养需要时，需实施TPN或将肠外营养与肠内营养结合使用，每小时经肠道输注10~20 mL营养液，不仅可维持肠道结构与功能的完整性，而且也避免了全肠外营养（TPN）可能引起的肠道细菌和毒素的易位，改善氮平衡，加速向TEN转变。

三、特殊营养物质在心肺重症患者治疗中的应用

长期以来已认识到营养是产生免疫反应的重要组成部分，并且营养物质和免疫功能之间存在复杂的相互作用。在危重患者中，中、重度的蛋白质-热量缺乏性营养不良会引起细胞介导免疫、吞噬细胞功能，补体系统和黏膜抗体反应等的很大异常，而特殊营养物质对免疫活性的特殊方面产生不同程度的作用，同时在促进蛋白质合成与降低蛋白质分解方面也有一定的作用。近几年来对特殊营养物质在危重患者中的特殊作用并应用于临床已有许多实验和临床的研究。

1. 精氨酸　精氨酸是（arginine，Arg）条件非必需氨基酸。但在危重患者高代谢状态下，精氨酸是必不可少的营养物质，成为必需氨基酸。因为肾脏在创伤、感染时对氨基酸，尤其是精氨酸、谷氨酰胺的再吸收能力下降，导致负氮平衡。

（1）精氨酸可增加体内氮潴留，促进蛋白质合成，增强免疫反应　因为精氨酸具有刺激激素分泌的活性，包括刺激垂体释放生长激素和泌乳素、胰腺释放胰岛素和胰高糖素、肝和小肠释放胰岛素样生长因子（IGF-1）和肾上腺释放儿茶酚胺。通过其还能影响胸腺的作用，增强损伤后有丝分裂原刺激的T细胞增生。它也牵涉到蛋白质合成和伤口愈合，可能通过刺激产生生长激素而增加创伤后蛋白质的潴留。因此精氨酸可增加体内氮潴留、促进蛋白质合成、改善机体氮平衡。有研究表明，创伤后早期精氨酸的需要增加，给予正常浓度的精氨酸能增强组织的修复能力，增强代谢和免疫功能。在肠内与肠外营养制剂中适当地强化精氨酸，能有效地发挥细胞免疫作用。

（2）精氨酸能有效改善肠粘膜屏障，减少细菌易位　全肠外营养（TPN）引起肠黏膜屏障损伤，肠道细菌易位及肠源性脓毒血症已引起广泛重视。大量实验和临床研究证明，由于TPN的应用常引起肠黏膜"饥饿"，在1周内即可发生肠黏膜或绒毛萎缩症，从而导致肠黏膜的形态和功能发生改变；肠壁的通透性增高，增加了潜在的肠道致病菌易位的机会。有资料显示易位的肠道内菌群主要为大肠埃希菌、奇异变形杆菌，其次为念珠菌、表皮样肠球菌等。这些条件致病菌的内毒素和其他毒性混合物，可穿透肠黏膜溢出肠腔而进入腹腔，最终经淋巴管和血管播散到全身，导致肠源性菌血症或脓毒血症。而添加精氨酸的营养液对TPN并发症的预防和机体康复将起着重要作用。因为实验和临床研究证明精氨酸强化的营养液可以改善TPN的肠黏膜损伤状态和功能，增加肠黏膜的总厚度及小肠绒毛细胞计数，降低肠黏膜的通透性，减少肠道细菌易位。因为精氨酸具有改善T细胞的功能，促进T辅助细胞分泌白介素-2（IL-2），产生一氧化氮（NO），增强巨噬细胞的细胞内杀伤作用，促进多胺、胍氨酸、鸟氨酸、酮戊二酸等肠黏膜滋养因子合成，恢复肠黏膜结构完整性。因此精氨酸及代谢产物可有效改善肠黏膜免疫障碍，减少细菌易位，是防止TPN并发症发生的保护剂。

（3）精氨酸在免疫防御及免疫调节中的作用　严重创伤患者因应激反应使蛋白质处于亢进的高代谢状态，而肾脏对氨基酸尤其是精氨酸、谷氨酸的再吸收能力下降，从而导致负氮平衡。创伤使大量的IL-1、IL-6、TNF释放，IL-2水平下降。若持续时间过长将导致细胞群衰竭，损伤免疫功能，增加潜在并发症的发生。在多种动物实验中观察到，给予精氨酸后导致胸腺增大和细胞计数增多，促进植物凝集素（DHA）、刀豆蛋白A（Con-A）等有丝分裂原的产生，并且显著提高T淋巴细胞对有丝分裂原的反应性，从而刺激T淋巴细胞的增生，增强巨噬细胞的吞噬能力和天然杀伤细胞对肿瘤细胞的溶解作用；增加脾脏单核细胞对IL-2的分泌活性，

显著降低前列腺素E（PGE2）的水平，进一步促进IL-2合成，最终产生以提高T淋巴细胞间接反应为中介的免疫防御与免疫调节的强力作用。精氨酸在肠内营养中的强化对严重创伤大型手术患者的营养状态和免疫功能的恢复以及免疫防御和免疫调节机制的正常运行发挥了重要作用。因此在强化精氨酸的肠内营养治疗中，精氨酸的作用是：①可增加机体内氮潴留；②有效地发挥调节作用，控制蛋白质更新；③促进肌内蛋白质的合成；④有助于改善机体氮平衡，提高机体的免疫状态。

（4）精氨酸及其体内代谢活性产物一氧化氮（NO）在腹腔严重感染对急性胰腺炎（AP）具有保护作用　外源性Arg对急性胰腺炎的保护作用已有许多报道，Werner等给水肿性胰腺炎鼠静脉注射外源性Arg以增加NO生成量的基质，结果显示外源性Arg能显著抑制AP对胰酶的激活，减轻胰腺组织损害。Lin等给坏死性胰腺炎鼠分别静脉注射125 mg/kg和250 mg/kg两种剂量的Arg，结果显示两种不同剂量的外源性Arg均能改善胰腺微循环，减轻胰腺损害。但250 mg/kg组减轻胰腺组织损伤更明显，提示外源性Arg对AP的保护作用在一定剂量范围内可能存在着正性剂量－效应关系。

在新近的研究中还发现存在NO的免疫调节机制。NO是体内多种组织及细胞产生的一种多功能的气态生物信使，而L-精氨酸是合成NO的唯一底物。L-精氨酸在两种NO合成酶催化下经过氧化脱氨基作用生成NO，并同时生成L-瓜氨酸。NO的活性高、不稳定，可迅速代谢为稳定的终末产物－硝酸盐及亚硝酸盐，并以硝酸盐的形式从尿中排出体外。目前认为NO对免疫系统的调节作用可能有几个方面：①NO抑制T淋巴结增生，抑制抗体应答反应，抑制肥大细胞反应性；②促进天然杀伤细胞活性，激活外周血中的单核细胞；③调节T淋巴细胞和巨噬细胞分泌细胞因子；④介导巨噬细胞的细胞凋亡。近来体外研究表明，精氨酸通过巨噬细胞和淋巴细胞对肿瘤和感染细胞发挥毒性的关键作用，是继于NO的产生和释放所致，在危重患者的营养治疗中有其特殊的作用。

2. 谷氨酰胺　谷氨酰胺（glutamine，Gln）对许多器官、组织有特殊的营养作用。可作为肠黏膜细胞、免疫细胞等快速生长和分化细胞的主要能源及核酸合成的前体，用于维持肠道的结构和功能，促进免疫功能（包括肠道免疫和全身免疫功能）等。Gln已日益受到重视，以往认为谷氨酰胺是一种非必需氨基酸，但是在机体应激状态下，此时肠黏膜上皮细胞、免疫细胞等对谷氨酰胺利用明显增加，血液和组织中谷氨酰胺浓度却急剧下降，因此在外科危重患者中谷氨酰胺可能是一种非常重要的必需氨基酸。

谷氨酰胺在心肺危重患者治疗中有以下作用：

（1）降低危重患者机体的高代谢状态　大手术、创伤、脓毒症后机体处于高代谢状态，氮的丧失量可超过2 g/d。骨骼肌游离谷氨酰胺浓度下降是蛋白质分解代谢中常见的现象。肌肉细胞谷氨酰胺含量的下降往往影响患者的生存率，而肌内蛋白质合成率高低与谷氨酰胺含量的多少有关。临床研究表明，给予不含谷氨酰胺的标准TPN者，不能纠正肌肉谷氨酰胺含量的降低，而加入谷氨酰胺的TPN患者中骨骼肌内谷氨酰胺下降程度明显改善，证实了谷氨酰胺在减少肌肉游离谷氨酰胺浓度下降和促进蛋白质代谢中有积极作用。

（2）维持和恢复危重患者肠道屏障的结构和功能　危重患者中由于谷氨酰胺的缺乏可导致不同程度的肠黏膜萎缩，增加肠道的通透性，破坏肠道的屏障功能。Pastores SM等认为在肠内外营养中补充谷氨酰胺可防止肠黏膜的萎缩，维持正常的肠黏膜重量、DNA含量和绒毛的高度；上调肠道谷氨酰胺的活性，增加肠道刷状缘对谷氨酰胺的转位。TPN中加入谷氨酰胺还可维护小肠黏膜的通透性和保护小肠黏膜的结构。肠内营养给予谷氨酰胺亦可防止小肠黏膜通透性的增加，维持肠道结构的完整性。Inoue等用大鼠腹膜炎模型研究了肠黏膜屏障和动物生存率与谷氨酰胺的关系。同样发现谷氨酰胺加强的TPN组其肠黏膜的有关指标得到明显改善，大鼠的生存率从44.75%提高到92.1%。Dugan等的研究表明肠道给予谷氨酰胺可防止内毒素大鼠小肠的通透性增加，维持肠道结构的完整性。

（3）改善机体的免疫功能　危重患者出现免疫功能受抑制伴有肌肉和血浆谷氨酰胺浓度的显著降低。谷氨酰胺对肠道免疫功能的改善已有报道，给烧伤动物肠内营养补充谷氨酰胺能增加空、回肠肠液中D-IgA的含量，减少肠道细菌的易位。体外实验已表明，培养液中谷氨酰胺浓度的下降可使淋巴细胞的增生与分化明显减退，使抗体的合成以及巨噬细胞的吞噬功能明显减退，并导致IL-1、IL-2量下降。Gianotti等在肠源性脓毒血症的动物模型中给动物口服谷氨酰胺，结果明显降低了动物的细菌易位，提高了成活率，分析原因可能主要是谷氨酰胺在保护肠黏膜屏障的同时，也改善了肠道的免疫功能，促进了S-IgA的合成与分泌。但有关体内给予谷氨酰胺对机体各种免疫抑制状态的免疫功能调节的研究目前还很少，有待进一步的研究。

（4）提高创伤和感染后组织细胞的抗氧化能力　谷胱甘肽（glutathione，GSH）是细胞内重要的抗氧化剂，其主要功能为保护细胞膜、核苷酸、多种蛋白质、免疫自由基反应性氧化物的损伤。Hong等提出给予谷氨酰胺强化的TPN可通过保持组织中GSH的储备，保护组织细胞免疫氧自由基造成的损伤。危重患者由于经历了严重创伤，可有失血性休克的缺血再灌注以及局部组织损伤，感染引起全身炎症反应时可激活中性粒细胞、巨噬细胞和补体，导致大量氧自由基的产生和释放，引发脂质过氧化作用。另外，由于危重患者的肌肉和血浆中谷氨酰胺水平急剧下降，可能使GSH合成受到限制，使机体抗氧化能力下降、氧化损伤加剧，形成恶性循环，最终可导致多器官功能衰竭。因此危重患者补充谷氨酰胺，可保持和增加组织细胞内的GSH的储备，而提高机体抗氧化能力、稳定细胞膜和蛋白质结构，从而改善机体各重要脏器如肝、肺、肠道、肾等的功能及细胞免疫能力。新近在严重创伤失血性休克的肠道缺血-再灌注损伤及放射性肠炎的研究中，补充谷氨酰胺后可显示出能维护肠道谷胱甘肽的水平。GSH是细胞内重要的抗氧化剂，它保护细胞膜、核苷酸、多种蛋白质、免疫自由基反应性氧化物的损伤，从而降低细胞膜脂质过氧化物的形成。另外化疗药物氨甲蝶呤可使机体肝、肾、肺、心、肠、肌肉等的组织细胞氧化损害并降低GSH水平。添加谷氨酰胺则能明显提高上述组织内GSH含量，提高氧化能力，稳定细胞膜及蛋白质的结构，改善肝、肺、肠道等重要器官及免疫细胞的功能。

（5）保持和恢复体内的酸碱平衡内环境稳定和降低感染性并发症发生率　谷氨酰胺是肾小管细胞代谢的能源，并且作为氨的载体直接参与尿氨的生成和HCO_3^-的生成和回收，以维持酸碱平衡。研究表明由于外科危重患者的每日酸负荷增加，故肾脏谷氨酰胺的需要量增加，对支持外科危重患者肾氨的产生是非常必要的。由于危重患者高分解代谢造成肌肉谷氨酰胺的消耗增加，血浆谷氨酰胺浓度下降，造成供肾脏利用的谷氨酰胺减少，于是体内酸性产物蓄积，破坏了机体酸碱平衡，增加了感染性并发症的发生率。

综上所述，在危重患者应激状态下，Gln在各器官间的氮流动中起着极为重要的作用，是依赖Gln氧化供能的器官，如肠道和组织细胞如血管内皮细胞、巨噬细胞、黏膜和肺泡上皮细胞、成纤维细胞等重要营养底物和调节因子。提供外源性Gln既有利于改善体内平衡，纠正危重患者的代谢性酸中毒，增强免疫细胞和肠黏膜屏障功能，降低肠源性细菌和内毒素易位，又可有效地减轻缺血-再灌注损伤和内毒素介导的血管内皮细胞和黏膜上皮的损伤，促进各种免疫活性细胞的分化、增生，增强机体非特异性防御能力，并调节免疫活性细胞的各种介质、细胞毒素和免疫球蛋白的分泌和相互作用。因此认为在危重患者的抢救中，提供外源性Gln是很有益的。

3. 核苷酸

（1）研究资料表明膳食核苷酸在维持机体正常的免疫功能中起重要的作用　如膳食能提供核苷酸来源，特别是尿嘧啶，可选择性地抑制辅助T细胞及IL-2的产生。核酸和其他嘌呤和嘧啶源已成为细胞主要成分的唯一营养物。核苷酸是脱氧核糖核酸（deoxyribonucleic acid，DNA）和核糖核酸（ribonucleic acid，RNA）的前体，故在大多数生化过程中起重要作用。RNA和DNA分别是细胞分裂和蛋白质合成所必需的。核苷酸膳食是支持代谢活跃细胞的最适生长和功能所必需的。Ruddph等证明选用不含核苷酸的膳食会降低细胞免疫功能和对感染的抵抗力。

（2）膳食中加入核苷酸对进行肠外和肠内营养治疗的患者可能有治疗价值　文献报道机会性微生物，如白念珠菌是处理免疫损害患者过程中较为重要的一点。条件性感染已成为心脏等大手术及器官移植等危重患者较为常见的一种感染。Fanslow等用白念珠菌感染4~6周的小白鼠进行研究，结果发现不含核苷酸的膳食喂养的小白鼠会降低对白念珠菌全身感染的抵抗力，而当膳食中添加RNA或嘧啶时，抵抗力大大增加。根据这些发现，膳食提供的核苷酸来源特别是尿嘧啶，被认为可能是一种重要的营养底物。

4. 脂肪酸

（1）膳食中的脂类是必需脂肪酸和热量的来源，是脂溶性维生素如A、D、E、K的转运载体，而且在调节机体的免疫功能方面有重要的作用。它对特异性和非特异性免疫系统的一些免疫细胞、单核细胞、巨噬细胞、淋巴细胞和多形核细胞产生很大的作用。因为这些细胞和构成膳食中脂肪酸的构成类似，这些细胞能合成非必需脂肪酸，但必需从循环血液脂质中摄取必需脂肪酸。亚油酸（ω-6）及产生的花生四烯酸（AA），和亚麻酸（ω-3）及其产物二十碳五烯酸（EPA）和二十二碳六烯酸（DHA）均是循环血浆脂类的重要成分，是人体内不能合成的，必需由外源性供给，称为必需脂肪酸。在创伤应激反应中，如果只给葡萄糖与氨基酸，必会造成必需脂肪酸的缺乏，从而引起必需脂肪酸缺乏症。其结果会引起机体免疫功能、血小板功能下降，皮肤、毛发及神经组织的正常生理功能遭到破坏。由于花生四烯酸可以由亚油酸（ω-6）在体内衍生而得，因此供给亚油酸（ω-6）更为重要。然而花生四烯酸在环加氧酶的作用下转化为前列烷类，在脂氧化酶作用下转化为白三烯，形成二十烷类的量取决于血浆花生四烯酸的量，花生四烯酸的量反映出膳食中脂肪酸的摄入量。膳食中脂肪酸的类型与浓度最终调节花生四烯酸及其产物二十烷类的合成。二十烷类化合物包括前列腺素和白三烯，它们有强大的免疫调节特性。二十烷类水平的增高，特别是前列腺素E2（PGE2）与一些病理状态包括肿瘤生长、免疫抑制、术后感染、脓毒症、内毒素血症和器官衰竭有关。

（2）添加来自鱼油ω-3脂肪酸能改变免疫细胞的组成和功能，在调节免疫功能起着重要作用。许多研究表明ω-3脂肪酸能降低与免疫特别有关的炎症反应。引起这作用的可能机制之一是富含ω-3脂肪酸的膳食以某种方式降低细胞内花生四烯酸的水平，从而降低第二系列二十烷类的合成和降低它们的免疫抑制作用。临床研究报道给予ω-3脂肪酸能降低患者的住院日数，认为通过调整ω-3脂肪酸和ω-6脂肪酸的比例可改善患者的免疫状态，从而降低感染等危重患者的病死率和并发症，有一定的临床意义。

5. 生长激素 近年来许多研究证实适当地应用重组人生长激素（rhGH）能够逆转和改善危重患者机体的高代谢状态，对预后产生积极的作用。生长激素（GH）是垂体前叶分泌的一种蛋白质激素，其生物功能是直接的代谢作用和间接的促生长作用，主要表现为促进葡萄糖氧化，从而提高能量水平，促进脂肪分解和糖异生，改善蛋白质分解，促进蛋白质的合成。国内外已有许多研究证明。

（1）生长激素对脂肪代谢影响 生长激素对手术患者脂肪代谢的影响。结果表明生长激素［0.1 mg/（kg·d）×6 d］与对照组相比，脂肪分解率明显提高。LO等利用手术应激下TPN维持的SD雄性大鼠给rhGH对代谢影响的研究。结果显示rhGH组大鼠脂肪的氧化代谢较TPN组明显提高，而机体总的能量代谢改变却不明显。

（2）生长激素对血糖影响 危重患者由于应激性激素分泌改变而引起血糖升高，高血糖的主要原因是肝脏输出葡萄糖增多而非组织从血浆中摄取葡萄糖降低。与单纯TPN治疗相比，生长激素明显升高血糖水平，而且血糖动力学研究表明内源性葡萄糖的产生、氧化和循环却无明显差别。产生这一结果的可能机制是葡萄糖的非氧化贮存功能不全和葡萄糖向组织细胞转移受到抑制。

（3）生长激素影响肠黏膜的结构和功能 严重创伤时血液中Gln浓度降低，这可能是危重患者肠道功能障碍并发MOFS及死亡的原因。大剂量GH［0.2 mg/（kg·d）］能明显促进空回肠黏膜对氨基酸尤其是谷氨酰胺的转运。这一作用使肠黏膜有足够的谷氨酰胺用来维持黏膜的正常结构和功能，这对长期应用TPN的患者防止肠黏膜萎缩和维持及促进小肠营养物的吸收有积极作用。

（4）临床应用方法 代谢支持治疗同时加用生长激素，一般采取低热量的肠外营养［63.68 kJ/（kg·d）］加生长激素（北京协和医院等均有报道）。①剂量：多数学者主张0.1～0.2 mg/（kg·d）或8～12 IU/（kg·d）；②途径：1次/d或2～3次/d皮下注射；③注意点：GH能导致高血糖，故应掌握指征并严格监测血糖。孕妇及哺乳期妇女应慎用。避免身体同一部位反复多次用药。rhGH在应用过程中导致高血糖和胰岛素抵抗，而IGF-1具有合成代谢效应外尚有降低血糖作用，因此rhGH与IGF-1的联合应用使合成代谢效应明显增强。

6. 微生态制剂 肠道微生态制剂（如益生菌活菌制剂）可以改善肠道微生态。由产丁酸的肠道细菌组成的益生菌似乎是最有益的一种益生菌治疗模式，可以通过抗炎、调节线粒体内稳态和能量产生影响"肠-肺"轴，促进功能恢复。围手术期使用益生菌活菌制剂能够使术后肠道杆菌科、梭菌和假单胞菌的丰度受到抑制，术后菌血症发生率有所下降，血清连接蛋白和内毒素水平显著降低，肠黏膜屏障功能恢复加快，炎性渗出减少，术后感染率下降。这可能与益生菌的微生物相关分子模式、胃肠道黏膜的模式识别受体等有关。重塑肠道菌群有利于创伤后机体功能的恢复。

第三节　呼吸重症患者的营养支持

一、急性呼吸窘迫综合征的营养支持

1. 营养支持治疗的途径　营养支持的途径包括全胃肠外营养（TPN）和肠内营养（EN）。从生理角度说，经口进食是最佳途径。早期肠内营养可防止胃肠黏膜萎缩，肠道细菌移位，因此肠内营养应为首选。仅在胃肠道不能利用、不能满足机体需要或某些特殊疾病时才选用肠外营养支持。

2. 能量　能量计算公式同慢性阻塞性肺疾病。

$$每日能量＝基础能量消耗（BEE）\times 活动系数 \times 体温系数 \times 应激系数 \times 校正系数$$

活动系数：卧床1.2，下床轻度活动1.25，正常活动1.3。

体温系数：38 ℃取1.1，39 ℃取1.2，40 ℃取1.3，41 ℃取1.4。

应激系数：体温正常1.0，发热1.3。

校正系数：男1.16，女1.19。

因病情复杂，感染、休克、心肺和肾衰竭、机械通气的损伤等使额外消耗增加，有资料提示，可增加50%以上的基础能量消耗。实际应用时不能将计算能量值作为唯一的依据，应根据病情、营养评价指标等调整营养治疗方案。

营养不良而不伴高代谢状态的患者对营养支持的反应性要优于处于高代谢状态下的应激患者，他们较易获得正氮平衡。现代医学提出，因为能量支持过量可导致CO_2产生增加、血糖增高和能量消耗增加。提倡机械通气患者的能量需求估计为男性25～30 kcal/（kg·d），女性20～25 kcal/（kg·d）。其中"体重"是指理想体重和实际体重的均值，对于肥胖患者则是指理想体重的1.2倍。国内学者普遍认为机械通气患者每日能量供给不应少于2000 kcal，蛋白质1.2～1.8 g/（kg·d）。

3. 能量分配　碳水化合物占45%～50%，蛋白质占20%，脂肪占30%～35%，蛋白质摄入过多会因食物特殊动力作用而增加耗氧量，促进呼吸衰竭。实验研究发现饮食适量补充脂肪、不饱和脂肪酸（尤其是n-3脂肪酸）有利于肺泡表面活性物质的生成、减少高糖的负荷、节省蛋白质，有利于脂溶性维生素吸收利用。

4. 注意水、电解质平衡　纠正水、电解质平衡，防治低钾、低钙和低磷所致呼吸肌力减退，并注意补充维生素和微量元素。此外，抗氧化剂（维生素C、硒等）具有抑制急性呼吸窘迫综合征肺部炎症反应作用，亦可适量补充。

5. 全肠外营养　葡萄糖输注速度不超过5 mg/（kg·min），输注速度过快会加重呼吸困难症状。脂肪的摄入量为1.0～1.5 g/（kg·d），蛋白质摄入量为1.2～1.5 mg/（kg·d），若有明显肝肾功能障碍者，氨基酸摄入量宜降至0.4～0.6 g/（kg·d），并注意随访监测和调整。

6. 营养治疗过程中的监测　在营养支持过程中应持续监测患者的营养状况，根据患者病情变化及时调整营养支持配方，即要满足患者每日能量需要，也要保证正氮平衡。在没有应用利尿剂情况下，患者继续体重减轻（表现为消瘦）则强烈提示每日能量供给不足。氮平衡的评价应至少每周进行一次。

$$氮平衡＝摄入氮（g）-排出氮（g）$$
$$＝摄入蛋白质（g）/6.25-排出氮（g）$$

通常每日尿素氮占每日尿氮排出量的80%，通过测定24 h尿素氮即可计算排出氮（g）。若氮平衡为正说明机体处于正氮平衡，否则处于负氮平衡。若给予的蛋白质量已经足够，但仍不能达到正氮平衡，往往是由于非蛋白质能量供给不足，可以按氮热比中能量的比例补充非蛋白能量。

需要再次强调的是，ARDS处于严重分解代谢状态的应激患者即使严密调整了营养支持配方，血浆蛋白在病程初始的很长一段时间内都处于负氮平衡，难以恢复正常，这往往提示预后不良。所以在这段时期，血浆蛋白水平降低与营养不良并无直接关系，而和疾病严重程度和预后密切相关。

2003年的非典型肺炎（SARS）就是一种传染性的严重急性呼吸综合征（severe acute respiratory syndrome）。在SARS的治疗过程中，营养支持可增强患者的抗病能力。SARS患者常常伴有维生素及微量元素缺乏、缺铁性贫血和低钙血症等，特别是应用激素治疗的患者极易出现蛋白质缺乏性营养不良，造成机体免疫力低下，易出现菌群紊乱，继发细菌感染，甚至诱发或加重MODS。有报导称，每位SARS患者从入院开始，营养支持即成为综合治疗中必须完成的一部分，每日补充维生素 B_1 60 mg、维生素 B_2 60 mg、维生素AD一粒，叶酸30 mg，同时给予肠道菌群调节剂，有效地延缓了二重感染的发生。

二、呼吸衰竭患者的营养支持

（一）营养支持原则

1. 能量 为维持或增加体重，应供给足够的能量，但过高的热能又会导致呼吸做功增加，增加耗氧量，二氧化碳生成增多，加重呼吸负担。故应合理计算，计算方法如下：每日能量供给量＝BEE×C×1.1×活动系数。其中，C为校正系数，男性为1.16，女性为1.19。1.1为考虑低体重患者恢复体重所增加的能量。活动系数分别为卧床状态为1.2，轻度活动为1.3，中度活动为1.5，剧烈活动为1.75。

2. 蛋白质 蛋白质供能比例应在15%～20%或1.0～1.5 g/（kg·d），而且优质蛋白质比例应在1/2以上。肝肾功能低下者应从0.4～0.6 g/（kg·d）开始。

3. 脂肪 由于脂肪的呼吸商最低，高脂饮食能相对减少 CO_2 的产生，从而减少呼吸负荷，故脂肪的供能比例可适当提高，以40%～50%为宜。

4. 碳水化合物 由于碳水化合物的呼吸商在三大营养物质中最高，其供给量不宜太高以免加重呼吸衰竭患者缺氧和 CO_2 潴留的症状。一般在急性期碳水化合物的供给量可限制在总能量的40%以下，随病情好转逐渐增加，一般不宜超过55%。但在机械通气治疗下，O_2 的供应和 CO_2 的排出都可得到保障，可不限制碳水化合物供给，甚至可适当提高供给。

5. 矿物质 磷、镁、钾对维持呼吸肌收缩很重要，低磷血症可参与或加重急性呼吸衰竭。一些必需微量元素铜、铁、硒等具有抗氧化作用，可抑制肺部炎症反应，应注意补充。

6. 维生素 注意维生素尤其是具有抗氧化作用的维生素A、维生素C、维生素E及β-胡萝卜素的补充，以应对机体高代谢状态。

7. 水 当出现水潴留、心肺功能障碍时应限制水的入量，一般在维持有效循环血量前提下，量出为入。

8. 膳食纤维 膳食纤维应适量，膳食纤维有益于患者肠道功能和微生态环境，但过高的膳食纤维又会影响营养物质的吸收。中国居民膳食纤维的AI值为25～35 g/d。

（二）营养支持途径及注意事项

1. 营养支持途径 只要胃肠道有功能则应首选肠内营养（经口或管饲），进餐以少量多餐为原则，必要时配合采用肠外营养支持，对于病情危重胃肠功能较差，尤其是机械通气开始头几天的患者，可采用全胃肠外营养疗法。

2. 营养治疗的目的 为机体提供足够的能量，过少的营养不能满足机体的活动需要，过多的营养则会对机体产生不利影响。过多的糖类会加重通气负担；过量蛋白质摄入会增加通气负荷，不利于患者恢复；而过多的脂肪摄入不仅可造成肺通气/血流比值失调，导致动脉血氧饱和度和二氧化碳弥散能力的降低，而且严重者还可导致肝功能损害或脂肪肝。故在营养支持治疗时不仅要注意糖和脂肪的比例，而且要注意适当的能量供给，对急性呼吸衰竭患者要避免过多地提供总能量。

第四节　心肺重症患者的膳食营养指导

一、心肺衰竭的营养治疗原则

1. 适当限制热能的摄入　心力衰竭症状明显时，每天总能量600 kcal，逐渐加至1000～1500 kcal。已知肥胖对循环和呼吸都是不利的，特别是当心力衰竭发生时，由于它可引起膈肌的抬高，肺容积的减少及心脏位置的变化，因而成为严重心力衰竭的因素。

2. 限制钠盐　根据充血性心力衰竭的病情轻重，选用低盐、无盐、低钠饮食，具体见表5.52.1。大量利尿时应适当增加食盐的量以预防低钠综合征。

表5.52.1　限制钠盐膳食要求及适用患者

	膳食要求	适用患者
低盐	全日供钠量应<2000 mg（相当于食盐5 g），忌一切咸食，烹调时可用食盐2～3 g/d，或相当于酱油10～15 mL	轻度心力衰竭，无水肿患者
无盐	烹调时不添加食盐及酱油，全天主副食中含钠量<1000 mg	中度心力衰竭，水肿不能消退者
低钠	除烹调时不添加食盐及酱油外，应用含钠在100 mg以下的食物，全天主副食含钠量<500 mg	重度心力衰竭，水肿和肺淤血仍未控制者

3. 限制水分　充血性心力衰竭中水的潴留主要继发于纳的潴留。身体内潴留7 g氯化钠的同时，必须潴留1 L水才能维持体内渗透压的平衡，故在采取低钠饮食时可不必严格限制进水量。事实上，摄入液体反可促进排尿而使皮下水肿减轻。国外学者认为，在严格限制钠盐摄入的同时，每日摄入2000～3000 mL水分，则钠和水的净排出量可较每日摄入量1500 mL时为高，但超过3000 mL时则不能使钠和水的净排出量增加。考虑到这种情况，加上过多的液体摄入可加重循环负担，故国内学者主张对一般患者的液体摄入量限为每日1000～1500 mL（夏季可为2000～3000 mL），但应根据病情及个体的习惯而有所不同。

4. 适当限制蛋白质　一般说来，蛋白质的摄入量不必限制过严，每天每公斤体重1 g，每天50～70 g，但当心力衰竭严重时，则宜减少蛋白质的供给，可给予蛋白质25～30 g，逐渐加至40～50 g，病情稳定后，每天每公斤体重0.8～1 g。

5. 碳水化合物的摄入　供给按300～350 g/d，因其易于消化，在胃中停留时间短、排空快，可减少心脏受胃膨胀的压迫。宜选食含淀粉及多糖类食物，避免过多蔗糖及甜点心等，以预防胀气、肥胖及甘油三酯升高。

6. 限制脂肪　肥胖者应注意控制脂肪的摄入量，宜按40～60 g/d。因脂肪产热能高，在胃内停留时间较长，不利于消化，使胃饱胀不适。过多的脂肪能抑制胃酸分泌，影响消化，并可能包绕心脏、压迫心肌。腹部脂肪过多使横膈上升，压迫心脏感到闷胀不适。

7. 补充维生素　充血性心力衰竭患者一般胃纳较差，加上低钠饮食缺乏味道，故膳食应注意富含多种维生素，如鲜嫩蔬菜、绿叶菜汁、山楂、鲜枣、草莓、香蕉、橘子等，应给予充足的维生素，特别是维生素C和B以保护心肌。维生素B_1缺乏可招致脚气性心脏病，并诱发高排血量型的充血性心力衰竭。叶酸缺乏可引起心脏增大伴充血性心力衰竭。

维生素D可以改善心力衰竭患者的炎症反应，在一项随机、双盲、安慰剂对照研究中，心力衰竭患者每天连续补充维生素D（每天50 μg或者2000国际单位维生素D_3）9个月，可以增加抑炎细胞因子白介素-10和减少促炎因子，作为一种激素，维生素D调节基因表达并负责调节肾素分泌。

在心力衰竭患者中辅酶Q_{10}水平通常较低。足够的辅酶Q_{10}被认为可以防止氧化应激及进一步的心肌损害（Sanders，2006），然而在2项随机对照试验中，辅酶Q_{10}对Ⅲ级和Ⅳ症状患者的益处有限（Levy and Kohlhaas，2006）。现在美国心脏协会不推荐常规补充辅酶Q_{10}。心力衰竭被认为与心脏功能相关的关键必需微量营养素缺乏相关，使用他汀类药物（HMG-CoA还原酶抑制剂）的患者可能出于不同的原因需考虑补充辅酶Q_{10}。HMG-

CoA还原酶抑制剂是一类降胆固醇药物，并且会干扰辅酶Q_{10}的合成。

8. 补充矿物质

（1）钾　充血性心力衰竭最常见的电解质紊乱之一为钾的平衡失调。成人每日需补钾3～4 g，临床中最常见的缺钾主要发生于摄入不足（如营养不良、食欲缺少和吸收不良等）、额外丢失（如呕吐、腹泻、吸收不良综合征）、肾脏丢失（如肾病、肾上腺皮质功能亢进、代谢性碱中毒、利尿剂治疗）以及其他情况（如胃肠外营养、透析等）。

高钾血症和低钾血症易引起心肌兴奋性、传导性、自律性的改变，导致心律失常而诱发心力衰竭。

（2）钙　与心肌的收缩性密切相关。给予适量的钙以维持正常的心肌活动，每日需钙600～800 mg。高钙可引起收缩及室性异位收缩，低钙又可使心肌收缩性减弱，故保持钙的平衡在治疗中有积极意义。轻度患者对控制饮食中钾和钠以及停用保钾利尿剂反应良好，中度或重度高钾血症宜立即采用药物治疗。

（3）镁　能帮助心肌细胞解除心脏的毒性物质，能帮助维持正常节律，在充血性心力衰竭中可因摄入不足、利尿剂等药物导致排出过高或吸收不良，均能使镁浓度降低，如不及时纠正，可进一步加重心力衰竭至诱发洋地黄中毒。增加镁的摄入对治疗有利。

二、心肺重症患者的营养膳食原则

心肺都是人体运输含有氧和营养物质的重要途径，各种心肺疾病发展到严重阶段，尤其重症及重症康复阶段，由于心脏收缩力或舒张力减弱，泵血作用降低，不能满足机体代谢的需要而出现伴有活动能力降低的心室功能障碍，对于膳食及膳食影响的要求比较高，进食要符合心脏重症康复代谢的特征才能起到足够的作用。

对于已确诊为心力衰竭或者呼吸衰竭的患者，除应坚持药物的终身治疗外，患者的行为和生活方式需要做一系列调整和改变，应重视健康教育在营养护理中的作用，既不能加重患者心脏负担，又不能过分限食造成营养不良甚至恶病质。在减轻心脏负荷的同时，供给心肌充足的营养，维护心肌的功能，主要是少食多餐，食物应容易消化吸收，限制钠盐，防止水肿，保护心脏。

1. 2～3天内以流质饮食为主，每天总能量500～800 kcal，液体量约1000 mL。

2. 为减轻心脏负荷，避免一次进食过饱。为保证充足的营养应少食多餐，每日4～5餐。

3. 可进食藕粉、米汤、蔬菜汁、水果汁等。

4. 不宜食用胀气、刺激性的流质，如豆浆、浓茶、咖啡等。

5. 为防止水肿，要低盐，控制水分的摄入，但应结合血中电解质及病情变化，调整饮食中钾、钠供给。

6. 随着病情稳定，逐渐过渡到半流质饮食，然后进软食。

7. 戒烟限酒，适当运动，心理平衡，保证充足的睡眠。

三、心肺重症患者的膳食安排

1. 可选用的食物　因心功能不全时，肝脏及消化道淤血，消化能力减弱，患者所用膳食应以半流质和软饭为主，宜选用体积小且易消化的食物，如：①粮谷类：大米、面粉、小米、玉米、高粱等；②豆制品：豆腐、豆浆、百页等，豇豆、鲜豌豆也可吃；③蔬菜类：除含钠高的芹菜、青萝卜、油菜苔、空心菜、茼蒿、菠菜、卷心菜等外，其他蔬菜均可食；④水果：除含安息香酸钠的罐头、果汁制品，其他均可食；⑤肉：猪肉、鸡肉、牛肉、淡水鱼肉中含钠量中等，每日摄入量控制在120 g以内；⑥鸡蛋、鸭蛋：每日或隔日可吃一个；⑦牛奶：每日不超过250 g（含钠125 mg）；⑧油脂类：以植物油为主。

2. 禁用食物

（1）含钠较多的食物　①食盐、苏打、发酵粉、石碱制成的馒头、饼干、面包、挂面等，120 g有碱的馒头含钠量相当于约1 g食盐；②含食盐及安息香酸的灌头、肉松、香肠、火腿、腊肉、咸肉、松花蛋等；③咸鱼、熏鱼及含钠高的海鱼；④腐乳、豆腐干等；⑤乳酪、奶油；⑥各种含钠饮料（汽水、啤酒等）及调味品

（酱油、蕃茄酱、味精、豆瓣酱）；⑦糖果（多数糖果含食盐）如葡萄干、巧克力、果仁含钠量均高；⑧咸菜、酱菜、榨菜及部分含钠高的蔬菜。

（2）刺激性大、产气性强、含嘌呤多的食物　如浓茶、烈酒、干豆、葱、蒜、辣椒、鱼肉之浓汁等。

3. 烹调要求　由于食盐的限制，烹调时可适当添加糖醋、无盐酱油、代盐、少钠酱等。代盐、无盐酱油含较多的钾，不能过量使用，以免发生高血钾症。

4. 餐次安排　应少食多餐，每日5～6餐，避免过饱引起胃肠道过度充盈，使隔肌升高，增加心脏负担，诱发心律失常或心绞痛。

结　　语

心肺重症患者应该根据代谢特征给予相应的营养支持与治疗，注重维生素与微量元素的作用，并辅以特殊营养素，促进心脏康复。心力衰竭患者的膳食摄入量应以不加重心功能不全的前提下予足够的热量，肠内营养优于肠外营养支持。膳食应少食多餐，由流食逐渐过渡至普食。

（新疆自治区人民医院　范　旻）

参考文献

［1］　刘均娥, 范旻. 临床营养护理学 [M]. 北京: 北京大学医学出版社, 2018, 175-190, 225-233.
［2］　李兰娟. 医学微生态学 [M]. 北京: 人民卫生出版社, 2014, 51-160.
［3］　杜寿玢, 陈伟译, L Kathleen, Sylvia Escott-Stump. Krause's Food and the Nutrition, Diet Therapy [M]. 北京: 人民卫生出版社, 2017, 701-702.
［4］　金惠铭, 王建枝. 病理生理学 [M]. 北京: 人民卫生出版社, 2018, 200.

第六部分

常见心肺疾病患者的康复

第五十三章
心绞痛的康复

引　言

心绞痛是冠状动脉粥样硬化性心脏病（冠心病）的常见表现之一，是由于冠状动脉粥样硬化形成导致冠状动脉狭窄，引起心肌急剧、短暂的缺血缺氧临床综合征。反复的胸痛发作不仅影响冠心病患者的身心健康、运动量受限，同时导致患者生活质量下降。心绞痛如果得不到及时、科学的治疗，还可能导致急性心肌梗死、猝死。心绞痛患者从住院期间尽早启动心脏康复，有利于缩短患者住院时间，积极控制危险因素，促进日常生活及运动恢复。

第一节　心绞痛的病理生理学机制

一、冠状动脉粥样硬化狭窄导致的冠状动脉供血不足

冠状动脉供血不足、心肌氧的供求不平衡是心绞痛发作的病理生理基础。最常见的病理解剖变化为冠状脉粥样硬化引起的管腔狭窄或闭塞。冠状动脉病变较轻时，一般体力劳动时，心肌的血液供应尚可满足需要，不产生心绞痛症状；在体力劳动加重或情绪激动时，心肌负荷增加，血供不能满足需要，暂时引起缺血，临床上表现为心绞痛，待休息以后，心肌氧的需要和血液供应又达到了平衡，心绞痛随之消失，称为劳力型心绞痛。

二、非冠状动脉粥样硬化狭窄导致的冠状动脉供血不足

1. 粥样硬化斑块破裂、血栓形成　冠状动脉粥样硬化斑块破裂、血栓形成，可导致心肌急剧的缺血缺氧，从而使心绞痛的性状发生改变，可表现为胸痛程度加重、持续时间更长或发作更频繁，部分患者心肌缺血时间较长而发生急性心肌梗死。

2. 冠状动脉痉挛　由于冠状动脉痉挛导致冠状动脉供血不足、心肌氧的供求不平衡，从而导致心绞痛发生，此类心绞痛多于静息时出现。

3. 血管内皮功能障碍　部分患者由于冠状动脉内皮功能不良，引起冠状动脉扩张减弱和收缩增强，从而导致冠状动脉供血不足，引起心绞痛发作。

根据病理生理机制不同，心绞痛分为慢性稳定型心绞痛、不稳定型心绞痛。稳定型心绞痛属于稳定性冠状动脉疾病，胸痛发作与劳力或情绪激动有关，休息或含服硝酸甘油3~5分钟可迅速缓解。不稳定型心绞痛属于急性冠状动脉综合征，主要包括：①静息型心绞痛：休息时发作，持续时间通常>20 min；②初发型心绞痛：通常在首发症状1~2个月内，很轻的体力活动即可诱发；③恶化型心绞痛：在相对稳定的劳力性心绞痛基础上，出现胸痛程度加重、持续时间更长或发作更频繁；④继发性不稳定型心绞痛：甲状腺功能亢进症、心律失常、贫血、缺氧等导致的心绞痛；⑤变异型心绞痛：特征为静息心绞痛，是由于冠状动脉痉挛导致的心绞痛。

第二节　心绞痛患者Ⅰ期康复的目标

2012年版的美国稳定缺血型心脏病（stable ischemic heart disease，SIHD）诊治指南中分析，心脏康复是治疗和缓解稳定型心绞痛患者的第一选择。指南中提出，结合稳定型心绞痛患者的病因和发病机制，目前对于该类患者，主治医生应从运动处方、药物治疗、心理干预、营养调节、生活方式干预等方面入手并针对性整改治疗方案。而运动处方（即运动干预治疗手段）和药物治疗是稳定型心绞痛患者治疗和康复过程中不可缺少的两个部分。

心绞痛患者Ⅰ期康复的目标为缩短住院时间、促进日常生活及恢复运动，增强患者自信心，避免卧床带来的运动耐量减退、血栓栓塞性并发症。

第三节　心绞痛患者心脏康复流程

冠心病心绞痛是一种临床常见的综合征，以冠状动脉狭窄、粥样斑块形成，心肌暂时性缺血缺氧导致的发作性胸痛为主要临床表现，常反复发作，严重影响患者的运动能力和生活质量。在以往的治疗中，抗栓、降脂、扩冠等药物治疗配合患者休息是心绞痛发作期治疗的基本原则。卧床休息是其中重要的一环，运动则因被认为会加重心脏负担、加重心肌氧耗而被限制。但大量临床观察表明，过于限制运动会导致患者活动耐力下降、疲乏感、肌肉萎缩、下肢静脉血栓形成、肺部感染等并发症，反而会增加病死率。同时患者脱离了社会，心理上缺乏社会归属感，生活质量明显下降。

对已经确诊心绞痛的患者，心脏康复流程如下：

1. 与心脏康复医师和心内科医师共同评估，患者心绞痛面临的问题。内容如下述：

（1）心肌缺血范围；

（2）心绞痛严重程度分级，参考表6.53.1。

表6.53.1　加拿大心血管学会（Canadian cardiovascular society，CCS）心绞痛危险分级

Ⅰ级	一般体力活动（如步行和登楼）不受限，但在强、快或持续用力时发生心绞痛
Ⅱ级	一般体力活动轻度受限。快步、饭后、寒冷或刮风中、精神应激或醒后数小时内发作心绞痛。一般情况下平地步行200 m以上或登楼一层以上受限
Ⅲ级	一般体力活动明显受限，一般情况下平地步行200 m以内，或登楼一层引起心绞痛
Ⅳ级	轻微活动或休息时即可发生心绞痛

（3）心绞痛的合并症　心力衰竭、心律失常等。

（4）心绞痛发作诱因、频率、持续时间、程度等。

（5）心血管疾病危险因素筛查及干预。

2. 康复入选标准

（1）过去8 h内无新发或再发胸痛。

（2）心肌损伤标志物水平（肌酸激酶同工酶CK-MB和肌钙蛋白）正常。

（3）无明显心力衰竭失代偿征兆（静息时呼吸困难伴湿啰音）。

（4）过去8 h内无新发严重心律失常或心电图缺血改变。

3. 运动康复相对禁忌证　安静时心率>120次/min，安静时呼吸频率>30次/min；血氧饱和度（SPO₂）≤90%；运动前评估收缩压（SBP）>180 mmHg或舒张压（DBP）>110 mmHg；72 h内体重变化±1.8 kg以上；随机血糖>18 mmol/L；安静时心电图上可以明确观察到有新的缺血证据；不稳定型心绞痛发作<8 h；导致血

流动力学不稳定的恶性心律失常；确诊或疑似的假性动脉瘤、动脉夹层术前；感染性休克及脓毒血症；重度瓣膜病变手术前或心肌性心脏病心力衰竭急性期；临床医生认为运动可导致的恶化的神经系统、运动系统疾病或风湿性疾病；患者不愿配合。

4. 与患者进行心脏康复谈话 侧重安抚患者情绪，介绍心脏康复的益处。根据病历回顾和与患者面谈，制定具体五大处方的干预措施。生活方式改善是CVD二级预防的重要组成部分。重要的心肺功能评估，如心肺运动试验、六分钟步行试验（6 MWT）。康复评估还包括：①运动能力的评估（身体活动能力评估包括肌力评估、身体平衡能力评估、柔韧性测定、日常生活能力评估）；②营养、睡眠、心理、戒烟的评估［建议应用营养及日常活动评估表、匹茨堡睡眠质量指数量表（PSQI）、心理精神状态评估表、尼古丁依赖量表］，PSQI评估>7时，应用睡眠脑电图监测再次评估；③呼吸功能、心功能评估（心肺运动试验、肺功能测定、6 MWT、呼吸肌力量评估、代谢当量与活动能力对照表、超声心动图、静息心电图、动态心电图、动态心排量评估）。综合所获得信息对患者心脏康复做好安全性评估和筛查，并进行危险分层。

根据评估结果和危险分层，结合五大处方，制订康复方案并积极干预，除外运动康复，其余综合干预并不受其病情严重程度影响，一般均可尽早开展相关工作。

5. 接诊患者和患者建立良好的医患、护患关系 患者入院后，安慰患者，进行疾病介绍、用药指导等。消除患者恐惧、紧张、烦躁、消极等心理，树立积极的态度。让患者了解疾病的发生、发展过程，了解心绞痛的危险因素及治疗，取得患者的配合。

6. 对患者进行五大处方干预 目前治疗心绞痛的方法分为一般治疗、药物治疗、介入治疗、手术治疗和运动疗法。其中一般治疗主要是指在发病后立即休息，减缓或停止身体活动，通过保暖、缓解情绪、适当饮食等行为改善避免各类诱发因素，属于较为常见的调节缓解治疗方法。

药物处方、运动处方、营养处方、戒烟处方和心理处方是心绞痛患者的五大处方。

（1）药物处方 在冠心病二级预防的基础上，可以使用缓解症状、改善缺血的药物。目前缓解症状及改善缺血的药物主要包括β受体拮抗剂、硝酸酯类药物和钙通道阻滞剂（calcium channel blocker，CCB）。舌下含服或喷雾用硝酸甘油仅作为心绞痛急性发作时缓解症状用药，也可在运动前数分钟预防使用；曲美他嗪通过调节心肌能量底物，提高葡萄糖有氧氧化比例，能改善心肌对缺血的耐受性及左心功能，缓解心绞痛；尼可地尔可扩张冠状动脉血管，刺激血管平滑肌上ATP敏感性钾离子通道；伊伐布雷定通过选择性抑制窦房结起搏电流达到减慢心率的作用，从而延长心脏舒张期改善冠状动脉灌注、降低心肌氧耗，对心肌收缩力和血压无影响。其中值得注意的是，在使用β受体拮抗剂如美托洛尔、卡维地洛等时，一定要根据患者情况进行剂量调整，尤其是在服药初期务必注意患者可能发生的副作用（如直立性低血压等）；在停药过程中需循序渐进，切勿直接停药，不然可能引发心肌梗死，加重患者病情。

（2）运动治疗 2011年Kiriyama在Circulation上发表关于社区医院运动训练干预和心绞痛临床发病情况的研究表明，适当的运动训练能够显著改善心绞痛的临床症状。3672个患者的样本分为运动组（1592例）和对照组（2080），对患者支架内血栓、不良心血管事件、因心绞痛恶化入院等情况时间进行分析后发现，运动组的不良事件发生率较对照组要低约10%。说明运动干预疗法可治疗心绞痛，旨在通过适当的身体运动，调节患者代谢功能，增强心脏功能，改善血压循环和供血能力，降低血脂含量进而达到缓解患者病情的效果。

1）早期活动：心绞痛患者病情稳定，评估合格后可以开始被动和（或）主动肢体活动，主要活动部位为四肢骨骼肌和核心肌群，活动强度依据心率和（或）Borg评分（12~13分为宜）。心绞痛Ⅳ级患者早期以床上被动肢体锻炼为主，逐渐过渡到床上做起进行日常生活，包括刷牙、吃饭等；心绞痛Ⅲ级患者可在床上主动进行小幅度的肢体活动；心绞痛Ⅱ级患者在房间内慢走；心绞痛Ⅰ级患者，可鼓励其在走廊内正常速度行走。特别是心绞痛Ⅲ~Ⅳ级患者，运动治疗期间应注意加强监护，运动前后均需要进行生命征及病情评估。

稳定型心绞痛康复运动干预疗法基本可分为5步，包括日常生活活动、职业相关活动、休闲游戏活动以及体育锻炼内容等，而运动疗法处方中内容需严格根据患者病情及身体状况进行制定。基本参照以下三点内容：①运动处方量基本为患者运动耐量（METs）的50%~80%；②患者处方量可随着病情的好转而逐步增加，切忌突然增加；③体能较好的患者，运动强度下限应设置在80%运动耐量。

2）呼吸康复：不稳定型心绞痛患者待病情稳定后开始呼吸放松训练。可以进行腹式缩唇呼吸、呼吸训练器、呼吸操、中医呼吸导引。

3）心理应激评估与处理：与患者建立良好的医患关系，安慰患者，解除恐惧、紧张、烦躁、消极等心理，使其树立战胜疾病的信心。可以采用心理精神状态评估表对患者进行心理评估并进行相应干预。

4）出院前评估及转介 Ⅱ 期康复：不稳定型心绞痛胸痛发作48 h后及稳定型心绞痛患者，可以考虑进行体适能评估，让患者了解 Ⅱ 期心脏康复对病情的益处，并建议其出院后门诊随访，并进行阶段性心肺运动试验等评估，加入后续心脏康复中心或居家康复，并根据阶段性评估结果调整运动处方。

第四节　出院后活动指导及社会回归

一、家庭生活指导

1. 指导患者认识到心绞痛发作的特征及诱因。消除紧张、焦虑、恐惧情绪，避免各种诱发因素。
2. 指导患者学会控制自己的情绪，合理安排工作和生活。
3. 指导患者识别急性心肌梗死的先兆症状，若胸痛性状发生改变，特别是含服硝酸甘油不缓解、持续时间超过30 min、伴有出汗等，应就地休息，及时拨打急救电话。
4. 指导患者日常生活必须低盐低脂饮食，避免暴饮暴食，规则服药，积极控制血压、血脂、血糖等。
5. 戒烟酒，包括不接触二手烟。

二、性生活指导

告知患者如果心绞痛经过规范化治疗病情稳定后，根据功能评估结果，指导正常的性生活，消除患者的顾忌。48 h内有心绞痛发作、近期心绞痛频繁发作、有严重心功能不全或心律失常等病情不稳定时避免性生活，待病情稳定后经过医生评估认为病情稳定时，可以尝试重新性生活。性生活前备好硝酸甘油等急救用品、测量血压及脉搏、适当活动观察有无胸痛等不适。性生活动作不宜过于激烈、持续时间不宜过长。性生活过程中突然出现胸闷、胸痛、出汗、心悸、气促等症状时应及时终止性生活，必要时含服硝酸甘油。

三、恢复工作

告知患者如果心绞痛经过规范化治疗病情稳定后，可以重新投入社会、恢复工作。心绞痛患者不适宜体力活动量或强度较大的工作。

四、旅游限制

心绞痛患者若胸痛频繁不宜旅游。旅游时间选在气候适宜的春秋两季最好，旅行地避开炎热或寒冷的地区以及气压明显异常的高原地区。旅游前携带好硝酸甘油等急救药品、日常用药及病历资料。驾车需要司机注意力高度集中、交感兴奋，随时需要准备应付突发事件，心绞痛患者应尽量避免驾车，特别是长时间驾车。

结　语

Ⅰ 期康复（院内康复期）是心脏功能恢复、建立康复意识、进行康复宣教等的关键时期，经适当选择的心绞痛患者早期活动并不增加合并症，但能明显减少长期卧床休息所导致的失调现象，明显缩短住院日、回归社会，减少残废率、死亡率，提高职业回归率。心绞痛院内Ⅰ期康复是一种简单、安全，具有巨大社会意义和经济效益的防治措施。

大量研究显示，低体能和不适当体力活动是心血管疾病发作和死亡的预测因子，低体能是较体力活动更强的心血管预后不良指标。目前认为，运动作为心脏康复二级预防方案中唯一能降低发病率和病死率、改善生活质量的部分，近年来中华医学会心血管分会、中国康复医学会心血管病专业委员会均强调了冠心病心绞痛早期康复的重要性。研究发现经过6周有氧运动后，患者躯体活动受限程度、心绞痛稳定状态、心绞痛发作情况、治疗满意程度、疾病认知程度及心电图ST-T改善情况均较单纯口服药物患者有明显的改善，且改善的程度与运动强度呈正相关，高强度运动康复组较中等强度运动康复组改善的更为明显，差异有统计学意义。其获益可能来自避免长期卧床导致血栓栓塞、肌肉萎缩、骨密度降低、胃肠功能紊乱、泌尿系统并发症和血管舒缩功能不稳定。且在保证安全的前提下，高强度有氧运动能比中等强度的有氧运动显著增加摄氧量，可提供更好的心血管保护作用。有研究证实短暂心肌缺血可促进侧支循环的生成，且能减轻或逆转左室肥厚。研究发现运动促进侧支生成的作用与运动强度有关，运动强度越大，侧支生成就越明显。综上所述，冠心病心绞痛患者在病情稳定的前提下尽早进行康复锻炼有助于心功能的恢复及生活质量的改善，在患者可耐受的前提下，提高运动强度获益更大。

（浙江大学附属浙江医院　朱利月）

参考文献

［1］ 中西医结合Ⅰ期心脏康复共识 [J]. 中华高血压杂志, 2017, 25 (12): 1140-1148.

［2］ 《中国心血管健康与疾病报告》编写组.《中国心血管健康与疾病报告2020》要点解读 [J]. 中国心血管杂志, 2021, 26 (3): 209-218.

［3］ 丁荣晶, 胡大一. 中国心脏康复与二级预防指南2018精要 [J]. 中华内科杂志, 2018, 57 (11): 802-810.

［4］ Ahmed A, Rich M W, Fleg J L, et al. Effects of digoxin on morbidity and mortality in diastolic heart failure: the ancillary digitalis investigation group taal [J]. Circulation, 2006, 114 (5): 397-403. doi:10.1093/eurheartj/ehw128.Epub 2016 May 20.

［5］ 2016 ESC Guidelines for the diagnosis and treatment of acute and chronic heart failure: The Task Force for the diagnosis and treatment of acute and chronic heart failure of the European Society of Cardiology (ESC) Developed with the special contribution of the Heart Failure Association (HFA) of the ESC [J]. Eur Heart J, 2016, Jul 14; 37 (27): 2129-2200. doi:10.1093/eurheartj/ehw128.Epub 2016 May 20.

［6］ Anderson L, Thompson D R, Oldridge N, et al. Exercise-based cardiac rehabilitation for coronary heart disease [J]. Cochrane Database Syst Rev, 2016, Jan 5; 2016 (1): CD001800. doi:10.1002/14651858.CD001800.pub3.

［7］ Antonio P, Sanjay S, Sabiha G, et al. 2020 ESC Guidelines on sports cardiology and exercise in patients with cardiovascular disease [J]. European Heart Journal, 2020, 00: 1-80. DOI:10.1093/eurheartj/ehaa605.

［8］ Lancellotti P, Ancion A, Piérard L. Cardiac rehabilitation, state of the art 2017 [J]. Rev Med Liege, 2017, 72 (11): 481-487.

［9］ Shields G E, Wells A, Doherty P, et al. Cost-effectiveness of cardiac rehabilitation: a systematic review [J]. Heart, 2018, heartjnl-2017-312809.

第五十四章
急性心肌梗死的康复

引 言

　　急性心肌梗死（acute myocardial infarction，AMI）是冠心病的一种严重后果。中华人民共和国成立以来，特别是上世纪80年代之后，我国的冠心病、心肌梗死的发病率有逐年增高的趋势。2022年8月由国家心血管疾病中心、中国心血管报告编写组发布的《中国心血管疾病与健康报告2021》再度沉重地显示中国心血管病患病率、死亡率持续上升，成为居民首位死因，占居民疾病死亡构成的40%以上。推算心血管疾病现患人数3.30亿，其中脑卒中1300万，冠心病1139万，肺源性心脏病500万，心力衰竭890万，风湿性心脏病250万，先天性心脏病200万，下肢动脉疾病4530万，高血压2.45亿。农村已成为心脑血管病重灾区。随着社会经济的发展，国民生活方式发生了深刻的变化，尤其是人口老龄化及城镇化进程的加速，中国心血管病危险因素流行趋势呈明显上升态势，导致了心血管疾病发病人数持续增加（图6.54.1）。今后10年心血管疾病患病人数仍将快速增长。目前，心血管病死亡占城乡居民总死亡原因的首位，2018年心血管病死亡率仍居首位，农村和城市心血管病分别占死因的46.66%和43.81%（图6.54.2）。2002～2018年急性心肌梗死死亡率总体呈上升趋势（图6.54.3）。心血管病的疾病负担日渐加重，已成为重大的公共卫生问题。加强政府主导下的心血管病防治工作刻不容缓。

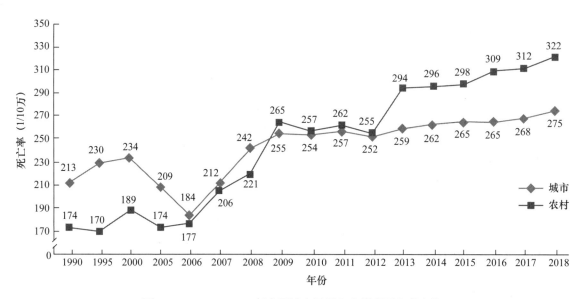

图6.54.1　1990～2018年中国城乡居民心血管病死亡率变化

　　由于AMI预后严重，所以加强防治很重要。心肌梗死的康复是国外心脏康复医学中发展最快、进展较多的一部分，我国自20世纪80年代初到现在也有不少单位开展了AMI的康复治疗，积累了一定的经验。AMI康复在降低患者的致死率、致残率、减少住院费用、缩短住院时间等方面，国外已取得了重大的令人瞩目的成果，而我国起步较晚，在1991年成立中国康复医学会心血管专业委员会之后的今天，国内已有数百家医疗单位能够开展AMI的康复。1991年后河北省医院及福建省泉州市第一医院通过开展两周甚至一周的康复程序，当时接近发达国家的水平。随着康复医学知识的普及和临床医生的重视、协作，目前心脏康复已逐渐被国内的广大的

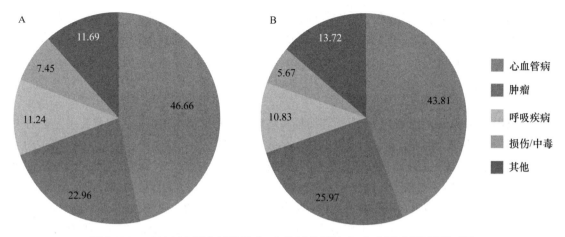

图 6.54.2　2018年中国农村居民（A）和城市居民（B）主要疾病死因构成比

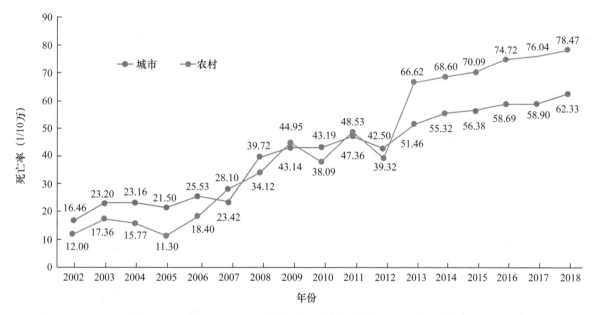

图 6.54.3　2002~2018年中国城乡地区急性心肌梗死死亡率变化趋势

医疗单位所接受，相信会逐渐地把AMI的康复治疗作为常规治疗的必要手段。

第一节　心肌梗死的运动康复

一、历史回顾

（一）卧床休息的历史

一些内科学权威也都提倡心肌梗死后需长期卧床。1937年Lewis主张卧床8周，1940年Levine主张卧床4～8周，1945年Jetter等报道了精神病院中AMI患者的心脏破裂多于一般医院。自20世纪50年代初，医生和患者都认为AMI后卧床休息越长越好，活动越少越好，并且只有这样才能减少心律失常、心脏停搏、室壁瘤形成和心脏破裂，才能预防再梗死和猝死。特别是Mallory等（1939）发现坏死的心肌梗死瘢痕组织的修复至少要6周才能完成，并认为即使有小梗死，让患者卧床少于3周也是不明智的。同时又有人认为体力活动可增加室壁瘤的发生，甚至心脏破裂、猝死等，当时AMI的患者均需由护士长期严密监护，尽量避免活动。一些活动如爬楼梯、登高，至少也要到患者病愈1年之后才行，直到20世纪50年代之前，心肌梗死患者仍需严格遵循休息6~8周（绝对卧床）的原则，至于消耗体力的活动、性生活等，至少需1年以上，恢复生产劳动和参加社会生活则需要更长的时间。

（二）早期活动

1772年，英国人Heberden记载过心绞痛患者在每天坚持30 min的伐术工作后，症状几乎完全消失。这是西方有关缺血性心脏病康复的最早记录。1802年，Heberden曾介绍过心绞痛患者经过有规律的体育运动之后，症状会得到改善，但这一方法一直未得到临床医学界的注意和重视。1854年，W. Stokes主张患者心肌梗死后要争取早期离床、早期活动，特别是散步。1875年，Oerte对冠心病患者开出了步行运动试验和运动处方，1912年，美国医生Herrick从病理学上指出，心肌梗死是由于冠状动脉血栓引起的心肌坏死。1936年，Levine等发现患者卧床休息时，静脉回流量减少，心脏工作能力下降。到20世纪40年代后期，美国一些著名心脏病学家如Harrison等提出了：对心脏病患者不要乱发安静卧床的指令或医嘱的警告！40年代，Levine创立了冠心病的"椅子疗法"（the "chair" treatment），他让AMI患者在发病第一天开始，每天下床坐椅子1~2 h，81例患者无一例发生并发症，也没有肺部感染、血栓栓塞等出现，这种治疗方法结束了AMI严格限制活动的传统方法，开启了心脏康复学的新纪元。上世纪50年代起，许多学者通过大量的研究，纷纷发表文章主张AMI患者早期下床活动，指出这样做并不会出现病情加重的危险性，并且由于下床活动增加静脉周围血池，减少回流，从而减轻心脏负担，同时又减少了血栓栓塞和感染机会，缓解患者因长期不能下床活动造成的精神压力，减少抑郁、寡欢和焦虑，增加了AMI患者的生活信心。1968年，由WHO正式提出了心肌梗死入院3周的锻炼方案，使得患者的住院时间缩短，床位周转率提高。现在的美国，制订了几种标准的康复方案，无并发症AMI患者的住院时间已由20世纪70年代初的3周缩短到平均1周，甚至3~5天！大大地节省了住院费用，使患者的病情得到早日的康复。

二、运动生理学

（一）卧床的弊端

患者卧床休息3周后导致体力工作能力下降20%~25%，卧床休息7~10天后可出现直立性低血压，循环血容量减少700~800 mL，导致反射性心动过速，同时血黏度增加引起静脉血栓和肺动脉栓塞。另外，卧床休息1周后引起肌肉体积和肌肉收缩力减少10%~15%，肺容量、肺活量下降，肺通气功能下降，氮和蛋白质负平衡使心肌坏死愈合减弱。此外，长期卧床可致焦虑和压抑等。

（二）运动的益处

规律运动除了可以减轻传统的心血管疾病危险因素如高血压、糖尿病、高脂血症、肥胖等，还可以诱导血管功能和结构的抗动脉粥样硬化适应变化；改善心脏副交感神经的调节，从而预防恶性心律失常；并且提供对缺血-再灌注损伤的心脏保护；还可以改善心肌再生能力，部分是通过刺激循环血管生成细胞。肌肉源性因子是运动产生许多有益影响的主要因素，特别是其促进健康的抗炎环境。事实上，肌肉力量和肌肉质量的丧失是一个被遗忘的、也是心血管病的一个危险因素，其可通过抗阻（力量）训练很大程度上被逆转，包括老年个体。定期锻炼可以促进健康的肠道微生物群，同时保护肠道健康肠屏障的通透性和功能。

运动锻炼引起了心输出量的直线上升，同时每搏量、心肌收缩力加强，冠状动脉血流量增多，侧支循环开放。由于中枢神经系统和体液因素，组织中未开放的血管床开放，血循环增强、酶活性增加、血流加速、瘀血减少，既促进代谢产物的排泄，又有利于组织从血液中摄取更多的氧，同时运动使LDL-C、VLDL-C降低和HDL-C增加，胰岛素和糖耐量减低，儿茶酚胺释放减少，PGI_2/TXA_2系统的改变使纤溶活性增强均有助于心肌梗死部位缺血症状的改善。

国内外多年的研究已经证明，急性心肌梗死后适当的有氧运动可以降低病死率和心脏事件的再发生率、改善心室重构和心功能；提高患者的活动能力和社会参与能力，使生活质量明显提高，且在医学监督下的心脏康复是安全可靠的。

同时运动可以消除因长期卧床带来的许多众所周知的不良影响，如褥疮、静脉血栓、吸入性肺炎、肌肉废用性萎缩等。

此外，由于运动改善了多种易患因素，减轻患者对疾病的恐惧和焦虑、抑郁状态，增加了生活和工作的欲望，无疑有助于患者的身心康复。

三、心脏康复获益的证据

美国心脏协会（AHA）和美国心脏病学会基金会（ACCF）AMI指南中心脏康复居重要地位（推荐类别Ⅰ，证据等级B）。心脏康复在很大程度上增加了患者的运动耐量，改善了患者的心功能，提高了患者的生活质量。有研究证据表明运动耐量每增加1 MET（3.5 mL/kg/minVO$_2$），全因死亡率和心血管事件的风险分别降低了13%和15%。Doll分析了11 862例老年人（65岁以上）心肌梗死后心脏康复的获益，发现每多参加5次心脏康复，主要心血管事件风险降低31%，死亡/再入院风险降低21%。也有研究证据表明心脏康复开展越早，对AMI心室重构的帮助越大，可显著降低AMI的死亡率和再梗死率。因此指南推荐入院后尽早进行心脏康复，建议最晚出院后7～10天内实施Ⅱ期心脏康复。

四、AMI心脏康复的分期和康复方案

AMI的康复有不同的阶段，各个阶段的运动处方均不相同，虽然各个学者的分期和方案不尽相同，但均需按照病情的具体情况来制定和调整康复锻炼程序，不能一概而论。要做到循序渐进，个体化是很重要的。

以前日本学者对AMI早期康复的分期分为五期，而后美国各康复医疗单位把AMI康复分为四期：第一期：住院期（in patient），时间是发病7～14天；第二期：院外（out patient）恢复期，时间是2～3个月；第三期：监督（supervised）期，或称院外延长恢复期，时间是6～12个月；第四期：非监督（unsupervised）期或称维持（maintenance）期，即无限期的康复锻炼（图6.54.4）。直到2004年才分为现在的三期，即Ⅰ期心脏康复（inpatient rehabilitation，住院期的病房康复）、Ⅱ期心脏康复（immediate outpatient period，出院早期门诊康复）、Ⅲ期心脏康复（intermediate periods and maintenance periods，维持期门诊康复），每个阶段都有明确目标和训练强度。

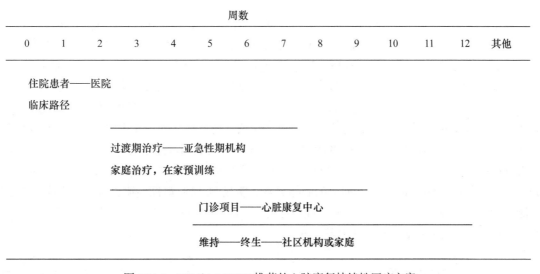

图6.54.4　2004'AACVPR推荐的心脏康复持续性医疗方案

（一）Ⅰ期心脏康复（病房康复）

住院期早期心脏康复治疗的目标是缩短住院时间，减少住院费用，避免卧床带来的不利影响，如运动耐量减退、低血容量、血栓栓塞性并发症；恢复体能，促进日常生活能力及运动能力的恢复；减少危险因素；恢复工作，促进家庭和社会协调；增加患者自信心，减少心理痛苦，促进心理健康；为Ⅱ期心脏康复提供完整的病情信息和准备。

Ⅰ期康复的患者教育是最佳的患者教育时期，可以分析发病诱因，从而避免再次发病，让患者了解冠心病相关知识，避免患者不必要的紧张、焦虑情绪，帮助控制冠心病危险因素，提高患者依从性，同时对患者家属的教育特别是生存教育和戒烟。

此期最易有合并症发生，活动量控制在1.5 METs以下。此期康复医疗的目的是预防和治疗心肌电不稳定性、情绪反应、力和泵的衰竭、生理的失调。最初第一天需绝对卧床休息，20世纪80年代我国河北省医院曲镭教授刚引进时仅能被动活动，严格休息72 h以上。现在一般卧床8 h后就可以逐渐在床上活动下肢、刷牙、自己大小便，在护理人员帮助下翻身，视情况予半坐位进食等。

此期除一般治疗外，要密切监护（如心率、血压、心电图），并在医生指导下进行康复。饮食需清淡易于消化，不能过饱，尽量减少外界影响（如探视、看电视等），禁止吸烟，做好家属的思想工作，尽可能帮助患者处于不紧张状态。膳食要调整，由流质、半流质到普食，以适应出院后的生活，同时应告知家属、亲友，患者还需充分休息，避免疲劳。

AMI患者开始日常活动前均需要进行评估。AMI患者符合下列情况则认为处于稳定状态，可以开始日常活动：①过去8小时内没有新的/再发胸痛；②肌酸激酶和（或）肌钙蛋白水平没有升高；③没有新出现的心力衰竭失代偿征兆（静息时呼吸困难伴湿罗音）；④过去8小时内没有新的明显的心律失常或心电图改变。

符合以上情况的AMI患者最早可以入院后8 h开始进行日常活动。通常活动过程应从仰卧位到坐位、到站立、再到下地活动。没有并发症的AMI的体位变化过程可于监护下一次进行，即可直接过渡到床旁活动。如果没有不良反应可以继续达到能耐受的水平；如果活动时有不良反应，则需停止当时的活动项目，包括坐位、站立。当活动出现不良反应时，建议患者在他人协助下活动直至反应正常为止，有时活动需要一定的医疗干预。

AMI患者日常活动量的进展视患者的初步评估和每日评估情况而定。AMI患者符合以下条件则可以增加日常活动量：①活动时有适量的心率增加（≤30 bpm），需排除心率变时功能不全；②与静息比较，活动时收缩压增加10~40 mmHg；③活动时没有新出现的心律失常和（或）心电图ST-T改变；④活动时没有出现心血管症状，如胸痛、心悸、呼吸困难。

AMI患者Ⅰ期运动康复按照以下FITT原则进行运动处方的制定、实施和进展：①运动频率（Frequency）：住院最初3天，每天2~4次。②运动强度（Intensity）：坐位或站立位的静息心率＋20次/分或病房内活动的心率上限＜120次/分；主观体力感觉评分＜13（Borg评分）。③运动时间（Time）：刚开始间歇性步行持续3~5 min，中间可以穿插休息，动态的休息（即比康复运动速度慢的散步）或者完全休息，患者可根据自身的感受自行决定；一次运动课程中运动与休息可以按照2∶1的比例分配时间；患者耐受后可逐渐增加运动持续时间。④运动类型（Type）：低强度的有氧运动如步行，不建议进行抗阻运动。⑤进展（Progression）：运动持续时间达到10~15 min时，在不超过限定的心率和RPE的情况下，可适当增加运动强度。

心脏康复过程中出现以下异常反应需终止运动：①异常的血压变化：收缩压下降≥10 mmHg或者增加≥40 mmHg；或者舒张压≥110 mmHg。②明显的心律失常：明显的室性/房性心律失常；二度或三度心脏阻滞。③出现不能耐受运动的症状和体征：心绞痛、明显气促、心电图ST-T改变等。待病情稳定后，需医生重新评估，得到医生允许后才能恢复活动，并且记录在案。

注意事项：

①自觉症状：负荷后的胸痛意味着有心绞痛，气急、气促提示有左心功能不全，这就表明运动负荷量是否过大或暂停止锻炼；②心率：日常活动或运动时心率增加不超过20次/分；若心率增加超过20次/分，患者

感觉吃力，建议适当减少日常活动量或运动量，并积极寻找可能的因素加以纠正；③心律失常：室性过早搏动，不仅意味着可能发生严重的心律失常，也意味着有心功能不全和心肌缺血的存在；④ST段改变：无胸痛有ST段改变（即无症状心肌缺血）是AMI急性期康复疗法进行中的一大问题，如果出现有意义的ST段改变应按梗死后心绞痛处理；⑤血压异常反应：离床后的体位性低血压可随反复练习而好转，但需注意离床后由于负荷试验引起血压下降多，为重度心肌缺血和左室收缩功能不全。运动后无血压增高的正常反应反而出现血压下降则提示预后不良。但急剧的血压上升有诱发心肌缺血发作的危险，也是心脏破裂的诱因。

之前，河北省医院的曲镭教授（1982年）推出4周康复程序；1984年曲镭教授、北京安贞医院的孙雨明教授（1986年）又推出了3周程序；王茂斌教授（1990年）和泉州市第一医院（1992年）推出2周程序；合并症的AMI康复最早由福建省老年医院的刘江生教授（1989）推出4周程序；合并房室传导阻滞的AMI患者泉州市第一医院（1994年）推出2周程序。2006年之后，国内普遍开展心脏介入，中国康复医学会心血管病专业委员会根据泉州市第一医院的经验推荐使用1周程序，使住院时间由二十世纪八九十年代的4周以上缩短至1周。这里简单介绍1周（表6.54.1）和2周程序（表6.54.2）。

表6.54.1　急性心肌梗死六步1周康复程序

	第一阶段	第二阶段	第三阶段	第四阶段	第五阶段	第六阶段
时间	第1 d	第2 d	第3 d	第4 d	第5 d	第6～7 d
能量消耗	1 METs	1.5±METs	2.5±METs	3.0±METs	4.0±METs	5.0±METs
生活料理	绝对卧床，在护理人员帮助下进食	在床上自己进食，在护理人员协助下洗脸、修指甲、擦浴、刷牙	床上自己进食（可坐于床上），在床边擦洗、梳头，可在床上坐1～3 h	椅上自己进餐，可在椅上坐1～3 h，在他人帮助下擦身、穿、脱衣服	可在椅子上坐2～4 h，自己擦身，穿脱衣服	继续前述活动，可接近原来强度的活动
步行活动与锻炼	穿刺部位沙袋压4～6 h，被动活动关节、大肌群	主动活动对侧肢体，穿刺侧制动24小时后可床边用马桶	坐床边，可下床站立，走到盥洗室，病房内走动25～50米	允许在走廊内慢性75～100 m，可上下一层楼	慢走200～350 m或踏车50～75 W（上午，下午），可上下两层楼	步行400～500 m（正常速度），每日两次
娱乐	病情稳定后允许听收音机	允许看报	允许会客、谈话	允许看书、看杂志	允许看电视	
宣传教育	介绍CCU，消除顾虑	介绍心肌梗死及心脏程序康复	介绍心脏解剖集冠心病发病机理	介绍冠心病易患因素（高血压、吸烟等）	讲解药物、饮食、运动与监测，性生活	随访事项、心理咨询及注意事项
其他	—	拔除鞘管，下肢制动24 h	开始脱离CCU监护	有条件应作心电遥测监护	教会患者作脉率自测	症状限制性运动试验
注意事项	多饮水	每次活动后应休息15～30 min	每次活动后应休息15～30 min	各种活动都要在可耐受的情况下	各种活动的时间应控制在15～30 min	准备出院

注：本程序适用于冠心病患者（包括急诊的和急性心肌梗死后择期）经皮冠状动脉介入术（PCI）治疗后：①本程序应个体化，根据患者对程序安排的反映和进展速度决定下一步的程序安排；有的患者在PCI后1～2天，甚至24 h内出院，那么大量的心脏康复工作就要安排在出院以后进行；②活动须在监护下进行，应密切观察活动指标的变化；③暂停活动指标：活动中遇有下列情况应立即停止，然后视情况延长活动程序：a. 心率增加≥120次/min；b. 出现心绞痛、胸闷、气短、心悸、眩晕、晕厥、面色苍白、大汗等表现；c. 活动时ST压低≥0.1 mV，或抬高≥0.2 mV；d. 收缩压增加≥40 mmHg或下降≥10 mmHg；e. 出现严重心律失常。

表6.54.2　无并发症AMI患者的2周康复程序

日	允许活动的范围	能耗（METs）	宣传教育
1	卧床休息：床上被动活动肢体，他人帮助下翻身，bid及心脏康复，消除顾虑	1.0	介绍CCU
2	床上坐5 min，Bid；活动肢体（主动活动）2～3 min，bid	1.1	介绍心肌梗死的知识
3	上午床上坐5～7 min；下午床边坐椅5～10 min	1.1	介绍心脏的解剖、病理生理机制
4	上午床边站立3～5 min，bid；	1.2	介绍CAD发病机制
5	室内步行15～30 m，bid；	1.5	介绍CAD及其易患因素

续表

日	允许活动的范围	能耗（METs）	宣传教育
6	室内步行50 m，允许看报、听收音机	2.0	介绍吸烟与CAD的关系
7	上午步行75 m，允许会客；下午步行100 m，并下一层楼	2.5	介绍酒精与CAD
8	步行100 m，Bid.上下一层楼	2.5～3.0	介绍饮食与治疗
9	步行200 m	2.5～3.0	
10	上午步行200 m；下午上下两层楼	3.5	介绍药物、监测、血压、性生活
11	步行350 m，bid	4.0	心理咨询
12	上午上下两层楼；下午步行400 m	5.0	随访事项
13	步行500 m，Bid	5.5	出院前注意事项
14	症状限制性踏车试验	6.0	准备出院

（引自：2006年中国康复医学会心血管病专业委员会推荐的指南。）

目前美国心肺康复协会AACVPR（2013年）和中国康复医学会推荐的指南3～4天即可出院（表6.54.3）。

表6.54.3 AACVPR（2013年）住院患者心脏康复计划

	METs	活动		METs	活动
第一天（CCU）	1	卧床休息至病情稳定 床边椅子坐立 床边坐便盆	第三天	2～3	如能耐受，下床活动 站立热身 大厅走动5～10 min，2～3次（初次需监护）
第二天（转到过渡病房）	2～3	常规CCU活动，强调自我保护 床边热身 室内走动	第四天	3～4	坐位淋浴 站立热身 大厅走动5～10 min，3～4次；上一层楼梯

注：AACVPR（2013年）住院患者心脏康复计划的评估参数（引自：AACVPR. Guidelines for cardiac rehabilitation and secondary prevention programs.5th ed.2013：41-56.）

临床运动测试常常被称为递增负荷运动测试（graded exercisetesting，GXT），一个运动测试包括了运动过程中的气体分析时，则被称为心肺运动试验（cardiopulmonary exercise testing，CPX或CPET）或运动代谢测试。

出院前，应该结合AMI患者的具体情况，完善低水平限制的运动负荷试验（≤5 METs）评估功能状态。运动试验前患者的心电图需稳定48～78 h。没有并发症的患者3～5天后可选择症状限制的运动试验，但不能设定预计目标心率和代谢当量。若条件允许，出院前完善心肺运动试验，其可定量测定峰值摄氧量评估心肺适能，识别潜在心肌缺血，预测出院后不良心血管事件风险，为Ⅱ期心脏康复的实施进行运动危险分层，制定个体化运动处方。

住院期早期康复已成主流，由于场所、设施、人员的不同，心脏康复专业人员必须保证患者的安全和项目的有效性。住院期心脏康复的结果是期望患者有如下的结局：①缩短住院时间；②更快速、更完全地承担日常活动；③自信、信任自我管理；④减少心理压力和痛苦；⑤减少再住院。

更重要的是，从住院开始给患者提供连续的心脏康复治疗，出院后随即又继续，并与门诊康复衔接，能较好地使心脏康复计划得以持续进行（表6.54.4）。

表6.54.4 AMI患者出院计划

出院计划
1. 给予出院后的日常生活及运动康复的指导
2. 评估出院前功能状态 运动负荷试验或六分钟步行试验（如果患者出院前没有在医院完善低水平的递增负荷运动试验（LLGXT），应通知他们1～2周后去门诊完善该检查）
3. 心理测试
4. 告知患者复诊时间
5. 重点推荐患者参加Ⅱ期康复

（二）Ⅱ期心脏康复（门诊康复）

国际指南建议AMI患者出院后7～10天尽早开始Ⅱ期心脏康复，最晚不超过2周。

Ⅱ期康复是指患者出院开始，至病情稳定性完全建立为止。康复的目标是保持并进一步改善患者出院时的心功能水平，逐步恢复生活完全自理，过渡到正常生活恢复。Ⅱ期心脏康复的内容包括：①心血管危险因素评估和积极的生活方式管理咨询；②教育并支持健康生活方式改变，以降低心脏事件复发风险；③制定和执行安全、有效的个体化运动计划并进行监督；④改善高血压、高血脂、糖尿病、吸烟等心血管危险因素；⑤心理或压力评估和咨询；⑥与每一个患者的医生和其他健康管理者交流治疗和相关医学管理事宜；⑦让患者重新开始适当的工作和娱乐活动。

此期，患者可以在医学监护下进行，尤其是在心脏康复中心科学锻炼以及指导药物治疗等，也可以遵循医疗专家的建议，自己在家进行康复治疗，定期随访。并继续接受营养、生活方式、心理（社会）的健康教育和相关医学咨询。

运动康复是Ⅱ期心脏康复的基石，推荐运动康复次数为36次，不低于25次。以促进和维持体适能和健康目的运动计划应包括有氧运动、抗阻运动、柔韧运动。具体的AMI患者Ⅱ期心脏康复的运动处方制定须按照FITT原则和进展实施。

一次运动治疗课程包括以下部分：①热身：至少5～10 min低等强度的有氧运动(或肌肉耐力活动)；②训练期：至少20～60 min有氧运动（或抗阻运动）；③恢复期：至少5～10 min低等强度的有氧运动（或肌肉耐力活动）；④拉伸：在热身或恢复期结束后进行至少10 min的拉伸活动。

运动康复注意事项：

（1）运动开始阶段，应强调低起始剂量、循序渐进的原则，以降低心血管事件和肌肉骨骼肌损伤的发生风险，并增加患者对运动的适应性和坚持性。

（2）AMI患者最初开始门诊康复时，需循序渐进，开始只做 5～10 min 的有氧训练，逐渐增加，每节训练课只增加 1～5 min 的有氧运动时间，每周增加的时间10%～20%，指导患者逐步过渡到能完成一次标准的训练课程。

（3）热身运动和恢复期运动非常重要。热身阶段和恢复期运动多由5～10 min的低等强度有氧运动组成。热身运动可以调节机体的生理，生物力和生物能，使它们可以适应锻炼课中体能训练的需要。热身活动不仅可以增加关节活动度和心血管适应性，还可以降低发生运动性损伤的风险。恢复期整理活动有助于动脉系统的血液缓慢回到心脏，避免心脏负荷突然增加而诱发心血管事件。患者病情越严重，恢复期的持续时间应当适当延长。

（4）运动强度心率应规定在缺血阈出现的心率以下，例如缺血阈的心率减10次/min或功率减10 W或的强度（典型缺血阈心绞痛的识别是运动诱发ST-T的显著缺血改变，休息或硝酸甘油可以缓解的疼痛）。

（5）适宜的运动强度是确保运动治疗安全和有效的关键，有氧运动处方的强度应根据患者运动危险分层选择适宜强度。

（6）运动强度的制定还需考虑AMI患者的基础用药，因为部分药物可能影响到患者的强度监测。①β受体拮抗剂可削减运动时的心率反应，增加了患者的运动强度，容易造成风险。对于运动处方制定实施后改变β受体拮抗剂剂量的患者，若没有进行冠脉血运重建或不完全血运重建或伴有心律失常的患者，重新进行运动负荷试验可对患者有帮助。对于实行冠脉完全血运重建的患者不必进行新的运动测试，运动康复时需监测运动过程中的症状、体征和RPE分级，并记录当时负荷下的心率反应；这些新的心率可以作为运动康复的心率范围；②使用利尿剂者可能出现低血容量、低钾血症、直立性低血压等情况，特别是在运动后，应当注意监测运动过程的头晕等症状以及血压反应，建议运动后适当补充水分。

（7）运动的进展速度取决与患者的身体状态、体适能、训练反应和运动计划的目的。建议先增加运动时间，在最初的4～6周内每1～2周酌情增加5～10 min，再增加运动频率，最后增加运动强度，逐渐增加FITT直至达到指南推荐的数量和质量。在调整运动处方过程中，应当注意监护患者的不良反应，若患者不能耐受应及时重新调整运动处方。

（8）有氧间歇训练（aerobic interval training，AIT）包括高强度（80%～90% HRR）交替中等强度运动（60%～70% HRR），分别3～4 min，训练持续20～40 min，每周3次，可以更显著地改善峰值摄氧量。但是这个训练方法不能普遍推荐，需要选择合适的患者于监护下进行，并严密监测患者的进展。

（9）抗阻运动对所有年龄段的人都很重要，年龄越大抗阻运动越重要。因为随着年龄的增加，肌肉数量或肌肉力量或肌肉的爆发力下降，这与跌倒、骨折、虚弱、死亡不良后果发生的可能性有关，严重影响生活质量。骨骼肌的肌量和肌力随年龄的增长而变化，50岁后肌量每年减少1%～2%，肌力减少1.5%～3%；80岁的时候肌肉总量减少约30%，而肌肉强度与力量下降较肌量更明显。低肌肉量增加年龄≥65岁有心血管疾病危险因素患者的心血管疾病死亡率和2型糖尿病的发生率。抗阻运动增加肌肉适能而预防心血管疾病，并且降低跌倒风险，提高活动能力日常生活，帮助促进独立生活。因为肌肉质量的减少被认为是导致减重后的体重反弹的主要原因之一，抗阻运动也可能有助于维持减重后身体成分变化。肌肉质量和力量的增加可以优化对有氧运动的反应，因此抗阻运动也是改善整体心血管健康的重要辅助剂。

（10）AMI患者至少5周后开始抗阻运动，且应在连续4周有医学监护的有氧运动之后进行。

（11）抗阻运动应包含多关节训练，这能调动多个肌群参与运动，还应包括主要肌肉的单关节练习以及核心肌群练习。肌肉力量不平衡会引起损伤，为了避免肌力失衡，应同时练习相应肌群（主动肌和拮抗肌），如腰部和腹部。

（12）在抗阻训练和静态拉伸过程中应避免憋气。

（三）Ⅲ期心脏康复（维持期）

Ⅲ期心脏康复是指AMI发病6个月～1年以后，此期直至终身。部分患者已经恢复到可重新工作或参与正常的日常生活。此期康复的目标是巩固Ⅱ期康复的效果，维持已形成的健康生活方式和运动习惯，坚持规范服用药物，继续运动康复和纠正心血管危险因素，预防疾病再复发以及再住院，进一步康复并尽可能恢复到病前的劳动力水平和原有的日常生活活动。此时患者已学会了正确的锻炼方法和开始进行健康的饮食和生活方式。患者基本上不再需要在医学监护下进行运动，现阶段的任务是终身维持健康状态，并定期接受随访。Ⅲ期具体的运动处方制定原则、运动种类以及注意事项与Ⅱ期康复相同，只是需要及时调整运动强度。坚持运动的患者可根据条件3～6个月后复查运动负荷试验等，以更新运动处方。

第二节　功能评定和危险分层

心脏康复计划之前住院期即需进行评估，才能很好地进行康复训练。住院期先进行一般的医学评估，而后进行体适能、日常生活能力（activifies of daily living，ADL）、运动测试、心理评定等方面的评估。

一、一般医学评估

（一）评估清单

入院时需核对所有用的情况，见表6.54.5。

表6.54.5　入院评估清单

目前疾病	目前的征兆	目前的症状
• 急性心肌梗死后	• 房性心律失常	• 典型心绞痛
• CABG术后	• 室性心律失常	• 非典型心绞痛
• 心力衰竭急性期	• 低血压	• 呼吸困难/气短

续表

目前疾病	目前的征兆	目前的症状
• 猝死综合征后	• 高血压	• 眩晕
• 不稳定性心绞痛	• 其他	• 其他
• 导管操作后	• 无	• 无
• 起搏器术后/ICD		
• COPD		
• PAD		
• 骨关节受限		
• 卒中		
• 其他		

既往病史	相关社会史	职业情况
• 心肌梗死	婚姻状况	• 目前外出工作
• CABG 术	• 单身	• 目前在家工作
• 心力衰竭	• 已婚	• 因病没有工作
• 起搏器/ICD	• 离婚	• 失业
• 无	• 丧偶	• 退休
• 心绞痛史	家庭状况	• 照顾家庭成员
• 导管穿刺	• 儿童	
• 猝死	• 兄弟姐妹	
• 其他	• 父母	
	• 其他重要成员	

（二）危险因素的核实

危险因素见表6.54.6。

表6.54.6 患者入院危险因素列表

吸烟	血脂异常	高血压
• 住院当时吸烟；包/天＝ 包	• 住院前血脂水平异常	• 住院前高血压血压值
• 住院时戒烟	• 以前血脂数值或入院24 h内血脂	• 住院时服药控制血压
• 以前吸烟（住院前吸烟不超过6个月）	• TC LDL-C HDL-C TG	• 停止/间断服药
• 从不吸烟	• 不知道	• 不知道
	• 正常血脂水平	• 正常血压史

缺乏体力活动	压力/心理相关问题	超重
• 住院前没有每周超过3次、每次超过20 min、连续超过3月的体育活动	• 高心理压力水平史	目前身高
• 规律运动者	• 以前心理/精神治疗史	目前体重
	• 没有感到心理压力或前面的问题	BMI＝
	• 表现或行动	• 健康体重，BMI$<25\ \text{kg/m}^2$
	□生气 □抑郁	• 超重，BMI$25\sim29\ \text{kg/m}^2$
	□敌意 □孤独	• 肥胖，BMI$30\sim40\ \text{kg/m}^2$
		• 特别肥胖，BMI$>40\ \text{kg/m}^2$

糖尿病	酒精/替代品滥用	其他
• 血糖水平升高史/糖尿病；FBG＝	• 住院时有酒精/药品滥用史	
• 正常血糖水平	• 否认有，但语言中提示有	
	• 没有酒精/药品滥用证据	

通过对患者的个人面谈来获取患者的病史、个人史、家庭史、运动史或社会史等综合信息，对各种参数进行管理是康复计划成功的要素。

二、体适能的综合评估

健康体适能的综合评估包括以下几个方面：①患者知情同意；②运动前评估；③安静状态下各项指标测量；④腰围和身体成分分析；⑤心肺耐力测试；⑥肌肉适能测试；⑦灵活性测试。

三、心肺耐力评估

1. 运动心肺试验　主要是早期运动负荷试验，早期运动负荷试验（early exercise testing，EET）属于低水平的运动负荷试验（low level exercise test，LLT），一般指AMI后的1～3周内的GXT。由于以往认为AMI时心肌坏死的修复需历时6～8周才能完成，过早活动则引起室壁瘤甚或心脏破裂等，对患者的体力活动作了严格限制，因此早期的心功能运动试验就被认为危险而不敢施行。1961年Cain等在AMI早期（最早在发病第15天）进行了分级运动负荷试验，在他的共335例患者的次极量运动试验中，仅27.4%（32例）未能完成试验，但无一例并发症发生。1971年，Atterhog等对12例AMI 3周的患者进行GXT，他们的结果都肯定了EET的价值及安全性。此后各国学者对AMI的早期运动负荷试验进行了广泛、深入的研究。

（1）安全性　进行EET的时间同运动试验的并发症并无明显关系，只要患者选择适当，一般是安全可靠的。Ibson（1984年）报道的200例心肌梗死后18 d进行的GXT并无不良反应。Benjamin等（1986年）报道了64例在心梗后8天即进行EET，所有患者无一例发生并发症。Hamm等（1986年）总结多位作者的研究，从AMI后8天～4周不等，多数无严重并发症，EET室颤发生率为0.06～0.60%，1500例的患者仅1例死于室颤，所以死亡是罕见的。我们曾经对273例AMI患者（其中55.3%的患者为STEMI患者）行CPET，中位时间为PCI术后5天（最短2天），因症状限制而终止试验的占全部患者的76.6%，结果无一例出现严重并发症。

（2）有助于判定预后　Ericsson等（1971）最早报道EET可预测半年内猝死的可能性。运动负荷若能达到5～6 METs或70%～80%靶心率，一年内死亡仅1%～2%。Theroux（1982）对AMI 2周者的平板试验中发现猝死者91%，死亡者85%发生于呈阳性反应者。随访1年，阳性者死亡27%，阴性仅2.1%。早年我们对14例AMI 2周左右的患者进行EET，其中11例随访1年以上的，阳性的8例有1例（12.5%）猝死，而阴性的3例均存活另2例阴性患者（随访6个月余，未达1年）其复工及恢复及家务活动均先于阳性者。Ciaronis等对188例平均14±3 d的AMI患者行踏车试验，随访3年发现总死亡率13.5%，与心脏有关的死亡率7.8%，与之有关的因素有：①收缩压升高<4.0 kPa；②两项乘积增加少于1666 kPa·bpm；③最大功<60 W及运动持续时间少于5 min。

（3）估计冠脉病变程度　GFuller等（1981）报道AMI后GXT时ST段下降≥1 mm或伴心绞痛者有多支病变，敏感性约55%～67%，特异性达90%，而阴性者（73%）多为单支病变。Mannering等（1987）对确诊的221例心肌梗死患者的EET中，有89例（40%）ST段有明显下移，其中的72例进行冠脉造影提示单支病变有24例（33.3%），双支病变15例（20.8%），三支病变达33例（45.8%）；而无ST段下移的12例（即阴性者）的冠脉造影结果则提示以单支病变为主，计9例（75%），双支病变3例（25%），没有三支病变。同时还发现，单、双支病变的ST段下降起始时间≤3 min。恢复时间≥6 min的则79%为三支病变，单、双支病变仅16%。

（4）缩短住院时间、制定康复计划　随着心脏康复的进一步开展，EET的开展有利于节省住院时间，减少医疗开支。以往AMI患者往往住院时间要超过1个月，而EET开展之后可缩短数天至1～2周，同时EET是制订恢复期及以后的长期康复计划的客观依据，也是患者今后恢复工作的主要依据。在我们15例AMI的2周康复治疗患者中，有14例顺利完成了EET，所有患者均在病后1～3个月内恢复家务劳动，除1例6个月后恢复工作外，其余14例均在3个月内复工，说明EET并不对其远期生活和工作不利。

（5）心理精神安慰　有人认为GXT可消除患者因害怕体力引起心脏病突发或猝死等紧张心理，因为通过GXT使患者觉得活动之后并不像以往自己认为的那样可怕，增强了患者和家属的自信心，帮助消除过度的忧虑，提高生活质量。

（6）为外科或介入性治疗提供依据　如果EET时出现ST段改变或发生严重的心律失常，同时以后又有频繁的心绞痛发作，这些患者就需要进一步作冠脉造影，多支病变或主要动脉梗死，就必须请外科会诊，考虑是否行PTCA或冠脉搭桥术（CAGB）。

2. 六分钟步行试验　近年来，6 MWT应用不断增加。6 MWT是通过受试者在6 min内以最快的速度步行可达到的最远距离以评估心肺功能。其主要指标是"步行距离"，还可以根据临床需要监测患者的心率、血压、血氧饱和度、自我感知劳累程度等指标。

Hamm等总结通过对EET三十余年的研究和证实的结果，对AMI患者来讲，EET有以下值得推荐的优点和价值：①可以从近期心肌梗死患者中识别半到一年内可能再梗或发生猝死的高危人群，及时地进一步检查和防治，从而降低再梗和（或）猝死率；②如果发现梗死区以外的心脏缺血时，可以及早进行冠脉造影定位，以及考虑是否进行PTCA或CAGB术；③EET诱发室性心律失常则积极防治，防止致命性心律失常的发生；④及早指导康复医疗的进行；⑤评估患者的运动耐量和应激能力，增加的自信心，以尽早恢复生活和工作能力。

以往EET一般的时间选择在心肌梗死后的2～3周内进行，国外也有2天后即进行者。EET时应注意要在餐后2～5 h进行，上下午均可。其他注意事项同一般的GXT一样（可参见第二部分第十二章临床心肺运动测试和肺功能评定），必须十分注意的是要严格掌握禁忌证，才能避免并发症的发生。由于EET简单易行，对估计预后及康复指导极有价值，故现在国外已广泛地应用于临床，作为AMI出院时的一项常规检查之用。

四、辅助检查

1. 实验室检查　包括常规的血生化、心肌损伤标志物（心肌酶和肌钙蛋白）、脑利钠肽、肾功能电解质、凝血功能等。

2. 其他辅助检查　如心电图、心脏彩超、血管超声、冠脉CT、心脏核素扫描、心脏磁共振等。

3. 动态心电图（Holter）监测　由于动态心电图的无创性作用，在AMI的任何时刻均可以进行Holter监测。在心肌梗死早期用来观察心律失常的发生，对心律失常的性质和数量作出评价，协助医生判断其预后和估价心功能状态。在AMI的康复运动锻炼期间，Holter监测有利于发现运动时出现的无症状ST-T改变和心律失常，以及其家庭活动及工作状态下的心率和心律情况。对于调整康复锻炼方案，修改运动处方非常有益。由于Holter监测可以在日常生活中进行，既避免了GXT或CPX的危险性又极为方便易行，更适合一些有并发症或还不能进行CPX的AMI患者。

4. 超声心动图和核素检查　可参考本书第三部分第二十四章心脏康复患者的评定。

五、心理评估

（见本章第4节）

六、运动危险分层

见表6.54.7。

表 6.54.7　冠心病患者的运动危险分层标准

运动过程中发生心血管事件的危险分层				
项目		危险分层		
		低危	中危	高危
运动试验指标	无心绞痛症状	无	可有	有
	无症状，但有心肌缺血心电图改变	无	可有，但心电图ST段下移＜2 mm	有，心电图ST段下移≥2 mm
	其他明显不适症状比如气促、头晕等	无	可有	有
	复杂室性心律失常	无	无	有
	血流动力学反应（随运动负荷量的增加，心率增快、收缩压增高）	正常	正常	异常，包括随运动负荷量的增加，心率变时不良或收缩压下降
非运动试验指标	功能储备	≥7 METs	5～7 METs	≤5 METs
	左心室射血分数	≥50%	40～50%	＜40%
	猝死史或猝死	无	无	有
	静息时复杂室性心律失常	无	无	有
	心肌梗死或再血管化并发症	无	无	有
	心肌梗死或再血管化后心肌缺血	无	无	有
	充血性心力衰竭	无	无	有
	临床抑郁	无	无	有

注：每一项都满足才是低危，只要任意一项满足即为高危。

第三节　日常生活和自我管理

无并发症AMI患者住院4～7天之后一般可以出院，但并非意味治疗结束。和其他疾病的完全康复一样，医生应在AMI患者出院之前，详尽地做出解释及咨询，对其出院的活动范围、用药、复诊时间以及膳食、性生活和其他需要注意的事项作出介绍，同时对其配偶提出的问题也要求解答。应常规记录每个患者功能活动水平和活动耐力的客观评价。出院前的CPET或6 MWT可为制定和指导家庭活动和正式门诊项目提供有用的数据。

住院期心脏康复的结果是期望患者有如下的目标：①恢复工作；②驾车；③家务活动；④爬楼梯；⑤抬东西；⑥性生活；⑦步行或散步；⑧社会活动。

一、家庭生活

1. 环境　家庭环境应该是空气新鲜、温度适宜和湿度标准。寒冷和气候变化可诱发血中儿茶酚胺分泌增加以及心脏应力增加，血凝集力增强，从而会增加再梗死的危险性。因此在有条件的情况下，冬夏季节最好在有空调设备的环境中居住。

如果患者家住高楼，由于此时心脏尚不能应付过大的运动强度，开始时应缓慢上楼梯，必要时休息一下。如果情况严重比如上楼即感胸痛、气短，就应该改乘电梯或由家属背上或改住底层，这样做很重要。如果家住海平面地区最好，因为海拔910 m以上的地方因空气稀薄、缺氧，对心肺疾患患者来说是有害的，特别是已有心功能损害者。

2. 日常活动和休息　绝大多数患者在院外恢复过程中的某个时候会表现出某种程度的抑郁、孤独、绝望，因为许多人惧怕出现再梗死甚或猝死。这些问题可随康复医疗的进行和患者获得体力后逐渐充满信心而消失，如果没有消失或加重，或者恢复比预计时间长并影响了日常生活，则应予镇静剂或安定药以利于休息，使身体早日复原。有关精神问题的最好办法就是同配偶自由自在地进行讨论而不是独自忍受，这样才有益于心身的恢复。

患者的休息和活动应遵循医生的运动处方来进行，一定要循序渐进，突然的剧烈运动对有心脏损害的人危害极大。体力的恢复因人而异，其快慢取决于诸多因素，如梗死范围、并发症、年龄等，一般年轻人4～8周可完全恢复，而老年人或严重并发症者则需3～6个月或更长，因此不能急于做还不能做的体力活动，那样是极为有害的。

淋浴对轻度梗死而无并发症者是安全的，开始几次要求有家属陪伴，如果有胸痛或心律失常则应暂停。淋浴或盆浴时要注意水的温度，过冷或过热都是有害的，特别是水温过热会使人入睡，还会使血管扩张，出现体位性低血压、心律失常、胸痛、晕厥等，因此必须谨慎对待，以免在热水浴时产生并发症。

多数患者在刚出院时感到疲乏无力达数周或数月，这是自然的过程。应该使身体和精神得到充分的休息，以便加速恢复。由于出院后患者尚未完全康复，要求定期复查，以便对病情作出评价。出院前医生还需对下列注意事项和定期复查作出咨询：①出院后一般2～3周进行一次复查，第一次复查除全面体检外，必要时可进行各种实验室检查，并予必要的药品和医疗指导；②以后每隔2～3个月检查一次，为期1年；③一年恢复期后每3～6个月复查一次，不限年限；④只要出现并发症或新的症状，患者应立即求医，必要时住院治疗。

许多患者可出现肩手综合征和非特异性的轻度胸闷、胸痛，这并非心脏本身的问题，而是由于住院休养时间太长所致，是无害的。但当患者在休息或体力活动时/后感到明显的胸痛、气急、头晕、心悸等症状时，就应该即刻求医。如果情况紧急，患者或家属应紧急呼叫或急送医院，平时身上应备有硝酸甘油，以便紧急情况时使用。还可以向患者家属讲授心肺复苏的方法以便应急。只要患者严格遵守医生的嘱咐，注意各种注意事项，则不必要的并发症和再梗死的发生率就会减少。

二、饮食

2010～2012年全国营养调查资料分析发现，在与心血管代谢性疾病死亡数量有关的膳食因素比例中，影响最大的是高钠摄入（17.3%），其他依次为低水果摄入（11.5%）、低水产品ω-3脂肪酸摄入（9.7%）、低坚果摄入（8.2%）、低全谷物摄入（8.1%）和低蔬菜摄入（占7.3%）。

健康的饮食可以降低心血管疾病的风险。能量的摄入量应该限制在维持（或获得）健康体重所需的能量 BMI$<$25 kg/m^2。健康的饮食（地中海饮食）包括：①饱和脂肪酸占总能量摄入的比例小于10%，通过多不饱和脂肪酸替代；②反式不饱和脂肪酸小于总能量摄入的1%；③每天少于5 g盐；④每天35～40 g纤维，通过谷物、水果、蔬菜摄入；⑤每天200 g水果（2～3份）；⑥每天200 g蔬菜（2～3份）；⑦每周食用鱼至少2次/特别是油性鱼类；⑧酒精饮料应限制在2杯以内：男性每日2杯，每日20 g酒精；女性每日1杯，每日10 g酒精。

AMI患者住院期间的饮食，急性期一般以清淡、易消化为主，病后前3天常为半流质饮食，以后逐渐过渡到普通饮食。由于心肌梗死患者常存在易患因素，一般出院后仍需要特殊饮食，以维持体重、减轻肥胖、控制高血压和其他并存疾病。通过控制饮食可以达到控制多种危险因素，用来预防再梗死或多种并发症的发生。

对于心肌梗死患者能否饮酒，目前看法虽不大一致，但可以确切地肯定，大量饮酒是有害无益的。一些大规模的荟萃分析报告称与戒酒的人相比，适量饮酒的人冠心脏的发病率降低。然而也有研究报告大量饮酒促进动脉粥样硬化进展，而酗酒可能会诱发栓塞性脑卒中和AMI。酒精对新陈代谢、血脂、血液、凝血和纤溶、血压和血管张力影响的利弊，取决于酒精摄入量和喝酒的方式（即饮酒习惯）。轻度心肌梗死患者既往有饮酒的习惯，如无并发症偶尔少量饮酒可以作为放松手段。但必须注意，饮酒量不能过多（男性每天1～2杯，20 g/d酒精；女性每天1杯，10 g/d酒精），一般也应在出院后的1个月才开始。如果患者感到特别疲乏无力、心悸、胸痛，应禁止饮用任何含酒精的饮料。饮酒后2～3 h最好不做体力活动，如剧烈的运动锻炼、家务活动或性生活等。

三、恢复工作

重返工作岗位（return to work）定义为出院后12个月的全职或兼职，心肌梗死后重返工作岗位是AMI患者全面恢复和成功重返社会的重要指标。它意味着从疾病到积极的社会地位的转变，并与身体健康、心理健康、生活满意度、生活质量相关。近45%的MI患者尚在工作年龄。

AMI患者复工是受临床、心理、社会和职业影响的一个多维过程。在中国21个省的53家医院进行的一项前瞻性研究表明，1566名AMI患者（130名女性和1436男性；平均［SD］年龄，52.2［9.7］岁），875名患者（55.9%）12个月后恢复工作。在691名未返回工作的患者中有287名（41.5%）无法工作和（或）因急性心肌梗死不愿工作，131名（19.0%）患者由于AMI提前退休。较低复工率与女性、吸烟以及住院期间有心肌梗死并发症三种因素有关。其他研究发现，在美国、瑞典、比利时和丹麦，分别有63%～94%、58%～80%、85%～87%和90%的人在心肌梗死后恢复工作。早先我们的研究也显示，77%的人恢复工作，这与世界其他地区的研究结果几乎一致。另有一项研究表明AMI出院后1年内重返工作岗位最有力的预测因素是与社会-职业有关，而不是临床状况。医生的建议（与患者面谈、临床检查、循证医学和临床经验的综合整合）也是AMI后恢复工作的关键预测因素。要努力找出这些问题，并为促进患者复工做出改变。

恢复工作是AMI患者恢复的一个重要指标。然而心肌梗死会使患者在工作中产生压力、孤独感和自卑感，甚至在重返工作岗位后很快脱离，从而影响患者的生活质量。根据研究表明，患者回归工作后，由于有效的治疗，身体机能、身体作用和一般健康都得到了很好的恢复。此外，患者可以选择适合自己身体机能的工作来保证安全。但患者的社会功能、心理健康和情绪作用均不理想。这主要是由于以下几个因素：首先，患者难以协调治疗与工作的关系。由于工作表现普遍不能达到心肌梗死前的状态，部分患者担心能否继续享有平等的工作相关权利；其次，家庭成员倾向于过度保护患者，更愿意关注患者的身体状况而不是精神和情绪障碍。结果，一些患者不被家人鼓励重返工作岗位，以至于他们的社会需求被忽视，从而导致孤独和抑郁；最后，中国仍然缺乏对这类患者的关注和支持，在精神和社会健康领域也没有实施适当的政策、保险和福利制度。所有因素都导致了患者的焦虑、自卑感、社交退缩甚至抑郁，损害了他们的自尊。同时患者不得不适应新的生活方式，这可能会导致社交活动受到限制。有研究显示，大约70%的患者害怕再次发生心肌梗死，23%的患者发现更易发脾气。这种情况持续时间越长，他们要求长期休假或缺勤的可能性就越大。患者是否参与康复、年龄、教育状况、社会支持和工作满意度是最常见的与重返工作相关的因素。也有研究显示，最健康的心肌梗死后患者，即已经重返工作岗位的患者中，心理压力明显比一般工作人群更为普遍，尤其是女性。不能返回工作岗位可能增加抑郁症的发病率，降低生活质量，增加患者家庭经济负担和增加社会成本（如加剧劳动力短缺）。

AHA/ACC的建议是无并发症的患者可以在2周后恢复工作。有并发症的患者可以病情稳定在2周后逐渐恢复原有的活动。关于能不能复工、什么时候复工的建议应该是个性化的，要根据左心室功能、血运重建、心律控制、CPET和工作特点的评估结果而定。

四、吸烟

戒烟是AMI后最有效的二级预防措施之一。一项涵括12个研究372例AMI吸烟者的meta分析，在AMI后2～10年的随访中，戒烟者的死亡率比未戒烟者降低了0.54倍（95% CI 0.46～0.62）。然而，一项多中心研究EUROASPIRE IV调查，欧洲40%～60%的AMI幸存者没有戒烟。德国近期一项研究表明在372名AMI患者中，191名（51.3%）AMI出院后6周内戒烟；AMI后出院持续吸烟的最强的决定因素是此次心梗发作前有心肌梗死过（OR＝2.19，95% CI 1.10～4.38），戒烟的2个最强的决定因素是住院期间经历了心肌梗死并发症（0.37，95%CI 0.12～1.12）和有生活伴侣（0.56，95%CI 0.34～0.95）。大多数戒烟的人是在最初住院期间和心脏康复介入前开始戒烟的。同时，另一项研究表明性格、应对策略和社会心理环境与心肌梗死患者的戒烟率相关。考虑性格因素和应对策略，对心肌梗死患者的个体化戒烟方案可能很重要。

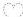

吸烟对AMI患者等于间接自杀，应极力劝阻！医务人员应告知AMI患者吸烟的危害性和戒烟的重要性，尽早劝导和鼓励患者戒烟，可以对患者进行健康教育、行为指导，必要时戒烟药物干预，注意戒断症状，定期随访吸烟情况。

五、性生活

性生活是心血管病患者和其伴侣整体生活质量的重要组成部分。然而医生对心脏病患者性生活方面的知识了解甚少，使患者的性生活得不到正确的指导。同时由于传统或习惯的不同，我们的患者、医生均羞于提出及解释这个问题。

1. 一般情况 男性心血管疾病患者勃起功能障碍（ED）的发病率是普通人群的两倍，女性心血管疾病患者性功能障碍的发生率与男性患者相当。一项研究表明在心肌梗死后的3～6个月内恢复性生活频率与改善长期生存密切相关，强调患者在心肌梗死后不久需要性咨询。

AMI患者及伴侣普遍担心性生活可能会导致二次心肌梗死。心肌梗死后性生活恢复延迟与生理和心理健康问题都有关系，比如恐惧和焦虑、持续存在的健康问题、药物、性功能障碍伴侣的担忧以及信息的缺乏。

有一项关于心肌梗死患者早期、中期、晚期恢复阶段性担忧趋势和模式的研究报告表明，性担忧主要涉及自我认同的改变，特别是身体和心理健康状况的改变，以及沟通问题包括缺乏性信息和对亲密关系的担忧，同时还有心肌梗死患者对家庭问题的感知，特别是配偶对恢复性活动的影响。以下表格数据体现了性完整性（性担忧）（详见表6.54.8）。研究表明由医疗保健专业人员提供给MI患者性咨询的重要性，并帮助告知提供者有关患者教育内容。

表6.54.8 性完整的决定因素（376例）

自我认同	例数（157）	沟通	例数（146）	环境	例数（43）
身体形象	11	信息匮乏	48	文化	1
自尊	21	接受到信息	19	家庭需要和关心	38
角色/角色期望	10	亲密	65	日常生化环境	4
健康状态	115	沟通技巧	14		

目前对于患者性生活时应该用的性交体位尚无共识。一些经验性研究表明患者上位的能量消耗较大，而下位的能量消耗较少，自我刺激或伴侣刺激的能量消耗最少。而另一项研究表明无论采用哪种性交体位，性生活过程中血压和心率并无显著差异。高潮时血压和心率达到最大变化，与性交体位无关。肛交时刺激迷走神经，导致减慢心率、心律、冲动传导和冠状动脉血流，会导致心脏功能下降和胸痛。所以建议避免肛交，直到心脏情况稳定并且进一步评估性生活的安全性后才可进行。

2. 安全性 尽管性生活可能引发心肌梗死，但风险相当低，性生活引起的AMI和猝死分别为<1%和1%～1.7%，特别是当性生活是在一个熟悉的环境中与一个稳定的伴侣，没有压力，没有事先过量摄入食物或酒精，而且也受个人的身体素质影响。一项基于死亡病理分析研究的数据发现发生在性生活期间的68例死亡病例，其中几乎所有死亡病例为男性（92.6%），其中绝大多数为男性发生在婚外性交中的死亡（$n=39$），只有19起致命事件发生在受害者家中（$n=16$）或长期伴侣的家（$n=3$）。据估计，每周增加1 h的性生活会使猝死的绝对风险增加不到1/10 000人年。另一项研究表明，在心肌梗死后的男性患者中，性生活与其他活动相比，并不增加室性异位活动的发生。在一项小型研究中的43名患者（8名女性）使用植入性心脏除颤器（ICD），在体力消耗、精神应激和性生活期间发生心律失常的相对风险是相当小的。和不熟悉的性伴侣性交时，血压、心率增加，会增加心血管风险。性生活时心脏耗能很少，一次性生活的能量消耗通常是低到中度的（3～5个METs），相当于爬两层楼梯的能量消耗。规律的体育锻炼降低性生活中不良事件的风险。可以说，多数患者在心肌梗死后仍可完全同配偶进行正常的性生活，并且可能有益于心身的恢复。如果患者能够轻松地上二层楼，其性生活完全可以耐受而不危及心脏。

3. 药物的影响　虽然有证据表明，一些心脏药物，包括β受体拮抗剂和降脂药物，可能对性生活产生副作用，但最近的分析得出结论，心血管药物是性生活问题的真正原因。许多类型的心血管药物，特别是利尿剂和β受体拮抗剂，已经涉及勃起功能障碍。然而，最近的研究和综述没有发现许多当代心血管药物和勃起功能障碍（erectile dysfunction，ED）之间的明确关系。一项涉及近15 000人的6项研究分析发现，β受体拮抗剂疗法使每年报告的性功能障碍增加了5例，而每年报告的阳痿率仅增加了3例。此外，安慰剂效应与ED有关，其对患者性功能的影响至少和任何药物的生理效应一样重要。

尽管已有研究表明，噻嗪类利尿剂和醛固酮可能与阴道分泌液减少或月经不规律有关，然而在为数不多的关于女性性功能的研究中，抗高血压疗法似乎对性功能没有不利影响。

4. 恢复时间　关于患者在AMI后何时可以安全恢复性生活还是有一些争议的，但2014年ACC/AHA指南建议无合并症的AMI且在轻度至中度运动期间无心脏症状，心肌梗死1或2周后可以进行性生活。有合并症的AMI患者应循序渐进地恢复性生活，取决于患者的运动或活动耐受情况。

5. 危险分层　性生活会引起最大摄氧量和收缩压增加，因此性生活恢复前进行危险分层是至关重要的。1999年在普林斯顿召开的性生活与心脏危险国际会议上提出了心血管疾病患者性生活危险程度的分级标准及处理建议（见表6.54.9）。低危患者可安全地开始性生活或接受及时的ED治疗。由于低危患者性生活无心血管危险性，因此无须额外的心血管评价或治疗，就可以开始性生活。中危患者在恢复性生活前需进行全面的心脏评估。高危患者需延迟恢复性生活直至病情稳定，需得到心脏病专家的许可方可恢复性生活。

表6.54.9　Princeton专家会议（1999）的危险分层

危险度	心血管疾病情况	危险度	心血管疾病情况
低危	无症状， <3个危险因素（性别因素除外） 已控制的高血压 轻度稳定型心绞痛（CCS I～II级） 成功的冠脉血运重建（PCI或CABG术后） 无合并症的AMI6～8周后且GXT阴性 轻度心脏瓣膜病 左心收缩功能正常（EF>50%，NYHA分级 I 级）	高危	不稳定型/难治性心绞痛 未控制的高血压 慢性心力衰竭（NYHA分级III～IV级） 2周内的AMI严重的心律失常 严重的心肌病 中/重度心脏瓣膜病
中危	>3个危险因素（性别因素除外） 中度稳定型心绞痛（CCS II～III级） 近期AMI（AMI后2～6周） 慢性心力衰竭（NYHA分级 II 级） 其他动脉粥样硬化疾病（如脑卒中、外周血管疾病）		

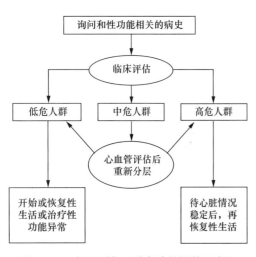

图6.54.5　性生活与心脏危险的评价两步法

在普林斯顿会议上，对性活动与心脏危险的评价与处理可见图6.54.5的两步法建议，2010年第三次会议做出了更新。

6. 注意事项　ED是一种虽不威胁生命却涉及个人隐私的疾病。血管源性的ED约占75%。西地那非能特异性地抑制磷酸二酯酶-5（PDE-5）的活性，使环磷酸鸟苷（cGMP）的水平增高，从而导致血管扩张并维持阴茎的勃起。研究表明，西地那非对缺血性心脏病、高血压、糖尿病、器质性及心理性的勃起功能障碍均有较好疗效。PDE-5也存在于血管、内脏平滑肌、血小板和骨骼肌中。因而，西地那非也可以扩张全身血管，导致动脉血压轻度降低（收缩压降低8～10 mmHg，舒张压降低5～6 mmHg），并于服药后1小时达到高峰。当其与一氧化氮（NO）的供体有机硝酸酯类合用时，两者还可发生协同作用而进一步降低动脉血压。因而一般认为，对服用硝酸酯的患者，西地那

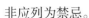

非应列为禁忌。

性交心绞痛是性交后立即发生的心绞痛活动，占所有心绞痛发作的5%。它是由在性交时出现心肌供氧与需氧失衡导致的，可能因为性交时心率和血压增加，心肌耗氧量增加，或由于冠状动脉斑块破裂而导致冠状动脉血减少，心肌供氧减少。由于心肌需氧增加而出现心绞痛者可能会随着时间或使用硝酸甘油而逐渐好转；由于心肌供氧减少而出现的心绞痛者使用硝酸甘油往往无效，且可能进一步进展成心肌梗死。没有使用PDE-5抑制剂的性交心绞痛者建议使用硝酸甘油缓解心绞痛，若5 min后心绞痛仍未缓解需呼叫急救，若持续15 min不缓解建议立即呼叫急救。使用了PDE-5抑制剂的性交心绞痛者应紧急呼叫救援，禁止使用硝酸甘油。

7. 一般的建议 性生活的恢复可以在Holter监测下进行，以评价并发症。如果性交时出现无症状的ST段改变或恶性心律失常，就应事先服用抗心律失常药及扩冠药（如硝酸甘油），若患者在性交时出现胸痛症状特别是心绞痛，则应立即停止性交，并含服硝酸甘油类药物，减少性生活的频度。心肌梗死后的性生活频度一般以1～2次/周为宜（或以不出现症状为度），切忌连续性性交（指一夜多次性交）。为了减少心脏负担，可以采用女上男下、侧位或其他自觉舒适的体位。ED患者在服药西地那非之后禁忌使用硝酸酯类药物以避免血压、心率改变导致心脏危险。

随着社会、科学的进步以及医学模式由单纯的生物医学模式向现代的生物医学-心理-社会模式的转变，心血管疾病的二级预防已不再局限于针对疾病本身、改善症状方面。提高生活质量、改善预后成为医患共同追求的重要目标，其中改善性生活质量是其中一项重要内容，越来越受到大家的广泛关注。

六、旅游、度假

首先，患者应向有关专科医师咨询，了解旅行的可能风险、需要注意的事项和备用的药品。如果可能，旅行的目的地和沿途应选择随时可以就医的地方，以便发生意外时可以立即就医治疗。另外，最好不要选择海拔较高、空气稀薄、容易缺氧的地方，以免发生危险。随着病情的恢复，患者可能希望外出旅游、疗养。一般AMI后3～6个月内不宜长途旅游，但心肌梗死后5～6周经医生检查许可，允许乘装备良好的汽车进行短途旅行。要打算长途旅游时，需做必要的健康检查，并携带病史摘要，包括最近的心电图，这样患者在旅途中突发意外需要求医时任何医生都能很快地了解病史，以便及时作出诊断，避免延误抢救时机。旅途中必须按医生处方坚持服药并遵守注意事项，如要避免过量的体力活动、情绪激动、过饱、大量饮用含酒精的饮料、吸烟；每天保证足够充分的休息等。

1. 乘飞机 大多数商业飞机机舱内有加压，但高空7500～8000英尺（1英尺＝0.3048米），由于减少了肺泡氧气压力，可能会导致缺氧。

关于AMI后航空旅行研究很少。临床情况、旅行时间长短、是否陪同以及焦虑程度都会影响飞机乘坐。另一项回顾性研究对213名航空医疗遣返心肌梗死后患者进行了分析，结果显示AMI后2周以内的旅行是安全的，相关并发症转移的发生率很低。2017年ESC指南建议对于简单的完全血运重建、没有并发症、LVEF＞40%AMI，航空旅行风险较低，出院后（从第3天开始）航空旅行是安全的。复杂的AMI包括心力衰竭患者，LVEF＜40%，残余缺血，心律不齐，应将航空旅行旅行推迟到情况稳定时。

AMI患者建议在到达机场之前做好充分的计划，避免匆忙；并提前告知航空公司自己的需要，包括要求飞机配氧气。强烈建议患者确保携带合适的药物，清楚的药物清单和剂量，以及一封关于医生对病情、药物、过敏和设备（如起搏器）的说明信（病历介绍）。

2. 乘车 乘车要比自己开车安全，乘车长途旅行时应停停开开（每次1～2 h，这样患者可以下车活动下肢，以防止血栓栓塞现象）。

3. 驾驶 尽管开车对健康人来讲是一项简单的活动，但AMI患者在恢复早期，开车会导致某种程度的紧张和体力负荷而可能有害。自己开车需经医生充分评估后，以前一般在心肌梗死后10～12周才允许。AHA的指南（2004）认为出院后1周后可以开始驾驶，但需要经过当地法律的准许，其中包括有必要对某些情况作出警告并避免，诸如交通高峰、恶劣天气、夜间驾驶、交通繁忙紧张、高速度行驶。对于严重的病例（有心肺复苏、低血压、严重的心律失常、大面积的梗死，或充血性心力衰竭患者），驾车应推迟到症状消失的2～3周后。

患者必须无任何症状，思想敏捷，开始时最好有助手在侧，车的刹车装置、动力操纵都要很灵敏，并由短程到长程的循序渐进的过程。有下列情况应暂时停止开车：①服用弱安定剂或镇静剂；②饱餐和（或）饮用含酒精饮料后；③拥挤的街道特别是上下班时间（易引起心情紧张导致心律失常等）；④开车是感到精神紧张或神经过敏时；⑤驾车时出现任何症状。上述情况出现时应将车暂靠边休息，必要时可以请求医疗协助。特别要注意的是，职业是驾驶员的，比如大型汽车如重型卡车司机、大型客车司机应到专门的机构进行评估后才能恢复驾驶。

有旅游度假计划时最好先问明计划的细节、大致距离，为了准时赶到目的地，应有充足的时间，避免不必要的紧张和焦虑。要问明距离的长短，饱后、酒后的长距离步行是有害的。气候炎热、严寒或湿度过高的地方均应避免行走。旅行时不应携带重物，也不宜到交通不便、医疗设施不好的地区旅游，海拔900 m以上的地区可造成缺氧，这种旅游也不安全。

总之，在AMI恢复期后旅游并非不可行，但需先经过医生评价（最好做运动心电图试验或Holter监测等）作出咨询。

七、社交活动

随着患者出院，身体进一步康复，如果病情许可，可与其直系亲属充分消遣时间。随着时间推移，可逐渐与密友会晤，但此时仍应避免严肃或刺激性的社交会谈，特别是早期恢复阶段，包括讨厌的熟人均可能刺激患者的情绪。出院后1～2个月应避免参加社会性集会，即使参加也不应过度。任何时候患者都不应在过冷、过热、过湿的房间和过热闹杂噪的地方停留太久，尽量少到人员糟杂的公共场所，因为这种地方通风不良，易引起缺氧、损害心脏，有刺激性的电影、电视节目不宜看，养成有规律的生活习惯，没有规律的生活对受损的心脏极其不利，并可因此而导致多种并发症，也可诱发再梗死或猝死。

第四节　AMI的心理社会康复

一、AMI中的心理社会因素

影响人健康的因素很多，分为生物因素和非生物因素。生物因素又称生理因素，是指人的生理状况。非生物因素又称心理社会因素，包括心理因素和社会因素。心理因素指影响人健康的人格特征和情绪状态。社会因素是指人生活、工作的环境。过去威胁人类的主要是传染病、营养不良等生物因素为主的疾病，随着人们生活水平的提高和医学技术的进步，传染病和营养不良已被控制，但又出现了"文明病"，即与心理社会因素有关的疾病，于是生物医学模式已不再是生物医学模式，而转变为现代医学模式，即生物-心理-社会医学模式。

越来越多的研究表明心理社会因素是AMI后冠状动脉事件和不良心血管结局的危险因素。心理社会危险因素包括社会经济地位低、社会支持低、社会孤立、家庭压力、社会压力、情绪因素和性格因素。压力的概念包括几个因素，有来自外部的压力，比如工作压力，不利的生活大事和经济问题，潜在的压力反应如抑郁、焦虑、极度疲惫、焦虑、心理困扰、睡眠困难。不少研究者发现，AMI的发病将近半数至2/3（甚或更多）的病例可查到诱因，其中以情绪激动或精神紧张及体力劳动多见。传统的常见易患因素诸如高血压、高脂血症、吸烟、肥胖、糖尿病、家族史等并非在各种环境中都是冠心病的易患因素，这些危险因素要起作用，可能要有一定的心理社会环境互相作用才会触发AMI。也就是说，心理社会因素是起关键作用的，那诸多的易患因素可能是通过公开的行为实践和内在的心理环境生理机制起作用的。

1967年Wales指出丧失最亲近的亲属后的人要比年龄相似的对照组死亡率高7倍，在外死亡的死者亲属的死亡率比在家死亡的死者亲属的死亡率高2倍。不少研究表明，低工资、超时劳动、体力劳动大以及其他对生活和工作不满等社会心理因素均可能成为心肌梗死的前驱。有报告证实，因心肌梗死而猝死的生活变故单位（life-change unites，LCUs）高于存活的心肌梗死者，因此提出了生活事件的积累可以触发心肌梗死或猝死。

Lancet有一项研究调查了来自52个国家24 767人的病例对照设计，其中病例组11 119例首次心肌梗死患者，对照组为13 648名年龄匹配（大5岁或小5岁）和性别匹配的；评估了人口因素、教育、收入、心血管危险因素、抑郁、社会心理压力（过去1年内的工作压力、家庭压力、经济压力以及生活中的重大事件）等因素，分析心理社会因素与心肌梗死风险的关系。研究结果发现四种应激因素都有的心肌梗死患病率更高，23%的心肌梗死患者（1249例）经历过几段时间的工作压力，对照组中17.9%（1324例），心梗组经历过几段时间的工作压力是对照组的1.38倍；10.0%（540例）在1年前经历了永久性工作压力，而对照组为5.0%（372例），心梗组经历的永久性工作压力是对照组的2.14倍；11.6%（1288例）心肌梗死患者经历过几段时间家庭压力，对照组是8.6%（1179例）；一般的压力（工作、家庭或两者）几段时间的优势比为1.45（*CI* 1.30～1.61），永久性压力的优势比2.17（*CI* 1.84-2.55）；严重的经济压力在对照组中更为典型（14.6%［1622］*vs* 12.2%［1659］），是心梗病例组的1.33倍；在过去的1年里，有压力的生活事件对照组也比心梗组更频繁（16·1%［1790］*vs* 13.0%［1771］），是心梗病例组的1.48倍；抑郁在对照组中更常见（24·0%［2673］*vs* 17·6%［2404］），是心梗病例组的1.55倍。这些差异在不同地区、不同民族、男性和女性中是一致的。研究结果表明社会心理压力的存在与AMI的风险增加有关。一项前瞻性研究探索了脑情绪神经活动与急性斑块不稳定性的机制，评估62名患者（45名AMI患者，17名对照组患者）中大脑杏仁核活动、动脉炎症和巨噬细胞之间的关系，研究发现应激相关的神经生物学活动通过增强巨噬细胞活动导致急性斑块的不稳定，诱发心肌梗死。

二、心肌梗死后的心理社会适应

AMI有许多的心理社会问题，能否适应这些问题则直接影响预后。Engle等（1967）研究了一般易于出现躯体疾病的心理状态，并提出了这样一个假说：有一种特殊的心理状态为患者提供特别有利的环境，他们把这种心理状态称为"自暴自弃"和"被他人遗弃"情绪，这种心理状态的特征具有无助和失望的感情，并认为与保守退缩的生理状态有关，同Cannon描述的"战斗逃避反应"时的肾上腺活动不同。大量研究表明，焦虑和抑郁是心肌梗死后的两种最主要的心理病理体验，引起这种心理障碍的基本原因是对生命及自尊性的威胁，而心脏病患者采用的应对策略是否认、忽视自身的疾病、完全摆脱并退出日常生活的竞争、发展成为心脏神经症。心脏神经症是一种比较麻烦的适应反应。一般来说，多数患者经过认识-情绪的过程，会有较好的适应。

Leifheit-Limson等分析了1951名AMI患者，从住院期间到心肌梗死后1个月内社会支持的变化，纵向评估社会支持的变化与健康状况、抑郁症状的关系。AMI后的第1个月，5.6%的患者社会支持较低，6.4%的社会支持恶化，8.1%的社会支持改善，80.0%的社会支持持续高。与持续高的社会支持相比，恶化社会支持的AMI患者心绞痛的风险更大、疾病特异性生活质量较低、精神功能较差和抑郁症状更多；与持续低的社会支持相比，改善的社会支持的AMI患者有更好的结局，包括更高的结果疾病特异性生活质量、较好的精神功能、抑郁症状较少。AMI患者1个月社会支持变化较低与较差的结果显著相关。在早期AMI康复过程中社会支持的改变并不少见，对预测结果很重要。

三、心肌梗死后的心理反应

许多研究表明，大部分的心肌梗死患者在住院期间都有不同程度的情绪障碍。众所周知，焦虑是对压力的正常反应。如果极度焦虑没有被发现，也没有得到治疗，可能会对患者的心理和身体健康造成损害。焦虑可进一步促进高挑战有机体中应激系统的激活，并可能导致免疫活性的改变，手术患者伤口愈合延迟，以及感染易感性增加。Legault 等人发现，在 AMI 患者中，较高的焦虑水平与在 CCU 和医院停留的时间增加有关。他们还发现，CCU 中的高焦虑水平与 3 个月后焦虑的发生率更高相关。日本的黑泽等发现，几乎全部患者在发病后 2 天内均有不同程度的焦虑状态，多数患者因持续性剧痛而有濒死恐惧感，而恢复期（病后第 3 天之后）则出现下列精神状态：①焦虑状态：担心病情再发展，考虑过多所致；②抑郁状态：考虑工作、家属问题，后悔前驱症状不加以注意；③疑病状态：自认为没什么了不起，话多夸大，情感变化剧烈，对医务人员或感激或要求过多，或批评、叱责；④退缩状态：依赖医务人员，希望有人陪伴，童样行为；⑤幻觉妄想状态：幻视、关系妄想，可由于失眠诱发；⑥夜间谵妄；⑦戒断症候群：中断平时生活依赖的药物（如酒精、催眠药）所致；⑧谵妄状态：出现错视、错听、不稳感、定向障碍、被害牵连观念等。

早期焦虑的原因是由于胸痛、气急和濒死感，而后则因害怕复发等，甚至产生了创伤后应激综合征（posttraumatic stress disorder，PTSD），严重影响了患者的生活质量。Kishi 和同事报告说，在日本从急诊室到 CCU 住院的第 1 天，精神错乱是最常见的。就像对内外科患者进行的大多数研究一样，他们发现精神错乱与住院时间增加有关。部分患者在住院期间即出现抑郁、焦虑、谵妄症状，降低了治疗效果，延长了住院时间。

国外近年来有不少研究关注入住 ICU 后患者的精神心理疾患问题，三项大型的研究数据显示，重症患者转出 ICU 后 3 个月，PTSD、焦虑、抑郁的患病率分别为 22.0%、45.7% 及 41.0%，并且容易迁延为慢性病程，约 50% 的患者在转出 ICU 后 12 个月至少存在 1 种心理障碍，约 36.0% 的患者存在 2 种及以上的心理障碍，1 年后随访 ICU 创伤患者的研究报告显示 PTSD 症状患病率高达 30%，焦虑患病率高达 40%，抑郁症患病率高达 30%。

而 ACS 患者发病时病情变化快、进展迅速而需进入 CCU 进行治疗。Martin 等报道，CCU 患者中 50.5% 存在焦虑，25% 存在抑郁；Rincon 等报道，96 例 CCU 患者中 24% 出现焦虑，13.7% 出现抑郁。

之前的一项研究表明，PTSD、焦虑和抑郁是某些共病患病率的相关症状；换句话说 PTSD 可导致焦虑和抑郁，或焦虑和抑郁均可加重创伤后应激障碍症状。最近的一项研究也显示了类似的结果。因此，应注意 ICU 和 CCU 幸存者中 PTSD、焦虑和抑郁共病的有效干预（Seto 等，2020）。研究还发现，焦虑、抑郁还可导致 ICU 患者出院后 2 年内的死亡率高达 47%。

抑郁一般在 3～4 天时出现，往往同心脏受损的征象开始有关。患者由于了解到病情的严重而绝望，有人甚至说引起一种"自我梗塞（ego infarction）"，抑郁的程度与心肌梗死破坏的效应平行，自尊性受到威胁也是一个原因。此外，由于对其后面临的工作、职业危机，谋生能力丧失的考虑，感到活着已失去乐趣，加上 CCU 环境内 24 h 内昼夜不停的工作、监护仪器和各种导线、输液管道使患者被限制于一定体位而不能活动引起疼痛等，使患者有失眠倾向。老年人有动脉硬化者可以出现夜间谵妄，加上由于不习惯新环境、限制探视、同室患者病情发作、抢救及死亡均可加重焦虑和抑郁情绪。2019 年一项对 180 例 AMI 患者心肌梗死后至少 1 个月后的睡眠和抑郁情况进行研究，61.1% 的 AMI 患者睡眠质量极差，预测与性别、体重指数、运动减少有关；5% 患有抑郁，大多数是轻度抑郁，与缺少运动有关。

四、AMI 的心理康复治疗

患者在住院期间，进行个人或集体的心理治疗都是有益的，有利于早日康复，可以缩短住院日期，降低过度焦虑及抑郁、降低心力衰竭及心律失常发生率，增加出院后的适应能力。心理康复的另一个重要方面是进行以处理应急、运动和降低其他危险因素的教育，教会指导他们如何适应目前的变故及今后的生活与工作。心肌梗死后长期虚弱的患者可能因焦虑、抑郁或社会问题而延长，这类焦虑可以通过解释、保证及告诫而得以防止。家庭及医生给予患者的支持更为重要。早期多数患者在住院期间随心功能的稳步改善逐渐感到身体强壮、情绪饱满，严重的精神障碍通常 1 周内消失。患者准备出院时因顾虑在家没有医护人员监护和管理，可能出现焦虑，且害怕再次心肌梗死，但多数患者回到家后是高兴的。有些患者出院因生活的限制或医生告诫不能过度体力劳动（特别是梗死前活跃的患者）或者体力恢复不如预期的那样好，以及长期卧床身体虚弱等因素引起了抑郁，这些情况可以通过心理咨询和随着体力的恢复、信心增强而消失。

家庭的社会问题对患者来说很重要。调查表明，已婚男性受到了心脏病打击20%与婚姻有关。心肌梗死发作对患者及家庭构成了现实的危机，对这种应激事件的适应对于夫妻双方之间可能较难，配偶一方的行为可影响患者的焦虑和抑郁进而影响预后，因此家庭及配偶也须对整个家庭的生活方式作出必要的调整，所有家庭成员都必须认识到心肌梗死的严重性。某些家庭成员特别是配偶对导致心肌梗死感到内疚，深怕再造成梗死，而家属及密友对患者的过分保护在心理上是可能有害的。因为患者为此感到不能参加任何必要的正常活动，特别是病前十分活跃的患者，这种情况下应寻找一些适合于自己的娱乐活动，这对心理的康复是有益的。

Wishnie等曾对恢复期心理危险提出了下列处理意见：①对预期回家有反应的患者要对其说明反应并不是病情加重，并在恢复早期同医生保持联系。要与患者及家属一起制订心理及体力活动方案，要特别注意精神集中的工作和运动的实际的量；②回家后第1个月，只要有睡眠障碍就可给安眠药，也可在这一阶段常规予镇静剂，鼓励使用催眠药以保证对焦虑的控制，应反复强调保持充足的睡眠就像服用心脏药物一样重要；③提醒患者有效地适应生活改变，对作息时间和生活要养成习惯。

家庭中的另一个问题是配偶之间的性生活。患者常由于焦虑和抑郁而失去性欲，加上虚弱、疲乏等症状，可能导致心理上的"阉割感（sence of emasculation）"，反之，又因为以为性功能与生命力有密切关系，故一旦阳痿，又进一步增加心理负担、压力，或者由于配偶担心会影响心脏而拒绝性生活，但只要患者能胜任3～5 METs的活动就可以恢复性生活。性生活的恢复有利于其心理上的康复，有利于解除精神上的压力，因为精神上的压力对心脏是有害的。

根据上述家庭问题，有人提出如下建议：①保持冷静，尽量安慰患者；②保持做事的条理性，紧张、慌乱可加重患者的恐惧心理；③同患者谈心，支持和鼓励对患者的恢复是重要的；④学习必要的心脏病知识，及时了解医生的心理康复计划，协助医生尽早恢复；⑤配偶及家属由于过分的保护可造成患者的无用感，要明白适当的活动和（或）体育锻炼有利于心身的恢复；⑥配偶对恢复性生活应有正确的认识，避开不谈或拒绝可造成患者的心理负担，适当的性生活有利于心身恢复，增加自信心；⑦必要时或不明之处应向心脏康复专科的医生提出咨询，以期得到帮助。

如果焦虑和抑郁不能消除，可以同配偶及家属讨论这个问题，家属与患者协调一致，配合创造一个良好的氛围，对维持整个家庭幸福、和睦和丰富多彩的生活是必要的，更重要的是会给患者的健康带来益处。如果患者生理功能恢复良好而因心理精神上的原因导致不能恢复工作时，必要时可以向心理精神科医生进行咨询，以期早日得到康复。

AMI患者没有精神压力是不可能的，关键是如何减少和避免它，有关的建议如下：①随身携带记事本，当你感觉不安有压力时，记录发生的时间和情况，以后你可以合理安排自己，避免再出现类似情况；②合理安排自己的生活和工作，做到有规律、有节奏，做有规律的体育锻炼；③当你感觉不安时，停止正在做的工作，散步一段时间是很有帮助的；④当你感觉不安，自言自语说些自己愿意听的东西，试图忘记不安。如交通堵塞时告诫自己放松，听听音乐或收音机；⑤适当进行松弛训练或气功；⑥少喝咖啡、可乐等刺激性饮料；⑦如果你是事业型的人，每天早上用一些时间计划一天的工作，但计划要松动，使你不难完成计划；⑧可适当服用镇静剂，但不要长期服药，以免产生依赖性，因为它本身也会引起不安及焦虑，甚至作用更强；⑨必要时可向医生提出咨询，寻求心理或精神科大夫的帮助。

第五节 AMI的职业康复和宣传教育

随着心肌梗死的治疗，出院后的患者因心脏和身体功能的损害未能完全恢复而造成家庭和社会的负担，特别是生病前有工作并对社会有贡献者转而成为社会的负担。职业康复的作用在于帮助患者尽可能地恢复工作能力，使之恢复或尽量恢复到发病之前的劳动工作活动水平。随着我国心血管疾病患病人数的增加，把心肌梗死后的职业恢复情况看作评价治疗效果的重要方面既是必要的，也是一项有利于社会利益的工作，值得今后各界重视和进一步深入开展细致的工作。

在工业化国家里心脏康复的开展非常普遍，因此存活者的复工率较高，达75%～80%以上。大部分患者可在发病后3～6个月内重返工作岗位。Byrne等对120名患者2年的随访发现在心肌梗死后 8个月复工率达85%以上。2017年国外一项调查研究分析，39 296例劳动年龄（30～65岁）患者首次AMI后出院，入院前工作22 394例（56.9%）；在1年内，91.1%的受试者重返工作岗位，但在1年后，24.2%的受试者脱离工作并领取社会福利；60～65岁和30～39岁患者的脱离率最高，MI患者的脱离率明显高于对照组；脱离的预测因素为心力衰竭、糖尿病和抑郁症；高教育水平和高收入有利于继续就业。研究结果显示尽管大多数患者在首次心肌梗死后重返工作岗位，但约1/4的患者在1年后脱离工作。年龄和较低的社会经济地位等因素与失业风险有关。

虽然国外心肌梗死后的复工率较高，但1年脱离工作岗位也不少，国内只有近一半的心肌梗死患者复工，国内外AMI患者复工情况不甚理想。影响复工的因素有疾病本身的情况如心绞痛发作与否、住院期间合并并发症，此外还有女性、年龄、社会阶层、原有职业性质、受教育情况、社会文化环境、雇主及医生的态度、家庭支持及患者主观态度等。原因归纳起来大致有下列几方面：①病情严重或由于长期卧床引起的功能低下；②有心脏神经官能症或对体力活动有不适当的恐惧心理；③雇主缺乏教育而采取不录用政策；④工作需要的体力过重或缺乏体力和技术的再训练；⑤接近退休年龄。

AMI后复工是患者恢复的重要指标。它的意味着从疾病到积极的社会地位的转变，并一直与身体健康、心理健康、生活满意度和生活质量有关。不能返回工作岗位可能增加抑郁症的发病率、降低生活质量、增加患者和家人的经济负担、增加社会成本（如劳动力短缺短缺）。因为中国的AMI患者与其他国家相比更年轻，因此AMI后的工作在中国尤其重要。而且中国的就业岗位将退休年龄提高至65岁，重返工作岗位对于更多人来说是恢复的一项相关措施。

我们认为，如果抓紧心脏康复工作，真正的复工率会有所提高。复工决定应该是个性化的，应结合患者的左心室功能、血运重建和心律、工作特点等情况。首先，应评估患者对恢复工作的期待、工作强度和运动耐力。心肌梗死后恢复工作涉及身体和心理功能的综合情况（能够回归）、社会人口学因素（必须回归），以及对工作的亲和力（想要回归）。临床病理表明小梗死灶在5周后几乎完全愈合，大梗死灶在2个月后完全愈合或没有进一步的可识别的变化。既往研究认为心肌梗死患者6～8周后返回工作的风险较低。另有研究表明心肌梗死患者如果没有心绞痛，左心室射血分数（LVEF）>40%、症状限制性运动测试结果未提示心肌缺血（ST<2 mm降低）或心律失常，运动耐量>7 METs，或者LVEF<40%，但电生理检查提示没有可诱发的室性心律失常，则认为是低风险患者，他们最快可以在心肌梗死后2周返回工作。其次，可以为患者制订个体化运动方案，进行心脏康复，提高运动耐力，增加信心。通常可以用运动测试来评估患者的运动耐力以及心肌缺血和心律失常等情况，制定个体化运动处方提高患者运动能力。并可根据运动测试结果重选职业或工种，可参见表6.54.10。最后，应定期综合评估患者身心健康情况及生活质量。

表6.54.10　各种职业和活动的能耗

	低等强度（<3 METs）	中等强度（3～6 METs）	高强度（>6 METs）
生活活动/自我料理	自己进食＝1.4 METs； 穿衣＝2.0 METs； 坐在床上/椅上＝1.2 METs； 坐在床边＝2.0 METs； 上下床＝1.65 METs； 挂衣＝2.4 METs	如厕＝3.6 METs； 床上用便盆＝4.0 METs； 站立热水淋浴＝3.5 METs	
步行	在家里、商场、办公室缓慢行走＝2 METs	以4.8 km/h步行＝3.3 METs； 较快速度步行6.8 km/h＝5 METs； 下楼＝5.2 METs	以非常快速度步7.2 km/h＝6.3 METs； 跨不太陡的台阶，且负重轻＝7.0 METs； 跨很陡的台阶＝7.0～9.0 METs； 慢跑（8 km/h＝8 METs； 9.6 km/h＝10 METs； 11.2 km/h＝11.5 METs）； 上楼＝9.0 METs；

续表

	低等强度（<3 METs）	中等强度（3～6 METs）	高强度（>6 METs）
家务/工作	坐在办公桌用轻轻打电脑=1.5 METs； 站着做一些轻的工作，如：铺床、洗碗、烫衣服、做饭、商店店员工作=2.0～2.5 METs； 开车=2.8 METs； 骑车（慢速）=3.5 METs	清洁工作：洗床、洗车、洗车库=3 METs； 扫地、拖地、用吸尘器吸地毯=3.0～3.5 METS； 做木工=3.6 METs； 抗木头、堆木头=5.5 METs； 园艺工作=5.5 METs； 骑车（中速）=5.7 METs	铲沙、铲煤=7.0 METs； 搬砖块等重物=7.5 METs； 做重的农活，如：排水、挖地=8.5 METs
娱乐活动/体育活动	美术、做手工艺品、打牌=1.5 METS； 打台=2.5 METs；划船（自动）=2.5 METs； 飞镖=2.5 METs； 坐着钓鱼=2.5 METs； 弹奏大多数音乐器材=2.0～2.5 METs	打羽毛球（娱乐性）=4.5 METs； 打篮球（投篮）=4.5 METs； 跳舞（舞厅里慢速）=3 METs； 跳舞（舞厅里快速）=4.5 METs； 钓鱼（在河边上走来走去）=4.0 METs； 高尔夫（俱乐部）=4.3 METs； 帆船、冲浪=3.0 METs； 游泳（悠闲的）=6.0 METs； 乒乓球=4.0 METs； 双人网球=5.0 METs； 排球（非比赛）=3.0～4.0 METs	篮球比赛=8.0 METs； 平地自行车［中等强度（19.2-22.4 km/h）=8.0 METs 快速（22.4-25.6 km/h）=10.0 METs］； 滑雪［慢速（4 km/h）=7.0 METs 快速（8-12.6 km/h）=9.0 METs］； 足球（娱乐性）=7.0 METs； 足球比赛=10.0 METs； 游泳（中等强度、高强度）=8～11 METs； 单人网球=8.0 METs； 排球（体育馆里比赛或沙滩排球）=8.0 METs； 跳绳=12.0 METs

心肌梗死时的教育前面已有过详细的论述。各个时期的宣教内容有所不同，教育内容包括饮食、生活习惯、日常生活活动和娱乐、社交活动、改变不良行为、消除易患因素、戒烟等，以及对性生活、运动锻炼作出咨询指导。同时不能忽视对家属的教育，由于心肌梗死之后可出现心理障碍，需要得到家庭和社会的支持、配合。此外，对家庭进行简单的心肺复苏术训练，解释配偶对性生活恢复和恢复家务活动的必要性、安全性和可行性，将有助于患者的心身恢复，起到互相促进的作用。

表 6.54.11 美国推荐的心脏康复计划

活动/健身	吸烟	饮食/减重	健康教育
医院组织训练	戒烟	自我管理饮食	家庭健康教育计划
家庭训练程序	戒烟门诊	坚持药物和门诊	医院健康教育计划
医生指导下生活	尼古丁替代	体重监测	网上学习
年龄相关的健康教育	戒烟药物	腰围监测	社区健康知识
散步	转移注意力	健身课	
3阶段康复计划			
特色训练课			
心理调节	**社会活动**	**其他**	
自助健康忠告	两人互助活动	性生活恢复	
心理减压管理课程	健康俱乐部	恢复工作	
心理咨询	社会角色恢复	家庭旅游	
心理门诊		心力衰竭护理与预防	

（福建医科大学附属泉州第一医院 戴若竹 许秀丽）

参考文献

［1］ 中国心血管健康与疾病报告 2021 概要[J]. 中国循环杂志, 2022, 36 (6): 553-578.
［2］ 山崎武彦. 急性心筋梗塞の归复[J]. 治疗学, 1987, 10 (4): 551.

［3］ 中村芳郎. 心筋梗塞と狭心症[M]. 1版. 东京: 中外医学社, 1979.

［4］ 刘江生. 心脏病康复疗法进展 (下) [J]. 中国心血管康复医学, 1994, 3 (1): 38.

［5］ 戴若竹, 林荣, 颜宝华. 急性心肌梗死的二周康复医疗体会[J]. 中国康复医学杂志, 1995, 8 (1): 1.

［6］ 方向, 胡世莲. 科学认识和面对老年肌少症[J]. 中国临床保健杂志, 2019, 22 (6): 729-733.

［7］ 戴若竹, 林荣, 林锦霞. 急性心梗的早期运动负荷试验[J]. 福建医学院学报, 1994, 28 (3): 257.

［8］ 郑月萍. 急性心肌梗死PCI术后7天内行心肺运动试验的安全性分析及预后的相关性分析 [D]. 福州: 福建医科大学, 2022.

［9］ 黑泽尚. 急性心筋梗塞の精神症状[J]. 治疗学, 1980, 62 (4): 105.

［10］ DeBusk R F, Houston N, Haskell W, et al: Exercise testing soon after myocardial infarction [J]. Am J Cardiol, 1979, 44 (7): 1223-1229.

［11］ Astrand PO: Exercise physiology and its role in disease prevention and in rehabilitation [J]. Arch Phys Med Rehabil, 1987, 68 (5): 305-309.

［12］ Tangri N, Ferguson T W, Whitlock R H, et al. Long term health outcomes in patients with a history of myocardial infarction: a population based cohort study [J]. PLoS One, 2017, 12 (7): 182-190.

［13］ Erb B D, Flelcher G F, Sheffield L T. Standards for supervised cardiovascular exercise maitenance program. Report of the subcommittee on exercise/rehabilitation. Target activity group [J]. Circulation, 1980, 62: 669A-672A.

［14］ Alpert J S, RippeJM. Manual of cardiovascular diagnosis and therapy: Ischemic heart disease [M]. 2nd ed. NewYork: Little, Brown & Company, 1986: 187-213.

［15］ Wilson P K. Rehabilitation of the cardiac patient: program organization [M]. In Pollock ML, Schmidt DH (ed): Heart disease and rehabiltation. 2nd ed. NewYork: John Wiley & Sons, Inc. 1986: 389-403.

［16］ AACVPR. Guidelines for cardiac rehabilitation fand secondary prevention programs [M]. 5th ed. 2013. 2013: 41-56.

［17］ Fiuza-Luces C, Santos-Lozano A, Joyner M, et al. Exercise benefits in cardiovascular disease: beyond attenuation of traditional risk factors [J]. Nat Rev Cardiol, 2018 Dec; 15 (12): 731-743.

［18］ Kodama S, Saito K, Tanaka S, et al. Cardiorespiratory fitness as a quantitative predictor of all～cause mortality and cardiovascular events in healthy men and women: a meta analysis [J]. JAMA, 2009 May 20; 301 (19): 2024-2035.

［19］ Hamm L F, Sfull G A, Crow R S. Exercise testing early after myocardial infarction [J]. Prog Cardiovasc Dis, 1986, 28 (6): 463-476.

［20］ Mannering D, Bennett D, Ward D E, et al. Accurate detection of triple vessel disease in patients with exercise induced ST segment depression after infarction [J]. Br Heart J, 1987, 57 (2): 133-138.

［21］ Staring M R, Crawford M H, Kenndey G T, et al: Exercise testing early after myocardial infarction: Predictive value for subsequent unstable angina and death [J]. AM J Cardiol, 1980, 46 (6): 909-914.

［22］ Ciaroni S, Delonca J, Righetti A. Early exercise testing after acute myocardial infarction in the elderly: clinical evaluation and prognostic significance [J]. Am Heart J, 1993, 126 (2): 304.

［23］ Doll J A, Hellkamp A, Thomas L, et al. Effectiveness of cardiac rehabilitation among older patients after acute myocardial infarction [J]. Am J Heart, 2015, 170 (5): 855-864.

［24］ Corrà U, Piepoli M F, Carré F, et al. Secondary prevention through cardiac rehabilitation: physical activity counselling and exercise training [J]. Eur Heart J, 2010 Aug; 31 (16): 1967-1974.

［25］ ACCF/AHA. 2013 ACCF/AHA guideline for the management of ST elevation myocardial infarction: a report of the American College of Cardiology Foundation/American Heart Association Task Force on Practice Guidelines [J]. Circulation, 2013 Jan 29; 127 (4): e362-425.

［26］ Spahillari A, Mukamal K J, DeFilippic, et al. The association of lean and fat mass with all cause mortality in older adults: the Cardiovascular Health Study [J]. Nutr Metab Cardiovasc Dis, 2016, 26, 1039-1047.

［27］ Despres J P. Visceral obesity, insulin resistance, and dyslipidemia: contribution of endurance exercise training to the treatment of the plurimetobolic syndrome [J]. Exerc Sport Sci Rev, 1997, 25: 271-300.

［28］ Cain H D. Grade activity program for safe return to selfcare after myocardial infarction: Electrocardiographic monitoring of the patient's response to activity is most rehiabe procedure for early detection of coronary insufficiency [J]. JAMA, 1961, 177 (2): 111.

[29] The European Society of Cardiology. 2013 ESC guidelines on the management of stable coronary artery disease [J]. European Heart Journal, 2013, 34: 2949-3003.

[30] Koskenvuo M, Kaprio J, Kesaniemi A, et al. Alcohol related diseases associated with ischaemic heart disease: a three～year follow up of middle aged male hospital patients [J]. Alcohol, 1986, 21: 251-256.

[31] Camargo C A, Stampfer M J, Glynn R J, et al. Moderate alcohol consumption and risk forangina pectoris or myocardial infarction in US male physicians [J]. Ann Intern Med, 1997, 126: 372-375.

[32] Kiechl S, Willeit J, Rungger G, et al. Alcohol consumption and atherosclerosis: what is the relation? Prospective results from the Bruneck Study [J]. Stroke, 1998, 29: 900-907.

[33] Kauhanen J, Kaplan G A, Goldberg D E, et al. Beer binging and mortality: results from the Kuopio ischaemic heart disease risk factor study, a prospective population based study [J]. BMJ, 1997, 315: 846-851.

[34] Hillbom M, Numminen H, Juvela S. Recent heavy drinking of alcohol and embolic stroke [J]. Stroke, 1999, 30: 2307-2312.

[35] Shanfield S B. Return to work after an acute myocardial infarction: a review [J]. Heart & Lung, 1990, 19: 109-117.

[36] Laut K G, Hjort J, Engstrøm T, et al. Impact of Health Care System Delay in Patients With ST Elevation Myocardial Infarction on Return to Labor Market and Work Retirement [J]. Am J Cardiol, 2014, 114 (12): 1810-1816.

[37] Jiang Z, Dreyer R P, John A. et al. Factors Associated With Return to Work After Acute Myocardial Infarction in China [J]. JAMA Network Open, 2018, 1 (7): e184831.

[38] Stendardo M, Bonci M, Casillo V, et al. Predicting return to work after acute myocardial infarction: Socio occupational factors overcome clinical conditions [J]. PLoS One, 2018 Dec 13; 13 (12): e0208842.

[39] 2007 focused update of the ACC/AHA 2004 guidelines for the management of patients with ST elevation myocardial infarction: a report of the American College of Cardiology/American Heart Association Task Force on Practice Guidelines [J]. J Am Coll Cardiol, 2008, 51 (2): 210-247.

[40] Ibanez B, James S, Agewall S, et al. 2017 ESC guidelines for the management of acute myocardial infarction in patients presenting with ST segment elevation [J]. Eur Heart J, 2018, 39: 119-177.

[41] Höpner J, Junge U, Schmidt-Pokrzywniak A, et al. Determinants of persistent smoking after acute myocardial infarction: an observational study [J]. BMC Cardiovasc Disord, 2020, 20 (1): 384.

[42] Schlyter M, Leosdottir M, Engström G, et al. Smoking Cessation After Acute Myocardial Infarction in Relation to Depression and Personality Factors [J]. Int Behar Med, 2016, 23 (2): 234-42.

[43] Kriston L, Günzler C, Agyemang A, Bengel J, Berner MM; SPARK Study Group. Effect of sexual function on health～related quality of life mediated by depressive symptoms in cardiac rehabilitation: findings of the SPARK project in 493 patients [J]. J Sex Med, 2010, 7: 2044-2055.

[44] Cohen G, Nevo D, Hasin T, et al. Resumption of sexual activity after acute myocardial infarction and long term survival [J]. Eur J Prev Cardiol, 2020, zwaa011.

[45] Bohlen J G, Held J P, Sanderson M O, et al. Heart rate, ratepressure product, and oxygen uptake during four sexual activities [J]. Arch Intern Med, 1984, 144: 1745-1748.

[46] Mosack V, Steinke E E N. Trends in Sexual Concerns After Myocardial Infarction [J]. J Cardiovasc Nurs, 2009 Mar Apr; 24 (2): 162-170.

[47] Nemec E D, Mansfield L, Kennedy J W. Heart rate and blood pressure responses during sexual activity in normal males [J]. Am Heart J, 1976, 92: 274-277.

[48] Briggs L M. Sexual healing: caring for patients recovering from myocardial infarction [J]. Br J Nurs, 1994, 3: 837-842.

[49] Grimm R H, Grandits G A, Prineas R J, et al. Long-term effects on sexual function of five antihypertensive drugs and nutritional hygienic treatment in hypertensive men and women: Treatment of Mild Hypertension Study (TOMHS) [J]. Hypertension, 1997, 29 (part 1): 8-14.

[50] Bansal S. Sexual dysfunction in hypertensive men: a critical review of the literature [J]. Hypertension, 1988, 12: 1-10.

[51] Düsing R. Sexual dysfunction in male patients with hypertension: influence of antihypertensive drugs [J]. Drugs, 2005, 65: 773-786.

[52] Steinke E E, Jaarsma T. Impact of cardiovascular disease on sexuality [M]. In: Moser DK, Riegel Beds. Cardiac Nursing, St. Louis, MO: Saunders; 2008.

［53］ Franzen D, Metha A, Seifert N, et al. Effects of beta-blockers on sexual performance in men with coronary heart disease: a prospective, randomized and double blinded study [J]. Int J Impot Res, 2001, 13: 348-351.

［54］ Baumhäkel M, Schlimmer N, Kratz M, et al. Cardiovascular risk, drugs and erectile function: a systematic analysis [J]. Int J Clin Pract, 2011, 65: 289-298.

［55］ Erdmann E. Safety and tolerability of beta-blockers: prejudices & reality [J]. Indian Heart J, 2010, 62: 132-135.

［56］ Jackson G, Betteridge J, Dean J, et al. A systematic approach to erectile dysfunction in the cardiovascular patient: a Consensus Statement: update 2002 [J]. Int J Clin Pract, 2002, 56: 663-671.

［57］ Ko D T, Hebert P R, Coffey C S, et al. Beta-blocker therapy and symptoms of depression, fatigue, and sexual dysfunction [J]. JAMA, 2002, 288: 351-357.

［58］ Silvestri A, Galetta P, Cerquetani E, et al. Report of erectile dysfunction after therapy with beta-blockers is related to patient knowledge of side effects and is reversed by placebo [J]. Eur Heart J, 2003, 24: 1928-1932.

［59］ Cocco G. Erectile dysfunction after therapy with metoprolol: the Hawthorne effect [J]. Cardiology, 2009, 112: 174-177.

［60］ Duncan L, Bateman D N. Sexual function in women: do antihypertensive drugs have an impact [J]. Drug Saf, 1993, 8: 225-234.

［61］ Benjamin S T, Macdonald P S, Horowitz J D, et al: Usefulness of early exercise testing after non-Q-wave myocardial infarction in predicting prognosis [J]. Am J Cardiol, 1986, 57 (10): 738-744.

［62］ Kaiser F E. Core concepts: disorders of sexual functions [J]. Clin Geriatr, 2002, 10: 47-60.

［63］ Levine G N, Steinke E E, Bakaeen F G, et al; American Heart Association Council on Clinical Cardiology; Council on Cardiovascular Nursing; Council on Cardiovascular Surgery and Anesthesia; Council on Quality of Care and Outcomes Research. Sexual activity and cardiovascular disease: a scientific statement from the American Heart Association [J]. Circulation, 2012, 125: 10581072.

［64］ Moller J, Ahlbom A, Hulting J, et al. Sexual activity as a trigger of myocardial infarction: a case～cross～over analysis in the Stockholm Heart Epidemiology Programme (SHEEP) [J]. Heart, 2001, 86 (4): 387Y390.

［65］ Parzeller M, Bux R, Raschka C, et al. Sudden cardiovascular death associated with sexual activity: a forensic autopsy study (1972-2004) [J]. Forensic Sci Med Pathol, 2006, 2: 109-114.

［66］ Walbroehl G S. Sexual activity and the postcoronary patient [J]. Am Fam Physician, 1984, 29: 175-177.

［67］ Bispo G S, de Lima Lopes J, de Barros A L. Cardiovascular changes resulting from sexual activity and sexual dysfunction after myocardial infarction: integrative review [J]. J Clin Nurs, 2013, 22: 35223531.

［68］ Antman E M, Anbe D T, Armstrong P W, et al. American College of Cardiology; American Heart Association; Canadian Cardiovascular Society. ACC/AHA guidelines for the management of patients with ST elevation myocardial infarction: executive summary: a report of the American College of Cardiology/American Heart Association Task Force on Practice Guidelines (Writing Committee to revise the 1999 guidelines for the management of patients with acute myocardial infarction) [J]. [published correction appears in J Am Coll Cardiol. 2005; 45: 1376]. J Am Coll Cardiol, 2004, 44: 671-719.

［69］ DeBusk R F. Sexual activity in patients with angina [J]. JAMA, 2003, 290: 3129-3132.

［70］ Thomas M D, Hinds R, Walker C, et al. Safety of aeronautical repatriation after myocardial infarction: a retrospective study [J]. Heart, 2006, 92: 1864e5.

［71］ Papadopoulos C, Shelley S I, Piccolo M, et al. Sexual activity after coronary bypass surgery [J]. Chest, 1986, 90: 681-685.

［72］ Pfister O, Kardiologische Erkrankungen und Sexualität. Published Online: April 12, 2013.

［73］ Lue T F. Erectile dysfunction [J]. N Engl J Med, 2000, 342: 1802-1813.

［74］ Rosengren A, Hawken S, Ounpuu S, et al. INTERHEART Investigators. Association of psychosocial risk factors with risk of acute myocardial infarction in 11119 cases and 13648 controls from 52 countries (the INTERHEART study): case control study [J]. Lancet, 2004, 364: 953-962.

［75］ Kang D O, Eo J S, Park E J, et al. Stress-associated neurobiological activity is linked with acute plaque instability via enhanced macrophage activity: a prospective serial 18F FDG PET/CT imaging assessment [J]. Eur Heart J, 2021, 42 (19): 1883-1895.

［76］ Leifheit-Limson E C, Reid K J, Kasl S V, et al. Changes in social support within the early recovery period and outcomes after acute myocardial infarction [J]. J Psychosom Res, 2012 July; 73 (1): 35-41.

[77] *AEMS*. Chest journal. chestpubs. org/content/124/5/1937. full, 2002.

[78] Almamari R S S, Muliira J K, Lazarus E R. Self reported sleep quality and depression in post myocardial infarction patients attending cardiology outpatient clinics in Oman [J]. International Journal of Nursing Sciences, 2019, 6: 371-377.

[79] Wishnie H A, Hackett T P, Cssem N H. Psychological hazards of convalescence following myocardial infarction [J]. JAMA, 1971, 215 (8): 1292-1296.

[80] Morganrath J. Ambulatory Holter electrocardiogeaphy: Chonice of technologic and clinical uses [J]. Ann Intern Med, 1985, 102 (1): 73-81.

[81] Inchul J, Bum P J, Ryoul K H, et al. Impacts of return-to-work type and period on job retention in workers with occupational injuries and diseases [J]. J Korean Med Sci, 2018, 33 (1): 2-12.

[82] Holbrook T L, Hoyt D B, Stein M B, et al. Perceived threat to life predicts posttraumatic stress disorder after major trauma: risk factors and functional outcome [J]. J Trauma, 2001, 51 (2): 287-92; discussion 292-293.

[83] Ringdal M, Plos K, Lundberg D, et al. Outcome after injury: memories, health-related quality of life, anxiety, and symptoms of depression after intensive care [J]. J Trauma, 2009, 66 (4): 1226-1233.

[84] Schnyder U, Moergeli H, Trentz O, et al. Prediction of psychiatric morbidity in severely injured accident victims at one-year follow-up [J]. Am J Respir Crit Care Med, 2001, 164 (4): 653-656.

[85] Rincon H G, Granados M, Unutzer J, et al. Prevalence, detection and treatment of anxiety, depression, and delirium in the adult critical care unit [J]. Psychosomatics, 2001, 42 (5): 391-396.

[86] Garrouste-Orgeas M, Flahault C, Vinatier I, et al. Effect of an ICU Diary on Posttraumatic Stress Disorder Symptoms Among Patients Receiving Mechanical Ventilation: A Randomized Clinical Trial [J]. The Journal of the American Medical Association, 2019, 322 (3): 229-239.

[87] Medical Research Council Working Party on Mild to Moderate Hypertension. Adverse reactions to bendrofluazide and propranolol for the treatment of mild hypertension: report of Medical Research Council Working Party on Mild to Moderate Hypertension [J]. Lancet, 1981, 2: 539-543.

[88] Smedegaard L, Numé A K, Charlot M, et al. Return to Work and Risk of Subsequent Detachment From Employment After Myocardial Infarction: Insights From Danish Nationwide Registries [J]. J Am Heart Assoc, 2017, Oct 04; 6 (10).

[89] Jiang Z, Dreyer R P, Spertus O A, et al. Factors Associated With Return to Work After Acute Myocardial Infarction in China [J]. JAMA Network Open, 2018, 1 (7): e184831.

[90] Brink E, Brändström Y, Cliffordsson C, et al. Illness consequences after myocardial infarction: problems with physical functioning and return to work [J]. J Adv Nurs, 2008; 64 (6): 587～594. Subjective well～being and life satisfaction. J Rehabil Med, 2003, 35 (3): 127-131.

[91] McBurney C R, Eagle K A, Kline-Rogers E M, et al. Work related outcomes after a myocardial infarction. Pharmacotherapy [J]. 2004, 24 (11): 1515-1523.

[92] Mossakowski K N. The influence of past unemployment duration on symptoms of depression among young women and men in the United States [J]. Am J Public Health, 2009, 99 (10): 1826-1832.

[93] Warraich H J, Kaltenbach L A, Fonarow G C, et al. Adverse change in employment status after acute myocardial infarction: analysis from the TRANSLATE ACS study [J]. Circ Cardiovasc Qual Outcomes, 2018, 11 (6): e004528.

[94] Ilmarinen J. The ageing workforce—challenges for occupational health [J]. Occup Med (Lond), 2006, 56 (6): 362-364.

[95] Mallory G, White P, Salcedo～Salgar J. The speed of healing of myocardial infarction. A study of the pathologic anatomy in seventy twocases [J]. Am Heart J, 1939, 18: 647-671.

[96] Topol E, Burek K, O'Neill W, et al. A randomized controlled trial of hospitaldischarge three days after myocardial infarction in the era of reperfusion [J]. N Engl J Med, 1988, 318: 1083-1088.

[97] Dennis C, Houston-Miller N, Schwartz R, et al. Early return to work after uncomplicated myocardial infarction. Results of a randomized trial [J]. JAMA, 1988, 260: 214-220.

[98] Kovoor P, Lee A K Y, Carrozzi F, et al. Return to full normal activities including work at two weeks after acute myocardial infarction [J]. Am J Cardiol, 2006, 97 (7): 952-958.

[99] Dimond G E. Prognosis of Men Returning to Work after First Myocardial Infarction [J]. Originally published1 Jun 1961. https: // doi. org/10. 1161/01. CIR. 23. 6. 881Circulation. 1961, 23: 881-885.

［100］ Du R, Wang P, Ma L, et al. Health-related quality of life and associated factors in patients with myocardial infarction after returning to work: a cross-sectional study [J]. Health and Quality of Life Outcomes volume 18, Article number: 190 (2020).

［101］ Salzwedel R R, Falk V. Return to work after acute myocardial infarction [J]. Circ Cardio Qual Out, 2016, 6 (2 Suppl 1): S45-52.

［102］ Lamberti M. Work-related outcome after acute coronary syndrome: implications of complex cardiac rehabilitation in occupational medicine [J]. Int J Occup Med Environ Health, 2015, 4 (29): 649-657.

［103］ Mirmohammadi S J, Sadr-Bafghi S M, Mehrparvar A H, et al. Evaluation of the return to work and its duration after myocardial infarction [J]. ARYA Athero, 2014, 10 (3): 137-140.

第五十五章
高血压的综合康复

引　言

高血压是引起心脑血管疾病如心肌梗死、心房颤动、心功能不全、主动脉夹层、脑卒中和外周血管疾病的最常见且可干预治疗的危险因素。同时，高血压也是全因死亡最大的独立危险因素，全球每年有约940万人死于高血压相关疾病。近几十年来，高血压发病率逐年升高，特别是在发展中国家，对高血压及并发症的治疗，给社会造成巨大的医疗和经济负担。随着经济发展，生活方式发生转变，人口老龄化加剧，我国高血压患病率亦呈迅猛的上升趋势。我国高血压流行病学调查数据显示，2015年我国18岁以上居民高血压患病率达到了27.9%，且发病率随着年龄的增长而增加。

目前高血压的治疗仍以药物为主，有些患者需要服用多种降压药物控制血压，而药物存在不良反应多、疗程长、停药后血压波动大等缺点。为了减少药物使用、提高患者心肺功能、减少心脑血管事件的发生和改善患者的长期预后，近些年来高血压的综合康复受到越来越多的关注。目前，综合康复主要指包括药物、运动、营养、精神心理及行为干预戒烟限酒在内的五大处方综合性医疗措施。运动是综合康复的重要组成部分，大量研究证实运动有明确的降压作用，可以防治高血压。国内外的高血压指南均对运动防治高血压提出明确的建议。但运动具体对血压的影响、降压的幅度等效果因个体差异以及进行运动的种类与形式、运动强度、持续时间、运动频率、规律性等因素的不同而差异较大。如何个体化制定最佳运动形式、强度、时间、频率等仍需进一步实践研究。

本章就综合康复包含的整体内容进行总结，重点对康复运动防治高血压的机制、康复运动前的评估以及具体运动处方的制定作出具体阐述。

第一节　生活方式的综合管理

大多数高血压患者都存在导致血压升高的生活行为方式，如吸烟、酗酒、高卡路里高钠饮食、久坐不运动等。因此，生活方式干预在任何时候对任何高血压患者都是合理、有效的治疗，且应持续贯穿治疗的全过程，其目的是降低血压、控制其他危险因素和临床症状。本节对具体的生活方式干预作出以下总结。

一、DASH饮食

终止高血压饮食（dietary approach to stop hypertension，DASH）是生活方式干预的主要措施，可以使收缩压（SBP）和舒张压（DBP）分别降低11.4 mmHg和5.5 mmHg，还能减少高血压相关危险因素、心脑血管疾病的发生及死亡风险。美国的一项大型高血压防治计划探讨膳食组合模式治疗高血压的效果，结果发现饮食中如果能摄食足够的蔬菜、水果、坚果和豆类、全谷物、低脂（或脱脂）奶，以维持足够的钾、镁、钙等离子的摄取，并尽量减少饮食中钠盐、高糖和油脂量的摄入，可以有效地降低血压。这种饮食组合被命名为DASH。DASH饮食自发现以来便受到欧美、亚洲多个国家高血压指南推荐。

　　DASH 饮食是优质膳食的组合，主要由八类膳食成分构成，即水果、蔬菜、坚果和豆类、全谷物、低脂乳制品、钠、红肉和加工肉类、含糖饮料，其中鼓励增加水果、蔬菜、坚果和豆类、全谷物、低脂乳制品这五类膳食成分的进食量，鼓励降低钠、红肉和加工肉类、含糖饮料这三类膳食成分的进食量。DASH 饮食属于高钙、高钾饮食。高钠饮食是公认的、证据最多最强的高血压危险因素。因此，国内外的高血压防治指南均推荐对钠盐的摄入严格限制。蔬菜、水果可提供丰富的微量营养素、膳食纤维和植物化学物，增加蔬菜水果的摄入可以降低冠心病患病风险及心血管病死亡风险。蔬菜水果摄入不足，高钠摄入以及高饱和脂肪酸和反式脂肪酸摄入，会导致心血管病发病风险增加13%～38%。因此，DASH饮食模式是防治高血压、减少心血管疾病发生、改善心血管疾病预后的关键手段之一。

二、控制体重

　　超重和肥胖显著增加了全球人群全因死亡的风险，同时也是高血压患病的重要危险因素。近几十年来，随着我国经济的快速发展和人们生活方式的改变，超重和肥胖的患病率呈快速增长趋势。35～64 岁中年人的超重率为38.8%，肥胖率为20.2%，其中女性高于男性，城市人群高于农村人群。中国成年人超重和肥胖与高血压发病关系的随访研究结果发现，随着体质指数（BMI）的增加，血压逐渐升高，超重组和肥胖组的高血压发病风险升高16%～28%。内脏型肥胖与高血压的关系较为密切，随着内脏脂肪指数的增加，高血压患病风险明显增加。

　　体重控制必须以预防超重入手，并终身坚持，建议所有超重和肥胖患者减重。推荐将体重维持在健康范围内（BMI：18.5～$23.9\ \mathrm{kg/m^2}$，男性腰围$<90\ \mathrm{cm}$，女性腰围$<85\ \mathrm{cm}$）。控制体重的干预措施包括合理安排饮食、加强体力活动和锻炼和行为疗法。通过改变饮食的结果和食量，达到减少能量摄入的目的。增加体力活动与合理膳食相结合，促进能量负平衡，是公认的减重方法。与一般健身运动相比，以减肥为目的的运动应适当延长，但运动量可循序渐进。此外，行为疗法，如建立节食意识、改变进食行为、制订用餐计划、记录摄入食物种类和重量、计算热量，提倡进行规律的中等强度的有氧运动、减少久坐时间等，对减轻体重有一定帮助。对于综合干预减重效果不理想者，推荐使用药物治疗或手术治疗。对特殊人群如哺乳期妇女和老年人，应视具体情况采用个体化减重措施。减重计划应长期坚持，速度因人而异，不可急于求成。建议将目标定为一年内体重减少初始体重的5%～10%。

三、戒烟、限制饮酒

　　吸烟是公认的不健康行为，是心血管疾病和癌症的主要危险因素之一，即使是被动吸烟也会显著增加心血管疾病风险。烟龄和吸烟数量与心血管疾病发病呈正相关。流行病学资料显示，吸烟与血压升高密切相关，目前虽无权威研究证明戒烟能降低血压，但戒烟可显著降低心血管疾病风险。因此，所有高血压患者应绝对戒烟。询问患者烟龄、每日吸烟数量及吸烟习惯等，进行吸烟相关危害的健康教育，并应用强烈、清晰的方式建议其戒烟；评估吸烟者的戒烟意愿后，帮助吸烟者在1～2周的准备期后采用"突然停止法"开始戒烟；指导患者应用戒烟药物对抗戒断症状，如尼古丁贴片、尼古丁咀嚼胶、盐酸安非他酮缓释片和伐尼克兰等；对戒烟成功者进行随访和监督，避免复吸。

　　过量饮酒包括危险饮酒（男性41～60 g，女性21～40 g）和有害饮酒（男性60 g以上，女性40 g以上）。酒文化在我国源远流长，我国饮酒人数众多，18岁以上居民饮酒者中有害饮酒率高达9.3%。流行病学资料显示，过量饮酒可显著增加高血压的发病风险，且其风险随着饮酒量的增加而增加，而限制饮酒可降低血压。因此，高血压患者不建议饮酒。如饮酒，应少量并选择低度酒，避免饮用高度烈性酒。每日酒精摄入量男性不超过25 g，女性不超过15 g；每周酒精摄入量男性不超过140 g，女性不超过80 g。白酒、葡萄酒、啤酒摄入量分别少于50 mL、100 mL、300 mL。目前有关少量饮酒有利于心血管健康的证据尚不足。

四、减轻精神压力

长期精神紧张是高血压患病的危险因素，精神紧张可激活交感神经从而使血压升高。一项包括13个横断面研究和8个前瞻性研究的荟萃分析，定义精神紧张包括焦虑、担忧、心理压力紧张、愤怒、恐慌或恐惧等，结果显示有精神紧张者发生高血压的风险增加18%～55%。精神紧张可激活交感神经从而使血压升高。精神压力增加的主要原因包括过度的工作和生活压力以及病态心理，包括抑郁症、焦虑症、A型性格、社会孤立和缺乏社会支持等。医生应该对高血压患者进行精神压力管理，指导患者进行个体化认知行为干预，必要时采取心理治疗联合药物治疗缓解焦虑和精神压力。主要用于治疗焦虑障碍的药物包括苯二氮卓类（阿普唑仑、劳拉西泮）和选择性5羟色胺1A受体激动剂（丁螺环酮、坦度螺酮），也可建议患者到专业医疗机构就诊，避免由于精神压力导致的血压波动。

五、睡眠

阻塞性睡眠呼吸暂停综合征（obstructive sleep apnea syndrome，OSAS）包括睡眠期间上呼吸道肌肉塌陷，呼吸暂停或口鼻气流量大幅度减低，导致间歇性低氧、睡眠片段化、交感神经过度兴奋、神经体液调节障碍等。该类患者中高血压的发病率35%～80%。多导睡眠呼吸监测仪（polysomnography，PSG）是诊断OSAS的"金标准"。呼吸暂停低通气指数（apnea hypopmea index，AHI）是指平均每小时睡眠呼吸暂停低通气的次数，依据AHI可分为轻、中、重三度，轻度为AHI 5～15次/h；中度为AHI 15～30次/h，重度为AHI≥30次/h。

对于OSAS生活模式改良是治疗的基础，包括减重、适当运动、戒烟限酒、侧卧睡眠等；对轻度OSAS的患者，建议行口腔矫正器治疗；轻度OSAS但症状明显（如白天嗜睡、认知障碍、抑郁等），或并发心脑血管疾病和糖尿病等的患者，以及中、重度OSAS患者（AHI＞15次/h），建议给予无创通气（continuous positive airway pressure，CPAP）治疗。

六、运动

身体活动不足是21世纪最重要的公共卫生问题之一，身体活动行为的改变与死亡风险之间存在显著相关性。我国的健康与营养调查结果显示，居民身体活动量呈下降趋势。身体活动不足是心血管病的独立危险因素。运动可以改善血压水平，有氧运动平均降低SBP 3.84 mmHg，DBP 2.58 mmHg。队列研究发现，高血压患者定期锻炼可降低心血管死亡和全因死亡风险。因此，建议非高血压人群（为降低高血压发生风险）或高血压患者（为了降低血压）除日常生活的活动外，每周4～7天，每天累计30～60 min的中等强度运动（如步行、慢跑、骑自行车、游泳等）。运动形式可采取有氧、阻抗和伸展等，以有氧运动为主，无氧运动为补充。运动强度须因人而异，常用运动时最大心率来评估运动强度，中等强度运动为能达到最大心率【最大心率（次/min）＝220-年龄】的60%～70%的运动。高危患者运动前需进行评估。建议高血压患者进行至少30 min的中等强度有氧运动，如步行、慢跑、骑自行车或游泳，每周5～7天，每周至少150 min。另外，每周进行2～3次动态阻抗运动。

有荟萃研究表明，一线降压药物的降压作用与有效的运动干预相当。因此，启用运动干预和（或）降压药物应根据血压水平及危险因素的数量整体评估。对于1级高血压，建议首先改变生活方式。如果几个月后（无其他危险因素）或几周后（≥1额外危险因素）仍未达到目标血压<140/90 mmHg，则应添加降压药物。在存在器官损害、慢性肾脏疾病或糖尿病的情况下，1级高血压患者需要在最初诊断时改变生活方式并服用降压药。高血压分级的进一步升高和危险因素的存在（≥3危险因素），可以通过系统冠状动脉风险评估（systematic coronary risk evaluation，SCORE）等风险评分来评估，通常意味着立即开始使用降压药，同时改变生活方式。

第二节　运动防治高血压的机制

大量循证医学证据表明，运动可以降低血压水平，达到防治高血压的目的。运动对血压有益效应的机制是多重的，包括调控传统的高血压危险因素，改善动脉弹性功能、修复内皮功能、调节自主神经功能等。

一、对动脉硬化的影响

动脉硬化是造成血压升高的主要原因。脉搏波速度（pulse wave velocity，PWV）是评估动脉硬化的重要指标。调查结果显示，有规律的身体活动有助于改善动脉弹性，降低血压。在有心血管风险（高血压、2型糖尿病和血脂异常）的老年人中，3个月的有氧运动分别使实验组的颈-桡动脉PWV和颈-股动脉PWV显著减少了20.7%和13.9%，SBP/DBP下降了10 mmHg/5 mmHg。

运动减轻动脉硬化的可能机制是有氧运动时动脉机械性扩张，胶原纤维的"拉伸"改变了纤维的交联，增加了动脉顺应性。另外有效运动强度增加了迷走神经张力，降低交感神经活力，调节血管收缩平衡，改善血管内皮功能或者增加了一氧化氮的生物分解能力，调节了大动脉的弹性。运动后增加的一氧化氮水平会增强血管内皮依赖性扩张，改善动脉硬度，降低血管阻力，降低外周动脉的血管张力，从而降低血压。运动对动脉硬化的影响存在差异性。为了使运动干预起到改善动脉弹性并降低血压的作用，需要针对不同特征的个体，制订适宜的运动方案，尤其是确定有效的运动强度。

二、对内皮功能的影响

血管内皮功能紊乱先于动脉硬化，与高血压的发病率密切相关。机体一氧化氮（NO）和内皮素（ET）水平失衡是导致内皮功能紊乱的主要机制。NO可以引起血管平滑肌细胞舒张，还可以抑制平滑肌细胞增殖，在抑制血压升高和心脏及血管重构中起着重要作用，并有防止内皮细胞衰老的作用。ET是迄今发现的最强的血管收缩因子，它通过增加细胞内游离钙水平使平滑肌收缩，增加周围血管阻力，引起血压升高。

运动对内皮功能的影响主要是通过促进机体一氧化氮（NO）的合成和分泌，抑制内皮素产生和释放来实现的。运动可以促进NO释放及增加生物利用度，降低内皮素水平。另外，运动可以修复内皮细胞的损伤，有利于改善血压正常和高血压患者的内皮功能。

三、交感神经活性

交感神经活动亢进是原发性高血压的特征性观察指标。交感神经活动和随后的去甲肾上腺素释放介导血管收缩和增加血管阻力。高血压等心血管疾病通常与交感神经系统的过度活跃有关。多重社会心理因素会导致交感神经系统异常激活，引起血压升高。

运动训练可以通过减少大脑心血管区域神经元的激活来减少交感神经兴奋。规律运动还可使肾素-血管紧张素-醛固酮系统和交感神经系统的激活减弱，并使循环中促进肾交感兴奋的血管紧张素Ⅱ和醛固酮含量下降，这将进一步促进运动的交感抑制作用，并降低动脉压。运动后血浆去甲肾上腺素水平和肌肉交感神经活性显著下降，降低外周血管阻力，从而降低血压。另外，交感神经活性下降可以直接改善患者焦虑状态，调节、稳定患者情绪，减轻精神压力引起的血压波动，起到稳定、降低血压的作用。

四、其他可能机制

长期规律运动可以通过心脏重塑和（或）血管重构，改变血压形成的组织、器官结构基础，进而改善功能、起到预防、调节血压的作用。运动控制改变相关脂肪细胞因子，可以减少脂肪含量，从而控制体质量，减少脂肪含量对增加脂联素水平并改善细胞因子也有帮助，而且脂肪细胞因子的改变与代谢综合征相关联。运动可通过减轻或预防肥胖，提高胰岛素敏感性，改善或预防糖尿病（肥胖与糖尿病是高血压的主要诱因），改善矿质代谢等代谢途径实现控制高血压诱因，预防、调节血压的作用。有规律的有氧运动训练会增加机体内抗氧化物质含量及抗氧化酶的活性，提高机体的抗氧化能力，预防或减缓机体自由基损害，延缓衰老，从而预防或延缓血压升高。

第三节　运动前风险评估

运动是一种治疗手段，需要一定强度的运动量才能够实现，在保证患者安全的前提下达到促进机体功能改善的运动量是我们的目标。因此所有高血压患者实施运动计划前都需要进行运动前评估。完整的运动前评估包括对疾病状态、心血管危险因素、生活方式、社会心理因素和运动风险的综合评价，是实施康复运动的前提和基础。在完成上述评估后，根据运动危险分层进行风险评估，为制定运动处方提供安全保障。

运动前，首先需要评估患者有无运动禁忌证。高血压患者的运动禁忌证包括：未得到控制的重度原发性高血压病；高血压危象或急进性高血压；高血压病合并不稳定心绞痛、心力衰竭、高血压脑病、严重心律失常和视网膜病变等；对运动有异常反应，比如稍运动即出现高血压，或运动后血压却没有明显升高。明确患者无运动禁忌后，可通过运动负荷试验进一步对患者的运动能力和运动风险进行综合评价。

运动负荷试验是运动计划开始和结束时进行临床评估最重要的部分，可为临床提供心肺功能状态、运动时血流动力学的变化以及有氧运动时目标心率的计算。除上述客观参数，运动负荷试验能使者认识到实际心脏功能通常比预计的好，可为患者提供重要的心理支持，有利于患者生活质量的改善。随访过程中，通过运动试验评价运动康复过程中临床状态的变化，有助于更新运动处方强度，衡量康复运动的获益，以及对预后作出总体评价。

运动负荷试验包括仪器法运动负荷试验和徒手6 MWT。仪器法运动负荷试验一般采用踏车或平板运动形式，包括心电图运动负荷试验和心肺运动试验，后者更准确，但对临床医师的操作质量和结果判读能力要求较高。踏车运动方案通过从无负荷开始，随后每2～3 min增加25～50 W至运动峰值，重症患者可每2～3 min增加25 W。临床上，应根据患者的病史、心功能和运动能力选择不同的运动负荷方案，包括低水平、亚极量和症状限制性运动负荷试验。如无上述设备条件完成运动负荷试验，可酌情使用6 MWT。

第四节　运动的类型

一、有氧运动

有氧运动也称有氧代谢运动，是相对于无氧运动而言的，在整个运动过程中，机体吸入的氧气大体与需求相等，以糖和脂肪的有氧代谢为主要供能形式。其特点是规律、连续、持久、周期性的全身大肌群参与的运动，强度相对较低，运动一般可达到最大心率的40%～80%。主要运动形式包括有氧健身操、快走、慢跑、自行车、舞蹈、游泳、乒乓球、羽毛球、打太极拳等。每次运动20～40 min，建议初始从20 min开始，根据患者运动能力逐步增加运动时间，运动频率一般选择3～5次/W。大量研究显示了有氧运动在降低血压方面的疗效，可以使高血压患者的SBP和DBP分别下降7.6 mmHg和4.7 mmHg。有氧运动可以改善血管内皮功能，修复损伤的内皮细胞，从而达到降压的目的。

二、抗阻运动

抗阻运动形式为一系列中等负荷、持续、缓慢、大肌群和多次重复的肌肉力量训练，常用的方法有3种：徒手运动训练，包括克服自身质量（如俯卧撑）、仰卧蹬腿、腿背弯举、仰卧起坐、下背伸展和提踵等；运动器械，包括哑铃、多功能组合训练器、握力器、腹力器和弹力带等；自制器械，包括不同重量的沙袋和500 mL矿泉水瓶等。运动器械训练受场地和经费限制，徒手运动训练、弹力带和自制器械都是同样有效的抗阻训练形式，有利于患者在家庭或社区开展运动训练指导。

上肢肌群、核心肌群（包括胸部、肩部、上背部、下背部、腹部和臀部）和下肢肌群可在不同日期交替训练；每次训练8～10个肌群，每个肌群每次训练1～4组，从1组开始循序渐进，每组10～15次，组间休息2～3 min。老年人可以增加每组重复次数（如15～25次/组），减少训练次数至1～2组。应注意训练前必须有5～10 min的有氧运动热身，推荐初始运动强度，上肢为一次最大负荷量（即在保持正确的方法且没有疲劳感的情况下，仅1次重复能举起的最大重量）的30%～40%，下肢为一次最大负荷量的50%～60%，并且结合主观劳累程度评分法，训练强度为Borg评分11～14分。通常抗阻运动的最大运动强度不超过一次最大负荷量的80%。建议每周抗阻训练3次，隔天一次为宜，其机理为骨骼肌的恢复和再生需要48～72 h，隔天一次抗阻训练既能保持对骨骼肌运动有效刺激，同时利于骨骼肌的再生。

三、柔韧训练

柔韧性是指人体关节活动幅度的大小以及跨过关节的韧带、肌腱、肌肉、皮肤及其他组织的弹性和伸展能力。随着年龄的增大和运动的减少，关节囊、韧带、肌腱等会逐渐发生变性、老化，引起腰椎间盘突出症、肩周炎等退行性病变，还会引起关节活动受限，导致老年人完成吃饭、穿衣、刷牙、洗澡等基本日常活动都存在一定障碍。

柔韧性训练能增加关节韧带的活动范围，改善关节的血液及养分的供应，提高关节囊滑液的质量，缓解肌肉僵硬，减少腰背痛，增加神经肌肉协调性，有利于提高身体的灵活性和协调性，有助于在意外事件发生时避免或减轻损伤。另外柔韧性训练还有助于舒缓压力、调节植物神经活性，减少由于精神压力导致的血压波动。

运动方式推荐静态拉伸法，避免弹振式拉伸。运动强度为局部有牵拉感觉而无明显疼痛。每次拉伸维持10～30 s，每个动作重复2～3次，左右交替进行。每次拉伸8～10个部位（如颈部后侧肌群、颈部侧方肌群、胸大肌、躯干肌群、肱三头肌、前臂肌群、股四头肌、臀部后侧肌群、腓肠肌、内收肌等）。每次训练总时间10～15 min左右。频率为每周3～5次，鼓励每天1次。可以在有氧运动和抗阻运动后进行。

第五节　个体化运动处方的制定

一、运动处方

运动治疗是综合康复的重要组成部分，但运动治疗也存在一定的风险，遵循科学的运动处方是患者康复安全有效的保障。因此，个体化科学的运动处方制定是关键。运动处方需要根据患者的健康、体力和心肺功能状态，结合学习、工作、生活环境和运动喜好等个体化特点制定，包括运动形式、运动强度、运动时间和运动频率和注意事项。对高血压患者进行个体化运动处方的制定，作为控制血压的运动治疗方案。2021年EAPC/ESC关于高血压防治个体化处方应用的专家共识推荐，在明确的高血压患者中，推荐使用有氧运动降压。而对于血压正常高值（130～140/85～90 mmHg）的患者，更推荐抗阻运动防治高血压。

1. 运动方式 用于提高心肺功能的有氧运动，用于提高肌肉力量和骨骼健康水平的抗阻力量训练，用于提高柔韧性、减少运动损伤的柔韧性训练。

2. 运动频率 有氧运动每周3～5次，最高每周7次。阻抗运动每周3次，至少间隔1天。柔韧性训练每周3-5次，鼓励每天1次。

3. 运动强度 如果将运动作为一种治疗手段，就必须达到一定的强度才能达到效果。运动强度的阈值需通过运动负荷试验获得。常用的确定运动强度的方法包括心率储备法、无氧阈法、峰值摄氧量百分数、摄氧量储备百分数、目标心率法、峰值心率法和自我感知劳累程度分级法。其中前4种方法需心电图负荷试验或心肺运动负荷试验获得相关参数。推荐联合应用上述方法。

4. 运动时间 高血压患者最佳运动时间为每天30～60 min/天，对于心肺功能较差的患者，可以从每天10 min开始，逐渐增加运动时间，最终达到目标运动时间。

二、运动计划实施过程中的注意事项

1. 低危患者运动康复时无须医学监护，中危患者可间断进行医学监护，高危患者需严格连续医学监护或转诊至有心脏康复专科的上级医院。

2. 锻炼时如感觉轻松或过于吃力，可稍调节内容和次数，以锻炼后次日不感到明显疲劳为宜。

3. 监控运动前后的血压、心率、心率恢复速率及血糖，避免运动前后出现高或过低的血压、血糖，达到药物、运动、饮食有机配合。

4. 严寒、酷暑或身体不适时，应停止锻炼。

5. 推荐所有高血压患者开始运动计划时，先参加医院内有医师指导、心电监护下的运动康复训练，一般每周3～7次，持续3个月或更长时间。如患者不能坚持长期到医院运动，建议至少在院内监护下运动至少1个月，获得相关运动技能，养成运动习惯，掌握危险因素控制相关知识后，回到家庭继续坚持规律的适当强度运动。有条件的可以使用移动式心电监测系统保证运动安全性和有效性，同时定期（每3～6个月）回医院测定心肺运动能力，评估运动效果，不断调整运动处方。

三、院外运动的三个步骤

1. 准备活动 多采用低水平有氧运动和拉伸运动，持续5～10 min，目的是放松和伸展肌肉，提高关节活动度和心血管的适应性，帮助患者为高强度锻炼阶段做准备，通过逐渐增加肌肉组织的血流量和关节的运动准备来降低运动损伤的风险。

2. 主体活动 包含有氧运动、阻抗运动和柔韧性运动等，总体时间30～60 min。其中有氧运动是基础，步行或慢跑，基础体力（力量）练习。慢走与快走或者慢跑交替，步行由慢-快-慢，用10 min走完1200 m，速度2步/s，休息3～5 min，再走10 min；走完1300 m。心率在靶心率范围内（备选慢跑10 min，慢跑速度开始100～110 m/min，逐渐增至120～180 m/min。运动时心率控制为40岁140 bpm，50岁130 bpm，60岁120 bpm以内为宜）。基础体力练习10 min，从座椅上反复坐起20个，提脚跟50次，扶墙蹲起20次，俯卧撑15个（根据体能情况可以采用上斜俯卧撑）。除持续性有氧运动外，间歇性高强度运动训练比持续性运动强度的方法可更快提高身体功能储备，更有效改善心血管疾病相关代谢因素。

3. 整理活动 是整个运动训练中必不可少的一部分。通过让运动强度逐渐降低，可以保证血液的再分布，减少关节和肌肉组织的僵硬和酸痛，避免静脉回流突然减少导致运动后低血压和晕厥的风险。可以是慢节奏有氧运动的延续或拉伸运动。根据患者心肺功能情况调节运动时间，可持续5～10 min，心肺功能越差，整理运动的持续时间宜越长，使心率缓慢恢复接近安静心率。

四、运动处方的调整

1. 在干预一段时期以后（4～6周），需再次进行身体健康检查、运动风险筛查和运动能力水平测定。一方面可以评价运动处方干预效果，另一方面可以调整运动处方，从而保证身体活动干预与身体状况相适应。

2. 开始运动不足1年者，需要每月复查。

3. 坚持运动1年以上者，可以3个月甚至半年复查1次。

4. 不同身体状况者复查间隔时间不同。身体状况差、病情不稳定者，复查间隔要短，如2周复查1次，而且运动中要监测血压、心率、血氧、血糖等；身体状况好转者，复查间隔可以延长，如3个月甚至半年，运动中监测指标减少，可以仅进行心率监测。

结　　语

通过改变不健康生活方式，适度运动锻炼、戒烟、限酒、合理饮食，促进危险因素控制达标，可以降低血压、预防或延迟高血压的发生、降低心血管病风险。

（中南大学附属湘雅第二医院　许丹焰）

参考文献

［1］ 中国高血压防治指南2018年修订版 [J]. 心脑血管病防治, 2019, 19 (1): 1-46.

［2］ 基层心血管病综合管理实践指南2020 [J]. 中国医学前沿杂志 (电子版), 2020, 12 (8): 1-73.

［3］ Henner H, Henry B, Arne D, et al. Personalized exercise prescription in the prevention and treatment of arterial hypertension: a Consensus Document from the European Association of Preventive Cardiology (EAPC)and the ESC Council on Hypertension. [J]. Eur J Prev Cardiol, 2021; undefined: undefined.

［4］ Wasfy M M, Baggish A L. Exercise Dose in Clinical Practice. [J]. Circulation, 2016, 133 (23): 229-313.

第五十六章
慢性心力衰竭康复

引　言

1964年世界卫生组织（world health organization，WHO）对心脏康复的定义：使心脏病患者获得最佳的体能、精神、社会功能的所有方法的总和，恢复正常的功能，过主动的生活。

另外一个定义：医生指导下给患者提供运动处方、心脏危险因素纠正、社会心理评估、结局评估的综合方案。

心脏康复内容：运动训练、医学评估、药物依从性的教育、心理咨询、心脏危险因素控制包括饮食建议、生活方式行为改变、戒烟、压力管理、依从性评估与管理。我国胡大一教授归纳为心脏康复五大处方，即运动处方、药物处方、营养处方、心理处方、戒烟处方。

心力衰竭（heart failure，HF）简称心衰，是多种原因导致心脏结构和（或）功能的异常改变，使心室收缩和（或）舒张功能发生障碍，从而引起的一组复杂临床综合征，主要表现为呼吸困难、乏力和液体潴留（肺淤血、体循环淤血及外周水肿等）。慢性心力衰竭（chronic heart failure，CHF）是心衰的一种主要形式，是所有心血管疾病的严重和终末期表现，具有高发病率、高住院率、高病死率等特点，给家庭和社会带来严重的负担。左心衰竭为CHF的主要类型，左心衰竭主要表现为反复发作性呼吸困难、运动耐力明显下降、生活质量严重受损。左心衰竭又分为射血分数降低的心力衰竭（heart failure with reduced ejection fraction，HFrEF）、射血分数保留的心力衰竭（heart failure with preserved ejection fraction，HFpEF）、射血分数轻度降低的心力衰竭（heart failure with mildly reduced ejection fraction，HFmrEF）。

中国高血压调查（China hypertension survey，CHS）研究结果显示≥35岁的成年人心力衰竭患病率1.3%，左心室收缩功能障碍患病率1.4%，中度或重度左心室舒张功能障碍患病率2.7%。《中国心血管健康与疾病报告2022》报道中国心力衰竭患者约890万。因此，心力衰竭严重影响我国人民的生命健康，成为严重的公共健康问题。

研究表明以运动为核心的心脏康复（cardiac rehabilitation，CR）显著改善运动耐力，提高生活质量，改善焦虑与抑郁情绪，显著降低再住院风险，改善临床预后。ACC和AHA、ESC、英国国家卫生与临床优化研究所（National Institute for Health and Care Excellence，NICE）均推荐采用运动康复改善心力衰竭患者的功能状态【I类，A级证据】。

近10余年来，在胡大一等教授的带领下，我国慢性心力衰竭心脏康复得到了较广泛的推广，在更新《慢性稳定性心力衰竭运动康复中国专家共识》的基础上，《慢性心力衰竭心脏康复中国专家共识》于2020年已经在《中华内科杂志》发布，为我国慢性心力衰竭心脏康复工作的广泛开展提供了参考。

第一节　慢性心力衰竭病理生理机制

一、病因

慢性心力衰竭的病因主要有心肌疾病、心脏负荷异常、心律失常。

1. 心肌疾病

（1）缺血性心脏病 由心肌梗死、冠状动脉疾病及冠状动脉微循环缺血等原因导致。

（2）心脏毒性损伤 蒽环类、曲妥珠单抗、血管内皮生长抑制剂等抗肿瘤药，免疫抑制剂，抗抑郁药，抗心律失常药、非甾体抗炎药，麻醉药等；铜、铁、铅、钴等重金属中毒；放射性心肌损伤；酒精；可卡因等毒品。

（3）感染性及非感染性因素导致的免疫及炎症介导的心肌损害 病毒性心肌炎、锥虫病等感染性疾病，系统性红斑狼疮等自身免疫性疾病。

（4）恶性肿瘤及非恶性肿瘤（如心肌淀粉样变等）相关的心肌浸润性病变。

（5）糖尿病、甲状腺等内分泌代谢性疾病。

（6）肥厚型心肌病、致心律失常性右心室心肌病等遗传性心脏病。

（7）应激性心肌病 左心室心尖球形综合征（tako-tsubo cardiomyopathy，TTC）。

2. 心脏负荷异常

（1）长期控制不佳的高血压。

（2）各种心脏瓣膜和结构的异常 严重心脏瓣膜病及先天性心脏病。

（3）心包及心内膜疾病 心包积液、心包缩窄、肿瘤等。

（4）高心输出量状态 甲状腺功能亢进症等。

（5）容量负荷过度 大量补液及输液速度过快等。

（6）肺部疾病。

3. 心律失常

（1）心动过速 房性心动过速、房室结折返性心动过速、房室折返性心动过速、心房颤动、心房扑动、室性心动过速。

（2）心动过缓 窦房结功能异常、房室结及室内传导系统异常。

二、病理生理

从最初的心肌受损到心力衰竭症状出现，期间发生从基因-蛋白分子-细胞-器官结构的一系列变化，涉及神经内分泌机制的激活，包括肾素-血管紧张素-醛固酮系统（renin angiotensin aldosterone system，RAAS）、交感神经系统及炎症免疫系统。整个过程中起初在心排出量不足、心腔内压力增大的情况下，机体会全面启动神经体液机制进行代偿。后因为代偿能力有限及代偿的负面作用，心肌细胞的能量不足及利用障碍而导致心肌细胞坏死及间质纤维化，使心肌整体收缩功能及顺应性下降，心肌重构发生，使心脏功能进一步降低，并刺激神经内分泌进一步激活，形成恶性循环，最终导致左心室扩大和（或）肥大，致心律失常及泵衰竭。

第二节　慢性心力衰竭康复效果与机制

一、以运动为核心的心脏康复获益的基础机制

心脏康复的获益除药物治疗获益外，大量国内外研究表明，运动治疗具有独立于药物治疗之外的益处。目前获益机制可以归纳为中心机制和外周机制。中心机制：①提高心排出量，降低心室充盈压，减慢静息心率；②改善呼吸肌力量、增加肺通气；③改善自主神经的平衡，降低交感神经的兴奋性，提高副交感神经的兴奋性。外周机制：①改善肌纤维组成及肌肉结构，增强肌肉力量及增加肌肉体积，减少肌肉减少症；②改善内皮功能，减少血管收缩及降低心脏后负荷，降低血压；③调节肾素-血管紧张素-醛固酮系统，使兴奋性降低；④减轻炎症介质，改善炎症；⑤改善胰岛素抵抗。

有关基础方面的具体机制有如下报道：运动治疗可降低交感神经活性和提高迷走神经活性，改善自主神经

系统对心脏的调控，改善心率变异性。提高动脉压力感受器敏感性，降低静息心率，通过调控神经内分泌激活，降低静息时血管紧张素Ⅱ、醛固酮、血管升压素和B型利钠肽（BNP）等水平，改善外周血管阻力和心脏前负荷，改善心脏功能，通过改善骨骼肌血管的内皮功能，改善骨骼肌供血，改善运动能力。通过提高肌肉线粒体数量，改善肌肉线粒体功能和氧的利用，有助于增加骨骼肌和心肌收缩能力。

运动改善慢性心力衰竭心功能和左室重构的分子生物学机制，包括：①调节收缩功能：抑制心肌细胞凋亡，促进心肌细胞生理性肥厚，改善心肌组织的顺应性，调节心肌细胞钙离子/钙调蛋白表达，改善心肌的收缩能力；②抑制线粒体氧化应激和炎症反应：提高心肌梗死大鼠心肌细胞内线粒体密度，增强线粒体呼吸链复合体1活性，增加三磷酸腺苷的生成率，降低心肌组织的氧化应激水平，改善循环中炎症因子（如IL 10、IL 6、CRP和TNFα等）的表达；③降低心肌纤维化：增强心肌细胞外基质金属蛋白酶（MMPs）表达，降低胶原纤维和其他细胞外基质，延缓年龄相关的心肌纤维化。

二、以运动为核心的心脏康复获益的临床证据

对于以运动为核心的心脏康复对HFrEF临床获益相关研究，2007年meta分析结果显示持续6个月以上的中等强度有氧运动可显著改善左室重构，而力量训练未发现此作用。一项纳入44项随机对照研究的meta分析显示，以运动为核心的心脏康复可显著改善心力衰竭患者的生命质量（与采纳的生命质量的量表因素无关）。一项纳入16项随机对照研究的meta分析显示，有氧运动可显著改善心力衰竭患者的抑郁状态（与年龄因素无关）。一项纳入33个随机对照研究的meta分析，其中15项研究分析对全因再住院率风险的影响，12项研究分析对心力衰竭原因再住院率风险的影响，随访达12个月，结果显示以运动为核心的心脏康复显著降低全因（RR 0.75，95% *CI* 0.62～0.92；P＝0.005）和心力衰竭相关再住院风险（RR 0.61；95% *CI* 0.46～0.80；P＝0.002）。25项研究分析运动为核心的心脏康复对全因死亡风险的影响，12个月内无显著性降低全因死亡风险，但其中6项研究随访时间超过12个月，显示对全因死亡风险有降低趋势（RR 0.88；95% *CI* 0.75～1.02；P＝0.07）。

对于以运动为核心的心脏康复对HFpEF临床获益相关研究，2015年2项meta分析（共纳入544例患者），结果显示运动康复均可改善HFpEF患者的心肺耐力和生活质量。Dieberg G等meta分析显示，运动康复可改善左室舒张功能，表现为二尖瓣瓣口舒张早期血流速度与组织多普勒舒张早期二尖瓣瓣环运动速度的比值（E/E′）均值下降-2.31（95%*CI* -3.44～-1.19，P<0.0001）；减速时间（DT）均值下降-13.2 ms（95%*CI* -19.8～-6.5，P=0.0001）。

2019年meta分析（纳入8个随机对照研究，共436例患者）表明运动训练改善HFpEF患者运动能力和生活质量，但没有显著的改变HFpEF患者左室收缩或舒张功能。

有研究显示，采取35%～60%最大吸气压力（PI_{max}）进行吸气肌训练，平均每日进行20～30 min，每周5次，持续8周，可以提高peak V_{O_2}、6分钟步行距离，降低二氧化碳通气当量斜率（V_E/V_{CO_2} slope），改善呼吸困难及增加PI_{max}。对于CHF患者建议长期进行呼吸肌训练。

有关CHF急性失代偿阶段运动康复的研究，Rehab-HF研究纳入349例急性失代偿心力衰竭患者，采用多中心、随机对照研究方法，进行力量、平衡、耐力等训练方法36次，3个月可显著改善身体功能，轻微降低6个月的再住院风险。

第三节 慢性心力衰竭康复方法

一、评估

（一）评估内容

评估是CHF心脏康复的前提和疗效保证，坚持"无评估不康复"的原则，对CHF患者临床状态、功能状

态、运动风险、心理状态、营养状态、药物依从性及是否需要优化、危险因素是否控制、家庭与社会支持系统等进行全面评估。评估时间节点分为初始基线评估，每次运动治疗前评估，针对新发或异常体征/症状的紧急评估，心脏康复治疗周期中每30天再评估以及结局评估。

临床状态包括心力衰竭病史、心功能状态、心力衰竭病因及合并症、全身各脏器功能状态和既往病史，包括手术、外伤等影响活动的各种因素，以及患者对药物或器械治疗的反应、治疗效果和副作用。

采用的评估工具包括问诊、体格检查、生化检验及生物学标志物（BNP或NT-proBNP）、12导心电图、超声心动图、心血管影像学、动态心电图及动态血压、多导睡眠仪、胸部X线片、腹部超声、血管超声、运动负荷试验、人体成分分析仪以及各类量表测评（生活质量可选用SF-36、SF-12、EQ-5D等普适量表以及明尼苏达心力衰竭生活质量问卷等特制量表；通过患者健康问卷9项（PHQ-9）和广泛焦虑问卷（GAD-7）评估患者的精神心理状态；采用匹兹堡睡眠质量评定量表客观评价患者的睡眠质量，对高度怀疑有睡眠呼吸暂停的患者采用多导睡眠监测仪或便携式睡眠呼吸暂停测定仪了解患者夜间缺氧程度、睡眠呼吸暂停时间及次数）。

（二）运动负荷试验（Exercising Test，ET）

运动负荷试验是心力衰竭患者制定运动康复计划开始和结束时进行临床评估最重要的部分，可为临床提供心肺功能状态、运动血液动力学变化、有无心肌缺血及心律失常，运动强度制定参考。但并不是所有患者均适合运动负荷试验，还需注意运动负荷试验的禁忌证及试验终止指征。

应根据患者的临床状态、功能状态、所处环境条件、患者意愿选择不同的运动负荷方案，包括低水平、症状限制性踏车或平板运动负荷试验（Graded Exercise Test，GXT）。选择由简单到复杂，包括2分钟踏步、6 MWT、运动平板、CPET等。

心肺运动试验是CHF心肺储备功能的金标准，可以通过静息、热身、运动负荷递增、运动恢复期4个阶段心电、血压、氧耗量（VO_2）、二氧化碳排出量（VCO_2）、肺通气（VE）的动态变化，检测CHF患者心肺储备功能、有氧能力等，可以对慢性心力衰竭风险预测、运动处方制定、治疗效果评判、治疗策略选择等提供参考。

目前临床常用的心功能分级标准包括纽约心功能分级（NYHA）、Killip分级（急性心肌梗死患者适用），均为判断患者静息状态的心功能。1988年Weber等提出用心肺运动试验中的peak VO_2 和AT值将CHF患者分为4级（见表6.56.1），对心力衰竭严重程度及预后判断提供更多信息，其中A级患者提示预后良好，D级患者为心脏移植适应证。

表6.56.1 peak VO_2 和AT心功能分级标准（$mL \cdot min^{-1} \cdot kg^{-1}$）

分级	peak VO_2	AT	分级	peak VO_2	AT
A	>20	>14	C	10～16	8～11
B	16～20	11～14	D	<10	<8

对于无条件完成运动试验的单位或患者可使用6 MWT，方法简单、易行、重复性及安全性均较好。6 MWT可客观反映患者日常活动能力，多项研究证明六分钟步行距离（6 minutes walking distance，6 MWD）能够独立预测心力衰竭患者的预后。ACC/AHA指南推荐6 MWD用于评估心血管疾病患者预后和运动风险，危险分层标准如下：低危6 MWD >450 m，中危6 MWD 300～450 m，高危6 MWD <300 m，极高危6 MWD<150 m。6 WMD也可用于运动处方制定，公式如下：运动强度（km/h）=6 MWD×10/1000×（0.6-0.8），国内沈玉芹团队研究提示慢性心力衰竭患者运动强度（km/h）6 MWD×10/1000×0.81相当于根据无氧阈制定的强度。

（三）呼吸困难程度评估

评估患者运动中有无呼吸困难，有助于判断患者的心肺功能，是判断患者运动耐力的一种简单方法，见表6.56.2。

表 6.56.2 呼吸困难分级表

0-10级表		10-20级表	
级别	呼吸困难程度	级别	呼吸困难程度
0	没有	10	没有
0.5	非常非常轻	11.5	非常非常轻
2	很轻	12	很轻
3	轻度	13	轻度
4	中度	14	中度
5	稍微重	15	稍微重
6		16	
7	很重	17	很重
8		18	
9		19	
10	非常非常重	20	非常非常重

（四）徒手肌力和肌肉耐力评估

徒手肌力及肌耐力评估主要包含握力测试、原地坐下站立试验、俯卧撑、30秒手臂屈曲试验、30秒椅子站立试验、1分钟仰卧起坐试验、爬楼梯试验等。针对心力衰竭患者建议如下肌力和肌耐力徒手评估方法，见表6.56.3。

表 6.56.3 徒手肌力和肌肉耐力评估方法

评估方法	评估意义	操作方法
握力测试	衡量上肢功能	通过握力计测量个体在抓握物体时产生的最大力量，最大握力值达到9 kg是满足日常生活各种活动的最低值
30秒手臂屈曲试验	评估上肢肌群力量	测试受试者30秒内优势手负重情况下完成前臂屈曲的次数，测试时男性抓握8磅哑铃，女性抓握5磅哑铃
30秒椅子站立试验	评估下肢肌群及核心肌群力量	测试受试者在30秒内能够完成的由"坐位"转换为"站立位"的次数
爬楼梯试验	评估腿部力量	测量受试者爬10级楼梯所需时间

（五）呼吸肌力量评估

呼吸肌力量评估主要是评估吸气肌力量，包括主观判断、通过压力测试、经超声评估。

主观判断：通过视诊判断是否为腹式呼吸，表现为吸气时腹部鼓起，呼气时腹部凹陷。而当吸气肌无力时会出现矛盾运动，吸气时腹部凹陷，呼气时腹部鼓起。

通过压力测试：用仪器测定最大吸气压（PI$_{max}$）、最大呼气压（MEP）及最大跨膈压（Pdi$_{max}$）。最大吸气压指在功能残气量位（FRC），把气流阻断用最大努力吸气能产生的最大吸气口腔压，PI$_{max}$正常值：男性为118.4±37.2 cmH$_2$O，女性为84.5±30.3 cmH$_2$O。最大呼气压指吸气至肺总量位后阻断气流下，最大努力呼气，持续1~2 s，MEP正常值：男性MEP>9.81 kPa（100 cmH$_2$O），女性MEP>7.85 kPa（80 cmH$_2$O）。最大跨膈肌压是指在功能残气位、气流阻断状态下，最大努力吸气时产生的跨膈压（腹内压－胸内压）最大值，Pdi$_{max}$正常值：8.82~20.25 kPa。

经超声评估：采用超声测量膈肌厚度及活动度以评定膈肌功能。

二、运动康复

CHF运动康复包括有氧运动、抗阻运动、柔韧性与平衡运动、呼吸肌训练，目前均已经取得有益性证据。至于以上几种运动方式的功能定位，应该基于CHF的临床状态及功能状态进行选择。对慢性稳定性心力衰竭，有氧运动是主流运动形式、抗阻运动是有氧运动的补充，不能完全替代有氧运动，柔韧性和平衡运动可以作为运动前后的热身和整理运动内容，也可以作为有氧运动的补充，呼吸肌训练是近几年开始重视，对于CHF患者有必要作为常规运动形式。而对于CHF不稳定状态，待生命体征平稳后，选择低强度抗阻运动、呼吸肌训练、关节活动度训练、低频电肌肉电刺激等。

（一）运动评估

包括了解整个患者的疾病状态、适应证、禁忌证及危险分层是心脏康复中重要环节。

适应证：急性失代偿心力衰竭患者（包括慢性心力衰竭急性发作）若生命体征平稳则需早期活动（Ⅰ期康复）。CFH的NYHA分级Ⅰ~Ⅲ级、无恶性心律失常和其他运动限制（说话时呼吸频率<30次/min，心率<100 bpm）、接受最佳心力衰竭药物治疗后病情稳定2周的患者。

禁忌证：①急性冠状动脉综合征早期（2天内）；②恶性心律失常；③急性心力衰竭（血液动力学不稳定）；④静息血压>200/110 mmHg；⑤高度房室传导阻滞；⑥急性心肌炎、心包炎或心内膜炎；⑦有症状的主动脉瓣重度狭窄；⑧严重的肥厚型梗阻性心肌病；⑨急性全身性疾病；⑩心内血栓；⑪近3~5天静息状态进行性呼吸困难加重或运动耐力减退；⑫低功率运动负荷出现严重的心肌缺血（<2 METs，或<50 W）；⑬糖尿病血糖未控制理想；⑭急性栓塞；⑮血栓性静脉炎；⑯新发心房颤动或心房扑动。

相对禁忌证：①过去1~3天内体重增加>1.8 kg；②正接受间断或持续的多巴酚丁胺治疗；③运动时收缩压降低；④NYHA心功能Ⅳ级；⑤休息或劳力时出现复杂性室性心律失常；⑥仰卧位时静息心率≥100 bpm；⑦合并有运动受限的疾病。

根据患者临床状态、功能状态、运动负荷试验结果进行运动康复危险分层，危险分层结果有助于指导该患者需要在血压、心电监护下运动的具体要求危险分层为B、C级患者需要心电与血压监护，危险分层为A级患者可以不需要监护下运动，见表6.56.4。

表6.56.4　美国心脏协会危险分层标准

危险级别	NYHA心功能分级	运动能力	基础疾病及临床特征	监管及ECG、血压监护
A	Ⅰ	>6 METs	无心脏病史 无症状	无须监管及ECG、血压监护
B	Ⅰ或Ⅱ级	>6 METs	有基础心脏病，无心力衰竭症状，静息状态或运动试验≤6 METs时无心肌缺血或心绞痛，运动试验时收缩压适度升高，静息或运动时未出现持续性性或非持续性室性心动过速，具有自我监测运动强度能力	只需在运动初期监管及ECG、血压监护
C	Ⅲ或Ⅳ级	<6 METs	有基础心脏病，运动负荷<6 METs时发生心绞痛或缺血性ST段压低，收缩压运动时低于静息状态，运动时非持续性室性心动过速，有心搏骤停史，有可能危及生命	整个运动过程需医疗监督指导和ECG及血压监护，直至确立安全性
D	Ⅲ或Ⅳ级	<6 METs	严重基础心脏病，失代偿心力衰竭，未控制的心律失常，可因运动而加剧病情	不推荐以增强适应为目的的活动，应重点恢复到C级或更高级，日常活动须根据患者评估情况由医师确定

注：NYHA：纽约心脏协会，ECG：常规心电图。

（二）运动处方

1. 运动处方原则 运动处方制定的总原则，包括运动种类、运动强度、频率、时间、运动进度、注意事项六大要素。运动种类以改善心肺功能的有氧运动为主，辅助抗阻运动、柔韧性运动、平衡运动及呼吸肌训练，柔韧性运动可以作为热身和整理运动。

2. 运动处方具体内容

（1）有氧运动 ①有氧运动种类：步行、跑台、功率车等，也可以结合自身的条件，选择一些趣味性强的运动方式，比如太极拳、八段锦、舞蹈、体操等；②有氧运动强度：一般包括心率法（最大预测心率的百分数、储备心率、静息心率基础上增加20次等）、peak VO_2 及储备 VO_2 法（储备 VO_2 = peak VO_2 × 静息 VO_2）、无氧阈（AT）法、6 WMD法和RPE法。推荐联合使用RPE法。

由于CHF患者β受体拮抗剂、伊伐布雷定、洋地黄类药物使用较频繁，对最大预测心率的百分数方法有较大影响，推荐心率储备法计算靶心率，常用公式如下：%HRR+静息心率，百分数的设定从40%开始逐渐增加到80%，HRR=最大心率×静息心率。

储备 VO_2 百分数（%VO_2R）+静息 VO_2，百分数从40%～50%开始，逐步增加到70～80%；以 peak VO_2 的百分数为标准，从40%～50%开始，逐步增加到70～80%。目前临床上较少使用此方法制定运动靶心率，一般在无法取得AT情况下使用。

以AT为标准制定运动强度是目前临床上常用的方法，AT值可直接在心肺运动试验结果中获取，相对于通过 VO_2 指标计算得到靶心率更明确，AT相当于50%～60% peak VO_2，研究显示安全有效。

按照Borg自感劳累分级确定运动强度，推荐RPE 12～14（6～20级表）或5～6（10级表）（见表6.56.5）。

表6.56.5　Borg自感劳累分级表

10级表		6-20级表	
级别	疲劳感觉	级别	疲劳感觉
0	没有	6	
0.5	非常轻	7	非常轻
1	很轻	8	
2	轻	9	很轻
3	中度	10	
4	稍微累	11	轻
5	累	12	
6		13	稍微累
7	很累	14	
8		15	累
9	非常累	16	
10	最累	17	很累
		18	
		19	非常累
		20	

③有氧运动时间和频率：目标分别为≥20～60 min/次和≥5次/周。对于运动耐力较差的患者，建议用间歇性运动代替持续性运动，时间从5 min开始，然后逐渐延长运动时间，休息时间相应缩短，直至可完成连续30 min的运动。无论选择哪种方法，首先考虑增加运动持续时间和频率直至目标水平，然后增加运动强度，运动时间中须包括5～10 min的热身和整理运动。

④运动进度：一般经过6~8周后运动耐力等有所改善，可考虑运动强度和运动时间逐渐加强。一般情况下，每4周复测运动试验后进行调整运动处方，直至完成36次运动治疗。

⑤安全注意事项：运动前认真评估、运动方案科学规范、执行中加强监测和识别高危患者、注意应急预案的制定和随时应对处理。

（2）抗阻运动　抗阻运动是有氧运动的有效补充。CHF抗阻运动适应证为在CHF患者急性发作期，待生命体征平稳后早期活动建议低强度的抗阻运动。CHF稳定期抗阻运动推荐经历3~4周有氧运动后可进行抗阻运动。对符合行抗阻运动训练的CHF患者，首先进行肌力测试，并据此制定抗阻运动处方。一般经过三个阶段：第一阶段为指导适应阶段，主要是掌握正确方法，改善肌肉耐力，提高肌肉间协调性；第二阶段为抗阻/耐力训练阶段，提高局部有氧耐力和肌肉间的协调性；第三阶段为力量训练阶段，提高肌肉的体积和肌肉间的协调性。抗阻运动处方同有氧运动一样包括运动强度、频率、持续时间和方式。①抗阻运动种类：等张训练、等长训练和等速训练。抗阻运动方式包括可采用克服自身体质量训练、借助各种设备（包括自由举重/哑铃、踝部重量袋、弹力带、滑轮或力量训练机）来指导患者正确方法（即通过全方位的移动缓慢控制运动），不屏气或无Valsalva动作，一次训练8~10个主要肌肉群（上肢肌群、核心肌群和下肢肌群），主要有推胸练习、肩上推举、三头肌伸展、肱二头肌屈曲、下背部伸展训练、背阔肌下拉、腹部紧缩、股四头肌伸展、腿屈曲、小腿抬高；②抗阻运动强度：CHF患者多数合并肌肉力量下降和肌肉减少症，建议早期采用小哑铃、弹力带简单器具或抬腿等克服自身体质量训练（HR增加<20 bpm，RPE <12）。指导阶段：<30% 1-RM，5~10次重复，RPE<12；抗阻/耐力训练阶段：30%~40% 1-RM，12~25次重复，RPE12~13；力量训练阶段：40%~60% 1-RM，8~15次重复，RPE<15；③抗阻运动的频率：每周应对每个肌群训练2~3次，同一肌群练习时间应间隔至少48 h；④抗阻运动的持续时间：每次训练8~10个肌群，目标为每个肌群每次训练1~3组，从1组开始循序渐进，每组10~15次，组间休息2~3 min，总共时间约30 min以上；⑤抗阻训练的进展：当患者每个肌肉群能够轻松完成3组训练，每组重复10~15次，预示重量可增加约5%，最终增加到70% 1-RM，重复10~15次。老年心力衰竭患者可增加每组重复次数（如15~25次/组），减少训练强度；⑥抗阻运动的注意事项：抗阻运动前、后应做充分的准备活动及整理活动；运动时保持正确姿势，抗阻训练不应引起明显肌肉疼痛；注意调整呼吸模式，运动时避免Vasalva动作；若患者出现症状，如头晕、心悸或呼吸急促等，应停止运动；对抗阻运动可能存在风险的CHF患者应从低强度开始，并监测血压和心率。

（3）柔韧性运动处方　①柔韧性运动种类：动力拉伸和静力拉伸；②柔韧性运动强度：无确切的柔韧性运动强度单位，以不产生疼痛为标准，一般包括牵拉某关键肌肉群和肌腱的次数和持续的时间。一般关键肌肉群牵拉3~5次，每次20~30 s；③柔韧性运动时间：牵拉肌肉群和肌腱的时间根据牵拉的肌肉群数量决定，每个肌肉群总共牵拉的时间1~2 min；④柔韧性运动频率：每周2~3次；⑤运动进度：循序渐进增加肌肉群的牵拉次数；⑥柔韧性运动的注意事项：应根据动作的难度、幅度等，循序渐进、量力而行，防止拉伤。

（4）呼吸肌训练　由于心排量降低导致外周骨骼肌（包括呼吸肌）的低灌注导致代谢和结构的异常，引起呼吸肌的萎缩，进一步加重呼吸困难。因此呼吸肌训练对CHF患者尤为重要。①缩唇呼吸训练：吸气时闭嘴用鼻缓慢吸气，呼气时嘴唇呈半闭状态，类似于吹口哨的嘴形，使气体缓慢均匀地从两唇间缓缓吹出，吸与呼时间比为1∶2。呼气时可增加支气管内的阻力，防止小气道过早塌陷，有利于肺泡内气体排出；②腹式呼吸训练：患者取舒适站立位或坐位，右手置于腹部，左手置于胸前，用鼻子缓慢深吸气，尽力将腹部鼓起，然后以口呼气，尽量将腹内收（此时口型为鱼口状），呼吸要深，尽量延长呼气时间，这样进行反复，腹式呼吸训练每次10 min左右；③人工对抗阻力呼吸训练：可借助呼吸训练器，每天2~3次，10 min/次左右。

3. CHF患者运动康复流程　目前越来越多的证据表明心力衰竭须早期活动，在血流动力学平稳及生命体征平稳情况下，除纠正诱发因素、积极药物治疗外，若患者不存在活动禁忌（如伤口活动性出血、谵妄状态等），建议早期活动（包括体位管理、呼吸肌训练、胸部扩张及气道廓清、小肌群低强度抗阻运动、关节活动度训练等），争取早日离床。待功能状态逐步改善，出院前评估，进入Ⅱ期康复，病情稳定后进入社区与家庭康复（Ⅲ期康复），家庭康复阶段在条件允许下建议患者采用家庭远程监测的方法进行运动治疗。随访是重要环节，可采用电话随访或门诊随访形式，也可以建立电子随访系统及微信群等。参考《2020慢性心力衰竭心脏康复中国专家共识》，心力衰竭运动康复流程见图6.56.1。

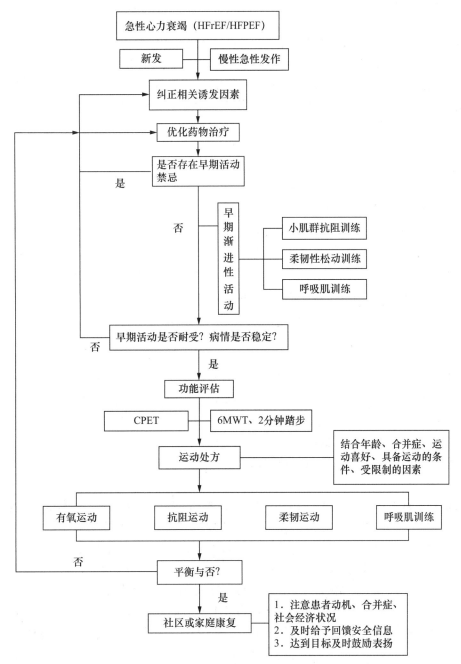

图6.56.1 心力衰竭运动康复流程

三、药物处方

药物治疗是HFrEF治疗的基石，三个主要的治疗目标是降低死亡率，预防因心力衰竭恶化而再次住院，改善临床状态、功能能力和生活质量。ACEI/ARNI、β受体拮抗剂和MRA的三联治疗被推荐作为HFrEF的基础疗法。ACEI、β受体拮抗剂和MRA治疗后仍有症状的患者使用ARNI作为ACEI的替代，ARNI可被视为一线治疗，对于ACEI不耐受的患者可以更换为ARB。在没有禁忌证或患者不能耐受的情况下，这些药物应该不断优化剂量，逐步增加到最大耐受剂量。参照《2021年ESC急慢性心力衰竭诊断和治疗指南建议》，在没有有禁忌证或不能耐受的情况下，建议所有已接受ACEI/ARNI、β受体拮抗剂和MRA治疗的HFrEF患者无论是否患有糖尿病，建议使用SGLT2抑制剂达格列净或恩格列净。SGLT2抑制剂的利尿/利钠特性可以减少充血而提供额外的益处，并可以减少患者对袢利尿剂的需求。

对于HFmrEF患者，有水钠潴留患者应使用利尿剂减轻心脏充血症状，可考虑使用ACEI或ARB、β受体拮抗剂、MRA以及ARNI。HFpEF目前尚无明确的证据表明药物可以降低HFpEF发病率及病死率，主要是治疗病因及并存疾病（例如高血压、冠状动脉疾病、淀粉样变性、房颤和心脏瓣膜病）及危险因素，比如减轻肥胖患者的体重并增加运动可能会进一步改善症状和运动能力非常重要。HFpEF治疗效果体现在改善症状，利尿剂可减轻充血症状，袢利尿剂是首选。

四、心理处方

CHF患者常合并焦虑、抑郁等精神心理问题，易导致治疗不依从、预后不良。运动疗法、认知行为治疗可改善轻、中度焦虑抑郁患者的精神心理状态，对于中、重度焦虑抑郁，可使用抗焦虑、抑郁药物，包括5-羟色胺再摄取抑制剂、5-羟色胺和去甲肾上腺素再摄取抑制剂、苯二氮䓬类、氟哌噻吨美利曲辛片。苯二氮䓬类药物容易造成老年人跌倒风险增加，呼吸功能受到影响，注意使用剂量和使用时间。CHF患者容易合并中枢性睡眠呼吸暂停，应注意予睡眠监测给与明确诊断，然后正确治疗。

五、营养处方

对CHF患者进行全面营养评价之后，制定个体化的营养处方。营养处方制定要素有食物的品种（按照能量和5大营养素的要求选择）、食物的量、频次。具体可根据如下各个方面来制定CHF营养处方：

（1）计算每天摄入总能量　CHF患者的能量需求取决于目前的干重（无水肿情况下的体重）、活动受限程度以及CHF的程度，一般给予25~30 kcal/kg理想体重，理想体重（kg）＝身高（cm）－105。心脏恶液质心力衰竭患者进行积极的肠内肠外营养支持，总的原则是摄入热量为35 kJ/（kg·d）、1.2 g蛋白质，非蛋白质能量中糖脂比例为70∶30。

（2）充足的矿物质营养素及维生素　人体的组成的矿物质元素及维生素参与人体生长发育和正常生理调节，包括对酶的活性调节。此类营养素体内无法合成，需要由外部摄入。包含宏量元素、微量元素和维生素，含量大于人体总重量0.01%的称为宏量元素，含量低于人体总重量0.01%的称为微量元素，宏量元素和微量元素又分为必需宏量元素和必需微量元素。钙、磷、钾、钠、氯、镁、硫属于必需宏量元素，铁、铜、锌、铬、锰、碘、硒等属于必需微量元素，当微量元素缺乏，可以导致酶的活化能力降低，免疫细胞代谢功能下降，从而免疫功能下降。对于钠的摄入摄入，建议除急性心力衰竭发作需要严格限制钠的摄入<2 g/d，轻度或稳定期心力衰竭患者不主张严格限钠。提倡应给予足够的维生素，特别是维生素C和B族维生素B_1、B_6和B_{12}，适当增加叶酸摄入。

（3）三大营养素摄入比例合理　蛋白质、脂肪、碳水化合物比例15∶25∶60，优质蛋白应占总蛋白的2/3以上。脂肪应该注意多摄入不饱和脂肪酸，限制饱和脂肪酸、酒精摄入量，碳水化合物注意粗粮搭配。食用富含n-3脂肪酸的鱼类可以降低高甘油三酯水平，预防心房颤动，甚至有可能降低心力衰竭死亡率。建议每天从海鱼或者鱼油补充剂中摄入1 g n-3脂肪酸是安全的。

（4）足量摄入新鲜蔬菜（400~500 g/d）和水果（300~400 g/d）　包括绿叶菜、十字花科蔬菜、豆类、水果，可减少冠心病、卒中和高血压病风险。

（5）控制体重增长及合理摄入水量　常规监测体重，若3天内体重增加2 kg以上，需调整利尿剂。严重心力衰竭患者限制水的摄入，一般为1.5~2.0 L/d，同时需要根据出量进行确定。

（6）CHF患者由于胃肠道淤血常常表现胃胀等不适，建议少食多餐；每天进餐5~6次为宜，食物应以软、烂、细为主，戒烟、戒酒。

结　语

随着CHF心脏康复获益证据越来越多，目前国内外已经达成一致共识，所有的CHF患者都需要加入心脏康复计划，这样不仅改善运动耐力、提高生活质量、改善情绪及远期预后，还可以大大地节约医疗开支。当然CHF心脏康复之路仍然任重道远，充满着挑战。因为尽管心脏康复的方法、管理模式（包括居家康复）在不断的创新与发展，但是作为对于心力衰竭患者需要主动参与的项目来说，目前CHF心脏康复依从性比较差，影响依从性的因素有非常多，包括交通、年龄、经济、文化、管理方式等要素，其中个人对心脏康复的认知是非常重要的因素。改善认知方式是宣教，同时还需要充分发挥医学人文的作用，能获取患者的充分信任可以说是最有效的提高依从性的方法。目前越来越多的国内外学者开始从事这方面的研究，希望将来对提高依从性会有所帮助。

（同济大学附属同济医院　沈玉芹）

参考文献

［1］ 中华医学会心血管病学分会. 中国部分地区1980, 1990, 2000年慢性心力衰竭住院病历回顾性调查 [J]. 中华心血管病杂志, 2002, 30 (1): 24-27.

［2］ 中国心血管健康与疾病报告编写组. 中国心血管健康与疾病报告2020概要 [J]. 中国循环杂志, 2021, 36 (6): 521-544.

［3］ 葛均波, 徐永健, 王辰主编. 内科学 [M]. 北京: 人民卫生出版社, 2018.

［4］ 中国康复学会心血管病专业委员会, 中国老年学学会心脑血管病专业委员会. 在心血管科就诊患者的心理处方中国专家共识 [J]. 中华医学杂志, 2014, 94 (4): 1-8.

［5］ 中国康复医学会心血管病专业委员会. 心血管疾病营养处方专家共识 [J]. 中华内科杂志, 2014, 2: 151-158.

［6］ 邱玲, 刘遂心. 徒手评定方法及其在心肺康复中的应用 [J]. 中华物理医学与康复杂志, 2016, 38 (6): 468-472.

［7］ 中国康复医学会心血管病预防与康复专业委员会. 慢性心力衰竭心脏康复中国专家共识 [J]. 中华内科杂志, 2020, 59 (12): 942-952.

［8］ Yancy C W, Jessup M, Bozkurt B, et al. 2013 ACCF/AHA guideline for the management of heart failure: executive summary: a report of the American College of Cardiology Foundation/American Heart Association Task Force on practice guidelines [J]. Circulation, 2013, 128 (16): 1810-1852.

［9］ Ponikowski P, Voors A A, Anker S D, et al. 2016 ESC Guidelines for the Diagnosis and Treatment of Acute and Chronic Heart Failure [J]. Rev Esp Cardiol (Engl Ed), 2016, 69 (12): 1167.

［10］ Pina I L, Apstein C S, Balady G J, et al. Exercise and heart failure: A statement from the American Heart Association Committee on exercise, rehabilitation, and prevention [J]. Circulation, 2003, 107 (8): 1210-1225.

［11］ Heart Failure Society of America., HFSA 2006 comprehensive heart failure practice guideline [J]. J Card Fail, 2006, 12. el-e2

［12］ Saavedra M J, Romero F, Roa J, et al. Exercise training to reduce sympathetic nerve activity in heart failure patients. A systematic review and meta-analysis [J]. Braz J Phys Ther, 2018, 22: 97-104.

［13］ Segovia V, Manterola C, González M, et al. The exercise training restores the heart rate variability in heart failure patients. A systematic review [J]. Arch Cardiol Mex, 2016, 87: 1-10.

［14］ Liu J L, Irvine S, Reid I A, et al. Chronic exercise reduces sympathetic nerve activity in rabbits with pacing-induced heart failure: A role for angiotensin II [J]. Circulation, 2000, 102: 1854.

［15］ Roveda F, Middlekauff H R, Rondon M U, et al. The effects of exercise training on sympathetic neural activation in advanced heart failure: a randomized controlled trial [J]. J Am Coll Cardiol, 2003, 42: 854.

［16］ Tyni-Lenné R, Gordon A, Jansson E, et al. Skeletal muscle endurance training improves peripheral oxidative capacity, exercise tolerance, and health-related quality of life in women with chronic congestive heart failure secondary to either ischemic cardiomyopathy or idiopathic dilated cardiomyopathy [J]. Am J Cardiol, 1997, 80: 1025.

［17］ Sullivan M J, Higginbotham M B, Cobb F R. Exercise training in patients with severe left ventricular dysfunction. Hemodynamic and metabolic effects [J]. Circulation, 1988, 78: 506.

［18］ Belardinelli R, Georgiou D, Cianci G, et al. Exercise training improves left ventricular diastolic filling in patients with dilated cardiomyopathy. Clinical and prognostic implications [J]. Circulation, 1995, 91: 2775.

［19］ Braith R W, Welsch M A, Feigenbaum M S, et al. Neuroendocrine activation in heart failure is modified by endurance exercise training [J]. J Am Coll Cardiol, 1999, 34: 1170.

［20］ Cipriano G J r, Cipriano V T, da Silva V Z, et al. Aerobic exercise effect on prognostic markers for systolic heart failure patients: a systematic review and meta-analysis [J]. Heart Fail Rev, 2014, 19: 655.

［21］ Hambrecht R, Fiehn E, Weigl C, et al. Regular physical exercise corrects endothelial dysfunction and improves exercise capacity in patients with chronic heart failure [J]. Circulation, 1998, 98: 2709.

［22］ Varin R, Mulder P, Richard V, et al. Exercise improves flow-mediated vasodilatation of skeletal muscle arteries in rats with chronic heart failure. Role of nitric oxide, prostanoids, and oxidant stress [J]. Circulation, 1999, 99: 2951.

［23］ Belardinelli R, Georgiou D, Scocco V, et al. Low intensity exercise training in patients with chronic heart failure [J]. J Am Coll Cardiol, 1995, 26 (4): 975-982.

［24］ Braith R W, Welsch M A, Feigenaum M S, et al . Neuroendocrine activation in heart failure is modified by endurance exercise training [J]. J Am Coll Cardiol, 1999, 34 (4): 1170-1175.

［25］ Gielen S, Schuler G, Adams V. Cardiovascular effects of exercise training molecular mechanisms [J]. Circulation, 2010, 122: 1221-1238.

［26］ Kwak H B, Song W, Lawler J M. Exercise training attenuates age-induced elevation in Bax/Bcl-2 ratio, apoptosis, and remodeling in the rat heart [J]. FASEB J, 2006, 20: 791-793.

［27］ Santos M F, Minicucci P S, Azevedo B F, et al. Delayed rather than early exercise training attenuates ventricular remodeling after myocardial infarction [J]. Int J Cardiol, 2013, 170: e3-4.

［28］ Rolim N P L, Mediros A, Rosa K T, et al. Exercise traning improves the balance of cardiac Ca^{2+} handling protein expression in heart failure [J]. Physiol Genomics, 2007, 29: 246-252.

［29］ Lu L, Mei D F, Gu A G, et al. Exercise traning normalizes altered calcium- handling protein during development of heart failure [J]. J Appl Physiol, 2002, 92: 1524-1530.

［30］ Jiang H K, Miao Y, Wang Y H, et al. Aerobic interval training protects against myocardial infarction-induced oxidative injury by enhancing antioxidase system and mitochondrial biosynthesis [J]. Clin Exp Pharmacol Physiol, 2014, 41: 192-201.

［31］ Ribeiro F, Alves A J, Teixeira M, et al. Exercise training increases interleukin-10 after an acute myocardial infarction: a randomised clinical trial [J]. Int J Sports Med, 2012, 33: 192-198.

［32］ Nunes R B, Alves J P, Kessler L P, et al. Aerobic exercise improves the inflammatory profile correlated with cardiac remodeling and function in chronic heart failure rats [J]. Clinics (Sao Paulo), 2013, 68: 876-882.

［33］ McMullen J R, Amirahmadi F, Woodcock E A, et al. Protective effects of exercise and phosphoinositide 3-kinase (p110alpha) signaling in dilated and hypertrophic cardiomyopathy [J]. Proc Natl Acad Sci U S A , 2007, 104: 612-617.

［34］ Kwak H B, Kim J H, Joshi K, et al. Exercise training reduces fibrosis and matrix metalloproteinase dysregulation in the aging rat heart [J]. FASEB J, 2011 Mar; 25 (3): 1106-1117.

［35］ Haykowsky M J, Liang Y, Pechter D, et al. A meta-analysis of the effect of exercise training on left ventricular remodeling in heart failure patients: the benefit depends on the type of training performed [J]. J Am Coll Cardiol, 2007, 49 (24): 2329-2336.

［36］ Long L, Mordi I R, Bridges C, et al. Exercise-based cardiac rehabilitation for adults with heart failure [J]. Cochrane Database of Systematic Reviews, 2019, No.: CD003331.

［37］ Tu R H, Zeng Z Y, Zhong G Q, et al. Effects of exercise training on depression in patients with heart failure: a systematic review and meta-analysis of randomized controlled trials [J]. Eur J Heart Fail, 2014, 16 (7): 749-757.

［38］ Taylor R S, Sagar V A, Davies E J, et al. Exercise based rehabilitation for heart failure [J]. Cochrane Database Syst Rev 2014, 4: CD003331.

［39］ Pandey A, Parashar A, Kumbhani D J, et al . Exercise training in patients with heart failure and preserved ejection fraction: meta-analysis of randomized control trials [J]. Circ Heart Fail, 2015, 8 (1): 33-40.

［40］ Dieberg G, Ismail H, Giallauria F, et al. Clinical outcomes and cardiovascular responses to exercise training in heart failure patients with preserved ejection fraction: a systematic review and meta-analysis [J]. J Appl Physiol, 2015, 119 (6): 726-733.

［41］Fukuta, H, Goto, T, Wakami K, et al. Effects of exercise training on cardiac function, exercise capacity, and quality of life in heart failure with preserved ejection fraction: a meta-analysis of randomized controlled trials [J]. Heart Fail Rev, 2019, 24: 535-547 .

［42］Bjarnason-Wehrens B, Predel H G. Inspiratory muscle training-an inspiration for more effective cardiac rehabilitation in heart failure patients [J]. Eur J Prev Cardiol, 2018, 25 (16): 1687-1690.

［43］Kitzman D W, Whellan D J, Duncan P, et al. Physical rehabilitation for older patients hospitalized for heart failure [J]. N Engl J Med, 2021, 385: 203-16.

［44］Janicki J S, Weber K T, McElroy P A. Use of the cardiopulmonary exercise test to evaluate the patient with chronic heart failure [J]. Eur Heart J, 1988, 9 Suppl H: 55-8.

［45］Luo Q, Li C, Zhuang B, et al. Establishment of exercise intensity for patients with chronic heart failure equivalent to anaerobic threshold based on 6-minute walking test [J]. Annals of Palliative Medicine, 2020, 9 (5): 2766-2775.

［46］Working Group on Cardiac Rehabilitation & Exercice Physiology, Working Group on Heart Failure of the European Society of Cardiology Recommendations for exercise training in chronic heart failure patients [J]. Eur Heart J, 2001, 22 (2): 125-135.

［47］Bozkurt B, Fonarow G C, Goldberg L R, et al. Cardiac Rehabilitation for Patients With Heart Failure- JACC Expert Panel [J]. J Am Coll Cardiol, 2021, 77: 1454-69.

［48］Fletcher G F, Ades P A, Kligfield P, et al. On behalf of the American Heart Association Exercise, Cardiac Rehabilitation, and Prevention Committee of the Council on Clinical Cardiology, Council on Nutrition, Physical Activity and Metabolism, Council on Cardiovascular and Stroke Nursing, and Council on Epidemiology and Prevention . Exercise standards for testing and training: a scientific statement from the American Heart Association [J]. Circulation, 2013, 128: 873-934.

［49］Ades P A, Keteyian S J, Balady G J, et al. Cardiac Rehabilitation Exercise and Self Care for Chronic Heart Failure [J]. JACC Heart Fail, 2013, 1 (6): 540-547.

［50］Keteyian S J, Squires R W, Ades P A, et al. Incorporating patients with chronic heart failure into outpatient cardiac rehabilitation: practical recommendations for exercise and self-care counseling-a clinical review [J]. J Cardiopulm Rehabil Prev, 2014, 34 (4): 223-32.

［51］Meyer T, Görge, Schwaab B, et al. An alternative approach for exercise prescription and efficacy testing in patients with chronic heart failure: A randomized controlled training study [J]. American Heart Journal, 2005, 149 (5): 926. e1-926. e7.

［52］Kei T, Kazufumi H. Training Effects on Endurance Capacity in Maximal Intermittent Exercise: Comparison Between Continuous and Interval Training [J]. Journal of Strength & Conditioning Research, 2009, 23 (8): 2405-2410.

［53］Piepoli M F, Conraads V, Corrà U, et al. Exercise training in heart failure: from theory to practice. A consensus document of the Heart Failure Association and the European Association for Cardiovascular Prevention and Rehabilitation [J]. European Journal of Heart Failure, 2011, 13: 347-357.

［54］Keteyian S J, Piña I L, Hibner B S, et al. Clinical role of exercise training in the management of patients with chronic heart failure [J]. Journal of cardiopulmonary rehabilitation and prevention, 2010, 30: 67-76.

［55］Newhouse A, Jiang W. Heart failure and depression [J]. Heart Fail Clin, 2014, 10: 295.

［56］Fan H, Yu W, Zhang Q, et al. Depression after heart failure and risk of cardiovascular and all-cause mortality: a meta-analysis [J]. Prev Med, 2014, 63: 36.

［57］McDonagh T A, Metra M, Adamo M, et al. 2021 ESC Guidelines for the diagnosis and treatment of acute and chronic heart failure [J]. Eur Heart J, 2021, 42 (36): 3599-3726.

［58］Guang Hao, XinWang, Zuo Chen, et al. Prevalence of heart failure and left ventricular dysfunction in China: the China Hypertension Survey. 2012-2015 [J]. Eur J Heart Fail, 2019, 21 (11): 1329-1337.

第五十七章
心房颤动的心肺康复

引　言

心房颤动（atrial fibrillation，AF）是最常见的心律失常之一，《中国心血管健康与疾病报告2022》报告我国AF患者数为487万，≥35岁居民的AF患病率为0.7%，≥75岁居民患病率高达2.4%。AF已成为21世纪不得不面对的"流行病"。我国AF患者脑卒中总体发生比例为24.8%，AF具有高致死率和致残率。但目前其治疗多限于药物治疗和消融术手术，效果有限，AF危险因素控制和多学科综合管理逐渐受到人们重视。《2020年ESC/欧洲心胸外科学会（EACTS）心房颤动诊断和管理指南》提出了"CC To ABC"的AF综合诊疗管理方案，即确诊AF（confirm AF），对AF患者进行个性化评估（characterise AF）后，进行抗凝/预防卒中（anticoagulation/avoid stroke），优化症状管理（better symptom management），危险因素和合并症优化管理（cardiovascular and comorbidity optimisation），强调了AF综合康复管理的重要性。研究表明，AF综合管理使心血管住院和心血管死亡的复合终点均降低，且成本-效益比良好。

第一节　心房颤动的发病机制

现有研究表明，遗传因素、性别、年龄、吸烟、肥胖、糖尿病、久坐、睡眠呼吸暂停低通气综合征、高血压、慢性阻塞性肺疾病、心力衰竭、冠心病等多种因素或疾病均可诱发AF发生。形成AF的具体发病机制如下。

一、电生理机制

（一）触发机制

肺静脉异常电活动触发AF是近年来被公认的AF重要发生机制。肺静脉等异位兴奋灶发放的快速冲动可以导致AF的发生。这奠定了肺静脉前庭电隔离治疗AF的理论基础。

（二）维持机制

AF的维持机制目前尚未完全阐明，已有多个理论假说，主要包括以下几个内容。

1. 多发子波折返　AF时心房内存在多个折返形成的子波，这些子波并不固定，而是相互间不停碰撞、湮灭、融合，新的子波不断形成。

2. 局灶激动　常见于肺静脉前庭，高频冲动向心房呈放射状传导，但因周围组织传导具有不均一性和各向异性，或遇各种功能或解剖障碍碎裂为更多的子波，从而产生颤动样传导。

3. 转子样激动学说　体表标测系统和心内球囊电极标测显示，AF发生和维持可能与转子样激动相关，可表现为局灶性或折返性激动，随着病程迁延，转子可逐渐增多。

二、病理生理学机制

（一）心房重构

AF的自然病程是一种进行性疾病，常由阵发性AF向持续性AF进展。AF的发生可改变心房原有的电学和结构学特性而形成重构。

1. 电重构　心房重构早期表现为以电生理及离子通道特征发生变化的电重构，主要包括心房有效不应期和动作电位时限缩短、动作电位传导速度减慢、不应期离散度增加等电生理特征的改变，这些改变导致AF的发生和持续。

2. 结构重构　AF晚期表现为结构重构，主要表现为心房肌细胞超微结构的改变包括心房肌细胞退行性变、内质网的局部聚集、线粒体堆积、闰盘非特化区增宽以及糖原颗粒替代肌原纤维。除心肌细胞改变外，AF患者的心房肌间质也有明显变化，可导致间质纤维增生、心房增大。

（二）自主神经系统的作用

迷走神经刺激主要通过释放乙酰胆碱，激活乙酰胆碱敏感性钾电流，缩短心房肌动作电位和不应期，增大离散度，利于折返的形成，交感神经刺激主要通过增加细胞内钙浓度，增加自律性和触发活动。支配心脏的自主神经元聚集分布于心外膜的脂肪垫和Marshall韧带内形成神经节丛（ganglionated plexuses，GP），包含交感神经和迷走神经，组成了内在心脏自主神经系统。GP消融可增加肺静脉电隔离的临床效果。

（三）遗传学基础

AF具有一定的遗传性，具有家族性AF史者，若一级亲属确诊AF，则本人罹患AF的风险增加约40%。家系研究、人群研究和基因组学研究分别发现一些与离子通道、转录因子相关的基因突变或多态性位点，其与AF的相关性尚待进一步证实。

（四）肾素-血管紧张素-醛固酮系统

AF时心房肌组织肾素-血管紧张素-醛固酮系统活性增高。刺激肾素-血管紧张素-醛固酮系统引起细胞内钙浓度升高、细胞肥大、凋亡、细胞因子释放、炎症、氧化应激，并对离子通道和缝隙连接蛋白产生调节作用，促进心房结构重构和电重构，有助于AF的发生和维持。

第二节　心房颤动心肺康复目标和流程

一、康复目标

合理地恢复并维持窦性心律，减少复发，促进心脏结构和功能恢复，控制心室率，预防卒中等血栓栓塞并发症，降低住院率及致残、致死率，提高心肺适能和生活质量。

二、康复流程

AF患者的康复流程包括进行AF相关评估，制定药物、运动、营养、戒烟限酒、心理与睡眠管理处方，帮助患者控制AF危险因素并改善生活方式，进行患者教育和随访。

（一）评估

综合评估是制定个体化心脏康复处方的前提。通过评估，了解患者的整体状态、危险分层以及影响其治疗效果和预后的各种因素，从而制定最优化治疗策略。

评估时间包括5个时间点，分别为初始评估，每次运动治疗前评估，针对新发或异常体征/症状的紧急评估、心脏康复治疗周期中每30天再评估和结局评估。具体评估内容包括：①患者的既往病史和吸烟、饮酒情况、用药史；②患者转变生活方式目标和意愿的评估；③症状评估：可结合欧洲心律学会（EHRA）AF症状评分等进行评估；④心血管疾病的风险和危险分层评估，包括血栓栓塞危险评估（CHA_2DS_2-VASc 积分）和出血危险评估（HAS-BLED 评分）；⑤体格检查；⑥辅助检查：心电图，动态心电图，超声心动图，经食道超声心动图，甲状腺功能等；⑦康复评估：呼吸、运动、营养、心理和睡眠评估等。

（二）制定康复处方，预防卒中等血栓栓塞风险（详见下文相关部分）

（三）对患者进行教育，鼓励自我管理，并对患者健康宣教效果进行反馈及评价并作持续改进

患者常缺乏AF相关知识，即使接受口头和书面信息的患者也存在认识不足，这表明需进一步系统的健康宣教。AF的治疗需患者改变他们的生活方式，并依从长期治疗，他们需理解自己在医疗过程中的责任。鼓励患者自我管理和允许患者参与共同决策，包括对其伴侣和亲属进行告知和教育。

健康宣教内容包括：①患者及家属认知与需求评估；②AF相关病因、危害、并发症、治疗等，生活方式和危险因素管理的建议和教育；③心血管解剖、心血管疾病病理生理和心血管病症状；④体力活动、健康饮食和体质量管理；⑤戒烟方法和戒烟后复吸干预；⑥限酒管理；⑦心血管疾病危险因素的行为管理；⑧心理和情绪自我管理；⑨日常生活指导；⑩心肺复苏和心脏自救技术。

传授方法不限，可采取多种形式，如集中答疑、小组课、一对一咨询、整理打印相关材料供患者自学、在线教学讲解等。AF管理团队应与患者互动以确信患者已掌握疾病自我管理的关键信息。

（四）随访

根据患者病情制订出院计划和随访方案。药物治疗患者至少每月随访一次，手术患者根据手术类型定期随访。根据实际情况可采取门诊随访、社区上门随访、电话随访等方式。

第三节　心房颤动患者运动处方制定

目前运动对AF的作用尚存在争议，主要集中在高强度运动是否增加AF风险，导致AF患者不良预后。而轻、中强度运动对AF的预防和治疗作用得到肯定。应鼓励AF高危人群，非永久性或永久性AF患者进行轻、中强度运动康复。

一、评估

在运动康复前需进行详尽地评估，确认无运动康复禁忌证后，需签署运动测试知情同意书。

AF运动前评估包括有氧运动能力、抗阻运动能力、平衡性和柔韧性等多方面评估。其中以有氧运动能力评估最为重要。无禁忌证且有条件的可进行心肺运动测试，也可进行六分钟步行试验。同时可采用国际身体活动量表评估患者身体活动水平，以筛查出身体活动水平低下的患者进行干预。

二、运动处方制定

完整的运动处方需根据患者实际情况包含多种运动类型，各种运动搭配需有序，一次心脏康复运动包括热身活动，运动和整理活动。

（一）有氧运动运动处方制定建议

1. 运动的强度 推荐中等强度有氧运动，但需结合AF患者的具体情况和评估结果，个性化调整运动强度。须注意运动强度的相对性，应根据患者具体情况制定个性化运动处方。

有氧运动强度有以下几种判断方法：①自主主观感觉疲劳程度法确定：根据Borg评分（中等强度11～13）来确定有氧运动的强度。也可通过运动中的谈话试验来判断运动强度，运动时可以正常的说话交谈但不能唱歌；②代谢当量法确定：中等强度的有氧运动的代谢当量在3 METs～6 METs，根据心脏康复的危险分层，运动强度从3 METs开始，逐渐过渡到6 METs；③靶负荷法确定：进行心肺运动试验检测，以无氧阈下的运动负荷强度，作为靶负荷确定有氧运动的强度。

其他常用运动强度制定方法包括靶心率法，因永久性AF患者心律绝对不齐，靶心率法对AF患者使用受限。阵发性AF患者窦性心律时可使用靶心率法。

运动锻炼中，可根据血压、症状、主观疲劳程度调整运动强度。

2. 运动频率 建议每周3～5次。

3. 运动持续的时间 每次有氧运动最少持续10 min。可从既往的运动时长开始，逐渐增加至30～60 min。

4. 运动的类型 AF患者存在交感神经亢进，运动过程中常常有心率增加不足，导致心输出量不足，引发呼吸困难或下肢疲劳，在有些射频消融术后的AF患者中更为常见。因此运动类型推荐以短时长的、多组数的间歇性的有氧运动开始，逐渐过渡到长时间的持续性的有氧运动类型。推荐进行以调息为主导的有氧运动，如八段锦、瑜伽、站桩、正念行走等，尤其对于静息心室率较快的患者。

（二）抗阻运动

训练方法包括克服自身体质量的力量练习，器械练习和自由重量练习等。

1. 运动强度和持续时间 推荐老年人或无运动习惯者以40%～50%的1RM为起始强度，逐渐过渡到65%～75%的1RM，即重复10～15次的负荷。组数1～3组，从1组练习开始。有经验的力量练习者以70%～80%的1RM，即重复8～12的负荷，2～3组重复增加肌肉的围度和提高肌肉的力量。组间的运动间隔休息1～3 min，更大重量可休息3～5 min。

2. 运动频率 每周训练2～3次，每次训练完，须至少有一天的休息时间间隔。

AF患者进行抗阻运动训练时，需注意按照危险程度分层，确定运动的负荷上限，不得过量。训练必须循序渐进，可从30%的1RM做起，逐渐增加负荷的强度，建议每两周可进步的幅度不超过5%。运动时要绝对避免屏气，发力时呼气，放松复位时吸气。若发力时需屏气才能完成，说明负荷强度过大，要及时调整运动强度。抗阻运动前，也要进行热身，拉伸筋膜，活动关节，增加肌肉血供，不仅有利于运动的效果，还能防止受伤，提高运动的安全性。

第四节 心房颤动患者药物、营养、戒烟、心理和睡眠处方制定

一、药物处方

AF患者的药物治疗包括抗凝治疗、心室率控制、节律控制等，同时也包括相关危险因素如高血压、糖尿病等的药物治疗，在此重点讲述AF康复药物处方制定的注意事项。

（一）抗凝治疗

中国房颤共识建议在抗凝药物选择中，如无非维生素K拮抗剂口服抗凝药物（novel oral anti coagulant，

NOAC）的禁忌，可首选NOAC，也可选用华法林抗凝（ⅠA类）。考虑到NOAC存在禁忌证或经济原因等，已长期使用华法林且掌握国际标准化比值（international normalized ratio，INR）管理技巧的高依从性AF患者，可考虑继续应用华法林。

华法林受饮食、药物等影响较大，制定药物处方时应注意药物间的代谢性相互作用，如胺碘酮、普罗帕酮、奥美拉唑、左旋甲状腺素等可使华法林增效，维生素K、口服避孕药、雌激素、巴比妥类等可使华法林减效，且必须在定期检测INR的基础上，治疗窗内时间（time in therapeutic range，TTR）应控制＞70%。华法林的治疗依从性仅有32.3%～67.7%，持续性仅有44.8%～77.2%。因此对服用华法林的AF患者需要更充分做好健康宣教，包括抗凝治疗的重要性，风险及获益、INR检测方法、华法林用药规范和常见药物食物相互作用等，可制作华法林复查手册，提高患者依从性，方便管理。

（二）心室率控制

主要适用于慢性持续性AF。

中国AF建议推荐宽松心室率（静息心率＜110 bpm）作为室率控制的初始心率目标。临床需根据患者的症状、合并症（如合并冠心病和心力衰竭）、心功能状态等状况个体化制定心室率控制目标。在达到心率目标后，建议进行运动试验和（或）24小时动态心电图，评估心动过缓风险。

（三）节律控制

主要适用于频发阵发性AF，以及经临床评估适合进行复律治疗的持续性AF患者如何减少AF复发和复律后窦性心律的维持。

选用抗心律失常药物进行节律控制时，首先应考虑药物的安全性，其次考虑药物的有效性。应在充分的患者教育基础上，注重指导患者的定期复查和随访，减少不良反应的发生。

（四）AF患者危险因素的药物治疗

AF危险因素控制逐渐受到人们重视。这些危险因素包括高血压、心力衰竭、糖尿病、瓣膜心脏病、肥胖、睡眠呼吸暂停综合征、高脂血症、甲状腺疾病、吸烟、饮酒、缺乏运动等。建议进行AF的上游治疗，包括严格进行危险因素的控制，进行综合管理，最大程度改善预后。

二、营养处方

（一）评估

常用的营养状况观察指标包括体质量，BMI，腰围、腰臀比和上臂围等。营养问卷评估包括微型营养评价法（mini nutritional assessment，MNA）量表，主观全面评定法（subjective global assessment，SGA），营养风险筛查表（nutrition risk screening-2002，NRS-2002）等。客观检测方法包括生化等血液化验和人体成分分析仪，可精确测量出人体水分、脂肪和蛋白质等的含量。通过膳食回顾法，食物频率问卷等评估既往能量、营养摄入，饮食习惯和行为方式等，有利于营养处方的制定。

（二）制定个体化膳食营养处方

营养处方制定的基本原则参考《心血管疾病营养处方专家共识（2014）》等国内外相关指南。AF患者营养处方制定时，还需注意以下内容。

1. 适量补充钙、镁、多种微量营养素和维生素，特别是维生素C和B族维生素B_1、B_6和B_{12}，适当增加叶酸摄入。

2. 适量饮酒应因人而异，并取得医师的同意。不饮酒者，不建议饮酒。如有饮酒习惯，建议男性一天的饮酒量不超过25 g酒精，相当于50度白酒50 mL（一两），或38度白酒75 mL，或葡萄酒250 mL（一杯），或啤酒750 mL（一瓶）。女性减半。

3. 服用华法林的患者，应注意维生素K的拮抗作用，保持每日维生素K摄入量稳定。维生素K含量丰富的食物有绿色蔬菜、鱼类、豆类、乳制品、动物内脏、麦麸等。

4. 茶和咖啡并不会加重AF风险和负担，不应强调限制茶和咖啡的摄入。

5. 建议超重和肥胖者在6～12个月内减轻体质量5%～10%，使BMI维持在18.5～23.9 kg/m^2，腰围控制在男性≤90 cm、女性≤85 cm。具体减重幅度尚需结合患者的个体化评估。

（三）膳食指导和营养教育

根据营养处方和个人饮食习惯制定食谱、指导行为改变、纠正不良饮食行为，并对患者及家庭成员进行膳食指导和营养健康宣教，使其关注膳食目标，了解常见食物中盐、脂类和水分的含量，各类食物营养价值，食品营养标签等，养成良好的膳食习惯。具体实施过程中要充分考虑患者的接受程度，循序渐进。

三、戒烟处方

AF患者戒烟处方的制定包括评估、制定戒烟处方、随访和复吸处理。基本原则同冠心病，在此不予详述。

四、心理和睡眠处方

（一）心理干预

AF患者常存在认知功能障碍、生活质量下降和焦虑、抑郁情绪等。而AF引起的患者睡眠障碍和心理困扰，尤其是消融和外科术后失败或AF复发的心理问题康复尚未引起大多AF医生的重视。

《在心血管科就诊患者的心理处方中国专家共识》推荐采用《躯体化症状自评量表》、《患者健康问卷-9项（PHQ-9）》和《广泛焦虑问卷7项（GAD-7）》三个量表相结合进行心理测评。生活质量评估推荐使用健康调查简表SF-36、SF-12、达特茅斯生活质量问卷。AF患者，尤其高龄、卒中后遗症者，建议进行认知功能评估，如记忆障碍筛查（memory impairment screen, MIS），简易精神状态检查（mini-mental state examination, MMSE）等。

对评估结果提示为重度焦虑抑郁的患者，需请精神专科会诊或转诊精神专科治疗。评估结果为轻度焦虑抑郁的患者尤其伴有躯体症状的患者，心脏康复专业人员可先给予对症治疗，包括正确的疾病认知教育、运动治疗和抗抑郁药物对症治疗等。

（二）睡眠管理

AF患者睡眠管理原则大致同冠心病患者，在此不予赘述。仅强调AF的发病和进展与睡眠呼吸暂停的严重程度呈正相关。应优化阻塞性睡眠呼吸暂停的治疗，以减少AF复发，改善AF治疗效果。推荐对高度怀疑有睡眠呼吸暂停的患者采用多导睡眠监测仪或便携式睡眠呼吸暂停测定仪了解患者夜间缺氧程度、睡眠呼吸暂停时间及次数。对睡眠呼吸暂停低通气指数（apnea hypopnea index, AHI）≥15次/h或白天嗜睡等症状明显的患者，建议接受持续气道或双水平正压通气治疗。

结　语

AF是伴随人口老龄化快速发展、与增龄相关的常见心律失常，机制复杂，与多种危险因素相关，而AF心脏康复方案对大多危险因素均能有所改善，可预防或减少AF，提高患者生活质量，改善预后。

［哈尔滨医科大学附属第一医院　张苗苗，中国科学院大学深圳医院（光明）　陈桂英］

参考文献

［1］　陈桂英, 王旭, 韩开宇, 等. 心肺康复一体化的临床实践 [M]. 北京: 人民卫生出版社, 2020.

［2］　胡大一. 过好早搏心房颤动人生 [M]. 人民日报出版社, 湖北科学技术出版社, 2017.

［3］　黄从新, 张澍, 黄德嘉, 等. 心房颤动: 目前的认识和治疗的建议—2018 [J]. 中国心脏起搏与心电生理杂志, 2018, 32 (4): 315-368.

［4］　张苗苗, 陈桂英, 胡大一. 运动康复在心房颤动中作用的研究进展 [J]. 中国心血管病研究, 2020, 18 (10): 932-935.

［5］　张苗苗, 颜语, 李雪, 等. 心肺联合康复在心力衰竭康复中的作用 [J]. 中国实用内科杂志, 2019, 39 (1): 86-89.

［6］　中国成人血脂异常防治指南修订联合委员会. 中国成人血脂异常防治指南 (2016年修订版) [J]. 中国循环杂志, 2016, 31 (10): 937-950.

［7］　中国康复医学会心血管病预防与康复专业委员会. 心房颤动患者心脏康复中国专家共识 [J]. 中华内科杂志, 2021, 60 (2): 106-116.

［8］　中国康复学会心血管病专业委员会, 中国老年学学会心脑血管病专业委员会. 在心血管科就诊患者的心理处方中国专家共识 [J]. 中华心血管病杂志, 2014, 42 (1): 6-13.

［9］　中国康复医学会心血管病专业委员会, 中国营养学会临床营养分会, 中华预防医学会慢性病预防与控制分会, 等. 心血管疾病营养处方专家共识 [J]. 中华内科杂志, 2014, 53 (2): 151-158.

［10］　中国康复医学会心血管病专业委员会. 中国心脏康复与二级预防指南2018精要 [J]. 中华内科杂志, 2018, 57 (11): 802-810.

［11］　中国心血管健康与疾病报告编写组. 中国心血管健康与疾病报告2020概要 [J]. 中国循环杂志, 2021, 36 (6): 521-545.

［12］　Ball J, Carrington M J, Stewart S. SAFETY investigators. Mild cognitive impairment in high-risk patients with chronic atrial fifibrillation: a forgotten component of clinical management [J]. Heart, 2013, 99: 542-547.

［13］　Bjorck F, Ek A, Johansson L, Sjalander A. Warfarin persistence among atrial fifibrillation patients-why is treatment ended? [J]. Cardiovasc Ther, 2016, 34 (6): 468-474.

［14］　Christophersen I E, Ellinor P T. Genetics of atrial fibrillation: from families to genomes [J]. J Hum Genet, 2016, 61 (1): 61.

［15］　de Andres-Nogales F, Oyaguez I, Betegon-Nicolas L, et al. Status of oral anticoagulant treatment in patients with nonvalvular atrial fibrillation in Spain. REACT-AF Study [J]. Rev Clin Esp, 2015, 215 (2): 73-82.

［16］　Hanon O, Assayag P, Belmin J, et al. Expert consensus of the French Society of Geriatrics and Gerontology and the French Society of Cardiology on the management of atrial fibrillation in elderly people [J]. Arch Cardiovasc Dis, 2013, 106 (5): 303-323.

［17］　Hindricks G, Potpara T, Dagres N, et al. 2020 ESC Guidelines for the diagnosis and management of atrial fibrillation developed in collaboration with the European Association for Cardio-Thoracic Surgery (EACTS): The Task Force for the diagnosis and management of atrial fibrillation of the European Society of Cardiology (ESC)Developed with the special contribution of the European Heart Rhythm Association (EHRA)of the ESC [J]. Eur Heart J, 2021, 42 (5): 373-498.

［18］　Hendriks J M, de Wit R, Crijns H J, et al. Nurse-led care vs. usual care for patients with atrial fifibrillation: results of a randomized trial of integrated chronic care vs. routine clinical care in ambulatory patients with atrial fifibrillation [J]. Eur Heart J, 2012, 33: 2692-2699.

［19］　Hendriks J M, Tomini F, van Asselt T, et al. Cost-effectiveness of a specialized atrial fifibrillation clinic vs. usual care in patients with atrial fifibrillation [J]. Europace, 2013, 15: 1128-1135.

［20］　Holmqvist F, Guan N, Zhu Z, et al. Impact of obstructive sleep apnea and continuous positive airway pressure therapy on outcomes in patients with atrial fibrillation-Results from the Outcomes Registry for Better Informed Treatment of Atrial Fibrillation (ORBIT-AF) [J]. Am Heart J, 2015, 169 (5): 647-654. e2.

［21］　Kirchhof P, Benussi S, Kotecha D, et al. 2016 ESC Guidelines for the management of atrial fibrillation developed in collaboration with EACTS [J]. Eur Heart J, 2016, 37 (38): 2893-2962.

[22] Lubitz S A, Yin X, Fontes J D, et al. Association between familial atrial fibrillation and risk of new-onset atrial fibrillation [J]. JAMA, 2010, 304 (20): 2263.

[23] Qureshi W T, Alirhayim Z, Blaha M J, et al. Cardiorespiratory fitness and risk of incident atrial fibrillation: results from the Henry Ford Exercise Testing (FIT)Project [J]. Circulation, 2015, 131: 1827-1834.

[24] Rahavi E, Stoody E E, Rihane C, et al. Updating the dietary gnidelines for Amenivans: Status and looding ahead [J]. J Acad Nutr Diet, 2015, 115: 180-182.

[25] Shen M J, Zipes D P. Role of the autonomic nervous system in modulating cardiac arrhythmias [J]. Circ Res, 2014, 114 (6): 1004.

[26] Thelle D S, Selmer R, Gjesdal K, et al. Resting heart rate and physical activity as risk factors for lone atrial fifibrillation: a prospective study of 309, 540 men and women [J]. Heart, 2013, 99: 1755-1760.

第五十八章
其他心律失常的心脏康复

引　言

心律失常是临床上常见的问题，如何活动或康复治疗备受临床医生重视，但目前相关的研究或指南叙述较少，现将有关的情况列出。

第一节　室性心律失常的心脏康复

室性心律失常指起源于心室的心律紊乱，包括室性期前收缩、室性心动过速、心室颤动等。当前的指南把症状未得到控制或血液动力学受限的心律失常列为相对禁忌证。

一、概况

目前发表的有关室性心律失常患者心脏康复的临床研究较少。因为大部分存在恶性心律失常或有发生恶性心律失常风险的患者多进行包括起搏器和ICD等植入。Boukhris等研究发现心脏康复可改善心室复极化指数（包括校正的JT间期和QT间期）。国内倪明科等同样发现，心脏康复治疗可改善缺血性心肌病患者心功能，降低患者QT间期、T波峰-末间期及室性心律失常的发生率。近期，Kato等对经历电风暴的患者进行早期院内心脏康复，发现尽管心脏康复不能降低心律失常再发率，但可提高患者日常活动能力和心理健康水平。目前仍缺乏接受消融手术治疗的心室颤动患者接受心脏康复的系统性研究。

二、如何评估

室性心律失常患者开始运动之前需进行运动测试评估心律失常严重程度与运动能力。若患者在测试过程中出现需要终止运动测试的指征，需控制心律失常后再开始运动康复。如Hermes等对6415例心血管患者进行症状限制的平板运动，利用Logistics回归发明了一种包括心力衰竭、抗心律失常药物、年龄等13项变量的预测模型来预测患者发生致命性心律失常的风险，其ROC曲线下面积到0.71。运动测试过程中心律失常若无加重恶化，患者可从中强度运动开始心脏康复。运动测试过程中必须密切监测心电图，若患者出现需终止运动的指征，应考虑是否因为强度过大而导致心律失常恶化，需调整运动和治疗方案。

三、运动处方

室性早搏或非持续性室性心动过速患者的运动建议：

（1）基线心电图≥2个室性早搏的个体（或高耐力运动员，基线心电图≥1个室性早搏）参与运动时，建议进行彻底全面的评估（包括详细的家族史），以排除潜在的结构性或致心律失常的情况。

（2）频发室性早搏和非持续性室性心动过速的患者，建议进行动态心电图、12导联心电图、运动试验和适当的影像学检查。

（3）无家族或潜在的结构性疾病的个人，建议参与所有的经济性和娱乐性运动，并定期进行再次评估。

第二节　PSVT和预激综合征的心脏康复

预激是一种房室传导的异常现象，冲动经附加通道（旁道）下传，提早兴奋心室的一部分或全部，引起部分心室肌提前激动，称为"预激"，合并室上性心动过速（paroxysmal ssupra-ventricular tachycardia，PSVT）发作者称为预激综合征。预激是一种较少见的心律失常，临床发生率约为0.2%，男性发病率高于女性。

由于预激综合征在临床上发生率相对较低，关于预激综合征患者的心脏康复内容也较少，2020年欧洲发布的运动指南里提到了预激综合征患者的运动建议：

（1）对于有心悸的个体，建议进行综合评估以排除（潜在）、结构性心脏病和室性心律失常。

（2）建议预激综合征的PSVT患者参加所有的体育运动。

（3）对于有预激和心律失常记录的竞技和娱乐性运动员，建议进行旁路消融治疗。

（4）对于无症状预激的竞技/职业运动员，建议进行电生理（EP）检查以评估猝死的风险。

（5）对于PSVT但无预激的竞技性运动员，应该考虑有效的消融治疗。

从指南中我们可以看出，预激综合征患者在医师指导下进行适当运动是安全可控的，但在运动前还是要进行相关的风险评估。

第三节　心脏电子设备植入的心脏康复

一、概况

近几年来，心脏康复在我国蓬勃发展，各地医疗机构的心脏康复中心逐渐建立、发展、壮大，心脏康复的理念已为广大医务工作者所接受及推崇，冠心病心肌梗死后的心脏康复、稳定型心绞痛的心脏康复以及心力衰竭的康复等临床康复流程/路径、评估与康复措施等均已较为成熟，也有相应的指南与专家共识。但目前国内罕见有学者专门针对心脏电子设备植入（cardiac implantable electronic device，CIED）患者进行心脏康复的研究，国内也没有关于这方面的专家共识和指南。因此对于当前我国大多数心脏康复从业者来说，CIED患者的心脏康复还有待进一步探讨学习。2021年欧洲预防心脏病学会和欧洲心律学会联合发布了《心脏电子设备植入患者心脏综合康复共识》，这为我国广大心脏康复从业者提供了学习、参考、借鉴的依据。

二、评估方法和运动处方

临床和实验室评估是CIED患者综合心脏康复的第一步。在开始以运动为基础的心脏康复前，至少应评估病史、体格检查、设备程控、超声心动图、心肺运动试验和动态心电图等。评估要点总结见表6.58.1。

表6.58.1　CIED康复的综合评估

评估项目	具体内容	要点
病史	包括适应证、标志性事件、基础心脏疾病、影响运动锻炼或增加额外风险的合并症等，尤其要关注运动时突发的头晕、疲劳、晕厥、心悸、呃逆等症状，还应关注抑郁、电击焦虑以及对植入设备的认知、接受程度及行为习惯等	（1）疾病耐受性：身体症状（心绞痛、心悸、晕厥前和晕厥、作为"心脏病患者"的心理反应）；（2）运动不耐受：尤其要注意运动能力突然下降（提示缺血、突然出现传导障碍或心律失常）；（3）可能干扰运动训练的合并症；（4）设备耐受性：身体不适、膈神经刺激和心理反应

续表

评估项目	具体内容	要点
体格检查	除规范的心血管疾病体格检查，还包括：设备位置和囊袋外貌、潜在感染征象（红、肿、热）；手臂水肿.侧支循环（提示锁骨下静脉血栓形成）；血压控制	无
心电图	静息心电图和运动心电图可以提示设备的工作状态，及时微调参数可以避免异常起搏或优化CRT。设备测试包括参数设置、感知、起搏阈值、阻抗、电池寿命和心律失常记录等。应了解起搏的百分比，以及采用心率应答频率直方图分析频率分布情况。心脏康复团队成员及患者都应了解植入设备的情况，尤其是除颤器治疗的心率界限	（1）非起搏/起搏抑制：基本节律、静息心率、PR间期；（2）设备设置：感知和夺获、心律失常、CRT的有效性
设备程控	无	（1）最小化心室起搏的算法；（2）频率应答/传感器编程；（3）自动CRT优化算法；（4）ICD：心律失常检测的临界值
运动试验	心脏康复前或运动锻炼前，应进行症状限制运动试验评估，心肺运动试验更优。跑步机运动试验优先用于有心率反应程控装置的患者，运动ECG可根据QRS形态评估实际再同步的传递及其在运动过程中的持续性。气体分析可以在胸痛之前检测到心肌缺血，脉搏容积和心排量下降	（1）峰值心率表现；（2）变时能力或适当的心率反应；（3）运动诱发的快速心律失常、传导障碍包括心率依赖性分支阻滞；（4）适当的房室间隔调整以确保重新同步；（5）运动反应：①静息时的心率，运动和恢复过程中的变时反应；②运动诱发的心律失常；③心律失常发作时的心率；④药物控制心率的有效性；⑤运动时心率达到ICD干预区的风险；⑥评价最大跟踪率和连续性双心室刺激
影像学	无	（1）胸片：导线位置；并发症（导线断裂、脱位、穿孔）；（2）超声心动图：心脏康复前，应检查超声心动图，评估心脏结构与功能.不推荐对CRT植入患者常规行超声指导的房室或室间优化。①左心室射血分数、左室充盈压、肺动脉压力等；②电极相关的三尖瓣关闭不全；③运动超声心动图：通过CRT优化评估运动导致的不同步
动态心电图	记录心律失常、起搏百分数，有助于设备参数的调整	（1）变时能力或心率应答的适当性；（2）CIED未监测到的心律失常；（3）CRT起搏的有效性

注：cardiac implantable electronic device, CIED：心脏电子设备植入；cardiac resynchronization therapy, CRT：心脏再同步治疗；implantable cardioverter defibrillator, ICD：植入型心律转复除颤器；ECG：心电图。

（引自：Pedretti RFE, Ilioume, Israel CW, et al. EAPC/EHRA Comprehensive multicomponent cardiac rehabilitation in cardiae implautable electronic derices recipients：a consensus document from the European Association of Preuentive Cardiology. Eur J Prer Cardiol, 2021, 29（15）：1736-1752.）

三、特定CIED患者综合心脏康复方案的特殊性

1. ICD

（1）以心脏康复中心为基础的方案，同家庭心脏康复一样可使ICD患者安全地提高运动耐量，还可予以专业的监管和个体化的监护。

（2）在运动测试期间发生严重室性心律失常的风险取决于基础心脏病和危及生命的室性心律失常病史。室上性心律失常可能会触发不适当的电击，因此应予以预防。

（3）为防止不适当的电击，建议采取以下措施：

1）在心率低于设定的ICD治疗范围10～20次/min时停止运动试验及训练。

2）在运动训练期间，持续监护CIED患者，至少在每次增加运动强度后的第一次运动训练期间应予以持续监护。

3）使用β受体阻滞剂并监测其对峰值心率的影响。

（4）推荐患者在家中日常生活、体力活动、体育锻炼时使用智能手表和心率监测器等可穿戴设备。

2. CRT

（1）CRT人群包括植入CRT-P或CRT-D的患者，对于植入CRT-D的患者，应考虑有ICD的特殊性。

（2）程控CRT设备的编程和参数在房室延迟和优化方案方面可能对治疗有很大帮助，另外如果标准化，可以提高运动能力。

（3）由于大多数都是射血分数下降的心力衰竭（HFrEF）因此建议运动处方可以遵循针对HFrEF患者的建议指南，CRT患者在运动训练过程中需要特别注意的一些要点：

1）运动会导致超过跟踪上限的窦性心动过速，诱发不恰当的窦性心律的追踪（PM Wenckebach或2：1阻滞）。

2）运动可引起房室传导变化，从而失去同步。

3）心脏康复团队应重视与起搏治疗相关的可能限制因素。如果患者的心房率是有节奏的，那么应该特别注意运动训练时心率反应迟钝或延迟。

3. CIED患者的运动处方

（1）ICD患者参与基于运动的心脏康复，可以提高运动能力。但对全因死亡率、严重不良事件和健康相关生活质量的影响尚不清楚。

（2）小型研究证明，植入ICD或CRT-D的HFrEF患者的远程监测运动训练，与常用的基于中心的运动训练同样安全有效。

（3）有两项研究表明，病情稳定但仍有症状的植入ICD或CRT的HFrEF患者，进行有监管的高强度间歇运动训练是安全的，并且运动能力也得到了显著改善。但是，该研究患者脱落率很高，因此高强度间歇训练的普遍适用性值得质疑。

（4）运动处方可能包括耐力训练和阻力训练。吸气运动对大多数虚弱且近期稳定的患者尤其有价值。耐力训练可以采用连续和（或）间隔或间歇训练模式，每周3～5天，每次30～60 min。持续有氧训练运动处方，与常用的心力衰竭患者的处方相似，但应注意入设备的参数上限。如无心肺运动试验，则根据心率和心率储备确定运动强度。

（5）阻力训练应根据力量的初始评估，个体化制订训练方案量（每周2～3次课程），但是需要特别注意肩部运动，避免植入设备这一侧力量过大，尤其是设备植入后的早期阶段。上肢力量训练可能导致新植入导线移位，因此在设备植入后的4～6周内不推荐阻力训练。应避免进行任何可能对CIED产生直接影响的活动。运动处方举例：每课程阻力训练2～3组，强度为40%～70%1RM，每组重复练习10～12次，两组之间完全恢复（＞1 min）（如果没有1RM评估，自感疲劳程度评分12～15分）；热身期和恢复期10～15 min；至少12周，12周以上更好。

四、体力活动、运动咨询及性活动

1. 无症状患者，且无运动引起的室性心律失常，无论左心室射血分数（left ventricular ejection fraction，LVEF）如何，应建议参加低至中度强度的休闲运动。

2. 运动诱发心律失常并有症状的患者应避免参与竞技性运动和中、高强度休闲运动或娱乐性运动。

3. 心律失常性心肌病患者定期锻炼计划可能会加速疾病进程并恶化预后。

4. 肥厚性心肌病患者可以通过检测高敏肌钙蛋白来监测运动的安全性。

5. 所有CIED患者应避免进行有胸部创伤风险的体育活动（例如橄榄球、拳击、武术）。穿戴合适的防护衬垫，可能可以进行其他一些运动（例如足球、篮球、棒球）。值得注意的是，手臂运动幅度大的运动（排球、篮球、网球、高尔夫、攀岩），由于锁骨下组织挤压，可能会增加后期电极损坏的风险。

6. 患者应知道自身体内CIED的一些参数，运动时避免达到心率限制的上限，需要时可以上调心率限制的上限。

7. 性生活引起的绝对风险极低，因为对于大多数患者而言，性行为仅对心脏造成中等程度的压力。提倡成立专业部门，为CIED患者提供咨询服务。

五、心理支持与健康教育

1. 起搏器植入可明显改善生活质量。ICD与起搏器患者相当，但ICD电击会导致心理困扰。

2. 经历过电击后的ICD患者，生活质量明显降低，可能与接受电击的次数和电击的时间有关。尽管目前尚不清楚ICD患者的生活质量是否比无ICD的心脏病患者差，但他们中的一部分可能患有焦虑和抑郁。

3. ICD患者的生活调整是一个挑战，对他们的伴侣也是如此。

4. 认知行为疗法是管理压力和焦虑相关症状的一种有效工具，同时也是减少ICD患者抑郁相关灾难性思维的一种有效工具。

5. 植入ICD老年人越来越多，但描述老年患者生活的数据很少。少数研究报道了老年人关于关闭电击结果、电池更换意愿以及临终前是否关闭ICD的观点。

第四节　长QT综合征的心脏康复

长QT综合征（long QT syndrome，LQTS）又称复极延迟综合征，是一组有遗传倾向，以心室复极延长（QT间期延长）为特征，易发生尖端扭转型室速、心室颤动和心脏性猝死的综合征。LQTS常被晕厥、意识障碍等临床症状所掩盖，或被误诊为癫痫发作。因此，反复发作伴或不伴意识障碍的晕厥患者均应做心电图或动态心电图检查，早期发现可减少心血管恶性事件的发生。

2020年欧洲运动指南对长QT综合征患者的心脏康复给出了如下建议：

（1）建议所有有症状的长QT综合征或QTc延长的运动个体，接受目标计量的β受体拮抗剂治疗。

（2）建议长QT综合征的运动者，应避免使用延长QT间期的药物，避免电解质紊乱如低钾、低镁血症。

（3）对于基因型阳性/表型阴性的LQTS患者（即男性/女性＜470/480 ms），参与体育运动是需要共同决策。在这种情况下应考虑运动的类型和项目（个人与团体）、突变的类型和预防措施的程度等。

（4）QTc＞500 ms的个体，或经基因证实的长QT综合征伴有男性QTc＞470 ms或女性＞480 ms的个体，即便在服用β受体拮抗剂的情况下，也不建议参加高强度的娱乐性和竞技性运动。

（5）对于患者有长QT综合征和既往有心搏骤停或心律失常性晕厥的个体，不建议参加竞技性运动（有或无ICD）。

第五节　Brugada综合征的心脏康复

Brugada综合征（Brugada syndrome，BrS）是一种遗传异质性疾病，好发于青壮年男性，以右束支阻滞、$V_1 \sim V_3$导联ST段抬高和T波倒置为心电图特征，伴有室颤高风险，但通常无心脏结构性病变，也是一种具有家族聚集性的罕见的心律失常。BrS首发症状出现在1~84岁，多数出现于40岁左右。据统计，12%的SCD患者及20%的心脏结构正常的SCD患者与BrS相关，常于迷走神经兴奋的状态下发作，如休息、睡眠或饱餐后，但大多数患者并无任何临床症状。

根据2017年AHA/ACC/HRS指南，对于可诱导出Ⅰ型心电图复极模式的无症状BrS患者，仅需随访观察；对于具有自发性Ⅰ型心电图模式和发生过心脏骤停、持续发生室性心律失常或近期发生难以解释的晕厥且预计生存期超过1年的BrS患者，建议植入ICD。ICD是目前唯一被证实可有效预防SCD的治疗手段，2017版指南建议所有既往有过心律失常相关症状的患者植入ICD。

对于疑似或确诊BrS的患者，应避免使用可能加重BrS的药物，避免过度饮酒或吸食可卡因，同时应尽早通过药物试验明确诊断，基因咨询和基因检测可能有助于促进亲属级联筛查。

文献统计，该病引起的猝死占所有猝死病例的4%，占无器质性心脏疾病猝死者的20%。更为严重的是，大多数患者发生的第一症状就是猝死，根本来不及防范和救治。因此，关于Brugada综合征的心脏康复建议少之又少。

欧洲指南给出了如下建议：

（1）对于伴有心律失常性晕厥和（或）心源性猝死（SCD）经历的BrS患者，建议植入ICD。

（2）植入ICD后，对于在ICD植入后3个月内未出现复发性心律失常的个体，在共同决策后，应考虑恢复娱乐性或竞技性运动。

（3）对于无症状BrS患者、无症状基因突变携带者和只有可诱导的ECG模式的无症状运动员，可考虑参加与核心温度升高>39℃无关的体育运动（例如极端炎热和（或）潮湿条件下的耐力活动）。

（4）对于有明显BrS或表型阴性的基因突变携带者的个体，不建议可能加重BrS和电解质异常的药物处方，不建议参加使核心温度升高>39℃的运动。

结　语

心律失常是临床上常见的疾病，不同的心律失常风险不一，运动前认真询问病史、严格的评估以便制定好相应的运动处方非常重要，只有充分的评估才能保证患者的安全，确实提高患者的生活质量。

[中国科学院大学深圳医院（光明）　陈桂英　李泰然]

参考文献

［1］ 丁荣晶, 胡大一. 中国心脏康复与二级预防指南2018精要[J]. 中华内科杂志, 2018, 57 (11): 802-810.

［2］ 倪明科, 林琍, 宗文霞, 等. 心脏康复治疗对缺血性心肌病室性心律失常的影响[J]. 中国康复医学杂志, 2016, 31 (7): 770-774.

［3］ 高焱莎, 周益锋, 吴学敏. 心血管电子器械植入术围术期评估和康复随访[J]. 中国康复医学杂志, 2018, 33 (4): 490-493.

［4］ 方存明, 刘冰. 心脏再同步化治疗/心脏再同步化治疗并植入心脏复律除颤器治疗慢性心力衰竭的研究进展[J]. 实用心脑肺血管病杂志, 2017, 25 (12): 5-8.

［5］ Hermes I L, Marianna G S, Jessica R C, et al. Development and validation of a risk calculator predicting exercise-induced ventricular arrhythmia in patients with cardiovascular disease [J]. Int J Cardiol, 2016, 220, 625-628.

［6］ Udo E O, Zuithoff N P, van Hemel N M, et al. Incidence and predictors of short-and long-term complications in pacemaker therapy: the FOLLOWPACE study [J]. Heart Rhythm, 2012, 9 (5): 728-735.

［7］ Xu H, Zhang Q, Hou X, et al. The effect of the polymorphisms of 5-HTTLPR on new onset of depression in patients who underwent pacemaker implantation [J]. Psychiatr Genet, 2014, 24 (2): 70-74.

［8］ Wongcharoen W, Petvipusit W, Prasertwitayakij N, et al. Effect of early pendulum exercise on shoulder function after cardiac rhythm management device implantation [J]. J Interv Card Electrophysiol, 2019, 55 (3): 343-347.

［9］ Boukhris M, Tomasello S D, Khanfir R, et al. Impacts of cardiac rehabilitation on ventricular repolarization indexes and ventricular arrhythmias in patients affected by coronary artery disease and type 2 diabetes [J]. Heart Lung, 2015, 44 (3): 199-204.

［10］ Versteeg H, Timmermans I, Meine M, et al. Prevalence and risk markers of early psychological distress after ICD implantation in the European REMOTE-CIED study cohort [J]. Int J Cardiol, 2017, 240: 208-213.

［11］ Kato J, Koike A, Kuroki K, et al. Safety and efficacy of in-hospital cardiac rehabilitation following antiarrhythmic therapy for patients with electrical storm [J]. J Cardiol, 2019, 73 (2): 171-178.

［12］ Martens P, Jacobs G, Dupont M, et al. Effect of multidisciplinary cardiac rehabilitation on the response to cardiac resynchronization therapy [J]. Cardiovasc Ther, 2018, 36 (6): e12467.

［13］ Asatryan B, Yee L, Ben-Haim Y, et al. Sex-Related Differences in Cardiac Channelopathies: Implications for Clinical Practice [J]. Circulation, 2021 Feb 16, 143 (7): 739-752.

第五十九章
肥厚型心肌病的心脏康复

引　言

肥厚型心肌病（hypertrophic cardiomyopathy，HCM）曾有过许多历史性命名，如特发性主动脉瓣下狭窄、肥厚型梗阻性心肌病等。但有近1/3的HCM患者左心室流出道不存在梗阻，因此新指南推荐命名为HCM（有或无流出道梗阻）。HCM是专指一类由于肌小节蛋白编码基因或肌小节蛋白相关基因变异，或病因不明的以左心室肥厚为表现的心肌疾病，需除外被证实为其他心脏疾病如系统性或代谢性疾病导致左心室肥厚的情况。其他疾病或系统性疾病所致的左心室肥厚不能诊断为HCM。HCM与其他病因所致的左心室肥厚会有交叠，新指南建议采用更多的临床手段来鉴别。

HCM患者最严重的并发症是心力衰竭、卒中、恶性心律失常、猝死，因此早日进行心脏康复，不仅可以提高生活质量，节省医疗费用，促使患者早日回归社会。

第一节　肥厚型心肌病的病理生理学机制

HCM主要病理变化为左室心肌肥厚，室腔变窄，常伴有二尖瓣叶增厚。显微镜下可见心肌纤维粗大、交错排列。由于室壁肥厚的范围和程度不同，将本病分为三型：①非对称性室间隔肥厚，占90%；②对称性左心室肥厚，占5%；③特殊部位肥厚：心尖肥厚占3%，室间隔后部及侧部肥厚占1%，心室中部肥厚占1%。

由于室间隔明显增厚和心肌细胞内高钙，使心肌对儿茶酚胺反应性增强，引起心室肌高动力性收缩，左室流出道血流加速。因该处产生负压效应，吸引二尖瓣前叶明显前移，靠近室间隔，造成左室流出道进一步狭窄和二尖瓣关闭不全，形成左室流出道收缩期压力阶差。压力阶差可引起反复性室壁张力增高和心肌需氧量增加，导致心肌缺血坏死和纤维化，从而形成恶性循环，引起心力衰竭。由于主动脉舒张压降低，左室舒张末压增高，冠脉充盈随之降低，使心室壁内血液减少。收缩期负荷增加，使舒张充盈时间推迟，室腔变窄使左室充盈负荷降低，心肌纤维蛋白异常增生使心肌去收缩性能降低，心肌间质纤维增多和肌纤维排列紊乱使室壁僵硬度增加，从而降低心室舒张速度，影响心室舒张功能。

HCM是一种具有临床表现高度异质性的心脏病。所有年龄组均可发病，临床表现和过程不尽相同。自然病程呈良性进展，75岁以上的达到23%，无须手术或介入治疗。HCM患者若不加干预，年死亡率在1%左右。其主要死亡原因是心脏性猝死、心力衰竭、卒中。HCM患者的心脏形态及有无流出道梗阻与预后有一定的关系。随着目前治疗的进展，HCM上述的自然病史可被一些治疗手段改变。

有症状的非梗阻性HCM诊治有难度，HCM相关死亡风险与左室流出道梗阻（left ventricular outflow tract obstruction，LVOTO）无关。非梗阻性HCM患者常见症状包括呼吸困难和胸闷，可能是舒张功能障碍或失代偿性心力衰竭相关的左心室充盈压增高、心肌需氧量增加、微血管功能受损或并发CAD所致。在儿童患者中发现，与HCM相关的限制性心脏生理改变可能与不良结局有关。有心绞痛或冠心病危险因素的患者，应排除阻塞性CAD。高血压、糖尿病、肥胖症等基础病通常是非梗阻性HCM患者出现症状的主要原因。

第二节　肥厚型心肌病I期康复的目标

1. 稳定患者状况、减少患者因卧床产生的合并症，减少焦虑及提供健康宣教，并做出院准备，使患者能胜任日常生活的活动。

2. 建立共同决策机制，提高患者的依从性和治疗信心，放宽对运动限制以促进健康体育活动，鼓励共同决策来引导参加者从事高强度娱乐和体育运动。

3. 减少肥胖和静坐生活方式对HCM的危害。

4. 为出院后进行II期康复做好前期准备。

第三节　肥厚型心肌病心脏康复流程

2020年AHA和ACC发布HCM诊疗指南，首次提及患者及家庭共同决策、基因检测和团队导向护理、多学科HCM专业中心在HCM诊治中的基础性作用。新指南将患者列在共同决策中最重要的地位，强调在面对较为复杂、将会改变生活方式的医疗决策时，必须把患者对生活方式的取舍和喜好纳入重点关注。新指南包括以下6大类内容，分别是共同决策，多学科HCM专业中心角色，诊断、初步评估和随访，心脏性猝死（cardiac sudden death，SCD）风险评估与预防，HCM管理，患者生活方式指导。这个指南的更新也对已经确诊HCM的患者进行心脏康复流程的制定，提供了一个新的思路。具体流程如下：

一、建立一个多学科HCM

在与患者及家属进行充分沟通后共同决策HCM患者后续治疗需面临的问题，内容如下述：①初步评估和随访；②SCD风险评估与预防；③介入性治疗或外科治疗可行性（风险与获益）；④HCM康复及管理模式；⑤患者生活方式指导。

1. 对于HCM的临床评估可通过以下方式。

（1）确定HCM的家族史，症状包括心脏事件、心脏杂音、超声心动图、12导联心电图等。

（2）全面评估患者心脏病相关病史，包括3代以内的家族史，进行全面体格检查（如Valsalva动作、蹲下站立、被动抬腿或步行等）。

（3）心脏磁共振检查可以提供高度准确的左心室壁厚度的测量值、各心室大小、左心室质量、收缩功能的可靠定量，并且可以识别出超声心动图不能很好观察的特殊部位的左心室肥厚。

（4）心脏磁共振检查也使我们对于各种形态异常有更多的了解，包括左心室心尖室壁瘤及导致LVOTO的二尖瓣和瓣下结构异常装置，这些发现可能会影响治疗策略。

（5）广泛的延迟钆强化（late gadolinium enhancement，LGE）意味心肌纤维化程度，这代表一种无创性标志物，增加了潜在的危及生命的室性心动过速和心力衰竭伴收缩功能障碍的风险。

（6）心肺运动试验，推荐用于晚期心力衰竭患者评估心脏移植或机械循环辅助装置。

（7）遗传咨询是HCM管理的基石之一。建议HCM患者的一级亲属通过基因检测或影像学检查进行筛查，可从任何年龄开始，可能受到患者/家族史的影响。基因型阳性但表型阴性（正常）是指一类携带致病或可疑致病的突变基因，但无临床症状及影像学左心室肥厚证据的人群，也被称作临床前HCM。他们需要持续监测HCM是否发病以及是否发展至临床阶段，尽管HCM从遗传诊断到发病在家庭成员之间或不同家庭之间差异较大。

（8）心脏性猝死风险评估与预防。

（9）HCM是年轻人SCD最常见的原因，也是最严重的并发症。年轻HCM患者SCD发生风险高于老年患者。儿童期HCM患者5年SCD事件累计发生率8%～10%。如LVEF＜50%、心尖室壁瘤及LGE。如果存在上述情况之一，则5年SCD风险被低估。

随着新的标志物出现（如心尖部室壁瘤、左心室收缩功能降低和广泛的LGE），对HCM个体的SCD风险的评估也在不断发展完善。与患者沟通还要考虑其个体化风险的大小。这使知情的患者能够充分参与有关ICD植入的决策。

2. 评估指标 ①心搏骤停或持续室性心动过速（室速）的个人史；②怀疑与心律失常相关晕厥；③近亲属HCM相关的过早猝死史；④患者本身心搏骤停史和持续室速发作史；⑤最大室壁厚度、LVEF、左心室心尖室壁瘤；⑥连续心电监测有非持续性室速。

3. 患者生活方式指导 越来越多的数据证实，锻炼对总体健康的有益影响可以扩展到HCM患者。健康的休闲运动（中等强度）与室性心律失常事件的风险增加无关。

现有资料表明大多数女性HCM患者对妊娠的耐受性良好，产妇死亡率较低。有约25%的HCM孕妇出现症状（呼吸困难、胸痛、心悸）和并发症（心力衰竭和心律失常），其中大多数患者在怀孕前就有症状。LVOTO的女性患者结局相比非梗阻者没有差别。

二、入选标准

HCM患者心脏康复中最重要的是把控风险，尤其是把控猝死风险，因此首先要对HCM患者进行临床诊断筛选、治疗方案选择和SCD风险评分见表6.59.1和表6.59.2。

表6.59.1 肥厚性心肌病的临床诊断标准

检查项目	内容
心电图	左室出现肥厚现象并伴导联ST段和T波（ST-T）改变
超声心动图	室间隔不均匀且增厚，并出现搏动异常；且在舒张期末室间隔厚度≥15 mm，而且是左室后壁厚度的1.3倍或与左室后壁厚度相等
	左心腔内径正常或出现缩小现象，且心尖部出现不规律性增厚并排除高血压或主动脉狭窄等所导致的情况

表6.59.2 肥厚性心肌病SCD风险评分

	SCD家族史
	不能解释的晕厥
传统SCD危险因素	非持续性室性心动过速
	运动时血压异常反应
	最大左心室壁厚度≥30 mm

SCD风险预测模型：HCM Risk-SCD方程

5年心源性猝死可能性＝$1-0.998^{exp}$（预后指数）

其中预后指数＝[0.15 939 858×最大壁厚度（mm）] − [0.002 942 71×最大心室壁厚度2（mm）^{2}] + 0.025 908 2×左心房内径（mm）] + [0.004 461 31×最大（静息/Valsalva动作）左心室流出通道压力阶差（mmHg）] + [0.458 308 2×心源性猝死家族史] + [0.826 391 95×NSVT] + [0.716 503 61×不能解释的晕厥] − [0.017 999 34×临床评估年龄（年）]。

表6.59.3 HCM患者ICD植入适应证

I类适应证	持续室速、室颤或SCD病史
	家庭成员中有SCD事件
	近期（6个月内）晕厥史

Ⅰ类适应证	Holter或其他心电记录到的非持续室速提示HCM患者猝死风险增加
	心室肥厚程度与猝死风险有关，尤其是那些室壁厚度≥30 mm的患者猝死风险明显较高
Ⅱa类适应证	运动时的血压反应对猝死风险预测有价值。运动时收缩压上升未能达到20 mmHg或者下降达20 mmHg
Ⅱb类适应证	除了上述危险因素外，左室流出道梗阻严重程度等因素与SCD的风险亦有一定关系。有认为左室流出道压力阶差≥30 mmHg预示风险增加

进行评分筛选后，低分险者（非手术及介入性治疗者）直接进入常规心脏康复流程，中高风险或需要手术及介入性治疗者等待风险控制后再进入常规心脏康复流程，其中合并心力衰竭患者及手术与介入治疗者请参阅本书相关章节，在此不赘述！

（一）药物处方及治疗方案选择

对于梗阻性HCM患者，药物治疗的主要目的是改善LVOTO进而改善患者症状，目前尚缺乏证据证实药物治疗可改善患者自然病程。由于患者日常生活中LVOTO程度变化较大，因此药物疗效评价的主要依据是患者用药后症状改善的程度，而不是左心室流出道压差的变化。作为首选的药物是不具有血管扩张作用的β受体拮抗剂，钙通道阻滞剂（如维拉帕米、地尔硫卓）则是β受体拮抗剂的有效替代。当患者对上述至少一种药物治疗的反应不佳时，可进一步选择丙吡胺、室间隔缩减术（septal reduction therapy，SRT）等治疗。SRT主要是外科室间隔切除术和内科介入下酒精消融术。新指南未将维拉帕米列为钙通道阻滞剂首选，也不再将DDD起搏器作为改善LVOTO的治疗推荐，不建议外科室间隔切除术同时行二尖瓣置换术。

有症状的非梗阻性HCM诊治有难度，HCM相关死亡风险无关于LVOTO。非梗阻性HCM患者常见症状包括呼吸困难和胸闷，可能是舒张功能障碍或失代偿性心力衰竭相关的左心室充盈压增高、心肌需氧量增加、微血管功能受损或并发冠状动脉疾病（coronary artery disease，CAD）所致。在儿童患者中发现，与HCM相关的限制性心脏生理改变可能与不良结局有关。有心绞痛或冠心病危险因素的患者，应排除阻塞性CAD。高血压、糖尿病、肥胖症等基础病通常是非梗阻性HCM患者出现症状的主要原因。控制基础病结合药物治疗，可以最大程度减轻患者症状。目前尚无前瞻性研究评估药物对非梗阻性HCM患者远期结局的影响。

HCM患者合并持续性/阵发性房颤的卒中风险增加，应给予口服抗凝药物（直接口服抗凝剂或华法林），无论CHA_2DS_2-VASc评分。由于HCM患者对快速房颤的耐受性较差，维持窦性心律和控制心率是成功治疗的关键。

HCM患者的心力衰竭治疗在无LVOTO情况下与普通心力衰竭相似，包括最新治疗方案（如心脏再同步治疗、左心室辅助装置、心脏移植）。在HCM患者中，LVEF<50%意味着收缩功能明显受损，可识别预后不良和SCD风险增加个体。

（二）运动处方

尽管运动会诱发室性心律失常的相关记载并不常见，但植入型心律转复除颤器的治疗往往是在心律平稳以及运动量较少的情况下进行的，所以并不建议更不鼓励肥厚型心肌病患者，尤其那些随时可能猝死或突发左心室流出道梗阻者参加竞技性运动或剧烈的体力活动。

三、HCM患者康复治疗前的全面评估

（一）临床医学检查及一般功能评估

1. 详尽的病史：心血管病史、相关合并症及治疗史。

2. 筛查心血管病危险因素。

3. 常规心电图。

4. NYHA 心功能分级。

5. 检查运动系统、神经系统等影响运动的因素。

6. 身体其他重要脏器的功能。

7. 患者日常活动水平和运动习惯。

（二）有氧运动能力评估

1. 心肺运动试验。

2. 心电运动试验。

3. 六分钟步行试验。

4. 递增负荷步行试验。

（三）骨骼肌力量评估

1. 最大力量的评估，即1RM或10RM值的测定。

2. 等速肌力测试。

（四）柔韧性评估

1. 坐椅前伸试验。

2. 抓背试验。

3. 改良的转体试验等。

（五）协调性评估

1. 指鼻试验。

2. 指-指试验。

3. 握拳试验。

4. 拍地试验。

5. 跟膝胫试验和轮替试验。

（六）平衡能力评估

1. Berg 量表。

2. 单腿直立试验。

3. 功能性前伸试验。

4. 起身行走试验。

四、HCM患者个体化运动处方的制定

运动疗法是运动康复的核心内容，其中在基本原则基础上依个体化原则制定运动处方是关键，见表6.59.4。

表6.59.4　运动处方的组成

项目	内容及基本原则
运动形式	有氧耐力训练：散步、慢跑、骑自行车、游泳等 抗阻训练：弹力带、哑铃及器械训练等
运动强度	低风险患者 ① 有氧训练：CPET指导个体化高强度自行车运动（Δ50%功率；或者先从低于无氧阈值起步后渐增；然后视患者个体情况逐步达到超过无氧阈值20%～50%功率；60%～80%峰值功率），55%～70%最大运动当量（METs），RPE分级12～13级

项目	内容及基本原则
运动强度	② 抗阻运动：40%～80%1 RM，RPE 分级 11～16 级
	中/高风险患者
	① 有氧训练：CPET 指导个体化高强度自行车运动（Δ50% 功率；超过无氧阈值 20%～50% 功率；60%～80% 峰值功率）；（或者先从低于无氧阈值起步后渐增），运动平板指导＜50% 最大运动当量（METs），RPE 分级 10～11 级
	② 抗阻运动：20%～30%1 RM，RPE 分级 10～11 级
运动时间	热身：5～10 min
	有氧训练：CPET 指导个体化高强度自行车运动（Δ50% 功率，超过无氧阈值 20%～50% 功率，60%～80% 峰值功率，或低于无氧阈值）达靶心率的有氧运动
	低风险患者：15～30 min/次起始，视情况延长至 30～60 min/次
	中/高风险患者：5～10 min/次起始，视情况延长至 30～60 min/次
	抗阻训练：10～15 个/组，1～3 组/（肌群·次）
	放松：至少 5 min
运动频率	有氧运动：至少 3 次/周
	抗阻运动：1 次/周起，视情况而定
注意事项	呼吸的调整
	安全性要求
	运动的动作要求
	器械的正确使用方法

注：METs，代谢当量；RPE，自觉疲劳程度等级；CPET，心肺运动试验；Δ50% 功率，实际最大功率与实际无氧阈值功率的中位数，即＝ [（测得最大功率－功率递增速率 ×0.75）+（测得无氧阈值功率－功率递增速率 ×0.75）]÷2，也就是＝（测得最大功率+测得无氧阈值功率）÷2－功率递增速率 ×0.75。

五、运动康复相对禁忌证

1. 安静时心率＞120 次/min。
2. 安静时呼吸频率＞30 次/min。
3. 血氧饱和度（SPO_2）≤90%。
4. 运动前评估收缩压（SBP）＞180 mmHg 或舒张压（DBP）＞110 mmHg。
5. 72 小时内体重变化 ±1.8 kg 以上。
6. 随机血糖＞18 mmol/L。
7. 安静时心电图上可以明确观察到有新的缺血证据。
8. 不稳定性心绞痛发作时。
9. 导致血流动力学不稳定的恶性心律失常。
10. 感染性休克及脓毒血症。
11. 心肌性心脏病心力衰竭急性期。
12. 临床医生认为运动可导致的恶化的神经系统、运动系统疾病或风湿性疾病。
13. 患者不愿配合。

心理处方、营养处方、戒烟处方：可参考《中国心脏康复与二级预防指南》及本书相关章节。

第四节　出院后活动指导及社会回归

一、家庭生活指导

由于 HCM 本身可导致恶性心律失常，梗阻或心肌肥厚导致供血供氧相对不足，所以患者应该避免加重心脏负担、诱发梗阻加重的行为。包括以下几个方面：

1. 避免过劳，切忌做竞技类体育运动及剧烈的活动。
2. 保持情绪稳定，避免大喜、大悲等情绪激动。
3. 合理饮食，避免饱餐，保持正常体重。
4. 注意保暖，避免去严寒环境。
5. 避免感染。
6. 改善不良的生活方式，如戒烟、忌酒。
7. 坚持长期治疗，不可随意停药治疗。
8. 定期去医院体检。

二、性生活指导

HCM患者使用治疗疾病的某些药物可引起疲劳，所以有可能是缺乏能量而不是缺乏兴趣。然而，一些用于治疗肥厚型心肌病的药物如β受体拮抗剂有时会导致阳痿。总的来说，肥厚型心肌病患者可以享受正常的性生活。但是为了提高夫妻性生活的质量，一些患者可能会使用枸橼酸西地那非（伟哥）、瓦地那非、他达那非等药物来改善性功能，这些药物有可能造成动、静脉血管扩张，加重左心室流出道梗阻，故应尽量避免使用。

三、恢复工作

HCM患者恢复工作前提是经过药物或手术治疗后胸闷气短等症状好转，并且经过专业医疗机构评估检查后可从事较轻劳动强度的工作。

四、旅游限制

寒冷也会加重HCM患者的心肌缺血，可使患者的原有症状加重。冬天时患者应注意保暖，尽量避免去气候极度寒冷的地区。亦避免温差较大的环境。

高原缺氧环境多在海拔3000米以上地区，由急性或慢性缺氧直接或间接累及心脏。长期持久的低氧状态可产生肺动脉高压，使右心后负荷加重，可使肥厚型心肌病患者，特别是右心室肥厚型心肌病患者的原有缺氧症状明显加重，最终导致右心衰竭的发生。故喜爱旅游的HCM患者应该避免去高原缺氧的地区旅游。

五、驾车

有昏厥症状、恶性心律失常的肥厚型心肌病患者不适宜驾车。应在症状完全控制后才可以驾驶。ICD植入后的开始6个月不要开车。若超声心动图确诊肥厚型梗阻性心肌病，无论有无症状，医生均应建议不能从事商业驾驶如出租车司机、公共汽车驾驶员、飞行员、轮船船员等职业。

结 语

HCM患者Ⅰ期康复（院内康复期）是心脏功能恢复、建立康复意识、进行康复宣教等的关键时期，经适当选择的HCM患者早期活动并不增加合并症，但能明显减少长期卧床休息所导致的失调现象，明显缩短住院日、回归社会，减少残废率、死亡率，提高职业回归率。HCM院内一期康复是一种简单、安全、具有巨大社会意义和经济效益的防治措施，但目前国内外相关文献报道较少，是非常有前景的心脏康复项目。

（辽宁省金秋医院 刘培良）

参考文献

［1］ 赵雪梅, 张宇辉, 张健, 等. 2020美国心脏协会(AHA)/美国心脏病学会(ACC)肥厚型心肌病诊疗指南解读 [J]. 中华心力衰竭和心肌病杂志, 2020, 4 (4): 272-274.

［2］ 樊朝美, 张宇辉, 安硕研. 中国肥厚型心肌病管理指南2017解读 [J]. 中华心力衰竭和心肌病杂志, 2018, 2 (1): 272-274.

［3］ 中国康复医学会心血管病专业委员会. 中国心脏康复与二级预防指南2018版 [M]. 北京: 北京大学医学出版社, 2018: 23-70.

［4］ 樊朝美. 肥厚性心肌病诊断与治疗必读 [M]. 北京: 科学出版社, 2016: 95-103.

第六十章
先天性心脏病的康复

引 言

先天性心血管病（congenital cardiovascular diseases ）是指心脏及大血管在胎儿期发育异常引起的、在出生时病变即已存在的疾病，简称先心病。先天性心血管病是新生儿最常见的先天性缺陷，其发生率占全部活产婴儿的0.6%～1.4%。在我国，先天性心血管病的发病率为0.7%～0.8%。据估计，我国每年新出生的先天性心血管病患儿12万～15万。先天性心血管病种类很多，所造成的血流动力学影响差别悬殊。本章仅对常见的可自然存活至成人的先天性心血管病作简要介绍。成人常见先天性心血管病有房间隔缺损、室间隔缺损、二叶式主动脉瓣、肺动脉瓣狭窄、三尖瓣下移、动脉导管未闭、主动脉缩窄、主动脉窦动脉瘤、法洛四联症等。

许多研究报告了先天性心脏病患者的运动受限，描述为峰值摄氧量降低。造成这种情况的原因很复杂，而且不仅限于心脏功能。缺乏身体活动可能是造成这种情况的原因，因为医生不愿鼓励心脏病患者进行定期锻炼，也没有给出具体建议。通常，父母的过度保护会加剧这个问题。总而言之，与残留心血管疾病相比，缺乏运动对运动能力的影响可能更大。然而，在本世纪初，先天性心脏病患者的运动管理发生了范式转变。同时，大多数先天性心脏病患者的运动被认为是安全的，并提高了运动能力。因此，我们应该鼓励大多数先天性心脏病患者进行定期的运动康复。

第一节 先天性心脏病的病理生理学机制

一、房间隔缺损

房间隔缺损（atrial septal defect，ASD）是最常见的成人先天性心脏病，占成人先天性心脏病的20%～30%，女性多于男性，男女发病率之比为1∶（1.5～3），且有家族遗传倾向。

ASD对血流动力学的影响主要取决于分流量的多少。由于左房压力高于右房，所以形成左向右的分流。分流量的多少除取决于缺损口大小，还与左、右心室的顺应性和体、肺循环的相对阻力有关，影响左心室顺应性的疾病（如高血压、冠心病）可增加左向右分流的幅度。肺血流量增加导致肺淤血，使右心容量负荷增加，肺血管顺应性下降，从功能性肺动脉高压发展为器质性肺动脉高压，右心压力随之持续增高直至超过左心压力，使原来的左向右分流逆转为右向左分流而出现青紫。

二、室间隔缺损

室间隔缺损（ventricular septal defect，VSD）也是一种常见的先天性心脏畸形，约占成人先天性心血管疾病的10%，可单独存在，亦可与其他畸形合并发生。

VSD必然导致心室水平的左向右分流，其血流动力学效应为：①肺循环血量增多；②左室容量负荷增大；③体循环血量下降。由于肺循环血量增加，肺动脉压力增高，早期肺血管阻力呈功能性增高，随着时间推移，肺血管发生组织学改变，形成肺血管梗阻性病变，可使右心压力逐步升高超过左心压力，而转变为右向左分流，形成艾森门格综合征。

三、动脉导管未闭

动脉导管未闭（patent ductus arteriosus，PDA）是常见的先天性心脏病之一，其发病率占先天性心脏病的 10%～21%，多见于女性，男：女为1：3。

由于在整个心动周期主动脉压总是明显高于肺动脉压，所以通过未闭动脉导管持续有血流从主动脉进入肺动脉，即左向右分流，使肺循环血流量增多，肺动脉及其分支扩张，回流至左心系统的血流量也相应增加，致使左心负荷加重，左心随之增大。由于舒张期主动脉血分流至肺动脉，故使周围动脉舒张压下降、脉压增大。

四、肺动脉瓣狭窄

先天性肺动脉瓣狭窄（congenital pulmonary valve stenosis）指肺动脉瓣、瓣上或瓣下有狭窄。此种先天性畸形常单独出现，发病率较高，在成人先天性心脏病中可达25%。

主要病理生理为右心室排血受阻、压力增高、代偿性肥厚，最终右心室扩大以致衰竭。一般根据右心室压力高低来判断病情轻重，如右心室收缩压<50 mmHg为轻型，>50 mHg但未超过左心室收缩压者为中型，超过左心室收缩压者为重型。右心室压力越高表明肺动脉瓣狭窄越重，而狭窄上下压力阶差也必然越大。

五、二叶式主动脉瓣

先天性二叶主动脉瓣（congenital bicuspid aortic valve）是成人先天性心脏病中较常见的类型之一，由于超声心动图的发展，其检出率增加。二叶主动脉瓣一方面造成主动脉瓣功能异常，即瓣口狭窄或关闭不全或兼而有之，另一方面局部异常的血流也造成瓣膜的损伤或发生感染。

当二叶瓣功能正常时无血流动力学异常，一旦出现瓣膜狭窄或关闭不全则可出现相应的血流动力学变化。前者以左心室压力负荷增加及心排血量减少为特征，后者以主动脉瓣反流及左心室容量负荷增加为主要病理生理改变。

六、三尖瓣下移畸形

先天性三尖瓣下移畸形多称为埃勃斯坦畸形（Ebstein anomaly），虽在先天性心脏病中少见，但因大多可活至成年，故在成人先天性心血管病中并不太少见。

主要为三尖瓣关闭不全的病理生理变化，右心房压增高。如同时有房间隔缺损，可能导致右向左分流而有青紫。

七、先天性主动脉缩窄

先天性主动脉缩窄（congenital coarctation of the aorta）是指局限性主动脉管腔狭窄，绝大多数狭窄部位在左锁骨下动脉开口远端，为先天性心脏大血管畸形。

主要病理生理为体循环近端缩窄以上供血范围高血压，包括上肢血压升高而以下肢为代表的缩窄以下的血压降低，腹腔器官及下肢供血减少，肾脏供血减少而刺激肾素活性增高也是使血压升高的原因之一。缩窄上下血管分支之间的大量侧支循环形成可部分缓解缩窄以下的器官的血液供应。

八、主动脉窦动脉瘤

先天性主动脉窦动脉瘤（congenital aortic sinus aneurysm）是一种少见的先天性心脏病变。在瘤体未破裂时可无住何症状，而瘤体大多在20岁以后破裂，而出现严重症状，故此类病变大多在成年时被发现，男性多于女性。

根据窦瘤的部位及破入不同的腔室而有不同的病理生理变化，如破入心包则可因急骤发生的心脏压塞而迅速死亡。临床上以右冠状动脉窦瘤破入右心室更为常见，并具有典型的类似心室水平急性左向右分流的病理生理特征。

九、法洛四联症

先天性法洛四联症（congenital tetralogy of Fallot）是联合的先天性心血管畸形，包括肺动脉狭窄、心室间隔缺损、主动脉右位（主动脉骑跨于缺损的室间隔上）和右心室肥大四种异常，是最常的发绀型先天性心脏病，在成人先天性心脏中所占比例接近10%。

由于室间隔大缺损，左、右心室压力相等，相当于一个心室向体循环及肺循环排血，右心室压力增高，但由于肺动脉狭窄，肺动脉压力不高甚至降低，右心室血流大量经骑跨的主动脉进入体循环，使动脉血氧饱和度明显降低，出现青紫并继发红细胞增多症。

十、艾森门格综合征

艾森门格综合征严格的意义上并不能称为先天性心脏病，而是一组先天性心脏病发展的后果。如先天性室间隔缺损持续存在，肺动脉高压进行性发展，原来的左向右分流变成右向左分流，从无青紫发展至有青紫时，即称为艾森门格综合征。其他如房间隔缺损、动脉导管未闭全也可有类似的情况。因此，本征也可称为肺动脉高压性右向左分流综合征。在先天性心脏病手术尚未普及时临床上本征较多见，近年来已逐渐减少。

本征原有的左向右分流流量一般均较大，导致肺动脉压增高，开始为功能性肺血管收缩，持续存在的血流动力学变化，使右心室和右心房压力增高；肺动脉也逐渐发生器质性狭窄或闭塞病变，使原来的左向右分流逆转为右向左分流而出现青紫，均有继发性相对性肺动脉瓣及三尖瓣关闭不全，此种情况多见于室间隔缺损者，发生时间多在20岁以后。

第二节 先天性心脏病 I 期康复的目标

1. 评估和增强各器官功能储备，使其能更好地耐受手术和ICU各种操作的应激反应，预防及尽可能减少并发症。
2. 提供健康宣教减少焦虑。
3. 尽早拔除呼吸插管、缓解疼痛、尽早离床、增强ADL能力。
4. 使患者能胜任日常生活的活动并做出院准备。

第三节 先天性心脏病 I 期康复的流程

一、住院患者康复计划

（一）制订住院患者康复计划的目的

1. 鉴别存在明显心血管、身体或认知损害的患者，这些患者的体力活动能力可能会受到影响。

2. 弥补由卧床休息产生的生理和心理上的不良影响。

3. 为患者体力活动反应提供进一步的医务监督。

4. 评估并开始让患者在 CVD 导致的限制下能够安全的恢复日常生活中的体力活动。

5. 做好在家里或过渡期安置的患者及支持体系的准备工作，使患者在经历手术出院后得到最好的康复。

6. 促进医生转介并鼓励患者进入包括体力活动在内的门诊患者心脏康复计划中。

（二）先天性心脏病患者的心脏康复

心脏康复科与心外小儿科或心儿科的医生在心脏瓣膜病患者入院后共同评估患者。对其早期评估、判断及了解心血管相关危险因素信息。

1. 一般病史采集

（1）目前的疾病史　心血管诊断（外周血管和脑血管）、左心室功能评价、合并疾病、心血管病症状、动脉粥样硬化疾病恶化的危险因素、药物治疗及依从性。

（2）相关危险因素评估　年龄、性别、婚育史、月经史；烟草使用；高血压病史；血脂谱，包括 TC、HDL-C、LDL-C 和 TG（时间前或事件后 6~8 周）；营养状态，尤其饮食中脂肪含量、饱和脂肪、胆固醇和热量；空腹血糖或糖化血红蛋白（HbA1c）和糖尿病病史；身体活动状态；心理疾病史，尤其是抑郁的证据；家族史；体型分析（体重、身高、体重指数、腰臀比、相对身体脂肪厚度、腰围）。特别指出，即使是略低于平均水平的出生体重 Z 分数也是接受心脏手术的婴儿死亡率和发病率的独立危险因素。胎儿生长不良与手术死亡率之间最强的关联存在于早产儿中。

2. 身体状态全面评估

（1）体格检查　生命体征、术后伤口部位、关节、神经肌肉检查、肌力检查、高血压、血脂异常、超重、糖尿病的检查。

（2）量表评估（营养、睡眠、心理、戒烟）　抑郁自评量表、焦虑自评量表、抑郁状态问卷、匹茨堡睡眠质量指数量表、Fagerstrom 烟碱依赖量表、营养及日常活动评估。

（3）心肺功能评估（采用踏车试验或 6 MWT）　观察指标包括有氧能力指标和通气指标，VO_2max、ST 段、HR、SBP、心排血量、每搏量、HRV 指标。

（4）身体活动能力评估　肌力、IPAQ 评估量表、身体平衡能力、步行速度、柔韧性。体力活动的开始和实施过程都要依靠最初评估的结果和危险分层的变化来确定，住院患者应在急性心血管事件后尽早进行危险分层。美国运动医学学会（ACSM）已经采用了美国心肺康复协会（AACVPR）对确诊为 CVD 患者建立的危险分层体系，因为它考虑了患者的全面预后和他们具有的潜在康复能力。

二、康复人员指导患者进行康复基本步骤

常规康复程序可参考瓣膜病患者康复章节的相关内容。

除了上述常规康复程序，先天性心脏病患者还需特别注意以下的相关康复问题的评估和治疗：①痰液潴留；②肺容量下降；③呼吸做功增加；④呼吸衰竭。

针对出现的这些并发症，我们要找到潜在的原因，制定针对个体化的治疗方案，并且在治疗实施前明确禁忌证。

接下来介绍几种再临床实践中应用的治疗技术。

（一）主动呼吸循环技术

Pryor 等（1979）和 Wilson 等（1995）已有研究证实，主动循环呼吸技术（active cycle of breathing techniques，ACBT）可以有效地清除支气管分泌物，并能改善肺功能（Webber et al. 1986）而不加重低氧血症（Pryor et al. 1990）和气流阻塞（Pryor & Webber 1979，Pryor et al 1994，Thompson & Thompson 1968）。

ACBT 是一种灵活的方案，任何患者只要存在支气管分泌物过量的问题，都可以单独应用 ACBT 或辅以其他技术。这一周期分为呼吸控制（breathing control，BC）、胸廓扩张运动（thoracic expansion exercises，TEE）和用力呼气技术（forced expiration technique，FET）三部分。在对"用力呼气技术"（Hofmeyr et al 1986，Pryor et al 1979，Webber et al 1986）的最初研究中使用了这一循环技术，但人们逐渐开始使用单独的呼气方案或 FET 的其他变量（Falk et al 1984，Reisman et al 1988），以致关于这方面的文献变得很混乱。为了强调应用胸廓扩张运动及呼吸控制的周期，除 FET 外，整个方案被重新命名为主动循环呼吸技术（ACBT）（Webber 1990）。实际上，该方案并没有改变，对 FET 的早期研究也被限定于 ACBT 的临床试验中。

1. 呼吸控制 在主动循环呼吸中，介于两个主动部分之间的休息间歇为呼吸控制。患者按自身的速度和深度进行潮式呼吸（tidal breathing），并鼓励其放松上胸部和肩部，尽可能多地利用下胸部，即隔肌呼吸模式来完成呼吸。它使肺部和胸壁回复至静息位置。此周期应继续下去，直到患者开始进行胸廓扩张运动或用力呼气技术中的呵气动作。

2. 胸廓扩张运动 胸廓扩张运动是指着重于吸气的深呼吸运动。吸气是主动运动，在吸气末通常需屏气 3 s，然后完成被动呼气动作。深吸气后屏气 3 s 被应用于术后管理中，Ward 等（1966）研究证实，这一策略可以减少肺组织的坍陷。在内科胸部疾病患者中，与病变和阻塞区域相比，气流可以更迅速地进入到无阻塞的健康区域，引起通气不同步。对这类患者来说，这一"屏气"策略也可能是有用的。Mead 等（1970）发现在平行的呼吸单元之间，如果时间常数不同，摆动式气流就会随之发生。

在正常肺内，气流流经旁系通气系统时，阻力相当高，所以气体在这些通路中几乎无法流动。Menkes & Traystman（1977）发现，当肺容积增加和肺出现病理性改变时，阻力减小，以至于气体可以流经这些旁路 - 肺泡间的 Kohn 孔，细支气管与肺泡之间的 Lambert 通路以及细支气管之间的 Martin 通路，并随分泌物进入肺内。在婴幼儿中，这些旁路并不存在，但是随着机体的发育，不知从何时起这些旁路逐渐开放。

Mead 等（1970）发现胸廓扩张运动有助于肺组织的重新扩张，并协助移除和清理过量的支气管分泌物，这一效应由相邻肺泡之间的扩张力所致，也可以用相互依存的现象来解释。当肺容积增大时，肺泡之间的扩张力较潮式呼吸时更大，可能有助于肺组织的重新扩张。在每一主动循环呼吸中，完成 3 次左右的扩张运动通常被认为是适当的，随后需暂停几秒，然后进行呼吸控制。多而深的呼吸可能会引起通气过度，导致患者疲乏，而且会使一定时间范围内所能完成的呵气次数减少。胸廓扩张运动可被连续使用，也可以间以正常呼吸之间使用。

将患者或物理治疗师的手置于被鼓励进行胸部运动的那部分胸壁上，可以通过本体感受刺激进一步促进胸部扩张运动。Tucker 等（1999）发现最初可能引起这部分肺的通气增加，随后胸壁运动也相应增加。

有时候，在深吸气末采用一种"嗅气"（sniff）策略可以使肺容积进一步增加。这一策略可能不适用于过度充气的患者，但对于需要更多动力以增加其肺容积的外科患者来说，它可能是一种有用的技术。

有迹象表明，胸廓扩张运动与胸部摇动，振动和（或）胸部叩拍等这些胸科物理治疗技术联合应用，可能有助于进一步清除分泌物。

3. 用力呼气技术 用力呼气技术由 1~2 次用力呼气（呵气）（huff）组成，随后进行呼吸控制一段时间再重新开始。呵气可以使低肺容积位的更多的外周分泌物移出，当分泌物到达更大的、更近端的上气道时，在高肺容积位的呵气或咳嗽可以将这些分泌物清除。

West（2004）发现任一用力呼气动作都可以引起等压点（equal pressure point）以下下游气道（从等压点至口腔之间）的动态压缩和坍陷。在应用呵气或咳嗽以清理气道的机制中，这是一个重要组成部分。Macklem（1974）发现当肺容积大于功能残气量时，等压点位于肺叶或肺段支气管。在用力呼气过程中，随肺容积的减少，等压点向远端移动，直至更小的、更外周的气道。

Mead 等（1967）主张，在无吸气动作干预的情况下，一连串的咳嗽可以清除支气管分泌物，但在临床上单一的持续呵气直至降低到相同的肺容积时，同样可以进行有效的咳嗽、咳痰，而且较少引起患者疲劳。Hasani 等（1994）将咳嗽与 FET 进行比较后得出结论，在清除肺部分泌物方面，这两种方法都同样有效，但

FET 无须太大消耗。

在自主咳嗽过程中，平均跨肺压高于用力呼气时，这将引起气道更大程度的压缩和狭窄，从而导致气流受限和支气管清除的有效性降低（Langlands 1967）。1989年Freitag 等证实，在用力呼气过程中，气道管壁除了被压缩之外，还会出现振荡运动，即"隐匿性"振动。

黏液的黏度存在剪切依赖性（Lopez-Vidriero & Reid 1978）。呵气过程中所产生的剪切力会降低黏液的黏度（Selsby & Jones 1990），加之用力呼气时流量很高，这些都被认为有助于黏液的清除和痰液的排出。

在移除和清除外周分泌物时，如果在高肺容量位开始呵气，将导致不必要的能量消耗。从中肺容量位开始呼气时更有效，而且可能更有力。由中肺容量开始，以中等深度进行呼吸，呼气时保持口腔和声门开放，利用胸壁和腹部肌肉的收缩将空气挤出。呼气时间应该足够长，以便将位于更远端气道内的分泌物松解咳出，而不应该仅是听到一个发自咽后部的痰液清除声。但是如果呼气时间持续太久，可能会引起不必要的阵发性咳嗽。太短时间的呵气可能是无效的（Partridge et al 1989）。但是，当分泌物已经达到上气道时，在高肺容积位进行较短的呵气或咳嗽就足以将这些分泌物清除。

呵气过程需要用力，但非剧烈动作。为达到最大效能，呵气的时间以及呼气肌的收缩力应适当调整，以使气流达到最大并尽量减少气道塌陷。峰流量口件，或类似的一个管道，有助于保持声门开放，所以可以提高呵气效能。有人发现，通过一根管子对着一薄纸或棉球呵气，将有助于完善该技术。在儿童中，可以将吹气游戏引入至呵气动作中（Thompson 1978），而且从大约2岁起，这些儿童通常就能够模仿其他人并完成呵气动作。

作为用力呼气技术的一个重要组成部分，1~2次用力呵气后需要暂停并进行呼吸控制，以防止气流阻塞的加重。暂停时间的长短因人而异。当患者存在支气管痉挛或气道不稳定时，或患者虚弱而且容易疲劳时，较长时间的暂停（10~20 s）可能是比较适当的。当患者不合并支气管痉挛时，呼吸控制周期可以大大缩短（可能是2~3次呼吸或5~10 s）。

Morgan 等（1986）发现，对全身瘫痪的患者来说，上气道分泌物的清除是非常困难的，因为这类患者不可能获得最大的肺容积，以至于等压点不会到达最大的气道。分泌物可以从小气道中清除，但会在较大的气道中集聚。采用舌咽呼吸可能有助于上气道分泌物的清除。

呼吸控制、胸廓扩张运动和用力呵气技术应该被灵活应用，而且，这些技术应该根据每个患者和每个治疗周期进行调整。在完成一组胸廓扩张运动后，可能接着进行用力呼气技术。但是，在两组胸部扩张运动之间穿插一个呼吸控制周期，这种方案可能更适用于分泌物松解缓慢的患者。胸廓扩张运动中的3 s屏气策略将使大多数手术患者从中受益，而且胸部叩击技术很少应用于外科手术患者。在呵气和咳嗽过程中，伤口的支撑可能较胸部压迫更恰当。

对许多内科和外科患者来说，坐位时使用ACBT 就可以有效清除分泌物，但在某些情况下，如肺脓肿，有必要采用重力辅助体位。Cecins 等（1999）对一组使用ACBT 的囊性纤维化、支气管扩张症和不动纤毛综合征患者的重力效应（头低倾斜位或其他体位）进行了研究。结果显示在治疗期间，肺功能指标或排痰量在这些患者之间没有显著性差异。大多数患者首选平卧位和甚少感到呼吸困难的位置，而非选择头低倾斜位。

无论是由物理治疗师指导治疗还是患者自我进行治疗时，如果在有效呵气至低肺容积位的过程中，呵气音变干而且无痰液生成时（例如两个周期后），被认为是达到了治疗周期的"终点"。重症患者因疲劳可能无法达到这一终点指标，所以在患者出现筋疲力尽之前，应该终止任何形式的气道清理技术。

（二）胸部叩击

叩击有时被称作胸部扣拍，是一种清除分泌物的传统方式。在涉及的肺段部分，治疗者双手成杯状对胸部做有节律的扣拍，以从气道移除或松动支气管分泌物为目的，在患者的胸部与治疗师的手之间扣住空气，以便分泌物可以通过吸气或呼气而被清除。这种技术可在呼吸的吸气和呼气阶段同时进行。体位引流的同时使用叩击以增加效果，也可在主动循环呼吸技术（ACBT）期间使用。对于有肺部疾病的患者，即击与体位引流结合仍然是治疗的主体，特别是对儿科患者和疗效不好的患者。

扣击动作的可能机制是一个从胸壁到肺的能量波的传送。这个波可以从支气管壁松动分泌物并通过纤毛运动和咳嗽（或吸痰）将分泌物移动到近端支气管。体位引流和叩击的结合被证明对清除分泌物是有效的。

一种手持式机械叩击器可以使护理人员减少疲劳，或可由患者自己进行叩击。研究机械而非手动叩击的有效性。Maxwel 和 Redmond 发现清除分泌物的机械叩击和手动叩击效果相同。虽然使用手动技术时肺功能显著增加，Pryor 和他的同事支持对患者使用机械叩击和强制呼气技术。Rossman 和他同事的一项研究产生了分歧，他们发现机械叩击并没有提高体位引流时去除分泌物的效果。

如果患者的肺部状况比相关禁忌更为重要，即可决定通过适当的改良来实施治疗。

1. 叩击的准备 手动叩击唯一需要的设备就是治疗者杯状的手。

对于成人和稍大的儿童患者，使用电动或气动叩击器即机械模拟叩击也可用。这使患者能够更有效地进行自我叩击。叩击有几种可变频率和不同等级强度的模式。

由于婴儿胸部太小，成人的手无法叩击，可采用替代设备，如软橡胶奶嘴、小儿麻醉面罩、软垫药杯或听诊器的钟形端部，可以用来叩击婴儿的胸壁。

将患者置于适当的体位引流位置（若患者病情允许）来增强叩击的效果。

用薄毛巾或医院的长袍覆盖患者要进行叩击的皮肤。叩击裸露胸壁可能会使患者不舒服，而覆盖物过厚则会降低冲击力。

调整治疗床的高度，使护理者可以在治疗过程中的操作符合人体力学的省力和安全原则。如果忽视适当的人体力学，冗长而过多的治疗可能使护理人员过于疲劳或受伤。

2. 叩击的治疗 操作者把拇指和其他手指内收呈杯状姿势。整个治疗过程中使手维持这个杯状姿势很重要，同时手腕、手臂和肩膀要保持放松。

叩击的声音应该是空的，而不是拍击的声音。如果叩击时出现红斑，通常是拍打或手和胸壁之间未留有足够空气的结果。

患者更乐于接受一个平稳的节律。治疗师徒手叩击的节律可以保持在每分钟100~480次。

两只手作用于胸壁的力量应该是相等的。如果非优势手的速度无法跟上优势手，则要减慢速度以匹配非优势手。先用非优势手叩击再让优势手来适应，速度更易协调一致。力度大并不一定有效，力度应适应于患者的舒适度。

如果婴儿的大小不允许使用整个手掌，手动敲击可以用四个手指呈杯状，三个手指用中指做"帐篷"，或用大鱼际与小鱼际表面完成叩击。

不要叩击患者的骨突处，要避开椎骨的棘突、肩胛骨、脊柱和锁骨，也应避免在浮肋上敲击，因为这些肋仅是单个附着。

3. 治疗后效果评价 选择恰当的检查结果评估治疗效果，如血氧饱和度、呼吸频率、肺部分泌物的听诊、血气分析、胸部X线片等。出院前建议患者进行运动试验评估，指导患者出院后的运动处方。

第四节 出院后活动指导及社会回归

一、居家康复的定义

1984年，Miller等人提出了家居式心脏康复的概念，即在家中进行有计划、有目的的心脏康复训练。他们经过对比试验发现居家式心脏康复模式与医务监督下的心脏康复对低危患者功能水平改善效果相同，因此家居康复训练兴起。后来得到众多科学的实验验证，家居心脏康复治疗对改善运动耐量、总血脂水平的调控、焦虑抑郁管理都有积极的作用，并且大大改善了患者对心脏康复的依从性，并且使医务人员的工作变得更加高效，其受到越来越多专业人士及心脏病患者的关注，甚至在很多情况下已经取代了低危患者需要到专业的康复中心进行心脏康复的模式。在我国现行国情医疗下，患者大多来自较远贫穷地区，或已经支付较多手术及治疗费用，家庭经济负担较大，要求他们到医院心脏康复中心进行6～12周的心脏康复训练计划非常困难，成本较贵，不是一个好的方法。医者仁心，换位思考，我们尝试为严谨评估后的患者提供在家也能进行有效的心脏康复方案，帮助患者进行家居康复。

二、居家康复的意义

由于先天性心脏病孕期筛查技术日益成熟，新生儿的发病率逐年下降。近年来，随着手术纠正治疗的开展，先天性心脏病患者预期寿命延长，但是多年的疾病沉积，患者可能存在体力下降、肺通气功能下降、胸廓发育不良和姿势不良、生活质量下降、情绪障碍等多种问题。而得到专业的康复指导的患者更是寥寥无几。对于先天性心脏病患者术后的心脏康复需求巨大，对于心脏康复的专业程度也提出了新的挑战。

三、居家康复的益处

众所周知，通过运动康复训练可以提高心脏疾病患者术后的运动耐量水平。其中的原理包括：
1. 增加心脏每搏输出量，增加摄氧能力。
2. 舒张外周血管降低心脏后负荷，减少心脏做功。
3. 促进线粒体的有氧代谢功能，提高肌肉利用氧的能力，延迟无氧阈的出现。
4. 促进肌纤维的增粗与增多，进而增加肌力。
5. 增加运动高峰期的动静脉氧差，提高氧气利用率。

四、居家康复前的建议

为了提高家居式心脏康复的安全性及治疗的有效性，我们积极建议每位患者在初次到医院接受心脏康复指导前先进行心肺功能评估，最好接受极量的心肺运动试验。如果受设备限制，如平板运动试验、功率自行车负荷试验或6 MWT可作为替代选择。根据患者在运动测试中表现，评估患者对运动的安全性，并根据运动测试结果拟定运动处方。向患者解释运动处方时，从运动前准备、热身、运动方式以及运动后放松。教育患者若要保持运动训练的持久效果，就应该长期坚持运动康复，将运动康复融入生活成为一种生活习惯。

五、居家康复的内容

心脏康复是一种综合治疗，包含内容很广，其中运动训练是给予心血管患者主要内容之一。在进行运动训练前给予心血管患者进行个体化评估，通过评估结果作为依据给予制定安全有效的运动处方。其包含了运动频率、运动强度、运动时间、运动形式、注意事项内容。

（一）运动强度

可通过3种方式调节。

1. 靶心率运动要达到的心率　运动时，心率会加快以满足肌肉对氧的需求，运动越剧烈，心率越快。可以根据运动处方制定的靶心率调节运动强度，如果心率低于靶心率，可以缓慢增加速度及强度，以保证运动的有效性和安全性。

2. 说话　运动使呼吸较平时深长且加快，但不应感到气促。当运动时应可以保持正常的说话速度。

3. 自我感觉劳累程度　用自我感觉用力评分（RPE）从低到高为6～20级（见表6.60.1），自测劳累程度，患者一般选择12～14级，也就是运动时感觉稍稍用力和用力，但不应该感到很用力。

表 6.60.1 自我感觉用力评分法（Rating of Perceived Exertion，RPE）

计分	自觉的用力程度	计分	自觉的用力程度
6		15	用力
7	非常非常轻松	16	
8		17	很用力
9	很轻	18	
10		19	非常非常用力
11	轻	20	
12			
13	稍稍用力		
14			

（二）运动频率

只有规律经常运动，心脏才会受益。每周 3～5 次。

（三）运动时间

刚运动可以从 10～15 min 开始，随着心功能的恢复，可以运动 30 min 甚至更长时间。运动时间增加到至少 30 min 后，再增加运动强度。

（四）运动类型

根据以下几点选择：
1. 选择喜欢的运动。
2. 最好是有氧运动，如步行、游泳、骑自行车或慢跑等。
3. 至少能连续做 10 min 或更长时间的运动而没有不舒服。
4. 这种运动对心脏来说是安全的，能长期坚持的，确实有益的。
5. 能长期坚持。
步行运动是符合上述要求的，可以在任何时候做，并可调节速度，而且多数人可以长期坚持，所以步行是在出院后运动的最佳选择。

六、居家康复的程序

（一）准备活动

首先数脉搏，接着做 5～10 min 的伸展运动和体操，防止关节和肌肉的损伤，逐步增加心率，使心脏和肺得到热身。

（二）有氧运动

再次测脉搏，进行 20～40 min 或更久的有氧运动，如步行、游泳、骑自行车或慢跑等。

七、如何舒适的进行运动

1. 什么时候运动？最好的时间是早饭前，或者饭后至少 60 min，中等速度的步行最合适。感冒或感觉不舒服时，先不要做运动。

2. 夏日注意避开最热的时间，应等到较凉的时候做运动，避免直接在阳光下运动。运动前后要适当喝水。

3. 步行时尽量穿宽松舒适的衣服。

4. 冬天，户外锻炼注意保暖。

八、注意事项

如果有以下情况，先要征求医生的建议：

1. 前胸、颈部、肩或手臂在运动中或运动后出现疼痛。

2. 最近几个月有胸痛。

3. 因为头昏有丧失意识或昏倒的情况。

4. 轻度体力活动感到很气促。

5. 有骨或关节的病变。

6. 糖尿病。

7. 中年或老年，平时很少进行体育锻炼，现计划进行较剧烈的运动。

结　　语

先天性心脏病的康复对降低患者手术后并发症，提高患者术后的生活质量，促进其快速回归到生活甚至工作岗位上具有重要的意义，康复流程仍需在不断地实践摸索中改进，使先天性心脏病患者的获益更大。

（广东省人民医院　陈贤元　郭　兰）

参考文献

［1］ 葛均波, 徐永健. 内科学 [M]. 8 版. 北京: 人民卫生出版社, 2016: 285-294.

［2］ 王正珍, 译. ACSM 运动测试与运动处方指南 [M]. 9 版. 北京: 北京体育大学出版社, 2015.

［3］ Fredriksen P M, Pettersen E, Thaulow E. Declining aerobic capacity of patients with arterial and atrial switch procedures [J]. Pediatr Cardiol, 2009, 30: 166-171.

［4］ McCrindle B W, Williams R V, Mital S, et al. Physical activity levels in children and adolescents are reduced after the Fontan procedure, independent of exercise capacity, and are associated with lower perceived general health [J]. Arch Dis Child, 2007, 92: 509-514.

［5］ Arvidsson D, Slinde F, Hulthen L, et al. Physical activity, sports participation and aerobic fitness in children who have undergone surgery for congenital heart defects [J]. Acta Paediatr, 2009, 98: 1475-82.

［6］ Fredriksen P M, Veldtman G, Hechter S, et al. Aerobic capacity in adults with various congenital heart diseases [J]. Am J Cardiol, 2001, 87: 310-314.

［7］ Thaulow E, Fredriksen P M. Exercise and training in adults with congenital heart disease [J]. Int J Cardiol, 2004, 97 (Suppl 1): 35-38.

［8］ Swan L, Hillis W S. Exercise prescription in adults with congenital heart disease: a long way to go [J]. Heart, 2000, 83: 685-7.

［9］ Rhodes J, Curran T J, Camil L, et al. Impact of cardiac rehabilitation on the exercise function of children with serious congenital heart disease [J]. Pediatrics, 2005, 116: 1339-1145.

［10］ Fredriksen P M, Kahrs N, Blaasvaer S, et al. Effect of physical training in children and adolescents with congenital heart disease [J]. Cardiol Young, 2000, 10: 107-114.

［11］ Dua J S, Cooper A R, Fox K R, et al. Exercise training in adults with congenital heart disease: feasibility and benefits [J]. Int J

Cardiol, 2010, 138: 196-205.

[12] Takken T, Giardini A, Reybrouck T, et al. Recommendations for physical activity, recreation sport, and exercise training in paediatric patients with congenital heart disease: a report from the Exercise, Basic & Translational Research Section of the European Association of Cardiovascular Prevention and Rehabilitation, the European Congenital Heart and Lung Exercise Group, and the Association for European Paediatric Cardiology [J]. Eur J Prev Cardiol, 2012, 19: 1034-1065.

[13] Longmuir P E, Tremblay M S, Goode R C. Postoperative exercise training develops normal levels of physical activity in a group of children following cardiac surgery [J]. Pediatr Cardiol, 1990, 11: 126-130.

[14] Trojnarska O, Gwizdała A, Katarzyński S, et al. Evaluation of exercise capacity with cardiopulmonary exercise test and B-type natriuretic peptide in adults with congenital heart disease [J]. Cardiology Journal, 2009, 16 (2): 133-141.

[15] Steurer M A, Peyvandi S, Costello J M, et al. Association between Z-score for birth weight and postoperative outcomes in neonates and infants with congenital heart disease [J]. Journal of Thoracic and Cardiovascular Surgery, 2021, 162 (6): 1838-1847.

第六十一章
心脏瓣膜病手术的快速康复

引　言

心脏瓣膜病（valvular heart disease）是指心脏瓣膜存在结构和（或）功能异常，是一组重要的心血管疾病。瓣膜开放使血流向前流动，瓣膜关闭则可防止血液反流。瓣膜狭窄，使心腔压力负荷增加；瓣膜关闭不全，使心腔容量负荷增加。这些血流动力学改变可导致心房或心室结构改变及功能失常，最终出现心力衰竭、心律失常等临床表现。病变可累及一个瓣膜，也可累及两个以上瓣膜，后者称多瓣膜病。

风湿炎症导致的瓣膜损害称为风湿性心脏病，简称风心病。随着生活及医疗条件的改善，风湿性心脏病的人群患病率正在降低，但我国瓣膜性心脏病仍以风湿性心脏病最为常见。另外，黏液样变性及老年瓣膜钙化退行性改变所致的心脏瓣膜病日益增多。不同病因易累及的瓣膜也不一样，风湿性心脏病患者中二尖瓣最常受累，其次为主动脉瓣；而老年退行性瓣膜病以主动脉瓣病变最为常见，其次是二尖瓣病变。

流行病学研究表明，各国心脏瓣膜疾病发病率为 2.0%～3.0%，其中有 1/4～1/2 的心脏瓣膜疾病患者存在运动耐量下降。同时患者出现院内并发症，如肺部感染、脑卒中等发生率增高。接受心脏瓣膜手术的患者在进行手术前的身体活动状态已出现明显异常，由于患者手术治疗后过于保护伤口和刻意限制或不愿运动，从而导致外周肌肉力量下降、外周肌力利用氧的能力下降、运动不耐受，即使在手术后很长一段时间内运动耐量仍未恢复到正常水平，对患者的身体、精神和社会职能方面存在很大的挑战。所以，在瓣膜病围术期的康复治疗对患者的早期恢复具有重要的意义和作用。

第一节　心脏瓣膜病的病理生理学机制

一、二尖瓣狭窄

正常二尖瓣口面积4～6 cm。瓣口面积减小至1.5～2.0 cm^{2}属轻度狭窄，1.0～1.5 cm^{2}属中度狭窄，＜1.0 cm^{2}属重度狭窄。正常在心室舒张期，左心房、左心室之间出现压力阶差，即跨瓣压差，早期充盈后，左心房、左心室内压力趋于相等。二尖瓣狭窄时，左心室充盈受阻，压差持续整个心室舒张期，因而通过测量跨瓣压差可判断二尖瓣狭窄程度。

二尖瓣狭窄使左心房压升高，严重狭窄时左心房压需高达20～25 mmHg才能使血流通过狭窄的瓣口，使左心室充盈并维持正常的心排出量。左心房压力升高导致肺静脉和肺毛细血管压力升高，继而导致肺毛细血管扩张和淤血，产生肺间质水肿。心率增快时（如房颤、妊娠、感染或贫血时），心脏舒张期缩短，左心房压更高，进一步增加肺毛细血管压力。当超过 4.0 kPa（30 mmHg）时致肺泡水肿，出现呼吸困难、咳嗽、发绀等临床表现。肺静脉的压力增高导致肺动脉的压力被动升高，而长期肺动脉高压引起肺小动脉痉挛，最终导致肺小动脉硬化，更加重肺动脉高压。肺动脉高压增加右心室后负荷，引起右心室肥厚扩张，终致右心衰竭。此时肺动脉压力有所降低，肺循环血液有所减少，肺淤血一定程度缓解。

二、二尖瓣关闭不全

二尖瓣关闭不全的主要病理生理变化是左心室每搏喷出的血流一部分反流入左心房，使前向血流减少，同时使左心房负荷和左心室舒张期负荷增加，从而引起一系列血流动力学变化。

（一）急性

急性二尖瓣关闭不全，收缩期左心室射出的部分血流经关闭不全的二尖瓣口反流至左心房，左心房容量负荷骤增，致使左心房压和肺毛细血管楔压急剧升高，导致肺淤血及急性肺水肿的发生，且左心室总的心搏量来不及代偿，前向心搏量及心排血量明显减少。反流入左心房的血液与肺静脉至左心房的血流汇总，在舒张期充盈左心室，致左心房和左心室容量负荷骤增，左心室来不及代偿，其急性扩张能力有限，左心室舒张末压急剧上升。

（二）慢性

慢性二尖瓣关闭不全时左心室舒张期容量负荷增加，但通过 Frank-Starling 机制可使左心室每搏量增加，心搏量明显增加，射血分数维持在正常范围。因此，代偿早期左心室舒张末容量和压力可不增加，此时可无临床症状（即无症状期）。若不合并二尖瓣狭窄，舒张期左心房血液可迅速充盈左心室，左心房压力随之下降，心力衰竭、左心扩大发生较晚，无症状期持续时间较长；如果同时合并二尖瓣狭窄，则心力衰竭、左心扩大发生较早，无症状期持续时间较短。

随着病程的延长，左心房接受左心室反流血液，持续严重的过度容量负荷终致左心房压和左心室舒张末压明显上升，内径扩大。当失代偿时，每搏量和射血分数下降，肺静脉和肺毛细血管楔压增高，继而发生肺淤血、左心衰竭。晚期出现肺动脉高压，导致右心室肥厚、右心衰竭，终致全心衰竭。

三、主动脉瓣狭窄

正常成人主动脉瓣口面积 $3 \sim 4 \text{ cm}^2$。主动脉瓣口面积减少至正常 1/3 前，血流动力学改变不明显。当主动脉瓣口面积 $< 1.0 \text{ cm}^2$ 时，左心室和主动脉之间收缩期压力阶差明显，致使左心室壁向心性肥厚，左心室游离壁和室间隔厚度增加，其顺应性下降，左心室壁松弛速度减慢，使左心室舒张末压进行性升高；该压力通过二尖瓣传导至左心房，使左心房后负荷增加；长期左心房负荷增加，将导致肺静脉压、肺毛细血管楔压和肺动脉压等相继增加，临床上出现左心衰竭的症状。

另外，主动脉瓣口狭窄导致的左心室收缩压增高，引起左心室肥厚、左心室射血时间延长，使心肌耗氧量增加；主动脉瓣狭窄时常因主动脉根部舒张压降低、左心室舒张末压增高压迫心内膜下血管使冠状动脉灌注减少及脑供血不足。上述机制导致心肌缺血缺氧和心绞痛发作，进一步损害左心功能，并可导致头晕、黑矇及晕厥等脑缺血症状。

四、主动脉瓣关闭不全

（一）急性

舒张期主动脉血流反流入左心室，使左心室舒张末压迅速升高。收缩期，左心室难以将左心房回血及主动脉反流血充分排空，前向搏出量下降；舒张期，因舒张压迅速上升，致使二尖瓣提前关闭，有助于防止左心室压过度升高，但左心房排空受限，左心房压力增高，引起肺淤血、肺水肿。心率加快虽可代偿左心室前向排出量减少，使左心室收缩压及主动脉收缩压不至发生明显变化，但在急性主动脉瓣关闭不全的患者，血压常明显下降，甚至发生心源性休克。

（二）慢性

舒张期主动脉内血流大量反流入左心室，使左心室舒张末容量增加。左心室对慢性容量负荷增加代偿反应为左心室肥厚扩张，舒张末压可维持正常，扩张在Frank-Starling曲线上升段，可以增强心肌收缩力。另外由于血液反流，主动脉内压力下降，更有利于维持左心室泵血功能。由于左心室舒张末压不增加，左心房和肺静脉压也保持正常，故可多年不发生肺循环障碍。随病情进展，反流量增多，左心室进一步扩张，左心室舒张末容积和压力显著增加，最终导致心肌收缩力减弱，心搏出量减少，左心室功能降低，最后可发展至左心功能不全。

左心室心肌肥厚使心肌耗氧量增加，同时主动脉反流致舒张压降低使冠状动脉灌流减少，引起心肌缺血，也加速心功能恶化。

五、多瓣膜病

取决于受损瓣膜的组合形式和各瓣膜受损的相对严重程度。虽然某一瓣膜的损害可能减轻或抵消另一瓣膜病变的血流动力学变化，从而减轻临床症状，但总的来说，多瓣膜病变在病理生理上往往可使病情加重，对心功能造成综合性不良影响。常见的多瓣膜病有以下几种。

（一）二尖瓣狭窄伴主动脉瓣关闭不全

常见于风湿性心脏病，二尖瓣狭窄可使左心室扩张延缓，周围血管征不明显，听诊二尖瓣舒张期杂音可减弱，甚至消失。

（二）二尖瓣狭窄伴主动脉瓣狭窄

若二尖瓣狭窄重于主动脉瓣狭窄，后者的一些表现常被掩盖，左心室充盈受限和左心室收缩压降低，延缓左心室肥厚和减少心肌耗氧，故心绞痛不明显。由于心排血量明显减少，跨主动脉瓣压差降低，可能导致低估主动脉瓣狭窄的严重程度。

（三）主动脉瓣狭窄伴二尖瓣关闭不全

为危险的多瓣膜病，相对较少见。前者加重二尖瓣反流，后者减少了主动脉瓣狭窄维持左心室每搏容量必需的前负荷，致使肺淤血早期发生，短期内产生左心衰竭。

（四）二尖瓣关闭不全伴主动脉瓣关闭不全

左心室承受双重容量过度负荷，使左心室舒张期压力明显上升，可进一步加重二尖瓣反流，较早发生左心室衰竭。

（五）二尖瓣狭窄伴三尖瓣和（或）肺动脉瓣关闭不全

常见于晚期风湿性心脏病二尖瓣狭窄患者。

第二节　心脏瓣膜病Ⅰ期康复的目标

1. 评估和增强各器官功能储备，使其能更好地耐受手术和ICU各种操作的应激反应，预防及尽可能减少并发症。

2. 提供健康宣教减少焦虑。

3. 尽早拔除呼吸插管、缓解疼痛、尽早离床、增强 ADL 能力。

4. 使患者能胜任日常生活的活动并做出院准备。

第三节 心脏瓣膜病 I 期康复流程

一、心脏康复科与心外科或经导管心内科的医生在心脏瓣膜病患者入院后共同评估患者

（一）详尽的病史

心血管病史、相关合并症及治疗史。

1. 病史采集 病史是患者健康及疾病状况的概览，反映个体化的疾病进展过程。病史采集具有重要意义。值得一提的是，心脏康复医师需特别关注有可能影响患者运动表现的疾病，如呼吸系统疾病、骨骼肌肉疾病及神经系统疾病等。

心脏康复患者的病史应主要包括以下内容：①患者的基本信息：包括姓名、性别、年龄、婚姻、职业、工作单位、通讯地址、电话、电子邮箱等，尽可能多地保存能够与患者取得联系的方式，以便后续开展随访工作；②主诉及现病史：心血管疾病症状，包括心绞痛、气促、心悸、与运动相关的症状、大致的日活动耐受情况、NYHA 心功能分级和 CCS 心绞痛分级；了解患者目前的治疗情况，一般是指用药情况；③既往史：高血压、糖尿病等心血管疾病危险因素的病史，慢性阻塞性肺疾病（COPD）等影响通气功能的呼吸系统疾病病史，外伤及手术史，运动系统及神经系统疾病病史，以及上述疾病的治疗史（尤其是心脏相关手术的治疗）及恢复情况等；④个人史：吸烟及饮酒情况嗜烟程度（年，支/d），是否已戒烟；饮酒年数、饮酒类型、饮酒量（乙醇，g/d），是否已戒酒；⑤运动史：有无运动习惯，包括具体的运动方式、运动强度、运动频率以及每次的运动时间，以便为患者在制订运动处方中的运动方式和运动强度时提供参考；⑥饮食及营养情况：饮食结构，饮食偏好（嗜盐、嗜油、喜甜食、素食等）；⑦睡眠情况：睡眠质量、有无睡眠障碍（入睡困难、多梦易醒等）及有无鼾症；⑧其他个人史：如居住地（本地、外地，离康复中心的距离）；⑨社会心理问题：是否存在较高的心理压力，以及对日常生活及社会问题的表现或行为（如易怒、抑郁、焦虑、敌意或孤独）；⑩治疗依从性：询问患者对既往医嘱的依从性情况。

2. 体格检查 体格检查应由心脏康复医师在首诊时完成。全面体格检查包括一般检查、头、颈、胸、腹、脊柱、四肢和神经系统等检查。心脏康复医师应全面掌握一般体格检查，重点关注循环系统和呼吸系统的体格检查，也要重视神经、骨骼、肌肉的功能状态。

（1）一般体格检查 是对患者全身状态的概括性观察。检查内容包括生命体征（体温、呼吸、脉搏、血压）、发育与体型、营养状态、意识状态、面容表情、体位姿势和步态。心脏康复医师应能通过一般体格检查初筛危急重症患者。治疗过程中关注患者一般情况，及时发现病情变化，对急重症患者一经发现，予以必要的处理措施后及时转诊，以免延误病情。对于病情稳定的患者，其脉搏、血压、营养状态等一般体格检查结果是制订康复治疗方案的重要参考指标。

（2）循环系统及呼吸系统的体格检查 应规范完成视、触、叩、听四步骤检查，检查重点如下。①气管是否居中，胸廓外观是否正常，是否存在皮损、静脉曲张，皮下有无气肿，肋间隙有无增宽、有无膨隆、吸气时有无回缩，呼吸运动是否对称，呼吸节律有无异常；②双肺呼吸音是否均匀对称，有无异常呼吸音、有无干湿音、有无胸膜摩擦音；③心脏检查须特别注意心界大小有无心动过缓或过速、有无节律异常、有无脉搏短绌、心音是否正常、有无额外心音、各瓣膜区有无杂音、有无心包摩擦音；④有无血管杂音，如颈动脉、腹主动脉、股动脉等动脉杂音。颜面部及下肢有无水肿，糖尿病患者下肢有无皮损。

另外，应检查四肢关节活动情况，发现可能限制运动的阳性体征。

3. 实验室检查　常规实验室检查结果可提供客观数据，帮助心脏康复医师正确、全面地掌握患者病情。合理选择实验室检查项目有助于明确诊断、制订康复治疗方案以及后续观察治疗效果。常规实验室检查包括血脂、血糖以及肝、肾功能，并应根据患者的具体情况合理选择其他检查项目，如口服葡萄糖耐量试验（oral glucose tolerance test，OGTT），甲状腺功能，心肌损伤标志物（肌钙蛋白、肌酸激酶同工酶），B型利钠肽（BNP）或氨基末端B型利钠肽前体（NT-proBNP），电解质和凝血功能等。

（1）血脂　血脂异常是ASCVD的重要危险因素，主要有高胆固醇血症、高三酰甘油血症、低高密度脂蛋白血症和混合型高脂血症4种类型。临床上高血脂、高密度脂蛋白胆固醇的基本检测项目为总胆固醇（TC）、三酰甘油（TG）、高密度脂蛋白胆固醇（HDL-C）和低密度脂蛋白胆固醇（LDL-C）。心脏康复患者均需接受心血管危险性评估，并且应常规接受血脂检测。

血脂异常的干预方式的选择主要取决于基线胆固醇水平及其心血管危险分层。低、中危患者以生活方式干预为主要措施。经过2~3个月的生活方式治疗其LDL-C仍不能达标者，可考虑药物治疗。对于无ASCVD但心血管危险分层为高危的患者，应在强化生活方式干预的同时，积极启动他汀类药物治疗。

（2）血糖　糖尿病与心血管疾病关系密切。2006年《中国心脏调查》发现，慢性稳定型心绞痛和急性冠脉综合征的住院患者中，80%存在不同程度的糖代谢异常。中国医院门诊的高血压患者中，糖尿病的患病率为24.3%。中华医学会糖尿病学分会慢性并发症调查组报告显示1991~2000年部分三甲医院住院的2型糖尿患者合并高血压者占34.2%，合并其他心血管疾病者占17.1%。荟萃分析表明对于糖化血红蛋白（HbA1c）在5%以上的患者，HbA1c每增加1%，心血管事件的发生风险增加21%。因此，心脏康复医师应关注血糖及血糖相关指标。首诊时应常规检查空腹血糖，糖尿病高危人群或普通人群空腹血糖升高者，应完成OGTT、胰岛素释放实验、糖化血红蛋白检查及尿常规检查，根据结果明确诊断并制订进一步治疗方案。

具有下列任何1个及以上危险因素的成年人，可被定义为糖尿病高危人群：①有血糖调节受损史；②年龄＞40岁；③超重（BMI≥24 kg/m）或肥胖（BMI≥28 kg/m）和（或）向心性肥胖（男性腰围≥90 cm，女性腰围≥85 cm）；④2型糖尿病患者的一级亲属；⑤高血压（血压≥140/90 mmHg），或正在接受降压治疗；⑥血脂异常［HDL-C≤0.91 mmol/L（35 mg/dL）或TG≥2.26 mmol/L（200 mg/dL）］，或正在接受调脂治疗；⑦ASCAD患者；⑧其他静坐的生活方式；有巨大儿（出生体质量＞4 kg）生产史，妊娠期糖尿病病史；有一过性类固醇诱导性糖尿病病史；多囊卵巢综合征患者；严重精神病和（或）长期接受抗抑郁症药物治疗的患者。

（3）肝肾功能　作为常规生化检查项目，肝肾功能检查应覆盖所有心血管病或具有心血管病发病风险的人群，因为治疗心血管疾病的药物大多经肝脏或者肾脏代谢。如果肝肾功能不全，服用的药物一方面可能加重肝脏或肾脏的负担，甚至对肝肾功能有损害；另一方面肝肾功能下降可能会导致心血管药物的排泄降低，在体内蓄积增多，药物浓度相对增加，造成机体对药物的反应性增加。如与肝肾功能正常的患者相比，相同的药物剂量可能导致肝肾功能不全患者血压、血糖下降幅度更大。因此，建议心脏康复患者须定期检测肝肾功能。

4. 辅助检查

（1）心电图　包括常规心电图、动态心电图和运动心电图。常规心电图可提供心率、节律、传导时间、波形、振幅等信息，反映患者是否存在心律失常、心肌缺血、新发或陈旧性心肌梗死、房室肥大或电解质紊乱，是心脏疾病的基本检查项目。必要时可加做24小时动态心电图，有助于非持续性心律失常或心肌缺血的诊断。

（2）胸部X线片　显示心脏及主要血管的大小、形态、位置和毗邻关系，同时可观察肺部情况，包括肺内血流、占位性病变等情况。

（3）超声心动图　通常包含M型超声心动图、二维超声心动图、多普勒超声心动图。可观察心脏结构、功能、室壁运动状态，还能反映实时血流方向、流速和性质。

（4）心脏核素扫描　根据心肌不同部位对显影剂的摄取量，可定量分析心肌灌注、心肌存活情况和心脏功能。通过运动（或药物）负荷与静息状态下对比，可提高检查的敏感性。

（5）心脏磁共振　对软组织分辨率高，可观察心脏结构、功能、心肌心包病变等，还可识别急性心肌梗死冠状动脉再灌注后的微血管堵塞。

（6）冠状动脉CT　通过注入对比剂，扫描后三维成像，可直观显示冠状动脉分布及狭窄情况。

（7）冠状动脉造影 在冠状动脉开口处直接注入造影剂，以动态观察冠状动脉血流情况及解剖结构，了解冠状动脉病变的性质、部位、范围和程度，还可观察冠状动脉有无畸形、钙化及侧支循环形成，是目前诊断冠心病的"金标准"。

（二）一般功能评估

1．结构性心脏病术后瓣膜功能。
2．常规心电图、NYHA 心功能分级。
3．检查运动系统、神经系统等影响运动的因素。
4．心脑肾重要脏器的功能。
5．日常生活活动水平、兴趣爱好和运动习惯。

（三）心肺功能评估

1．心肺运动试验 迄今为止，心肺运动试验（CPET）被认为是评估心肺适能的最佳方式，是心血管疾病康复风险评估的重要手段，更是心肺储备功能检测的"金标准"。CPET 综合应用呼吸气体监测技术、计算机技术和活动平板或踏车技术，实时监测不同负荷条件下，机体氧耗量和二氧化碳排出量等气体代谢指标、通气参数、心电图及每搏输出量的动态变化，客观定量评价心肺功能的无创技术。CPET 是对静态心脏功能和静态肺功能传统检查的完善。

运动负荷试验的具体操作以及气体代谢及生理指标解读，推荐参考《心肺运动实验的原理及其解读—病理生理及临床应用》一书及本书第二部分第十二章临床心肺运动测试和肺功能评定。

2．六分钟步行试验 在心脏康复中，CPET 是金标准，对于部分老龄患者、合并其他疾病，如关节肌肉病变等，不适宜行 CPET，故 6 MWT 作为亚极量试验的代表，是 CPET 较好的补充，可以用来反映日常活动中所需要的强度，虽然较 CPET 欠精确，但更简便、经济，适用于中、重度心力衰竭患者，且易重复试验。SOLVD 试验的亚组研究报道，6 MWT 是死亡率和病残率的独立预测因子。在一项纳入214例轻、中度心力衰竭患者的研究中，6 MWT 与36个月无事件（死亡、心脏移植）生存率有关，6 MWT 距离＜300 m组的36个月无事件生存率明显低于300～450 m组，在45个月后300～450 m组和＞450 m组之间生存曲线开始分离，该试验认为，6 MWT 距离和左心室功能下降是预测生存率的最强的因子。此外，在一项对 6 MWT 在门诊心脏康复的有效性、可靠性和反应性的系统评价中，强有力的证据表明 6 MWT 可以反映心脏康复后临床状态的变化。6 MWT 步行距离可以反映心力衰竭患者血流动力学的改善情况以及左心室射血分数的提升情况，还可以追踪CABG 术后患者的运动耐量的提高情况。

在临床上，术前可以根据 6 MWT 步行距离评估患者的心功能分级，为手术治疗决策提供参考：①心功能1级：6 MWT 步行距离＜300 m；②心功能2级：6 MWT 步行距离300～374.9 m；③心功能3级：6 MWT 步行距离375～449.5 m；④心功能4级：6 MWT 步行距离＞450 m。此外，6 MWT 步行距离也可以作为 CABG 术后患者是否达康复出院目标的标准，为患者制订近期1个月运动处方的依据。根据《日本心脏康复指南》推荐，患者独立行走200 m可达康复出院目标。

注意事项：

1）安全注意事项：将抢救车安放于适当的位置，操作者应熟练掌握心肺复苏技术，能够对紧急事件迅速做出反应。出现以下情况考虑中止试验：胸痛、无法耐受的喘憋、步态不稳、大汗、面色苍白。

2）操作注意事项：测试前不应进行热身运动；患者日常服用的药物停用；测试时，操作者注意力要集中，不要和其他人交流，不能记错患者转身的次数；为减小不同试验日期之间的差异，测试应在每天中的同一时间点进行。

3．肺功能 肺的主要功能是通气和换气，从外界吸入氧气和排除肺内的二氧化碳。临床上的肺功能检查一般是指肺的通气功能和换气功能检查。心外科手术患者病情较为复杂，术前肺通气功能障碍的发生率较高，不利于手术的顺利实施。且在评估心脏外科手术患者预后状况的指标中，肺通气功能障碍是导致患者预后不佳的主要危险因素。根据我国肺功能检查指南，目前肺通气障碍的评定主要由FEV_1占预计值的%进行评估。临床调查发现，心脏外科患者术前通气功能障碍的发生率约为40%，多为轻度通气障碍和中度通气障碍。肺通气障碍程度增加的患者心脏外科术后风险显著升高。有研究表明，术前通气障碍程度较高的患者，术后并发症发生率升高约2.8倍，病死率升高约4.5倍。长期的临床研究已经证实肺通气功能作为临床检查指标在评价外科手术风险中具有重要的应用价值，因此，对心脏外科手术的患者进行术前的通气功能评估是很有必要的。

（四）认知功能评估

认知（cognition）是指人在对客观事物的认识过程中感觉输入信息的获取、编码、操作、提取和使用的过程，也是输入和输出之间发生内部心理反应的过程，这一过程包括知觉、注意、记忆及思维等。在康复领域应用广泛的认知神经科学是由认知科学与神经科学相结合而产生的，1970年代晚期由Milner JA和Gazzaniga MS共同创立"认知神经科学"这个名词。认知神经科学旨在附明认知活动的脑机制，即人类大脑如何调用各层次的组件，包括分子、细胞、脑组织区和全脑去实现自己的认知活动。因此，在康复医学过程中，对认知的评定也逐渐包括大脑的微观和整体功能的分析和判断。值得一提的是很多认知评定的方法也可作为认知功能技巧训练和干预手段在临床应用。

总体认知功能的评估目的是全面了解患者的认知状态、认知特征，以对认知障碍和痴呆的诊断及病因分析提供依据。总体性认知功能评定量表有韦氏智力量表、明尼苏达成套神经心理评定量表、简易精神状态检查量表（mini mental state examination，MMSE）、蒙特利尔认知评定量表、洛文斯坦作业治疗认知评定量表等，这些量表目前均有中文版，经国内标准化检验。1975年美国专家曾制定简易智力检查量表用于测定老年痴呆的行为状况。此方法简单易行，是目前国内外应用最广泛的认知筛查量表。内容覆盖定向力、记忆力、注意力、计算力、语言能力和视空间能力。中文版MMSE具有良好的效度和信度。但MMSE量表也有其缺点，如受到患者的受教育程度影响大，为此有受教育程度区分分值。

（五）日常生活活动能力评估

活动是指个体执行一项任务或行动，包括学习和应用知识、完成日常任务和需求、交流、运动与移动、自理、做家务、社交、社区娱乐、宗教活动、受教育与职业活动等，其领域非常广泛。活动受限是指个体在完成活动时遇到困难，而使活动范围受到局限。

日常生活活动能力（activity of daily living，ADL）是评定康复对象的个体活动能力的主要指标之一，也是康复医学中特有的评定方法。

1. 定义　ADL是指人们为了维持生存或适应生存环境的需要，每天必须进行的，与衣、食、住、行、交往密切相关的最基本、最共性的活动。包括臂活动、转移、行走、使用交通工具、穿衣、修饰、洗漱、就餐、如厕、洗浴、做家务、表达、交流，以及对常识事物的恰当认知反应等。

通常将仅涉及穿衣、进食、简单运动、大小便管理和个人卫生等生存最基本的活动称为基本日常生活活动（basic ADL，BDL）；而加上简单的家务劳动、短途外出乘交通工具和购物等，则称为工具性日常生活活动（instrumental ADL，IADL）。Barthel指数（Barthel index，BD）是评定BADL的经典方法，目前还没有公认的IADL评定量表。功能独立性评定（functional independ ence measure，FIMD）则除评定上述活动能力之外还涉及交流能力和部分认知功能。

2. 评定的目的

（1）确定日常生活独立能力及程度。

（2）制订治疗目标并为治疗提供依据。

（3）评价治疗效果。

（4）比较治疗方案的优劣。

（5）评估患者预后。

（6）分析投资效益比率。

3. 评定方法

（1）直接评定　向患者充分说明用意后，在治疗室、病房或患者生活环境中进行直接观察，评估患者完成指定活动的情况，并根据患者完成活动的程度和所用时间是否合理打分。

（2）间接评定　对有些不便当面完成的或需要特定情况下才能取得结果的活动采用间接评定。如穿脱内衣、大小便处理等，可由患者自述，或由家属或陪同人员介绍。

（3）评定前准备　评定的必需品的准备，如就餐用具、炊具和食物，转移活动用床、椅、轮椅，如厕设备，辅助用具，交流用设备（如电话），衣服等。还需要调整选择合适的评定环境、温度和在场人员。评定前先向患者说明情况和要求，消除对抗和紧张情绪，争取患者的配合，尽量反映真实能力。

（4）注意事项　需了解患者损伤前生活习惯、工作情况、文化水平；目前合作程度；了解患者的家庭生活环境，如亲友关切情况、生活空间、生活环境的设施布置、通路有无障碍等。

（5）了解患者的愿望，还应熟悉量表及计分标准。

4. ADL能力评测量表——Barthel指数（BI）　BI是测量个体基本生活能力，提供残疾严重程度评分的量表。它共有10项内容，每项根据是否需要帮助、帮助的程度以及所花时间的长短决定给予15分、10分、5分或0分。总分100分，表示基本日常生活能够自理。得分越少，生活中对他人的依赖性越强。该量表简明、易于使用，并提供了一个概括性的评价残疾程度的指标。

严重程度评估：①0～20分功能严重障碍，日常生活完全依赖；②21～40分生活需要很大帮助，属重度依赖；③41～60分生活需要中等程度帮助；④＞60分生活大部自理，轻度依赖；⑤100分基本生活独立自理，不需他人照顾。

据研究，40～60分者从康复治疗中受益最大。

（六）运动能力评估

1. 肌力　肌力是指机体依靠肌肉收缩克服和对抗阻力维持身体运动的能力，是人体的基本素质，也是影响日常生活活动能力的主要因素之一。肌肉力量的测试方法有很多种，我们常观察到的是四肢的肌肉力量，而在四肢肌肉力量中，最常测量且方便测量的就是握力和伸膝肌力，这也是反映全身肌肉力量的很好指标。现在有大量证据表明握力和伸膝肌力均与全因心血管病（cardiovascular disease，CVD）死亡率风险独立相关。且握力每减少5 kg，CVD死亡率会增加17%，心肌梗死死亡率增加7%。此外，Pure等通过对1个国家的人群进行研究发现，与血压相比，握力对CVD死亡具有相似的预测价值。与（非致命性）心血管疾病相比，握力与CVD死亡率之间的关系更为密切。运动能力的提高是心脏康复的重要组成部分，伸膝肌力是CVD患者运动能力的强有力预测指标。此外有研究显示，相比于握力，伸膝肌力在预测身体活动能力和残疾方面更具有临床意义。CVD患者表现出骨骼肌氧化能力下降和肌肉灌注减少，进而引起功能丧失，这种损失在卧床休息的情况下会加剧，进一步导致周围肌肉功能的丧失。Izawa等在一项因心肌梗死、冠状动脉疾病住院的324名老年患者研究中发现，住院患者的握力和伸膝肌力均低于正常的老年人群。因此，肌肉力量测试（如握力、伸膝肌力）作为心脏外科手术患者的肌肉适能评价项目是非常有必要的。

在中国心脏瓣膜病人群中，目前还没有关于肌肉力量的最适切点值。不过，近几年关于肌肉力量的研究中，推荐将男性握力＜26 kg，女性握力＜18 kg；或者男性下肢肌肉力量＜18 kg，女性下肢肌肉力量＜16 kg定义为肌肉力量低下。此外，一项针对可以独立生活的日本老年人人群的荟萃分析推荐握力最适切点为男性33.11 kg，女性20.92 kg。

（1）握力

1）测量方法：①测试前询问受试者是否有手部外伤等情况，若有并注明；②请测试人员放下手中或肩上物品（如包、手机等）；③握力器的指针向外侧，根据手掌大小调节；④待其使出最大力气后，记录握力计的读数；⑤受力手测定两次，测试中间可休息5～10 s；⑥测试之前，测试人员演示一遍。

2）注意事项：①测量人员用"1、2、3加油！"的口号鼓励受试者尽量使最大力气；②测定时不要让握力器来回动，用力时胳膊不能弯曲，尽量保持不动的状态来进行测量（禁止臂晃动）。

（2）伸膝肌力

1）操作方法：①测试前询问受试者是否存在外伤等情况，若有需注明；②受试者坐在升高的硬椅上，髋关节与膝关节维持屈曲90°的姿势，脚踩在地板上，双臂放在大腿上；③在力量测试开始之前，治疗师根据测试方案对受试者的腿进行几次适当的引导，以使他们熟悉推动测力计的感觉；④将测力计垂直置于受试者被测下肢踝部上方；⑤告知受试者用力伸直膝盖以推动测力计，要求受试者逐渐增加力量，以达到最大的自主努力程度，然后保持最大力量5 s，记录测力计读数；⑥受力下肢测定两次，测试中间可以休息5～10 s。

2）注意事项：①测试人员在测试过程中给予口头鼓励和赞扬，使受试者尽量用最大力气；②测试过程中，测试人员用双手稳定测力计。

2. 平衡功能评估　平衡功能评估包括功能性前伸试验、起立行走计时测试（time up and go test，TUGT）、Berg量表等。

平衡是人体在有或无外力作用的情况下，维持原姿势并保持稳定状态的能力，是人体应具有的基本素质。良好的平衡需要整合相对于环境位置的感觉信息以及对身体运动产生适当反应的能力。随着年龄的增长，这些系统的功能逐渐丧失，平衡功能衰退。居住在社区中的年龄超过65岁的老年人中，有1/3的人每年至少经历一次跌倒，其中10%～15%的跌倒会引起严重的损伤。平衡试验包括Romberg肢体位置试验，Mann肢体位置试验，BBS（Berg平衡量表），功能性前伸试验和起立行走计时测试等。任何检查都需要防止跌倒。我们在临床中主要应用功能性前伸试验、起立行走计时测试。

围手术期心脏康复包含简单的运动康复及生活指导，老年患者因器官系统的功能退化，往往存在骨骼肌质量和力量的降低、骨量丢失甚至合并心脑血管疾病，故在运动康复过程中有跌倒的高风险。临床上主要采用托马斯跌倒风险评估量表、摩尔斯跌倒评估量表和Hendrich量表评估跌倒风险，但因这3种量表忽略了环境因素等外在因素，存在一定局限性。我们推荐应用起立行走计时测试（TUGT）来对跌倒进行风险评估。其中TUGT不仅纳入了环境因素，而且包含了反应时间、下肢力量、步行速度以及灵活性，可以广泛应用于跌倒风险的评估。

功能性前伸试验比单脚站立容易完成，但是需要受试者不借助助力工具的前提下完成独自站立。当测量结果＞26 cm时，意味着患者可以进行独立步行。

TUGT预测跌倒风险的评分标准为：＜20 s可自由活动；20～29 s活动不稳定，需要在家属或者医护人员监护下；＞30 s提示患者存在活动障碍，日常生活需要帮助，活动必须在医护人员监护下。

（1）功能性前伸试验

1）测量方法：①让受试者脱去鞋子和袜子，放松站立，右肩垂直于墙面。实验开始前给受试者示范标准的动作；②在受试者右肩峰的水平上将标尺平行于地面粘在墙面上；③其中一个测试者应该站在受试者前面易于读到刻度的位置，另一个测试者站在后面以观察受试者的脚后跟是否抬离地面。让受试者的指关节沿着标尺向前移动；④让受试者将右上肢水平前伸（与肩关节的角度接近90）。右手握拳，使中指关节朝前，以便测量原始测量值（相当于上肢的长度）；⑤让受试者在保持平衡的前提身体尽可能的前倾；⑥对于完成这项实验没有特别的要求，当受试者的双脚抬离地面时立即停止实验。

2）注意事项：①在正式开始实验前让受试者进行两次预实验，以便熟悉实验环节。在正式实验时再评估受试者的平衡能力；②功能性平衡能力的结果是所能达到的最大距离减去原始测量值；③需进行两次实验，取最好的成绩。

（2）起立行走计时测试（TUGT）

1）操作方法：①准备：坐在椅子2/3处，上身保持直立，身体放松，后背贴于椅背，双手放于大腿上，两脚着地，脚尖朝前；②平时使用拐杖等助力器的受试者，可以使用其辅助行走；③开始：从后背离开椅背起计算时间，绕过3米外的标志物（旋转方向自由），重新回到椅子上停止时间（如果受试者后背不能贴于椅背，从身体开始移动起计算时间）。

2）注意事项：①椅子高度适当，座高约45 cm；②全过程尤其是转弯处注意受试者安全；③让受试者用最轻松、最安全的速度行走；④测定人员统一用语（请您尽量快速地绕一圈返回到椅子坐好）；⑤测定人员演示一遍。

3. 呼吸肌 呼吸肌评估包括呼吸肌力量评估和呼吸肌耐力评估。临床上通过测试最大吸气压（PI$_{max}$）及最大呼气压（PE$_{max}$）来判断呼吸肌力量。这些压力是通过使用一个带有跟患者口径相适的圆形咬嘴的小圆筒来测量。咬嘴中设计的小漏洞（直径为2 mm，长度为15 mm）是为了防止脸部肌肉收缩形成高压力。压力测量时规范肺容积至关重要。为了避免胸壁和肺的回缩力所导致的吸气肌压力，还需要记录功能残气量的测量值（FRC）。然而，这个肺容积很难规范化。在临床实践中，采用残气量评估PImax，肺总容量（TLC）评估测量PE$_{max}$。每项评估中均至少进行5次测量。2002年，美国胸科协会/欧洲呼吸协会的声明中对呼吸肌评估进行了详细的介绍。参见第二部分第十七章呼吸肌力评估、训练和效果评估。

呼吸肌耐力评估中最常见的是让患者尽可能长时间地采用亚剂量吸气负荷（60%～75% PI$_{max}$）进行呼吸。通过该测试可以检测训练后患者的吸气肌耐力变化。此外在呼吸测试过程中，每2 min增加一次负荷（约5 cmH$_2$O），使阈值负荷也不断增加。可以持续2 min的最高负荷称为可持续压力，用最大负荷的百分比来表示。健康人通常在70% PImax情况下能维持2 min。有研究显示，对于可持续的压力个体间的差异较大，该差异一般会着年龄增长而减少。呼吸肌耐力的第3种评估方法是通过一个密闭管路以收缩10 s和放松5 s的呼吸节律进行重复的最大吸气和呼吸方式呼吸。通过测量收缩18次后最大压力相对下降的程度来评估呼吸肌耐力。

（七）虚弱评估 FRAIL 量表

符合下列5项中3项以上者可诊断为虚弱，符合1～2项者为虚弱前期，0为无虚弱。

1. 过去3周大部分时间感到疲惫，做每件事都感到无力。

2. 无工具辅助不能独立走上10个台阶。

3. 不能独立行走500米。

4. 患下列五种以上疾病（高血压病、糖尿病、癌症、慢性肺部疾病、慢性充血性心力衰竭、心绞痛、哮喘、关节炎、中风、肾脏疾病）。

5. 过去1年体重减轻超过3 kg，或体质量下降超过5%。

（八）营养状态评估

如简易营养评定法（MNA）。

（九）生活质量评估

如SF-36评估。

（十）心理精神状态评估

如SDS/SAS或PHQ-9/GAD-7。

心理社会和行为因素，包括情绪（抑郁、焦虑、愤怒和压力）、人格（A型、D型和敌意）和社会支持，都与心血管疾病的发展和进展相关。精神心理的障碍对疾病状况会产生坏的影响并且会使疾病恶化，研究人员希望通过对精神和心理的治疗干预来降低心血管疾病的突发和复发，改善生活质量和预后。而且，心理治疗已被证明可以改善心脏病患者的生活质量和心理功能，不仅如此，心理因素也可以预测不良的心血管疾病预后。因此，在心脏康复项目实施时，进行精神和心理障碍的筛选检查很重要。

抑郁症以显著而持久的心境低落为主要临床特征，在CVD患者中非常普遍，往往意味着心血管不良后果和医疗费用的增加。1/5的冠心病（coronary heart disease，CHD）或心力衰竭患者患有抑郁症，这一患病率至少是一般人群的3倍。即使在考虑了客观测量的心脏功能之后，患有抑郁症状的 CHD 和心力衰竭患者更可能具有身体活动限制和较差的生活质量，伴有抑郁症状的 CVD 患者也具有较高的复发性心血管事件和死亡率风险。焦虑的特征是短暂的恐惧、不确定和对未来的担忧。最近，两项大型的前瞻性国家登记研究报告了焦虑与 CHD 事件之间的联系。在一项针对49 321名在服兵役前被评估焦虑的男性研究中，经过37年的随访后发现焦虑与突发 CHD 和 AMI 密切相关。另一项针对25 895名芬兰男性和女性的前瞻性队列研究报告称，在7年的随访中，焦虑与冠心病的突发风险升高之间存在显著关联。因此，有必要对 CVD 患者进行精神心理状态评估，及时发现抑郁和焦虑患者，并进行必要的干预治疗，从而降低不良结局的风险。

二、入选标准

生命体征稳定，NYHA Ⅰ-Ⅲ级的患者。

三、运动康复相对禁忌证

1. 新发的严重心律失常。
2. HR＜40次/min或＞130次/min。
3. 血压＜90/50 mmHg或＞200/110 mmHg。
4. MAP＜60 mmHg或＞110 mmHg。
5. RR＞40次/min。
6. RASS为-4，-5，3，4。
7. 大剂量血管活性药物（多巴胺、肾上腺素、去甲肾上腺素）。
8. 胸腔活动性出血。
9. 消化道活动性出血。
10. 伤口严重感染愈合不良。
11. 患者不愿配合。

四、术前预康复

预康复是指患者在术前接受增强个体功能储备的康复训练，以使他们能更好地承受随之而来的手术应激的过程。研究表明，在接受心脏和腹部手术的患者中，术前预康复可降低术后并发症发生率和减少住院日。对 TAVR 手术患者进行预康复有助于手术风险评估和预后改善。

（一）康复健康宣教

对心脏瓣膜病患者进行康复宣教内容包括认识瓣膜疾病科普，手术治疗方法及解决的临床问题，术后运动康复和长期/随访的重要性。重点要让患者了解运动康复的获益、运动康复的计划以及运动康复的风险控制，提高患者运动康复的参与率。主要内容包括术前和术后康复的重要性、术后 ICU 的环境以及指导术后早期的呼吸训练和肢体活动。

（二）术前康复干预

针对康复综合评估结果制订个性化预康复计划，目的是改善体能状态、纠正营养不良、调整心理情绪、训练呼吸模式、增加运动耐量、提高患者对手术的耐受性、鼓励患者积极参与术后早期运动康复训练。在术前对患者进行相应的康复干预，主要包括吸气肌训练和有氧训练。

1. 吸气肌训练30 min，阻力为最大吸气压（MIP）的30%。

2. 有氧训练

（1）运动强度　储备心率法（目标心率为储备心率的40%～50%），RPE11～14。

（2）运动时间　热身期5 min，运动期20～60 min，放松期5 min。

（3）运动频率　每天。

（4）运动类型　功率自行车。

五、术后监护室康复

患者在术后应尽快从麻醉状态苏醒，当患者进入监护病房生命体征稳定，即可进行术后早期康复评估，评估内容包括精神状态、交流互动、肌力检查、疼痛评估和活动状态。

（一）配合程度评估 -S5Q

回答5个标准化问题：睁开、闭上你的眼睛；看着我；张开你的嘴巴；伸出你的舌头；点头、摇头；我数到5，你皱眉头。

1. 不通过＝至少存在一个风险。

2. 如果基本评估不通过，降到级别0。

3. 安全：如果干预期间发生严重不良事件，应推迟各项活动。

（二）疼痛评估

疼痛强度评定量表在疼痛的诊治中，更重要的是了解患者疼痛强度的变化，以评价其发展状况和疗效。临床常采用疼痛强度评定量表/问卷进行量化评估。

1. 视觉模拟评分量表（visual analog scales，VAS）　国内临床上通常采用中华医学会疼痛学会监制的VAS卡。

（1）方法　参见第四部分第三十九章量表个体化的应用、评估和制定干预措施。

（2）应用　VAS方法目前是临床最常用的疼痛强度评价法，广泛用于评定药物/非药物疼痛治疗方法的疗效，还可用于评测疼痛的其他维度，也很科学可靠，但受患者受教育程度的影响大。

2. 数字评价量表（numeric rating scales，NRS）　是更简单的评分法，用0～10共11个数字描述疼痛。分级标准：①0：无痛；②1～3：轻度痛；③4～6：中度痛；④7～10：重度痛。患者根据痛感受选一个数字。NRS可有效区分慢性疼痛患者的不同疼痛强度。但因是采用指定单个数字代表痛感受，具有"天花板"效应。

3. 口头描述评分（verbal rating scales，VRS）　是将疼痛测量尺与口述评分法结合而成。

（1）方法　VRS根据患者主诉将疼痛分级，①0级：无痛；②Ⅰ级（轻度痛）：可忍受，生活/睡眠无干扰；③Ⅱ级（中度痛）：痛明显，要服镇痛药，睡眠受干扰；④Ⅲ级（重度痛）：痛剧烈不能忍受，需镇痛药，睡眠严重受干扰，有自主神经紊乱、被动体位等现象。

（2）特点　①优点：简单快捷、方便实用，适用于文化程度低及对抽象概念理解有困难的患者；②缺点：可靠性差，不适合科研。

4. Wong-Baker面部表情量表（Wong-Baker faces pain rating scale）　由六张从微笑或幸福直至流泪的不同表情的面部像形图组成，适用于交流困难患者，如儿童（3～6岁）、老年人、意识不清/不能用言语表达的患者。

（三）MRC（Medical Research Council）肌力总分表（表6.61.1）

表6.61.1　MRC肌力总分表

分数	说明	评估动作	
0	无可见的肌肉收缩	上肢	下肢
1	可见肌肉收缩，但不能引起肢体活动	肩外展	髋曲屈

分数	说明	评估动作	
2	可引起肢体活动，但不可抗重力	肘屈曲	伸膝
3	可引起肢体活动，可抗重力	腕背屈	踝背曲
4	可引起肢体活动，能抗重力并能抗部分阻力		
5	可引起肢体活动，能抗重力并抗充分阻力		

最大分值：60分（四肢，每侧肢体6个动作，每个肢体15分）
最小分值：0分

（四）Berg平衡分数BBS

1. 坐到站

4能够不用双手扶而站立，独立稳定

3能够用手独立站立

2能够在几次尝试后用双手站立

1需要最小的帮助来站立或稳定

0需要中等或最大限度的帮助来站立

2. 无支持下站立

4能够安全站立2 min

3能够在监督下站立2 min

2没有支持下能够站立30 s

1需要几次尝试在没有支持下能够站立30 s

0无法在没有支持下能够站立30 s

3. 在没有背靠支持，双足放在地板或凳子上坐立

4能够安全地坐上2 min

3能够监护下坐2 min

2能够坐30 s

1能够坐10 s

0无支持下不能坐10 s

（五）基本评估

1．心肺不稳定：MAP<60 mmHg 或 FiO_2>60% 或 PaO_2/ FiO_2<200 或 RR>30 bpm。

2．神经不稳定。

3．急诊外科手术。

4．体温>40 ℃。

（六）ICU康复程序（见表6.61.2）

表6.61.2　ICU康复程序表

级别0	级别1	级别2	级别3	级别4	级别5
无法配合	无或低配合度	中等配合度	接近全配合	全配合	全配合
S5Q＝0	S5Q＜3	S5Q＝3	S5Q＝4/5	S5Q＝5	S5Q＝5
基本评估不通过	基本评估通过	基本评估通过	基本评估通过	基本评估通过	基本评估通过

续表

级别0	级别1	级别2	级别3	级别4	级别5
基本评估＝ 心肺不稳定：MAP 　＜60 mmHg 或 FiO₂ 　＞60% 或 PaO₂/FiO₂ 　＜200 或 RR＞30 bpm 神经不稳定 急诊外科手术 体温＞40 ℃	神经系统或外科或外伤患者不允许转移到椅子上	肥胖、神经或外科或创伤状况不允许主动转移到椅子上（即使MRC总分＝36）	MRC总分＝36+ BBS坐到站＝0+ BBS站＝0+ BBS坐＝1	MRC总分＝48+ BBS坐到站＝0+ BBS站＝0+ BBS坐＝2	MRC总分＝36+ BBS坐到站＝0+ BBS站＝0+ BBS坐＝1
	体位 福勒氏体位	体位 卧立坐在床上 被动从床转移到椅子上	体位 被动从床转移到椅子上 坐在床边 辅助下站立	体位 主动从床转移到椅子上 坐在床边 辅助下站立	体位 主动从床转移到椅子上 坐在床边 站立
物理治疗：无治疗	物理治疗 被动关节活动 被动床边单车 NMES	物理治疗 被动/主动关节活动 上肢和下肢的抗阻训练 主动/被动床上或椅子下肢单车 NMES 呼吸训练	物理治疗 被动/主动关节活动 上肢和下肢的抗阻训练 主动床上或椅子下肢和（或）上肢单车 NMES ADL 呼吸训练	物理治疗 被动/主动关节活动 上肢和下肢的抗阻训练 主动床上或椅子下肢和（或）上肢单车 步行（辅助下/助行架） NMES ADL 呼吸训练	物理治疗 被动/主动关节活动 上肢和下肢的抗阻训练 主动床上或椅子下肢和（或）上肢单车 步行（辅助下） NMES ADL 呼吸训练

六、普通病房康复

患者回到普通病房后继续康复治疗，主要是低强度有氧训练（步行或者床边功率自行车）和呼吸训练（主动呼吸训练或者吸气肌训练）。

七、出院前评估

主要是6 MWT，评估患者术后早期运动耐量的恢复情况，并让患者了解Ⅱ期心脏康复对病情的益处，出院后到心脏康复中心门诊随访评估Ⅱ期康复事宜。

第四节　心脏瓣膜病Ⅱ期康复流程

一、门诊随访

患者出院后预约心脏康复门诊，由专业的心脏康复医生接诊评估患者术后的病情恢复情况，特别是心脏瓣膜和心功能的恢复情况、症状、存在的问题，针对性的进行康复。

二、康复流程

（一）签署知情同意书

第一次接诊患者后，再进行康复治疗前应跟患者详细说明康复治疗的风险和获益，签署知情同意书，可参考如下内容：

×××医院心脏康复治疗知情同意书

姓名：　　　　　　　　年龄：　　　　　　　　性别：

一、医师告知事项

心脏康复是指应用药物、运动、营养、精神心理及行为干预五大处方综合性医疗措施，使心血管病患者获得正常或者接近正常的生活状态，降低再发心血管事件和猝死风险，尽早恢复体力和回归社会。心脏康复融合了心血管医学、运动医学、营养医学、心身医学和行为医学等多学科交叉领域，为心血管病患者在急性期、恢复期、维持期以及整个生命过程中提供生物—心理—社会综合医疗干预和风险控制，涵盖心血管事件发生前预防和发生后治疗与康复，是心血管疾病全程管理和全生命周期健康服务的重要组成部分。

（一）目前诊断

（二）拟行医疗方案

拟治疗名称：心脏康复治疗。
康复前准备：完善心脏彩超，心电图，功率车前的运动心肺功能检查。
监护方式：运动过程中全程心电血压监护。

（三）治疗方案目的

改善患者心肺功能，增强肌肉力量和平衡功能，促进社会适应等。

（四）替代治疗方案

不进行心脏康复治疗。

（五）心脏康复治疗中或后可能出现的并发症、康复风险

1. 诱发/加重心绞痛
2. 诱发/加重心律失常
3. 诱发/加重呼吸困难
4. 血压异常反应
5. 头晕或眼花
6. 疲倦乏力
7. 脑血管意外
8. 因上述并发症或其他情况导致死亡等其他不可预见的风险

（六）费用：费用类别为组合费用，费用不纳入公医、医保报销范围，患者需自付费用。

特别提示：为对心脏康复治疗继续研究，不断提高治疗水平，我们可能将您治疗过程中相关治疗数据用于科学研究。我们郑重承诺，您的个人隐私数据将脱敏处理后的治疗数据，同时研究方案通过相关部门审查后，方用于科学研究。

（七）医师声明

我们将以高度的责任心，认真执行心脏康复操作规程，做好评估和监测，一旦发生不良事件和并发症，我们将积极采取相应的抢救措施。但由于医疗技术水平的局限性及个人体质的差异，不能绝对避免意外风险，不能担保救治完全成功，可能出现死亡、残疾、组织器官损伤导致功能障碍等严重不良后果，及其他不可预见且未能告知的特殊情况，恳请理解。

医生签字：_____ 日期：_____

二、患者及委托人意见

医师向我解释我的病情及所接受的心脏康复治疗，并已就以上医疗风险向我进行详细说明。我了解治疗可能出现的风险，效果及预后等情况，并明白康复治疗由于医疗技术水平局限，个体差异的影响，治疗中和治疗后可能发生医疗意外及存在医师不可事先预见的危险情况；医师向我解释过其他治疗方式及风险，我知道我有权拒绝或放弃此心脏康复治疗，也知道此带来的不良后果及风险，我已就我病情、该治疗及其风险以及相关的问题向我的医师进行了详细的咨询，并得到了满意的答复。

我（ ）明确同意/（ ）不同意（请勾选）实施该医疗措施。

我（ ）明确同意/（ ）不同意（请勾选）我的治疗数据将用于科学研究。

患者或被委托人（需要委托书）签名：_____ 日期：_____

近亲家属/监护人签名：_____ 与患者关系：_____ 日期：_____

医生签名：_____ 日期：_____

（说明：患者具备完全民事行为能力时"患者签名"为必签项；如患者授权他人代为知情同意时，必须签署授权委托书；患者不具备完全民事行为能力时及患者年龄加大等特殊情况，必须由监护人或患者近亲属签署。）

备注： 由于医疗技术水平发展的局限性和个体差异，存在医务人员难以预知的风险，故诊疗过程中实际出现的风险不限于上述说明内容。

心脏康复医生首先评估患者的心血管情况，主要包括患者的基础资料，诊断，手术名称，术后心电图，心脏彩超，既往冠状动脉造影/CT的情况、现在服用的药物、PT-INR值、术后存在的问题等，并综合治疗师的相关功能评估给出治疗的方案。可参考如下：

×××医院心脏康复患者基本信息页

姓名 _____ 性别 男□ 女□ 出生日期 _____ 年 ____月 ____日 住院号：_____

身高 ____ cm 体重 ____ kg BMI ____ 开始日期 _____ 年 ____月 ____日

病友电话 _____ 家属电话 _____

入院诊断：_____

手术名称：_____

手术日期：_____ ；术者：_____

手术切口：□无；□正中胸骨切口；□胸腔镜切口（□左侧　□右侧）□其他 _____

心脏彩超：日期：_____ 年 ____ 月 ____ 日

EF：____ ；左房 ____ mm；左室舒张末 ____ mm；左室收缩末 ____ mm；

肺动脉压力 ____ mmHg；室壁瘤：□无；□有

二尖瓣狭窄：□无；□轻度；□中度；□重度；返流：□无；____ cm^2

三尖瓣狭窄：□无；□轻度；□中度；□重度；返流：□无；____ cm^2

主动脉瓣狭窄：□无；□轻度；□中度；□重度；返流：□无；____ cm^2

其他：_____

心电图：日期：_____ 年 ____ 月 ____ 日

□窦性心律；心率：____ bpm；□ST-T改变；□T波改变 □心房颤动；QTc：_____
□其他 _____

冠脉造影：日期：_____ 年 ____ 月 ____ 日

□冠状动脉无异常；□LM：_____ ；□LAD：_____ ；

□LCX：_____ ；□RCA：_____

其他相关检查：

阳性血液检查：□无；□有 _____

影像检查：□无；□有 _____

运动习惯：□无；□有：□低强度；□中等强度；□高强度

目前服用药物：

名称 _____ 剂量 _____ ；名称 _____ 剂量 _____

名称 _____ 剂量 _____ ；名称 _____ 剂量 _____

名称 _____ 剂量 _____ ；名称 _____ 剂量 _____

名称 _____ 剂量 _____ ；名称 _____ 剂量 _____

名称 _____ 剂量 _____ ；名称 _____ 剂量 _____

名称 _____ 剂量 _____ ；名称 _____ 剂量 _____

名称 _____ 剂量 _____ ；名称 _____ 剂量 _____

名称 _____ 剂量 _____ ；名称 _____ 剂量 _____

名称 _____ 剂量 _____ ；名称 _____ 剂量 _____

名称 _____ 剂量 _____ ；名称 _____ 剂量 _____

名称 _____ 剂量 _____ ；名称 _____ 剂量 _____

调整药物：

增加/减少药物：_____ 日期：_____ 年 ____ 月 ____ 日

增加/减少药物：_____ 日期：_____ 年 ____ 月 ____ 日

增加/减少药物：_____ 日期：_____ 年 ____ 月 ____ 日

增加/减少药物：_____ 日期：_____ 年 ____ 月 ____ 日

增加/减少药物：_____ 日期：_____ 年 ____ 月 ____ 日

增加/减少药物：_____ 日期：_____ 年 ____ 月 ____ 日

增加/减少药物：_____ 日期：_____ 年 ____ 月 ____ 日

抗凝治疗：□无

日期：_____ 年 ____ 月 ____ 日　INR：_____ 华法林剂量：_____

间隔天数：_____ INR：_____ 剂量：_____

间隔天数：_____ INR：_____ 剂量：_____

间隔天数：_____ INR：_____ 剂量：_____

间隔天数：＿＿＿＿＿＿＿ INR：＿＿＿＿＿＿＿ 剂量：＿＿＿＿＿＿＿

心理评估：GAD-7：＿＿＿＿＿＿＿ PHQ-9：＿＿＿＿＿＿＿

（三）治疗师主要评估患者术后的姿势、伤口疼痛的程度、四肢的关节活动度及肌力、握力、ADL能力和最大吸气压等，为针对性的康复治疗方案提供依据。

（四）康复治疗

1. 姿势纠正 几乎大部分患者会因外科术后的胸骨正中切口而导致上交叉综合征，因此有必要对患者进行姿势的纠正，可让患者站在一面直角墙进行。

2. 吸气肌训练 患者术后出现最大吸气肌的下降，肺容量下降或者痰液潴留，吸气肌训练可有效提高患者的最大吸气压，提高肺容量和咳嗽能力，具体参考术前吸气肌肌训练。

3. 有氧训练 可参考术前有氧训练的方案。

4. 抗阻训练

第五节 居家康复

一、华法林抗凝健康宣教

（一）换瓣膜手术所使用的人造瓣膜

1. 人造生物瓣膜 生物瓣膜是用经过特殊处理的动物或人体组织制成的。生物瓣不需长期抗凝，但其耐久性较差。

2. 人造机械瓣膜 机械瓣膜用金属和热解碳等极其耐用的材料制成的，包含着复杂的技术、精心的设计和多年的研究，其启闭动作与天然瓣膜相似。机械瓣膜需终生抗凝，但经久耐用，血流动力学优良。医生仔细诊断患者的病情之后，则根据具体情况建议选择用生物瓣膜还是用机械瓣膜（见图6.61.1）。

为了预防心脏、血管和人工瓣膜的血栓形成，我们需要进行抗凝治疗。目前我们常用的抗凝药物是双香豆素类抗凝药，例如华法林（warfarin，见图6.61.2），主要作用机理是抑制血液里的部分凝血因子，从而达到预防血栓形成的作用。

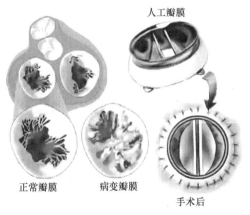

图6.61.1 正常瓣膜和人工瓣膜示意图

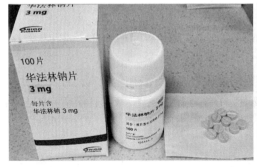

进口

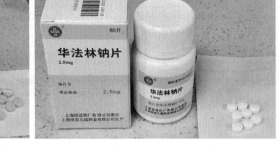

国产

图6.61.2 抗凝药华法林外观

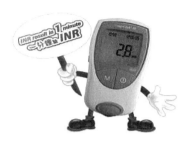

图6.61.3   INR测试设备

（二）抗凝药物的使用

置换人工心脏瓣膜手术后第一天开始抗凝治疗，每天晚上规律的服用抗凝药，例如可以选每晚八点左右服用抗凝药物；剂量需要个体化，并根据验血监测药物的作用效果，由您的医生来调整剂量；抗凝药用量不足时，有导致血栓形成、血管栓塞的危险；抗凝药物过量时，有导致出血的危险；所以抗凝不足或过量都会对您的健康造成影响，正确抗凝对您非常重要。抗凝药应放在密闭的药瓶中，储存在室温15～30 ℃，儿童拿不到的地方。

我们可以通过抽血化验凝血酶原时间（PT）的国际标准化比值（INR）来监测华法林的用量。国际推荐瓣膜置换术的PT-INR值是2.0～3.0。目前国内大多数医院推荐PT-INR值是1.8～2.5（见图6.61.3）。

（三）复查时间安排

1. 术后第1月内：每周查一次。
2. 术后第2个月：每两周查一次。
3. 术后第3个月起：如PT-INR值稳定，则1个月查一次至终生。
4. 如遇PT-INR值不稳定，而调整药量，应视具体情况随时抽血检查。

（四）抗凝治疗的时间

置换不同类型的瓣膜，抗凝治疗的时间有所不同。人工机械瓣膜（见图6.61.4）置换需要终生抗凝。生物瓣膜（见图6.61.5）置换或人工瓣环成形术需抗凝治疗3～6个月。如有合并房颤和左心房存在血栓的病者也需要长期抗凝治疗。

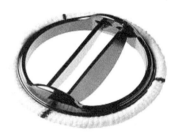

图6.61.4   机械瓣膜

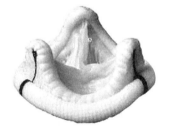

图6.61.5   心脏的生物瓣膜

（五）不良反应

华法林的不良反应主要是出血，常在服药过量时出现（见图6.61.6）。比如：①出鼻血；②皮下瘀斑；③牙龈出血；④尿血，小便颜色呈浓茶或洗肉水样；⑤便血，大便黑色，呈柏油样，或有新鲜血迹腹内出血（腹痛）；⑥颅内出血（头痛、昏迷）；⑦月经过多等。

华法林药量不够抗凝不足时可能会出现人工心脏瓣膜的血栓形成和导致血管栓塞，可表现为人工心脏瓣膜上血栓形成使瓣膜活动障碍，而导致的心功能不全（表现为心悸气促加重）、脑血管栓塞（神志不清、偏瘫）、肢体动脉栓塞（肢体疼痛）。

如有出血或栓塞征象，应立即与您的医生联系。

（六）影响抗凝药物疗效的因素

服药期间，下列因素可能会影响抗凝药物的疗效及PT-INR的结果。

1. 药物相互作用的影响　某些药物与华法林合用时可能会影响抗凝效果。

（1）增强抗凝作用　例如阿司匹林、布洛芬（芬必得）、消炎痛、双氯灭痛（扶他林）、对乙酰氨基酚（扑热息痛、泰诺、百服宁、幸福伤风素、散利痛等）、某些抗生素（如红霉素、氯霉素、青霉素、甲硝唑、磺胺类等）、部分抗真菌药、甲氰咪呱（泰胃美）、雷尼替丁、奥美拉唑（洛赛克）、胺碘酮（可达龙）、苯妥英纳、奎尼丁、甲状腺素、氯丙嗪、苯海拉明、别嘌呤醇、心律平、利尿酸、洛伐他汀、力平脂、菠萝蛋白酶等。

（2）降低抗凝作用　例如维生素K、螺内酯、催眠药、利福平、卡马西平、灰黄霉素、雌激素、口服避孕药、辅酶Q10、抗组胺药、消胆胺等。

（3）中成药　有些中药可能对抗凝治疗有影响，例如红花、丹参、川芎、当归等中药会增强抗凝效果，而三七、甘草等中药则会降低抗凝效果，在使用中药或中成药前应咨询医生。

上述药物如果因病情需要时，应在医生指导下和监测PT-INR下使用。

2. 部分食物　含维生素K丰富或有药酶诱导作用的食物可能减低药效。如动物肝脏、萝卜、胡萝卜、绿茶、菠菜、韭菜、生菜、芥菜、芦笋、卷心菜、花椰菜、青花菜、白菜、油菜、芥兰、甜菜、豌豆、大豆、小扁豆、蕃茄、马铃薯、蛋、牛乳、金丝桃、蓝绿藻、海藻、酪梨、鳄梨等。

只是在长期大量进食上述某种食品时，才有可能会影响抗凝药的作用，正常饮食时，食物经常变换，一般不会导致某一种成分过量而影响抗凝效果。

（七）不良生活习惯及身体状况的改变

1. 吸烟及酒精：影响药物在体内的代谢，并会影响血液及血管的机能。
2. 发热、腹泻、呕吐可影响药物吸收。
3. 肝脏及肾脏疾病：影响维生素K合成和影响药物的代谢。
4. 体重的异常变化：例如短期内体重减轻或加重。

所以，应该选择健康的生活方式，身体出现异常变化时要及时联系医生。

（八）特殊情况

1. 手术　抗凝药物会影响手术伤口的止血，应告知医生您正在服用抗凝药。由医生决定服药方法，手术的时机和方式。

2. 妊娠　由于抗凝药物对胎儿的发育有一定的影响，而且妊娠期间血液呈高凝状态，如抗凝药剂量不足，又易使人工心脏瓣膜上血栓形成。因此，接受长期抗凝治疗的患者在计划怀孕前应详细咨询专科医生。

3. 其他

（1）家居安全　患者服用抗凝药后，有出血倾向，若有伤口则较难止血。所以注意安全，避免受伤：若有小的伤口，压迫止血的时间要长，必要时请医生协助治疗。打针抽血时压迫针口的时间至少十分钟。

（2）外出旅行　计划旅行前，应该将身体状况和PT-INR的结果咨询医生，是否适合旅行。除了注意安全外，药物尤其是抗凝药物的准备是相当重要的。例如计划外出1周，携带的抗凝药至少多于7天的药量，以备不时之需。

综上所述，正确的使用抗凝治疗非常重要，我们建议：①必须认识现在服用的抗凝药物及每片的剂量；②定期监测PT-INR的结果非常重要；③有身体不适时，及时看医生；④必须告诉医生，正在服用抗凝药物；⑤合用其他药物必须在医生的指导下，切勿自行用药；⑥必须戒烟；⑦不可饮用烈性酒，若低度酒，只可适时的少量饮用。

结　语

心脏瓣膜手术后的康复对患者术后的心肺功能和生活质量的提高有很大的帮助，是必不可少的医疗手段，应该在日常的医疗中积极推进，使更多的心脏瓣膜术后患者受益。

（广东省人民医院　陈贤元　郭　兰）

参考文献

［1］ 葛均波, 徐永健. 内科学 [M]. 8 版. 北京: 人民卫生出版社, 2016, 298-313.

［2］ 弭守玲, 吴永健, 周达新, 等. 经导管主动脉瓣置换术后运动康复专家共识 [J]. 中国介入心脏病学杂志, 2020 (7): 361-368.

［3］ Supino P G, Borer J S, Preibisz J, et al. The epidemiology of valvular heart disease: a growing public health problem [J]. Heart Fail Clin, 2006, 2: 379-393.

［4］ Authors/Task Force Members, Vahanian A, Alfieri O, Andreotti F, Antunes MJ, Baron-Esquivias G, Baumgartner H, Borger MA, Carrel TP, De Bonis M, Evangelista A, Falk V, Iung B, Lancellotti P, Pierard L, Price S, Schafers HJ, Schuler G, Stepinska J, Swedberg K, Takkenberg J, Von Oppell UO, Windecker S, Zamorano JL, Zembala M, ESC Committee for Practice Guidelines (CPG), Bax JJ, Baumgartner H, Ceconi C, Dean V, et al: Guidelines on the management of valvular heart disease (version 2012): The Joint Task Force on the Management of Valvular Heart Disease of the European Society of Cardiology (ESC)and the European Association for Cardio-Thoracic Surgery (EACTS) [J]. Eur Heart J, 2012, 33: 2451-2496.

［5］ Nkomo V T, Gardin J M, Skelton T N, et al. Burden of valvular heart diseases: a population-based study [J]. Lancet, 2006, 368: 1005-1011.

［6］ Valkenet Kr. Randomized clinical trial of prehabilitation in colorectal surgery. [J].S Br J Surg, 2009, 25 (2): 99-111.

［7］ Ditmyer M M, Topp R, Pifer M.Prehabilitation in preparation for orthopaedicsurgery. [J].Orthop Nurs, 2002, 21: 43-51.

［8］ Mina S, Clarke H, Ritvo P, et al. Effect of total-body prehabilitation on postoperative outcomes: A systematic review and meta-analysis [J]. Physiotherapy, 2014, 100 (3): 196-207.

［9］ Gerckens U, Tamburino C, Bleiziffer S, et al. Final 5-year clinical and echocardiographic results for treatment of severe aortic stenosis with a self-expanding bioprosthesis from the A'VANCE Study [J]. Eur Heart J, 2017, 38 (36): 2729-2738.

［10］ Kodric M, Trevisan R, Torregiani C, et al. Inspiratory muscle training for diaphragm dysfunction after cardiac surgery [J]. J Thorac Cardiovasc Surg, 2013, 145 (3): 819-823.

［11］ Russo N, Compostella L, Tarantini G, et al. Cardiac rehabilitation after transcatheter versus surgical prosthetic valve implantation for aortic stenosis in the elderly [J]. Eur J Prev Cardiol, 2014, 21 (11): 1341-1348.

第六十二章
外周动脉疾病的康复

引　言

外周动脉疾病（peripheral arterial disease，PAD）通常是指供应下肢或上肢的动脉出现急性或慢性阻塞，严重时会导致下肢缺血和潜在的组织损失。PAD最常由动脉粥样硬化引起，也可能由血栓形成、栓塞引起、血管炎、纤维肌肉发育不良或卡压。动脉粥样硬化PAD与主要不良心血管事件（MACE）的风险密切相关，因为它经常与冠状动脉和脑动脉粥样硬化有关。患有PAD并伴随有症状的脑血管或冠状动脉疾病的患者处于特别高的风险中。PAD患者也有肢体发病率，包括间歇性跛行、慢性严重肢体缺血、急性肢体缺血和组织缺损。肢体发病率影响生活质量和独立性，在严重的情况下，与死亡率增加有关。

第一节　外周动脉疾病的病理生理和临床表现

迄今为止，PAD未得到充分诊断，作为与心血管风险增加相关的动脉粥样硬化的一种表现，心脏病专家对其诊断和管理越来越感兴趣。治疗PAD患者的临床医生不仅必须熟练应用降低全身缺血风险的策略，而且还必须知道如何描述肢体疾病的严重程度，并使用治疗方法来优化功能并降低组织损失的风险。

一、外周动脉疾病的危险因素

众所周知，与冠状动脉粥样硬化相关的可改变的危险因素也有助于外周循环的动脉粥样硬化。与PAD的最大风险最密切相关的危险因素是吸烟和糖尿病（diabetes mellitus，DM）；C反应蛋白（C-reactive protein，CRP）浓度、血脂异常、高血压、慢性肾病和炎症也与PAD的风险增加相关。来自一些观察性研究的数据表明，与从不吸烟者相比，当前吸烟者的PAD患病率增加了2～4倍，戒烟与更好的结果相关。终生吸烟与有症状的PAD的发生率之间存在剂量-反应关系。在妇女健康研究中，每天超过15支香烟的吸烟者发生症状性PAD的风险比为17（95%置信区间［CI］11至27）；戒烟后风险降低。DM患者通常有广泛而严重的PAD，并且更容易发生动脉钙化。代谢综合征也与PAD相关。股骨和腘动脉受累与非糖尿病患者相似，但影响胫骨和腓动脉的远端病变更常见。在PAD患者中，糖尿病患者比非糖尿病患者更可能出现严重的肢体缺血或截肢。脂质代谢异常与PAD相关。在大多数研究中，总胆固醇或低密度脂蛋白（LDL）胆固醇升高会增加PAD和跛行的风险。高甘油三酯血症作为独立变量可预测PAD的风险，但在考虑其他脂质成分时其影响会减弱。此外，高血压会使PAD的风险增加1.3～2.2倍。发生PAD的风险和间歇性跛行随着危险因素的增加而逐渐增加。

二、周围动脉疾病的病理生理学研究

间歇性跛行由氧气（O_2）供需不匹配导致，类似于稳定型心绞痛患者的心肌缺血。O_2输送能力受损加上肌肉水平O_2提取和利用功能障碍，通过乳酸或其他代谢物的积累激活局部感觉受体导致缺血性疼痛（图6.62.1）。

间歇性跛行的患者可能在供应肢体的动脉中有单个或多个闭塞性病变。休息时血流量和腿部 O_2 消耗是正常的，但阻塞性病变限制了运动期间的血流量和 O_2 输送，因此运动肌肉的代谢需求超过了 O_2 和营养物质的可用供应。严重肢体缺血患者通常有多处闭塞性病变，即使静息血供也不能满足肢体的营养需求，导致静息痛和组织丢失。

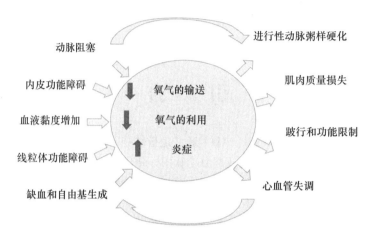

图 6.62.1　外周动脉疾病（PAD）功能局限性的机制

（引自：Modified from Bonaca MP, Creager MA. Pharmacological treatment and current management of peripheral artery disease. Circ Res 2015; 116: 1579-1598.）

三、骨骼肌结构及代谢功能

电生理学和组织病理学检查已发现受 PAD 影响的腿部骨骼肌部分轴突去神经支配的证据。Ⅰ型，氧化性慢肌纤维被保留，但Ⅱ型，糖酵解快肌纤维在 PAD 患者的骨骼肌中丢失。Ⅱ型纤维的损失与肌肉力量下降和运动能力下降有关。在 PAD 远端的骨骼肌中，无氧代谢的转变在运动期间发生得更早，并且在运动后持续更长时间。跛行患者在运动期间乳酸释放和酰基肉碱的积累增加，O_2 去饱和动力学减慢，表明氧化代谢无效。此外，根据 ^{31}P 磁共振波谱在次极量运动后评估，PAD 患者小腿肌肉的线粒体呼吸活动和磷酸肌酸和三磷酸腺苷（ATP）恢复时间延迟。

四、临床特征

（一）症状

PAD 的主要症状包括运动（间歇性跛行）或休息时的肢体疼痛。"跛行"一词源自拉丁语 claudicare。间歇性跛行是指受累肌肉群在运动（尤其是步行）时出现的疼痛、酸痛、疲劳感或其他不适，并在休息后消退。症状的位置通常与最近端狭窄的部位有关。臀部、臀部或大腿跛行通常发生在主动脉和髂动脉阻塞的患者中。小腿跛行是由股动脉或腘动脉狭窄引起的。与腿部其他肌肉群相比，腓肠肌在行走时消耗更多的氧气，因此导致患者报告的最常见症状。胫骨和腓动脉疾病患者会出现踝关节或足部跛行。同样，锁骨下动脉、腋动脉或肱动脉的狭窄可能分别导致肩、二头肌或前臂活动后疼痛。停止努力几分钟后，症状应该会消失。休息期间发生的小腿或大腿发作性疼痛，例如夜间痉挛，不应与跛行混淆，也不是 PAD 的症状。从报告跛行的人那里获得的病史应该记录导致跛行的步行距离、速度和倾斜度。这种基线评估用于评估残疾并提供初步定性测量，用于确定随后与患者接触时的稳定性、改善或恶化。PAD 可能会导致除疼痛引起的功能限制之外的功能限制。与没有 PAD 的患者相比，有 PAD 的患者行走更慢，行走耐力更小。

可以使用几种问卷来评估跛行的存在和严重程度。Rose问卷最初是为了在流行病学调查中诊断心绞痛和间歇性跛行而开发的。它质疑行走时小腿是否会出现疼痛，疼痛是否发生在休息时，以普通或匆忙的速度行走时或上坡时。对该问卷进行了若干修改，包括爱丁堡跛行问卷和圣地亚哥跛行问卷，两者都比医生根据步行距离、步行速度和症状性质诊断间歇性跛行更敏感和更具体。另一个经过验证的工具步行障碍问卷，提出一系列问题，并根据步行距离、步行速度和症状性质得出分数。

（二）体格检查

完整的心血管检查包括触诊外周脉搏、检查四肢（包括足部）以及听诊可触及的动脉是否有杂音。脉搏异常和杂音会增加PAD的可能性。健康人容易触及的脉搏包括上肢的肱动脉、桡动脉和尺动脉以及下肢的股动脉、腘动脉、足背动脉和胫后动脉。瘦者也可以触诊主动脉。脉搏减少或消失表明来自更近端狭窄的压力降低。例如，右侧股动脉搏动正常但左侧股动脉搏动不存在，表明存在左侧髂股动脉狭窄。股动脉搏动正常但没有腘动脉搏动，表明股浅动脉或腘动脉近端狭窄。可触及腘动脉没有足背动脉或胫后动脉搏动的脉搏分别表明胫前动脉和胫后动脉有疾病。杂音通常是狭窄部位血流速度加快和血流障碍的征兆。应使用听诊器听诊锁骨上和锁骨下窝，以获取锁骨下动脉狭窄的证据；腹部、侧腹和骨盆主动脉及其分支血管狭窄的证据；和腹股沟区域作为股动脉狭窄的证据。一些PAD患者的脚底会出现苍白，方法是将脚抬高到心脏水平以上，并通过反复的脚踝背屈和跖屈来锻炼小腿肌肉。然后将腿置于依赖位置，并测量直到出现明显红肿和静脉扩张充血的时间。这些变量中的每一个都取决于血流速率，而血流速率又反映了狭窄的严重程度和侧支血管的充足性。

慢性主髂动脉疾病患者的腿部可能会出现肌肉萎缩。慢性低度缺血的其他迹象包括脱发、营养不良、脚趾甲增厚变脆、皮肤光滑有光泽，以及指垫皮下脂肪萎缩。严重肢体缺血患者皮肤发冷，也可能有瘀点、持续性紫绀或苍白、依赖性红斑、长期依赖导致的足部水肿、皮肤裂隙、溃疡或坏疽。PAD引起的溃疡通常基部苍白，边界不规则并且通常涉及脚趾尖或足跟或在压力部位发展。这些溃疡大小不一，可能小至3～5 mm。

（三）分类

PAD患者的分类取决于体格检查发现的症状和异常的严重程度。PAD临床表现的分类有助于表示风险，并为治疗干预的类型和强度提供基础。Fontaine描述了一种广泛使用的方案，该方案将患者分为四个阶段，从无症状发展到严重肢体缺血（critical limb ischemia，CLI）见（表6.62.1）。几个专业血管学会采用了卢瑟福量表，这是一种现代的、更具描述性的分类，包括无症状患者、三个级别的跛行和三个级别的CLI，范围从单纯的静息痛到轻微和严重的组织损失（表6.62.2）。

表6.62.1　Fontaine对周围动脉疾病的分类

阶段	症状	阶段	症状	阶段	症状
1	无临床症状	2a	至疼痛发作的距离>200 m	3	静止时痛
2	间歇性跛行	2b	至疼痛发作的距离<200 m	4	神经元、组织损失

表6.62.2　慢性肢体缺血的临床分类

级别	种类	临床描述	级别	种类	临床描述
	0	无临床症状的	II	4	静息时缺血性疼痛
				5	轻微组织丢失：溃疡不愈合，局灶性坏疽伴弥漫性足部溃疡
I	1	轻度跛行	III	6	主要组织损失延伸至经跖骨水平以上，功能性足不再可挽救
	2	中度跛行			
	3	严重跛行			

（引自：Modified from Rutherford RB, Baker JD, Ernst C, et al. Recommended standards for reports dealing with lower extremity ischemia: revised version. J Vasc Surg, 1997; 26: 517.）

第二节　外周动脉疾病的评估和治疗

一、辅助检查

（一）臂-踝指数（ABI）

ABI的确定是腿部节段血压测量的简化应用，可以在床边轻松使用。该指数是在踝部测量的SBP与在肱动脉测量的SBP的比率。放置在脚踝周围的充气袖带充气至超收缩压，随后放气，同时使用放置在足背和胫后动脉上的多普勒超声探头检测血流开始，从而表示脚踝SBP。肱动脉SBP可以在常规中评估用听诊器听第一个Korotkoff声音或多普勒探头听袖带放气期间开始的流量。正常的ABI范围是1.00～1.40。ABI值为0.91～0.99为临界值，ABI值为0.90或更低为异常。ABI为0.90或更低具有83%～99%的特异性，69%～73%检测更大狭窄的敏感性超过50%。小于1.0的ABI的灵敏度接近100%。ABI通常用于衡量PAD的严重程度。有腿跛行症状的患者的ABI通常在0.5～0.8，而CLI患者的ABI通常低于0.5。ABI低与步行距离较短和速度较低有关。ABI低于0.40的患者中，只有不到40%能够完成6分钟的步行。在皮肤溃疡患者中，脚踝SBP低于55 mmHg预示着溃疡愈合不良。腿部BP记录在血管钙化患者中不可靠，可能发生在DM或肾功能不全患者中。充气袖带充气不能压缩钙化血管；因此，即使压力超过250 mmHg，多普勒探头也会显示持续的血流。ABI高于1.40表示动脉不可压缩，该测试对于确认或排除PAD没有任何信息。在这种情况下，脚趾臂指数（TBI）可能会提供信息，其比率为0.70或更高，反映了正常灌注压。

（二）跑台运动测试

跑台运动测试可用于评估外周动脉狭窄的临床意义，并提供患者步行能力的客观证据。跛行发作时间是跛行症状最初出现的时间，行走高峰时间出现在患者因腿部严重不适而无法继续行走时。这种标准化和更客观的步行能力测量补充了患者的病史，并提供了对患者残疾的定量评估，以及监测治疗干预的指标。跑台运动协议使用电动跑台，该跑台包含固定或渐进速度和倾斜角度。固定工作负荷测试通常保持12%的恒定坡度和1.5～2.0英里/h（mile per hour，mph）（2.4～3.2 km/h）的速度。渐进或分级跑台协议通常保持2 mph（2.4 km/h）的恒定速度，而坡度每2～3 min逐渐增加2%。使用渐进式重复跑台测试结果比使用恒定坡度方案具有更好的再现性。

跑台测试可以确定动脉狭窄是否会导致患者出现劳力性腿部疼痛的症状。在运动过程中，随着运动肌肉中血管阻力的下降，通过狭窄部位的血流量增加。根据Poiseuille方程，狭窄处的压力梯度与流量成正比增加。因此，在跑步机运动前的休息条件下、运动后1 min内并重复测量踝和肱动脉SBP，直到重新建立基线值。通常运动期间发生的血压升高在上肢和下肢应相同，并保持1.0或更高的恒定ABI。然而，在存在外周动脉狭窄的情况下，ABI降低，因为在手臂中观察到的血压升高与踝部血压的升高不匹配。对于步行能力不足的患者，运动后ABI降低25%或更多受限于跛行被认为是诊断性的，并且暗示PAD是导致患者症状的一个原因。对于有危险因素和症状提示血管跛行但静息ABI正常的患者，应该考虑这种激发试验，这可能发生在近端疾病的患者中。

（三）运动心肺功能测试

周围血管病（外周动脉疾病）运动心肺功能试验特征：

（1）$\Delta VO_2/\Delta WR$（摄氧量与功率斜率）　降低外周动脉疾病患者，通向四肢的动脉由于病理改变导致管径缩小，使运动中经过动脉的血流量不能适当增加以适应代谢需求的增加，结果是氧气的输送也不能适当增加，运动中有氧代谢的整体需求不能得到满足。甚至在低功率水平也会出现运动肌群氧供求的矛盾，导致$\Delta VO_2/$

ΔWR 比率下降。

（2）峰值 VO_2 和 LAT（乳酸阈） 降低外周动脉疾病患者由于肌肉血流灌注减少，致使乳酸盐进入中心循环的速度非常慢，故最大摄氧量（峰值 VO_2）和 LAT 均减低，后者还可能测不到，结果局部缺血肌群的乳酸性酸中毒征象通常不明显。

（3）低 AT 和低氧脉。

（4）腿痛局部缺血的肌肉在相对低功率水平时就产生乳酸，使患者出现腿痛和疲劳的症状。此时在局部缺血肌群中，也许线粒体的数目有代偿性增加，预示着氧摄取改善，但并不能充分弥补氧流的不足。

（5）运动性高血压 许多外周动脉疾病患者在进行低功率做功时即有血压的过度升高。

（6）最大心率较低 外周动脉疾病患者在最大运动时其心率通常相对较低，原因是患者因跛行而停止运动，功率太低而不能使心脏高度兴奋。

二、治疗

PAD 的治疗旨在降低 CVD 的发病率和死亡率，并通过减少跛行症状、消除静息痛和保持肢体活力来提高生活质量。因此，治疗考虑包括通过改变生活方式和使用药物治疗来改变危险因素，以降低不良心血管事件（如 MI、中风和死亡）的风险，以及降低肢体发病率。跛行的症状可以通过药物治疗或运动康复来改善。CLI 的最佳管理通常包括血管内介入或手术重建，以改善血液供应和保持肢体活力。血运重建可以帮助一些尽管运动疗法和药物疗法仍然存在的跛行症状的患者。

（一）内科药物治疗

（1）风险因素修正 降脂治疗可降低心血管事件的风险。最近的降脂指南建议所有 PAD 患者接受高强度或中等强度他汀类药物治疗，具体取决于年龄。前蛋白转化酶枯草杆菌蛋白酶/kexin9 型（PCSK9）抑制剂已显示出有希望的初步结果降低了冠状动脉粥样硬化患者的心血管风险，并且正在包括有症状的 PAD 患者的大型心血管结果试验中进行调查。

（2）抗血小板治疗 阿司匹林或氯吡格雷可抑制血小板聚集，对动脉粥样硬化病变的进展有效。

（3）血管扩张剂的应用 对严重肢体缺血者静脉滴注前列腺素，对减轻疼痛和促使溃疡愈合可能有效。

（二）外科和介入治疗

经积极内科治疗后仍有静息痛、组织坏疽或严重生活质量降低致残者科作血运重建术治疗，包括导管介入治疗和外科手术治疗。前者有经皮球囊扩张、支架植入与激光血管成形术，后者有人造血管与自体血管旁路移植术。

第三节 外周动脉疾病的康复治疗

一、戒烟

缺乏检验戒烟益处的前瞻性试验，但观察性证据明确表明，吸烟会增加动脉粥样硬化及其临床后遗症的风险。患有 PAD 的非吸烟者的心肌梗死率和死亡率低于吸烟或继续吸烟的患者，而戒烟的 PAD 患者的 5 年生存率约为继续吸烟者的两倍。除了频繁的医生建议外，有效促进戒烟的药物干预包括尼古丁替代疗法（nicofine replacement therapy，NRT）、安非他酮和伐尼克兰。

1. 伐尼克兰 伐尼克兰是非尼古丁类药物，也是高选择性 $\alpha_4\beta_2$ 乙酰胆碱受体部分激动剂，对该受体有独特的双向调节作用。 其激动剂作用可缓解吸烟者对尼古丁的渴求和戒断症状，而同时其拮抗剂作用又能阻止

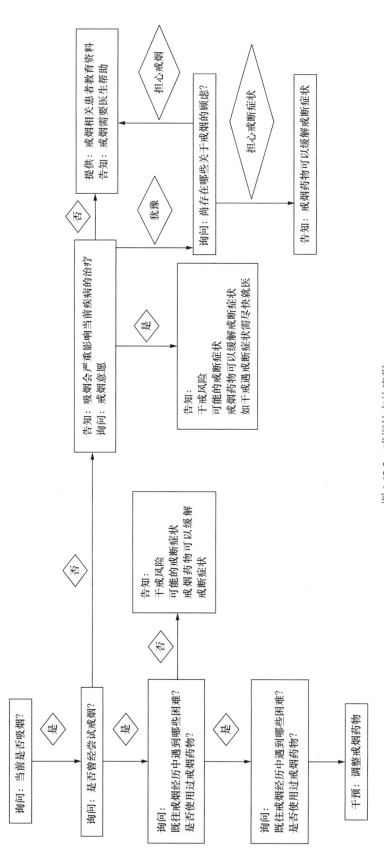

图 6.6.2.2　戒烟处方的流程

尼古丁与大脑内受体的结合，从而减少吸烟的快感，降低对吸烟的期待，减少复吸的可能性。在合并心血管疾病吸烟者中的疗效和安全性已经得到证实。与安慰剂相比，其6个月持续戒烟率33.2%（95% *CI* 28.9～37.8）。随机对照研究显示，伐尼克兰治疗1年持续戒烟率分别为NRT和安非他酮的1.31倍和1.52倍。

2. NRT 制剂中的尼古丁递送至大脑的速度比吸烟时慢且剂量小，从而使吸烟者大脑中烟碱乙酰胆碱受体（nicotinic acetylcholine receptors，nAChRs）产生"脱敏作用"，使用一段时间后，戒烟者对尼古丁摄取量逐渐降低，进而戒除烟瘾。多项临床试验证实，与安慰剂相比，尼古丁吸入剂、贴剂和口香糖持续个月或更长时间的戒断率分别为24.8%（95% *CI* 19.1～31.6）、23.4%（95% *CI* 21.3～25.8）和19%（95% *CI* 16.5～21.9）。目前有关NRT对心血管疾病患者安全性研究数据，包括随机对照研究、实效研究和观察性研究均一致证实NRT无安全性问题。即使使用高剂量NRT药物的患者同时吸烟，短期也未发现心血管系统不良反应。

3. 安非他酮 安非他酮是一种氨基酮，增加伏隔核和蓝斑部位的神经突触间隙去甲肾上腺素（NE）、5-羟色胺（5-HT）及多巴胺（DA）的浓度，降低吸烟者对尼古丁的渴求，同时不引起戒断症状。与安慰剂相比，使用安非他酮6个月的持续戒断率为24.2%（95% *CI* 22.2～26.4）。到目前为止，没有研究显示安非他酮用于戒烟治疗时增加心血管事件的发生率。

4. 联合治疗 单用一种戒烟药物疗效不佳时，长效制剂和短效制剂可以联合应用。①长程尼古丁贴片（>14周）+其他NRT类药物（如咀嚼胶和鼻喷剂）；②尼古丁贴片+尼古丁吸入剂；③尼古丁贴片+盐酸安非他酮（证据等级为A）。尼古丁替代治疗药物和伐尼克兰是否能够联用存争议，主要是疗效不明确，但安全性已得到证实。

5. 随访和复吸处理 研究显示，我国急性冠状动脉综合征患者6个月持续戒烟率为64.6%，复吸率为38.1%，与国外相关研究结果相似。复吸主要原因是渴求占90.32%，其他原因占9.68%。尼古丁依赖评分4分以上是预测患者复吸的独立危险因素。出院后2个月内是患者复吸的高发时间。随访是戒烟干预的重要内容。

（1）随访建议：

1）随访时间：至少6个月；

2）随访频率：在戒烟日之后的第1周、第2周和第1个月、第3个月和第6个月，总共随访次数不少于6次。

（2）随访形式 戒烟者到戒烟门诊复诊或通过电话、短信或邮件形式。

（3）随访内容 了解戒烟情况，就以下问题进行讨论：①戒烟者是否从戒烟中获得益处；获得什么益处，如咳嗽症状减轻、形象改善、自信心增强等；②在戒烟方面取得了哪些成绩，如从戒烟日起完全没有吸烟、戒断症状明显减轻、自己总结的一些戒烟经验；③在戒烟过程中遇到了哪些困难，如烦躁、精神不集中、体重增加；如何解决这些困难；④戒烟药物的效果和存在问题；⑤今后可能遇到的困难，如不可避免的吸烟诱惑、戒烟意识的松懈等。

二、营养处方

健康膳食的基本特征是：①总热量不超标；②脂肪所提供的能量占总能量的25%左右，其中饱和脂肪的供能比≤10%；③盐摄入量<6 g/d低一些更好；④足量的蔬菜和水果；⑤有其他保护性的膳食因素。中国营养学会根据国人的饮食习惯和特点，发布了《中国居民膳食指南》，提出了合理膳食的10条建议也完全符合上述原则。这10条建议包括：①食物多样，谷类为主，粗细搭配；②多吃新鲜蔬菜水果和薯类；③每天吃奶类、豆类或其制品；④常吃适量的鱼、禽、蛋和瘦肉；⑤减少烹调用油量，吃清淡少盐膳食；⑥食不过量，天天运动，保持健康体重；⑦三餐分配要合理，零食要适当；⑧每天足量饮水，合理选择饮料；⑨如饮酒应适量；⑩吃新鲜卫生的食物。

具体措施

（1）减少膳食总热量 调整重点为减少高热量食物的摄入，增加低热量食物的比例，具体措施如下：①不吃或少吃高脂肪食品（如肥肉、油炸食品或全脂奶制品）及高糖食品（如糕点、糖果和含糖饮料等）；②减少食用油，控制在20 g/d（约2汤匙）；③适当控制谷类摄入量，增加低能量密度食物摄入比例，如蔬菜、水果。

（2）限盐　食盐摄入总量<5 g/d，可采取如下措施：①减少烹调用盐，最好使用有定量的盐勺加盐；②控制酱油、黄酱等含盐高的调味品用量；③少食或不食咸菜、加工肉制品及含盐高的零食。

（3）限酒　若饮酒，男性酒精摄入量<25 g/d，女性<15 g/d。酒精计算方法大致为白酒中所含酒精的比例略低于酒的度数，如39度白酒的酒精含量为32.5%；葡萄酒的酒精含量约13%～15%；啤酒的酒精含量在4%左右。按此计算男性白酒（39度）摄入量不应超过80 mL/d葡萄酒不超过200 mL/d，啤酒不超过600 mL/d。

（4）补充膳食钙　最好的方法是增加含钙量较高奶类和豆类食品。

（5）补充食物纤维素、抗氧化维生素和钾　这可以通过增加蔬菜水果及粗粮摄入来达到。

（6）降低膳食胆固醇摄入量　限制高胆周醇食物摄入，瘦肉<75 g/d，蛋黄<4个/周（如已患有高TC血症，则应不吃或少吃蛋黄），尽量避免吃动物内脏。

（7）调整脂肪酸的比例，措施如下：①选择含不饱和脂肪酸较多的植物油（如花生油、豆油、玉米油和橄榄油）作为烹调油；②少用饱和脂肪酸含量较高的动物脂肪，以及棕榈油、椰子油和人造黄油等；增加富含ω-3多不饱和脂肪酸的深海鱼类和淡水鱼类摄入量；③适量补充硬果类和豆类食品。

三、运动康复

运动训练是改善肢体相关症状最有效的无创干预措施。假定的益处机制包括侧支血管的形成和内皮依赖性血管舒张、血液流变学、肌肉结构和代谢以及步行效率的改善（图6.62.3）。运动会增加血管生成因子的表达，尤其是在缺氧组织中。运动训练还可以改善内皮依赖性血管舒张。跛行患者的小腿血流改善尚未得到一致证实。然而，一些研究发现运动训练会增加小腿肌肉的毛细血管密度，而且这种变化先于最大耗氧量的改善。迄今为止，没有影像学研究表明PAD患者在运动训练后侧支血管增加。

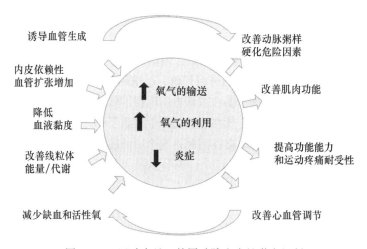

图6.62.3　运动有益于外周动脉疾病的潜在机制

运动训练的大部分益处可能来自骨骼肌结构或功能的变化，例如增加肌肉线粒体酶活性、氧化代谢和ATP生成率。运动表现的改善与血浆和骨骼肌短链酰基肉碱浓度的降低有关，这表明氧化代谢的改善和peakVO2的增加。更高的身体活动水平与更大的小腿肌肉面积和密度相关。训练还可以提高生物力学性能，使患者能够以更少的能量消耗更有效地行走。有监督的运动训练可将最大步行时间增加50%～200%。运动疗法有效且持久，在有监督的运动之后进行家庭计划可取得最佳效果。最大的好处是在训练持续时间至少30 min，每周至少3次，持续6个月，步行是锻炼方式。以家庭为基础的运动训练，可以改善跛行患者的步行时间。腿部力量训练可改善步行时间，但不如跑步机运动训练多。手臂测力法也可改善步行表现。在针对髂动脉狭窄患者的CLEVER（跛行运动与腔内血运重建）试验中，有监督的运动训练改善了平均步行时间比血管内干预多，并且都比最佳药物治疗更有效。目前的指南建议间歇性跛行患者接受有监督的运动康复作为初始治疗。

1. 外周动脉疾病患者的FITT推荐 有监督的运动训练是AHA对下肢有症状的PAD治疗的IA级推荐。大量研究显示运动训练是PAD患者安全、有效的治疗方法。间歇运动训练可使PAD患者在开始发生疼痛到最大疼痛耐受程度之间的步行时间和距离延长；参加运动训练计划后，无疼痛的步行时间和距离可增加106%～177%、绝对步行能力增加64%～85%。以下是推荐给PAD患者的运动处方的FITT原则。

表6.62.3 下肢有症状的外周动脉疾病患者的FITT推荐

	有氧	抗阻	柔韧性
频率	3～5 d/W	至少2 d/W，隔天进行	≥2～3 d/W，每天做效果最好
强度	中等轻度（40%～59% VO_2R）到中等疼痛程度（3分，4级跛行疼痛评分量表）	60%～80%1-RM	达到拉紧或轻度不适感
时间	30～45 min/d（不包含间歇时间）持续12周，可逐渐增加到60 min/d	2～3组，每个动作重复8～12；6～8个全身主要大肌肉群的训练动作	静态拉伸保持10～30 s，每个动作重复2～4次
方式	间歇负重运动（步行或跑台上步行），达到中等疼痛程度时静坐休息，疼痛完全缓解后继续运动	全身大肌肉群训练，如果时间有限则重点训练下肢	静态、动态和（或）PNF拉伸

注：RM：1次最大重复次数；PNF：本体感受性神经肌肉易化拉伸术。

2. 运动训练注意事项

（1）无医务监督的运动训练可能是有益的，但尚未证实其与有医务监督的运动训练一样是有效的治疗方法。

（2）一些患者可能在开始训练计划时运动时间只需要达到累计15 min/d，然后每2周逐渐增加5 min/d的时间。

（3）负重运动（如上、下肢功率车）可作为无负重运动的补充。

（4）骑车或其他无负重运动模式可作为准备活动，但不能作为主要的活动方式。

3. 其他注意事项

（1）PAD患者最理想的运动休总时间比尚不清楚。可能需要对每个患者进行个性化调整。寒冷的环境可能会加重间歇性破行的症状，可能需要进行更长时间的准备活动。鼓励患者控制所有CVD危险因素。

（2）运动训练考虑。研究表明，运动康复后PAD的改善在治疗的最初2～3个月可能最为明显。无监督的锻炼训练可能和有监督的锻炼训练计划一样有益。有些人可能需要通过只积累15 min/次来开始运动，每2周逐渐增加5 min/次。虽然对PAD患者进行的运动训练计划的重点应该是步行，但非负重运动可能会提供额外的好处。阻力训练并没有一直被证明可以改善PAD患者的无痛行走能力。骑自行车或其他非负重的运动方式可以作为热身，但不应该作为主要的活动类型。PAD患者的最佳工作与休息的比率尚未确定，可能需要对每个个体进行调整。寒冷的环境可能会加重间歇性跛行的症状；因此，可能需要更长时间的热身。鼓励个人管理所有已知的CVD危险因素。

结　语

外周动脉疾病是全身性疾病的一部分，其预后与同时并存的冠心病、脑血管疾病相关。在积极药物治疗的基础上，运动康复有助于更好控制发病相关危险因素，改善患者的症状，提高生活质量。当运动或药物治疗无效时，可进行外周血管重建。

（广西中医药大学附属瑞康医院　王　丽）

参考文献

［1］ 黄思贤, 谭新洪. 心肺运动试验的临床应用 [M]. 北京: 人民卫生出版社, 2007, 86-87.

［2］ 葛均波, 徐永健, 王辰, 等. 内科学 [M]. 9 版. 北京: 人民卫生出版社.

［3］ 美国运动医学学会. ACSM 运动测试与运动处方指南 [M]. 10 版. 王正珍, 译. 北京: 北京体育大学出版社, 2019: 235-237.

［4］ 丁荣晶, 吕安康. 心血管患者戒烟处方中国专家共识 [J]. 中华心血管病杂志, 2013, 41 (增刊1): 9-148.

［5］ 高润霖, 顾东风, 胡大一, 等. 中国心血管病预防指南 [J]. 中华心血管病杂志, 2011, 39: 3-38.

［6］ Alvarez L R, Balibrea J M, Surinach J M, et al. FRENA Investigators. Smoking cessation and outcome in stable outpatients with coronary, cerebrovascular, or peripheral artery disease [J]. Eur J Prev Cardiol, 2013, 20: 486-495.

［7］ Beckman J A, Paneni F, Cosentino F, et al. Diabetes and vascular disease: pathophysiology, clinical consequences, and medical therapy. Part II [J]. Eur Heart J, 2013, 34: 2444-2452.

［8］ Vidula H, Liu K, Criqui M H, et al. Metabolic syndrome and incident peripheral artery disease: the Multi-Ethnic Study of Atherosclerosis [J]. Atherosclerosis, 2015, 243: 198-203.

［9］ Criqui M H. The epidemiology of peripheral artery disease [M]. In: Creager MA, Beckman JA, Loscalzo J, eds. Vascular Medicine: A Companion to Braunwald's Heart Disease. 2nd ed. Philadelphia: Elsevier; 2013, 211-222.

［10］ Powell T M, Glynn R J, Buring J E, et al. The relative importance of systolic versus diastolic blood pressure control and incident symptomatic peripheral artery disease in women [J]. Vasc Med, 2011, 16: 239-246.

［11］ Brevetti G, Giugliano G, Brevetti L, et al. Inflammation in peripheral artery disease [J]. Circulation. 2010, 122, 1862-1875.

［12］ Berardi C, Wassel C L, Decker P A, et al. Elevated levels of adhesion proteins are associated with low ankle-brachial index: Multi-Ethnic Study of Atherosclerosis [J]. Angiology, 2017, 68: 322-329.

［13］ Dopheide J F, Rubrech J, Trumpp A, et al. Leukocyte-platelet aggregates: a phenotypic characterization of different stages of peripheral arterial disease [J]. Platelets, 2016, 1-10.

［14］ Garg P K, Arnold A M, Hinckley Stukovsky K D, et al. Lipoprotein-associated phospholipase A2 and incident peripheral arterial disease in older adults: the Cardiovascular Health Study [J]. Arterioscler Thromb Vasc Biol, 2016, 36: 750-756.

［15］ Hiatt W R, Armstrong E J, Larson C J, et al. Pathogenesis of the limb manifestations and exercise limitations in peripheral artery disease [J]. Circ Res, 2015, 116: 1527-1539.

［16］ Isbell D C, Berr S S, Toledano A Y, et al. Delayed calf muscle phosphocreatine recovery after exercise identifies peripheral arterial disease [J]. J Am Coll Cardiol, 2006, 47: 2289.

［17］ McDermott M M. Lower extremity manifestations of peripheral artery disease: the pathophysiologic and functional implications of leg ischemia [J]. Circ Res, 2015, 116: 1540-1550.

［18］ Hamburg N M, Balady G J. Exercise rehabilitation in peripheral artery; disease: functional impact and mechanisms of benefits [J]. Circulation, 2011, 123: 87-97.

［19］ McDermott M M, Kibbe M, Guralnik J M, et al. Comparative effectiveness study of self-directed walking exercise, lower extremity revascularization, and functional decline in peripheral artery disease [J]. J Vasc Surg, 2013, 57: 990-996, e1.

［20］ Aboyans V, Criqui M H, Abraham P, et al. Measurement and interpretation of the ankle-brachial index: a scientific statement from the American Heart Association. AHA Council on Peripheral Vascular Disease, Council on Epidemiology and Prevention, Council on Clinical Cardiology, Council on Cardiovascular Nursing, Council on Cardiovascular Radiology and Intervention, and Council on Cardiovascular Surgery and Anesthesia [J]. Circulation, 2012, 126: 2890-2909.

［21］ Rooke T W, Hirsch A T, Misra S, et al. 2011 ACCF/AHA focused update of the guideline for the management of patients with peripheral artery disease (updating the 2005 guideline): a report of the American College of Cardiology Foundation/American Heart Association Task Force on Practice Guidelines [J]. J Am Coll Cardiol, 2011, 58: 2020-2045.

［22］ McDermott M M, Guralnik J M, Criqui MH, et al. Six-minute walk is a better outcome measure than treadmill walking tests in therapeutic trials of patients with peripheral artery disease [J]. Circulation, 2014, 130: 61-68.

［23］ Hammad T A, Strefling J A, Zellers P R, et al. The effect of post-exercise ankle-brachial index on lower extremity revascularization [J]. JACC Cardiovasc Interv, 2015, 8: 1238-1244.

［24］ Conen D, Everett B M, Kurth T, et al. Smoking, smoking cessation, [corrected] and risk for symptomatic peripheral artery disease in women: a cohort study. Ann Intern Med, 2011, 154: 719-726.

[25] Bonaca M P, Creager M A. Pharmacological treatment and current management of peripheral artery disease [J]. Circ Res, 2015, 116: 1579-1598.

[26] Sabatine M S, Giugliano R P, Wiviott S D, et al. Efficacy and safety of evolocumab in reducing lipids and cardiovascular events. Open-Label Study of Long-Term Evaluation against LDL Cholesterol (OSLER)Investigators [J]. N Engl J Med, 2015, 372: 1500-1509.

[27] Parmenter B J, Raymond J, Fiatarone Singh M A. The effect of exercise on haemodynamics in intermittent claudication: a systematic review of randomized controlled trials [J]. Sports Med, 2010, 40: 433-447.

[28] Duscha B D, Robbins J L, Jones W S, et al. Angiogenesis in skeletal muscle precede improvements in peak oxygen uptake in peripheral artery disease patients [J]. Arterioscler Thromb Vasc Biol, 2011, 31: 2742-2748.

[29] Fokkenrood H J, Bendermacher B L, Lauret G J, et al. Supervised exercise therapy versus non-supervised exercise therapy for intermittent claudication [J]. Cochrane Database Syst Rev, 2013, (8): CD005263.

[30] Murphy T P, Cutlip D E, Regensteiner J G, et al. CLEVER Study Investigators. Supervised exercise versus primary stenting for claudication resulting from aortoiliac peripheral artery disease: six-month outcomes from the Claudication: Exercise Versus Endoluminal Revascularization (CLEVER) study [J]. Circulation, 2012, 125: 130-139.

[31] Bronas U G, Treat-Jacobson D, Leon A S. Comparison of the effect of upper body-ergometry aerobic training vs treadmill training on central cardiorespiratory improvement and walking distance in patients with claudication [J]. J Vasc Surg, 2011, 53: 1557-1564.

[32] Fakhry F, Hunink M G. Randomized comparison of endovascular revascularization plus supervised exercise therapy versus supervised exercise therapy only in patients with peripheral artery disease and intermittent claudication: results of the Endovascular Revascularization and Supervised Exercise (ERASE)trial [J]. Circulation, 2013, 128: 2704-2722.

[33] Braunwald's Heart Disease: A Textbook of Cardiovascular Medicine [M]. 11th Ed, London: Elsevier. 2019.

[34] Gerhard Herman M D, Gornik H L, Barrett C, et al. 2016 AHA/ACC guideline on the management of patients with lower extremity peripheral artery disease: a report of the American College of Cardiology/American Heart Association Task Force on Clinical Practice Guidelines [J]. Circulation, 2017, 135: e726-e779.

[35] Kumbhani D J, Steg P G, Cannon C P, et al. REACH Registry Investigators. Statin therapy and long-term adverse limb outcomes in patients with peripheral artery disease: insights from the REACH registry [J]. Eur Heart J, 2014, 35: 2864-2872.

[36] Bonaca M P, Scirica B M, Creager M A, et al. Vorapaxar in patients with peripheral artery disease: results from TRA2°P-TIMI 50 [J]. Circulation, 2013, 127: 1522-1529, 1529e1-6.

[37] Abola M T, Bhatt D L, Duval S, et al. REACH Investigators. Fate of individuals with ischemic amputations in the REACH Registry: three-year cardiovascular and limb-related outcomes [J]. Atherosclerosis, 2012, 221: 527-535.

[38] Conen D, Everett B M, Kurth T, et al. Smoking, smoking cessation, [corrected]and risk for symptomatic peripheral artery disease in women: a cohort study [J]. Ann Intern Med, 2011, 154: 719-726.

第六十三章
糖尿病的心肺康复

引　言

糖尿病作为心血管疾病的独立危险因素，同时，糖尿病又常常与高血压、高胆固醇血症等其他心血管疾病危险因素同时存在，因此，对多重危险因素的综合控制管理可显著改善糖尿病患者心脑血管疾病发生和死亡风险。预防糖尿病并发症的发生，延缓已存在的糖尿病并发症的进展、降低致残率和死亡率，改善患者的生存质量是糖尿病心肺康复的主要目标。

第一节　糖尿病的病理生理学机制

糖尿病是由遗传和环境因素共同引起的一组以糖代谢紊乱为主要表现的临床综合征。由于胰岛 β 细胞胰岛素分泌能力和（或）胰岛素生物作用缺陷，导致胰岛素缺乏和胰岛素作用障碍单独或共同引起糖、脂肪、蛋白质、水及电解质等代谢紊乱，临床以慢性高血糖为主要特征，其急性并发症有糖尿病酮症酸中毒、高渗性高血糖状态和乳酸性酸中毒。糖尿病还可导致多种慢性并发症，导致器官功能障碍和衰竭，甚至致残或致死。

一、糖类代谢

因葡萄糖磷酸化减少，导致糖酵解、磷酸戊糖旁路代谢及三羧酸循环减退，造成糖原合成减少，分解增多；上述代谢紊乱进一步使肝脏、肌肉及脂肪对葡萄糖的摄取利用能力降低，从而出现空腹及餐后肝糖输出增加。同时，因葡萄糖异生底物增加及磷酸烯醇型丙酮酸激酶活性增强，肝糖异生增加，因而出现空腹及餐后高血糖。

二、脂肪代谢

由于胰岛素不足，脂肪组织摄取葡萄糖及清除血浆甘油三酯的能力下降，脂肪合成代谢下降，脂蛋白脂酶活性低下，血浆游离脂肪酸和甘油三酯浓度增高。当胰岛素极度缺乏时，激素敏感性脂酶活性增强，储存脂肪的动员和分解加速，血浆游离脂肪酸浓度进一步增高。肝细胞摄取脂肪酸后，因再酯化通路受抑制，脂肪酸与辅酶 A 结合生成脂肪酰辅酶 A，经 β-氧化生成乙酰辅酶 A。因草酰乙酸生成不足，乙酰辅酶 A 进入三羧酸循环受阻而大量缩合成乙酰乙酸，进而转化成丙酮和 γ-羟丁酸。丙酮、乙酰乙酸和 γ-羟丁酸三者统称为酮体。当酮体的产生超过组织利用限度和排泄能力时，大量酮体形成酮症，可进一步发展为酮症酸中毒。同时，血脂异常与胰岛素抵抗密切相关。

三、蛋白质代谢

肝脏、肌肉等组织摄取氨基酸减少、蛋白质合成减弱，分解加速，导致负氮平衡。血浆中成糖氨基酸降低，反映糖异生旺盛，成为肝糖输出增加的主要来源。血浆戊酮氨基酸增高，提示肌肉组织摄取氨基酸合成蛋白质能力下降，导致乏力、消瘦、组织修复和抵抗力降低。同时，胰高糖素分泌增加且不为高血糖所抑制。胰高糖素促进肝糖原分解、糖异生、脂肪分解和酮体生成，对上述代谢紊乱起恶化作用。

2型糖尿病与1型糖尿病有相同的代谢紊乱，但前者的胰岛素分泌相对减少，故程度一般较轻。一些患者的基础胰岛素分泌正常，肝糖原在空腹时输出不增加，故空腹血糖正常或轻度升高，但在进餐后出现高血糖。另一些患者进餐后胰岛素分泌持续增加，分泌高峰延迟，餐后3~5 h的胰岛素水平呈现不适当升高，引发低血糖反应，并可能成为首发症状。在急性应激或其他诱因的作用下，2型糖尿病（type 2 diabetes mellitus，T2DM）患者也可发生酮症酸中毒、高渗性高血糖状态或混合型（高血浆渗透压或酮症）急性代谢紊乱。

第二节 糖尿病患者运动康复的目标

糖尿病是以慢性高血糖为特征的代谢性疾病，其发生发展与遗传、环境及行为这三大因素相关。改善其中可干预的环境因素和行为因素，能有效预防、治疗和延缓糖尿病及其并发症的发生和发展。T2DM的发生与缺少运动有关。研究表明，超过80%的T2DM与肥胖及缺乏运动有关。因此运动治疗在T2DM病患者的综合管理中占重要地位。

糖尿病不仅是慢性疾病，同时也是进展性疾病。如何延缓早期糖尿病进展到晚期糖尿病也是糖尿病防治中的重要一环。规律运动能改善糖尿病发病的危险因素，同时还可改善葡萄糖耐量减低和空腹血糖受损状态。运动还可显著改善与代谢相关的指标，可降低糖尿病患者的糖化血红蛋白水平，其效果与饮食治疗、药物治疗和胰岛素治疗的效果相当。

糖尿病并发症是影响患者生活质量和预后的重要原因。运动不仅可以预防糖尿病并发症的发生，还可改善其发展和预后。糖尿病并发症包括血管病变、肾病、神经病变及视网膜病变等。研究显示，连续进行12周每周3次的太极拳运动可以改善血糖水平，同时还可增加神经的传导速度；每天半小时的踏车或跑步机训练，能改善糖尿病患者的自主神经病变；抗阻训练能明显提高糖尿病肾病患者的骨骼肌力量和生活质量；在改善糖尿病血管病变方面，有氧运动结合抗阻运动能改善糖尿病患者外周血管阻力；实验研究表明有氧运动联合抗阻训练能明显改善糖尿病患者的血管舒缩功能。

因此，糖尿病患者运动康复的目标是：

1. 通过运动增强骨骼肌对葡萄糖的利用，使机体糖代谢得到改善，以缓解糖尿病症状。
2. 增加机体组织对胰岛素的敏感性，使机体在血浆胰岛素较低水平的情况下能够维持正常的血糖代谢。
3. 改善糖尿病患者脂肪和蛋白质代谢紊乱。
4. 促进身体组织局部血液循环。
5. 预防和治疗糖尿病并发症。
6. 改善心理状态，调节负性情绪，提高糖尿病患者的生活质量。

第三节 糖尿病患者运动康复流程

一、糖尿病患者运动康复适应证和禁忌证

只有合理的运动处方才能在改善糖脂代谢的同时，避免发生运动相关的心血管不良事件（心绞痛发作、急性心肌梗死、猝死等）、代谢紊乱和骨骼关节系统损伤。因此，糖尿病患者的运动治疗需要严格掌握适应证和禁忌证。

（一）适应证

根据糖尿病的严重程度及有无并发症，可以将适应证分为绝对适应证和相对适应证。

1. 绝对适应证

（1）糖耐量减低者。

（2）无显著高血糖和并发症的2型糖尿病患者。

2. 相对适应证

（1）有微量白蛋白尿、无眼底出血的单纯性视网膜病、无明显自律神经障碍的糖尿病外周神经病变等轻度合并症的患者，在饮食指导和药物控制血糖后，再进行运动疗法。

（2）无酮症酸中毒的1型糖尿病患者，在调整好饮食和胰岛素用量的基础上进行运动治疗，能有效控制血糖在良好水平。

（二）禁忌证

1. 糖尿病酮症酸中毒。

2. 随机血糖＞16.7 mmol/L。

3. 增殖前期糖尿病性视网膜病变或增殖性视网膜病变。

同时，糖尿病患者存在以下情况时，应暂缓运动训练，待病情稳定后再重新进行评估。

1. 血糖明显升高，超过16.7 mmol/L，尤其是尿酮体阳性的患者暂时不宜运动，应待血糖稳定、酮体消失后再运动。

2. 明显的低血糖症或血糖波动大，发作时血糖＜4.0 mmol/L，暂时不宜运动，应待血糖稳定后再运动。

3. 并发各种急性感染，特别是发热，切忌强行运动，应待感染控制后再运动。

4. 合并未控制的高血压，血压超过180/120 mmHg，应待药物治疗血压稳定后再运动。

5. 合并严重心功能不全，稍微活动一下就感觉胸闷气促的患者，应待心功能稳定后再运动，但应进行心脏康复训练。

6. 合并严重糖尿病肾病，应咨询医生后选择合适的运动。

7. 合并严重的眼底病变，有眼底出血者，应咨询医生后选择合适的运动。

8. 合并新近发生的血栓，应先进行卒中康复训练，待病情稳定后再进行运动。

对于糖尿病患者来说，运动治疗一般比日常活动量要剧烈，故应首先咨询医生或运动治疗师，并根据患者的血糖控制情况、体能、用药和并发症情况，决定是否需要先进行运动负荷试验，以避免运动不当诱发心血管病风险事件或加重并发症。

二、个体化的评估

评估内容包括医学评估、运动基础状况评估、日常运动状态评估、运动可行性评估等。

1. 医学评估

（1）评估病史　糖尿病患病史、相关并发症及治疗史、其他重大内科疾病病史、肌肉骨骼及关节病史、吸烟饮酒史。

（2）体格检查　测量身高、体重、腰臀围、血压、心率；并发症评估（心电图、心脏彩超、眼底及足部检查等）；生化、血常规、尿白蛋白、糖化血红蛋白、OGTT及胰岛素水平和敏感性评估；甲状腺功能检查等。

（3）其他评估　如药物治疗、饮食控制情况等。

2. 运动基础状况评估　对运动的认识，参加体力活动的态度，机体对运动的反应，既往体力活动水平及耐受能力。

3. 日常运动状态评估　起居时间、有无运动习惯、喜好的运动方式、持续时间及频率等。

4. **运动可行性评估** 分析患者在社会、家庭、个人、时间、经济等方面所具备的条件及存在的障碍，评估患者对运动知识的了解，包括体力活动的益处及风险知识、运动强度、时间、频率、方式等。在运动开始后要进行阶段性评价与反馈，及时了解运动中出现的问题及运动效果，及时修订运动目标、调整运动计划；给予适当的鼓励，使患者树立信心，促进其坚持达到目标。

三、确定运动目标

医生及运动治疗师应与患者一起确定运动目标，包括短期目标（1个月）、中期目标（3个月）及长期目标（6个月）。例如，对于无运动习惯的患者来说，短期目标可以是完成10～20 min不间断的步行，或是1个月内减重5斤；而长期目标可以是确定具体的体重或腰围目标，把血糖控制在正常范围之内。

确定循序渐进的运动目标，有助于帮助患者保持对运动的积极性而逐渐坚持下去，使运动成为生活的一部分，最终达到长期维持良好状态的目标。

四、制定科学、有效、个体化的运动处方

糖尿病患者需进行中等强度及以下的运动，这样有利于肌肉有效利用葡萄糖和游离脂肪酸。糖尿病患者应以有氧运动为主，每周至少进行中等强度有氧运动（40%～70%最大心率）150 min，并辅以适当抗阻训练，并且运动间隔时间不宜超过3天。我国糖尿病患者多为餐后血糖升高，故运动应在餐后1～3 h内为宜，运动中避免低血糖发生，运动前胰岛素或口服降糖药未减量者，运动中需注意补充糖分（如糖水或甜饮料等），胰岛素注射部位原则上以腹壁脐周为佳，应尽量避开运动肌群，以免加快该部位胰岛素吸收从而诱发低血糖。

个体化的运动处方需要根据糖尿病患者的病程、严重程度、并发症等情况，并综合考虑患者的年龄、个人条件、社会家庭状况、运动环境等多种因素制定运动方案，同时还要结合个人的日常活动方式及运动习惯，掌握其运动能力及活动类型，决定运动量和种类，制定出相应的运动处方。其中运动形式包括步行、慢跑、功率自行车、有氧体操、游泳、广场舞、太极拳、八段锦等，应结合患者的兴趣爱好及环境条件加以选择。

糖尿病患者运动处方应由心脏康复科医师、专科医师、运动治疗师共同制定，对于不同并发症的患者，可有选择性地接受神经内科、肾内科等医师指导。制定运动处方首先应进行风险评估，了解现病史、家族史及并发症情况，了解个人生活习惯、营养状态、日常生活能量消耗分析，以此判断是否适合进行运动疗法；然后根据运动负荷试验的结果制定运动处方，包括运动强度、时间、频率、运动类型等。

五、运动治疗中的监测

运动强度是评价运动安全性及有效性的关键。运动实施过程中需要监测运动前、中、后的血压、心率，询问患者的自我疲劳感觉评分及不适症状，测定运动前后血糖水平，了解此次运动是否导致了低血糖或高血糖，为协调运动与饮食和药物治疗提供指导。

六、运动计划的调整

运动效果与运动强度和运动时间密切相关，由于个体疾病情况及运动能力的差异，运动方案要采取循序渐进的原则，并在不同时期根据病情和运动能力的变化进行调整。

1. **运动时间由少至多** T2DM患者开始进行有氧运动时，运动时间可控制在10～20 min左右，待身体逐渐适应后将时间延长至30～60 min，已达到推荐的能量消耗标准；抗阻训练每周至少进行2次，可逐渐增加至每周3次。

2. 运动强度由轻至重　以改善胰岛素抵抗、降低血糖为目的的运动，在起始阶段，运动强度可以从最大摄氧量的50%开始，一周后增加至60%，6周后可逐渐增至70%～80%。从改善心脏对运动的适应能力角度来说，较高摄氧量的运动强度优于较低强度。抗阻训练开始可采用40%～50%1RM，并逐步增加至75%～80%1RM。

3. 运动频率由疏至密　制定的运动频率要结合运动强度及持续时间，以及患者的身体状况。若运动强度小，持续时间短，可以从一天一次逐步过渡到多次。若已能完成中至较大强度的运动，且持续时间超过30 min，至少每周3次，并逐步增加到每周5次或每天1次；抗阻训练建议每周2～3次，隔天进行。

4. 周期性原则　经过3～6个月运动训练后，患者的运动能力有所提高，此时需要重新调整运动方案，增加运动量，因此需要为患者制定周期性的训练计划。

5. 适度恢复原则　若患者因运动强度过大、训练时间过长而出现疲劳、肌肉酸痛，应给予适当休息，让机体的机能得以恢复。

七、运动康复过程中的药物调整

运动可增加胰岛素敏感性及骨骼肌对葡萄糖的摄取，从而影响血糖水平，所以运动治疗过程中应对降糖药物进行相应的调整。

1. 糖尿病患者经过运动治疗后胰岛素的调整严格遵循个体化原则

（1）综合考量既往胰岛素的使用情况，结合目前血糖水平及对饮食和运动反映进行调整。

（2）在运动治疗的初始阶段，要密切观察血糖反应、运动处方及胰岛素用药的关系。

（3）对有计划的运动治疗，首先调整运动中的饮食治疗方案，再考虑调整胰岛素治疗方案；对无计划的运动，以调整胰岛素的剂量为主和（或）饮食调整和胰岛素调整同时进行。

（4）胰岛素剂量调整以防止发生低血糖事件为主，应遵循"由大剂量至小剂量""由粗调至细调"的方法。

（5）大剂量（高强度/长时间）的运动通畅需要减少胰岛素剂量50%；小剂量（低强度/短时间）的运动，胰岛素剂量可以不作调整。

2. 综合考虑降糖药的类型、服用方法、剂量、饮食和运动水平，根据血糖监测结果调整口服降糖药

（1）大剂量的运动，在计划饮食情况下可以考虑暂停口服药治疗；小剂量运动，口服降糖药可不作调整。

（2）注意临床常用的不同类型的口服降糖药在运动治疗中的特点，如磺脲类降糖药能促进胰岛β细胞释放胰岛素而降糖，服用此类降糖药的患者，在漏餐、长时间的运动或运动强度较大时，要警惕低血糖的发生。

第四节　糖尿病患者的其他康复治疗

一、医学营养治疗

医学营养治疗是指在评估患者营养状况的基础上，设定合理的医学营养治疗目标和计划，控制总能量的摄入，合理、均衡分配各种营养素，达到患者的代谢控制目标，并尽可能满足个体饮食喜好。参考国内外卫生行业标准和指南的要求，确定营养治疗的目标如下。

1. 促进并维持健康饮食习惯，强调选择合适的食物，并改善整体健康。

2. 达到并维持合理体重，获得良好的血糖、血压、血脂的控制以及延缓糖尿病并发症的发生。

3. 提供营养均衡的膳食。

为满足个人背景、文化等需求，可选择更多类型的营养丰富的食物，并能够进行行为改变。

二、戒烟

吸烟不仅是导致癌症、呼吸系统和心脑血管系统疾病的重要危险因素，也与糖尿病及其并发症的发生发展密切相关。有研究表明，吸烟是糖化血红蛋白（HbA1c）升高的独立危险因素。同时，吸烟还会增加糖尿病各种并发症的发生风险，尤其是大血管病变。因此戒烟不仅能显著降低心血管疾病发生率及全因死亡率，还能延缓糖尿病肾病的发展，降低低密度胆固醇脂蛋白水平，从而有利于预防糖尿病并发症。

戒烟措施包括行为干预和药物干预。

1. 行为干预

（1）对糖尿病患者进行常规教育，告知患者吸烟的危害、对糖尿病的不利影响、戒烟的益处以及戒烟的措施等。

（2）向患者开放戒烟的短期咨询和戒烟热线。

（3）评估患者吸烟的状态及尼古丁依赖程度，从而制定相应的戒烟目标。

（4）为患者提供心理和行为支持，包括争取其家人及朋友或病友的群体支持，为患者制订个体化饮食及运动治疗方案和戒烟计划，并定期进行随访。

（5）对戒烟成功者，进行6~12个月的随访（如打电话等形式），有助于防止复吸。

2. 药物干预　患者可在戒烟专家指导下使用尼古丁替代治疗、安非他酮、伐尼克兰等帮助戒烟，这些药物可以提高戒烟的成功率。

三、体重管理

T2DM患者大多伴有超重和肥胖，肥胖会进一步增加心血管病发生风险。因此，体重管理不仅是T2DM治疗的重要环节，还有助于延缓糖尿病前期向T2DM的进展。T2DM患者通过合理的体重管理，不仅可以改善血糖控制、减少降糖药的使用，其中部分糖尿病患者还可停用降糖药，达到糖尿病"缓解"的状态。体重管理还可改善糖尿病患者的血压、血脂等代谢指标。

超重和肥胖的成人T2DM患者的体重管理的首要目标为减轻体重5%~10%，根据生活方式干预、使用减重作用的降糖药/减肥药、代谢手术等综合手段进行体重管理。

四、血糖监测

毛细血管血糖监测是糖尿病患者管理和健康宣教的重要组成部分，有助于评估糖尿病患者糖代谢紊乱的程度，制定合理的降糖方案，反映降糖治疗的效果并指导治疗方案的调整。血糖监测频率应根据患者的实际需要决定。

1. 采用生活方式干预控制糖尿病的患者，可根据需要有目的地通过血糖监测了解饮食控制和运动对血糖的影响，从而调整饮食和运动方案。

2. 使用口服降糖药的患者可每周监测2~4次空腹或餐后2 h血糖。

3. 使用基础胰岛素的患者应监测空腹血糖，根据空腹血糖调整睡前胰岛素的剂量；使用预混胰岛素者应监测空腹和晚餐前血糖。

4. 低血糖高危人群、老年患者应实行个体化的监测方案。

五、糖尿病相关心理压力及应对

糖尿病患者合并焦虑、抑郁等心理问题较为普遍，对其治疗和预后影响很大，所以对糖尿病患者的心理支持应予以重视。心理干预可以提高患者应对糖尿病相关问题的能力，更好地改善情绪障碍及糖代谢状态。例如进行糖尿病知识及技能的培训，采用多种形式的教育，包括讨论、场景模拟、示教、联谊活动等；同伴支持或家庭支持模式有助于缓解糖尿病患者的心理压力，使患者具有正确应对和良好适应的能力，减少负性情绪的发生。一些用于生活幸福感、糖尿病相关焦虑、抑郁、痛苦的量表，如 WHO-5（world health organization）、PAID（problem areas in diabetesscale）、DDS（disease disability scale）、BAI（Beck anxiety inventory）、SAS（self-rating anxiety scale）、PHQ-9（patient health questionnaire-9）、SDS（self-rating depression scale）等，可以筛查及初步判定严重程度。糖尿病患者伴严重精神心理问题需转诊至精神专科治疗。

结　语

　　糖尿病治疗的基本方法主要为饮食治疗、运动治疗及药物治疗，生活方式干预是 T2DM 的基础治疗措施，医学营养治疗和运动治疗是生活方式管理的核心，是控制血糖的基础治疗措施，应贯穿于糖尿病管理的始终；而运动治疗也越来越受到从事糖尿病防治的医务工作者及糖尿病患者的重视，但同其他治疗手段一样，运动康复也需要严格掌握适应证、禁忌证，增加运动治疗后应注意降糖药及胰岛素等药物方案的调整，防治低血糖的发生，合理的运动方案可以保证糖尿病患者的安全，提高疗效。

（广东省中医院　江　巍，大庆油田总医院　范志清）

参考文献

[1] 王吉耀. 内科学 [M]. 北京: 人民卫生出版社, 2010: 1037-1038.
[2] 中华医学会糖尿病学分会. 中国糖尿病运动指南 [M]. 北京: 中华医学电子音像出版社, 2012: 31-33.
[3] 江钟立. 糖尿病的康复治疗 [J]. 中华物理医学与康复杂志, 2007, 29: 498-500.
[4] 中华医学会糖尿病学分会. 中国 2 型糖尿病防治指南 (2020 年版) [J]. 中华内分泌代谢杂志, 2021, 37 (4): 311-398.
[5] 杨龑晓, 孙子林, 袁勇贵. 糖尿病教育中的心理干预技术进展 [J]. 中华糖尿病杂志, 2014, 6 (6): 417-420.
[6] Snowling N J, Hopkins W G. Effects of different modes of exercise training on glucose control and risk factors for complications in type 2 diabetic patients: a mata-analysis [J]. Diabetes Care, 2006, 29: 2518-2527.
[7] Hung J W, Liou C W, Wang P W, et al. Effect of 12-week tai chi chuan exercise on peripheral nerve modulation in patients with type 2 diabetes mellitus [J]. J Rehabil Med, 2009, 41: 924-929.
[8] Sridhar B, Halegrahara N, Bhat R, et al. Increase in the heart rate variability with deep breathing in diabetic patients after 12-month exercise training [J]. Tohoku J Exp Med, 2010, 220: 107-113.
[9] Johansen K L. Exercise and chronic kidney disease: current recommendations [J]. Sports Med, 2005, 35: 485-99.
[10] Maiorana A, O'Driscoll G, Cheetham C, et al. The effect of combined aerobic and resistance exercise training on vascular function in type 2 diabetes [J]. J Am Coll Cardiol, 2001, 38: 860-866.
[11] Duncan G E. Exercise, fitness, and cardiovascular disease risk in type 2 diabetes and the metabolic syndrome [J]. Curr Diab Rep, 2006, 6: 29-35.
[12] Meyer T, Broocks A. Therapeutic impact of exercise on psychiatric diseases: guidelines for exercise testing and prescription [J]. Sports Med, 2000, 30: 269-279.
[13] O'Donovan G, Kearney E M, Nevill A M, et al. The effects of 24 weeks of moderate-or high-intensity exercise on insulin resistance [J]. Eur J Appl Physiol, 2005, 95: 522-528.
[14] Kang J, Robertson R J, Hagberg J M, et al. Effect of exercise intensity on glucose and insulin metabolism in obese individuals and obese NIDDM patients [J]. Diabetes Care, 1996, 19: 341-349.
[15] Hopkin D. Exercise-induced and other daytime hypoglycemic events in patient with diabetes: prevention and treatment [J]. Diabetes Res Clin Pract, 2004, 65 Suppl 1: S35-39.

[16] Venables M C, Jeukendrup A E. Physical inactivity and obesity: links with insulin resistance and type 2 diabetes mellitus [J]. Diabetes Metab Res Rev, 2009, 25 Suppl 1: S18-23.

[17] Hu Y, Zong G, Liu G, et al. Smoking cessation, weight change, type 2 diabetes, and mortality [J]. N Engl J Med, 2018, 379 (7): 623-632.

[18] Phisitkul K, Hegazy K, Chuahirun T, et al. Continued smoking exacerbates but cessation ameliorates progression of early type 2 diabetic nephropathy [J]. Am J Med Sci, 2008, 335 (4): 284-291.

[19] Schwarz P E, Lindstrom J, Kissimova-Scarbeck K, et al. The European perspective of type 2 diabetes prevention: diabetes in Europe-prevention using lifestyle, physical activity and nutritional intervention (DE-PLAN) project [J]. Exp Clin Endocrinol Diabetes, 2008, 116: 167-172.

[20] Cahill K, Stevens S, Perera R, et al. Pharmacological interventions for smoking cessation: an overview and network meta-analysis [J]. Cochrane Database Syst Rev, 2013, (5): CD009329.

[21] Xu Y, Tong G, Lee J Y. Investigation on the association between diabetes distress and productivity among patients with uncontrolled type 2 diabetes mellitus in theprimary healthcare institutions [J]. Prim Care Diabetes, 2020, 14 (5): 538-544.

[22] Hill J O, Stuht J, Wyatt H R, et al. Physical activity in prevention and management of obesity and type-2 diabetes [D]. Nestle Nutr Workshop Ser Clin Perform Programme, 2006, 11: 183-91; discussion 191-196.

第六十四章
慢性阻塞性肺疾病

引　言

慢性阻塞性肺疾病（chronic obstructive pulmonary disease，COPD）特征性的病理生理变化是持续气流受限致肺通气功能障碍。COPD的气流受限起始于小气道，而小气道的特点表现为横截面积大且气流阻力小。吸入的刺激物促进上皮细胞（慢性支气管炎）和肺泡巨噬细胞（肺气肿）释放炎症因子破坏小气道和上皮。炎症产物亦能播散至全身而表现为相关合并症如支气管扩张症、炎症性肠病等，心血管系统疾病发病风险增加2～5倍。

根据慢性阻塞性肺疾病全球倡议（global initiative for chronic obstructive lung disease，GOLD）2017年的报告，呼吸康复（pulmonary rehabilitation，PR）是减少呼吸困难和改善身体表现和生活质量的最有效的治疗干预措施。此外，PR是治疗慢性阻塞性肺疾病（COPD）最经济有效的治疗方法之一。慢性阻塞性肺疾病的呼吸康复是慢阻肺治疗中非药物治疗的主要内容，也是药物治疗的有效补充，同时有着药物无法替代的作用。

呼吸康复是一个多学科康复团队联合提供的干预，综合的诊断和评估形成了个性化、以患者为中心的治疗方案的基础。这一项目组成包括体育锻炼、患者教育和行为改变，其内容组成见图6.64.1，所有这些都旨在改善慢性呼吸系统疾病患者的身体和精神状态，并影响持续的健康促进行为。

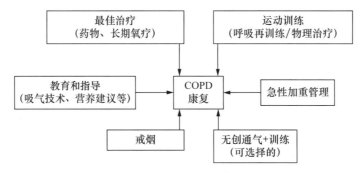

图6.64.1　慢性阻塞性肺疾病呼吸康复的内容

（引自：Rainer G; Schneeberger T, Jarosch I, et al.Pulmonary Rehabilitation and Exercise Training in Chronic Obstructive Pulmonary Disease [J]. Dtsch Arztebl Int, 2018, 15 (8): 117-123.）

第一节　慢性阻塞性肺疾病的生理病理学机制

一、气流受限和气体陷闭

小气道炎症、纤维化和气道内渗出的程度与慢性阻塞性肺疾病的肺功能下降息息相关。当肺功能下降至正常值一半左右时可能出现肺过度充气。外周气道阻塞使呼气时气体陷闭导致过度充气。静态过度充气使吸气容积下降，功能残气量增加，与运动时的动态过度充气相关，可能是劳力性呼吸困难和活动耐力受限的主要原因。吸入支气管扩张剂作用于外周小气道能减轻气体陷闭，降低肺容量并改善症状和活动能力。

二、气体交换障碍

随着COPD的进展，外周气道阻塞、肺实质破坏及肺血管异常等减少了肺气体交换能力，产生低氧血症，后期可出现高碳酸血症。肺泡通气障碍以及肺血管床的破坏减少导致通气灌注比例失衡。通气驱动下降或死腔通气增加亦可导致通气功能下降。

三、黏液高分泌

杯状细胞数量增多、黏膜下腺体增大及吸烟或吸入其他有害颗粒所致气道高反应可引起黏液高分泌，导致慢性咳嗽、咳痰，是慢性支气管炎的特征性表现。黏液高分泌可加重气流阻塞、增加急性加重的险及支气管扩张的发生风险。黏液高分泌初期不一定合并气流受限。

四、肺动脉高压

COPD晚期可能出现肺动脉高压，主要由长期慢性缺氧导致肺血管广泛收缩，最终导致内膜增厚、血管平滑肌增生、血管纤维化和闭塞等结构性改变造成肺循环的结构重组所致。即使在轻度COPD的患者或吸烟引起肺气肿的患者，肺微血管血流亦可见有显著异常，并随着疾病进展而恶化。类似于气道内的炎症，COPD血管也存在炎症反应，内皮细胞功能异常。而肺气肿患者的肺血管床缺失更加重了肺循环压力。进行性加重的肺动脉高压导致右心室肥厚，最终产生慢性肺源性心脏病及右心衰竭，是其重要的心血管并发症，提示预后不良。

五、急性加重

由细菌或病毒导致的呼吸道感染、环境污染或其他未知因素可引起COPD患者呼吸系统症状的急性加重。急性加重期间过度通气和气体陷闭增加，呼气流速减少，呼吸困难程度增加，通气/灌注比例失衡恶化加重低氧。其他合并症（肺炎、血栓栓塞及急性心功能不全）可能导致COPD急性加重。

六、全身系统表现

COPD的炎症反应不只局限于肺部，也可导致全身不良效应。循环中的炎性介质可能导致骨骼肌废用和萎缩，也可引起或加重一些合并症，如缺血性心脏病、心功能不全、骨质疏松、抑郁、慢性贫血、糖尿病及代谢综合征。COPD的全身不良效应具有重要的临床意义，可加剧患者活动能力受限，使生活质量下降，预后变差。

第二节 慢性阻塞性肺疾病的康复目标制定

慢性阻塞性肺疾病主要临床症状主要表现为活动相关的呼吸困难和活动能力的下降。除此之外，慢性阻塞性肺疾病还存在很多其他的临床问题，包括营养障碍、骨骼肌的功能障碍、心血管障碍、睡眠障碍等，这些问题同时影响患者的日常生活和社会参与活动能力，导致生活质量的下降。对于存在呼吸困难或其他呼吸系统症状、运动能力下降、活动限制或健康状况受损的慢性阻塞性肺疾病患者，应考虑进行呼吸康复的干预。

因为症状每天都会出现，呼吸康复被认为是慢性肺部疾病改善症状以及生活质量的一种选择。随着健康

负担的增加，COPD对肺康复的需求也在增加。并且，呼吸康复的获益已经得到了大量循证医学研究证实，2007年ACCP/AACVPR协会发布循证临床实践指南，认为呼吸康复在减轻呼吸困难症状、改善生活质量方面为1A级证据。从呼吸康复的疗效上看，应将改善呼吸困难、改善运动能力、改善生活质量作为慢阻肺康复主要目标。

表6.64.1　慢阻肺呼吸康复疗效的证据

效果	证据级别	效果	证据级别
改善生活质量	A	降低静息和活动后的呼吸困难	A
改善整体体能表现	A	降低再住院率和住院时间	B
改善肌力和腿部肌肉容积	A	降低慢阻肺相关的焦虑和抑郁症状	B
改善力量和上肢肌肉容积	A		

（引自：Ries A, Bauldoff GS, Carlin BW, et al. Pulmonary rehabilitation: joint ACCP/AACVPR evidence-based clinical practice guidelines [J]. Chest, 2007, 131（5 Suppl）: 45-425）

呼吸康复的目标

- 缓解症状
- 最大化活动能力
- 提高独立性
- 提高参加日常生活活动的能力
- 促进健康行为的改变

而在临床实践中，在对患者进行访谈及评估时，应从患者主观上最影响患者生活质量的内容着手，如患者主诉活动后明显的气短，活动距离的缩短（如室内转移受到明显限制、活动范围明显减少等情况），这种情况下患者的康复目标设定应以改善患者呼吸困难及活动能力为主。而另一些患者主观的主诉较少，但是客观检查（如6分钟步行结果、肌肉力量评估、平衡功能评估），发现患者存在功能障碍，如6 MWD缩短、肌肉明显的萎缩和力量的减退，需要将解决这些问题，作为康复的目标，并制定相应康复方案进行干预。

肺康复的目标设定时应考虑短期和长期目标两个方面。

短期目标多是两周内可以达到的康复目标，在这个目标下康复方案的设定应以完善初步评估、教育患者正确的运动方案、患者学习如何减轻呼吸困难症状的方法、改善日常活动能力（节能策略）及解决影响患者骨骼肌肉功能相关的疼痛及功能障碍问题（部分患者存在骨关节炎、风湿性关节炎等问题）。

长期目标则是患者在短时间内无法完成，需要长期通过家庭和门诊随访及康复才能达成的目标。以慢阻肺患者举例，有氧训练达到一定心肺功能改善效果需要6~8周的时间，而更长的阶段是适应回归家庭、社会以及个人角色的一个过程。长期目标的设定中，需要结合患者本人的家庭情况、经济情况以及依从性的情况。长期目标的达成需要分成很多阶段性短期目标，在医疗与家庭的联动中逐步完成。

第三节　慢性阻塞性肺疾病的住院康复

一、康复适应证与禁忌证

（一）呼吸康复适应证

慢阻肺患者进行康复的适应证同呼吸康复的适应证并无差别，当患者病情处于稳定的可控状态下即可开始康复治疗。将患者转介去康复的医务人员和肺康复工作人员经常担心，个别患者可能"病得太重"，无法进行肺康复。而慢性阻塞性肺疾病全球倡议（GOLD）建议不基于肺活量测定的FEV_1值来判断是否进行康复，并将呼吸康复康复纳入明显存在症状负担或病情加重风险增加的患者（GOLD B、C、D组）的管理。

最近的一项研究发现，1/4接受肺康复治疗的COPD患者患有虚弱。虚弱的表现为体重减少、精力枯竭、疲劳、低体力活动、行动缓慢。尽管虚弱是肺康复计划失败的一个预测因素，但虚弱患者在呼吸困难、运动表现、体育活动和健康状况方面比非虚弱患者表现出更好的结果，即使是慢性高碳酸血症呼吸衰竭的患者也能从肺康复中获益。最新一项包括13项RCT的系统分析发现，住院期间或者出院4周内开始呼吸康复治疗的患者死亡率和再住院率明显降低，这说明在急性期稳定后尽快开始呼吸康复对患者是有益的。但是，肺疾病患者往往合并存在一定风险的合并症，如心力衰竭、冠心病、肺动脉高压、深静脉血栓等问题，这些问题需要在康复前进行纠正或者康复过程中保持稳定，并且康复团队要清晰进行康复的过程中需要密切监测相关的指标。

（二）呼吸康复的禁忌证

1. 呼吸康复的绝对禁忌证

（1）不稳定的心绞痛或心律失常。

（2）不稳定的骨折。

（3）传染性疾病可能给他人带来风险。

（4）不稳定的精神心理状态可能给他人带来风险及伤害。

2. 呼吸康复的相对禁忌证

（1）严重的认知障碍。

（2）进展性的神经肌肉疾病。

（3）严重未受控制的贫血。

（4）缺乏动力。

（5）严重的视力障碍。

（6）严重虚弱的疲劳（比如禁止性的心力衰竭，患者不能耐受训练单元）。

（7）低于6个月的生存预期。

二、康复评估

慢阻肺患者呼吸康复的评估是一个系统化的过程。最初的评估往往通过面对面的问诊（床旁评估）完成，这个过程中获得患者信息、了解患者关注的问题，并彼此熟悉并建立基础的信任。

需要对患者的基础情况进行查体及评估，包括患者的一般状态、吸氧的浓度、静态及动态血氧的水平、呼吸的模式以及气道廓清的能力、肢体力量及萎缩情况，在这个过程中对患者的基本功能状态及障碍进行了解，并制定初步的康复项目及目标。最后，需要对患者的一些项目进行量化的评估，包括一些量表及运动试验，如呼吸困难、平衡功能、肌力及运动能力情况。

（一）症状评估

1. 呼吸困难 对于COPD患者，呼吸困难是最常见的症状。美国胸科协会（American thoracic society，ATS）1999将呼吸困难定义为一种呼吸不适的主观体验，这种不适感由各种不同的且强度可变化的感觉组成。在这个过程中多种生理、心理、社会和环境因素相互影响引起，并可能诱发次级的生理和行为反应。

这个定义可以从这几个方面进行理解：

（1）不同的感觉（如费力、紧张和空气缺乏/吸气不足）通过不同的路径和机制参与呼吸困难的形成。

（2）不同的感觉通常不是孤立的发生。

（3）呼吸困难感觉也有不同的不愉快和情感和行为表现。这里强调呼吸困难是多种感觉，呼吸困难通常伴随情绪和行为学的异常。

呼吸不适的感觉主要表现为三种情况：

（1）空气缺乏，患者感觉吸气得不到满足，需要更充足的呼吸。

（2）呼吸做功增加，呼吸时肌肉存在费力的感觉。

（3）胸闷感，这种感觉常常伴随类似支气管痉挛和哮喘类似的感受。除此之外，也可以通过呼吸的深度和频率来了解患者呼吸困难的感受。

在康复之前、期间和之后，熟悉识别和评估呼吸困难症状作为在呼吸康复中是非常重要的。目前临床较为常用的呼吸困难评估的方法是改良英国医学研究委员会呼吸困难问卷（modified British medical research council，mMRC）和Borg CR-10呼吸困难评分。

mMRC 呼吸困难量表是一个五级的量表，根据各种体育活动，范围从0～4不等。它允许自我评估或应用于运动能力评估中活动强度的管理。mMRC值大于2作为区分"呼吸困难"和"呼吸困难"的切入点。

表6.64.2　改良英国医学研究委员会呼吸困难问卷

0级-仅在费力运动时出现呼吸困难
1级-平地快步行走或步行爬小坡、上楼时出现气短
2级-由于气短，平地行走时比同龄人慢或者需要停下来休息
3级-在平地按自己的速度行走100米左右或数分钟需要停下来喘气
4级-因严重呼吸困难以至于不能离开家，或在穿衣服脱衣服时出现呼吸困难

Borg CR-10 量表是一个非线性，以十分制来评估的量表，基于呼吸困难和腿部疲劳，从"完全没有"到"最大化"的类别评分。该量表与VAS、分钟通气量和运动耗氧量有较强相关性。一般来说，6 MWT前后都使用Borg量表来计算呼吸困难和腿部疲劳。

表6.64.3　Borg CR-10呼吸困难评分

分值描述症状
0分：完全没有，"没事"代表您没有感觉到任何费力，没有肌肉劳累，没有气喘吁吁或者呼吸困难
0.5分：刚刚感觉到（非常微弱，刚刚有感觉）
1分：非常轻微（"很微弱"，代表轻微的费力，按照您自己的步伐，你愿意走更近的路程）
2分：轻微（"微弱"）
3分：中等（代表有些但不是非常的困难，感觉继续进行是尚可的、不困难的）
4分：稍微严重
5分：严重（"强烈-严重"非常困难、劳累，但是继续进行不是非常困难。该程度大约是"最大值"的一半）
6分：5～7分
7分：非常严重（"非常强烈"您能够继续进行，但是不得不强迫自己并且非常劳累）
8分：7～9分
9分：非常非常严重（几乎达到最大值）
10分：最大值（"极其强烈-最大值"是极其强烈的水平，对大多数人来讲这是以前生活中所经历的最强烈的程度）

视觉模拟量表（VAS）是一种已被用于测量呼吸困难的方法。由一条100 m的水平或垂直线，通过锚点来表述呼吸困难的程度，量表的两端分别是"无呼吸急促"和"难以接受的呼吸急促"，背面是100 mm的数字。10～20 mm作为推荐的最小临床重要差异（MCID）。

除了VAS，数字评分量表（NRS）是一个0～10（"根本没有呼吸困难"到"可以想象到的最严重的呼吸困难"）量表，用来衡量呼吸困难的存在。它可以通过电话使用，而且比VAS更容易重复测量。

基线/过渡期呼吸困难指数（baseline/transitional dyspnea index，BDI/TDI）是广泛应用的全面评估呼吸困难及对患者功能状态影响的评估工具，这个量表比较关注呼吸困难对患者功能的影响。

（二）运动能力评估

运动能力的评估包括运动能力是通过耐力和力量两个部分。呼吸系统疾病的运动耐力减低非常常见，通常认为心肺功能异常是造成患者耐力减低的主要原因，但是近期研究发现骨骼肌功能障碍被认为是其中的关键所在。

1. 耐力评估 一般测量耐力最常用的方法是场地试验，这些测试方法简单、经济且不依赖大型设备。如6 MWT、递增步行穿梭行走试验（Incremental shuttle walk test，ISWT）和耐力步行穿梭测试（endurance shuttle walk test，ESWT）。

6 MWT是一个自定速测试，广泛应用于心肺疾病的预后结局评估。为了保证结果的有效性和可靠性，必须严格标准化的执行方案。对于心肺疾病患者，若在测试中需携带氧源，则在后期的测试中必须使用同样的氧源进行复测。该测试通过患者尽力行行6分钟行走的距离来判断其心肺耐力，它的MCID为30 m。

往返步行测试包括ISWT和ESWT。ISWT是渐进的、症状限制性的步行测试，它具有外部节奏，并通过预设的听力步行节拍器的信号控制行走速度的递增，针对COPD患者的ISWT的MCID为48 m。ESWT是ISWT的衍生，使用相同的10 m穿梭路线和音频信号来控制速度，它的MCID为65 s或95 m。4 m步态速度是一种简单的功能评估工具，用于社区老年人，已被证实在COPD中可靠，MCID为0.11 m/s。

此外，6分钟踏步试验已被确定为一种可重复、敏感、安全、耐受性良好和可行的试验，它记录6分钟内最大的步数，MCID为20步。

坐立试验（sit-stand test，STS）是一种易于使用的现场试验，近年来已被应用于评估COPD患者的运动耐受性，在不同的版本和长度中，1 min的STST是使用最广泛的版本，MCID为3次重复。

心肺运动测试（CPET）长期以来一直是评估慢性阻塞性肺疾病运动能力的金标准方法，使用循环踏车来测量心肺性能指标，如最大耗氧量。在美国，V_{O_2} max的下降率为10%/10年。CPET中常用的运动类型是增量（或斜坡）运动测试、最大增量跑步机测试和恒定功率运动测试。与6 MWT相比，CPET需要额外的设备支持且费用较高。

2. 肌力评估 COPD患者的肌力评估包括四肢肌力和呼吸肌力量的评估。

慢性阻塞性肺疾病患者的力量明显下降，特别是在重症患者中。在呼吸康复执行前，有必要进性肢体及呼吸肌肌力的评估。

在临床和研究环境中，主动或非主动的技术被用来测量力量。前者包括徒手肌肉测试（MMT），这是一种用于COPD患者的粗略评估工具，特别适用于重症护理环境中。手持式测力计比MMT可以提供更多的定量信息，它适用于评估COPD患者群体的肌力变化，但它不适用不同人之间的比较。

握力动态测量法用于评估握力，方便在床旁进行，要求每次测量都采取标准体位，测量的结果以kg及N作为单位。特别是在老年人中，作为死亡率和身体功能的预测因素。

测力计（strain guage）是一种简单便携的工具，可以配套半卧位的椅子进行测量COPD患者的四头肌自主收缩下的等长伸膝肌力。

此外，单次最大负荷（1RM）测试定义为肢体完成1次全范围活动的最大重量（阻力）。它被认为是在非实验室情况下评估肌力的金标准，可以使用液压或阻力装置来进行测量。1RM是一种可靠且耐受性良好的方法，用于COPD患者的PR项目中力量处方的设定。

以上所有的测试方法可能会受到患者的能力、测试人员等外部因素的影响。因此，非自主技术已被用于测量肌肉力量，最常见的是股四头肌。超最大强度的神经电刺激被用来测量最大的自主收缩力，但由于其感觉上的不适和技术困难而没有得到广泛推广。随后出现了相对无痛的磁性神经刺激来评估COPD患者的骨骼肌力量。

3. 呼吸肌功能评估 吸气肌功能损伤是COPD患者常见的临床表现，早期发现呼吸肌无力是预防和干预呼吸衰竭的必要条件。经口最大吸气压力（MIP）和最大呼气压力是容易、便携、耐受性良好和无创的口腔呼吸肌力指数。床边呼吸肌力的测量可以通过测量封闭气道时产生得口腔内压力得到，即最大吸气压MIP和最大呼气压MEP。除此之外，通过膈肌超声来测量膈肌活动的幅度，以及膈肌的厚度，判断慢阻肺患者的膈肌功能，目前在临床越来越受到重视，因为超声测量的方法和技术差异，但在不同的超声工作者中获得的结果可能存在差异。

4. 生活质量评估　计算COPD患者生活质量的方法有很多，如圣乔治呼吸问卷（SGRQ）、临床COPD问卷（CCQ）、COPD评估测试（CAT）和慢性呼吸问卷（CRQ）。SGRQ、CCQ、CAT和CRQ的MCID分别为4个单位值、0.4分、2分和0.5分，作为临床试验中COPD治疗改善的评定。此外，36项生活质量评估（SF-36）是衡量生活质量的有效工具。大于8.3分的变化被认为是SF-36的临床重要差异。体重指数、气流阻塞、呼吸困难和运动能力指数（BODE）是一种新的多维分级系统，用于预测COPD患者的死亡率、分期和进展。得分7～10分的患者中位数存活3年。身体也用于计算COPD患者的健康相关生活质量。

三、慢性阻塞性肺疾病呼吸康复过程中的临床治疗

慢性阻塞性肺疾病稳定期的治疗包括药物及非药物治疗，早期预防早期治疗，尽可能去除急性加重诱因，改善气道阻塞的可逆成分，减轻症状，阻止COPD进一步发展，同时缓解或阻止肺功能下降，改善COPD的活动能力，提高生活质量。

1. 教育和劝导患者戒烟　戒烟能影响COPD的自然进程，因职业或环境粉尘、刺激性气体所致者应脱离污染环境。

2. 药物治疗　药物治疗能改善COPD患者的症状，减少加重频率和未来急性加重的严重程度，改善健康状态和活动耐力。药物治疗应综合考虑患者症状的严重程度、急加重的风险、药物副作用、合并症、药物的花费、患者的意愿、依从性及不同给药装置的使用能力等多种因素，制订个体化的用药方案。并经常评估吸入装置的使用方法是否正确。

吸入用支气管扩张剂可松弛支气管平滑肌、扩张支气管、缓解气流受限，是控制症状的核心和基础手段。主要的支气管扩张剂包括β₂激动剂，抗胆碱能及甲基黄嘌呤类。

β_2激动剂通过激动β_2-肾上腺素能受体松弛气道平滑肌，包括短效（SABA）及长效（LABA）β_2-激动剂。SABAs主要有沙丁胺醇、特布他林等，数分钟内起效并可持续4-6 h。规律按需使用SABAs能改善FVE_1及症状。LABAs作用时间持续12 h以上，较SABAs更有效与方便。福莫特罗及沙美特罗，每日2次，可显著改善FVE_1及肺容量、缓解呼吸困难、改善健康状态、减少急性加重频率及住院次数，但对患者死亡率及肺功能的下降速率无改善。茚达特罗及维兰特罗每天仅需使用1次，可改善患者肺功能及症状。

抗胆碱能药通过拮抗气道平滑肌表面的M3胆碱能受体而阻断胆碱能的支气管收缩作用。短效胆碱能拮抗剂（SAMAs）如异丙托溴铵，开始作用时较SABAs慢但持续时间长，维持6～8 h。长效胆碱能拮抗剂（LAMAs）如噻托溴铵、格隆溴铵，长期吸入可增加深吸气量，改善呼吸困难，提高运动耐力和生活质量，减少急性加重频率。

相比之下，LAMAs较LABAs更能有效减少COPD急性加重及住院率。联合用药优于单药治疗。吸入噻托溴铵能增加呼吸康复改善活动耐量的效果。

茶碱是最常用的甲基化黄嘌呤衍生物，在稳定期COPD患者中有中度支气管扩张作用。但其治疗窗窄，使用时需注意毒副作用及其他药物对茶碱血药浓度的影响。

吸入用糖皮质激素（inhaled corticosteroids，ICS）联合LABA较两者单用更能改善反复急性加重或中重度COPD患者的肺功能、健康状态，减少急性加重次数。规律使用ICS增加肺炎的发生率，特别是重度COPD的患者。是否联合ICS需综合考虑急性加重或住院次数、血嗜酸性粒细胞水平、合并症等因素。不推荐COPD患者长期口服糖皮质激素治疗。

3. 氧疗　COPD稳定期慢性呼吸衰竭的患者进行长期家庭氧疗（long-term a oxygen therapy，LTOT）每日>15 h可提高生存率。对血流动力学、运动能力、肺生理和精神状态均会产生有益的影响。

四、慢性阻塞性肺疾病呼吸康复常用康复治疗技术

PR已被明确证明可以减少COPD患者的呼吸困难，增加运动能力，并改善生活质量，减少住院时间。PR

可以将慢阻肺患者再入院率降至14%，而在没有呼吸康复的对照组，再住院率是57%。

运动训练对COPD肺病患者有益，不依赖于年龄、性别、呼吸困难程度或疾病严重程度无关。所有体力或身体活动水平下降的COPD患者都应被推荐并提供运动训练。训练的方法各异，应根据患者的情况进行个性化的处方。

1. 耐力运动训练（有氧训练） 耐力运动训练可改善慢性阻塞性肺疾病的过度通气和劳力性呼吸困难、降低心率和改善肌肉功能障碍。耐力训练是针对上肢和下肢的经典训练形式。大多数耐力训练计划都是基于连续的方法，长时间不间断训练，而且大多在恒定的强度水平。最近一项随机对照研究的数据显示，特别是在晚期慢性COPD患者可能从间歇训练受益。与持续的训练相比，较低程度的劳力性呼吸困难（Borg评分上的呼吸困难：间隔训练6.2/10与持续训练7.2/10；$P=0.012$）。

上肢训练对慢性阻塞性肺疾病患者同样重要，训练内容包括耐力和肌力训练，如通过上肢循环训练在内的有氧方案。二头肌、三头肌、三角肌、背阔肌和胸肌是需要训练的重点肌肉。

呼吸困难是行走后的主要重要症状，而股四头肌疲劳和力竭是COPD中相对不常见的症状。患者可以通过平地行走提高行走能力。自行车训练通常会导致股四头肌疲劳。与稳定COPD患者相比，与常规的双腿训练相比，使用单腿循环训练减少了总代谢需求，提高了有氧能力。在未来的专业指南中，建议将单腿自行车作为运动训练的一种选择。

美国胸科学会/欧洲呼吸学会推荐的耐力训练处方是每节课程20～60 min，在60%的最大功率下，每周3～5次训练。Borg量表可以用来监测运动训练的强度，4～8/10分的运动水平更接近目标训练强度。

2. 抗阻力量训练 COPD患者常常存在肌肉萎缩和肢体无力，力量训练时解决这两个问题的主要措施，而常规的耐力训练无法替代其的功效。许多研究发现，力量训练不仅可以提高COPD患者的肌肉力量和生活质量，还可以提高运动能力。推举重物的练习（如举重、哑铃等）或者用手臂和腿部的抗阻机器进行推举训练是力量训练的常用方法。Paoli等人建议通过多关节练习（如俯卧推、上举、腹部仰卧起坐等）来进行阻力训练，可以更有效地提高肌肉力量。在日常活动中，我们也应鼓励患者进行多关节运动。

抗阻运动需要重复和逐渐增加负荷进行才能达到一定效果，而阻力值需要循序渐进的提高，否则容易出现肌肉关节损伤。目前最常用的抗阻训练方法是渐进式抗阻训练，美国运动医学学院（American college of sports mediciue，ACSM）建议，对于新手（未经训练的个体），8～12RM的负荷（完成8～12个全关节活动范围动作的力量阻抗）是合适的。当前当对抗的负荷可以超过期望目标执行1～2次时，建议负载增加2%～10%的负荷重量。力量训练初期训练频率2～3次/周，随着患者的能力提高可以相应增加次数。

此外，力量训练与耐力训练均可以改善肌肉力量和耐力表现，防止认知能力下降和相关共病，可以让COPD患者的训练达到整体改善的效果。

3. 呼吸肌训练 对于慢阻肺患者来说，吸气肌无力已经得到证实，研究发现这种无力同肌肉的分子结构改变相关。在轻中度COPD患者的活检标本中发现膈肌单位横截面积的下降，膈肌通过适应性的变化将快速肌纤维专向慢速肌纤维，尽管存在这些适应但是患者吸气肌的力量和耐力仍然较差。

呼吸肌肉训练对慢阻肺患者的呼吸肌肉训练，特别是吸气肌肉训练（inspiratory muscle training，IMT），可诱导改善吸气肌肉力和耐力、功能运动能力、呼吸困难和生活质量。对于患有吸气性肌无力的患者，IMT可作为慢阻肺患者PR期间治疗的一部分。反过来意味着这些肌肉将能够更好地补偿剧烈运动增加的代谢需求。对32项研究的分析meta汇总数据显示：如果吸气肌肉训练是唯一的干预，呼吸肌肉力量（PImax：+13 cmH_2O；$P<0.001$）、身体表现能力（6分钟步行距离+32米；$P<0.001$）和劳力性呼吸困难（过渡性呼吸困难指数：+20分；$P<0.001$）可显著改善。

准备进行吸气肌训练的COPD患者需要具备一下特征：①运动时重度呼吸困难；②能积极配合；③吸气肌肌力下降；④中至重度的呼吸功能损伤，但不适合于终末期肺气肿和膈肌扁平的患者。

吸气肌训练的方法有两种，通过阻力（阈值）的吸气训练和持续呼吸训练。最常见的方法是使用阻力或阈值呼吸装置，如阈值吸气性肌肉训练器，力量呼吸。吸气性阻力呼吸和阈值负荷被认为是力量和耐力训练的混合物。训练强度通常设置在吸气负荷30%MIP（PI_{max}）。其他研究表明，高强度IMT在中重度COPD患者中是可行的，显著改善呼吸肌力和耐力。建议坚持使用IMT，因为一旦停止IMT，训练的好处将随着时间的推移而逐渐下降。ACSM标准化指南的建议训练频率是每天1～2次，每天总运动时间是20～30 min。可以每天2次，每次15 min或者持续完成。

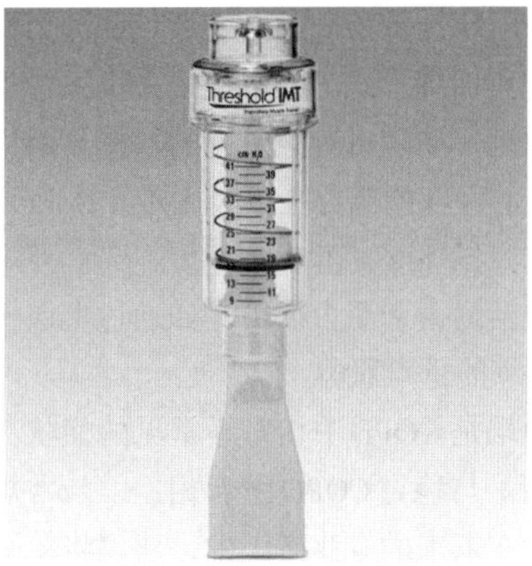

图6.64.2　阈值型吸气肌训练

该设备由一个弹簧单向阀门提供阻力，阻力值可以通过预计吸气肌训练的强度调整。

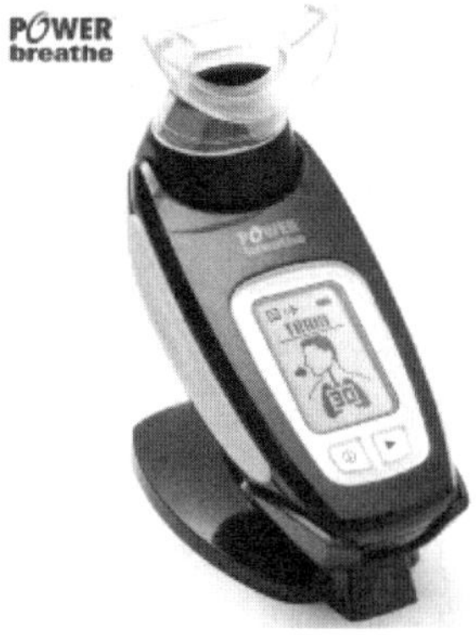

图6.64.3　Powerbreathe训练器

对于吸气肌训练联合运动训练的治疗效果，仍处于循证探索的阶段。Berry等人发现IMT联合下肢运动训练可以提高干预组的步行距离，但是PImax并没有大幅度提高。荷兰、奥地利、以色列等国的研究发现吸气肌训练联合运动训练，可以增加最大吸气肌力量和运动能力，但没有记录呼吸困难改善的情况。

4. 呼吸再训练　呼吸再训练的方法包括缩唇呼吸、膈式呼吸、控制式瑜伽呼吸（pranayama yoga breathing）、利用计算机进行反馈式的呼吸锻炼等各种形式的呼吸模式训练。

呼吸再训练作为一种非药物疗法在世界范围内被广泛应用于各种慢性呼吸系统疾病患者的治疗。呼吸再训练的目的是缓解呼吸困难，提高通气/换气效率，常用的方法有深横膈膜呼吸法、缩唇呼吸、瑜伽呼吸法或任何其他类似的控制呼吸模式的干预方法，所有这些训练的原理是利用减慢呼吸的速度、增加呼气的时间，这样让更多的气体呼出，这样能够减轻呼吸困难和改善运动能力。强调通过意识控制呼吸方式，如用鼻呼吸、下胸腔和腹式呼吸等。呼吸再训练通常鼓励放松，并提倡在家进行常规性的锻炼。

（1）缩唇呼吸（pursed lip breathing，PLB）　PLB是一种呼吸再训练策略，通常是COPD患者自发和自愿使用的，目的是在运动或日常活动或呼吸需求增加期间缓解和控制呼吸困难。PLB可改善气体交换，降低呼吸频率，增加潮气量，提高对吸气和呼气肌肉的控制。慢阻肺患者在肺部过度充气的情况下，膈肌的运动指令增加和因肌力减弱导致的膈肌活动响应不足可能是呼吸困难的原因。PLB作为一种潜在的去充气状态的呼吸方法，可能降低呼吸困难的程度。虽然PLB不直接促进肺容量的减少，但却可以明显减少下胸腔的呼气末肺容积（EELV），从而改善过度充气。

PLB可采用以下指导方式进行：①闭上嘴，用鼻子深吸一口气，数到2。遵循这个模式，在脑海中重复“吸气，1，2”。呼吸不需要太深。一般的吸气量就可以了；②把你的嘴唇合在一起，就像你开始吹口哨或吹生日蛋糕上的蜡烛一样。这就是所谓的“缩唇”；③继续噘起嘴唇，数到4，慢慢呼气。不要用力呼气，而是用嘴慢慢地呼气；④缩唇呼吸最适合剧烈运动，比如爬楼梯。

（2）膈式（腹式）呼吸　膈肌是主要的呼吸肌肉之一，它的功能对正确的呼吸至关重要。除呼吸运动外，膈肌还有多种生理作用，膈肌的收缩和放松也能控制气流，这也有助于发声和吞咽。膈肌的功能障碍与各种疾病有关，如呼吸功能不全、运动不耐受、睡眠障碍和潜在的死亡。此外，支配膈肌的膈神经与迷走神经相连，这就导致呼吸中的膈肌运动能够直接或间接影响交感神经和副交感神经系统，从而调节神经活动。膈肌还可以通过调节腹内压力来控制姿势的稳定性、排便、排尿和分娩等。

慢性呼吸系统病患者呼吸困难时，往往更多地依赖颈部、肩部和背部的辅助呼吸肌肉来呼吸。这会导致呼吸做功大大提高，有规律的进行膈式（腹式）呼吸有助于重新训练这块肌肉，让呼吸运动更有效地工作。

可采用以下指导方式进行：①放松双肩坐着或躺着时，将一只手放在胸部，另一只手放在腹部；②用鼻子吸气 2 s，感觉你的胃向外移动。如果你的腹部比胸部移动得多，那么你的运动就是正确的；③嘬起嘴唇，用嘴慢慢呼气，轻轻按压腹部。这将增强你的隔膜释放空气的能力。尽可能重复这个练习。

第四节　慢性阻塞性肺疾病出院后居家康复指导

慢阻肺患者在医院内症状得到控制以后，各项指标、用药都处于平稳的状态，患者就面临出院。对在院内参加过正式呼吸康复计划的患者，应为其制定居家运动处方，以延续正在进行的运动训练。对有些患者来说，由于疾病的严重性，往往有持续的医疗康复的需求。而对于患者病情及体能状况的不同，居家运动处方应是个性化的，并需要结合其家庭环境，但总体包括有氧运动、肌肉力量训练、ROM训练、肌肉牵拉及吸气肌训练。

一、居家呼吸困难控制

除运动指导外，患者应接受呼吸困难控制和症状管理的教育。针对呼吸困难控制策略，包括缩唇呼吸、三脚架姿势、间歇性休息、开窗和使用步行器或助步车。将注意力从呼吸困难上转移，包括听音乐、看电视、与亲友一起聊天等。中度呼吸困难和疲劳是运动时的常见症状，尤其在训练的最初几周。使用10分制呼吸困难量表，将症状控制在4分左右为宜，若呼吸困难未缓解或持续加重应嘱患者立即联系他们的医师。

二、居家氧疗

患者还应在院内进行低氧情况的评估，并由呼吸科医师给与氧疗处方，并教育患者使用血氧仪及吸氧设备。患者还应接受短效和长效支气管扩张剂使用的教育。患者还应对生活习惯进行纠正，如吸烟，饮酒，出门戴口罩等。

结　语

肺康复是COPO减少和改善呼吸困难、症状和提高生活质量的最有效的治疗和干预措施，值得大家推广。

（第一节　中日友好医院　赵红梅　赵　青

第二节　中日友好医院　赵红梅　段亚景

第三节　中日友好医院　赵红梅　段亚景　王思远　赵　青

第四节　中日友好医院　王家玺）

参考文献

［1］　王海燕. 内科学 [M]. 北京: 北京大学医学出版社, 2005: 58.

［2］　袁月华, 解立新, 葛慧青, 等. 肺康复成功指南 [M]. 北京: 人民卫生出版社, 2019: 9-10.

［3］　Global strategy for the diagnosis, management and prevention of chronic obstructive pulmonary disease 2021 report [OL]. (2020-11-17) [2020-12-15].

［4］　Iyer K S, Newell J D, Jr., Jin D, et al. Quantitative Dual-Energy Computed Tomography Supports a Vascular Etiology of

Smoking-induced Inflammatory Lung Disease [J]. Am J Respir Crit Care Med, 2016, 193 (6): 652-661.

[5] Rodriguez-Roisin R, Drakulovic M, Rodriguez D A, et al. Ventilation-perfusion imbalance and chronic obstructive pulmonary disease staging severity [J]. J Appl Physiol , 2009, 106 (6): 1902-1908.

[6] Spruit M A, Singh S J, Garvey C, et al. An official American Thoracic Society/European Respiratory Society statement: key concepts and advances in pulmonary rehabilitation [J]. Am J Respir Crit Care Med, 2013, 188: e13-64.

[7] Ries A L, Bauldoff G S, Carlin B W, et al. Pulmonary rehabilitation: joint ACCP/AACVPR evidence-based clinical practice guidelines [J]. Chest, 2007, 131: 4S-42S.

[8] Maddocks M, Kon S S C, Canavan J L, et al. Physical frailty and pulmonary rehabilitation in COPD: a prospective cohort study [J]. Thorax, 2016, 71 (11): 988-995.

[9] Sahin H, Naz I, Varol Y, et al. Is a pulmonary rehabilitation program effective in COPD patients with chronic hypercapnic failure [J]. Expert Rev Respir Med, 2016, 10 (5): 593-598.

[10] Global Initiative for Chronic Obstructive Lung Disease [webpage on the Internet]. Global strategy forthe diagnosis, management, and prevention of COPD: GOLD 2017.

[11] Levinger I, Goodman C, Hare D L, et al. The reliability of the 1RM strength test for untrained middle-aged individuals [J]. J Sci Med Sport, 2009, 12 (2): 310-316.

[12] Zeng, Y, Fen F, Yan C, et al. Exercise assessments and trainings of pulmonary rehabilitation in COPD: a literature review [J]. Int J Chron Obstruct Pulmon Dis, 2018 Jun 26; 13: 2013-2023.

[13] Man W D, Soliman M G, Nikoletou D, et al. Non-volitional assessment of skeletal muscle strength in patients with chronic obstructive pulmonary disease [J]. Thorax, 2003, 58 (8): 665-669.

[14] Ries A L. Minimally clinically important difference for the UCSD Shortness of Breath Questionnaire, Borg Scale, and Visual Analog Scale [J]. COPD, 2005, 2 (1): 105-110.

[15] Gosselink R, De Vos J, van den Heuvel SP, et al. Impact of inspiratory muscle training in patients with COPD: what is the evidence [J]. Eur Respir J, 2011, 37: 416-425.

[16] Puhan M A, Gimeno-Santos E, Cates C s, et al. Pulmonary rehabilitation following exacerbations of chronic obstructive pulmonary disease [J]. Cochrane Database Syst Rev, 2009 Jan 21; (1): CD005305.

[17] Spruit M A, Singh S J, Garvey C, et al. An Official American Thoracic Society/European Respiratory Society Statement: Key Concepts and Advances in Pulmonary Rehabilitation [J]. American Journal of Respiratory and Critical Care Medicine, 2013, 188 (8): e13-e64.

[18] Gloeckl R, Halle M, Kenn K. Interval versus continuous training in lung transplant candidates: arandomized trial [J]. J Heart Lung Transplant, 2012, 31: 934-941.

[19] Global Initiative for Chronic Obstructive Lung Disease (GOLD): Report: Global strategy of the diagnosis, management, and prevention of chronic obstructive pulmonary disease, 2017.

[20] The Tobacco Use and Dependence Clinical Practice Guideline Panel. A clinical practice guideline for treating tobacco use and dependence: A US Public Health Service report [J]. JAMA, 2000, 283 (24): 3244-3254.

[21] Tashkin D P, Pearle J, Iezzoni D, et al. Formoterol and tiotropium compared with tiotropium alone for treatment of COPD [J]. COPD, 2009, 6 (1): 17-25.

[22] Calverley P M A, Anderson J A, Brook R D, et al. Fluticasone Furoate, Vilanterol, and Lung Function Decline in Patients with Moderate Chronic Obstructive Pulmonary Disease and Heightened Cardiovascular Risk. Am J Respir Crit Care Med, 2018, 197 (1): 47-55.

第六十五章
肺动脉高压的康复

引　言

肺动脉高压（pulmonary hypertension，PH）是指由多种异源性疾病和不同发病机制所致肺血管结构或功能改变，引起肺血管阻力和肺动脉压力升高的临床和病理生理综合征，继而发展成右心衰竭甚至死亡。PH的康复目前临床上逐渐得到重视。

第一节　概　述

PH是指海平面、静息状态下，经右心导管检查（right heart catheterization，RHC）测定的肺动脉平均压（mean pulmonary artery pressure，mPAP）≥25 mmHg（mmHg＝0.133 kPa）。临床上将PH分为动脉性PH（pulmonary arterial hypertension，PAH）、左心疾病所致PH、肺疾病和（或）低氧所致PH、慢性血栓栓塞性PH（chronic thromboembolic pulmonary hypertension，CTEPH）和（或）其他肺动脉阻塞性病变所致PH/未明和（或）多因素所致PH。

肺动脉压力的高低取决于肺血流量和肺血管阻力（pulmonary vascular resistance，PVR）的综合效应。肺血流量决定于右心室心输出量，正常情况下与左心室心输出量相等。PVR主要由肺小动脉、肺毛细血管和肺静脉阻力构成。任何可导致肺血流量增加和或肺血管阻力升高的结构和功能异常的因素均可引发PH。肺动脉压力升高导致右心后负荷增加，从而引起右心室肥厚、扩张、功能不全，最终出现右心衰竭。

PH的临床症状主要表现为与活动相关的呼吸困难、胸闷、晕厥和运动不耐受，并逐渐发展为休息时也出现症状。随着右心功能不全的加重可出现下垂性水肿、腹水以至全身水肿等表现。

按照《中国肺动脉高压诊断和治疗指南》（2021版）建议，PH的诊断应从疑诊（临床及超声心动图筛查）、确诊（血流动力学诊断）、求因（病因诊断）及功能评价（严重程度评估）四个方面进行。

如有明确病因的肺动脉高压，应积极地治疗原发疾病。针对肺动脉高压的药物治疗方面，若急性血管反应试验阳性，推荐使用能够耐受的高剂量钙通道阻滞剂治疗以及序贯联合靶向药物治疗。靶向药物包括前列环素类药物、前列环素受体激动剂、内皮素受体拮抗剂、磷酸二酯酶5型抑制剂、鸟苷酸环化酶激动剂等。如有右心衰竭则需要利尿药减轻右心室负荷。部分患者需要长期抗凝治疗预防肺的小血栓形成。支持治疗包括运动治疗、氧疗、营养治疗、心理支持等。手术治疗包括球囊房间隔造口术、肺移植和心肺联合移植。

随着目前的治疗手段发展，PH患者的预后得到改善，但目前仍无法治愈，因此患者处于长期带病存活状态。目前有较多的临床研究提示康复训练可以改善患者症状、预后，提升患者的生存质量，因此国内外的肺动脉高压诊疗指南均推荐患者参与体力活动和专业指导下的康复。

第二节　肺动脉高压患者的功能障碍

肺动脉高压患者的功能障碍主要为运动耐量低下，表现为最大摄氧量降低，运动时呼吸困难的程度与运动强度不匹配，低强度运动即出现明显的呼吸困难，甚至出现运动性晕厥。影响其运动耐量的可能机制有以下几点。

一、运动时肺动脉压力显著升高

健康人运动时心输出量增加，肺血流量相应增加，肺血管舒张，肺毛细血管募集增加，肺血管床的横截面积增加，肺循环阻力下降，保证了动静脉血压梯度，使肺血流压力及肺灌注正常，右心室负荷亦不会增加。但在 PH 患者，由于肺血管的重构及功能的异常，肺血流增加时肺血管无法充分舒张，肺毛细血管亦不能充分募集，因此循环阻力在运动中明显升高。一方面使右心室的后负荷显著升高，另一方面毛细血管静水压升高，肺泡渗出随之增加，使 O_2 的弥散下降，导致血氧降低。

二、运动中通气血流比异常，通气效率降低

肺动脉高压患者运动时肺循环阻力的增加，使运动中肺灌注减少，导致死腔（dead space，V_D）增加，死腔/潮气量（V_D/V_T）增加，动脉 - 呼气末 CO_2 分压差值（$P_{(a\text{-}ET)}CO_2$）持续为正值，为排出体内的 CO_2，机体需增加分钟通气量（V_E），也意味着通气效率的降低。如进行运动心肺功能检测，可表现为 V_E/V_{CO_2} 的升高。

动脉血氧下降刺激颈动脉体，反射性增强通气驱动，使呼吸频率近一步加快，通气效率近一步降低，导致患者即使在休息状态无气流阻塞，也可能在运动中出现动态肺过度充气状态，近一步加剧了通气/血流的不匹配，运动中的呼吸困难及运动不耐受。

三、心输出量降低

肺动脉高压患者运动中血氧的下降进一步反射性刺激肺血管收缩，压力上升，增加右心室后负荷，导致右心室功能不全，回心血量下降，左心室舒张末期容积降低，左心每搏输出量减少，心输出量也随之降低。另外当右心室无法充分将舒张末期的血量泵出，右心室内压力升高，将室间隔侧推向左心室，减少了左心室的容积，进一步减少心输出量。

四、外周骨骼肌和呼吸肌损害

肺动脉高压患者还存在外周骨骼肌和呼吸肌的损害，独立于肺功能和心功能降低之外，表现为肌肉体积降低、自主和不自主收缩力降低、力量下降、以有氧代谢为主的 I 型骨骼肌纤维向以无氧代谢为主的 II 型纤维转化、肌肉蛋白分解加速、线粒体功能降低、兴奋 - 收缩耦联受损等。患者呼吸肌力降低，并且肌力的下降与 6 MWD 减少及最大摄氧量降低相关。由于肺动脉高压患者的骨骼肌和呼吸肌损害是可逆的，因此，通过各种手段包括运动训练恢复肌肉功能，对改善患者的运动耐量意义重大。

五、铁缺乏

铁缺乏是特发性 PAH 患者的一个重要的并发症，是疾病严重的指标，且与运动耐量降低及更差的预后相关。静脉注射铁剂可提高 PAH 患者的运动耐量，并且提升患者的生存质量。

六、情绪和心理因素

除了躯体因素之外，还需要注意运动中的呼吸困难还受 PH 患者情绪和心理因素影响。呼吸困难程度为患

者的主观感受。患者的焦虑和抑郁评分对呼吸困难指数的影响甚至比运动耐量更明显。因此对焦虑和抑郁的 PH 患者的进行认知和心理干预，有助于改善患者的运动耐量。

第三节　肺动脉高压患者的康复评估

肺高压患者进行康复训练前需进行全面的评估，评估的目的：评估患者病情的严重程度并进行运动危险性分层；评估患者的运动耐量并分析影响患者运动耐量的相关因素；评估患者的运动能力并分析影响患者完成运动的躯体和心理因素；指导制订个体化的训练方案；指导选择适合的医疗监护强度确保运动安全性；比较康复干预的效果；预测患者的功能预后。评估的主要内容有以下几点。

一、病情严重程度评估

临床严重性评估是指根据临床表现、WHO 功能分级、6 MWT、运动心肺测试（CPET 或 CPX）、超声心动图、心肌磁共振、血流动力学以及血清生物学标志物等多项检查指标，对患者的病情及预后进行综合评价。

1. 临床表现　评估患者日常活动和运动中的症状，包括呼吸困难、胸部不适、心悸、晕厥等。还需要注意有无右心衰竭的症状如下肢水肿。运动中的晕厥以及右心力衰竭与更差的预后有关。

2. WHO 功能分级　WHO 功能分级是评估病情严重程度和预测生存的重要指标，其功能分级变化也是评估疾病进展和干预措施疗效的主要指标。WHO 功能分级见表6.65.1。Ⅰ/Ⅱ级患者的生存期显著高于Ⅲ级或Ⅳ级者。

表6.65.1　WHO 功能分级

分级	分级标准
Ⅰ级	患者体力活动不受限，日常体力活动不会导致呼吸困难、乏力、胸痛或接近晕厥
Ⅱ级	患者体力活动轻度受限，休息时无不适，但日常活动会出现呼吸困难、乏力、胸痛或接近晕厥
Ⅲ级	患者体力活动明显受限，休息时无不适，但低于日常活动会出现呼吸困难、乏力、胸痛或接近晕厥
Ⅳ级	患者不能进行任何体力活动。存在右心衰竭征象，休息时可出现呼吸困难和（或）乏力，任何体力活动均可加重症状

3. 6 MWT　6 MWT 是较常用的测试患者亚极量运动耐量的简易和标准方法。评估时需按照指南推荐的标准流程，测定患者的6 MWD，测试过程中采用 Borg 呼吸困难评分来评估患者的尽力程度。6 MWT 是便宜、易于实施、重复性好的标准测试，PH 患者的接受度很高。6 MWD 与运动心肺功能测试测的的最大摄氧量正相关，可作为 PH 患者疾病严重程度指标，评估患者病情的进展及干预措施的效果。同时6 MWD 也是重要的预后预测指标。大量临床研究采用6 MWD 作为主要临床结局和一级终点。

4. 运动心肺测试　影响 PH 患者运动耐量的因素包括心肺功能、血氧运输、骨骼肌功能等，而 CPET 通过进行运动时的吸入和呼出气体的分析，可了解以上诸多因素对患者运动耐量的综合影响，因此是一个较理想的评估手段。最大摄氧量（maximal VO_2，VO_2max）或峰值摄氧量（peak VO_2，VO_2peak）已被证实为强力的预后预测指标。VO_2peak＜10.4 mL/kg/min 的 PAH 患者，1 年生存率只有50%。其他的指标也有预后预测意义，如摄氧量相对于运动功率上升的反应指标 VO_2/功率（mL/min/Watt），如＞5.5，则患者在5年内出现于 PAH 相关的事件发生的风险较低。通气效率的指标如 V_E/V_{CO_2} 以及潮气末 CO_2 分压（$P_{ET}CO_2$）可反映运动中随着升高的肺动脉压出现的死腔增加的情况。V_E/V_{CO_2} 升高超过30或 $P_{ET}CO_2$ 降低于36 mmHg 有助于 PAH 诊断。通气阈时的 V_E/V_{CO_2} 很高的预后预测价值。此外，无氧阈也能反映患者的运动能力，同时也能用于指导患者的运动以及评估干预措施的效果。

另外进行运动心肺测试时还可以同时评估 PH 患者在运动中的症状、体征、心电图改变，是否有心肌缺血和心律失常，心率反应、血压反应等，对指导患者运动优化运动方案具有很高的实用价值。因此国外和中国的肺动脉高压诊疗指南均推荐给PH患者进行此项评估。

5. 超声心动图 超声心动图可用于PH诊断筛查、病因鉴别和心功能评价。根据静息状态下超声心动图测量的三尖瓣反流峰值流速（ricuspid regurgitation velocity，TRV）可以评估PH的可能性，另外超声心动图有助于鉴别PH的病因，如CHD、左心疾病等。评估右心室功能可根据三尖瓣环收缩期位移（tricuspid annular plane systolic excursion，TAPSE）、右室心肌做功指数（Tei index，Tei指数）、左心室偏心指数、右心房面积等，并可预测预后。

6. 心血管磁共振（cardiac magnetic resonance，CMR） CMR可直接评价右心室大小、形态和功能，并可无创评估血流量，包括心输出量、每搏输出量和右心室质量。具有无创、可重复的特点，且对右心功能的评估与右心室导管检查具有较高的一致性，因而可作为PAH患者基线和随访时对病情严重性判断的手段。

7. 右心室导管检查 右心室导管检查是诊断和评价PH的标准方法，可获得血流动力学数据，包括右房压、右室压（收缩压、舒张压和平均压）、肺动脉压力（收缩压、舒张压和平均压）、肺动脉楔压（pulmonary artery wedge pressure，PAWP）、心输出量、混合静脉血氧饱和度（mixed venous oxygen saturation，SVO_2）和PVR等，有助于判断有无心内左向右分流、评价对肺血管扩张剂的反应性和制定治疗策略。

8. 肺功能和动脉血气分析 肺功能检查在PH的病因诊断中具有较高价值，可以鉴别阻塞性、限制性以及混合性通气功能障碍的肺部疾病。PAH患者由于血管的张力增高，肺组织僵硬度增加，可表现为轻度限制性通气功能障碍。同时肺小动脉扩张压迫终末呼吸道或肺泡也可引起轻度气道阻塞。大部分PAH患者的弥散功能表现为轻或中度下降。另外还可进行呼吸肌力的评估以了解患者呼吸肌力情况便于干预。

轻症PAH的动脉血气分析可完全正常，病情严重者可能存在过度通气，表现为二氧化碳分压下降及低氧血症。肺功能测定和动脉血气分析结果和PAH的严重程度相关。

9. 血清学指标 除了为明确PH病因做的血清学检查之外，所有PH患者在初诊及随访过程中需要测定血液脑利钠肽（BNP）或N末端脑利钠肽前体（NT-proBNP），用于评估病情、危险性分层及指导治疗。

二、危险性分层

目前中国肺高压诊断和治疗指南（2021版）推荐采用世界肺动脉高压大会（WSPH）大会上发布的简化版危险分层量表给PAH患者进行评估和分层。该表（见表6.65.2）根据PAH患者1年预期死亡率将患者分为低危（预期死亡率<5%）、中危（5%~10%）或高危（>10%）。危险分层主要依据WHO功能分级、6 MWD、生物标志物或右房压及心脏指数或SVO_2等指标。具有至少3个低危指标且不具有高危指标定义为低危状态，具有至少2项高危指标（其中包括心脏指数或SVO_2）定义为高危状态，不符合低危和高危者都属于中危状态。

表6.65.2 动脉性肺动脉高压（PAH）危险性分层

预后因素	低危	中危	高危
A：WHO功能分级	Ⅰ、Ⅱ	Ⅲ	Ⅳ
B：6 MWD（m）	>440	165~440	<165
C：血浆NT-proBNP/BNP（ng/L）或RAP（mmHg）	BNP<50 NT-proBNP<300 或RAP<8	BNP 50~300 NTproBNP300~1400 或RAP 8~14	BNP>300 NT-proBNP>1400 或RAP>14
D：CI（L/min/m²）或SVO_2（%）	CI≥2.5 或SVO_2>65	CI 2.0~2.4 或SVO_2 60~65	CI<2.0 或SVO_2<60

注：评判标准：ABCD四个标准综合分析。低危：至少符合三项低危标准且不具有高危标准；高危：符合两项高危标准，其中包括心脏指数或混合静脉血氧饱和度；中危：不属于低危和高危者均属于中危。BNP：利钠肽；N-proBNP：N末端利钠肽前体；CI：心脏指数；RAP：右心房压力；6 MWD：6分钟步行距离；SVO_2：混合静脉血氧饱和度。1 mmHg＝0.133 kPa。

三、身体活动水平及运动相关评估

除了前述的6 MWT和CPET评估患者的运动耐量之外，尚且需要评估患者日常的身体活动水平以指导患者日常的活动。身体活动包括家居、交通、职业及休闲活动，多数为低强度，少数为中高强度。还应评估患者连续静坐行为包括家居和工作的状态。可采用身体活动量表或计步器来评估。

另外为了安全有效地实施运动训练方案，在康复训练前还需评估患者的骨关节情况、肌肉力量如握力、股二头肌屈曲试验、30 s端坐起立试验、平衡能力、柔韧性测试（如抓背试验）等，可参考相关章节。

四、心理状态评估

可采用自评抑郁和焦虑量表，或医院用焦虑抑郁筛查量表评估患者的心理状态，如存在问题需进行相应的干预。除此之外建议就患者进行运动相关动机和参与运动的障碍进行分析，有助于制订个体化运动处方及培养患者主动运动行为。

五、生存质量和日常生活能力评分

可采用普适量表SF-36或疾病特殊量表评估PH患者的生存质量，可作为干预措施的评估指标及临床研究的终点指标。另外也需要进行日常生活能力评分如巴氏指数等，可了解疾病对患者日常生活的影响以进行相应的干预和指导。

第四节　肺动脉高压患者的康复实施

一、康复方案的核心内容

PH患者的康复方案应包括以下内容：患者的评估以了解患者参与运动的躯体、社会和心理限制因素；肺动脉压力和并发症的管理；健康教育和咨询服务；心理和社会支持；身体活动指导和运动训练；由作业治疗师指导的功能训练以获得日常生活的独立；营养咨询和指导以及健康生活策略。

二、PH康复团队、设施及服务

PH患者康复的实施需要多学科的合作，团队成员及所需的设施及提供的康复服务见表6.65.3。PH患者的运动训练 PH患者可从运动训练中获得较多益处，经过评估后专业指导下的运动训练安全性很高，即使是重症的PH患者也可以从规律的运动训练中获益。欧洲呼吸协会推荐所有适合的PH患者，包括重症的患者，也应进行运动训练。我国的PH专家也推出了PH患者运动康复专家共识，提出了患者院内和院外运动训练的方案和流程。

表6.65.3　PH康复团队、设施及服务

团队成员	设施和场地	服务内容
专长于PH诊疗的医生	可以评估肺功能、心肺功能的实验室	运动训练
专长于PH护理的护士	肌肉力量（外周肌群及呼吸肌群）检测设备	作业或职业训练
临床药师	体成分分析仪	心理支持

团队成员	设施和场地	服务内容
物理治疗师或运动生理专家	有氧运动和抗阻训练所需设施及场地	营养咨询
作业治疗师	呼吸训练所需设施	病患教育
营养专家	病患教育场所	
心理专家	咨询区域	
社工	群体讨论和治疗区域	
	作业或职业治疗所需设施及场地	

三、运动训练方案

PH患者运动训练方案可由以下几个部分组成：有氧运动、抗阻训练、呼吸训练、柔韧性训练、平衡训练和功能性训练，根据患者的具体情况安排各部分的训练内容，可在一周的训练计划中平均安排各项训练，一般情况下仍以有氧训练为主，其他训练为辅。

PH患者的运动训练方案还需根据患者的病情变化进行调整，可分为院内方案和院外方案。

执行院内方案的患者可为住院的重症患者，开始进行训练时需按照重症患者的早期活动指征，排除运动的禁忌证，在严密监护下由肢体的主动活动、体位改变、床边运动、下床运动、室内步行、日常生活活动循序渐进地进行。活动的强度控制在心率增加不超过休息心率的30次，Borg呼吸困难评分不超过4分为宜。曾有运动中晕厥发发作的患者，尤其需要控制运动强度及运动进展。活动建议在吸氧的状态下进行并需监测氧饱和度，如氧饱和度下降低于88%需暂停运动或降低运动强度。一般情况下，重症患者的早期活动可每天进行1~2次，每次10~20 min，视患者的耐受程度而定，以减少患者的卧床时间，降低卧床的并发症，促进患者日常生活能力的恢复为目的。

稳定期的PH患者（WHO分期Ⅰ~Ⅲ）参与院内的运动训练时，可根据患者的综合评估情况，制订适合该患者的个体化训练方案。院内的康复训练在专业的监护和指导下进行，患者的训练效果和安全性可以得到保证。

但是大部分患者在大部分时间内需在院外，即在社区和家庭内进行运动训练。为保障运动训练的效果和安全，院外的运动处方也应由PH康复团队制定，并通过病患教育使患者正确实施。患者需掌握自我监护技巧，辨识运动诱发的症状并能及时终止运动避免危险、掌握安全运动的常识和急救措施。家庭应自备氧饱和度监测设备、心率监护设备、氧疗设备。设定运动方案时也应以简单、易执行、易坚持、强度适当降低为宜。

1. 有氧运动训练　有氧运动训练具有明确的改善患者的心肺耐力、6 MWD和生存质量的效果，是PH患者运动训练的主要组成部分。根据患者的评估结果，可按照FITT框架给患者制订运动处方。

F（frequece）为运动频率，可为每天1次，每周3次，每周5次等，根据运动的强度进行调整。如强度为低强度运动如步行，则运动频率可为每天1次。如运动强度为中度，可为每周3次或5次，如运动强度偏高，可为每周2~3次。

I（intensity）为运动强度，是决定运动训练的效果和安全性的主要参数，需谨慎设定。可根据患者的运动心肺试验得到的最大心率、VO$_2$peak、6 MWD以及Borg（0-10）呼吸困难指数来设定患者进行运动时的强度。初始的运动强度降低，如60%最大心率，或50%的VO$_2$peak、或85%的6 MWT测得的步行速度，Borg（0-10）2分（有点气促）。如步行可从2~3公里/小时的速度开始，功率自行车从10 W开始。让患者有一个逐渐接受的过程。

T（time）为单次运动的时长。根据运动强度选择患者能完成的时间。体能低下的患者，可从10分钟开始，逐渐在12周内增加至30 min。体能较好的患者，运动时长可为30~60 min。运动可持续不停顿完成，也可根据患者的实际情况分段完成。

T（type）为有氧运动的方式。最简便易行，也是临床研究中采用最多的方式为步行及功率自行车。如在院内训练，也可采用其他的有氧运动设施如椭圆机、台阶机等。需要较多运动技巧的有氧运动，如游泳、跳舞等，可根据患者自身情况进行选择，强度控制如上即可。不推荐PH患者参与任何形式的竞技性的体育运动。

调整患者运动进阶方案时，先从运动频率和运动时长开始，最后才调整运动强度。通常可在6个月内完成运动方案的调整。

2. 抗阻训练 通过抗阻训练，PH患者可增加肌肉体积、肌肉力量和耐力，纠正肌无力状态增加骨密度，减轻焦虑和抑郁情绪，提高生存质量，因此应常规将抗阻训练作为PH患者的运动训练的组成部分。抗阻训练处方也可以按照FITT框架制订。

F：通常建议参考心血管疾病患者抗阻训练的指南推荐，每周进行两次，两次训练之间间隔48小时以上即可。可与有氧运动穿插安排进行。

I：抗阻力训练过程中血压升高较显著且与运动强度有关，因此为了避免运动中过高的血压反应，PH患者建议只进行低强度的抗阻训练，即采用50%1-RM强度的阻力，重复次数12～15次以上的运动。运动中除肌肉的训练感，不应有明显的肌肉疼痛、抽搐、头晕、胸闷和呼吸困难等不适，全程不应诱发患者出现憋气用力的动作（瓦氏动作）。

T：完成整套的抗阻训练单次运动时长可达30 min以上，需根据患者的具体情况选择。如初始运动时，每个动作可先完成一组，随着患者适应该运动以及体能上升，逐渐增加为2组、3组。重复回合数越多，运动时长越长，以患者可耐受，运动后次日不出现明显疲劳和疼痛为宜。

T：抗阻训练的阻力可选择自重、自由重物（沙包、哑铃、壶铃、重力棒等）、弹力带、力量训练器械等，训练上下肢及躯干的主要肌群，包括肱二头肌、肱三头肌、胸大肌、背阔肌、三角肌、臀部肌群、股四头肌、股后侧肌群、小腿肌群以及核心肌群。需根据患者的评估结果，视患者的能力、采用简便易学的动作、由有经验的物理治疗师指导下进行训练。患者需掌握抗阻训练的动作、呼吸的技巧，并在运动全程关注身体的反应，避免憋气用力动作。

3. 呼吸训练 针对PH患者进行的呼吸训练应包括缓解焦虑和呼吸困难的控制性呼吸技术、配合运动节奏进行的呼吸技巧训练以及针对吸气肌群进行的吸气肌训练。虽然有部分研究认为针对PH患者进行的吸气肌力训练，虽然可增加吸气肌力，但对患者的运动耐量无影响。但也有研究表明，结合吸气肌训练、有氧和抗阻训练的综合训练方式对患者的运动耐量、6MWD和生存质量的改善最佳。

吸气肌训练用于吸气肌力量和耐力降低的患者（最大吸气压<60 cmH$_2$O）通过在吸气时施加阻力进行吸气肌抗阻训练从而提高力量和耐力。患者采用手持压力阈值呼吸训练器（PowerBreathe K5）进行训练。首先测试最大吸气压（PI$_{max}$）；根据最大吸气压调节压力阻力，起始阻力为30%PImax，根据患者训练目的调整。如训练力量，压力目标值调为80%～90%PImax，如训练力量−耐力，压力调为60%～80%PImax，如训练耐力，压力调60%PImax。患者含住接口进行深呼吸训练，每一回合训练2 min，休息1 min再继续训练2 min，如此训练5～7回合。时间约为20 min。每天训练1～2次，每周训练3～5天。

4. 柔韧性训练、平衡训练和功能性训练 柔韧性训练可在进行有氧和抗阻训练的热身和放松阶段进行，规律进行的柔韧性训练可减少运动损伤和疼痛，使得患者运动表现更佳。平衡训练和功能性训练可结合有氧运动及抗阻训练一起进行。

5. PH患者运动安全性及监护措施 经过评估在专业指导下进行的运动训练是安全的，文献荟萃总结PH患者进行有指导的运动训练发生严重的并发症包括右心室功能不全、异常的肺动脉压力升高以及死亡发生的风险很低。较常见的运动相关的风险为血氧降低，其次为头晕、心律失常、晕厥及晕厥前状态、严重疲劳等。运动前进行详尽的评估、制订适合的运动处方、教育患者安全运动技巧以及必要的运动中的监护如心率和血氧饱和度监测，才是确保运动安全的途径。

结　　语

建立从医院到家庭的全程运动康复干预模式是未来PH患者进行临床综合管理的重要发展方向。但需从多方面解决 PH 患者进行运动康复的低参与率和低依从性问题。通过远程医疗、在线指导、结合物联网技术和可穿戴智能设备为 PH 患者居家运动康复提供了新的思路，是 PH 患者康复模式发展的趋势。

（中山大学附属第一医院　梁　崎）

参考文献

［1］　中华医学会呼吸病学分会肺栓塞与肺血管病学组. 中国肺动脉高压诊断与治疗指南 (2021 版) [J]. 中华医学杂志, 2021, 101 期 (1): 11-51.

［2］　中国医师协会心血管内科医师分会, 中国医院协会心脏康复管理专业委员会. 成人肺高血压患者运动康复中国专家共识 [J]. 中国介入心脏病学杂志, 2021, 29 (8): 421-432.

［3］　Richter M J, Voswinckel R, Tiede H, et al. Dynamic hyperinflation during exercise in patients with precapillary pulmonary hypertension [J]. Respir. Med, 2011, 106: 308-313.

［4］　Nootens M, Wolfkiel C J, Chomka E V, et al. Understanding right and left ventricular systolic function and interactions at rest and with exercise in primary pulmonary hypertension [J]. Am. J. Cardiol, 1995, 75: 374-377.

［5］　Marra A M, Arcopinto M, Bossone E, et al. Pulmonary arterial hypertension-related myopathy: an overview of current data and future perspectives [J]. Nutr Metab Cardiovasc Dis, 2015, Feb; 25 (2): 131-139.

［6］　Riou M, Pizzimenti M, Enache I, et al. Skeletal and Respiratory Muscle Dysfunctions in Pulmonary Arterial Hypertension [J]. J Clin Med, 2020, 9 (2): 410.

［7］　Ruiter G, Manders E, Happe C M, et al. Intravenous iron therapy in patients with idiopathic pulmonary arterial hypertension and iron deficiency [J]. Pulm Circ 2015, 5: 466-472.

［8］　Dumitrescu D, Sitbon O, Weatherald J, et al. Exertional dyspnoea in pulmonary arterial hypertension [J]. Eur Respir Rev, 2017, Sep 6; 26 (145): 170039.

［9］　Demir R, Küçükoğlu M S A. Six-minute walk test in pulmonary arterial hypertension [J]. J Cardiol, 2015, 15 (3): 249-54.

［10］　Sabbahi A, Severin R, Ozemek C, et al. The Role of Cardiopulmonary Exercise Testing and Training in Patients with Pulmonary Hypertension - Making the Case for This Assessment and Intervention to be Considered a Standard of Care [J]. Expert Rev Respir Med, 2020, 14 (3): 317-327.

［11］　Babu A S, Morris N R. Patients support exercise training and rehabilitation—what more should we be doing to ensure cardiopulmonary rehabilitation is more readily available for those with pulmonary hypertension [J]. Pulmonary Circulation, 2020, 10 (4): 1-311.

［12］　Babu A S, Arena R, Morris N R. Evidence on exercise training in pulmonary hypertension [J]. Adv Exp Med Biol, 2017, 1000: 153-172.

［13］　Grünig E, Eichstaedt C, Barberà J-A, et al. ERS statement on exercise training and rehabilitation in patients with severe chronic pulmonary hypertension [J]. Eur Respir J, 2019, 53: 1800332.

［14］　Vallerand J R, Weatherald J, Laveneziana P. Pulmonary Hypertension and Exercise [J]. Clin Chest Med, 2019, 40 (2): 459-469.

［15］　Aslan G K, Akıncı B, Yeldan I, et al. A randomized controlled trial on inspiratory muscle training in pulmonary hypertension: Effects on respiratory functions, functional exercise capacity, physical activity, and quality of life [J]. Heart Lung, 2020 Jul-Aug; 49 (4): 381-387.

［16］　Waller L, Krüger K, Conrad K, et al. Effects of Different Types of Exercise Training on Pulmonary Arterial Hypertension: A Systematic Review [J]. J Clin Med, 2020 Jun 2; 9 (6): 1689.

［17］　Zeng X, Chen H, Ruan H, et al. Effectiveness and safety of exercise training and rehabilitation in pulmonary hypertension: a systematic review and meta-analysis [J]. J Thorac Dis, 2020, 12 (5): 2691-2705.

第六十六章
胸部外科手术的围手术期康复

引　言

虽然有文字记载的肺组织切除手术始于1821年，但现代胸部外科起源于1918年。经解剖第二肺门结扎血管缝合支气管残端后，Brunn医师成功地完成了第1例肺叶切除手术。其后，随着解剖肺门结构手术技巧的不断进步，全肺切除术、肺叶切除术在20世纪30～40年代先后取得成功，而肺段手术与袖状肺叶切除术也在其40、50年代渐次出现。20世纪80年代出现的电视胸腔镜技术，带领胸部外科手术跨入一个新的时代，衍生出多种新的手术方式，并在多个疾病治疗领域逐渐替代了传统的开胸手术。

经过一个世纪的不断进步，手术治疗已经成为肿瘤、外伤、结构畸形及严重感染等胸部疾病的重要治疗手段。但是，胸部脏器的解剖结构与生理功能也决定了该领域手术的高风险性，一方面是手术本身要求患者具备更大的心肺功能储备，以耐受手术应激，另一方面是手术必然在不同程度上造成心肺功能的直接损伤，且可能在术后仍将持续一段时间，乃至伴随患者终身。为提高患者的手术耐受能力、降低术后并发症与死亡风险、缩短术后恢复时间、减少医疗支出、提高其功能独立性与生存质量，以多学科团队为基础的围术期康复治疗已经逐渐纳入各项胸部手术管理的专家共识与指南中，并在近年依托"加速康复外科"理念得到进一步推广、践行，使得广大病患从中获益。

第一节　常见胸部外科手术方式与损伤机制

一、肺切除手术

从手术方式来看，电视胸腔镜手术已成为除心脏手术外，肺外科手术的主流。其中肺切除术中常见的腔镜手术又可细分为三孔、双孔及单孔腔镜手术，开胸手术则根据胸部切口位置又可分为后外侧切口、前外侧切口、胸骨正中切口、腋下切口等。另外，从手术切除的范围来看，手术又可分为全肺切除、单一或联合肺叶切除、肺段切除、袖状肺叶切除及楔形切除等。此外，达芬奇机器人辅助手术技术也在近年应用于临床中。

二、食管癌切除手术

食管癌手术往往跨越颈胸腹三个区域，涉及脏器组织较多，解剖结构复杂多变，且因肿瘤部位的不同可能还需要对邻近消化道进行改造重建与移位，目前仍是胸外科手术的难点。在手术方式上传统开胸手术、电视胸腔镜手术及杂交手术均占有一定比例。常见术式包括Ivor-Lewis食管胃切除术、经裂孔食管胃切除术与食管内翻拔脱术等。

三、其他疾病手术治疗

其他常见的胸部手术还包括肺大泡切除术、肺感染病灶切除术、食管异物摘除手术、纵膈肿瘤切除手术、漏斗胸矫形手术等。

四、胸部手术围手术期并发症与主要病理机制

由于胸部手术将对心肺等重要脏器带来直接与间接的压力应激，使相关并发症显著增多，其中常见的包括心律失常与猝死、心肌缺血与梗死、动静脉血栓形成与栓塞、肺不张、坠积性肺炎、心脏或呼吸衰竭、吻合口瘘、疼痛与脊柱侧弯、感染等。此外，手术操作还可能引起医源性损害，如喉返、膈或臂丛等神经损伤与纵膈偏移等。并发症的出现必然增加患者医疗支出、监护病房与普通病房的停留时间，降低功能独立性，延长恢复时间，乃至增加死亡风险。

肺不张是胸部术后常见的病理现象。《胸外科围手术期肺保护中国专家共识》中指出"肺是体内唯一接受全部心输出量的器官，是全身静脉血必经的巨型滤器；同时肺是开放的器官，肺泡经各级支气管、气管与外界相通。解剖结构的特殊性造成了肺对内源性与外源性有害因素的高敏感性"。围手术期肺不张的临床危险因素如表6.66.1所示。虽然在术后复苏期间麻醉师常规进行肺复张处理，但临床调查显示肺及食管术后1周、1个月后仍有相当比例的患者合并不同程度的肺不张。术后肺不张减少肺泡通气量，加剧通气-血流比例失衡，降低氧合与二氧化碳排出效率，患者更易出现浅促的无效呼吸模式，增加呼吸肌肉疲劳、呼吸衰竭的风险；肺泡闭合乃至小气道萎陷，使远端气道及肺泡分泌物、异物无法得到有效排出，坠积性肺炎风险增加；此外，肺不张造成的低氧又引起肺血管床开放减少，肺血管阻力升高，增加右心室负荷，严重时可导致或加重肺源性心脏病与右心功能不全。而术前运动训练、术后早期离床、有效的气道廓清管理、呼吸控制与训练等康复措施可从多种作用途径有效减少肺不张，促进患者的术后恢复。

表6.66.1　围手术期肺不张的临床危险因素

相关情况	危险因素
患者相关	• BMI＞25 kg/m² • 年龄相关的小气道闭塞 • 急性肺部感染 • 非炎症性肺水肿 • 膈肌等呼吸肌功能障碍（解剖性、神经性或神经肌肉性疾病） • 腹高压（肠梗阻、腹水、隔室综合征、妊娠） • 支气管充血（长期吸烟、慢性支气管炎） • 慢性误吸 • 气道廓清障碍
麻醉相关	• 膈肌功能障碍（深度麻醉、神经肌肉阻滞、膈神经阻断） • 高浓度吸氧 • 氧化亚氮吸入 • 低潮气量（不合并呼气末正压） • 神经肌肉阻滞逆转不当 • 阿片类药物或镇静剂引起的术后呼吸抑制 • 液体过负荷
手术相关	• 体位（垂头仰卧位、仰卧、侧卧位） • 气腹 • 单肺通气 • 体外循环 • 手术持续时间长 • 开放性腹部和胸部手术（术后疼痛）

疼痛将在术后一段时间内困扰患者，并直接影响其呼吸模式、气道廓清能力、早期离床及睡眠等功能活动，阻碍术后患者康复与生存质量。术后患者除经历伤口疼痛外，长时间卧床和姿势固定带来的颈胸腰部肌肉酸痛、僵硬感也是患者的常见主诉症状。《中国加速康复外科围手术期管理专家共识》建议对患者实施紧密的疼痛程度评分，给予预防性与多模式镇痛治疗，并从围手术期管理的多个层面上减少手术应激。在临床实践中，物理因子理疗、局部肌肉按摩放松与主被动活动、主动离床活动等措施都能有效缓解患者疼痛。

最后，术后的制动状态也将减少回心血量与肺泡通气量，造成血容量不足、血液高凝状态及低通气综合征。

第二节　胸部外科患者的康复目标

随着社会的发展与技术的进步，外科治疗的目标不再局限于切除病灶，而是逐步提升至恢复正常生活、避免二次手术、维持终身健康等更高的要求上。基于功能学的评估与治疗的康复医学是疾病谱从急性病、传染病向人口老龄化、慢性病转变下的产物，与预防医学、临床医学不同，康复医学从功能学的角度看待疾病，其最终目标也是恢复个体的功能独立性，减少依赖。

根据不同阶段下患者的康复需求的差异，我们可以将胸部外科患者的康复目标划分为术前、围手术期与术后三个不同阶段，详见表6.66.2。

表6.66.2　胸部外科患者不同阶段的康复目标

划分阶段	康复目标
术前 （提高手术耐受性）	• 提高心肺适能 • 戒烟 • 掌握自主咳嗽与有效排痰的技巧 • 调节情绪，减少心理应激
围手术期 （减少术后并发症）	• 减少疼痛 • 有效气道廓清 • 纠正异常呼吸模式 • 改善氧合与二氧化碳排出 • 降低卧床并发症风险 • 避免病情反复与二次手术干预
术后 （恢复正常生活）	• 恢复与提高心肺适能 • 避免手术创伤的慢病化、长期化 • 提高远期生存率与生活质量 • 提高功能独立性

第三节　基于术后并发症风险分层管理策略与围手术期康复治疗

胸部手术种类繁多，不同疾病与术式的并发症存在显著差异，根据出现术后并发症的风险高低对患者进行分层管理，有利于节省有限的医疗资源，为患者提供更个体化、更具有针对性的围手术期管理与康复治疗。

一、患者术后并发症的相关危险因素与风险分层

（一）患者术后并发症的相关危险因素

鉴于胸部手术种类的复杂性，不同疾病间的危险因素存在一定的差异，因此，本章主要依据目前比较成熟

的肺切除术术前评估方案展开介绍。综合现有的临床研究文献、综述、专家共识与疾病指南，影响肺切除术后并发症的常见术前高危因素有高龄、严重基础性疾病、长期大量吸烟、肺通气和（或）换气功能下降、气道高反应性、呼气峰流速（PEF）过低、心肺适能过低、气管定植菌、肥胖、术前放疗和（或）化疗、二次肺切除术、贫血与营养不良等。

吸烟者发生术后肺部并发症的风险是非吸烟者的1.4～4.3倍，即使是在肺功能正常个体中，吸烟也是术后并发症的高危因素。这一方面与吸烟直接抑制气道上皮细胞纤毛摆动、增加杯状细胞分泌及气道炎症反应有关，另一方面也与吸烟诱导全身慢性炎症，损害心脏与血管内皮细胞功能，增加心血管风险事件有关。一般认为吸烟指数≥800年支，或吸烟指数≥400年支且年龄≥45岁，或吸烟指数≥200年支且年龄≥60岁将显著增加术后肺部并发症风险。

肺通气功能下降是指第一秒用力呼气容积（FEV_1）<0.6 L（肺段或楔形切除术）或<1.0 L（肺叶切除术）或<2.0 L（全肺切除术）或<预测值的50%～60%，而换气功能下降是指一氧化碳弥散量（DLCO）<预测值的50%～60%。也有部分学者推荐使用术后预计值进行风险评估，其计算方法是$ppoFEV_1$（术后预计FEV_1）=术前实测FEV_1×（1-被切除有功能的肺段数量/具有功能的肺段总数），术后预测DLCO（ppoDLCO）也可按类似方式计算。有研究显示$ppoFEV_1$或ppoDLCO低于预测值的30%～40%的肺手术患者，术后死亡率大于60%。呼气峰流速是咳嗽有效性评价指标之一。基于神经肌肉疾病患者的研究认为PEF<400 L/min将降低气道廓清的有效性，而<160 L/min则应行气管切开，以维持气道廓清。在肺部手术患者中，有学者认为PEF<320 L/min是并发症的危险因素之一。此外，合并气道高反应性、支气管哮喘、慢性阻塞性肺疾病、间质性肺病、胸廓畸形等基础性呼吸系统疾病也被认为是危险因素，但缺乏相应的严重程度评价标准。

肥胖，特别是腹型肥胖或内脏脂肪过多，将阻碍吸气相膈肌下移距离。这一现象在术后卧床、背部肋骨活动受限时更加明显，可直接造成潮气量降低、氧合与二氧化碳排出障碍、坠积性肺炎风险增加，不利于术后患者康复。此外，肥胖者呼吸做功相对增加，也增加了患者的通气需求，诱使患者呼吸频率加快，患者常常主诉呼吸短促、活动受限明显。目前国内专家共识大多将体重指数（BMI）≥28 kg/m^2或体表面积≥1.68 m^2作为判断标准。而近年随着体成分分析技术在临床中的应用，使临床医务人员对体成分构成与手术风险间的关联性有了新的认识。笔者曾对113例非小细胞肺癌手术患者进行随访，发现术前四肢肌肉质量身高校正指数（ASMI）<6.295 kg/m^2是术后严重肺部并发症的高危因素（OR=1.919，95%CI=1.604～3.466，P=0.006）。因此，肌肉衰减综合征、少肌性肥胖等均可能是胸部手术术后并发症的危险因素。

登梯试验曾经是肺部手术最常用的风险评估方式。在中间不停歇的情况下，能连续上三层楼是肺叶切除的最低安全标准，连续上五层楼则是全肺切除的最低安全标准。虽然该测试简单易行，不需要借助额外工具，但其标准过于简化，对楼梯高度与攀爬速度没有统一要求，也致使其预测效能存在很大的不确定性。即使是后来有不少学者曾尝试对该测试进行标准化，但效果仍不及预期，目前已经很少采用。6分钟步行和递增往返步行测试也曾是国外常用的体适能评价措施，但因受个体体型因素影响明显，在预测并发症的效能上也存在众多争议。心肺运动测试作为目前无创性心肺功能评价的金标准，已经在欧洲、美加等国外诊治指南中作为手术耐受性与术后并发症风险评估的最终评判标准。2009年的欧洲呼吸协会联合欧洲胸外科医师协会（ERS/ESTS）将心肺运动测试中峰值公斤摄氧量低于10 mL/kg/min或35%的预测值列为肺部手术风险的禁忌证，而低于20 mL/kg/min或75%的预测值列为全肺切除的禁忌证。2013年美国胸科医师协会（American college of chest physicians，ACCP）肺癌诊断与管理指南第三版中将峰值公斤摄氧量小于10 mL/kg/min或35%的预测值定义为肺癌肺切除术治疗的高风险指征，而10～20 mL/kg/min或35%～75%的预测值则为中风险，大于20 mL/kg/min或75%的预测值则为低风险。除公斤摄氧量外，通气有效性指标，如V_E/V_{CO_2}-slope或nadir（是指该指标在负前期内的最低点）在近年也被尝试用于手术风险的预测，考虑到这一指标可能对肺血管早期病变更为敏感，其临床应用价值有待后续研究加以证实。国内心肺运动测试应用于临床的时间较晚，范围也仅限于部分三甲综合医院，积累数据有限，手术医生对其预测价值的认可程度也存在褒贬不一的意见。因此，目前尚未有广受认可的基于国人的判断标准，仅有部分专家共识参照国外标准进行了相关推荐。但是，基于心肺运动测试的原理，可控性的动态运动负荷测试必然能为临床决策者提供较静态测试更全面、更深入的评估结果。

患者的基础疾病也是影响手术耐受性与术后并发症的重要因素。在ERS/欧洲普胸外科大会（ESTS）的指南中，建议将心血管疾病评估作为风险评估的第一步。该指南认为心血管疾病的评估应基于患者的个体特征，在具有可接受的运动能力（不停歇连续上两层楼梯）患者中不建议常规进行详细的冠心病病情严重程度评估，如冠脉造影等；而运动能力受限者，进行非侵入性检查已经能有效地诊断冠状动脉粥样硬化性心脏病、严重心律失常、心脏瓣膜病、主动脉狭窄等疾病。最后，指南还重申了使用欧洲麻醉学学会修订后的心脏风险指数（revised cardiac risk index，RCRI）作为评估接受非心脏手术患者心脏风险的首选风险评分工具。而数年后的ACCP在后续的推荐中提出考虑到RCRI在建立标准时纳入人群中胸部手术患者偏少的缺陷，建议用针对胸部手术而修订的胸部修正心脏风险指数（ThRCRI）代替传统的RCRI作为风险评估工具。除心血管疾病外，肺部基础疾病、代谢性疾病、神经肌肉疾病、血液疾病等也能影响手术预后。针对这些情况，部分国外研究提出使用共病指数（Charlson指数）作为风险评估工具，但目前积累证据有限，尚未形成统一的共识。国内相关指南仅列出了常见的伴随疾病，但未就具体评估方式提出详细说明。在临床工作中，可能还是有赖于临床决策者的个人经验联合其他评估手段，如心肺运动测试结果进行判断。

新辅助放化疗/免疫治疗的应用为众多中晚期患者提供了手术切除的机会，但这些治疗的副作用也增加了患者心肺适能下降、营养不良及手术并发症的风险。在我院的实践经验中，化疗对患者的心肺适能的影响存在明显的个体差异，这可能与化疗影响营养摄入量有关。此外，阿霉素类、紫杉醇类及铂类广谱抗肿瘤药物对横纹肌，特别是心肌线粒体融合-分裂与氧化-抗氧化平衡的损害也促成了这一现象。免疫检查点抑制剂，如PD-1/PDL-1等可能诱导免疫性疾病，但目前数据有限，其对手术安全性的影响有待进一步的评估。放疗可造成射线照射部位的损伤，包括放射性肺炎等，直接损伤气道与肺泡功能。此外，少数多灶性患者也需要进行二次手术治疗。现有专家共识与指南均未对上述情况进行明确的评估指引，一般参照肺通气/换气功能测试与心肺运动测试结果进行危险分层划分。

食管癌手术因切除部位、消化道改道、手术时间长、创面范围大等众多特点，且受术者手术技巧高低等人为因素影响显著，术前指标预测效能有限，因此，有学者提出最大分钟通气量（maximal ventilatory volume，MVV）>预测值60%、用力肺活量（forced vital capacity，FVC）与FEV_1中一项>预测值50%、FEV_1>1.0 L均是手术适应证。此外，食管癌患者营养状态受病情影响显著，术前营养不良也将增加术后并发症风险。

（二）患者的分层管理

目前尚无广受认可的术后并发症定量的分层标准，但依据国内外的临床研究结果，我们主要参照《多学科围手术期气道管理专家共识》（2016年版）对手术患者进行低、高、极高风险的分层，并依据其推荐意见，对其进行术前干预治疗。

二、基于多学科协作下的围手术期康复评估与干预流程

（一）患者术前康复评估

康复评估是康复诊治过程中的基本步骤，胸部外科患者的术前康复评估目的是为患者的手术耐受程度及并发症风险预测提供客观依据，并根据患者的风险分层提供个体化康复治疗方案。术前康复评估的内容涵盖主观呼吸困难程度、呼吸模式与呼吸肌肉力量、气道廓清能力、心肺适能、情绪心境及生存质量等方面，而部分有条件的单位还承担患者术前肺功能、运动测试、体成分分析、膈肌活动功能等检测内容。常见术前康复评估项目详见表6.66.3。评估量表的详细用法请参照本书相关章节。

表6.66.3　胸部手术患者常见术前评估内容

评估内容	评估手段或量表
主观呼吸困难程度	改良MRC、Borg量表等
呼吸模式	视觉判断

续表

评估内容	评估手段或量表
呼吸肌肉力量	经口最大吸气压与最大呼气压、超声膈肌最大活动度与膈肌增厚率
气道廓清能力	呼气峰流速
心肺适能	登梯试验、6分钟步行测试、肺功能、心肺运动测试
情绪心境	宗氏焦虑量表、宗氏抑郁量表
生存质量	圣乔治呼吸问卷、（European Organization for Research and Treatment of Cancer，EORTC）生命质量测定量表

（二）不同分层患者的康复干预流程

根据患者所属风险分层，康复医师与治疗师对不同患者进行针对性干预治疗，必要时还与临床医师、患者及家属共同沟通、讨论个体化的康复治疗方案。为最大限度优化资源配置，笔者所在单位还拍摄了胸部手术围手术期康复治疗宣教视频，在每间病房的电视媒体中每日上下午各播放一次，同时提供康复宣传小册，供患者及家属随时翻阅、学习。此外，康复医师与治疗师还定期为护理团队进行围手术期康复诊疗知识培训，充分发挥护理团队的监督、指导作用，在日常巡房、护理操作过程中及早发现患者在术后的各种不适反应、并发症，并及时提醒、督促、改进或纠正患者的康复治疗，使患者能按量保质地完成康复处方，最大限度从中获益。详细的分层患者康复干预流程见图6.66.1。

三、常用康复措施及其使用指征

（一）运动训练

根据美国运动医学学会（ACSM）的分类，运动训练可分为有氧（心肺耐力）运动、抗阻运动、柔韧性练习（拉伸）、神经动作练习等四类，并推荐成年人每周进行3～5天，每天累计至少30～60 min的中等强度，或20～60 min的较大强度，或两者相结合的有氧运动；在抗阻运动方面，ACSM推荐每周对每一个大肌群进行2～3次，60%～70%的1-RM（中等到较大强度）间歇抗阻训练，并通过调整训练的重复次数达到不同的训练目的。此外，现有的心肺康复指南均指出，不同强度的运动训练均能使患者从中获益，但高强度运动训练下患者获益更加明显。因此在术前康复阶段，为在相对有限的时间内尽可能提高患者的心肺与肌肉适能，我们一般选取心肺运动测试中无氧阈值前0.5～1 min的负荷水平作为有氧运动强度，同时选择合适的弹力带或哑铃等抗阻训练负荷，在康复医师监督下完成3次功率车或跑台运动训练与抗阻训练，在评估负荷有效性与安全性后，指导患者在检测训练期间心率或训练后主观疲劳程度等指标的基础上，继续进行居家练习，并每1～2周携带运动日记行门诊随访，评估训练效果及调整运动处方。

在术后，应积极引导患者早期离床。一般在返回病房后4 h，经管床医师或护士评估患者生命体征稳定与意识清醒后，即要求患者转换至15°～30°半卧位休息，并视患者血压、心率及意识状态等体征的进一步变化，在后续的12～18 h内分次、逐渐、短时间（5～20 min）反复升高靠背角度，直至在术后24 h左右完成独立床边端坐、站立，同时间断行深呼吸训练与自主气道廓清练习，争取在首日完成自主有效咳痰。次日，医务人员根据患者胸腔引流量、疼痛评分、气道廓清等情况与各项生命体征，引导患者在少量辅助下或独立完成病房内步行、如厕等功能性活动，同时增加深呼吸练习时间与深度，自行廓清气道分泌物，促进胸腔内积气积液排出。术后第3天，患者应完成携带引流水封瓶下的病区内独立步行，家人或康复治疗师从旁提供监护或少量辅助。术后7天内，患者应能独立在病区内以慢速或中速连续步行20 min以上，且无明显主观不适或生命体征的剧烈波动。

（二）呼吸控制与训练

由Bott J等提出呼吸控制（breathing control）是使用最低程度的主观用力、轻柔地呼吸，同时使上臂得到

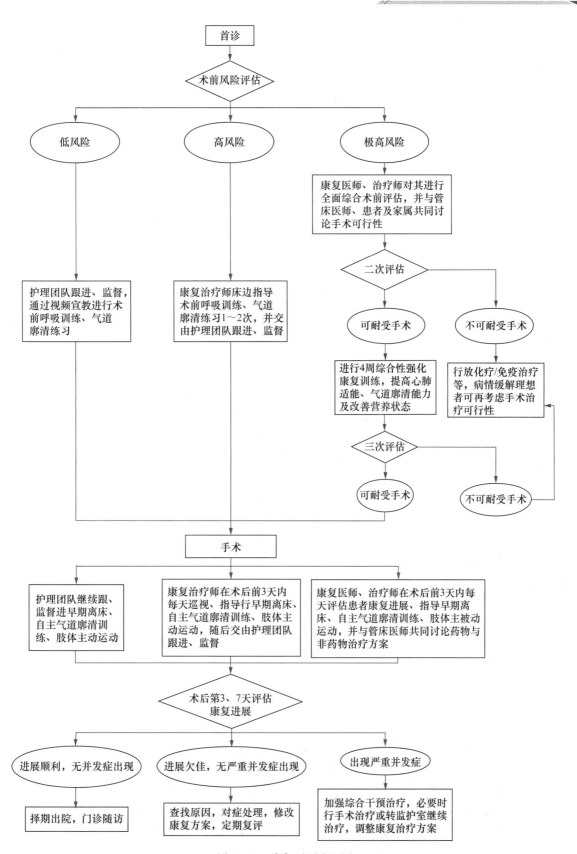

图 6.66.1 康复干预流程图

支撑、肩及双手得到放松，强调治疗师引导患者重新获得对呼吸的控制，并以一种轻柔、放松、平静的方式完成呼吸活动，适用于呼吸做功增加、呼吸急促、异常呼吸模式、焦虑、惊恐发作、过度通气的患者。基础疾病、情绪焦虑、术后引流管置入及疼痛、卧床制动等因素均可诱发呼吸模式改变，而肺组织切除、渗出或肺不张等病理性因素可降低氧合效率、增加呼吸频率等。在手术前后，康复治疗师可使用徒手促进技术、体位摆放、言语引导等方式令患者调整呼吸模式，降低呼吸做功，并减慢呼吸频率，提高呼吸深度，为有效的气道廓清提供充足的潮气量。

呼吸训练（breathing training）是针对呼吸肌肉力量与耐力的训练方式。Bruton A 等认为应包括各种形式的呼吸方式手法操作或器械辅助训练，如各种呼吸肌力量与耐力训练、各种呼吸辅助性疗法、呼吸方式的手法操作及神经肌肉易化技术、放松训练等，甚至涵盖了部分非呼吸性的内容，如营养指导、药物使用建议和心理支持等。患者吸气时最大膈肌活动度或增厚率下降、PEF与最大经口吸气压或呼气压降低均提示呼吸肌肉力量下降，可引导患者通过非高碳酸血症下过度通气练习或激励式肺量计、抗阻呼吸训练器等器械辅助练习，改善呼吸肌肉功能。

（三）气道廓清练习

有效的气道廓清是减少术后气道分泌物积聚的关键，而自主廓清依赖于充足的吸气末肺容积、气道纤毛的正常摆动、足够稀释的气道分泌物、高速呼气气流及正确的咳嗽技巧。术后疼痛、对伤口缝合可靠性的担忧、全身及气道湿化不足、肺不张与渗出、气道狭窄、呼吸肌肉力量下降、浅速呼吸模式都能降低气道廓清效能，导致痰液或分泌物淤积、坠积性肺炎，乃至呼吸衰竭。我科治疗师曾比较主动循环呼吸技术（ACBT）与传统气道管理技术（胸部震动与扣拍）在肺切除术后患者中气道廓清效能的差异，结果显示ACBT组患者在术后引流管拔管时间、术后第4天6 MWD及肺功能下降幅度等指标均优于传统气道管理技术组。另外，也应重视术后早期离床与运动训练等非传统性气道廓清技术对痰液清除的作用，特别是在患者自主气道廓清技巧掌握欠佳的情况下。

（四）其他特殊问题的康复干预

臂丛神经损伤是由于手术期间上肢固定时间过长、过度牵拉或胸壁手术操作直接损伤导致的，往往表现为术后患侧上肢抬举无力。除直接的严重损伤外，一般就能在术后1个月内逐渐恢复。康复干预方面可予肢体主被动活动、低频电刺激及针灸等，预后较好。

膈神经损伤常见于纵隔手术或其他涉及迷走神经行径区域的手术操作，术中或术后患者出现膈肌麻痹，表现为潮气量下降，胸式呼吸明显，超声、胸透等辅助检查均能快速诊断。近年出现的体表膈神经电刺激对其功能恢复一定的帮助。

术后躯干疼痛是长时间制动患者常见的不适主诉，集中表现为颈、肩、腰部肌肉的酸麻胀痛感，部分患者还主诉头晕、疲乏。康复治疗师在引导患者早期离床，增加四肢与躯干部肌群主动活动外，还可行相应部位的主被动牵伸放松训练，改善局部血液循环。

四、多学科小组的协同

多学科协作发展是康复医学的发展趋势。围手术期康复涉及解剖学、生理学、病理学、药物学、护理学、医学物理学、运动学、营养学、精神心理学等领域，还涉及社会、经济、伦理等知识，依靠单一专业知识背景人员去实施完成相关患者的综合全面围手术期康复是不可能的，也是不现实的。也正因如此，2015版的美国胸科协会（ATS）与ERS的联合肺康复指南率先强调了跨学科间协作的重要性。国内主要存在两种围手术期康复协作形式，即康复医学科的心肺康复小组直接与胸外科进行对接，参与手术患者的围手术期管理，或胸外科自行招聘康复治疗师或护士组建康复小组，在外科医师的指导下为患者提供康复诊治。无论是何种形式的协作，均应以患者最大获益为目标，通过不同专业人员间积极有效地交流、讨论、探索、实践，以提升患者手术耐受性、减少术后并发症，并促进患者的终身健康。

笔者所在单位采用胸外科与康复医学科科间协作的形式，外科医师确定患者手术意向后，即根据其手术耐受性的初步评估结果安排入院日期或转介康复科对接人员进行更进一步的术前评估与康复干预。患者入院后完善相关检查与评估，鉴别术后并发症的相关危险因素、确定风险分层，同时交由康复医师与治疗师按流程安排相应的康复干预。术后由不同专业人员从不同角度关注、监督患者康复进程，并就相关问题不断沟通、协作。在围手术期内，外科医师、外科护士与康复医师、治疗师搭建微信群作为交流平台，随时就患者的病情的发展与诊治方案进行线上沟通，对病情复杂患者还可安排科内讨论与多学科会诊（multi-disciplinary treatment，MDT）。

第四节　出院前准备与院外随访

综合性三甲医院床位紧张，肺切除手术患者住院周期为5～7天，食管手术患者为14～21天左右。出院前患者仍合并一定程度的肺功能下降、心肺适能降低、活动性气促与疲劳、伤口疼痛、刺激性咳嗽与咳痰等问题，此时，有必要给予患者充分的宣教指导，一方面缓解患者对术后并发症及早期出院的担忧困惑，另一方面引导其积极完成出院后康复训练计划，定期返院复诊，调整康复方案。

在出院前，康复医师或治疗师应对患者的心肺适能、自主气道廓清能力等功能指标进行复评，具体内容包括但不仅限于4米步行速度、6 MWT、咳嗽峰流速、最大经口吸气压与呼气压等，并根据评估结果，为患者提供个体化术后早期康复方案，嘱其4周后返院复查胸部影像学及康复评估。在实践中，我们一般要求患者在术后前4周内每天完成1～2次的步行训练，每次时间在10～30 min内，强度以平地慢步或轻微出汗为宜，自觉情况良好者可适量增加步行时间或次数。

术后4周后，患者先于胸外科门诊就诊，了解伤口愈合情况及肺内影像学改变，调整后续药物与手术治疗方案。随后到康复医学科完成相关评估，并按照术前术后功能下降幅度，以术后3～6个月内恢复术前心肺与肌肉适能为目标，制定个体化训练方案，并针对其他康复需求制定相应措施，每4～6周携带运动日记进行1次康复门诊随访。

结　语

手术的最终目的是患者完全回归正常生活，并保持长期健康，因此，手术不是终点，而是起点。在胸部手术围手术期内，患者经历了病情与功能独立性的剧烈波动。借助多学科协作平台，通过围手术期综合性康复评估与针对性分层干预治疗，提高患者手术耐受性与安全性，帮助其平稳、快速渡过围手术期，是维系患者长期健康的第一步。但是，胸部手术围手术期康复是心肺康复中的年轻的分支，与传统的冠心病康复、慢阻肺康复等相比，其累积的经验与临床证据相对不足，大量诊疗决策细节仍需待进一步的临床证据加以明确，这就需要不同学科、不同专业背景的医务人员共同努力，一同探索。

（广东省人民医院　曾　斌）

参考文献

［1］　支修益, 何建行, 刘伦旭, 等. 多学科围手术期气道管理专家共识 (2016年版) [J]. 中国胸心血管外科临床杂志, 2016, 3 (7): 641-645.
［2］　中国加速康复外科专家组. 中国加速康复外科围手术期管理专家共识 (2016) [J]. 中华外科杂志, 2016, 54 (6): 413-418.
［3］　车国卫, 吴齐飞, 邱源, 等. 多学科围手术期气道管理中国专家共识 (2018版) [J]. 中国胸心血管外科临床杂志, 2018, 25 (7): 7-11.

［4］ 王天佑, 李单青, 崔永, 等. 胸外科围手术期肺保护中国专家共识 (2019版) [J]. 中国胸心血管外科临床杂志, 2019, 26 (9): 7-14.

［5］ 支修益, 刘伦旭. 中国胸外科围手术期气道管理指南 (版) 编写委员会. 中国胸外科围手术期气道管理指南 (2020版) [J]. 中国胸心血管外科临床杂志, 2021, 28 (3): 251-262.

［6］ 王正珍 (主译). ACSM运动测试与运动处方指南 [M]. 10版. 北京. 北京体育大学出版社, 2019.

［7］ 张鸣生, 郑则广, 郭琪. 康复医学系列丛书之呼吸康复 [M]. 北京. 人民卫生出版社, 2019.

［8］ Brunelli A, Charloux A, Bolliger C T, et al. European Respiratory Society and European Society of Thoracic Surgeons joint task force on fitness for radical therapy. ERS/ESTS clinical guidelines on fitness for radical therapy in lung cancer patients (surgery and chemo-radiotherapy) [J]. The European Respiratory Journal, 2009 Jul; 34 (1): 17-41.

［9］ Brunelli A, Kim A W, Berger K I, et al. Physiologic evaluation of the patient with lung cancer being considered for resectional surgery: Diagnosis and management of lung cancer, 3rd ed: American College of Chest Physicians evidence-based clinical practice guidelines [J]. Chest, 2013 May; 143 (5 Suppl): e166S-e190S.

［10］ Rochester C L, Vogiatzis I, Holland A E, et al. ATS/ERS Task Force on Policy in Pulmonary Rehabilitation. An Official American Thoracic Society/European Respiratory Society Policy Statement: Enhancing Implementation, Use, and Delivery of Pulmonary Rehabilitation [J]. American Journal of Respiratory and Critical Care Medicine, 2015 Dec 1; 192 (11): 1373-86.

第六十七章
经导管介入心脏瓣膜处置术患者的心肺康复

引　言

针对于无法接受手术或是高手术风险的严重主动脉瓣狭窄（aortic stenosis，AS）及二尖瓣关闭不全（mitral regurgitation，MR）患者，经导管介入心脏瓣膜处置术已经成为这类患者的重要治疗方法。目前越来越多数据支持上述介入治疗，如2018年的新英格兰医学杂志就指出经导管二尖瓣修补术后随访24个月，与药物相比，能减少因心力衰竭而住院比例及降低全因发病机率（all-cause morbidity）。

早在2014年就有文献报导对于80岁以上的老人，无论是接受传统心脏手术经导管主动脉瓣膜置入术（transcatheter aortic valve implantation，TAVI）患者，心肺康复是可行、安全且有效的治疗。早期的心肺康复介入能强化患者自主独立、活动力及日常生活功能，应大力鼓励实施。

近来多篇论文也指出在接受TAVI术后，应尽早接受以运动为基础的住院心肺康复（第一期住院心肺康复）是安全且能改善失能及增进运动能力。

目前经导管介入心脏瓣膜处置术绝大多数是针对心力衰竭合并主动脉狭窄及二尖瓣闭锁不全的患者，其他瓣膜（如肺动脉瓣膜）仍在研发中，所以本章节只针对上述两类患者的心肺康复介入，加以阐述说明。

第一节　经导管主动脉瓣膜置入术后的心肺康复

一、功能评估

1. 手术前后的功能评估　能了解手术的风险及预后，同时可评估手术介入是否对患者改善生活功能是否有帮助及医疗价值，减少不必要的医疗成本及浪费。CPET依据美国运动医学会（ACSM）的建议（如表6.67.1所示，可参见：第二部分第十二章临床心肺运动测试和肺功能评定），有症状之严重主动脉瓣狭窄是心肺运动功能测试（CPET）的绝对禁忌证，而在与症状关联不明的中度至严重主动脉瓣狭窄，是CPET的相对禁忌证。因此手术前的功能评估宜采其他方式进行（如6 min步行试验，6 MWT），而术后再安排CPET测试来进行术后的心肺康复的运动处方参考并做疗效及预后的评估。

表 6.67.1　心肺运动功能测试（症状限制性 CPET）的禁忌证

绝对禁忌证	• 两日内的急性心肌梗死（AMI）
	• 持续性的不稳定心绞痛（unstable angina）
	• 没有控制的心律不齐（arrhythmia）合并血流动力学障碍
	• 急性心内膜炎（endocarditis）
	• 有症状的主动脉狭窄（aortic stenosis）
	• 失代偿的（decompensated）心力衰竭
	• 急性肺栓塞（pulmonary embolism），肺梗死（pulmonary infarction）或深部静脉血栓（deep venous thrombosis）
	• 急性心肌炎（myocarditis）或心包膜炎（pericarditis）
	• 急性主动脉夹层（aortic dissection）
	• 肢体残疾（physical disability）而无法进行安全及足够量的测试

续表

相对禁忌证	• 已知左支主冠状动脉狭窄（left main coronary artery stenosis）
	• 无法确知有无症状关联性的中度至重度主动脉瓣膜狭窄
	• 心率过速合并无法控制的心室率（ventricle rates）
	• 后天严重或完全的心传导阻断（heart block）
	• 最近发生的中风或暂时性脑缺血
	• 心智受损而无法配合运动测试的施行
	• 休息时收缩压＞200 mmHg或舒张压＞110 mmHg
	• 无法矫正的内科状况，明显的贫血（anemia）、严重的电解质（electrolyte）失衡及甲亢（hyperthyroidism）

（引自：ACSM's Exercise Testing and Prescription. 11th ed. 2022）

根据文献回顾指出在CPX测试结果，其二氧化碳换气当量斜率（V_E/V_{CO_2} slope）若大于34.6，会有较高比率的综合负面结果且同时呈现在CPET测试会有较低的峰值心输出量（lower cardiac output）。TAVI术后的换气效率（ventilator efficiency）较低者［由二氧化碳换气当量（V_E/V_{CO_2}）最低值大于45.2来判断］，则反应会有较差的峰值心输出量，此可做为日后死亡及心力衰竭住院的预测指标。

2. 六分钟步行测试　根据文献探讨认为6 MWT的结果可作为TAVI术后的预后指标。在测试过程中，走得较慢的患者其术后心脏相关死亡率及在住院率都比走得快的患者要高。其平均行走距离（cut off median distance）为190 m。同时发现行走较慢者，如在术后6个月后的6 MWT结果无法增加至少20%以上者，则会有较高的全因死亡（all-cause mortality）及心血管事件所引发的死亡率及再住院率，并且指出术前行走较慢者于术后接受心肺康复训练后有明显进步者，则有较好的预后，其中不易进步者，主要为年老、女性、患有慢性阻塞性肺疾病（COPD）、外周动脉阻塞性疾病（PAD）、术中大出血及术后新发生之贫血。针对上述患者，术后的CPET可作为风险分层工具，筛选出高风险患者而给予更多照顾。

3. 巴氏量表（表6.67.2）（参见第三部分第二十五章肺康复患者的评估）

表6.67.2　巴氏量表

项目	分数	内容
1. 进食	10	自己合理的时间内（约10 min吃一口）可用筷子取食眼前的食物。若需使用进食辅具时，应会自行穿脱
	5	需别人帮忙穿脱辅具或只会用汤匙进食
	0	无法自行取食或耗费时间过长
2. 轮椅与床位间的移动	15	可独力完成，包括轮椅的刹车及移开脚踏板
	10	需要稍微的协助（例如予以轻扶以保持平衡）或需要口头指导
	5	可自行从床上坐起来，但移位时仍需别人帮忙
	0	需别人帮忙方可坐起来或需别人帮忙方可移位
3. 个人卫生	5	可独立完成洗脸、洗手、刷牙及梳头发
	0	需要别人帮忙
4. 上厕所	10	可自行进出厕所，不会弄脏衣物，并能穿好衣服。使用便盆者，可自行清理便盆
	5	需帮忙保持姿势的平衡，整理衣物或使用卫生纸。使用便盆者，可自行取放便盆，但需依赖他人清理
	0	需他人帮忙
5. 洗澡	5	可独立完成（不论盆浴或沐浴）
	0	需他人帮忙
6. 行走于平地上	15	使用或不使用辅具皆可独立行走50米以上
	10	需要稍微扶持或口头指导方向行走50米以上
	5	无法行走，但可独立操纵轮椅（包括转弯、进门及接近桌子、床沿）并可推行轮椅50米以上
	0	需他人帮忙

续表

项目	分数	内容
7. 上下楼梯	10	可自行上下楼梯（允许抓扶手，用拐杖）
	5	需要稍微帮忙或口头指导
	0	无法上下楼梯
8. 穿脱衣服鞋袜	10	可自行穿脱衣服、鞋子及辅具
	5	在别人帮忙下，可自行完成一半以上的动作
	0	需他人帮忙
9. 大便控制	10	不会失禁，并可自行使用塞肛剂
	5	偶尔失禁（每周不超过1次）或使用塞肛剂时需人帮忙
	0	需别人处理（挖大便）
10. 小便控制	10	日夜皆不会尿失禁
	5	偶尔会尿失禁（每周不超过1次）或尿急（无法等待便盆或无法及时赶到厕所），或需别人帮忙处理
	0	需别人处理

巴氏量表可评估术后生活功能的改善与否，同时作为预后评估存活率的独立预测因子。如出院时仍表现失能（巴氏量表小于60分），则三年的存活率不佳，需严密追踪观察。

二、心肺康复

TAVI术或是传统心脏手术的心肺康复，两者之间并无差异，只是TAVI术的康复处方中的进展速率（rate of progression）会较快些。

1. 第Ⅰ期住院心肺康复 术前的心肺康复是比较开刀手术给予呼吸指导，如腹式呼吸、咳痰训练、使用Coach 或 Triflower来进行诱发呼吸训练（incentive spirometry exercise）及肢体移位活动的指导来避免术后麻醉及久卧在床的并发症。术后心肺康复的重点除了持续进行术前的呼吸指导运动外，要早期进行肢体活动（伸展活动、低强度肌耐力训练）并逐渐增强行走的活度量（尤其须早期下床行走训练），其运动强度约控制在不高于休息时心率的20～30 bpm，并且需监控其血氧浓度（SpO_2），在活动时不得低于90%，可用便携式的心率血氧监测仪（pulse oximeter）监测，如无不适，患者通常在1周内就可出院。

2. 第Ⅱ期的门诊心肺康复 患者出院后应持续进行第Ⅱ期于门诊安排的心肺康复，其心肺康复训练计划其运动处方可参考美国运动医学会（ACSM）推荐的FITT的原则办理。

在进行第Ⅱ期的心肺康复前应先安排CEPT来作为运动处方的参考依据。一般建议是每周运动3～5次，其运动强度可采中度强度（为40%～59%）的心率储值容量（HRR method）或最大摄氧量（VO_2 max）；也可采用高强度为60%～89% HRR 或 VO_2 max进行（依据CEPT结果）。

每次运动时间如果采用中等强度运动，则为30～60 min（每周至少须150 min以上），如采用高强度运动，则为20～60 min（每周至少须75 min以上），但也可采用中高强度混和进行来达到每周的运动总量（exercise volume；MET/ MIN/WEEK）符合设定的目标区（目前文献并无建议参考值）。

在有氧运动训练前须有5～10 min的热身运动（warm-up），有氧运动之后可再搭配肌耐力/抗阻训练，最后结束前须有5～10 min的放松运动（cool-down）。

有文献报导短期密集的心肺康复（每周6天，每天1～3次），两周后就能改善患者自主性（巴氏量表评估）、活动性（6 MWT评估）及心肺康复耐力（CPX评估），而受试者虽较多为高龄者且年迈多病，但无患者死于此训练且中途放弃，或不良反应，重大副作用也少见，因此两周的密集监督下的早期心脏康复计划是可行而安全且有效的。

3. 第Ⅲ期的居家/社区心肺康复 第Ⅱ期的心肺康复结束前可安排CPX测试，其结果如达到个人所设定的目标（如最大摄氧量为7～8 METs），就可依门诊训练结束后所建议的运动处方持续于居家/社区中自我进行心肺康复，而约每3个月回医院门诊随访评估。

第二节　经导管二尖瓣膜修补/置换术

经导管二尖瓣膜介入处理可区分为修补及置换两种方式。传统是以修补为主，常见的使用商品名为Mitra Clip，其目的是减少二尖瓣关闭不全（mitral regurgitation，mR）的严重度，而无法完全治疗二尖瓣闭锁不全的症状，所以目前有逐渐发展经导管二尖瓣置换来根本治疗二尖瓣关闭不全的临床症状的趋势。

一、评估方式

（一）心肺运动功能测试

二尖瓣闭锁不全非CPET测试的禁忌，但运动心电图可能会呈现类似急性冠心症心肌缺氧的异常特征。在判读测试数据须小心区分是否为"假阳性（false positive）"。

依据文献回顾，唯有在CPET所得的最大摄氧量（peak VO$_2$）为唯一最佳的预后独立指标，但也可加入心房颤动（Af）的有无或心脏超声检查所得的左心房体积指数（left atrial volume index）一起评估，其预后的精确度更高。左心房体积指数高于67 mL/mm^{2}及最大摄氧量小于10 mL/kg/mm，则其预后不佳，增加术后心因死亡的风险。

（二）6 MWT

依文献回顾，接受Mitral Clip的患者中，术前6 MWT测试小于219 m，则容易发生延长住院且术前评估6 MWT结果较差与术后日常生活质量未能改善有关，这个关联对于经导管二尖瓣修补术而言，与死亡率同等重要。另有文献报导，如术后6 MWT小于200 m，则与1年后的死亡率增加有强烈相关。

二、心肺康复

经导管二尖瓣膜修补/置换术的心肺康复内容与上述经导管主动脉瓣膜置换术相同，但有几点须考虑。

1. TAVI术导管主要从股动脉进入，初期需监控髋关节活动度，而经导管二尖瓣膜修补（如Mitra Clip）因是从静脉置入，对于髋关节活动并无限制。

2. 因Mitra Clip需让心内皮细胞盖上植入物（约需1周的时间），且约术后3周的时间才能让覆盖之内皮细胞趋于稳定，因此术后1个月应避免剧烈活动，以免增加植入物脱落的风险。

3. 与TAVI比较，Mitra Clip术后的运动处方中的训练强度宜从较低强度开始，而进展速率（rate of progression）宜缓慢增加。

第三节　相关手术的并发症及临床观点

一、经导管主动脉瓣膜置换术

（一）并发症

1. 手术相关的脑中风　术后如发现患者出现有一侧肢体无力，自我动作控制不良，姿势步态异常，语言或吞咽障碍，则须高度怀疑脑中风的可能性，应该进行脑中风的评估，并修正康复治疗计划，如加入作业治疗或语言治疗团队的介入。

2. 瓣周漏 中度或重度主动脉瓣膜闭锁不全接受手术治疗患者采取传统手术者瓣周漏（paravavular leakage）约有1%发生，而采用经导管主动脉瓣膜置换术约有40%会有此并发症，这会增加5年内死亡的风险。据文献报导，轻度的瓣周漏都会造成晚期死亡率上升。因此在心肺康复进行过程中，如发现患者有异常的气短、心率异常的增加或运动训练强度遇到瓶颈无法增强时，就应考虑是否有此并发症，应安排心脏超声检查检查作为进一步处置的参考依据。

3. 术中冠状动脉阻塞 在手术过程中发生此并发症，则须评估需改换传统的手术治疗，并评估是否同时施行开窗介入或冠脉搭桥手术。

（1）主动脉瓣膜功能不全 如有这种情况，心肺康复仍可持续进行来改善日常生活功能。如经积极的康复、心肺有氧运动介入而仍无提升身体活动能力，则可评估是否需重新手术介入（re-do surgery）。

（2）需植入心脏起搏器（pace-maker） 心脏起搏器有不同的设定，因此若患者术后植入心脏起搏器，则须修订运动处方内容来达到设定的心肺康复目标。

1）于术后6个月，身体活动能力仍无法改善者，其未来4年死亡率及不良心血管事件发生比率增加，此可当成独立的预测因子，同时也可作为术后结果不佳而终止心肺康复的积极介入，如此可避免浪费医疗资源。

2）患者出院前检查出现肾功能异常，则长期随访会出现较高的死亡率及不良事件，此为独立的预测因子。出院时仍表现失能（巴氏量表小于60分的），则其3年的存活率下降，这也是独立的预测因子。

4. 经导管二尖瓣膜置换术

（1）并发症

1）早期发生 ①左心室出口阻塞（左室流出道梗阻）；②高度心肌损伤（此发生于经心尖导管介入术）。

2）晚期发生 ①结构性瓣膜退化；②瓣膜脱位；③瓣周漏；④瓣膜性血栓。

3）早期死亡原因 ①心尖出血；②置入物摆放位置不佳；③术后心力衰竭。

（2）临床文献回顾（Mitra Clip） 左心房体积指数（left atrium volume index）高于 67 mL/m^2 及低的最大摄氧量（小于 10.0 mL/kg/min）则会增加后续追踪时心因性死亡的风险。总死亡预测指标则包括心房颤动及低的最大摄氧量值。

结　　语

对于严重主动脉瓣膜狭窄及二尖瓣闭锁不全患者，经导管介入的处理方式已逐渐蔚为风潮，尤其是无法接受传统手术或是手术高风险的患者，更是最佳的治疗方式，而手术经验的累积及器械的进步也已经显著降低手术的风险及患者死亡率；且文献数据也显示上述的介入处理能降低心力衰竭住院率、减少死亡率，增加身体活动功能以及提高生活质量。

心肺康复的介入参与对于上述的介入处理是有其必要性的，可以改善有氧运动能力及生活质量，其成效并不亚于传统手术的介入处理方式。但随着规律运动习惯的逐渐降低，从心肺康复运动中得到的初期临床好处也会随之降低，因此需要持续性的心肺康复有氧运动介入，养成终生运动的习惯（运动即是良药，Exercise is Medicine），才能维持之前从康复有氧运动中所得的益处。

（台湾台北荣民总医院　华扬医院　周正亮）

参考文献

［1］ ACMS's Guideline foe Exercise Testing and Prescription [M]. 11th. ed. 2022.

[2]　Stone G W, Lindenfeld J, Abraham W T, et al. Transcatheter mitral valve repair in patients with heart failure [J]. N E J M.org, Sep.23; 2018 DOI: 10.1056/ NEJM.org.

[3]　Josep R C. Transcatheter mitral valve replacement [J]. JACC, 2018, 71 (1): 22-24.

[4]　Regueiro A.Transcatheter mitral valve replacement: insights from early clinical experiment and future challenges [J]. JACC, 2017, 69 (17): 2175-2192.

[5]　Tomas B G, Rodrigo E L, Carmen G C, et al. MitraClip improves cardiopulmonary exercise test in patients with systolic heart failure and functional mitral regurgitation [J]. ESC Heart Failure, 2019, 6: 867-873.

[6]　Mike S, Katz M R, Ailawadi G, et al. 6-minute walk test predicts prolonged hospitalization in patients undergoing transcatheter mitral valve repair by Mitral Clip [J]. Cardiovasc Interv, 2018, 92 (3): 566-573.

[7]　Baldi C, Citro R, Silverio A, et al. Predictors of outcome in heart failure patients with severe functional mitral regurgitation undergoing MitraClip treatment [J]. Int J Cardio, 2019, 284: 50-58.

[8]　Makoto M, Adachi H, Nakade T, et al. Ventilatory efficacy after transcatheter aortic valve replacement predictors mortality and heart failure events in elderly patients [J]. Circ J, 2019, 83: 2034-2043.

[9]　Pressler A, Förschner L, Hummel J, et al. Long- term effect of exercise training in patients after transcatheter aortic valve implantation: follow- up of the SPORT: TAVI randomized pilot study [J]. Eur J Prev Cardiol, 2018, 25 (8): 794-801.

[10]　Alexander K P. Walking as a window do risk and resiliency [J]. Circulaion, 2017, 136: 644-645.

[11]　Altisent O A J, Puri R, Regueiro A, et al. Predictors and association with clinical outcomes of the changes in exercise capacity after transcatheter aortic valve replacement [J]. Circulation, 2017, 136: 632-643.

[12]　Smith C R, Leon M B, Mack M J, et al. Transcatheter versus surgical aortic- valve replacement in high- risk patient [J]. N Engl Med, 2011, 364: 2187-2198.

第六十八章
心脏移植与肺移植的康复

引　言

　　自1967年首例人类心脏移植成功以来，心脏移植效果已有了显著提高。全世界每年约有6000人接受心脏移植手术，中国大陆约有500人进行心脏移植。在过去的十几年，全球心肺联合移植患者每年仅几十例，截至2018年全球心肺联合移植患者达4844例。心脏移植已成为晚期充血性心力衰竭的有效的治疗手段，因此存活者的心肺康复越来越受到重视。

第一节　前　言

　　心脏移植手术为严重心力衰竭患者之治疗选择之一，通过适当的筛选标准，接受心脏移植患者可以明显改善存活率、身体活动功能、以及健康相关生活质量（health-related quality of life，HRQoL）。根据2021年的国际心肺移植登录资料，全球每年有超过6000例的心脏移植，心脏移植手术后第一年存活率约为80%～90%；顺利存活1年以上的心脏移植患者中，85%～88%则可以存活5年以上。心脏移植手术后初期的主要死亡原因为移植心脏功能衰竭（primary graft failure）、急性排斥、感染、多重器官衰竭等；长期随访后的死亡原因则包括恶性肿瘤、心脏移植后血管病变（cardiac allograft vasculopathy）、肾衰竭。心脏移植患者为处理器官移植后的排斥问题，需长期使用各种抗排斥药物。常用的抗排斥药物，例如类固醇，易造成肥胖、骨骼肌萎缩无力、骨质疏松症、血脂肪异常等状况。长期使用各种抗排斥药物则与心脏移植患者经常出现感染、恶性肿瘤、高血压、血脂异常、糖尿病、慢性肾脏病、骨质疏松症、忧郁等状况相关。

　　肺移植手术，如同心脏移植手术一般，为严重呼吸衰竭患者之治疗选择之一，通过适当的筛选标准，接受肺移植患者可以明显改善存活率、身体活动功能、以及HRQoL。根据2021年的国际心肺移植登录资料，肺移植手术后第一年存活率约为85%；顺利存活1年以上的肺移植患者中，约70%则可以存活5年以上。肺移植患者长期随访时的死亡原因包括恶性肿瘤、阻塞性细支气管炎综合征（bronchiolitis obliterans syndrome）等。

第二节　心脏移植患者手术后之运动心肺功能变化

　　正位心脏移植手术（orthotopic heart transplant）则为目前最常见的心脏移植手术方式。正位心脏移植患者手术后初期的心脏与正常人的心脏相较，解剖学上其左心室壁质量（left ventricular wall mass）及心室舒张末期心室壁厚度（end-diastolic wall thick ness）皆较大。这可能与接受移植手术患者往往手术前已有一段长时间的高血压，由于其周边血管阻力较大，使新移植来的心脏出现上述的代偿性变化。下列因素可能造成心脏移植患者出现独特性运动反应：

　　● 移植来的心脏于手术过程并未进行神经吻合，与正常心脏相较，没有来自交感神经系统与副交感神经系统的直接神经控制。

- 心脏移植过程，移植来的心脏经历了缺氧过程（ischemic time）以及再灌流（reperfusion）。
- 移植来的心脏没有心包膜（pericardium）。
- 心脏舒张功能异常，休息及运动中的心室血液填充压力上升。可能因为高血压、排斥相关的心脏纤维化及心脏移植后血管病变。
- 骨骼肌肉病变，可能与移植前的慢性心脏衰竭相关。
- 冠状动脉以及周边血管的内皮细胞功能异常。

以下列举并说明正位心脏移植患者的各种运动心肺功能变化，这些因素皆会影响心脏移植患者的运动心肺耐力。

一、休息时心率增加

心脏移植患者的休息时心率大部分介于95～115 bpm，这是由于移植来的心脏失去了副交感神经系统的迷走神经抑制，因此表现出窦房结（sinoatrial node）的自主性心率。根据1999年台大医院17位男性心脏移植患者在移植手术后1.5个月时的研究报告，其休息时心率为97±7bpm。

二、从事运动时，患者心率并不会立刻增加，须等待数分钟后其心率才会缓慢上升

由于移植来的心脏失去了交感神经系统的直接控制，因此开始运动时，心脏移植患者不似一般人会立刻出现心率立刻上升的现象。如前所述，心脏移植患者一般其休息时心率较高，致使休息时的每搏量（stroke volume）相对较低。当开始运动时的初期，虽其心率并未立刻上升，但可借由促进静脉血液回流增加来增加心搏量，以供给足够的心输出量（cardiac output）来进行运动。在持续运动几分钟之后，由于血液中的肾上腺素等荷尔蒙浓度会逐渐增加，于是移植来的心脏方开始缓慢增加心率及心室的收缩力（contractility）。

三、停止运动后，患者心率并不会立刻下降，甚至可能会继续上升数分钟后其心率方开始缓慢下降，且需过了较长的时间其心率才会下降到运动前的休息时心率

会出现这种非常特殊的心率变化，主因是心脏移植患者运动时的心率上升是通过血液中的肾上腺素等荷尔蒙浓度的增加，当停止运动时的瞬间，血液中的肾上腺素等荷尔蒙并不会立即被代谢排除，故其心率可能会继续上升数分钟后才开始缓慢下降。图6.68.1为正常受试者（A）与心脏移植患者（B）的运动心肺功能测试结果。红线为运动心肺功能测试过程之心率变化、蓝线为摄氧量变化、黄线为二氧化碳产生量变化、绿线为通气量变化。（A）正常受试者在停止运动后其心率立即快速下降（箭头所示）；（B）心脏移植患者之休息时心率较快，开始运动后之心率于数分钟后才缓慢上升，停止运动后，患者心率继续上升数分钟后其心率方开始缓慢下降（图6.68.1箭头所示）。

四、心室功能与运动中的心输出量

多数心脏移植患者的左心室射出分数正常，但有心室舒张功能异常。心输出量主要是受到心率与每搏量两个因素的影响。心脏移植患者休息时的心输出量一般为正常，但在从事运动初期，心率增加较缓，主要是通过Frank-Starling机制来增加每搏量及心输出量。心脏移植患者最大运动时的心输出量则较低。这是由于其心率的增加是通过血液中的肾上腺素等荷尔蒙浓度约增加，故其运动所能达到的最大心率远低于同年龄的健康受试者，故最大运动时的最大心输出量也明显较低。以1999年台大医院17位男性心脏移植患者为例，在移植手术后1.5个月时的最大运动心肺功能测验中，其所能达到的最大心率平均为123 bpm，远低于对照组的180 bpm。

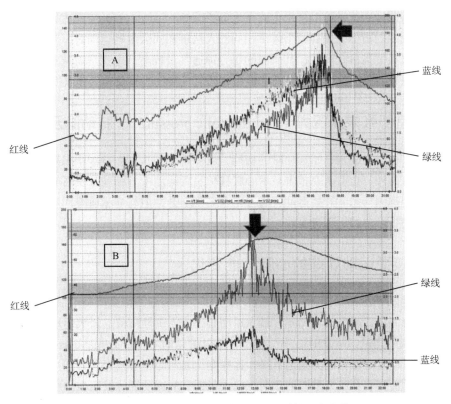

图6.68.1 心脏移植患者的CPET时的心率变化

五、最大摄氧量（maximal oxygen uptake）、最大运动功率（maximal power output）下降

所谓"最大摄氧量"乃是指一个人在每分钟所能消耗的最大氧气量，它同时受到呼吸、心脏血管系统功能及运动肌肉量等因素的影响，因此常被当为运动心肺耐力的单一最佳指标，代表着一个人体能状况的优劣。心脏移植患者由于其运动时的心率及心输出量增加受限，且其在接受移植手术前往往已卧病在床一段时间致使肌肉有废用性萎缩（disuse atrophy），故其"最大摄氧量"会有明显偏低的现象，以台大医院曾发表的成年与儿童心脏移植患者资料为例（1999、2011、2012、2014年）都一再证明心脏移植患者"最大摄氧量"明显下降。由于心脏移植患者的"最大摄氧量"较低，且因缺乏运动或是可能合并有肌肉病变致使下肢肌力不足，故其最大运动心肺功能测验时所能完成的最大运动功率也明显偏低。

六、无氧性阈值（anaerobic threshold）下降

无氧性阈值是指身体的氧气供应速率开始不足以应付运动所需的氧气用量时的运动强度（exercise intensity）。无氧性阈值可代表一个人从事长时间的活动或有氧运动的耐力，其值越高表示其从事长时间运动的耐力越佳。研究报告显示心脏移植患者的无氧性阈值有明显偏低的现象，因此可推论他们在从事长时间的活动时较容易出现疲惫的现象。

七、运动时的氧气换气当量（ventilatory equivalent for oxygen）及二氧化碳换气当量（ventilatory equivalent for carbon dioxide）上升

氧气换气当量的计算公式为每分钟通气量（minute ventilation）除以摄氧量（oxygen uptake），二氧化碳换

气当量的计算公式则为每分钟通气量除以二氧化碳产生量（carbon oxide production）。氧气换气当量及二氧化碳换气当量可视为换气效率的指标，例如两个体重相同的人从事相同强度的运动时，其二人所需的摄氧量应是相同，但是其中一位氧气换气当量较高者，其所需的每分钟通气量较高，也就是需花费较多的力气呼吸，也比较可能会有喘气吁吁的现象。研究报告显示心脏移植患者的氧气换气当量及二氧化碳换气当量皆偏高。

八、运动时的左心室舒张末期压力（end-diastolic pressure）、肺动脉及右心房压力上升

研究报告显示心脏移植患者的刚开始运动时的初期，就可观察到其左心室舒张末期压力明显上升，其上升幅度也较正常受试者大。此外，也有研究报告显示心脏移植患者运动中的肺动脉及右心房压力上升。这些变化的发生机制并不清楚，但推测与患者开始运动时的心率未立刻上升，但与静脉血液回流增加来增加每搏量，以供给足够的心输出量来进行运动的机制有关。

九、心脏移植患者接受运动训练的心肺功能变化

心脏移植患者接受运动训练的长期随访研究报告并不多。大部分的研究支持心脏移植患者经过3～6个月的运动训练后，其最大摄氧量、最大运动功率、最大运动心率、无氧性阈值、最大运动时收缩压以及每分钟通气量等皆增加；而氧气换气当量、休息时心率及血压、亚极量运动（submaximal exercise）时的心率、每分钟通气量及血压以及最大运动时之舒张压等则是下降。这些变化表示心脏移植患者若能接受适当的心脏康复运动训练，将可改善其心肺功能。多数研究采取运动训练模式包括有氧运动训练及肌力训练，传统的中等强度连续性有氧运动训练（moderate continuous aerobic training）或是高强度间歇性有氧运动训练（high intensity aerobic interval training）都可以增加心脏移植患者的最大摄氧量。以2011年台大医院45位成人心脏移植患者接受3的6个月门诊心脏康复的经验，其最大摄氧量由14.9 mL/kg/min进步到18.5 mL/kg/min。然而长期随访的研究报告指出，心脏移植患者的心肺功能即使有接受运动训练，仍会明显低于正常人。其可能机制包括移植来的心脏缺乏神经的直接控制、并曾经历过脑损伤、手术过程中的缺氧或机械性的损伤、移植手术后的排斥、感染、抗排斥药物的副作用、肺扩散容量（pulmonary diffusion capacity）下降以及冠状动脉病变等。

心脏移植患者接受运动训练除了增加最大摄氧量外，可能包括以下益处：
- 增加无氧性阈值，增加从事次极量运动（submaximal exercise）的运动耐力；
- 增加最大运动功率；
- 增加最大运动心率。
- 降低相同运动强度下时的心率、每分钟通气量、及自觉费力程度（比较不费力、不喘）；
- 降低运动时的氧气换气当量及二氧化碳换气当量，提高通气效率（ventilatory efficiency）；
- 减少疲惫感；
- 降低休息及次级量运动时的收缩压及舒张压；
- 降低最大运动时的舒张压；
- 降低体脂肪；
- 增加肌肉量、骨质；
- 改善心理社会功能。

第三节　心脏移植患者的康复建议

一、住院期心脏康复计划（in-patient cardiac rehabilitation program）

对于刚接受心脏移植的患者，同一般接受心脏外科手术患者，除了注意肺部、呼吸道的照顾，康复治疗

的工作包括协助患者早日从事各种身体活动。当患者能够配合康复治疗指令时，就可以开始利用主动运动的方式，逐渐增加运动量。患者若无并发症且临床条件许可下（例如顺利撤除呼吸机及气管插管），2天内就可由床上坐起来，几天后就可下床在床边站立，并视患者情况短距离走动。至于有氧训练方面，术后3～4天内患者在康复科治疗师的督导之下就可以开始使用各种型式固定式脚踏车（例如躺在床上进行或是坐在床边椅子上进行），从每次2 min开始逐渐增加使用的时间和频率，患者一天踩四回，每回15 min的脚踏车是可行的，踏车的阻力则视患者能力来调整。运动强度设定则可以利用博格氏自觉用力系数（Borg Ratings of Perceived Exertion，RPE 6～20）11～13、呼吸率低于30次/min、血氧、饱和度90%以上来逐步增加运动强度。若患者有急性心脏排斥时，则应限制患者的运动，但轻微的运动及少量的步行是可以继续的。值得注意的是除非排斥已引发心力衰竭，否则轻微排斥时，患者通常没有任何特殊的临床症状，偶见疲倦、不安等非特异性症状，心电图可能没有变化、或出现心率有中等程度的增加、QRS波变小、缺血的ST-T变化、PR间期延长或心房的心律不齐等变化。若是发生急性严重心脏排斥时，患者则需限制各种身体活动，仅可进行被动性关节活动。由于心脏移植患者经常因为等待手术前，慢性严重心力衰竭而必须长期卧床或不活动，常有肌肉萎缩、挛缩的现象，加上抗排斥药物类固醇的可能副作用，所以住院期心脏康复计划还应包括加强肌力及关节活动度的训练。

患者出院前应在专业康复治疗师指导下学会自己测量脉搏、血压，并熟悉RPE自觉用力系数的使用，以了解并可自己执行物理治疗师所给予的居家运动计划。

二、出院后心脏康复计划（out-patient cardiac rehabilitation program）

心脏移植患者于出院后，即可参与每周2～5次的门诊心脏康复训练。心脏移植患者的训练原则和计划基本上与其他心脏外科手术后的患者类似，只是必须了解心脏移植患者的特性，在估量运动训练强度的心跳反应上，他们是不同于其他疾病的患者，所以有氧运动训练强度宜用摄氧量、RPE自觉用力系数、或是运动功率来制定。心脏移植患者可在移植手术后4～6周接受第一次最大运动心肺功能测试，之后即可根据运动心肺功能测试结果，决定其后续的训练强度，可定在60%～70%的最大摄氧量、或在无氧性阈值、或是在自觉用力系数11～14的运动强度。利用最大运动心肺功能测试结果判读无氧性阈值、呼吸代偿点（respiratory compensation point）的摄氧量及运动功率，据以进行高强度间歇性有氧运动训练也是可以考虑的有氧运动训练方式。上述运动训练时，一般会以连续性心电图进行监测，并且每5 min测量其运动时血压。运动过程中应教育患者了解过度气喘、过度疲倦、头晕、心律不齐均为运动不适的征候，因为心脏移植患者一般不会有心绞痛的征兆。依据最新2021年美国心肺康复协会（AACVPR）的心脏康复指南，针对心脏移植患者建议于门诊心脏康复初期应以连续性心电图进行监控，一段期间以后则可以视患者病况调整，并不一定每次运动训练期间都必须执行连续性心电图监测。

心脏移植患者的出院后心脏康复计划也需包括肌力训练。一般而言，手术后6～12周（依其外科医师之建议）以内，会避免上肢的肌力训练，也会限制患者提4.5 kg或更重之重物，避免发生影响胸骨愈合之状况。依据最新2021年AACVPR的心脏康复指南，心脏移植手术后6～10周即可以开始进行肌力训练。肌力训练初期以下肢肌力训练为主，手术后12周以后，即可视患者状况增加上肢肌力训练。肌力训练的阻力设定为可缓慢连续做10～20下，每组包括8～10个主要肌群的动作，可以做1～3回；肌力训练频率则建议为每周2～3次。

第四节 肺移植患者的康复建议

肺移植患者的肺康复包含肺部呼吸训练与运动训练，可以改善肺部功能、呼吸道清洁、缓解呼吸困难的症状、增加运动的耐受性、预防和治疗各种并发症、并提高健康生活质量以及心理的适应。肺部康复的组成内容与心脏康复架构类似，一个全面性的肺部康复方案包括行动计划与疾病认知、戒烟、营养咨询和教育、自我管理、运动训练与胸腔物理治疗康复，以及心理健康维护等。而肺移植患者除了原有需接受肺移植的肺疾以外，经常合并有心力衰竭、冠状动脉性心脏病，因此，这类同时合并有心、肺疾病的康复训练计划，就必须综合考虑患者的病情、制订安全有效的康复训练计划来改善其心、肺功能与疾病危险因素。

依据2021年AACVPR的肺部康复指南，针对肺移植患者建议于肺移植手术前就应开始肺部康复，一方面避免移植手术前的长期卧床，并可以开始训练各种不同的呼吸运动训练，例如缩唇呼吸（pursed lip breathing）、呼吸/吸气肌肉的训练（respiratory/inspiratory muscle training）、主动呼吸技巧（active cycle of breathing technique）、自发性引流（autogenic drainage）等，指导体位引流（postural drainage）、拍痰（胸腔叩击法）、震动吐气末正压装置（oscillatory positive expiratory pressure device）、高频胸腔振动（high-frequency chest wall oscillation）及肺部扩张治疗等，以改善患者的肺部清洁、咳嗽多痰及呼吸困难的症状。以上这些肺部康复训练，将持续执行到肺移植手术后一段期间。

肺移植患者即使手术后肺功能及肺部气体交换检查结果接近正常，但是其最大摄氧量会明显下降，为正常参考值的40%～60%。上述原因目前仍不清楚，推测可能与骨骼肌肉病变、长期使用抗排斥药物有关。目前研究证据显示，肌力训练可以改善肺移植患者的肌肉功能，有氧运动训练则可以改善其最大摄氧量。

肺移植手术后，如同一般接受胸腔外科肺部手术患者，最早可于术后24 h即可开始肺部康复，处理呼吸道的照顾及肺部清洁，康复治疗的工作目标在于改善肺部清洁、肺部扩张、减少氧气需求；当患者能够配合康复治疗指令时，就可以开始利用主动上肢、下肢运动的方式，逐渐增加身体运动量。另外，肺移植患者的移植肺脏并无神经控制，所以咳嗽反射可能异常，因此主动咳嗽训练（direct cough）特别重要。若无并发症且临床条件许可下，患者就可由床上坐起来，几天后就可下床在床边站立，并视情况短距离走动。住院期间除了持续先前提到的呼吸运动训练、体位引流、拍痰、震动呼气及肺部扩张治疗等，可逐步增加有氧运动训练与肌力训练，相关训练计划内容类似于以上心脏移植患者的住院期心脏康复计划，运动康复时之监控重点除了心率、心律、血压外，需特别注意血氧饱和度的变化。

肺移植患者于出院后，即可参与每周2～5次的门诊肺部康复训练。肺移植患者的训练原则与计划基本上与其他心肺手术后患者类似，可在肺移植手术后4～6周接受第一次最大运动心肺功能测试，之后即可根据最大运动心肺功能测试结果，决定其后续训练强度，可定在50%～80%的最大摄氧量，或利用最大运动心肺功能测试结果判读无氧性阈值、呼吸代偿点（respiratory compensation point）的摄氧量，据以进行有氧运动训练的强度。上述运动训练时，一般要连续性监控血氧饱和度及心率，并且每5 min测量其运动时血压。肺移植患者的出院后肺部康复计划也建议包括肌力训练。肌力训练初期以下肢肌力训练为主，在不影响胸部手术伤口愈合及疼痛的情况之下，手术后4～6周（依其外科医师之建议）即可开始上肢的肌力训练。肌力训练的阻力设定为可缓慢连续作10～15下，每组包括8～10个主要肌群的动作，可以做1～3回；肌力训练频率则建议为每周2～3次。此外，6分钟步行试验，就是测量六分钟内患者所行走的最大距离，经常用以评估肺移植患者的运动耐受性、运动心肺功能和预测预后。肺移植患者可以定期执行6分钟步行试验以进行监测，因为运动心肺功能下降，可能时最先出现的排斥或感染之早期指标。

结　　语

根据心肺移植患者的生理、病理生理、运动生理学、心理学等方面的变化规律，通过适当的评估并制定合适的康复运动处方，可提高患者活动和锻炼的积极性，增强信心，促进患者心、肺功能和日常生活自我管理能力的恢复，从而早日回归家庭和社会生活。

（国立台湾大学医学院复健医学系　陈思远）

参考文献

[1] Guidelines for cardiac rehabilitation programs/American Association of Cardiovascular and Pulmonary Rehabilitation [M]. 6th ed. Champaign, IL: Human Kinetics, 2021.

[2] Guidelines for pulmonary rehabilitation programs/American Association of Cardiovascular and Pulmonary Rehabilitation [M]. 5th ed. Champaign, IL: Human Kinetics, Inc., 2020.

[3] Chen S Y, Lan C, Ko W J, et al. Cardiorespiratory response of heart transplantation recipients to exercise in the early postoperative period [J]. Journal of the Formosan Medical Association, 1999, 98 (3): 165-170.

[4] Hsu C J, Chen S Y, Su S, et al.The effect of early cardiac rehabilitation on health-related quality of life among heart transplant recipients and patients with coronary artery bypass graft surgery [J]. Transplantation Proceedings, 2011, 43 (7): 2714-2717.

[5] Chiu H H, Wu M H, Wang S S, et al.Cardiorespiratory function of pediatric heart transplant recipients in the early postoperative period [J]. American Journal of Physical Medicine and Rehabilitation, 2012, 91 (2): 156-161.

[6] Nytroen K, Gullestad L. Effect of exercise in heart transplant recipients [J]. Am J Transplant, 2013, 13: 527.

[7] Didsbury M, McGee R G, Tong A, et al. Exercise training in solid organ transplant recipients: A systematic review and meta-analysis [J]. Transplantation, 2013, 95: 679-687.